临床疾病药物治疗案例分析丛书 ②

U0741794

临床肿瘤疾病
药物治疗案例分析

名誉主编 李德爱

主　编 温成泉　戴海斌　翁山耕　蔡　伟

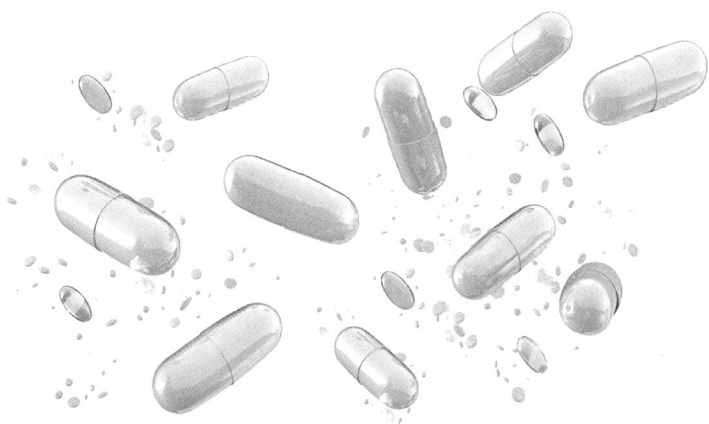

中国健康传媒集团
中国医药科技出版社 ·北京

内 容 提 要

本书共 22 章，系统阐述了肿瘤临床药物治疗的理论与实践，主要介绍肿瘤疾病的概述、抗肿瘤药物合理应用、营养支持与并发症处理、癌症疼痛管理，同时以典型案例为引导，详细阐述中枢神经系统肿瘤、头颈部肿瘤、胸部肿瘤、乳腺癌等多种临床常见肿瘤，重点解析肿瘤的药物治疗原则、用药方法、典型方案及药物不良反应处理策略。

本书适用于临床医师、药师、护师及医药院校师生参考使用。

图书在版编目（CIP）数据

临床肿瘤疾病药物治疗案例分析 / 温成泉等主编 .
北京：中国医药科技出版社，2025. 9. -- ISBN 978-7
-5214-5524-3

Ⅰ. R730.53

中国国家版本馆 CIP 数据核字第 2025A39Y20 号

策划编辑　于海平　　**美术编辑**　陈君杞
责任编辑　张　睿　　**版式设计**　也　在

出版　**中国健康传媒集团** | 中国医药科技出版社
地址　北京市海淀区文慧园北路甲 22 号
邮编　100082
电话　发行：010-62227427　邮购：010-62236938
网址　www.cmstp.com
规格　787 × 1092mm $^1/_{16}$
印张　62 $^1/_4$
字数　1409 千字
版次　2025 年 9 月第 1 版
印次　2025 年 9 月第 1 次印刷
印刷　北京盛通印刷股份有限公司
经销　全国各地新华书店
书号　ISBN 978-7-5214-5524-3
定价　230.00 元

获取新书信息、投稿、
为图书纠错，请扫码
联系我们。

编 委 会

主编简介

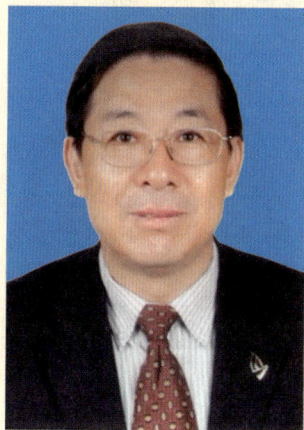

李德爱

主任药师、教授。主要从事临床药学、新药研究、药事管理等工作。原任青岛市市立医院药学部主任、国家食品药品监督管理局青岛市市立医院临床药理基地副主任、青岛市市立医院科研部主任，现任《临床普外科电子杂志》编辑部主任、青岛市医药行业协会名誉会长兼任党支部书记、山东省药学会安全用药研究与评价专业委员会副主任委员，青岛市药学会药师教育信息化专业委员会主任委员等职。担任 6 所大学的兼职教授。

先后获得山东省科技奖 11 项、青岛市科技奖 13 项。山东省高等学校优秀科研成果奖 3 项，青岛大学科学研究优秀成果奖 7 项。出版专著 50 余部，发表国家级核心期刊论文 50 余篇。成功研发国家级三类新药。获青岛市卫生科研管理先进个人及山东省卫生科研教育先进个人等荣誉称号。

连续五届被青岛市委、市政府评为专业技术拔尖人才，被评为山东省优秀科技工作者并记二等功，被中国药学会评为全国优秀药师，被世界临床药学委员会接受为中国会员。

温成泉

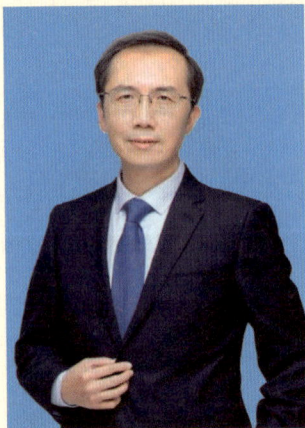

副主任药师。青岛市第八人民医院党委书记。山东省行政管理学会医院行政管理分会常务理事，青岛市医学会常务理事。

从事医院药事管理、临床药学、医院管理等研究和实践工作，主要研究方向：临床药学工作机制、抗菌药物与营养支持药物经济学、抗肿瘤药物流行病学研究等。发表《非小细胞肺癌几种化疗方案的药物流行病学分析》《肺癌化疗后恶心、呕吐危险因素 logistic 分析》《胃肠道恶性肿瘤手术后进行规范化序贯肠内肠外营养支持疗法与肠外营养支持的临床分析》等论文，研究项目《抗肿瘤药物相关性骨髓抑制人群发生情况动态预警模型的建立》获省科技进步奖。

戴海斌

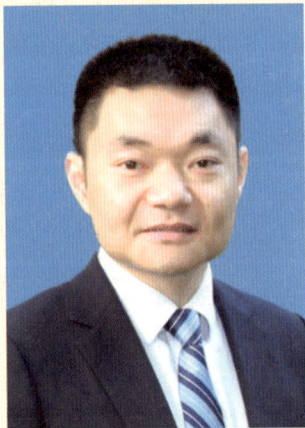

主任药师，教授，博士研究生导师。浙江大学医学院附属第二医院药学部主任兼药剂科主任，浙江大学临床药学研究中心副主任。浙江省卫生创新人才获得者。美国哈佛大学访问学者。获中国药理学会青年药理学工作者、中华医学会全国优秀临床药师等荣誉称号。担任国家自然科学基金评审专家、北京市自然科学基金、黑龙江省自然科学基金、山东省自然科学基金等项目的评审专家；担任 *Precision Medication* 杂志主编，《中国现代应用药学》杂志副主编，*Int J Clin Pharm*、*Curr Psychiatry Rev* 等杂志编委。

主要从事神经药理以及神经精神疾病的发病机制与防治研究、临床药学等工作。主持 6 项国家自然科学基金以及多项省部级课题；目前已发表第一 / 通讯作者 SCI 论文 70 多篇。曾获省自然科学奖、省科技进步一等奖各 1 次。

翁山耕

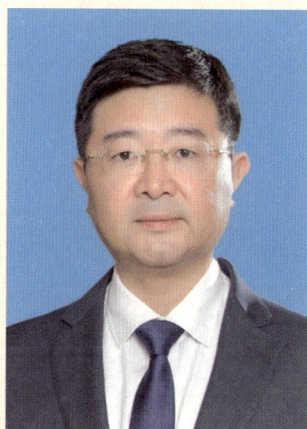

　　二级主任医师，教授，博士生导师。福建医科大学附属第一医院党委书记，国家临床重点专科项目（普通外科）专科负责人，福建省腹部外科研究所所长，福建省肝胆胰及胃肠恶性肿瘤精准治疗临床医学研究中心主任。兼任中国医师协会外科医师分会常委、腹膜后及软组织肿瘤专家工作组副组长、肝脏外科专家工作组专家委员，中华医学会外科学分会疝和腹壁外科学组委员，中国抗癌协会理事，福建省抗癌协会副会长，福建省医学会外科学分会副主任委员。担任多本杂志编委。从事普外科专业 30 余年，具有丰富的临床经验，对肝胆胰脾等腹部外科疾病、以及腹外疝的诊治有专长。率先在福建省开展多项腔镜新手术。先后以第一负责人承担国家自然科学基金项目 3 项，福建省自然科学基金项目等 8 项省级科研项目。获福建省科技进步二等奖 1 项。

蔡　伟

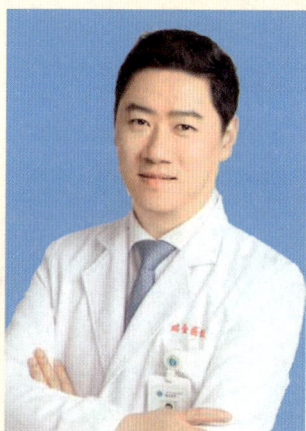

　　主任医师、教授、博士研究生导师。上海交通大学医学院附属瑞金医院副院长。担任上海市医学会外科学分会副主任委员，上海市医学会普外科分会甲状腺外科学组组长，上海市中西医结合学会普外科分会副主任委员，中国抗癌协会肿瘤营养专委会外科营养学组副组长，上海市抗癌协会肿瘤营养与支持治疗专委会副主委等职务，及 *Journal of Clinical Medicine* 特邀编委。主要从事胃肠道肿瘤及甲状腺肿瘤的微创外科治疗，擅长腹腔镜辅助结直肠癌根治术，胃癌根治术，胆囊切除术，甲状腺癌根治术等多种微创外科中大型手术。主要研究方向：肿瘤微环境的免疫特征及分子靶向耐药机制等。在专业期刊发表 SCI 论文 30 余篇，累计影响因子近 200。作为负责人承担国家级课题 2 项，省部级课题 4 项，以第一发明人获国家专利 4 项。

前　言

　　载述着人类生命与疾病顽强抗争的人类医药学史，融合并贯穿于人类繁衍、社会发展、文明进步的整个历史进程。伴随着文明史的发展而兴盛的医药学，在消除人类疾病痛苦、延长寿命、改善和提高生命质量等方面正发挥着越来越显著的作用。随着疾病谱的变化，人们对部分疾病也有了新的认识，这就需要人类不断应用新技术、新方法、新药物，解除人类病痛。

　　肿瘤疾病患病率、病死率高，严重危害人类的身体健康和生活质量。外科手术、生物治疗等治疗方法在肿瘤临床治疗中发挥重要作用，但药物治疗在肿瘤治疗中处于不可替代的地位。由于抗肿瘤药物种类繁多，作用机制复杂，大部分抗肿瘤药物有不良反应，加之新的循证医学证据日益丰富，为了更好地为患者提供安全、有效、合理、经济的用药方案，减少患者痛苦，提高生活质量，满足广大医师、药师、护师等医务人员正确处理治疗中的各种不良反应及合理用药的需求，特组织有丰富实践工作经验的临床专家及药学专家编写本书。

　　本书共 22 章，以突出临床肿瘤疾病药物治疗案例分析为宗旨，采用理论与实践、临床与药学相结合的新模式，书中案例均从肿瘤疾病药物治疗入手，紧扣最新的疾病治疗指南和循证医学证据，不仅对临床典型案例进行总结分析，同时引入医学领域的最新理论、最新治疗技术及研究进展，完整地介绍各种疾病的用药原则与用药目的、用药方法及治疗方案以及药物不良反应的防治。

　　本书具有实用性、科学性和创新性特点。适用于各级医务工作者（临床医师、药师、护师等），也适用于医药院校师生参考和使用。

需要说明的是治疗任何一种疾病，正确诊断是前提，针对病因和发病机制进行治疗是重要原则，同时因个体差异，因而临床治疗时要因病、因人、因时、因药而异，不可盲目照搬、照用书本知识。除应吸取前人总结的先进经验外，还应积累自己的临床经验、心得体会，严密观察患者用药过程中的治疗效应，结合病情变化，及时调整治疗方案，以获得最佳临床治疗效果。同时医务工作者要加强学习，不断地更新知识、方法，技术，以便更好地为患者服务。本书中药物的剂量及用法用量仅供读者参考，使用中应根据临床症状和实际情况及药品说明书对症用药。

　　本书在编写过程中参考了国内外文献和著作，在此对原作者表示衷心感谢！限于编者学识及专业水平，疏漏和不当之处敬请广大读者批评指正。

李德爱

2025 年 4 月

目　录

第一章
概述

第一节　肿瘤疾病的分类

肿瘤是一种古老的疾病，其历史可以追溯至公元前古埃及时代。随着医学的进步和发展，特别是分子生物学领域的创新和突破，人们对肿瘤的病因、发病机制有了进一步的认识。现代医学认为肿瘤是机体在遗传因素、环境因素等多种致瘤因素的长期协同作用下，局部组织细胞在基因水平上失去对其生长的正常调控，从而导致细胞异常增殖而形成的新生物。肿瘤分类方式有多种，常见分类方法包括病因分类、生物学行为分类、分化程度分类、组织来源分类等。

一、病因分类

肿瘤的发生是一个极其复杂的过程，涉及多种因素，主要包括遗传因素和环境因素。环境致癌因素包括化学因素、物理因素和生物因素，通过生活方式和生产活动作用于机体，是肿瘤发生的始动因素，80%~90% 的人类肿瘤可能由环境致癌因素引起或与环境致癌因素相关。遗传因素决定了个人对环境致癌因素的易感性，基因结构和功能的改变是肿瘤发生发展的基本特征。

化学因素是最常见环境致癌因素，化学致癌物主要包括烷化剂、多环芳烃、甲醛、亚硝胺、脂肪烃类、丙烯酰胺等。这些化学致癌物有的是天然存在的，如黄曲霉毒素；有的是食品加热处理、吸烟、发动机加热等生产生活过程中产生的，如高温烹饪产生高浓度的丙烯酰胺；有的是人工合成的物质，如工业制品、溶媒、食品添加物、药品等。物理致癌因素包括电离辐射、太阳和紫外线辐射、某些矿物纤维如石棉和毛沸石等。生物致癌因素主要为致癌性病毒，也包括一些细菌及寄生虫。

肿瘤是一类遗传基因结构和功能改变的疾病，遗传特征可能是决定肿瘤易患与否的重要因素。目前认为与肿瘤易感性有关的遗传因素主要包括人群中较常见、低外显率并影响个体对致癌因素敏感的遗传多态性和人群中罕见的、高外显率的种系突变。遗传多态性和种系突变本质都是先天性的遗传突变，遗传多态性在人群中发生率高于1%，常导致携带者对环境因素致癌作用的敏感性升高，而种系突变在人群中出现频率低于1%，常导致机体出现某种遗传综合征。

二、生物学行为分类

根据肿瘤生物学特性以及对身体危害程度，分为良性肿瘤、恶性肿瘤以及交界性肿瘤。

良性肿瘤是指无浸润和转移能力的肿瘤，生长缓慢，呈膨胀性生长，瘤体多呈球形、结节状，位于皮肤和黏膜表面的良性肿瘤多呈单纯的外生性生长，不向下深入和插入性生长，不破坏组织结构。镜下肿瘤细胞分化成熟，异型性小。常具有包膜，与正常组织分界明显，用手触摸，推之可移动，手术时容易切除干净，一般不复发，对机体危害较小。

恶性肿瘤具有浸润和转移能力，生长快，呈浸润性生长。镜下肿瘤细胞分化不成熟，异型性明显。无包膜，与周围组织分界不清楚，手术不容易切除干净，常扩散转移且易复发，对机体影响较大，破坏组织结构功能，引起出血合并感染，晚期形成恶病质。

交界性肿瘤介于良性和恶性之间，具有潜在的恶性转化风险。

三、分化程度分类

根据肿瘤分化程度，可分为未分化肿瘤、低分化肿瘤、中分化肿瘤和高分化肿瘤。未分化肿瘤，尚未发生分化，恶性程度高；低分化肿瘤，分化差，与正常细胞差异大，高度恶性；中分化，中度恶性；高分化，分化良好，形态接近正常细胞，低度恶性。分化程度越高，肿瘤细胞的形态和功能越接近正常细胞，预后通常也越好。

四、组织来源分类

根据组织来源不同，肿瘤可以来源于上皮组织、间叶组织、淋巴组织、造血组织、神经组织以及其他组织。每一个类别又按其肿瘤细胞分化成熟程度及对机体影响的不同，分为良性肿瘤与恶性肿瘤。

1. 上皮组织来源的肿瘤 良性肿瘤如乳头状瘤、腺瘤、囊腺瘤等；恶性肿瘤如鳞状细胞癌、基底细胞癌、尿路上皮癌、腺癌、囊腺癌等。

2. 间叶组织来源肿瘤 良性肿瘤如纤维瘤、脂肪瘤、平滑肌瘤、横纹肌瘤、血管瘤、淋巴管瘤、骨瘤、软骨瘤、间皮瘤等；恶性肿瘤如纤维肉瘤、脂肪肉瘤、平滑肌肉瘤、横纹肌肉瘤、血管肉瘤、淋巴管肉瘤、骨肉瘤、软骨肉瘤、恶性间皮瘤等。

3. 淋巴组织来源的肿瘤 淋巴组织来源的肿瘤主要是恶性肿瘤，如淋巴瘤。

4. 造血组织来源的肿瘤 造血组织来源的肿瘤主要是恶性肿瘤，如白血病。

5. 神经组织来源的肿瘤 良性肿瘤如神经鞘瘤、胶质瘤、脑膜瘤、节细胞神经瘤等；恶性肿瘤如恶性神经鞘膜瘤、恶性胶质瘤、髓母细胞瘤、恶性脑膜瘤、神经母细胞瘤。

6. **其他肿瘤**　良性肿瘤如葡萄胎、支持细胞瘤、间质细胞瘤、成熟性畸胎瘤；恶性肿瘤如恶性黑色素瘤、恶性葡萄胎、绒毛膜上皮癌、精原细胞癌、无性细胞瘤、胚胎性癌、恶性支持细胞瘤、恶性间质细胞瘤、未成熟性畸胎瘤。

第二节　肿瘤疾病的发生机理及诊断

一、生长

细胞遗传学证实肿瘤性增生常常是一种单克隆性增生。良性肿瘤生长缓慢，几年甚至几十年。恶性肿瘤生长快，数个月至数年。

肿瘤生长方式分为膨胀性生长、浸润性生长、外生性生长三种。膨胀性生长为大多数良性肿瘤的生长方式，肿瘤体积逐渐增大，推开或挤压四周组织，但不侵袭肿瘤周围正常的组织，生长缓慢。部分肿瘤有完整的包膜，与周围组织界限清楚，移动性好，多呈结节状。浸润性生长为大多数恶性肿瘤的生长方式，癌细胞在原发部位分裂、增生，并逐渐向周围组织蔓延的过程，就像树根长入泥土一样，浸润并破坏周围的组织，无包膜，瘤细胞浸润并破坏周围组织，包括组织间隙、淋巴管或血管，与邻近的正常组织紧密混杂在一起，界限不清，与周围组织形成粘连，手术不易清除干净。外生性生长主要发生在体表、胸腔、体腔等部位，常突向表面，形成突起的乳头状、息肉状、蕈伞状或菜花状肿物。良性肿瘤和恶性肿瘤都可呈外生性生长，但恶性肿瘤在外生性生长的同时，其基底部往往也呈浸润性生长。

二、存活

外周血中的肿瘤细胞外渗侵入远处靶器官后，会受到多种因素影响，如微环境、免疫监视、血管生成等，大部分的播散肿瘤细胞会发生凋亡，仅有部分播散肿瘤细胞得以存活。在靶器官中存活下来的播散肿瘤细胞可能立即生长为明显的转移灶，或以休眠、低增殖的形式潜伏在患者体内。目前尚无法确定远处靶器官（骨髓除外）中播散肿瘤细胞的休眠或增殖状态，仅可通过检测骨髓中的播散肿瘤细胞的休眠或增殖状态来推测远处靶器官中的播散肿瘤细胞的休眠或增殖状态。

三、扩散

肿瘤的扩散包括直接蔓延和转移两个方面。直接蔓延是指瘤细胞沿着组织间隙、淋巴管、血管或神经束不断地侵入并破坏邻近正常器官或组织，并继续生长。转移是指瘤细胞从原发部位侵入邻近淋巴管、血管和小静脉的血管腔内或脱落到体腔或自然管腔，迁徙到其他部位继续生长，形成与原发瘤同样类型的肿瘤，常见的转移途径有淋巴转移、血行转移、种植转移三种。

淋巴转移是癌最常见的转移途径，是指肿瘤细胞可以进入淋巴管，迁移到肿瘤引流的淋巴结，累及整个淋巴结使其肿大并互相融合，进一步引流到远处淋巴结，最终经胸导管进入血流，继发血行转移。血行转移是指瘤细胞侵入血管后，可随血流到达远端器官继续生长，形成转移瘤。血行转移是肉瘤常见的转移途径，但癌也可以发生血行转移。瘤细胞多经毛细血管和小静脉入血，少数经淋巴管入血。种植转移是肿瘤转移的一种特殊方式，指体腔或自然管腔内器官或组织发生的肿瘤蔓延至器官表面后脱落，像种子一样种植在体腔或管腔内，继续生长形成多数转移瘤。

四、筛查和早期发现

很多恶性肿瘤在早期可以没有任何症状，多数癌前病变更是几乎没有感觉，直到肿瘤压迫正常组织、影响身体功能，才会表现出症状，这时往往已经到了中晚期。世界卫生组织调查发现，1/3 的肿瘤可以预防，1/3 的肿瘤如早期发现可以治愈，1/3 的肿瘤可以减轻痛苦延长生命。

肿瘤筛查是一种早期发现肿瘤的有效方法，通过一系列的检查来发现体内是否存在潜在的肿瘤。肿瘤筛查有助于患者出现相关症状之前尽早发现和判断体内是否存在肿瘤，从而达到早诊早治，获取较好预后的目的。常见肿瘤筛查的方法包括体格检查、影像学检查、血液检查、内镜检查等，这些方法的综合应用，可有效地实现肿瘤的早筛查和早发现。

不同的人发生不同肿瘤的风险都不尽相同，了解自身的肿瘤风险，并开展相应的检查尤为重要。另外，肿瘤的筛查需要制定长期的"筛查计划"，不能做一次阴性就万事大吉。部分早筛的结果并非百分之百准确，存在假阳性和假阴性的可能，也可能需要一段时间观察随访后才能下结论。因此，应科学理性对待筛查结果，对于筛查阳性患者可进一步开展诊断性检查。

五、诊断和分期

肿瘤的诊断是一个复杂的过程，需临床医生对患者全部临床资料进行综合评估分析，以确保准确识别肿瘤的类型和阶段。

肿瘤诊断的方法包括病史采集、体格检查、实验室诊断、影像学检查、病理诊断等。病史采集是诊疗工作的第一步，系统地采集全面、准确的病史是诊断的重要依据。采集内容主要包括患者的基本资料、既往病史、肿瘤家族史、临床表现等。体格检查是根据患者的主诉及某些症状的特点，对原发病灶和远处转移的器官组织进行有目的的体格检查。实验室诊断包括常规检验和肿瘤标志物检查等。影像学检查包括 X 线摄影、超声检查（ultrasonography，US）、计算机体层成像（computed tomography，CT）、磁共振成像（magnetic resonance imaging，MRI）、单光子发射计算机断层成像（single-photon emission computed tomography，SPECT）、正电子发射计算机断层成像（positron emission tomography-computed tomography，PET-CT）等。影像学检查可用于肿瘤的筛查、定位与定性诊断、治疗前评价、疗效评价和预后评估，也可用于影像引导下进行穿刺活检术。病理学检查是肿瘤诊断的"金标准"，为判断肿瘤的良恶性、组织起源及分化程度提供基本信息，也为肿瘤的预后评估和疗效评价提供参考依据。随着细胞分子生物学的发展，肿瘤病理学已深入到分子水平，为肿瘤的诊断和治疗提供更精准的依据。

肿瘤的分期是指恶性肿瘤病程进展的不同阶段，主要用于评价恶性肿瘤的扩散范围和程度。肿瘤的分期有很多种，目前国际上最为通用的标准是 TNM 分期。T 是原发肿瘤的大小和范围，T_0 代表没有证据说明存在原发肿瘤，随着肿瘤体积的增大和邻近组织受累范围的增加，依次用 T_1-T_4 表示，T_{is} 代表原位癌、无浸润，T_x 代表无法评价原发肿瘤情况。N 为区域淋巴结受累情况，N_0 表示淋巴结未受累，随着淋巴结受累数目和范围的增加，依次用 N_1-N_3 表示。M 指肿瘤远处转移情况（通常为血行转移），M_0 表示无远处转移，M_1 表示有远处转移。通过 T、N、M 三个指标的组合，可以划出特定的肿瘤分期。TNM 分期一般分 5 期（Ⅰ~Ⅴ期），分期越高的恶性肿瘤，其扩散范围越广，预后也越差。

六、临床特征

肿瘤因其细胞成分、发生部位和发展程度不同，可呈现多种多样的临床特征。一般而言，早期肿瘤症状不明显，随着肿瘤的发展可出现梗阻、出血、恶病质等表现。根据发生部位和影响范围分为局部临床表现和全身临床表现。

1.局部临床表现

（1）肿块　常是患者就诊的主要原因，为肿瘤细胞不断增殖所形成，也是诊断肿瘤的重要依据。检查时，可在体表发现，如皮肤下的肿块，也可在深部触及新生的肿物，如腹腔内的肿瘤，也可发现器官（如肝、甲状腺）或淋巴结肿大。一般良性肿瘤增长较慢，界限清楚，表面光滑，活动性好。恶性肿瘤增长较快，表面凸凹不平，与基底组织不易推移，有些界限不清楚。

（2）功能丧失　肿瘤的快速生长，不仅压迫周围组织，还可能直接浸润和破坏器官的结构和组织，导致功能丧失。

（3）梗阻　肿瘤生长在管腔或腔道内时，可阻塞管腔，导致相应的功能障碍，如食管癌阻塞食道引起吞咽困难，肠癌引起肠梗阻等。

（4）压迫　因肿瘤体积增大，空间侵占到其他器官所引起的病症。

（5）溃疡和出血　皮肤、胃肠道、泌尿道等部位的肿瘤，由于瘤细胞快速增殖并侵犯周围组织，常导致局部组织坏死，发生溃疡且不易愈合，常有出血，若合并感染，可有脓性、黏液性或腐臭性分泌物排出。

2.全身临床表现

（1）发热　肿瘤晚期患者可出现发热症状，一般为持续性低热，也可出现高热和弛张热，其机制为肿瘤细胞本身及诱导的白细胞、淋巴细胞浸润产生"内源致热原"，导致下丘脑致体温调节障碍。此外，肿瘤导致的内出血、感染、坏死、自分泌毒性物质等均可引起发热。

（2）疼痛　肿瘤早期不会疼痛，肿瘤晚期大范围侵犯神经丛，压迫神经可导致顽固性疼痛，俗称癌痛。

（3）皮肤黏膜改变　贫血可致皮肤黏膜苍白。黄疸多与胰头、胰胆管或十二指肠乳头等处肿瘤有关，原发/转移肝癌压迫肝门区肝管，也可诱发黄疸。

（4）营养不良　肿瘤属于消耗性疾病，营养不良在肿瘤早期一般不会出现，而中晚期患者中常见，尤其消化系统肿瘤患者因器官功能受损，影响进食、消化吸收，营养不良发生时间较其他患者早，症状重。

（5）疲劳　肿瘤患者因发热、局部神经压迫、贫血或营养不良，常出现疲劳、乏力等非特异性症状。

七、实验室检查

实验室诊断包括常规检验和肿瘤标志物检查。

常规检验是对患者血液、尿液、粪便、痰液等体液和分泌物进行定量和定性的检查，是肿瘤实验室诊断的基础指标。常规检查不具有诊断特异性，但能为肿瘤诊断提供线索。

肿瘤标志物（tumor marker，TM）是指存在于血液、体液、细胞或组织中，可由肿瘤细胞合成或机体对肿瘤细胞反应而产生的物质。目前，临床上发现的肿瘤标志物已有200余种，是肿瘤实验室诊断的重要组成部分。根据化学和生物学特性，肿瘤标志物可分为蛋白质类标志物、激素类标志物、酶和同工酶类标志物、糖类抗原标志物、基因及其产物类标志物等。根据肿瘤标志物的来源，分为组织细胞肿瘤标志物和体液肿瘤标志物。组织细胞肿瘤标志物是指肿瘤组织或细胞膜上的表达标志物，如激素受体、癌基因、抑癌基因等。体液肿瘤标志物是由肿瘤组织分泌释放到外周血或其他体液，浓度比生理水平高，如肿瘤相关抗原。这些标志物在肿瘤患者的体内可能会异常升高或降低，因此可以用于辅助判断肿瘤的存在、类型、分期以及预后等。

第三节　肿瘤疾病的治疗原则

肿瘤治疗方法多种多样，既有手术、化疗、放疗等传统治疗方法，也有生物治疗、靶向治疗等新兴治疗方法。每一种治疗方法都有一定的局限性，很难达到全面治疗的效果，因此治疗肿瘤需要针对性地结合各学科有效的治疗方式，遵循治疗基本原则。

一、外科治疗

外科手术是治疗肿瘤最古老、最有效的方法之一，多数情况下外科手术能彻底清除局部病灶，尤其是对以局部病变表现为主的实体肿瘤。

因肿瘤手术往往切除范围较大，对机体破坏性可能较大，为避免误诊误治，手术前获得明确的诊断极为重要。肿瘤的诊断包括临床诊断、病理诊断、病理分级及临床分期。一旦确定可手术，就要制订恰当的手术方案，其中患者年龄、生理状况、肿瘤生长部位、外侵程度、能否根治性切除、病理组织学特点等成为制订方案的重要依据。在制定外科手术方案时，要重视肿瘤局部和机体整体关系原则，遵循损伤效益比和肿瘤功能外科原则，严格掌握手术适应证、禁忌证和无菌无瘤操作原则。手术过程中严格遵守相关操作流程，防止肿瘤医源性播散与种植。根据治疗目的的不同，分为诊断性手术、预防性手术、治疗性手术，其中治疗性手术又分为根治性手术和姑息性手术。

二、放射治疗

放射治疗作为一种传统的治疗方法，应用范围广泛，约 2/3 恶性肿瘤患者需要在病程的某一阶段接受放疗，在医学、物理学、生物学等领域的发展中焕发出新的活力。

肿瘤放疗的目的是最大程度地消灭肿瘤，同时尽可能地保护正常组织和器官。应遵循放疗基本原则：掌握患者一般情况，明确诊断，制定细致的放疗计划，实现个体化治疗，从而在不产生严重并发症的前提下给予精确的剂量照射，达到控制肿瘤、延长患者生存时间、提高患者生活质量目的。按照放疗目的的不同，可以分为根治性放疗、辅助性放疗、姑息性放疗和预防性放疗。目前常用放射治疗技术主要包括三维适形放疗、调强放疗技术、立体定向放射治疗、放射性粒子植入、术中放射治疗技术以及质子和重粒子放射治疗技术。

为确保放射治疗的临床疗效和预后，治疗过程中应严格控制照射体积和剂量限值，并高度重视并发症的早期预防和治疗。另外，医疗机构应加强放疗诊疗工作的管理，确保放射防护、安全与放射诊疗质量符合有关规定、标准和规范要求。

三、化学治疗

化学治疗是通过化学合成小分子药物杀死肿瘤细胞、抑制肿瘤细胞生长的一种方法，是治疗肿瘤的重要手段。

抗肿瘤药物的分类方法多种多样。按照来源和化学结构分为化学合成抗肿瘤药（如烷化剂、顺铂等）、天然抗肿瘤药（如紫杉醇、丝裂霉素等）、激素类抗肿瘤药（如他莫昔芬、甲羟孕酮等）、其他抗肿瘤药物（如维 A 酸）等。按照抗肿瘤作用的周期特异性分为细胞周期特异性药物和非特异性药物。按照抗肿瘤药物的药理作用机制分类，可分为影响核酸合成、抑制转录过程阻止 RNA 合成、破坏 DNA 结构和功能、影响蛋白质合成与功能和影响体内激素平衡等。肿瘤细胞的耐药机制十分复杂，可分为天然耐药、获得性耐药和多药耐药性。

化疗方案的制订应以指南和诊疗规范为依据，并在循证医学证据的基础上，由多学科团队（MDT）进行个体化调整。应遵循化疗的基本原则：首先化疗前必须明确病理学诊断，其次全面评估患者对化疗的耐受性、尽量使用联合化疗方案，最后确定治疗目标（根治性、姑息性、研究性、辅助性），实现用药个体化并重视处理化疗药物的毒副作用，以达到取得较大治疗效果的同时，尽可能减少化疗药物的毒副作用，实现化疗全程管理，保证化疗顺利完成。

四、综合治疗

肿瘤综合治疗是指根据患者的肿瘤分期、肿瘤发生部位、病理分化特点、分子特征、预后情况、身心状况以及经济收入等，合理应用现有的治疗手段，以合理的经济费用取得最佳的治疗效果，达到延长生命，改善患者生活质量。

常见的治疗手段包括外科治疗、内科治疗、放射治疗、热疗、生物靶向治疗、免疫治疗、介入治疗和中医中药治疗等。肿瘤综合治疗需要遵循治疗目的要符合肿瘤生物学规律、安排要合理、采用最佳组合三大原则，具体是指首先对患者具体状况进行评估，然后结合肿瘤局限与播散状态，最后权衡利弊，选出合理、最佳组合。如今，综合治疗已成为恶性肿瘤治疗的核心内容，也是多学科综合治疗具体发展的体现形式，代表了当今恶性肿瘤规范化治疗的发展方向。

第四节 肿瘤的生物治疗

肿瘤生物治疗是指通过生物反应调节剂来调节机体的防御机制，发挥抗肿瘤作用的治疗手段。它涵盖多个领域，目前分类虽没有统一标准。根据作用机制的不同，可以大致分为免疫治疗、基因治疗、分子靶向治疗、内分泌治疗、诱导分化治疗和干细胞治疗等。根据生物反应调节剂性质的不同，可以分为生物制剂治疗和化学制剂治疗。肿瘤生物治疗发展迅速，被认为有望彻底消灭肿瘤的治疗新方法。

一、免疫治疗

免疫治疗是指通过调动机体免疫系统，增强机体抗肿瘤免疫应答能力，从而清除和杀灭肿瘤细胞的治疗方法。根据作用机制不同，分为主动免疫治疗、被动免疫治疗和非特异性免疫调节剂治疗；根据免疫反应种类不同，分为非特异性和特异性免疫治疗；根据免疫治疗制剂的不同，分为非特异性免疫调节剂治疗、肿瘤疫苗疗法、过继性细胞免疫疗法、单克隆抗体治疗和溶瘤病毒疗法。

1. 非特异性免疫调节剂治疗 是指通过活化免疫系统，间接发挥抗肿瘤作用，主要包括多糖类（云芝多糖、香菇多糖等）、免疫组织提取物（胸腺肽类等）、微生物类（卡介苗等）、细胞因子（干扰素、白细胞介素等）以及免疫检查点抑制剂（PD-1/PD-L1 单抗、CTLA-4）等。

2. 肿瘤疫苗疗法 是一种通过将肿瘤抗原以多种形式导入机体，激活机体自身免疫系统，诱导产生特异性免疫应答来控制或清除肿瘤的一种治疗方法。根据肿瘤疫苗来源可分为多肽疫苗、DNA 质粒疫苗、病毒载体疫苗、mRNA 疫苗、体外负载抗原的树突状细胞疫苗、工程化减毒细菌载体疫苗等。

3. 过继性细胞免疫疗法　是从肿瘤患者体内分离免疫活性细胞，在体外活化和扩增，然后回输到患者体内，直接杀伤肿瘤细胞或者激发抗肿瘤免疫反应的一种治疗方法。主要分为非特异性细胞免疫和特异性细胞免疫治疗。

4. 单克隆抗体治疗　是指通过抗体依赖的细胞毒性和补体依赖的细胞毒性效应特异性地杀伤肿瘤细胞的一种治疗方法，如利妥昔单抗治疗 CD20 阳性的 B 细胞淋巴瘤、曲妥珠单抗与细胞毒性药物美坦新结合而成 T-DM I 治疗人表皮生长因子受体 -2（HER-2）过表达的晚期乳腺癌等。

5. 溶瘤病毒疗法　是指利用一类具有选择性感染和杀伤肿瘤细胞特性的病毒的一种治疗方法，其主要通过直接裂解肿瘤细胞、激活机体免疫反应和协同免疫检查点阻断等机制来实现的。

二、基因治疗

基因治疗是指借助特定技术将目的基因导入机体受体细胞，通过抑制癌基因表达、纠正抑癌基因功能缺陷、导入自杀基因等方法，靶向杀伤肿瘤细胞及肿瘤周边细胞并增强机体的防御机制，以抑制和杀伤肿瘤的治疗方法。目前临床上应用的针对血液系统肿瘤的 CAR-T 疗法就是靶向免疫细胞的基因治疗。随着对基因调控机制的深入研究、基因工程技术的进一步发展和相关临床研究管理规范的确立，基因治疗有望变得更加安全、精准和高效，为肿瘤患者提供更多的治疗选择。

三、分子靶向治疗

分子靶向治疗是指在分子水平上，针对肿瘤发生发展过程中的关键靶点，通过特异性药物来阻断信号传导通路，从而达到抑制肿瘤生长的一种治疗方法。这种方法具有"高效低毒"特点，对肿瘤细胞具有高度杀伤作用，而对正常细胞和组织损伤较小。这种方法不仅给患者带来了极大的生存获益，甚至改变了既往的治疗理念，是近年来肿瘤生物治疗领域发展最快的手段之一。

四、内分泌治疗

内分泌治疗主要是指通过调节机体的激素水平以及内分泌环境来抑制肿瘤细胞生长的一种治疗方法。内分泌治疗对激素依赖性肿瘤，治疗的效果要优于传统的化疗和放疗，如抗雌激素药物他莫昔芬、芳香化酶抑制剂来曲唑、雌激素受体拮抗剂氟维司群等在治疗乳腺癌取得较好效果。内分泌治疗也是前列腺癌、神经内分泌癌、子宫内膜癌等恶性肿瘤重要治疗方法。

五、诱导分化治疗

诱导分化治疗是一种应用某些化学物质使肿瘤细胞的表型分化为正常或接近正常细

胞的治疗方法。这些化学物质称为化学诱导剂或分化诱导剂。它们的作用不是直接杀伤肿瘤细胞，而是诱导肿瘤细胞向正常细胞分化，从而恢复细胞的正常形态和功能。目前临床上应用比较成功的是三氧化二砷和全反式维A酸，二者均能够诱导白血病细胞向正常细胞转化，用于急性早幼粒细胞白血病。诱导分化治疗打破了"细胞一旦恶变就不会逆转"的传统观点，为肿瘤治疗开辟新的途径，在血液系统肿瘤取得了显著成效，但在实体瘤中的应用进展缓慢。

六、干细胞治疗

干细胞主要包括成体干细胞和胚胎干细胞。胚胎干细胞具有极高的分化潜能，但因其获取过程涉及对早期胚胎的破坏，胚胎干细胞疗法的研究受到伦理和法律的制约，目前主要集中在成体干细胞的研究。诱导多能干细胞是通过基因重编程技术从成年体细胞获取的干细胞，具有与胚胎干细胞类似的自我更新能力和多向分化潜能。它来源于自体体细胞或其他类型的细胞，避免了伦理问题和免疫排斥反应，但受致瘤性、疗效和成本的制约，目前还局限于体外研究。间充质干细胞具有低免疫原性、肿瘤趋向性和免疫调节能力，在体外易于分离和制备，这些特性使其成为肿瘤基因治疗的理想载体。造血干细胞移植已经在临床上广泛应用，并且是血液系统肿瘤的主要治愈性手段之一。

第五节　基因检测及个体化治疗

基因检测是指采用分子生物学方法及信息学技术，分析基因序列，检测患者体内遗传物质的结构等变化，从而进行疾病诊断或疾病风险预测的技术。常用的基因诊断技术包括转录介导的扩增、聚合酶链式反应、荧光原位杂交、基因测序以及基因芯片技术等。基因检测作为一种先进的医学技术，正在为疾病的诊断、治疗和预防提供越来越多的信息和支持。

肿瘤的个体化治疗，从广义来说是指针对肿瘤患者的独特临床特征及分子生物标志物制订的治疗方案；而从狭义上讲，它主要指的是分子靶向治疗，即针对明确的致癌靶点设计药物，使肿瘤细胞特异性死亡，达到高效低毒的治疗效果。无论是广义的还是狭义的肿瘤个体化治疗，它们在临床实践中都显著提高了患者总生存时间和生活质量。通过为患者提供量身定制的治疗方案，个体化治疗使患者获益最大化，成为现代肿瘤治疗的重要组成部分。

在靶向治疗问世之前，晚期肿瘤的治疗主要依赖于放疗、化疗和姑息治疗。随着基因检测和分子靶向药的诞生，个体化靶向治疗逐渐成为肿瘤治疗的新方向。

这种治疗方式通过检测患者的基因特征，识别特征的分子标志物，进而选择针对性的治疗药物，实现治疗的个体化。分子标志物检测在个体化靶向治疗中起着至关重要的作用，目的就是开展药物选择、疗效和不良反应预测等。不同的分子标志物基因检测指导相应的靶向治疗药物的选择。以人表皮生长因子受体（EGFR）为例，该基因被认为是肺腺癌的驱动基因。临床上肺腺癌患者需要检测 EGFR 是否突变，因为针对 EGFR 突变的肿瘤，使用小分子酪氨酸激酶抑制剂（TKI）为代表的分子靶向药物（如吉非替尼，奥希替尼等），能阻断癌细胞生存所依赖的这一信号通路，从而抑制肿瘤细胞的生长，明显提高了患者生存期。

第六节　肿瘤分子的靶向治疗

肿瘤分子靶向治疗是以肿瘤细胞的标志性分子为靶点，通过特定药物阻断信号传导通路，抑制肿瘤生长的一种精准治疗方法。它主要通过以下途径实现治疗目的：抑制肿瘤细胞增殖、转移，干扰细胞周期，诱导肿瘤细胞分化、凋亡及抑制肿瘤血管生成等。在肿瘤内科治疗中，肿瘤分子靶向治疗的重要性日益凸显。与传统的化疗药物相比，分子靶向治疗具有更低的副作用，显著提高患者的生活质量。

肿瘤分子靶向治疗根据其作用机制主要分为肿瘤细胞本身的治疗和肿瘤微环境的治疗两大类。前者主要包括：①针对细胞膜上生长因子受体和细胞膜分化抗原的靶向治疗；②针对细胞内信号转导分子的靶向治疗；③针对细胞表观遗传学的靶向治疗；④针对细胞周期蛋白的靶向治疗；⑤针对细胞凋亡调节因子的靶向治疗。后者主要包括抗肿瘤血管和新生血管的治疗。

肿瘤分子靶向药物根据药物化学结构分为单克隆抗体和小分子化合物两大类。单克隆抗体类药物通过作用于细胞微环境或细胞表面的分子发挥治疗作用。这类药物利用抗原抗体特异性结合的特点，针对肿瘤细胞表面的特异性抗原进行精准治疗。其特点是分子量较大，多数不能穿透细胞膜，主要在细胞外发挥作用。常见的单克隆抗体类药物包括利妥昔单抗、西妥昔单抗、曲妥珠单抗及贝伐珠单抗等。小分子化合物分子量较小，具有穿透细胞膜的能力，可以在细胞内外同时发挥作用。这类药物通过与细胞内的靶分子结合，抑制肿瘤内部各种激酶的产生或活性，达到精确杀灭肿瘤的作用。常见的小分子化合物有奥希替尼、索拉非尼、舒尼替尼等。

肿瘤分子靶向药物在临床应用形式多样，可单独使用、与化疗药物联合应用、与放疗联合应用或者分子靶向药物之间联合应用等形式，达到抗肿瘤目的。

第七节　肿瘤的预防

肿瘤预防是以人群为对象，以降低肿瘤发病率和死亡率为目的，是人类抗癌活动的重要组成部分。肿瘤预防涵盖的范围很广泛，包括特定肿瘤有针对性的人群预防、全民范围的健康教育、特定肿瘤的人群筛查、肿瘤患者的康复治疗和姑息治疗等。另外，肿瘤的预防还包括评估危险因素、登记肿瘤发病情况、监测人群、制定相关法律法规以及由政府主导的国民健康工程等。

一、运动与癌症

缺乏运动与多种癌症的发生有关，如直肠癌、乳腺癌、子宫内膜癌、前列腺癌等。相关研究显示，2013 年我国发生的近 100 万例癌症死亡事件中，约有 26120 例与缺乏体力活动有关。运动能降低多种癌症的风险，这与其在降低循环中营养物质可用性、改善胰岛素代谢、减轻机体慢性炎症状态及增强免疫系统功能等方面的功效密切相关。这些机制共同作用上调了机体的"调定点"，可以更好地应对内、外环境挑战。

运动不仅提升功能的整合生理学作用，还能改善肿瘤微环境。规律的体育活动对保持健康体重和增强免疫都至关重要。研究表明，每周至少 150 分钟的中等强度运动或 75 分钟高强度运动可以显著降低多种类型肿瘤的风险。

二、营养与癌症

合理营养不仅是预防癌症的基石，也是减少癌症死亡最为经济有效的措施。世界卫生组织指出，不良的膳食和生活方式是导致癌症死亡的重要因素，四成的癌症死亡与不良的膳食和生活方式有关。

合理的营养能够为健康提供坚实的物质保障，而不合理的营养则可能损害我们的免疫系统，刺激和促进癌症的发生发展。因此，应注重膳食营养，饮食多元化，以谷类为主，多食蔬菜、瓜果等富含膳食纤维的食物，常吃奶类和豆制品，适量食用禽、蛋、鱼、瘦肉类等；减少应用不必要的食品添加剂；避免食用发霉、变质食物；少食烟熏、腌制、烧烤、油炸类食物，多吃蒸、煮类食物；养成良好的饮食习惯，个体化制订餐食计划，并注意饥饱适当。

三、吸烟与癌症

吸烟是癌症的重要诱因，与多种癌症的发生密切相关，如肺癌、喉癌、食管癌、膀胱癌、宫颈癌、胃癌等。其中，吸烟是迄今为止最重要的肺癌风险因素。

烟雾中含有 4000 多种化学物质，其中至少含有 60 种已知的致癌物和促癌物。例如，苯并［a］芘和 4-（甲基亚硝胺基）-1-（3- 吡啶基）-1- 丁酮是烟草中两种重要的致癌物质，可以诱导 DNA 的损害，导致肺癌的发生。烟草中铬、砷、镍等有害物质，能够抑制人体免疫系统，阻碍机体对 DNA 受损细胞的清理和修复，增加了细胞癌变的可能性。

吸烟分为主动吸烟和被动吸烟。戒烟后患癌风险逐渐下降，受益者包括吸烟者及被动吸烟者。控烟措施主要包括两方面：一是吸烟者个人戒烟，二是创造不利于吸烟的环境，并通过健康教育改变人们的不良行为。

四、饮酒与癌症

酒精被国际癌症机构列为一级致癌物，与多种癌症的风险增加有关，包括口腔、喉、咽、食道、胃、肠道和肝脏等部位的癌症。国际癌症研究机构领衔的全球大型研究表明，2020年全球大约有74万例新发癌症与饮酒有关，其中我国约有28万例。

酒精致癌的机制是复杂多样的，可能的机制包括：酒精进入人体后经肝脏代谢为乙醛，乙醛能影响DNA合成和修复，增加致癌风险；饮酒可增加氧化应激反应，形成慢性炎症；酒精抑制免疫应答，降低机体的抗肿瘤能力；酒精损伤消化道黏膜，引发癌变；酒精刺激雌激素分泌，影响激素水平，与乳腺癌的发生有关。

饮酒与癌症密切相关，减少饮酒是预防癌症的有效策略。

五、遗传与癌症

某些肿瘤的发生存在家族聚集现象，家族中有癌症病史可能增加患相同癌症的风险，如前列腺癌、乳腺癌等，提示肿瘤的发生可能与遗传因素有关。遗传性肿瘤约占全部肿瘤病例的5%~10%，不同癌症的遗传概率各不相同。研究显示，乳腺癌的遗传概率约为15%~20%，甲状腺癌的遗传概率约为20%，胃癌的遗传概率约为10%。

遗传性肿瘤具有明确的遗传规律，与癌变通路上高度外显的抑癌基因、DNA修复基因等有关，对于肿瘤遗传高危人群可进行基因检测，有效筛查体内的肿瘤易感基因，做到早预防、早发现、早治疗，及早干预。

六、环境与癌症

80%~90%的肿瘤可能与环境因素有关，环境致癌因素主要包括化学因素、物理因素和生物因素。为减少或消除肿瘤环境危险因素，可采取以下措施。

1. 控制环境中的化学致癌因素　制定已明确的化学致癌物环境浓度标准，加强检测、控制和消除，防治环境污染。尽量去除或取代与职业接触相关的致癌因素，提供有效的防护措施。

2. 控制环境中的物理致癌因素　物理致癌因素主要包括核辐射、X线、紫外线等。避免长期日光暴晒，通过屏蔽防护、距离防护等措施减少和消除环境中的物理致癌因素。

3. 控制环境中生物致癌因素　生物致癌因素包括病毒、细菌及寄生虫等。全世界范围内约15%的肿瘤与感染相关，与肿瘤发生相关的感染包括HBV感染、HPV感染、EB病毒感染及幽门螺杆菌感染等。通过接种疫苗、根治感染等方式切断传播途径，防治感染是预防肿瘤的有效方式。

七、心理因素与癌症

心理因素在癌症的发生中起着重要作用。长期的不良情绪和心理刺激，通过下丘脑－垂体－肾上腺轴和交感神经系统来抑制机体免疫功能，引起免疫功能紊乱，免疫监视和免疫清除功能下降，导致癌症发生风险增加。因此，保持乐观情绪，避免不良情绪刺激，善于自我安慰，自我解脱，保持良好的心理状态对预防癌症至关重要。

八、癌前病变

癌前病变是一种细胞异常增殖的状态或表现出非典型细胞的病变，本身不是癌，但其中小部分可能发展为癌的疾病状态。常见的癌前病变包括黏膜白斑、宫颈上皮内瘤变、结直肠的息肉状腺瘤、慢性萎缩性胃炎、肠上皮化生、皮肤慢性溃疡等。癌前病变转变为癌症并非必然，且过程漫长。癌前病变发展到癌症的时间因人而异，平均 10~20 年，有的可能 3~5 年，演变的过程受环境因素、个体差异等多种因素的影响。

对于癌前病变，应采取积极的态度面对和处理。一方面，发现癌前病变应尽早进行治疗，通过早期治疗使癌前病变治愈，有效防止其转变成癌。另一方面，不应过度紧张或恐慌，保持平和的心态，积极配合治疗，保持健康的生活习惯，以降低癌前病变发展成癌症的风险。总之，癌前病变虽然存在癌变的风险，但只要积极地面对和处理，大多数癌前病变都可以得到有效的控制和治疗，从而避免其发展成癌症。

（温成泉　杜中英　张晶晶）

参考文献

[1] 赫捷. 肿瘤学概论 [M]. 2 版. 北京：人民卫生出版社，2018.

[2] 王绿化，朱广迎. 肿瘤放射治疗学 [M]. 北京：人民卫生出版社，2017.

[3] 新型抗肿瘤药物临床应用基本原则——2023 版新型抗肿瘤药物临床应用指导原则 [J]. 中国合理用药探索，2024，21（1）：25-28.

[4] Islami F, Chen W, Yu XQ, et al. Cancer deaths and cases attributable to lifestyle factors and infections in China, 2013 [J]. Annals of Oncology, 2017, 28（10）：2567-2574.

[5] 魏兴益，石月，石慧，等. 运动防治癌症的作用机制——从整合生理学及肿瘤免疫微环境视角的探讨 [J]. 体育科学，2024，44（3）：378-388.

[6] Filion KB, Luepker RV. Cigarette smoking and cardiovascular disease：lessons from Framingham [J]. Glob Heart, 2013, 8（1）：35-41.

[7] 梁晓峰. 中国控烟策略发展与展望 [J]. 预防医学，2022，34（5）：433-434.

[8] Rumgay H, Shield K, Charvat H, et al. Global burden of cancer in 2020 attributable to alcohol consumption：a population-based study [J]. Lancet Oncol, 2021, 22（8）：1071-1080.

[9] 郭缇，黄立中，肖玉洁，等. 癌症患者心理因素与肿瘤的关系研究 [J]. 中医临床研究，2017，9（9）：113-114，120.

[10] 杨宁波，吴爱勤. 心理应激促发肿瘤的神经－内分泌－免疫分子机制研究进展 [J]. 国际精神病学杂志，2006，3（33）：162-164.

第二章
抗肿瘤药物的合理应用

第一节　抗肿瘤药物分类

　　肿瘤是机体组织细胞在各种致癌因素的作用下，在基因水平上失去对生长的正常调控，从而导致异常增生，一般分为良性肿瘤和恶性肿瘤两大类。由于肿瘤的发生病因、发病机制、临床症状及患者身体状况等情况复杂，通常使用单一的治疗方法效果并不理想，常需合理联合化学、手术、放射、免疫、中药、心理等手段进行综合治疗，以期能较大幅度提高治愈率和延长生存期，提高患者生活质量。应用化学治疗时也常需联合不同药理作用机制的抗肿瘤药物组成化疗方案，杀灭肿瘤细胞或干扰其生长和代谢。

　　抗肿瘤药按照药理作用机制通常分为 6 类：

　　1. 直接影响 DNA 结构和功能的药物；

　　2. 干扰核酸生物合成的药物；

　　3. 干扰转录过程和阻止 RNA 合成的药物；

　　4. 抑制蛋白质合成与功能的药物；

　　5. 调节体内激素平衡的药物；

　　6. 分子和单克隆抗体靶向抗肿瘤制剂。

一、直接影响 DNA 结构和功能的药物

　　直接影响 DNA 结构和功能的药物可以分为以下 4 种：破坏 DNA 的烷化剂；破坏 DNA 的铂类化合物；破坏 DNA 的抗生素类药物；拓扑异构酶抑制剂。

　　1. 破坏 DNA 的烷化剂　主要包括：环磷酰胺、司莫司汀、塞替派、白消安等。

　　烷化剂是最早应用的细胞毒类药物，其中氮芥最早主要用于恶性淋巴瘤和慢性淋巴细胞白血病；也可用于恶性肿瘤特别是小细胞肺癌所致的上腔静脉综合征。环磷酰胺抗瘤谱较广，对恶性淋巴瘤疗效显著；塞替派局部刺激性小，可采取多种给药方式。卡莫司汀脂溶性大，能透过血－脑屏障进入脑组织，可用于原发性脑瘤、脑转移瘤、脑膜白

血病等。烷化剂几乎具有细胞毒类药物所有的典型不良反应，骨髓功能抑制最为常见，为剂量限制性毒性。在药物特异性不良反应中，氮芥、环磷酰胺、卡莫司汀可出现中度恶心呕吐；环磷酰胺可出现出血性膀胱炎，尤其是大剂量给药和既往接受盆腔放疗患者更易发生，可预防性给予美司钠；卡莫司汀所致骨髓毒性发生较迟。研究显示，提高烷化剂类药物的剂量强度，能明显增加疗效，但大剂量应用时需严密监测不良反应，尤其是非血液学毒性如出血性膀胱炎、心肌炎、肺纤维化及中毒性肝炎等。

烷化剂与细胞中 DNA 发生共价结合，使其丧失活性或使 DNA 分子发生断裂，导致肿瘤细胞死亡。烷化剂可以损害任何细胞增殖周期的 DNA，属于细胞增殖周期非特异性抑制剂，一般对 M 期和 G1 期细胞杀伤作用较强。小剂量时可抑制细胞由 S 期进入 M 期，G2 期细胞较不敏感。增大剂量可杀伤各周期的增殖细胞和非增殖细胞，具有广谱抗癌作用。肿瘤细胞对此类药的耐药性产生，是由于自身 DNA 修复功能、限制化疗药进入细胞、增加化疗药从细胞中排出、细胞内灭活药物和 DNA 受损后缺乏细胞凋亡机制等原因所致。

骨髓功能抑制表现为白细胞计数、血小板计数、红细胞计数和血红蛋白下降。除长春新碱和博来霉素外几乎所有的细胞毒药，均可导致骨髓抑制。口腔黏膜反应常见症状有咽炎、口腔溃疡、口腔黏膜炎。抗肿瘤药所引起的脱发几乎在 1 或 2 周后可发生。化疗可诱导高尿酸血症，且与急性肾衰竭有关。大多数细胞毒类药都有致畸性，故妊娠期及哺乳期妇女禁用。出血性膀胱炎是泌尿系统毒性的表现，使用异环磷酰胺及大剂量环磷酰胺时会出现，这是由于代谢物丙烯醛所致。

禁忌证包括：对药物过敏者、妊娠期及哺乳期妇女、严重肝肾功能损害者、骨髓功能抑制者、感染患者、肝肾功能损害者。

2. 破坏 DNA 的铂类化合物　主要包括：顺铂、奥沙利铂、卡铂等。

铂类化合物与 DNA 结合，破坏其结构与功能，使肿瘤细胞 DNA 复制停止，从而阻碍细胞分裂，为细胞增殖周期非特异性抑制剂。铂类化合物的抗癌谱广泛：顺铂为非小细胞肺癌、头颈部及食管癌、胃癌、卵巢癌、膀胱癌、恶性淋巴瘤、骨肉瘤及软组织肉瘤等实体瘤的首选药之一；卡铂抗癌谱与顺铂类似，多用于非小细胞肺癌、头颈部及食管癌、卵巢癌等；奥沙利铂为胃肠道癌的常用药，是结直肠癌的首选药之一。

不良反应常见消化道反应（恶心、呕吐、腹泻）、肾毒性、耳毒性、神经毒性、低镁血症等，也可出现骨髓功能抑制、过敏反应等。由于分子结构上的差异，三种铂类化合物的毒性亦有所区别。顺铂典型不良反应为恶心、呕吐、肾毒性和耳毒性，骨髓功能抑制相对较轻；卡铂引起的恶心和呕吐的严重程度比顺铂轻，肾毒性、神经毒性和耳毒性方面的问题比顺铂少，但骨髓抑制比顺铂严重；奥沙利铂的神经毒性（包括感觉周围神经病）是剂量依赖性的，在累积量超过 $800mg/m^2$ 时，可导致部分患者永久性感觉异常和功能障碍。

禁忌证包括：对铂类化合物有过敏史者；有严重骨髓抑制、出血性肿瘤、严重肾功能不全者，妊娠期及哺乳期妇女。

3. 破坏 DNA 的抗生素　主要包括：丝裂霉素、博来霉素等。

破坏 DNA 的抗生素类是一类天然存在的糖肽类抗肿瘤抗生素。这类药物直接作用于肿瘤细胞的 DNA，使 DNA 链断裂和裂解，最终导致肿瘤细胞死亡。

丝裂霉素分子结构中含有苯醌母核，在体内酶作用下经过氧化还原反应，生成双功能的烷化剂。与 DNA 的鸟嘌呤和胞嘧啶碱基结合，抑制 DNA 的合成和功能。博来霉素的化学结构左边部分含有多个氨基酸、糖及嘧啶环、咪唑环；右边部分含有平面的二噻唑环。当与 DNA 作用时，左边部分和金属铁离子（Fe^{2+}）形成螯合物，激活博来霉素；其右边部分的平面二噻唑环与 DNA 的小沟中特定的部分结合，从而导致 DNA 裂解，达到治疗肿瘤的目的。

典型不良反应：丝裂霉素骨髓功能抑制十分常见，可致白细胞及血小板计数减少、恶心、呕吐，少见间质性肺炎、不可逆的肾衰竭等；博来霉素常见间质性肺炎、白细胞计数减少，少见食欲减退、呕吐、厌食、口内炎、腹泻、皮疹、荨麻疹、发热伴红皮症，罕见过敏性休克。

禁忌证包括：丝裂霉素有过敏史、水痘或带状疱疹、妊娠期及哺乳期妇女；博来霉素有过敏史、严重肺部疾患、严重弥漫性肺纤维化、严重肾功能不全、严重心脏疾病、胸部及其周围接受放射治疗者、妊娠期及哺乳期妇女。

4. 拓扑异构酶抑制剂　主要包括：羟喜树碱、伊立替康、依托泊苷等。

拓扑异构酶抑制剂直接抑制拓扑异构酶，阻止 DNA 复制及抑制 RNA 合成，包括拓扑异构酶Ⅰ抑制剂和拓扑异构酶Ⅱ抑制剂。拓扑异构酶Ⅰ抑制剂的代表药有伊立替康、拓扑替康、羟喜树碱等；拓扑异构酶Ⅱ抑制剂的代表药有依托泊苷、替尼泊苷等。喜树碱有较强的细胞毒性，对消化道肿瘤（如胃癌、结肠直肠癌）、肝癌、膀胱癌和白血病等有较好的疗效。其毒性较大，主要表现为尿频、尿痛和血尿等。同时羟喜树碱不溶于水，也不溶于有机溶剂，给临床应用带来困难。羟喜树碱是在喜树碱的分子结构中引入一个羟基，从而毒性比喜树碱降低，但依然不溶于水，微溶于有机溶剂。伊立替康、拓扑替康是在羟喜树碱分子结构上引入亲水基团，使其具有水溶性，方便临床应用。依托泊苷和替尼泊苷相同剂量时，替尼泊苷的活性大于依托泊苷。但依托泊苷的化疗指数较高，对单核细胞白血病有效，完全缓解率也较高；对小细胞肺癌有显著疗效，为小细胞肺癌化疗首选药。替尼泊苷脂溶性高，可以透过血脑屏障，为脑瘤的首选药。

典型不良反应：羟喜树碱可见呕吐、食欲减退、骨髓功能抑制、尿急、尿痛、血尿、蛋白尿及脱发；伊立替康迟发性腹泻和中性粒细胞减少为其剂量限制性毒性，血液系统可见中性粒细胞减少、血小板计数减少、贫血、乙酰胆碱综合征；依托泊苷可见骨髓抑制、白细胞及血小板计数减少、口腔炎、脱发、低血压及喉痉挛。

禁忌证包括：伊立替康有过敏史、慢性肠炎或肠梗阻者、胆红素超过正常值上限1.5 倍者、严重骨髓功能衰竭者、WHO 行为状态评分＞ 2 者、妊娠期及哺乳期妇女；依托泊苷包括骨髓功能抑制者、白细胞计数和血小板明显低下者、心肝肾功能严重障碍者、妊娠期妇女。

二、干扰核酸生物合成的药物（抗代谢药）

主要包括：氟尿嘧啶、阿糖胞苷、甲氨蝶呤、巯嘌呤等。

抗代谢药通过干扰细胞的代谢过程，导致肿瘤细胞死亡。通常它们的化学结构与体内的某些核酸或蛋白质代谢物相似，能在体内与其发生特异性结合，从而影响或拮抗代谢功能。根据药物主要干扰的生化步骤或所抑制的靶酶的不同进行分类，包括以下5种：①二氢叶酸还原酶抑制剂：甲氨蝶呤、培美曲塞；②胸腺核苷合成酶抑制剂：氟尿嘧啶、卡培他滨；③嘌呤核苷合成酶抑制剂：巯嘌呤、硫鸟嘌呤；④核苷酸还原酶抑制剂：羟基脲；⑤DNA多聚酶抑制剂：阿糖胞苷、吉西他滨。

抗代谢药主要用于治疗急性白血病和恶性淋巴瘤，也用于治疗一些实体瘤（乳腺癌、胃肠道癌、绒毛膜上皮癌、骨肉瘤等）。

目前尚未发现肿瘤细胞有独特的代谢途径，所以抗代谢药对肿瘤细胞的选择性较差，对骨髓、消化道黏膜等增殖较快的正常组织也表现出毒性。抗代谢药的主要不良反应及禁忌证见表2-1。

表2-1　抗代谢药主要不良反应及禁忌证

药物名称	急性毒性	迟发毒性	禁忌证
氟尿嘧啶	恶心、呕吐、腹泻	口腔及胃肠溃疡、骨髓功能抑制、脱发、潮红、小脑失调	伴水痘或带状疱疹者，衰弱患者，妊娠初期3个月内妇女
阿糖胞苷	恶心、呕吐、腹泻	口腔溃疡、骨髓功能抑制	妊娠及哺乳期妇女
巯嘌呤	恶心、呕吐	骨髓功能抑制、肝损害	妊娠初始3个月内妇女
甲氨蝶呤	恶心、腹泻	骨髓功能抑制、胃肠溃疡、肝肾损害	全身极度衰竭、恶液质或并发感染及心、肺、肝、肾功能不全时

三、干扰转录过程和阻止RNA合成的药物（作用于核酸转录药物）

此类药品主要包括柔红霉素、多柔比星、表柔比星、吡柔比星等。

此类抗生素大多直接作用于DNA或嵌入DNA，干扰DNA的模板功能，从而干扰转录过程，阻止mRNA的形成。抗肿瘤抗生素为细胞增殖周期非特异性抑制剂，对增殖和非增殖期细胞均有杀伤作用。这类药物多有一定毒性，有些是特异性毒性，例如多柔比星的心脏毒性，因此在应用时应常规检查血象、心、肺及肝肾功能。

蒽环类抗肿瘤抗生素的毒性主要是骨髓抑制和心脏毒性。心脏毒性可能是由于醌环被还原成半醌自由基，诱发了脂质过氧化反应，引起心肌损伤。

蒽环类抗肿瘤抗生素主要不良反应及禁忌证见表2-2。

表 2-2　蒽环类抗肿瘤抗生素主要不良反应及禁忌证

药物名称	不良反应		禁忌证
	急性毒性	迟发毒性	
多柔比星	恶心、呕吐、腹泻、注射部位局部反应、红尿	骨髓抑制、心脏毒性、胃炎、脱发	骨髓功能抑制、心肺功能失代偿、严重心脏病、重症感染、电解质或酸碱平衡失调、胃肠道梗阻、肝功能损害、水痘或带状疱疹，以及妊娠期及哺乳期妇女
柔红霉素	同上	同上	有心脏病史、严重感染及妊娠期和哺乳期妇女

四、抑制蛋白质合成与功能的药物（干扰有丝分裂药）

抑制蛋白质合成与功能的药物主要包括：长春新碱、长春碱、紫杉醇、多西他赛、高三尖杉酯碱、门冬酰胺酶等。

该类药物主要作用于有丝分裂 M 期，其中长春碱类、紫杉烷类和高三尖杉酯碱三大类干扰微管蛋白合成；门冬酰胺酶影响蛋白质合成。它们均为植物提取物或其半合成衍生物；作用机制主要为影响微管蛋白装配、干扰有丝分裂中纺锤体的形成，使细胞生长停滞于分裂中期。

1. 长春碱类　包括长春碱、长春新碱、长春地辛和长春瑞滨，用于治疗白血病、淋巴瘤和一些实体瘤（如乳腺癌和肺癌）等。前两者抗癌活性与剂量关系大，后两者为人工半合成长春碱衍生物。长春碱类药物静脉注射后进入肝脏较多，同时浓集于神经细胞较血细胞多，故神经毒性较重，但是很少通过血脑屏障。其共同的不良反应为骨髓抑制、消化道反应、神经系统毒性、血栓性静脉炎，尤其以后两者为主。神经系统毒性的主要表现是四肢麻木、腱反射迟钝或消失、外周神经炎、便秘、麻痹性肠梗阻、运动神经和感觉神经及脑神经症状。

由于长春碱类药分子中具有吲哚环结构，极易被氧化，故在光照和加热的情况下很容易变色，应避光保存，静脉滴注时应避免日光直接照射。

2. 紫杉烷类　紫杉烷类药物是一类广谱抗肿瘤药，包括紫杉醇和多西他赛，其作用机制相似，但抗瘤谱和不良反应并不完全一致。紫杉醇是从红豆杉属植物紫杉的树干和树皮中提取开发得到的天然抗肿瘤药。作用机制独特，作用靶点为处于聚合状态的微管蛋白，影响纺锤体的形成，阻止细胞的正常分裂，使细胞停止于 G2/M 期。长期应用可产生抗药性，出现多药耐药性现象。紫杉醇注射液需避光，2~8℃保存。血浆蛋白结合率 95%~98%，仅 5% 通过肾脏排出，在胆汁中有紫杉醇的羟化代谢物。紫杉醇由于水溶性小，其注射液通常加入表面活性剂，如聚环氧化蓖麻油等助溶剂，常会引起血管舒张，血压降低及过敏反应等。

多西他赛是由 10-去乙酰浆果赤霉素进行半合成得到的紫杉烷类抗肿瘤药物，结构上其第 10 位碳上的取代基和 3' 位上的侧链与紫杉醇不同。多西他赛的水溶性比紫杉醇好，毒性较小，抗肿瘤谱更广。在相当剂量下，抗肿瘤作用比紫杉醇高 1 倍。

3. 高三尖杉酯碱　是从我国三尖杉属植物中分离出的抗肿瘤生物碱之一，其抗肿瘤作用机制为干扰核蛋白体功能阻止蛋白质合成，为细胞周期非特异性抗肿瘤药物，对S期细胞更敏感。

4. 门冬酰胺酶　为影响氨基酸供应、阻止蛋白质合成的药物。可降解血液中门冬酰胺，使肿瘤细胞缺乏此氨基酸而不能合成蛋白质。

干扰有丝分裂药的主要不良反应及禁忌证见表2-3。

表2-3　干扰有丝分裂药的主要不良反应及禁忌证

药物名称	主要不良反应	禁忌证
长春碱	骨髓功能抑制、消化道反应、神经系统毒性、血栓性静脉炎、脱发	白细胞计数减少者、细菌性感染者、妊娠及哺乳期妇女
长春新碱	骨髓功能抑制、消化道反应、神经系统毒性、血栓性静脉炎、脱发	妊娠期及哺乳期妇女
紫杉醇	骨髓功能抑制、脱发、过敏反应	对本品或聚氧乙基代蓖麻油过敏者、中性粒细胞计数 < 1500/mm³ 的实体瘤患者、中性粒细胞计数 < 0.1 × 10⁹/L 的 AIDS 相关性卡氏肉瘤患者、妊娠期妇女
高三尖杉脂碱	骨髓功能抑制、消化道反应、脱发、心脏毒性	妊娠及哺乳期妇女，严重或频发的心律失常者，器质性心血管疾病者
门冬酰胺酶	过敏反应、消化系统反应	对本品有过敏史或皮试阳性者、有胰腺炎病史或现患胰腺炎者、患水痘、广泛带状疱疹等严重感染者、妊娠期妇女

五、调节体内激素平衡的药物

调节体内激素平衡的常用药物包括雌激素类、雄激素类、孕激素（甲羟孕酮酯）、抗雌激素类（他莫昔芬、托瑞米芬）、糖皮质激素类、抗雄激素类（氟他胺、安鲁米特）等。

许多肿瘤的发生和生长与激素失调有密切关系，因此改变激素平衡可以有效抑制肿瘤的生长环境。部分源于激素依赖性组织的肿瘤，或部分保留对激素的依赖性和受体，因此通过内分泌或激素治疗，直接或间接通过垂体的反馈作用，改变机体激素平衡和肿瘤生长的内环境，从而能抑制肿瘤生长。乳腺癌、前列腺癌、甲状腺癌、宫颈癌、卵巢癌、睾丸肿瘤等与激素水平有关，尤其是在乳腺癌、前列腺癌的治疗中，激素类药物发挥着重要的作用。

1. 雌激素类　其作用机制主要为利用雌激素对下丘脑－垂体－性腺轴的负反馈作用。由于其不良反应较多，目前已很少用于治疗前列腺癌，有时用于治疗绝经后乳腺癌。常用药物包括己烯雌酚和炔雌醇。

2. 抗雌激素类　抗雌激素类药物分为雌激素受体拮抗剂和芳香氨酶抑制剂。

雌激素受体拮抗剂主要包括他莫昔芬和托瑞米芬。

他莫昔芬是目前临床上最常用的内分泌治疗药物，主要用于治疗乳腺癌（ER 阳性，绝经前、后均可使用）、化疗无效的晚期卵巢癌和晚期子宫内膜癌。乳腺癌细胞的胞浆内存在雌激素受体，他莫昔芬和雌激素均可自由地通过细胞膜，并与雌激素竞争性结合胞浆内的雌激素受体，形成他莫昔芬-受体蛋白复合物，该复合物进入乳腺癌细胞核内，不能像雌激素-受体蛋白复合物一样促使癌细胞的 DNA 与 mRNA 结合，从而抑制雌激素依赖性蛋白质的结合，最终抑制乳腺癌细胞的增殖。

托瑞米芬的化学结构与他莫昔芬相似，类雌激素样作用比他莫昔芬弱，因此该药抗肿瘤活性与他莫昔芬相当或略高，但不良反应较少。

芳香氨酶抑制剂主要包括来曲唑和阿那曲唑。芳香氨酶抑制剂通过抑制芳香化酶活性，阻断卵巢以外的组织雄烯二酮及睾酮经芳香化作用转化成雌激素，达到抑制乳癌细胞生长，治疗肿瘤的目的。由于其不能抑制卵巢功能，故不能用于绝经前乳腺癌患者。

3. 孕激素类　孕激素类主要包括甲羟孕酮及甲地孕酮。主要适应证为乳腺癌、子宫内膜癌、前列腺癌、肾癌，也可用于改善晚期肿瘤患者的恶病质。

4. 雄激素类　其药物包括丙酸睾酮等。此类药物用于乳腺癌的作用机制尚不明确，可能是通过抑制垂体分泌促卵泡生成素，使卵巢分泌雌激素减少，并可对抗雌激素的作用。主要用于晚期乳腺癌的治疗，但目前已基本上被其他药物所替代。

5. 抗雄激素类　抗雄激素类药物的代表为氟他胺。该药是一种非甾体雄激素拮抗剂，适用于晚期前列腺癌患者。其作用机制为与雄激素竞争肿瘤部位的雄激素受体，阻止细胞对雄激素的摄取，抑制雄激素与靶器官的结合。

该类药物的主要不良反应系治疗过程中雄激素作用减少所致，包括男性乳房女性化、乳房触痛、溢乳等，减少剂量或停药后症状消失；少数患者会出现腹泻、呕吐、食欲增加、失眠或疲倦等症状，一般不影响用药；性欲减退，暂时性肝功能异常和精子计数减少罕见；对心血管的潜在性影响较小；因该药可能增加睾酮和雌二醇的血浆浓度，可能发生体液潴留。长期服用，应定期检查肝功能和精子计数，当肝功能异常和胆汁淤积性黄疸时，应减量或停药，通常肝功能可以恢复。氟他胺的羟基代谢物具有更高的亲和力，是更强的抗雄激素类药。

调节体内激素平衡的药物主要不良反应与禁忌证见表2-4。

表 2-4　调节体内激素平衡的药物主要不反应与禁忌证

药品分类	药品名称	急性毒性	迟发毒性	禁忌证
雌激素类	己烯雌酚	恶心、呕吐	高钙血症、水潴留、血栓栓塞、子宫出血	对本品过敏者
抗雌激素类	他莫昔芬	恶心、呕吐	阴道出血、月经不调	妊娠及哺乳期妇女、有眼底疾病者
孕激素类	甲地孕酮	注射部位疼痛	水潴留、高钙血症、黄疸	妊娠及哺乳期妇女
雄激素类	睾酮	无	男性化、水潴留、高钙血症、黄疸	暂无报道
抗雄激素类	氟他胺	恶心、呕吐、食欲增强、失眠	男子乳房发育	对本品成分过敏者、妊娠及哺乳期妇女

六、靶向抗肿瘤药

靶向抗肿瘤药按照分子大小分为大分子单克隆抗体和小分子化合物（如酪氨酸激酶抑制剂）。

1. 第一亚类酪氨酸激酶抑制剂　主要包括：吉非替尼、厄洛替尼等。

酪氨酸激酶是一类催化三磷酸腺苷（ATP）上 γ- 磷酸转移到蛋白酪氨酸残基上的激酶，能催化多种底物蛋白质酪氨酸残基磷酸化，在细胞生长、增殖、分化中具有重要作用。酪氨酸激酶抑制剂可作为 ATP 与酪氨酸激酶结合的竞争性抑制剂，也可作为酪氨酸的类似物，阻断酪氨酸激酶的活性，从而抑制细胞增殖。吉非替尼、厄洛替尼适应证为经一个或两个化疗方案失败的局部晚期或转移性非小细胞肺癌。

酪氨酸激酶抑制剂不良反应与禁忌证见表 2-5。

表 2-5　酪氨酸激酶抑制剂不良反应与禁忌证

药物名称	常见不良反应	偶见不良反应	禁忌证
吉非替尼	皮肤毒性、腹泻	间质性肺炎	过敏反应者、妊娠期及哺乳期妇女、严重骨髓功能抑制者
厄罗替尼	皮肤毒性、腹泻	间质性肺炎	妊娠期及哺乳期妇女、严重骨髓功能抑制者

2. 第二亚类单克隆抗体　主要包括：利妥昔单抗、曲妥珠单抗、西妥昔单抗等。

单克隆抗体的作用机制为药物在癌细胞膜外与生长因子竞争结合受体，阻断信号传递过程，从而阻止癌细胞的生长和扩散。该类药物最突出的优点为选择性"杀灭"癌细胞，而对正常体细胞几乎没有伤害，从而有效地抑制癌细胞的增长和扩散，并大幅度降低毒副作用。曲妥珠单抗、利妥昔单抗、西妥昔单抗主要通过上述机制发挥作用，贝伐单抗作用机制较为特殊，作用于血管内皮生长因子（vascular endotheliar growth factor，VEGF），阻碍 VEGF 与其受体在内皮细胞表面相互作用，从而阻止内皮细胞增殖和新血管生成。

典型不良反应包括：单克隆抗体为大分子蛋白质，静脉滴注可致患者发生过敏样反应或其他超敏反应。轻 - 中度过敏反应表现为发热、寒战、头痛、皮疹等，少数患者可发生严重过敏反应，出现血压下降、气管痉挛、呼吸困难等。淋巴瘤患者血液循环中有大量恶性肿瘤细胞（＞ 25000 个 / 毫升）或肿瘤病灶＞ 10cm 者，发生严重的细胞因子释放综合征或肿瘤溶解综合征的风险较高。使用利妥昔单抗时应极其慎重。应用西妥昔单抗治疗者 80% 以上可能发生皮肤反应，其中约 15% 症状严重，主要症状为粉刺样皮疹，其次为指甲病（如甲床炎），其他包括皮肤干燥，皲裂，以及炎症和感染性后遗症，如睑炎，唇炎，蜂窝组织炎等。这些不良反应大多在治疗第 1 周内出现。通常中断治疗后上述症状可以自行消退，并无后遗症。在单独使用曲妥珠单抗治疗的患者中，中、重度心力衰竭的发生率为 5%。在与化疗联合的随机临床试验中，中、重度的心力衰竭的发生率为 16%，而不加曲妥珠单抗治疗的患者中发生率仅为 3%。

禁忌证包括：已知有严重超敏反应（3级或4级）者，妊娠期及哺乳期妇女。

七、放疗与化疗止吐药

抗肿瘤药一般缺乏特异性，在杀伤肿瘤细胞同时，对正常组织细胞、器官产生损害或毒副作用。常见不良反应包括恶心、呕吐、白细胞与血小板计数减少、脱发等。抗肿瘤药的毒副作用表现多样，尤以消化道反应最为常见。严重呕吐会导致水电解质失衡、营养缺乏，严重削弱人体自身抵抗力，对治疗效果不利。因此，及时、有效地加以预防，不仅能改善患者的生活质量，也可使其化、放疗顺利进行。

止吐药按作用机制可分为三类：多巴胺受体阻断剂、5-HT$_3$受体阻断剂和神经激肽-1（neurokinin-1，NK-1）受体阻断剂。

1.多巴胺受体阻断剂 代表药是甲氧氯普胺，为多巴胺 D$_2$ 受体阻断剂，对 5-HT$_3$ 受体亦有轻度抑制作用，通过作用于延髓催吐化学感受区中的多巴胺受体，提高该感受区的感受阈值而发挥中枢性止吐作用。与糖皮质激素联用，可增加疗效并减轻毒副作用。但长期反复或大剂量使用因阻断多巴胺受体，使胆碱能受体相对亢进而发生神经中枢抑制或锥体外系反应，表现为肌震颤、发音困难、共济失调等。因此，多巴胺受体阻断剂在临床应用上受到限制。

2.5-HT 受体阻断剂 主要有昂丹司琼、格雷司琼、托烷司琼等。高选择性的 5-HT$_3$ 受体阻断剂逐渐成为目前临床上化疗止吐的主要用药，与糖皮质激素（地塞米松）联合应用，可显著提高预防急性呕吐的疗效。

昂丹司琼为首个上市的高选择性 5-HT$_3$ 受体拮抗剂，可以拮抗外周和中枢神经元的 5-HT$_3$ 受体，阻断胃肠道嗜铬细胞释放的 5-HT 与 5-HT$_3$ 受体的结合，从而抑制迷走神经兴奋的产生与传导，起到止吐作用。由于该药具有高效选择性，所以没有锥体外系反应、神经抑制症状等不良反应。格雷司琼与昂丹司琼相比，表现为线性剂量效应曲线，药效比昂丹司琼强 5~11 倍。托烷司琼口服给药止吐作用优于皮下注射，提示可直接在肠道起作用，也可由肠道吸收后通过血循环产生作用。

3.神经激肽-1受体阻断剂 主要药物为阿瑞吡坦。

通过与 NK-1 受体（主要存在于中枢神经系统及其外围）结合来阻滞 P 物质的作用。P 物质有致吐作用，而选择性 NK-1 受体阻断剂能抑制 P 物质所致呕吐。随着对迟发性化疗所致恶心与呕吐的重视，P 物质形成了开发止吐药的新靶点。

放疗与化疗止吐药不良反应与禁忌证见表 2-6。

表 2-6 放疗与化疗止吐药的不良反应与禁忌证

药品分类	药品名称	常见不良反应	偶见不良反应	禁忌证
5-HT$_3$ 受体阻断剂	昂丹司琼	头痛、发热、便秘	肝脏氨基转移酶 AST 及 ALT 增高	胃肠梗阻者、对该类药物过敏者

药品分类	药品名称	常见不良反应	偶见不良反应	禁忌证
神经激肽 -1 受体阻断剂	阿瑞吡坦	嗜睡和疲乏、虚弱	史蒂文斯 - 约翰综合征、血管神经性水肿和风疹	对该类药物过敏者
多巴胺受体阻断剂	甲氧氯普胺	昏睡、烦躁不安、疲乏、倦怠、腹泻	锥体外系反应	对普鲁卡因或普鲁卡因胺过敏者；癫痫患者；胃肠道出血者、机械性肠梗阻或穿孔者；嗜铬细胞瘤患者；乳腺癌患者

化疗药所致恶心与呕吐的分级，按出现的不同时间可分为急性、迟发性和预期性恶心与呕吐三类。

（1）急性恶心与呕吐　是指应用化疗药后 24h 内发生的，通常在用药后 5~6h 达峰，可持续 18h，然后停止呕吐或转为慢性呕吐。该类型恶心与呕吐的程度常最为严重，主要与药品不良反应有关。其机制主要与肠嗜铬细胞释放 5-HT 有关。如控制不当，则会增加迟发性恶心、呕吐发生的风险，并降低止吐药的疗效。

（2）迟发性恶心与呕吐　是指使用化疗药 24h 后出现的，由于此类型持续时间较长，对患者的治疗、营养状况及生活质量影响较大，其发生机制具体不明，可能与 P 物质介导，血 - 脑屏障破坏，胃肠动力破坏及肾上腺激素分泌等多因素有关。

（3）预期性恶心与呕吐　不同于上述两型，其发生与化疗药无关，而是由精神心理因素主导，是指既往接受过化疗的患者在再次接受化疗前出现的恶心与呕吐症状，由于精神紧张所致的条件反射往往是此类呕吐的主要原因。因此，止吐药也往往未能起效。通过行为调节和系统脱敏使患者减轻心理负担是较好的治疗手段。

对轻度恶心与呕吐反应可口服多潘立酮、甲氧氯普胺进行处理，如效果不佳，可合并应用地塞米松或劳拉西泮作为补充。对严重呕吐或处理效果不佳者，可给予 5-HT$_3$ 受体拮抗剂，包括昂丹司琼、格雷司琼、雷莫司琼和托烷司琼；对化疗后的急性或延迟性恶心与呕吐发作者，也可给予神经激肽受体拮抗剂阿瑞吡坦，提高对恶心和呕吐的控制。为预防迟发症状，可口服地塞米松，可以单独使用，也可与甲氧氯普胺、苯海拉明联合应用。

第二节　抗肿瘤药物的合理应用

一、化疗的临床应用范围

在相当多的肿瘤治疗中，合理的、有计划的综合治疗已取得较好的疗效。特别是对于早期病例，通过综合治疗能够提高患者治愈率和生活质量，其中乳腺癌和骨肉瘤相当部分中晚期患者通过综合治疗也可能治愈，延长生存期和改善生活质量。

（一）肿瘤的治疗方法

肿瘤的治疗方法根据治疗目的不同，通常可分为根治性治疗、姑息性治疗、辅助治疗、最佳支持治疗、康复治疗和诊断性治疗等。现有治疗肿瘤的有效手段大致可以分为以下 7 类。

1. 应用物理性、化学性或生物性方法将局部肿瘤去除，如手术、放射治疗、激光治疗、热疗或冷冻切除或杀灭肿瘤；应用抗肿瘤药物、无水酒精或某些病毒局部涂抹或注射杀灭肿瘤。这是目前首要的治疗方法，可以杀灭局部或一个区域的肿瘤细胞。对于良性肿瘤和一些局限的恶性肿瘤均有根治性效果。

2. 针对肿瘤播散的内科治疗，主要为应用各类抗肿瘤药物。

3. 针对机体抗病能力的生物治疗，如扶正中药、干扰素、细胞因子等。

4. 封闭肿瘤表面特异受体（主要是生长受体）的单克隆抗体，称为靶向治疗，是肿瘤内科治疗发展的新方向。例如针对 B 淋巴细胞表面受体 CD20，研制出单克隆抗体利妥昔单抗治疗 B 细胞淋巴瘤。

5. 改变肿瘤调控的基因治疗。

6. 企图阻断肿瘤新生血管的治疗。

7. 器官移植。

（二）肿瘤的综合治疗

肿瘤的综合治疗是根据恶性肿瘤的种类、性质、病期和发展趋势，合理、有计划地将现有几种治疗手段联合应用的治疗方法，目的是提高治愈率和改进患者的生活质量。综合治疗主要用于恶性肿瘤，可以提高许多晚期患者的近期疗效。

综合治疗的几种常见模式如下。

（1）术后辅助放化疗　用于比较局限的肿瘤，先手术，后根据手术情况加用放疗和（或）化疗。如乳腺癌的治疗，术后给予化疗可明显提高治愈率。

（2）术前放化疗　用于局部肿块较大或已有区域性转移的患者，先做内科治疗或放疗，后进行手术。如骨肉瘤，多数学者主张先进行术前化疗，后行手术，可明显提高治愈率。

（3）放疗化疗综合　用于不能手术的患者，组合方式有序贯放化疗、同步放化疗和交替放化疗。对于联合放化疗，多数学者主张最好先做化疗或化疗与放疗同时进行。

（4）生物治疗的应用　生物治疗辅助应用，配合化疗和（或）放疗治疗肿瘤，可以提高肿瘤的远期治疗效果，如应用香菇多糖配合化疗治疗晚期胃癌，应用干扰素配合化疗治疗淋巴瘤。

（5）靶向治疗的应用　目前靶向治疗受到广泛重视，如针对乳腺癌细胞核 Her-2 基因过度表达调控的跨膜受体 pl85 糖蛋白研制的单克隆抗体曲妥珠单抗，治疗乳腺癌已取得十分突出的疗效。

（6）中西医结合　我国的中医中药在调理和减少西医治疗的不良反应方面有着不可替代的作用，如活血化瘀中药可提高放疗疗效，扶正中药提高细胞免疫功能。如何将中西医结合，更好地发挥各自的优势是肿瘤治疗的一个研究方向。

近年来，常见肿瘤综合治疗已取得了很大进展，如乳腺癌，非小细胞肺癌（NSCLC）的治疗已经从单一手术治疗发展到包括手术、化疗、放疗、生物治疗的综合治疗，并取得了很好的疗效。

化疗常用于晚期或转移性肿瘤的治疗，包括化疗、辅助化疗、初始化疗、局部或区域性化疗。

（1）晚期或转移性肿瘤的化疗　用于这类患者的化疗可以分为治愈性化疗和姑息性化疗。治愈性化疗是指对于某些晚期肿瘤如急性白血病、绒毛膜上皮癌、恶性淋巴瘤、肾母细胞瘤等经过正规、有效的化疗可以治愈的化疗。对化疗敏感性差的晚期肿瘤如结直肠癌、非小细胞肺癌、食管癌、胃癌等通过化疗不能治愈，却能缓解症状、减轻痛苦、延长生命、提高生活质量，这种化疗称为姑息性化疗。

（2）辅助化疗　主要用于手术切除或局部放疗后有复发危险的患者，可以消灭体内残存的肿瘤细胞或亚临床微小转移灶。

（3）初始化疗　指对病变局限的肿瘤患者，虽可采用手术或放疗，但达不到局部完全控制的目的，因此可先行给予化疗的方法称为初始化疗或新辅助化疗。此法已用于多种肿瘤的治疗，如肛管癌、膀胱癌、喉癌、食管癌等。

（4）局部或区域性化疗　将化疗药物注入体腔或肿瘤局部或直接灌注到肿瘤血管，以增加肿瘤局部的药物浓度，提高肿瘤的治疗效果，减少全身不良反应，包括腔内化疗（胸腔、腹腔、心包腔、膀胱内）、鞘内化疗、动脉内化疗和瘤内（瘤周）用药及植入式药物缓释系统局部间质化疗。

二、化疗药物的合理使用

化疗要取得良好的疗效，必须有合理的治疗方案，包括用药的时机、药物的选择与配伍、剂量、疗程、间隔等。如何合理使用抗癌药物，牵涉到药物的药效、药代动力学与肿瘤的生物学特征，包括肿瘤在体内分布的情况以及肿瘤细胞增殖动力学，如增殖周期时间的长短，增殖比率（GF）的大小等。抗肿瘤药物的化疗方案，是从大量病例的临床实践中通过科学的方法总结出来的。

三、化疗的基本目标

对于积极治疗有治愈可能的肿瘤患者，如急性白血病尤其是小儿急性淋巴性白血病、绒癌及恶性葡萄胎、霍奇金淋巴瘤、Burkitt 淋巴瘤、睾丸癌等，应该尽早给予正规、有效、足量的化疗，进行根治性化疗。强烈的化疗常常伴有严重的不良反应，应向患者充分说明，取得患者的积极配合，在这种情况下，为了争取患者的治愈机会，在医患双方做好充分准备的前提下，即使冒严重不良反应的风险也是值得的。与上述情况不同，有不少肿瘤，目前的化疗并不能达到治愈的目的，只能产生减轻症状，延长生存期的姑息性疗效。因此，对于姑息性化疗应认真权衡化疗可能带来的好处以及化疗毒副作用可能给患者带来的痛苦与风险，决定治疗方案。例如，非小细胞肺癌现有化疗方案的有效率并不高，化疗后的中位生存期只能延长 3~4 个月，一般主张不宜超过 4~6 个周期的化疗。不恰当的过分积极的姑息化疗，有可能缩短患者的生存期、降低其生活质量。不少实体瘤，临床上似乎还是局部性的，有可能用外科手术作根治切除，但事实上已有亚临床的微转移灶存在，因此单用手术或局部放疗并不能治愈，远处的转移灶终将表现出来。例如二期乳腺癌做"根治性"切除后，在 10 年内出现远处转移灶者可高达 50%~80%。骨肉瘤在截肢治疗后，在一年内约有 85% 患者出现肺转移。在这些病例，微转移灶实际上早已存在，对于这些患者，在手术后配合化疗的目的在于清除亚临床的微转移灶，称之为辅助化疗。在二期乳腺癌、骨肉瘤、软组织瘤以及小儿 Wilni 瘤等，辅助化疗均已取得改善疗效的肯定结果。胃癌术后的辅助化疗也有一定效果。但并非所有肿瘤术后加辅助化疗能改善预后。例如，迄今为止，非小细胞肺癌尚未被证实术后化疗是否有肯定的价值。因此，肿瘤手术后是否需要辅助化疗应视具体情况而定，对效果尚不肯定者，还有待随机对照的临床试验加以验证。

四、抗肿瘤药物的筛选

抗肿瘤药物化疗的标准治疗方案，是从大样本的临床试验中总结出来的。但肿瘤患者对化疗效果的个体差异很大。同一化疗方案对同一种病理类型的肿瘤，有些患者可获得明显疗效，另外一些患者则可能完全无效。

能否像治疗感染性疾病那样，通过药敏试验结果来选用敏感的药物呢？多年来各国学者设计了许多体外、体内抗肿瘤药物敏感性试验方法。例如将分离自患者新鲜肿瘤标本的肿瘤细胞接种在软琼脂平皿中培养，其中的每个肿瘤干细胞将不断增殖形成集落。如果患者的肿瘤细胞对加入培养皿中的药物敏感，则集落形成将受到抑制，以此可评价药物对该患者肿瘤细胞的敏感性。或者将取自患者的新鲜肿瘤组织接种于无胸腺的裸鼠皮下，可在裸鼠体内成瘤，再选择可能有效的药物进行人肿瘤裸鼠移植瘤的体内药敏试验，筛选敏感的药物。这些方法尽管可在一定程度上反映药物的敏感性，但是由于取材困难，加上采集的肿瘤标本中所含的肿瘤干细胞数量往往较少，因此成功率很低，限制了临床应用。如何更科学地选用敏感的药物，避免盲目性，仍然是有待进一步研究的课题。目前对于分子靶向抗肿瘤药物，为了达到个体化治疗的目的，在选择治疗方案前，对患者的肿瘤相关靶点进行检测，以便针对靶点的表达情况，选用针对性的分子靶向抗肿瘤药物进行特异性的个体化治疗，以提高疗效。

由于细胞毒类抗肿瘤药对癌细胞的杀伤强度与药物的剂量相关，20 世纪 80 年代提出了剂量强度的概念。不论给药途径与用药方案如何，疗程中单位时间内所给的药物剂量，通常以 $mg/(m^2 \cdot w)$ 来表示，即为剂量强度。相对剂量强度则是指实际给药剂量强度与人为的标准剂量强度之比。如联合化疗，则可计算出几种药物的剂量强度及平均相对剂量强度。由于剂量强度系整个疗程中平均每周所接受的剂量，故在临床化疗中，不论是减少每次给药剂量还是延长给药间隔时间，均可降低剂量强度。临床上化疗剂量强度与治疗效果的相关性已在卵巢癌、乳癌、大肠癌及淋巴癌的治疗经验中得到证实。因此对有治愈可能的患者，应尽可能使用可耐受的最大剂量强度的药物进行化疗以保证疗效。近年来，粒细胞集落刺激因子（G-CSF）、自体骨髓移植或外周血液造血干细胞移植的应用，为使用高剂量强度的化疗提供了有力的支持，明显提高了化疗的效果。

五、抗肿瘤药物联合应用的基本原则

在肿瘤组织中，细胞分别处于不同的周期时相，对药物的敏感性各有差异，单用一种药物很难达到完全杀灭。如将作用于不同时相的药物联合使用，则可望一次杀灭处于不同时相的癌细胞，这样又可促使 G_0 期细胞进入增殖周期，有助于提高化疗敏感性从而增强疗效。大量的临床资料证明，联合化疗能明显提高疗效。

在肿瘤的临床化疗中，除按照药物临床试验质量规范（good clinical practice，GCP）的要求进行临床试验的病例外，应选用标准治疗方案，因其安全性与有效性往往经过了较大样本的多中心临床试验的验证，并为国内外肿瘤化疗界的同行所公认，因此最有希望取得较好的疗效。不应该无依据地随意选择几种化疗药物拼凑成自拟的联合化疗方案给患者进行治疗。当然，我们可能设想某些药物的组合具有优越性，但这种设想必须通过大量的基础研究证明其合理性、安全性与有效性，在此基础上，按照 GCP 的要求，周密设计随机对照的临床研究，并认真组织实施，客观评价其结果，才能说明新拟的方案是否优于原有的标准化疗方案。

联合化疗方案的组成，应考虑以下几项原则：

1. 构成联合化疗方案的各药，单独使用时应该对该种肿瘤有效；

2. 应尽量选择几种作用机制不同、细胞周期时相选择性不同的药物组成联合化疗方案，以便更好地发挥协同作用；

3. 应尽量选择毒性类型不同的药物联合，以免各药的毒性相加使患者难以耐受。

4. 联合化疗方案应经严密的临床试验证明其临床价值。

减少抗肿瘤药物的毒副作用与耐药性，在有效的肿瘤化疗中，毒副反应几乎是不可避免的。毒性反应与疗效一样，通常是剂量依赖性的，增加剂量强度，可能提高疗效，但毒性也随之增加。化疗的成功与否，在很大程度上决定于如何解决好疗效与毒性之间的关系。在通过调整剂量、疗程与疗程间隔，使患者在获得最大疗效的同时，对药物的毒性尽可能限制在可恢复与可耐受的程度。但是，由于不同的个体，对药物的吸收、分布、代谢、排泄可有差异，故在治疗过程中还要密切观察和监测疗效与毒性的发生，必要时还需监测血药浓度，并据此调整药物剂量，以便获得最佳的效益与风险比。

六、联合化疗方案药物的制定

联合化疗在客观有效率和延长生存方面的疗效优于序贯使用相同药物的疗效。联合化疗疗效优于单药化疗的原因有许多，具体如下。

（一）联合化疗的理论依据

1.防止耐药克隆的形成 如果 10^5 个细胞中有 1 个细胞对 A 药耐药，1 个细胞对 B 药耐药，那么在治疗肉眼可见的肿瘤时（通常大于 10^9 个细胞），用其中的一种药物治疗，可形成几个耐药细胞株的克隆。假设用 A 药治疗后，一个耐药细胞株克隆生长到肉眼可见的大小时（假使对 B 药有相同的突变频率），也会出现对 B 药耐药的克隆。然而，如果在治疗一开始就同时使用两种药物或两种药物之间的时间间隔很短，那么，形成对两种药物都耐药的抗性克隆的可能性为 $1/10^{10}$（除交叉耐药外）。因此，联合化疗对防止耐药克隆的形成有一定好处。预先存在的耐药细胞株克隆是指在没有用药的情况下，由自发性突变而产生。理论上，联合使用多种作用机制不同或无交叉耐药的药物进行化疗时（以及进行手术或放疗以清除肉眼可见的肿瘤），可以将耐药细胞株克隆形成的机会降到最低程度，同时增加肿瘤缓解和治愈的可能性。

2.对静止期和分裂期细胞的细胞毒作用 联合一种细胞周期特异性(时相非特异性)药物或细胞周期非特异性药物和一种时相特异性药物除了能够杀灭分裂较慢的细胞外，也能清除分裂较快的细胞。使用细胞周期非特异性药物也有助于使更多的细胞进入分裂活跃状态，从而使它们对细胞周期特异性药物更加敏感。

3.生化增效作用

（1）联合化疗选择作用于不同生化途径或同一途径的不同步骤的有效化疗药物，可以起到互相增效作用。一些新药通过阻断信号转导途径中的多个分子靶点，能够比其中单一药物更有效地干扰肿瘤细胞的增殖。

（2）一种活性药物和另一种无活性的药物联合应用，可以通过几种机制提高潜在疗效，但临床应用有限。

1）提高药物或其活性代谢物在细胞内的浓度：通过增加药物内流或减少外排，从而达到提高细胞内有效药物浓度的目的。例如将钙通道阻滞剂与受多药耐药（MDR）影响的药物合用（MDR 是由于多药耐药基因 P 糖蛋白过表达所致）。

2）减少药物的代谢失活：如利用四氢尿苷抑制胞苷脱氨酶，减少阿糖胞苷的失活。

3）协同抑制一种酶或反应：例如，叶酸提高氟尿嘧啶对胸苷合成酶的抑制效果。

4）通过抑制竞争性代谢物而增加药物的疗效：例如，磷乙天冬酰胺（PALA）可通过抑制嘧啶的从头合成途径从而增加 5-FUTP 掺入 RNA 的效率。

4.改善药物的分布（屏障通透性） 利用某一特殊类型药物的可溶性或对特定组织的亲和性，联合用药可使药物到达不易到达的地方。

5.减轻药物对宿主的毒性 联合化疗可用一种药物减轻另一种药物对宿主的毒性作用。

（二）联合化疗的选择原则

合适的药物进行联合化疗时，应遵循如下原则。

1. 选择单药应用有效的药物除非有明确的、特异性生物化学和药理学理由（例如大剂量的 MTX 应用之后用叶酸进行解毒或氟尿嘧啶合用叶酸化疗），否则不应采用一种药物有活性而另一种药物无活性的联合化疗。需注意的是，该原则不适用于生物反应调节剂（BRMs）和分子靶向药物与化疗药物的合用。因为生物反应调节剂和分子靶向药物与化疗药物的协同作用并不依赖于它们各自的细胞毒性。

2. 如有可能，尽量选择剂量限制性毒性在性质和发生的时间上不同的药物。然而经常要使用两种或多种具有骨髓毒性的药物。因此，选择每一种药物的安全剂量尤为重要。合用两种药物时，起始剂量可给予每种药物单独用药剂量的 2/3。无论什么时候，若要合用一种新药，必须仔细评价预料之中和预料之外的毒性。一些预料之外的毒性，例如联合使用注射用曲妥珠单抗和多柔比星增加心脏毒性，应排除这种联合用药方法。

3. 选择有生物化学和药理学理论依据的联合用药方案。这种理论依据已在动物肿瘤和人类肿瘤的动物模型中得到很好的验证。按此依据选择联合用药的效果优于单一用药的效果。

4. 对于现有比较理想的双药化疗方案，若想通过加用第三、第四和第五种药物以提高其疗效时应谨慎。尽管这种方法可能有效，但可能出现以下两种不利结果。

（1）出现不能耐受的毒性反应，导致严重并发症甚至死亡。

（2）抗癌效果未增加甚至降低。尽管联合用药在理论上有优点，但由于很多有效药物的剂量需要降低到其抗癌效应所需水平之下，可能导致抗癌效果降低或不变。因此，在合用一种新药的时候，必须仔细考虑才严格遵循联合化疗的原则，进行临床对照试验以比较这一新方案与标准方案的有效性。

七、分子靶向药物治疗

如何将肿瘤细胞与正常细胞在治疗上区别开来，一直是肿瘤学探索的方向。随着分子生物学技术和细胞遗传学等领域的发展，对肿瘤发生发展的分子机制，包括染色体异常、癌基因扩增、生长因子及其受体的过表达、肿瘤相关信号转导通路的激活等的认识不断深入，越来越多的针对不同靶点的分子靶向药物用于肿瘤治疗，迅速扩展着肿瘤药物治疗的领域，推进着肿瘤治疗观念和理论的发展。

（一）分子靶向治疗的定义和特点

分子靶向治疗，是指"针对参与肿瘤发生发展过程的细胞信号转导和其他生物学途径的治疗手段"。广义的分子靶点包括了参与肿瘤细胞分化、周期、凋亡、迁移、侵袭性行为、淋巴转移、全身转移等多过程的，从 DNA 到蛋白 / 酶水平的任何亚细胞分子。

细胞毒类药物虽然能有效地杀灭肿瘤细胞，但由于针对性不强，会同时损伤机体正常新陈代谢的细胞，由此产生一系列毒性反应。而分子靶向治疗可以相对选择性地作用于与肿瘤细胞相关的分子，相应减少了毒性反应的程度。

（二）分子靶向药物的作用机制

靶向药物可以通过多种机制干扰肿瘤细胞的增殖和播散，主要有：①干扰或阻断与细胞分裂、迁移和细胞外信号转导等参与细胞基本功能调控的信号转导分子，抑制细胞增殖或诱导凋亡；②直接作用于与凋亡相关的分子，诱导肿瘤细胞的凋亡；③通过刺激或激活免疫系统，直接识别和杀伤肿瘤细胞或通过携带毒性物质杀伤肿瘤细胞。

乳腺癌的内分泌治疗应该是最早的靶向治疗，作用的分子靶点就是雌激素受体（estrogenreceptor，ER）。正常的乳腺上皮细胞表达 ER，雌激素与 ER 结合后，可以促进乳腺上皮细胞的增殖和生长。对于 ER 阳性的乳腺癌细胞，雌激素与 ER 的结合可以促进肿瘤细胞的增殖，阻止这一信号通路的激活，可以抑制肿瘤的生长。目前已有多种不同作用机制的乳腺癌内分泌治疗药物，包括与 ER 竞争性结合的 ER 拮抗剂、抑制雌激素合成的芳香化酶抑制剂和破坏细胞内 ER 的 ER 降解剂等。如今内分泌治疗已经成为乳腺癌术后辅助治疗和晚期姑息治疗的主要治疗选择。

近年来，随着对肿瘤相关分子靶点认识的逐步深入，分子靶向药物有了迅猛的发展，新型分子靶向药物的主要作用靶点有以下 6 点。

1. 与信号转导相关的酶抑制剂 如针对 Bcr-Abl 融合蛋白和 c-Kit 激酶的抑制剂、EGFR 酪氨酸激酶的抑制剂、Her-2 酪氨酸激酶的抑制剂、RAF-MERK-ERK 信号转导通路抑制剂等。

2. 抗新生血管生成的药物 如抗血管内皮生长因子（vascular endothelial growth factor，VEGF）抗体、VEGF 受体（vascular endothelial growth factor receptor，VEGFR）、酪氨酸激酶抑制剂和血管内皮抑素（endostatin）等。

3. 单克隆抗体 如针对 B 淋巴细胞表面 CD20 抗原、上皮肿瘤细胞表面 Her-2 抗原和表皮生长因子受体（epithelial growth factor receptor，EGFR）的单克隆抗体等。

4. 泛素 – 蛋白酶体抑制剂 如硼替佐米。

5. 作用于细胞周期的药物 如周期素依赖性激酶（cycling kinase CDK）抑制剂和有丝分裂中 Aurora 激酶的抑制剂等。

6. 其他 蛋白激酶 C 抑制剂，组蛋白去乙酰化酶抑制剂、法尼基转移酶抑制剂和金属蛋白酶抑制剂等。

（三）分子靶向药物的分类

靶向药物主要分为两类，小分子化合物和单克隆抗体。小分子药物可以穿透细胞膜，通过与细胞内的靶分子结合发挥作用。多数的单克隆抗体类药物不能穿透细胞膜，而是作用于细胞外或细胞表面的分子，如血管内皮生长因子（VEGF）抗体和 B 细胞膜表面抗原 CD20 的单克隆抗体等。

小分子和抗体类药物的研究与开发过程各不相同。小分子药物的研发过程主要是对大量化合物的筛选和优化，首先需要在成千上万种化合物中筛选出与靶分子作用最有效的一种，之后还需要对筛选出的化合物进行化学修饰和再次筛选，最后才有可能进入临床前研究。抗体类药物的诞生是免疫技术和基因工程技术综合发展的结果。最初的抗体是通过用靶分子蛋白免疫动物（通常是小鼠）获得的，但这时的抗体因为是动物源性的，应用于人体后具有较强的免疫原性，容易被人体的免疫机制清除，所以还需要对抗体进行"人源化"以降低其免疫原性。人源化是通过基因工程技术，尽可能地将非人类抗体的分子结构部分，替换成人类的抗体分子结构的过程。

（四）分子靶向药物的疗效

靶向药物的疗效与是否可以准确地识别与肿瘤细胞增殖和生存相关的重要靶点分子密切相关。例如多数慢性粒细胞白血病（chronic myeloid leukemia，CML）的发生与 t（9；22）染色体异位有关，该染色体异位使得位 9 号染色体上的部分 ABL 基因与 22 号染色体上的 BCR 基因融合。ABL 基因编码的 Abl 蛋白是一个调控细胞增殖的重要信号分子，BCR-ABL 的基因融合使得具有酪氨酸激酶活性的 Abl 分子处于持续的激活状态，因而导致了粒细胞的持续增殖和 CML 的发生。Bcr-Abl 是关键的细胞癌变分子，小分子靶向药物甲磺酸伊马替尼可以特异性抑制 Bcr-Abl 分子的酪氨酸激酶活性，所以对 CML 具有显著的疗效，可以使 90% 以上的 CML 患者获得临床上的血液学缓解，60% 达到细胞遗传学缓解。

靶向药物的疗效与肿瘤细胞是否具有适应的靶点有关。例如 EGFR 的酪氨酸激酶抑制剂吉非替尼，目前已经成为晚期非小细胞肺癌的主要治疗选择之一。但吉非替尼在存在 EGFR 突变患者中的有效率可达近 80%，而在无突变患者中的有效率则很低。同样抗血管生成类药物，在血供丰富的肾透明细胞癌、肝细胞癌和甲状腺癌中的疗效更好。

靶向药物是针对靶点的治疗，即使是不同病理类型的肿瘤，只要存在相应的靶点，均可能有效。比如抗 EGFR 的单克隆抗体，已证实在部分头颈鳞癌、结直肠癌和非小细胞肺癌中均有效，因为 EGFR 在多数上皮来源的肿瘤中均有强弱不同的表达。再例如 Bcr-Abl 酪氨酸激酶抑制剂伊马替尼，因同时具有特异性的抑制 c-Kit 激酶活性的作用，对于存在 c-Kit 基因突变所致的 c-Kit 激酶异常激活的胃肠间质瘤，治疗有效率可达 80% 以上，而传统的细胞毒类药物对于这类肿瘤基本无效。由此可见，针对特异性靶点的个体化治疗成为未来肿瘤内科治疗的发展方向。

第三节　抗肿瘤药物的不良反应及防治原则

抗肿瘤药物多为细胞毒性药物，由于对肿瘤细胞和正常细胞选择性低，且疗程相对较长，反复使用等，不良反应发生率高。这些不良反应，轻则降低肿瘤患者的生活质量，重则降低抗肿瘤药物的剂量和减短疗程，使疗效下降，或使治疗中断，甚至直接危及患者的生命，不良反应处理的好坏直接影响肿瘤药物治疗的结果和患者的生活质量。本节围绕该类药物的常见不良反应，系统介绍各种不良反应的发生机制和防治原则等。

一、消化系统不良反应及防治

（一）恶心、呕吐

恶心与呕吐可由功能性障碍或器质性病变引起，多是消化系统本身、消化系统外或全身性疾病本身或治疗引起。病因有神经性厌食症和贪食症、焦虑症、药物和毒素、胃潴留（胃下垂、胃癌）、胃肠炎、肠梗阻、颅内压增高、代谢性疾病（电解质紊乱、高钙血症、糖尿病酮症酸中毒）、偏头痛、消化性溃疡、无法控制的疼痛、内脏炎症（肾盂肾炎、腹膜炎、胰腺炎、阑尾炎、胆囊炎）、内脏局部缺血或穿孔等，频繁持久、顽固性的呕吐可导致饥饿、酮症、水盐代谢及酸碱平衡的紊乱，也可因呕吐物吸入而引起肺炎，甚至窒息死亡。

临床表现为恶心常为呕吐的前奏，主观感到上腹部胀闷，或伴有流涎与反复吞咽动作，甚至出现苍白、出汗、低血压与心动过缓。呕吐是内脏与躯体协调运动，可先后出现小肠的逆蠕动，唾液分泌增多，胃幽门部收缩，胃底部、贲门及食管扩张，膈肌和腹肌强烈收缩，腹内压增高，将胃及部分小肠内容物挤压入口腔，吐出体外。呕吐的早期，多半吐出吃入的食物和黏液；严重的呕吐，可接着吐出胆汁和肠液；如果是低位肠梗阻，还可能吐出有粪便气味的肠内容物。

治疗原则包括以下 7 点：

（1）寻找引发恶心和（或）呕吐的可能原因；

（2）引发恶心和（或）呕吐的原发病的治疗；

（3）鉴别反射途径中包含的神经介质受体；

（4）选择最强的受体拮抗剂，由受体拮抗剂的亲和力可以推测它的止吐效果；

（5）选择合适的用药途径确保药物到达作用点，一般不使用口服途径（预防呕吐可使用口服途径）；

（6）滴定剂量，规律给药，定期评价疗效；

（7）如果症状持续存在，重新回顾分析原因，更换治疗药物或联合用药。

治疗药物主要有以下内容。

（1）多巴胺受体拮抗剂（氟哌啶醇、氟奋乃静、胃复安）。

（2）吩噻嗪类。

（3）抗组胺类及抗胆碱能类（苯海拉明、东莨菪碱、非那根）。

（4）5-HT 受体拮抗剂（恩丹西酮、格拉司琼）。

（5）皮质激素（地塞米松、甲基强的松龙）。

（6）苯二氮䓬类（咪达唑仑）等。

联合止吐治疗包括以下内容。

（1）联合方案原则　单一止吐有效，其作用机制不同、剂量不同、给药时间不同的药物联合。大多数成功的联合方案包含无毒性重叠的药物。

（2）地塞米松加高剂量甲氧氯普胺　二者联合用药的患者与单用高剂量甲氧氯普胺比较，呕吐的完全控制率分别为43%~64%和26%~39%，腹泻发病率减少。

（3）地塞米松加5-TH$_3$受体拮抗剂较之单用5-TH$_3$受体拮抗剂的呕吐完全控制率增加10%~20%。

（4）几种其他止吐剂（丙氯拉嗪、氯丙嗪、氟哌啶醇）并用地塞米松后止吐疗效亦增加。

处理恶心呕吐的非药物方法包括以下3种。

（1）心理疗法　放松治疗及认知治疗可用于有精神压抑等精神症状时。

（2）经皮电神经刺激（TENS）。

（3）针刺及针压疗法。

（二）黏膜炎

抗肿瘤药物引起黏膜炎的发生机制有两方面：一是由于化疗药物对黏膜上皮组织的直接损伤，二是骨髓抑制继发革兰阴性菌和真菌侵入引起的间接损伤。口腔和胃肠黏膜细胞增长旺盛，抗肿瘤药物通过阻断核糖核酸的形成和利用，破坏黏膜上皮细胞的生长，抑制腺体分泌，导致黏膜干燥、萎缩变薄、脆性增加，抵御细菌、病毒、真菌的能力下降，继而发生炎症溃疡。

口腔黏膜炎的防治措施包括以下3点。

1. 注意摄入的食物，建议进食松软，湿润的食物，不要进食辛辣、粗糙、热烫和酸性食物和饮料。

2. 口腔清洁和护理，减少对黏膜正常定植菌群影响，减轻疼痛、出血，预防软组织感染。

3. 止痛药物治疗：使用塞来昔布胶囊、曲马多缓释片、萘普待因片和吗啡片等。

胃肠道黏膜炎的防治措施：H$_2$受体拮抗剂和质子泵抑制剂、生长因子和细胞因子等。

（三）便秘

晚期癌症患者卧床时间太久，进食、饮水相对减少，同时对疼痛患者大量用阿片类药物止痛时，止痛剂会加重便秘。因此，便秘又限制了止痛剂的使用，往往在癌症后期成为临床上十分棘手的问题。长期便秘给患者带来极大痛苦，精神压力也很大，毒素在体内再吸收，更加重了病情。因此应预防便秘，进流质食物，尽量活动。

临床表现：粪便长期滞留于肠道内，可反射性引起全身症状。如食欲较差、乏力、口苦、腹胀、阵发性腹痛等。由于肠道粪便过硬，故排便时经常出现肛裂以及内痔出血，合并感染时患者常会感到下坠感和排便不尽感等。体检时我们会发现左下腹触及长管状痉挛的乙状结肠，有时能扪及粪团块。

治疗方案及原则：首先要消除影响便秘的因素。例如：要治疗原发病，停用那些会导致便秘的药物，嘱患者多饮水，多食纤维素及粗纤维食物或流质。让患者尽量适当活动，提高肠蠕动，锻炼提肛肌张力，养成定时排便的好习惯。如果是因为肿瘤造成的肠道器质性梗阻，应作为急症处理，首先解决梗阻问题。对那些顽固的、一般方法解决不了的便秘，可采用以下方法：全胃肠道动力药物的应用（吗丁啉、普瑞博思等）；泻药（石蜡油、硫酸镁、番泻叶、大黄、麻仁软胶囊、牛黄解毒片、蜂蜜、香油等）；灌肠（开塞露、甘油栓等）。

（四）腹泻

腹泻的发病率低于便秘，晚期癌症患者的腹泻发生率大约是7%~10%。长期的腹泻会给患者带来很大痛苦，必须对症给予病因治疗及支持治疗。否则由腹泻带来的水电解质紊乱、酸碱失衡及营养缺乏会导致这些晚期患者出现生命危险，所以应认真对待，不能忽视。

临床表现腹泻在临床上分为急性腹泻和慢性腹泻。持续3周以上者称之为慢性腹泻。腹泻临床上是指24h内超过了3次的不成形或液体样的大便。有时会伴有腹痛、乏力等症状，严重腹泻会导致脱水，水电解质紊乱及酸碱失衡。

治疗方案及原则包括以下内容。

1. 支持治疗 首先考虑补液，调节水、电解质及酸碱平衡。调整饮食，以清淡流质，碳水化合物为主，注意控制蛋白质和脂肪的摄入量，要循序渐进，逐渐加量。

2. 病因治疗 晚期癌症患者多见伪膜性肠炎，临床常用甲硝唑或万古霉素治疗。

3. 对症治疗 如吸收剂治疗、吸附剂治疗、黏膜保护剂治疗、阿片剂治疗、中草药治疗等等。常用药有：甲基纤维素、思密达、碳片、易蒙停、可待因等。

（五）肝损伤

化疗药物毒副作用大，治疗周期长，且大部分药物经肝脏代谢，联合用药时药物对肝脏的毒性叠加，而且肿瘤患者自身免疫力低下，易导致药物性肝损害的发生。其临床表现可以从无任何症状，发展到急性肝衰竭甚至死亡。因此在抗肿瘤治疗中应关注和了解药物性肝损伤。

抗肿瘤药物可能通过以下3种途径引起肝脏损害。

（1）直接损伤肝细胞。

（2）使肝脏基础病加重，特别是病毒性肝炎。

（3）由于潜在的肝脏疾病改变抗肿瘤药物的代谢和分泌，使药物在体内作用时间延长，增加化疗毒性。

肝损伤的防治措施包括以下3点。

（1）化疗前全面了解患者有无传染性肝炎等肝病史，对肝功能状况进行全面评估，正确选择化疗药物及剂量。

（2）化疗期间应严密监测肝功能同时给予保护肝脏的药物，可减轻抗肿瘤药对肝脏的损害。

（3）在肝损害发生后，应降低剂量或者停用致病药物，加强支持治疗，如卧床休息，密切监测肝功能指标等。

治疗药物性肝损害的药物主要有以下6类。

（1）抗氧化药如硫普罗宁、还原型谷胱甘肽等。

（2）内源性保护因子如腺苷蛋氨酸、三磷酸腺苷、肌苷等。

（3）多烯磷脂酰胆碱是人体不能合成的必需磷脂，可结合于肝细胞膜结构中，对肝细胞再生和重建非常重要，具有保护和修复肝细胞膜的作用。

（4）甘草酸类制剂有类皮质激素样作用和保护肝细胞作用。如复方甘草酸单铵、甘草酸二铵、异甘草酸镁等。

（5）肾上腺皮质激素类药由于具有抗炎作用和免疫抑制作用，在药物诱导的肝炎中可考虑使用，特别是有免疫高敏感性证据的患者。但该类药物作用广泛，长期使用有许多不良反应和禁忌证，故应该谨慎使用。有醋酸地塞米松片等。

（6）其他保肝药有葡醛内酯、联苯双酯。

肝脏功能损害时需要对抗肿瘤药进行剂量调整：许多抗肿瘤药在肝脏代谢，当肝脏功能受到损害时，对药物的代谢能力降低，药物容易在体内蓄积，毒副作用增加。应根据患者的全身状态、肝功能及合并用药情况对一些抗肿瘤药的剂量进行适当调整，可参考表2-7。

表2-7　肝功能损害时的抗肿瘤药剂量调整标准

肝功能		抗肿瘤药物剂量				
胆红素 / mmol·L^{-1}	谷丙转氨酶 / IU·L^{-1}	多柔比星	柔红霉素	长春碱 / 长春新碱 / 依托泊苷	环磷酰胺 / 甲氨蝶呤	氟尿嘧啶
< 1.5	< 60	100%	100%	100%	100%	100%
1.5~3.0	60~180	50%	75%	50%	50%	100%
3.0~5.0	> 180	25%	50%	不用	50%	100%
> 5.0		不用	不用	不用	不用	不用

二、心血管系统不良反应及防治

（一）心脏毒性

药物性心脏毒性指药物对心肌和（或）心电传导系统毒性作用引起的心脏病变，包括心律失常、心脏收缩/舒张功能异常甚至心肌肥厚或心脏扩大等。临床症状主要表现为心慌、胸闷、心绞痛、心肌炎、心包炎、心肌梗死等症状。部分患者可因心脏功能损害表现出低血压、高血压及脑血管系统症状。

易引起心脏毒性的抗肿瘤药物主要包括以下几类：蒽环类药物（多柔比星、吡柔比星、米托蒽醌、表柔比星、柔红霉素、阿柔比星、伊达比星和戊柔比星等）；烷化剂（环磷酰胺等）；单克隆抗体类（曲妥珠单抗、贝伐珠单抗等）；抗微管药物（紫杉醇类）；抗代谢药（5-氟尿嘧啶、卡培他滨等）。

心脏毒性的防治措施包括以下几点。

1. 心脏毒性的监测 积极、有效地监测患者的心脏功能变化，有助于指导临床用药、优化治疗方案（化疗/靶向药物、剂量强度和密度等），在不影响抗肿瘤疗效的同时，有可能使心脏毒性的发生率和程度降到最低。目前，监测的方法包括心电图、超声心动图、心内膜心肌活检、生化标记物等。

2. 预防或减少蒽环类药物 蒽环类药物是临床上最常见引起心脏毒性反应的抗肿瘤药物，需要制定化疗患者心脏毒性的监测规范或防治措施。

（1）治疗前应充分评估心脏毒性发生风险，对于具有高危因素的肿瘤患者，例如有高血压病史者、原有心血管疾病者、先前接受过蒽环类药物化疗或放射治疗、年轻患者、年龄 > 65 岁、非 - 美洲后裔、女性及 21- 三体综合征患者等对于蒽环类药物心脏毒性的预防更加重要。

（2）蒽环类药物的慢性和迟发性心脏毒性与其累积剂量呈正相关。酌情适当调整用药剂量或方案，限制蒽环类药物最大累积剂量（表 2-8）。

表 2-8 常用蒽环和蒽醌类药物的最大累积剂量

蒽环和蒽醌类药物	推荐最大累积剂量
多柔比星（ADM）	550mg/m² （放射治疗或合并用药，< 350~400mg/m²）
表柔比星（EPI）	900~1000mg/m² （用过 ADM，< 800mg/m²）
吡柔比星（THP）	950mg/m²
柔红霉素（DNR）	550mg/m²
去甲氧柔红霉素（IDA）	290mg/m²
阿柔比星（ACM）	2000mg（用过 ADM < 800mg）
米托蒽醌（MIT）	160mg/m²（用过 ADM 等药物，< 120mg/m²）

注：数据来自"中国临床肿瘤学会、中华医学会血液学分会蒽环类药物心脏毒性防治指南2013年"

（3）预防蒽环类药物所致心脏毒性的药物右丙亚胺，是唯一可以有效地预防蒽环类药物所致心脏毒性的药物，在美国和欧盟等国家和地区已经列入临床实践指南。右丙亚胺是螯合剂 EDTA 的类似物，容易穿透细胞膜并在细胞内发生酶催化和非酶催化水解反应，终产物与一些中间体均有铁螯合作用，不仅可以与游离态铁离子螯合，而且可以从 Fe^{3+}- 蒽环类螯合物中夺取 Fe^{3+}，从而抑制 Fe^{3+}- 蒽环类螯合物诱导的自由基的产生，进而抑制蒽环类药物的心脏毒性。另外，新近的研究还显示右丙亚胺在无铁无酶的情况下，本身就具有清除自由基（超氧阴离子自由基、羟基自由基等）和抗氧化的作用，能够有效预防蒽环类药物导致的心脏毒性。

（4）使用脂质体蒽环类药物有可能减少蒽环类药物心脏毒性的发生率。目前临床应用的脂质体蒽环类药物有脂质体多柔比星和脂质体柔红霉素等。聚乙二醇脂质体多柔比星因不会被巨噬细胞和单核细胞所吞噬，具有更长的半衰期，该药在心肌的药物分布浓度减低，降低了毒素在心肌细胞内累积的趋势，因此相对于传统的多柔比星，其心脏不良反应降低，提高了安全性。

3. 改善心功能的药物　主要包括血管紧张素转换酶抑制剂（ACEI）、血管紧张受体拮抗剂（ARB）和β受体拮抗剂。

4. 心律失常的处理　心律失常的处理不能仅着眼于心律失常本身，还需考虑基础疾病及诱发因素纠正。急性期抗心律失常药物应用原则：根据基础疾病、心功能状态、心律失常性质选择抗心律失常药物。应用一种静脉抗心律失常药物后疗效不满意，应先审查用药是否规范、剂量是否足够。一般不建议短期内换用或合用另外一种静脉抗心律失常药物，宜考虑采用非药物的方法如电复律或食管调搏等。序贯或联合应用静脉抗心律失常药物易致药物不良反应及促心律失常作用，仅在室性心动过速/心室颤动风暴状态或其他顽固性心律失常处理时才考虑。如肿瘤患者使用抗肿瘤药物后出现心律失常不良反应，除了密切的心电图随访，调整用药甚至停药也是必须的。同时谨慎使用可能引起该类并发症的抗肿瘤药物，以及及时纠正低钾血症和低镁血症对于此类患者来说显得至关重要。

（二）高血压

药源性高血压是由于药物自身的药理或毒性作用，以及联合用药或用药方法不当引起的。抗血管生成类药物如贝伐珠单抗，是 VEGF 单克隆抗体，主要影响血管内皮细胞生成和增殖，抑制各种生长因子，降低动脉和其他血管阻力血管内皮一氧化氮的表达，减弱血管舒张的能力，高血压的风险增加，半数患者舒张压升高超过 110mmHg。

易引起高血压的抗肿瘤药物包括以下内容。

抗血管生成类药物具有发生高血压的风险，其引起高血压的发生率分别为贝伐珠单抗 4%~35%（其中 3 级高血压的发病率约为 11%~18%），舒尼替尼 6.8%~21.5%，索拉非尼 16%~42%。高血压可以发生在治疗开始后的任何时间，治疗前四周最常见。患者此前已患有高血压相关症状（高血压脑病和中枢神经系统出血）是一个重要的危险因素。高血压发生率与用药剂量相关，联合用药增加其发生的风险，贝伐珠单抗联合索拉非尼治疗时高血压发生率上升至 67%，而贝伐珠单抗联合舒尼非替尼高血压发生率高达 92%。此外，索拉非尼被认为可引起可逆性后部白质脑病综合征，临床主要症状头痛、癫痫发作、视力受损和急性高血压。

高血压的防治措施：在高血压病患者中，积极控制血压，降低发病率和死亡率成为此类患者的主要目标。抗肿瘤药物引起的高血压一般需要联合降压治疗，同时需要密切监测血压。在降压药物选择上，ACEI 类药物是首选用药。ACEI 类药物竞争性血管紧张素转换酶抑制剂，使血管紧张素 I 不能转化为血管紧张素 II，从而降低外周血管阻力，并通过抑制醛固酮分泌，减少水钠潴留。常用药物：卡托普利、依那普利等。

（三）血栓栓塞

癌症患者常处于高凝状态，所以动静脉血栓事件可能是他们主要的并发症，尤其是对于那些转移性肿瘤患者和已确定有风险因素的患者，这些因素包括使用中心静脉导管、心衰、心房颤动、脱水和联合化疗等。

1. 易可引起血栓栓塞的抗肿瘤药物 在所有的抗肿瘤药物中，沙利度胺所引起的血栓栓塞事件是最多的，发生率 27%。单用沙利度胺引起的栓塞并发症并不高（发生率＜5%），但与地塞米松或其他化疗药物合用时，此类并发症的发生概率明显升高，尤其是和地塞米松合用时，一般在用药 3 个月后发生。而其衍生物来那多胺较沙利度胺明显降低了其他方面的不良反应，但在血栓栓塞方面，仍有一定的发生比率，这主要和患者的疾病状态有关，如使用高或低剂量地塞米松、促红细胞生成素或其他化疗药等。

铂类可引起动静脉血栓，顺铂静脉血栓发生率 18%，贝伐珠单抗引起动静脉血栓形成发生率在 11.9%。贝伐珠单抗引起的血栓栓塞事件平均发生时间在用药后 3 个月，且在年龄＞65 岁和血管栓塞倾向的患者中更容易发生。

2. 血栓栓塞的防治措施 血栓病变的治疗主要集中在缓解症状、溶栓和防止再次栓塞的发生。低分子肝素在预防和治疗静脉血栓栓塞中占有重要的地位。尽管不同低分子肝素的药理特性有显著区别，而且每种低分子肝素都应当被当作一种独立的药物，但研究结果表明不同的低分子肝素的疗效没有明显差别，不同制剂需要参照产品说明书中的推荐。如果评估认为血栓风险较低，则考虑用华法林继续抗凝治疗，小剂量华法林预防沙利度胺相关的深静脉血栓是安全有效的。

三、泌尿系统不良反应及防治

抗肿瘤药物引起的泌尿系统不良反应也是肿瘤化疗时常见的不良反应，主要表现为肾损害和出血性膀胱炎等。在制定抗肿瘤用药方案时，应充分认识到抗肿瘤药物对泌尿系统的影响，从而有效预防和减轻这些不良反应，提高患者的生存质量。这一节对抗肿瘤药物引起的肾损害和出血性膀胱炎等泌尿系统不良反应的发生机制和防治方法进行介绍。

（一）肾损害

肾脏是人体代谢和排泄的重要器官。由于大部分抗肿瘤药物及其代谢产物经肾脏排出体外，因而容易引起药物性肾损害。抗肿瘤药物所致的肾损害可分为直接性损害和间接性损害。

直接性损害是抗肿瘤药物通过其原形或代谢产物的直接细胞不良反应杀伤泌尿系统

细胞，大多数抗肿瘤药物是通过该机制引起泌尿系统不良反应的。

间接性损害是对抗肿瘤药物敏感的肿瘤细胞在化疗后迅速大量崩解，其细胞内物质在经肾脏排泄过程中引起肾脏功能的损害。临床主要表现为肿瘤溶解综合征和尿酸性肾病综合征。

抗肿瘤药物引起肾损害的发生机制各有差异。顺铂引起的肾损害的发生机制有以下4种。

（1）诱导氧化损伤。它主要是由两方面因素引起：氧自由基的大量生成；自由基清除剂减少或受到抑制。

（2）诱导炎症反应。顺铂在体内引发的炎症反应在诱发肾损害的过程中也发挥了重要作用，它在肾脏中诱发的炎症主要是由于肿瘤坏死因子-α引起的。顺铂在体内产生的羟自由基参与由 P38 信号通路介导的合成肿瘤坏死因子-α 的过程。

（3）诱发细胞凋亡。顺铂可通过由线粒体介导的内源性途径和由死亡受体介导的外源性途径两种途径诱导肾小管上皮细胞凋亡。另外，在顺铂引发的肾小管上皮细胞凋亡中，内质网应激也发挥了一定的作用。

（4）引发肾血流动力学的改变。顺铂所致的肾脏损伤最初主要是肾小管的损伤，而最终也会造成肾小球功能的改变，原因可能与肾小管损伤后活化管球反馈使肾血流量自身调节异常，影响肾小球血流有关。

甲氨蝶呤及其代谢产物的溶解度较小，在肾小管、集合管中，可出现结晶、沉积，从而引起肾小管闭塞和损伤。大剂量甲氨蝶呤也可引起近端肾小管坏死致急性肾功能衰竭。近来有人提出，比甲氨蝶呤的溶解度低 4 倍左右的代谢产物 7- 羟甲氨蝶呤的沉积，可能是甲氨蝶呤引起肾损害的主要原因。

重组人白介素-2 导致全身血管通透性增加，血浆蛋白大量渗漏到组织间隙，引起血浆容量减少、肾血灌注不足和肾血流量减少，从而引起肾损害。

易引起肾损害的抗肿瘤药物包括顺铂、甲氨蝶呤、丝裂霉素、亚硝脲类药物如卡莫司汀、重组人白介素-2。

肾损害的防治措施主要包括非药物性手段和药物性手段。

其中，抗肿瘤药物肾损害防治的非药物性手段包括：

（1）肾脏功能的评估；

（2）水化、利尿和碱化尿液；

（3）避免合用其他肾损害大的药物（如氨基糖苷类抗生素），可有效防止或减轻化疗药物对肾脏的损害。

药物性手段如谷胱甘肽和化学保护剂氨磷汀等。谷胱甘肽能够缓解部分抗肿瘤药物的泌尿系统不良反应。化学保护剂又称细胞保护剂，本身并无抗肿瘤作用，但与化疗或放射治疗合并应用时，能够保护机体正常细胞免受化疗的伤害，而不影响化疗药物或放疗的抗肿瘤效果，如氨磷汀。

肾损害时抗肿瘤药物的剂量调整：许多抗肿瘤药物在肾脏代谢，当肾功能受到损害时，药物容易在体内蓄积，使得不良反应增加。根据患者的肾功能情况可对一些抗肿瘤药物的剂量进行适当调整。顺铂、甲氨蝶呤和丝裂霉素等抗肿瘤药物的建议用量参见表2-9。

表 2-9 肾损害时的抗肿瘤药剂量调整标准

药物	肌酐清除率			
	> 60ml/min	30~60ml/min	10~30ml/min	< 10ml/min
博来霉素	剂量不变	75%	75%	50%
顺铂	剂量不变	50%	不用	不用
环磷酰胺	剂量不变	剂量不变	剂量不变	50%
甲氨蝶呤	剂量不变	50%	不用	不用
普卡霉素	剂量不变	75%	75%	50%
丝裂霉素	剂量不变	75%	75%	50%
亚硝基脲	剂量不变	不用	不用	不用

（二）出血性膀胱炎

抗肿瘤药物环磷酰胺或异环磷酰胺在体内代谢产生丙烯醛，通过双键与膀胱黏膜形成共价结合，引起黏膜损伤，导致细胞坏死、出血及溃疡，为易引起出血性膀胱炎的抗肿瘤药物。

出血性膀胱炎通常表现为：尿频、尿急、尿痛及肉眼血尿或镜下血尿。

出血性膀胱炎防治措施主要包括非药物性方法和药物性方法。

1. 非药物性方法

（1）注意观察尿色及有无尿路刺激征等。观察尿量变化、定期作尿常规检查。

（2）水化、利尿、碱化尿液。水化时的日补液量达3000ml以上，合理调整液体滴数，使每日总液量于24小时内以恒定速度输入，保证有均匀较多的尿量持续冲洗膀胱，达到均匀稀释、排泄毒物，以减少对膀胱上皮的损伤。

（3）如果出血性膀胱炎病情较为严重，药物治疗效果不佳，则考虑采用高压氧治疗或者各种外科治疗手段。

2. 药物性方法　美司钠是含有巯基的半胱氨酸化合物，也是一种化学保护剂。美司钠能够有效降低出血性膀胱炎的发生率。防治机制为美司钠能与环磷酰胺、异环磷酰胺在体内的毒性代谢产物丙烯醛结合形成无毒物质，迅速从尿中排出，从而能预防该类药物引起的出血性膀胱炎的发生。由于美司钠的代谢及排泄比环磷酰胺、异环磷酰胺要快，因此与该类药物同时应用时需重复给药。另外，美司钠不影响环磷酰胺、异环磷酰胺的抗肿瘤效果。

四、血液系统不良反应及防治

抗肿瘤药物引起造血系统的不良反应主要表现为骨髓抑制，抑制各类造血干细胞增殖或促使其凋亡，影响各类血细胞发育成熟，最终导致成熟血细胞不足，致使外周血细胞减少。大多数抗肿瘤药物均可引起不同程度的骨髓抑制，根据血细胞的类型可分为白细胞减少、红细胞减少和血小板减少。一般认为，不同种类的血细胞减少发生的时间与其半寿期有关。白细胞的半寿期为 6~8 小时，因此白细胞的减少通常发生于化疗停药后一周，10~14 日达到最低点，在低水平维持 2~3 天后缓慢回升，至 21~28 天恢复正常；血小板的半衰期为 7~14 天，因而血小板降低发生较白细胞降低稍晚，下降迅速，约两周左右下降到最低值，停留短暂时间后迅速回升；而红细胞半衰期为 120 天，因此红细胞减少发生的时间更晚。

有以下因素的患者在接受化疗时发生骨髓抑制的风险增加：

（1）年龄大于 65 岁患者，因其骨髓功能减退，骨髓储备下降；

（2）营养不良，使得骨髓修复能力不足或生成缺陷；

（3）肿瘤侵犯骨髓或既往接受过对骨组织的放疗，致骨髓功能受损减退；

（4）肝、肾功能障碍，药物代谢清除能力降低，毒性积累；

（5）正接受其他对骨髓恢复有抑制或损害的药物治疗；

（6）存在感染因素或活动性出血，粒细胞及血小板消耗增多。

（一）白细胞减少

白细胞包括粒细胞及淋巴细胞，抗肿瘤药物引起的白细胞减少中粒细胞最早出现下降，其中以中性粒细胞减少最为常见，淋巴细胞下降则出现较晚。临床上将成人外周血白细胞数持续低于 3.5×10^9/L 称为白细胞减少症，中性粒细胞数低于 2.0×10^9/L 称为中性粒细胞减少症，当中性粒细胞数低于 0.5×10^9/L 则称为中性粒细胞缺乏，粒细胞缺乏患者口温大于 38.3℃或大于 38℃持续超过 1 小时，进一步发展为粒细胞缺乏伴发热（febrile neutropenia，FN）。中性粒细胞具有趋化、吞噬和杀菌作用，在人体非特异性免疫中扮演着重要角色，中性粒细胞的减少会使得患者免疫力低下，增加患者细菌感染的风险，而当患者发展成起病急骤，发展迅速的 FN，则往往会延长患者住院天数，影响其生存质量甚至危及生命，是化疗最常见的死亡原因。因此重视并积极处理抗肿瘤药物引起的粒细胞减少及 FN 非常重要。

1. 易引起白细胞减少的抗肿瘤药物　由于正常情况下粒系增生的活跃程度较红系和巨核系高，因而粒系对抗肿瘤药物的细胞毒性最敏感，所有具有细胞毒性通过抑制细胞分裂增殖而发挥抗肿瘤作用的抗肿瘤药物均可引起白细胞减少，不同的药物根据其干扰破坏细胞分裂的机制和作用位点的不同而引起不同程度的白细胞减少。通常损伤DNA 的药物对骨髓抑制作用较强，影响 RNA 合成的药物次之，影响蛋白质合成的药物骨髓抑制作用最小。

烷化剂、抗代谢类、抗肿瘤抗生素等直接作用于 DNA 的药物对骨髓抑制作用明显，白细胞减少常见，其中环磷酰胺、卡铂、阿糖胞苷、白消安、蒽环类等抑制程度较强。

2. 白细胞减少的防治措施

（1）感染的预防和处理　对于出现中性粒细胞减少症的患者，应注意加强个人卫生和预防创伤，减少外源性微生物感染风险。对于出现 FN 患者，应尽可能找出感染病灶，通过实验室检查监测感染情况，评估患者风险，经验性选择广谱抗菌药物积极控制感染。初始经验性抗菌药物治疗的目的是降低细菌感染所致的严重并发症和病死率，其原则是覆盖可迅速引起严重并发症或威胁生命的最常见和毒力较强的病原菌，直至获得准确的病原学培养结果。因此有效的经验性抗菌药物治疗需要选择具有杀菌活性、抗假单胞菌活性和良好安全性的药物。

接受经验性抗菌药物治疗后，应及时评估病情，根据微生物培养及药敏结果选择有针对性的抗菌药物，根据感染控制情况适时调整抗感染治疗方案。

（2）促进粒－单细胞集落恢复增殖功能　粒－单系祖细胞集落（colony-forming units of granulocyte and monocyte，CFU-GM）是由骨髓中定向造血祖细胞增殖分化而成的可发育为成熟粒细胞的干细胞群，白细胞介素-3（interleukin-3，IL-3）和集落刺激因子为促进其增殖分化的正调节因子。

影响粒－单系祖细胞的集落刺激因子主要有粒细胞集落刺激因子（granulocyte colony-stimulating factor，G-CSF）、巨核细胞集落刺激因子（megakaryocyte colony stimulating factor，MK-CSF）和粒细胞巨噬细胞集落刺激因子（granulocyte-macrophage colony-stimulating factor，GM-CSF）。

G-CSF 具有促进 CFU-GM 增殖分化为成熟粒细胞、促进骨髓储存的成熟粒细胞向外周血释放及激活成熟粒细胞抑制凋亡延长其寿命的功能；M-CSF 与 G-CSF 类似但主要是促进单核－巨噬系细胞的生成与功能维持；GM-CSF 则对两类细胞的成熟和功能维持都有促进作用。因此 CSFs 可作为粒细胞动员药物治疗抗肿瘤药物引起的白细胞减少，提高外周血白细胞水平。

目前临床上用于骨髓抑制所致粒细胞减少的粒细胞动员药物是通过生物工程对上述集落刺激因子进行改造生产而成的重组人粒细胞集落刺激因子和重组人粒细胞巨噬细胞集落刺激因子。

常用药物：重组人粒细胞集落刺激因子、聚乙二醇化重组人粒细胞集落刺激因子、重组人粒细胞巨噬细胞集落刺激因子等。

（二）贫血

贫血是指外周血中单位容积内红细胞（RBCs）数减少或血红蛋白（Hb）浓度降低，致使机体不能对周围组织细胞充分供氧的疾病。根据红细胞形态学分类，化疗引起的贫血以大细胞性贫血及正常细胞性贫血多见。

贫血引起的乏力会对肿瘤患者的生活质量造成影响，同时贫血还会加剧肿瘤乏氧。

许多证据表明乏氧会对影响肿瘤播散的蛋白质组学造成影响，导致肿瘤恶性进展，许多抗肿瘤药物进入肿瘤细胞、发挥药理活性及诱导的细胞凋亡等过程都是耗氧需能的，贫血引起的肿瘤乏氧会降低肿瘤细胞对抗肿瘤药物的敏感性，甚至产生耐药性，最终影响肿瘤患者的预后。

接受化疗的肿瘤患者贫血的发生风险与患者年龄、性别、营养状况、肿瘤类型、化疗方案与强度等因素有关，积极评价化疗引起的风险，采取必要的预防和干预措施对改善肿瘤患者的生活质量及预后有益。

易引起贫血的抗肿瘤药物有伊立替康、多西紫杉醇、伊马替尼、顺铂、奥沙利铂、叶酸拮抗剂、羟基脲等，白消安及阿糖胞苷有导致再生障碍性贫血风险，蒽环类抗肿瘤抗生素也可引起贫血。

贫血的防治措施化疗引起的贫血往往是一个慢性改变的病程，对患者生活质量产生影响，长期贫血对肿瘤患者远期生存率也有减少。因此防治化疗相关贫血的原则是积极评估引起贫血的风险，采取积极防治措施，包括营养支持及降低化疗对正常细胞的毒性；对已出现的贫血进行评估，及时干预，包括输血及外源性 EPO 的补充。

（三）血小板减少

肿瘤化疗所致血小板减少症（chemotherapy induced thrombocytopenia，CIT）是指抗肿瘤药物对骨髓产生抑制作用，尤其是对巨核细胞产生抑制作用，导致外周血中血小板 $< 100 \times 10^9/L$。血小板 $< 50 \times 10^9/L$ 时即存在出血风险，可表现为皮肤出现瘀点、瘀斑、黏膜出血或者仅有血小板减少而无出血；血小板 $< 20 \times 10^9/L$ 时有高度自发性出血的危险，$< 10 \times 10^9/L$ 为极高度危险，可出现血便、血尿、阴道出血等，少见呕血或咯血，脑出血是死亡的主要原因，常伴有其他症状如发热寒战等，严重出血时可导致贫血。骨髓抑制中白细胞（特别是中性粒细胞）减少最为常见，其次为血小板减少，而红细胞减少常不易从外周血红细胞计数中表现出来。除了肿瘤累及骨髓可致血小板减少外，使用不同种类的化疗药物、不同联合化疗方案以及不同疗程均可引起 CIT 不同的发生率和严重程度。引起 CIT 的其他影响因素为：患者年龄、肝肾功能、既往病史、既往治疗史（放化疗史）、各种感染、同用药物、营养状况等。

易引起血小板减少的抗肿瘤药物：绝大部分的抗肿瘤药物均能引起血小板减少。烷化剂如环磷酰胺、卡莫司汀、噻替哌等；抗代谢类如氟尿嘧啶、吉西他滨、甲氨蝶呤等；铂类如卡铂、奥沙利铂、奈达铂等；影响微管蛋白合成类如长春新碱、长春瑞滨、紫杉醇等；干扰转录过程及 RNA 合成类如放线菌素 D、多柔比星、米托蒽醌等；拓扑异构酶抑制剂如依托泊苷、托泊替康、替尼泊苷等；小分子靶向药物如伊马替尼、拉帕替尼、埃克替尼等抗肿瘤药物都可以引起血小板减少。

血小板减少的防治措施包括以下几项：

（1）化疗前后查血小板计数，每周 1~2 次，血小板数明显减少时加查，直至恢复正常；

（2）密切注意出血倾向；

（3）避免使用有抗凝作用的药物；

（4）防止出血发生，避免用力擤鼻、谨慎刷牙、用剃须刀剃须、尽可能减少创伤性操作、注射针孔用力久压、女性需注意经期出血，必要时用药物推迟经期；

（5）血小板计数过低的患者，可用低剂量皮质激素治疗，严重时需输注血小板；

（6）给予止血药防止出血发生；

（7）Ⅳ度血小板下降和伴有出血的Ⅲ度血小板下降时，应提防中枢神经系统的出血。

防治方法还包括输注血小板或细胞因子（重组人血小板生成素、重组人白细胞介素Ⅱ、TPO受体激动剂罗米司汀和艾曲波帕）

五、呼吸系统不良反应及防治

多种抗肿瘤药物能引起呼吸系统的不良反应，主要表现为间质性肺炎和肺纤维化。临床症状为发热、干咳、呼吸困难、疲乏不适等，严重者可出现呼吸困难加重、气促、发绀等。虽然发生率不高，但是严重的会危及生命。因此，临床应用抗肿瘤药物时，应密切观察患者的临床症状，定期进行辅助检查，做到防治结合，早期发现呼吸系统的不良反应，及时停药，并给予对症治疗，促进肺部功能结构恢复。

（一）易引起呼吸系统不良反应的抗肿瘤药物

1. **烷化剂**　白消安、环磷酰胺、苯丁酸氮芥、美法仑。
2. **亚硝脲类**　卡莫司汀、洛莫司汀、司莫司汀。
3. **抗生素类**　博来霉素、丝裂霉素、新致癌菌素。
4. **抗代谢类**　甲氨蝶呤、硫唑嘌呤、巯嘌呤、阿糖胞苷、吉西他滨。
5. **植物碱类**　长春地辛、依托泊苷、紫杉醇、伊立替康、拓扑替康、长春花碱。
6. **生物工程制剂**　利妥昔单抗、吉非替尼、厄洛替尼、干扰素。
7. **其他**　丙卡巴肼。

（二）呼吸系统不良反应的防治措施

1. **非药物性方法**　为了降低抗肿瘤药物呼吸系统的不良反应的发生率，临床在使用抗肿瘤药物进行治疗时，应注意以下几点。

（1）在药物治疗前，需对患者的综合情况进行全面评估，包括肿瘤侵犯范围及准确的分期；患者行为能力得分（PS评分）；心、肝、肺、肾等重要脏器功能的评价等。并了解患者既往有无肺部疾病、放化疗等病史。

（2）对不同的药物，严格掌握相关药物的适应证、禁忌证、剂量、疗程及不良反应等，必要时监测血药浓度。

（3）对于年老体弱或恶病质患者、既往多个疗程放化疗、骨髓转移、肝肾功能损害、严重心血管疾病以及高浓度吸氧等高危患者，慎用并适当限制抗肿瘤药物的总量，严重者建议不用抗肿瘤药物。为了降低呼吸系统的不良反应的发生率，一般会限制药物的累计总量，如博来霉素 300~450mg，丝裂霉素 40~60mg。

（4）对于胸部放疗后，联合化疗、70 岁以上半年内用过博来霉素、既往有肺部疾病患者或者肺功能不全者，应慎用博来霉素、白消安等。

（5）用药期间应密切观察药物疗效及不良反应、定期行血液生化、肝肾功能、血气分析、肺功能等检查，每周 1~2 次，及早发现是否有肺损害。并应用肺保护剂，抗氧化剂可降低呼吸系统的不良反应发生的风险。

（6）一旦出现肺损伤的表现，应立即停药，并给予相应处理。化疗过程中，可结合所用药物、患者情况及以下几个方面作为停药指征：

1）用药疗程超过一般起效时间或者累积剂量超过显效剂量，继续用药无效者；

2）频繁呕吐并影响患者日常生活时；

3）有血性腹泻或者腹泻超过 5 次 / 日；

4）血象下降（白细胞低于 2000~3000/mm^3，血小板低于 50000~80000/mm^3）时，或血象急剧下降时，为防止发生严重骨髓抑制，也应停药；

5）患者感染发热，体温超过 38℃以上时；

6）重要脏器损伤，如心肌损伤、中毒性肾炎、中毒性肝炎、肺纤维化等；

7）有肺部损伤的患者，由于抵抗力低下，排痰较差，容易合并细菌感染，因此应注意肺部感染的预防和控制，当合并炎症时，要彻底消炎，同时可予低氧吸入，以保护和改善重要器官的功能。

2. 治疗药源性肺损伤的药物　抗氧化剂（还原型谷胱甘肽，维生素 E 和 N-乙酰半胱氨酸等）；腺苷类药物（腺苷蛋氨酸、三磷酸腺苷等）；肾上腺皮质激素类药物（泼尼松龙、泼尼松等）；肿瘤坏死因子-α 拮抗剂；细胞保护剂（氨磷汀）。

六、神经系统不良反应及防治

接受抗肿瘤药物治疗的癌症患者出现的神经系统不良反应，包括中枢神经系统不良反应及周围神经系统不良反应，临床症状包括以下两点。

1. 精神症状的焦虑、烦躁、抑郁，失眠或嗜睡等神经症状及记忆衰退、语言障碍、发呆、痴呆等认知功能缺失。

2. 痉挛、麻痹、躯体性共济失调、感觉障碍（尤其是一侧性）、构音障碍、眼球震颤等神经症状。

易引起中枢神经系统毒性的药物包括：甲氨蝶呤、长春新碱、氟尿嘧啶、阿糖胞苷、异环磷酰胺、环磷酰胺、门冬酰胺酶、顺铂、苯丁酸氮芥、卡莫司汀、洛莫司汀、丙卡巴肼、白消安、卡莫氟、替加氟、氟达拉滨、克拉屈滨、六甲蜜胺、米托坦、喷司他丁等。

易引起周围神经系统毒性的抗肿瘤药物包括：长春碱、长春新碱、长春地辛、硼替佐米、沙利度胺、多西他赛、紫杉醇、顺铂、卡铂、奥沙利铂、丙卡巴肼、吉西他滨、米托蒽醌、依托泊苷、多柔比星等。

神经毒性的防治措施：治疗的重点是监测神经毒性，以便能在严重的神经功能障碍出现之前调整治疗方案，或用其他合理的方法把神经毒性限定在最小的限度内。

（一）预防

1. 建立一个有效的监测系统　是预防永久性神经损伤的关键。例如接受鞘内化疗的患者更容易发生脊髓病，脊髓病通常是不可逆的，必须予以高度重视。在治疗期间这些患者可能出现模糊的神经症状或放射性背痛，这些症状往往是神经损伤的早期体征。神经系统检查也许不能发现神经功能的缺失，但脑脊液中的髓磷质蛋白水平升高表明继续化疗产生脊髓病的危险性很大。同样应用长春新碱可引起外周神经病变，包括自主神经、运动神经、感觉神经疾病。自主神经毒性可表现为肠运动障碍、肠梗阻及粘连性肠穿孔。因此，接受长春新碱化疗的患者一旦出现腹部症状，应该做全面、系统的神经学检查。出现顽固性便秘提示应该停用长春新碱。

2. 调整抗肿瘤药剂量及用法　在某些治疗方案中，改变用药方法可以明显降低发生神经系统并发症的风险。如应用甲氨蝶呤化疗治疗脑膜白血病或肿瘤时，在头颅放疗之前进行化疗，由甲氨蝶呤引起的脑白质病发病率明显低于放疗先于化疗组的患者。这种通过改变联合治疗时的用药顺序而降低神经毒性的机制尚不清楚。其中一种观点认为放疗破坏了血脑屏障，从而增加了脑组织暴露于抗肿瘤药的机会。在包含顺铂和异环磷酰胺的联合化疗方案中，降低药物剂量也可降低神经毒性。接受异环磷酰胺治疗之前应用过顺铂，将显著增加异环磷酰胺引起的脑病的发病率。当神经毒性变得严重时，就应当考虑降低给药剂量，然而这可能降低总生存率和无病生存率，尤其是在辅助治疗过程中。这个时候，权衡药物治疗的利弊就显得尤为重要。

3. 识别高危人群患者　某些患者更容易发生治疗相关的神经毒性作用。例如，伴有糖尿病性神经病、Charcot-Marie-Tooth 病等潜在神经病的化疗患者，酗酒、营养不良的患者更容易并发重度神经病，包括潜在致命的自主神经病变。这些患者应当进行密切监测，一旦出现自主神经障碍则立即停药。周围神经病变可能是癌症的一个组成部分，如多发性骨髓瘤，使用硼替佐米等具有神经毒性的药物可能会增加神经病变的严重性。进行鞘内化疗的患者，在化疗过程中应该定期施行脑脊液检查，以确认脑脊液在正常范围内。

顺铂所致的不可逆的耳毒性在具有潜在的听力缺失的患者中表现得更加严重。内耳区域及颞叶的放疗会加速顺铂引起的听力丧失，且无论用顺铂之前进行放疗还是用顺铂之后进行放疗。

（二）预防性药物

1. 阿米福汀在放疗、化疗中对正常组织的保护，是一种广谱的细胞保护剂。对铂类、烷化剂、蒽环类、紫杉类等细胞毒药物造成的肾毒性、耳毒性、骨髓毒性、心肺毒性、黏膜毒性和外周神经毒性等有保护作用。放疗期间保护皮肤、黏膜和唾液腺免于放射线的损伤。

2. 谷胱甘肽、N-乙酰半胱氨酸、谷氨酸盐可在化疗中减少神经毒性；亚甲蓝可加速异环磷酰胺所致脑病的恢复；亚叶酸可能对甲氨蝶呤导致的脑病和嗜睡有效果；乙酰左旋肉碱、硫辛酸可能对紫杉醇及铂类化合所致神经毒性有效，但在常规应用前尚需要大样本研究验证。

3. 其他：抗癫痫药物普瑞巴林可改善一级神经病变，但此结果仍需要更大样本量、随机化试验的验证。

（三）其他方法

1. N-甲基-D-天冬氨酸受体拮抗剂（例如右美沙芬）可以缓解甲氨蝶呤引起的亚急性神经毒性。在接受甲氨蝶呤过量鞘膜内应用（＞100mg）的患者中，可以用脑室灌注直接移除脑脊液中的甲氨蝶呤。鞘膜内应用羧肽酶G2可以显著降低鞘膜内应用致命剂量甲氨蝶呤动物的死亡率，可以用作这种并发症的首选治疗方法。

2. 亚叶酸对于接受致死剂量长春花生物碱类药物的老鼠具有保护作用，在人类中也有关于其成功挽救过量长春花生物碱类药物治疗的报道，但是缺乏前瞻性试验。

七、其他不良反应的防治原则

（一）变态反应

抗肿瘤药物常引起的变态反应主要表现为皮疹、瘙痒、血管性水肿、支气管痉挛、低血压等，严重者可出现过敏性休克，如不及时抢救或处理不当可危及生命。

变态反应包括速发型（Ⅰ型）、细胞毒型（Ⅱ型）、细胞溶解型（Ⅲ型）和迟发型（Ⅳ型）。变态反应是与药品本身药理作用无关的异常反应，其特点是与用药的剂量和浓度无关，一般难以预测，发生率低，如果发生过敏性休克，死亡率高，而且时间关系明确，为剂量非依赖性毒性；另外，变态反应多由遗传基因决定，有过敏史和过敏体质的患者更易发生严重的变态反应。大多数抗肿瘤药物引起的变态反应均属于Ⅰ型变态反应。

易引起Ⅰ型变态反应的抗肿瘤药物：紫杉醇类、左旋门冬酰胺酶、铂类、平阳霉素、博来霉素、蒽环类药物、鬼臼毒类药物等，其中以紫杉醇类（如紫杉醇、多西他赛）、左旋门冬酰胺酶所致的Ⅰ型变态反应较常见。紫杉醇治疗之前均须预防性用醋酸地塞米松片、盐酸苯海拉明注射液、西咪替丁注射液，或盐酸雷尼替丁注射液。多西他赛治疗期前均须口服糖皮质激素类，如醋酸地塞米松片。在使用左旋门冬酰胺酶前，预先给予皮质激素和抗组胺药物进行预防，以降低过敏反应的发生率。顺铂一旦出现过敏性休克应立即停药，同时给予以下药物处理：盐酸肾上腺素注射液、盐酸苯海拉明片、地塞米松磷酸钠注射液、氨茶碱注射液或氢化可的松注射液等，同时需扩容、吸氧。

变态反应的防治措施包括以下几项。

1. 重视过敏史和用药史 充分掌握药物过敏反应的临床表现、预防和救治措施。对于有过敏史和过敏体质的患者应谨慎用药。

2. 药物严重过敏反应者忌用 对于曾发生过药物严重过敏反应的患者不宜再次使用同类药物。

3. 做好过敏反应抢救的预防工作 医护人员在使用注射用紫杉烷类药物前应详细评估患者一般情况，给药时床边常规准备好抢救物品，如氧气装置、抗过敏药物、心电监护仪等。

4. 对患者及家属应做好健康教育 告知其可能出现的过敏反应的表现，以便发现情况及早报告。

（二）营养不良

营养不良指以一系列代谢紊乱为基础，表现为消瘦或组织（脂肪、肌肉等）消耗、乏力或虚弱、脏器功能损害。营养不良与癌症病理类型和患癌症时间有关，且常与癌症进展相伴随。癌性营养不良主要发生机制是体内营养物不足和（或）代谢紊乱，如静息能量消耗增加，骨骼肌分解代谢增加，负氮平衡，脂肪消耗。营养不良会促进恶性肿瘤患者死亡；使患者耐受抗肿瘤治疗的能力下降；免疫功能受损；生活质量下降。

临床表现主要为以下 4 项。

（1）症状 厌食、乏力或虚弱、消瘦，或组织（脂肪、肌肉等）消耗表现，脏器功能减退表现。

（2）体征 体重下降。人体测量值下降，如皮褶（三头肌、二头肌、肩胛下、腹部及髂部皮褶）厚度值下降。体围测量（上臂周径）值减低。握力减低。体力状况变差。

（3）实验室检查 能量、蛋白质、脂肪消耗表现，如血清蛋白、白蛋白、转铁蛋白、前白蛋白、视黄醇结合蛋白等浓度降低；尿 3- 甲基组氨酸和肌酐 - 身高指数升高、负氮平衡等；免疫功能受损；淋巴细胞总数降低；免疫球蛋白（如 IgA）、补体 C3 降低；T 细胞亚群异常。

（4）特殊方法 如采用生物电阻抗法测定体脂含量等。

治疗方案及原则主要包括以下内容。

（1）营养治疗途径 肠内营养、肠外营养。补充的营养物包括碳水化合物、脂肪、蛋白质、矿物质、微量元素、维生素、食物纤维、水等。

（2）肠内营养适应证 肠内营养是营养支持的首选方法，"如果胃肠道能工作，那么就利用它"。因不能足够进食，产生营养不良或有营养不良的危险者，或无法维持其营养贮存者，胃肠道有一定功能的恶性肿瘤患者，肠内营养能保持肠黏膜屏障功能，并发症少，费用较低，适用于家庭。肠内营养禁忌证：肠梗阻；难治性恶心、呕吐，对止吐药无效者；严重的短肠综合征伴严重腹泻、呕吐者；严重的上消化道瘘。肠内营养主要不良反应：腹泻；误吸产生肺炎；鼻饲综合征如低钾血症、低磷血症；管道堵塞。

（3）肠外营养适应证　实行肠内营养未达到营养支持目标者；无法摄食，特别是基础营养无法保证，且胃肠道无功能时；因梗阻问题，但对抗肿瘤治疗或手术可能有效时；对于进展缓慢的肿瘤，出现无法纠正的胃肠梗阻性疾病时；继发于手术切除，放射性肠炎、严重瘘、严重短肠综合征患者采用合适的肠内营养不能维持体重和身体组成时。肠外营养并发症：感染、静脉血栓、置管穿刺引起气胸和动脉受损、肠黏膜萎缩、需维持静脉通道。

尽管某些治疗，如含精氨酸、不平衡氨基酸的营养治疗能调节癌症患者的免疫功能。但目前仍无有效方法能逆转恶病质。

（4）癌症患者营养治疗的目的　维持营养状况，逆转蛋白质热量营养不良，减少疾病或治疗合并症，增加抗肿瘤治疗的承受力，提高生存率，改善生命质量。

（5）癌症患者能量及营养素推荐量

1）能量：25~35kcal/（kg·d）（无明显体重丢失患者）。35kcal/（kg·d）以上（明显体重丢失患者、感染、骨髓移植、高剂量化疗等）。

2）营养素构成比例：①蛋白：占总能量15%~20%，1.2~2.0g/（kg·d），应激状态、发热时，蛋白占总能量需增至20%以上；②水化合物：占总能量60%~80%；③脂肪：占总能量20%~30%；④维持体内微量营养物（微量元素、电解质和维生素等）的稳定。

（三）乏力/疲劳

癌症患者最常见的症状之一，有研究显示，>70%的肿瘤患者会伴有乏力/疲劳，同时乏力/疲劳与抗肿瘤治疗也有一定的相关性，接受化疗的患者其乏力/疲劳的程度在化疗的几天内会达到高峰，然后在下一个周期以前逐渐减轻；而接受放疗的患者其乏力/疲劳的程度是累积性的，其严重程度会在放疗后几周内达到高峰。乏力/疲劳还可由其他原因所致，如肿瘤伴发的贫血、抑郁等因素，乏力/疲劳限制了患者的工作和日常活动，影响了患者与家人和社会的交流，其生活质量明显下降，有时甚至影响抗肿瘤的治疗。

临床表现大致分为两个层次。

（1）主观感受可分三方面　①躯体感受：虚弱，不能完成原先胜任的体力、脑力工作；②情感感受缺乏激情，情绪低落，无精打采；③认知感受难以集中精力，不能思考。

（2）客观表现体力、精力下降。以上两方面并非简单相关，二者可单独或同时出现。

治疗方案及原则主要包括以下内容。

乏力/疲劳的病因及发病机制尚未完全阐明，目前的研究认为其发生是多种病因共同作用的结果，且不同患者及疾病的不同发展阶段的发病机制不尽相同，这就决定了医务人员需要在充分评价疲劳程度和影响因素的基础上，根据具体情况制定个体化的治疗方案。对于可治疗的潜在病因给予充分的治疗。

（1）合理安排生活　制订规律的作息制度，选择轻松适合的工作，保证充足的睡眠，以减少不必要的能量消耗，保存精力、体力。

（2）心理康复治疗　根据认知和情感障碍的情况采取不同治疗手段，主要分为心理社会干预和抗精神药物应用。

1）心理社会干预：使患者对已经存在和将要发生的问题以及如何应对有一定的了解，其疗效不亚于一些特异性的治疗手段；心理咨询、放松训练，互助小组等方式可以改善患者的精神状态。

2）抗精神药物：抗抑郁药物如氟西丁常用量日服一次，20mg/d。多虑的平常用量日服 3 次，每次 2550mg。肾上腺皮质激素如地塞米松每次 1.5~2.25mg，2 次 / 天，短期应用可以改善疲劳患者的情绪，这可能是通过刺激中枢神经系统的某些神经类固醇受体发挥的作用。

（3）纠正贫血　如果血红蛋白 < 7g/L，可考虑输全血或成分输血；促红细胞生成素可以提高血红蛋白水平，降低输血率，100~150lU/（kg·d），隔日皮下注射；酌情补充铁剂、叶酸和维生素 B_{12}。

（4）激素类药物孕酮类　可促进食欲，改善恶液质患者的厌食，从而改善患者的生活质量，增强对治疗的耐受能力，常用量甲地孕酮 160~320mg/d，甲羟孕酮 500~1000mg/d。

（5）适当的体育锻炼。

（石文斌　宁宇杉　徐文叹）

参考文献

［1］刘新春，程玉峰，李德爱 . 实用抗肿瘤药物治疗学［M］. 北京：人民卫生出版社，2002:65-165.

［2］Friedland ML.Combination chemotherapyn: Perry MC, ed.The chemotherapy source book［M］. Baltimore:Williams& Wilkins, 1996:63-78.

［3］Slingerland JM, Tannock IF.Cell proliferation and cell death. In: Tannock IF, Hill RP, eds. The basic science of oncology［M］. NewYork：McGraw-Hill, 1998:134-165.

［4］Yarbro JW.The scientific basis of cancer chemotherapy.In：Perry MC, ed.The chemotherapy source book［M］. Baltimore：Williams& Wilkins, 1996:3-18.

［5］斯基尔 . 癌症化疗手册［M］. 8 版 . 于世英译，北京：科学出版社，2012：13-15.

［6］Dowling RJ, Pollak M, Sonenberg N.Current status and challenges associated withtargeting mTOR for cancer therapy［J］. BioDrugs, 2009, 23：77-91.

［7］张鉴 . 临床药物治疗案例解析丛书（肿瘤）［M］. 北京：人民卫生出版社，2012, 3：29-33.

［8］肿瘤的多学科综合治疗 / 吴一龙 // 肿瘤学，第 2 版 / 曾益新等主编［M］. 北京：人民卫生出版社，2003.

［9］中华医学会 . 临床诊疗指南，肿瘤分册［M］. 北京：人民卫生出版社，2005：10.

第三章
营养支持与并发症处理

人体的生命活动过程需要摄取各种各类营养物质，并在身体机能运转的各个过程与环节中通过转化和利用，维持机体日常的新陈代谢。营养物质的来源主要依靠外源性摄入，其基础物质包括碳水化合物、脂肪、蛋白质、水、电解质、微量元素和维生素。这些营养基础物质经摄入与吸收后，参与人体内一系列的代谢过程并产生能量，成为机体日常生命活动必不可少的能源来源，使人体结构得以生长、发育、修复及再生。

人体会因疾病、手术、创伤等影响发生相应且明显的代谢改变，如果得不到及时、足够、合理、有效的营养补充，出现的营养不良会影响组织、器官功能以及机体康复过程，严重情况可导致多器官功能衰竭而影响疾病转归与预后。在肿瘤患者全流程的诊疗过程中，临床营养支持也成为不可缺少的重要一环，有效地提供合适的营养支持治疗方案，可降低应激状况下机体的分解代谢，维护重要脏器功能，提高救治成功率，改善临床预后与生活治疗。

第一节 肿瘤恶病质

肿瘤恶病质（cancer cachexia）是恶性肿瘤患者的主要并发症，是一种引发患者全身代谢紊乱、进行性肌肉及脂肪消耗、体重下降、全身脏器进行性衰竭为特征的消耗综合征。在晚期肿瘤患者中，肿瘤恶病质的发生率高达 60%~80%，约 20% 的肿瘤患者直接死于肿瘤恶病质。肿瘤恶病质的发生不仅削弱了化疗、放疗效果，缩短生存期，同时严重影响患者生存质量。

一、临床表现与分期

肿瘤恶病质的典型表现包括①明显消瘦：患者体重显著下降，肌肉和脂肪组织大量消耗；②贫血：由于营养不良和代谢紊乱，患者常出现贫血症状；③虚弱无力：全身脏器进行性衰竭导致患者体力下降，活动能力受限；④厌食：患者食欲不振，进食量减少，进一步加剧营养不良；⑤感觉与知觉异常：部分患者可能出现感觉和知觉方面的异常。

肿瘤恶病质可以早期发现并可有效干预，按照病程，将肿瘤恶病质分为 3 期：恶病质前期、恶病质期、恶病质难治期。目前比较公认的分期标准为：①恶病质前期：表现为厌食和代谢改变，6 个月内无意识体质量减轻 ≤ 5%；②恶病质期：6 个月内无意识体质量减轻 > 5%（排除单纯饥饿）；或 BMI < 20kg/m^2（中国人为 BMI < 18.5kg/m^2），6 个月内体质量减轻 > 2%；或四肢骨骼肌指数符合肌肉减少症诊断标准（男性 < 7.26kg/m^2；女性 < 5.45kg/m^2），同时体质量减轻 > 2%；常有摄食减少或系统性炎症；③恶病质难治期：肿瘤持续进展，对治疗无反应；分解代谢活跃，体质量持续减轻无法纠正。必须指出，在此分期中，对难治性恶液质的诊断标准尚无共识。

二、治疗与注意事项

肿瘤恶病质的治疗方法主要包括以下几个方面：①饮食治疗：少量多餐，易消化、高蛋白饮食为主并制定营养餐；②肠内、肠外营养支持：通过肠内营养和（或）肠外营养支持增加患者能量及多种营养素摄入，从而改善其营养状况和代谢紊乱；③适当锻炼与心理疏导：通过适当的锻炼和心理疏导来减轻患者的疲劳症状，提高其生活质量；④抗炎药物治疗：使用抗炎药物等方法降低体内致炎细胞因子水平，有助于缓解恶病质症状。

肿瘤恶病质的治疗需要综合考虑患者的具体情况，制定个性化的治疗方案。在治疗期间，应密切观察患者的身体变化，及时调整治疗方案。肿瘤恶病质是恶性肿瘤患者的一种严重并发症，对患者的生命质量构成严重威胁。通过综合治疗方法的应用，可以有效缓解恶病质症状，提高患者的生活质量。

第二节　营养支持

一、概述

（一）营养支持的重要性

恶性肿瘤患者常常因疾病影响或抗肿瘤综合治疗所伴随的不良反应与副作用，引发食欲减退、进食困难、恶心呕吐腹泻等胃肠道症状，从而直接或间接影响营养物质吸收。其导致的营养不良会导致患者肿瘤相关治疗过程中耐受性的下降、并发症的增加、降低生活治疗、甚至影响生存期等。营养支持治疗是肿瘤治疗过程中最基本的治疗举措之一，对于改善患者的营养状况、提高治疗效果、延长生存时间具有重要意义。

（二）营养支持的原则与治疗目标

营养支持的原则主要包括以下 4 点。

1. 个体治疗原则　根据患者的个体情况、疾病类型、病情程度等具体情况，综合考虑营养需求、治疗方案，尽可能制定个性化的营养治疗方案。

2. 循序渐进原则 营养支持治疗应遵循循序渐进的原则，按需调整逐渐加量，以避免对患者造成营养不足或营养过剩的情况。

3. 全面综合原则 营养支持治疗应全面考虑所需营养物质类型、配比，即保证碳水化合物、脂肪、蛋白质的充裕又兼顾电解质、维生素、微量元素的需求满足。

4. 多途径原则 营养支持可通过口服、鼻饲、静脉注射等多途径实现，应根据患者的实际情况选择最适合的途径。

营养支持的治疗目标主要包括：满足能量需求，确保患者获得足够的能量，以维持正常的生理功能；改善营养状况，通过营养支持，改善患者的营养状况，提高生活质量；减少并发症，通过合理的营养支持，减少因营养不良导致的并发症以及肠内或肠外营养支持的相关并发症；延长生存时间，营养支持可以间接提高患者的抗肿瘤治疗耐受性，从而延长生存时间。

（三）注意事项

1. 定期监测 在营养支持过程中，应定期监测患者的营养状况、体重、血液生化指标等，以评估营养支持的效果。

2. 注意药物与营养的相互作用 某些药物可能影响营养素的吸收和利用，因此在营养支持时应考虑药物与营养的相互作用。

二、营养状态的评价

营养评价（nutritional assessment）是通过临床检查、身体测量、生化检查及多项综合营养评价等手段，判定机体营养状况，预测营养不良风险并监测营养支持疗效。营养状态的评价是评估个体健康状况和制定营养干预计划的重要依据。对于肿瘤恶病质患者而言，营养状态的评价尤为重要，因为它直接关系到患者的治疗效果和生存质量。

（一）评价内容

临床检查是通过病史采集和体格检查来发现是否存在营养不良。病史采集包括饮食膳食调查、疾病病史包括个人精神史、用药史等。饮食膳食调查可记录一段时期内每日、每餐摄入量，以了解有无厌食、进食量改变等情况。通过人体测量可了解机体体重、体质指数（body mass index，BMI）、脂肪肌肉含量等，用于判断机体营养状况，监测营养治疗效果。主要的营养状态的评价包括以下几个方面：

1. 体重和体质指数（BMI） 体重是反映人体总体营养状况的直接指标。由于体重个体差异较大，临床上通常用体重改变作为营养状况评价的指标。无主观意识控制体重情况下，体重丢失 > 10%（无时间限定）或 3 个月体重丢失 > 5%，即存在营养不良。

体质指数被公认为反映营养不良以及肥胖的可靠指标，计算公式如下：BMI = 体重（kg）/ 身高 ^{2}（m^2）。BMI 的正常值范围为，营养不良，为超重，为肥胖。但 BMI 评估法存在一定局限性，它无法区分脂肪组织和肌肉组织的差异，因此可能会低估肌肉减少症患者的营养状况，同时也可能高估肥胖患者的营养状况。

2. 皮肤褶皱厚度 皮肤褶皱厚度测量是一种简单的、无损伤性的测量方法，用于评估皮下脂肪组织的厚度，这与身体脂肪总量密切相关。常见的测量部位包括肱三头肌、肱二头肌、肩胛下和腹部等。皮褶厚度较低表明患者营养不良，而皮褶厚度较高表明患者营养良好。

3. 生化检查指标 通过血液检测，检测患者生化指标包括血红蛋白、血清白蛋白、总蛋白、血糖、血清尿素氮等来评估患者的营养状况。这些指标能够反映患者的蛋白质、能量代谢和水电解质平衡等情况。血清蛋白水平可以反映机体蛋白质营养状况、疾病的严重程度和预测手术风险程度，因而是临床上常用的营养评价指标之一。常用的血清蛋白指标有白蛋白、前白蛋白、转铁蛋白和视黄醇结合蛋白等。白蛋白半衰期为18天，营养支持对其浓度的影响需较长时间才能表现出来。血清前白蛋白、转铁蛋白和视黄醇结合蛋白半衰期短、血清含量少且全身代谢池小，是反映营养状况更好、更敏感、更有效的指标。

氮平衡是评价机体蛋白质代谢状况的可靠指标。氮平衡＝摄入氮－排出氮。氮的摄入量大于排出量为正氮平衡，氮摄入量小于排出量为负氮平衡。正氮平衡时机体合成代谢大于分解代谢，意味着蛋白净合成。而负氮平衡时，分解代谢大于合成代谢。总淋巴细胞计数是评价细胞免疫功能的简易方法，测定简便、快速，适用于各年龄段，其正常值为（2.5~3.0）$\times 10^9$/L，低于 1.8×10^9/L 为营养不良。

（二）评价方法

综合性营养评价指标是结合多项营养评价指标来评价患者营养状况，以提高诊断的敏感性和特异性。常用的综合营养评价指标有以下几种。

1. 主观全面评价 主观全面评价（subjective global assessment，SGA）是一种基于患者病史、体格检查和人体测量资料的营养评价方法。它综合考虑了患者的体重变化、饮食摄入情况、胃肠道症状、活动能力等多个方面，以评估患者的营养状况。SGA 具有简单、易行、经济等优点，是临床上常用的营养评价方法之一。以病史和临床检查为基础，省略实验室检查，其内容主要包括病史和体检 7 个项目的评分。A 级为营养良好，B 级为轻 ~ 中度营养不良，C 级为重度营养不良。

2. 微型营养评价 微型营养评价（mini nutritional assessment，MNA）是一种专门用于老年人营养状况评价的方法。它包括人体测量、整体评价、膳食问卷和主观评价四个方面，以全面评估老年人的营养状况。包括人体测量、整体评定、膳食问卷以及主观评定等 18 项内容评分相加即为 MNA 总分。分级标准如下：① MNA ≥ 24 表示营养状况良好；② MNA 在 17~24 之间表示存在发生营养不良危险；③ MNA < 17 表示有确定的营养不良。MNA 具有较高的敏感性和特异性，能够准确识别出营养不良和存在营养不良风险的老年人。

3. 其他评价方法 除了 SGA 和 MNA 外，还有其他一些评价方法，如营养风险筛查、患者主观整体评估等。这些方法各有特点，适用于不同人群和不同营养状况的评价。

（三）注意事项

在进行营养状态评价时，需要注意以下几点：综合评估，营养状态的评价应综合考虑多个方面，包括体重、BMI、皮肤褶皱厚度、生化指标、肌肉质量、食物摄入等，以全面反映患者的营养状况。个体化评价，不同患者的营养需求和营养状况存在差异，因此在进行营养状态评价时，应根据患者的具体情况进行个体化评价。动态监测，营养状态是动态变化的，因此应定期进行营养状态评价，以及时发现和纠正营养不良问题。专业指导，营养状态的评价和营养干预计划的制定应由专业营养师或医生进行指导和实施，以确保评价的准确性和干预的有效性。

三、饥饿、创伤和手术后的代谢改变

正常情况下，人体会将摄入的营养物质转化成生命活动所需的能量或以能量储存的形式，以维持机体正常新陈代谢和生理功能。恶性肿瘤患者由于疾病或手术治疗等原因，易处于饥饿、感染、或创伤等应激状况，此时机体会发生一系列代谢变化，以维持机体疾病状态下组织、器官功能以及生存所需。

（一）正常生命活动时的物质代谢

正常生命活动通过不断摄取各种营养物质并转化和利用，以维持机体新陈代谢。食物中碳水化合物、脂肪、蛋白质、水、电解质、微量元素和维生素等营养物质进入人体后通过合成、分解代谢，使人体结构得以生长、发育、修复及再生，并为机体生命活动提供必不可少的能源。

1. 碳水化合物 正常情况下，碳水化合物提供约 55%~65% 维持成人机体正常功能所需的能量，一些组织器官如大脑神经细胞、肾上腺及血细胞等则完全依赖葡萄糖氧化供能。食物中的碳水化合物经消化道消化、吸收后以葡萄糖、糖原及含糖复合物形式存在。碳水化合物在体内代谢过程主要体现为葡萄糖的代谢，正常情况下，进出血液的葡萄糖处于相对平衡状态，使血糖维持在 4.5~5.5mmol/L 水平。血糖来源于食物中糖的消化和吸收、肝糖原分解或肝脏糖异生作用；血糖去路则为周围组织及肝脏摄取利用、糖原合成、转化为非糖物质或其他含糖物质。血糖水平保持恒定是糖、脂肪、氨基酸代谢协调的结果，也是肝脏、肌肉、脂肪组织等器官组织代谢协调的结果。

2. 蛋白质 蛋白质是构成生物体的重要组成成分，在生命活动中起着极其重要作用。蛋白质主要生理功能是参与构成各种细胞组织，维持细胞组织生长、更新和修复，参与多种重要生理功能及氧化供能。食物中蛋白质是人体蛋白质的主要来源，在蛋白酶及肽酶的作用下水解成为寡肽及氨基酸而被吸收。正常情况下机体内各种蛋白质始终处于动态更新之中，蛋白质的更新包括蛋白质分解和合成代谢，其合成和降解的相互协调对维持机体组织、细胞功能、调节生长及控制体内各种酶的生物活性起着十分重要作用。

3. 脂肪 脂肪主要生理功能是提供能量、构成身体组织、供给必需脂肪酸并携带脂溶性维生素等。食物脂类是人体脂肪的主要来源，在消化道中经胆汁酸盐、胰脂酶、磷脂酶、胆固醇酯酶等作用下消化形成甘油一酯、脂肪酸、胆固醇、溶血磷脂等，乳化成更小的微团后被消化酶消化。短链和中链脂肪酸构成的甘油三酯，经胆汁酸盐乳化后即可被吸收。在肠黏膜细胞内脂肪酶的作用下，水解成脂肪酸及甘油，通过门静脉进入血液循环。长链脂肪酸构成的甘油三酯与磷脂、胆固醇及载脂蛋白结合形成乳糜微粒，通过淋巴进入血液循环。

（二）饥饿时的代谢改变

外源性营养物质缺乏是整个饥饿反应的基础，饥饿时机体正常代谢途径可能部分或全部停止，一些途径则被激活或出现新代谢途径。饥饿时机体生存有赖于利用自身储存的脂肪、糖原等。在饥饿早期，机体首先利用肝脏及肌肉中的糖原储备消耗以供能直至糖原耗尽，然后再依赖糖异生作用。此时，机体能量消耗下降，肝脏及肌肉蛋白分解以提供糖异生前体物质，蛋白质合成下降。随后，脂肪动员增加成为主要能源物质，体内酮体形成及糖异生作用增强，大脑及其他组织越来越多利用酮体作为能源，从而减少了骨骼肌蛋白分解程度，其目的是尽可能地保存机体的蛋白质，使生命得以延续。当人体长时间未能摄取食物或营养时，会进入一种能量供应不足的状态，此时机体会通过一系列代谢调整来应对。

1. 糖代谢 血糖下降，胰岛素分泌减少，同时高糖素、生长激素、儿茶酚胺等激素分泌增加，加速糖原分解，增加糖生成以提供能量。

2. 蛋白质代谢 随着饥饿持续时间延长，机体开始消耗蛋白质以提供能量，导致肌肉分解加强。释放的大部分氨基酸转化为丙氨酸和谷氨酰胺，这些氨基酸在肝脏中参与糖异生过程。

3. 脂肪代谢 进入饥饿后期，机体促使体内脂肪增加水解，成为提供机体代谢能量的主要能源。血浆中甘油和脂肪酸含量增加，甘油可以直接产生糖，而脂肪酸不仅可以为糖异生提供能量，还可以产生乙酰辅酶A促进氨基酸、丙酮酸和乳酸的糖异生。

（三）创伤后的代谢改变

外科感染、手术创伤等应激情况下，机体代谢改变特征表现为静息能量消耗增高、血糖及蛋白质分解增强。创伤后，机体的代谢会发生一系列复杂变化来满足修复和恢复的需求。应激状态时碳水化合物代谢改变主要表现为内源性葡萄糖异生作用明显增加，组织、器官葡萄糖的氧化利用下降以及外周组织对胰岛素抵抗，血糖会急剧升高，尿糖也会随之增加，形成所谓的创伤性糖尿病。糖异生作用增强，有助于维持血糖在较高水平，为主要创面和器官提供营养和能源。创伤后蛋白质代谢变化是蛋白质的分解代谢加速，导致尿氮排出增加，呈现出负氮平衡。某些蛋白质如血浆纤维蛋白、球蛋白的合成会增加，说明肝脏的合成代谢也在增加其程度和持续时间与创伤应激程度、创伤前营养状况、患者年龄及应激后营养摄入有关，并在很大程度上受体内激素反应水平的制约。脂肪是应激患者的重要能源，所需的脂肪氧化水平会远远超过一般的手术或禁食情况。创伤应激时机体脂肪分解增强，其分解产物作为糖异生作用的前体物质，从而减少蛋白质分解，保存机体蛋白质。

（四）手术后的代谢改变

手术后的代谢改变与创伤后的代谢改变有一定的相似性，因为手术本身也是一种创伤。手术后，由于应激反应，血糖水平可能会升高。糖异生作用也可能增强，以维持血糖的稳定。机体需要更多的蛋白质来支持伤口的愈合和组织的修复。如果蛋白质摄入不足，可能会导致负氮平衡和肌肉消耗。机体可能会动员更多的脂肪来提供能量。但如果脂肪摄入过多或消耗不足，可能会导致脂肪堆积和肥胖。

饥饿、创伤和手术后的代谢改变是机体为了适应这些应激状态而做出的生理调整。这些代谢改变有助于维持机体的正常生理功能，促进伤口的愈合和组织的修复。

四、饥饿生理反应

饥饿生理反应是人体在长时间未进食或食物摄入不足时，为了维持生命活动和生理平衡而产生的一系列适应性生理变化。

（一）血糖与激素调节

血糖下降：长时间未进食导致血糖浓度逐渐降低。

胰岛素分泌减少：随着血糖的下降，胰岛素的分泌量也会相应减少，以减缓血糖的进一步降低。

胰高糖素等激素分泌增加：为了维持血糖水平，胰高糖素、生长激素、儿茶酚胺等激素的分泌量会增加，促使肝糖原分解加速，并促进脂肪的动员和分解，以提供能量。

（二）能量来源的转变

糖原分解：饥饿早期，肝糖原是主要的能量来源。随着肝糖原的逐渐耗尽，机体开始通过糖异生作用将其他非糖物质转化为葡萄糖，以维持血糖水平。

脂肪动员：随着饥饿时间的延长，脂肪成为主要的能量来源。体脂的储量较大，能量密度也较高，因此可以满足机体在饥饿状态下的能量需求。

蛋白质分解：虽然蛋白质不是主要的能量来源，但在长时间饥饿的情况下，机体也会分解一定量的蛋白质以提供能量。这通常发生在脂肪动员不足以满足能量需求时。

（三）生理症状与表现

当身体需要能量时，胃部会感到空虚并产生饥饿感。同时，胃肠道蠕动加强，导致肠道内气体活动增多，从而产生"咕噜声"。由于长时间未摄取食物，身体缺乏能量来源，导致乏力和疲劳感。长时间未进食会导致血糖水平下降，脑部对于血糖的需求很高，因此可能出现头晕、头痛以及注意力不集中等症状。

饥饿还会影响血糖的稳定性，导致情绪波动、易怒、焦虑等情绪变化。在极端饥饿的情况下，还可能出现胃痛、恶心、呕吐、心率增快、出冷汗、震颤甚至昏迷等症状。

（四）应对措施

当出现饥饿感时，应适量进食以补充能量。建议摄入富含碳水化合物、蛋白质和脂肪的食物，以满足机体的能量需求。同时避免过度节食，过度节食可能导致营养不良和代谢紊乱。因此，应保持合理的饮食结构和摄入量。定期进行体检可以及时发现并处理潜在的代谢问题。

饥饿生理反应是人体在长时间未进食时产生的一系列适应性生理变化。这些变化包括血糖与激素的调节、能量来源的转变以及生理症状与表现等。为了维持生命活动和生理平衡，应及时采取措施应对饥饿生理反应。

五、营养支持的方式及适应证

营养支持是指在患者饮食不能获取或摄入不足的情况下，通过不同的途径补充或提供维持人体必需的营养素。营养支持的方式主要包括肠内营养、肠外营养或两种共用，它们在保护脏器、减少并发症、控制感染及促进机体康复等方面起着重要作用。

营养支持的方法可分为肠外与肠内两大类，是否选择肠外营养（parenteral nutrition，PN）的依据有：①患者是否允许经胃肠道进食，当有胃肠道穿孔、肠道炎性疾病、消化道感染时，为了使消化道休息，禁食本身也是治疗方法之一；②经胃肠道的营养吸收是否可以满足患者的需要；③患者的胃肠功能是否紊乱，腹腔内疾患常影响胃肠道功能而不能进食，但腹腔外疾患（如感染）也常致胃肠道功能紊乱，患者不能经胃肠道进食或进食量很少；④患者有无肠外营养支持的禁忌，如心功能障碍、肾功能障碍等。

肠内营养（enteral nutrition，EN）可以经口服，也可以经胃肠道造瘘、鼻胃管、空肠营养管等途径。若肠内营养补充量不足，可再从肠外营养途径补充。肠外营养可以采用中心静脉或周围静脉的途径。

临床上可按下列原则选择营养支持方法：①肠外营养与肠内营养两者之间应优先选择肠内营养；②周围静脉营养与中心静脉营养两者之间应优先选用周围静脉营养；③肠内营养不足时，可用肠外营养补充；④营养需要量较高或期望短期内改善营养状况时可用肠外营养；⑤营养支持时间较长应设法应用肠内营养。

（一）肠内营养支持方式及适应证

肠内营养支持是通过放置肠内营养管，将营养物质直接输入肠道内，以供机体吸收和利用。根据支持时间、误吸可能性以及消化道功能的不同，肠内营养支持可分为口服和管饲两种方式。其中，管饲又可分为经鼻管饲和经皮造瘘置管。

肠内营养支持主要适用于肠道功能完好的患者，即患者肠道能有效吸收营养物质。具体来说，以下情况可考虑肠内营养支持：不能正常经口进食者、摄食不足或有摄食禁忌者，如意识障碍者、重症肌无力导致患者吞咽困难及丧失咀嚼能力。胃肠道疾病患者，如胃肠道瘘、炎症性肠病等，但肠道功能尚存。胃肠道外疾病患者，如围术期营养、肿瘤放化疗的辅助等，同时肠道功能未受损或受损较轻。严重营养不良的患者，但肠道功能尚可。接受大剂量化疗、放疗的患者，肠道功能未完全丧失。

（二）肠外营养支持方式及适应证

肠外营养支持是通过静脉输入所需要的营养素，通常用于不能经口或经肠道途径获得充足营养素的患者。肠外营养支持主要有外周静脉输注和中心静脉输注两种途径。

肠外营养支持主要适用于肠道功能不能摄取营养的患者，如长时间恶心、呕吐导致胃肠功能不能被利用的患者，以及手术后尤其是胃肠道手术术后胃肠道功能未恢复的患者。具体来说，以下情况可考虑肠外营养支持：完全性肠梗阻、胃肠道动力严重不足患者；重症胰腺炎急性期患者；严重创伤、烧伤等重度应激状态早期及休克状态患者；胃大部分切除后易产生倾倒综合征的患者。其他任何原因导致的不能经口或肠道摄入足够营养素的患者。

（三）肠内与肠外营养共用

在某些情况下，患者可能需要同时接受肠内和肠外营养支持，以更好地满足机体的营养需求。通常适用于患者肠道功能部分受损，但仍能吸收部分营养素的情况下。

营养支持的方式包括肠内营养、肠外营养或两种共用，其适应证主要根据患者的肠道功能、营养需求以及疾病状态等因素来确定。在进行营养支持时，应遵循个体化原则，并密切监测患者的营养状况和并发症情况。

六、肠内营养

肠内营养是指通过胃肠道途径提供营养的方式，它具有符合生理状态，能维持肠道结构和功能的完整，具有使用和监护简便，并发症较少等优点，因而是临床营养支持首选的方法。临床上肠内营养的可行性取决于患者的胃肠道是否具有吸收所提供的各种营养素的能力，以及胃肠道是否能耐受肠内营养制剂。只要具备上述两个条件，在患者因原发疾病或因治疗的需要而不能或不愿经口摄食，或摄食量不足以满足机体合成代谢需要时，均可采用肠内营养。

营养物质经肠道和门静脉所吸收并有效地被机体利用；同时维持肠黏膜细胞的正常结构、细胞间连接和绒毛高度，保持黏膜的机械屏障；保持肠道固有菌群的正常生长，维护黏膜的生物屏障；有助于肠道细胞正常分泌 IgA，保持黏膜的免疫屏障；刺激胃酸及胃蛋白酶分泌，保持黏膜的化学屏障。肠内营养刺激消化液和胃肠道激素的分泌，促进胆囊收缩、胃肠蠕动，增加内脏血流，使代谢更符合生理过程。

（一）肠内营养制剂

肠内营养物质的选择应考虑以下因素：①评定患者的营养状况，确定营养需要量。②根据患者消化吸收能力，确定配方中营养物质的形式。消化功能受损（如胆道梗阻、胰腺炎）或吸收功能障碍（如广泛肠切除、放射性肠炎）的患者，可能需要简单、易吸收的配方（如水解蛋白、肽或氨基酸、低聚糖、低脂）；如消化道功能完好，则可选择含完整蛋白质、多聚糖或较多脂肪的肠内营养配方。③应考虑肠内营养喂养途径，直接输入小肠的营养液应尽可能选用等渗的配方。④应考虑患者对某些营养物质过敏或不能耐受，若患者出现恶心、呕吐、肠痉挛、腹胀等，又不能停止营养补充，则宜改用肠外营养。

肠内营养制剂根据其组成可分为非要素型、要素型、组件型及疾病专用型肠内营养制剂四类。

1. 非要素型制剂 也称整蛋白型制剂，该类制剂以整蛋白或蛋白质游离物为氮源，渗透压接近等渗，口感较好，口服或管饲均可，使用方便，耐受性强。适于胃肠道功能较好的患者，是应用最广泛的肠内营养制剂。

2. 要素型制剂 该制剂是氨基酸或多肽类、葡萄糖、脂肪、矿物质和维生素的混合物。具有成分明确、营养全面、无需消化即可直接或接近直接吸收、残渣少、不含乳糖等特点，但其口感较差，适合于胃肠道消化、吸收功能部分受损的患者，如短肠综合征、胰腺炎等患者。

3. 组件型制剂 该制剂是仅以某种或某类营养素为主的肠内营养制剂，是对完全型肠内营养制剂进行补充或强化，以适合患者的特殊需要。主要有蛋白质组件、脂肪组件、糖类组件、维生素组件和矿物质组件等。

4. 疾病专用型制剂 此类制剂是根据不同疾病特征设计的针对特殊患者的专用制剂，主要有：糖尿病、肝病、肿瘤、婴幼儿、肺病、肾病、创伤等专用制剂。

（二）肠内营养方式与途径选择

肠内营养支持方式有口服营养补充（oral nutritional supplements，ONS）和管饲两种方式。口服营养补充是以增加口服营养摄入为目的，将营养液体、半固体或粉剂的制剂加入饮品和食物中经口使用。一般说来，消化道功能正常或具有部分消化道功能的患者如果普通饮食无法满足热量需求时应优先选择口服营养补充。对于口服营养补充无法达到热量及蛋白质目标量，或无法经口进食患者，应选择通过管饲进行肠内营养。

肠内营养的输入途径有口服、鼻胃/十二指肠置管、鼻空肠置管、胃造口、空肠造口等，具体途径的选择取决于疾病情况、营养支持时间长短、患者精神状态及胃肠道功能。

（三）肠内营养的输注

肠内营养输注方式有一次性投给、间隙性重力滴注和连续性经泵输注三种。

1.一次性投给 将配好的营养液或商品型肠内营养液用注射器缓慢注入喂养管内，每次 200ml 左右，每日 6~8 次。该方法常用于需长期家庭肠内营养的胃造瘘患者，因为胃容量大，对容量及渗透压的耐受性较好。

2.间隙性重力输注 将配制好的营养液经输液管与肠道喂养管连接，借重力将营养液缓慢滴入胃肠道内，每次 250~400ml 左右，每日 4~6 次。此法优点是患者有较多自由活动时间，类似正常饮食。

3.连续经泵输注 应用输液泵 12~24 小时均匀持续输注，是临床上推荐的肠内营养输注方式，胃肠道不良反应相对较少，营养效果好。

肠内营养液输注时应循序渐进，开始时采用低浓度、低剂量、低速度，随后再逐渐增加营养液浓度、滴注速度以及投给剂量。一般第 1 天用 1/4 总需要量，营养液浓度可稀释一倍。如能耐受第 2 天可增加至 1/2 总需要量，第 3、4 天增加至全量，使胃肠道有逐步适应、耐受肠内营养液过程。开始输注时速度一般为 25~50ml/h，以后每 12~24 小时增加 25ml/h，最大速率为 125~150ml/h。输入体内的营养液的温度应保持在 37℃左右，过凉易引起胃肠道并发症。

七、肠外营养

肠外营养是指通过胃肠道以外途径（即静脉途径）提供营养的方式。肠外营养是肠功能衰竭患者必不可少的治疗措施，挽救了大量危重患者的生命，疗效确切。凡是需要营养支持，但又不能或不宜接受肠内营养者均为肠外营养的适应证，具体为：①一周以上不能进食或因胃肠道功能障碍或不能耐受肠内营养者；②通过肠内营养无法达到机体需要的目标量时应该补充肠外营养。

（一）肠外营养制剂

肠外营养制剂由碳水化合物、脂肪乳剂、氨基酸、水、维生素、电解质及微量元素等基本营养素组成，以提供患者每日所需的能量及各种营养物质，维持机体正常代谢。

1.碳水化合物制剂 葡萄糖是肠外营养中最主要能源物质，其来源丰富，价廉，无配伍禁忌，符合人体生理要求，省氮效果肯定。肠外营养时葡萄糖的供给量一般为 3~3.5g/（kg·d），供能约占总热量的 50%。但是葡萄糖的代谢必须依赖于胰岛素，对糖尿病和手术创伤所致胰岛素不足状态下的患者必须补充外源性胰岛素。在严重应激状态时，体内存在胰岛素抵抗，即使供给外源性胰岛素，糖的利用仍较差。此时更需严密监测血糖并供给适当比例的胰岛素。葡萄糖加外源性胰岛素是肠外营养常用的能量供给方式。但是对严重应激状况下的患者，特别是合并有多器官功能障碍或衰竭者，使用大量高渗葡萄糖作为单一的能源会产生某些有害的结果，包括：①静息能量消耗增加；②CO_2产生过多；③脂肪肝综合征；④高血糖及高渗性并发症；⑤去甲肾上腺素分泌增多及其所致的神经内分泌系统反应；⑥机体脂肪增多，而蛋白质持续分解消耗；⑦体内有限的糖异生抑制。

2. 氨基酸制剂　氨基酸是肠外营养氮源物质，是机体合成蛋白质所需的底物。复方氨基酸溶液是提供生理性氮源的制剂。其营养价值在于供给机体合成蛋白质及其他生物活性物质的氮源，而不是作为供给机体能量之用。直接输注完整的蛋白质来供给患者营养支持的氮源是不可取的。由于各种蛋白质由特定的氨基酸组成，因此输入的氨基酸液中各种氨基酸配比应该合理，才能提高氨基酸的利用率，有利于蛋白质的合成。肠外营养理想的氨基酸制剂是含氨基酸种类较齐全的平衡型氨基酸溶液，包括所有必需氨基酸。肠外营养时推荐的氨基酸摄入量为 1.2~2.0g/（kg·d），严重分解代谢状态下需要量增加。

含有血液中的各种氨基酸，且相互比例适当的氨基酸制剂，称之为平衡型氨基酸液。在选择氨基酸制剂时，应考虑氨基酸溶液所提供的总氮量必须充分满足患者的需要，混合液中必须含有 8 种必需氨基酸和 2 种半必需氨基酸，同时制剂中应提供多种非必需氨基酸。混合液组成模式必须合理，经临床验证具有较高的生物值，输入机体后很少干扰正常血浆氨基酸谱，在尿中丢失量小。由于平衡型氨基酸制剂中已有高达 23％的支链氨基酸（branched-chain amino acid，BCAA），通常能较好地满足多数手术患者的需要。但对合并有肝功能不全的手术患者，应用的氨基酸制剂则宜在平衡的基础上增加BCAA 的比例。

3. 脂肪乳剂制剂　脂肪乳剂是肠外营养中理想的能源物质，可提供能量、生物合成碳原子及必需脂肪酸。脂肪乳剂具有能量密度高、等渗、不从尿排泄、富含必需脂肪酸、对静脉壁无刺激、可经外周静脉输入等优点。其作用特点有：①所含热量高，氧化1g 脂肪提供 37.62kJ，因此在输入较少水分的情况下脂肪乳剂可供给较多的热量，对液体摄取量受限的患者尤为适用。②可提供机体必需脂肪酸和甘油三酯，维持机体脂肪组织的恒定。③脂肪乳剂的渗透压与血液相似，对静脉壁无刺激。④脂肪作为脂溶性维生素的载体，有利于人体吸收利用脂溶性维生素，并可减少脂溶性维生素的氧化。⑤脂肪乳剂无利尿作用，亦不自尿和粪中失去。由于脂肪乳剂具有许多其他非蛋白能源所不及的优点，已在肠外营养中广为应用，成为不可缺少的非蛋白能源之一。

一般情况下肠外营养中脂肪乳剂应占30％~40％总热量，剂量为 0.7~1.3g甘油三酯/（kg·d）。脂肪乳剂的输注速度为 1.2~1.7mg/（kg·min）。存在高脂血症（血甘油三酯＞4.6mmol/L）患者，脂肪乳剂摄入量应减少或停用。临床上常用的脂肪乳剂有长链脂肪乳剂、中 / 长链脂肪乳剂、含橄榄油脂肪乳剂以及含鱼油脂肪乳剂，不同脂肪乳剂各有其特点。

全部依靠脂肪乳剂并不能达到节氮的作用，中枢神经细胞和红细胞等必须依赖葡萄糖供能，因此脂肪乳剂与葡萄糖同用可提供更多的能量并改善氮平衡。同时，脂肪酸最后进入三羧酸循环彻底氧化时需要有一定量的草酰乙酸，后者由碳水化合物产生，故脂肪乳剂需要与葡萄糖同用，脂肪所供给的能量占总能量的 30%~50% 为合适。

4. 电解质制剂 电解质对维持机体水、电解质和酸碱平衡，保持人体内环境稳定，维护各种酶的活性和神经、肌肉的激应性均有重要作用。

5. 维生素及微量元素制剂 维生素及微量元素是维持人体正常代谢和生理功能所不可缺少的营养素。肠外营养时需要添加水溶性和脂溶性维生素以及微量元素制剂，以避免维生素及微量元素缺乏症。

（二）肠外营养制剂的配制

为使输入的营养物质在体内获得更好的代谢、利用，减少污染等并发症的机会，主张采用全营养液混合方法（total nutrient admixture，TNA）将各种营养制剂混合配制后输注。肠外营养液配制所需的环境、无菌操作技术、配制流程、配制顺序均有严格的要求。目前，我国许多医院均建立了静脉药物配置中心，充分保证了肠外营养液配制的安全性。为确保混合营养液的安全性和有效性，不允许在肠外营养液中添加其他药物。近年来随着新技术、新材质塑料不断问世，出现了标准化、工业化生产的肠外营养袋。这种营养袋中有分隔腔，分装氨基酸、葡萄糖和脂肪乳剂，隔膜将各成分分开以防相互发生反应，临用前用手加压即可撕开隔膜，使各成分立即混合。

（三）肠外营养的途径选择与输注

肠外营养输注途径主要有中心静脉和周围静脉途径。中心静脉途径适用于需要长期肠外营养，需要高渗透压营养液的患者。临床上常用的中心静脉途径有：①颈内静脉途径；②锁骨下静脉途径；③经头静脉或贵要静脉插入中心静脉导管（PICC）途径。周围静脉途径是指浅表静脉，大多数是上肢末梢静脉。周围静脉途径具有应用方便、安全性高、并发症少而轻等优点，适用于只需短期（＜2 周）肠外营养者。

肠外营养的输注有持续输注法和循环输注法两种。持续输注是指营养液在 24 小时内持续均匀输入体内。由于各种营养素同时按比例输入，对机体氮源、能量及其他营养物质的供给处于持续状态，对机体的代谢及内环境的影响较少。循环输注法是在持续输注营养液基础上缩短输注时间，使患者每天有一段不输液时间，此法适合于病情稳定、需长期肠外营养，而且肠外营养量无变化者。

第三节　并发症处理

一、肠内营养并发症及防治

常见并发症有机械方面、胃肠道方面、代谢方面及感染方面并发症。

（一）机械性并发症

主要有鼻、咽及食管损伤，营养管堵塞，营养管拔出困难，造口并发症等。

呕吐导致的误吸常见于虚弱、昏迷的患者。由于要素饮食中的氨基酸 pH 值较低，对支气管黏膜刺激性较强，一旦发生吸入性肺炎，比较严重。所以应注意喂养管的位置及灌注速率，采取床头抬高 30°，避免夜间灌注，检查胃充盈程度及胃内残留量等措施，均有助于防止误吸。若胃内残留量超过 100~150ml，应减慢或停止 EN 输入。

（二）胃肠道并发症

恶心、呕吐、腹泻、腹胀、肠痉挛等症状是临床上常见的消化道并发症，这些症状大多数能够通过合理的操作来预防和及时纠正、处理。

腹泻为 EN 支持中最常见并发症，少数患者因腹泻而被迫停用 EN。腹泻的原因有：①肠腔内渗透负荷过重；②小肠对脂肪不耐受；③饮食通过肠腔时间缩短，胆盐不能再吸收；④饮食中葡萄糖被肠内细菌转变为乳酸；⑤饮食被细菌或真菌污染致细菌性或真菌性肠炎；⑥营养液温度太低；⑦低白蛋白血症。腹泻通常发生于 EN 开始及使用高渗饮食时，临床上应对腹泻的原因进行全面评估，以避免遗留潜在的胃肠道疾患。腹泻通常易于纠正，输注的饮食应新鲜配制并低温保存，减低饮食浓度或放慢输注速度以及在饮食中加入抗痉挛或收敛药物可控制腹泻。血清白蛋白有助于维持胶体渗透压，增加肠绒毛毛细血管吸收能力，血清白蛋白水平降低，可使绒毛吸收能力下降，引起吸收障碍和腹泻，可在 EN 的同时经静脉补充白蛋白。处理无效的严重腹泻患者应停止 EN。

（三）代谢性并发症

代谢方面并发症主要有水、电解质及酸碱代谢异常，糖代谢异常，微量元素、维生素及脂肪酸的缺乏，各脏器功能异常。

脱水、高钠、高氯和氮质血症发生的原因主要是水的供应不足，也有因为摄入高钠饮食而肾的排钠功能不全所引起。多数患者的高钠血症系缺水而非钠过多引起，防治方法为供给无溶质水，加强患者的监护，观察血液中电解质的变化及尿素氮的水平，严格记录患者的出入量。

低血糖多发生于长期应用要素饮食而突然停止者。此类患者肠道已经适应吸收大量高浓度的糖，突然停止后，再加上其他形式的补充糖不够充分时，容易发生低血糖。缓慢停止要素饮食，或停用后以其他形式补充适量的糖，就可避免低血糖。高血糖症主要发生于老年或胰腺疾病患者的使用过程中，偶尔可发生高渗性非酮性昏迷。对不能耐受高糖的患者，应改用低糖饮食或给予胰岛素或口服降糖药物加以控制，并加强监测。

（四）感染性并发症

肠内营养感染性并发症主要与营养液误吸和营养液污染有关。吸入性肺炎是肠内营养最严重并发症，常见于幼儿、老年患者及意识障碍患者。防止胃内容物潴留及反流是预防吸入性肺炎的重要措施，一旦发现误吸应积极治疗。

二、肠外营养并发症及防治

（一）静脉导管相关并发症

静脉导管相关并发症分为非感染性并发症及感染性并发症两大类，前者大多数发生在中心静脉导管放置过程中发生气胸、空气栓塞、血管、神经损伤等，少数是长期应用、导管护理不当或拔管操作所致，如导管脱出、导管折断、导管堵塞等。感染性并发症主要指中心静脉导管相关感染，周围静脉则可发生血栓性静脉炎。

由导管引起的感染或败血症仍是当前肠外营养治疗过程中值得重视的并发症，患者常因此而中断肠外营养支持，严重者可危及生命。导管性败血症有其特有的临床表现：①突发寒战、高热；②拔管前畏寒与发热呈持续性间歇发作；③导管拔除后 8~12 小时发热渐退；④导管尖与周围静脉血的细菌培养相一致。临床诊断一经确立，应立即拔除静脉导管并给予相应处理。高度怀疑有导管感染时应及时拔除导管，观察等待有时可使感染加重，导致严重后果。一般情况下导管拔除后 12 小时左右症状逐步缓解，症状持续 3~5 天以上则病情危重。

（二）代谢性并发症

肠外营养时提供的营养物质直接进入循环中，营养底物过量或不足容易引起或加重机体代谢紊乱和器官功能异常，产生代谢性并发症，如高血糖、低血糖、氨基酸代谢紊乱、高血脂、电解质及酸碱代谢失衡、必需脂肪酸缺乏、再喂养综合征、维生素及微量元素缺乏症等。

其中最常见的是糖代谢紊乱，严重者可发生高糖高渗非酮性昏迷，其发生原因包括：①输入的总糖量或单位时间内的糖量过多；②患者原有糖尿病或隐性糖尿病，胰岛素分泌减少；③应激状态下体内出现胰岛素抵抗现象；④应用肾上腺皮质激素，促进糖异生；⑤患者有肝疾病或肝功能障碍，体内糖的利用受限。高糖渗透性利尿将导致或加剧患者的内稳态失调，细胞内脱水是高糖高渗非酮性昏迷的主要病理生理改变。因此，患者接受 TPN 支持时，特别是在手术创伤后，应注意：①逐步调节输入液中葡萄糖的浓度和输入速度，监测血糖水平在 4.4~6.7mmol/L；②改变能源的结构，以脂肪乳剂提供 30%~50% 的非蛋白能量；③加强临床监测，观察水、电解质的出入平衡状态，特别注意水、钠、钾的补充，及时纠正酸中毒；④按适当比例补充外源性胰岛素，促进葡萄糖的利用和转化；⑤若发现高糖渗透性利尿作用明显而采取相应措施不能逆转时，应停止输入高糖溶液。

（三）脏器功能损害

长期肠外营养可引起肝脏损害，主要病理改变为肝脏脂肪浸润和胆汁淤积，其原因与长期禁食时肠内缺乏食物刺激、肠道激素的分泌受抑制、过高能量供给或不恰当的营养物质摄入等有关。此外，长期禁食可导致肠黏膜上皮绒毛萎缩，肠黏膜上皮通透性增加，肠道免疫功能障碍，导致肠道细菌易位而引发肠源性感染。

特别是较长期接受 TPN 支持的患者。TPN 引起肝损害和胆汁淤积的防治措施包括：①有效地控制感染，特别是腹腔感染；②降低 TPN 配方中非蛋白能量；③减少糖的供给；④尽可能恢复肠道营养；⑤给予外源性胆囊收缩素；⑥补充腺苷蛋氨酸。

（四）代谢性骨病

部分长期肠外营养患者出现骨钙丢失、骨质疏松、血碱性磷酸酶增高、高钙血症、尿钙排出增加、四肢关节疼痛甚至出现骨折等表现，称之为代谢性骨病。

（蔡伟 潘睿俊 邱伟华）

参考文献

[1]中国抗癌协会肿瘤营养专业委员会. 肿瘤恶液质临床诊断与治疗指南（2020 版）[J]. 中国肿瘤临床, 2021, 48(8): 379-385.

[2]中华医学会肠外肠内营养学分会. 中国成人患者肠外肠内营养临床应用指南（2023 版）[J]. 中华医学杂志, 2023, 103(13): 946-974.

[3]韦军民. 从欧洲肠外肠内营养学会外科营养指南更新探讨围术期营养支持 [J]. 中华消化外科杂志, 2020, 19(10): 1038-1043.

[4]宋昀, 徐希平. 肿瘤与精准营养: 未来已来 [J]. 肿瘤代谢与营养电子杂志, 2023, 10(1): 1-5.

[5]刘洋. 基于 2021CSCO 营养治疗指南的标准化营养支持在恶性肿瘤患者中的应用 [J]. 医师在线, 2024, 14(1): 73-76.

[6]中国抗癌协会肿瘤营养专业委员会, 中华医学会肠外肠内营养学分会. 肿瘤患者肠内营养耐受不良专家共识 [J]. 肿瘤代谢与营养电子杂志, 2023, 10(4): 505-508.

[7]赵玉沛, 陈孝平. 外科学 [M]. 3 版, 北京: 人民卫生出版社, 2015.

[8]陈孝平, 汪建平, 赵继宗. 外科学 [M]. 9 版, 北京: 人民卫生出版社, 2018.

第四章
癌症疼痛的治疗

第一节　癌症疼痛基本原则

一、癌症疼痛的定义

国际疼痛研究组织（International Association for Study of Pain，IASP）指出，疼痛是指现存的或潜在的组织损伤导致人体的一种不愉快的感觉和情感体验，是一种主观的感受。在临床工作中，疼痛已成为继体温、呼吸、脉搏、血压四大生命体征之后的第五大生命体征，主观的感受尤其重要。疼痛被描述为一种"灵魂的苦痛"，并强调包括生物、心理、社会等多种不同的因素可产生疼痛或者加重疼痛，因此对疼痛的评价和治疗需要综合多种因素进行。

癌症疼痛是一类复杂并与癌症有关的特殊疼痛，是一类慢性疾病，由肿瘤直接/间接引起或肿瘤治疗所致，是肿瘤患者最常见和最痛苦的症状之一，常伴随肿瘤发生与发展的全过程，可严重影响肿瘤患者的生活质量和抗肿瘤治疗的效果。缓解疼痛是肿瘤患者的合理要求和基本权益，也是医务人员的职责所在。如果癌症疼痛得不到有效的缓解，患者将会感到极度不适，可引起或加重患者的焦虑、抑郁、恐惧、乏力、失眠、食欲减退等症状，严重影响患者生活质量、缩短生存时间、导致生理功能障碍、引起严重的心理紊乱，甚至导致患者有自杀倾向。因此，在癌症治疗过程中，镇痛治疗与抗肿瘤治疗具有同等重要的作用，重视癌痛的全程管理，有效地缓解癌痛，有助于改善肿瘤患者的生存和预后。

二、癌症疼痛的分类

（一）按癌症疼痛的病因分类

肿瘤患者发生疼痛的原因多样，根据引起癌症疼痛的病因不同可分为以下 3 种。

1.肿瘤相关性疼痛　肿瘤自身引起的疼痛占癌症疼痛的 75%。肿瘤的生长部位决定着疼痛的发生频率、程度和性质，进展性肿瘤在不同时期对疼痛的影响也不同。由肿瘤直接侵犯或压迫骨组织、内脏、神经系统上的伤害性感受器或者肿瘤直接/由被肿瘤侵袭或转移的周围组织释放疼痛递质，导致周围神经敏化，痛阈下降。肿瘤侵入空腔脏器可能引起肠梗阻等造成内脏痛。另外，肿瘤侵入神经，导致神经的结构完整性被破坏，伤害性冲动反复刺激中枢神经系统，中枢神经发生可塑性变化，导致慢性疼痛长期存在。

2. 抗肿瘤治疗相关性疼痛　临床显示几乎所有的抗肿瘤治疗都可能引起不同程度和不同形式的疼痛，常见于手术、创伤性操作、放射治疗、其他物理治疗以及药物治疗等抗肿瘤治疗。肿瘤患者会因外科手术或介入治疗而经历急性疼痛，也有的患者会出现慢性术后疼痛等症状，如开胸术后疼痛综合征和幻肢痛等。化疗药物包括紫杉醇、长春新碱、顺铂等药物会引起周围性神经炎，导致化疗患者出现周围神经性感觉异常，包括周围神经慢性疼痛或感觉减退。放疗会损伤软组织、神经或黏膜，也会导致慢性疼痛或短暂性急性疼痛。治疗相关性疼痛大多数可以在治疗结束后逐步减轻，但是与神经损伤相关的疼痛会逐渐加重，持续不能缓解的疼痛会严重影响肿瘤患者的生活舒适度和抗肿瘤治疗的依从性及其效果。

3. 肿瘤间接引起的疼痛　如肿瘤衰竭患者压疮、机体免疫力低下等引起的其他合并症、并发症等非肿瘤因素所致的疼痛。许多肿瘤患者的活动力、免疫力下降或逐渐衰弱，存在着许多并发症，严重降低了患者的痛阈值，对伤害性感受更加敏感，增加了疼痛的发生率和病情加重。

（二）按癌症疼痛的病理生理机制分类

疼痛按病理生理学机制主要分为以下4种类型。

1. 伤害感受性疼痛　是当外界有害刺激作用于躯体或脏器组织，使该组织损伤而导致的疼痛。伤害感受性疼痛与实际或潜在发生的组织损伤相关，是机体对组织损伤所表现出的生理性痛觉神经信息传导与应答的过程。伤害感受性疼痛包括躯体疼痛和内脏痛。躯体性疼痛通常表现为定位精准的钝痛、锐痛或者压迫性疼痛等性质；而内脏痛通常表现为定位不够准确的弥漫性疼痛和绞痛。

2. 神经病理性疼痛　是由多种原因导致躯体感觉神经系统的损伤，发生痛觉传递神经纤维或疼痛中枢产生异常神经冲动所致。神经病理性疼痛一般是由肿瘤压迫、传入神经损伤及交感神经损伤所致。按照损伤的部位可分为周围性神经病理性疼痛和中枢性神经病理性疼痛两种类型。神经病理性疼痛常被表现为刺痛、烧灼样痛、放电样痛、枪击样疼痛、麻木痛、幻觉痛、中枢性坠胀痛等性质，常合并自发性疼痛、触觉诱发痛、痛觉过敏和痛觉超敏等。

3. 心理性疼痛　由于癌症疼痛与社会心理密切相关，在肿瘤患者中，单纯心理性因素导致的疼痛比较少见，有时患者将生活、家庭、经济等相关压力导致的内心痛苦以疼痛的方式表达，而心理性疼痛在排除躯体病理性疼痛后才能做出诊断，医务人员需通过详细的病情检查和评估，明确疼痛的病理生理性质，对肿瘤患者进行心理疏导，有效地降低心理性疼痛的发生和疼痛程度。

4. 混合性疼痛 一项研究结果表明，31%的肿瘤患者是复合了伤害感受性疼痛和神经病理性疼痛，并认为70%晚期癌症患者同时伴有两种或两种以上的病理生理学类型的疼痛。目前的多数研究认为癌症疼痛是一种混合性疼痛，而且在肿瘤的发生发展的不同进程中，疼痛性质变化多样，机制复杂，因此需要联合多种治疗手段才能缓解疼痛。

（三）按癌症疼痛的持续时间分类

疼痛按发病持续时间分为急性疼痛和慢性疼痛，大多表现为慢性疼痛，也有少数患者表现为急性疼痛，慢性化或慢性疼痛急性加重。肿瘤患者在不同环境和情况下能够潜在的引起急性疼痛，急性疼痛可能是由单一转移病灶所致，也可能与肿瘤并发症相关。急性疼痛最重要的类型是暴发痛，暴发痛是指在通过规范化控制慢性疼痛的基础上，由各种原因导致的突然出现的急性剧烈疼痛。频发的暴发痛提示患者为难治性癌痛，发生率较高或未能有效控制的暴发痛伴随明显的不适感和躯体功能障碍。与急性疼痛相比较，慢性疼痛持续时间长，疼痛程度与组织损伤程度可呈分离现象，可伴有痛觉过敏、异常疼痛、常规止痛治疗疗效不佳等特点。慢性疼痛与急性疼痛的发生机制既有共性也有差异。慢性疼痛的发生，除伤害感受性疼痛的基本传导调制过程外，还可表现出不同于急性疼痛的神经病理性疼痛机制，如伤害感受器过度兴奋、受损神经异位电活动、痛觉传导中枢机制敏感性过度增强、离子通道和受体表达异常、中枢神经系统重构等。

（四）按癌症疼痛的疼痛程度分类

癌症疼痛的严重程度可以反映肿瘤对神经组织侵犯或损伤的程度，癌症疼痛的机制也是癌症疼痛严重程度的重要决定因素，骨转移损伤和肿瘤损伤神经，比源于肿瘤在软组织内生长导致的疼痛程度更为严重。疼痛的程度常被用来指导镇痛治疗，WHO 三阶梯癌痛治疗方案推荐使用的镇痛药物是基于疼痛的程度，而常用的量化疼痛程度评估工具包括视觉模拟法、数字评估法、疼痛程度描述法及脸谱法等。癌症疼痛是动态变化的，常常受到患者病情变化、心理因素及所给予治疗的影响，因此，临床上必须反复评价和确定疼痛的程度，并作为镇痛治疗的基础。

三、癌症疼痛的发生发展机制

癌性疼痛的机制似乎同时包括了炎性痛和神经病理性疼痛两方面，但炎性痛和神经病理性疼痛的具体机制和行为学表现又不完全相同。因此，有学者指出，癌性疼痛既不是炎性痛或神经病理性疼痛的其中一种，也不是这两种慢性痛的简单叠加，而是机制复杂且独特的慢性痛状态。肿瘤局部的免疫细胞可以释放神经递质，直接激活外周感觉神经末梢的感受器，使之发生外周敏化。此外，随着肿瘤的快速生长和侵蚀，周围分布的神经完整性会受到损害，从而发生持续性疼痛、痛觉过敏和痛觉超敏等神经病理性癌痛特征。当外周传入纤维将伤害性信息传递至脊髓后，脊髓背角的兴奋性神经递质被大量释放，激活突触后神经元上的相应受体，引起突触后神经元的状态发生改变，从而使脊髓背角的神经元兴奋性增加，发生可塑性改变，引起中枢神经系统痛觉敏化。有研究表明，在癌性痛动物模型的脊髓会出现明显的神经化学改变，如胶质细胞的活化释放炎症介质，但同时神经元也可以释放伤害性神经介质，激活胶质细胞上的受体，维持胶质细胞持续激活状态，胶质细胞－神经元的正反馈作用促进中枢敏化过程，促进癌性疼痛的产生和维持。近年来，在癌性疼痛的研究中，脊髓内源性阿片系统越来越受到关注。骨癌痛脊髓中的 MOR 表达下调，造成了其对痛觉传递的抑制作用减弱，从而促进了痛觉信息的传递。另外，MOR 的下调也可以解释为何治疗癌性疼痛时所使用的阿片药物剂量要远大于治疗炎性痛的剂量。除了观察到骨癌痛动物脊髓的神经化学变化，有很多研究关注骨癌痛时脊髓广动力范围神经元的敏化现象。与伤害感受性神经元相比，广动力范围神经元对非伤害性和伤害性的刺激都有反应，被认为是主要的与伤害性信息传递有关的神经元。在癌性疼痛大鼠中，脊髓广动力范围神经元的比例显著上调，广动力范围神经元的高兴奋性也被认为与慢性痛中枢敏化的过程相关。当前癌性疼痛的机制是研究的热点之一，学者们期望进一步探索促进癌性疼痛产生和维持的独特分子机制，研究出更多更有效的药物靶点，从而有效地抑制肿瘤诱发的癌性疼痛。

四、癌症疼痛的病因

癌痛的原因，大致可分为 3 种：肿瘤直接引起的疼痛，抗肿瘤治疗相关性疼痛和非肿瘤因素性疼痛。

1. 肿瘤直接引起的疼痛

（1）肿瘤生长导致周围器官受压。

（2）肿瘤分泌炎症和促痛觉的过敏介质。

（3）肿瘤浸润神经丛和破坏神经组织导致的神经性疼痛。

（4）肿瘤转移至骨骼。

（5）空腔脏器的拉伸变形及黏膜炎症、缺血和坏死。

（6）体重快速下降，肌肉分解代谢过度，长期制动状态，持续增加的肌张力均可导致肌肉痛。骨骼转移可导致肌肉痉挛和抽搐而导致肌肉痛。

（7）暴发痛是基于疼痛控制良好的状态下，突然出现的短暂一过性的疼痛。暴发痛有很多原因，如骨转移的患者运动时出现暴发痛。癌症患者中暴发痛的发生率相当高，而且难以有效控制的暴发痛往往和肿瘤进展有关，提示预后不良，经常伴随着更严重的功能障碍。

2. 抗肿瘤治疗相关性疼痛　常见于手术、创伤性检查操作、放射治疗，以及细胞毒化疗药物治疗后，细胞因子应用后等产生的疼痛。

3. 非肿瘤因素性疼痛　包括其他合并症、并发症等非肿瘤因素所致的疼痛。例如衰竭患者的压疮、免疫力低下引起的局部感染导致的疼痛。

第二节　癌症疼痛的治疗现状

一、癌症疼痛的流行病学

目前，癌痛治疗形势严峻，WHO 统计，全世界新发癌症患者中 35%~50% 伴有不同程度的疼痛，接受抗肿瘤治疗的成人和儿童中 50% 有疼痛，约 70% 的晚期癌症患者以疼痛为主要症状。癌痛患者中，约 50% 中度癌痛，约 30% 为难以忍受的重度癌痛。在我国，每年新发癌症约 200 万人，癌痛发生率为 40%~65%。其中 25% 未得到任何及时正确的治疗。肿瘤原发部位不同，癌痛的患病率亦不同，其中，头颈部肿瘤、泌尿生殖系肿瘤、食管肿瘤癌痛患病率分别为 80%、77% 和 74%。欧洲的一项研究显示癌痛患病率较高的肿瘤是胰腺癌、骨肿瘤、脑肿瘤、淋巴瘤、肺癌、头颈部肿瘤。于世英等报道 4492 例重度癌痛中，消化系统肿瘤 1763 例，占 39.2%；肺癌 1477 例，占 37.6%；头颈肿瘤 272 例，占 6.1%；妇科肿瘤 212 例，占 4.7%；乳腺癌 183 例，占 4.1%；泌尿系统肿瘤 184 例，占 4.1%；骨软组织肿瘤 182 例，占 4.1%；其他肿瘤 4.1%。

疼痛将加重癌症带来的精神和心理负担。疼痛及其他心情紧张因素能直接或间接抑制机体免疫功能从而促进肿瘤生长和转移，而且，癌痛将对机体的各个系统产生普遍的影响，最终形成恶性循环。疼痛严重影响患者的躯体健康，并且与其他躯体不适症状有关。疼痛也严重影响患者的心理健康，影响患者在生活中的角色功能、人际关系，破坏了他们的外表形象，从而影响其社会健康功能，全面影响患者的生活质量。常见的肿瘤疼痛如下。

（一）肺癌疼痛

肺癌是危害人类健康的主要肿瘤之一，我国近年来肺癌发病率和死亡率明显上升，特别是在城市，由于环境污染等诸多因素，使得肺癌已成为肿瘤发病及死亡的首位。肺癌既可以局部侵犯胸膜、肋骨、胸椎等，也可以远处转移，加之放化疗致肺纤维化等因素，所以肺癌是引起疼痛的最常见的肿瘤之一。约 1/4 的肺癌患者以胸痛为始发症状，41% 的肺癌患者确诊时伴有不同程度的疼痛。Hopwood 等发现 50% 小细胞肺癌（SCLC）患者和 65% 的非小细胞肺癌（NSCLC）患者伴有疼痛。Huhti 则报道分别是 40% 和 26%。而 Chute 发现疼痛的出现与组织学分型（腺癌或鳞癌）没有直接的关系，伴有疼痛的肺癌患者的平均年龄为 63 岁，其中男性占 79%。Kuo 等发现 80 岁以上肺癌患者比 40 岁以下者出现疼痛要少，分别为 8.7% 和 16.5%。最常见的疼痛的位置是胸和腰椎，分别为 63% 和 32%。

（二）乳腺癌疼痛

发生率可高达 60%~80%。Miaskowski 和 Dihhle 对 97 个乳腺癌门诊患者的疼痛情况进行调查发现 47% 患者存在与癌症相关的疼痛。乳腺癌疼痛主要原因有以下几方面。

1. 抗肿瘤治疗所致疼痛

（1）与手术有关疼痛　活检、切除术后急性疼痛，术后疼痛综合征（患侧胸壁及腋窝淋巴结清扫术后上肢淋巴回流障碍导致的肿痛）。

（2）与药物有关疼痛　化疗药物输入相关性疼痛：化学性静脉炎、蒽环类抗肿瘤药物综合征、静脉痉挛等；化疗药物毒性反应：口腔黏膜炎、肠炎、外周神经炎；激素类等药物引起的疼痛；重组人粒细胞刺激因子（G-CSF）引起骨髓关节疼痛。

（3）与放疗有关疼痛　急性放射性皮炎、黏膜炎、早期放射后臂丛病、慢性放射性疼痛综合征（包括皮肤硬化、痉挛、腋窝上肢淋巴回流障碍性肿胀）、骨放射性坏死等。

2. 与乳腺癌本身有关疼痛

（1）肿瘤浸润或侵犯压迫周围组织、神经、血管等引起的疼痛。

（2）发生骨、肝转移等引起的相应部位的疼痛。

（三）胰腺癌疼痛

胰腺癌最常见的症状为上腹部不适、隐痛，约占半数以上。胰头癌患者由于胆管或胰管梗阻，胆汁排泄不畅，胆道压力增高，胆管和胆囊不同程度扩张，可引起腹部不适及隐痛。约 80% 的胰头癌患者临床表现为上腹部疼痛，体重下降，及梗阻性黄疸；90% 的胰体尾癌患者表现为背部、上腹部疼痛，体重下降，并有局部侵犯邻近器官相关症状，但均属晚期的临床表现。另有报道，胰腺癌疼痛患病率为 65.1%。

（四）妇科癌症疼痛

目前尚无妇科癌症疼痛发病率的准确报道。Zech 等报道，胸部、腹部、下背部、下肢、骨盆、肛门（含肛周、生殖器）疼痛发生率分别为 24%、27%、36%、22%、16% 及 7%。按系统分类，胃肠道疼痛发生率为 29%，生殖泌尿系统部位疼痛发生率约 17%，头颈部约 16%，呼吸系统约 10%。

宫颈癌早期大多无任何症状，或仅有类似宫颈炎表现，中晚期可出现疼痛，为接触性疼痛、性交痛、触痛。文献报道，在全部就诊患者中，约 41% 出现疼痛症状，而在有疼痛症状的患者中，约 71% 为中晚期宫颈癌。

卵巢癌早期一般也无症状，有时可出现腹部不适、疼痛等。中晚期时，如发生肿瘤破裂、出血，或由于体位改变使肿瘤牵引周围脏器甚至扭转，可出现急性腹部剧烈疼痛而表现为急腹症。也可由于肿瘤浸润、压迫周围脏器引起疼痛。绒癌恶性程度很高，当穿过子宫浆膜层时可引起子宫穿孔，或穿入腹腔，形成内出血、血肿而引起腹痛，也通过血行途径发生全身转移，可引起转移部位疼痛。

子宫内膜癌早期可无症状，中晚期时肿瘤突入宫腔内引起子宫痉挛性疼痛，若肿瘤阻塞宫颈管导致宫腔积血或积脓，或肿瘤压迫神经干时，均可引起腹、腰、腿痛。

二、癌症疼痛的国内外研究现状

（一）癌痛治疗现在状况

据报道，目前大多数国家中，相当一部分癌痛患者未能得到及时、有效地治疗，虽然癌痛治疗的指南及专家意见对癌痛治疗的发展和普及起到积极推动作用，有研究对西班牙 64 个医疗单位的癌痛治疗现状进行调查，发现约 67% 的患者对正在接受的癌痛治疗并不满意。有学者对 2007~2013 年世界癌痛治疗情况进行了汇总和分析，结果发现癌痛治疗不足的现象逐年下降，这与社会经济水平的发展和癌痛治疗机构专业性的进步密切相关，但对肿瘤早期或疼痛较轻的患者仍容易忽视。

我国现阶段的癌痛治疗已得到较大改善，但是与发达国家相比，我们仍有很多问题需要改进，有巨大的提升空间。WHO 推荐使用人均吗啡消耗量作为衡量和评价国家或地区整体癌痛治疗的重要指标，2009 年我国的医用吗啡人均消耗量为 0.49mg，是全球人均医用消耗量（5.85mg）的 1/12，而发达国家平均水平为 30.55mg。由此可见我国医用吗啡总消耗量仍处于较低水平。一项多中心癌痛现状调查对北京地区 11 家医院的癌痛治疗进行分析，73.41% 的癌症患者表示因癌痛影响正常活动程度达中度或中度以上，其原因可能与疼痛控制不佳有关；47.1% 的患者表示癌痛治疗的效果一般，26.21% 表示不满意，12.05% 表示非常不满意。由此可见，我国的癌痛治疗状况不容乐观。

（二）癌痛治疗不足的影响因素

1. 与医护人员直接相关的因素　WHO 制定的癌痛治疗指南在全世界范围内已被广泛接受，我国也不断推出国内的指南和专家共识，但部分医护人员对癌痛治疗的认识仍然有所偏差或不足，从而影响其正确和规范执行。在对 933 名各级医疗卫生机构的医、护、药等专业人员的调查显示，认为基本达到 WHO 三阶梯止痛治疗阶梯目标的仅占所有被调查者的 17.1%，多数人（58.3%）认为癌痛治疗现状有进展但存在差距，我国部分地区癌痛治疗现状存在差距的原因有医务人员对患者的疼痛认识不足、对疼痛的病因机制认识不清、缺乏疼痛管理培训等。因此，癌痛的规范化治疗成为改善癌痛治疗现状亟需解决的首要问题。

（1）疼痛程度评估不足　正确地评估疼痛程度是癌痛有效治疗的前提，如果评估不够准确、充分，往往导致癌痛控制不佳，进而导致患者对癌痛治疗丧失信心，影响治疗依从性。患者的自述是评估疼痛的"金标准"，然而医护人员对疼痛的评估与患者自我评估往往存在偏差。

（2）癌痛管理知识储备不足　医护人员在癌痛管理体系中扮演重要角色，既是癌痛治疗方案的制定者及实施者，又是癌痛知识的宣教者。医护人员癌痛管理知识的不足可直接导致患者病情得不到正确地评估与治疗，同时难以进行正确、合理的癌痛宣教及指导。多项研究结果表明，医护人员癌痛管理知识和技能的欠缺是癌痛治疗效果不理想的主要障碍之一。一项对我国 4 所三级甲等医院 201 名内科医师的调查显示，经过癌痛管理培训的医师对患者癌痛的管理明显优于未经过培训者。由此认为，医护人员癌痛管理知识是影响癌痛患者治疗的因素，对其进行相关培训尤为必要。

（3）对阿片类药物成瘾性的担忧　医护人员对于阿片类药物成瘾的担心在一定程度上阻碍了癌痛规范化治疗的正确实施。虽然已经证实阿片类药物用于患者镇痛治疗导致成瘾性发生的可能性极其低微，同时卫生部 2007 年发布的《麻醉药品临床应用指导原则》中明确规定："晚期癌症长期使用阿片类镇痛药（如吗啡）无极量限制，即应根据个体对吗啡等阿片类镇痛药的耐受程度决定用药剂量"。但在实际临床实践中，部分医护人员仍担心阿片类药物的成瘾性问题。采用个体化的滴定疗法进行规范的癌痛治疗，根据患者实际情况而采取适当剂量和给药方式，且将阿片类药物成瘾作为不良反应考虑在其中的综合治疗，并不会造成阿片类药物的滥用。因此，药物成瘾不是癌痛治疗的真正障碍，而是否进行规范化的癌痛治疗是这一问题的关键所在。

2. 与患者相关的因素　癌痛患者对癌痛认知不足以及对阿片类药物不良反应和成瘾性的担心是癌痛治疗过程中的一大障碍，严重影响患者的依从性。研究显示，49.6% 的癌痛治疗不足患者是由于担心镇痛药物引起不良反应而导致。另一项研究表明，76% 的患者认为镇痛药物会导致药物成瘾或依赖。有研究对入院后的 126 名癌症患者连续监测 48h 发现，在入院第一个 24h 内，只有 40.4% 中到重度的癌痛患者得到有效的镇痛治疗，经分析后发现与患者对阿片类药物不良反应及成瘾性、病情进展及镇痛不能根治癌症等因素相关。

3. 与管理制度相关的因素　国家政策法规及医疗机构对阿片类药物过于严格的管制在一定程度上阻碍了癌痛治疗的规范化。一些国家和地区为了避免毒麻药物滥用及犯罪而严格限制阿片类药物在临床上的应用，且各国严格限制阿片类药物的供应则导致药品不足，一些地区为避免阿片类药物滥用甚至没有吗啡和可待因；此外，阿片类药物取药手续繁琐，部分医生为免于被指责或者控诉滥用药物而有意识地规避使用阿片类药物等，致使患者得不到规范的疼痛治疗，导致治疗效果不满意。我国对麻醉性镇痛药物亦施行严格的管理政策，阿片类药物获得途径繁琐，对其总量和疗程亦严格限制。但恶性肿瘤作为一种慢性疾病，需要长期持续的规范治疗，部分患者因上述因素而改用非阿片类镇痛药物进行治疗，然而治疗效果并不确切，影响了癌痛治疗效果。

癌痛完全是患者的主观感觉，只有癌痛患者才能体会或感觉，医师及患者家属无法感知，而体格检查经常无特殊的病症发现。镇痛治疗由于控制了疼痛以及由疼痛引起的生理功能紊乱，如改善心理功能状态，改善睡眠，减轻焦虑，提高了患者的生活质量，这也是疼痛治疗的一个重要成果。

控制疼痛其实是癌症治疗的重要组成部分。因此，无论是患者还是医师，都要积极处理癌症疼痛。如果不能正确依照 WHO 的三阶梯止痛原则应用阿片类药物，即使用了镇痛药物，但用药的剂量、途径及给药频率不当，均达不到理想的止痛效果。只有癌症患者在临终前才需要积极处理疼痛，这是患者和医师对癌症疼痛最重要的错误概念之一。事实上，姑息治疗在癌痛患者的整个病程中都很重要。但这种观念至今尚未贯彻于肿瘤临床医疗之中。

三、影响癌症疼痛治疗效果的因素

疼痛的发生率取决于肿瘤的类型和分期，疼痛可随着患者的治愈而解除，也可能成为治愈性治疗的一个合并症而长期继续存在。虽然癌症疼痛经常被认为是癌症晚期的危重表现，但不可忽视的是有些病情稳定、预期生存时间较长患者，在整个治疗过程中都可能有很多原因导致疼痛发生，不仅为患者带来痛苦，而且疼痛不易控制，这将严重影响患者的生存质量。

1. **社会文化因素** 癌症疼痛的社会文化因素涉及人口统计、伦理、文化等许多方面。这些因素影响了人们对疼痛的认知及对疼痛的反应。一些实验性研究观察了疼痛在种族、年龄、宗教及伦理上的差异，清楚地表明在疼痛的认知及对疼痛的反应上文化起到了决定性作用。年龄、性别、种族与疼痛的表达方式有关，一些研究发现女性及老年患者喜欢口头表达疼痛，在描述疼痛时黑人比白人用词更适度，但也有研究显示两者无明显的差异。

2. **认知因素** 癌症疼痛的认知涉及个人对疼痛的态度，疼痛可以影响一个人的思维过程及行为举止。多数疼痛患者相信他们的疼痛是疾病发展指征，这些患者在焦虑和抑郁的得分上明显增高。研究发现，在转移性乳腺癌患者中，认为疼痛预示疾病恶化者，其疼痛、焦虑、抑郁严重程度明显增加。

近年来一些对癌症疼痛患者认知功能的研究发现，当首次应用阿片类镇痛剂或增加剂量时出现认知上的障碍，但这些障碍是短暂的，当药物剂量大约稳定两周时，认知功能可调整至基础水平。

认知的另一方面是有关疼痛的知识及其处理方法，如知识可以影响对疼痛及干预的反应，护理咨询教育及书面材料可以增强癌症疼痛患者按计划正确用药的意识，从而影响癌痛治疗的效果。

3. **行为因素** 疼痛行为因素包括各种可见的与疼痛有关的行为，研究证明癌症疼痛患者比不疼痛的患者在走路、站立的时间上明显减少。77%的癌痛患者描述，当他们疼痛时旁人可以通过他们面部表情、情绪或活动变化、痛苦主诉等感受到。一些研究者对癌痛患者有关疼痛的交流进行了系统调查，注意到晚期癌症患者主诉疼痛、交流疼痛、与照护他们护士的反应之间存在关系，在这些疼痛患者中大约1/4的患者不与护士交流疼痛，他们自述疼痛得分比那些出现疼痛并能报告疼痛的患者或者被医护人员提供了镇痛药的患者得分低。把自己视为重症的患者，报告疼痛亦重，并倾向于经常需要镇痛剂。在一项对正在治疗头颈部癌症患者疼痛的行为表现研究中提出：保护性活动和表情异常是疼痛的主要行为指征，表情异常与患者报告疼痛的强度明显相关。在治疗期间患者走路或站立的时间趋于减少，而卧床的时间增加。

疼痛行为另一方面是由简单对策或患者介入到控制疼痛中的活动组成。有研究发现许多住院患者经常用镇痛药，但三分之一人仍然报告卧床、活动受限、影响体位及身体自由活动。一项对351例住院患者的调查，其中部分为癌症患者，研究人员注意到，最常用的减轻疼痛方法有药物、休息或卧床、热敷、分散注意力等。一些研究发现癌症患者应用非镇痛药物的方法有：以行为适应为基础的疼痛控制方法，依次排列为：热敷、分散注意力、更换位置、按摩、非麻醉性药物、锻炼、调整体位、按压、制动等。

4. 疼痛持续时间　疼痛经历者若清楚了解其疼痛持续多久，其可预期何时疼痛将获得缓解，则疼痛将会变得较可以忍受。然而癌症患者的疼痛由于导致疼痛的原因常常无法消除，并将随着时间的延长而进展加剧，因而癌症患者常预期其未来将不断承受疼痛的折磨，因此有的患者会因对疼痛的恐惧而产生轻生倾向。

5. 情感因素　抑郁、焦虑或其他心理因素及个人性格特征均与疼痛相关。许多研究及文献报道均支持情感因素在癌症疼痛中起着重要作用。一些研究表明情感失调如抑郁和焦虑与疼痛明显相关，疼痛经历中的情感因素影响个体对疼痛的反应，如焦虑的增加会提高对疼痛的反应，焦虑的减少则可降低对疼痛的反应。医护人员关键的问题是确定心理问题对特殊疼痛感受的患者的影响，并且给予有效的疼痛控制。

6. 患者的自我应对　依据自我效能理论，个人在面对困难的情境时，会评价此事件对其能力的挑战度，及其是否具备克服此困境的能力。若患者的自我应对能力强、患者可正确面对疼痛、积极寻求疼痛控制的途径是有效疼痛控制中的有利因素。若疼痛的痛苦远远超过患者自我应对能力，会降低患者应对疼痛的信心，对自我能力产生怀疑。

7. 外来的精神支持　若癌症疼痛患者相信并确实得到外来的支持与帮助，则疼痛对其威胁及负面影响将大大地减轻，即缓解了疼痛对患者的折磨。因此家属的关爱、专业人员控制疼痛的知识与经验将对癌痛患者应对疼痛产生积极的影响。

四、癌痛治疗的展望

癌痛控制是一个世界性难题，多种因素影响或导致癌痛治疗不足，需要医护人员、患者和社会等多方共同努力。在贯彻WHO"三阶梯"止痛治疗的过程中，WHO建议推行的三个基本策略——政策、培训和药物，其中药物的可获得性是基本条件，政府的政策支持是重要保证，而医护人员专业技能的掌握和对癌症疼痛知识的理解则是实现这一目标的关键因素。通过媒体宣传，向公众普及癌症疼痛及其有效治疗手段的知识，促进政府和社会各界关注癌痛的治疗现况；通过对医护从业人员进行培训和教育，开展有关癌症疼痛的相关讲座，促使癌症疼痛治疗的规范化和护理规范化；通过对患者及其家属进行教育，使患者及其家属充分认识到癌症疼痛的危害、有效缓解疼痛的手段、镇痛药物的不良反应，指导患者规范化服用镇痛药物，记录日常疼痛评分，让患者和家属充分参与到癌痛的保卫战中来；通过推动立法提高阿片类药物的规范化使用，健全癌症疼痛的工作管理规范，从政府政策层面推进癌症疼痛的镇痛治疗工作，政府、社会、医护人员、患者及家属携起手来，共同努力，以实现癌症患者无痛的目标。

第三节　癌症疼痛的临床评估

癌症疼痛的诊断和评估是治疗癌症疼痛的基础，包括癌痛的发生发展进程、癌痛的性质和特点、癌痛的诊断步骤、癌痛的部位与程度的评估、癌痛患者的生活质量评分及疗效的评价。我们必须对癌症疼痛患者进行全面详细的评估，才能采取针对性的治疗措施，有效的缓解疼痛症状，提高生活质量。充分相信患者的主诉，因为疼痛是癌症患者的主观感受，疼痛是患者自己的描述，癌症患者主观感觉有多痛就是有多痛，因为医师及患者家属无法感知患者的疼痛。当然也不能单纯评估患者疼痛程度，我们还需要评估和分析癌症疼痛患者疼痛的责任病灶和疼痛机制，以及疼痛程度变化的相关因素，以便有针对性地进行精准治疗。临床中不排除有一些疼痛患者不能寻找到疼痛的责任病灶，这一类患者需要我们仔细鉴别，及时排除少数伪疼痛的患者，伪疼痛的患者主要目的是为了骗取阿片类药物满足一些非法的利益。在所有的治疗过程中，客观、正确地评估疼痛是工作的开始，但不能仅仅进行 1 次评估。每个患者的肿瘤类型及机体状况不同，对疼痛和治疗的反应有差异，在治疗开始后的不同时间段，或出现新的疼痛，以及完成某项治疗后，都应该对疼痛重新进行评估。癌症疼痛的评估必须全面而详尽，包括：疼痛的原因、部位、类型、程度、性质，疼痛的发生时间，是持续性还是间歇性，近期是否有加重或减轻，有无减轻或加重因素，肿瘤的进展，采取的被迫姿势等，以及采用的治疗的方法及治疗的效果、不良反应等。在治疗上必须因人而异，采取个体化治疗，同时还要观察患者的精神状况和心理反应，对需要心理支持治疗的患者予以额外的心理干预治疗，解决患者的心理性障碍，取得患者对治疗的配合，提高镇痛治疗和抗肿瘤治疗的效果。总之，精准、全面、系统地评估癌痛，对于制订及调整癌痛治疗方案、了解治疗方案的疗效及不良反应、了解患者对治疗的满意度等都是很重要的，是进行系统癌症疼痛治疗的必要步骤。

（一）评估方法

癌痛评估的方法有许多，总的来说有三种：自述评估法、行为评估法和生理评估法。由于疼痛是癌痛患者的自主感受，自身才能感觉疼痛的部位、程度及性质等，旁人不能替代，所以根据患者的主诉进行评估的自述评估法是临床工作中癌痛评估最常用的评估方法，适合用于意识无障碍的患者。而对于不能自主表达疼痛的患者，如婴幼儿、认知功能障碍的患者，不能通过自述评估法准确的评估患者的疼痛，需采取行为评估法间接评估患者的疼痛情况。行为评估法是指通过对患者的行为如面部表情、身体运动等进行疼痛评估的方法，但是由于疼痛在不同患者上的表现有较大差异，所以限制了行为评估法在临床中的应用。生理评估法是通过评估患者的呼吸、血压、心率、血氧饱和度、掌心出汗、代谢及内分泌等反映疼痛对生理机能的影响变化来间接评估疼痛的程度，但是这些指标受多种因素影响，有时候评估结果会明显偏离真实的情况。我们需要针对不同的患者，选择不同的评估方法，才能对癌痛患者进行准确的疼痛评估。

（二）评估工具

1. 对于可自我报告疼痛的患者癌痛评估工具的选择　对于有正确的认知功能、完善的语言表达功能的癌症疼痛患者，可采用的评估工具包括单维评估工具和多维评估工具。单维评估工具是基于患者疼痛主诉来测量疼痛程度的典型方法，只测量疼痛体验的一个方面，主要包括：数字分级法（numeric rating scales，NRS）、视觉模拟评分法（visual analogue scale，VAS）、面部表情评估量表法及主诉疼痛程度分级法（verbal rating scales，VRS）等。单维评估工具主要针对疼痛程度进行评估，方法简单，易于掌握，评估用时较短，临床应用广泛，但是患者主观性比较强，受多种因素影响，特别是受患者情绪、文化影响较大，往往不能真实反应患者的疼痛情况。而多维评估工具是采用生理和行为等多项指标进行主客观两个方面的综合评估，通过观察患者日常生活、人际关系、情绪、精神状态、睡眠质量等多方面的生活情况进行评估疼痛对日常生活的影响程度，特别适用于慢性疼痛的评估。多维量表的使用结合最常见的症状，确保疼痛能进行系统性的评估。当前已证实有效和可靠的测量疼痛症状群的工具包括：Edmonton症状评估表（Edmonton symptom assessment scale，ESAS）、M.D.Anderson症状调查表（M.D.Anderson symptom inventory，MDASI）、Rotterdam症状对照表（Rotterdam symptom checklist，RSC）。

2. 对不可自我报告疼痛的患者癌痛评估工具的选择

（1）新生儿和婴幼儿　患有肿瘤疾病的新生儿和婴幼儿有感知疼痛的能力，但是由于新生儿和婴幼儿没有发育完善的语言系统，不能自我描述疼痛，他们可通过烦躁不安、哭闹不止、不配合等行为来表达疼痛对其产生的影响。以往临床上对新生儿和婴幼儿的疼痛评估和疼痛管理是缺乏相应的标准和常被忽视的，但是随着技术和理念的不断更新，更多的研究结果应用于临床。近年来，对新生儿和婴幼儿的疼痛评估和疼痛管理逐渐受到国内外的医务人员重视，而且临床疼痛评估工具也越来越丰富，其中包括东安大略儿童医院疼痛评分（CHEPS）、CHIPPS量表、CRIES量表、早产儿疼痛评分简表（PIPP）、新生儿面部编码系统（NFCS）、FLACC量表、面部表情量表（FPS）等。

（2）认知功能障碍的晚期癌痛患者　存在认知功能障碍的晚期癌症患者由于认知能力、记忆能力和思维能力的降低，很难准确地理解常规的疼痛评估工具的内涵和自我描述疼痛的程度及性质，使用常规的疼痛评分工具很难进行准确、可靠的疼痛评估，从而导致大部分存在认知功能障碍的癌症疼痛患者不能进行有效的疼痛评估和及时有效的镇痛治疗。因此，临床上需要结合多种方法来评估认知功能障碍患者的疼痛。临床上常用的评估方法有痴呆患者不适评估（ADD）、非语言疼痛评估指标（CNPI）、神经精神症状问卷（NPI）、晚期老年痴呆症疼痛评估量表（PAINAD）等。

（3）危重症的晚期癌痛患者　由于危重症的晚期癌痛患者病情和治疗的特殊性，部分患者不能进行正常的语言交流或部分患者需要使用镇静治疗，往往存在意识障碍，不能进行准确的疼痛宣教和自我描述自身的疼痛情况，使得危重症的晚期癌症疼痛患者的疼痛评估较为复杂。疼痛也是危重症的肿瘤患者的主要症状之一，大部分患者在 ICU 治疗期间经历了中重度的疼痛，常规的医疗护理操作也会加重患者的疼痛体验，而且疼痛和过强的应激反应会给患者带来各种不良影响，部分患者表现为烦躁不安、不配合治疗等行为，给患者带来持续的身心负面影响。对危重症患者采用的治疗较复杂，加大了疼痛评估的难度，不能通过常规的评估工具进行疼痛评估，使得危重症晚期癌痛患者的疼痛评估更加复杂化。因此，需要结合多种方法评估危重症患者的疼痛，临床上常用的评估方法有行为疼痛量表（BPS）和重症监护疼痛观察工具（CPOT）。

（三）癌痛评估原则

全面详尽的癌痛评估是合理、有效进行止痛治疗的前提。应对所有肿瘤患者进行癌痛筛查，在此基础上进行全面详尽的癌痛评估。癌症疼痛评估应当遵循"常规、量化、全面、动态"评估的原则。

1. 常规评估原则　癌痛常规评估是指医护人员主动询问癌症患者有无疼痛，常规评估疼痛病情，包括疼痛的部位、原因、程度、性质、暴发痛发生的频率及诱因、伴随症状、加重或缓解因素等，并进行相应的病历记录，癌症患者疼痛评估应当在患者入院后 8 小时内完成，并在 24 小时内进行全面评估。对于有疼痛症状的癌症患者，应当将疼痛评估列入护理常规监测和记录的内容，根据不同的疼痛程度以及疼痛对患者的影响，采取不同频次的疼痛评估和镇痛药物调整，并记录在日常护理记录和病历记录。在阿片药物滴定的过程中，应根据具体滴定方案的要求，在规定的时间每隔数小时再次进行疼痛评估，根据评估结果调整滴定方案，直至滴定方案能有效缓解癌痛；如出现暴发痛，应及时评估暴发痛的原因和机制，及时予以解救药物并评估镇痛效果，鉴别需要特殊处理的病理性骨折、脑转移及肠梗阻等急症导致的疼痛急性加重。即使患者病情稳定，按规律服用镇痛药物，疼痛控制良好，不良反应也在耐受，或者是入院前没有疼痛症状的肿瘤患者，医务人员也应该进行常规的疼痛评估，及时发现新发的疼痛症状和对疼痛进行尽早的干预，增加患者抗肿瘤治疗的信心和提高患者的生活质量，原则上每个月不少于 2 次。

2. 量化评估原则　癌痛量化评估是指使用疼痛程度评估量表等量化标准来评估患者疼痛主观感受程度，需要患者密切配合才能客观评估癌痛患者的疼痛程度。在量化评估疼痛前，应该仔细全面地对患者和主要照顾者宣教疼痛评估的具体实施方法和意义，患者才能根据自身的疼痛感受准确地描述疼痛的程度。量化评估疼痛时，应当重点评估最近 24 小时内患者最严重和最轻的疼痛程度，以及平时活动时和静息时的疼痛程度。量化评估应当在患者入院后 8 小时内完成，并且应该给予动态的量化评估，动态评估癌痛患者的疼痛变化情况和镇痛治疗效果。中、重度疼痛（NRS ≥ 4 分）的患者疼痛评估和疼痛处理应该有医护交班记录，接班的医务人员可以详细地了解患者的疼痛程度和处理方案，再根据接班后的疼痛程度做出新的处理方案。在医生和护士量化疼痛评分不一致时，应分析具体原因，明确评分标准，力求达到一致。癌痛量化评估通常使用数字分级法（NRS）、面部表情评估量表法及主诉疼痛程度分级法（VRS）三种方法。

（1）数字分级法（NRS） 使用《疼痛程度数字评估量表》（图4-1）对患者疼痛程度进行评估。将疼痛程度用0~10个数字依次表示，0表示无疼痛，10表示能够想象的最剧烈疼痛。交由患者自己选择一个最能代表自身疼痛程度的数字，或由医护人员协助患者理解和选择相应的数字描述疼痛。按照疼痛对应的数字将疼痛程度分为：轻度疼痛（1~3），中度疼痛（4~6），重度疼痛（7~10）。

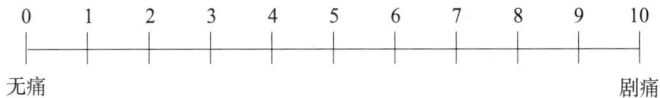

图4-1 疼痛程度数字评估量表

（2）面部表情疼痛评分量表法 由医护人员根据患者疼痛时的面部表情状态，对照《面部表情疼痛评分量表》（图4-2）进行疼痛评估，适用于表达困难的患者，如儿童、老年人，以及存在语言或文化差异或其他交流障碍的患者。

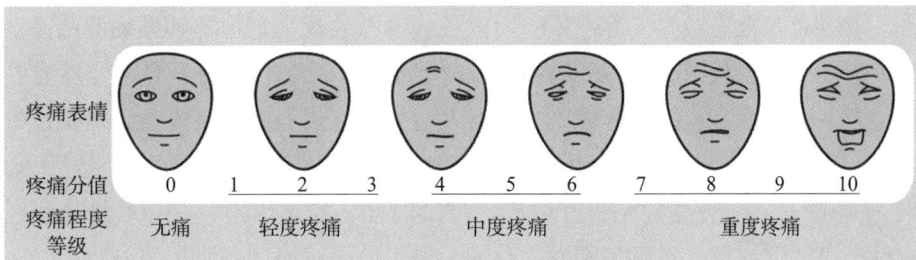

图4-2 面部表情疼痛评分量表

（3）主诉疼痛程度分级法（VRS） 根据患者对疼痛的主诉，将疼痛程度分为轻度、中度、重度三类。

1）轻度疼痛：有疼痛但可忍受，生活正常，睡眠无干扰。

2）中度疼痛：疼痛明显，不能忍受，要求服用镇痛药物，睡眠受干扰。

3）重度疼痛：疼痛剧烈，不能忍受，需用镇痛药物，睡眠受严重干扰，可伴自主神经紊乱或被动体位。

3.全面评估原则 癌痛全面评估是指对癌症患者疼痛病情及相关症状进行全面评估，包括疼痛病因及类型（躯体性、内脏性或神经病理性），疼痛发作情况（疼痛性质、加重或减轻的因素），止痛治疗情况，重要器官功能情况，心理精神情况，家庭及社会支持情况，以及既往史（如精神病史，药物滥用史）等。应当在患者入院后8小时内进行首次评估，并在24小时内进行全面评估，在治疗过程中，应当及时、动态评估。

癌痛全面评估通常使用《简明疼痛评估量表（BPI）》（表4-1），评估疼痛及其对患者情绪、睡眠、活动能力、食欲、日常生活、行走能力、与他人交往等生活质量的影响。应当重视和鼓励患者描述对止痛治疗的需求及顾虑，并根据患者病情和意愿，制定患者功能和生活质量最优化目标，进行个体化的疼痛治疗。

（1）肿瘤病史　因为癌症疼痛的产生因素包括肿瘤本身、肿瘤相关病变以及肿瘤治疗导致，所以需要全面了解患者的肿瘤病史，包括目前的肿瘤治疗情况和既往治疗情况。

（2）疼痛病史

1）疼痛的位置：包括疼痛的部位及范围、牵涉痛的位置和放射痛，并在人体示意图上标明。

2）疼痛的强度：包括当前疼痛评分、过去24小时的评分情况、过去一周的疼痛改变、暴发痛的次数及诱因、止痛治疗后疼痛的变化情况。全面评估疼痛强度是决定治疗方案的重要因素，根据患者的疼痛程度，选择合适的镇痛药物、给药途径和药物剂型、剂量，进行个体化镇痛。

3）疼痛的性质：疼痛的性质也是决定镇痛治疗方案的重要因素。根据患者主诉，疼痛的性质大致有：锐痛、钝痛、酸胀痛、电击样痛、烧灼样痛、麻木样痛等。按病理生理学机制主要分为以下几种类型：伤害感受性疼痛、神经病理性疼痛、心理性疼痛、混合性疼痛。伤害感受性疼痛包括躯体疼痛和内脏痛。躯体性疼痛通常表现为定位精准的钝痛、锐痛或者压迫性疼痛等性质。而内脏痛通常表现为定位不够准确的弥漫性疼痛和绞痛。神经病理性疼痛常被表现为刺痛、烧灼样痛、放电样痛、枪击样疼痛、麻木痛、幻觉痛、中枢性坠、胀痛等性质，常合并自发性疼痛、触觉诱发痛、痛觉过敏和痛觉超敏等。

4）疼痛的时间：评估疼痛发作时间、持续时间、缓解因素，是持续性或间断性或持续性疼痛间歇性加重，暴发痛的发生频率、诱因、缓解时间等。

5）疼痛加重或缓解的因素：通过详细的病史问诊，了解疼痛加重或缓解的因素，体位变化等。

6）疼痛的治疗史：既往的疼痛治疗情况，包括放化疗治疗、所用的镇痛药物、微创治疗方案以及治疗后疼痛的变化情况等。

表4-1　简明疼痛评估量表（BPI）

患者姓名：_____　病案号：_____　诊断：_____

评估时间：_____　评估医师：_____

1.大多数人一生中都有过疼痛经历（如轻微头痛、扭伤后痛、牙痛）。除这些常见的疼痛外，现在您是否还感到有别的类型的疼痛？

（1）是　（2）否

2.请您在下图中标出您的疼痛部位，并在疼痛最剧烈的部位以"X"标出。

前面　　　　　　　　后面

右　　　左　　　左　　　右

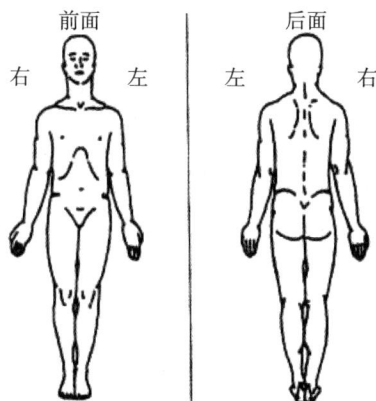

3. 请选择下面的一个数字，以表示过去 24 小时内您疼痛最剧烈的程度。

0　1　2　3　4　5　6　7　8　9　10

（无痛）　　　　　　　　　　　　（能够想象的最剧烈疼痛）

4. 请选择下面的一个数字，以表示过去 24 小时内您疼痛最轻微的程度。

0　1　2　3　4　5　6　7　8　9　10

（无痛）　　　　　　　　　　　　（能够想象的最剧烈疼痛）

5. 请选择下面的一个数字，以表示过去 24 小时内您疼痛的平均程度。

0　1　2　3　4　5　6　7　8　9　10

（无痛）　　　　　　　　　　　　（能够想象的最剧烈疼痛）

6. 请选择下面的一个数字，以表示您目前的疼痛程度。

0　1　2　3　4　5　6　7　8　9　10

（无痛）　　　　　　　　　　　　（能够想象的最剧烈疼痛）

7. 您希望接受何种药物或治疗控制您的疼痛？

8. 在过去的 24 小时内，由于药物或治疗的作用，您的疼痛缓解了多少？请选择下面的一个百分数，以表示疼痛缓解的程度。

0　10%　20%　30%　40%　50%　60%　70%　80%　90%　100%

（无缓解）　　　　　　　　　　　　　　　（完全缓解）

9. 请选择下面的一个数字，以表示过去 24 小时内疼痛对您的影响

（1）对日常生活的影响

0　1　2　3　4　5　6　7　8　9　10

（无影响）　　　　　　　　　　　　（完全影响）

（2）对情绪的影响

0　1　2　3　4　5　6　7　8　9　10

（无影响）　　　　　　　　　　　　（完全影响）

（3）对行走能力的影响

0　1　2　3　4　5　6　7　8　9　10

（无影响）　　　　　　　　　　　　（完全影响）

（4）对日常工作的影响（包括外出工作和家务劳动）

0　1　2　3　4　5　6　7　8　9　10

（无影响）　　　　　　　　　　　　（完全影响）

（5）对与他人关系的影响

| 0 | 1 | 2 | 3 | 4 | 5 | 6 | 7 | 8 | 9 | 10 |

（无影响） （完全影响）

（6）对睡眠的影响

| 0 | 1 | 2 | 3 | 4 | 5 | 6 | 7 | 8 | 9 | 10 |

（无影响） （完全影响）

（7）对生活兴趣的影响

| 0 | 1 | 2 | 3 | 4 | 5 | 6 | 7 | 8 | 9 | 10 |

（无影响） （完全影响）

4. 动态评估原则 癌痛的部位、程度、性质等并不是一成不变的，会随着肿瘤的进展和转移、抗肿瘤治疗、情绪变化、镇痛药物的应用、介入治疗等因素发生动态变化，而且癌痛在一天时间内也不是恒定不变的，和日常生活行为、情绪变化、作息时间等密切相关。癌痛在每时每刻都可能会发生变化，要求医务人员对癌痛进行动态的评估，评估疼痛的部位、原因、程度、性质、暴发痛发生的频率及诱因、伴随症状、加重或缓解因素等的变化情况，才能掌握癌痛的真实特点，才能根据癌症疼痛的特点进行针对性的处理，有效的缓解癌症疼痛。

癌痛动态评估是指持续、动态评估癌痛患者的疼痛症状变化情况，包括评估疼痛程度、性质变化情况，爆发性疼痛发作情况，疼痛减轻及加重因素，以及止痛治疗的不良反应等。癌痛的动态评估应该包括当前疼痛评分、过去24小时疼痛评分情况、过去一周的疼痛改变、静息时和活动时疼痛评分、暴发痛的频次及诱因、止痛治疗后疼痛的变化情况。动态评估对于药物止痛治疗剂量滴定尤为重要，按照滴定方案规定的时间动态评估癌痛的变化情况，根据评估结果调整滴定方案，直至滴定方案能有效缓解癌痛。特别是对于暴发痛，医务人员更应该秉承动态评估原则，动态评估暴发痛的变化情况以及镇痛药物的治疗效果及不良反应。在止痛治疗期间，应当将用药种类及剂量滴定、疼痛程度及病情变化记录在病程记录上。

（四）癌症疼痛评估注意事项

1. 癌痛评估注意事项 应根据癌症疼痛患者的具体情况选择适合患者年龄、语言表达能力和认知能力的疼痛评估工具，不恰当的疼痛评估工具会产生错误的疼痛评估结果和疼痛处理方案；应对癌症疼痛的患者进行常规、量化、全面、动态的评估，及时准确地进行癌痛评估并制定合理、有效的镇痛方案；应评估患者是否存在功能性的损害以及治疗过程导致的功能性损害，鉴别需要特殊处理的病理性骨折、脑转移及肠梗阻等急症导致的疼痛急性加重，及时处理肿瘤急症病变导致的疼痛；应把心理社会学评估纳入癌痛评估中，患者的心理表现和经济社会情况也会影响患者的疼痛的敏感性，通过心理干预的手段可缓解该类患者的疼痛程度；应使用疼痛日志跟踪治疗的效果和不良反应，并评估疼痛的变化和治疗的关系；可通过诊断性评估手段（MRI、CT、实验室检查）辅助癌痛评估，影像学的表现有助于更准确评估癌症疼痛的病因和机制；应评估是否存在其他症状，因为疼痛与疲劳、便秘、情绪紊乱及其他症状高度相关。

2.疼痛评估流程　图 4-3 详细介绍了疼痛评估流程。

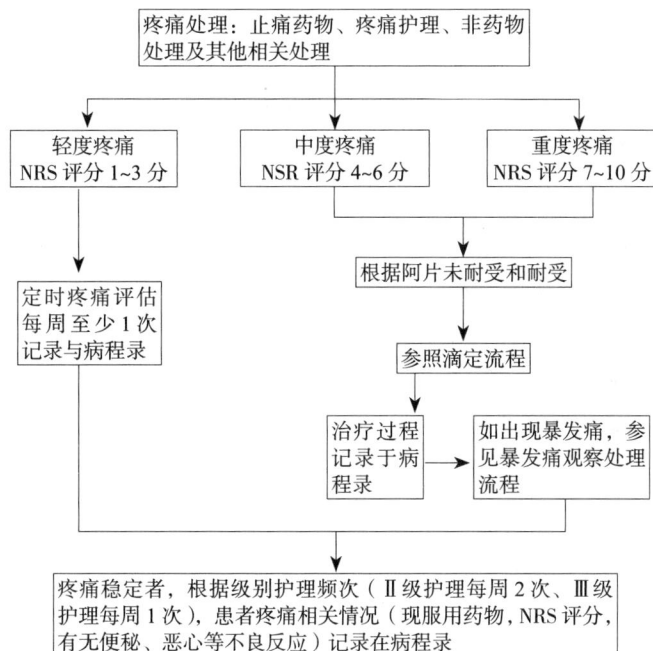

图 4-3　疼痛评估流程

（五）2024 版 NCCN 成人癌痛指南解读

1.概述　本临床实践指南由美国国家综合癌症网络（National Comprehensive Cancer Network，NCCN）成人癌痛专家组制订，是癌痛治疗领域权威指南。

首先，它包含了几项必备的内容：

（1）疼痛强度必须量化，因为其治疗决策的制定基于疼痛强度评分的结果；

（2）必须进行全面的疼痛评估；

（3）必须定期对疼痛强度再评估，以确保所选用的治疗方案达到了期望的效果；

（4）必须提供社会心理支持；

（5）必须向患者及其家属提供相关的教育材料。

其次，指南提出了在治疗癌痛患者过程中可能面临的一系列复杂决策，提出了 NSAID、阿片类药物和辅助镇痛药的用药指南。指南还对阿片类药物的滴定、转换、加量、不良反应的处理，以及何时、如何开展其他癌痛治疗技术 / 介入治疗给出了建议。

2.癌症疼痛管理原则

（1）越来越多的肿瘤学证据表明，癌症患者生存时间和生活质量与疼痛症状控制有关，疼痛的有效管理有助于提高生活质量。为了最大限度地提高癌症患者的治疗效果，疼痛管理必须成为癌症治疗的重要组成部分。

（2）镇痛治疗通常与多种症状或症状群的管理相结合，镇痛治疗必须考虑患者接受的复杂药物治疗的相互作用与镇痛药滥用风险。

（3）推荐多学科团队合作治疗癌症疼痛。

（4）必须提供心理社会支持，包括情绪管理和心理支持、信息支持和应对技能培训等。

（5）提供相关的教育材料，例如阿片类药物的使用介绍等。

（6）考虑疼痛会对患者的多方面影响，尝试以人文关怀的方式缓解疼痛引发的一系列问题。

（7）肿瘤初诊患者都必须行疼痛筛查。

（8）疼痛强度必须量化和定期评估疼痛程度。

（9）必须充分相信患者的主诉，疼痛评估以患者主诉为依据。

（10）家属/监护人需要了解关于疼痛和镇痛治疗的相关知识。

（11）如果是新发的疼痛或疼痛突然加重，必须进行全面的疼痛评估。

（12）评估患者阿片类药物滥用/上瘾的风险因素。

3.疼痛管理/干预

（1）疼痛管理目标是疼痛治疗效果的"5A"优化。

1）镇痛：优化镇痛。

2）活动：优化生活质量（心理社会功能）。

3）不良反应：最小化不良事件。

4）异常药物治疗：避免异常药物治疗（成瘾）。

5）影响：疼痛和情绪之间的关系。

（2）因为大多数患者具有多种不同的症状和病理生理学改变，所以需要全面的疼痛管理（使用药理学和非药理学方式解决疼痛的生物心理社会因素）。

（3）预防镇痛治疗的不良反应　特别是预防和治疗阿片类药物导致的便秘，是有效镇痛治疗的关键。

（4）优化患者和家庭教育以及生理和认知的综合干预措施。

（5）于急性、重度的疼痛或疼痛危机，请考虑住院或住院临终关怀，以达到患者疼痛缓解目标。

（6）通常需要长期服用镇痛药治疗慢性癌症疼痛，并且需要额外补充短效镇痛药来控制爆发性疼痛。

4.全面疼痛评估
全面的疼痛评估对恰当有效的镇痛治疗至关重要，镇痛治疗决策的前提是所有癌症患者都应在癌症初始阶段、定期随访阶段以及任何新治疗开始的阶段接受疼痛筛查（图4-4），如果筛查时发现疼痛，则开始进行全面疼痛评估。全面疼痛评估涉及很多内容，主要包括疼痛的类型和性质、疼痛史（如起病时间、持续时间、治疗过程等）、疼痛强度（即静息时、活动时、活动对疼痛强度的影响）、疼痛定位、牵涉痛、放射痛、疼痛加重或缓解的因素、目前的疼痛治疗方案、患者对目前治疗的反应、既往的镇痛治疗方案、重要的社会心理因素（如患者的精神压力、家属和其他人员的支持、精神病史、滥用镇痛药物的危险因素以及治疗不足的危险因素等）、其他与疼痛相关的问题（如疼痛对于患者和家属生活的影响、社会文化对疼痛和疼痛表达的影响、精神或宗教理念等）。此外，还应针对患者对疼痛治疗的目标和期望进行讨论，包括舒适度和功能需求等。另外，体格检查、相应的实验室检查、影像学检查对全面疼痛评估也很重要，这一评估可能有助于医护人员明确疼痛的责任病灶，并为疼痛的介入治疗提供临床决策依据。

癌症疼痛患者必须定期进行疼痛评估，以确保镇痛治疗方案的有效执行和最大化镇痛效果，同时将不良反应降至最低（图 4-4）。

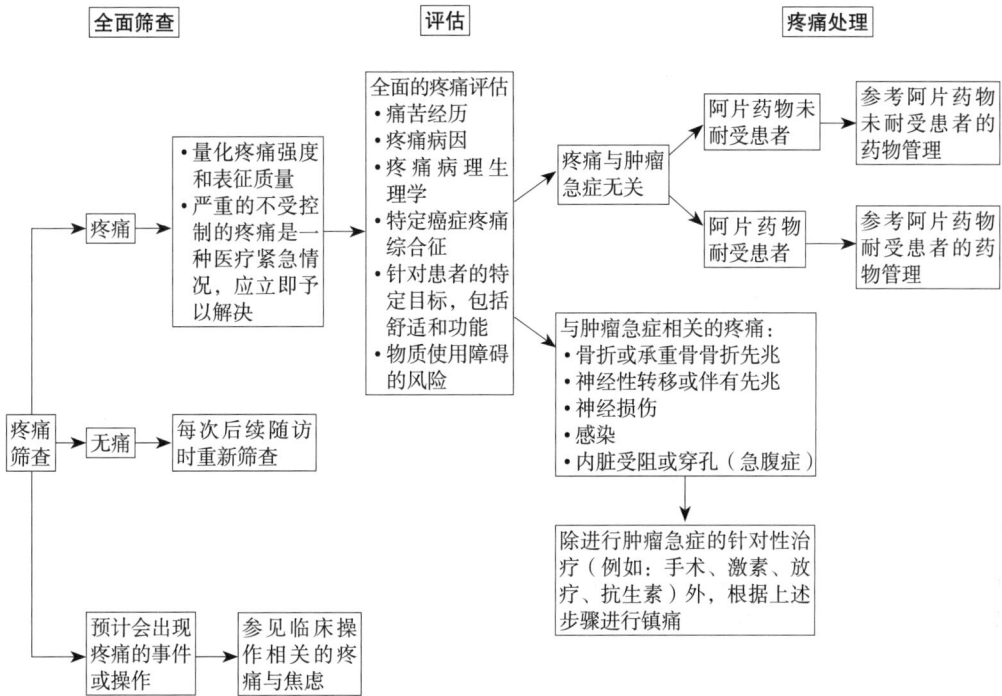

图 4-4　癌症疼痛的全面筛查流程图

5. 成人癌症疼痛的管理　2024 版 NCCN 成人癌痛指南根据数字评分量表对成人癌痛疼痛强度进行了三级分类：轻度疼痛（1~3），中度疼痛（4~6）和重度疼痛（7~10）。指南中重要的一点是将与肿瘤急症相关的疼痛和与肿瘤急症无关的疼痛区分开，还将阿片类药物非耐受的癌痛患者与阿片类药物耐受的癌痛患者区分开来，并且建议对与临床操作相关的疼痛和焦虑采取预防措施。

（1）阿片类药物非耐受癌痛患者的处理　阿片类药物非耐受的中重度疼痛患者应该接受短效阿片类药物快速滴定，短效阿片类药物具有镇痛作用强、快速起效的优点。根据患者目前的病情需要和镇痛需求选择最适合的阿片类药物给药途径。阿片类药物常见不良反应的预防措施应该和阿片类药物治疗同步进行。如果患者疼痛程度为轻度疼痛，首选非阿片类药物和辅助药物治疗；如果患者疼痛程度为中度疼痛，首选短效阿片类药物治疗，根据需要复合非阿片类药物和辅助治疗；对于急性，严重的疼痛或疼痛危机，考虑住院或住院临终关怀，以达到患者特定的舒适和功能目标（图4-5）。

痛苦强度见疼痛强度等级（PAIN-A）		

| 基本原则 | → | • 根据疼痛诊断，合并症和潜在的药物相互作用选择最合适的药物
• 镇痛方案可能包括阿片类药物，对乙酰氨基酚，非甾体类抗炎药（NSAIDs）和（或）辅助镇痛药
• 预测和治疗镇痛药的不良反应；包括阿片类药物引起的便秘
• 提供社会心理支持
• 提供患者和家庭/照顾者教育
• 优化综合干预措施 | → | • 重新评估每次接触时的疼痛
• 根据需要满足患者特定的舒适性，功能性和安全性目标 | → | 参见持续护理 |

| 轻度疼痛 1~3 | → | • 参见上面的一般原则
• 首先考虑非阿片类药物和辅助治疗，除非由于不良反应或潜在的药物相互作用而禁用这些药物 |

| 中度疼痛 4~7 | → | • 参见上面的一般原则
• 首选非阿片类药物和辅助治疗，根据需要使用短效阿片类药物
• 根据需要开始并滴定短效阿片类药物羟考酮 IR 5mg，含或不含对乙酰氨基酚 325mg
  氢可酮 5mg 与对乙酰氨基酚 325mg
  氢吗啡酮 2mgPO
  吗啡 IR 5~7.5mg
• 如果每天需要 3~4 次短效阿片类药物，请考虑添加长效阿片类药物
• 对于持续性疼痛，根据需要启动阿片类药物的定期安排 | → | • 需要进一步滴定。如果稳定，请在 1~4 周内重新评估疗效和不良反应
• 如果疼痛得不到充分控制，请通过全面的疼痛评估重新评估工作诊断（参见 PAIN-C）
• 考虑疼痛专科和（或）姑息治疗咨询（见 PAIN-L）
• 如果注意到剂量限制性不良反应，请考虑阿片类药物轮换 |

| 重度疼痛 ≥ 8 | → | • 对于急性，严重的疼痛或疼痛危机，考虑住院或住院临终关怀，以达到患者特定的舒适和功能目标 |

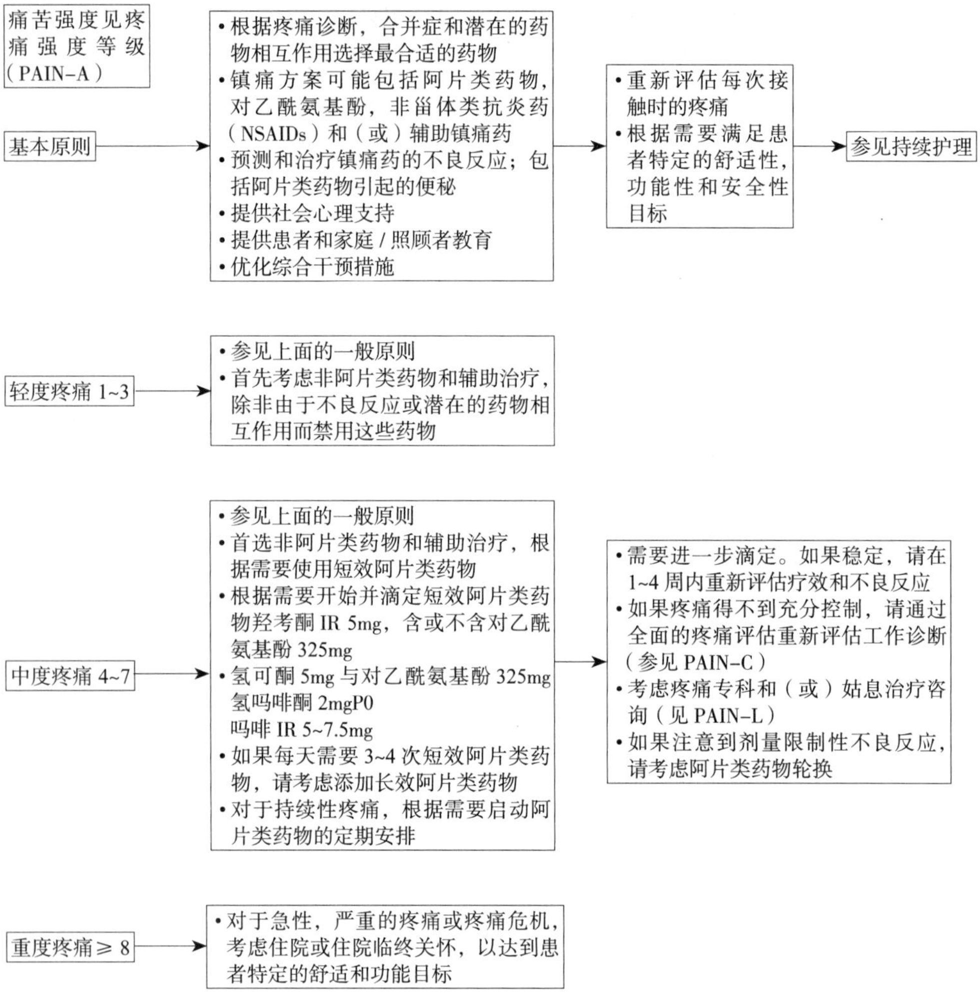

图 4-5　阿片类药物非耐受癌症疼痛患者的镇痛处理流程

（2）阿片类药物耐受癌症疼痛患者的处理　阿片类药物耐受患者是指长期服用阿片类药物的癌症疼痛患者，根据美国食品药品管理局的规定，"阿片类药物耐受患者是指服用至少以下剂量药物者：口服吗啡 60mg/d，芬太尼透皮贴剂 25μg/h，口服羟考酮 30mg/d，口服氢吗啡酮 8mg/d，口服羟吗啡酮 25mg/d，或其他剂量的其他阿片类药物，持续 1 周或更长时间"。

对于阿片类药物耐受的患者，如果患者疼痛程度为轻度疼痛，首选非阿片类药物和辅助药物治疗；如果患者疼痛程度为中度疼痛，首选短效阿片类药物治疗，根据需要复合非阿片类药物和辅助治疗，使用滴定短效阿片类药物时，增加每日剂量 30%~50%；对于急性，严重的疼痛或疼痛危机，考虑住院或住院临终关怀，以达到患者特定的舒适和功能目标（图4-6）。

| 痛苦强度见疼痛强度等级（PAIN-A） | • 根据疼痛诊断（参见 PAIN-D），合并症和潜在的药物相互作用选择最合适的药物
• 镇痛方案可能包括阿片类药物（见 PAIN-E），对乙酰氨基酚，非甾体类抗炎药（NSAIDs）（见 PAIN-K）和（或）辅助镇痛药（见 PAIN-G）
• 预测和治疗镇痛药的不良反应，包括阿片类药物引起的便秘（见 PAIN 一 F）
• 提供社会心理支持（见 PAIN-H）
• 提供患者和家庭/照顾者教育（参见 PAIN-I）优化综合干预措施 | • 重新评估每次接触时的疼痛
• 根据需要满足患者特定的舒适性，功能性和安全性目标 | 参见持续护理（PAIN-6） |

基本原则

轻度疼痛 1-3 →
• 参见上面的一般原则
• 首先考虑非阿片类药物和辅助治疗，除非由于不良反应或潜在的药物相互作用而禁用这些药物（见 PAIN-E）

中度疼痛 4-7 →
• 参见上面的一般原则
• 首选非阿片类药物和辅助治疗，根据需要使用短效阿片类药物（见 PAIN-E）
• 根据需要开始并滴定短效阿片类药物羟考酮 IR 5mg，含或不含对乙酰氨基酚 325mg
氢可酮 5mg 与对乙酰氨基酚 325mg
氢吗啡酮 2mgPO 吗啡 IR 5~7.5mg
• 如果每天需要 3~4 剂，请考虑添加长效阿片类药物
• 对于持续性疼痛，根据需要启动阿片类药物的定期安排（PAIN-E）

• 根据需要进一步滴定。如果稳定，请在 1~4 周内重新评估疗效和不良反应
• 如果疼痛得不到充分控制，请通过全面的疼痛评估重新评估工作诊断（参见 PAIN-C）
• 考虑疼痛专科和（或）姑息治疗咨询（见 Pain-L）
• 如果注意到剂量限制性不良反应，请考虑阿片类药物轮换

重度疼痛 ≥ 8 →
• 对于急性，严重的疼痛或疼痛危机，考虑住院或住院临终关怀，以达到患者特定的舒适和功能目标（见 PAIN-5）

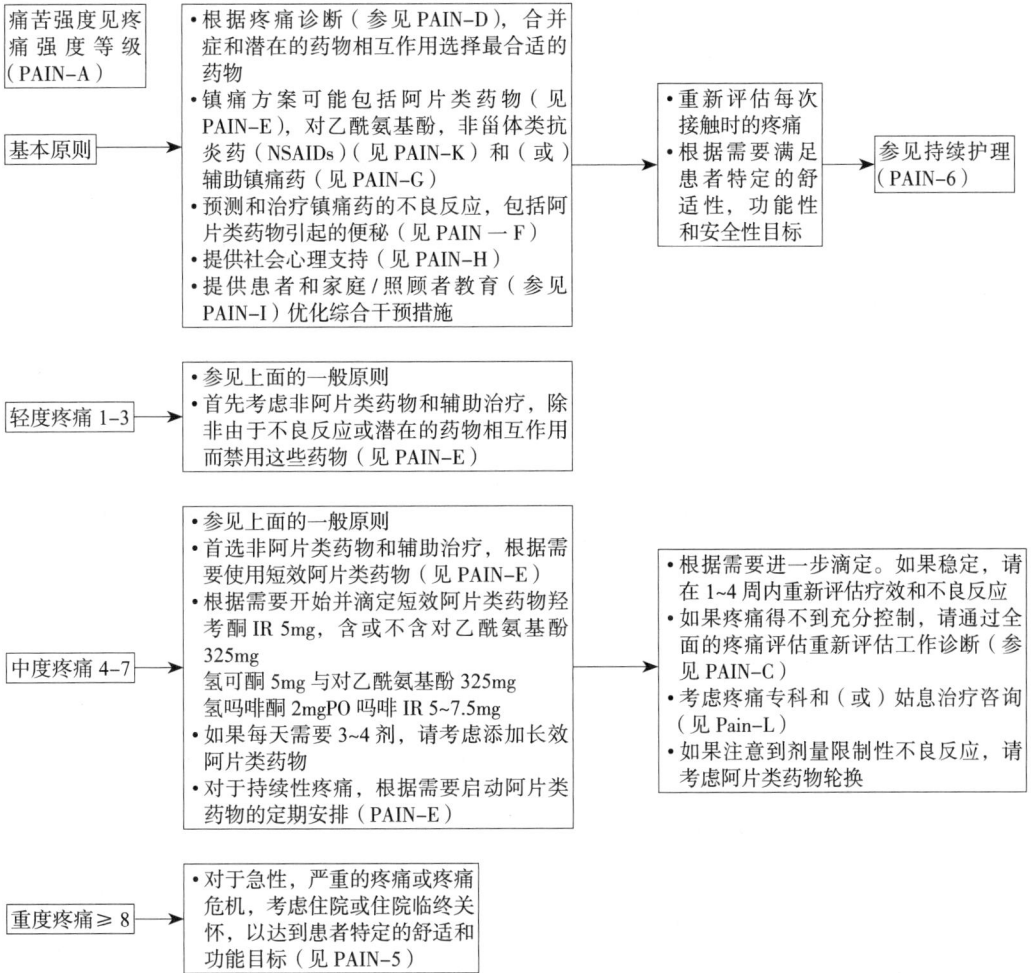

图 4-6 阿片类药物耐受患者的疼痛处理

（3）与肿瘤急症相关的疼痛管理 肿瘤急症是指直接或间接与患者的癌症或癌症治疗相关的危及生命的事件。与肿瘤急症相关的疼痛包括骨折引起的疼痛或负重骨即将发生骨折、晚期癌症患者硬膜外或软脑膜转移、与感染有关的疼痛、内脏器官梗阻或穿孔引起的疼痛等，在进行基础疾病治疗时，应优先处理与肿瘤急症相关疼痛的病因。

（4）阿片类药物滴定和维持适当的镇痛剂量 是指在整个用药间期既能充分镇痛又无不可耐受的不良反应的剂量（图 4-7）。对于癌症疼痛患者应该个体化确定阿片类药物的起始剂量、给药频率，通过阿片药物快速滴定，确定患者适当的镇痛剂量。一般来说，口服是阿片药物最常见的给药途径，不能口服的患者可以考虑其他给药途径（静脉、皮下、直肠、经皮、经黏膜、含服等给药途径）。吗啡、氢吗啡酮、芬太尼与羟考酮是目前常用的阿片类药物。硫酸吗啡片是常用的阿片药物滴定的首选药物，对于阿片药物非耐受患者推荐口服硫酸吗啡片的起始剂量为 5~15mg 或等效剂量，或静脉用硫酸吗啡注射液起始剂量为 2~5mg 或等效剂量；阿片药物耐受患者根据前 24 小时内使用阿片类药物的总剂量（按时给药以及按需给药的剂量）计算滴定的首剂量，每隔 60 分钟

评估口服硫酸吗啡片的疗效和不良反应或每隔15分钟评估静脉用硫酸吗啡注射液的疗效和不良反应，以确定后续追加剂量。如果疼痛评分未缓解或增加，为了获得良好的镇痛效果，建议阿片类药物解救剂量增加 50%~100%；如果疼痛缓解但是不可忍受，那么需要重复相同剂量；如果疼痛缓解并且可忍受，那么继续目前的镇痛药物剂量或等效剂量；如此进行 2~3 个滴定循环后，如果疼痛明显缓解，则计算 24 小时的滴定药物总量，换算成等效的缓释药物剂量，分两次服用，进入后续治疗；如果 2~3 个滴定周期后，中重度疼痛患者的疼痛评分无变化或加重，可以考虑改变给药途径，由口服改为静脉给药，或考虑介入治疗方法。

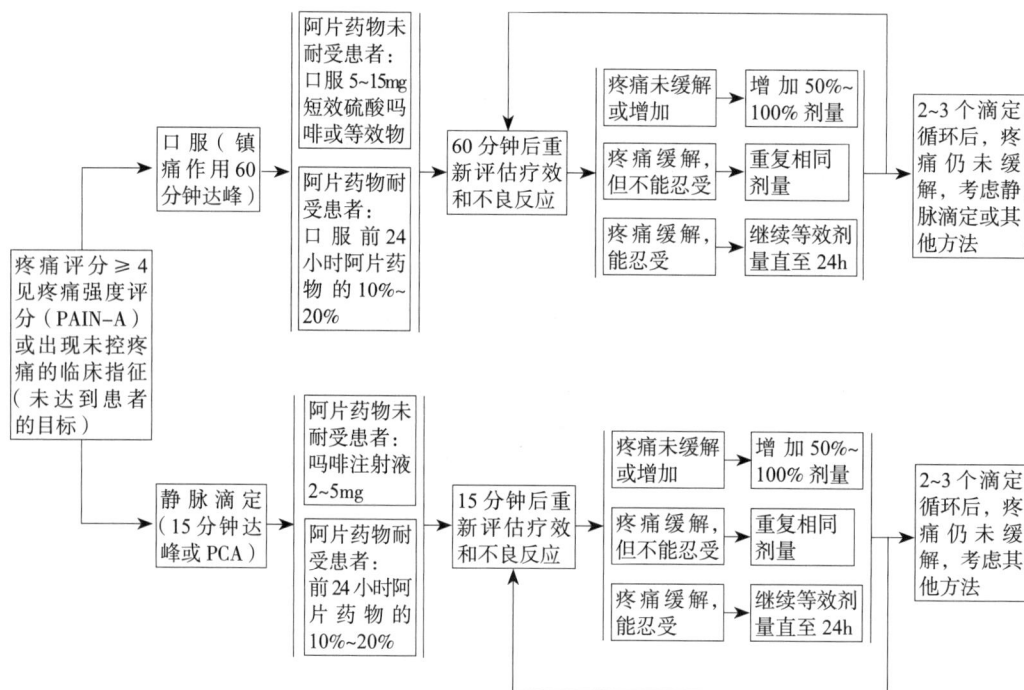

图 4-7　阿片类药物滴定方法

（六）持续监护

在阿片类药物滴定过程中需要定期评估疼痛强度，而在疼痛缓解阶段，每次随访患者时应该对患者的疼痛程度进行重新评估，以确保疼痛管理疗法能够满足患者特定的舒适性、功能性和安全性目标。如果癌症疼痛患者的疼痛已经得到明显缓解并且 24 小时阿片类药物需求稳定，NCCN 成人癌痛专家组建议将即是阿片药物转换为口服缓释药物或其他缓释剂型（如芬太尼透皮贴剂）。如果在维持治疗过程中缓释阿片类药物无法完全缓解疼痛，出现暴发痛，则允许使用同种长效药物的短效剂型作为解救治疗。应该为患者提供书面随访计划并告知患者依从药物治疗计划，坚持门诊就诊和医生随访的重要性。所有癌痛患者应定期随访，了解镇痛治疗的效果和不良反应，门诊患者在每次就诊时进行随访，住院患者可根据病情或医院规定至少每天随访一次。确保患者能够获得处方药物，并与相关提供者保持沟通和协调，同时监管阿片类药物的正确使用，特别对有药物滥用、成瘾或认知功能障碍的危险因素或病史的患者，监管更应该严格，同时告知患者和家人 / 护理人员，阿片类药物仅应用于治疗疼痛，不能用于治疗睡眠，焦虑或其他情绪问题。如果患者疼痛未明显缓解或疼痛加重，则必须进行全面疼痛评估，并且考虑增加其他缓解疼痛的方法（图 4-8）。

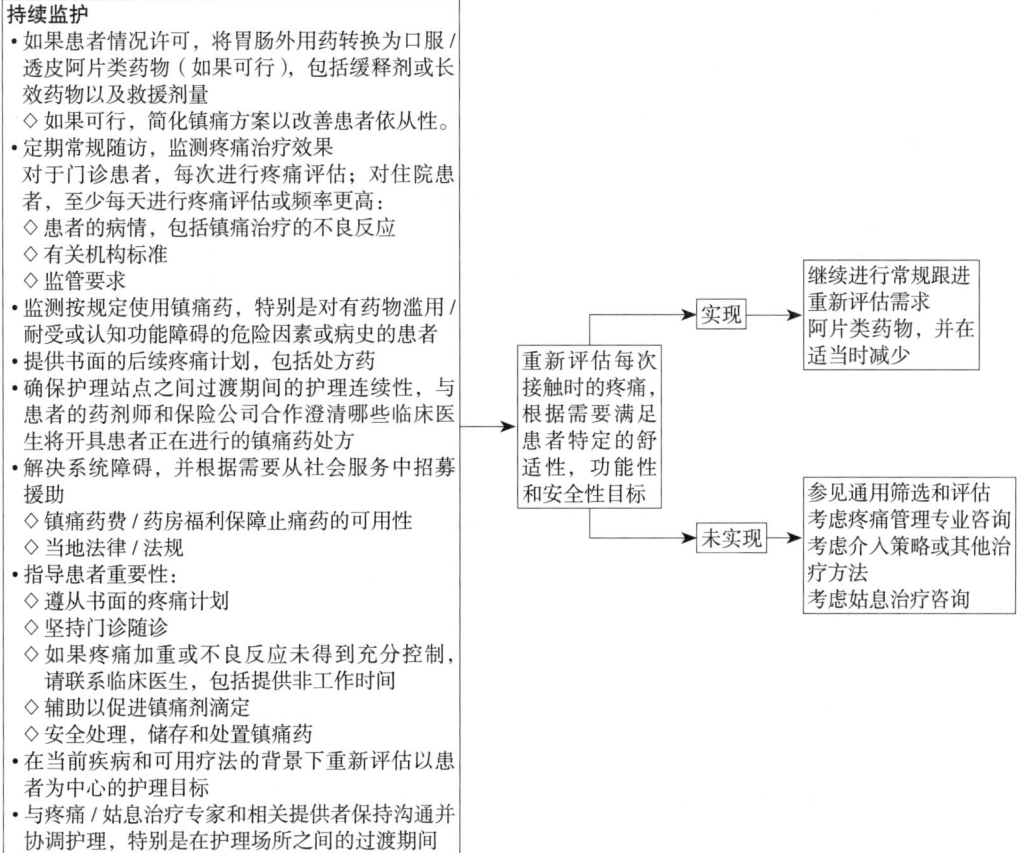

持续监护
- 如果患者情况许可，将胃肠外用药转换为口服 / 透皮阿片类药物（如果可行），包括缓释剂或长效药物以及救援剂量
　◇ 如果可行，简化镇痛方案以改善患者依从性。
- 定期常规随访，监测疼痛治疗效果
　对于门诊患者，每次进行疼痛评估；对住院患者，至少每天进行疼痛评估或频率更高：
　◇ 患者的病情，包括镇痛治疗的不良反应
　◇ 有关机构标准
　◇ 监管要求
- 监测按规定使用镇痛药，特别是对有药物滥用 / 耐受或认知功能障碍的危险因素或病史的患者
- 提供书面的后续疼痛计划，包括处方药
- 确保护理站点之间过渡期间的护理连续性，与患者的药剂师和保险公司合作澄清哪些临床医生将开具患者正在进行的镇痛药处方
- 解决系统障碍，并根据需要从社会服务中招募援助
　◇ 镇痛药费 / 药房福利保障止痛药的可用性
　◇ 当地法律 / 法规
- 指导患者重要性：
　◇ 遵从书面的疼痛计划
　◇ 坚持门诊随诊
　◇ 如果疼痛加重或不良反应未得到充分控制，请联系临床医生，包括提供非工作时间
　◇ 辅助以促进镇痛剂滴定
　◇ 安全处理，储存和处置镇痛药
- 在当前疾病和可用疗法的背景下重新评估以患者为中心的护理目标
- 与疼痛 / 姑息治疗专家和相关提供者保持沟通并协调护理，特别是在护理场所之间的过渡期间

重新评估每次接触时的疼痛，根据需要满足患者特定的舒适性，功能性和安全性目标

实现 → 继续进行常规跟进重新评估需求阿片类药物，并在适当时减少

未实现 → 参见通用筛选和评估考虑疼痛管理专业咨询考虑介入策略或其他治疗方法考虑姑息治疗咨询

图 4-8　持续监护流程

（七）介入治疗策略

　　大部分患者可以通过规范化阿片类治疗得到满意缓解，但是仍有部分患者疼痛未明显缓解或由于严重不良反应而无法继续进行规范化的阿片类药物治疗，这部分患者的癌痛为难治性疼痛，可以通过介入治疗来缓解疼痛，同时减少阿片类药物使用。介入治疗的主要适应证：疼痛可以通过神经阻滞等介入方法得到明显缓解；由于严重不良反应而无法继续进行规范化的阿片类药物治疗的患者。介入治疗的相对禁忌证：正在服用可能增加出血风险的药物如抗凝药物(华法林，肝素)、抗血小板药物(氯吡格雷，双嘧达莫)或血管生成抑制剂（贝伐珠单抗）等药物的患者；医生对介入治疗技术不熟练。常用的介入治疗方法如图 4-9。

```
常用介入手段：局部输注（需要输液泵）
• 硬膜外：易于放置，需要大容量和外置导管；可以输
  注阿片类药物、局部麻醉药以及可乐定，适用于急性
  术后疼痛
• 鞘内：输液泵易于内置；可以输注阿片类药物、局部
  麻醉药、可乐定以及齐考诺肽
• 局部神经丛：用于输注局部麻醉药进行单个肢体麻醉
  ◇ 经皮椎体成形术 / 椎体后凸成形术
  ◇ 神经损毁疗法用于定位准确的疼痛综合征（更常使
    用椎管内镇痛药）
• 头部和颈部：外周神经阻滞
• 上肢：臂丛神经松解术
• 胸壁：硬膜外神经松解、肋间神经松解术
• 上腹痛（内脏痛）：腹腔神经丛阻滞、胸腔内脏神经切
  除术
• 盆腔中线疼痛：上腹下神经丛阻滞
• 直肠痛：鞘内神经松解术、脊髓后正中切开术或上腹
  下神经丛阻滞
• 单侧痛综合征：脊髓前侧柱切断术
• 考虑鞘内腰 / 骶（L/S）苯酚阻滞神经刺激疗法用于癌
  症相关症状
（例如，外周神经痛）骨病灶的射频消融
```

如果适宜介入治疗：
评估哪个疼痛部位可以通过
介入治疗缓解
确定介入治疗能让患者受益

如果不宜采用介入方法
重新评估治疗计划

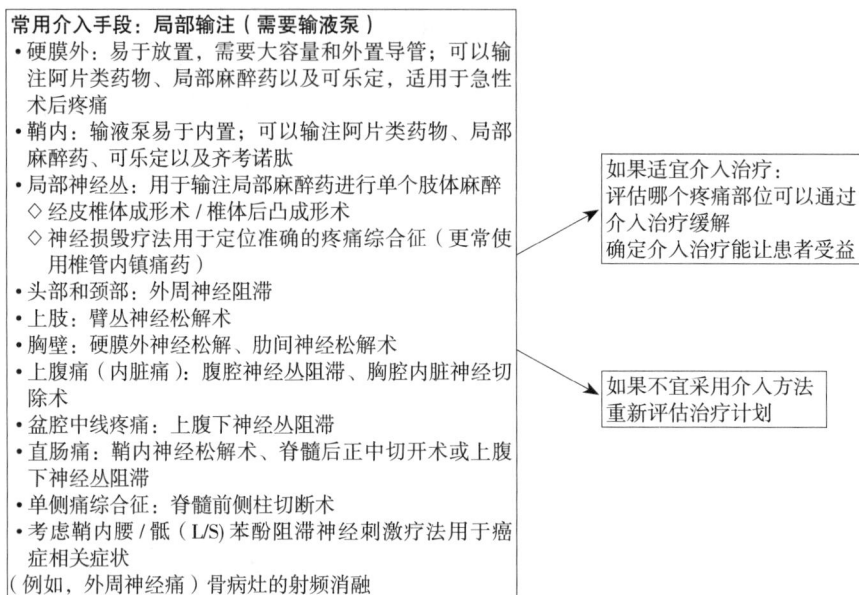

图 4-9　常用的介入治疗方法

（八）癌痛规范化治疗示范病房

积极贯彻落实原卫生部关于 2011~2013 年在全国创建 150 个"癌痛规范化治疗示范病房"方案的通知精神，对进一步规范我国肿瘤性疾病诊疗行为，提高我国癌痛规范化治疗水平，保障医疗质量和医疗安全，改善对肿瘤患者的医疗服务，提高肿瘤患者生存质量有举足轻重的作用。其主要包括三方面内容：切实提高医护人员的镇痛知识，提高癌痛诊疗水平；规范镇痛药物供应及其应用；加强对患者及其家属关于癌痛治疗相关知识的宣教。

1. 对相关科室的基本要求包括以下内容

（1）肿瘤科

1）对三级肿瘤专科医院和三级综合医院肿瘤科的要求包括以下内容。

①开展肿瘤科临床诊疗工作 5 年以上，床位不少于 30 张，年收治中晚期肿瘤患者800 例次以上，能够为肿瘤患者提供规范化疼痛治疗。

②具有独立设置的肿瘤科门诊，能够为癌痛患者提供门诊服务，年开展癌痛治疗240 例或 1500 例次以上。

③技术水平达到三级医院肿瘤科专业重点科室技术标准，在本省、自治区、直辖市三级医院中处于领先地位。

④具有丰富的教学经验，具有每年培训 5 名以上癌痛治疗医师、6 名以上癌痛治疗护士的能力。

2）对二级肿瘤专科医院和综合医院肿瘤科要求包括以下内容。

①开展肿瘤科临床诊疗工作 5 年以上，床位不少于 20 张，年收治晚期肿瘤患者

400 例次以上，能够为肿瘤患者提供规范化疼痛治疗。

②具有独立设置的肿瘤科门诊，能够为癌痛患者提供门诊服务，年开展癌痛治疗 150 例或 900 例次以上。

③技术水平在本省、自治区、直辖市二级医院中处于领先地位。

④具有培训同级医疗机构医护人员的经验和能力。

（2）对疼痛科要求　开展疼痛科临床诊疗工作 2 年以上，设置疼痛科门诊。

1）三级医院疼痛科门诊能够独立开展癌痛治疗等工作，每年开展癌痛治疗 150 例或 1000 例次以上；或者疼痛科每年收治癌痛患者 50 例以上；具有年培训 3 名以上癌痛治疗医师、4 名以上癌痛治疗护士的能力。

2）二级医院疼痛科门诊能够独立开展癌痛治疗等工作，每年开展癌痛治疗 80 例或 500 例次；具有培训同级医疗机构医护人员的经验和能力。

（3）其他晚期肿瘤治疗及临终关怀　相关科室参照上述标准。

对基本人员要求包括以下内容。

①三级医院至少有 5 名医护人员专职负责癌痛评估与治疗工作，其中至少有 2 名医师、3 名护士。

②二级医院至少有 3 名医护人员专职负责癌痛评估与治疗工作，其中至少有 1 名医师、2 名护士。

③医师要求有 5 年以上肿瘤科临床诊疗工作经验，或 2 年以上疼痛科临床诊疗工作经验，具有主治医师以上专业技术职务任职资格。熟练掌握《麻醉药品和精神药品管理条例》《处方管理办法》《医疗机构药事管理规定》《麻醉药品临床应用指导原则》和《精神药品临床应用指导原则》等规范性文件；熟练掌握癌痛患者全面疼痛评估方法；熟练掌握各种止痛药物的特性、使用方法以及不良反应的处理方法；能够独立开展癌痛患者疼痛评估和治疗工作。

④护士要求有 3 年以上肿瘤科护理工作经验，或 2 年以上疼痛科护理工作经验，具有护师以上专业技术职务任职资格。熟练掌握肿瘤科、疼痛科护理技能，掌握疼痛评分和疼痛护理操作流程，能够协助医师对患者进行癌痛全面评估和治疗。能够配合医师做好癌痛患者治疗相关宣教工作。

2. 对相关部门的要求包括以下内容

要求医院院长和科室主任协调有关科室做好癌痛规范化治疗相关工作，同时对医务部门、药剂科及麻醉科也有一定要求。

（1）医务部门　应指定专人负责"癌痛规范化治疗示范病房"创建活动，定期组织对活动开展情况进行检查，不断总结经验，及时发现问题并整改，重点检查医师癌痛治疗情况、死亡病例原因分析、医疗安全保障情况、患者治疗后生存质量、随访情况和病历质量等。

（2）药剂科（药学部）　应严格遵守《中华人民共和国药品管理法》《麻醉药品和精神药品管理条例》和《处方管理办法》等法律法规、规章制度，建立完备的麻醉药品和精神药品管理制度和流程。能够按照 WHO 三阶梯止痛原则要求提供必要的药品；提供至少 3 个品种阿片类止痛药物，以及纳洛酮等阿片类药物中毒解救药物，并能够按照处方调配药品，指导临床合理使用。定期对癌痛治疗药物使用情况进行动态分析，为临床合理使用麻醉药品和精神药品提供指导。至少有 1 名临床药师负责癌痛药物用药指导。临床药师有 1 年以上临床药师工作经验。

（3）麻醉科　应开展麻醉科临床诊疗工作 5 年以上，配备有与麻醉科业务相适应的麻醉、监护与急救设备；三级医院每年独立开展全身麻醉 800 例以上、神经阻滞麻醉 1500 例以上；二级医院每年独立开展全身麻醉 300 例以上、神经阻滞麻醉 800 例以上。

3. 创建的制度建立包括以下内容

（1）建立麻醉药品和精神药品规范化管理制度

1）按照《中华人民共和国药品管理法》《麻醉药品和精神药品管理条例》《处方管理办法》《医疗机构药事管理规定》等文件要求，完善麻醉药品和精神药品管理制度，改进工作机制，优化管理流程，保障患者方便、足量、合理使用止痛药物，满足麻醉药品和精神药品临床应用需求。

2）严格管理执行阿片类药物的残余药物，将残余阿片类针剂及时冲入下水道处理，并在精神药品使用登记本上记录，空安瓿交由药房统一处理；残余阿片类片剂及时碾碎交由药房统一处理，并在精神药品使用登记本上记录；芬太尼透皮贴剂使用后统一回收并记录，最后由药房统一送往医疗废物中心进行销毁。

（2）建立健全癌痛规范化治疗相关制度

1）建立癌痛动态评估机制　癌痛患者入院后，医师及护士在 8 小时内完成对患者的全面疼痛评估，并动态评估疼痛程度、性质变化，观察爆发性疼痛发作情况，疼痛减轻或加重相关因素及不良反应等，并予相应处理；病程记录应体现对疼痛的评估和处理，有疼痛护理单，病床旁有疼痛评分脸谱图；能够根据患者病情变化适时调整癌痛治疗方案。对癌痛患者动态评估率不低于 90%。

2）落实患者知情同意制度　履行病情告知义务，尊重患者知情同意的权利。实施癌痛规范化治疗前，向患者及其家属告知开展癌痛治疗的目的、风险、注意事项、可能发生的不良反应及预防措施。

3）实施癌痛个体化治疗　根据《精神药品临床应用指导原则》、《麻醉药品临床应用指导原则》、WHO 三阶梯止痛原则、NCCN 成人癌痛指南和癌痛治疗规范，准确评估患者病情，制定个体化治疗方案，因病施治。治疗有效率不低于 75%。

4）建立癌痛规范化诊疗流程　建立癌痛患者疼痛评估和治疗流程，合理选择治疗方案。癌痛患者规范化诊疗率不低于 80%。

5）建立疑难复杂癌痛患者会诊制度　根据患者病情需要，能够组织肿瘤科、疼痛科、药剂科等有关科室医师进行会诊，制定适宜的诊疗方案。对于按照规范化疼痛处理治疗指南诊治 3 天以上疼痛控制不佳，疼痛仍为中重度疼痛患者。但需注意排除人为的止痛药物剂量使用不足或不配合用药的情况。由主管医生提出并书写会诊单，经科主任批准，向医务处申请组织相关科室参加会诊。组织会诊医生汇报病例及当前治疗方案后，参加会诊人员进行讨论分析以得出下一步合适可行的诊治方案。会诊参与人员及讨论经过需如实记录在所属病区疑难病例会诊登记本上，并在患者病历病程中予以记录分析。积极落实参与会诊人员的会诊处理意见，对于不能落实的会诊意见需要在病程中给予分析说明及可以替代或改进的处理意见及措施。

6）建立癌痛患者随访制度　对接受癌痛规范化治疗的患者进行定期随访、癌痛评估并记录，保障患者得到持续、合理、有效的癌痛治疗。出院癌痛患者随访率不低于70%，门诊癌痛患者疼痛评估率不低于95%。随访范围包括所有住院进行癌痛规范化治疗患者离院后需院外继续治疗和定期复诊的患者。要求各科建立癌痛出院患者住院信息登记电子档案。随访方式包括电话随访、接受咨询、上门随诊、书信联系等。一般在患者出院后1周内进行随访，对于治疗用药量较大或不良反应较明显、病情较为复杂的患者出院后应尽早随访，必要时可适当增加随访次数。随访应了解患者出院后的癌痛评分、治疗效果、病情变化和恢复情况，指导患者如何进行癌痛评估、如何用药、何时回院复诊、病情变化后的处置意见等专业技术性指导。癌痛治疗的随访工作应安排专人负责，随访后应及时填写随访记录表。医务科、护理部应对各临床科室的出院患者信息登记和随访情况定期检查指导，并将检查情况及时反馈以促改进。科主任或护士长应对出院患者的随访情况进行至少每月1次的不定期检查，促进按时、按质地开展随访工作，并协助处置随访中所发现的问题，不断完善随访流程、提高随访的有效性和实用性。

（3）建立健全医护人员培训制度　科室主任和护士长负责科室各类人员培训计划的制定和培训组织落实工作，安排专人负责人员参加培训档案资料的收集和保管工作。

1）建立医护人员定期培训制度　组织肿瘤治疗相关医护人员每年至少接受一次癌痛规范化治疗培训。三级医院每年培训医护和药学人员300人次以上；二级医院培训100人次以上。

2）编制医护人员癌痛规范化治疗手册　按照癌痛有关诊疗规范要求，印制癌痛规范化治疗医师操作手册和护理手册，并保证癌痛治疗相关医护人员人手一册。

（4）建立患者宣教制度　定期举办癌痛患者宣教讲座（每季度至少开展一次）、科普培训，发放患者宣教手册，对患者以及其家属开展癌痛治疗相关知识宣教。设有创建"癌痛规范化治疗示范病房"活动公示、疼痛治疗知识教育宣传栏，每季度更新宣教内容。

1）医院领导小组每年应制订全面的癌痛评估和规范化治疗宣传教育工作计划，组织全院癌痛评估及规范化治疗教育的培训。

2）各临床业务科室主任必须重视有关癌痛评估及规范化治疗教育。病房设立有关癌痛评估及规范化治疗教育宣传专栏，并经常更换宣传内容；每季度召开至少一次有全科患者及家属参加的专题讲座；督促检查医护人员对患者入院、住院和出院后的癌痛评估及规范化治疗教育工作。

3）医生利用查房和值班时间，针对患者的不同情况给予医药卫生保健知识、心理健康教育和行为指导，并把指导内容和行为目标提供给责任护士，由护士督促实施，开展和指导。

4）医护人员每年必须接受至少一次有关癌痛评估及规范化治疗教育培训，系统学习有关癌痛评估及规范化治疗教育及相关学科的基本理论和方法，掌握最新进展。

第四节　癌症疼痛药物治疗的原则

癌症疼痛是全球关注的热点问题，减轻患者癌痛一直是世界卫生组织（WHO）的工作重点之一。在治疗癌症疼痛的各种方法中，药物治疗是最基本且有效的方法。随着不断更新改进的有效药物应用于临床，越来越多癌痛患者得以缓解疼痛，提高生活质量并延长生命。

一、规范化治疗

（一）规范化治疗定义

疼痛是癌症患者最常见的症状之一，严重影响癌症患者的生活质量。初诊癌症患者疼痛发生率约为 25%；晚期癌症患者的疼痛发生率为 60%~80%，其中 1/3 的患者为重度疼痛。癌症疼痛（以下简称癌痛）如果得不到缓解，患者将感到极度不适，可能会引起或加重患者的焦虑、抑郁、乏力、失眠、食欲减退等症状，严重影响患者日常活动、自理能力、交往能力及整体生活质量。

世界卫生组织的三阶梯镇痛治疗原则作为癌痛药物治疗的基本治疗方法在全世界得到广泛认可。我国原卫生部和原国家食品药品监督管理局先后颁布多个相关文件，采取措施解决麻醉药品的临床供应，推广实施癌症的三阶梯镇痛治疗，并于 2011 年开始在全国范围内建立"癌痛规范化治疗示范病房"。

（二）规范化治疗原则要求

早期、持续、有效地消除疼痛；处理药物的不良反应；将疼痛及治疗带来的心理负担降到最低；最大限度地提高生活质量。

（三）疼痛控制标准

1. 有效消除疼痛。
2. 限制药物不良反应的发生。
3. 把疼痛及治疗带来的心理负担降到最低，全面提高患者生活质量。

疼痛控制的标准：疼痛控制在评分 3 分以下，以达到对生活质量干扰小的目的。对疼痛发作次数要控制每天不超过 3 次，每日给予解救药的次数不超过 3 次。

（四）治疗方法

癌痛的治疗方法包括：病因治疗、药物止痛治疗、非药物治疗和患者及家属宣传教育。

1. 病因治疗 针对引起癌症疼痛的病因进行治疗。癌痛疼痛的主要病因是癌症本身、并发症等。针对癌症患者给予抗肿瘤治疗，如手术、放射治疗或化学治疗等，可能解除癌症疼痛。

2. 药物止痛治疗 根据世界卫生组织（WHO）癌痛三阶梯止痛治疗指南，癌痛药物止痛治疗的基本原则如下。

（1）口服给药 口服为最常见的给药途径。对不宜口服患者可用其他给药途径，如吗啡皮下注射、患者自控镇痛，较方便的方法有透皮贴剂等。

（2）按阶梯用药 指应当根据患者疼痛程度，有针对性地选用不同强度的镇痛药物。

1）轻度疼痛：可选用非甾体抗炎药（NSAID）。

2）中度疼痛：可选用弱阿片类药物，并可合用非甾体抗炎药。

3）重度疼痛：可选用强阿片类药，并可合用非甾体抗炎药。

在使用阿片类药物的同时，合用非甾体抗炎药，可以增强阿片类药物的止痛疗效，并可减少阿片类药物用量。如果能达到良好的镇痛效果，且无严重的不良反应，轻度和中度疼痛也可考虑使用强阿片类药物。如果患者诊断为神经病理性疼痛，应首选三环类抗抑郁药物或抗惊厥类药物等。

（3）按时用药 按规定时间间隔规律性给予止痛药。按时给药有助于维持稳定、有效的血药浓度。目前，控缓释药物临床使用日益广泛，强调以控缓释阿片药物作为基础用药的止痛方法，在滴定和出现暴发痛时，可给予速释阿片类药物对症处理。

（4）个体化给药 指按照患者病情和癌痛缓解药物剂量，制订个体化用药方案。使用阿片类药物时，由于个体差异，阿片类药物无理想标准用药剂量，应当根据患者的病情，使用足够剂量药物，使疼痛得到缓解。同时，还应鉴别是否有神经病理性疼痛的性质，考虑联合用药可能。

（5）注意具体细节 对使用止痛药的患者要加强监护，密切观察其疼痛缓解程度和机体反应情况，注意药物联合应用的相互作用，并及时采取必要措施尽可能减少药物的不良反应，以期提高患者的生活质量。

（6）药物选择与使用方法 应当根据癌症患者疼痛的程度、性质、正在接受的治疗、伴随疾病等情况，合理选择止痛药物和辅助药物，个体化调整用药剂量、给药频率，防治不良反应，以期获得最佳止痛效果，减少不良反应发生。

1）非甾体抗炎药：是癌痛治疗的基本药物，不同非甾体抗炎药有相似的作用机制，具有止痛和抗炎作用，常用于缓解轻度疼痛，或与阿片类药物联合用于缓解中、重度疼痛。常用于癌痛治疗的非甾体抗炎药包括：布洛芬、双氯芬酸、对乙酰氨基酚、吲哚美辛、塞来昔布等。

非甾体抗炎药常见的不良反应有：消化性溃疡、消化道出血、血小板功能障碍、肾功能损伤、肝功能损伤等。其不良反应的发生，与用药剂量及使用持续时间相关。使用非甾体抗炎药，用药剂量达到一定水平以上时，增加用药剂量并不能增强其止痛效果，但药物毒性反应将明显增加。因此，如果需要长期使用非甾体抗炎药，或日用剂量已达到限制性用量时，应考虑更换为阿片类止痛药；如为联合用药，则只增加阿片类止痛药用药剂量。

2）阿片类药物：是中、重度疼痛治疗的首选药物。目前，临床上常用于癌痛治疗的短效阿片类药物为吗啡即释片，长效阿片类药物为吗啡缓释片、羟考酮缓释片、芬太尼透皮贴剂等。对于慢性癌痛治疗，推荐选择阿片受体激动剂类药物。长期应用阿片类止痛药时，首选口服给药途径，有明确指征时可选用透皮吸收途径给药，也可临时皮下注射用药，必要时可自控镇痛给药。

①初始剂量滴定：阿片类止痛药的疗效及安全性存在较大个体差异，需要逐渐调整剂量，以获得最佳用药剂量，称为剂量滴定。对于初次使用阿片类药物止痛的患者，按照如下原则进行滴定：使用吗啡即释片进行治疗；根据疼痛程度，拟定初始固定剂量5~15mg，每4小时1次；用药后疼痛不缓解或缓解不满意，应于1小时后根据疼痛程度给予滴定剂量，密切观察疼痛程度及不良反应（表4-2）。第一天治疗结束后，计算第二天药物剂量：次日总固定剂量 = 前24小时总固定量 + 前日总滴定量。第二天治疗时，将计算所得次日总固定剂量分6次口服，次日滴定量为前24小时总固定量的10% ~ 20%。依法逐日调整剂量，直到疼痛评分稳定在0~3分。如果出现不可控制的不良反应，疼痛强度 < 4，应该考虑将滴定剂量下调25%，并重新评价病情。

表4-2　剂量滴定增加幅度参考标准

疼痛强度（NRS）	剂量滴定增加幅度
7~10	50%~100%
4~6	25%~50%
2~3	≤ 25%

对于未使用过阿片类药物的中、重度癌痛患者，推荐初始用药选择短效制剂，个体化滴定用药剂量，当用药剂量调整到理想止痛及安全的剂量水平时，可考虑换用等效剂量的长效阿片类止痛药。

对于已使用阿片类药物治疗疼痛的患者，根据患者疼痛强度，按照表4-2要求进行滴定。

对疼痛病情相对稳定的患者，可考虑使用阿片类药物控释剂作为背景剂量给药，在此基础上备用短效阿片类药物，用于治疗爆发性疼痛。

②维持给药：我国常用的长效阿片类药物包括：吗啡缓释片、羟考酮缓释片、芬太

尼透皮贴剂等。在应用长效阿片类药物期间，应当备用短效阿片类止痛药。当患者因病情变化，长效止痛药物剂量不足时，或发生爆发性疼痛时，立即给予短效阿片类药物，用于解救治疗及剂量滴定。解救剂量为前 24 小时用药总量的 10%~20%。每日短效阿片解救用药次数大于 3 次时，应当考虑将前 24 小时解救用药换算成长效阿片类药按时给药。

阿片类药物之间的剂量换算，可参照换算系数表（表 4-3）。换用另一种阿片类药时，仍然需要仔细观察病情，并个体化滴定用药剂量。

表 4-3　阿片类药物剂量换算表

药物	非胃肠给药	口服	等效剂量
吗啡	10mg	30mg	非胃肠道：口服 =1：3
可待因	130mg	200mg	非胃肠道：口服 =1：1.2 吗啡（口服）：可待因（口服）=1：6.5
羟考酮	/	10mg	吗啡（口服）：羟考酮（口服）=（1.5~2）：1
芬太尼透皮贴剂	25μg/h（透皮吸收）	/	芬太尼透皮贴剂 μg/h，每 72 小时剂量 =1/2 ×口服吗啡 mg/d 剂量

如需减少或停用阿片类药物，则采用逐渐减量法，即先减量 30%，2 天后再减少 25%，直到每天剂量相当于 30mg 口服吗啡的剂量，继续服用两天后即可停药。

③不良反应防治：阿片类药的不良反应主要包括便秘、恶心、呕吐、嗜睡、瘙痒、头晕、尿潴留、谵妄、认知障碍、呼吸抑制等。除便秘外，阿片类药物的不良反应大多是暂时性或可耐受的。应把预防和处理阿片类止痛药不良反应作为止痛治疗计划的重要组成部分。恶心、呕吐、嗜睡、头晕等不良反应，大多出现在未使用过阿片类药物患者的用药最初几天。初用阿片类药物的数天内，可考虑同时给予甲氧氯普胺等止吐药预防恶心、呕吐，如无恶心症状，则可停用止吐药。便秘症状通常会持续发生于阿片类药物止痛治疗全过程，多数患者需要使用缓泻剂防治便秘。出现过度镇静、精神异常等不良反应，需要减少阿片类药物用药剂量。用药过程中，应当注意肾功能不全、高钙血症、代谢异常、合用精神类药物等因素的影响。

④辅助用药：辅助镇痛药物包括抗惊厥类药物、抗抑郁类药物、皮质激素、N- 甲基 -D- 天冬氨酸受体（NMDA）拮抗剂和局部麻醉药。辅助药物能够增强阿片类药物止痛效果，或产生直接镇痛作用。辅助镇痛药常用于辅助治疗神经病理性疼痛、骨痛、内脏痛。辅助用药的种类选择及剂量调整，需要个体化对待。

3. 非药物治疗　用于癌痛治疗的非药物治疗方法主要有：介入治疗、针灸、经皮穴位电刺激等物理治疗、认知 - 行为训练、社会心理支持治疗等。适当应用非药物疗法，可作为药物止痛治疗的有益补充，与止痛药物治疗联用，可增加止痛治疗的效果。

介入治疗是指神经阻滞、神经松解术、经皮椎体成形术、神经损毁性手术、神经刺激疗法、射频消融术等干预性治疗措施。硬膜外、椎管内、神经丛阻滞等途径给药，可通过单神经阻滞而有效控制癌痛，减轻阿片类药物的胃肠道反应，降低阿片类药物的使用剂量。

4. 患者及家属宣传教育　治疗过程中，患者及家属的配合至关重要，应当有针对性地开展止痛知识教育宣传。重点宣传以下内容：鼓励患者主动向医护人员描述疼痛的程度，止痛治疗是肿瘤综合治疗的重要部分，忍痛对患者有害无益；多数患者可通过药物治疗得到有效的控制，患者应当在医师指导下进行止痛治疗，按规律服药，不宜自行调整止痛药剂量，吗啡及其同类药物是癌痛治疗的常见药物，在癌痛治疗时，应用吗啡类药物引起成瘾的现象极为罕见，止痛治疗时要密切观察疗效和药物的不良反应。随时与医务人员沟通，调整治疗目标及治疗措施，同时应当定期复诊或随访。

二、癌症疼痛的药物治疗原则

早在 1986 年 WHO 就针对癌痛治疗提出了"癌症三阶梯止痛法"的治疗方案。从那时起，这种阶梯式治疗方法被广泛应用，作为治疗所有类型疼痛的概念框架。它强调按照患者疼痛的程度依照相应的阶梯进行给药，不仅增加了用药的机会，充分发挥各类镇痛药的作用，还能最大限度地减少药物依赖的发生。

1. 首选无创途径给药　首选口服及无创途径给药。口服用药具有无创、方便、安全及经济等独特优点。随着医药科学技术的不断发展进步，新方法、新技术、新药物不断创新，止痛药给药途径日益多样化，除口服途径给药外，无创性给药途径的应用也日趋广泛，如透皮贴剂止痛治疗。尤其针对于有吞咽困难、严重恶心呕吐或胃肠梗阻的患者，透皮贴剂、直肠栓剂及自控镇痛泵等无创给药途径的优点十分突出。

2. 按阶梯用药　使用止痛药时，应该像上台阶般，拾级而上。根据癌痛患者的疼痛程度，由轻到重，有针对性地选择不同镇痛效果的止痛药，即"三级阶梯止痛法"。其主要包括以下内容。

（1）第一阶梯治疗　以对乙酰氨基酚为代表的非甾体抗炎药（NSAIDs），用于处理轻度疼痛，一般情况下疗效显著。

（2）第二阶梯治疗　如果疼痛持续，则归类为中度疼痛，改用以曲马多为代表的弱阿片类药物，辅予 NSAIDs 类药物进行治疗。但是需要注意的是，第一和第二阶梯治疗的药物在使用过程中会出现"天花板效应"，又称"封顶效应"，即药物镇痛作用的最高极限。当药物使用量达到最高限制剂量，疼痛仍得不到缓解时，不宜继续增加剂量或者更换一、二阶梯范围内药物种类，而应该直接选用第三阶梯治疗药物。

（3）第三阶梯治疗　以吗啡为代表的强阿片类药物，应用于治疗疾病晚期持续性的重度疼痛。此类药物种类及剂型繁多，且无"天花板效应"。合理使用该阶梯药物将使 90% 以上的中重度疼痛患者得以缓解甚至解除疼痛。需要注意的是，在使用强阿片类药物时，可同时加用 NSAIDs 类药物，后者既能增加阿片类药物的止痛效果，又可减少阿片类药物用量，降低药物成瘾性。

（4）辅助止痛药　可根据实际情况应用于以上三步治疗中。不同药物的配伍均是为了更大程度缓解患者的疼痛，达到最佳治疗效果。辅助用药的目的不仅能增强阿片类药物的作用效果，缓解疼痛给患者带来的心理焦虑、抑郁和烦躁等问题，提高生活质量；同时还能预防和减轻镇痛药引起的不良反应，如恶心、呕吐、胃黏膜损伤、肠蠕动减弱、便秘等。

（5）WHO 三阶梯指南　在应用于实际临床中时，并不能将其机械地看成三阶梯，我们要将疼痛看作一个连续的过程，灵活掌握和联合使用各阶梯镇痛药物，在增强镇痛效果的同时降低药物的不良反应。

3. 按时用药　应根据药物的药代动力学有规律地按规定间隔给药，确保镇痛药物能维持稳定、有效的血药浓度，以达到连续镇痛的效果。此外，按时给药能减少血药浓度波动导致的疼痛反复出现，推迟了个体出现耐药的情况。应告诫患者及其家属，避免"痛时给药"，或者因为暂时不痛而停止规律用药等行为，这样会降低药物的止痛作用，增加药物使用剂量及药物不良反应。

4. 个体化给药　止痛药的用药剂量不能千篇一律，应根据不同个体对药物敏感性，及药物本身的药理作用制定个体化的治疗方案。由于个体差异的存在，对于阿片类药物的使用无理想标准化的用药剂量。根据患者疼痛情况，能使疼痛得到缓解的药物剂量就是正确的剂量。故选用阿片类药物，应从小剂量开始，逐步增加至理想缓解疼痛及无明显不良反应的剂量为止，避免药物剂量不足或者过量。

5. 注意具体细节　对于使用镇痛药物的患者，我们要注意监护和密切观察其疼痛缓解程度及机体反应，及时采取必要措施，尽可能使患者获得最佳疗效的同时发生的药物不良反应最小。为了进一步减轻患者疼痛以提高生活治疗，一些学者近年来还提出了"第四阶梯止痛法"。这一阶梯主要是通过采取介入手段，如神经外科手术进行神经调节、神经阻滞、脑刺激和神经溶解，用于治疗使用阿片类药物后仍不能控制的持续性疼痛或者辅助治疗。

三、癌症疼痛的辅助治疗

在治疗癌症疼痛的过程中，如出现止痛药的不良反应，为增强止痛疗效，治疗并存的精神疾病（如失眠、焦虑和抑郁），可考虑应用辅助治疗。糖皮质激素为最常见的辅助性药物，抗抑郁药和抗惊厥药用于神经源性疼痛。

糖皮质激素常用于治疗神经损伤、脊髓压和颅内压增高及骨转移引起的疼痛，或内脏包膜牵引疼痛（如肝转移及其他内脏转移所致的疼痛），软组织受侵所致的疼痛（包括头颈部肿瘤，腹部、盆腔肿瘤），管道梗阻所致的疼痛（腔静脉梗阻，淋巴管阻塞性水肿），肿瘤转移至关节导致关节痛等。皮质激素常见的毒副作用有如水钠潴留、消化不良、向心性肥胖、消化道出血等。

抗抑郁药通过增强 5- 羟色胺活性产生镇痛作用，同时增加阿片类药物的镇痛效果。常用药物包括单胺氧化酶抑制剂，如异卡波肼、苯异肼及苯环丙胺，三环类药物有一代丙米嗪、阿米替林、二代马普替林、曲唑酮。选择性 5- 羟色胺再摄取抑制剂舍曲林、帕罗西汀。不良反应包括多汗、口干、排尿困难、视物模糊、头晕、嗜睡及精神错乱等，大剂量应用可导致心动过速和传导阻滞。

抗惊厥药能稳定细胞膜，改变钠离子的内流，用于治疗神经损伤引起的刀刺样疼痛及灼烧样疼痛，如臂丛、骶丛神经损伤，带状疱疹引起的疼痛，以及化疗药物外渗引起的疼痛。常用药包括卡马西平、加巴喷丁。

晚期恶性肿瘤患者因骨转移产生的疼痛比较常见，疼痛是肿瘤骨转移的主要临床症状，也是癌症疼痛最常见的原因。尤其乳腺癌、前列腺癌、肺癌中发生率较高（66%~85%）。大多数骨转移以溶骨性破坏为主，病理性骨折危险性增加。发生骨转移后，患者仍可能长时间生存，如乳腺癌骨转移的平均生存时间为14（0.6~49）个月，疼痛将可能长期始终存在。因此，骨转移患者的止痛治疗需要持续较长时间，而大多数骨转移都有持续增强的骨痛及不同程度的活动能力减弱，使用阿片类止痛药、激素及化疗都很难达到满意的止痛效果，严重影响患者的生活质量。骨转移的治疗，其目的在于减轻患者的疼痛，提高生活质量，延长患者生命。除阿片类止痛药外，肿瘤骨转移引起的疼痛及高钙血症，可应用非甾体抗炎药、双磷酸盐类药及强阿片类镇痛药治疗。治疗骨转移疼痛的其他姑息治疗方法还有传统的抗肿瘤治疗，包括手术、化疗及放疗，一般来说，手术治疗骨转移，仅适用于某些特殊情况下采用，如预防骨折引起的瘫痪。

放射治疗不良反应小，大多数骨折转移患者，包括晚期癌症患者，都能耐受局部姑息性放射治疗。骨转移放射治疗的体外照射常用剂量包括：每次300cGy，共10次，或每次400cGy，共5次，或每次800cGy，单次照射。以上方法照射的效果及耐受性相似，在缓解疼痛方面，各方法未见明显差异。单次照射疗效肯定，该方法尤其适于一般情况差、体质虚弱、活动困难的晚期癌症患者，减少放疗次数，缩短往返时间。林良保等对比常规照射和快速分割照射治疗晚期癌症骨转移痛的效果（常规组照射剂量为每次2Gy，每周10Gy，总量每3~4周30~40Gy；快速分割组照射剂量为每次4Gy，8Gy/d，总量24Gy/3d），发现两组对骨转移疼痛均有良好控制疗效，但快速分割法具有省时、经济、疗效快的优点，止痛有效率达91.66%。由于严格选择放疗部位，避开脊髓及有关重要器官，目前还未发现近期严重不良反应。但对放疗不敏感的某些肿瘤出现的肋骨转移，如黑色素瘤、子宫颈癌等出现的肋骨转移，在放疗最初几天，因为局部组织的水肿，导致肋间神经受压迫，疼痛反而加剧，故应同时应用糖皮质激素。

近年来，应用抗骨溶解剂双磷酸盐也是治疗骨痛重要的治疗手段之一，是目前临床用于治疗骨转移的主要药物。目的是预防继发肿瘤、骨骼的溶骨，缓解临床症状和预防并发症的发生。该类药物能有效地抑制羟磷灰石的溶解，抑制破骨细胞的活性，阻止骨质吸收。

第一代磷酸盐类药物氯膦酸二钠止痛有效率为81.9%，对多发性骨转移较单发的效果好。在用药后2~5日逐渐发挥止痛作用，镇痛效果可持续1~3个月。第二代双磷酸盐类的药物为帕米膦酸二钠，与骨的结合力高，半衰期长，可达300天，镇痛的有效率为79.49%。英卡膦酸二钠，主要作用于恶性肿瘤溶骨性转移疼痛的双磷酸盐骨代谢改善剂。英卡膦酸二钠被认为是当前活动性最强和最有前途的双磷酸盐之一，其骨吸收抑制作用比第一、二代双磷酸盐分别强 1000 倍和 10 倍，其降钙作用优于维生素 D_3 和鲑鱼降钙素，且不会出现钙化现象。临床前研究表明对破骨细胞吸收活性的抑制率为 87.8%。磷酸盐类药物的不良反应主要有发热、寒战、恶心、呕吐、低钙、腹泻、身体不适等。

放射性核素治疗，利用亲骨性放射性药物进行体内辐射治疗骨转移目前在临床应用已较普遍，能有效地减轻疼痛，减少止痛剂的应用，提高生活质量，还可减少骨损害。对范围局限的骨转移灶，应首先采用放射治疗进行止痛、预防病理性骨折。对于全身多发性骨转移灶，放射治疗的作用有限。除了应用帕米膦酸二钠外，应用静脉注射亲骨性放射性药物，行全身照射治疗，可提供更广泛、持久和缓解病情的效果。少数患者治疗后会出现骨髓抑制，出现白细胞、血小板减少。

目前临床上的这类药物有 ^{153}Sm-EDTMP（钐标记乙二胺四甲基磷酸）。^{153}Sm-EDTMP 近几年应用于临床治疗骨转移，其中具有治疗作用的是放射性核素 ^{153}Sm。^{153}Sm 标记 EDTMP 后具有亲骨性，能被肿瘤的骨转移灶所摄取，对骨转移灶有较强的亲和力和较高的特异性，注射 ^{153}Sm-EDTMP 后，58%~66% 可浓集于骨骼，非骨组织分布不到 2%，并对骨肿瘤组织中的破骨细胞有抑制作用。^{153}Sm 能发射 β 射线，能量适中，在组织中射程短，向肿瘤组织释放很高的辐射剂量，对肿瘤周围正常组织损伤极小，即可直接或通过电离辐射作用间接杀伤肿瘤细胞，放射性药物能定向的浓聚到病灶内，杀死癌细胞，止痛作用时间长，1 次注射后疗效可维持 3 个月至半年。该药使用安全，毒副反应小，无成瘾性，治疗费用低。

第五节　终末期癌症疼痛的药物治疗与临终关怀

人类试图彻底攻克癌症这一顽症，经过上百年的努力，时至今日，发达国家癌症的治愈率已高达 65%，但仍有 35% 左右的癌症未能被治愈；发展中国家，癌症治愈率更低，在我国，尽管在一些医疗机构，某些肿瘤的治愈率接近国际先进水平，但全国癌症平均治愈率仍达不到理想的标准。由于人们传统观念对癌症和死亡存在偏见，致使大量晚期癌症患者得不到合理的治疗和妥善的安置，但应当让这些不能治愈的患者得到进一步的姑息性治疗和合理的医疗照顾。

一、舒缓医学的概述

（一）概述

舒缓医学（palliative care）在我国香港被翻译为纾缓医学，在我国台湾被译为安宁疗护，除了舒缓医学外还有姑息医学、缓和医学、终末期关怀等多个名称。2002 年，世界卫生组织在原有的基础上，将舒缓医学修订为：通过早期识别、积极评估、控制疼痛和治疗其他痛苦症状，包括躯体、社会心理和宗教的困扰，来预防和缓解身心痛苦，从而改善面临威胁生命疾病的患者及其家属的生活质量。

终末期也称生命的末期，属于恶性肿瘤患者生理学分期的最后一期，即在当前医疗条件下，患者所患疾病不可治愈或无法加以治疗，预计生存期在 6 个月以内的阶段。终末期肿瘤患者常常合并很多难治性症状，如疼痛、呼吸困难、呕吐、谵妄等并发症，同时终末期患者常常存在语言、意识障碍等。而这些症状往往会影响患者的生活质量，导致治疗的中断，甚至会加速死亡的进程。因此，对终末期难治性癌痛患者进行准确的疼痛评估、选择合适的药物和给药途径进行有效的治疗，必要时选择终末期镇静是十分必要的。

舒缓医学并非是一种治愈疗法，而是一种专注于在患者将要逝世前的几个星期甚至几个月的时间内，减轻其疾病的相关症状、延缓疾病发展的医疗护理。舒缓医学不追求猛烈的、可能给患者增添痛苦的，或无意义的治疗，但要求医务人员以熟练的专业技术和良好的服务来控制患者的症状。舒缓医学必然要涉及各种症状的姑息治疗。

舒缓医学目标是提高患者的生活质量，通过减轻或消除疼痛与其他难治性症状，排解心理问题和精神恐惧，使患者内心宁静地面对死亡。同时，舒缓医学还能减轻患者家属的负担和纾缓患者家属的心理压力。

舒缓医学是一门以终末期患者的生理和心理特征以及相关的医学、护理、心理、社会、伦理等问题为研究对象的新兴交叉学科。舒缓医学就是为终末期患者及家属提供缓和性和支持性照顾，帮助终末期患者了解死亡、接受死亡的事实，给患者家属以精神上的支持。舒缓医学一般应用于晚期肿瘤患者的终末期阶段，预期生存时间是以小时、天或周来计算，而治疗以心理支持、缓解疼痛和症状处理为主，延长生命不是舒缓医学的主要目的，安详地走完人生的最后阶段才是舒缓医学的主要目标。

（二）舒缓医学的目的

1. 控制症状，舒缓医学是以提供心理支持、缓解疼痛和症状处理为主的临床医疗服务，而不是为了延长生命。

2. 维护和尊重生命，把终末期患者作为一个正常人来对待，并不认为是特殊的个体，仅是生命的特殊阶段，维护终末期患者的尊严，让终末期患者安详地走完人生的最后阶段。

3. 提供必要的医疗服务，有效的干预疾病的过程既不刻意加速死亡，也不拖延死亡。

4. 整合患者的精神心理和宗教的缓和关怀为一体，体现现在医学的人文关怀服务。

5. 提供支持服务，帮助终末期患者了解死亡、接受死亡的事实，说服家属正确对待患者的疾病正常进展和必要的居丧服务咨询。

6. 也适用于肿瘤早期，积极评估相关症状，联合应用其他积极的延长生命的治疗，如化疗和放疗治疗手段，延长生命，提高生活质量。

（三）舒缓医学应贯穿肿瘤治疗的全过程

舒缓医学在肿瘤综合治疗中的地位愈发重要，应伴随着肿瘤诊断和进展而逐渐占据主要位置，抗肿瘤治疗和舒缓医学在肿瘤治疗中具有同等重要的位置。WHO 在 20 世纪 80 年代提出舒缓医学应该尽早贯彻到肿瘤诊治的全程。舒缓医学在肿瘤诊断早期主要是以肿瘤治疗为目的，使用各种抗肿瘤治疗（如手术、放化疗、靶向治疗等手段）消灭肿瘤细胞，延长生命；在肿瘤晚期主要是以疼痛和症状管理为主要手段，改善生活质量，让患者及其家属缓和地接受死亡的结局。舒缓医学不仅仅是"治病"，更强调"救人"，通过大量医学研究和实践证明，舒缓医学≠终末期关怀，是为了晚期肿瘤患者"活得好＋有尊严地活着"。舒缓医学不仅仅关注肿瘤治疗，而且更关注患者本人，以人为本，尊重生命，以改善肿瘤患者生活质量的支持治疗为首要任务。舒缓医学是一种医学理念，能通过疼痛管理和症状支持治疗改善癌症患者及其家属的生活质量，通过早期正确评估并合理有效治疗躯体、心理或精神方面的痛苦；这是一种以人为本的卫生服务理念，将癌症姑息和支持治疗理念整合入癌症诊疗决策，为癌症患者提供全程、全身心支持治疗，维护患者生活质量，不仅需要不断更新观念、优化医疗实践，更需要进行大量深入的基础与临床研究工作。

早期舒缓医学的介入使得癌症患者的治疗模式优化，医务工作者更加关注患者的生活治疗和一般状况，避免终末期患者的过度医疗，在保证患者生活质量的同时优化抗肿瘤治疗方案，使患者总生存期延长。ASCO 共识表明，癌症患者早期舒缓医学治疗获益，主要表现为改善症状、改善生活质量、减少无效抗癌治疗、改善患者满意度、减轻护理者负担、更恰当安排终末期关怀、未增加对患者和护理者的危害和费用。

二、终末期癌症疼痛患者的评估

目前，依据患者主诉的疼痛评估方法仍是终末期癌症疼痛患者的标准评估方法。在对终末期患者进行疼痛评估时，除了使用常规的评估工具外，还应关注患者的表情、强迫体位、肢体动作等非语言行为。许多终末期癌症疼痛患者往往合并语言、意识障碍，无法自我反映真实的疼痛情况，这需要采用一些非常规范的疼痛评估工具来客观的评估患者的疼痛程度。

对于可自我报告疼痛的终末期患者，癌痛评估工具包括单维评估工具和多维评估工具。单维评估工具是基于患者疼痛主诉来测量疼痛程度的典型方法，主要包括数字分级法（NRS）、面部表情评估量表法、主诉疼痛程度分级法（VRS）。单维评估工具主要针对疼痛程度进行评估，方法简单，易于掌握，是临床上常用的评估工具，但是患者主观性比较强，受多种因素影响，特别是受患者当时的心情变化影响较大，往往不能真实反应患者的疼痛情况。而多维评估工具是采用生理和行为等多项指标进行主客观两个方面的综合评估，通过观察患者日常生活、人际关系、情绪、精神状态、睡眠质量等多方面的生活情况进行评估疼痛对日常生活的影响程度，特别适用于慢性疼痛的评估。临床上常用的多维评估工具有简明疼痛调查表、MPQ、MD 安德森症状调查表（MDASI）、埃德蒙顿症状评估系统（ESAS）、神经病理性疼痛症状评价量表（NPSI）等评估工具。

对于不可自我主诉疼痛的终末期癌痛患者，根据患者目前的机体状况，疼痛评估工具的选择主要针对以下两类。

1. 认知功能障碍的晚期癌痛患者　具有认知功能障碍的晚期癌症患者由于认知能力、记忆能力和思维能力的降低，使用常规的疼痛评分工具很难进行准确、可靠的评估。因此，需要结合多种方法评估认知功能障碍患者的疼痛的具体情况。临床上常用的评估方法有痴呆患者不适评估（ADD）、非语言疼痛评估指标（CNPI）、神经精神症状问卷（NPI）、晚期老年痴呆症疼痛评估量表（PAINAD）等，都能有效地评估认知功能障碍的晚期癌痛患者的疼痛情况。

2. 危重症的晚期癌痛患者　由于危重症的晚期癌痛患者不能进行正常的语言交流或部分患者需要使用镇静治疗，往往存在意识障碍或认知功能障碍，而对危重症患者采用的治疗复杂化，加大了疼痛评估的难度，不能通过常规的评估工具进行评估，使得危重症晚期癌痛患者的疼痛评估更加复杂化。因此，需要结合多种方法评估危重症患者的疼痛的具体情况。临床上常用的评估方法有行为疼痛量表（BPS）和重症监护疼痛观察工具（CPOT）。

三、终末期癌症疼痛患者的药物治疗

对于终末期癌痛患者，其镇痛药物的选择仍然参照 WHO 制定的癌痛三阶梯原则，但终末期患者随着病情的进展，机体功能逐渐衰退，抵抗力和免疫力下降，意识水平逐渐下降，癌痛、恶病质及晚期并发症的出现，其给药途径、镇痛药物的选择需综合考虑，给予患者最大化的镇痛效果，同时将不良反应降到最低。

（一）终末期癌痛患者给药途径的选择

1. 口服给药　口服给药因其方便、安全、无创伤的特点，仍作为终末期癌痛患者的首要选择。口服给予阿片类药物控释剂型，具有血药浓度平稳、不良反应少等优点。然而，晚期癌症患者常常由于恶心呕吐、吞咽困难、胃肠道功能障碍、意识降低等原因，经口服用药物困难，除口服途径外，还有经口腔黏膜、舌下、皮肤、直肠给药等其他无创给药途径，必要时还可以使用输液泵持续皮下输注、静脉、鞘内或硬膜外给药等。

2. 外用贴剂　芬太尼透皮贴剂是一种经皮肤黏膜吸收的强阿片类制剂，适用于不能经口服用药物的患者。芬太尼透皮贴剂也具有血药浓度稳定、镇痛效果强等优点，但是受多种因素影响，体温升高或局部加压会影响芬太尼的吸收速度，造成短时间内芬太尼的血药浓度过高，引起严重的药物不良反应，因此在敷贴过程中不能加热或加压，而且对发热患者谨慎应用，对于神志障碍、颅脑高压、肝肾功能不全等患者需要减量或谨慎应用。

3. 肌内注射或皮下注射　对于经口服用药物困难的晚期癌痛患者，可以选择肌内或皮下注射药物，达到快速止痛的目的，对终末期癌痛患者更具有实际的临床意义。经肌内或皮下注射药物的用药方式，有用药量少、快速起效、药物不良反应小、用药安全等优点，值得在临床上推广使用。近年来，利用 PCA 技术，吗啡皮下快速滴定、吗啡皮下持续注射、吗啡皮下 PCA 快速控制暴发痛等用药方式应用于临床实践，取得了良好的效果。

4. 静脉注射 对于不能经口服用药物且疼痛控制较困难的患者，可以选择静脉注射药物达到快速控制疼痛，经静脉注射药物的用药方式，用药量少、快速起效、药物不良反应小等优点，但是由于血药浓度波动较大，不良反应较多而且严重，特别是有严重的呼吸困难、神志改变等缺点，限制了静脉注射在癌痛患者中的应用。近年来，随着静脉注射技术的突飞猛进，利用静脉注射 PCA 技术，可以对难治性癌痛和暴发痛次数较多患者进行快速滴定，再根据滴定的结果换算为等效的控释药物，这一种给药方法逐步应用于临床实践并取得了良好的效果，正在临床上逐渐推广应用。

（二）终末期癌痛患者镇痛药物的选择和注意事项

1. 终末期癌痛患者镇痛药物的选择 目前推荐应用于癌症疼痛患者进行镇痛的常规药物都可以应用于终末期癌痛患者，用于癌痛患者的镇痛药物和不良反应防治药物种类较齐全，为终末期癌痛的治疗顺利进行提供了强有力的保证。但是由于终末期癌症疼痛的患者机体功能衰弱、肝肾功能不全、认知功能下降、免疫力下降等原因，造成常规剂量即可引起终末期癌痛患者药物不良反应发生率较高并且紧急严重，重者危及生命安全，需要酌情减少药物用量并严密观察不良反应，及时处理不良反应。在使用阿片类药物的同时，合用非甾体类抗炎药物，在增强阿片类药物的止痛效果的同时减少阿片类药物用量。对轻度和中度疼痛的癌症患者，也可考虑使用低剂量的强阿片类药物，但是需密切关注阿片类药物的不良反应。此外，如果患者疼痛性质合并有神经病理性疼痛，合理配合辅助性用药，如抗抑郁药、抗惊厥药等，在一定程度上可以提高止痛效果，给患者带来良好获益。

2. 药物不良反应 典型的阿片类药物不良反应包括便秘、恶心呕吐、嗜睡、肌阵挛、癫痫、抑郁、睡眠障碍、呼吸障碍等。终末期患者便秘的治疗以预防性用药为主，软化大便，必要时给予灌肠处理，同时需要防止过度腹泻导致的电解质紊乱等情况。恶心呕吐不良反应较为常见，可给予甲氧氯普胺、5-HT 受体拮抗剂等治疗。及时对终末期患者疼痛和镇痛药物治疗效果进行评估，同时对阿片类药物引起的不良反应进行评估，及时处理药物不良反应，提高镇痛药物的镇痛效果和患者生活质量。

3. 非甾体抗炎药 非甾体抗炎药作为三阶梯镇痛原则中轻度疼痛的首选药物，亦为中重度疼痛的重要辅助镇痛药。当对患者进行疼痛的机制评估时，如患者合并有炎症性疼痛时，首选非甾体抗炎药进行止痛。但是非甾体抗炎药的主要不良反应有胃肠道出血、心脏毒性等，在使用非甾体抗炎药的同时需使用胃肠道保护药，降低非甾体抗炎药的不良反应，合并有心脏疾病、胃肠道疾病的患者谨慎应用非甾体抗炎药。

（三）终末期癌痛患者 PCA 使用方法

患者自控镇痛（patient controlled analgesia，PCA）作为疼痛治疗技术已经应用了 40 余年。PCA 技术随着药物发展和计算机及网络技术的发展不断进步，在临床上得到了广泛的应用。对于终末期癌痛患者，控制症状成为治疗首要任务，常出现使用阿片药物剂量较大、疼痛控制不理想、暴发痛次数频繁的情况，而 PCA 技术可以有效地缓解终末期癌痛患者的疼痛症状，在临床上已经广泛应用。

1. PCA 的适应证和临床分类

（1）PCA 技术的临床适应证

1）不能经口服使用镇痛药物的患者，且该患者有使用芬太尼透皮贴的禁忌证或芬太尼透皮贴对该患者镇痛效果较差。

2）中重度癌症疼痛患者，且口服阿片药物或芬太尼透皮贴滴定困难，不能有效地滴定缓解疼痛症状，可以选用 PCA 技术进行阿片药物滴定。

3）暴发痛频次较多的癌症疼痛患者，且使用急救镇痛药物缓解疼痛较困难，可以使用 PCA 技术进行暴发痛控制。

4）癌症疼痛患者经口服阿片药物或芬太尼透皮贴不良反应较大，不能耐受不良反应者。

（2）PCA 技术的临床分类　PCA 技术按照药物输入途径可分为静脉 PCA（patient-controlled intravenous analgesia，PCIA）、硬膜外间隙 PCA（patient-controlled epidural analgesia，PCEA）、局部神经阻滞 PCA（patient-controlled regional analgesia，PCRA）、蛛网膜下隙 PCA（patient-controlled subarachnoid analgesia，PCSA）、皮下 PCA（patient-controlled subcutaneous analgesia，PCSA）等。临床上根据患者的不同需求和适应证可采用不同的给药途径。

2. PCA 的镇痛药物选择和配泵方法

（1）理想的 PCA 镇痛药物应该具备以下药理特性　起效迅速，镇痛效果强效；快速达峰，中等作用时间；代谢产物无生物效应。

（2）针对以上的药理特性，常用于 PCA 的药物具体如下。

1）吗啡：吗啡是癌痛镇痛最常用的阿片类药物，也是 PCA 常用的止痛药物。吗啡是强效的阿片类药物，无天花板效应，对多种类型的疼痛均有缓解疼痛作用。皮下或者静脉 PCA 吗啡泵也会有恶心呕吐、便秘、呼吸困难等不良反应，而且药物的安全区间较小，在使用吗啡泵时必须严密观察患者的镇痛效果和不良反应，必要时停用皮下或静脉吗啡泵，或者使用纳洛酮进行拮抗治疗。长期使用吗啡，会较快产生耐药性，此时需要增加剂量才能维持满意的镇痛效果，或者是更换阿片类药物，或者是使用辅助镇痛药物，或者有介入治疗适应证的患者早期使用介入微创治疗，能减少阿片类药物的剂量，延缓耐药反应时间，增强镇痛的效果。

2）芬太尼及其衍生物：芬太尼是一种强效的阿片类药物，起效迅速，但是作用时间短，反复给药容易发生蓄积效应，呼吸困难等不良反应发生率高，限制了其在癌痛镇痛中的应用。瑞芬太尼也是一种强效的阿片类药物，起效迅速，但是作用时间非常短，亦限制了其在癌痛镇痛中的应用。舒芬太尼是一种强效的阿片类药物，起效迅速，但是作用时间中等，安全性高，血流动力学稳定，呼吸、神志、血流动力学等生命体征无明显变化，不良反应较少，越来越多医师将舒芬太尼的 PCA 应用于中重度癌痛的治疗并取得了良好的效果。

3）氢吗啡酮：氢吗啡酮是一种强效镇痛的阿片类药物，起效迅速，作用时间长效，不良反应较少，目前推荐应用于无法口服或透皮吸收的癌痛患者，经皮下或静脉给予氢吗啡酮也是一种镇痛的替代途径，在大剂量应用阿片类药物时，氢吗啡酮由于其较少的不良反应，优于吗啡的应用。

4）咪达唑仑：咪达唑仑具有抗焦虑、镇静、催眠、抗惊厥等优势特点，在 PCA 治疗中可与阿片类药物配伍使用，可以提高镇痛治疗效果，能抗焦虑和改善睡眠作用。

5）右美托咪定：右美托咪定是高效的 α-2 肾上腺素能受体激动剂，对 α-2 肾上腺素能受体的亲和力较可乐定强，具有镇静、镇痛和抗焦虑的作用。有文献报道，联合应用阿片类药物和右美托咪定，可以有效地加强阿片类药物的镇痛效果，改善睡眠，降低阿片类药物的剂量和不良反应发生率。

6）局部麻醉药：由于利多卡因和布比卡因运动感觉分离不明显，不良反应大，限制了其在临床上的应用。近年来，新型局麻药罗哌卡因和左旋布比卡因更多地应用于 PCA 治疗中，具有作用时间长，镇痛效果强，不良反应少，运动感觉分离，使其在临床中的广泛应用。

（3）常用 PCA 药物配伍方法　具体有以下 4 种。

1）吗啡＋咪达唑仑：本配伍方法应用吗啡作为主要的强效镇痛药物，对所有机制的疼痛均起到缓解疼痛的作用，配伍用苯二氮䓬类药物咪达唑仑，起到抗焦虑、改善睡眠、增强吗啡的镇痛效果，能减少阿片类药物的剂量和不良反应，适用于烦躁不安、睡眠困难的癌症疼痛患者。

2）吗啡＋氟哌啶醇：部分患者在使用吗啡时出现顽固性恶心、呕吐症状，不能耐受，但是减少阿片类药物会加剧患者的疼痛症状，这一类患者推荐使用吗啡＋氟哌啶醇配伍方案，增强阿片类药物的镇痛效果并减少恶心呕吐症状，让患者更有信心接受镇痛治疗，但是长期应用氟哌啶醇会出现锥体外系症状，临床上需要严密监测。

3）吗啡＋局部麻醉药：这一配伍方案多用于局部神经阻滞和椎管内阻滞镇痛，新型局麻药罗哌卡因，因为其有运动感觉分离的特性，目前多推荐于临床应用，配伍用吗啡，可减少局麻药的剂量，增强镇痛效果。

4）舒芬太尼＋咪达唑仑：该配伍方案与吗啡＋咪达唑仑方案一样能起到充分的镇痛和镇静效果，由于舒芬太尼的镇痛效能远高于吗啡，镇痛效果更满意，用药量较少，而且舒芬太尼导致的恶心、呕吐、便秘等症状较吗啡发生率少且轻，目前已经在临床上广泛应用。

（4）PCA常用的参数设置 主要包括以下5项。

1）单次给药剂量：每次按压PCA泵所给的镇痛药物剂量，取决于设置的每次按压PCA泵所注射的容积和配置的药物浓度，单次给药剂量过大或过小都可能导致并发症或镇痛效果不足，如果患者在单次给药剂量仍不能获得满意的疼痛缓解，则需要增加单次PCA给药剂量，如果患者在单次PCA给药后出现了镇静过度等并发症，则需要降低单次PCA给药剂量。

2）锁定时间：是指单次PCA给药后到下次有效PCA给药的间隔时间，在此间隔时间内对再次给药指令不应答，设置锁定时间是为了防止患者或家属在短期内多次按压PCA给药，造成患者体内药物血药浓度过高，导致发生不良反应，是PCA安全用药的重要环节。

3）负荷剂量：是指一次性给予患者达到有效镇痛所需要的血药浓度的镇痛药物剂量，使患者迅速缓解疼痛。负荷剂量一般剂量较大，能迅速达到最低有效镇痛浓度，但是发生不良反应也是最多和最严重的阶段，医务人员在给予镇痛药物负荷剂量时需严密监测患者的生命体征。

4）最大用药量：是指单次PCA给药或单位时间内给予镇痛药物的最大剂量，是PCA装置的保护设施。

5）背景输注：由于单次PCA给药方法会造成剧烈的血药浓度波动，不利于患者的疼痛管理，而设置背景输注是根据药物的药代动力学和药效学进行设置，及时补充机体代谢的药物剂量，维持血药浓度始终在有效镇痛血药浓度上下波动，减少单次PCA给药次数，减少镇痛药物的使用，减少不良反应，改善镇痛效果。

（5）PCA自控泵的配泵方法 主要包括以下4点。

1）在配泵前，首先需要明确PCA泵的特性和检查PCA泵是否工作状态良好，明确PCA的最大容量是多少，是机械泵或电子泵，是恒速泵或靶控泵，如为机械泵，则需要进一步了解每次PCA药物的容积和背景输注的剂量。

2）根据患者每日需求的阿片类药物剂量换算为吗啡或舒芬太尼的剂量，然后根据需要配置的天数核算药物的总量和药物浓度。

3）最后通过添加溶剂来稀释药物，核定最佳的药物浓度。

4）排除空气，设置PCA泵的各项参数，核对无误后再连接患者。

3. PCA治疗晚期癌痛的不良反应及其处理

（1）恶心呕吐 恶心呕吐是疼痛患者使用阿片类药物的常见并发症，而应用PCA镇痛技术的患者更为常见，部分患者表现为顽固性恶心呕吐。恶心呕吐会影响患者的情绪和生活质量，导致部分患者不能配合后期的抗肿瘤治疗和镇痛治疗，对各种治疗持抵抗情绪，导致肿瘤不断进展和疼痛加剧，形成恶性循环。国内外的专家学者建议在使用阿片类药物镇痛时，常规使用止吐药或胃肠动力药，降低恶心呕吐的发生率和严重性，故可在PCA配泵时可加入止吐药如甲氧氯普胺或5-HT抑制剂等药物。

（2）神志改变 PCA镇痛泵所使用的药物均有镇痛镇静的作用，过量应用均会导致患者神志发生改变，表现为逐渐加深的镇静乃至昏迷状态，而逐渐加深的镇静状态是提示呼吸抑制的早期表现，特别是在配伍应用阿片类药物和苯二氮䓬类药物时发生率更高，医务人员在使用 PCA 镇痛技术时必要严密监测患者的神志情况，平衡镇痛效果和过度镇静的关系，防止过度镇静导致的呼吸抑制。如果应用 PCA 镇痛技术的患者神志发生改变，表现为过度镇静，需要减少给药剂量和增加间隔时间，必要时停药处理，使用纳洛酮拮抗阿片类药物作用。

（3）谵妄　谵妄是晚期肿瘤常见的并发症之一，而终末期患者由于使用药物较多且复杂，比如甲氧氯普胺、地塞米松、苯二氮䓬类药物等都会引起谵妄，而阿片类药物也会大大增加谵妄的发生率。有文献报道，PCA 镇痛技术会使晚期肿瘤患者的谵妄发生率增高。在患者发生谵妄前，一般会伴随着精神状态的异常，医务人员在使用阿片类药物时要严密监测患者的精神状况，如发生谵妄，则建议减少阿片类药物的剂量或更换阿片类药物的种类，此外，还可以应用氟哌啶醇、奥氮平等精神类药物治疗谵妄。

（4）呼吸抑制　临床上，呼吸抑制是使用阿片类药物最严重的并发症之一，发生率较少，不排除由于患者的镇痛药物使用过量导致，但是临床上发生呼吸抑制的原因并不仅仅是应用阿片类药物，需要排除气道堵塞或脑转移等原因导致的呼吸抑制才能诊断，对阿片药物导致呼吸抑制，首先表现为呼吸频率的降低，同时伴有神志的改变，需要减少给药剂量和增加间隔时间，必要时停药处理，使用纳洛酮拮抗阿片类药物作用。

四、姑息性镇静

1. 姑息性镇静的定义　姑息性镇静是指在终末期患者出现难治性痛苦症状时，有计划地应用镇静药物降低终末期患者的意识水平，从而缓解因难治性疼痛、难治性呼吸困难、难治性恶心呕吐、谵妄等常规医疗手段不能缓解的症状所引起的难以忍受的痛苦，并且不会缩短患者生存期的治疗。目前姑息性镇静主要用于缓解恶性或非恶性疾病终末期患者的痛苦，是舒缓医学不可或缺的一部分。在我国，针对肿瘤晚期癌症患者的姑息性镇静研究仍处于起步阶段，相关的临床治疗经验较少。姑息性镇静由于牵涉伦理问题而存在争议，而且没有相关的法律文件支持，但是姑息性镇静能有效控制晚期肿瘤患者的痛苦症状，最大限度地提高患者生存治疗和维护患者的生命尊严。

2. 姑息性镇静的适应证　根据实施镇静治疗目的及程度，姑息性镇静主要分为以下两类：一是临终前镇静，为最常见的姑息性镇静形式；二是间歇性浅度镇静，指对患者进行间断性、短时间的镇静治疗，间歇期患者可恢复意识。终末期患者（成人或儿童）出现无法忍受的难治性痛苦症状，所进行的任何常规治疗措施都无效时，而且患者预计生存期较短（数小时至数天），并经患者及家属 / 法定代理人理解同意签字后，可对该患者进行临终前镇静。而难治性痛苦的判断需要满足以下条件：

（1）难治性疼痛、呼吸困难、谵妄等症状明确，虽经多学科综合治疗后仍不能缓解；

（2）预计生存期较短，亦指预期生命在数小时至数天内；

（3）实施临终前镇静前，需要获得患者和（或）其代理人/家属的一致认可，并签署知情同意书。

3. 临终前镇静的实施 临终前镇静实施之前的程序大致如下：由患者本人或受委托代理人提出临终前镇静申请，由专业的医务人员全面评估患者是否符合临终前镇静的适应证；如有相应的适应证，则需与患者本人或受委托代理人充分沟通临终前镇静的意义、实施方案、不良反应等，取得双方一致意见后双方签署相关的知情同意书；在病史记录上详细记录相关内容，如临终前镇静的适应证、患者或受委托代理人的意见、临终前镇静方案的选择等内容。一旦作出临终前镇静治疗的决定，医务人员对患者进行规范、动态评估、药物调整的同时，还应当对患者家属提供支持，如后事的关怀、心理问题的疏导、医学专业问题的答疑等。

临终前镇静治疗方案需参照近期的治疗方案，多推荐肠外给药途径，首选治疗方案为苯二氮䓬类药物联合阿片类药物持续泵注。咪达唑仑为临终前镇静的首选药物，其次可选择的药物包括左美丙嗪、苯巴比妥、丙泊酚、氯丙嗪等。咪达唑仑是苯二氮䓬类常用药物，具有镇静催眠、抗焦虑、抗痉挛等作用，低剂量咪达唑仑不良反应较少，对呼吸和循环的抑制程度较轻，其血浆清除半衰期短，可以快速调整、滴定治疗剂量，并且过量时可选用苯二氮䓬类拮抗剂氟马西尼拮抗。研究表明，咪达唑仑皮下给药优于静脉给药，如果终末期患者预计生命超过 1~2 天，可选择经微泵持续皮下给药。一旦临终前镇静开始，可根据患者的具体情况酌情调整剂量。阿片类药物主要用于缓解疼痛，需要较大剂量时才有镇静作用，有严重的呼吸抑制作用，不能作为镇静剂使用，故需联合咪达唑仑作为临终前镇静的治疗方案。咪达唑仑联合阿片类药物持续泵注的方案可以减少单一药物的用药剂量，保证了患者的呼吸和循环稳定，同时具有镇静镇痛治疗效果，而且使用持续泵注方案可以维持稳定的血药浓度，避免单次注射时造成的过高的血药浓度，导致呼吸和循环严重抑制，引起严重的不良反应，基于以上原因，目前在临床上多推荐咪达唑仑联合阿片类药物持续泵注的方案作为临终前镇静的首选方案。

五、终末期癌症治疗的方法

1. 手术 以缓解患者症状、解除痛苦为目的一些癌症患者病情发展到晚期，无法进行根治性手术，但是为了减轻患者的痛苦，延长其生命，也可进行手术，这种手术称为姑息性手术。姑息性手术多种多样，例如姑息性肿瘤切除术、造瘘术等。

2. 化疗 目前，是否行姑息性化疗，必须权衡利弊。在采用姑息性化疗之前，应根据患者的全身情况、肿瘤病理及组织学来源、可能的药物敏感性和耐药性，充分衡量化疗的可能疗效和不良反应，对于一般情况较差的患者各器官功能状况、既往治疗和用药情况以及可能出现的不良反应等做全面的评估。

3. 放疗 姑息性放疗是指应用放疗方法治疗晚期肿瘤及其复发和转移病灶，以达到改善症状的目的。放疗在晚期肿瘤姑息治疗中应用最广。晚期患者常由于肿瘤浸润、压迫和坏死而致局部症状较明显，采用较低总剂量和短疗程的放疗，常可有效地控制症状而患者耐受良好。

4. **介入治疗**　介入治疗是治疗晚期癌症的一种有效治疗手段，具有不需要开刀、损伤小、恢复快、效果好等优点。对于晚期癌症的患者，介入治疗能够尽量把药物局限在病变的部位，而减少对身体和其他器官的副作用。其他的介入治疗技术，如食管支架术可改善晚期食管癌患者进食状况，同时对肿瘤的生长有一定抑制作用；肿瘤的栓塞治疗术可阻断肿瘤血运，达到"饿死肿瘤"的目的；晚期肿瘤引发大出血可行急诊介入治疗，栓塞其供血血管，控制出血。

5. **中西医结合治疗**　我国传统医学和现代医学在诊治癌症方面各有所长，也各有短处。在诊断癌症方面主要依靠西医的方法，在治疗癌症方面，中医药长于调整人体阴阳平衡，扶正固本，增强患者的抗病能力和免疫功能，而西医多以手术、放疗、化疗等方法治癌，疗效较快，但常常损伤机体的抗病能力和免疫功能。将传统医学和现代医学的长处结合起来治疗癌症，会取得更好的效果。

6. **心理支持治疗**　肿瘤患者通常需要接受多种医疗干预，需要长期、反复住院治疗，患者对躯体、情感、社会和认知功能等存在着负面理解，因此支持性心理治疗有着十分重要的意义。心理治疗中应充分了解患者心理动态，培养其良好的情绪状态，通过主动与患者的交谈，了解他们的烦恼、忧伤、痛苦，充分理解患者，并给予耐心疏导。

六、临终关怀

临终关怀是对无治愈希望患者的积极与整体性的照顾，其目的在于确保患者及其家属最佳的生活质量；临终关怀以控制疼痛、缓解患者其他相关生理症状，以及解除患者心理、社会与灵性层面的痛苦为重点；强调的是通过服务者为患者提供保守性的治疗和支持性的照顾，尽可能地使患者有尊严地平静安详地告别人世。与此同时，向患者家属提供支持系统与哀伤辅导。

1. **临终关怀的目的**　临终关怀的目的，一方面是帮助患者了解死亡，接受死亡，在人道主义的关怀下，享受良好的医疗消费，使他们能够有价值、有意义、有尊严地度过人生的最后阶段，超越躯体的痛苦，安详而无牵挂地离开亲人，离开这个世界；另一方面是给予患者家属精神上的支持与慰藉，帮助他们直面死亡的事实，坦然地接受失去亲人的痛苦和所要面临的问题。

2. **临终关怀的内容**

（1）临终关怀是帮助临终患者或即将走到生命尽头的人理解死亡并坦然接受死亡。不理解死亡甚至害怕死亡的人，不可能平静地告别人世，他们往往带着痛苦和恐惧离开人间，甚至由于担心、焦虑、恐惧，害怕死亡，抗拒死亡而加速了死亡的进程，缩短了本该安然享有的生命。

（2）临终关怀还包括减轻临终患者或即将走到生命尽头的人对死亡的恐惧和不安的情绪。由于对生命的眷恋和不舍，人们担心死亡、害怕死亡、恐惧死亡，这是一种非常普遍而正常的心理活动。临终关怀可以通过细微的从生理到心理对患者的帮助，减轻他们对死亡的设想和面临死亡到来的恐惧和不安，让他们平静甚至带着微笑离开人世。

（3）控制并减轻疼痛也是临终关怀的重要内容。在临终关怀中，对病患的疼痛处理是主动预防和控制，采用各种手段和方法，尽量减少患者的痛苦，而不是被动地压抑和忍受。

（4）临终关怀的具体内容是从人之常情、人之亲情和一个人日常生活的基本需求等方面甚至从一个人的性格特征和职业特点等方面去满足临终者心底的或最后的愿望。

（5）对患者家属的慰藉与关怀是临终关怀工作至关重要的内容。在患者临终前后，其亲属也将承受巨大的痛苦和折磨，对患者亲属的慰藉与关怀直接影响到对临终者的心理、精神和情感的安慰和治疗。对患者亲属的关怀包括对患者亲属的理解、同情和安慰，鼓励家属把内心的痛苦和真实的想法抒发出来；指导家属参与对临终患者的照顾工作，努力达到逝者死而无撼、生者问心无愧的目标。

（李德爱　王硕　姚蓉蓉　贾岚）

参考文献

［1］Natnal Comprehensive Cancer Network.Adult Cancer Pain［J］. Version v1-v2, 2019.

［2］难治性癌痛诊疗专家组. 难治性癌痛专家共识（2017年版）［J］. 中国肿瘤临床，2017，44：787-793.

［3］中国国家卫生健康委. 癌症疼痛诊疗规范（2018年版）［J］. 临床肿瘤学杂志，2018，23（10）：937-944.

［4］蒋宗滨，何睿林. 癌症疼痛的规范化治疗［J］. 实用疼痛学杂志，2007，8：302-04.

［5］Maione L, Vinci V, Caviggioli F.Autologous fat graft in postmastectomy pain syndrome following breast conservative surgery and radiotherapy［J］. Aesthetic Plast Surg, 2014, 38（3）：528-32.

［6］李德爱，张文彬，严敏. 临床疼痛药物治疗学［M］. 北京：人民卫生出版社，2015：1-348

［7］孙燕，顾慰平. 癌症三阶梯止痛指导原则 第2版［M］. 北京：北京医科大学出版社，2003：31-38.

［8］Ellershaw J, Dickman A.Pain control in the care of the dying.McMahon SB, Koltzenbourg M. Wall and Melzack's Textbook of Pain, 5th ed.Philadelphia：Saunders, 2005, 1159-1166.

［9］李金祥，蒋建军. 姑息医学［J］. 中国医刊，2005，4：21-28.

［10］徐云，秦伟，霍大同. 临终关怀中的心理支持系统的现状与问题［J］. 医学与哲学（人文社会医学版），2006，12：41-42.

［11］孔祥明. 癌痛规范化治疗与临床实践［M］. 上海：上海科学技术出版社，2013：26-95.

［12］韩济生. 疼痛学［M］. 北京：北京大学出版社，2012：559-607.

［13］李金祥. 姑息医学［M］. 北京：人民卫生出版社，2004：3-16.

第五章
中枢神经系统原发性肿瘤

中枢神经系统（central nervous system，CNS）原发性肿瘤是指直接起源于中枢神经系统（包括大脑、脑干、小脑和脊髓）的肿瘤。这类肿瘤可以是良性或恶性，具有不同的临床表现和预后。与其他癌症部位相比，CNS 原发性肿瘤相对罕见。CNS 原发性肿瘤是预后最差的恶性肿瘤之一，5 年生存率仅 12.8%。尤其在年轻人群中，原发 CNS 恶性肿瘤导致的死亡人数在所有恶性肿瘤中列第三位，仅次于白血病和乳腺癌。大多数原发 CNS 恶性肿瘤与任何已知的危险因素或病因无关。可能的风险因素包括：电离辐射（核辐射暴露，儿童鼻咽镭照射）、接触病毒和过敏原、环境因素（受污染的饮用水和铅）、免疫抑制。这些肿瘤根据其组织来源和侵袭性分类，常见类型包括：胶质瘤、脑膜瘤、垂体瘤等。年龄和病理类型是中枢神经系统原发性肿瘤患者预后最直接的相关因素。中枢神经系统原发性肿瘤的治疗通常需要多学科团队合作，包括神经外科、放疗、化疗等，具体的治疗方案会根据肿瘤的类型、分级、位置以及患者的整体健康状况来确定。

第一节　胶质瘤

一、概述

脑胶质瘤是指起源于脑神经胶质细胞的肿瘤，是最常见的原发性颅内肿瘤，是成人中枢神经系统发病率最高的原发恶性肿瘤，年发病率约为 6.4/10 万，其中世界卫生组织（World Health Organization，WHO）4 级胶质母细胞瘤（glioblastoma，GBM）发病率可达约 4.03/10 万，占所有中枢神经系统原发恶性肿瘤的 50.1%。脑胶质瘤的 5 年病死率在实体肿瘤中仅次于胰腺癌和肺癌。患神经胶质瘤的风险随着年龄的增长而增加，大多数患者首次确诊年龄大于 50 岁。GBM 男性多于女性，性别比例约为 1.5 : 1。遗传危险因素包括遗传性疾病，如 Li Fraumeni 综合征、Turcot 综合征、1 型神经纤维瘤病，以及其他几种易致 GBM 发生的特异性基因突变（TP53、PTEN、EGFR、NF1 突变，以及染色体畸变，如 7 号染色体三体和 10 号染色体单体）。GBM 患者的中位生存期约为 14 个月。

1. 胶质瘤的临床表现及诊断

（1）临床表现 脑胶质瘤的临床表现主要包括颅内压增高、神经功能及认知功能障碍和癫痫发作三大类。

（2）胶质瘤的诊断 目前，临床诊断主要依靠 CT 及 MRI 等影像学诊断。脑胶质瘤确诊需通过肿瘤切除术或活组织检查术（以下简称活检）获取标本，进行组织病理学和分子病理学整合诊断，以确定病理分级和分子亚型。

影像学诊断：目前神经影像的常规检查主要包括 CT 和 MRI。这两种成像方法可以相对清晰、精确地显示脑解剖结构特征及脑肿瘤病变的形态学特征，如部位、大小、周边水肿状况、病变区域内组织的均匀性、占位效应、血－脑屏障破坏程度及病变造成的其他合并征象等。MRI 在图像信息上优于 CT，CT 主要显示脑胶质瘤病变组织与正常脑组织的密度差值、脑胶质瘤病变的特征性密度表现（如钙化、出血及囊性变等）、病变累及的部位、水肿状况及占位效应等。常规 MRI 主要显示脑胶质瘤出血、坏死、水肿组织等的不同信号强度差异及占位效应，并且可以显示病变的侵袭范围。多模态 MRI 不仅能反映脑胶质瘤的形态学特征，还可以体现肿脑组织的功能及代谢状况。

神经病理学与分子病理学诊断：脑胶质瘤是一组具有胶质细胞表型特征的神经上皮肿瘤的总称。随着病理学的发展和病理学检测技术的进步，尤其是二代测序、DNA 甲基化谱等组学技术的提高，脑胶质瘤的遗传背景和发生发展机制逐渐清晰。越来越多的分子标志物被证明在脑胶质瘤的分类、分型、分级、预后和治疗方面发挥着重要作用。

2. 胶质瘤的病因与发病机制 脑胶质瘤的发病机制尚不明了，目前确定的两个危险因素是：暴露于高剂量电离辐射和与罕见综合征相关的高外显率基因遗传突变。尽管神经胶质瘤的确切原因尚不完全清楚，但目前普遍认为，单个细胞内的遗传变异是导致各种肿瘤（包括神经胶质瘤）发展的潜在因素。X 线是目前脑肿瘤（包括神经胶质瘤）唯一确认的环境危险因素。此外，手机使用、病毒或者细菌感染也可能参与脑胶质瘤的发生。

3. 胶质瘤的病理分类与分期 根据组织学和分子病理学特点可将脑胶质瘤分为 5 个组别：成人型弥漫性胶质瘤、儿童型弥漫性低级别胶质瘤、儿童型弥漫性高级别胶质瘤、局限性星形细胞胶质瘤、室管膜肿瘤。

（1）成人型和儿童型弥漫性胶质瘤

新版分类首次将弥漫性胶质瘤分为成人型和儿童型两大类。该分类并非完全依据肿瘤的发病年龄，而是依据主要分子变异及此类肿瘤在不同年龄段分布等临床特征。成人型弥漫性胶质瘤是成人胶质瘤的主要类型，也可发生于儿童；而儿童型弥漫性胶质瘤主要发生于儿童，亦可发生于成人，尤其是青年。

①成人型弥漫性胶质瘤 异柠檬酸脱氢酶（isocitrate dehydrogenase，IDH）突变是成人型弥漫性胶质瘤重要的诊断标志物。

a. 少突胶质细胞瘤，IDH 基因突变和 1p/19q 联合缺失型 IDH 基因突变的弥漫性胶质瘤，伴有 1 号染色体短臂 /19 号染色体长臂（1p/19q）联合缺失。

b. 星形细胞瘤，IDH 突变型　无 1p/19q 联合缺失，但有 ATRX 基因突变的弥漫性胶质瘤，CDKN2A/B 纯合性缺失是此类型肿瘤分级的标志物。

c. 胶质母细胞瘤，IDH 野生型　IDH 野生且组蛋白 H3 野生的弥漫性胶质瘤，出现坏死或微血管增生，或具有 EGFR 扩增、7 号染色体扩增 /10 号染色体缺失（+7/−10）、TERT 启动子区突变 3 个分子变异。

②儿童型弥漫性胶质瘤　儿童型弥漫性低级别胶质瘤以 MYB/MYBL1 变异和丝裂原活化蛋白激酶（MAPK）信号通路变异为主要分子特征。

a. MYB/MYBL1 基因拷贝数变异和基因融合　是诊断"弥漫性星形细胞瘤，MYB 或 MYBL1 变异型"和"血管中心型胶质瘤"的重要分子标志物。

b. MAPK 信号通路相关的基因变异包括 BRAF、FGFR1 等　是"青少年多形性低级别神经上皮肿瘤"和"弥漫性低级别胶质瘤，MAPK 通路变异型"的重要诊断标准。

c. 儿童型弥漫性高级别胶质瘤则以组蛋白 H3 变异为主要分子特征　包括发生在中线位置、H3K27me3 核表达缺失的"弥漫性中线胶质瘤，H3K27 变异型"和发生于半球、H3G34R/V 突变的"弥漫性半球胶质瘤，H3G34 突变型"。

d. 缺乏 IDH 突变和 H3 变异常发生于婴幼儿、儿童和青年人，具备高级别组织学特征的弥漫瘤，根据其分子变异和甲基化特征可诊断为"弥漫性儿童型高级别胶质瘤，H3 野生和 IDH 野生型"或"婴儿型大脑半球胶质瘤"。

（2）局限性星形细胞胶质瘤

①局限性星形细胞胶质瘤包括毛细胞型星形细胞瘤、有毛细胞样特征的高级别星形细胞瘤、多形性黄色星形细胞瘤、室管膜下巨细胞型星形细胞瘤、脊索样胶质瘤以及星形母细胞瘤，MN1 变异型等 6 类胶质瘤。

②"局限性"是指肿瘤相对可控的生长方式，与"弥漫性"肿瘤相对应，意味着此类肿瘤的生长方式较局限，影像学可见肿瘤界限较清晰，但并不代表肿瘤级别低，因为某些肿瘤存在侵袭甚至播散的可能。

（3）室管膜肿瘤　室管膜肿瘤的分子特征与其解剖位置、年龄等因素密切相关。

①幕上室管膜瘤　以融合基因为主要特征，可分为 ZFTA 融合阳性型和 YAP1 融合阳性型。非 ZFTA、非 YAP1 融合的幕上室管膜瘤比例较低。

②后颅窝（posterior fossa，PF）室管膜瘤　表现为特征性的 DNA 甲基化谱改变，可分为 PFA 组和 PFB 组。PFA 组室管膜瘤主要发生在婴幼儿，其预后差，组蛋白 H3K27me3 表达缺失，EZHIP 呈过表达，基因组较稳定；PFB 组室管膜瘤主要发生于大龄儿童或成人，其预后相对较好，H3K27me3 表达正常。

③脊髓室管膜瘤　其中有一类以 MYCN 基因扩增为特征，具有很强的侵袭性和转移能力，其预后较差。

二、胶质瘤的治疗原则

1. 手术治疗

（1）脑胶质瘤的手术治疗原则　是最大范围安全切除肿瘤，其基本目的包括：解除占位征象和缓解颅内高压症状；解除或缓解因脑胶质瘤引发的相关症状，如继发性癫痫等；获得病理组织和分子病理，明确诊断；降低肿瘤负荷，为后续的综合治疗提供条件。

（2）脑胶质瘤的手术治疗方式　主要分为肿瘤切除术和病理活检术。

1）肿瘤切除术　①适应证：CT 或 MRI 提示颅内占位；存在明显的颅内高压及脑疝征象；存在由于肿瘤占位而引起的神经功能障碍；有明确的癫痫发作史。②禁忌证：严重心、肺、肝、肾功能障碍及复发患者，一般状况差，不能耐受手术；其他不适合接受神经外科开颅手术的禁忌证。

2）病理活检术　①适应证：肿瘤位于优势半球，广泛浸润性生长或侵及双侧半球；肿瘤位于功能区皮质、白质深部或脑干部位，且无法满意切除；需要鉴别病变性质。②禁忌证：严重心、肺、肝、肾功能障碍及复发患者，一般状况差不能耐受手术；其他不适合接受神经外科手术的禁忌证。

3）围手术期处理　①术前处理：若术前出现明显的颅内高压症状，应及时给予脱水药物缓解颅内高压；若存在明显脑积水，可考虑先行脑室腹腔分流术或脑室穿刺外引流术。②术后处理：需根据颅内压情况选择是否使用脱水药物进行降颅压治疗，并适当使用激素稳定患者神经功能状态；若术后出现发热，需及时进行腰椎穿刺采集脑脊液进行实验室检查，积极防治颅内感染；术后应常规监测电解质，积极纠正电解质紊乱；对幕上脑胶质瘤患者，术后应常规应用抗癫痫药物预防癫痫发作。

2. 放射治疗　放射治疗通常是在明确肿瘤病理后，常规分次，择机进行，立体定向放射治疗不适用于脑胶质瘤的初治。

3. 药物治疗　化疗可以延长脑胶质瘤患者的无进展生存时间及总生存时间。高级别胶质瘤生长及复发迅速，进行积极有效的个体化化疗更有价值。其他药物治疗如分子靶向和生物免疫治疗等，目前均尚在临床试验阶段。鼓励有条件及符合条件的患者，在不同疾病阶段参加药物临床试验。

（1）高级别脑胶质瘤　经典化疗方案包括 Stupp 方案和 PCV 方案。应用于脑胶质瘤治疗的药物还有卡莫司汀、伊立替康、依托泊苷、顺铂、卡铂等。

1）Stupp 方案　放疗期间同步口服替莫唑胺（temozolomide, TMZ）75mg/m^2 qd，连续服用 42 天；同步放化疗结束 4 周，进入辅助化疗阶段，口服 TMZ 150mg/m^2~200mg/m^2 qd，连续服用 5 天，每 28 天重复，共 6 个周期。

2）PCV 方案　甲基苄肼 60mg/m^2 qd，第 8~21 天服用；洛莫司汀 110mg/m^2 qd，第 1 天服用；长春新碱 1.4mg/m^2，第 8、29 天服用；8 周为 1 个周期。

3）WHO 3 级胶质瘤的化疗方案　WHO 3 级胶质瘤的化疗目前尚无标准推荐，在分子病理指导下选择放疗联合 PCV/TMZ 的多种化疗方案，或参加临床试验。①具有 1p/19q 联合缺失的 3 级少突胶质细胞瘤：推荐放疗加 PCV 化疗方案，放疗加同步和（或）辅助 TMZ 化疗。②无 1p/19q 联合缺失者：推荐放疗加辅助 TMZ 化疗。③KPS < 60 分的 3 级胶质瘤，推荐短程或常规放疗联合 TMZ 化疗。

4）GBM 的化疗方案（年龄 ≤ 70 岁）　①KPS ≥ 60 分的患者，若存在 MGMT 启动子区甲基化，推荐常规放疗加同步和辅助 TMZ 化疗，加或不加电场治疗，还可推荐常规放疗加同步和辅助 TMZ 联合洛莫司汀化疗或临床试验；②对于 MGMT 启动子区非甲基化或甲基化情况不明确者，推荐放疗加同步和辅助 TMZ 化疗，加或不加电场治疗或临床试验。③KPS < 60 分的患者推荐短程放疗加或不加同步和辅助 TMZ 化疗；存在 MGMT 启动子区甲基化者，也可单独行 TMZ 化疗。

（2）间变性室管膜瘤　化疗通常在肿瘤复发或出现全脑全脊髓播散时实施，常用药物包括铂剂、依托泊苷、洛莫司汀、卡莫司汀以及 TMZ 等，或参加临床试验。

（3）低级别脑胶质瘤　目前针对低级别脑胶质瘤的化疗争议较大，主要包括化疗时机、化疗方案、化疗与放疗的次序等。根据目前的循证医学证据，对于高危低级别胶质瘤患者，应积极考虑放疗联合化疗。推荐的化疗方案包括：PCV 方案、TMZ 化疗、TMZ 同步和（或）辅助化疗。对于有 BRAF V600E 激活突变或 NTRK 融合的低级别胶质瘤患者可推荐合适的靶向药物。

（4）复发脑胶质瘤　目前尚无针对标准治疗后复发脑胶质瘤的标准化疗方案。如高级别复发胶质瘤，强烈建议优先选择临床试验，如果无合适临床试验，可采用以下方案。

1）低级别胶质瘤复发后的可选方案　放疗加辅助 PCV 化疗；放疗加辅助 TMZ 化疗；放疗同步和辅助 TMZ 化疗；既往无 TMZ 治疗史的患者可使用 TMZ 化疗；洛莫司汀或卡莫司汀；PCV 方案；以卡铂或顺铂为基础的化疗方案；如有 BRAF V600E 激活突变或 NTRK 融合者可推荐相应的靶向药物。

2）3 级胶质瘤复发后的可选方案　TMZ；洛莫司汀或卡莫司汀；PCV 方案；贝伐珠单抗；贝伐珠单抗加化疗（卡莫司汀 / 洛莫司汀、TMZ）；依托泊苷；以卡铂或顺铂为基础的化疗方案；如有 BRAF V600E 激活突变或 NTRK 融合者可推荐相应的靶向药物。

3）GBM 复发后的可选方案　贝伐珠单抗；TMZ；洛莫司汀或卡莫司汀；PCV 方案；瑞戈非尼；贝伐珠单抗加化疗（卡莫司汀 / 洛莫司汀，TMZ）；依托泊苷；以卡铂或顺铂为基础的化疗方案；如有 BRAF V600E 激活突变或 NTRK 融合者可推荐相应的靶向药物。

4. 电场治疗　电场治疗的原理是通过中频低场强的交变电场持续影响肿瘤细胞内极性分子的排列，从而干扰肿瘤细胞的有丝分裂，发挥抗肿瘤作用。用于脑胶质瘤的电场治疗系统是一种无创便携式设备，通过贴敷于头皮的电场贴片发挥作用。目前的研究显示电场治疗安全、有效，推荐用于新诊断 GBM 和复发高级别脑胶质瘤的治疗。2020

年 5 月，国家药品监督管理局通过了电场治疗的上市申请，并批准将其与 TMZ 联合用于新诊断 GBM 患者的治疗，以及作为单一疗法用于复发 GBM 患者的治疗。

5. 老年脑胶质瘤　目前对老年的定义尚没有统一标准，本书所指老年是指年龄 ≥ 70 周岁者。GBM 是老年胶质瘤最常见的病理类型，老年 GBM 患者的治疗方案主要包括手术切除、放疗以及 TMZ 化疗。对于 KPS ≥ 60 的老年 GBM 患者，美国 2021 年 NCCN 指南还推荐电场治疗。

6. 弥漫性中线胶质瘤　弥漫性中线胶质瘤是指发生于丘脑、脑干和脊髓的中线结构胶质瘤。国内目前尚无确切的流行病学数据。国外报道，儿童发病高峰 6~7 岁，成人 20~50 岁，没有明显性别差异，治疗困难，预后极差。2021 年 WHO 中枢神经系统肿瘤分类将弥漫性中线胶质瘤定为 4 级。临床和影像怀疑弥漫性中线胶质瘤患者建议检测 H3K27M 变异情况，主要包括 H3.3 K27 突变、H3.1/2 K27 突变、H3 野生伴 EZHIP 过表达、EGFR 突变，其中 H3K27M 突变是小儿弥漫内生性桥脑胶质瘤最常见改变，患者预后更差。

三、胶质瘤的药物治疗进展

胶质瘤化疗极具意义，已被广泛应用于新诊断患者术后辅助治疗和复发患者的挽救治疗。抗肿瘤化疗药物广义上包括传统的细胞毒化疗药物、分子靶向药物和免疫治疗药物等。胶质瘤化疗最早开始于 20 世纪 70 年代末期，以能透过血脑屏障的亚硝基脲类单药或联合方案（PCV 方案）为主；20 世纪 90 年代开始，新型烷化剂 TMZ 应用于临床。20 世纪以来，靶向药物贝伐珠单抗、瑞戈非尼等开始应用于脑胶质瘤临床实践，免疫治疗也在不断探索。化疗是脑胶质瘤综合治疗的重要一环，但效果还不理想，亟需探索新型药物治疗。近年来，胶质瘤药物治疗的研究显示出了一些积极的临床疗效，特别是在特定基因突变的患者亚群中。以下是不同靶向治疗和免疫治疗在胶质瘤患者中的临床研究成果。

1. IDH1/2 突变酶抑制剂　沃拉西尼布（vorasidenib）是一种口服 IDH1/2 突变酶抑制剂，已被证明具有优异的脑渗透性。在一项全球性、多中心的 III 期临床试验（INDIGO）中，沃拉西尼布相较安慰剂显著延长了 IDH 突变型 2 级少突胶质细胞瘤或星形细胞瘤患者的无进展生存期（PFS），达到 27.1 个月（对比 11.1 个月）。此外，该药物延迟了下一步干预的时间，缩小了肿瘤体积，同时保留了患者的健康相关生活质量，控制了癫痫的发生，且安全性较好。沃拉西尼布成为首个对 IDH1/2 突变型弥漫性脑胶质瘤有效的靶向治疗药物，适用于具有非增强性病灶且无需立即放化疗的患者。

2. BRAF/MEK 抑制剂　RAS/RAF/MEK/ERK 通路（MAPK 通路）在细胞增殖、迁移、存活、血管生成和细胞周期调节中起着重要作用。BRAF 基因是 MAPK 信号通路的关键组成部分，在儿童胶质瘤的发展中尤为重要。最常见的 BRAF 突变是 V600E 突变，存在于 15% 至 20% 的儿童低级别胶质瘤（pLGG）和 5% 至 10% 的儿童高级别胶质瘤（pHGG）中。

（1）达拉非尼＋曲美替尼（D+T 方案）　达拉非尼是针对 BRAF V600E 突变的选择性抑制剂，曲美替尼则为 MEK1/2 抑制剂。D+T 方案能够阻断 MAPK 通路的致癌信号，抑制 BRAF V600E 突变细胞的生长与存活，并增强抗肿瘤活性，同时减少皮肤不良反应的发生率。在一项针对复发或难治性 BRAF V600 突变型 pHGG 患者的 Ⅱ 期研究中，41 例患者中有 12 例完全缓解，客观有效率（ORR）达到 56.1%，中位缓解持续时间 22.2 个月，中位总生存期（OS）32.8 个月，显著优于化疗的历史数据。此外，在一项针对 BRAF V600E 突变的 pLGG 患者的多中心、开放标签试验中，D+T 方案的 ORR（47% 对比 11%）和 PFS（20.1 个月对比 7.4 个月）均优于化疗组（卡铂联合长春新碱）。2023 年 3 月，美国食品药品管理局（FDA）批准 D+T 方案用于 BRAF V600E 突变型 pLGG 患者的一线治疗。

（2）司美替尼　司美替尼（selumetinib）是一种 MEK1/2 非 ATP 竞争性小分子抑制剂。针对 BRAF 异常或 NF1 相关的复发难治性 pLGG 患者的多中心 Ⅱ 期试验中，分别有 36% 和 40% 的患者获得持续部分缓解，表明司美替尼可能成为标准化疗的替代方案，但最终结论仍需 Ⅲ 期试验的结果。

（3）NTRK 融合抑制剂　TRK 受体家族包括 TRKA、TRKB 和 TRKC，它们分别由 NTRK 1-3 基因编码，作为神经营养酪氨酸受体激酶（NTRK）蛋白在神经系统的发育和功能中发挥重要作用。NTRK 基因融合在所有实体瘤中的发生率约为 1%，在 pLGG 中为 2.5%，在 pHGG 中更高达 5.3%，且似乎在非脑干肿瘤及年龄小于 3 岁的患者中更为常见。拉罗替尼（larotrectinib）和恩曲替尼（entrectinib）分别是针对 TRKA、B、C 的高选择性小分子酪氨酸激酶抑制剂。2018 年和 2019 年，美国 FDA 分别批准拉罗替尼和恩曲替尼用于治疗具有 NTRK 基因融合的儿童及成人实体瘤患者。2020 年，NCCN 指南建议具有 NTRK 融合的胶质瘤患者可选择 NTRK 抑制剂治疗，如拉罗替尼或恩曲替尼。

3. MET 激酶抑制剂　2014 年，研究发现继发性胶质母细胞瘤（GBM）中存在一种新的 PTPRZ1-MET 融合（ZM 融合）转录本，且与胶质瘤从低级别到高级别的进展密切相关。伯瑞替尼（vebreltinib，PLB1001）是一种针对 ZM 融合的创新性抑制剂，具有良好的血脑屏障通透性，并已获得中国的独占许可专利。在一项 Ⅰ 期临床试验中，MET 抑制剂 PLB-1001 在安全性和疗效方面获得了初步肯定。2024 年将公布多中心、随机、开放标签的 Ⅱ/Ⅲ 期临床试验（ZM-FUGEN）结果，有望使伯瑞替尼获得胶质瘤适应证的批准。

4. FGFR 基因改变药物　FGFR 突变或融合多见于特定类型的胶质瘤和胶质神经元肿瘤中。对于已接受标准治疗但病情仍在进展的患者，若一般状态良好且符合临床试验入组条件，可进行 FGFR 基因检测，并在确认 FGFR 突变后考虑靶向治疗。

5. PDGFRA 基因改变药物　PDGFRA p.K385L 突变是黏液样胶质神经元肿瘤的标志。欧洲神经肿瘤学会（EANO）指南建议，对于已接受标准治疗且一般状态良好的患者，若符合临床试验条件，应进行 PDGFRA 靶点检测，并考虑相关治疗。临床试验中使用瑞派替尼治疗 PDGFRA 基因突变的 GBM 患者取得了较好疗效。

6. 抗血管生成药物 贝伐珠单抗是第一个被 NCCN 指南推荐用于复发 GBM 的靶向药物。瑞戈非尼和安罗替尼作为多靶点抗血管生成药物，在延长患者生存期和改善症状方面表现出色，特别是在复发 GBM 挽救治疗中显示出优于传统疗法的优势。此外，阿帕替尼作为小分子酪氨酸激酶抑制剂，已在多项回顾性研究中展示出对复发胶质瘤的疗效，目前正处于多项前瞻性临床试验阶段。

四、胶质瘤药物治疗案例分析

★胶质瘤化疗案例分析

病历摘要

患者，男，65 岁。身高 168cm，体重 62kg，体表面积 1.70m²。

主诉：少突胶质细胞瘤术后 1 月余。

现病史：患者 1 月前因"因无明显诱因晕倒，伴肢体抽搐入院"。经头颅 MRI 检查发现右侧额叶占位性病变，患者于 2024 年 1 月 10 日行右额叶肿瘤切除术，术后病理检查为 WHO 3 级少突胶质细胞瘤（IDH 突变，1p/19q 共缺失）。患者的 KPS 评分为 75，进行放疗联合 PCV 化疗治疗。

既往史：无高血压、糖尿病等慢性病史，既往健康。

个人史：无烟酒嗜好，无毒物接触史。

婚育史及家族史：适龄结婚，育有 1 子，2 女，配偶及子女均体健，兄弟姐妹健在，均体健，否认类似疾病史，否认家族中Ⅱ系Ⅲ代传染病、遗传病、精神病、家族性疾病及肿瘤性疾病史。

入院诊断： 脑胶质瘤（少突胶质细胞瘤，IDH 突变型，1p/19q 杂合性缺失，WHO 3 级），癫痫发作。

治疗经过及用药分析

完善血常规、肝肾功能及生化相关检测，排除化疗禁忌，患者于 2024 年 2 月 2 日进行化疗。具体方案为：PCV 方案［洛莫司汀 110mg/（m²·d），第 1 天；丙卡巴肼 60mg/（m²·d），第 8~21 天；长春新碱 1.4mg/（m²·d），第 8、29 天］，每 8 周为一个周期。并给予止吐、抗癫痫、止痛等对症支持治疗。治疗期间所用药物见表 5-1。

表 5-1 药物治疗方案

治疗药物	用法用量	起止时间
丙戊酸钠	500mg, po, bid	2.2-
洛莫司汀	200mg, po, once	2.2
丙卡巴肼	100mg, po, qd	2.9-2.22

续表

治疗药物	用法用量	起止时间
长春新碱	2mg，iv，once	2.9，3.1
对乙酰氨基酚	500mg，po，once	prn
昂丹司琼片	8mg，po，qd	2.2，2.9-2.22
粒细胞集落刺激因子	300μg，sc，once	2.25
乳果糖口服溶液	15ml，po，bid	2.2-2.22

辅助检查

（1）血常规（2.2）　WBC 3.8×10^9/L；HGB 135g/L；LYM 2.5×10^9/L；PLT 150×10^9/L。

（2）肝肾功能（2.2）　AST 22U/L；ALT 24U/L；TBIL 7.0μmol/L；DBIL 1.3μmol/L；CREA 58.1μmol/L，估算肾小球滤过率 101.6ml/（min × 1.73m²）。

用药治疗方案分析

1. 化疗方案选择　患者为少突胶质细胞瘤，IDH 突变型，1p/19q 杂合性缺失，WHO 3 级，KPS 评分 ≥ 60。依据 2024 版《胶质瘤化疗中国专家共识》，推荐放疗联合 PCV 方案（丙卡巴肼 + 洛莫司汀 + 长春新碱）作为首选化疗方案。PCV 方案在少突胶质细胞瘤中显示出显著的生存获益，尤其是 IDH 突变型患者。每个周期的给药方案具体剂量为：第 1 日，洛莫司汀 110mg/m²，口服，剂量上限通常为 200mg；第 8~21 日，丙卡巴肼 60mg/m²，口服；第 8 日和第 29 日，长春新碱 1.4mg/m²，静脉给药，每剂最多 2mg。

2. 癫痫管理　患者有癫痫病史，选择丙戊酸钠 500mg，po，bid 进行抗癫痫治疗。丙戊酸钠为非酶诱导的抗癫痫药物，适合胶质瘤患者使用，且不影响化疗药物的代谢。

3. 疼痛管理　患者有头痛症状，选择对乙酰氨基酚 500mg，po，prn（疼痛时）进行止痛治疗。对乙酰氨基酚为轻度疼痛的首选药物，副作用较少，适合胶质瘤患者使用。

4. 骨髓抑制的预防和治疗　选择粒细胞集落刺激因子防治化疗引起的中性粒细胞减少，在每个化疗周期结束后 48h 注射 1 次，粒细胞集落刺激因子可有效提升白细胞水平，预防感染。

5. 止吐　化疗药物丙卡巴肼和洛莫司汀具有中度致吐风险，每次给药前 30 分钟应预先给予口服 5- 羟色胺受体拮抗剂，该患者口服昂丹司琼 8mg，po，qd 进行止吐。

6. 其他　长春新碱可能导致便秘，患者常根据需要每日使用通便药物乳果糖口服溶液，医嘱乳果糖口服溶液进行治疗。

用药监护要点

1. PCV 方案　PCV 方案的常见不良反应包括骨髓抑制、恶心、呕吐、肝肾功能损害等。每周期第 1 天需进行血常规、肾功能和肝功能检查。从第 4 周开始，每周复查一次血常规。需密切监测血常规、肝肾功能，尤其是白细胞、淋巴细胞和血小板水平。若出现严重骨髓抑制，需及时调整药物剂量或暂停化疗。

2. 丙戊酸钠 丙戊酸钠的主要不良反应为肝功能损害，需定期监测肝功能。

3. 对乙酰氨基酚 对乙酰氨基酚的长期使用可能导致肝毒性，需定期监测肝功能。

4. 粒细胞集落刺激因子 粒细胞集落刺激因子的常见不良反应为骨痛、发热等，需密切观察患者症状，必要时给予对症处理。

★胶质母细胞瘤化疗案例分析

病历摘要

患者，男，62岁，身高170cm，体重54kg，体表面积1.74m²。

主诉：胶质母细胞瘤术后5月余。

现病史：患者5月余前因"左手运动不灵活1周"就诊于我院，排除禁忌后2023年11月20日行"右额顶部唤醒开颅右额顶肿瘤切除术"，术后病理提示：（右额顶）整合诊断：胶质母细胞瘤，IDH野生型。后至我院就诊，查头颅磁共振增强扫描＋灌注成像（PWI）检查提示：右额顶胶质瘤切除术后改变，术区团片异常信号，考虑复发；中线左移，脑疝形成，右侧大脑脚、延髓脱髓鞘改变。两侧大脑皮层下、半卵圆区、侧脑室旁散在腔隙灶。头颅CT平扫检查提示：右额顶胶质瘤切除术后改变，术区团片异常密度灶，考虑复发，较前片（2024-02-29）大致相仿，提示脑疝，建议密切复查。排除禁忌后2024-03-01予贝伐珠单抗300mg静滴，该患者既往使用贝伐珠单抗有效，现为进一步治疗，今予拟"脑恶性肿瘤"收住入院。患病以来，神志清，精神可，胃纳可，夜眠安，两便无殊，体重无明显变化。

既往史：无高血压、无糖尿病、冠心病、房颤病史，无外伤、手术史，无肝炎、肺结核、疟疾、菌痢等传染病史。无输血史，预防接种史随当地，无药物过敏史及药物成瘾史。

个人史：生于浙江省杭州市滨江区，否认异地长期居留史，有吸烟史20年，约每日10支，已戒烟、偶有少量饮酒，否认疫区居留史、否认疫水、疫源接触史、否认其他特殊嗜好、否认不洁性交史、否认长期放射性物质、毒物接触史、否认粉尘吸入史。

婚育史及家族史：已婚适龄结婚，育有1子，0女，配偶及子女均体健，兄弟姐妹健在，均体健，否认类似疾病史，否认家族中Ⅱ系Ⅲ代传染病、遗传病、精神病、家族性疾病及肿瘤性疾病史。

入院诊断： 脑胶质瘤（脑恶性肿瘤）。

（治疗经过及用药分析）

完善各项检查：血常规、凝血常规、肝肾功能、脑脊液常规及生化相关检测，排除化疗禁忌。患者于2024年3月15日进行化疗。具体方案为：贝伐珠单抗300mg静滴＋替莫唑胺260mg治疗，并给予止吐对症支持治疗。治疗期间所用药物见表5-2。

表 5-2 药物治疗方案

治疗药物	用法用量	起止时间
乳果糖口服溶液	15ml，po，bid	3.10-3.15
贝伐珠单抗注射液	300mg+NS 100ml，ivgtt，once	3.15
替莫唑胺胶囊	260mg，po，qd	3.15
昂丹司琼片	8mg，po，qd	3.15

辅助检查

（1）肝肾功能（3.15） AST 23U/L；ALT 28U/L；TBIL 8.4μmol/L；DBIL 1.1μmol/L；CREA 39.1μmol/L↓；估算肾小球滤过率 122.14ml/（min×1.73m^2）。

（2）血常规（3.15） WBC 5.3×10^9/L；HGB 149g/L；PLT 148×10^9/L。

（3）凝血功能（3.15） 凝血酶原时间 12.3s，INR 0.91，凝血酶时间 16.6s。

（4）脑脊液常规（3.15） 隐血试验弱阳性↑，有核细胞 30↑，红细胞 2↑，潘氏试验阳性↑，单核细胞 6%，淋巴细胞 76%。

（5）脑脊液生化（3.15） 葡萄糖 1.94mmol/L↓，氯 115.8mmol/L↓，蛋白含量 116.9mg/dl↑。

用药治疗方案分析

1. 化疗方案选择 患者头颅磁共振增强扫描＋灌注成像（PWI）示右额顶胶质瘤切除术后复发，患者为复发胶质母细胞瘤，依据 2022 年版《脑胶质瘤诊疗指南》，可选方案有贝伐珠单抗；TMZ；洛莫司汀或卡莫司汀；PCV 方案；瑞戈非尼；贝伐珠单抗加化疗（卡莫司汀/洛莫司汀，TMZ）；依托泊苷；以卡铂或顺铂为基础的化疗方案；如有 BRAF V600E 激活突变或 NTRK 融合者可推荐相应的靶向药物。对于复发性高级别胶质瘤患者，贝伐珠单抗单用或联合化疗药物获得了 30%~40% 的影像学缓解率，该患者第一次治疗选择单用贝伐珠单抗。

本次化疗选用了贝伐珠单抗加化疗药替莫唑胺（TMZ），贝伐珠单抗是一种结合血液循环中血管内皮生长因子（vascular endothelial growth factor，VEGF）的单克隆抗体。它已在美国获准用于治疗复发性高分级胶质瘤，但是对于复发高级别胶质瘤贝伐珠单抗的给药剂量还没有很明确，目前尚未在高级别胶质瘤患者中进行剂量反应研究，有限的观察性数据提示，高级别胶质瘤患者接受的贝伐珠单抗剂量为一次 5~15mg/kg，该患者体重 54kg，使用 5.6mg/kg。替莫唑胺为第二代具有抗肿瘤活性的烷化剂，其结构为咪唑并四嗪类，能够有效通过血脑屏障，影响 DNA 复制和修复，发挥细胞毒作用。TMZ 推荐剂量 150mg/（m^2×qd），该患者体表面积 1.74m^2，TMZ 剂量 260mg。

2. 骨髓抑制的预防和治疗药物 患者粒缺发生的风险级别评估应综合考虑患者的疾病、化疗方案以及患者自身因素。方案中替莫唑胺为中高度致粒缺风险。不推荐常规预防性升白，并对患者进行持续评估，密切关注血常规白细胞、粒细胞数值。若发生粒缺，可考虑升级 2 级预防。

3. 止吐 TMZ 中度致吐，每次给药前 30 分钟应预先给予口服 5- 羟色胺 3 受体拮抗剂，该患者口服昂丹司琼止吐。

4. 预防便秘 替莫唑胺和昂丹司琼均可引起便秘，医嘱乳果糖口服溶液进行对症治疗。乳果糖可在结肠中被消化道菌转化为有机酸，降低肠道 pH，能保留水分、增强粪便体积，从而刺激结肠蠕动、促进排便。

用药监护要点

1. 贝伐珠单抗 贝伐珠单抗是 VEGF 抑制剂。VEGF 在各类系统中参与血管和神经元的营养、损伤修复等生理活动，当其被阻断后易造成一系列不良反应。贝伐珠单抗不良反应常见高血压、蛋白尿、出血、血栓等，蛋白尿患者大部分无症状，其发生具有隐匿性，需监测尿常规。出血事件表现为胃肠道、鼻、口腔、牙龈出血等，虽无严重出血事件报道，但对于凝血功能异常和血小板低下的患者仍应提高警惕。

2. 替莫唑胺 主要不良反应有血液学毒性、胃肠道反应、疲乏、皮肤病变、视物模糊等，其中常见的严重不良反应为骨髓毒性。在治疗过程中，必须严密监测有关血液学指标（如白细胞、血小板、中性粒细胞等）。

第二节 颅内和脊髓室管膜瘤

一、概述

1. 分类

（1）室管膜瘤 室管膜瘤是一类胶质肿瘤，通常发生于脑室系统的室管膜衬里内或附近，认为其起源于脑室下区的放射状胶质细胞。大多发生于颅后窝与第四脑室相连，或发生于脊髓髓内，也见于颅后窝以外的脑实质内，罕见位于中枢神经系统外。

（2）颅内室管膜瘤 颅内室管膜瘤的发病高峰在儿童期早期，但也可见于任何年龄段，男性患者略多。诊断的中位年龄约 5 岁，25%~40% 的患者不到 2 岁。成人颅内室管膜瘤大多发生于 40 岁之前。

（3）脊髓室管膜瘤 脊髓室管膜瘤是一种源自中枢神经系统的神经上皮性肿瘤，主要起源于脑室、脊髓中央管或皮质的室管膜细胞。该病约占所有原发性中枢神经系统肿瘤的 1.6% 至 1.8%；在儿童中发病比例约为 5.2%，成人则为 4% 左右，男性的发病率略高于女性（约为 1.3：1）。脊髓室管膜瘤多起源于中央管或终丝的室管膜细胞，绝大多数病例可通过 MRI 进行术前诊断。然而，该病的治疗仍面临一定难度，目前尚无统一的治疗标准。

2. 临床表现

室管膜肿瘤表现的症状主要是由于脑脊液循环梗阻形成颅内压增高所造成，也可能来源于脑干受压、局部脑组织的侵蚀以及受压移位等因素。

（1）症状　最常见的症状为头痛。通常为自发性的，晨起时加剧。头痛特征不明显，多发生于后枕部，可能与颈部僵硬有关。常有发作性恶心、呕吐，与时间和体位无关。其他症状有走路不稳、眩晕、言语障碍。若已发生脊髓播散，则可出现假性脑膜炎和神经根受累症状。脊髓室管膜瘤以慢性疼痛最为多见，其他常见症状包括感觉障碍及运动功能障碍等，累及腰骶段的患者可出现尿便障碍。

小于2岁的儿童有嗜睡、胃纳差、头围增大、前囟饱满、发育迟缓、体重不增，年龄稍大的儿童则有性格的改变，表现为行为退缩、意志淡漠。

（2）体征　最常见的体征由脑脊液循环梗阻引起，如视盘水肿、幼儿头围扩大。共济失调、眼球震颤、展神经麻痹等体征在颅后窝肿瘤也比较常见。亦可见到后组颅神经麻痹和斜颈，提示小脑扁桃体疝；位于幕上的肿瘤可出现局灶性神经功能缺失或癫痫发作，提示脑组织受侵犯和压迫的部位。

3. 颅内和脊髓室管膜瘤的诊断

（1）影像学检查　头颅 CT 和 MRI 对室管膜瘤有诊断价值。室管膜瘤的影像学表现为肿瘤质地不均，可以出现坏死、囊变、钙化。80%的室管膜瘤可出现坏死或囊变；约60%的幕下肿瘤可出现钙化；常有瘤周水肿；来源于第四脑室壁的肿瘤性质不定，影像学特征难以描述。肿瘤可突破 Luschka 孔向外生长，甚至包绕脑干。可出现明显的脑积水。幕上肿瘤多发生于脑实质内，常为囊性病变，近一半可出现钙化，出血较少见。

（2）病理分型　第5版 WHO 分类定义共有10种不同 ICD-O 编码的室管膜瘤。诊断所有室管膜瘤的先决条件是具有室管膜瘤的组织学和免疫组织化学特征，即组织学符合室管膜瘤是诊断的必要标准之一。除了室管膜下瘤和黏液乳头型室管膜瘤不需要特定解剖定位作为必要标准外，其余类型均需在解剖部位的基础上进行分子分型诊断。DNA甲基化分析是几乎所有肿瘤类型的诊断理想标准，也是诊断后颅窝室管膜瘤 B 组的必要标准。

二、颅内和脊髓室管膜瘤的治疗原则

1. 手术治疗　疑似室管膜瘤患者的初始治疗是最大程度安全切除肿瘤。

2. 放射治疗　决定患者手术切除肿瘤后是否需要放疗还没有确定的标准。目前，多数指南推荐手术后有肿瘤残留需要予以放疗。放疗剂量越大，预防肿瘤再生长的效果就越好。但是高剂量的放疗更容易导致正常脑组织的放射坏死。放疗要解决的主要问题包括治疗野的范围以及幼儿患者延迟放疗后出现的不良反应。

3. 化学治疗　室管膜瘤同髓母细胞瘤相比，更像胶质细胞肿瘤，具有化疗药物抵抗性。幼儿患者使用长春新碱和环磷酰胺加或不加依托泊苷治疗，平均反应率为50%。有学者报道，使用铂剂治疗室管膜瘤，反应率可升高到65%。反应率低下多见于亚硝脲类为主的化疗。对照研究显示，放疗加洛莫司汀、长春新碱、泼尼松或者丙卡巴肼治疗室管膜瘤并不比单纯采用放疗有优势。化疗同时进行干细胞移植并不能提高生存率。有研究证实，每日小剂量口服替莫唑胺、依托泊苷对复发的室管膜瘤有积极效果。

尽管有大量研究，化疗在室管膜瘤中的疗效尚存争议。放疗同步化疗、放疗后辅助化疗均未提高局部控制率，亦未提高 OS，但该研究病例样本量少，较难获得有统计学意义的结果。

三、颅内和脊髓室管膜瘤的药物治疗进展

近年来，随着对室管膜瘤分子机制的深入研究，科学家在药物治疗方面取得了一些突破。研究表明，室管膜瘤的生物学特性存在明显的异质性，尤其是儿童和成人室管膜瘤在基因突变、表观遗传学改变及分子信号通路上存在显著差异。因此，靶向治疗成为新药研发的重要方向。其中，针对组蛋白 3 赖氨酸 27 三甲基化（H3 K27me3）和基因组突变的靶向治疗正在积极研究中。例如，EZH2 抑制剂作为一种能够阻断 H3K27me3 形成的药物，已在前期研究中显示出对部分室管膜瘤的抑制效果。此外，HDAC 抑制剂在某些类型的室管膜瘤中也表现出潜在疗效。研究还发现，NOTCH 信号通路和 MAPK/ERK 信号通路在某些室管膜瘤亚型中异常活跃，因此针对这些通路的抑制剂（如 gamma-secretase 抑制剂）也在临床前研究中获得关注。

免疫治疗在室管膜瘤治疗中的探索也在推进。PD-1/PD-L1 抑制剂和 CAR-T 细胞疗法被认为有望用于治疗复发性或难治性室管膜瘤。目前已有研究尝试评估这些疗法在室管膜瘤患者中的安全性和疗效，尤其是结合放疗后的免疫效应增强。

四、颅内室管膜瘤药物治疗案例分析

★ 颅内室管膜瘤化疗案例分析

病历摘要

患者，男，33 岁，身高 172cm，体重 70kg。

主诉：1 周前无明显诱因晕倒，伴有肢体抽搐。

现病史：患者 1 周前出现晕倒伴抽搐。MRI 检查：右侧顶叶占位性病变，形态欠规则，边界尚清，周围水肿显著。患者于 2022 年 3 月全麻下行开颅右顶叶占位性病变切除术，术中见脑膜张力高，有肿瘤侵犯，局部隆起右顶叶占位性病变大小约为 1.8cm×2.0cm×2.0cm，质软，触之易出血，周围水肿明显，部分切除肿瘤组织后可见肿瘤内有血肿形成。病理结果显示，右顶占位，脑组织伴出血，胶质细胞增生、变性，符合间变性室管膜瘤，病理报告：符合间变性室管膜瘤，免疫组化结果显示 Ki-67（40%）和 P53（80%）阳性。患者术后 CT 显示，右侧顶枕叶水肿，少许积气；右侧顶部硬膜下积气；顶骨呈术后改变。术后 1 个月复查 MR 扫描示，术区边缘异常强化，邻近脑膜稍厚、强化。本次入院为行放化疗治疗。患病以来饮食、睡眠好，大小便正常，体重无明显异常。

既往史：平素健康状况良好，无高血压、糖尿病、冠心病等慢性病史，无传染病史、外伤史、手术史、输血史、药物过敏史及成瘾史

个人史：无烟酒嗜好，职业为职员，无毒物接触史

入院诊断： 颅内室管膜瘤。

治疗经过及用药分析

完善各项检查：血常规、凝血常规、肝肾功能相关检测，排除化疗禁忌。患者于2022年3月28日经定位后开始放疗+口服替莫唑胺同步化疗。

用药治疗方案分析

1. **化疗方案选择** 该患者为成人室管膜瘤，由于目前还没有明确诊疗规范或指南规定使用何种药物化疗，化疗在成人初发室管膜瘤辅助治疗中的作用报道不一，缺乏临床 RCT 研究的明确结论。尽管目前还缺乏 RCT 研究的明确结论，但对于间变性室管膜瘤（WHO 3 级）患者，在手术及放射治疗后，可以考虑进行化疗。文献报道对于术后复发的室管膜瘤，术后可再给予放疗和替莫唑胺化疗可以取得更好的作用。该患者选用替莫唑胺化疗，仍是一种尝试。

2. **骨髓抑制的预防和治疗药物** 患者中性粒细胞缺乏（以下简称粒缺）发生的风险级别评估应综合考虑患者的疾病、化疗方案以及患者自身因素。本方案中替莫唑胺为中高度致粒缺风险。不推荐常规预防性升白，并对患者进行持续评估，密切关注血常规白细胞、粒细胞数值。若发生粒缺，可考虑升级 2 级预防。

用药监护要点

替莫唑胺的主要不良反应有血液学毒性、胃肠道反应、疲乏、皮肤病变、视物模糊等，其中常见的严重不良反应为骨髓毒性。在治疗过程中，必须严密监测有关血液学指标（如白细胞、血小板、中性粒细胞等）。

★ 颅内室管膜瘤化疗案例分析

病历摘要

患者，男，50 岁，身高 168cm，体重 75kg。

主诉：腰椎管内室管膜瘤术后 7 月，头痛呕吐 1 月余。

现病史：患者 7 个月前因 "双下肢麻木 1 年余" 行 MRI 检查提示 "L_3-L_4 椎管内膜内占位"，在外院行 "L_3-L_4 椎管内肿瘤切除术"，术后病理确诊为乳头型室管膜瘤（WHO 2 级），肿瘤部分切除。术后患者症状稍有缓解，但行走困难，未进行放疗或化疗。1 个月前患者出现头痛、喷射性呕吐等症状，MRI 显示 "桥前池和四脑室正中孔内占位，梗阻性脑积水伴间质水肿"，遂再次入院。考虑为颅内室管膜瘤播散复发，于本院行 "右侧乙状窦后入路桥前池及四脑室肿瘤切除术"。术后病理诊断为室管膜瘤（WHO 2 级）。术后并发梗阻性脑积水，患者行 OMAYA 囊植入及脑室外引流，症状缓解。外引流拔除后脑积水复发，现入院拟行 V-P 分流术，并计划进行放疗+化疗以控制肿瘤播散及复发。

既往史：糖尿病病史，10 余年，规律服用格列齐特缓释片及盐酸吡格列酮分散片，血糖控制尚可。手术史，7 个月前行腰椎管内室管膜瘤切除术。

个人史：无烟酒嗜好，职业为职员，无毒物接触史。

入院诊断：室管膜瘤（WHO 2 级）；梗阻性脑积水；糖尿病。

治疗经过及用药分析

入院后患者首先因脑积水症状明显（头痛、呕吐、意识模糊）于 2023 年 10 月 6 日行 V-P 分流术，术后症状显著改善，颅内压下降，意识恢复正常。随后因头颅 MRI 提示脑水肿，同时给予静脉输注甘露醇（20%，125ml，每 8 小时 1 次）进行脱水降颅压治疗，并动态监测水电解质平衡及肾功能。脑水肿缓解后，患者进入下一步治疗阶段。完善血常规、凝血功能、肝肾功能等检查，排除放化疗禁忌，采用放疗与替莫唑胺同步化疗方案（75mg/m^2，每日口服 1 次，连服 42 天）。患者既往有糖尿病病史，住院期间监测血糖。

治疗期间所用药物见表 5-3。

表 5-3 药物治疗方案

治疗药物	用法用量	起止时间
昂丹司琼注射液	8mg，ivgtt，化疗前 30min	10.10
替莫唑胺胶囊	120mg，po，qd	10.10-
地塞米松注射液	8mg，ivgtt，qd	10.10-10.12
格列齐特缓释片	30mg，po，qd	10.6-
比格列酮分散片	30mg，po，qd	10.6-
甘露醇注射液	125ml，ivgtt，q8h	10.9-10.11

用药治疗方案分析

1. 化疗方案选择 室管膜瘤（WHO 2 级）多起源于脑室及脊髓中央管，由于这类肿瘤直接暴露于脑脊液，它容易沿脑脊液播散到肿瘤细胞容易沉积的部位。考虑该患者是颅内室管膜瘤继发性播散所致。该患者第一次手术无法全切，需要警惕肿瘤复发和脑脊液传播的风险，术后建议患者密切随访观察。脑积水是这类患者术后较常见的并发症，患者第二次术后经 OMAYA 囊植入及脑室外引流，脑积水情况一度缓解，但尝试拔除脑室外引流后效果不佳，本次入院进行 V-P 分流术以解除脑积水。成人 WHO Ⅲ 级室管膜瘤患者以及完成未能全切除的患者，术后放疗被推荐进行。另外有研究显示，放疗能增加局部控制和无进展生存（10 年 PFS 从 40% 到 70%），且耐受性好，无耐药性和明显迟发性毒性；也有研究发现，替莫唑胺化疗对脑脊液播散转移的黏液乳头型室管膜瘤有良好的疗效，替莫唑胺的全身渗透性好，能够通过血脑屏障对播散性肿瘤细胞发挥作用，可以作为脑脊液播散病例的推荐治疗选择。该患者术后放化疗同步治疗。该患者体表面积 1.83m²，替莫唑胺口服剂量选择 120mg。

2. 脑积水处理　室管膜瘤容易导致周围脑组织水肿，甘露醇（20% 溶液，125ml，每 8 小时 1 次，静脉滴注）可有效缓解水肿和降低颅内压。甘露醇通过增加血浆渗透压，促进组织液回流入血管，有效减轻脑水肿和降低颅内压。使用期间需动态监测水电解质平衡及肾功能，避免脱水过度和电解质紊乱。

3. 预防化疗相关恶心呕吐　替莫唑胺有中度致吐风险，可使用昂丹司琼预防化疗相关恶心呕吐，糖皮质激素地塞米松用于减轻迟发性呕吐。

4. 其他药物　患者既往患糖尿病，长期使用格列齐特缓释片及盐酸吡格列酮分散片，血糖控制尚可。地塞米松治疗可能导致血糖波动，因此需动态监测血糖水平，必要时调整降糖药物剂量。术后和化疗期间避免高血糖诱发感染或延迟伤口愈合。

用药监护要点

1. 替莫唑胺　主要不良反应有血液学毒性、胃肠道反应、疲乏、皮肤病变、视物模糊等，其中常见的严重不良反应为骨髓毒性。在治疗过程中，必须严密监测有关血液学指标（如白细胞、血小板、中性粒细胞等）。

2. 昂丹司琼　监测头痛、便秘和 Q-T 间期延长。

3. 地塞米松　在本例患者中，地塞米松用于预防替莫唑胺引起的迟发性呕吐，同时减轻脑水肿症状。需重点监测血糖变化，尤其患者合并糖尿病，使用地塞米松可能导致血糖升高，需动态调整降糖药物剂量。此外，应密切观察患者是否出现胃肠道不适，患者合并使用甘露醇，应定期检测血钾、血钠水平。

4. 其他药物　甘露醇使用期间密切监测水电解质平衡和肾功能。格列齐特缓释片及盐酸比格列酮分散片用药期间重点关注血糖的变化，预防低血糖发生。

第三节　原发性中枢神经系统淋巴瘤

一、概述

原发性中枢神经系统淋巴瘤（primary central nervous system lymphoma，PCNSL）是一种罕见且高度恶性的非霍奇金淋巴瘤（non-Hodgkin lymphoma，NHL），病灶局限于中枢神经系统（central nervous system，CNS）包括脑实质、软脑膜、脊髓和（或）眼部，不累及中枢神经系统以外的器官。世界卫生组织（world health organization，WHO）将其归为弥漫大 B 细胞淋巴瘤（diffuse large B-cell lymphoma，DLBCL）的独特亚型，属于免疫豁免部位的大 B 细胞淋巴瘤。PCNSL 年发病率为（0.4~0.5）/10 万，中位发病年龄为 65 岁，占新发脑肿瘤的 3%~4%、结外淋巴瘤的 4%~6%，在免疫功能低下个体（如艾滋病患者）中发病率显著升高。该疾病进展迅速，神经功能损失明显，预后极差，5

年预估总生存率仅为30.5%。尽管PCNSL临床罕见且临床症状缺乏特异性，早期诊断与治疗对改善预后至关重要。

1. 病因与发病机制　PCNSL的确切病因尚不明确，但与免疫抑制状态密切相关，尤其在免疫抑制个体（如器官移植受者和艾滋病毒感染者）中，发病率显著升高。大多数PCNSL为DLBCL，其发病机制可能涉及EB病毒（Epstein-Barr virus，EB）感染，特别是在免疫缺陷个体中。尽管目前关于PCNSL转化和定位至CNS的分子机制研究较少，但一种假说认为，PCNSL可能继发于循环B细胞的抗原依赖性激活。激活的B细胞通过表达黏附分子和细胞外基质相关基因（如IRF4、CXCL13、CHI3L1）定位至CNS。此外，PCNSL中常见体细胞高频突变，特别是在免疫球蛋白重链可变区（VH）基因片段中，提示B细胞可能依赖抗原刺激持续增殖。

PCNSL的发病机制还涉及B细胞受体（B-cell receptor，BCR）和Toll样受体（toll-like receptor，TLR）信号通路，以及肿瘤免疫逃逸和免疫抑制性微环境。该疾病常见遗传学异常包括9p24.1拷贝数异常/易位、bcl-6易位、6p21缺失等，MYC和bcl-2易位较少见。MYD88、CD79B、PIM1等基因突变在PCNSL中尤为常见，其中MYD88 L265P突变频率高于系统性DLBCL。研究发现，PCNSL患者的脑脊液游离DNA（circulating free DNA，cfDNA）中常检测到MYD88、PIM1和KMT2D等突变，cfDNA的持续阳性提示疾病进展迅速，甚至可早于磁共振成像（magnetic resonance imaging，MRI）预测。随着靶向药物的应用，突变基因的筛查为PCNSL的精准治疗提供了可能。

2. 病理分类与分期　截止2023年底，尚无针对PCNSL的病理分期系统，传统的Ann Arbor分期并不适用于PCNSL患者。目前主要采用国际结外淋巴瘤工作组和纪念斯隆凯特琳癌症中心推荐的预后系统进行预后评估（表5-4，表5-5）。

表5-4　原发性中枢神经系统淋巴瘤预后指数评估标准

（国际结外淋巴瘤工作组）

积分（分）	危险分层	2年总生存率（%）
0~1	低危	80
2~3	中危	48
4~5	高危	15

注：年龄＞60岁、LDH升高、ECOG评分≥2分、脑脊液蛋白升高、颅内深部病变分别计为1分；LDH为乳酸脱氢酶；ECOG为美国东部肿瘤协作组；颅内深部病变包括侧脑室旁、基底节、脑干、小脑病变

表5-5　原发性中枢神经系统淋巴瘤预后模型评估标准

（纪念斯隆凯特琳癌症中心）

危险因素	危险分层	中位总生存时间（年）	中位无进展生存时间（年）
年龄≤50岁	低危	8.5	2.0

续表

危险因素	危险分层	中位总生存时间（年）	中位无进展生存时间（年）
年龄＞50岁+KPS评分≥70分	中危	3.2	1.8
年龄＞50岁+KPS评分＜70分	高危	1.1	0.6

注：KPS评分为Karnofsky评分

3.诊断　PCNSL的诊断需要结合临床表现、影像学检查和组织病理学进行综合评估。虽然影像学检查可为PCNSL提供提示，但确诊仍需依赖组织病理学和免疫组织化学。最常用的病理标本获取方式是通过立体定向导航辅助的脑组织穿刺活检。免疫表型典型表现为CD20阳性和CD3阴性。在疑难病例中，可通过检测PCNSL相关的基因突变和脑脊液中特异性细胞因子，以提高诊断的准确性和灵敏度。活检前应尽量避免使用糖皮质激素。此外，所有患者均需进行全面的眼科检查，以排除眼内受累的可能性。对于疑似原发性玻璃体视网膜淋巴瘤（primary vitreoretinal lymphoma，PVRL）的患者，建议通过玻璃体活检进行确诊。

4.临床表现　PCNSL是一种侵袭性肿瘤，患者通常在数日到数周内出现急性或亚急性神经系统症状，发作到诊断的中位时间约为30天。

（1）脑部受累是最常见的表现（＞80%的病例），患者可能经历局灶性神经功能障碍（如运动无力和语言障碍，约70%）、步态异常（约60%）、精神状态改变（如意识模糊、认知和行为改变，40%~60%）及颅内压升高（如恶心、头痛、视觉改变，25%~33%）。

（2）软脑膜受累（10%~25%）症状主要包括头晕、头痛、恶心、呕吐、颈背部僵硬等。

（3）眼部受累（10%~20%）症状表现为视物模糊、视力下降、飞蚊症等。

（4）脊髓受累（＜1%）则通常表现为亚急性脊髓病、脊柱疼痛、下运动神经元综合征等。

尽管PCNSL的病程多在半年内，患者的神经系统症状因受累区域而异，但常见的系统性淋巴瘤B组症状（如发热、盗汗、体重减轻）在PCNSL中较为罕见。

二、治疗目的与原则

1.治疗目的　PCNSL在早期阶段常常会被漏诊或误诊，治疗方法多种多样且预后差异显著。因此，治疗的首要目标是通过早期诊断和精准的个体化治疗方案，提高患者的总生存期并改善生活质量。在此过程中，多学科团队（multi-disciplinary team，MDT）的作用至关重要，能够最大化整合各领域的优势，为患者制定全面的治疗计划。

2.治疗原则　治疗原则强调早期诊断和个体化方案的制定，提倡多学科协作，整合神经外科、医学影像科、神经病理、分子病理、放疗科、血液内科、康复科、精神科和药理学等多个领域的优势，以患者为中心，形成个性化的综合治疗计划。在选择治疗方案时，需考虑患者的年龄、ECOG评分、器官功能、合并症、神经毒性风险以及社会经济因素等。

三、药物治疗

目前，大剂量甲氨蝶呤（high-dose methotrexate，HD-MTX）联合治疗被视为PCNSL 患者的一线治疗方案。该治疗方案分为诱导、巩固和维持三个阶段。手术切除并不被常规推荐，因为它可能延误化疗并引发相关并发症。同时，由于复发率高，全脑放疗也不再作为一线治疗的选择。对于存在脑膜受累的患者，可以考虑采用鞘内注射化疗（如联合甲氨蝶呤、阿糖胞苷和地塞米松等药物），以实现最佳治疗效果。

1. 分层治疗 根据患者的全身状态，PCNSL 患者分为可耐受全身化疗（fit）和无法耐受全身化疗（unfit）两类。治疗策略应动态调整，密切关注患者的治疗反应和毒副作用，适时调整策略，始终与患者讨论潜在的获益与风险。

2. 诱导治疗 HD-MTX 是 PCNSL 治疗的基础药物，单药或联合其他化疗药物可提高疗效。对于 fit 患者，推荐基于 HD-MTX 的联合化疗方案，如 MATRix、R-MPV 等。对于 unfit 患者，可选择低毒性药物，如布鲁顿酪氨酸激酶抑制剂（bruton tyrosine kinase inhibitor，BTKi）、来那度胺、替莫唑胺等的组合治疗。

3. 巩固治疗 对于诱导治疗达到完全缓解（complete response，CR）的 fit 患者，推荐采用自体造血干细胞移植（autologous hematopoietic stem cell transplantation，ASCT）作为首选巩固治疗。对于无法进行 ASCT 的患者，可选择低剂量全脑放疗或其他非清髓性化疗作为替代。

4. 维持治疗 由于 PCNSL 易复发，维持治疗有一定价值，尤其对于老年患者或无法接受 ASCT 的患者。可考虑低剂量来那度胺或 BTKi 等药物进行维持治疗，维持治疗时间建议不少于两年。

5. 复发难治患者的治疗 复发难治患者的治疗依赖于初次治疗的反应和复发时间。化疗、全脑放疗及靶向药物（如 BTKi、来那度胺等）可作为挽救治疗方案。对于复发后的患者，特别是曾接受过 HD-MTX 方案的患者，推荐尝试新的化疗方案或临床试验。

新型靶向药物（如 BTKi、免疫调节剂）和免疫疗法（如 CAR-T、免疫检查点抑制剂）为复发难治的 PCNSL 患者提供了更多治疗选择。未来的研究应重点探索这些新药物的联合治疗方案，以进一步提高疗效。总体而言，PCNSL 的治疗强调个体化、综合化和动态调整，结合多学科团队的协作，针对患者的具体情况制定精准的治疗方案，力求在延长患者生存期的同时，改善其生活质量。

四、药物治疗进展

近年来，随着精准医疗和新药物的迅速发展，PCNSL 的药物治疗取得了显著进展。以下是主要的药物治疗进展。

1. 高剂量甲氨蝶呤 高剂量甲氨蝶呤（HD-MTX）是 PCNSL 治疗的核心药物，能够有效穿透血脑屏障，延长无进展生存期（progression-free survival，PFS）。HD-MTX

常被用于单药治疗或与其他化疗药物联合使用，是当前 PCNSL 一线治疗中的重要组成部分。其作用机制通过干扰癌细胞的 DNA 合成，从而抑制淋巴瘤的增殖。

2. 联合化疗方案 HD-MTX 联合其他药物的化疗方案已被广泛应用。常见的联合用药包括阿糖胞苷、异环磷酰胺等，这些药物能够增强治疗效果。尽管联合化疗方案的毒性可能增加，但总体副作用相对可控。在新诊断的 PCNSL 患者中，这类方案显示出显著的疗效。

3. 利妥昔单抗 利妥昔单抗是一种靶向 CD20 的嵌合单克隆抗体，在 CD20 阳性的 DLBCL 中表现出显著活性。然而，其在 PCNSL 治疗中的疗效仍存在争议。HOVON105/ALLG NHL 24 Ⅲ期随机对照研究表明，在新诊断的 PCNSL 患者的治疗方案中加入利妥昔单抗未能显著改善患者预后。因此，利妥昔单抗在 PCNSL 中的应用仍需进一步研究。

4. 新型靶向药物 近年来，布鲁顿酪氨酸激酶抑制剂（BTKi）作为一种重要的靶向药物，在复发或难治性 PCNSL 治疗中展现出潜力。一代 BTKi 的总反应率在 50%~60%，而二代 BTKi 在日本已获批用于治疗复发难治性 PCNSL。北京协和医院的研究显示，二代 BTKi 泽布替尼具有更高的血脑屏障透过率，其在脑脊液中的浓度远高于其他 BTKi 药物，如伊布替尼和奥布替尼。此外，基于伊布替尼的 TEDDi-R 方案（联合治疗方案）在复发难治 PCNSL 中的完全缓解率高达 83%，但该方案继发真菌感染的风险亦高达 38%。

5. 免疫调节剂 来那度胺作为免疫调节剂，也在 PCNSL 的治疗中展现出了一定的疗效。法国的一项多中心研究表明，来那度胺联合利妥昔单抗的治疗方案在复发难治 PCNSL 患者中的客观缓解率（objective response rate，ORR）为 35.6%。基于这些研究结果，BTKi 和来那度胺已被 NCCN 和 CSCO 指南推荐用于 PCNSL 治疗。

6. 嵌合抗原受体 T 细胞和免疫检查点抑制剂 小规模病例研究显示，嵌合抗原受体 T 细胞（chimeric antigen receptor T-cell immunotherapy，CAR-T）疗法和 PD-1/PD-L1 等免疫检查点抑制剂在复发难治 PCNSL 中具有一定疗效。然而，由于目前的研究样本较少，疗效及安全性仍需通过大规模临床试验进一步验证。

五、原发中枢弥漫大 B 细胞淋巴瘤临床药物治疗案例分析

★ CD20 阳性原发中枢弥漫大 B 细胞淋巴瘤大剂量甲氨蝶呤治疗案例分析

病历摘要

患者，男，83 岁，体重 65kg，体表面积 1.74m²。

主诉：头晕伴四肢乏力、行走不稳 1 月余。

现病史：患者于 2023 年 8 月无明显诱因出现头晕，伴有四肢乏力和行走不稳。入院完善相关检查，2023-09-27 头部 MRI 提示左侧侧脑室后角占位。排除手术禁忌证，同日全麻下行"左枕叶病变立体定向活检术"。常规冰冻病理提示：（左枕叶）B 细胞淋巴瘤，符合弥漫性大 B 细胞淋巴瘤，生发中心型。免疫组化结果示：Bcl2+，MUM1+，

CD10+，CD20+，c-Myc 部分 +，CD3 部分 +，CD30-，CD5 部分 +，CD79a+，Cyclin D1-，GFAP 部分 +，CD19+，Ki67 约 70%+，P53-，Bcl6+。分子检测结果示：MYD88 基因突变阳性 c.818T > C（p.L265P），CD79b 基因野生型（SANGER 测序法）。现患者为行第一周期化疗入院，近来自觉一般情况良好，神志清、精神可，双侧瞳孔等大等圆 3mm，对光反射灵敏，粗测听力无减退。

既往史：平素健康状况良好，无高血压、糖尿病病史，无外伤、手术史，无传染病史，无输血史。预防接种史随当地，无药物过敏史及药物成瘾史。

个人史：生于原籍，无外地久居史，无疫水接触史，无烟酒史，从事职员工作，无工业毒物、粉尘、放射性物质接触史，无冶游史。

入院诊断：（左枕叶）弥漫性大 B 细胞淋巴瘤（生发中心型）。

治疗经过及用药分析

完善各项检查：血常规、尿常规、肝肾功能、心脏超声相关检测。患者于 2023-10-13 开始 R-MTX（利妥昔单抗 + 甲氨蝶呤）方案第 1 周期化疗，具体方案为：利妥昔单抗注射液 600mg d0+ 甲氨蝶呤 3g d1。辅以水化、碱化、亚叶酸钙解毒等治疗。现患者的甲氨蝶呤血药浓度降至安全范围，头晕乏力症状较前改善，病情平稳，治疗期间所用药物见表 5-6。

表 5-6　药物治疗方案

治疗药物	用法用量	起止时间
利妥昔单抗注射液	600mg, ivgtt, st	2023.10.13
0.9% 氯化钠注射液	250ml, ivgtt	
甲氨蝶呤注射液	3g, ivgtt, st	2023.10.14
5% 葡萄糖注射液	500ml, ivgtt	
亚叶酸钙注射液	15mg, ivgtt, q6h	2023.10.14 起（MTX 后 18h 开始）
0.9% 氯化钠注射液	100ml, ivgtt	
5% 碳酸氢钠注射液	250ml, ivgtt, qd	2023.10.13~10.16
左乙拉西坦注射液	500mg, ivgtt, bid	2023.10.13 起
0.9% 氯化钠注射液	100ml, ivgtt	
奥美拉唑注射液	40mg, ivgtt, qd	2023.10.13 起
0.9% 氯化钠注射液	100ml, ivgtt	
头孢哌酮舒巴坦钠	3g, ivgtt, q12h	2023.10.13 起
0.9% 氯化钠注射液	100ml, ivgtt	
地塞米松注射液	5mg, iv, st	化疗前 30min
谷胱甘肽注射液	1.8g, ivgtt, qd	2023.10.13 起
0.9% 氯化钠注射液	250ml, ivgtt	

辅助检查

（1）血常规（2023.10.12）　WBC 14.6×10^9/L；HGB 130g/L；N 13.69×10^9/L。

（2）尿常规（2023.10.12）　尿葡萄糖 ++；尿蛋白 +-；尿比重 1.039；尿酮体 +；尿潜血 +；尿红细胞 63/μL。

（3）心脏超声（2023.10.11）　主动脉瓣少量反流。

（4）MTX 血药浓度监测　C_{24h} 1.28μmol/L；C_{48h} 0.04μmol/L；C_{72h} 0.01μmol/L。

用药治疗方案分析

1. 化疗方案选择　患者（左枕叶）弥漫性大 B 细胞淋巴瘤（生发中心型）诊断明确，根据《CSCO 淋巴瘤诊疗指南 2024》，该患者诱导治疗应选择含大剂量甲氨蝶呤的全身化疗方案。

（1）大剂量甲氨蝶呤（HD-MTX）　指甲氨蝶呤的给药剂量大于 500mg/m² 或者 20mg/kg。HD-MTX 静脉滴注维持在 4~24h，滴注结束时 MTX 血清峰浓度至少达到 100μmol/L。文献报道 HD-MTX 治疗原发中枢神经系统弥漫大 B 细胞淋巴瘤的剂量范围为 1~8g/m²，≥ 1g/m² 和 ≥ 3g/m² 的 HD-MTX 分别可达到清除脑实质和脑脊液中肿瘤细胞的效果。目前，在联合化疗中推荐的 HD-MTX 剂量为 3.5g/m²，该剂量患者的耐受性和有效性较好。对于年龄大于 80 岁的患者，应谨慎使用或适当下调剂量。

（2）利妥昔单抗　中枢神经系统渗透很低，仅达到血清水平的 0.1%~4.4%，但单组试验已证明了 375~500mg/m² 作为诱导或挽救性化疗的有效性。利妥昔单抗单药治疗复发的原发中枢神经系统弥漫大 B 细胞淋巴瘤患者中可观察到影像学缓解。在 HD-MTX/HD-Ara-c 中加入利妥昔单抗可改善原发中枢神经系统弥漫大 B 细胞淋巴瘤患者 ORR（73%vs.53%）和中位无进展生存期（20 个月 vs.6 个月）。HD-MTX 联合利妥昔单抗、替莫唑胺的前瞻性研究中，同样显示较好的疗效。但由于针对利妥昔单抗的前瞻性随机对照研究的结果均为阴性，故是否将利妥昔单抗常规纳入原发中枢神经系统弥漫大 B 细胞淋巴瘤标准治疗方案中，仍有争议。

对于该患者，选用 R-MTX 化疗方案，因为存在高龄、MTHFR 677 TT 危险因素，临床医生凭借临床经验降低用药剂量，利妥昔单抗取 600mg，甲氨蝶呤取 3g。综上，该患者化疗方案选择合理，药品用法用量适宜。

2. HD-MTX 监护要点及推荐管理规范

（1）用药前评估　用药前需评估患者的肝肾功能，有无胸腔积液与腹水，合并用药是否存在禁忌，MTHFR 677C > T 位点的单核苷酸多态性。该患者用药前肝肾功能正常，无胸腔积液与腹水，合并用药有奥美拉唑、谷胱甘肽、地塞米松、头孢哌酮舒巴坦钠、左乙拉西坦等，与甲氨蝶呤之间没有使用禁忌，MTHFR 677C > T 位点基因型为 TT，MTHFR 活性大幅降低，使用 HD-MTX 风险增加，需调整 MTX 的使用剂量，使用过程中需密切关注患者用药后反应。

（2）水化、碱化的预处理方案　在 HD-MTX 输注前 12h 或更早开始静脉水化、碱化，并在用药前、用药期间及用药后持续规范地进行水化、碱化（每日入量 2.5~3L/m²，持续时间 ≥ 72h，维持尿液 pH ≥ 7.0），直至 CMTX 低于 0.1~0.2μmol/L。该患者在 10 月 14 日上午开始使用 HD-MTX，当天开始每日静脉入量 4000ml，并叮嘱患者每天大约饮用 3L 水，同时每天 250ml 5% 碳酸氢钠碱化尿液，连续 3 天。当天下午检测尿 pH 为 6.7，患者水化、碱化的时机应提前 12h 或更早。由于该患者发生不良反应的风险增加，加大了水化的力度，预防不良反应的发生。

（3）治疗药物监测（therapeutic drug monitoring，TDM） HD-MTX 用于原发中枢神经系统弥漫大 B 细胞淋巴瘤时，应在用药后 24h，48h，72h 检测一次 C_{MTX}。在 $C_{24h} \leq 10μmol/L$、$C_{48h} \leq 1μmol/L$、$C_{72h} \leq 0.1μmol/L$，当存在排泄延迟时，应增加 TDM 频率，加强水化、碱化、亚叶酸钙解救等支持治疗，并密切监测不良事件。该患者 C_{24h} 为 1.28μmol/L、C_{48h} 为 0.04μmol/L、C_{72h} 为 0.01μmol/L，达到安全浓度范围。

（4）亚叶酸钙解救 建议开始滴注后 12~24h 给予首剂亚叶酸钙解救，合理的亚叶酸钙解救至关重要，过早解救可能拮抗化疗效果，而过晚解救则可能导致严重的不良事件。首剂亚叶酸钙解救时，常规予亚叶酸钙 9~15mg/m²，q6h，静脉滴注或肌内注射。加强解救的方法通常为增加单次解救剂量。该患者在 MTX 开始滴注后 18h 左右开始给予首剂亚叶酸钙解救，15mg，q6h，静推，同时使用亚叶酸钙漱口，预防口腔溃疡。

（5）不良事件的管理 发生不良事件时，建议增加亚叶酸钙解救剂量，结合患者个体情况加强水化，持续碱化以维持尿液 pH > 7.0，并及时予含漱剂等其他对症支持治疗。该患者未发生不良事件。

用药监护要点

1. 剂量调整 高龄患者和存在 MTHFR 677 TT 基因型的患者使用 HD-MTX 时，应根据风险适当下调剂量。由于 MTHFR 活性显著降低，这类患者对 HD-MTX 的耐受性较差，甲氨蝶呤的剂量应调整至合适水平。本例患者医生根据临床经验将甲氨蝶呤剂量下调至 3g，合理规避了剂量过高带来的风险。

2. 水化碱化处理 HD-MTX 用药前应在输注前 12 小时或更早开始静脉水化和碱化，确保尿液 pH 值维持在 ≥ 7.0，以减少药物引发的毒性反应。如果水化碱化不及时或不足，可能导致中毒风险。本例患者水化碱化未提前 12 小时进行，导致尿液 pH 值未达到标准，增加了中毒风险，需加强水化并调整碱化的时机和强度。

3. 治疗药物监测（TDM） 在使用 HD-MTX 过程中，应通过 TDM 监测血药浓度，特别是在用药后 24h、48h、72h 检测血清 MTX 浓度（C_{MTX}）。及时监测 C_{MTX} 可评估是否达到安全有效的治疗范围，必要时可根据检测结果调整剂量，确保患者血药浓度维持在安全范围内。

4. 药物基因检测 用药前进行基因检测，尤其是检测 MTHFR 基因型，可对 HD-MTX 的使用风险进行提前评估。对于基因检测提示存在用药风险的患者，需加强药师与临床医生的沟通，制定个体化的剂量调整方案，确保用药安全。

5. 不良反应管理　HD-MTX 治疗过程中，应密切关注患者的药物反应，尤其是高龄患者。在出现药物不良反应时，应及时采取措施，例如增加亚叶酸钙解救剂量、加强水化碱化处理，确保患者的治疗安全性。

★ CD20 阴性原发性中枢神经系统淋巴瘤治疗案例分析

病历摘要

女性，65 岁。体重 58kg，体表面积 1.62m^2。

主诉：持续性头痛 10 天余。

现病史：患者因持续性头痛就诊。2023-01-15 无明显心肺、腹部及神经系统体征异常，实验室检查包括常规血液检查和生化检查结果均正常，HIV、EBV-DNA、HHV8、乙肝及丙肝病毒血清学检测均为阴性。头颅 MRI 和全身 PET/CT 示颅内多发不规则软组织肿块，双侧顶叶、左基底节及双侧颞叶均可见病灶，伴周围水肿及邻近脑室轻度受压，但未见明显全身异常。实验室检查包括血常规、生化、HIV、EBV-DNA、HHV8、乙肝及丙肝均阴性。

2023-02-10 首次接受 HD-MTX 治疗（3.0g/m^2），同时予以甘露醇降颅压及对症止痛。初次治疗后，头痛症状无明显缓解，并出现肢体乏力。2023-03-18 两程治疗后复查 MRI 显示肿瘤较前增大，水肿加重，提示病情进展。2023-03-23 更换化疗方案为 HD-MTX 联合阿糖胞苷和替莫唑胺。患者头痛症状有所缓解，但在化疗间期症状反复加重，伴有恶心、呕吐和视力下降，MRI 提示肿瘤和水肿进一步增大。因化疗耐药，2023-04-08 调整为布鲁顿酪氨酸激酶（BTK）抑制剂（泽布替尼 320mg/d）和 PD-1 抑制剂（替雷利珠单抗 200mg，每 21 天第 1 天一次）。该治疗方案使患者头痛及肢体乏力明显缓解。经过两个周期治疗后，2023-05-16 MRI 复查提示肿瘤 CR。本次入院拟继续以相同方案维持治疗。

既往史：高血压病史 10 余年，血压控制一般，具体不详。无神经系统疾病、遗传疾病家族史及药物使用史。

个人史：生于原籍，无外地久居史，无疫水接触史，无吸烟、饮酒及毒品使用史，无工业毒物、粉尘、放射性物质接触史，无冶游史。

入院诊断：1. CD20 阴性原发性中枢神经系统淋巴瘤（cMyc 及 Bcl2 双阳性）。2. 高血压。

治疗经过及用药分析

完善各项检查：心脏超声、肝肾功能、血常规、甲状腺功能相关检测。入院时体温、呼吸、脉搏等生命体征稳定，血压为 158mmHg/89mmHg。患者于 2023-04-29 开始泽布替尼 320mg po qd 和替雷利珠单抗 200mg q3w。辅以抗过敏、降血压等治疗。治疗期间所用药物见表 5-7。

表 5-7 药物治疗方案

治疗药物	用法用量	起止时间
泽布替尼胶囊	320mg, po, qd	2023.04.29 起
替雷利珠单抗注射液	200mg, ivgtt, q3w	2023.04.29 起
0.9% 氯化钠注射液	100ml, ivgtt	
地塞米松注射液	5mg, iv, st	输注前 30min
0.9% 氯化钠注射液	10ml, iv	
氯雷他定片	10mg, po, st	输注前 30min
氨氯地平片	5mg, po, qd	2023.04.29 起

辅助检查

（1）心脏超声心电图（2023.04.29） 心功能正常，左室射血分数（LVEF）60%。

（2）肝肾功能（2023.04.29） AST 20U/L；ALT 22U/L；TBIL 5.0μmol/L；DBIL 1.5μmol/L；CREA 90μmol/L。

（3）血常规（2023.04.29） WBC 5.8×10^9/L；HGB 120g/L；PLT 250×10^9/L。

（4）甲状腺功能（2023.04.29） TSH 2.5μIU/ml；FT4 1.2ng/dl；FT3 3.2pg/ml。

用药治疗方案分析

抗肿瘤方案选择：二代 BTK 抑制剂泽布替尼通过抑制 BTK 信号传导阻断 B 细胞信号，抑制肿瘤增殖，选择性好，血 - 脑屏障穿透力强。而 PD-1 抑制剂替雷利珠单抗作为 PD-1 抑制剂，可激活 T 细胞的抗肿瘤作用，调节免疫环境，起到协同抗肿瘤作用。该联合方案涉及 BTK 信号通路和 PD-1/PD-L1 通路，作用机制互补起到双重免疫调节作用，对 PCNSL 显示出良好的治疗效果。在此病例中，由于肿瘤细胞 CD20 阴性，患者对利妥昔单抗无效，而泽布替尼和 PD-1 抑制剂的联合使用克服了部分耐药性，使得患者获得显著疗效。

用药监护要点

1. **疗效监测** 定期复查头颅 MRI 以评估病灶变化和治疗效果。患者在治疗期间需要进行生命体征监测，尤其是神经系统症状，以确保及时发现疗效变化，并关注治疗对生活质量、肢体活动和认知功能的影响，以优化临床效果。

2. **靶向治疗监护** 泽布替尼治疗期间，需重点关注出血风险、心律失常和感染防控。出血风险管理包括凝血功能监测、抗凝药物调整、创伤预防和出血症状观察；心律失常监测应定期进行心电图检查、分析心率变异、监测 Q-T 间期并关注心律失常症状；感染防控则需定期血常规检测、体温监测、预防性抗感染治疗和必要时及时干预。

3. **免疫治疗监护** 替雷利珠单抗治疗期间，监测免疫相关不良反应，如皮肤反应、内分泌及肝功能和肺炎情况；为预防输注反应，需制定预处理方案、控制输注速率、延长观察时间并准备应急方案；自身免疫反应监控则包括甲状腺功能检测、糖皮质激素准备、症状识别和分级处理。

4. 长期管理策略 疾病进展监测应定期随访，首月每周随访一次，后续每 2~4 周，并结合影像学和症状评估。预警指标包括神经系统症状、影像学变化、生化指标和免疫标志物。药物调整方面，对不良反应采取分级处理策略：1~2 级采取支持治疗，3 级暂停药物，4 级则永久停药；特殊情况如免疫相关事件需个性化处理。剂量调整根据患者耐受情况进行，泽布替尼剂量可在 160~320mg/d 范围内调节，替雷利珠单抗可延长用药间隔，治疗期内根据病情进行适时调整。

★ 晚期小脑原发中枢弥漫大 B 淋巴瘤靶向药物治疗案例分析

病历摘要

患者，女，49 岁，身高 165cm，体重 73kg，体表面积 1.84m²。

主诉：确诊中枢性淋巴瘤 2 年余。

现病史：患者于 2020 年 3 月确诊左侧小脑弥漫大 B 细胞淋巴瘤，行 RMA 方案（利妥昔单抗 + 甲氨蝶呤 + 阿糖胞苷）化疗 6 次。2020 年 12 月复查 PET-CT 显示病情进展，改用泽布替尼联合替莫唑胺治疗。2023 年 4 月复查头颅 MRI 提示考虑中枢淋巴瘤病情进展，入院后排除禁忌证。本次入院，神清，精神可，全身皮肤巩膜无黄染，无出血。双肺呼吸音清，未闻及干湿啰音。心律齐，各瓣膜区未闻及杂音。腹平软，无压痛反跳痛，左下肢肌力 0 级，左上肢肌力 Ⅳ 级，肌张力、腱反射正常，双侧巴氏征阴性。双眼视物稍模糊，无视野缺损，裸眼视力 0.8。拟行甲氨蝶呤联合塞利尼索及来那度胺治疗。

既往史：无高血压、心脏病、冠心病、脑血管意外等病史。否认重大手术外伤史，无药物过敏史。预防接种史随当地进行。

入院诊断：（左侧小脑）原发中枢神经系统弥漫大 B 细胞淋巴瘤。

治疗经过及用药分析

入院后完善相关检查，排除化疗禁忌，于 2023 年 4 月 28 日开始 MTX+ 塞利尼索 + 来那度胺联合治疗，并给予水化、碱化及护肝等对症支持治疗。治疗过程中多次监测 MTX 血药浓度，均在安全范围内，血肌酐正常。治疗期间所用药物见表 5-8。

表 5-8 药物治疗方案

治疗药物	用法用量	起止时间
甲氨蝶呤注射液	3g, ivgtt, st	2023.04.28
5% 葡萄糖注射液	500ml, ivgtt	
亚叶酸钙注射液	15mg, ivgtt, q6h	2023.04.28~05.01
0.9% 氯化钠注射液	100ml, ivgtt	
5% 碳酸氢钠注射液	250ml, ivgtt, qd	2023.04.27~05.04

治疗药物	用法用量	起止时间
法莫替丁注射液	20mg, ivgtt, qd	2023.04.27~05.04
0.9% 氯化钠注射液	100ml, ivgtt	
地塞米松注射液	5mg, iv, st	化疗前 30min
谷胱甘肽注射液	1.8g, ivgtt, qd	2023.5.4 起
0.9% 氯化钠注射液	250ml, ivgtt	
来那度胺胶囊	25mg, po, qd	2023.04.28 起
塞利尼索	40mg, po, w2d	2023.04.28 起
阿司匹林肠溶片	100mg, po, qd	2023.04.28 起
伐昔洛韦片	500mg, po, tid	2023.04.28 起
10% 氯化钾注射液	20ml, ivgtt, qd	2023.04.28~04.30
0.9% 氯化钠注射液	1000ml, ivgtt	

辅助检查

（1）血常规（2023.04.28）　WBC 7.6×10^9/L；HGB 104g/L；N 2.66×10^9/L。

（2）尿常规（2023.04.27）　尿蛋白 +；尿比重 1.023；尿酮体 −；尿潜血 +；尿红细胞 63/μL。

（3）心电图（2023.04.27）　窦性心律；T 波改变。

（4）MTX 血药浓度　C_{24h} 1.29μmol/L；C_{48h} 0.04μmol/L；C_{72h} 0.02μmol/L。

（5）肝肾功能（2023.04.27）　AST 25U/L；ALT 27U/L；CREA 37.66μmol/L。

用药治疗方案分析

1. 化疗方案选择　患者（左枕叶）弥漫性大 B 细胞淋巴瘤（生发中心型）诊断明确，根据最新的 NCCN 及 CSCO 指南，本患者的中枢性淋巴瘤经过初期的化疗后病情进展，进入了第二阶段的靶向治疗。泽布替尼和替莫唑胺的联合应用符合针对复发／难治性弥漫大 B 细胞淋巴瘤（DLBCL）的治疗推荐。此外，根据最新指南，MTX 联合塞利尼索和来那度胺的治疗方案适用于复发或难治性 DLBCL 患者，能有效延缓病情进展。

2. 塞利尼索　塞利尼索是一种核输出抑制剂，通过特异性抑制核输出蛋白 XPO1，阻止肿瘤抑制蛋白从细胞核中转移至细胞质，促进肿瘤细胞凋亡。CSCO 指南指出，塞利尼索已被批准用于多种复发性或难治性血液恶性肿瘤，其对复发性弥漫大 B 细胞淋巴瘤具有较高疗效。STORM 试验显示，塞利尼索在复发性 DLBCL 患者中的 ORR 为 28%，对 CNS 转移病灶具有一定活性。塞利尼索推荐剂量为 60~80mg 每周两次。患者使用剂量为 40mg biw（每周两次），偏保守，可能与患者的耐受性相关。使用过程中常见低钠血症、胃肠道不适（如恶心呕吐）和血液学毒性（如中性粒细胞减少）。建议患者每周检查血常规和电解质，特别是钾、钠离子水平，及时补充缺失的电解质。对于胃肠道不良反应，可联合使用昂丹司琼或其他止吐药；低钠血症患者需定期补充电解质，同时调整剂量以减轻毒性风险。

3. 来那度胺 来那度胺是一种免疫调节剂，结合免疫刺激和抗血管生成作用在复发性淋巴瘤治疗中疗效显著。依据 NCCN 和 CSCO 指南，其推荐用于多种血液肿瘤，包括复发性弥漫大 B 细胞淋巴瘤和 CNS 浸润病例。根据 NCCN 和 CSCO 指南，来那度胺是复发性和难治性 DLBCL 患者的一种可选治疗药物，尤其对于非 GCB 亚型疗效更显著。REAL07 研究显示，来那度胺单药治疗复发性 DLBCL 患者的 ORR 为 35%~40%。根据患者体表面积或病情，通常为 25~40mg，每周两次口服。来那度胺的主要不良反应是骨髓抑制（如白细胞和血小板减少）和血栓形成风险，使用时需结合患者基础状况调整剂量。为降低血栓形成风险，建议高危患者使用低剂量阿司匹林或其他抗凝治疗；对于其可能引起的疱疹，可予以预防性使用抗病毒药。定期检测血常规、肝功能和肾功能，尤其是肾功能不全患者需要个体化剂量调整。此外，需加强患者教育，警惕肿瘤溶解综合征的早期表现，及时采取支持性治疗。

4. 甲氨蝶呤 甲氨蝶呤是一种叶酸代谢拮抗剂，高剂量用于 CNS 淋巴瘤治疗时，通过干扰 DNA 合成抑制肿瘤增殖。根据 NCCN 指南，MTX 在 CNS 淋巴瘤治疗中是核心药物，但需配合充分水化、碱化尿液及亚叶酸钙解救以减轻肾毒性。使用中需要严格监测血药浓度（如 24h、48h 和 72h），确保快速排泄，避免毒性蓄积。

用药监护要点

1. 甲氨蝶呤的用药监护要点

（1）血药浓度监测 高剂量 MTX 治疗时，需定期测定血药浓度（如 24 小时、48 小时、72 小时浓度）以确认其安全性。MTX 浓度超过特定阈值（$> 0.1\mu mol/L$）时，可能导致严重毒性。应及时采用亚叶酸钙解救以减少药物对正常组织的损害。

（2）肝肾功能监测 MTX 主要通过肾脏排泄，高剂量使用可能导致肾小管沉积，引发急性肾损伤。治疗期间需密切监测肾功能（肌酐、尿素氮、胱抑素 C）和肝功能（ALT、AST、胆红素）。水化和尿液碱化（维持尿液 pH > 7）是治疗中的关键环节，避免 MTX 在肾脏的沉积。

（3）毒副作用预防 骨髓抑制是 MTX 常见的不良反应，表现为白细胞减少、血小板减少，严重时可能出现感染或出血。需密切监测血常规，必要时给予升白细胞药物或输血支持。此外，预防口腔黏膜炎（如饭后漱口、使用润唇剂）和恶心呕吐（使用止吐药物）也至关重要。

2. 塞利尼索的用药监护要点

（1）电解质监测 塞利尼索常引起低钠血症、低钾血症等电解质紊乱。因此，应定期检测血清钠、钾、钙水平。若出现异常，需及时补充电解质。患者在服药期间需维持足够的水化状态以预防脱水。

（2）血常规监测 塞利尼索可能引起中性粒细胞减少和血小板减少，增加感染和出血的风险。建议每周监测血常规，并根据严重程度调整剂量或暂停治疗。对于重度粒缺的患者，可联合使用升白细胞药物。

（3）胃肠道毒性管理　胃肠道不良反应（如恶心、呕吐、食欲减退）是塞利尼索的常见毒性。可使用止吐药（如昂丹司琼）缓解症状，并建议患者少量多餐，避免高脂肪饮食以减轻胃肠负担。

3.来那度胺的用药监护要点

（1）血栓形成的预防　来那度胺增加静脉血栓形成的风险，特别是联合高剂量糖皮质激素时。对于高危患者，应考虑预防性抗凝治疗（如低剂量阿司匹林或低分子肝素）。患者需保持适当活动，避免长时间卧床或久坐。

（2）骨髓抑制的管理　骨髓抑制是来那度胺的主要毒性，表现为白细胞减少、血小板减少。建议每2周监测血常规，发现异常时需调整剂量或暂停治疗。必要时可使用升白细胞药物或输注血小板。

（3）肝肾功能监测　来那度胺主要经肾脏排泄，肾功能不全的患者需根据肌酐清除率调整剂量。建议定期检测肝功能（ALT、AST）和肾功能（肌酐、尿素氮），尤其对于老年患者或联合其他药物治疗时需密切关注。

第四节　原发性脊髓肿瘤

一、概述

脊髓肿瘤可发生在脊髓内或脊髓附近。一般认为其位于神经轴内，可为原发性或转移性。在所有原发性中枢神经系统（central nervous system，CNS）肿瘤中，原发性脊髓肿瘤占比为2%~4%，其中约三分之一为髓内肿瘤。根据美国SEER数据库数据，一项持续4年共纳入11712例原发性脊髓肿瘤病例的研究结果显示，78%的病例为良性肿瘤，22%为恶性肿瘤。通过组织学检查，最常见的三种肿瘤分别为脊膜瘤（占33%）、脊神经肿瘤（占27%）和室管膜瘤（占21%）。

1.病因与发病机制　原发性脊髓肿瘤的病因与发病机制涉及多种因素，包括遗传突变、环境因素以及体细胞突变等。常见的脊髓肿瘤类型包括髓内肿瘤（如室管膜瘤、星形细胞瘤）和髓外肿瘤（如神经鞘瘤和脊膜瘤）。

（1）遗传因素　某些原发性脊髓肿瘤与遗传综合征密切相关。例如，神经纤维瘤病1型(NF1)和2型(NF2)患者常出现脊髓内或脊髓外肿瘤，特别是神经鞘瘤和室管膜瘤。此外，研究发现NF2基因突变与室管膜瘤的发生密切相关。SMARCE1基因的突变也可能导致透明细胞型脊膜瘤，这类肿瘤常见于脊髓部位。

（2）分子机制　室管膜瘤等脊髓肿瘤的发生与染色体异常以及特定基因的突变有关。例如，髓内的高分级星形细胞瘤通常伴随BRAF基因突变，这种突变可以促进肿瘤细胞增殖。H3F3A基因的突变也被发现与中线星形细胞瘤的发病有关。

（3）肿瘤的生物学特性 不同类型的脊髓肿瘤具有不同的生物学行为。例如，室管膜瘤通常表现为缓慢增长，而星形细胞瘤的侵袭性可能更强。许多肿瘤还通过异常的血管生成机制维持其生长，部分脊髓肿瘤的治疗可能会靶向这些机制。

（4）环境因素与体细胞突变 尽管脊髓肿瘤的病因尚未完全明确，但环境因素（如辐射暴露）也被认为是可能的诱因之一。此外，肿瘤的发生还可能是由于体细胞突变，即非遗传性、后天发生的基因突变。

2. 分类 原发性脊髓肿瘤根据其解剖位置和组织学特点可以分为髓内肿瘤和髓外肿瘤两大类。

（1）髓内肿瘤（脊髓实质内） 主要为胶质瘤，包括室管膜瘤和低级别星形胶质瘤。髓内肿瘤通常浸润脊髓实质，导致局部组织扩张，而不是直接将脊髓移位。肿瘤可能累及多个脊髓节段，并可能由于阻塞脑脊液流动，导致脊髓空洞症。

（2）髓外肿瘤（脊髓实质外） 髓外肿瘤进一步可分为硬膜内肿瘤和硬膜外肿瘤。

①硬膜内肿瘤 位于硬脑膜内，但脊髓外。常见的类型包括脑膜瘤、神经鞘瘤、神经纤维瘤以及黏液乳头状室管膜瘤。大多数硬膜内肿瘤为良性，预后较好，特别是黏液乳头状室管膜瘤，常发生在马尾神经区。

②硬膜外肿瘤 位于硬脑膜外，大多数是从其他器官转移来的肿瘤，例如来自肺癌、乳腺癌、前列腺癌、肾癌或甲状腺癌等。此外，肉瘤和血液恶性肿瘤（如多发性骨髓瘤和淋巴瘤）也属于此类。这些肿瘤通常通过压迫脊髓及其神经根发挥作用，压迫脊髓前常侵蚀并破坏椎骨。

3. 分期 原发性脊髓肿瘤的分期主要基于肿瘤的扩散程度、生长速度及组织学分级。当前，脊髓肿瘤的分期通常不采用标准的 TNM 分期，而是根据肿瘤的组织学分级与临床特征进行判断。脊髓肿瘤常采用 WHO 的组织学分级系统，将肿瘤分为四个级别，如表 5-9 所示。

表 5-9 脊髓肿瘤 WHO 组织学分级系统

WHO 分级系统	描述	示例
Ⅰ级	良性、低侵袭性	低级别星形细胞瘤、神经鞘瘤
Ⅱ级	中度侵袭性，但仍然为低级别	经典室管膜瘤
Ⅲ级	高度侵袭性	间变性星形细胞瘤、间变性室管膜瘤
Ⅳ级	极高侵袭性，预后差	胶质母细胞瘤

病理学依据：根据肿瘤的分化程度、增殖率和组织结构进行分级，以评估肿瘤的生物学行为和预后。

4. 诊断

（1）影像学诊断 MRI 是最重要的诊断工具，用于评估脊髓和脊柱的结构，能够清晰显示肿瘤的存在、位置和大小，最适合定位和判断脊髓肿瘤的性质。计算机断层扫描（CT）造影可作为 MRI 的替代方案，尤其在无法进行 MRI 时。CT 造影通过脊髓造影（注射造影剂）更清晰地显示脊髓周围的病变。X线通常不用于脊髓肿瘤的诊断，但可以排查转移性肿瘤，尤其是当骨骼有破坏或脊旁组织扭曲时有提示作用。

（2）病理诊断　活组织检查（活检）用于明确肿瘤的病理类型，尤其适用于原发性脊髓肿瘤。已确诊为其他部位癌症的患者，如果怀疑脊髓转移性肿瘤，通常不需进行活检。活检可以通过手术或在影像引导下进行。

5.临床表现　原发性脊髓肿瘤的临床表现主要包括疼痛、神经功能障碍、行走困难等几个方面。

（1）疼痛　背痛是最常见的主诉症状，尤其在夜间加重，疼痛可能会唤醒患者，但在醒来后活动时会减轻。患者通常描述为咬痛且持续不间断。如果脊神经根受压，疼痛可沿神经根放射至其支配的区域。

（2）神经功能障碍

①感觉异常和感觉倒错：脊髓受压导致受压平面以下区域的感觉减退、麻木或针刺感。远端感觉功能的丧失可能较为严重。

②肌无力和瘫痪：脊髓或神经根受压影响运动神经，表现为进行性肌无力，特别是髂腰肌，患者可能逐渐丧失行走能力，最终可能出现瘫痪。早期症状可能单侧，但可发展为双侧肌无力或瘫痪。

③括约肌功能障碍受累：脊髓平面以下的大小便失控及勃起功能障碍。

（3）行走困难　随着神经功能的恶化，患者可能出现进行性行走困难，表现为步态不稳，肌力减弱。这一表现通常是由脊髓通路受阻导致，预示病情的进展。

（4）其他症状

①勃起功能障碍：脊髓或神经根受压会影响生殖系统功能。

②大小便失控：脊髓受压可导致膀胱和肠道控制失调。

③脊髓血液供应障碍：脊髓受压可能阻碍血液供应，导致组织死亡和肿胀，进一步加重神经功能障碍。

通过全面的体格检查可以记录神经功能障碍的程度，评估受累脊髓的部位，并明确患者的行走能力及预后。随着脊髓或神经根受压的持续发展，症状如背痛、感觉异常、肌无力、瘫痪等会逐渐加重，括约肌功能也可能受损。早期识别这些症状并及时进行治疗至关重要，有助于防止神经损害的永久化。

二、治疗目的与原则

1.治疗目的

（1）减轻脊髓压迫　防止神经功能进一步恶化，缓解症状，保护脊髓功能，避免永久性神经损害。

（2）消除或控制肿瘤　通过手术切除或放疗来去除或缩小肿瘤，恢复神经功能。

（3）改善预后　通过尽早治疗，最大限度地恢复神经功能，减少残疾，提高患者生活质量。预后取决于肿瘤的确诊时机、治疗是否及时和脊髓损害的程度。早期治疗可显著提高神经功能的恢复率。

2. 治疗原则

（1）糖皮质激素治疗　在脊髓受压引起神经功能障碍时，立即给予大剂量糖皮质激素（如地塞米松），以减轻脊髓水肿，保护神经功能。

（2）手术治疗　多数定位良好的原发性脊髓肿瘤可以通过手术切除，特别是边界明确的肿瘤（如脑膜瘤、神经纤维瘤），可使患者获得治愈。手术的目的是解除脊髓压迫，恢复神经功能。

（3）放射治疗　对于无法手术切除的肿瘤，放疗是主要治疗手段，尤其是在术后或单独使用时，有助于缓解脊髓压迫。放疗也适用于某些转移性肿瘤。

（4）化疗和其他辅助治疗　根据肿瘤类型，化疗可以作为辅助治疗，尤其是对某些类型的转移性肿瘤（如前列腺癌），抗雄激素疗法可与局部放疗联合使用。

三、原发性脊髓肿瘤的药物治疗进展

近年来，原发性脊髓肿瘤的药物治疗取得了一些进展，主要集中在化疗、靶向治疗和免疫治疗等方面。以下是结合现有文献的简要总结。

1. 化疗　化疗仍然是治疗某些恶性脊髓肿瘤的重要手段，尤其是用于高等级的胶质瘤和复发性肿瘤。替莫唑胺是目前广泛使用的化疗药物之一，尤其适用于脊髓胶质瘤。替莫唑胺的优势在于其良好的口服生物利用度和穿透血脑屏障的能力，这使得它能够有效地作用于中枢神经系统肿瘤。多项研究显示，替莫唑胺联合放疗可改善脊髓胶质瘤患者的生存率。

2. 靶向治疗　靶向治疗是近年来脊髓肿瘤治疗的前沿领域。对携带 BRAF V600E 突变的脊髓肿瘤，BRAF 抑制剂如维莫非尼和达拉非尼显示出良好的临床疗效。这类药物通过抑制 BRAF 信号通路，能够有效缩小肿瘤体积，减轻患者症状。尤其是在 BRAF 突变的毛细胞型星形细胞瘤中，BRAF 抑制剂疗效尤为显著。此外，MEK 抑制剂如曲美替尼也在 BRAF 突变的肿瘤中被联合使用，显示出增强疗效的潜力。

3. 免疫治疗　免疫治疗在原发性脊髓肿瘤的研究中逐渐受到关注，尤其是在胶质瘤中。PD-1 抑制剂（如帕博利珠单抗）和 CTLA-4 抑制剂等免疫检查点抑制剂已在部分脊髓肿瘤患者中显示出一定的疗效。初步研究表明，这类药物通过激活患者的免疫系统，可促使肿瘤细胞凋亡，尤其是在高突变负荷的恶性肿瘤中表现出较好的反应。

尽管靶向治疗和免疫治疗在某些特定类型的原发性脊髓肿瘤中表现出较好的疗效，但药物治疗的整体效果仍受限于血脊髓屏障的存在以及肿瘤的异质性。因此，未来的研究方向可能集中在开发能够更有效穿透屏障的新型药物，以及探索联合治疗策略，如将免疫治疗与靶向治疗或化疗相结合，以期提高患者的长期生存率和生活质量。

四、原发性脊髓肿瘤临床药物治疗案例分析

★ 原发性脊髓间变性少突胶质瘤治疗案例分析

病历摘要

患者，男，68 岁。身高 172cm，体重 70kg，体表面积 1.82m²。

主诉：右腿麻木 1 月余。

现病史：患者因右腿麻木就诊，伴有体重减轻、下肢无力、步态不稳及跌倒，需依靠拐杖或轮椅行走入院。2024-01-05 神经系统检查显示上肢肌力正常，反射正常，右腿肌力正常，左小腿肌萎缩、局部感觉异常，膝反射消失。MRI 显示 T9 至 T12 段有髓内病变，无颅内肿瘤扩散的证据。

既往史：前列腺癌病史，1 年前因腰椎狭窄导致左腿麻木进行腰椎减压手术。

个人史：生于原籍，否认疫区、疫情接触史，否认化学性物质、放射性物质、有毒性物质接触史，否认吸毒史，否认吸烟史，否认饮酒史，否认冶游史。

入院诊断：原发性脊髓间变性少突胶质瘤（1p/19q 共缺失，IDH1/2 野生型）。

检验检查：磁共振成像（MRI）显示 T9 至 T12 段脊髓髓内病变，病理检查确认肿瘤细胞为 S-100 阳性、IDH1 R132H 突变阴性。基因检测未发现 IDH1/IDH2 突变，存在 1p/19q 共缺失。

治疗经过及用药分析

完善各项检查后，明确诊断。2024-01-25 患者在术后接受了 39.6Gy 的质子放射治疗以及总剂量为 43.2Gy 的局部放射增强治疗，之后给予替莫唑胺化疗，剂量为 350mg，周期为 28 天（表 5-10）。

表 5-10　药物治疗方案

治疗药物	用法用量	起止时间
替莫唑胺胶囊	350mg, po, q28d	01.25~01.30（首 6 周期）
昂丹司琼片	8mg, po, bid	01.25~01.30
地塞米松片	4mg, po, qd	01.25~01.30
奥美拉唑肠溶胶囊	20mg, po, qd	01.25~01.30

辅助检查

（1）血常规（1.22）　WBC 3.85×10^9/L；HGB 132g/L；PLT 320×10^9/L；ANC 1.66×10^9/L。

（2）肝肾功能（1.22）　AST 31.06U/L；ALT 26.56U/L；TBIL 86.8μmol/L；DBIL 0.8μmol/L；CREA 53.00μmol/L；估算肾小球滤过率 118ml/min。

用药治疗方案分析

脊髓原发性肿瘤较为罕见，仅有 2.5% 为弥漫性胶质瘤。在治疗选择中，联合放射治疗和化疗的 PCV 方案（即甲基苄肼、洛莫司汀和长春新碱）在 1p/19q 共缺失的颅内和脊髓少突胶质瘤中显示出明显的生存优势。然而，对于替莫唑胺是否能替代 PCV 作为治疗方案，目前仍不明确。替莫唑胺在一些脊髓少突胶质瘤患者中显示了良好的疗效，特别是在复发病例中。

用药监护要点

1. 药物安全管理用药　替莫唑胺禁用于对本药或达卡巴嗪过敏者、严重骨髓抑制患者，以及妊娠期妇女。慎用于肾功能严重不全患者及重度肝功能不全者。替莫唑胺可能导致肺孢子虫肺炎（PCP），长期使用需预防性用药。使用替莫唑胺期间，需每周监测全血细胞计数，尤其是在同步放化疗期间。此外，每个治疗周期开始前及疗程结束后的 2~4 周需监测肝功能。对于曾感染过乙型肝炎病毒的患者，还需监测病毒再激活的可能性。

替莫唑胺因其较好的安全性，在治疗过程中具有优势。此外，在使用 PCV 方案时，需特别注意洛莫司汀和甲基苄肼的毒性管理，尤其是在长期治疗中可能出现的骨髓抑制等不良反应。

2. 用药监护要点　对于 1p/19q 共缺失患者，监测 PCV 或替莫唑胺治疗效果，定期进行影像学随访，评估肿瘤是否有进展或复发。用药期间需严密监测患者的骨髓功能，以防止因药物毒性导致的血液系统异常。对于 IDH 突变或野生型的脊髓胶质瘤，应根据分子诊断结果进行个体化用药方案的调整。

★ 恶性周围神经鞘瘤术后辅助化疗案例分析

病历摘要

患者，男，41 岁。身高 175cm，体重 68kg，体表面积 $1.83m^2$。

主诉：右肩和右臂放射性疼痛 1 月余，伴间歇性颈部疼痛 30 个月。

现病史：患者右肩及右臂放射性疼痛 1 个月，有放射性特点。既往有颈部间歇性疼痛病史 30 个月。影像学示 C_7 椎体附件骨质溶解，CT 见 5cm×5cm 肿块累及 C_6-T_1 椎体并压迫脊髓。行手术完整切除，病理诊断为恶性周围神经鞘瘤（malignant peripheral nerve sheath tumor，MPNST）。患者通过后路手术暴露 C_5 至 T_2 椎体区域。手术过程中发现肿瘤呈灰色、质地较硬并富含血管，与硬膜轻度黏连，但肿瘤被完整切除，并进行了 C_5-C_6 侧块螺钉和 T_1-T_2 椎弓根内固定以稳定脊柱。术后病理诊断为具有局灶性上皮样特征的 MPNST。椎管内外肿瘤，疑似恶性肿瘤。骨质破坏性病变伴脊髓压迫。

术后疼痛在 36 小时内得到缓解，患者第 5 天出院。本次入院为求进一步治疗，由于患者担心放疗副作用，拒绝放射治疗，接受以阿霉素和异环磷酰胺为主的辅助化疗。

既往史：无特殊既往病史。无家族性疾病史，否认 NF-1 家族史及相关症状。

个人史：无吸烟、酗酒等不良嗜好。

入院诊断： 恶性周围神经鞘瘤（术后）。

治疗经过及用药分析

患者通过后路手术暴露 C_5 至 T_2 椎体区域。手术过程中发现肿瘤呈灰色、质地较硬并富含血管，与硬膜轻度黏连，但肿瘤被完整切除，并进行了 C_5-C_6 侧块螺钉和 T_1-T_2 椎弓根内固定以稳定脊柱。术后病理诊断为具有局灶性上皮样特征的恶性周围神经鞘瘤。

术后疼痛在 36 小时内得到缓解，患者第 5 天出院。由于患者担心放疗不良反应，拒绝放射治疗，接受以阿霉素和异环磷酰胺为主的辅助化疗（表 5-11）。

表 5-11　药物治疗方案

治疗药物	用法用量	起止时间
阿霉素注射液	137mg，ivgtt，q3w，共 6 个周期	2023.11.7 起
0.9% 氯化钠注射液	250ml	
异环磷酰胺注射液	4.6g，ivgtt，d1~3，q3w，共 6 个周期	2023.11.7~2023.11.9 起，每周期 d1~3
0.9% 氯化钠注射液	500ml	
美司钠注射液	915mg，ivgtt	异环磷酰胺用药期间，0h、4h、8h
0.9% 氯化钠注射液	100ml，每次	
昂丹司琼注射液	8mg，ivgtt，bid	2023.11.7~2023.11.9
0.9% 氯化钠注射液	100ml	
地塞米松注射液	10mg，ivgtt，qd	2023.11.7~2023.11.9
0.9% 氯化钠注射液	100ml	
奥美拉唑注射液	40mg，ivgtt，qd	2023.11.7~2023.11.9
0.9% 氯化钠注射液	100ml	
左卡尼汀注射液	1g，ivgtt，qd	2023.11.7~2023.11.9
0.9% 氯化钠注射液	100ml	
0.9% 氯化钠注射液	3000ml，iv，qd	2023.11.7~2023.11.9

辅助检查

（1）X 线（2023.11.6）　C7 椎体附件骨质溶解性病变。

（2）CT（2023.11.6）　5cm×5cm 肿块，累及 C_6 至 T_1 椎体附件并压迫脊髓。

（3）MRI（2023.11.6）　硬膜外肿块从 C_6 至 T_1 不规则分布，T_1 低信号，T_2 混合信号，并在钆增强后显示明显强化。

（4）病理学检查（2023.11.6）　显微镜下高细胞密度的梭形细胞肿瘤可见，细胞核呈波状；免疫组化染色显示 S-100、CD34、波形蛋白及 CD99 阳性，EMA、CK 等标志物阴性，Ki-67 增殖指数约为 5%。

（5）心脏超声心电图（2023.11.6）　左室舒张功能正常，左室射血分数 65%。

（6）心电图（2023.11.6）　正常窦性心律，未见明显异常。

（7）肝肾功能（2023.11.6）　AST 25U/L；ALT 20U/L；TBIL 8.0μmol/L；DBIL 1.2μmol/L；CREA 85μmol/L；eGFR 105ml/min。

（8）血常规（2023.11.6）　WBC 5.5×10^9/L；ANC 3.0×10^9/L；HGB 120g/L；PLT 250×10^9/L。

（9）凝血功能（2023.11.6）　PT 2.0s；APTT 8s；FIB 3.0g/L；D- 二聚体 0.2mg/L FEU。

用药治疗方案分析

该患者术后采用阿霉素和异环磷酰胺作为辅助化疗。MPNST 具有高度侵袭性，易于局部复发和转移。阿霉素和异环磷酰胺是常用于软组织肉瘤的化疗药物，结合使用在一些研究中显示出有效性。

1. 阿霉素　常用于软组织肉瘤的阿霉素剂量为每三周 60~75mg/m^2，通常以单剂或与其他药物联合使用。一般通过静脉输注，缓慢注射以减少局部反应。

2. 异环磷酰胺　对软组织肉瘤的剂量范围为 2g/（$m^2 \cdot d$）~3g/（$m^2 \cdot d$），连续使用 3~5 天，q3w。为了减少药物对膀胱的毒性，通常与美司钠合用，减少出血性膀胱炎。

用药监护要点

由于化疗的副作用较大，该患者在治疗过程中应关注以下 4 点。

1. 心脏功能监测　阿霉素有累积剂量相关的心脏毒性，因此在化疗开始前及治疗过程中需定期进行心脏评估。心脏超声或核磁共振检查能帮助检测心功能损害。

2. 肾功能监测　异环磷酰胺有潜在的肾毒性，因此患者应保持充足水分摄入，以减少药物对肾脏的损害，同时需定期监测肾功能，包括血清肌酐和尿素氮水平。

3. 血液学监测　阿霉素和异环磷酰胺均可能引起骨髓抑制，表现为白细胞、红细胞、血小板减少。患者需要进行每周或每疗程的血常规检查，必要时进行剂量调整。

4. 疗效和预后分析　根据文献，MPNST 患者的预后差，5 年生存率仅为 16% 至 53%，局部复发和远处转移风险较高。手术切除取得的完整切缘是改善预后的关键因素，配合放射治疗可提高局部控制率，但在本例中，患者因担心副作用而未选择放疗。化疗可在一定程度上减少复发或转移的风险。患者选择阿霉素与异环磷酰胺的化疗方案，可能为该患者提供一定程度的辅助疗效，通过杀灭可能残存的肿瘤细胞来减少局部复发及远处转移的风险，可能帮助延长无瘤生存期。总之，该患者术后通过长期随访，观察肿瘤复发或远处转移的发生尤为重要。

★胸段脊髓原发恶性黑色素瘤免疫治疗案例分析

病历摘要

患者，男，61 岁。身高 177cm，体重 80kg，体表面积 1.98m^2。

主诉：下肢逐渐无力、麻木及感觉异常 1 年，伴有会阴麻木和尿潴留、粪便失禁。

现病史：患者1年前开始出现下肢无力及麻木，并且伴有会阴麻木，症状逐渐加重。症状涉及右侧更多，并且逐渐影响到尿液排泄功能及大便控制。起初症状轻微，但随时间推移，患者的下肢力量逐渐减弱，最终导致跌倒。患者曾接受神经内科的评估，MRI检查发现胸段脊髓 T_{10}-T_{11} 节段存在肿块，考虑为脊髓肿瘤，最终诊断为原发性脊髓恶性黑色素瘤。

既往史：患者无家族肿瘤史，未曾有过重大慢性病史。没有吸烟和酗酒史，未进行过重大手术。

个人史：生于原籍，否认疫区、疫情接触史，否认化学性物质、放射性物质、有毒性物质接触史，否认吸毒史、吸烟史、饮酒史、冶游史。

入院诊断： 1. 胸段脊髓原发恶性黑色素瘤。2. 脊髓肿瘤术后，随访中无复发。

治疗经过及用药分析

患者因症状加重住院，完善相关检查后，进行部分姑息性手术切除后颅窝肿瘤。病理检查显示枕孔附近的钙化脑膜瘤和小脑桥脑角处的神经鞘瘤。治疗期间所用药物见表 5-12。

表 5-12　药物治疗方案

治疗药物	用法用量	起止时间
纳武利尤单抗	480mg，iv，每4周一次	2019.01.01
0.9% 氯化钠注射液	100ml	

辅助检查

（1）血常规（1.01）　WBC $3.90 \times 10^9/L$；HGB 108g/L；PLT $30 \times 10^9/L$；ANC $2.2 \times 10^9/L$。

（2）肝肾功能（1.01）　AST 29U/L；ALT 27U/L；TBIL 8.8μmol/L；DBIL 1.7μmol/L；CREA 60μmol/L。

用药治疗方案分析

1. 抗肿瘤药物治疗方案分析　对于原发性脊髓黑色素瘤这一稀有肿瘤，治疗策略以手术为核心，尽可能进行全切除。放疗和免疫检查点抑制剂作为辅助治疗的选择在多个病例中均已显示出潜在的益处。患者接受了全切除手术，术后即开展局部放疗，随后进行免疫检查点抑制剂纳武利尤单抗的免疫治疗。

2. 纳武利尤单抗　纳武利尤单抗是一种 PD-1 抑制剂，通过解除 T 细胞的免疫抑制作用来提高免疫系统对肿瘤细胞的攻击。纳武利尤单抗的常用推荐剂量为 480mg，每4周一次。

用药监护要点

1. 治疗前评估与准备　使用纳武利尤单抗前，应进行全面的患者评估，包括肿瘤负荷、免疫相关性疾病史和基础健康状况。重点评估患者的肝肾功能、甲状腺功能、感染状态（如结核或病毒感染）以及既往免疫疾病史（如自身免疫性疾病）。对于存在活动性自身免疫疾病的患者，需权衡用药的风险与获益后慎重决策。同时，评估患者的ECOG评分，确保身体状态适合免疫治疗。

2. **用药过程中的监测**　在用药过程中，需持续监测患者的临床反应和实验室指标。常规监测包括血常规、肝功能、肾功能、甲状腺功能（T3、T4、TSH）以及免疫相关炎症标志物（如C反应蛋白）。对长期治疗的患者，需定期进行影像学检查以评估疗效。此外，实时关注患者的症状表现，特别是免疫相关性不良反应（irAEs）的早期迹象，包括皮疹、腹泻、呼吸困难和疲劳等。

3. **免疫相关性不良反应的管理**　纳武利尤单抗常引起免疫相关性毒性，主要涉及皮肤、消化道、内分泌系统和肺部。在用药监护中，应高度警惕以下反应。

（1）皮肤毒性　如皮疹、瘙痒。对于轻度毒性，可使用抗组胺药或局部治疗；严重皮疹需要暂停用药并给予全身糖皮质激素。

（2）消化系统毒性　表现为腹泻和结肠炎。对于轻至中度腹泻，建议停药并给予止泻药；严重病例可能需要激素治疗。

（3）内分泌毒性　包括甲状腺炎、垂体炎或糖尿病。监测甲状腺功能和血糖水平，必要时补充激素或胰岛素治疗。

（4）肺毒性　如免疫相关性肺炎是严重的不良反应之一。出现呼吸困难或影像学异常需立即停药，轻度病例使用激素治疗，严重者需要住院监护。

（5）其他毒性　如肾炎、心肌炎、神经毒性等，需早期识别并对症处理。

4. **合并用药和潜在药物相互作用的管理**　纳武利尤单抗可能与其他免疫抑制剂、糖皮质激素或靶向药物联合使用。在用药时，应仔细评估潜在的药物相互作用，避免降低免疫治疗的疗效或增加毒性。例如，长期大剂量糖皮质激素可能削弱免疫治疗效果，但对于严重免疫毒性却是必要的管理手段，因此需在两者间取得平衡。

第五节　脑膜瘤

一、概述

脑膜瘤是一种源于脑膜的良性肿瘤，能够压迫邻近脑组织，症状因肿瘤位置而异。诊断主要依赖增强MRI检查。治疗方式包括手术切除、立体定向放射手术，以及有时的放射治疗。脑膜瘤是最常见的颅内原发性肿瘤，尤其是在女性中发病率更高，最常见的发病年龄为40~60岁，但也可见于儿童。脑膜瘤可发生于任何硬脑膜部位，最常见于静脉窦附近的大脑凸面、颅底和后颅窝。可出现多发性脑膜瘤，且这些肿瘤一般不会侵入脑实质，但可能侵入或破坏邻近的颅骨。根据WHO分级，80%~85%的脑膜瘤为1级，10%~17%为2级，2%~5%为3级。根据四川大学华西医院的数据显示，从

2009~2019年，共诊断出5254例脑膜瘤病例，患者以女性为主，平均年龄为57岁。在此期间，发现脑膜瘤的年发病率在75至89岁的老年人群中高达22.2/10万。脑膜瘤的真实发病率尚不明确，亟需进行全国范围的登记研究，以进一步了解脑膜瘤在国内的发病情况。

1. 病因与发病机制

脑膜瘤的发病机制尚不明确，现有研究显示其与电离辐射、遗传突变、职业暴露、代谢、药物、年龄和性别等因素相关，而吸烟、饮酒和饮食习惯则与脑膜瘤风险无明显关联。

（1）电离辐射　电离辐射被认为是脑膜瘤的明确危险因素，其相对风险可达6至10。儿童在接受头部放疗后，患脑膜瘤的风险显著增加。在广岛和长崎的原子弹爆炸幸存者中观察到88例脑膜瘤，其线性超额相对风险为0.64（0.01~1.8）。年轻时频繁接受牙科X光检查可能也与脑膜瘤风险增加有关，但目前没有证据表明手机使用与脑膜瘤发生相关。

（2）基因突变　神经纤维瘤病2型基因（neurofibromatosis type 2，NF2）是肿瘤抑制基因，其缺失与许多脑膜瘤相关。NF2的体细胞或胚系突变是脑膜瘤发生的重要原因，同时，SMO、AKT1、PIK3CA、TRAF7、KLF4和POLR2A等基因的突变也与脑膜瘤发生相关。带有NF2突变的脑膜瘤通常发生在大脑凸面或后颅窝，伴有染色体不稳定性，而非NF2突变型脑膜瘤则通常位于前中颅窝，染色体不稳定性较低。

（3）年龄与性别　根据2019年发布的美国登记报告，2012至2016年，美国脑膜瘤的年龄校正年发病率为8.58/10万人，发病率随年龄增加而上升，65岁后增幅明显，75至89岁人群年发病率高达22.2/10万人。女性群体中脑膜瘤发生率较高，WHO 1级和2级脑膜瘤中女性发病率是男性的2.3倍。

（4）代谢状况　肥胖和体重指数（body mass index，BMI）与脑膜瘤的发生率相关，BMI每增加 $10kg/m^2$，风险约增加20%。糖尿病与脑膜瘤的关系仍存争议，有研究显示正相关，而另一些研究则得出相反结论。

（5）其他疾病　研究表明，女性脑膜瘤与乳腺癌有较强相关性，乳腺癌患者中脑膜瘤的发生率明显高于正常人群。

2. 病理分类与分期

（1）组织学分级　根据2021年最新的WHO神经系统肿瘤分类方法，脑膜瘤被分为三级，分级标准主要依据核分裂象、脑实质侵润和特定的组织学特征，具体标准如下所示。

WHO1级：每10个高倍视野中核分裂象＜4个，无脑实质侵润。

WHO2级：每10个HPF中核分裂象为4~19个，或存在脑实质侵润，或同时出现以下三种形态学改变：凝固性坏死、片状结构、突出的核仁、细胞密度增高和小细胞化。

WHO3级：每10个HPF中核分裂象≥20个。

（2）分子病理学分级 WHO 分级方法是目前最常用的神经肿瘤分级方法，对评估肿瘤预后具有一定的帮助。然而，临床上发现部分 WHO 1 级脑膜瘤在全切术后迅速复发，而一些 WHO 2 级脑膜瘤在未进行放疗的情况下却能保持长时间的稳定，这表明单靠 WHO 分级可能存在局限性。

目前，依据 DNA 甲基化谱，脑膜瘤被分为 6 类：MC ben-1、MC ben-2、MC ben-3、MC int-A、MC int-B 和 MC mal，这为预后预测提供了更为精准的依据。此外，有研究将脑膜瘤的基因组、转录组和 DNA 甲基化组学信息整合，形成了 4 种具有独特生物学特征的分子亚型：免疫相关型（MG1）、良性 NF2 野生型（MG2）、高代谢型（MG3）和增值型（MG4）。这四种亚型在无进展生存期方面显示出显著差异。

现有研究表明，多维度多组学数据的整合诊断将成为未来脑膜瘤分类与分型的重要手段。

3. 诊断

（1）影像学诊断 磁共振成像（MRI）脑膜瘤的诊断类似于其他颅内肿瘤，通常需行顺磁造影剂的 MRI。MRI 能清晰显示肿瘤的位置、大小、形状及其与周围脑组织的关系。

计算机断层扫描（CT）偶尔 CT 或 X 线平片可发现骨性结构异常（例如，脑萎缩、大脑凸面周围骨质增生、鞍结节改变）。在某些情况下，CT 可以作为辅助检查，特别是在 MRI 无法进行时。

（2）病理诊断 在某些情况下，可能需要进行手术切除以获取组织样本进行病理学检查，从而确诊脑膜瘤，并进行 WHO 分级。

4. 临床表现 脑膜瘤的临床表现可分为无症状性和症状性两类。

（1）无症状性脑膜瘤 通常在其他疾病检查或体检时偶然发现，患者在诊断时无肿瘤相关的临床表现。

（2）症状性脑膜瘤 主要因肿瘤压迫邻近结构、侵犯或刺激脑组织而引起一系列神经功能障碍。由于肿瘤增大、脑脊液循环障碍、静脉引流障碍和脑水肿，患者可能出现以下颅内高压相关症状和体征：头痛、呕吐和视乳头水肿。

①常见的临床表现：包括头痛、局灶性颅神经受损症状、癫痫发作、认知功能改变、肢体无力、头晕或眩晕、共济失调或步态改变、感觉异常、眼球突出及晕厥等。特别地，癫痫发作是大脑凸面或窦镰旁脑膜瘤的主要临床表现，通常表现为局灶性、复杂局灶性、全面性或混合性发作，其中全面性发作最为常见。

②肿瘤的生长部位与症状密切相关：例如，前颅底脑膜瘤（如嗅沟部位）可能导致心理、行为和性格的改变；鞍结节和鞍隔脑膜瘤常引起视力和视野障碍，尽管垂体功能紊乱的概率较低；而视神经鞘脑膜瘤可导致进行性单侧视力障碍和眼球突出。海绵窦和岩骨脑膜瘤可能引起眼痛或三叉神经痛，而岩斜区脑膜瘤则可表现为共济失调和相应的颅神经受损症状。桥小脑角脑膜瘤则可能导致听力下降和耳鸣等症状。

二、治疗目的与原则

脑膜瘤的治疗旨在缓解因肿瘤引起的相关症状，切除病变，明确病理性质和分子靶点，以便为后续治疗提供依据。对于有症状或扩大的脑膜瘤，手术切除或放疗是首选治疗方案；而对于无症状的小脑膜瘤，尤其是在老年患者中，神经影像学随访是可行的选择。

1. 安全性与效果　手术治疗的基本原则是最大限度地安全切除肿瘤，降低复发率，同时尽量保留神经功能，以改善术后生存质量。手术切除范围直接影响肿瘤的预后，通常采用 Simpson 分级法来评估肿瘤的切除程度。

2. 个体化选择　根据肿瘤的基底附着部位、生长方向和大小选择合适的手术入路。手术方法应考虑肿瘤与周围重要血管和神经的关系，确保术前充分准备和合理规划。

3. 多学科综合治疗　对于不能进行手术或复发的脑膜瘤，可考虑放疗、药物治疗或中医治疗。放疗适用于无症状小肿瘤、术后残余肿瘤、复发病例以及全身状况不佳的患者。

4. 关注并发症　尽管放疗相对手术创伤小，但可能出现脑水肿、放射性坏死、放射性脑病及神经损伤等并发症。治疗中需关注患者的全身状况与副作用管理。

三、脑膜瘤的药物治疗进展

药物治疗主要用于无法再进行手术治疗或放疗的脑膜瘤，脑膜瘤的药物治疗目前仍处于探索阶段，尚无确切有效的标准药物。现有的药物治疗主要用于无法手术或放疗的病例。以下是目前一些主要药物的特点及其作用机制。

1. 化疗药物

（1）羟基脲　主要通过抑制核酸合成来发挥作用，减少细胞分裂。羟基脲在一些脑膜瘤患者中显示出一定的疗效，特别是对复发性和难治性病例。

（2）替莫唑胺　口服化疗药物，属于烷化剂类。替莫唑胺通过引发 DNA 链断裂来抑制肿瘤细胞的增殖，通常用于胶质瘤，但在部分脑膜瘤患者中也展现了潜在的治疗效果。

（3）伊立替康　通过抑制拓扑异构酶 I 来干扰 DNA 复制和转录，伊立替康在某些脑膜瘤临床试验中显示出活性，尤其是在与其他药物联用时。

（4）曲贝替定　此药主要用于提高免疫力，虽然在脑膜瘤的应用研究较少，但其在肿瘤微环境中可能通过调节免疫反应发挥作用。

2. 生长抑素类似物

（1）兰瑞肽和奥曲肽　这类药物通过激活生长抑素受体来抑制生长激素分泌，可能有助于控制脑膜瘤的生长，尤其是与内分泌功能相关的肿瘤。这类药物在部分研究中显示出对某些类型脑膜瘤的积极效果。

（2）帕瑞肽　作为新一代生长抑素类似物，帕瑞肽通过多重生长抑素受体的作用增强抑制效果，正在研究其在脑膜瘤中的应用。

3. 靶向药物

（1）贝伐珠单抗 作为抗 VEGF 单抗，主要通过抑制肿瘤血管生成来限制肿瘤的生长。贝伐珠单抗在某些脑膜瘤的临床试验中表现出疗效，尤其是在复发病例中。

（2）伊马替尼、厄洛替尼和吉非替尼 这些药物主要通过抑制酪氨酸激酶活性，干扰肿瘤细胞的信号传导通路。在脑膜瘤的研究中，部分患者对这些靶向药物有反应，但整体疗效尚需更多临床数据支持。

（3）瓦他拉尼和舒尼替尼 同样为靶向药物，能够影响多条信号通路，通过抑制肿瘤的生长和转移显示潜在的治疗效果，但其在脑膜瘤中的应用还处于研究阶段。

4. 激素和干扰素

（1）米非司酮 主要用于治疗子宫内膜异位症，但也被研究用于脑膜瘤，可能通过影响内分泌和细胞凋亡的机制对肿瘤生长产生影响。

（2）干扰素 -α 这种免疫调节剂在某些肿瘤中表现出抗肿瘤活性，通过增强免疫反应和抑制肿瘤细胞增殖显示出潜在的治疗效果，正在被研究用于脑膜瘤的治疗。

尽管脑膜瘤的药物治疗在不断探索中，但目前仍缺乏确切有效的治疗方案。针对不同类型脑膜瘤的药物研究正处于开展阶段，未来可能会通过组合治疗和个性化医疗来提高疗效。同时，更多的临床试验和基础研究将帮助完善脑膜瘤的药物治疗策略。

四、临床药物治疗案例分析

★ 视神经鞘脑膜瘤药物治疗案例分析

病历摘要

患者，女，46 岁。身高 163cm，体重 60kg，体表面积 1.64m^2。

主诉：右眼无痛性进行性视力下降 2 年。

现病史：患者于 2021 年 10 月开始出现右眼视力进行性下降，无明显疼痛。入院时右眼视力 0.05，伴有传入性瞳孔缺损和视神经盘肿胀，其他神经系统检查正常。P100 视觉诱发电位潜伏期延长至 > 200ms，计算机视野检查示右眼周边视野严重受限。无神经纤维瘤病史。2 年前开始出现右眼视力进行性下降，无明显疼痛。入院时右眼视力为 0.05，伴有传入性瞳孔缺损和视神经盘肿胀，其他神经系统检查正常。P100 视觉诱发电位潜伏期延长至 > 200ms，计算机视野检查显示右眼周边视野严重受限。

既往史：无神经纤维瘤病 1 型或 2 型的临床或影像学表现。无规律服药史。否认糖尿病、高血压等慢性病史，无手术外伤史，无药物过敏史。

个人史：生于原籍，无外地久居史，无疫水接触史，无吸烟嗜好，无饮酒嗜好，无工业毒物、粉尘、放射性物质接触史，无冶游史。

入院诊断：右侧视神经鞘脑膜瘤。

患者接受羟基脲治疗，口服剂量为每天 20mg/kg 体重。治疗 4 个月后，患者视力明显改善至 0.5；持续治疗 7 个月后视力提高至 0.7，10 个月后达到 0.8。治疗期间仅出现轻微脱发，未见其他不良反应。视觉诱发电位 P100 潜伏期恢复正常，视野显著改善，但 MRI 检查显示肿瘤体积无变化（仍为 $0.15cm^3$）。患者接受羟基脲治疗后，视力逐步改善，肿瘤体积未见缩小，随访 18 个月病情稳定，具体治疗方案见表 5-13。

表 5-13 药物治疗方案

治疗药物	用法用量	起止时间
羟基脲胶囊	400mg, po, tid	2021.10.15 起
叶酸片	5mg, po, qd	2021.10.15 起
维生素 B_{12} 注射液	1mg, im, q2w	2021.10.15 起
复合维生素 B 片	1 片, po, tid	2021.10.15 起
奥美拉唑肠溶胶囊	20mg, po, qd	胃部不适时
甲钴胺片	0.5mg, po, tid	2021.10.15 起

辅助检查

（1）眼科检查（2021.10.14） 右眼视力 0.05；视神经盘肿胀；瞳孔传入性缺损。

（2）头颅 MRI（2021.10.14） 右侧视神经鞘脑膜瘤，大小 5mm×10mm×6mm，T1、T2 加权像等信号。

（3）血常规（2021.10.14） WBC $6.2×10^9$/L，HGB 130g/L，PLT $245×10^9$/L。

（4）肝肾功能（2021.10.14） ALT 25U/L；AST 28U/L；TBIL 12μmol/L；Cr 68μmol/L；BUN 5.2mmol/L。

（5）视觉诱发电位 治疗前 P100 > 200ms；4 个月后视野显著恢复。

用药治疗方案分析

1. 治疗方案选择依据 根据国际脑膜瘤联合会指南（2024）羟基脲为不可手术的脑膜瘤的 ⅡB 级推荐，同样的，EANO 指南（2023）难治性脑膜瘤治疗建议羟基脲，推荐剂量：20~30mg/（kg·d），疗效评估周期：3~6 个月。系统性回顾研究（$n=238$）显示该方案疾病控制率 75.6%，症状改善率 62.4%，中位 PFS74.6 月；前瞻性研究（$n=60$）指出视功能改善 58.3%，肿瘤稳定 83.3%，安全性良好。

2. 羟基脲用药方案 羟基脲是一种抗代谢药物，主要通过抑制核苷酸还原酶阻止 DNA 合成，抑制细胞分裂，特别对增殖活跃的细胞（如肿瘤细胞）有较强抑制作用。在脑膜瘤治疗中，羟基脲通过抑制肿瘤细胞 DNA 合成，延缓或停止其增殖，从而控制肿瘤生长。对于无法手术或放疗的视神经鞘脑膜瘤患者，羟基脲是一种合理的治疗选择。尽管 MRI 未显示肿瘤体积缩小，但患者视功能显著改善，可能与减轻周围组织压迫或改善局部血流有关。由此，羟基脲的主要作用在于控制病情进展并改善临床症状，而非直接缩小肿瘤。

3. 支持治疗用药 营养支持上有叶酸补充，维生素 B_{12} 补充；预防骨髓抑制。神经营养方面有甲钴胺进行神经修复，维生素 B 族代谢支持。辅以预防性使用奥美拉唑进行胃肠道保护，可根据症状进行调整。

用药监护要点

1. 血液学监测 羟基脲的主要不良反应为骨髓抑制，包括白细胞、红细胞和血小板减少。治疗期间需定期监测血常规，若出现严重骨髓抑制，需调整剂量或暂停治疗。

2. 肝肾功能监测 羟基脲通过肾脏排泄，可能在肾功能不全患者中蓄积，增加毒性风险。同时，羟基脲可能引起肝酶升高，长期用药者应定期监测肝功能。

3. 皮肤反应监测 羟基脲可引起皮肤副作用，如皮疹、色素沉着或溃疡。患者应注意皮肤变化，若出现严重反应，需及时停药处理。

4. 胃肠道反应 可能出现轻度胃肠道不适，如恶心、呕吐等。应关注患者消化系统症状，尤其是长期用药者。

5. 脱发 本病例患者报告轻微脱发，这是羟基脲的常见副作用之一，虽不影响生命，但需及时告知并进行心理疏导。

6. 视力与神经系统监测 治疗过程中，应定期进行视力、视觉诱发电位和 MRI 等检查，评估视神经功能恢复及肿瘤变化。

7. 长期治疗监控与调整 羟基脲为长期用药，需根据患者症状缓解及副作用情况灵活调整剂量。若症状改善但肿瘤无进展，可维持治疗；若副作用增加或疗效不佳，可调整方案或联合其他治疗如放疗。

★ 副鞍区脑膜瘤长期药物治疗案例分析

病历摘要

患者，女，69 岁。身高 165cm，体重 58kg，体表面积 $1.63m^2$。

主诉：确诊右侧副鞍区脑膜瘤 26 年。

现病史：患者，女性，1996 年起出现头痛、疲劳、恶心、呕吐及复视等症状，伴有右眼突眼，未予处理。2 年后右眼突眼症状加重，眼科检查无明显异常，但影像学检查提示右眼眶顶部和蝶骨小翼大翼增厚，确诊为右侧副鞍区脑膜瘤。患者从确诊起即开始口服米非司酮 200mg 每天，治疗至今 26 年未中断，期间未进行手术干预，仅依赖药物维持症状控制。1998~2003 年，患者按时服用米非司酮片 200mg，每天一次，持续 5 年，期间根据甲状腺激素水平（TSH）调整甲状腺片的剂量至 50μg，每天一次。由于服药期间出现胃部不适症状，间断服用奥美拉唑肠溶胶囊 20mg，每天一次，以缓解症状。2003 年开始加用羟基脲胶囊 500mg，每天三次为预防羟基脲可能引起的副作用，患者同时补充叶酸片 5mg，每天一次，甲状腺片的剂量根据 TSH 水平调整至 75μg，每天一次，持续了 9 个月。期间右眼突眼略有改善，但影像学上肿瘤无明显变化。2004 年因红细胞和白细胞显著减少而停用羟基脲。2004 至 2024 年，患者继续每天服用米非司酮片 200mg 未间断，甲状腺片的剂量调整至 100μg 每天，长期维持。同时每日服用钙片 600mg。该阶段内未出现明显症状恶化，治疗效果稳定。

既往史：儿童期有偏头痛病史。11 岁初潮，月经规律。G4P3，第二次妊娠早期流产。

个人史：生于原籍，无外地久居史，无疫水接触史，无吸烟嗜好，无饮酒嗜好，已退休，无工业毒物、粉尘、放射性物质接触史，无冶游史。

入院诊断：右侧副鞍区脑膜瘤。

治疗经过及用药分析

完善各项检查：血常规、肝肾功能、甲状腺功能、影像学相关检测。继续配药治疗，具体方案见表 5-14。

表 5-14　药物治疗方案

治疗药物	用法用量	起止时间
米非司酮片	200mg，po，qd	2024.05.29 起
甲状腺片	100μg，po，qd	2024.05.29 起
碳酸钙 D3 片	600mg，po，qd	2024.05.29 起

辅助检查

（1）血常规　WBC 3.81×10^9/L；RBC 4.05×10^9/L；HGB 140g/L；PLT 35×10^9/L。

（2）肝功能　AST 25U/L；ALT 22U/L；TBIL 4.6μmol/L；DBIL 1.2μmol/L；ALP 75U/L。

（3）肾功能　BUN 15mg/dl；Cr 0.8mg/dl；Na 140mmol/L；K 4.0mmol/L。

（4）甲状腺功能　TSH 6.4μIU/ml；FT_4 0.8ng/dl；FT_3 2.5pg/ml。

（5）MRI　右侧副鞍区脑膜瘤较前稳定。

（6）超声检查　甲状腺结构正常，无结节或肿块；腹部超声未见明显异常，肝脾大小正常，无腹水。

（7）其他激素检测　ACTH 60pg/ml；皮质醇 22μg/dl；FSH 12IU/L；LH 10IU/L。

用药治疗方案分析

1. 具体用药方案分析　根据 EANO 脑膜瘤指南（2023），对于不可手术的脑膜瘤患者推荐使用米非司酮、羟基脲、生长抑素类似物。有研究报道米非司酮长期症状改善率 58.7%，中位 PFS92.4 月，主要不良反应为内分泌改变，耐受性良好，停药率仅 12.4%。米非司酮为选择性孕激素受体拮抗剂，同时具有部分抗糖皮质激素作用，口服生物利用度 69%，适用于不能手术的脑膜瘤患者。米非司酮剂量调节到 200mg/d 后，持续高浓度在血清中维持药物活性，从而可能延缓或抑制肿瘤生长。本案例中米非司酮治疗可能通过稳定其代谢产物，从而阻断激素受体与肿瘤细胞结合，抑制肿瘤生长。联用的羟基脲属不同作用机制，可以协同抑制增殖，短期使用虽然未导致肿瘤显著缩小，但对突眼症状有一定改善。

2. 米非司酮　米非司酮（每天 200mg）为孕激素受体拮抗剂，其抗孕激素和抗糖皮质激素作用可能通过抑制激素介导的肿瘤细胞增殖来抑制脑膜瘤生长。日剂量 200mg 是为了减少肝脏代谢负担，防止体内药物过量积累，同时利用其代谢产物对肿瘤发挥持续抑制作用。

3. 羟基脲　每次 500mg，三次 / 天，限期使用。初期辅助抑制肿瘤细胞生长；但因其骨髓抑制作用，长期使用风险较高，未能继续。

4. 有效性分析　患者开始接受米非司酮 200mg/d 治疗，配合其他口服治疗药物，26 年间未中断，依从性高。肿瘤体积控制，症状明显改善，长期疾病稳定，生活质量提高。

5. 安全性分析　米非司酮对内分泌影响较常见，易出现甲状腺功能减退、皮质醇水平升高、需激素替代。长期用药风险包括骨密度影响、肝功能监测、心血管风险、生活质量影响，需持续监测。

用药监护要点

1. 米非司酮　米非司酮在剂量大于 100mg 时，血清浓度趋于稳定，这是由于其与 α1- 酸性糖蛋白（α1-acidglycoprotein，AAG）的结合已达到饱和。米非司酮代谢产生的单去甲基、双去甲基和羟基代谢物具有显著的抗孕激素和抗糖皮质激素活性，并且比原型药物更易通过血脑屏障。因此，这些代谢物可能对治疗脑膜瘤起关键作用。米非司酮和其代谢物的半衰期较长，这意味着药物在体内的积累效应和长效作用需要重点关注。米非司酮的长期使用需密切监测肝肾功能及血液学指标。患者定期进行眼科及影像学检查以评估肿瘤生长和视力保护。此外，米非司酮引起的内分泌改变，如甲状腺功能异常及月经周期改变，需要定期监测和必要的药物替代。对伴随的低甲状腺功能症，使用 L- 甲状腺素治疗，通过监测游离 T_4 水平来调整剂量。

2. 药物相互作用监测　米非司酮主要经 CYP3A4 代谢，应避免强抑制剂，调整合并用药，监测相互作用。米非司酮蛋白结合 > 98%，需关注蛋白结合竞争问题，如高蛋白结合药物、游离药物浓度等。

3. 不良反应监测　米非司酮在肝脏代谢，长期使用可能引发肝损伤，因此定期监测肝功能（包括 ALT、AST 和胆红素）尤为重要，至少每三至六个月检测一次。由于米非司酮与 AAG 饱和有关，建议在治疗初期每月监测一次血清 AAG 水平，后续视稳定性每三至六个月监测一次，以了解药物浓度动态。有条件时定期检测血浆中米非司酮及其代谢物浓度，以确保稳定疗效并避免过量积累。建议在达到稳态浓度后每六个月检测一次。每六个月检测钠、钾和钙水平，特别是出现无力、肌肉痉挛等症状时，应及时调整电解质水平。

4. 疗效评估　定期进行头部 MRI 检查，以评估脑膜瘤的生长或缩小情况，建议最初每六个月一次，后续视病情变化每年一次。持续观察眼球突出的改善和眼外肌的运动，配合眼科视力、视野检查和神经学检查，确保无视力或神经功能下降。

★ 儿童脑膜瘤药物治疗案例分析

病历摘要

患者，女，14岁。身高135cm，体重39kg，体表面积1.21m²。

主诉：视力进行性变化、左侧偏瘫、单侧感音神经性耳聋、左舌下神经麻痹及学习困难6月余。

现病史：患者6个月前出现视物模糊，随即出现左侧偏瘫及听力丧失。MRI检查发现脑内多发肿瘤，包括双侧前庭神经瘤、右侧脑膜瘤、视神经附近的脑膜瘤，以及大脑后颅窝处占位性肿块。经病理检查确认后颅窝肿块为脑膜瘤，位于大脑桥－小脑角的神经鞘瘤。手术后，患者出现下肢偏瘫和神经源性膀胱。经手术切除 T_{11}-T_{12} 脊髓肿瘤，病理证实为脑膜瘤。术后发生葡萄球菌败血症和急性肾衰竭。经过化疗后症状略有缓解，但在随后的14个月内，病情逐渐恶化。此时，患者出现了双侧耳聋、面神经麻痹、舌偏右、左眼球水肿、视力障碍及手部"猿手"表现。疗方案包括：每两周一次的长春新碱治疗，3个月后病情进展。随后低级别胶质瘤化疗方案，采用了卡铂（550mg/m²）、长春新碱（1.5mg/m²）联合治疗。6个月后，化疗未见明显疗效。由于肿瘤无法完全切除，患者被纳入临床试验，接受了依托泊苷（20mg/m²，每3周一次）。经过9个周期，评估疾病稳定。然而，2年后患者再次出现病情进展，本次入院拟接受了替莫唑胺治疗。

既往史：患者无家族肿瘤史。自出生以来健康良好，未曾患过重大疾病。没有任何已知的遗传病史，直到6个月前出现神经系统症状。家族成员未发现类似症状或疾病。

个人史：生于原籍，无外地久居史，无疫水接触史，无吸烟嗜好，无饮酒嗜好，无工业毒物、粉尘、放射性物质接触史，无冶游史。

入院诊断： 1. 神经纤维瘤病2型（NF2）。2. 双侧前庭神经瘤。3. 脑膜瘤（颅后窝、脊髓）。4. 脊髓肿瘤（T_{11}-T_{12}）。5. NF2相关性视觉损害、听力丧失、神经系统损害。

治疗经过及用药分析

患者因症状加重住院，完善相关检查后，进行部分姑息性手术切除后颅窝肿瘤。病理检查显示枕孔附近的钙化脑膜瘤和小脑桥脑角处的神经鞘瘤，药物治疗方案见表5-15。

表5-15 药物治疗方案

治疗药物	用法用量	起止时间
替莫唑胺胶囊	350mg, po, q28d	05.01
昂丹司琼片	8mg, po, bid	05.01~05.03
地塞米松片	4mg, po, qd	05.01~05.03
奥美拉唑肠溶胶囊	20mg, po, qd	05.01~05.03

辅助检查

（1）血常规 WBC 5.11×10^9/L；RBC 3.43×10^9/L；HGB 148g/L；PLT 311×10^9/L。

（2）肝肾功能 AST 25U/L；ALT 32U/L；Cr 0.7mg/dl；Na 136mmol/L；K 4.0mmol/L。

用药治疗方案分析

NF2 是一种罕见的遗传性疾病，其特征是神经系统良性肿瘤的发生，常见肿瘤包括前庭神经瘤、脑膜瘤、神经鞘瘤等。治疗策略通常为个体化，根据患者的临床表现和病变部位采用综合治疗，包括手术、放疗和化疗。对于儿童患者，药物治疗主要依赖于化疗和靶向药物的联合应用，目的是控制肿瘤的生长并延缓神经系统功能的丧失。化疗药物可选以下 4 种药物。

1. 长春新碱 长春新碱是一种常用于神经系统肿瘤治疗的药物，特别适用于低级别胶质瘤的治疗。尽管本例患者的初步化疗未见明显反应，长春新碱仍为 NF2 相关性肿瘤常规使用的药物。

2. 卡铂 卡铂是治疗神经系统肿瘤的经典药物，特别适用于儿童和青少年群体。结合长春新碱的使用可增强疗效，尤其在治疗低级别胶质瘤中常见。

3. 依托泊苷 作为一种 DNA 拓扑异构酶抑制剂，依托泊苷已被证明在多种类型的神经系统肿瘤中有效，特别适用于无法完全切除的肿瘤患者。本患者在接受 9 个周期的依托泊苷治疗后，病情获得临床停滞，表明该药对 NF2 相关肿瘤有一定疗效。

4. 替莫唑胺 替莫唑胺作为一种经典的口服化疗药物，对于低级别胶质瘤及某些类型的神经系统肿瘤有显著疗效。在本例中，由于肿瘤进展，患者接受替莫唑胺治疗，但未能有效控制病情，反映出此药在 NF2 晚期病程中的局限性。

用药监护要点

1. 替莫唑胺 替莫唑胺是一种口服烷化剂，用于治疗恶性胶质瘤、复发性脑转移瘤等，发挥抗肿瘤作用的核心机制是通过 DNA 烷化导致细胞死亡。用药期间需要密切监测患者的骨髓抑制情况，特别是白细胞和血小板的变化，定期检测血常规，尤其是接受放疗同步的患者，其骨髓抑制风险较高。此外，应注意肝功能和肾功能监测，防止因药物蓄积导致毒性增加。替莫唑胺对胃肠道刺激较大，可引起恶心呕吐，建议在空腹时服用，并与抗恶心药物如昂丹司琼联合使用。长期使用需要注意累积毒性，避免超出推荐的治疗周期。

2. 止吐药物 昂丹司琼是一种 5-HT$_3$ 受体拮抗剂，用于预防和治疗化疗、放疗引起的恶心和呕吐。使用昂丹司琼时，应警惕其可能引起的心血管不良反应，如 Q-T 间期延长，特别是存在心脏基础疾病的患者。定期心电图监测对于高风险人群非常重要。需注意其可能引发的头痛、便秘等常见副作用，饮食调节和适当补液有助于缓解便秘。此外，对于肝功能异常的患者，应调整剂量以避免药物代谢负荷过重。昂丹司琼需按时服用，尽量在恶心呕吐高峰前给予，尤其是化疗前 30 分钟用药效果最佳。

3. 地塞米松　地塞米松是一种糖皮质激素，具有强效抗炎、免疫抑制作用，用于缓解多种急慢性、炎症性疾病及癌性相关症状。长期使用地塞米松需警惕糖尿病、骨质疏松、高血压等代谢性并发症，建议定期监测血糖、骨密度和血压。地塞米松可能导致胃肠道刺激甚至胃溃疡，因此，建议联合奥美拉唑等质子泵抑制剂保护胃黏膜。患者需要注意逐步减量，避免突然停药引起肾上腺危象。在精神不良反应方面，需关注可能发生的焦虑、失眠甚至激动状态，必要时进行心理疏导。使用期间还需预防感染风险，特别是对于免疫功能低下的患者，需加强感染防控措施。

4. 奥美拉唑　奥美拉唑是一种质子泵抑制剂，用于治疗胃溃疡、十二指肠溃疡、胃食管反流病等疾病。长期使用奥美拉唑可能导致低镁血症、维生素 B_{12} 缺乏等，建议定期检查血清镁和维生素 B_{12} 水平。对于老年患者，长期用药还需警惕骨质疏松风险，可能需要补充钙和维生素 D。此外，奥美拉唑可能干扰某些药物（如氯吡格雷）的代谢，需注意药物相互作用。为了达到最佳疗效，应在每日清晨空腹时服用，并避免与抗酸剂同时使用，以免影响药物吸收。治疗期间需定期复查胃镜，评估治疗效果并排除隐匿性疾病的存在。

（戴海斌　姜慧芳　罗环　姚迪翡）

参考文献

［1］国家卫生健康委员会医政医管局. 脑胶质瘤诊疗指南（2022 版）［J］中华神经外科杂志, 2022, 38（8）: 757-775.

［2］中华人民共和国国家卫生健康委员会. 儿童室管膜肿瘤诊疗规范［J］全科医学临床与教育, 2021, 19（9）: 773-776.

［3］王行富, 郑莉梅, 张声. 第 5 版 WHO 中枢神经系统肿瘤分类室管膜肿瘤解读［J］. 中华病理学杂志, 2023, 52（3）: 223-227.

［4］中国抗癌协会神经肿瘤专业委员会. 中国肿瘤整合诊治指南——脑膜瘤（2022）［EB/OL］.（2022-03-31）［2024-12-12］. https://wap.cacakp.com/appguide/pdfDetail/id/59.

［5］陶晓刚, 魏新亭. 2021 版欧洲神经肿瘤学会《脑膜瘤诊断和治疗指南》解读［J］. 中华神经外科杂志, 2024, 40（4）: 325-328.

［6］Horbinski C, Nabors LB, Portnow J, et al. NCCN Guidelines® Insights: Central Nervous System Cancers, Version 2.2022［J］. J Natl Compr Canc Netw, 2023, 21（1）: 12-20.

［7］Goldbrunner R, Stavrinou P, Jenkinson MD, et al.EANO guideline on the diagnosis and management of meningiomas［J］. Neuro Oncol, 2021, 23（11）: 1821-1834.

［8］中国临床肿瘤学会指南工作委员会. 中国临床肿瘤学会（CSCO）淋巴瘤诊疗指南 2024［M］. 北京: 人民卫生出版社, 2024.

［9］中国抗癌协会神经肿瘤专业委员会.CACA 原发性中枢神经系统淋巴瘤整合诊治指南(精简版)［J］. 癌症, 2023, 42（1）: 49-57.

［10］陈忠平. 神经系统肿瘤（第 2 版）［M］. 北京: 北京大学医学出版社, 2023.

第一节　鼻咽癌

一、概述

鼻咽癌（nasopharyngeal carcinoma，NPC）是一种鼻咽部黏膜上皮的恶性肿瘤，多发生于鼻咽顶壁及侧壁，尤其是咽隐窝，是我国常见恶性肿瘤之一。NPC 发病率华南地区最高，北方较低，呈现人群易感现象，有明显的地区聚集性、种族易感性、家族高发倾向和发病率相对稳定的特点。非 NPC 流行地区，发病率随年龄增长而增加，呈双峰分布：首峰以青少年和青壮年居多，次峰以＞65 岁者居多。NPC 流行地区，30 岁后发病率增加，40~59 岁达高峰，随后下降。男女发病率比为 2.75 : 1。亚洲 NPC 似乎有疾病特异性的生存优势，与性别、诊断年龄、分级、分期和治疗无关；不同 NPC 组织学亚型的死亡风险有显著差异；年龄对生存影响显著，15~45 岁组 5 年生存率 72%，65~74 岁组仅 36%；通常女性预后优于男性。

1. 病因与发病机制

（1）EB 病毒　EB 病毒（epstein-barr virus，EBV）感染 NPC 活检组织中存在 EBV 的 DNA、mRNA 或其表达产物。EBV 主要通过感染人类的口腔上皮细胞和 B 细胞，整合到宿主细胞 DNA 中，继而阻止受染的细胞出现凋亡并激活其生长，引起 NPC。

（2）个体因素　NPC 可发生在任何年龄，但 40~50 岁最常见，其中男性多于女性。

（3）环境因素　NPC 高发地区食物和水的镍含量较高，动物研究已经证实，镍可以诱发 NPC。

（4）饮食因素　咸鱼、腊味等腌制食物是 NPC 的高危因素，这些食品在腌制过程中均会产生 2A 类致癌物亚硝酸盐，从而诱发 NPC。

（5）遗传因素　NPC 有明显的种族和家族聚集性，发病率高的家族，迁居海外的后裔仍保持较高发病率。

2. 鼻咽癌的临床表现及诊断

（1）临床表现　NPC 最好发部位是咽隐窝，侧壁常见，其次是鼻咽顶壁。早期阶段，NPC 可无任何症状或症状隐匿且不典型，难以发现，确诊时大多已是局部中晚期。随病情进展，可出现耳鸣、听力下降、鼻塞、涕中带血、头痛、面麻、复视等系列症状，以及颈部肿块和颅神经麻痹等相关症状及体征。

①鼻部　早期可有间断回吸性血涕，肿瘤增大阻塞后鼻孔可致鼻塞，且先为单侧阻塞，继之双侧。

②耳部　位于咽隐窝的 NPC，早期可压迫或阻塞咽鼓管咽口，引起耳鸣、耳闷及听力下降等。

③颅神经　局部晚期患者确诊时可伴头痛或颅神经损害症状，如面麻、复视、视力下降、嗅觉下降或消失、神经性耳聋、眼睑下垂、眼球固定、吞咽活动不便、伸舌偏斜、声嘶等。

④颈部淋巴结肿大　约 70%NPC 确诊时有颈淋巴结转移。以颈淋巴结肿大为首发症状就诊者约 40%，多为无痛性肿块。随疾病进展，颈淋巴结可进行性增大，变硬，活动度差，先为单侧，继之双侧，合并感染可有局部红肿热痛。严重者可压迫颈部血管导致患侧头颈部疼痛，突发性晕厥，甚至死亡。

⑤皮肌炎　少部分 NPC 可合并皮肌炎，以颜面部、前胸、后背、四肢皮肤更常见。通常无需特殊处理，随肿瘤受控，皮肌炎会随之好转。皮肌炎是严重的结缔组织疾病，其与恶性肿瘤的关系尚未明确，皮肌炎患者恶性肿瘤发生率至少比正常人高 5 倍。故对皮肌炎，须行仔细全身检查，以发现隐匿肿瘤。

⑥远处转移　NPC 尸检半数以上有远处转移，常见部位为骨、肺、肝，脑转移少见。转移病灶可致转移部位组织破坏或压迫而出现相应症状，如骨痛、咳嗽、腹痛等。出现耳闷、耳堵、听力下降、涕中带血、鼻塞、复视、头痛等症状，或扪及颈部无痛性肿块，应及时就诊。

（2）诊断　MRI 是目前首选的鼻咽癌诊断、分期、疗效评价及随访监测的影像检查手段。对于身体状况差不能耐受长时间检查或有 MRI 检查禁忌证（如体内具有强磁性金属植入物、高热、幽闭综合征等）的患者，平扫 + 增强 CT 检查可作为替代检查手段。此外，CT 检查更易发现可疑转移的小淋巴结和成骨型颅底骨质破坏。对于鼻咽原发灶复发/残留诊断困难的病例，推荐联合应用 PET/CT 与 MRI 检查。鼻咽癌的定性诊断通常用电子鼻咽镜并活检行病理检查以明确肿瘤性质、分型及分化程度。

3. 鼻咽癌的病理分类与分期

（1）病理分类　目前国际沿用的是世界卫生组织（World Health Organization，WHO）第三版分期（2003 年，将 NPC 分为角化性鳞状细胞癌、非角化性癌、基底样鳞状细胞癌三大类）。其中非角化性癌在我国占绝大多数，可以进一步细分为分化型及未分化型非角化性癌。明确的病理分类对于分期诊断和治疗选择至关重要。然而，目前的病理分类并不能有效地区分患者的预后。目前各指南也尚不建议根据病理检测结果决定后续个体化的治疗策略。

（2）分期 目前鼻咽癌临床分期主要采用国际抗癌联盟（Union for International Cancer Control，UICC）/美国癌症联合委员会（American Joint Committee on Cancer，AJCC）TNM 分期系统。血浆 EBV 脱氧核糖核酸（deoxyribonucleic acid，DNA）结合 TNM 分期可进一步提高对鼻咽癌患者预后的预测效能，有条件检测的中心可结合 UICC/AJCC TNM 分期与血浆 EBV DNA 拷贝数共同判断患者疾病严重程度，鼻咽癌总体分期见表 6-1。

①肿瘤原发部位（T） T_x 原发肿瘤无法评价；T_0 无原发肿瘤证据，但具有 EBV 阳性的颈部淋巴结累及；T_{is} 原位癌或 T_1 肿瘤局限于鼻咽，或侵犯口咽和（或）鼻腔，无咽旁间隙累及；T_2 肿瘤侵犯咽旁间隙和（或）邻近软组织累及（翼内肌、翼外肌、椎前肌）；T_3 肿瘤侵犯颅底骨质、颈椎、翼状结构和（或）鼻旁窦；T_4 肿瘤侵犯颅内，累及脑神经、下咽、眼眶、腮腺和（或）广泛的软组织区域浸润并超过翼外肌外侧缘。

②区域淋巴结转移（N） N_x 区域淋巴结无法评价；N_0 无区域淋巴结转移；N_1 单侧颈部淋巴结转移和（或）单侧或双侧咽后淋巴结转移，最大径 ≤ 6cm，环状软骨尾侧缘以上水平；N_2 双侧颈部淋巴结转移，最大径 ≤ 6cm，环状软骨尾侧缘以上水平；N_3 单侧或双侧颈部淋巴结转移，最大径 > 6cm，和（或）侵犯环状软骨尾侧缘以下水平。

③远处转移（M） M_0 无远处转移；M_1 有远处转移。

表 6-1 鼻咽癌的总体分期

	T	N	M
0 期	T_{is}	N_0	M_0
Ⅰ 期	T_1	N_0	M_0
Ⅱ 期	$T_{0\sim1}$	N_1	M_0
	T_2	$N_{0\sim1}$	M_0
Ⅲ 期	$T_{0\sim2}$	N_2	M_0
	T_3	$N_{0\sim2}$	M_0
Ⅳ$_a$ 期	T_4	$N_{0\sim2}$	M_0
	任何 T	N_3	M_0
Ⅳ$_b$ 期	任何 T	任何 N	M_1

二、鼻咽癌的治疗原则

1. **多学科团队** 鼻咽癌的诊治应重视多学科团队（multidisciplinary team，MDT）的作用，特别是对于局部晚期及晚期鼻咽癌患者，MDT 原则应该贯穿治疗全程。MDT 是由多学科资深专家以共同讨论的方式为患者制订个体化诊疗方案的过程。在鼻咽癌 MDT 模式中，患者在治疗前由多个学科专家组成的专家团队共同分析患者的临床表现、影像、病理和分子生物学资料，对患者的一般状况、基础疾病、病理诊断、分期/侵犯范围、发展趋向和预后做出全面的评估，并根据当前的国内外诊疗规范/指南或循证医学证据，结合现有的治疗手段，共同制订科学、合理、规范的整体治疗策略。在治疗过程中根据患者机体状况的变化、肿瘤的反应而适时调整治疗方案。

2. 初治的早期鼻咽癌（$T_1N_0M_0$、$T_2N_0M_0$ 无不良预后因素）　通常可行单纯放疗，$T_2N_0M_0$ 有不良预后因素或是 $T_3N_0M_0$ 的患者可行同步放化疗。

3. 有淋巴结转移且无远处转移的鼻咽癌　通常可行新辅助化疗＋同步放化疗或同步放化疗＋辅助化疗。

4. 存在远处转移的鼻咽癌　通常可行全身化疗＋免疫治疗、单纯化疗或化疗±靶向治疗。

5. 复发的鼻咽癌　通常如可切除，可选择手术或再程放疗；不可切除的，可选单独放疗、放化疗或全身治疗。

三、鼻咽癌的药物治疗进展

（一）新辅助化疗

1. Ⅲ期~ⅣA期（$T_3N_0M_0$ 除外）　初治 NPC 如无化疗禁忌应考虑 2~3 个周期（至少 2 周期）铂类为主的新辅助化疗然后再行同步放化疗，化疗间隔 21~28 天（从上次化疗首日开始算）。

（1）优选方案　①吉西他滨联合顺铂（GP 方案：吉西他滨 $1g/m^2$ d1，d8；顺铂 $80mg/m^2$ d1）。②多西他赛＋顺铂＋氟尿嘧啶（TPF 方案：多西他赛 $60~75mg/m^2$，d1；顺铂 $60~75mg/m^2$，d1；氟尿嘧啶，每天 $600~750mg/m^2$，持续静滴 d1~d5）。

（2）其他可选方案　①顺铂联合氟尿嘧啶（PF 方案：顺铂 $80~100mg/m^2$，d1；氟尿嘧啶 $800~1000mg/m^2$ qd，持续静滴 d1~d5）。②顺铂联合卡培他滨（PX 方案：顺铂 $100mg/m^2$ d1；每天卡培他滨 $2g/m^2$，d1~d14）。③多西他赛联合顺铂（TP 方案：多西他赛 $75mg/m^2$，d1；顺铂 $75mg/m^2$，d1）。

2. 初治即有远处转移（$T_xN_xM_1$，ⅣB）　应以全身治疗为主，4~6 周期后再行局部治疗（如原发灶、转移灶放疗），GP 方案是初诊转移 NPC 的一线治疗方案，如不能耐受，可考虑 PF 方案化疗，或其他方案。

（二）同步化疗

主要用于 $T_{1~2}N_1M_0$ 的Ⅱ期以及Ⅲ期~ⅣA期初治局部晚期 NPC 患者。

1. 首选方案　放疗同时给予至少 7 次的每周方案（顺铂 $40mg/m^2$）或至少 3 次的每三周方案（顺铂 $80~100mg/m^2$）的化疗，使顺铂累积剂量至少达到 $200mg/m^2$。

2. 不耐受顺铂者　可考虑奈达铂 $100mg/m^2$，每三周重复或卡铂（AUC5~6，每三周）、奥沙利铂（$70mg/m^2$，每周）。

3. 不耐受铂类化疗者　也可考虑给予氟尿嘧啶类（如卡培他滨、氟尿嘧啶、替加氟等）化疗。

（三）辅助化疗

对仅接受同步放化疗的Ⅲ期~Ⅳ$_a$期（T$_3$N$_0$M$_0$除外）NPC，应在其后每周期间隔3~4周，共3周期的辅助化疗。

1. 首选方案 PF方案（顺铂80mg/m^2，d1或每天20mg/m^2，d1~d5；氟尿嘧啶1g/m^2，d1~d4或800mg/m^2，d1~d5）。

2. 不耐受顺铂者 可将卡铂（AUC=5）与氟尿嘧啶联用。

3. 不能接受铂类为基础的辅助化疗者 可参加非铂的辅助化疗方案临床研究。

辅助化疗完成率一般在50%左右，这也是导致既往研究辅助化疗对比同步放化疗无明确获益的主要原因。

（四）姑息治疗

复发或转移性鼻咽癌是一组具有异质性的疾病，通常分为初诊转移性（denovo metastasis）、局部区域复发（locoreginal recurrence）和局部区域复发伴全身转移（locoreginal recurrence with distant metastasis）三种类型。因此，在决定治疗策略之前，强调全面的再次分期评估，包括鼻咽、颈部增强核磁共振，以及全身的PET/CT或相应部位增强CT扫描和（或）全身骨扫描来明确局部复发、全身转移状态。对于局部区域复发鼻咽癌，高度选择的患者可进行挽救性外科治疗或再次放疗，其具体的患者选择和治疗参照复发性鼻咽癌的治疗。目前，大部分复发性鼻咽癌不适合局部治疗，对于这部分复发性鼻咽癌及存在远处转移的鼻咽癌，主流治疗方案依然是姑息性化疗和（或）免疫治疗。

1. 一线治疗方案

（1）优选方案 GP方案（顺铂80mg/m^2 d1+吉西他滨1g/m^2 d1、d8，21天为1个周期，4~6个周期）。GP联合程序性死亡抗体-1（programmed cell death protein-1，PD-1）单抗方案已先后被证实可以进一步延长患者的无进展生存期（progression free survival，PFS）。国家药品监督管理局（National Medical Products Administration，NMPA）已批准了特瑞普利单抗（240mg，每3周1次）联合GP、卡瑞利珠单抗（200mg，每3周1次）联合GP和替雷利珠单抗（200mg，每3周1次）联合GP姑息一线治疗复发转移性头颈部恶性肿瘤（recurrent/metastatic nasopharyngeal carcinoma，RM-NPC）的适应证。但GP联合PD-1单抗的PFS获益能否转化为总生存时间（overall survival，OS）获益，仍需更长时间的随访评估。

（2）其他可选方案 ①铂类联合紫杉醇（卡铂AUC5 d1+紫杉醇175mg/m^2 d1，21天为1个周期，4~6个周期）。②铂类联合多西他赛（顺铂75mg/m^2 d1+多西他赛75mg/m^2 d1，21天为1个周期，4~6个周期；顺铂70mg/m^2 d1+多西他赛35mg/m^2 d1、8，21天为1个周期，4~6个周期）。③铂类联合氟尿嘧啶类（顺铂100mg/m^2 d1+氟尿嘧啶1g/m^2 d1~d4，21天为1个周期，4~6个周期；卡铂AUC5 d1+氟尿嘧啶1g/m^2 d1~d4，21天为

1个周期，4~6个周期；顺铂80~100mg/m^2 d1+卡培他滨1g/m^{2}每天2次，d1~d14，21天为1个周期，4~6个周期）。含铂三药方案尽管客观有效率及短期疗效较好，但并未显示总生存获益。

2. 二线治疗方案 对于一线含铂方案治疗失败的患者，目前缺乏标准的挽救治疗方案，通常选择一线未使用的药物进行单药治疗。

（1）优选 卡培他滨（1~1.25g/m^{2}每天2次，d1~d14，21天为1个周期）、多西他赛（30mg/m^2 d1、d8、d15，28天为1个周期）、吉西他滨（1g/m^2 d1、d8、d15，28天为1个周期）、长春瑞滨联合吉西他滨、伊立替康等。

（2）可选 近年来，多个抗PD-1单抗在二线或多线治疗中显示出一定的挽救治疗价值，单药有效率在20%~30%。对于不能耐受化疗或者拒绝化疗的患者，PD-1单抗也是可选的治疗方案。对于一线含铂化疗失败的患者，抗血管生成药物也具有一定的活性。

3. 三线及以上治疗方案 RM-NPC目前无标准三线及以上治疗方案。截至2024年8月，NMPA已批准了特瑞普利单抗和卡瑞利珠单抗用于既往接受过二线及以上系统治疗失败的RM-NPC患者的治疗。另一种PD-1单抗，派安普利单抗，也在三线及以上RM-NPC的治疗中显示出了较好的抗肿瘤活性。

综上，RM-NPC一线标准治疗以吉西他滨+顺铂为基础，在此基础上联合PD-1单抗，可进一步提高短期疗效（PFS）。对于一线GP+PD-1免疫治疗的患者，化疗后未进展者，建议予PD-1单抗单药维持至出现不可耐受不良反应、疾病进展或满2年，不建议联合或单用化疗药物进行维持治疗。一线单纯化疗者，部分患者可考虑使用副作用较小的口服氟尿嘧啶类药物（如卡培他滨、替吉奥等）进行维持。对于初诊已转移的患者，在一线姑息治疗有效的情况下，部分患者可从鼻咽+区域淋巴结放疗中获益。一线含铂化疗失败以后（二线及以上），暂无高级别循证学证据的优选方案，二线可推荐单药化疗，三线可考虑PD-1免疫治疗，建议一线失败后的患者参加临床研究。

四、鼻咽癌药物治疗案例分析

★鼻咽癌局晚期同步化疗案例分析

病历摘要

患者，男，75岁，身高172cm，体重80kg，体表面积1.96m^2。

主诉：确诊鼻咽癌2月。

现病史：患者2024.7因"发现颈部肿物2月"就诊我院，行彩超：左侧颈部多发淋巴结肿大，淋巴瘤待排，可行粗针穿刺活检。鼻内镜：鼻咽部顶后壁稍隆起，咽隐窝结构对称。喉咽未见新生物。2024-08-05行超声引导下左侧淋巴结粗针穿刺。2024-08-20病理：（鼻咽肿物）鼻咽癌，非角化型。免疫组化：Epstein-Barr病毒编码的小RNA（EBER）原位杂交技术（in situhybridization, ISH）（+），表皮生长因子受体（epidermal growth factor receptor，EGFR）（＋），Ki-67（约 45%）。2024-08-20 全身正电子发射断层显像 / 计算机断层摄影术（positron emission tomography/computed tomography，PET/CT）：①鼻咽顶后壁增厚、糖代谢明显增高，考虑为鼻咽癌，伴左侧咽旁间隙、左侧颈部 Ⅱ 区多发淋巴结转移；右侧颈部 Ⅱ 区稍大淋巴结糖代谢增高，考虑为淋巴结转移可能性大，请结合临床；②两肺少许纤维增殖钙化灶；脂肪肝。2024-08-30：鼻咽部磁共振增强扫描（1.0T/1.5T）：鼻咽顶后壁黏膜稍增厚伴咽后外侧淋巴结肿大，考虑鼻咽癌，请结合活检病理。2024-08-30：颈部淋巴结彩超（含锁骨上淋巴结）：右侧颈部淋巴结探及，左侧颈部 Ⅰ、Ⅱ、Ⅲ 区淋巴结肿大，腹膜后显示部分未见明显异常，胆囊、胰腺、脾脏未见明显异常。2024-09-01 开始肿瘤靶区强调放疗，2024-09-03、2024-09-27 行奈达铂同步化疗，具体为：奈达铂 140mg d1。

既往史：否认高血压、传染病史、心脏病、冠心病、肾炎、脑血管意外、慢性支气管炎等疾病史，否认重大手术外伤史，否认中毒、输血史，否认药物、食物过敏史，预防接种史随当地进行。无糖尿病既往史。

个人史：出生于河南省，生长于河南省。文化程度：高中，职业：司机，否认烟酒史、否认疫区居留史、否认疫水、疫源接触史、否认其他特殊嗜好、否认不洁性交史、否认长期放射性物质、毒物接触史、否认粉尘吸入史。

入院诊断：鼻咽癌 $T_2N_2M_0$。

治疗经过及用药分析

患者入院予以保肝降酶等治疗，排除禁忌后，2024-10-21 予以化疗，具体为：奈达铂 140mg ivgtt d1。辅以止吐护胃及营养支持治疗，过程顺利，具体药物治疗方案见表 6-2。

表 6-2　药物治疗方案

治疗药物	用法用量	起止时间
注射用泮托拉唑钠	40mg ivgtt qd	10.21-10.22
托烷司琼注射液	5mg ivgtt qd	10.21-10.22
注射用氨磷汀	400mg ivgtt once	10.21
地塞米松注射液	2.5mg ivgtt once	10.21
注射用奈达铂	140mg ivgtt once	10.21
奥美拉唑肠溶胶囊	20mg po qd（餐前）	10.22-11.6

辅助检查

（1）血生化常规＋肝功能（2024-10-21）　结合胆红素 0.1μmol/L，天冬氨酸氨基转移酶 34U/L，钾 3.91mmol/L，钠 142.6mmol/L，氯 107.1mmol/L，钙 2.30mmol/L，葡萄糖 5.24mmol/L，尿素 5.25mmol/L，肌酐 62.5μmol/L，未结合胆红素 11.6μmol/L，δ- 胆红素 3.4μmol/L，总胆红素 15.0μmol/L，总蛋白 83.9g/L↑，白蛋白 46.3g/L，球蛋白 37.6g/L↑，

白蛋白 / 球蛋白比值 1.23，丙氨酸氨基转移酶 28U/L。

（2）血常规(2024-10-21)　白细胞计数 4.3×10^9/L，中性粒细胞绝对值 2.41×10^9/L，红细胞计数 4.47×10^{12}/L，血红蛋白 138g/L，红细胞压积 0.397L/L，血小板计数 138×10^9/L。

用药治疗方案分析

1. 化疗方案选择　对Ⅲ期 ~Ⅳ$_A$ 期（$T_3N_0M_0$ 除外）初治 NPC，如无化疗禁忌应考虑 2~3 周期（至少 2 周期）铂类为主的新辅助化疗然后再行同步放化疗，化疗间隔 21~28 天（从上次化疗首日开始算）。该患者鼻咽癌分期 $T_2N_2M_0$，Ⅲ期，局晚期，有同期放化疗指征。局晚期同期放化疗最常用的药物为顺铂。但患者因年龄 > 70 岁，换用奈达铂，方案选择合适。奈达铂常用剂量为 100mg/m^2 每 3 周 1 次，患者理论给药剂量为 196mg，实际给药剂量 140mg，实际给药剂量约为理论给药剂量的 70%。

2. 化疗消化道安全管理　依据指南，奈达铂方案为中度致吐风险化疗方案。建议使用 5- 羟色胺 3 受体拮抗剂（serotonin receptor antagonists，5-HT$_3$RA）+ 地塞米松。患者本次使用托烷司琼 5mg d1+ 地塞米松 2.5mg d1。患者止吐方案基本符合指南，但考虑致吐，方案中的止吐方案一般建议持续至化疗结束后 2 天，建议后续治疗可视患者本次治疗耐受情况，考虑止吐方案是否覆盖至 d3。该患者化疗期间有 1 天服用糖皮质激素，有应激性溃疡风险，使用质子泵抑制剂（proton pump inhibitor，PPI）进行预防，符合治疗规范。出院后如患者无胃肠道相关风险或症状，可考虑节俭或减少口服 PPI 的用药疗程。

用药监护要点

1. 过敏反应　用药期间注意关注滴速和输液期间患者反应，是否出现皮疹、瘙痒、胸闷等情况。

2. 消化道反应　奈达铂为中度致吐药物，用药过程中应注意监测患者的饮食情况，避免进食油腻及刺激性食物，尽量清淡饮食。避免因化疗引起的恶性呕吐影响后续治疗方案的实施。患者化疗使用 5-HT$_3$RA，可能导致便秘，建议用药期间注意监护患者便秘情况，询问患者大便情况，鼓励患者多饮水、均衡饮食、保证蔬果摄入、适当运动、促进排便、预防便秘。

3. 骨髓抑制　奈达铂方案为致粒缺风险中度，虽目前无一级升白预防指征，但细胞毒类化疗药物骨髓抑制作用存在蓄积性，在后续化疗期间仍需密切监测患者的血常规（通常每周 1~2 次），若发生骨髓抑制，及时应用药物进行预防。

4. 肝肾功能　本方案药物可能引起肝肾功能损伤，鼓励患者用药后多饮水，促进铂类药物排泄。用药后每周监测肝肾功能，如有异常及时就诊。

★ 鼻咽癌局晚期诱导化疗案例分析

病历摘要

患者，男，61岁，身高165cm，体重57kg，体表面积1.62m²。

主诉：回缩涕血伴头痛5月余。

现病史：患者于2024年1月无明诱因下出现回缩涕血，伴左侧头痛面麻，舌麻，左侧鼻塞，左耳鸣伴听力下降，时有饮水呛咳。3月前于外院查头颅磁共振提示鼻窦脓肿，予行鼻窦手术。术后患者症状未明显缓解，诉仍有头痛，影响睡眠。2024-06-25再次外院住院，鼻咽部活检提示非角化鳞癌。外院鼻咽部活检及本院会诊示鼻咽部鳞状细胞癌，角化型，低分化，EBER（＋）。现为求进一步治疗，来我院，查2024-07-04：全身骨显像示：鼻咽部骨盐代谢异常增强，结合临床考虑为肿瘤性病变；2024-07-03：鼻咽部磁共振增强扫描（3.0T）：鼻咽癌考虑，侵犯左侧咽旁间隙、蝶窦、翼突及斜坡区、左侧颅底及脑膜。2024-07-02：颈部磁共振平扫（1.0T/1.5T）：双侧颈Ⅰ、Ⅱ区见稍大淋巴结。2024-07-01我院病理会诊示：鳞状细胞癌，角化型。

既往史：否认高血压、传染病史、心脏病、冠心病、肾炎、脑血管意外、慢性支气管炎等疾病史，否认重大手术外伤史，否认中毒、输血史，否认药物、食物过敏史，预防接种史随当地进行。无糖尿病既往史。

个人史：出生于浙江省温州市，生长于浙江省温州市。否认异地长期居留史。文化程度：高中。职业：其他。吸烟40年，约每日20支，现未戒烟、偶有少量饮酒。否认疫区居留史，否认疫水、疫源接触史，否认其他特殊嗜好，否认不洁性交史，否认长期放射性物质、毒物接触史，否认粉尘吸入史。

入院诊断：鼻咽癌 $T_4N_2M_0$。

治疗经过及用药分析

患者因病情需要，后续进行长期静脉治疗行"静脉输液港置入术"，术后情况稳定，排除相关治疗禁忌后于2024-07-06行多西他赛120mg+顺铂120mg d1化疗，并予止吐、抑酸护胃、补液等治疗，关注患者化疗相关不良反应，具体药物治疗方案见表6-3。

表6-3 药物治疗方案

治疗药物	用法用量	起止时间
艾司奥美拉唑肠溶片	20mg po qd	7.05~7.08
洛芬待因缓释片	426mg q12h po	7.05~7.08
醋酸地塞米松片	7.5mg po bid	7.05~7.07
盐酸异丙嗪片	25mg po once	7.06
盐酸托烷司琼注射液	5mg ivgtt once	7.06
注射用福沙匹坦双葡胺	0.15g ivgtt once	7.06

治疗药物	用法用量	起止时间
注射用氨磷汀	800mg ivgtt once	7.06
注射用顺铂	120mg ivgtt once	7.06
多西他赛注射液	120mg ivgtt once	7.06
聚乙二醇化重组人粒细胞刺激因子注射液	3mg ih once	化疗结束48小时后

辅助检查

（1）2024/7/2 胸部高分辨CT 平扫（16排）两肺气肿，散在肺大泡；两肺散在纤维钙化灶；两肺尖胸膜增厚。纵隔多发小淋巴结，对比2022/02/22的CT相仿；冠脉、主动脉多发钙化。

（2）2024/7/2 颈部磁共振 平扫（1.0T/1.5T）双侧颈 I、II 区见稍大淋巴结，建议复查。

（3）2024/7/3 肝胆胰脾彩超检查 双侧颌下腺未见明显异常；双侧锁骨上未见明显肿大淋巴结；双侧颈部及颌下腺淋巴结探及；肝多发性囊肿；胆囊内息肉；胰腺脾脏腹膜后未见明显异常。2024/7/3 鼻咽部磁共振增强扫描（3.0T）：鼻咽癌考虑，侵犯左侧咽旁间隙、蝶窦、翼突及斜坡区、左侧颅底及脑膜。

（4）2024/7/4 全身骨显像示 鼻咽部骨盐代谢异常增强，结合临床考虑为肿瘤性病变；右侧第9后肋局部骨盐代谢稍增强，考虑良性改变可能，请随访。

辅助检验

（1）2024/7/3 肝肾功能 天冬氨酸氨基转移酶25U/L；丙氨酸氨基转移酶15U/L；总胆红素6.0μmol/L；直接胆红素1.2μmol/L；肌酐63μmol/L；估算肾小球滤过率88ml/min。

（2）2024/7/3 血常规 白细胞计数5.1×10^9/L；血红蛋白121g/L；血小板计数189×10^9/L。

用药治疗方案分析

1. **化疗方案选择** 依据CSCO指南，对III期~IV_A期（$T_3N_0M_0$除外）初治NPC，如无化疗禁忌应考虑2~3周期（至少2周期）铂类为主的新辅助（诱导）化疗然后再行同步放化疗，化疗间隔21~28天（从上次化疗首日开始算）。该患者分期$T_4N_2M_0$，IV_A期，有诱导化疗指征。诱导化疗 I 级推荐方案包括多西他赛＋顺铂＋氟尿嘧啶（1A类）、吉西他滨＋顺铂（1A类）、紫杉醇＋顺铂＋卡培他滨（1A类）、多西他赛＋顺铂（2A类）。该患者选用多西他赛＋顺铂方案（TP方案：多西他赛75mg/m²，d1；顺铂75mg/m²，d1），属于 I 级推荐方案，符合指南推荐。

该患者体表面积1.62m²，该患者估算的多西他赛和顺铂标准给药剂量均为122mg，该患者实际给药为多西他赛120mg、顺铂120mg，考虑患者骨髓、肝肾功能无殊，无调整化疗药物剂量指征，给药剂量符合指南推荐。

2. 化疗药物输注前预处理   紫杉烷类药物的水溶性较低，因此需要在其注射剂中添加某些有机溶剂增加溶解性。多西他赛的助溶剂是聚山梨酯，可导致过敏反应，多在用药开始 10 分钟内出现，症状轻微可不需停止治疗，一旦血压下降、支气管痉挛或全身皮疹 / 红斑，需立即停止静脉滴注。此外，多西他赛会引起毛细血管壁通透性增高，促使蛋白质从血浆渗出至组织间隙，有效滤过压增加，液体滤过增强并滞留于组织间隙，导致水肿形成。因此多西他赛使用前需要使用激素预防过敏反应和体液潴留。说明书建议所有患者在接受多西他赛治疗期前均必须口服糖皮质激素类，如地塞米松，在多西他赛滴注一天前服用，每天 16mg，持续至少 3 天，该患者在多西他赛给药前 1 天开始服用地塞米松片 7.5mg bid，连续 3 天，并在给药当日加用异丙嗪（H_1 受体拮抗剂）预防过敏。预处理基本符合说明书要求。

3. 化疗消化道安全管理   TP 方案为高度致吐风险化疗方案。建议使用神经激肽 -1 受体拮抗剂（neurokinin-1 receptor antagonist，NK-1RA）+5HT$_3$-RA+ 地塞米松 ± 奥氮平或奥氮平 + 帕洛诺司琼 + 地塞米松。患者本次使用托烷司琼 5mg d1+ 福沙匹坦 0.15g d1+ 地塞米松 7.5mg bid d0~d2。患者止吐方案基本符合指南，但考虑强致吐，方案的止吐方案一般建议持续至化疗结束后 3~4 天，建议后续治疗可视患者本次治疗耐受情况考虑止吐方案是否覆盖 d3~d4。

4. 骨髓抑制的预防药物   患者粒缺发生的风险级别评估应综合考虑患者的疾病、化疗方案以及患者自身因素。TP 方案为中度粒缺风险，患者无患者风险因素（既往放化疗或放疗、持续粒细胞减少、肿瘤浸润骨髓、近期手术或开放性创口、胆红素 > 2.0mg/dl、肌酐清除率 < 50ml/min、年龄 > 65 岁接受全剂量化疗），因此不推荐常规进行一级预防。建议对患者进行持续评估，密切关注血常规，如发生粒细胞减少情况，可依据病情考虑二级预防升白。

5. 其他治疗药物   该患者化疗前后服用大剂量糖皮质激素，有应激性溃疡风险，使用 PPI 进行预防，符合治疗规范。该患者入院时诉有疼痛，予以洛芬待因缓释片止痛治疗。洛芬待因缓释片每片含布洛芬 200mg 和可待因 30mg，有消炎和镇痛作用。

用药监护要点

1. 过敏反应   用药期间注意关注滴速和输液期间患者反应，是否出现皮疹、瘙痒、胸闷等情况。鼓励患者每日测量体重，如出现短期内体重突然增加的情况，要及时就诊或联系医师。

2. 消化道反应   TP 方案为高度致吐化疗方案，用药过程中应注意监测患者的饮食情况，避免进食油腻及刺激性食物，尽量清淡饮食。避免因化疗引起的恶性呕吐影响后续治疗方案的实施。患者化疗使用 5-HT$_3$RA 及复方阿片类药物，均可能导致便秘，建议用药期间注意监护患者便秘情况，询问患者大便情况，鼓励患者多饮水、均衡饮食、保证蔬果摄入、适当运动，促进排便、预防便秘。

3. 骨髓抑制   TP 方案为中度致粒缺方案，虽目前无一级升白预防指征，但细胞毒类化疗药物骨髓抑制作用存在蓄积性，在后续化疗期间仍需密切监测患者的血常规（通常每周 1~2 次），若发生骨髓抑制，及时应用药物进行预防。

4.肝肾功能 本方案药物可能引起肝肾功能损伤，鼓励患者用药后多饮水，促进铂类药物排泄。用药后每周监测肝肾功能，如有异常及时就诊。

★ 鼻咽癌复发转移一线化疗联合免疫治疗案例分析

病历摘要

患者，女，58 岁。身高 153cm，体重 42kg，体表面积 1.35m^2。

主诉：确诊鼻咽癌 2 年余，复发 1 年余。

现病史：患者在 2022-06 因"涕血"查鼻内镜示：鼻咽部新生物，左侧为主，侵及左侧后鼻孔及鼻中隔右侧后端；2022-06-08 活检病理显示：（鼻咽部）非角化性癌；（鼻中隔右侧后段）非角化性癌。2022-06-16 行鼻咽磁共振：鼻咽癌，累及双侧咽旁间隙、后鼻孔及鼻中隔后部；双侧颈部及咽旁间隙多发淋巴结转移可能。诊断：鼻咽癌 $T_3N_3M_0$Ⅳ期。

排除化疗禁忌后于 2022-06-22、2022-07-15、2022-08-07 予顺铂 100mg d1+ 白蛋白紫杉醇 300mg d1 静滴化疗。复查病灶明显缓解。2022-09-16 开始鼻咽原瘤区 PGTVnx 70Gy/32F，转移淋巴结区 70Gy/32F；PTV1 64Gy/32F，PCTVnd 64Gy/32F，PTV2 60Gy/32F，PTV3 54.4Gy/32F，于 2022-09-20 予奈达铂 120mg 同步化疗，2022-09-24、2022-10-01、2022-10-10、2022-10-17、2022-10-24 行同步尼妥珠单抗 200mg 靶向治疗 5 次。治疗结束后提示病灶完全缓解。定期复查，在 2023-08-08 鼻内镜检查：左侧鼻咽部隆起，活检，右侧鼻腔部分粘连；（鼻咽部肿物）鼻咽癌，非角化型。考虑鼻咽癌复发，在 2023-09-01 予化疗联合免疫治疗，具体为：吉西他滨 1.2g d1、d8+ 卡铂 300mg d1+ 替雷利珠单抗 200mg d1，后因骨髓抑制、肝肾功能损害暂停化疗。在 2023-09-22、2023-10-18、2023-11-09、2023-12-01、2023-12-01、2023-12-22、2024-01-12、2024-02-05、2024-02-28、2024-03-20、2024-04-11、2024-05-03、2024-05-30、2024-06-20、2024-07-15、2024-08-13 调整治疗方案改卡培他滨 2.5g d1-d14+ 替雷利珠单抗 200mg d1（3 周方案）×16 次，期间（2024-02-27）复查鼻咽镜提示未见新生物。

2024-09-10 当地医院复查血常规：白细胞计数 3.26×10^9/L、中性粒细胞 1.99×10^9/L。患者目前诉听力下降，进食梗阻，无明显发热畏寒，无鼻塞涕血、头晕头痛等。神清，精神可，胃纳睡眠可，二便无殊，体重无明显增减。

既往史：否认高血压、传染病史、心脏病、冠心病、肾炎、脑血管意外、慢性支气管炎等疾病史，否认重大手术外伤史，否认中毒、输血史，否认药物、食物过敏史，预防接种史随当地进行。糖尿病既往史：无。

个人史：出生于浙江绍兴，生长于浙江绍兴，否认异地长期居留史，文化程度初中，职业退休，否认吸烟史、否认饮酒史，否认疫区居留史，否认疫水、疫源接触史，否认其他特殊嗜好，否认不洁性交史，否认长期放射性物质、毒物接触史，否认粉尘吸入史。

入院诊断： 1. 鼻咽癌；2. 白细胞减少；3. 听力减退。

治疗经过及用药分析

入院后完善各项检查鼻内镜及喉镜、鼻咽部增强磁共振、胸部高分辨CT、肝胆胰脾彩超、浅表淋巴结彩超检查以及心肌酶谱等检验。排除相关禁忌后于2024-09-12行替雷利珠单抗200mg免疫治疗联合卡培他滨口服抗肿瘤治疗，具体药物用药方案见表6-4。

表 6-4　药物用药方案

治疗药物	用法用量	起止时间
替雷利珠单抗注射液	0.2g ivgtt once	9.12
卡培他滨片 0.5g×1 片	早 3 片晚 2 片，po	9.12~9.28
芪胶升白胶囊	2g po tid	9.11~9.13

辅助检查

（1）2024-09-12心肌功能组合+C-反应蛋白结果显示，肌酸激酶：77U/L，天冬氨酸氨基转移酶：19U/L，肌钙蛋白-T：0.007ng/mL，C-反应蛋白：< 5.0mg/L。

（2）2024-09-12浅表器官软组织、淋巴结［颈部淋巴结彩超（含锁骨上淋巴结）］双侧颈部、双侧锁骨上、双侧颌下未见明显肿大淋巴结。胆囊内息肉。肝脏、胰腺、脾脏、腹膜后未见明显异常。

（3）2024-09-12颈部（鼻咽部磁共振增强扫描） 鼻咽癌治疗后缓解，情况与近期片相仿。双侧乳突炎。

用药治疗方案分析

1. 抗肿瘤方案 依据CSCO指南，对于复发/转移性鼻咽癌的二线或挽救治疗，一般选择一线治疗未使用的药物，指南推荐的药物包括吉西他滨、多西他赛、卡培他滨、特瑞普利单抗、卡瑞利珠单抗、帕博利珠单抗、纳武利尤单抗、派安普利单抗。该患者复发后一线采用吉西他滨＋卡铂＋替雷利珠单抗，因化疗毒性不耐受换用二线。二线化疗药物选择卡培他滨符合指南推荐。卡培他滨的给药剂量为1~1.25g/m²，bid d1~d14，该患者体表面积1.35m²，标准单次剂量为1.35~1.69g，日剂量为2.7~3.38g，患者实际日给药剂量为2.5g，为标准剂量的92%。考虑患者既往骨髓抑制史和患者目前血常规情况，认为该给药剂量基本合理。替雷利珠单抗标准给药剂量为200mg q21d，该患者给药剂量符合标准推荐。

2. 抗肿瘤药物消化道安全管理 卡培他滨属于低-轻微致吐风险药物，替雷利珠单抗属于轻度致吐风险药物，总体患者抗肿瘤药物方案致吐风险为低-轻微。结合患者既往周期治疗后情况，无预防使用止吐药物指征。该患者处理符合指南要求。

3. 骨髓抑制的预防和治疗药物 卡培他滨属于低风险粒缺化疗药物，改用二线治疗后，患者未出现粒缺情况，无二级预防升白指征。考虑患者化疗前存在1级白细胞减少，予以中成药升白治疗。

用药监护要点

1.骨髓抑制和肝肾功能 卡培他滨可导致骨髓抑制和肝功能异常。替雷利珠单抗可导致免疫不良反应（免疫性肝炎、免疫性肾炎等），建议患者治疗期间每周监测1~2次血常规；每周监测1次肝肾功能。如有异常，及时就诊。

2.消化反应 患者治疗期间注意监护是否出现恶心、呕吐、腹泻、便秘等情况。卡培他滨为口服氟尿嘧啶类药物，对消化道上皮细胞有直接毒性，可导致腹泻。如患者出现排便次数较平时增加多于3次，水样便，夜间腹泻等情况建议及时就诊。

3.皮肤反应 卡培他滨、替雷利珠单抗均可导致皮肤毒性，但二者机制不同。卡培他滨为化疗药物的细胞毒性作用，替雷利珠单抗为免疫性皮炎。可导致手足综合征，用药期间建议穿着宽松衣物鞋袜，避免过度摩擦手足，涂抹无酒精润肤霜（如尿素乳膏、婴儿护肤霜等）。治疗期间注意防晒。如出现皮疹、瘙痒、手足脱皮、手足红肿、甲沟炎等情况建议及时告知医师和就诊。

4.免疫性药物不良反应 替雷利珠单抗可导致免疫性不良反应，治疗期间患者还应定期复查内分泌相关检验项目，如甲状腺功能、血糖等。如患者出现体温超过38℃、过度疲乏、胸闷、咳嗽咳痰、头晕头痛等情况要及时就诊，排查免疫性不良反应可能。

第二节 头颈部鳞癌

一、概述

（一）病因与发病机制

头颈部肿瘤是常见的恶性肿瘤之一，在我国男性中的发生率为第6位，死亡率为第7位。最常见的病理类型为鳞癌，除了鼻咽癌主要由EB病毒引起，烟草和酒精是导致其他头颈部鳞癌的主要原因。近年来，欧美国家口咽癌的发病率明显上升，研究提示大部分与人乳头瘤病毒（human papilloma virus，HPV）感染具有直接关系。虽然我国的具体感染率尚不明确，但同样有逐年升高的趋势。荟萃分析显示，我国头颈部肿瘤的HPV总体感染率为24.7%，中部地区和口咽癌的比例分别为37.0%和31.6%。

（二）头颈部鳞癌的临床表现及诊断

1.临床表现 头颈部鳞癌的临床表现差异很大，具体取决于原发部位和多种危险因素暴露史。常见的初始表现包括：无症状的颈部肿块，尤其在颈部淋巴结转移的情况下；疼痛性黏膜溃疡；黏膜损伤，例如白斑、红斑；声音嘶哑，喉部的肿瘤可能影响声带功能，导致声音嘶哑；吞咽困难。随着肿瘤的发展，可能出现的其他症状包括：疼痛、感觉异常、神经麻痹、牙关紧闭、口臭、体重减轻。此外，喉癌可能表现为声音嘶哑，咽异物感，咽喉痛，吞咽不适；口腔癌可表现为口腔内肿块、结节、反复出血、长期不愈的溃疡，口腔麻木、灼热或干燥感，严重时可有说话或吞咽困难；下咽癌可能表现为喉咽部有异物感，吞咽疼痛，颈部可触及肿块，声音嘶哑，咳嗽等。头颈部鳞癌的症状可能与其他非癌性疾病相似，出现上述症状后，需要进行专业检查和诊断进行诊断。

2. 诊断 原发灶增强 CT 或 MRI 是诊断头颈部肿瘤的常用手段。CT 具有简便、快速和普及性强的优点，其缺点是具有一定的放射性辐射，并且不适合碘过敏或肾功能严重不全的患者。MRI 的软组织分辨率较 CT 显著提高，同时具有多种显像参数，尤其适合原发于口腔、口咽和鼻咽的肿瘤，并且对于颅底和神经的显示能力出色。MRI 的缺点在于费时和价格相对昂贵，不适合有金属植入及幽闭综合征的患者。此外，对于喉和下咽部器官，容易由于不自主吞咽动作造成伪影。颈部是头颈部肿瘤最常见的淋巴结转移区域，颈部增强 CT 是标准的分期手段，特别是对于特征性的淋巴结坏死具有良好的分辨能力。颈部超声具有较高的假阳性和假阴性，通常不作为淋巴结转移的诊断依据，但可用于初步筛查或淋巴结的引导穿刺。肺部是头颈部肿瘤最常见的远处转移部位，胸部 CT 是标准的分期手段，并且有助于判断肺部其他合并疾病，如慢性支气管炎肺气肿等。对于原发病灶，由于 PET/CT 通常结合低剂量平扫 CT，因此其分辨率不如增强 CT，并且具有一定的假阳性率和假阴性率。而对于颈部淋巴结和远处转移，荟萃分析显示 PET/CT 具有一定的优势。对于颈部淋巴结转移而原发病灶不明的头颈部鳞癌，PET/CT 较 CT 或 MRI 具有较高的灵敏度。

头颈部鳞癌的原发灶诊断主要依赖经口或内镜下肿块活检，而淋巴结穿刺或活检有助于分期诊断。由于下咽癌有较高的食管累及或食管癌第二原发，建议分期检查时常规行食管胃十二指肠镜检查。

（三）头颈部鳞癌的病理分类与分期

病理对于头颈部鳞癌的分期诊断和治疗选择至关重要。无论是活检或穿刺标本，首先需要根据组织形态学确定良恶性及组织学类型，必要时结合免疫组化染色结果。对于头颈部鳞癌的根治性手术标本，除了进行巨检和镜下描述，还需要提供肿瘤大小、分化程度、切缘、脉管侵犯、周围神经浸润、骨或软骨浸润、淋巴结转移部位和数目，以及包膜外侵犯等信息。对于口腔癌，需要明确肿瘤侵袭深度，从而有利于确定原发灶分期和指导后续治疗策略。对于口咽癌，应进行 p16 的免疫组化检测作为替代指标以明确是否与 HPV 感染相关，还可以进行 HPV DNA 或 RNA 检测。虽然 HPV 感染是口咽癌的分期和预后判断的重要因素，但目前指南尚不建议根据检测结果决定后续个体化的治疗策略。对于复发转移性头颈部鳞癌，在考虑一线免疫治疗选择时可进行细胞程序性死亡受体 - 配体 1（programmed cell death ligand 1，PD-L1）免疫组化检测，推荐采用综合阳性评分（combined positive score，CPS）。

目前头颈部肿瘤的分期常采用 UICC/AJCC TNM 分期系统，根据具体的肿瘤原发部位不同（口咽、喉、下咽、原发不明等），结合原发肿瘤的生长位置、大小、局限区域、淋巴结转移和远处转移情况进行细分。

二、头颈部鳞癌的治疗原则

（一）早期和局部晚期头颈部鳞癌的治疗原则

1. 口腔癌

（1）早期口腔癌　以手术为主要的根治手段，只有对于不适宜手术的患者，可以考虑局部放疗。早期口腔癌有一定的概率发生颈部淋巴结转移，但是否所有的早期患者均需要接受颈部淋巴清扫尚无定论。患者术后病理或组织学检测提示有高危因素时，需行术后放疗或放化疗。对于少部分因为身体条件不允许接受手术的早期口腔癌患者，可选单纯放疗，但需在有经验的中心进行，并遵循行业协会的指南推荐。

（2）局部晚期口腔癌　手术仍然是主要的根治手段。术后 6 周内进行辅助放疗，具有一般高危因素者（肿块较大、淋巴结转移分期较晚、淋巴结位于Ⅳ或Ⅴ区、脉管侵犯、周围神经浸润）建议术后单纯放疗，切缘阳性/不足或淋巴结包膜外侵者建议同期放化疗。

（3）不适宜手术的局部晚期口腔癌　放疗联合顺铂是常用的治疗模式。对于不适宜使用顺铂或高龄患者（＞70 岁）可给予单纯放疗。对于肿瘤负荷过大无法切除的患者，也可以考虑行诱导化疗联合放疗的序贯治疗。

2. 口咽癌

（1）早期口咽癌　应采用手术或单纯放疗的单一治疗模式。治疗方式的选择应基于肿瘤的大小、位置、手术后可能的功能障碍、手术或放疗医生的治疗水平和经验，强烈建议 MDT 对生活质量和治疗结果做出完整评估（治疗的有效性、功能维持、并发症等）后决定。早期口咽癌具有隐匿性的颈淋巴结转移，因此除了原发灶切除外，需进行颈部淋巴清扫。患者术后病理或组织学检测提示有高危因素时，需行术后放疗或放化疗。

（2）局部晚期口咽癌　治疗方式强烈建议 MDT 后决定。颈部手术采用改良性、根治性±对侧淋巴结清扫，手术后需行放疗。术后辅助放疗应在术后 6 周内进行，具有一般高危因素者（肿块较大、淋巴结转移分期较晚、脉管侵犯、周围神经浸润）建议术后单纯放疗，切缘阳性/不足或淋巴结包膜外侵者建议同期放化疗。局部晚期口咽癌的标准治疗是放疗联合顺铂。不适宜使用顺铂的患者，可给予放疗联合西妥昔单抗。通常放疗可分别联合顺铂或西妥昔单抗。研究显示，HPV 阳性患者放疗联合顺铂显著优于放疗联合西妥昔单抗。不适宜接受同期药物治疗的局部晚期患者可行单纯放疗，特别是同期治疗生存获益不明确的高龄患者（＞70 岁）。对于肿块较大或淋巴结转移分期较晚的患者，可行诱导化疗以缩小肿瘤负荷，同时可能降低远处转移的风险。对于放疗/同期放化疗后肿瘤残留或局部复发的患者，推荐有条件者接受挽救性手术。

3. 喉癌

（1）早期喉癌　应采用手术或单纯放疗的单一治疗模式。治疗方式的选择应基于MDT 完整评估后决定。早期声门型喉癌极少发生颈部淋巴结转移，因此无须进行颈部淋巴清扫；而对于声门上型喉癌，则需要进行颈部淋巴清扫。患者术后病理或组织学检测提示有高危因素时，需行术后放疗或放化疗。

（2）局部晚期喉癌　大部分患者需全喉切除，通常需要联合术后放疗或放化疗。颈部手术根据淋巴结转移部位采用改良性或根治性双颈部淋巴清扫。术后辅助放疗应在术后 6 周内进行，具有一般高危因素者建议术后单纯放疗，切缘阳性 / 不足或淋巴结包膜外侵者建议同期放化疗。

对于原发灶分期较晚的患者，由于放疗的保喉和治疗效果欠佳，首选手术切除。其他有保喉意愿的患者，常可用放疗联合顺铂。如患者不适宜使用顺铂，放疗可联合单周西妥昔单抗。对于不适宜接受同期药物治疗的局部晚期患者可接受单纯放疗，特别是对于同期治疗生存获益不明确的高龄患者（＞ 70 岁）。对于放疗 / 同期放化疗后肿瘤残留或局部复发的患者，符合条件者可接受挽救性手术（常为全喉切除）。诱导化疗是另一种喉保留的治疗策略，如化疗后肿瘤达到完全或部分缓解，这部分患者后续接受单纯放疗或同期联合西妥昔单抗，否则接受全喉切除术。此外，肿瘤负荷过大无法切除或淋巴结分期较晚的患者，也可以行诱导化疗联合放疗的序贯治疗，以期缩小肿瘤负荷、降低远处转移风险。

4. 下咽癌

（1）早期下咽癌　采用手术或单纯放疗的单一治疗模式。治疗方式的选择强烈建议MDT 完整评估后决定。早期下咽癌具有隐匿性的颈淋巴结转移，除原发灶切外，还需进行颈部淋巴清扫。患者术后病理或组织学检测提示有高危因素时，需行术后放疗或放化疗。

（2）局部晚期下咽癌　大部分患者的手术治疗需要包括全喉切除术，通常需要联合术后放疗或放化疗。对于原发灶分期较晚的患者，因放疗的保喉和治疗效果欠佳，如有手术切除可能者，强烈建议手术治疗。而对于其他有保喉意愿的患者，放疗联合顺铂是常用的治疗模式。对于不适宜使用顺铂的患者，可给予放疗联合西妥昔单抗。对于不适宜接受同期药物治疗的局部晚期患者可接受单纯放疗，特别是对于同期治疗生存获益不明确的高龄患者（＞ 70 岁）。对于放疗 / 同期放化疗后肿瘤残留或局部复发的患者，推荐有条件者接受挽救性手术。

诱导化疗是另一种喉保留的治疗策略，如果化疗后肿瘤达到完全或部分缓解，这部分患者后续接受单纯放疗或同期联合西妥昔单抗，否则接受全喉切除术。对于肿瘤负荷过大无法切除或淋巴结分期较晚的患者，也可以考虑行诱导化疗联合放疗的序贯治疗，在缩小肿瘤负荷同时，有可能降低远处转移的风险。

5. 原发不明颈部淋巴结转移性鳞癌　原发不明颈部淋巴结转移性鳞癌（squamous cell carcinoma of unknown primary，SCCUP）占所有头颈部肿瘤的 2%~5%，通常是指经过详尽的体格检查、内镜以及影像学仍然无法发现原发病灶的颈部转移性鳞癌。在西方国家，由于口咽癌特别是 p16 阳性口咽癌在 SCCUP 中占有很高的发生比例，ASCO 指南推荐常规进行诊断性扁桃体切除术。但由于国内隐匿性鼻咽癌的发生比例较高，这一诊断性手术在国内的临床价值尚不明确，目前仅推荐在有经验的中心或 p16 阳性的患者中进行。

针对转移性淋巴结进行 p16 免疫组化和 Epstein-Barr 病毒编码的小 RNA（epstein-barr encoding region，EBER）原位杂交检测至关重要，检测结果与组织学形态，以及淋巴结分区相结合有助于提示并发现原发病灶。由于 SCCUP 的治疗证据大多来源于回顾性分析，其治疗原则或指南存在很大的争议。

对于 p16 阳性的 SCCUP，荟萃分析显示其预后显著优于 p16 阴性患者，但是否需要进行个体化特别是降低强度的治疗尚存在争议。对于 EBER 阳性或高度提示鼻咽来源（如咽后淋巴结累及）的 SCCUP，两项前瞻性研究证明局部放疗（包括鼻咽和双颈部）具有良好的生存率和局控率，而同期化疗或诱导化疗可用于存在淋巴结转移、分期较晚的患者。对于 p16 或 EBER 阴性的 SCCUP，根据淋巴结分期进行单侧或双侧淋巴清扫术是常规的治疗选择，其有助于明确淋巴结分期和包膜外侵犯的情况，从而有效指导后续的辅助放疗或放化疗选择。对于无法接受手术的患者，根据淋巴结分期进行局部放疗、同期放化疗或诱导化疗。M_1 的 SCCUP 应参照复发 / 转移性头颈部鳞癌关于远处转移的相关治疗推荐。

（二）复发 / 转移性头颈部鳞癌的治疗原则

1. 手术和放疗

（1）适宜手术　对于复发性头颈部鳞癌患者，无论是对于原发病灶或颈部淋巴结，挽救性手术是常用的根治性治疗手段，而手术方式需要根据病灶的部位进行调整，并对于以往未接受放疗的患者给予辅助放疗。

（2）不适宜手术　挽救性放疗适用于既往未接受过放疗的患者，再程放疗由于对放疗技术有较高的要求和较大的并发症，推荐在有经验的中心有选择地进行。对于无法再次接受局部根治性治疗的患者，需要和转移性患者一样接受姑息性系统治疗或最佳支持治疗。

2. 药物治疗　姑息性化疗是大部分复发转移性头颈部鳞癌的治疗手段。对于一线无法耐受联合化疗的患者，顺铂联合西妥昔单抗是合理的选择。对于一线无法耐受铂类药物（如高龄）的患者，紫杉醇单药联合西妥昔单抗是合理的选择。免疫检查点抑制剂如抗 PD-1 单抗已成为复发 / 转移性头颈部鳞癌的一线标准治疗。但是目前 PD-1 单药治疗的肿瘤缓解率和无进展生存期明显低于联合化疗组，可能并不适合肿瘤负荷巨大或疾病进展迅速有可能导致严重不良后果的患者。

三、头颈部鳞癌的药物治疗进展

全身治疗药物的选择应根据患者特点（例如，体力状态评分，治疗目标）进行个体化。新一代测序（next-generation sequencing，NGS）基因组图谱，包括综合阳性评分（combined positive score，CPS）测试，可以考虑指导患者治疗选择，包括临床试验。局部晚期肿瘤患者首选的放化疗方法仍然是顺铂和放疗同时进行。可用以顺铂为基础的诱导化疗，然后进行以放射为基础的局部治疗（即序贯化疗）。然而，与同步化疗相比，诱导化疗是否能提高总生存率，在随机研究中尚未得到证实。

（一）初始全身药物治疗联合同步放疗

1. 优选方案 放疗联合全量顺铂（$100mg/m^2$，每 3 周 1 次，连续 3 次）、卡铂联合氟尿嘧啶静脉输注。

2. 次选方案 顺铂周疗（$40mg/m^2$，每周 1 次）、卡铂联合紫杉醇。

3. 其他推荐方案 多西他赛（如顺铂不适用）、西妥昔单抗、顺铂联合氟尿嘧啶输注、顺铂联合紫杉醇。

（二）诱导或序贯药物治疗

1. 优选方案 多西他赛 + 顺铂 + 氟尿嘧啶。

2. 次选方案 紫杉醇 + 顺铂 + 氟尿嘧啶输注。

3. 其他推荐方案 卡铂 + 紫杉醇 + 西妥昔单抗。

（三）诱导治疗后的全身药物治疗联合放疗、复发 / 持续疾病的联合化疗

1. 优选方案 卡铂周疗联合同步放疗、顺铂周疗联合同步放疗。

2. 其他可选方案 西妥昔单抗周疗联合同步放疗。

（四）术后化疗联合放疗

1. 优选方案 顺铂。

2. 其他可选方案 多西他赛（如顺铂不适用）、多西他赛联合西妥昔单抗［如顺铂不适用且存在淋巴结外侵犯和（或）切缘阳性］。

（五）复发、不可切除或转移性头颈部鳞癌（无手术或放疗机会）

1. 一线治疗

（1）优选方案 ①帕博利珠单抗 200mg d1+ 铂类（顺铂 $100mg/m^2$ 或卡铂 AUC5）d1+ 氟尿嘧啶 $1g/m^2$ d14，21 天为 1 周期；②帕博利珠单抗（CPS ≥ 1）200mg d1，21 天为 1 周期；③顺铂 + 多西他赛 + 西妥昔单抗；④铂类（顺铂或卡铂）+ 紫杉醇 ± 西妥昔单抗。

（2）次选方案　①帕博利珠单抗＋紫杉醇＋卡铂；②帕博利珠单抗＋白蛋白紫杉醇＋顺铂/卡铂；③顺铂/卡铂＋氟尿嘧啶；④顺铂＋西妥昔单抗；⑤紫杉醇＋西妥昔单抗。

（3）其他可选方案　①帕博利珠单抗 200mg d1＋西妥昔单抗 400mg/m² （第 1 周）或 250mg/m² （后续每周）每周 1 次，21 天为 1 周期；②纳武利尤单抗 240mg＋西妥昔单抗 500mg/m² 每 2 周 1 次，14 天为 1 周期。

2. 二线或挽救治疗

（1）优选方案　纳武利尤单抗 240mg d1，14 天为 1 个周期。

（2）次选方案　帕博利珠单抗 200mg d1，21 天为 1 个周期；紫杉醇 100mg d1、d8、d15＋西妥昔单抗 500mg/m² 每 2 周 1 次，28 天为 1 个周期；甲氨蝶呤 40mg/m² d1、d8、d15，21 天为 1 个周期；多西他赛 35mg/m² d1、d8、d15，28 天为 1 个周期；紫杉醇 80mg/m² d1、d8、d15，28 天为 1 个周期；西妥昔单抗 400mg/m² （第 1 周）或 250mg/m² （后续每周）每周 1 次，21 天为 1 周期。

（3）其他可选方案　特瑞普利单抗 240mg＋西妥昔单抗 400mg/m² （第 1 周）或 250mg/m² （后续每周）；阿法替尼 40mg 每天 1 次，21 天为 1 个周期。

四、头颈部鳞癌药物治疗案例分析

★头颈部鳞癌复发转移一线化疗联合免疫治疗案例分析

病历摘要

患者，男，53 岁，身高 170cm，体重 60.5kg，体表面积 1.70m²。

主诉：左腭鳞癌术后 2 年余，确诊复发 3 月。

现病史：患者于 2022-04-20 我院口腔科全麻下行"［左］腭部恶性肿瘤扩大切除＋左颈淋巴结清扫"，术后病理示：（左腭肿物）高分化鳞状细胞癌，角化型，大小 2.7cm×2.5cm，浸润至固有肌层，脉管侵犯阳性，未见明确神经侵犯；前、后、内、外、基底切缘均阴性。（左颈清组织）淋巴结 2/25 阳性。出院后定期复诊，于外院行局部放疗，具体不详。2024-05-16 我院上下颌骨 CT 示：左侧上颚肿瘤切除术后，部分上颌牙槽骨及牙齿缺损，术区软组织轻度肿胀且见轻度不均匀强化。左颈部Ⅰ～Ⅱ区转移淋巴结清扫术后，术区见多发点状高密度影。腭部骨质稍吸收改变、左侧明显。两侧上颌窦黏膜增厚。左侧上颚肿瘤切除术后＋左颈部淋巴结清扫术后改变，腭部骨质稍吸收改变。于 2024-05-15 在我院口腔科局麻下行"左颊、左腭口腔颌面部活组织检查"，术后病理示：（左颊肿物）黏膜慢性炎，伴上皮角下延，黏膜下纤维血管增生，炎细胞浸润，考虑反应性改变。（左颊肿物）（另送）黏膜慢性炎，伴乳头状增生，黏膜下纤维血管增生，炎细胞浸润，考虑反应性改变。（左腭肿物）鳞状细胞癌，角化型，高分化。（左腭肿物）（另送）鳞状细胞癌，角化型，高分化。术后予抗炎抗感染治疗。明确诊断后，2024-05-22 全麻下行"左硬腭恶性肿瘤扩大切除术＋左上颌骨部分切除术"。术中冰冻显示：前切缘、内切缘、外切缘、后切缘、基底切缘、基底 2 切缘：阴性。术后病理显示：（左腭肿物）①标本类型：左硬腭恶性肿瘤扩大标本；②肿瘤部位：左腭；③肿瘤大小：3.5cm×3cm；④肿瘤组织学类型、分化程度：鳞状细胞癌，角化型，待免疫组化进一步评估；⑤肿瘤侵犯深度：约0.4cm；⑥切缘：前、后、内、外及基底切缘均阴性；⑦淋巴管-血管侵犯：阴性；⑧神经侵犯：阴性；⑨侵犯邻近结构：阴性；⑩淋巴结：阴性；⑪pTNM分期：$pT_2N_xM_x$。术后常规抗炎消肿、化痰护胃治疗，患者恢复良好。

2024-07-30行输液港植入术和白蛋白紫杉醇+卡铂+帕博利珠单抗化疗联合免疫治疗，辅以护胃止吐治疗。过程顺利，予带药出院。今为求进一步治疗来我院，拟以"口腔恶性肿瘤；（左）腭恶性肿瘤（术后）；口腔黏膜下纤维化"收治入院。

既往史：否认高血压、糖尿病、传染病史、心脏病、冠心病、肾炎、脑血管意外、慢性支气管炎等疾病史；否认中毒、输血史；否认药物、食物过敏史。

个人史：出生于浙江省，生长于浙江省。有异地长期居留史，曾在湖南省居住20年，否认其他异地久居史。文化程度：初中。职业：其他。吸烟20年，约每日28支，2年前已戒烟、偶有少量饮酒。否认疫区居留史，否认疫水、疫源接触史，否认其他特殊嗜好、曾有嚼槟榔5年史，否认不洁性交史，否认长期放射性物质、毒物接触史，否认粉尘吸入史。预防接种史随当地进行。

入院诊断： 口咽癌Ⅳ期。

治疗经过及用药分析

入院后完善相关检验检查，2024-08-22行白蛋白紫杉醇+卡铂+帕博利珠单抗化疗联合免疫治疗，辅以护胃止吐治疗，具体药物方案见表6-5。

表6-5 用药方案

治疗药物	用法用量	起止时间
注射用紫杉醇（白蛋白结合型）	400mg ivgtt once	8.22
卡铂注射液	500mg ivgtt once	8.22
帕博利珠单抗注射液	200mg ivgtt once	8.22
盐酸昂丹司琼注射液	8mg ivgtt once	8.22
注射用奥美拉唑钠	40mg ivgtt once	8.22
阿瑞匹坦胶囊	125mg po once 80mg po qd	8.22 8.23~8.24

辅助检查

（1）2024/7/30颈部CT增强扫描（16排） 左侧上颚肿瘤切除术后+左颈部淋巴结清扫术后改变；左侧咽鼓管圆枕增厚、强化，考虑鼻咽癌，右侧颈Ⅰ~Ⅱ区多发淋巴结转移可能。

（2）2024/7/30鼻咽部磁共振增强扫描（3.0T） 左侧上腭肿瘤术后，左颊部、翼内肌肿块，考虑肿瘤复发；右颌下淋巴结转移；右口底强化灶，肿瘤待排，请结合临床；左咽侧壁黏膜明显增厚，累及咽鼓管圆枕，水肿首先考虑，请复查；左腮腺区强化结节，淋巴结？腮腺病变？请结合临床。

（3）2024/7/30 胸部高分辨 CT 平扫（16 排） 两肺散在纤维增殖灶。

（4）肝肾功能 天冬氨酸氨基转移酶 28U/L；丙氨酸氨基转移酶 26U/L；总胆红素 10.7μmol/L；直接胆红素 3.1μmol/L；血清肌酐 71μmol/L，估算肾小球滤过率 101.8ml/min。

（5）血常规 白细胞计数 6.8×10^9/L；血红蛋白 152g/L；血小板计数 186×10^9/L。

用药治疗方案分析

1. 抗肿瘤方案分析 患者口咽鳞癌Ⅳ期，头颈部鳞癌复发，存在远处转移，拟行姑息一线治疗。姑息一线治疗可选方案见第六章第二节。患者选用白蛋白紫杉醇 + 卡铂 + 帕博利珠单抗方案，属于 2A 类证据、Ⅱ级推荐。虽不是首选方案，但属于可选方案，方案选择合理。

该方案标准治疗剂量为帕博利珠单抗 200mg d1+ 白蛋白紫杉醇 260mg/m² d1+ 卡铂 AUC5 d1，21 天重复。参照患者情况，估算的标准剂量为帕博利珠单抗 200mg+ 白蛋白紫杉醇 442mg+ 卡铂 625mg，该患者实际给药剂量为帕博利珠单抗 200mg+ 白蛋白紫杉醇 400mg+ 卡铂 500mg，三种药物实际给药剂量为理论剂量的 100%、90% 和 80%。估算卡铂的给药剂量，实际 AUC=4。实际给药剂量低于理论剂量。

2. 止吐方案分析 该患者选用的 3 种抗肿瘤药物，卡铂 AUC=4 为高度致吐；白蛋白紫杉醇为低度致吐；帕博利珠单抗为轻微致吐药物；综合该方案致吐风险为高致吐，宜选用止吐方案包括奥氮平 +NK-1RA+5-HT₃RA+ 地塞米松或奥氮平 + 帕洛诺司琼 + 地塞米松或 NK-1RA+5-HT₃RA+ 地塞米松。该患者实际选用昂丹司琼 + 阿瑞匹坦进行止吐治疗，止吐方案偏弱，建议可加用奥氮平，组成三联止吐方案。

3. 升白细胞方案分析 依据患者粒细胞缺乏发生的风险级别评估，并应综合考虑个体风险因素（既往放化疗或放疗、持续粒细胞减少、肿瘤浸润骨髓、近期手术或开放性创口、胆红素 > 2.0mg/dl、肌酐清除率 < 50ml/min、年龄 > 65 岁接受全剂量化疗）。白紫 + 卡铂方案属于中度粒细胞缺乏风险，该患者无个体风险因素，因此不推荐常规进行一级预防。建议对患者进行持续评估，密切关注血常规，如发生粒细胞减少情况，可依据病情考虑二级升白预防治疗。

用药监护要点

1. 消化道反应 该患者抗肿瘤方案有高致吐风险，用药过程中应注意监测患者的饮食情况，避免进食油腻及刺激性食物，尽量清淡饮食。避免因化疗引起的恶性呕吐影响后续治疗方案的实施。患者化疗使用 5-HT₃RA 可能导致便秘，建议用药期间注意监护患者便秘情况，询问患者大便情况，鼓励患者多饮水、均衡饮食、保证蔬果摄入、适当运动、促进排便、预防便秘。

2. 骨髓抑制 白紫＋卡铂属于中度致粒缺方案，虽目前无一级升白预防指征，但细胞毒类化疗药物骨髓抑制作用存在蓄积性，在后续化疗期间仍需密切监测患者的血常规（通常每周 1~2 次），若发生骨髓抑制，及时应用药物进行预防。

3. 肝肾功能 本方案药物可能引起肝肾功能损伤，鼓励患者用药后多饮水，促进铂类药物排泄。用药后每周监测肝肾功能，如有异常及时就诊。

4. 免疫毒性 该患者使用帕博利珠单抗，该药物为肿瘤免疫治疗药物，理论上用药后即存在免疫毒性风险。告知患者注意自我观察，并遵嘱定期行甲状腺功能、肝肾功能。重点关注患者是否出现咳嗽咳痰、胸闷、乏力明显、头晕、头痛、腹泻、皮疹等情况。如有不适应及时随诊。

★局晚期喉咽癌同步放化疗治疗案例分析

病历摘要

患者，男，74 岁，身高 168cm，体重 62kg，体表面积 $1.70m^2$，PS 1。

主诉：吞咽不适 1 月。

现病史:2024 年 6 月来消瘦明显，体重下降 6 千克，无畏寒发热，无盗汗，无声嘶、气急气促。2024-09-06 彩超：胆囊术后，胆总管轻度扩张，建议随访。

肝多发性囊肿；副脾；所示部分胰腺未见明显异常；腹膜后显示部分未见明显异常；左侧颈部淋巴结肿大，转移性首先考虑；右侧颈部淋巴结增大。2024-09-06 胸部高分辨 CT 平扫：右肺尖磨玻璃结节，AAH 可能，较前（2022-11-11）大致相仿，建议 12 个月复查。两肺散在小结节灶，增殖灶考虑，较前大致相仿；两肺通气血流灌注不均。

2024-09-16 行喉咽部新生物活检。病理诊断:(左侧梨状窝)鳞状细胞癌，中分化。免疫组化：p40（＋），p16（－），p53（突变型），Ki-67（60%＋）。肿瘤 PD-L1 检测报告联合阳性评分（CPS）：＜1。

既往史：高血压病十余年，平时服用"替米沙坦氢氯噻嗪片 1 片 / 日"，否认传染病史、心脏病、冠心病、肾炎、脑血管意外、慢性支气管炎等疾病史，否认重大手术外伤史，否认中毒、输血史，否认药物、食物过敏史，预防接种史随当地进行。糖尿病既往史：无。

个人史：出生于杭州，生长于杭州。否认异地长期居留史，文化程度：小学，职业：无业人员，否认吸烟史，否认饮酒史，否认疫区居留史，否认疫水、疫源接触史，否认其他特殊嗜好，否认不洁性交史，否认长期放射性物质、毒物接触史，否认粉尘吸入史。

入院诊断： 喉咽癌 $cT_2N_2M_0$。

治疗经过及用药分析

完善相关检查，排除治疗禁忌后于 9.24 进行化疗，具体：奈达铂 130mg d1 q3w，同时加强止吐及营养支持治疗，注意患者病情变化。9.24 开始喉咽癌瘤区、淋巴结转移瘤及淋巴引流区放疗，具体用药方案见表 6-6。

表 6-6　用药方案

治疗药物	用法用量	起止时间
地塞米松磷酸钠注射液	5mg ivgtt once	9.24
盐酸帕洛诺司琼注射液	0.25mg ivgtt once	9.24
注射用奈达铂	130mg ivgtt once	9.24
利可君片	20mg po tid	9.25

辅助检查

（1）2024-09-24 血生化常规 + 肝功能　天冬氨酸氨基转移酶 22U/L，钾 4.44mmol/L，钠 139.3mmol/L，氯 103.8mmol/L，钙 3.23mmol/L ↑，尿素 10.00mmol/L ↑，肌酐 105.3μmol/L，白蛋白 39.8g/L，丙氨酸氨基转移酶 17U/L。

（2）2024-09-24 血常规 +CRP　白细胞计数 8.8×10^9/L，红细胞计数 3.88×10^{12}/L ↓，全血 CRP3.7mg/L，血红蛋白 123g/L ↓，血小板计数 220×10^9/L。

（3）2024/9/23 胸部后前位片　PICC 管头端约位于胸 8 椎体上缘，大致位于上腔静脉下段。

用药治疗方案分析

1. 抗肿瘤治疗　该患者 $cT_2N_2M_0$，评估后不适宜手术，首选治疗包括顺铂 + 放疗（1A 类证据，Ⅰ 级推荐）。部分患者如存在一些因素，可被认为不适宜使用顺铂：患者年龄 > 70 岁、PS > 2 分、听力障碍、肾功能不全（肌酐清除率 < 50ml/min）或具有 > 1 级的神经病变。该患者年龄 74 岁，估算肌酐清除率 47ml/min，具有不适宜使用顺铂的因素，因此考虑换用奈达铂合理。奈达铂常规推荐剂量为 80~100mg/m²，老年患者推荐剂量为 80mg/m²，该患者采用老年剂量估算理论剂量为 136mg，实际给药剂量 130mg，为理论推荐剂量的 95.6%，评估给药剂量合理。奈达铂治疗后建议继续输注 1000ml 液体（如 0.9% 氯化钠），以减少肾毒性风险，该患者未见水化医嘱，建议关注患者是否存在液体摄入不足、脱水等情况，告知医师排除补液禁忌后补充该医嘱，并可鼓励患者用药后多饮水，促进药物排泄。

2. 止吐方案　该患者使用奈达铂为中度致吐风险药物，放疗部位非全身或上腹部，既往无饮酒史和抗肿瘤治疗史，体能状态尚可（PS 1），综合考虑本次抗肿瘤治疗致吐风险为中度。依据指南，中度致吐风险治疗预防给药采用 5-HT₃RA 联合地塞米松的二联止吐方案，该患者实际使用地塞米松 5mg d1+ 帕洛诺司琼 0.25mg d1 的方案，止吐方案和给药剂量符合指南推荐。

3. 升白细胞方案分析　依据患者粒缺发生的风险级别评估应综合考虑患者的疾病、化疗方案以及患者自身因素。80% 剂量强度的奈达铂方案属于低度粒缺风险，患者风险因素(既往放化疗或放疗、持续粒细胞减少、肿瘤浸润骨髓、近期手术或开放性创口、胆红素＞2.0mg/dl、肌酐清除率＜50ml/min、年龄＞65岁接受全剂量化疗)中，该患者占1项，因此暂可考虑不进行一级升白预防。利可君为半胱氨酸衍生物，有增强骨髓造血功能的作用。说明书适应证为预防、减少白细胞减少症。患者用法符合说明书推荐，考虑合理。

用药监护要点

1. 过敏反应 奈达铂为铂类药物，部分患者用药后可能出现过敏反应，如皮疹、瘙痒、胸闷、颜面发红、喉头水肿等，且过敏风险随奈达铂给药次数的增多可能增加。输液期间注意监护药品输注速度（滴注时间不少于60分钟），密切关注患者是否出现过敏症状，如有不适及时处置。

2. 骨髓抑制 该患者使用奈达铂＋放疗，可能导致骨髓抑制，如白细胞减少、红细胞减少、血小板减少等，且化疗和放疗的骨髓抑制作用可能随治疗次数的增加累积，因此建议患者治疗后每周行1~2次血常规检查，如有异常及时随诊。放化疗后患者可能出现抵抗力下降，建议注意个人卫生，勤洗手，少去人流密集的场所，避免接触感染（感冒、发热）人员。出院后注意自我监测，如出现发热、寒战、咳嗽咳痰等异常情况，及时随诊。

3. 胃肠道反应 使用奈达铂期间和用药后2~3天是恶心呕吐的高发期，建议重点关注患者是否出现此类胃肠道反应，如出现爆发性呕吐的情况，及时给予其他作用机制的止吐药物（如奥氮平、甲氧氯普胺等）进行解救治疗，并在后续治疗中增加呕吐预防药物。此外，由于5-HT$_3$RA可导致便秘，治疗期间和治疗后应关注患者大便情况，鼓励患者均衡饮食、多饮水、多吃蔬果，预防便秘。如出现便秘情况，及时给予对症治疗。

4. 肾毒性 奈达铂肾脏风险低于顺铂，但仍存在肾脏毒性。给药期间应关注患者是否存在脱水、液体摄入不足等可加重肾毒性的情况，鼓励患者多饮水，促进药物排泄。建议患者治疗后每周复查肝肾功能，如有异常，及时随诊。

★晚期咽喉癌姑息治疗案例分析

病历摘要

患者，男，59岁，身高170cm，体重69kg，体表面积1.80m²，PS 1。

主诉：喉癌放化疗后6月余，右颈部复发2月。

现病史：患者2022-1确诊喉咽癌，病理提示：（右侧喉咽）低分化鳞癌。于我院2022-01-19、2022-02-10行帕博利珠单抗200mg d1+卡铂600mg d1+氟尿嘧啶1.8g d1~d4，抗肿瘤治疗，因治疗后出现肌酐升高（血肌酐：201μmol/L），于2022-02-22至2022-04-04行喉咽瘤区及相应淋巴引流区放疗。后患者发现右颈部肿物，大小约5cm×3cm，B超"右侧颈部淋巴结肿大，转移伴坏死考虑，左侧颈部淋巴结探及"。2022-05-04 PET-CT显示"喉咽癌放化疗后复查，原发部位未见明显糖代谢异常增高灶；

右颈Ⅱ区肿大淋巴结伴坏死，糖代谢异常增高首先考虑转移”。2022-05-10行“右侧颈侧区淋巴结清扫术＋暂时性气管切开术＋支撑喉镜下咽部病损切除术”。术后右侧颈部进行性肿大，伴疼痛明显，至我院查B超见：右侧颈淋巴结肿大，转移考虑。2022-06-20行颈部CT显示：喉咽癌放化疗后复查，较前2022-05-04癌灶增大，累及右侧胸锁乳突肌、颌下腺及舌根部，两侧颈部多发淋巴结转移，右侧颈动脉鞘包绕，较前进展。2022-07-01行颈部淋巴结穿刺，术后病理显示：右侧颈部肿物：鳞状细胞癌，角化型。现患者右颈部肿胀，伴疼痛明显，夜间尤甚，伴有呼吸困难，为求进一步治疗来我院，拟“喉咽癌，颈淋巴结转移”收住入院。

既往史：否认“心脏病”“冠心病”“肾炎”“脑血管意外”“慢性支气管炎”等病史，否认重大手术外伤史，否认中毒、输血史，否认药物、食物过敏史，预防接种史随当地进行。糖尿病既往史：无。

个人史：出生于浙江省，生长于浙江省，否认异地长期居留史，文化程度高中，职业个体工商，吸烟10年，约每日5支，2年前已戒烟，饮酒30年，每次“黄酒”1000ml，现已戒酒，否认疫区居留史，否认疫水、疫源接触史，否认其他特殊嗜好，否认不洁性交史，否认长期放射性物质、毒物接触史，否认粉尘吸入史。

入院诊断： 喉癌颈清术后；颈部转移癌。

治疗经过及用药分析

完善相关检查，排除治疗禁忌后于2022-07-22予紫杉醇160mg d1＋西妥昔单抗700mg d1静滴化疗及靶向治疗，具体用药方案见表6-7。

表6-7　用药方案

治疗药物	用法用量	起止时间
地塞米松注射液	20mg iv once	7.22
异丙嗪注射液	25mg iv once	7.22
雷尼替丁注射液	50mg iv once	7.22
昂丹司琼注射液	8mg ivgtt bid	7.22-7.24
西妥昔单抗注射液	900mg ivgtt once	7.22
紫杉醇注射液	160mg ivgtt	7.22

辅助检查

（1）2022-07-19肝肾功能（血液）　无殊。

（2）2022-07-19血常规＋CRP（血液）　白细胞计数7.7×10^9/L，红细胞计数4.88×10^{12}/L，全血CRP 6.7mg/L，血红蛋白145g/L，血小板计数145×10^9/L。

用药治疗方案分析

1. 抗肿瘤分案分析　患者喉咽癌Ⅳ期，一线帕博利珠单抗＋卡铂＋氟尿嘧啶治疗失败，拟行二线姑息治疗。依据指南，对于一线含铂方案失败的患者，无论是否联合免疫检查点抑制剂，目前缺乏标准的挽救治疗方案。对于一线铂类药物治疗失败的复发转移性头颈部鳞癌，目前的标准治疗是抗 PD-1 单抗单药治疗。在化疗药物方面，如果一线没有接受过紫杉类药物，二线使用紫杉醇或多西他赛具有一定的挽救治疗效果。甲氨蝶呤也可以选择。在靶向药物方面，西妥昔单抗也同样适用于一线没有暴露过该药物或 PS 评分不佳的患者。该患者一线含铂方案失败，且一线已使用 PD-1 单抗，因此二线使用紫杉醇和西妥昔单抗方案符合指南推荐。

二线治疗时紫杉醇 + 西妥昔单抗的推荐剂量为紫杉醇 $100mg/m^2$ d1、d8、d15+ 西妥昔单抗 $500mg/m^2$ d1、d14，每 28 天为 1 个周期，该患者体表面积 $1.8m^2$，估算理论给药剂量为紫杉醇 180mg，西妥昔单抗 900mg，紫杉醇给药剂量为理论剂量的 88%，西妥昔单抗为理论剂量的 100%，给药剂量基本符合指南推荐。

2. 止吐方案分析 该患者使用紫杉醇为中度致吐风险药物，放疗部位非全身或上腹部，既往无饮酒史，有抗肿瘤治疗史，体能状态尚可（PS 1），综合考虑本次抗肿瘤治疗致吐风险为中度。中度致吐风险治疗预防给药采用 5-HT$_3$RA 联合地塞米松的二联止吐方案，该患者实际使用地塞米松 20mg d1+ 昂丹司琼 8mg bid d1~d3 的方案，止吐方案和给药剂量符合指南推荐。

3. 抗过敏预处理方案分析 紫杉醇注射剂辅料中含有聚氧乙烯蓖麻油，为预防严重过敏反应，所有接受紫杉醇注射液治疗的患者应事先进行预防用药，通常在用本品治疗之前 12 小时及前 6 小时左右给予地塞米松 20mg 口服，或在用本品之前 30~60 分钟静脉滴注地塞米松 20mg；苯海拉明（或其同类药）50mg，在用本品之前 30~60 分钟静脉注射或深部肌内注射，以及在注射本品之前 30~60 分钟给予静脉滴注西咪替丁（300mg）或雷尼替丁（50mg）。西妥昔单抗可导致严重输液反应，因此在每次用药前建议给予西妥昔单抗前至少 1 小时，患者须接受抗组胺药物和激素药物的预防用药。本例患者给予治疗前予以地塞米松 20mg iv+ 异丙嗪 25mg iv+ 雷尼替丁 50mg iv，预处理方案符合说明书要求。

用药监护要点

1. 给药过程 西妥昔单抗首次给药应缓慢，滴注速度不得超过 5mg/min。建议滴注时间为 120 分钟，随后每周给药的滴注时间为 60 分钟，滴注速率不得超过 10mg/min。西妥昔单抗必须使用单独的输液管，滴注结束时须用 0.9% 无菌氯化钠溶液冲洗输液管。

紫杉醇注射液须在西妥昔单抗滴注结束 1 小时之后开始给药。滴注时间须大于 3 小时。紫杉醇注射液在滴注前必须加以稀释（溶媒可选 0.9% 氯化钠注射液，或 5% 葡萄糖注射液，或 5% 葡萄糖加 0.9% 氯化钠注射液，或 5% 葡萄糖林格氏液），终浓度为 0.3~1.2mg/ml。

2. 过敏反应 西妥昔单抗可导致输液反应，紫杉醇注射液可导致过敏反应。部分患者在抗过敏预处理后仍可出现过敏样反应。因此，给药过程中和给药结束后须注意监护患者是否出现皮疹、瘙痒、胸闷、颜面发红、喉头水肿、血压、血氧饱和度等情况，如有不适，及时处置。

3. 骨髓抑制　该患者使用紫杉醇化疗，可能导致骨髓抑制，如白细胞减少、红细胞减少、血小板减少等，且化疗和放疗的骨髓抑制作用可能随治疗次数的增加累积，因此建议患者治疗后每周行 1~2 次血常规检查，如有异常及时随诊。放化疗后患者可能出现抵抗力下降，建议注意个人卫生，勤洗手，少去人流密集的场所，避免接触感染（感冒、发热）人员。出院后注意自我监测，如出现发热、寒战、咳嗽咳痰等异常情况，及时随诊。

4. 胃肠道反应　使用紫杉醇期间和用药后 2~3 天是恶心呕吐的高发期，建议重点关注患者是否出现此类胃肠道反应，如出现爆发性呕吐的情况，及时给予其他作用机制的止吐药物（如奥氮平、甲氧氯普胺等）进行解救治疗，并在后续治疗中增加呕吐预防药物。此外，由于 5-HT$_3$RA 可导致便秘，治疗期间和治疗后应关注患者大便情况，鼓励患者均衡饮食、多饮水、多吃蔬果，预防便秘。如出现便秘情况，及时给予对症治疗。

5. 皮肤反应　西妥昔单抗用药后可出现痤疮样皮疹，告知患者注意个人卫生，适当使用无酒精护肤品，如出现皮疹及时就诊，遵嘱进行对症抗感染和外用药物处置。

6. 其他　用药后注意遵嘱进行实验室检查项目随访，如生化常规（肝肾功能）通常每 1~2 周 1 次，电解质水平（西妥昔单抗可导致低镁血症）等。并注意自我监测，如出现异常乏力、粪便/尿液习惯/性状改变，或其他新发症状，请及时联系医疗团队，必要时及时就诊。

第三节　唾液腺癌

一、概述

唾液腺肿瘤由一组少见的异质性肿瘤构成，这些肿瘤的组织学、生物学行为和原发灶的解剖部位都有较大差异。良性和恶性唾液腺肿瘤均按照 2017 年 WHO 系统进行分类。据报道，唾液腺癌的总发病率和年龄纠正的发病率分别为每年每十万人 0.69 和 0.57。2020 年，全球新发唾液腺癌病例 53583。基于不同地区，我国唾液腺癌占头颈部肿瘤的 4.0%~14.3%，欧洲约为 5%。老年人（＞65 岁）发病率最高。

唾液腺癌主要发生于大唾液腺（腮腺、下颌下腺和舌下腺）和小唾液腺。从解剖角度，腮腺是唾液腺肿瘤最常见的部位，占唾液腺肿瘤的 80%~85%。腮腺病变中约 75% 是良性，约 25% 是恶性。起源于下颌下腺、舌下腺及小唾液腺（遍布口腔黏膜下层和上呼吸消化道黏膜下层）的唾液腺肿瘤较少见。40%~45% 的下颌下腺肿瘤、70%~90% 的舌下腺肿瘤及 50%~75% 的小唾液腺肿瘤属于恶性肿瘤。最常见的恶性唾液腺肿瘤包括黏液表皮样癌和腺样囊性癌，两者加起来约占所有恶性唾液腺肿瘤的一半。

1. 病因与发病机制　目前与唾液腺肿瘤发病相关的主要因素未明，但有一些潜在因素被认为与唾液腺癌相关。

（1）电离辐射　是唯一确定的危险因素。辐射暴露与良性和恶性唾液腺肿瘤的发生均相关。这种关联的依据最初来自日本原子弹爆炸幸存者的研究资料。霍奇金淋巴瘤治疗方案中包括放疗的癌症长期存活者以及因儿童期癌症或良性病变接受头颈部放疗的个体，发生唾液腺肿瘤的风险似乎也有增加。

（2）病毒感染　可能与唾液腺癌风险增加有关。EB 病毒（epstein barr virus，EBV）：淋巴上皮癌是一种未分化癌，在唾液腺肿瘤中占比不足 1%；在 EBV 流行地区，淋巴上皮癌与 EBV 高度相关。流行病学研究显示，艾滋病毒感染者的唾液腺肿瘤发病率较高。此外，环境因素和橡胶生产、发型师、美容院、镍化合物等因素的工业暴露与唾液腺肿瘤的发生相关。

2. 唾液腺癌的临床表现　唾液腺肿瘤的临床表现取决于具体的原发部位和邻近器官的受累程度。

（1）大唾液腺肿瘤　患者通常表现为腮腺、下颌下腺或舌下腺无痛性肿块或肿胀。存在腮腺肿块合并提示面神经受累（例如，面神经麻痹）的症状或体征时，通常提示为恶性肿瘤而非良性肿瘤。

（2）小唾液腺肿瘤　起自口腔内的小唾液腺肿瘤可能表现为腭、唇或颊黏膜的无痛性黏膜下肿块或黏膜溃疡，外观类似于唾液腺化生（唾液腺的鳞状上皮化生）或鳞状细胞癌。更晚期的小唾液腺肿瘤引起的症状与肿瘤所在部位有关，发生在鼻腔或上颌窦时可出现鼻塞、充血、视力改变或牙关紧闭等症状。累及鼻咽的小唾液腺肿瘤常处于晚期；侵犯颅底、颅内延伸或颅神经受累较常见。

（3）淋巴结转移　恶性倾向较高的肿瘤更有可能扩散到区域淋巴结，形成可触及的肿块。不同部位的唾液腺淋巴引流不同。腮腺恶性肿瘤在唾液腺肿瘤中占多数，其最常见的淋巴转移部位是腮腺内淋巴结，其次是颈部 I 区和 II 区淋巴结。下颌下腺肿瘤先扩散至邻近的血管周围淋巴结，然后至颈部。舌下腺引流至颏下和下颌下淋巴结，口咽内的小唾液腺则引流至咽后淋巴结。

（4）远处转移　最常位于肺，其次是骨和肝脏。腺样囊性癌的远处转移风险较高，诊断和治疗后 10~20 年之久仍可发生转移。

3. 唾液腺癌的原发灶诊断　国内大多依赖切除活检或术中冰冻检查，在有条件的医院建议采用术前肿块细针穿刺或粗针活检，并遵循行业标准的诊断报告体系，有助于在治疗前确定组织学分类和分级，从而指导后续处理策略。

4. 唾液腺癌的病理分类与分期　对于唾液腺癌，确定肿瘤的恶性程度对于判断预后和指导后续治疗策略非常重要。鉴于分子检测在唾液腺癌诊断和治疗中的价值，推荐有条件的患者进行二代基因测序。

（1）唾液腺导管癌　进行雄激素受体（androgen receptor，AR）和人表皮生长因子受体 2（human epidermal growth factor receptor-2，HER2）的免疫组化检测有助于确定针

对性的靶向治疗，后者的诊断标准可以参照针对乳腺癌的相关指南。

（2）分泌性癌 通过神经营养因子受体酪氨酸激酶（neurotrophin receptor kinase，NTRK）荧光原位杂交检测（特别是 ETV6-NTRK3 基因融合）不但能够与腺泡细胞癌进行鉴别诊断，并且有助于确定 TRK 抑制剂的靶向治疗。

（3）其他 通过 EBER 原位杂交以及植物转录因子 MYB（v-myb avian myeloblastosis viral oncogene homolog）、策划者样转录共激活因子 2（mastermind like transcriptional coactivator 2，MAML2）和多形性腺瘤基因 1（pleomorphic adenoma gene 1，PLAG1）的荧光原位杂交有助于分别诊断淋巴上皮癌、腺样囊性癌、黏液表皮样癌和癌在多形性腺瘤中。

二、唾液腺癌的治疗原则

1. 早期唾液腺癌 以手术为主要的根治手段，只有对于不适宜手术的患者可以考虑局部放疗。早期唾液腺癌的预防性颈部淋巴清扫存在争议。荟萃分析显示，隐匿性淋巴结转移的高危因素是 $T_{3/4}$ 和肿瘤高级别，指南一般不推荐常规进行。腺样囊性癌的术后辅助放疗获指南推荐，术后辅助放疗有助于降低局部复发率，但对于总生存期的改善并不明确。其他早期唾液腺癌术后病理或组织学检测提示有高危因素（肿瘤高级别、切缘阳性、脉管侵犯、周围神经浸润），同样推荐行术后放疗。

2. 局部晚期唾液腺癌 手术仍然是主要的根治手段，同时对手术缺损采用必要的修复重建。颈部手术应采用同侧选择性清扫淋巴结，清扫范围应根据原发部位、术前淋巴结情况甚至组织学类型或分级进行确定，对于术前淋巴结阴性的患者可以参考术前原发灶穿刺或术中冰冻的检查结果调整。局部晚期唾液腺癌推荐接受术后辅助放疗，并且应在术后 6~8 周内进行。对于不适宜手术的局部晚期唾液腺癌患者，单纯放疗是常用的治疗模式，目前没有证据证明质子或重离子放疗或同期放化疗优于传统的高精度放疗。

3. 复发性唾液腺癌 无论是对于原发病灶或颈部淋巴结，挽救性手术是常用的根治性治疗手段，对于以往未接受放疗的患者给予辅助放疗。对于不适宜手术的患者，挽救性放疗适用于既往未接受过放疗的患者。对于无法再次接受局部根治性治疗的患者，需要和转移性患者一样接受姑息性系统治疗或最佳支持治疗。复发转移性唾液腺癌具有很大的异质性，如果患者无症状且疾病稳定，可每 3~6 个月的定期随访。对于有症状或疾病快速进展的患者，可以考虑开始系统性治疗。根据患者病情、雄激素受体表达情况和分子靶向检测结果选择全身治疗药物。

三、唾液腺癌的药物治疗进展

靶向治疗正被日益广泛地用于转移性唾液腺癌患者的治疗。检测的靶点包括 AR、NTRK、HRAS 原癌基因（HRas Proto-Oncogene，GTPase）、磷脂酰肌醇 4,5- 二磷酸 3- 激酶催化亚基 α 基因（phosphatidylinositol-4,5-bisphosphate 3-kinase catalytic subunit alpha，PIK3CA）、肿瘤突变负荷（tumor mutation burden，TMB）和 HER2。

1. 雄激素阻断治疗 对于 AR 阳性的患者，可以考虑联合雄激素阻断治疗（如亮丙瑞林、比卡鲁胺、戈舍瑞林），而阿比特龙可以作为挽救治疗。

2. 分子靶向治疗

（1）NTRK 基因融合阳性 两项包括晚期 NTRK 基因融合阳性癌症患者（22%~38% 为唾液腺肿瘤）的 Ⅰ/Ⅱ 期研究显示，TRK 抑制剂拉罗替尼的客观缓解率为 75%~100%。来自一项 Ⅱ 期试验和两项 Ⅰ 期试验的汇总分析，包括 54 例 NTRK 基因融合阳性癌症患者（13% 为唾液腺乳腺类似物分泌性癌），结果显示另一种 TRK 抑制剂恩曲替尼的客观缓解率为 57.4%。对于具有 NTRK 基因融合的患者，可选 TRK 抑制剂如拉罗替尼或恩曲替尼。

（2）HER2 阳性 部分晚期唾液腺癌患者存在 HER2 阳性。对于 HER2 阳性的患者，可以考虑抗 HER2 靶向治疗，如曲妥珠单抗 + 多西他赛、曲妥珠单抗 + 帕妥珠单抗、恩美曲妥珠单抗、德曲妥珠单抗。小样本研究显示，恩美曲妥珠单抗联合其他药物或对经治的晚期 HER2 阳性唾液腺癌有效。据小样本研究报道，曲妥珠单抗联合多西他赛的客观有效率（overall response rate，ORR）可达 70.2%，中位无进展生存期（median progression free survival，mPFS）为 8.9 个月，OS 为 39.7 个月。该研究的 3 级及以上不良事件 89%，4 级不良事件 61%。最常见的严重不良事件是血液学：白细胞、中性粒细胞和淋巴细胞计数减少。另一 Ⅱ 期研究显示，帕妥珠单抗联合曲妥珠单抗 ORR 60%，mPFS 9.2 个月，且耐受性良好（只有一个 3 级治疗相关不良事件）。

（3）抗血管小分子多靶点激酶抑制剂 阿昔替尼、阿帕替尼、仑伐替尼、索拉替尼是常用的这类治疗药物。

（4）BRAF V600E 阳性 可选达拉非尼 + 曲美替尼双靶组合，同时抑制 BRAF 和 MEK 两个靶点。RET 基因融合突变阳性的患者，可选 RET 抑制剂赛普替尼（selpercatinib）。

（5）肿瘤免疫治疗药物 由于大部分唾液腺癌并不表达 PD-L1，针对 PD-1/PD-L1 的免疫检查点抑制剂的疗效有限。目前部分指南推荐阿昔替尼 + 阿维鲁单抗（avelumab）用于腺样囊腺癌。对于微卫星不稳定（microsatellite instability high，MSI-H）、错配修复基因缺陷（mismatch repair deicient，dMMR）或 TMB 高的患者，可考虑使用肿瘤免疫治疗药物。

对于没有治疗靶点突变的患者，含有铂类药物的联合化疗是合理的选择。常用方案包括顺铂 + 长春瑞滨、顺铂 + 多柔比星 + 环磷酰胺、紫杉醇、卡铂 + 紫杉醇、卡铂 + 吉西他滨。

四、唾液腺癌药物治疗案例分析

★ 雄激素受体阳性的转移性腺样囊性癌一线姑息治疗案例分析

病历摘要

患者，男，65 岁，身高 168cm，体重 80kg，体表面积 1.93m²。

主诉：确诊颌下腺肿瘤 1 月余。

现病史：患者 2023 年底自觉颌下肿块。2024 年 3 月因肿块增大就诊，当地医院胸部 CT 提示两肺多发结节，PET-CT 提示：左侧颌下腺来源恶性肿瘤。排除禁忌我院 2024-04-26 行超声引导下左侧颌下腺肿块穿刺活检，过程顺利，病理回报：（左侧颌下腺深面肿块穿刺标本）涎腺源性肿瘤，腺样囊性癌，分子病理：AR（＋）；MYB 基因断裂重排检测（FISH 法）显示 MYB 基因断裂重排阳性；驱动基因检查阴性，PD-L1 TPS < 1%。

既往史：否认高血压、传染病史、心脏病、冠心病、肾炎、脑血管意外、慢性支气管炎等疾病史，否认重大手术外伤史，否认中毒、输血史，否认药物、食物过敏史，预防接种史随当地进行。糖尿病既往史：无。

个人史：出生于浙江省杭州市，生长于浙江省杭州市。否认异地长期居留史，文化程度：小学，职业：其他，有吸烟史现已戒烟，有 40 年饮酒史，现未戒酒，否认疫区居留史，否认疫水、疫源接触史，否认其他特殊嗜好，否认不洁性交史，否认长期放射性物质、毒物接触史，否认粉尘吸入史。

入院诊断：头颈部肿瘤 $cT_XN_XM_1$。

治疗经过及用药分析

患者排除禁忌后于 2024-05-15 起予以亮丙瑞林 3.75mg d1 q4w+ 比卡鲁胺 75mg qd 治疗，具体用药方案见表 6-8。

表 6-8　用药方案

治疗药物	用法用量	起止时间
注射用亮丙瑞林微球	3.75mg ih	5.15-
比卡鲁胺片	75mg po qd	5.15-

辅助检查

（1）2024-05-14 血生化　天冬氨酸氨基转移酶 27U/L，钾 3.72mmol/L，钠 140.1mmol/L，氯 105.3mmol/L，钙 2.43mmol/L ↑，尿素 7.00mmol/L ↑，肌酐 85.7μmol/L，白蛋白 45.0g/L，丙氨酸氨基转移酶 48U/L。

（2）2024-05-14 血常规　白细胞计数 6.0×10^9/L，红细胞计数 3.22×10^{12}/L ↓，血红蛋白 110g/L ↓，血小板计数：116×10^9/L。

用药治疗方案分析

该患者唾液腺癌Ⅳ期，存在远处转移，该患者疾病进展较快，有开始系统性治疗的指征。测 AR 阳性，可采用雄激素阻断治疗，具体采用亮丙瑞林联合比卡鲁胺。该方案在临床研究中的给药剂量为亮丙瑞林 3.75mg d1 q4w+ 比卡鲁胺 80mg qd，该患者实际给药方案为亮丙瑞林 3.75mg d1 q4w+ 比卡鲁胺 75mg qd，考虑国内比卡鲁胺药品规格为 50mg 或 150mg，认为该给药剂量合理。

用药监护要点

1.**注射给药**　亮丙瑞林如静脉注射可能引起血栓，只能皮下注射。注射部位可选择上臂、腹部或臀部。每次注射时更换注射部位，不能在同一部位重复注射。注射针头不能刺入血管内，注射后不可按摩注射部位。要求患者在正规医疗机构中接受注射。

2.**实验室检查**　亮丙瑞林和比卡鲁胺可引起糖尿病症状，患者既往无糖尿病史，但仍建议在用药期间密切监测血糖或糖化血红蛋白。用药期间定期检查血常规、心电图、超声心动图、血清睾酮、肝功能。雄激素阻断治疗可导致人体雄激素降低，进而可导致骨质损失，长期用药时定期进行骨密度检查。

3.**其他**　有报道用药期间患者出现间质性肺炎；出现过敏样症状；血栓性疾病。监护并教育患者出现发烧、咳嗽、呼吸困难、胸部影像学异常，皮疹、瘙痒，四肢发红、肿胀等情况，应及时就诊。

★驱动基因阴性的转移性腺样囊性癌一线姑息治疗案例分析

病历摘要

患者，男，65 岁，身高 168cm，体重 72.5kg，体表面积 $1.84m^2$，体力评分 1 分。

主诉：确诊颌下腺肿瘤 10 余天。

现病史：患者 1 月余前当地医院胸部 CT 提示两肺多发结节，PET-CT 提示：左侧颌下腺来源恶性肿瘤。排除禁忌我院 2024-04-26 行超声引导下左侧颌下腺肿块穿刺活检，过程顺利，病理回报：（左侧颌下腺深面肿块穿刺标本）涎腺源性肿瘤，腺样囊性癌，分子病理：MYB 基因断裂重排检测（FISH 法）：MYB 基因断裂重排阳性；驱动基因检查阴性，PD-L1 TPS < 1%。

既往史：否认高血压、传染病史、心脏病、冠心病、肾炎、脑血管意外、慢性支气管炎等疾病史，否认重大手术外伤史，否认中毒、输血史，否认药物、食物过敏史，预防接种史随当地进行，无糖尿病既往史。

个人史：出生于浙江省杭州市，生长于浙江省杭州市。否认异地长期居留史，文化程度：小学，职业：其他，吸烟现已戒烟、有 40 年饮酒史，现未戒酒，否认疫区居留史，否认疫水、疫源接触史，否认其他特殊嗜好，否认不洁性交史，否认长期放射性物质、毒物接触史，否认粉尘吸入史。

入院诊断：1.下颌下腺恶性肿瘤；2.肺转移癌。

（治疗经过及用药分析）

患者排除禁忌后于 2024 年 5 月 15 日开始予仑伐替尼 24mg po qd 靶向治疗。

辅助检验

（1）2024-05-15 血生化常规＋肝功能＋心肌功能组合　钾 3.07mmol/L ↓，葡萄糖 12.16mmol/L ↑，球蛋白 31.5g/L ↑，其余无殊。

（2）2024-05-16 血常规 +CRP　淋巴细胞绝对值 0.67×10^9/L ↓，单核细胞绝对值 0.19×10^9/L ↓，中性粒细胞百分比 86.8% ↑，淋巴细胞百分比 9.9% ↓，单核细胞百分比 2.8% ↓，红细胞 4.00×10^{12}/L ↓，全血 CRP：13.4mg/L ↑，血红蛋白：129g/L ↓，红细胞压积：0.357L/L ↓。

（3）2024-05-16 血生化常规 + 肝功能　钾 3.00mmol/L ↓，葡萄糖 6.40mmol/L ↑，总蛋白 64.2g/L ↓。

用药治疗方案分析

该患者为转移性唾液腺癌、腺样囊性癌，对于此类患者，抗血管小分子多靶点激酶抑制剂是常用的治疗药物。选用仑伐替尼，该方案选择合适。基于临床研究，仑伐替尼治疗腺样囊性癌的给药剂量为 24mg qd。该患者目前血常规无殊，主要脏器功能未见明显用药禁忌或需剂量调整的异常情况，仑伐替尼起始剂量符合研究证据。

用药监护要点

1. **给药**　仑伐替尼为口服靶向药物，食物不影响该药物的药效，可与或不与食物同服，但建议患者宜固定在每天同一时间服用。仑伐替尼为胶囊制剂，如患者存在吞咽困难，可以将整粒胶囊（不能打开或压碎）放入一汤匙水或苹果汁中，搅拌至少 3 分钟，混合时间至少为 10 分钟，待胶囊外壳溶解后服用。随后在杯中加入等量的水或苹果汁，搅拌几次后服用，以保证服用了全部药物。如果漏服，请在 12 小时内尽快补服；如果距离下次给药时间少于 12 小时，则不必补服。

2. **高血压**　仑伐替尼可能导致高血压，建议患者注意定期检测血压，开始治疗的 1 周后监测血压，之后 2 个月内每 2 周监测 1 次，随后每月监测 1 次。如出现血压升高大于 140mmHg/90mmHg，需及时进行对症处理。

3. **疲乏**　用药期间患者可能出现疲乏、头晕等情况。如果患者有以上情况，请尽量避免驾驶车辆或操作机器。如疲乏严重，请及时就诊。

4. **检验检查**　治疗期间需要随访血常规、肝肾功能、甲状腺激素水平、心电图、电解质水平等，需要根据具体情况制定随访周期或遵医嘱。

5. **其他**　应告知患者的常见不良反应还包括蛋白尿、关节痛、食欲下降、肌肉疼痛、手足红肿、各部位出血症状、发音困难、胃肠道反应（腹泻、呕吐、胃不适）等，服药期间应关注各种新发症状，在复诊时主动告知医疗团队。如症状较重，应及时就诊处理。

6. **药物保存**　用药应保存在儿童无法触及的地方，且保存温度不超过 30℃的阴凉处。

★ 复发远处转移唾液腺癌姑息一线治疗案例分析

病历摘要

患者，男，61岁，身高178cm，体重65kg，体表面积1.79m²。

主诉：颌下腺恶性肿瘤术后1年。

现病史：患者1年前因"左颌下无痛性肿物"至当地医院检查，穿刺提示"恶性上皮源性肿瘤"。2022-12-13外院行"左颈肩胛舌骨上淋巴清扫＋左颌下腺恶性肿瘤扩大切除术＋邻近瓣转移修复术+17、18、37、38、46、48牙拔牙术"，术后病理示：涎腺导管癌，可见神经累及，未见明确脉管瘤栓，部分区电灼伤处切缘阳性。免疫组化：EMA+，CK7+，CK5/6局部+，P40-，S-100提示神经累及，Calponin-，P63-，CD117-，Ki-67+（70%）。特殊染色结果：AB/PAS-。前底组织纤维、横纹肌中见癌组织浸润。颈深上、中纤维脂肪组织中见肿瘤累及。分子靶点：AR（-），HER-2（-），NTRK（-）。

外院2023-02-28开始左颌下腺肿瘤原瘤床、周边高危区、左侧Ⅰ、Ⅱ、Ⅲ、Ⅳ$_a$淋巴结区放疗，过程顺利，后定期复查，病情稳定。2023-11我院复查胸部CT示：两肺多发结节，较2023.5肺内结节较前增大增多，转移灶需考虑。排除禁忌后于2023-11-16行静脉输液港植入术，于2023-11-16、2023-12-07、2024-12-28予白蛋白紫杉醇260mg＋卡铂600mg抗肿瘤治疗，过程顺利。2024.1行胸部CT、颌下磁共振，疗效评估部分缓解。排除禁忌后于2024-01-18予白蛋白紫杉醇＋卡铂抗肿瘤治疗，今为求进一步诊治，门诊拟"颌下腺恶性肿瘤"收治我院。

既往史：过敏史：无。疾病史：无。手术史：无。外伤史：无。家族史：无殊。

个人史：出生于浙江省丽水市龙泉市，生长于浙江省丽水市龙泉市，否认异地长期居留史，文化程度小学，职业农民；吸烟20年，约每日2支，现未戒烟，否认饮酒史，否认疫区居留史，否认疫水、疫源接触史，否认其他特殊嗜好，否认不洁性交史，否认长期放射性物质、毒物接触史，否认粉尘吸入史。

入院诊断：舌下腺及下颌下腺恶性肿瘤 $T_xN_xM_1$。

治疗经过及用药分析

排除禁忌后于2024-02-08予白蛋白紫杉醇＋卡铂抗肿瘤治疗，具体为紫杉醇260mg＋卡铂600mg抗肿瘤治疗，同时辅以止吐护胃对症处理，具体用药方案见表6-9。

表6-9 用药方案

治疗药物	用法用量	起止时间
注射用福沙匹坦双葡甲胺	0.15g ivgtt once	2.08
盐酸帕洛诺司琼注射液	0.25mg ivgtt once	2.08
地塞米松磷酸钠注射液	5mg iv once	2.08

治疗药物	用法用量	起止时间
注射用泮托拉唑钠	40mg ivgtt once	2.08
注射用紫杉醇（白蛋白结合型）	260mg ivgtt once	2.08
注射用卡铂	600mg ivgtt once	2.08
硫培非格司亭注射液	6mg ih once	化疗结束 48 小时后

辅助检查

（1）2024-02-07 血生化　天冬氨酸氨基转移酶 16U/L，钾 3.35mmol/L，钠 140.1mmol/L，氯 108.4mmol/L，钙 2.15mmol/L ↑，尿素 4.87mmol/L ↑，肌酐 67.8μmol/L，白蛋白 39.6g/L，丙氨酸氨基转移酶 16U/L。

（2）2024-02-07 血常规　白细胞计数：4.3×10^9/L，红细胞计数：3.26×10^{12}/L ↓，血红蛋白：106g/L ↓，血小板计数：138×10^9/L。

用药治疗方案分析

1. 化疗方案　该患者唾液腺癌非腺样囊性癌术后复发伴远处转移，有全身治疗指征，予以姑息一线治疗。该患者检测未见明确治疗靶点，予以含铂联合化疗方案治疗。卡铂联合紫杉醇为 CSCO 指南Ⅱ级推荐方案，参考的文献推荐剂量为紫杉醇 $200mg/m^2$+卡铂 AUC6。参照标准方案，该患者的标准给药剂量应为紫杉醇 358mg ＋卡铂 780mg，该患者实际给药剂量为白蛋白紫杉醇 260mg ＋卡铂 600mg，分别为理想剂量的 72.6% 和 76.9%。整体而言，用白蛋白紫杉醇替换紫杉醇未获指南推荐，给药剂量较理论剂量偏低。

2. 止吐方案　该患者使用卡铂 AUC 约为 4.8，致吐风险为高度，白蛋白紫杉醇为低度致吐，综合考虑本次抗肿瘤治疗致吐风险为高度。依据指南，高度致吐风险治疗预防给药首选 $5-HT_3RA$+ 地塞米松 +NK-1RA 的三联止吐方案，该患者实际使用地塞米松 5mg d1+ 帕洛诺司琼 0.25mg d1+ 福沙匹坦 0.15g d1 的方案，止吐方案和给药剂量符合指南推荐。

3. 升白细胞方案分析　依据患者粒缺发生的风险级别评估应综合考虑患者的疾病、化疗方案以及患者自身因素。白蛋白紫杉醇＋卡铂方案属于中度粒缺风险，患者风险因素（既往放化疗或放疗、持续粒细胞减少、肿瘤浸润骨髓、近期手术或开放性创口、胆红素＞ 2.0mg/dl、肌酐清除率＜ 50ml/min、年龄＞ 65 岁接受全剂量化疗）中，该患者占 1 项，因此可考虑进行一级升白预防。该患者的升白药物剂量符合说明书推荐。

用药监护要点

1. 消化道反应　该患者抗肿瘤方案有高度致吐风险，用药过程中应注意监测患者的饮食情况，避免进食油腻及刺激性食物，尽量清淡饮食。避免因化疗引起的恶性呕吐影响后续治疗方案的实施。患者化疗使用 5-HT$_3$RA 可能导致便秘，建议用药期间注意监护患者便秘情况，询问患者大便情况，鼓励患者多饮水、均衡饮食、保证蔬果摄入、适当运动，促进排便、预防便秘。

2. **骨髓抑制** 白紫＋卡铂属于中度致粒缺方案，患者已行一级升白预防指征，但细胞毒类化疗药物骨髓抑制作用存在蓄积性，在后续化疗期间仍需密切监测患者的血常规（通常每周 1~2 次），若发生骨髓抑制，及时应用药物进行治疗。

3. **肝肾功能** 本方案药物可能引起肝肾功能损伤，鼓励患者用药后多饮水，促进铂类药物排泄。用药后每周监测肝肾功能，如有异常及时就诊。

4. **神经毒性** 紫杉类药物存在累积性神经毒性，治疗过程中注意监护患者是否出现手足麻木、针刺样疼痛、脚踩棉花等感觉，如有异常及时对症处理。

5. **过敏反应** 铂类药物有过敏风险，且随用药次数增加风险升高。治疗期间注意监护患者是否出现皮疹、瘙痒、面部发红、寒战、胸闷、喉头不适等情况，如有异常及时对症处理。

（戴海斌 姚迪翡）

参考文献

［1］Herpen C V , Poorten V V , Skalova A , et al.Corrigendum to Salivary gland cancer: ESMO-European Reference Network on Rare Adult Solid Cancers（EURACAN）Clinical Practice Guideline for diagnosis, treatment and follow-up［J］. ESMO Open, 2022, 7（6）: 100602.

［2］中国临床肿瘤学会指南工作委员会. 中国临床肿瘤学会（CSCO）头颈部肿瘤诊疗指南 2024［M］. 北京：人民卫生出版社，2024.

［3］中国临床肿瘤学会指南工作委员会. 中国临床肿瘤学会（CSCO）鼻咽癌诊疗指南 2024［M］. 北京：人民卫生出版社，2024.

［4］NCCN Guidelines Head and Neck Cancers Version2.2025［EB/OL］.（2025-01-17）［2025-02-01］. https://nccn.medlive.cn/guide/detail/795.

［5］中国抗癌协会肿瘤临床化疗专业委员会，中国抗癌协会肿瘤营养与支持治疗专业委员会. 肿瘤化疗导致的中性粒细胞减少诊治中国专家共识（2023 版）［J］. 中华肿瘤杂志，2023，45（7）: 575-583.

［6］中国抗癌协会. 中国肿瘤整合诊治指南－鼻咽癌（2025）［EB/OL］.（2025-01-10）［2025-02-04］. https://cacaguidelines.cacakp.com/pdflist/detail?id=409.

第七章
胸部肿瘤

第一节　肺癌

一、概述

肺癌（lung cancer）也称为原发性支气管肺癌（primary bronchogenic carcinoma），为自隆突以远、左右总支气管直至肺脏所发生的恶性肿瘤。肺癌是全世界最常见的癌症。2022 年，全球癌症约有 248 万新发病例和 180 万死亡病例，在所有癌症中发病率最高，是最常见的癌症相关死亡原因，肺癌是对人群健康和生命威胁最大的恶性肿瘤之一。

1. 肺癌的临床表现及诊断

（1）临床表现　早期肺癌可无明显症状。当病情发展到一定程度时，常出现以下症状：刺激性干咳、痰中带血或血痰、胸痛、发热及气促等。当肺癌侵及周围组织或转移时，可出现如下症状：声音嘶哑、上腔静脉综合征、胸膜腔积液、胸痛及 Horner 综合征。另外，由肺癌产生的异常生物学活性物质引起的肺外表现，如肺性肥大性骨关节病、类癌综合征、男性乳腺发育、高钙血症、皮肌炎、抗利尿激素过多症等。

（2）肺癌的诊断　肺癌的诊断应当结合患者的临床表现、体格检查、影像学检查、内窥镜检查，实验室检查及组织病理学检查等进行综合判断。

①体格检查　多数肺癌患者无明显相关阳性体征。局部侵犯时可发现声带麻痹、上腔静脉梗阻综合征、Horner 综合征、Pancoast 综合征等。当出现远处转移时体检可发现肝肿大伴有结节、皮下结节、锁骨上窝淋巴结肿大等。

②影像检查　主要包括胸部 X 线检查、胸部 CT 检查、MRI 检查、骨扫描检查、PET-CT 检查等。

③内窥镜检查　主要包括纤维支气管镜检查、纵隔镜检查、胸腔镜检查等。

④细胞学或组织学检查　主要包括痰细胞学检查、经胸壁肺内肿物穿刺针活检术、胸腔穿刺术、浅表淋巴结活检术等以获得病理学诊断，进一步判断肺癌的病理类型，指导临床治疗。

⑤血液肿瘤标志物检查　主要包括癌胚抗原、神经特异性烯醇化酶、细胞角蛋白片段、鳞状细胞癌抗原等。

2. 肺癌的病因与发病机制　肺癌的病因至今尚不完全明确，可能的因素包括：吸烟、大气污染、电离辐射、职业因素、慢性肺病等因素有关，另外，家族遗传，以及年龄、免疫机能降低、代谢活动、内分泌功能失调、饮食习惯等也可能对肺癌的发病起一定的促进作用，遗传是肺癌的独立危险因素，12%~21% 的肺癌病例可归因于基因改变。

3. 肺癌的病理分类与分期

（1）病理分类

①按肿瘤发生部位分类　中央型肺癌、周围性肺癌、弥散性肺癌。

②按组织学分类　根据病理组织类型不同，肺癌可分为两大类：非小细胞肺癌（NSCLC）和小细胞肺癌（SCLC）。非小细胞肺癌主要包括腺癌、鳞癌及大细胞癌。

（2）分期　肺癌的分期根据 IASLC 第 9 版 TNM 分期，主要依据肿瘤的大小、浸润深度以及是否扩散到淋巴结和其他部位。分为以下 5 个阶段。

0 期：肺癌仅在原位，没有扩散到其他组织或器官。

Ⅰ 期：肺癌较小，仅局限在肺部，没有扩散到淋巴结或其他部位。

Ⅱ 期：肺癌较大，已经扩散到淋巴结或附近的组织。

Ⅲ 期：肺癌已经扩散到胸膜、心包或其他部位。

Ⅳ 期：肺癌已经扩散到身体的其他部位，如肝脏、骨骼等。

小细胞肺癌还参考美国退伍军人肺癌协会（Veterans Lung Cancer Association，VALG）的二期分期法，分为局限期和广泛期。肺癌的分期为疾病的发展程度的判定提供了统一的标准，同时为疾病的治疗及预后的判断提供了依据。

二、肺癌的治疗原则

肺癌的治疗应当采取多学科综合治疗与个体化治疗相结合的原则，即根据患者的机体状况、肿瘤的病理组织学类型和分子分型、侵及范围和发展趋向采取多学科综合治疗的模式，有计划、合理地应用手术、化疗、放疗和分子靶向治疗等手段，以期达到最大程度地延长患者的生存时间、提高生存率、控制肿瘤进展和改善患者的生活质量。

1. 非小细胞肺癌

Ⅰ 期和 Ⅱ 期：首选手术治疗，对于完全切除的 Ⅱ 期患者，推荐进行术后辅助治疗。

Ⅲ 期：可切除的 Ⅲ 期首选手术治疗，术后予以辅助治疗。潜在可切除的 Ⅲ 期患者，首选新辅助治疗，疗后再结合治疗效果进一步评估，了解可否手术治疗，不可切除的 Ⅲ 期：采用放化疗为主的综合治疗。

Ⅳ 期：主要以全身治疗为主，包括化疗、靶向治疗和免疫治疗等，具体方案根据患者的基因检测结果和病情调整。

2. 小细胞肺癌　局限期（limited stage）：化疗联合放疗为主。广泛期（extensive stage）：化疗为主的联合治疗。

三、肺癌的药物治疗进展

1. 靶向治疗　肺癌靶向治疗是一种针对特定基因突变的肺癌进行治疗的方法，通过针对肿瘤细胞上的特定分子进行打击，从而达到抑制肿瘤生长和扩散的目的，靶向治疗药物主要针对肿瘤细胞表面的特定分子，如 EGFR、ALK 等，通过阻断信号通路来抑制肿瘤的生长和扩散。这类治疗方式相比传统化疗，具有更高的精准性和较低的不良反应。常见的靶向药物有，EGFR 抑制剂：如吉非替尼、厄洛替尼、奥希替尼等，主要针对 EGFR 基因突变的非小细胞肺癌患者；ALK 抑制剂：如克唑替尼、阿来替尼等，适用于 ALK 重排阳性的肺癌患者；其他靶点抑制剂：如 MET、ROS1、BRAF 等，针对这些基因突变的特定药物也在不断发展中。

对于术后病理分期为 Ⅱ 至 Ⅲ 期的肺腺癌患者，需要进行辅助治疗。推荐常规进行 EGFR，ALK 检测：①如果是 EGFR 敏感突变，术后辅助 EGFR-TKI 治疗已成为标准。例如，埃克替尼和奥希替尼等一代和三代 EGFR-TKI 在临床试验中可以显著改善无疾病生存期（DFS）；②如果是 ALK 融合阳性，术后辅助阿来替尼等 ALK 抑制剂可以显著降低疾病复发、远处转移或死亡的风险。

靶向治疗的问世延长了晚期肺癌患者的生存，但是在靶向治疗开始前，务必完善基因检测，明确是否适合靶向治疗，切莫盲目用药，一定在专业医师的指导下精准治疗，达到最大化获益，目前靶向药物种类繁多，已有对应靶向药物的基因达 9 种，包括 EGFR，ALK，ROS1，MET，RET，BRAF，NTRK，KRAS，HER2。最常见的为 EGFR 基因突变，靶向药物已呈现三代同堂的盛况，一代有吉非替尼、埃克替尼，二代有阿法替尼、达可替尼，三代有奥希替尼、阿美替尼、伏美替尼、贝福替尼。建议首选三代药物，尤其是存在脑转移的患者。其次为 ALK 基因融合突变，有着"钻石突变"的美誉，因此类患者生存期长而得名，也发展壮大为三代，一代有克唑替尼，二代有阿来替尼、布格替尼、恩莎替尼、塞瑞替尼，三代有洛拉替尼。建议首选三代或者二代药物，遵循好药先用的理念。

2. 免疫治疗　肺癌术后辅助免疫治疗是一种针对非小细胞肺癌患者在手术切除肿瘤后使用的治疗方法，旨在减少术后复发和提高生存率。近年来，免疫治疗在肺癌术后辅助治疗中取得了显著进展。多项全球多中心的 Ⅲ 期临床研究如 IMpower010、KEYNOTE-091 等，评估了不同免疫检查点抑制剂（如阿替利珠单抗和帕博利珠单抗）用于术后辅助治疗的效果。这些研究显示，对于 PD-L1 表达阳性的患者，阿替利珠单抗和帕博利珠单抗均能显著改善无病生存期（DFS）和病理完全缓解（pCR）率。

免疫治疗作为晚期肺癌的重要治疗手段，无论是免疫单药、免疫联合化疗、免疫联合靶向治疗（抗血管生成药物）以及双免联合等均取得了一定进展，彻底改变了晚期肺癌的治疗格局。NMPA 分别批准卡瑞利珠单抗、信迪利单抗、替雷利珠单抗、舒格利单抗联合化疗用于晚期非鳞状 / 鳞状 NSCLC 的一线治疗。在非鳞状 NSCLC 方面，基于 CHOICE-01 研究，NMPA 批准特瑞普利单抗联合化疗用于晚期一线治疗；在鳞状

NSCLC 方面，基于 AK105-302 研究和 ASTRUM-004 研究，NMPA 批准派安普利单抗和斯鲁利单抗联合化疗用于晚期一线治疗。

免疫联合抗血管生成治疗在晚期 NSCLC 一线治疗中也显示出良好的应用前景，IMpower150 研究结果显示，在晚期非鳞状 NSCLC 患者中，相较于贝伐珠单抗＋卡铂＋紫杉醇治疗，阿替利珠单抗＋贝伐珠单抗＋卡铂＋紫杉醇治疗（ABCP）的 PFS（8.4vs. 6.8 个月，HR=0.57）和 OS（19.5vs.14.7 个月，HR=0.80）显著获益。ABCP 四药联合方案被美国 FDA 批准用于转移性非鳞状 NSCLC 的一线治疗。

双免疫联合治疗（PD-1/PD-L1 抑制剂联合 CTLA-4 抑制剂）一线治疗晚期 NSCLC 的相关研究也报道了阳性结果，CheckMate-227 研究是第一个报道双免疫联合治疗阳性结果的Ⅲ期临床研究，无论 PD-L1 表达如何，纳武利尤单抗联合伊匹木单抗较标准化疗的 OS 均显著获益，达到主要研究终点。CheckMate-9LA 研究在纳武利尤单抗联合伊匹木单抗的基础上进一步联合 2 周期化疗，较单独化疗可以显著改善 OS（15.8vs.11.0 个月，HR=0.74）。POSEIDON 研究则探索了度伐利尤单抗联合曲美木单抗及化疗作为晚期 NSCLC 一线治疗的可行性，研究结果显示，该联合方案可以带来 PFS 和 OS 获益（mPFS：6.2 vs. 4.8 个月，HR=0.72；mOS：14.0vs. 11.6 个月，HR=0.76）。基于临床研究优秀的生存数据，以上三种治疗方案均被美国 FDA 批准用于晚期 NSCLC 的一线治疗。

小细胞肺癌（SCLC）属于神经内分泌肿瘤，具有生长快、侵袭性高、转移早、预后差等特点，依托泊苷联合铂类（AC 或 AP）化疗一直是 SCLC 一线标准治疗方案。随着免疫检查点抑制剂尤其是 PD-1 和 PD-L1 抑制剂的出现，为 SCLC 患者带来了新的希望，免疫检查点抑制剂联合化疗成为广泛期小细胞肺癌一线治疗新的标准。目前，已有越来越多的免疫检查点抑制剂在国内获批用于治疗 SCLC，这为 SCLC 患者提供了更多的治疗选择。根据《CSCO 小细胞肺癌诊疗指南》，目前免疫治疗药物主要有：斯鲁利单抗、阿得贝利单抗、度伐利尤单抗、阿替利珠单抗。小细胞肺癌广泛期治疗：免疫联合化疗为Ⅰ级推荐，这 4 种免疫治疗药物有 3 种靶向 PD-L1 药物：阿得贝利单抗、度伐利尤单抗、阿替利珠单抗，1 种靶向 PD-1 药物：斯鲁利单抗，均应用于广泛期小细胞肺癌。

3. 化疗

（1）铂类药物　这是肺癌化疗的基石，常用的铂类药物包括顺铂和卡铂。

（2）紫杉类药物　包括紫杉醇、多西他赛、白蛋白紫杉醇等。这些药物通常与铂类药物联合使用，用于非小细胞肺癌的化疗。

（3）培美曲塞　主要用于非鳞状非小细胞肺癌的一线化疗，与铂类药物联合使用。

（4）吉西他滨　适用于非小细胞肺癌，特别是鳞状非小细胞肺癌。

（5）长春瑞滨　主要用于非小细胞肺癌的辅助治疗。

（6）依托泊苷　主要用于小细胞肺癌，与铂类药物联合使用。

这些药物的选择和使用应根据患者的具体病情、药物的耐受性以及医生的临床判断来确定。每个患者的治疗方案可能不同，具体用药请结合临床，由医生面诊指导为准。

4. 抗体偶联药物治疗　抗体偶联药物（ADC）在肺癌治疗领域已经取得了显著的进展。特别是在针对 HER2 阳性的 NSCLC 患者中，德曲妥珠单抗（T-DXd，DS-8201）已成为首个且目前唯一的 ADC 获批用于这一特定群体。在 DESTINY-Lung02 研究中，德曲妥珠单抗在经治的 HER2 突变 NSCLC 患者中表现出色。5.4mg/kg 剂量组的客观缓解率（ORR）达到 50.0%，中位无进展生存期（mPFS）为 10.0 个月，中位总生存期（mOS）为 19.0 个月。

TROP2 抑制剂（DATO-DXD）在针对晚期 NSCLC 的研究中显示出优异的疗效，中位无进展生存期提升，总的生存时间也表现出明确的临床获益。HER3、MET、B7-H3 这些靶点的 ADC 也在研发中，显示出初步的突破。

5. 双抗类药物治疗　双特异性抗体（双抗）在肺癌治疗中的应用已经取得了显著的进展。双抗能够同时结合两个不同的抗原靶点，从而实现对肿瘤的双重打击。Amivantamab 是一种 EGFR 和 CMET 的双特异性抗体，已经显示出在 EGFR 20 外显子插入突变的 NSCLC 患者中的疗效。2021 年 5 月，美国 FDA 加速批准 amivantamab 用于治疗这类患者。多项研究证实了其联合化疗在一线治疗中的显著疗效。

KN046 是一种 PD-L1 和 CTLA-4 的双特异性抗体，在 PD-L1 阳性的 NSCLC 患者中显示出良好的疗效。一项研究中，KN046 联合化疗在 PD-L1 阳性患者中的总缓解率为 50.6%，中位无进展生存期达到 5.9 个月。AK112（依沃西单抗）是 PD-1 和 VEGF 的双特异性抗体，研究显示其在 PD-L1 阳性 NSCLC 患者中的无进展生存期显著延长，成为一线治疗的新选择。

SHR-1701 在 trailblazer 研究中显示，在 PD-L1 高表达的 NSCLC 患者中，联合化疗的总缓解率为 58%，中位无进展生存期为 24.2 个月。

这些双抗药物通过不同的机制和组合，为肺癌患者提供了更多的治疗选择。由于双抗的独特作用机制，它们有可能克服单一靶点治疗的某些限制，有望解决耐药性问题。然而，这些药物的长期效果和潜在的不良反应还需要进一步的临床研究来验证。

四、肺癌药物治疗案例分析

★非小细胞肺癌术后辅助化疗案例分析

病历摘要

患者，男，46 岁。身高 175cm，体重 58kg。

主诉：确诊右肺肺癌 1 月余，拟行化疗。

现病史：患者于 2024 年 7 月无明显诱因出现咳嗽，咳少许白粘痰，伴气促不适，体力劳动时加重。完善 CT 示：右肺上叶后段结节影，考虑炎性病变（结核）可能，不除外肿瘤性病变可能。后行胸腔镜中转开胸探查术、右上肺楔形切除术、肺大泡切除术、右上余肺肺叶切除术、纵隔淋巴结清扫术。2024-08-31 术后病检：（右上肺后段）癌伴坏死（直径 2.0cm 肿块：镜下见肿瘤组织呈实性片状，细胞呈多形性，考虑分化差的癌；直径 3.0cm 肿块：镜下见肿瘤组织主为实性，部分呈腺样结构，考虑小细胞肺癌，免疫组化：PCK（＋）、p63（－）、p40（－）、CK5/6（－）、TTF-1（－）、Napsin A（－）、CK7（＋）、CK8/18（＋）、Syn（少许＋）、CD56（－）、CgA（－）、INSM1（－）、Ki67 Li 约 60%；3.0cm 肿块 B 202419517-6：免疫组化：PCK（＋）、p63（少许＋）、p40（－）、CK5/6（－）、TTF-1（＋）、Napsin A（－）、CK7（＋）、CK8/18（＋）、Syn（－）、CD56（＋）、CgA（－）、INSM1（部分＋）、Ki67 Li 约 70。送检支气管断端、金属丝切缘、右上肺叶残肺、肺门淋巴结 2 枚、"2-4 组"淋巴结 1 枚、"11 组"淋巴结 4 枚，镜下均未见癌组织，"10 组"淋巴结 1 枚镜下见癌细胞，随后于 2024.10.16 开始行 EP 方案化疗，本次入院为行第 3 周期化疗。患病以来饮食、睡眠好，大小便正常，体重无明显异常。

既往史：否认高血压、糖尿病、心脏病等病史；吸烟史 40 余年，约 20 支/天，未戒烟；否认药物食物过敏史。

个人史：生于原籍，无外地久居史，无疫水接触史，无饮酒嗜好，从事职员工作，无工业毒物、粉尘、放射性物质接触史，无冶游史。

入院诊断：右肺上叶恶性肿瘤术后，小细胞肺癌 pT2aN1M0 Ⅱ 期。

治疗经过及用药分析

完善各项检查：血常规、凝血常规、肝肾功能、肿瘤标志物相关检测，排除化疗禁忌。患者于 2024-11-27 行 EP 方案第 3 周期化疗。具体方案为：依托泊苷 + 顺铂。并给予止吐、护胃、护肝、升白细胞等对症支持治疗。治疗期间所用药物见表 7-1。

表 7-1 药物治疗方案

治疗药物	用法用量	起止时间
昂丹司琼口溶膜	8mg, po, bid	11.27-12.02
奥美拉唑针	40mg, ivgtt, qd	11.27-12.02
0.9% 氯化钠注射液	100ml, ivgtt, qd	
硫普罗宁针	0.2g, ivgtt, qd	11.27-12.02
0.9% 氯化钠注射液	250ml, ivgtt, qd	11.27-12.02
0.9% 氯化钠注射液	500ml, ivgtt, qd	11.27-12.02
维生素 B_6 注射液	200mg, ivgtt, qd	
依托泊苷针	160mg, ivgtt, st	11.27-11.30
0.9% 氯化钠注射液	500ml, ivgtt, qd	
顺铂粉针	35mg, ivgtt, st	11.27-11.30
0.9% 氯化钠注射液	250ml, ivgtt, qd	
0.9% 氯化钠注射液	250ml, ivgtt, 冲管	11.27-11.30
人粒细胞巨噬细胞刺激因子	300μg, 皮下, st	12.02
复方氨基（18AA-V-SF）注射液	250ml, ivgtt, st	11.27

辅助检查

（1）肝肾功能（11.27） AST 27.00U/L；ALT 18.56U/L；TBIL 5.2μmol/L；DBIL 1.7μmol/L；CREA 77.7μmol/L。

（2）血常规（11.27） WBC 4.01×10^9/L；RBC 4.03g/L；PLT 150×10^9/L。

（3）心肌标志物（11.27） 肌红蛋白高敏肌钙蛋白 I 1.81ng/ml；B 型钠尿肽：12.20pg/ml；CK：75U/L；MB：38.70ng/ml。

（4）肿瘤标志物（11.27） 癌胚抗原 4.42ng/ml；SCC：1.47ng/ml；NSE：12.64ng/ml。

用药治疗方案分析

1. 化疗方案选择 依据 CSCO 指南，对于非小细胞肺癌术后患者，如满足以下条件之一者，可考虑行术后辅助治疗：I B（T2aN0）期患者有高危因素者［如低分化肿瘤（包括神经内分泌肿瘤但不包括分化良好的神经内分泌肿瘤）、脉管侵犯、脏层胸膜侵犯、STAS、姑息性切除］推荐进行术后辅助化疗（2A 类推荐证据）。病理亚型以实体型或微乳头为主的 I B 期腺癌患者也可考虑辅助化疗。该患者已行 EP 方案第 3 周期化疗。评估：PR，后拟继续行 EP 方案化疗，具体方案为：依托泊苷针 160.0mg，ivgtt。评估：PR，后拟继续行 EP 方案化疗，具体方案为：依托泊苷针 160.0mg，ivgtt+ 顺铂粉针 35mg，ivgtt。

2. 化疗消化道安全管理 依据指南，EP 方案为高度致吐风险化疗方案。该患者本次预防止吐方案为昂丹司琼口溶膜，奥美拉唑注射液。止吐级别较低。若患者发生恶心呕吐，可影响后续化疗方案的继续进行，且影响患者的生存质量。

3. 肝功能损伤安全管理 依据指南 EP 方案为肝损风险化疗方案。该患者的本次预防止吐方案为硫普罗宁针。密切关注血常规肝功能变化。若发生肝损，可考虑升级 2 级预防。

4. 骨髓抑制的预防和治疗药物 依据指南，患者发生粒缺的风险级别评估应综合考虑患者的疾病、化疗方案以及患者自身因素。EP 方案为中度致粒缺风险，患者白细胞降低病史，予以预防性人粒细胞刺激因子升白处理，密切关注血常规白细胞、粒细胞数值。若发生粒缺，可考虑升级 2 级预防。

用药监护要点

1. EP 方案为高度致吐风险化疗药物，用药过程中应注意监测患者的饮食情况，避免进食油腻及刺激性食物，尽量清淡饮食。避免因化疗引起的恶性呕吐影响后续治疗方案的实施。EP 方案虽然非高度致粒缺方案，但细胞毒类化疗药物骨髓抑制作用存在蓄积性，在后续化疗期间仍需密切监测患者的血常规，若发生骨髓抑制，及时应用药物进行预防。本方案的两种药物均经肝脏代谢且可引起肝脏的损伤，用药期间注意监测肝功能。

2. 依托泊苷最常见的不良反应为骨髓抑制，为其剂量限制性毒性，主要是白细胞减少、血小板减少，多发生在用药后 7~14 日，20 日左右可恢复。予以患者预防性粒细胞集落刺激因子对症支持治疗，嘱患者后期密切关注血常规白细胞、粒细胞数值。

3.顺铂为第一代铂类，抗瘤作用强、抗瘤谱广，但消化道反应、神经毒性及耳毒性较明显，需要较长时间水化。卡铂是第二代铂类化合物，不良反应较小，但骨髓抑制的风险较大。

★ 晚期肺腺癌 EGFR 基因突变靶向治疗案例分析

病历摘要

患者，女，51 岁。身高 150cm，体重 44kg。

主诉：左肺癌靶向治疗 1 年余。

现病史：患者于 2022 年 5 月出现间断性干咳，伴有胸痛，未引起重视，7 月份出现痰中带血，无发热、盗汗，无明显体重下降。9 月行 CT：左上肺占位性病变，多考虑肿瘤样病变；左肺叶间裂区多发微小结节，多考虑转移性病变可能性大；左肺下叶纤维化灶；纵隔 6 区肿大淋巴结；8 月、31 日行 CT 引导下左肺上叶占位穿刺活检术，术后病理：（左上）肺腺癌，免疫组化：PCK（＋）、TTF-1（＋）、Napsin A（＋）、CK7（＋）、CK8/18（＋）、EGFR（＋）、Ki67 Li 约 20%。于 2023 年 1 月就诊于我院心胸外科，行胸部 CT：2023-01-28 胸部、上腹 CT 报告检查报告：检查结果右肺上叶后段结节，考虑为肺癌可能性大。双肺感染，较 2023-01-25 片略吸收；双肺下叶渗出，较前新发；纵隔及右侧肺门增大淋巴结。左侧第 6 肋骨骨质破坏，考虑为转移可能性大。行肺穿刺活检，病检结果回报示：（右）肺癌，符合肺腺癌；免疫组化：PCK（＋）TTF-1（＋）NapsinA（＋）CK7（＋）P63（－）P40（－）CK5/6 少许（＋）Syn 少许（＋）CD56（－）EGFR（＋）Ki67 Li 约 20%。2023-02-11，胸部 CT：右肺上叶后段肿瘤性病变，伴右侧锁骨上窝、右肺门、纵隔多发淋巴结转移。双侧肋骨、右侧肩胛骨多发骨转移。两肺散在微小结节，部分为磨玻璃密度。右肺中叶、左肺舌段见少许条索灶，右侧胸膜局部增厚粘连，肝脏多发低密度占位，部分囊肿、部分血管瘤可能。行肺穿刺病理：肺腺癌，免疫组化：PCK+，TTF-1+，Napsin+，CK7+，Ki67（20%），P63-，P40-，EGFR+。基因检测：EGFR 21 外显子 p.L858R 突变，突变丰度 10.02%。于 2023-03 开始行奥希替尼靶向治疗至今，并予以唑来膦酸护骨治疗。

既往史：否认高血压、糖尿病、心脏病等病史，否认药物食物过敏史，否认手术外伤史。

个人史：生于原籍，无外地久居史，无疫水接触史，无吸烟嗜好，无饮酒嗜好，从事职员工作，无工业毒物、粉尘、放射性物质接触史，无冶游史。

入院诊断：1.左肺腺癌　T3N1M1Ⅳ期（EGFR exon21 p.L858R 突变）。2.左肺下叶炎症。

治疗经过及用药分析

完善各项检查：血常规、凝血常规、肝肾功能、肿瘤标志物相关检测，排除相关禁忌。患者于 2023-03-25 行奥西替尼靶向治疗至今。具体方案为：奥西替尼片 80mg，po，qd。并给予护骨对症支持治疗。治疗期间所用药物见表 7-2。

表 7-2　药物治疗方案

治疗药物	用法用量	起止时间
奥西替尼片	80mg，po，qd	3.25- 至今

辅助检查

（1）肿瘤标志物　CEA 2.40ng/ml；SCC 1.37ng/ml；神经元特异性烯醇化酶 12.01ng/ml。

（2）肝肾功能　AST 17U/L；ALT 18U/L；TBIL 4.7μmol/L；DBIL 1.3μmol/L；CREA 116.7μmol/L。

（3）血常规　WBC 4.18×10^9/L；HGB 119g/L；PLT 142×10^9/L。

用药治疗方案分析

患者左肺腺癌 T3N1M1Ⅳ期，后行肺穿刺活检，病检结果回报示：（右）肺癌，符合肺腺癌；免疫组化：PCK（+）TTF-1（+）NapsinA（+）CK7（+）P63（-）P40（-）CK5/6 少许（+）Syn 少许（+）CD56（-）EGFR（+）Ki67 Li 约 20%。行肺穿刺病理：肺腺癌，免疫组化：PCK+，TTF-1+，Napsin+，CK7+，Ki67（20%），P63-，P40-，EGFR+。基因检测：EGFR 21 外显子 p.L858R 突变，突变丰度 10.02%。骨 ECT 提示：全身多发骨转移。2023-03 开始行奥希替尼靶向治疗至今，对于 EGFR 敏感基因突变的患者，可行埃克替尼、奥希替尼靶向治疗（1 类推荐证据）。符合指南推荐。

用药监护要点

奥希替尼用于晚期 EGFR19 外显子缺失突变或 21 外显子 L858R 突变的 NSCLC 患者的一线治疗，用药期间必须注意常见的皮肤反应和腹泻，需注意心电图 Q-Tc 间期延长，应特别注意间质性肺炎的发生。予以患者定期复查心电图、胸部 CT。检测患者消化道反应。

★晚期肺鳞癌一线治疗案例分析

病历摘要

患者，男，74 岁。身高 161cm，体重 74kg。

主诉：确诊肺癌化疗 1 周期后 14 天。

现病史：患者于 2024 年 8 月因后背疼痛入院，09-28 行 CT 示：右肺上叶后段占位，大小约为 38mm×32mm，考虑为肺癌可能性大。09-29 行骨扫描示：第 1 胸椎、右侧第 9 肋椎关节骨质代谢异常活跃灶，考虑肿瘤骨转移可能性大。经皮肺穿刺病检示：（右肺穿刺活检组织）鳞状细胞癌，免疫组化：P63（+）P40（+）PCK（+）CK5/6（+）TTF-1（-）NapsinA（-）CK7（少许 +）Syn（-）CD56（-）CK8/18（+）Ki67 Li 约 30%。

患者于 2024-10-03 行白蛋白结合型紫杉醇联合卡铂及信迪利单抗治疗，后于 2024-10-14 行骨转移瘤放疗 PTV 30Gy/10F。

既往史：患者既往下肢骨折、腰椎间盘骨折手术治疗。否认高血压病史，否认糖尿病病史，否认心脏病病史，否认肝炎、结核等传染病史，无药物、食物过敏史，否认输血史，预防接种史不详。

个人史：生于原籍，无外地久居史，无疫水接触史，无吸烟嗜好，无饮酒嗜好，从事职员工作，无工业毒物、粉尘、放射性物质接触史，无冶游史。

入院诊断：1. 右肺鳞状细胞癌骨转移 cT2N3M1 Ⅳ 期。2. 双肺小结节。3. 双肺上叶肺气肿。

治疗经过及用药分析

患者入院后行地塞米松及门冬氨酸钙抗过敏、泮托拉唑抑酸护胃等对症处理，拟复查血常规、肝肾功能电解质血糖情况，择期行第二周期化疗。并给予预防止吐等对症支持治疗。治疗期间所用药物见表 7-3。

表 7-3　药物治疗方案

治疗药物	用法用量	起止时间
昂丹司琼口溶膜	8mg，po，tid	8.31-9.04
0.9% 氯化钠注射液	10ml，雾化吸入，st	10.29
吸入用布地奈德混悬液	2ml，雾化吸入，st	10.29
5% 葡萄糖注射液	500ml，ivgtt，st	10.29
卡铂粉针	0.5g，ivgtt，st	10.29
0.9% 氯化钠注射液	100mg，ivgtt，冲管	10.29
紫杉醇白蛋白结合型针	190mg，ivgtt，st	10.29
0.9% 氯化钠注射液	100ml，ivgtt，st	10.29
奥美拉唑针	40mg，ivgtt，qd	10.29
0.9% 氯化钠注射液	100ml，qd	10.29
信迪利单抗注射液	200mg，ivgtt，d1	10.29
地塞米松磷酸钠注射液	5mg，皮下，st	10.29

辅助检查

（1）肝肾功能　AST 21.03U/L；ALT 28.99U/L；TBIL 7.7μmol/L；DBIL 2.6μmol/L。

（2）凝血常规　纤维蛋白原 5.1g/L，D- 二聚体定量 1.19μg/ml，INR 1.06。

（3）血常规　白细胞计数 6.60×10^9/L，血红蛋白 119.00g/L ↓，血小板 130×10^9/L。

用药治疗方案分析

1. 化疗方案选择　对患者现诊断为晚期肺鳞状细胞癌，行化疗联合免疫治疗。药物剂量选择说明书推荐剂量：白蛋白结合型紫杉醇 130.0mg/m^2 d1、8，卡铂 300mg/m^2 d1，信迪利单抗 200mg d1；实际使用剂量：白蛋白结合型紫杉醇 190.0mg d1、8，卡铂 500mg d1。

2. 化疗药物输注前预处理 白蛋白结合型紫杉醇无化疗前预处理。卡铂预处理药物包括地塞米松、苯海拉明和 H$_2$ 受体拮抗剂，如西咪替丁、雷尼替丁或法莫替丁。此外，应配备包括氧气在内的应急设备。治疗时还应储备以下肠外给药药物：肾上腺素（1：10000 溶液）、苯海拉明 25~50mg、甲泼尼龙 125mg、地塞米松 20mg。制定针对超敏反应的临床指南，有助于对潜在反应做好准备，缩短出现反应时开始处理的时间及规范过敏反应的处理。

3. 化疗消化道安全管理 依据指南，卡铂致吐风险化疗药物，用药过程中应注意监测患者的饮食情况，避免进食油腻及刺激性食物，尽量清淡饮食。避免因化疗引起的恶性呕吐，影响后续治疗方案的实施。本方案的两种药物均经肝脏代谢且可引起肝脏的损伤，用药期间注意监测肝功能。患者既往出现恶心、纳差等症状，化疗前给予地塞米松磷酸钠注射液 5mg ivgtt + 昂丹司琼口溶膜 8mg po tid 预防止吐也是合理的选择。

4. 骨髓抑制的预防和治疗药物 该患者入院时白细胞 6.01×10^9/L，血小板 130×10^9/L，卡铂毒性主要是骨髓抑制，其中血小板减少最为明显。血小板最低点往往出现在用药后 2~3 周，第 4 周后恢复，后密切检测患者血象变化。

用药监护要点

1. 卡铂 可引起剂量依赖性的粒细胞、血小板的减少，可引起肝肾功能的损伤。因此，该患者在治疗过程中应注意监测血常规、肝功能的监测，出现异常时及时调整用药方案或对症支持治疗。卡铂是第二代铂类化合物，不良反应较小，但骨髓抑制的风险较大。

2. 白蛋白结合型紫杉醇联合卡铂及信迪利单抗治疗 用于 EGFR 基因突变阴性和 ALK 阴性、不可手术切除的局部晚期或转移性鳞状细胞 NSCLC 的一线治疗，有可能观察到非典型反应。如果患者临床症状稳定或持续减轻，即使有疾病进展的影像学初步证据，基于总体临床获益的判断，可考虑继续应用本品治疗，直至证实疾病进展。

3. 白蛋白结合型紫杉醇 紫杉类药物相关周围神经病变以感觉症状较常见，神经病变开始于手指和脚趾的远端，然后最终到达踝部、小腿和手腕，甚至是袜子和手套分布中更近端的位置。此外，患者出现感觉症状主要包括：麻木、刺痛、冷诱导的感觉障碍和神经病理性疼痛。紫杉醇类药物也可导致近端肌肉的运动神经病，其主要症状为肢体远端无力、精细运动受损和行走不稳等。骨髓抑制，这是一种剂量限制毒性，主要是白细胞及中性粒细胞减少。通常发生在用药后 8~10 天。一般很快可恢复正常。常见皮肤瘙痒和皮疹，多在开始的几个疗程用药后 2~3 天出现，通常在数天后能自行缓解或仅需对症处理。

4. 其他 患者住院期间发生咳嗽，咳痰，医嘱吸入用布地奈德混悬液止咳化痰处理。该药物可能会引起皮疹反应，尤其是该患者使用免疫抑制剂也可引起皮疹反应。

第二节　纵隔肿瘤

一、概述

1.纵隔肿瘤的概况　纵隔相对狭窄但复杂，一旦出现肿瘤，可能会压迫和侵犯周围的器官，引起一系列的症状。胸腺肿瘤、神经源性肿瘤、畸胎瘤、各类囊肿和甲状腺瘤等是最常见的纵隔肿瘤，其发病占纵隔肿瘤的 80%~90%，其中，前三者占纵隔肿瘤的 2/3，纵隔肿瘤恶性者占 10%~20%。神经源性肿瘤、肠源性囊肿多发生于后纵隔，畸胎瘤、胸腺瘤多发于前纵隔，胸内甲状腺多发生于前上纵隔，心包及支气管囊肿多位于中纵隔。

2.纵隔肿瘤的病因与发病机制　原发性纵隔肿瘤和囊肿的病因不明。目前认为主要有以下学说。

（1）胚胎学说　纵隔的多种组织在胚胎发育早期为组织胚芽。随着胚胎的成长，胚芽趋于成熟，成为胚叶，并互相分离，遗留于纵隔内的残存胚芽是形成纵隔肿瘤的重要原因。例如，畸胎类肿瘤就是典型胚胎性肿瘤。

（2）组织迷走学说　纵隔外的组织异位种植于纵隔内，异常生长而发生为肿瘤。如纵隔内甲状腺肿瘤。例如，纵隔内甲状腺肿瘤。

（3）组织突变学说　纵隔内的组织在一定原因作用下，组织细胞发生突变形成肿瘤。例如，恶性淋巴瘤。

纵隔肿瘤的分布位置具体见表 7-4。

表 7-4　纵隔肿瘤的分布位置

上纵隔	前纵隔	中纵隔	后纵隔
解剖结构			
主动脉弓、大血管、胸腺、淋巴结	升主动脉、腔静脉、胸腺	心脏、心包、气管、肺血管、淋巴结	交感神经链、迷走神经、食管、胸导管、降主动脉、淋巴结
纵隔肿瘤			
淋巴瘤	淋巴瘤、畸胎瘤	淋巴瘤	神经源性肿瘤
甲状腺肿瘤	胸腺肿瘤	类肉瘤病（结节病）	淋巴瘤
胸腺瘤	生殖细胞肿瘤	心包肿瘤	食管肿瘤
甲状旁腺肿瘤	副节细胞瘤（主动脉体瘤、化学感受器瘤）	血管肿瘤	甲状腺肿瘤
气管圆柱瘤	甲状腺肿瘤	气管肿瘤	脊柱肿瘤

二、胸腺肿瘤

1.胸腺肿瘤的概述　是相对罕见的一类肿瘤，通常位于前纵隔，世界卫生组织（World Health Organization，WHO）病理学分类将其划分为胸腺上皮肿瘤，其发病率为

1.3~3.2/100 万。

（1）胸腺肿瘤分类　2015 年 WHO 将胸腺上皮肿瘤分为 A 型、AB 型、B1 型、B2 型、B3 型和 C 型（即胸腺癌，包括胸腺神经内分泌癌），分型一定程度上体现了肿瘤的生物学行为和预后。根据肿瘤组织不同亚型的生物学行为差异，将组织学分型简化为低危组（A 型、AB 型和 B1 型）、高危组（B2 型和 B3 型）和胸腺癌组（C 型）3 个亚型。2021 年 5 月《WHO 胸部肿瘤分类（第 5 版）》更新：对于不同部位发生的同源性肿瘤进行了合并；删除胸腺瘤中的微小胸腺瘤及硬化性胸腺瘤；取消了混合性胸腺癌。

1）胸腺上皮肿瘤（thymieepilhelialtumor，TET）

a. 胸腺瘤（thymoma，TM）：胸腺瘤包含 A 型（包括不典型亚型）、AB 型、B1 型、B2 型、B3 型胸腺瘤、伴有淋巴间质的微结节性胸腺瘤、化生性胸腺瘤及脂肪纤维腺瘤。

A 型胸腺瘤通常由温和的梭形 / 卵圆形肿瘤细胞构成，伴少量或不伴不成熟淋巴细胞。

AB 型胸腺瘤由缺乏淋巴细胞的梭形细胞（A 型）成分和富于淋巴细胞（B 型样）成分构成，伴明显的不成熟 T 细胞。两种成分比例可有很大变异。

B1 型胸腺瘤的组织结构和细胞形态类似正常胸腺，即大量不成熟淋巴细胞的背景上见散在的上皮细胞增生，上皮细胞不成团，类似于未退化的胸腺皮质，髓质分化区总是存在。

B2 型胸腺瘤是一种淋巴细胞丰富的肿瘤，包括大量不成熟 T 细胞的背景上见多角形肿瘤性上皮细胞，上皮细胞常成团，密度高于 B1 型胸腺瘤或正常胸腺。可有或无髓质分化区。

B3 型胸腺瘤是一种以上皮为主的胸腺上皮肿瘤，包括轻—中度不典型的多角形肿瘤细胞排列成片状、实体型，几乎总伴非肿瘤性不成熟 T 细胞。

免疫组化提示不成熟淋巴细胞表达 TDT、CD1a 和 CD99。肿瘤性上皮细胞表达 CK、CK19、P63 等上皮标记，不表达 CK20。

此外，还有两个相对少见的胸腺瘤类型包括伴有淋巴样间质的微结节型胸腺瘤（多灶性温和的梭形细胞或卵圆形细胞组成的小的肿瘤细胞岛，围以无上皮细胞的淋巴样间质）和化生型胸腺瘤（双相型胸腺上皮肿瘤，实性上皮细胞伴温和的梭形细胞背景，两者间有陡然或逐渐的过渡），以及更为罕见的显微镜下胸腺瘤（多灶性胸腺上皮增生，最大径小于 1mm）、硬化性胸腺瘤（经典的胸腺瘤伴大量富于胶原的间质）和脂肪纤维腺瘤（类似于乳腺纤维腺瘤的良性胸腺上皮肿瘤）。

b. 胸腺癌（thymic carcinoma，TC）：胸腺癌中最常见的为胸腺鳞状细胞癌，形态类似一般的鳞状细胞癌，但免疫组化指标 CD5 和（或）CD117 的阳性往往提示该鳞状细胞癌来源于胸腺。

胸腺淋巴上皮瘤样癌，是胸腺肿瘤的一种类型，形态类似鼻咽癌，目前认为是一种未分化或差分化的鳞状细胞癌伴显著的淋巴细胞、浆细胞浸润，肿瘤伴有一定比例的 EBV 的阳性表达。

原发胸腺的腺癌比较少见，诊断前需除外他处肿瘤的浸润或转移。

胸腺 NUT 癌也是胸腺肿瘤的一种类型，通常分化比较差，特征是伴有 NUT 基因的重排。

胸腺未分化癌是一种排除性诊断，形态和免疫组化未显示目前已有的特定的胸腺癌的特征。

微结节型胸腺癌伴淋巴样增生是近年来新提出的一个病理类型，组织结构类似于微结节型胸腺癌但肿瘤的上皮成分未明确的癌。

其他如基底样癌、黏液表皮样癌、透明细胞癌、肉瘤样癌以及腺鳞癌、肝样癌和 TCNOS 也偶有发生。

c. 胸腺神经内分泌肿瘤（thymic neuroendocrine neoplasms）：胸腺神经内分泌肿瘤分为低级别的典型类癌、中级别的不典型类癌、高级别的小细胞癌和大细胞神经内分泌癌 4 类。

表 7-5 为 2021 版 WHO 胸腺肿瘤分类目录。

表 7-5　2021 版 WHO 胸腺肿瘤分类目录

WHO 胸腺肿瘤分类目录（WHO classification of thymus tumours）
上皮性肿瘤（epithelial tumours）
胸腺瘤（thymoma）
A 型胸腺瘤（包括不典型亚型）［type A thymoma（including atypical subtype）］
AB 型胸腺瘤（type AB thymoma）
B1 型胸腺瘤（type B1 thymoma）
B2 型胸腺瘤（type B2 thymoma）
B3 型胸腺瘤（type B3 thymoma）
伴有淋巴间质的微结节型胸腺瘤（micronodular thymoma with lymphoid stroma）
化生型胸腺瘤（metaplastic thymoma）
脂肪纤维腺瘤（lipofibroadenoma）
胸腺癌（thymic carcinoma）
鳞状细胞癌（squamous cell carcinoma）
基底细胞样癌（basaloid carcinoma）
淋巴上皮样癌（lymphoepithelioid carcinoma）
胸部 NUT 癌（NUT carcinoma of the thorax）
透明细胞癌（clear cell carcinoma）
低级别乳头型腺癌（low-grade papillary adenocarcinoma）
黏液表皮样癌（mucoepidermoid carcinoma）
具有腺样囊性癌样特征的胸腺癌（thymic carcinoma with adenoid cystic carcinoma-like features）
肠型腺癌（enteric-type adenocarcinoma）
腺癌非特指型（adenocarcinoma non otherwise-specified）
腺鳞癌（adenosquamous carcinoma）
肉瘤样癌（sarcomatoid carcinoma）
未分化癌（undifferentiated carcinoma）
胸腺癌非特指型（thymic carcinoma non otherwise-specified）
胸腺神经内分泌肿瘤（thymic neuroendocrine neoplasms）
神经内分泌肿瘤（neuroendocrine tumours）
类癌 / 神经内分泌瘤（carcinoid/neuroendocrine tumour）

WHO 胸腺肿瘤分类目录（WHO classification of thymus tumours）
神经内分泌癌（neuroendocrine carcinomas） 　小细胞癌（small cell carcinoma） 　大细胞神经内分泌癌（large cell neuroendocrine carcinoma）

2. 影像诊断与分期　胸腺肿瘤影像学评估的标准检查是对胸部纵隔和胸膜进行从肺尖到肋膈隐窝的增强 CT 扫描，CT 在前纵隔肿物诊断方面与磁共振成像（MRI）相当或更优，但囊性病变除外。从影像上看，胸腺瘤表现为前上纵隔边界清楚、有包膜、密度均匀的肿物。如果肿物有出血、坏死或囊肿形成，则胸腺瘤在影像上的表现可以是多样的。

胸腺癌常会出现局部浸润，也可出现区域淋巴结转移和远处转移。胸腺癌影像学上表现为大块边界不清、易引起渗出的前纵隔肿物，常伴有胸腔积液和心包积液。

胸腺瘤的影像学特征包括低衰减、对称和脂肪模式，保持胸腺的双锥体形状。很难通过 CT 评估胸腺肿物是否存在侵袭性，但是侵袭性肿物的影像学特征表现为血管损伤和周围肺组织分界不清。CT 诊断不明确者，可采用 MRI 评估肿瘤对周围脂肪的浸润情况。正电子发射计算机断层扫描（positron emission tomography/computed tomography，PET-CT）不常规推荐用于胸腺肿瘤的评估，虽然 B3 型胸腺瘤和胸腺癌的摄取值可能偏高，但胸腺增生也可表现为高代谢活性。对于进展期、晚期肿瘤可以选择 PET-CT 扫描用于评估远处转移情况。

胸腺上皮肿瘤分期依据 Masaoka-Koga 分期系统（表 7-6），且分期与患者的生存有关。国际肺癌协会与 ITMIG 提议胸腺肿瘤在应用 Masaoka-Koga 分期系统的同时应采用 TNM 分期系统（表 7-7~ 表 7-9）。胸腺肿瘤的预后与是否行根治性手术切除密切相关，故 Masaoka-Koga 分期系统仍作为临床应用的主要分期方式之一，为指导胸腺恶性肿瘤治疗提供依据。

表 7-6　胸腺上皮肿瘤 Masaoka-Koga 分期

Masaoka-Koga 分期	描述
Ⅰ 期	肉眼和显微镜下未侵犯包膜没有发现原发肿瘤的证据
Ⅱ 期 　Ⅱ A 期 　Ⅱ B 期	 显微镜下侵犯包膜 肉眼侵犯周围脂肪组织或累及但不穿透纵隔胸膜 / 心包
Ⅲ 期 　Ⅲ A 期 　Ⅲ B 期	肉眼可见的侵犯邻近器官（如心包、大血管、肺） 未侵犯大血管 侵犯大血管
Ⅳ 期 　Ⅳ A 期 　Ⅳ B 期	 胸膜或心包播散 淋巴或血行转移

表 7-7　AJCC/UICC 第九版 TNM 分期

原发肿瘤（T）	
TX	无法评估的原发肿瘤
T0	没有发现原发肿瘤的证据
T1	肿瘤包被或延伸到纵隔脂肪中，可能累及纵隔胸膜
T1a	T1a ≤ 5cm
T1b	T1b > 5cm
T2	直接侵犯心包的肿瘤（部分或全层）
T3	侵犯心包（部分或全层）、肺、膈神经
T4	侵犯主动脉及其分支、心肌、心包内肺动静脉、食管、气管
区域淋巴结（N）	
NX	无法评估区域淋巴结
N0	无区域淋巴结转移
N1	前（胸腺周围）淋巴结转移
N2	胸内及颈深部淋巴结转移
远处转移（M）	
M0	无胸膜、心包或远处转移
M1	胸膜、心包或远处转移
M1a	单个的胸膜或心包结节（S）
M1b	肺实质内结节或远处器官转移

表 7-8　TNM 临床分期

分期	T	N	M
Ⅰ 期	T1a, b	N0	M0
Ⅱ 期	T2	N0	M0
ⅢA 期	T3	N0	M0
ⅢB 期	T4	N0	M0
ⅣA 期	Any T	N1	M0
	Any T	N0-1	M1a
ⅣB 期	Any T	N2	M0-M1a
	Any T	Any N	M1b

表 7-9　美国癌症联合会胸腺上皮肿瘤 TNM 分期对应表

TNM 分期	T 分期	N 分期	M 分期	对应的 Masaoka-Koga 分期
Ⅰ 期	T1a	N0	M0	Ⅰ 期、ⅡA 期、ⅡB 期、Ⅲ期
	T1b	N0	M0	
Ⅱ 期	T2	N0	M0	Ⅲ期
ⅢA 期	T3	N0	M0	Ⅲ期
ⅢB 期	T4	N0	M0	Ⅲ期
ⅣA 期	Any T	N1	M0	ⅣA 期、ⅣB 期
	Any T	N0-1	M1a	

TNM 分期	T 分期	N 分期	M 分期	对应的 Masaoka-Koga 分期
ⅣB 期	Any T	N2	M0	ⅣB 期
	Any T	N2	M1a	
	Any T	Any N	M1b	

3. 临床表现 胸腺肿瘤起病隐匿，当肿瘤较小时，患者常无症状；随着肿瘤增大，患者可表现为纵隔局部压迫症状，如胸闷、气短、头面部肿胀感等。1/3 的胸腺瘤患者伴自身免疫性疾病，重症肌无力最常见。在 AB 型、B1 型和 B2 型胸腺瘤中最为常见，多与抗乙酰胆碱受体抗体有关。其他伴发病症包括纯红再生障碍性贫血（5%）和低 γ 球蛋白血症（5%）。

因此，在最初诊断过程中，可疑诊断为胸腺瘤的患者应对自身免疫性疾病进行检查。临床诊断需基于完整的病史采集、体格检查，特别是神经系统检查以及实验室和影像学检查综合分析后得出。当出现自身免疫性疾病并伴有前纵隔肿块时，需考虑胸腺瘤。而胸腺癌患者常伴有非特异性局部刺激或压迫症状，当肿瘤侵及肺和支气管时，患者可出现剧烈咳嗽、呼吸困难等症状；肿瘤压迫交感神经可引起同侧眼睑下垂、瞳孔缩小、眼球内陷、额部无汗，出现 Horner 综合征；肿瘤压迫喉返神经可引起声音嘶哑；当上腔静脉受压时，可引起上腔静脉阻塞综合征。

4. 鉴别 诊断胸腺肿瘤的诊断需与前纵隔其他类型肿瘤和非恶性胸腺病变相鉴别。胸腺上皮肿瘤是前纵隔肿物的最常见原因，约占前纵隔肿物的 35%；其次为淋巴瘤（结节硬化型霍奇金淋巴瘤或弥漫大 B 细胞型淋巴瘤），约占 25%；生殖细胞肿瘤（畸胎瘤或精原细胞瘤或非精原细胞瘤）约占 20%。

5. 治疗目的与原则 目前，胸腺上皮肿瘤的治疗主要根据手术可切除性以及是否完全性切除制定。在尚未建立完善的 TNM 分期治疗原则前，通常采用 Masaoka-Koga 分期为依据指导临床治疗。TNM 分期与 Masaoka-Koga 分期存在一定对应关系（表 7-9），可结合二者综合考虑制定治疗策略。

（1）胸腺瘤的治疗原则

1）Masaoka-Koga Ⅰ期：手术治疗为首选。Ⅰ期胸腺瘤完全性（R0）切除后不建议行术后辅助治疗，对于病灶未完全性（R1）切除者，推荐行术后放疗（50~54Gy）；术后病灶明显残留者，放疗剂量参照根治性放疗。

2）Masaoka-Koga ⅡA 期：手术治疗为首选。对于 R0 切除者，国际指南推荐可行术后放疗，但相关的证据尚有争议，可与患者充分沟通后决定，通常来说 A 型和 B1 型胸腺瘤术后辅助放疗的指征弱于 B2 型和 B3 型。术后辅助放疗剂量建议为 45~50Gy。对于 R1 切除者，推荐行术后放疗（54~60Gy）。

3）Masaoka-Koga ⅡB 期：手术治疗为首选。对于 R0 切除者，国际指南推荐可行术后放疗，但相关的证据尚有争议，可与患者充分沟通后决定，通常来说 A 型和 B1 型胸腺瘤术后复发风险低于 B2 型和 B3 型。术后辅助放疗剂量建议为 45~50Gy。对于病灶 R1 切除患者，推荐进行术后放疗（54~60Gy）。

4）Masaoka-Koga Ⅲ~ⅣA 期：对于病灶可切除患者，推荐直接手术治疗；尽管缺乏高级别证据，大部分资料支持术后给予辅助放疗（45~50Gy）。对于初始评估无法切除的患者，应先行新辅助化疗（优选蒽环为基础的方案）、新辅助放疗（40~50Gy）或新辅助放化疗，如果经新辅助治疗后肿瘤转化为可切除病灶，可选择手术治疗。若术前未行新辅助放疗，术后应给予辅助放疗（45~50Gy）。若病灶为不完全（R1~R2）切除，则给予局部残留区域加量放疗。如果病灶经诱导治疗后仍不可切除或 R2 切除，给予根治性放疗（60Gy）或选择同步放化疗。对于病灶不可切除者，也可初始选择同步放化疗（铂类和依托泊苷，60Gy）。

5）Masaoka-Koga ⅣB 期：化疗为主的综合治疗。如果经化疗后转化为可切除病灶，可考虑手术或放疗。如果原发灶和转移灶均可接受根治性放疗，建议行同步放化疗。若化疗后有局部残留病灶或者局部症状较重，可给予引起症状区域病灶的姑息放疗。

（2）胸腺癌治疗原则

1）Masaoka-Koga Ⅰ 期：手术治疗为首选。病灶 R0 切除后可考虑术后辅助放疗（45~50Gy）；对于病灶 R1 切除的患者，推荐进行术后放疗（50~54Gy）。

2）Masaoka-Koga Ⅱ 期：手术治疗为首选。对于病灶 R0 切除的患者，可考虑术后辅助放疗（45~50Gy）；对于病灶 R1 切除的患者，推荐行术后放疗（50~54Gy），可考虑术后辅助化疗。

3）Masaoka-Koga Ⅲ~ⅣA 期：对于病灶可切除患者，推荐手术治疗，术后给予辅助放疗（45~50Gy）及局部区域加量，可考虑术后辅助化疗。对于初始评估无法切除患者，应先行新辅助化疗（优选蒽环为基础的方案）、新辅助放疗（40~50Gy）或新辅助放化疗。如果经治疗后肿瘤转化为可切除病灶，再选择手术治疗，若术前未行新辅助放疗，术后给予辅助放疗（45~50Gy）。对于 R1~R2 切除者，可考虑给予局部残留区域加量放疗，可考虑术后辅助化疗（R0 或 R1 切除）。如果病灶经诱导治疗后仍不可切除或为 R2 切除者，给予根治性放疗（60Gy）或选择同步放化疗。对于病灶不可切除的患者，也可初始选择同步放化疗（铂类和依托泊苷，60Gy）。

4）Masaoka-Koga ⅣB 期：标准化疗。若化疗后有局部残留病灶，或者局部症状较重，可给予引起症状区域病灶的姑息放疗。

6. 胸腺上皮肿瘤治疗 患者的最佳治疗计划应由胸外科、放疗科、肿瘤内科、影像科、病理科医师组成的多学科诊疗团队综合制定。

（1）外科治疗

1）胸腺瘤（癌）能否行手术完全切除是影响患者术后复发和生存的重要因素，术前应由具备胸腺肿瘤手术经验的胸外科医师进行评估。对于可手术切除的 Masaoka-Koga 分期 Ⅱ 期及以上胸腺瘤（癌）患者的治疗应由多学科团队讨论评估。若临床提示为可手术切除的胸腺瘤，为减少胸腺瘤包膜破坏时导致肿瘤播散种植，应避免行术前组织病理穿刺活检术。对于不可手术切除的局部晚期胸腺瘤（癌），可通过穿刺活检或开放式活检明确病理类型，活检时应避免经胸膜入路。

2）对于可手术切除的 Masaoka-Koga 分期Ⅰ~ⅢA 期胸腺瘤（癌），外科手术为首选治疗。外科标准术式推荐胸腺完全切除，包括切除胸腺肿瘤、残存胸腺和胸腺周围脂肪。全部或部分经胸骨正中切口为胸腺完全切除的首选入路。对于瘤体偏向一侧较多且边界清楚、未合并重症肌无力的患者，可选择胸前外侧切口入路。胸腺次全切除术（保留部分胸腺和胸腺旁脂肪组织）为 Masaoka-Koga 分期Ⅰ~Ⅱ期且不合并重症肌无力的胸腺瘤（癌）患者的可选择术式。

3）应对所有拟行手术的重症肌无力患者进行症状评估和体格检查，并在手术前进行药物治疗。完整的胸腺瘤（癌）切除需切除全部肿瘤及其受累的邻近组织，包括心包、膈神经、胸膜、肺甚至大血管；但应该尽力避免双侧膈神经切除，以避免术后出现严重的呼吸衰竭。对胸腺完整切除时应检查胸膜表面是否有转移灶，如果可行，建议一并切除胸膜转移灶。手术标记应放置在近肿瘤切缘、术后残留病灶或与肿瘤粘连未切除的正常组织区域，以便术后行精准放疗定位。因缺乏长期生存数据，不常规推荐微创手术，推荐微创手术仅作为临床Ⅰ期及部分Ⅱ期胸腺瘤（癌）患者的可选择术式。

4）术中保留膈神经不会影响术后生存，但会增加胸腺瘤（癌）术后局部复发率，尤其对于合并重度重症肌无力的胸腺肿瘤患者，术前需要对保留膈神经的手术方式与胸腺完全切除进行衡量。冰冻病理切片假阴性率较高，不推荐通过术中冰冻病理取代经验丰富的外科医师来评估胸腺肿瘤术后切缘的情况。

5）ITMIG 建议对所有类型胸腺肿瘤行切除时进行区域淋巴结切除，并推荐常规清扫前纵隔淋巴结和颈前区淋巴结。对于 Masaoka-Koga 分期Ⅲ~Ⅳ期的胸腺瘤（癌），根据肿瘤所在具体部位，鼓励对其他胸腔内淋巴结（气管旁、主动脉旁及隆突下）进行系统淋巴结采样。

6）胸腺上皮肿瘤合并重症肌无力的手术指征，主要为病情进展迅速药物治疗不理想的患者，手术指征包括：①年轻，病程短，肌无力严重，药物治疗不易控制；②对药物耐受，调整治疗方案后症状无明显改善。

（2）放射治疗

1）胸腺瘤（癌）的放射治疗计划需要由有相关治疗经验的放疗科医师制定。明确的放疗指征包括无法手术切除的胸腺瘤（癌）（包括术前新辅助治疗后疾病进展）和不完全手术切除后的胸腺瘤（癌），应行根治性放疗；局部晚期胸腺瘤（癌）术后应行辅助治疗；晚期胸腺瘤（癌）化疗后可行姑息手术治疗。

2）放疗科医师需要与外科医师沟通术中发现，以协助确定目标靶区范围，与病理科医师沟通病灶组织学形态、侵袭程度（如包膜外浸润程度）和手术切缘病理情况。

3）放疗靶区和放疗剂量的确定需要参考术前影像学检查，放疗剂量和分割方案取决于放疗适应证和术后肿瘤切除的完整性。对于不可手术切除病灶者，放疗剂量应给予60~70Gy；对于术后肿瘤切缘阴性者，放疗剂量应给予45~50Gy；而显微镜下术后切缘阳性者，放疗剂量应给予54Gy；肉眼术后切缘阳性者，放疗剂量应给予60~70Gy（等同于不可切除病灶者的放射剂量）。术后辅助放疗剂量一般为 40~50Gy，常规放疗分割计划为每次 1.8~2.0Gy，持续 4~6 周。因胸腺瘤一般不会发生区域淋巴结转移，不推荐扩大野选择性淋巴结照射。

对于转移性胸腺瘤，由于其平均自然病史相对较长，根据姑息治疗目标值的高低，可选用姑息剂量（例如，8Gy，分 1 次完成；20Gy，分 5 次完成；30Gy，分 10 次完成）至根治性剂量（60~70Gy，常规分割），以实现更持久的局部控制。对于体积有限的转移灶建议采用高度适形放疗技术，情况允许可行立体定向放疗。

4）放疗的肿瘤靶区（gross tumor volume，GTV）应包括所有肉眼可见肿瘤范围，术中放置的放疗标记应被包括在术后辅助放疗的 GTV 中。术后辅助放疗的临床靶区应包括整个瘤床、部分切除者包括切除瘤床和残留胸腺、手术夹标记和所有潜在的残留病灶部位，并参考患者术前影像资料、手术记录所见来定义临床靶区。计划靶区（planning target volume，PTV）应该基于临床靶区本身、照射中患者呼吸及器官的运动和由于日常摆位、治疗中靶位置和靶体积的变化等因素综合考虑。

5）推荐基于 CT 的放疗计划，CT 扫描应根据肿瘤位置，常见的前上纵隔肿物可考虑头颈肩网罩固定，双手置于体侧；若病变头脚跨度广，可采用手臂上抬置于额部的治疗体位，并用体膜固定。鼓励对靶区运动进行模拟，靶区运动应依据美国国立综合癌症网络指南（非小细胞肺癌）中的放射治疗原则进行处理。放疗应采用三维适形放疗技术以减少对周围正常组织的损伤（如心脏、肺、食管和脊髓）。调强放疗（intensity modulated radiation therapy，IMRT）可以进一步优化放疗剂量的分布并减少正常组织的辐射剂量。有研究显示，与 IMRT 相比，质子放疗（proton beam therapy，PBT）可以改善放疗剂量分布，从而更好地保护正常器官（肺、心脏、食管）。此外，PBT 在局部控制和不良反应方面均取得了良好的效果。基于此，在某些情况下可考虑使用 PBT。

（3）内科治疗

1）化疗：R0 切除术后，UICC Ⅰ 期的胸腺瘤和 Ⅱ~Ⅲ A 期的 A/AB/B1 型的胸腺瘤不推荐术后辅助治疗。UICC Ⅱ~Ⅲ A 期的 B2/B3 型的胸腺瘤，可考虑术后辅助放疗或随访。对于 R1/2 切除的胸腺瘤，应术后放疗。淋巴结阳性的需增加辅助化疗。

Ⅲ期或Ⅳ期术后完全切除的胸腺瘤和胸腺癌，不推荐单纯的术后辅助内科化疗，因为此时术后单纯化疗无证据提示生存获益，单纯化疗应仅为不可手术切除和不可放疗的转移性（ⅣB 期）胸腺瘤的推荐治疗。

R0 切除的胸腺癌和胸腺神经内分泌肿瘤，推荐术后化疗 ± 放疗。对于 R1/2 切除的胸腺癌和胸腺神经内分泌肿瘤，推荐术后放化疗，尤其是术前未经诱导治疗的患者。

对于局部晚期（Ⅲ~ⅣA 期）胸腺瘤（癌），如果根据影像学评估无法手术完全切除，应在活检明确病理后，先进行诱导化疗，继而根据病灶转归情况决定后续手术或放疗。胸腺瘤诱导化疗方案尚未统一，但现有证据推荐顺铂为基础的联合方案，包括 CAP 方案（环磷酰胺 + 多柔比星 + 顺铂）和 EP 方案（依托泊苷 + 顺铂）。对于胸腺癌患者，诱导治疗也可选择依托泊苷和铂类为基础的同步放化疗。通常，2~4 个周期诱导化疗后重新进行手术评估，若病灶可完全切除，推荐进行手术。对于晚期或转移性（ⅣB期）胸腺瘤（癌），应行以铂类为基础的联合化疗。此时，化疗的目的是通过缩小肿瘤缓解肿瘤相关症状，其是否可延长生存时间目前有待确定。因缺乏随机对照研究数据，目前胸腺瘤（癌）的标准化疗方案尚不确定。既往研究显示，含蒽环类药物及多药联合方案相较含依托泊苷方案改善了患者的肿瘤缓解率。CAP方案可作为胸腺瘤一线化疗的首选方案，胸腺瘤其他一线治疗方案包括CAP方案联合泼尼松、顺铂+多柔比星+长春新碱+环磷酰胺、依托泊苷+顺铂和依托泊苷+异环磷酰胺+顺铂。胸腺癌一线化疗首选紫杉醇+卡铂。胸腺瘤（癌）的二线化疗方案可选择依托泊苷单药、氟尿嘧啶+亚叶酸钙、吉西他滨±卡培他滨、异环磷酰胺、奥曲肽±泼尼松、单药培美曲塞、单药紫杉醇等。胸腺上皮肿瘤的一线、二线全身治疗方案详见表7-10。胸腺上皮肿瘤常用的一线联合化疗方案见表7-11。胸腺瘤二线全身治疗方案包括依托泊苷、依维莫司、氟尿嘧啶+四氢叶酸、吉西他滨±卡培他滨、异环磷酰胺、奥曲肽（包括长效奥曲肽）±泼尼松（需进行核医学扫描，以评估奥曲肽高摄取疾病）、培美曲塞、紫杉醇。胸腺癌二线全身治疗方案包括依维莫司、氟尿嘧啶+四氢叶酸、吉西他滨±卡培他滨、仑伐替尼（该方案不良反应发生率较高，可能需频繁减量）、奥曲肽±泼尼松（需进行核医学扫描，以评估奥曲肽高摄取疾病）、紫杉醇、帕博利珠单抗、培美曲塞、舒尼替尼，依托泊苷、异环磷酰胺在特定情况下有效。

表7-10　胸腺上皮肿瘤内科治疗方案推荐

疾病类型	治疗线数	优选方案	其他方案
胸腺瘤[a]	一线治疗	环磷酰胺+多柔比星+顺铂	环磷酰胺+多柔比星+顺铂+泼尼松、顺铂+多柔比星+长春新碱+环磷酰胺、依托泊苷+顺铂、依托泊苷+异环磷酰胺+顺铂、紫杉醇+卡铂
	二线或后线治疗	无优选方案推荐	依托泊苷、依维莫司、氟尿嘧啶+亚叶酸钙、吉西他滨+卡培他滨、异环磷酰胺、奥曲肽（包括长效奥曲肽）±泼尼松、培美曲塞、紫杉醇
胸腺癌[a]	一线治疗	紫杉醇+卡铂	环磷酰胺+多柔比星+顺铂、环磷酰胺+多柔比星+顺铂+泼尼松、顺铂+多柔比星+长春新碱+环磷酰胺、依托泊苷+顺铂、依托泊苷+异环磷酰胺+顺铂
	二线或后线治疗	无优选方案推荐	依维莫司、氟尿嘧啶+亚叶酸钙、吉西他滨±卡培他滨、仑伐替尼、奥曲肽（包括长效奥曲肽）±泼尼松、紫杉醇、帕博利珠单抗、培美曲塞、舒尼替尼、依托泊苷[b]、异环磷酰胺[b]

注：[a]推荐级别均为2A级；[b]特定情况下可选择

表7-11　胸腺上皮肿瘤常用的一线联合化疗方案[a]

疾病类型	推荐方案	用药方法	用药周期
胸腺瘤	环磷酰胺+多柔比星+顺铂[b]	环磷酰胺500mg/m²，静脉滴注，第1天 多柔比星50mg/m²，静脉滴注，第1天 顺铂50mg/m²，静脉滴注，第1天	每3周1次

续表

疾病类型	推荐方案	用药方法	用药周期
胸腺癌	卡铂+紫杉醇[c]	卡铂曲线下面积（AUC）为5，静脉滴注，第1天 紫杉醇175mg/m²，静脉滴注，第1天	每3周1次
胸腺癌和胸腺瘤	环磷酰胺+多柔比星+顺铂+泼尼松[d]	环磷酰胺500mg/m²，静脉滴注，第1天 多柔比星20mg/m²，静脉滴注，第1~3天 顺铂30mg/m²，静脉滴注，第1~3天 泼尼松100mg/d，第1~5天	每3周1次
	顺铂+多柔比星+长春新碱+环磷酰胺[d]	顺铂50mg/m²，静脉滴注，第1天 多柔比星40mg/m²，静脉滴注，第1天 长春新碱0.6mg/m²，静脉滴注，第3天 环磷酰胺700mg/m²，静脉滴注，第4天	每3周1次
	依托泊苷+顺铂[d]	依托泊苷120mg/m²，静脉滴注，第1~3天[e] 顺铂60mg/m²，静脉滴注，第1天	每3周1次
	依托泊苷+异环磷酰胺+顺铂[d]	依托泊苷75mg/m²，静脉滴注，第1~4天 异环磷酰胺1.2g/m²，静脉滴注，第1~4天 顺铂20mg/m²，静脉滴注，第1~4天	每3周1次

注：[a]若患者无法耐受一线联合治疗，可考虑二线治疗；[b]胸腺癌的首选方案，可作为胸腺癌的其他可选方案；[c]胸腺癌的首选方案，可作为胸腺瘤的其他可选方案；[d]胸腺癌和胸腺瘤的其他可选方案；[e]国内常采用顺铂总剂量为75mg/m²，静脉滴注分第1~2天给药，依托泊苷100mg/m²，静脉滴注，第1~3天，每3周1次

2）靶向治疗：胸腺瘤（癌）缺乏有效的靶向治疗药物，循证医学证据有限，其疗效预测标志物及预后尚不明确。抗VEGFR/KIT/PDGFR多靶点口服酪氨酸激酶抑制剂舒尼替尼治疗化疗后复发的胸腺瘤（癌）的Ⅱ期临床研究数据表明，经舒尼替尼治疗的16例胸腺瘤患者中，1例部分缓解（partial response，PR），12例疾病稳定（stable disease，SD），3例疾病进展（progressive disease，PD），客观有效率（objective response rate，ORR）为6%（1/16），疾病控制率（disease control rate，DCR）为81%（13/16），中位无进展生存时间（progression-free survival，PFS）为8.5个月，中位OS为15.5个月，1年生存率为86%；而23例胸腺癌患者中6例PR，15例SD，2例PD；ORR为26%（6/23），DCR为91%（21/23），中位PFS为7.2个月，中位OS数据未达到，1年生存率为78%。舒尼替尼治疗相关的最常见不良反应为淋巴细胞减少、疲劳和口腔黏膜炎。

mTOR抑制剂依维莫司治疗既往含铂化疗失败的50例胸腺瘤（癌）Ⅱ期临床研究数据表明，在44例可评价疗效的患者中，1例（胸腺癌）完全缓解（complete response，CR），5例PR（3例胸腺瘤，2例胸腺癌），38例SD（27例胸腺瘤，11例胸腺癌）；DCR为88%（胸腺瘤93.8%，胸腺癌77.8%），中位PFS为10.1个月（胸腺瘤16.6个月，胸腺癌5.6个月），中位OS为25.7个月（胸腺瘤数据未达到，胸腺癌14.7个月）。依维莫司治疗的最常见不良反应为胃炎、乏力、黏膜炎和肺炎。

组蛋白去乙酰化酶抑制剂对胸腺肿瘤尤其是胸腺癌具有一定治疗作用。25例胸腺

瘤患者接受贝利司他治疗，2例PR，17例SD，5例PD，1例无法评估疗效，ORR为8%，DCR为79%，中位PFS为11.4个月，至数据报告时，中位OS尚未达到（中位OS＞29.2个月），1年生存率为77%，2年生存率为66%。而16例胸腺癌患者中，8例SD，8例PD，ORR为0，DCR为50%，中位PFS为2.7个月，中位OS为12.4个月，1年生存率为55%，2年生存率为0。贝利司他治疗胸腺瘤（癌）的主要不良反应为Q-T间期延长，注射部位疼痛、淋巴细胞减少等。

3）免疫治疗：多项研究表明，胸腺肿瘤上皮细胞存在较高的程序性死亡受体配体1（programmed cell death-ligand 1，PD-L1）表达，在胸腺癌中PD-L1表达可达23%~68%，提示免疫检查点抑制剂程序性死亡受体1（programmed cell death-1，PD-1）/PD-L1单抗治疗胸腺癌有一定的应用前景。一项PD-L1单抗avelumab治疗晚期胸腺瘤的Ⅰ期临床研究结果表明，7例复发性晚期胸腺瘤患者中，4例观察到疾病缓解（其中2例确认PR，2例为未经确认的PR），2例SD，1例PD，ORR为57.1%，缓解持续时间为4~17周，治疗相关不良反应多为1~2级，2~4级不良反应主要为免疫系统不良反应。

一项抗PD-1抗体帕博利珠单抗治疗含铂化疗失败后胸腺瘤（癌）的Ⅱ期临床研究表明，7例胸腺瘤患者经治疗后，2例达PR，5例SD，ORR为28.6%，DCR为100%，中位PFS为6.1个月，中位随访14.9个月，胸腺瘤组患者的中位OS尚未达到；而26例胸腺癌患者经治疗后，5例PR，14例SD，ORR为19.2%，DCR为73.1%，中位PFS为6.1个月，中位OS为14.5个月；3~4级免疫治疗相关不良反应包括免疫相关性肝炎、心肌炎、甲状腺炎、结肠炎、结膜炎和肾炎。14例PD-L1高表达（≥50%）患者中，5例治疗达到了PR；而10例PD-L1低表达的患者未见PR，免疫治疗不良反应与PD-L1表达状态无关。另一项帕博利珠单抗治疗化疗后进展的胸腺癌单中心Ⅱ期研究表明，40例可评价疗效的胸腺癌患者中，1例CR，8例PR，21例SD，总体ORR为22.5%；最常见的3~4级不良反应为氨基转移酶升高，6例患者（15%）出现了严重的自身免疫性不良反应，其中包括2例心肌炎。

总体而言，胸腺瘤（癌）中PD-L1高表达的患者接受免疫治疗具有较好疗效，但目前研究结果仅限于单药免疫治疗，需要开展更多免疫联合治疗的研究。此外，需密切关注胸腺瘤（癌）免疫治疗过程中的免疫治疗相关不良反应，尤其存在自身免疫综合征的患者，接受免疫治疗前需衡量获益与治疗的风险。PD-L1表达可能是抗PD-1/PD-L1单抗治疗胸腺瘤（癌）的疗效预测标志物，未来仍需大样本研究来证实以及探索其他的疗效预测标志物。

三、临床药物治疗案例分析

★晚期胸腺癌一线治疗案例分析

病历摘要

患者，男，55岁。身高166cm，体重62kg。

主诉：右肩部疼痛五年余，胸腺癌术后近两月。

现病史：患者于 2022 年无明显诱因出现右肩背部疼痛，间断发作，不伴胸痛、胸闷、活动后气喘，不伴腹胀、腹痛。未予以重视。2023 年症状加重，呈持续性。于外院就诊，考虑为颈椎间盘突出，并行微创手术。疼痛仍无缓解。2024 年 2 月至外院，考虑为神经痛。行活血化瘀，止痛治疗可间断缓解，但停药后疼痛加重。2024 年 3 月出现胸闷，活动后气喘，咳嗽，咳白色泡沫样痰，无咯血，无声嘶，呛咳，无面颈部肿胀。3 月下旬于外院行 CT 提示前纵隔肿瘤性病变，右侧胸腔及心包积液。3 月 29 日行"纵隔肿瘤切除术"，术中见前上纵隔一巨大病灶，直径约 10cm，质地坚硬，侵犯双侧胸壁、心包，主动脉根部及双上肺。遂切除大部分肿瘤组织。病检提示为胸腺鳞癌。术后右肩部疼痛稍缓解。今来我院进一步诊治，以"胸腺癌术后"收入。

既往史：平素健康状况良好，无高血压、糖尿病、冠心病、房颤病史，无外伤、手术史，无肝炎、肺结核、疟疾、菌痢等传染病史。无输血史，预防接种史随当地，无药物过敏史及药物成瘾史。

个人史：生于原籍，无外地久居史，无疫水接触史，无吸烟嗜好，无饮酒嗜好，从事职员工作，无工业毒物、粉尘、放射性物质接触史，无冶游史。

入院诊断： 胸腺鳞癌 R2 术后ⅣB 期（Masaoka-Koga 分期）。

治疗经过及用药分析

完善各项检查：血常规、凝血常规、肝肾功能相关检测，排除化疗禁忌。患者于 2024 年 4 月 30 日行紫杉醇＋卡铂化疗。具体方案为：紫杉醇注射液 210mg，ivgtt＋卡铂针 470mg，ivgtt，并给予止吐、抗过敏等对症支持治疗。治疗期间所用药物见表 7-12。

表 7-12　药物治疗方案

治疗药物	用法用量	起止时间
盐酸苯海拉明注射液	20mg，im，st	04.30
地塞米松片	20mg，po，化疗前 12h 及 6h	04.29、04.30
0.9% 氯化钠注射液	100ml，ivgtt，st	04.30
地塞米松磷酸钠注射液	10mg，iv，st	04.30
奈妥匹坦帕洛诺司琼胶囊	0.3g，po，st，化疗前 1h	04.30
0.9% 氯化钠注射液	250ml，ivgtt，st	04.30
紫杉醇注射液	210mg，ivgtt，st	04.30
5% 葡萄糖注射液	500ml，ivgtt，st	04.30
卡铂针	470mg，ivgtt，st	04.30
5% 葡萄糖注射液	500ml，ivgtt，qd	04.30-05.02
氯化钾注射液	10ml，ivgtt，qd	04.30-05.02
5% 葡萄糖注射液	100ml，ivgtt，st	04.30

治疗药物	用法用量	起止时间
0.9% 氯化钠注射液	250ml，ivgtt，st	04.30
乳果糖口服溶液	20ml，po，tid	05.02

辅助检查

（1）肝肾功能（2024.04.28） AST 21U/L；ALT 17U/L；TBIL 6.2μmol/L；DBIL 1.9μmol/L；CREA 53.4μmol/L；估算肾小球滤过率 112.87ml/min。

（2）血常规（2024.04.29） WBC 4.63×10^9/L；HGB 112g/L；PLT 191×10^9/L。

（3）心肌标志物（2024.04.28） 肌红蛋白 23.80ng/ml；高敏肌钙蛋白 I 3.21ng/ml；肌酸激酶同工酶 1.01ng/ml；B 型钠尿肽 11.90pg/ml。

（4）心脏彩超（2024.04.28） 显示心内结构未见明显异常。

（5）头颅 CT（2024.04.28） 平扫颅内未见明显异常。胸腹部 CT 显示：结合临床考虑胸腺癌术后改变，复发可能性大伴胸膜多发转移；双侧胸腔积液，双肺下叶膨胀不全；纵隔淋巴结肿大；肝脏类囊性病变；肝左叶钙化灶；脾脏低密度灶，性质待定。

用药治疗方案分析

1. 化疗方案选择 转移/复发胸腺癌以全身治疗为主，对化疗的反应较差。依据 NCCN 指南，专家组对胸腺癌患者的一线方案进行了优先级分层。NCCN 专家组投票决定首选卡铂/紫杉醇作为一线治疗，因为在临床试验中，该方案在胸腺癌患者中具有最高的响应率（总体响应率为 22%~36%）。数据表明，CAP 和 ADOC 方案对胸腺癌也有效，但这些方案比卡铂/紫杉醇更有毒。无法手术切除的患者可以接受放疗，可加化疗或单独放疗。对于存在单发转移或同侧胸膜转移的患者，选择包括诱导化疗或手术。如果患者无法耐受一线联合方案，可以考虑二线全身治疗选项。

2. 化疗药物输注前预处理药物 紫杉醇或其增溶剂蓖麻油均可导致过敏反应。因此说明书建议在用药前可使用抗组胺药和（或）短效类固醇药预防输液反应。该患者于化疗前预防给予盐酸苯海拉明注射液，地塞米松片。卡铂新一代铂剂型化合物，其作用机制为阻断 DNA 复制时引拉链解聚所必需的巯基，从而抑制肿瘤细胞增殖。输液反应等发生率低，但可能会出现恶心、呕吐、腹泻、脱发、听力下降、肾损伤、骨髓抑制等不良反应。因此，建议患者定期复查血常规、肝肾功能等检查项目，以便及时发现异常情况并予以处理。

3. 化疗消化道安全管理 依据 NCCN 指南，TC 方案为高度致吐风险化疗方案。建议使用神经激肽 −1 受体拮抗剂（NK-1RA）+5-HT$_3$ 受体拮抗剂 + 地塞米松 ± 奥氮平或奥氮平 + 帕洛诺司琼 + 地塞米松。该患者本次预防止吐方案为地塞米松磷酸钠注射液 10mg iv+ 奈妥匹坦帕洛诺司琼胶囊。

4. 骨髓抑制的预防和治疗药物 依据 NCCN 指南，患者粒缺发生的风险级别评估应综合考虑患者的疾病、化疗方案以及患者自身因素。胸腺癌 TC 方案为高度致粒缺风险。推荐常规行预防性升白，并对患者进行持续评估，密切关注血常规白细胞、粒细胞数值。

5. 其他治疗药物　该患者化疗后出现便秘，医嘱乳果糖口服溶液进行治疗。乳果糖可在结肠中被消化道菌转化为有机酸，降低肠道 pH，并能保留水分、增强粪便体积，从而刺激结肠蠕动、促进排便。

用药监护要点

1. TC 方案为高度致吐风险化疗药物，用药过程中应注意监测患者的饮食情况，避免进食油腻及刺激性食物，尽量清淡饮食。避免因化疗引起的恶心呕吐影响后续治疗方案的实施。

2. TC 方案也是高度致粒缺方案，建议预防性升白治疗。化疗期间需密切监测患者的血常规，若发生骨髓抑制，及时应用药物进行治疗。本方案的两种药物均经肝脏代谢且可引起肝脏的损伤，用药期间注意监测肝功能。

3. 紫杉醇可引起脱发，及时告知患者，进行心理预防。此外，两者也均可刺激口腔黏膜引起口腔炎，注意饭后漱口，避免进食刺激性及坚硬的食物损伤口腔黏膜。

4. 卡铂在常规剂量下，肾毒性并非剂量限制性，且不需要采用如水化或利尿等预防措施。血尿素氮或血清肌酐升高见于 14% 的患者，血清肌酐升高见于 6% 的患者，尿酸增加见于 5% 的患者。这些变化通常为轻度，大约半数患者可以恢复。在接受本品的治疗中，肌酐清除率为最灵敏的肾功能指标，治疗过程中需密切观察。

5. 紫杉醇的肌痛 / 关节痛发生的频率和严重程度与其剂量或者给药时间没有显著的相关性。60% 的治疗患者存在关节痛 / 肌痛；其中 8% 的患者症状严重，这一症状通常是一过性的，在紫杉醇治疗后 2~3 天出现，几天后恢复。在整个治疗期间，骨骼肌症状的发生频率和严重程度保持不变。提前告知患者，进行心理预防，出现后使用非甾体类抗炎药治疗。

★晚期 B3 型胸腺瘤一线治疗案例分析

病历摘要

患者，男，70 岁。身高 155cm，体重 52kg。

主诉：颜面部肿胀一月余。

现病史：患者于 2024 年 9 月初无明显诱因出现颜面部肿胀，外院胸部增强 CT 检查提示：前上纵隔肿瘤（恶性胸腺瘤可能性大），（大小 4.9cm×5.5cm×6.6cm）边界不清楚，上腔静脉管壁虫蚀样改变）。2024-10-11 彩超：左侧锁骨上淋巴结稍大双侧锁骨上淋巴结部分结构异常。胸前纵隔占位穿刺活检提示：见瘤细胞呈实性大片状分布，间质内可见未成熟 T 淋巴细胞，可见血管周间隙，部分可见明显核仁，缺乏细胞间桥，结合免疫组合考虑：胸腺瘤 B3 型。免疫组化：TDT（+）、CK19（+）、P40（在 +）、P63（散在 +）、CD56（-）、CgA（-）、CK7（+）、Ki-67（高增殖）、NapsinA（-）、PCK（-）、

Syn（−）、TTF-1（−）、CK5/6（−）、CD3（+）、CD20（个别+）、Desmin（−）、WT-1（−）。

骨 ECT 示：①左侧第 8~12 胸肋关节骨质代谢轻度异常活跃，考虑骨退行性改变。②鼻咽部见骨质代谢轻度异常活跃灶，局部炎症。③全身其余骨骼骨质代谢未见明显异常表现。

患者自本次发病以来，精神可，胃纳可，大便如常，小便如常，体重未见明显下降。

既往史：平素健康状况良好，无高血压、糖尿病、冠心病、房颤病史，无外伤史，无肝炎、肺结核、疟疾、菌痢等传染病史。无输血史，预防接种史随当地，无药物过敏史及药物成瘾史。2020 年 8 月阑尾炎并手术史。

个人史：生于原籍，无外地久居史，无疫水接触史，无吸烟嗜好，无饮酒嗜好，从事职员工作，无工业毒物、粉尘、放射性物质接触史，无冶游史。

入院诊断： B3 型胸腺瘤ⅢB 期（Masaoka-Koga 分期）。

治疗经过及用药分析

完善各项检查：血常规、凝血常规、肝肾功能相关检测，排除化疗禁忌。患者于 2024 年 10 月 10 日行依托泊苷 + 顺铂诱导化疗。具体方案为：依托泊苷注射液 160mg，ivgtt+ 顺铂针 120mg，ivgtt。并给予止吐、抗过敏等对症支持治疗。治疗期间所用药物见表 7-13。

表 7-13　药物治疗方案

治疗药物	用法用量	起止时间
地塞米松片	6mg，po	10.10
地塞米松片	3.75mg，po，qd	10.11-10.13
0.9% 氯化钠注射液	100ml，ivgtt，st	10.10
阿瑞匹坦注射液	130mg，iv，st	
0.9% 氯化钠注射液	100ml，ivgtt，st	10.10
托烷司琼注射液	5mg，ivgtt，st	
0.9% 氯化钠注射液	500ml，ivgtt，qd	10.10-10.12
依托泊苷注射液	160mg，ivgtt，qd	
0.9% 氯化钠注射液	250ml，ivgtt，qd	10.10-10.12
顺铂针	40mg，ivgtt，qd	
5% 葡萄糖注射液	500ml，ivgtt，qd	10.10-10.12
氯化钾注射液	10ml，ivgtt，qd	
5% 葡萄糖注射液	100ml，ivgtt，st	10.10
0.9% 氯化钠注射液	250ml，ivgtt，st	10.10
甲地孕酮片	160ml，po，qd	10.10-10.15

辅助检查

（1）肝肾功能（2024.10.08） AST 24U/L；ALT 21U/L；TBIL 8.4μmol/L；DBIL 2.2μmol/L；CREA 70.4μmol/L。

（2）血常规（2024.10.08） WBC 4.63×10^9/L；HGB 112g/L；PLT 191×10^9/L。

（3）心肌标志物（2024.10.08） 肌红蛋白 20.70ng/ml；高敏肌钙蛋白 I 8.86ng/ml；肌酸激酶同工酶 2.23ng/ml；B 型钠尿肽 14.77pg/ml。

（4）心脏彩超（2024.10.08） 显示心内结构未见明显异常。

用药治疗方案分析

1. 化疗方案选择 对于局部晚期（Ⅲ~ⅣA 期）胸腺瘤（癌），如果根据影像学评估无法手术完全切除，应在活检明确病理后，先进行诱导化疗，继而根据病灶转归情况决定后续手术或放疗。胸腺瘤诱导化疗方案尚未统一，但现有证据推荐顺铂为基础的联合方案，包括 CAP 方案（环磷酰胺 + 多柔比星 + 顺铂）和 EP 方案（依托泊苷 + 顺铂），在此选择 EP 方案。

2. 化疗药物肾毒性 顺铂是第一代铂类化疗药，进入人体内后，与 DNA 单链内的双链进行交叉，使之不能复制，属于细胞周期非特异性药物。累积性及剂量相关性肾功能不良是顺铂的主要限制性毒性。主要为肾小管损伤。急性损害一般见于用药后 10~15 天，血尿素氮（BUN）及肌酐（Cr）增高，肌酐清除率降低，多为可逆性，反复高剂量治疗可致持久性轻至中度肾损害。可通过水化预防其所致的肾毒性，该患者采用分 3 天使用，降低肾毒性发生率。

3. 化疗消化道安全管理 EP 方案为高度致吐风险化疗方案。建议使用神经激肽 -1 受体拮抗剂（NK-1RA）+5-HT_3 受体拮抗剂 + 地塞米松。该患者本次预防止吐方案为地塞米松片 + 托烷司琼注射液 + 阿瑞匹坦注射液，即使使用该止吐方案，仍有可能出现延迟性呕吐。而甲地孕酮还可以通过增加中枢神经系统强效食欲刺激剂神经肽 -Y 水平，激活促食欲神经元，从而改善食欲。因此，根据 2023 版《中国抗肿瘤治疗相关恶心呕吐预防和治疗指南》推荐，联合甲地孕酮。进一步保障化疗方案的继续进行，且改善患者的生存质量。

4. 骨髓抑制的预防和治疗药物 患者粒缺发生的风险级别评估应综合考虑患者的疾病、化疗方案以及患者自身因素。EP 方案为中高度致粒缺风险。不推荐常规行预防性升白，并对患者进行持续评估，密切关注血常规白细胞、粒细胞数值。若发生粒缺，可考虑升级 2 级预防。

用药监护要点

1. EP 方案为高度致吐风险化疗药物，用药过程中应注意监测患者的饮食情况，避免进食油腻及刺激性食物，尽量清淡饮食。避免因化疗引起的恶心呕吐影响后续治疗方案的实施。

2. EP 方案也是中高度致粒缺方案。化疗期间也需密切监测患者的血常规，若发生骨髓抑制，及时应用药物进行治疗。本方案的两种药物均经肾脏排出且可引起肾脏的损伤，用药期间注意监测肾功能。

3. 依托泊苷可引起脱发，及时告知患者，进行心理预防。此外，两者也均可刺激口腔黏膜引起口腔炎，注意饭后漱口，避免进食刺激性及坚硬的食物损伤口腔黏膜。

4. 顺铂具有神经毒性，神经损害如听神经损害所致耳鸣、听力下降较常见。末梢神经毒性与累积剂量增加有关，表现为不同程度的手、脚套样感觉减弱或丧失，有时出现肢端麻痹、躯干肌力下降等，一般难以恢复。

5. 其他，例如心脏功能异常、肝功能改变少见。

★晚期 B2 型胸腺瘤一线治疗案例分析

病历摘要

患者，男，67 岁。身高 158cm，体重 58kg。

主诉：发现前纵隔占位一月余。

现病史：患者于 2024 年 11 月体检，行胸部 CT 提示：前上纵隔占位性病变，（大小 2.9cm×3.3cm×2.8cm）边界不清楚。行胸部 CT 增强：前上纵隔肿瘤性病变，灶内密度不均，有坏死区，边界不清楚，与上腔静脉关系密切。胸膜多发结节，右侧少量胸腔积液。腹部 CT：肝囊肿，肝内钙化灶。行胸前纵隔占位穿刺活检提示：结合免疫组化及形态表现，考虑为 B2 型胸腺瘤。免疫组化：CD19（＋）、CD20（－）、P63（＋）、CK5/6（＋）、CD5（＋）、CD117（－）、EMA（灶状＋），Ki67（约 70%）。

患者自本次发病以来，精神可，胃纳可，大便如常，小便如常，体重未见明显下降。

既往史：高血压病史 20 余年，采用硝苯地平缓释片治疗，血压控制可。平素健康状况良好，无糖尿病、冠心病、房颤病史，无外伤史，无肝炎、肺结核、疟疾、菌痢等传染病史。无输血史，预防接种史随当地，无药物过敏史及药物成瘾史。

个人史：生于原籍，无外地久居史，无疫水接触史，无吸烟嗜好，无饮酒嗜好，从事职员工作，无工业毒物、粉尘、放射性物质接触史，无冶游史。

入院诊断：B2 型胸腺瘤ⅣA 期（Masaoka-Koga 分期）。

治疗经过及用药分析

完善各项检查：血常规、凝血常规、肝肾功能相关检测，排除化疗禁忌。患者于 2024 年 11 月 12 日行环磷酰胺＋多柔比星＋顺铂诱导化疗。具体方案为：环磷酰胺注射液 776mg，ivgtt＋多柔比星注射液 77.6mg，ivgtt＋顺铂针 77.6mg，ivgtt。并给予止吐、抗过敏等对症支持治疗。治疗期间所用药物见表 7-14。

表 7-14　药物治疗方案

治疗药物	用法用量	起止时间
平衡液	500ml，ivgtt，st	11.11
奈妥匹坦帕洛诺司琼胶囊	0.3g，po，st，化疗前 1h	11.12
0.9% 氯化钠注射液	100ml，ivgtt，st	11.12
环磷酰胺注射液	776mg，ivgtt，st	
5% 葡萄糖注射液	100ml，ivgtt，st	11.12
多柔比星注射液	77.6mg，ivgtt，st	
0.9% 氯化钠注射液	500mg，ivgtt，st	11.12
顺铂针	77.6mg，ivgtt，st	
5% 葡萄糖注射液	500ml，ivgtt，qd	11.11-11.14
氯化钾注射液	10ml，ivgtt，qd	
5% 葡萄糖注射液	250ml，ivgtt，qd	11.11-11.12
0.9% 氯化钠注射液	250ml，ivgtt，qd	11.11-11.12

辅助检查

（1）肝肾功能（2024.11.08）　AST 33U/L；ALT 32U/L；TBIL 10.4μmol/L；DBIL 4.2μmol/L；CREA 100.4μmol/L。

（2）血常规（2024.11.08）　WBC 5.67×10^9/L；HGB 118g/L；PLT 188×10^9/L。

（3）心肌标志物（2024.11.08）　肌红蛋白 22.20ng/ml；高敏肌钙蛋白 I 9.09ng/ml；肌酸激酶同工酶 3.32ng/ml；B 型钠尿肽 101.17pg/ml。

（4）心脏彩超（2024.11.08）　显示心内结构未见明显异常。

用药治疗方案分析

1. 化疗方案选择　对于晚期或转移性胸腺瘤，应行以铂类为基础的联合化疗。既往研究显示，含蒽环类药物及多药联合方案相较含依托泊苷方案改善了患者的肿瘤缓解率。CAP 方案可作为胸腺瘤一线化疗的首选方案，胸腺瘤其他一线治疗方案包括 CAP 方案联合泼尼松、顺铂＋多柔比星＋长春新碱＋环磷酰胺、依托泊苷＋顺铂和依托泊苷＋异环磷酰胺＋顺铂。在此选择 EP 方案。

2. 化疗药物肾毒性　顺铂是第一代铂类化疗药，进入人体内后，与 DNA 单链内的双链进行交叉，使之不能复制，属于细胞周期非特异性药物。累积性及剂量相关性肾功能不良是顺铂的主要限制性毒性。主要为肾小管损伤。急性损害一般见于用药后 10~15 天，血尿素氮（BUN）及肌酐（Cr）增高，肌酐清除率降低，多为可逆性，反复高剂量治疗可致持久性轻至中度肾损害。可通过水化预防其所致的肾毒性，该患者采用分 3 天使用，降低肾毒性发生率。

3. 化疗消化道安全管理　CAP 方案为高度致吐风险化疗方案。建议使用神经激肽-1 受体拮抗剂（NK-1RA）+5-HT₃ 受体拮抗剂 + 地塞米松。该患者本次预防止吐方案为地塞米松片 + 托烷司琼注射液 + 阿瑞匹坦注射液，即使使用该止吐方案，仍有可能出现延迟性呕吐。而甲地孕酮还可以通过增加中枢神经系统强效食欲刺激剂神经肽 -Y 水平，激活促食欲神经元，从而改善食欲。因此，根据 2023 版《中国抗肿瘤治疗相关恶心呕吐预防和治疗指南》推荐，联合甲地孕酮。进一步保障化疗方案的继续进行，且改善患者的生存质量。

4. 化疗药物心脏毒性 多柔比星可导致严重的心肌损伤和心力衰竭，心肌损伤程度与剂量有关，总量在 $500mg/m^2$ 以上者可多见。防治方法包括以下 3 种。

（1）用药前后要测定心脏功能，监测心电图、超声心动图、血清酶学等。

（2）总量应控制在 $500mg/m^2$ 以下。

（3）与自由基清除剂维生素 E、解救剂 ATP、辅酶 Q_{10}、维生素 C 等并用。

5. 骨髓抑制的预防和治疗药物 环磷酰胺、阿霉素剂量限制毒性均为骨髓抑制。患者粒缺发生的风险级别评估应综合考虑患者的疾病、化疗方案以及患者自身因素。该方案为高度致粒缺风险。推荐常规行预防性升白，并对患者进行持续评估，密切关注血常规白细胞、粒细胞数值。

用药监护要点

1. CAP 方案为高度致吐风险化疗药物，用药过程中应注意监测患者的饮食情况，避免进食油腻及刺激性食物，尽量清淡饮食。避免因化疗引起的恶心呕吐影响后续治疗方案的实施。

2. CAP 方案也是中高度致粒缺方案，化疗期间也需密切监测患者的血常规，若发生骨髓抑制，及时应用药物进行治疗。本方案的两种药物均经肾脏排出且可引起肾脏的损伤，用药期间注意监测肾功能。

3. 多柔比星可引起脱发，及时告知患者，进行心理预防。此外，两者也均可刺激口腔黏膜引起口腔炎，注意饭后漱口，避免进食刺激性及坚硬的食物损伤口腔黏膜。

4. 顺铂具有神经毒性，神经损害如听神经损害所致耳鸣、听力下降较常见。末梢神经毒性与累积剂量增加有关，表现为不同程度的手、脚套样感觉减弱或丧失，有时出现肢端麻痹、躯干肌力下降等，一般难以恢复。

第三节　纵隔生殖细胞肿瘤

一、概述

前纵隔是性腺外生殖细胞肿瘤（GCT）最常见的部位，仅少数位于后纵隔。距离它们主要的好发部位（性腺）较远，认为是由于胚胎发生过程中的异常迁移造成的。原发性纵隔和性腺 GCT 具有相同的组织学和生化特征，在等染色体 12p 中具有常见的细胞遗传学异常。纵隔生殖细胞肿瘤（MGCT）的独特之处在于它与 Klinefelter 综合征和血液系统恶性肿瘤的关联。它们在组织学上分为畸胎瘤、精原细胞瘤和非精原细胞瘤。每个分类在预后和治疗方面都有明显的区别。

大多数 MGCT 是在影像学检查中偶然发现的。在诊断时，20% 到 40% 的患者是无症状的。临床症状主要是由于肿瘤压迫邻近结构而产生，同时也取决于肿瘤的大小及其组织学亚型，常见的症状包括胸痛、咳嗽、呼吸困难、发烧、盗汗和体重减轻。治疗包括手术切除或化疗后根据组织学亚型进行手术切除。

1. 发病机制　生殖细胞肿瘤传统上起源于性腺，主要发生在睾丸中，很少发生在卵巢中。在性腺之外，GCT 可以在中线结构被发现，例如纵隔、腹膜后，在松果体和鞍上区较少见。尽管存在多种理论，但性腺外生殖细胞恶性肿瘤的病因尚不清楚。胚胎发育过程中的睾丸形成依赖于原始生殖细胞从近端外胚层迁移到位于背侧的泌尿生殖嵴。主要假设表明，在它们下降过程中会有一个停滞，这可能会导致纵隔中的肿瘤形成。另一种假设是转化生殖细胞在性腺中的反向迁移。这个假设得到遗传细胞起源数据的支持；然而，它并不能解释观察到的一些生物学差异。

2. 纵隔原发生殖细胞肿瘤组织学分类及病理特征

（1）组织学分类

①畸胎瘤　a：成熟性；b：不成熟性；c：成熟性 / 不成熟性畸胎瘤伴其他相关恶性成分。

其中 c 又可进一步分为：Ⅰ型，伴其他生殖细胞肿瘤（如精原细胞瘤、卵黄囊瘤、胚胎性癌、绒毛膜癌）；Ⅱ型，伴恶性上皮性肿瘤（如腺癌、鳞癌、大细胞癌）；Ⅲ型，伴恶性间质性肿瘤（如横纹肌肉瘤、血管肉瘤等）；Ⅳ型，上述情况的任意组合。

②精原细胞瘤。

③胚胎性癌。

④卵黄囊瘤（即内胚窦瘤）。

⑤绒毛膜癌。

⑥混合型生殖细胞肿瘤：上述非畸胎瘤型生殖细胞肿瘤的任何组合，如精原细胞瘤伴卵黄囊瘤，卵黄囊瘤伴胚胎性癌。

需要高度注意的是，上述分类方案是根据手术切除标本精确评估而做出的，此前未经治疗过。纵隔镜的小活检标本中，最重要的问题是根据其中存在的肿瘤成分而指导治疗方案的确定；如果没有获得全部标本，可能无法做出最终的组织学分类。

（2）纵隔原发生殖细胞肿瘤病理特征　成熟性畸胎瘤，组织学存在三个胚层的成熟成分。因此，可能遇到皮肤组织（如表皮、皮肤附属器）、成熟神经组织、骨组织、软骨组织及胰腺或胃肠道成分。不过，最重要的问题是对这类肿瘤要充分取材，以确定仅有成熟成分。

对于不成熟性畸胎瘤来说，常见为成熟成分、伴神经上皮成分。存在神经上皮或神经元菊形团，位于比例不一的神经丛中。有些肿瘤中可为局灶性，而有些肿瘤则可能占畸胎瘤的大部分。

纵隔精原细胞瘤的形态学特征和睾丸精原细胞瘤几乎相同。该肿瘤的特点是存在片状肿瘤细胞、部分区域有淋巴细胞分隔。该肿瘤中也曾有透明区域、肉芽肿反应、胸腺残余、淋巴细胞增生、囊性变的报道。部分肿瘤可有坏死区，也可有合体滋养细胞；不过，核分裂并无升高。

就非精原细胞瘤性纵隔原发生殖细胞肿瘤来说，卵黄囊瘤似乎是生长方式变化更大的一种。该肿瘤生长方式可呈网状、卵黄囊样、假乳头状、实性、梭形、黏液样、大囊性、肠样、肝样。因此，熟悉纵隔原发卵黄囊瘤的所有特征性表现极为重要，尤其纵隔镜活检小标本的情况下。不过，最重要的组织学特征之一是存在 Schiller-Duval 小体。

不管生长方式如何，卵黄囊瘤的肿瘤细胞为圆形、中等大小，细胞核圆形至卵圆形，核仁不明显。常见坏死及出血，但核分裂并无升高。

胚胎性癌可有更为显著的腺样表现，类似经典腺癌；或可呈实性生长，类似低分化癌。不过，增生的肿瘤性细胞呈"原始"表现，瘤细胞中等大小，细胞核圆形至卵圆形，核仁显著。常见出血及坏死灶，可见核分裂。

绒毛膜癌的特征是存在细胞滋养细胞和合体滋养细胞，混有出血及坏死灶。细胞滋养细胞中等大小，胞质透明，细胞核圆形至卵圆形，核仁不明显；而合体滋养细胞为多核巨细胞。

此外，需要强调的是存在混合型纵隔原发生殖细胞肿瘤。该组肿瘤是指不同生殖细胞肿瘤的混合（精原细胞瘤、卵黄囊瘤、胚胎性癌、绒毛膜癌），但无畸胎瘤成分。根据本文原作者经验，该组肿瘤约占所有纵隔原发生殖细胞肿瘤的 5%。该组肿瘤诊断的金标准是组织病理学评估。因此，对于所有纵隔生殖细胞肿瘤均应充分取材。

（3）免疫组化与分子特征　纵隔生殖细胞肿瘤评估中，免疫组化已应用多年，在该类肿瘤与其他纵隔更常见肿瘤的鉴别中发挥了重要作用。不过，需要强调的是，由于纵隔原发生殖细胞肿瘤罕见，因此尚无大规模免疫组化研究；即使病例数量较多的研究中，目前可用的一些免疫组化指标当时也并无应用。性腺生殖细胞肿瘤中免疫组化的研究进展，对于纵隔原发生殖细胞肿瘤的评估提供了较大帮助。

日常工作中，免疫组化的应用目的是支持某诊断或证实存在某种成分。因此，对于成熟性畸胎瘤来说，免疫组化的应用并不多，除非是想确定肿瘤内存在某特定组织。这种情况下，上皮、间质、神经内分泌等成分的任意免疫组化标记都可能成为重要辅助。对于不成熟畸胎瘤来说，免疫组化 S100 及 GFAP 可能是确定肿瘤内某些成分的重要染色标记。此外，伴恶性成分的畸胎瘤中免疫组化检测目的是确定恶性成分为上皮性、还是间质性。

对于纵隔精原细胞瘤来说，其免疫组化表现与睾丸相应肿瘤非常相似：纵隔精原细胞瘤表达 CAM5.2、EMA、PLAP、CD117、SALL4、OCT4、SOX2；其他阳性标记还有D2-40、LIN-28 同源物 A、SOX17。

就纵隔原发非精原细胞性生殖细胞肿瘤来说，卵黄囊瘤常表达 AFP、CEA、CK、

PLAP、vimentin、SALL4、glypican、LN-28。胚胎性癌的免疫组化特点类似卵黄囊瘤，即阳性表达 AFP 和 CK。不过，胚胎性癌阳性表达 CD30，该标记多用于间变性大细胞淋巴瘤。其他报道的阳性标记还有 OCT3/4、SOX2。绒毛膜癌阳性表达 HCG，常为阴性的标记有 PLAP、EMA、CEA。最近，有研究发现绒毛膜癌阳性表达 SALL4、GATA-3。

纵隔原发生殖细胞肿瘤的分子改变为 i（12），可见于约 80% 的病例。此外，纵隔原发生殖细胞肿瘤中可见的其他分子改变还有 KIT 的 17 号外显子突变、KRAS 的 13 号外显子突变、倍体改变。

3. 纵隔原发生殖细胞肿瘤的分期　前述 322 例纵隔生殖细胞肿瘤的研究在进行组织病理学分类的同时，也为该类肿瘤设计了分期方案，当然，该分期方案有其局限性。这一方案是根据完全切除的纵隔肿瘤标本而做出的，前提是假设患者此前未经治疗过，具体如下。

目前，很多医疗中心都会对纵隔原发生殖细胞肿瘤进行活检，然后进行相应内科治疗。诸多病例中，手术切除的时候已经基本不太可能确定具体肿瘤类型，一方面是因为治疗前存在的所有肿瘤成分可能都已经不存在了。另一方面，有肿瘤残余的情况下，相应肿瘤成分在此前的小活检中可能也并不存在，也会引发纵隔原发生殖细胞肿瘤中不同成分在治疗前标本中所占比例的评估问题。

所有这些都使得我们面临一个重要问题：手术切除标本中绝大部分仅为炎症性改变及坏死的情况下，如何对其进行分类和分期？该问题对于不仅需要解读小活检标本，也需要尽力对残余肿瘤有却不足的手术切除标本进行分类和分期的临床病理医师来说，是一个挑战。

需要强调的是，目前观察到成熟性及不成熟性畸胎瘤均为 I 期，而其他类型的纵隔原发生殖细胞肿瘤则分期更高。该分期方案对于纵隔原发生殖细胞肿瘤具有重要临床预后意义。

纵隔原发生殖细胞肿瘤分期方案包括以下几种。

I 期：肿瘤境界清楚，伴或不伴局部与胸膜或心包膜的粘连，但显微镜下未侵入相邻结构；

II 期：肿瘤局限于纵隔，伴大体和（或）镜下侵入相邻结构的证据（胸膜、心包膜、大静脉）；

III 期：肿瘤转移；III A 期为转移至胸腔内器官（淋巴结，肺，等）；III B 期为胸腔外转移（纵隔下或胸腔入口上）。

4. 纵隔原发生殖细胞肿瘤的临床表现　纵隔生殖细胞肿瘤通常在影像学检查中偶然发现，并且通常没有症状。当较大尺寸的 MGCT 压迫附近的结构时会引起症状。少数肿瘤可以合并感染。肿瘤的内容物有时可包括蛋白水解酶或消化酶。这可能导致肿瘤本身破裂，并可能引发周围结构的炎症。最严重的并发症包括肿瘤破裂形成胸腔、心包积液或侵蚀胸膜腔及心包腔。如果侵蚀支气管，可导致支气管阻塞，表现为肺炎或咯血。非精原细胞性 MGCT 更容易出现症状，淋巴结转移的机会更大。它们可能与体重减轻、发烧、咳嗽、呼吸困难、胸痛有关，并可能导致上腔静脉综合征。

5. 纵隔原发生殖细胞肿瘤的诊断　对怀疑 MGCT 的患者进行彻底的体格检查是必要的，特别要注意性腺。睾丸超声应该是标准筛查的一部分，以确定共存的 GCT。进一步的影像学、组织学和生化分析对于做出诊断和制定准确的治疗计划是必要的。患者通常在胸部 X 光检查偶然发现前纵隔肿块后就诊。使用计算机断层扫描（CT）或磁共振成像（MRI）成像可以帮助更好地确定肿瘤大小、位置和边界。生化标志物甲胎蛋白（AFP）、β-人绒毛膜促性腺激素（b-hCG）和乳酸脱氢酶（LDH）可升高，应进行检查。

（1）畸胎瘤　纵隔畸胎瘤通常位于纵隔前间隙的胸腺附近。在良性肿块中，生化标志物通常不会升高。纵隔成熟畸胎瘤的内容物包括三个胚胎细胞层（外胚层、中胚层、内胚层）中的至少两个发育分化良好的组织学成分。中胚层元素以骨骼、软骨和肌肉为代表。内胚层成分包括胃肠、呼吸和内分泌腺组织。外胚层组织可以表现出皮肤、真皮附属物和鳞状上皮内衬的囊状结构。

含有成形牙齿或骨骼的成熟畸胎瘤并不少见。影像学研究显示 20%~40% 的病例有钙化的证据，可能包括肿瘤壁或内部的钙化、成熟骨组织或牙齿。CT 扫描通常会显示边界清楚的肿块，其中包含囊性成分。当未成熟的胚胎组织与来自所有三个生殖细胞层的成熟元素混合时，定义为未成熟畸胎瘤。它们的临床意义在于它们可以形成带有出血和坏死区域的囊性结构。与成熟畸胎瘤不同，通常化疗后进行手术切除。

（2）精原细胞瘤　精原细胞瘤是常见的 MGCT。它们的大体外观特征是密度均匀的分叶状肿块，伴有出血和坏死区域。在组织学上，细胞具有独特的细胞膜，显示出丰富的含有糖原的透明嗜酸性细胞质。这种特性可以很容易地通过高碘酸－希夫（PAS）染色来证明。大约三分之一患者的 β-HCG 血清水平升高。AFP 升高表明可能不是单一精原细胞瘤。大多数病例在发现时已经发生转移，最常见的是邻近淋巴结。CT 扫描将显示为边界清晰的大肿块，通常密度均匀。

（3）非精原细胞瘤　非精原细胞瘤分类包括 MGCT 其余的组织学亚型，包括卵黄囊瘤、绒毛膜癌、胚胎癌，或混合型。它们在 MGCT 中恶性程度最高。卵黄囊肿瘤是最常见的组织学亚型，约占非精原细胞 MGCT 病例的 60%。卵黄囊肿瘤是软的灰白色肿块，有坏死和出血斑块。它们具有独特的肾小球血管周围结构，称为 Schiller-Duval 小体，与各种组织学类型交织，类似于性腺变异的表现。恶性病变具有界限不清的浸润性肿瘤的大体外观，细胞较大，具有原始的外观和模糊的细胞边界。绒毛膜癌瘤体较大，常有广泛的出血区域。从组织学上讲，它们是不同的早期胚胎细胞的混合物，通常仅在胚胎发生期间存在。

6. 纵隔原发生殖细胞肿瘤的临床特征　畸胎瘤是纵隔原发生殖细胞肿瘤中最为常见的类型。约 35% 的患者可能并无症状，而其他患者可表现为非特异性症状，如胸痛、呼吸困难、咳嗽。部分病例中报告的相关症状还有咯血、心包炎、内分泌功能异常、先天性曲细精管发育不全综合征（指 Klinefelter 综合征，是一种较常见的性染色体畸形所致遗传病，特点为患者有类无睾身材、男性乳房发育、小睾丸、无精子及尿中促性腺激素增高等。该病患者性染色体为 47，XXY，比正常男性多了 1 条 X 染色体，因此该病又称为 47,XXY 综合征；译者注）。性别方面，有研究认为女性为主或男性为主。此外，尽管畸胎瘤主要位于前纵隔，但也有部分少见病例发生于其他部位，还有发生于后纵隔的病例报道。

需要注意的是，不成熟性畸胎瘤的诊断需严格根据组织学所见来做出，但该组肿瘤罕见，且文献中对于"不成熟"性畸胎瘤的说法并不一致，因此其具体发生率并不确定。有研究认为不成熟性畸胎瘤可能占所有纵隔畸胎瘤的 1%。此前关于纵隔原发生殖细胞肿瘤的报道中，大部分不成熟性畸胎瘤发生于年轻患者或儿童。

关于畸胎瘤中的恶性成分（上皮性或间质性）的评估也应参照前述原则：这类病例中，合理取材及组织学检查是做出肿瘤类型、不同成分所占比例评估的金标准。该组肿瘤约占所有纵隔畸胎瘤的 20%。有恶性成分的纵隔畸胎瘤患者所报告的临床症状有造血系统表现、性早熟、Klinefelter 综合征。

纵隔精原细胞瘤的患者也可能表现出非特异性症状。少见情况下，患者可出现更为急性表现的症状，如上腔静脉综合征。按照本文原作者经验，单纯性精原细胞瘤约占所有纵隔原发生殖细胞肿瘤的 37%（120/322）。上述研究中的 120 例精原细胞瘤均为年轻男性。不过，该肿瘤也可发生于年龄较大患者。重要的是，女性也有精原细胞瘤的报道。

非精原细胞性纵隔原发生殖细胞肿瘤方面，文献报道的有卵黄囊瘤、胚胎性癌、绒毛膜癌以及混合型非精原细胞性生殖细胞肿瘤。该组肿瘤同样发生于 20~30 岁的年轻男性。不过，与精原细胞瘤不同的是，该组肿瘤（主要是卵黄囊瘤和胚胎性癌）常伴其他非生殖细胞恶性肿瘤。根据本文原作者经验，卵黄囊瘤是最常见的非精原细胞性纵隔原发生殖细胞肿瘤，在该组肿瘤中所占比例约为 12%。也有卵黄囊瘤伴特殊综合征的报道，如 Klinefelter 综合征或性早熟。部分患者中，年轻男性前纵隔肿物而伴血清 AFP 升高的情况下，提示卵黄囊瘤。此外，卵黄囊瘤还可伴血液系统表现，可出现在肿瘤确诊前、确诊后或同时。类似临床表现也可见于胚胎性癌患者。不过，绒毛膜癌罕见发生于纵隔。根据本文原作者经验，绒毛膜癌在纵隔原发生殖细胞肿瘤中所占比例不超过 5%，但也是发生于 20~30 岁年轻男性。重要的是，文献中报道的纵隔绒毛膜癌在明确诊断的时候，肿瘤已在胸腔内播散，常累及双侧肺部。大部分情况下，绒毛膜癌患者的预后差。

对于纵隔原发生殖细胞肿瘤的评估来说，血清标志物测定是一个极好的指标。HCG、AFP 及乳酸脱氢酶在该评估中具有重要意义。

7. 治疗与预后　就成熟性畸胎瘤而言，手术切除即可治愈。不过，不成熟性畸胎瘤、伴恶性成分的畸胎瘤中，其临床预后不仅取决于不同组织成分的比例，也取决于确诊时肿瘤的病理分期。

对不成熟性畸胎瘤而言，儿童患者的临床预后可能优于成人。不过，纵隔单纯性不成熟性畸胎瘤的特殊治疗及临床预后相关数据仍并不充分，这也是由于该肿瘤罕见所致。伴恶性成分畸胎瘤患者的治疗方案取决于所伴恶性成分的比例及类型（如癌、肉瘤）。关于具体情况下的畸胎瘤性肿瘤的明确结论，目前数据尚显不足。

精原细胞瘤对放疗敏感。不过，有人报道了包括 7 例单纯性精原细胞瘤在内的 34 例纵隔原发生殖细胞瘤肿瘤的临床治疗情况：作者强调，所有精原细胞瘤患者均经铂类为主的化疗，临床预后很好，部分未经放疗或手术。有关于 120 例单纯型精原细胞瘤的研究中，作者证实随访 1~19 年（平均 10 年）的 65 例中，49 例健在，16 例死于该肿瘤。尽管大部分精原细胞瘤局限于前纵隔，但也有部分病例会转移至骨、肺、肝及脑。

就非精原细胞型的纵隔原发生殖细胞肿瘤来说，纵隔卵黄囊瘤约 27% 在确诊时就已存在转移性病变。已有包括化疗、放疗、手术在内联合治疗的长期生存相关报道。尽管提倡积极治疗，但非精原细胞型纵隔原发生殖细胞肿瘤的 5 年生存率 8% 至 58% 不等。

关于胚胎性癌，并无精确数据。绒毛膜癌的预后极差，因为该肿瘤在确诊时即已存在转移性病变。

最近一项顺铂为主化疗、其后手术切除的 255 例纵隔原发生殖细胞肿瘤研究中，强调残余肿物中恶性成分超过 50%、术后血清肿瘤标志物升高和预后差有关。还认为化疗的不良反应及血清肿瘤标志物是长期生存的独立预后指标。另有报道，联合治疗的情况下，41% 的患者超过了 33 个月的中位生存时间。此外，可影响预后的其他危险因素还有非卵黄囊瘤的组织学类型、HCG 水平升高、病变超出纵隔。

二、临床药物治疗案例分析

★ 纵隔生殖细胞肿瘤治疗案例分析

病历摘要

患者，男，30 岁。身高 167cm，体重 66kg。

主诉：胸痛伴活动后气喘一月。

现病史：2024 年 4 月出现胸部疼痛，活动后气喘。2024 年 5 月就诊于我院门诊，查血清 AFP > 1000ng/ml，β-HCG 150mIU/ml。胸部 CT 示前纵隔巨大囊实性肿块，约 11.4cm × 10.8cm × 8.7cm，考虑侵及肺动脉干、左上肺静脉，考虑恶性肿瘤性病变，左肺门和纵隔 2L、5、6 区多发肿大淋巴结，考虑淋巴结转移可能。左侧少量胸腔积液。前纵隔占位超声引导下穿刺活检病理诊断：恶性混合性生殖细胞瘤（畸胎瘤伴恶性非精原细胞性生殖细胞瘤）。免疫组化检测：CK（＋）、SALL4（少数 ＋）、OCT4（＋）、P40（散在 ＋）、Ki67（约 90%＋）、AFP（少数 ＋）、CK20（少数 ＋）。今来我院进一步诊治，以"纵隔生殖细胞瘤"收入。

既往史：平素健康状况良好，无高血压、糖尿病、冠心病、房颤病史，无外伤、手术史，无肝炎、肺结核、疟疾、菌痢等传染病史。无输血史，预防接种史随当地，无药物过敏史及药物成瘾史。

个人史：生于原籍，无外地久居史，无疫水接触史，无吸烟嗜好，无饮酒嗜好，从事职员工作，无工业毒物、粉尘、放射性物质接触史，无冶游史。

入院诊断：纵隔畸胎瘤伴非精原细胞瘤 Ⅲ 期。

治疗经过及用药分析

完善各项检查：血常规、凝血常规、肝肾功能相关检测，排除化疗禁忌。患者于2024年5月19日行依托泊苷＋顺铂＋博来霉素化疗。具体方案为：依托泊苷170mg第1~3天静脉滴注，＋顺铂128mg，第1天静脉滴注＋博来霉素注射液25mg，第2、9、16天静脉输入，并给予止吐、补液等对症支持治疗。治疗期间所用药物见表7-15。

表7-15 药物治疗方案

治疗药物	用法用量	起止时间
5% 葡萄糖注射液	500ml，ivgtt，qd	5.18-5.21
氯化钾注射液	10ml，ivgtt，qd	
0.9% 氯化钠注射液	500ml，ivgtt，st	5.18
5% 葡萄糖注射液	100ml，ivgtt，qd	5.18-5.21
地塞米松片	6mg，po，st	5.19
地塞米松片	3.75mg，po，qd	5.20-5.22
奈妥匹坦帕洛诺司琼胶囊	0.3g，po，st	5.19
0.9% 氯化钠注射液	500ml，ivgtt，qd	5.19-5.21
依托泊苷注射液	170mg，ivgtt，qd	
0.9% 氯化钠注射液	500ml，ivgtt，qd	5.19
顺铂注射液	128mg，ivgtt，	
5% 葡萄糖注射液	100ml，ivgtt，qd	5.19
0.9% 氯化钠注射液	100ml，ivgtt，st	5.19
呋塞米注射液	20mg，iv	5.19
甲地孕酮片	160ml，po，qd	10.10-10.15

辅助检查

（1）血常规（2024.05.17） WBC 6.22×10^9/L；HGB 112g/L；PLT 190×10^9/L。

（2）肝肾功能（2024.05.17） AST 23U/L；ALT 21U/L；TBIL 18.2μmol/L；DBIL 5.8μmol/L；CREA 77.0μmol/L。

（3）心肌标志物（2024.05.17） 肌红蛋白32.0ng/ml；高敏肌钙蛋白 I 3.4ng/ml；肌酸激酶同工酶10.9ng/ml；B型钠尿肽83.30pg/ml。

（4）肿瘤标志物（2024.05.17） AFP＞1000ng/ml，β-HCG 146mIU/ml

（5）心脏彩超（2024.05.17） 显示心内结构未见明显异常。

用药治疗方案分析

1. 化疗方案选择 纵隔非精原细胞瘤对放化疗敏感。依据 NCCN 指南，推荐 BEP

或 EP 方案，有效率在 90% 以上。对于局部进展期纵隔精原细胞瘤，BEP 方案 3 周期或 EP 方案 4 周期后，进行影像学评估。局部放疗介入，放疗记录 30~40Gy。再次选择 BEP 方案。

2. 化疗药物肾毒性　顺铂是第一代铂类化疗药，进入人体内后，与 DNA 单链内的双链进行交叉，使之不能复制，属于细胞周期非特异性药物。累积性及剂量相关性肾功能不良是顺铂的主要限制性毒性。主要为肾小管损伤。急性损害一般见于用药后 10~15 天，血尿素氮（BUN）及肌酐（Cr）增高，肌酐清除率降低，多为可逆性，反复高剂量治疗可致持久性轻至中度肾损害。可通过水化预防其所致的肾毒性，该患者采用分 3 天使用，降低肾毒性发生率。

3. 博来霉素肺毒性　博来霉素是由轮枝链霉菌产生的碱性糖肽类物质的多组分复合抗生素，其毒副作用之一是引起肺纤维化。其诱导肺纤维化的机制，认为是 BLM 诱导 DNA 的断裂，产生自由基，诱导氧化应激反应，引起细胞凋亡或坏死，诱导炎症反应和纤维化。因此，严重肺部疾患、严重弥散性肺纤维化者，胸部及其周围接受放射治疗者，孕妇及哺乳期妇女禁用。

4. 化疗消化道安全管理　EP 方案为高度致吐风险化疗方案。建议使用神经激肽-1 受体拮抗剂（NK-1RA）+5-HT$_3$ 受体拮抗剂 + 地塞米松 ± 奥氮平或奥氮平 + 帕洛诺司琼 + 地塞米松。该患者本次预防止吐方案为地塞米松片 + 奈妥匹坦帕洛诺司琼片，并联合甲地孕酮，该药还可改善患者食欲。

5. 骨髓抑制的预防和治疗药物　患者粒缺发生的风险级别评估应综合考虑患者的疾病、化疗方案以及患者自身因素。EP 方案为中高度致粒缺风险。不推荐常规行预防性升白，并对患者进行持续评估，密切关注血常规白细胞、粒细胞数值。若发生粒缺，可考虑升级 2 级预防。

用药监护要点

1. BEP 方案为高度致吐风险化疗药物，用药过程中应注意监测患者的饮食情况，避免进食油腻及刺激性食物，尽量清淡饮食。避免因化疗引起的恶心呕吐影响后续治疗方案的实施。

2. BEP 方案也是中高度致粒缺方案。化疗期间也需密切监测患者的血常规，若发生骨髓抑制，及时应用药物进行治疗。本方案的两种药物均经肾脏排出且可引起肾脏的损伤，用药期间注意监测肾功能。

3. 依托泊苷可引起脱发，及时告知患者，进行心理预防。此外，两者也均可刺激口腔黏膜引起口腔炎，注意饭后漱口，避免进食刺激性及坚硬的食物损伤口腔黏膜。

4. 顺铂具有神经毒性，神经损害如听神经损害所致耳鸣、听力下降较常见。末梢神经毒性与累积剂量增加有关，表现为不同程度的手、脚套样感觉减弱或丧失，有时出现肢端麻痹、躯干肌力下降等，一般难以恢复。

★纵隔生殖细胞肿瘤治疗案例分析

病历摘要

患者，男，42岁。身高163cm，体重72kg。

主诉： 颜面部浮肿，伴胸闷、乏力半月。

现病史： 患者于2024年2月无明显诱因出现颜面部浮肿，晨重暮轻，伴胸闷，活动后气促，休息后可缓解，伴双侧眼皮及四肢轻度乏力。2024年3月24日于当地医院CT提示："前上纵隔肿物"。遂行手术治疗，术中所见：胸腔无积液，前纵隔可见较大肿物，直径约10cm，质地硬，边界不清，包绕上腔静脉，浸润心包以及两侧纵隔胸膜。纵隔淋巴结未见明显肿大。行活检手术，术后病理：符合纵隔生殖细胞瘤，精原细胞瘤。免疫组化：CD5（－）、CD117（＋）、TdT（－）、CD20（－）、CD3（－）、CD30（－）、HCG-β（－）、Glypican-3（＋）、Ki 67 LI 80%+。今来我院进一步诊治，以"纵隔占位性病变"收入。

既往史： 平素健康状况良好，无高血压、糖尿病、冠心病、房颤病史，无外伤、手术史，无肝炎、肺结核、疟疾、菌痢等传染病史。无输血史，预防接种史随当地，无药物过敏史及药物成瘾史。

个人史： 生于原籍，无外地久居史，无疫水接触史，无吸烟嗜好，无饮酒嗜好，从事职员工作，无工业毒物、粉尘、放射性物质接触史，无冶游史。

入院诊断： 纵隔精原细胞瘤Ⅱ期。

治疗经过及用药分析

完善各项检查：血常规、凝血常规、肝肾功能、肿瘤标志物相关检测，排除化疗禁忌。患者于2024年4月22日行依托泊苷＋顺铂化疗。具体方案为：依托泊苷180mg静脉滴注＋顺铂135mg，分3天静脉滴注。并给予止吐、补液等对症支持治疗。治疗期间所用药物见表7-16。

表7-16 药物治疗方案

治疗药物	用法用量	起止时间
0.9%氯化钠注射液	100ml，ivgtt，st	04.22
地塞米松磷酸钠注射液	10mg，iv，st	04.22
0.9%氯化钠注射液	100ml，ivgtt，st	04.22
昂丹司琼注射液	8mg，ivgtt，st	
0.9%氯化钠注射液	500ml，ivgtt，qd	04.22-04.24
依托泊苷注射液	180mg，ivgtt，qd	
0.9%氯化钠注射液	250ml，ivgtt，qd	04.22-04.24
顺铂针	45mg，ivgtt，qd	

治疗药物	用法用量	起止时间
5% 葡萄糖注射液	500ml，ivgtt，qd	04.22-04.24
氯化钾注射液	10ml，ivgtt，qd	
5% 葡萄糖注射液	100ml，ivgtt，st	04.22
0.9% 氯化钠注射液	250ml，ivgtt，st	04.22
乳果糖口服溶液	20ml，po，tid	04.25

辅助检查

（1）血常规（2024.04.20） WBC 5.87×10^9/L；HGB 152g/L；PLT 168×10^9/L。

（2）肝肾功能（2024.04.20） AST 16U/L；ALT 20U/L；TBIL 17.2μmol/L；DBIL 4.7μmol/L；CREA 75.0μmol/L；估算肾小球滤过率 104.7ml/min。

（3）心肌标志物（2024.04.20） 肌红蛋白 41.0ng/ml；高敏肌钙蛋白Ⅰ 2.2ng/ml；肌酸激酶同工酶 3.89ng/ml；B型钠尿肽 13.00pg/ml。

（4）肿瘤标志物（2024.04.20） AFP 4.97ng/ml，β-HCG 1.2mIU/ml

（5）心脏彩超（2024.04.20） 显示心内结构未见明显异常。

用药治疗方案分析

1. 化疗方案选择 纵隔精原细胞瘤对放化疗敏感。依据 NCCN 指南，推荐 BEP 或 EP 方案，有效率在 90% 以上。对于局部进展期纵隔精原细胞瘤，BEP 方案 3 周期或 EP 方案 4 周期后，局部放疗介入，放疗记录 30~40Gy。5 年生存率可达 100%。与 BEP 方案相比，EP 方案缓解率无差异，而无博来霉素肺毒性以及后续放射性肺损伤的风险。因此，选择 EP 方案。

2. 化疗药物肾毒性 顺铂是第一代铂类化疗药，进入人体内后，与 DNA 单链内的双链进行交叉，使之不能复制，属于细胞周期非特异性药物。累积性及剂量相关性肾功能不良是顺铂的主要限制性毒性。主要为肾小管损伤。急性损害一般见于用药后 10~15 天，血尿素氮（BUN）及肌酐（Cr）增高，肌酐清除率降低，多为可逆性，反复高剂量治疗可致持久性轻至中度肾损害。可通过水化预防其所致的肾毒性，该患者采用分 3 天使用，降低肾毒性发生率。

3. 化疗消化道安全管理 EP 方案为高度致吐风险化疗方案。建议使用神经激肽-1 受体拮抗剂（NK-1RA）+5-HT$_3$ 受体拮抗剂 + 地塞米松 ± 奥氮平或奥氮平 + 帕洛诺司琼 + 地塞米松。该患者本次预防止吐方案为地塞米松磷酸钠注射液 10mg，iv+ 昂丹司琼注射液。止吐级别较低。若患者发生重度恶心呕吐，可影响后续化疗方案的继续进行，且影响患者的生存质量。建议联用 NK-1RA。

4. 骨髓抑制的预防和治疗药物 患者粒缺发生的风险级别评估应综合考虑患者的疾病、化疗方案以及患者自身因素。EP 方案为中高度致粒缺风险。不推荐常规行预防性升白，并对患者进行持续评估，密切关注血常规白细胞、粒细胞数值。若发生粒缺，可考虑升级 2 级预防。

5. 其他治疗药物　该患者化疗后出现便秘，医嘱乳果糖口服溶液进行治疗。乳果糖可在结肠中被消化道菌转化为有机酸，降低肠道 PH，并能保留水分、增强粪便体积，从而刺激结肠蠕动、促进排便。

用药监护要点

1. EP 方案为高度致吐风险化疗药物，用药过程中应注意监测患者的饮食情况，避免进食油腻及刺激性食物，尽量清淡饮食。避免因化疗引起的恶心呕吐影响后续治疗方案的实施。

2. EP 方案也是中高度致粒缺方案。化疗期间也需密切监测患者的血常规，若发生骨髓抑制，及时应用药物进行治疗。本方案的两种药物均经肾脏排出且可引起肾脏的损伤，用药期间注意监测肾功能。

3. 依托泊苷可引起脱发，及时告知患者，进行心理预防。此外，两者也均可刺激口腔黏膜引起口腔炎，注意饭后漱口，避免进食刺激性及坚硬的食物损伤口腔黏膜。

4. 顺铂具有神经毒性，神经损害如听神经损害所致耳鸣、听力下降较常见。末梢神经毒性与累积剂量增加有关，表现为不同程度的手、脚套样感觉减弱或丧失，有时出现肢端麻痹、躯干肌力下降等，一般难以恢复。

第四节　纵隔神经源性肿瘤

一、概述

纵隔是各种周围来源的良恶性神经源性肿瘤的起源地之一，约占纵隔肿瘤的 30%，这些肿瘤通常被称为纵隔神经源性肿瘤。大多数发生于成人，但儿童也有病例报道。成人神经源性肿瘤绝大多数是良性的，仅 10% 是恶性的。儿童神经源性肿瘤一半以上是恶性的。此瘤大多数发生在后纵隔，起源于脊神经根，亦可起源于肋间神经、迷走神经和膈神经等。女性多于男性。

1. 常见良性纵隔神经源性肿瘤

（1）神经鞘瘤　来自神经鞘的施万细胞，生长缓慢。是纵隔中最常见的周围神经源性肿瘤。大多数发生在后纵隔。神经鞘瘤在儿童或成人中发展为散发性肿瘤，但在 30~60 岁的成年患者中更为常见。男女发病率无显著差异。患者可能无症状，也可能出现胸痛或因大纵隔肿瘤对气道或食管的外部压迫而继发的症状。很少有神经鞘瘤患者出现霍纳综合征、胸腔积液、纵隔出血或抗利尿激素分泌不当综合征（IADH 综合征）。

神经鞘瘤表现为大体和包膜良好的神经鞘瘤。在横截面上，它们呈现出黄白色外观，通常与出血和（或）囊性改变有关。它们的大小各不相同，从直径几厘米到最大尺寸为 20 厘米的"巨大"病变。

神经鞘瘤是良性肿瘤，可通过手术切除治愈。根据肿瘤的位置，肿瘤可以通过开胸、胸骨切开、锁骨上切除、后路椎板切除术、胸腔镜手术或其他技术切除。巨大胸腺瘤的术前栓塞也被用于促进肿瘤切除。目前还没有纵隔神经鞘瘤在成功切除后发生恶性转化的报告。

（2）神经节神经瘤　是起源于脊髓背根神经节的肿瘤，几乎可以在椎旁交感神经节和肾上腺髓质的任何地方生长。它们可能是新发的，是神经节神经母细胞瘤或神经母细胞癌成熟的结果。它们是罕见的良性完全分化的肿瘤，由梭形施万细胞或成纤维细胞、神经节细胞和神经纤维组成，没有未成熟的成分、异型性、明显的有丝分裂或中间细胞。大多数病例发生在儿童后纵隔。组织病理学特征取决于上述元素的混合，免疫表型与神经鞘瘤中的免疫表型相似，混合着分散的神经节细胞。神经节神经瘤可以通过手术切除治愈，还没有纵隔病变进展为恶性肿瘤的报告。

（3）神经纤维瘤　是起源于周围神经的良性肿瘤，可表现为局限性、弥漫性或丛状病变。局限性孤立性神经纤维瘤通常表现为浅表皮下肿瘤。局部神经纤维瘤大体上表现为局部梭形病变，扩张了起源神经。梭形细胞表现出独特的施万氏形态和免疫组织化学表型，具有 S100 蛋白和 SOX-10 免疫反应性。神经纤维瘤是良性病变，可以通过手术切除治愈。然而，弥漫性和丛状神经纤维瘤可能不可避免地包围着重要结构，限制了完全切除。

大多数纵隔神经纤维瘤是丛状神经纤维瘤，这些肿瘤具有神经纤维瘤的特征，在儿童早期发展为四肢和（或）深部皮下组织内广泛分布的生长。丛状神经纤维瘤的诊断通常基于临床基础，并且与神经纤维瘤的病史相关，临床表现和放射学特征对于做出诊断至关重要。纵隔丛状神经纤维瘤难以手术治疗，若转化为恶性周围神经鞘瘤则预后较差。

2. 恶性纵隔神经源性肿瘤

（1）恶性周围神经鞘瘤　恶性周围神经鞘瘤是周围神经系统少见肿瘤，起源于 Schwann 细胞，故又称恶性 Schwann 细胞瘤。约 25%~50% 的恶性周围神经鞘瘤由神经鞘瘤发展而来。肿瘤多位于后纵隔，偶可在前纵隔见到；附近的结构常受侵犯，并能发生远处转移。显微镜下可看到细胞数异常增多，核多形性及有丝分裂。

（2）神经母细胞瘤　神经母细胞瘤是一组起源于原始神经嵴细胞的交感神经节和肾上腺髓质肿瘤。它是儿童最常见的神经源性肿瘤，通常发生在婴幼儿，可能发生在不同的解剖部位。大多数病例在 5 岁之前被诊断出来；罕见病例见于年龄较大的儿童和成年人。神经母细胞瘤起源于未成熟的神经嵴细胞，有可能在不同的身体部位发展，最常见的起源于肾上腺髓质。也可沿着交感链 / 神经节发生。病理组织学分类（病理类型和分化程度）：包括：① NB（施旺细胞贫乏），未分化型、分化差型和分化型；②节细胞神经母细胞瘤 (ganglioneuroblastoma,GNB)，混合型（施旺细胞丰富）；③节细胞神经瘤 (ganglioneuroma,GN)，成熟中型；④ GNB，结节型，肿瘤细胞分化程度为未分化型、分化差型和分化型。核分裂指数（mitosis-karyorrhexis index，MKI）为计数 5000 个肿瘤细胞中有核细胞分裂的细胞数，分为 3 级：①低度，核细胞分裂细胞数占比＜2.0%；②中度，核细胞分裂细胞数占比为 2.0%~4.0%；③高度，核细胞分裂细胞数占＞4.0%。

（3）恶性神经肌肉绒毛膜瘤　也称为恶性神经肌肉错构瘤或恶性 Triton 肿瘤，是一种罕见的肉瘤，表现为由恶性周围神经鞘瘤成分与骨骼肌纤维混合而成的边界清晰的病变。患者在接受手术切除和（或）化疗治疗后预后较差，往往局部复发和（或）发生肺转移。

3. 神经源性肿瘤临床症状　神经鞘源性良性肿瘤，多数无症状，往往在常规胸部 X 线检查时被发现，而少数患者其症状常是由于机械原因引起，如胸或背部的疼痛是由于肋间神经、骨或胸壁受压或被浸润。咳嗽和呼吸困难是因为支气管受压，Pancoast 综合征是臂丛神经受累，Horner 综合征是颈交感链受累，声音嘶哑是肿瘤侵犯喉返神经。有 3%~10% 的患者因肿瘤伸入脊椎，在椎管内呈哑铃状膨胀生长可出现脊髓受压症状，下肢麻木、活动障碍。当肿瘤生长巨大或恶变时可占据一侧胸腔，使纵隔向健侧移位，患者的肺脏完全被肿瘤压缩而无功能，逐渐出现胸闷、气短、活动后症状加剧，并可导致喘鸣。肺受压后部分不张，可反复出现肺部感染、咳嗽、多痰、发热、有些可出现急性呼吸困难。并且可使气管移位，患侧呼吸音消失，血气分析提示低氧血症。由于心脏的移位、肿瘤压迫上腔静脉可出现上腔静脉综合征。压迫食管可出现吞咽困难。一般从无症状到有症状，为 3 个月到 3 年不等，有报道最长可达 14 年久。纵隔神经纤维瘤恶变者很少见。恶性神经鞘瘤因生长快，症状出现往往较早较重，常因肿瘤侵犯邻近的组织而出现剧痛。

国际神经母细胞瘤分期系统见表 7-17。

表 7-17　国际神经母细胞瘤分期系统

分期	描述
Ⅰ期	局限的肿瘤可完整切除，有或无镜下残余病变；有代表性的同侧淋巴结镜下未见肿瘤组织（与病变相连或与原发病变一起切除的淋巴结可能为阳性）
ⅡA期	局限的肿瘤不能完整切除，同侧有代表性的非黏附性的淋巴结镜下阴性
ⅡB期	局限的肿瘤，完整或不完整切除，同侧非黏附性淋巴结发现肿瘤，对侧肿大的淋巴结必须为阴性
Ⅲ期	不能切除的单侧肿瘤已浸润过中线（以脊柱为界），有或无局部淋巴结受累；或局限化单侧肿瘤有对侧淋巴结转移；或中线肿瘤（不可切除）浸润累及双侧或通过淋巴结累及两侧
Ⅳ期	任何原发肿瘤有远处淋巴结、骨、骨髓、肝、皮肤或其他器官（Ⅳ-S 期限定的除外）转移
Ⅳ-S期	局限化原发肿瘤（如Ⅰ、ⅡA期、ⅡB期），播散仅限于皮肤、肝或骨髓（恶性有核细胞不到 10%）（仅限于不到 1 岁的婴儿）

国际神经母细胞瘤危险度分级协作组基于 IDRFs 制定的治疗前分期标准和危险度分层系统主要包括以下内容。

（1）影像学定义的危险因子（image-defined risk factors，IDRFs）　主要包括8个方面，具体如下：①单侧病变，延伸到2个间室，包括颈部至胸腔、胸腔至腹腔、腹腔至盆腔。②颈部可见肿瘤包绕颈动脉和（或）椎动脉、颈内静脉，压迫气管并延伸到颅底。③颈胸连接处可见肿瘤包绕臂丛神经根，包绕锁骨下血管和（或）椎动脉，颈动脉，压迫气管。④胸部可见肿瘤包绕胸主动脉和（或）主要分支，肿瘤压迫气管和（或）主支气管；低位后纵隔肿瘤侵及T9和T12之间肋椎连接处，此处易损伤Adamkiewicz动脉。⑤胸腹连接处可见肿瘤包绕主动脉和（或）上腔静脉。⑥腹部和盆腔可见肿瘤侵及肝门和（或）肝十二指肠韧带，在肠系膜根部包绕肠系膜上动脉分支；肿瘤包绕腹腔干和（或）肠系膜上动脉的起始部；肿瘤侵及一侧或双侧肾蒂；肿瘤包绕腹主动脉和（或）下腔静脉、髂血管；盆腔肿瘤越过坐骨切迹。⑦椎管内延伸情况为轴向平面超过1/3的椎管被肿瘤侵入和（或）环脊髓软脑膜间隙消失、脊髓信号异常。⑧累及的邻近器官和（或）组织包括心包、横膈、肾脏和肝脏、胰-十二指肠和肠系膜。

值得注意的是下列情况应当记录，但不作为IDRFs，包括多发原发灶、胸腔积液（伴或不伴恶性细胞）、腹水（伴或不伴恶性细胞）。

（2）分期和危险度分层　国际神经母细胞瘤危险度分级协作组（International Neuroblatoma Risk Group，INRG）制定的治疗前分期和危险度分层包括以下内容：分期包括L1、L2、M和MS期，危险度分层包括极低危、低危、中危和高危。L1期，局限性肿瘤，限于1个间室内，不具有IDRFs；L2期，局限区域性病变，具有一项或多项IDRFs；M期，任何原发肿瘤伴有远处淋巴结、骨髓、肝、皮肤和（或）其他器官播散（除MS期）；MS期，转移仅限于年龄<18个月患儿发生的皮肤、肝和（或）骨髓转移，原发肿瘤可以是1、2或3期。

表7-18为基于IDRFs制定的治疗前分期标准和危险度分层系统。

表7-18　基于IDRFs制定的治疗前分期标准和危险度分层系统

INRG 分期	年（月）	组织学类型	肿瘤 分化	MYC 基因	11q 畸变	DNA 倍体	危险度
L1和 （或）L2	任何	节细胞神经瘤-成熟中型；节细胞神经母细胞瘤-混合型	任何	任何	任何	任何	极低危
L1	任何	除节细胞神经瘤-成熟中型和节细胞神经母细胞瘤-混合型以外	任何	不扩增	任何	任何	极低危
L1	任何	除节细胞神经瘤-成熟中型和节细胞神经母细胞瘤-混合型以外	任何	扩增	任何	任何	中危
L.2	<18	除节细胞神经瘤-成熟中型和节细胞神经母细胞瘤-混合型以外	任何	不扩增	无	任何	低危

INRG 分期	年（月）	组织学类型	肿瘤 分化	MYC 基因	11q 畸变	DNA 倍体	危险度
L.2	< 18	除节细胞神经瘤 - 成熟中型和节细胞神经母细胞瘤 - 混合型以外	任何	不扩增	有	任何	中危
L.2	≧ 18	节细胞神经母细胞瘤 - 结节型；神经母细胞瘤	分化型	不扩增	无	任何	低危
L.2	≧ 18	节细胞神经母细胞瘤 - 结节型；神经母细胞瘤	分化型	不扩增	有	任何	中危
L2	≧ 18	节细胞神经母细胞瘤 - 结节型；神经母细胞瘤	分化差或未分化型	不扩增	任何	任何	中危
L2	≧ 18	节细胞神经母细胞瘤 - 结节型；神经母细胞瘤	任何	扩增	任何	任何	高危
M	< 18	任何	任何	不扩增	任何	超二倍体	低危
M	< 12	任何	任何	不扩增	任何	二倍体	中危
M	≧ 12,< 18	任何	任何	不扩增	任何	二倍体	中危
M	< 18	任何	任何	扩增	任何	任何	高危
M	≧ 18	任何	任何	任何	任何	任何	高危
MS	< 18	任何	任何	不扩增	无	任何	极低危
MS	< 18	任何	任何	不扩增	有	任何	高危
MS	< 18	任何	任何	扩增	任何	任何	高危

4. 纵隔神经鞘源性肿瘤的诊断

（1）CT 扫描　显示肿瘤位于后纵隔，多靠近椎旁，肿瘤边界清楚。呈圆形、卵圆形，良性或恶性肿瘤部分病例可以有分叶。

（2）磁共振成像（MRI）增强的 T1 和 T2 的影像　显示神经纤维瘤有一高密度特征性外周区和中等密度的中央区，而神经鞘瘤为不均质的高密度区。CT 或 MRI 可以确定，肿瘤侵入脊椎管的情况，后者还可以用来确定累及范围。然而目前通常使用增强的脊髓 X 线检查来了解肿瘤入侵的情况。如为一侧胸内巨大神经源性肿瘤，X 线片、CT 片均可显示巨大肿瘤占满整个胸腔，纵隔向健侧移位，气管移位，受压或变窄，患侧肺受压，常见患侧胸内积液。

5. 纵隔神经鞘源性肿瘤的鉴别诊断　神经纤维瘤病伴发胸腔内神经纤维瘤时，须与罕见的脊膜突出症相鉴别。因其有周身性神经纤维瘤的表现，故不难诊断。

6. 纵隔神经源性肿瘤的治疗

（1）神经鞘源性肿瘤　无论是良、恶性都以手术切除为好，在切除肿瘤时应将肿瘤瘤体及包膜全部切除。在决定手术切口时，首先要明确肿瘤的定位，神经源性肿瘤大多来自肋间神经。神经源性肿瘤多位于后纵隔脊柱旁沟，如来源于第 1，2，3 肋间神经，因胸顶部空间狭小，肿瘤颇大，则可占满整个胸顶部，很难正确定位。第 4 肋间神经以下发生的神经源性肿瘤，则较易定位其来源。少数肿瘤可远离脊柱旁沟到达后背，可参考 X 线胸片及 CT 或 MRI 来确定手术的径路。小的、无椎管内受侵的肿瘤也可在电视胸腔镜下切除。不论采用哪种途径，首先都要切开肿瘤表面的胸膜，然后钝性及锐性分离肿瘤。有时要切断一根或几根肋间神经或交感神经干。少数情况下要牺牲肋间动脉。

（2）神经母细胞瘤治疗

①极低危、低危神经母细胞瘤（NB）的治疗方案：对于极低危、低危 NB 的治疗主要包括 4 个方面：①手术 + 观察。②化疗联合或不联合手术治疗。化疗指征为存在脊髓压迫所致的神经功能障碍，呼吸困难伴或不伴肝大，下腔静脉压迫致肾缺血，泌尿系统及消化道梗阻，严重凝血异常症状，手术未能完全切除病灶且存在肿瘤进展。在术前或术后进行 2~4 个疗程的化疗，21 天作为一个疗程。③可以采取观察的情况（不进行活检），即对于围生期发现的肾上腺肿块，直径＜3.1cm 的实性肿块或直径＜5.0cm 的囊性肿块可观察，如过程中疾病进展，则采取干预措施。紧急情况下可给予放射治疗，在对化疗反应不够迅速，症状严重且危及生命的情况下可给予放射治疗以减轻症状。

②中危 NB 的治疗方案：在化疗前或化疗中（约 4 个疗程）行择期手术，术后化疗至部分缓解（partial response，PR）继续行 4 个疗程化疗，总疗程≤8 个，必要时行二次手术。期间每隔 2 个疗程均需要进行评估，内容包括对原发灶、转移灶、肿瘤标志物的检查及听力评估，对存在骨髓浸润的患儿每 2 个疗程行骨髓涂片及 MRD 检测直至转阴。维持治疗为 13- 顺式维甲酸（13-cisretinoid acid，13-CRA）160mg/m^2，14 天 / 月，共 6 个月。

③高危 NB 的治疗方案：治疗计划包括 3 个阶段，即诱导期（化疗和手术）、巩固期（序贯移植及针对原发肿瘤以及残余转移部位的放射治疗）和巩固期后的维持治疗（免疫治疗和 13-CRA 治疗）。化疗 2 个疗程后进行自体外周血干细胞采集，后继续化疗 2 个疗程再行择期手术。术后化疗 2 个疗程，总疗程≤6 个。常规化疗结束后进行自体干细胞移植和放射治疗剂量为 21.6Gy 的瘤床放疗，推荐行序贯自体干细胞移植，瘤床放疗在 2 次自体干细胞移植之间进行。上述治疗完成后进行 GD2 单抗免疫治疗联合粒细胞 - 巨噬细胞集落刺激因子（granulocyte-macrophage colony-stimulating factor，GM-CSF）应用和 13-CRA 治疗。

7. 纵隔神经源性肿瘤的预后 良性纵隔神经源性肿瘤手术的死亡率很低，为 1%~2%。瘤体很大或恶性肿瘤会增加手术的风险和难度。良性肿瘤预后很好，而肉瘤多半在术后 1 年内死亡。

（1）神经鞘瘤和单发性或多发性神经纤维瘤，包膜完整，手术切除彻底，外科切除后能治愈。

（2）纵隔多发性纤维瘤包膜不完整或是神经纤维瘤病的一部分，则术后复发的机会较多，个别复发后再手术治愈率仍然较高。

（3）神经源性肉瘤，或恶性神经纤维瘤手术切除不彻底，因术后行放疗和化疗疗效均较差，故 90% 的病例在术后 3 个月到 3 年内复发，复发后再手术切除的可能性较小，则预后较差，但发生转移者少见，1 年生存率 90%，3 年生存率 30%。

（4）神经母细胞瘤的病理、基因、临床表现和长期生存可能会截然不同。神经母细胞瘤的预后与诊断年龄密切相关，早诊断至关重要。1 岁以下婴儿预后良好，随着诊断时年龄的增加，神经母细胞瘤患者的总生存率降低。由于神经母细胞瘤发病率低，早期症状又不明显，所以很难在发病初期发现。但如果能仔细观察，还是有机会发现可疑体征，尽早到医院去检查，从而掌握更有利的治疗时机。神经母细胞瘤的预后也与危险度分组密不可分。影响危险度分组的因素有 INRG 分期、肿瘤细胞病理、基因型（MYCN 基因、11q 畸变、DNA 倍体）、诊断年龄。其中高危肿瘤进展迅速，对患儿生命造成严重威胁。据国内一项纳入 2007~2019 年诊断为 NB 的 1041 例患者分析研究，尽管经多学科综合治疗，高危 NB 患者整体仍预后不良，5 年无事件生存率（EFS）仅为 37.7%。

二、纵隔神经母细胞药物治疗案例分析

★纵隔神经母细胞肿瘤 L2 高危组药物治疗案例分析

病历摘要

患儿，女，12 岁。身高 152cm，体重 35kg。

主诉：咳嗽三月，呼吸困难一月。

现病史：其在 2024 年 1 月无明显诱因出现咳嗽，干咳为主，无明显咳痰，无发热，患者未在意。2024 年 3 月出现呼吸困难，活动后加重，到当地医院就诊完善相关检查。胸部 CT 提示纵隔占位性病变。后就诊于上级医院，胸部 CT 示：纵隔脊柱右旁巨大肿块影（10cm×9cm）且病灶包绕压迫上腔静脉、升主动脉；双侧胸腔少量积液。行穿刺活检术，术后病理结果显示：神经母细胞肿瘤。免疫组化:CgA（＋）、Syn（＋）、CK（－）、WT-1（－）、S-100（－）、CD56（弥漫＋）、CD8（－）、Ki-67（＋，60%）。MYCN 基因扩增，11q 畸变阴性。今来我院进一步诊治，以"纵隔占位性病变"收入。

既往史：平素健康状况良好，无高血压、糖尿病、冠心病、房颤病史，无外伤、手术史，无肝炎、肺结核、疟疾、菌痢等传染病史。无输血史，预防接种史随当地，无药物过敏史及药物成瘾史。

个人史：生于原籍，无外地久居史，无疫水接触史，无吸烟嗜好，无饮酒嗜好，无工业毒物、粉尘、放射性物质接触史，无冶游史。

入院诊断： 纵隔神经母细胞肿瘤 L2 高危组。

（治疗经过及用药分析）

完善各项检查：血常规、凝血常规、肝肾功能电解质、肿瘤标志物、胸腹部增强

CT、超声心动图，排除化疗禁忌。患者于 2024 年 4 月 2 日行依托泊苷（200mg/m^2）第 1~3 天静脉滴注 + 顺铂（50mg/m^2）第 1~4 天静脉滴注。具体方案为：依托泊苷 244mg 第 1~3 天静脉滴注 + 顺铂 61mg，第 1~4 天静脉滴注。并给予止吐、补液等对症支持治疗。治疗期间所用药物见表 7-19。

表 7-19　药物治疗方案

治疗药物	用法用量	起止时间
5% 葡萄糖注射液	500ml，ivgtt，qd	04.01-04.04
氯化钾注射液	10ml，ivgtt，qd	
0.9% 氯化钠注射液	500ml	04.01
0.9% 氯化钠注射液	250ml，ivgtt，st	04.01-04.02
0.9% 氯化钠注射液	50ml，ivgtt，st	04.02
地塞米松磷酸钠注射液	10mg，ivtt，st	04.02
0.9% 氯化钠注射液	50ml，ivgtt，st	04.02
阿瑞匹坦注射液	120mg	
0.9% 氯化钠注射液	50ml，ivgtt，st	04.03-04.04
阿瑞匹坦注射液	80mg	
0.9% 氯化钠注射液	100ml，ivgtt，st	04.02-04.04
昂丹司琼注射液	6mg，ivgtt，st	
0.9% 氯化钠注射液	500ml，ivgtt，qd	04.02-04.04
依托泊苷注射液	244mg，ivgtt，qd	
0.9% 氯化钠注射液	250ml，ivgtt，qd	04.02-04.05
顺铂针	61mg，ivgtt，qd	
0.9% 氯化钠注射液	100ml，ivgtt，st	04.02
呋塞米注射液	20mg，iv，st	04.02
开塞露	20ml，肛内，st	04.05

辅助检查

（1）2024.03.31 血常规　WBC 6.68×10^9/L；HGB 147g/L；PLT 260×10^9/L。

（2）2024.03.31 肝肾功能　AST 8U/L；ALT 15U/L；TBIL 11.7μmol/L；DBIL 3.4μmol/L；CREA 27.0μmol/L。

（3）2024.03.31 心肌标志物　肌红蛋白 15.0ng/ml；肌酸激酶同工酶 2.65ng/ml。

（4）2024.03.31 NSE　41.7ng/ml

（5）2024.03.31 心脏彩超　显示心内结构未见明显异常。

用药治疗方案分析

1. 化疗方案选择 综合治疗是高危神经母细胞瘤的治疗策略，随着干细胞移植、放射治疗、免疫治疗等技术的不断成熟，依据相关研究结果，将诱导期化疗疗程从 8 个减至 6 个。高危组患儿化疗药物有环磷酰胺、长春新碱、依托泊苷、卡铂、顺铂、氮烯咪胺、蒽环类、异环磷酰胺等。本次选择依托泊苷 + 顺铂。

2. 化疗药物肾毒性 顺铂是第一代铂类化疗药，进入人体内后，与 DNA 单链内的双链进行交叉，使之不能复制，属于细胞周期非特异性药物。累积性及剂量相关性肾功能不良是顺铂的主要限制性毒性。主要为肾小管损伤。急性损害一般见于用药后 10~15 天，血尿素氮（BUN）及肌酐（Cr）增高，肌酐清除率降低，多为可逆性，反复高剂量治疗可致持久性轻至中度肾损害。通过水化预防其所致的肾毒性。

3. 化疗消化道安全管理 EP 方案为高度致吐风险化疗方案。建议使用神经激肽 -1 受体拮抗剂（NK-1RA）+5-HT$_3$ 受体拮抗剂 + 地塞米松 ± 奥氮平或奥氮平 + 帕洛诺司琼 + 地塞米松。该患者本次预防止吐方案为地塞米松磷酸钠注射液 10mg iv+ 昂丹司琼注射液 6mg ivtt d1~3+ 阿瑞匹坦注射液 120mg d1，80mg d2~3 ivtt。若患者发生重度恶心呕吐，可影响后续化疗方案的继续进行，且影响患者的生存质量。

4. 骨髓抑制的预防和治疗药物 患者粒缺发生的风险级别评估应综合考虑患者的疾病、化疗方案以及患者自身因素。EP 方案为中高度致粒缺风险。不推荐常规行预防性升白，并对患者进行持续评估，密切关注血常规白细胞、粒细胞数值。若发生粒缺，可考虑升级 2 级预防。

5. 其他治疗药物 该患者化疗后出现便秘，医嘱乳果糖口服溶液进行治疗。乳果糖可在结肠中被消化道菌转化为有机酸，降低肠道 pH，并能保留水分、增强粪便体积，从而刺激结肠蠕动、促进排便。

用药监护要点

1. EP 方案为高度致吐风险化疗药物，用药过程中应注意监测患者的饮食情况，避免进食油腻及刺激性食物，尽量清淡饮食。避免因化疗引起的恶心呕吐影响后续治疗方案的实施。

2. EP 方案也是中高度致粒缺方案。化疗期间也需密切监测患者的血常规，若发生骨髓抑制，及时应用药物进行治疗。本方案的两种药物均经肾脏排出且可引起肾脏的损伤，用药期间注意监测肾功能。

3. 依托泊苷可引起脱发，及时告知患者，进行心理预防。此外，两者也均可刺激口腔黏膜引起口腔炎，注意饭后漱口，避免进食刺激性及坚硬的食物损伤口腔黏膜。

4. 顺铂具有神经毒性，神经损害如听神经损害所致耳鸣、听力下降较常见。末梢神经毒性与累积剂量增加有关，表现为不同程度的手、脚套样感觉减弱或丧失，有时出现肢端麻痹、躯干肌力下降等，一般难以恢复。

5.其他：心脏功能异常、肝功能改变少见。

★纵隔神经母细胞肿瘤 L2 中危组药物治疗案例分析

病历摘要

患儿，男，7 岁。身高 120cm，体重 30kg。

主诉：气促，呼吸困难一月。

现病史：其父母发现患儿在 2024 年 3 月无明显诱因出现活动后气促、呼吸困难，无明显胸痛，无发热，未在意。2024 年 4 月出现症状加重，到当地医院行胸部 CT 提示：纵隔脊柱左旁巨大肿块影（11cm×10cm），病灶包绕压迫左下肺静脉、与右心房关系密切，左肺下叶不张；左侧胸腔积液。行超声引导下纵隔占位穿刺活检术，术后病理结果显示：神经母细胞肿瘤。免疫组化：CgA（＋）、Syn（＋）、CK（－）、WT-1（－）、S-100（－）、CD56（弥漫＋）、CD8（－）、Ki-67（＋，60%）。MYCN 基因不扩增，11q 畸变阴性。今来我院进一步诊治，以"纵隔占位性病变"收入。

既往史：平素健康状况良好，无高血压、糖尿病、冠心病、房颤病史，无外伤、手术史，无肝炎、肺结核、疟疾、菌痢等传染病史。无输血史，预防接种史随当地，无药物过敏史及药物成瘾史。

个人史：生于原籍，无外地久居史，无疫水接触史，无工业毒物、粉尘、放射性物质接触史。

入院诊断：纵隔神经母细胞肿瘤 L2 中危组。

⎰ 治疗经过及用药分析 ⎱

完善各项检查：血常规、凝血常规、肝肾功能电解质、肿瘤标志物、胸腹部增强 CT、超声心动图，排除化疗禁忌。患者于 2024 年 4 月 20 日行长春新碱＋阿霉素＋顺铂＋环磷酰胺化疗。具体方案为：长春新碱注射液 1.44mg 第 1 天静脉滴注＋环磷酰胺注射液 1150mg 第 1 天静脉滴注＋美司钠注射液 230mg 第 1 天静脉滴注 3 次＋顺铂 86mg，第 2 天静脉滴注＋阿霉素注射液 28mg 第 4 天静脉滴注。并给予止吐、补液等对症支持治疗。治疗期间所用药物见表 7-20。

表 7-20　药物治疗方案

治疗药物	用法用量	起止时间
5% 葡萄糖注射液	500ml，ivgtt，qd	4.20-5.24
氯化钾注射液	10ml，ivgtt，qd	
0.9% 氯化钠注射液	500ml，ivgtt，st	4.20
5% 葡萄糖注射液	100ml，ivgtt，qd	4.20-5.24
地塞米松片	6mg，po，st	4.20
地塞米松片	3.75mg，po，qd	4.20-5.23

治疗药物	用法用量	起止时间
阿瑞匹坦胶囊	125mg，po，st	4.20
阿瑞匹坦胶囊	80mg，po，qd	4.21-4.22
0.9%氯化钠注射液	100ml，ivgtt，st	4.20
昂丹司琼注射液	8mg，ivgtt，st	
0.9%氯化钠注射液	100ml，ivgtt，st	4.20
长春新碱注射液	1.44mg，ivgtt，st	
0.9%氯化钠注射液	100ml，ivgtt，st	4.20
环磷酰胺注射液	1150mg，ivgtt，st	
0.9%氯化钠注射液	100ml，ivgtt，st	4.20
美司钠注射液	230mg，ivtt，st	
5%葡萄糖注射液	100ml，ivgtt，qd	4.20-5.23
0.9%氯化钠注射液	250ml，ivgtt，st	4.21
顺铂针	86mg，ivgtt，st	
5%葡萄糖注射液	100ml，ivgtt，st	4.23
阿霉素注射液	28mg，ivgtt，st	
5%葡萄糖注射液	100ml，ivgtt，st	4.23
甲地孕酮片	160mg，po，qd	4.20-

辅助检查

（1）2024.04.16 血常规　WBC 7.63×10^9/L；HGB 149g/L；PLT 220×10^9/L。

（2）2024.4.16 肝肾功能　AST 11U/L；ALT 13U/L；TBIL 12.4μmol/L；DBIL 5.4μmol/L；CREA 87.0μmol/L。

（3）2024.4.16 心肌标志物　肌红蛋白 22.0ng/ml；肌酸激酶同工酶 2.95ng/ml。

（4）2024.4.16 心脏彩超　显示心内结构未见明显异常。

用药治疗方案分析

1. 化疗方案选择　中危神经母细胞瘤的治疗策略，在化疗前或化疗中（约4个疗程）行择期手术，术后化疗至 PR 继续行4个疗程化疗，总疗程≤8个，必要时行二次手术。本次选择长春新碱＋阿霉素＋顺铂＋环磷酰胺化疗。

2. 化疗药物肾毒性　顺铂是第一代铂类化疗药，进入人体内后，与 DNA 单链内的双链进行交叉，使之不能复制，属于细胞周期非特异性药物。累积性及剂量相关性肾功能不良是顺铂的主要限制性毒性。主要为肾小管损伤。急性损害一般见于用药后10~15天，血尿素氮（BUN）及肌酐（Cr）增高，肌酐清除率降低，多为可逆性，反复高剂量治疗可致持久性轻至中度肾损害。可通过水化预防其所致的肾毒性，该患者采用分3天使用，降低肾毒性发生率。

3. 化疗药物神经毒性　神经毒性是长春新碱剂量限制性毒性，常表现感觉异常，肢端麻木，深层腱反射减退或消失，可有共济失调、颅神经麻痹、腹痛、便秘，偶见麻痹性肠梗阻等。限制其单次剂量不超过 2mg。同时局部刺激较强，可引起静脉炎，药物漏出血管外可引起局部组织坏死。建议行输液港或 PICC 置管避免。

4. 化疗药物心脏毒性　阿霉素可导致严重的心肌损伤和心力衰竭，心肌损伤程度与剂量有关，总量在 $500mg/m^2$ 以上者可多见。防治方法：①用药前后要测定心脏功能，监测心电图、超声心动图、血清酶学等。②总量应控制在 $500mg/m^2$ 以下。③与自由基清除剂维生素 E、解救剂 ATP、辅酶 Q_{10}、维生素 C 等并用。

5. 骨髓抑制的预防和治疗药物　环磷酰胺、阿霉素剂量限制毒性均为骨髓抑制。患者粒缺发生的风险级别评估应综合考虑患者的疾病、化疗方案以及患者自身因素。该方案为高度致粒缺风险。推荐常规行预防性升白，并对患者进行持续评估，密切关注血常规白细胞、粒细胞数值。

6. 化疗消化道安全管理　该方案为高度致吐风险化疗方案。建议使用神经激肽 -1 受体拮抗剂（NK-1RA）+5-HT_3 受体拮抗剂 + 地塞米松 ± 奥氮平或奥氮平 + 帕洛诺司琼 + 地塞米松。该患者本次预防止吐方案为地塞米松片 + 昂丹司琼注射液 + 阿瑞匹坦胶囊，并联合甲地孕酮片，还可改善患者食欲。

用药监护要点

1. 该方案为高度致吐风险化疗药物，用药过程中应注意监测患者的饮食情况，避免进食油腻及刺激性食物，尽量清淡饮食。避免因化疗引起的恶心呕吐影响后续治疗方案的实施。

2. 该方案也是高度致粒缺方案，建议预防性使用长效升白针，但化疗期间仍需密切监测患者的血常规，若发生骨髓抑制。本方案的药物可能导致肾毒性、心脏毒性，密切观察患者尿量、心电图、BNP、超声心动图等。

3. 阿霉素还可引起脱发，及时告知患者，进行心理预防。此外，两者也均可刺激口腔黏膜引起口腔炎，注意饭后漱口，避免进食刺激性及坚硬的食物损伤口腔黏膜。

4. 顺铂、长春新碱具有神经毒性，神经损害如听神经损害所致耳鸣、听力下降较常见。末梢神经毒性与累积剂量增加有关，表现为不同程度的手、脚套样感觉减弱或丧失，有时出现肢端麻痹、躯干肌力下降等，一般难以恢复。

第五节　纵隔间质肿瘤

一、概述

间充质瘤仅占所有纵隔肿瘤的 2%，与囊肿一起，它们是儿童和青少年纵隔肿瘤的主要组成部分。后纵隔肿瘤占所有儿童纵隔间充质瘤的 40%，其中大多数是神经源性的。在间充质肿瘤中，良性病变占主要部分，其中脂肪瘤和淋巴管瘤在儿科年龄组中占主导地位。

（一）纵隔间叶源性肿瘤及其他肿瘤的病因

纵隔间叶源性肿瘤的发病原因类同于全身软组织肿瘤，虽然国内外的学者在遗传学、环境学、免疫病毒学等方面做了不少的工作，但确切病因尚没有被证实。

1. 创伤　最先注意到的是体表的一些肿瘤与创伤的关系，也有少数报道发现手术、烫伤或化学烧伤的瘢痕组织及异物附近组织易发生软组织肿瘤，潜伏期为 2~50 年。

2. 化学物质　动物实验证实皮下注射多环碳氢化合物能产生多种肉瘤，但在人体的研究上仍未证实。

3. 电离辐射放疗　患者在放射野中出现肉瘤，一般有 2~25 年的潜伏期，最常见的类型是恶性纤维组织细胞瘤和血管肉瘤。

4. 良性肿瘤恶变　绝大多数软组织肉瘤是原发的，而不是由良性肿瘤恶变而来，判断标准一般来讲如一个有多年病史的良性肿瘤转为生长迅速，且在光镜下找到肯定的良性病变残留，才可考虑为恶变。有作者在观察良性恶变病例中多次发现该肿瘤从一开始就是恶性。

5. 病毒因素　曾在实验动物和人类软组织肉瘤中分离出 C 型病毒、白血病病毒、EB 病毒，并注意到 HIV 感染的患者常伴发卡波西肉瘤。

6. 免疫因素　淋巴管肉瘤的发生总是同乳腺癌根治术后慢性淋巴水肿有关，长期应用免疫抑制剂，如环孢素可引起软组织肉瘤。

7. 遗传因素　已知与遗传有关的软组织肿瘤包括平滑肌瘤、血管球瘤、黄色瘤等。

8. 基因突变　P53 突变在散发的软组织肿瘤中不常见，但已知 P53 突变 Rb 基因异常表达的软组织肿瘤要比没有突变的侵袭性更强。

（二）纵隔间叶源性肿瘤及其他肿瘤的症状

纵隔间叶源性肿瘤可存在多年而无症状，半数以上是由于偶然发现，也可以是在体格检查时或出现在尸检报告中。最常见的主诉是胸痛、咳嗽、气短、吞咽困难、声嘶、Horner 综合征、上腔静脉压迫症及气管、心脏受压等，还有一些非特异性症状，如发热、盗汗、全身不适、食欲缺乏、体重减轻等，这些同肿瘤的位置、大小、性质以及生长方式有关，良性肿瘤较少出现症状，囊性较实体瘤产生症状少，膨胀性生长会产生压迫症状，浸润性生长常出现受累脏器的相应症状。

常见纵隔间叶源性肿瘤介绍如下：

1. 纵隔脂肪细胞瘤　包括脂肪瘤和脂肪母细胞瘤，以及脂肪肉瘤。其中，脂肪瘤可发生在任何年龄，并可能累及纵隔的任何部位。脂肪母细胞瘤仅是婴儿期的肿瘤，3 岁以后很少见到。它们具有局部侵袭性，易于局部复发，但不会转移。通常发生在四肢、腋窝和锁骨上区域。在脂肪母细胞瘤中，纵隔位置极为罕见。尽管是良性，但已知脂肪母细胞瘤会复发，有时可能累及椎管。在所有可能与 Li-Fraumeni 综合征相关的儿童脂肪肉瘤中，仅 11% 的恶性肿瘤起源于纵隔，其中大多数是黏液样脂肪肉瘤，也可能发生在胸腺内。手术切除仍然是治疗的选择。儿童脂肪肉瘤必须与脂肪母细胞瘤病区分开来，后者大多发生在两岁之前，而脂肪肉瘤在 3 岁以下的儿童中不常见。

2. 纵隔平滑肌 / 骨骼肌细胞瘤　平滑肌起源的肿瘤包括平滑肌瘤和平滑肌肉瘤，儿童发病率极低。纵隔骨骼肌肿瘤包括横纹肌瘤、横纹肌肉瘤、作为恶性蝾螈瘤组成部分的横纹肌肉瘤或生殖细胞肿瘤中的体细胞型恶性肿瘤。其中横纹肌瘤是良性病变，被认为是结节性硬化症儿童心脏引起的错构瘤。这些在纵隔中极为罕见，几乎只发生在儿童身上。原发性纵隔横纹肌肉瘤非常罕见，通常作为其他病变的异源成分的一部分被发现。这些肿瘤可发生在儿童的各个年龄段，通常无症状。它们通常起源于胸膜或膈肌。无任何残留的完全手术切除与良好的预后有关。然而，实现足够的切缘可能很困难，特别是在包裹重要器官的肿瘤中。

3. 纵隔纤维组织源性肿瘤　纤维组织肿瘤由纤维细胞、成纤维细胞及胶原纤维所组成。根据分化和成熟程度分为良性及恶性，纵隔纤维原性肿瘤非常罕见。目前，习惯将这类肿瘤分类为纤维瘤病、纤维肉瘤及恶性纤维性组织细胞瘤。

（1）纵隔纤维瘤病　是一种纤维组织增生性疾病，由胶原纤维和成熟纤维细胞组成。病因不明，可能与一些炎症或肿瘤产生的活性物质有关，也可能是一种变态反应和自身免疫性疾病。生物学行为介于良性与恶性之间。大体形态上无明显边缘，呈弥漫性结节性增生和结节状增生。患者多为中年人，临床症状主要因胸腔纵隔内各脏器受到增生的纤维组织包裹和压迫而引起，可包绕主动脉弓、气管、支气管、心脏等，往往因上腔静脉受阻而被注意，其他尚有胸痛、发热、吞咽困难、声嘶、血沉加快等表现。肿瘤不发生转移，治疗应采取完全切除，切除不彻底会局部复发。

（2）纵隔纤维肉瘤　罕见，多位于后纵隔。肿瘤多为圆形或椭圆形，体积较大，一般有假包膜。肿瘤生长迅速，局部呈浸润扩展，少有远处转移，发现时一般较大，通常产生症状，主诉有咳嗽、胸痛、呼吸困难及吞咽困难等。一些大的肿瘤会分泌胰岛素样因子，引起低血糖。根据病变部位设计合适的手术切口，对手术顺利进行是很重要的。对此类肿瘤外科手术仍为主要治疗方法，放疗或化疗效果不确定。患者预后差，多数患者在发现肿瘤后数年内死于胸腔内扩散。

（3）纵隔恶性纤维组织细胞瘤　恶性纤维组织细胞瘤是老年人最常见的软组织肉瘤，只有极少数的病变是原发于纵隔。男女发病无差别。后纵隔多见，其次为中纵隔。通常恶性纤维组织细胞瘤呈浸润性生长，无包膜。早期常无症状，不易发现，只有当肿瘤生长压迫周围脏器或大血管时才出现症状。CT 能清楚地了解肿块与周围组织特别是血管关系，对制定手术方案有帮助，病变较小时，边缘光整，密度均匀。较大者形态不规则，常伴坏死（55%）及钙化（7%~20%）并侵犯邻近器官组织，诊断一般须借助病理活检。首选手术治疗，手术原则尽可能完整切除。术前或术后的辅助治疗如放疗和化疗效果尚未得到证实。恶性纤维组织细胞瘤恶性程度较高，局部复发率达 40%~55%，转移率 14%~55%，最多见肺转移。5 年生存率 36%。

4. 孤立性纤维性肿瘤 发生于纵隔者非常罕见，近一半是恶性的，该肿瘤起源于间皮下的未分化间叶细胞，发病与石棉接触史无关。多见于成年男性，常有胸痛、咳嗽、呼吸困难和发热等症状，可有骨关节病、杵状指及低血糖的表现。可有转移，较常见的是肝，也可见淋巴转移。治疗采用外科手术切除，术后辅以放疗和化疗。良性一般预后良好，很少复发。恶性患者长期生存率很低，容易复发，大多数复发病例生存时间不足 5 年。

5. 纵隔血管源性肿瘤 血管源性肿瘤纵隔内罕见。病例统计认为发病率占纵隔肿瘤的 0.5%~1.5%，其 10%~30% 属恶性，病因及发病机制不明，可发生于纵隔的任何部位，以前上纵隔居多。

（1）纵隔血管瘤 以海绵状血管瘤多见，部分为毛细血管瘤，二者占良性血管瘤的90%，静脉型也有报道。多发于内脏区或椎旁沟，偶尔可扩展到胸壁、颈部及椎管内。多见于青壮年，性别差异不大，患者无症状，症状的发生与肿瘤大小部位及对周围组织压迫或侵犯有关，可以有胸痛、胸闷、咳嗽等症状。CT 有助于血管瘤的诊断，可见纵隔孤立性软组织肿块，中等密度，大小不等，边界清，也可模糊不清。治疗方面以手术切除为首选。

（2）血管内皮细胞瘤 组织学表现介于良恶性之间，起源于血管内皮细胞。可呈浸润性生长，并可有区域淋巴结转移及重要脏器转移，其中肺和肝是常见的转移部位，属低度恶性肿瘤，镜下异型性不大，核分裂象很少，手术应广泛切除，有一定的复发率。

（3）血管内皮肉瘤 发生于纵隔者非常罕见，病因不明，肿瘤一般无包膜。恶性程度高，疾病进展迅速，呈现浸润性生长，可有淋巴和肺转移，有时手术中发现已无法切除，患者在术后短期内复发，生存期较短。

（4）血管平滑肌肿瘤 主要位于四肢远端皮下组织，罕见于纵隔。可发生于任何年龄，纵隔的任何部位，其中前纵隔多见。肿瘤巨大可有压迫症状，术前诊断有赖于活检，首选手术，预后良好。

（5）血管平滑肌肉瘤 发病部位以下腔静脉、肺动脉常见，病变位于小血管时不易发现原发血管，诊断颇有争议，须结合肿块大小，发病部位，有无转移及镜下所见有丝分裂数量确定，首选手术治疗，手术范围包括整个肿瘤及其附近的血管和粘连组织，有报道术后复发率达 75%，有人曾给予复发患者放疗，但未获成功，化疗仅对少数病例有益。

6. 纵隔成纤维细胞／肌纤维母细胞瘤 好发于皮肤和浅表软组织，在纵隔位置非常罕见。在纵隔发生的少数病例中，侵袭性纤维瘤病见于年轻人群，女性多见。同样，纵隔肌纤维母细胞瘤也是女性更为多见。组织学上，它们由肌成纤维细胞组成，具有由淋巴细胞，浆细胞和嗜酸性粒细胞组成的混合炎性浸润，并可能表现出间变性淋巴瘤激酶（ALK）基因重排。首先手术切除，可考虑行 ALK 抑制剂靶向治疗，但是否获益仍未被证实。

7. 纵隔小圆细胞瘤 尤因肉瘤在纵隔中很少见。然而，它是纵隔儿童肿瘤最常见的小圆细胞肿瘤。原发性纵隔骨外尤因肉瘤很少见，应排除其他来源。EWSR1 基因的易位对于其确诊是必要的。需鉴别于具有变异易位的尤因肉瘤、滑膜肉瘤和其他蓝色小圆细胞肿瘤，尤其是 T 淋巴细胞淋巴瘤，两者均显示 CD99 阳性。淋巴瘤的其他免疫组织化学标志物和尤因肉瘤特有的 EWSR 易位的缺失有助于区分两者。还包括少数滑膜肉瘤和上皮样肉瘤。滑膜肉瘤主要位于前纵隔，与软组织肉瘤中发现的特征性易位有关。

二、纵隔尤因肉瘤肺转移药物治疗案例分析

病历摘要

患儿，男，6 岁。身高 110cm，体重 25kg。

主诉：咳嗽，胸闷两月。

现病史：患儿在 2024 年 6 月无明显诱因出现咳嗽、胸闷，伴活动后气促、呼吸困难，无明显胸痛，无发热。症状逐渐加重。2024 年 8 月到我院行胸部 CT 提示：纵隔占位性病变（8cm×9cm），病灶包绕压迫上腔静脉，右肺下叶支气管受压，右下肺不张；双肺多发小结节。遂收入院。行超声引导下纵隔占位穿刺活检术，术后病理结果显示：小圆细胞肿瘤，结合免疫组化考虑尤因肉瘤。免疫组化：GFAP（−），CD99（＋），EMA（−），Syn（＋），L1CAM（−），CK（散在＋），INI-1（＋），Olig-2（−），BRG-1（＋），NKX2.2（＋），NF（散在＋），PHH3（核分裂＋），Ki-67（30%~70%）。

既往史：平素健康状况良好。

个人史：生于原籍，无外地久居史，无疫水接触史，无工业毒物、粉尘、放射性物质接触史。

入院诊断： 纵隔尤因肉瘤肺转移。

治疗经过及用药分析

完善各项检查：血常规、凝血常规、肝肾功能电解质、肿瘤标志物、胸腹部增强 CT、超声心动图，排除化疗禁忌。患者于 2024 年 8 月 14 日行 VDC 方案化疗。具体方案为：长春新碱注射液 1.5mg/m² 静脉推注，第 1、8、15 天 + 多柔比星注射液 30mg/m² 静脉滴注 6 小时以上，第 1、2 天 + 环磷酰胺注射液 1.2g/m² 静脉滴注 1 小时以上，第一天 + 美司钠注射液 360mg/m²，于 CTX 0、3、6、9h，静脉输注。并给予止吐、补液等对症支持治疗。治疗期间所用药物见表 7-21。

表 7-21　药物治疗方案

治疗药物	用法用量	起止时间
5% 葡萄糖注射液	500ml，ivgtt，qd	8.13-8.16
氯化钾注射液	10ml，ivgtt，qd	

治疗药物	用法用量	起止时间
0.9% 氯化钠注射液	500ml，ivgtt，qd	8.13-8.16
5% 碳酸氢钠注射液	125ml，ivgtt，qd	8.13-8.16
5% 葡萄糖注射液	100ml，ivgtt，qd	8.13-8.16
地塞米松片	6mg，po，st	8.14
地塞米松片	3.75mg，po，qd	8.15-8.18
阿瑞匹坦胶囊	125mg，po，st	8.14
阿瑞匹坦胶囊	80mg，po，qd	8.15-8.16
0.9% 氯化钠注射液	100ml，ivgtt，st	8.14
昂丹司琼注射液	8mg，ivgtt，st	
0.9% 氯化钠注射液	100ml，ivgtt，st	8.14
长春新碱注射液	1.17mg，ivgtt，st	
5% 葡萄糖注射液	100ml，ivgtt，st	8.14
多柔比星注射液	25mg，ivgtt，st	
0.9% 氯化钠注射液	100ml，ivgtt，st	8.14
环磷酰胺注射液	1000mg，ivgtt，st	
0.9% 氯化钠注射液	100ml，ivgtt，st	8.14（输注 CTX 0、3、6、9h 时）
美司钠注射液	300mg，ivtt，st	
5% 葡萄糖注射液	250ml，ivgtt，qd	8.13-8.16

辅助检查

（1）2024.08.12 血常规　WBC 6.74×10^9/L；HGB 129g/L；PLT 200×10^9/L。

（2）2024.08.12 肝肾功能　AST 33U/L；ALT 23U/L；TBIL 16.6μmol/L；DBIL 6.3μmol/L；CREA 67.0μmol/L。

（3）2024.08.12 心肌标志物　肌红蛋白 12.0ng/ml；肌酸激酶同工酶 3.34ng/ml。

（4）2024.08.12 心脏彩超　显示心内结构未见明显异常。

用药治疗方案分析

1. **化疗方案选择**　转移性小圆细胞瘤的治疗策略以全身化疗为主，常用的化疗方案包括 VDC、IE 等。本次选择 VDC（长春新碱＋阿霉素＋环磷酰胺）化疗。

2. **化疗药物神经毒性**　神经毒性是长春新碱剂量限制性毒性，常表现感觉异常，肢端麻木，深层腱反射减退或消失，可有共济失调、颅神经麻痹、腹痛、便秘，偶见麻痹性肠梗阻等。限制其单次剂量不超过 2mg。同时局部刺激较强，可引起静脉炎，药物漏出血管外可引起局部组织坏死。建议行输液港或 PICC 置管避免。

3. **化疗药物心脏毒性**　阿霉素可导致严重的心肌损伤和心力衰竭，心肌损伤程度与剂量有关，总量在 500mg/m² 以上者可多见。防治方法：①用药前后要测定心脏功能，监测心电图、超声心动图、血清酶学等。②总量应控制在 500mg/m² 以下。③与自由基清除剂维生素 E、解救剂 ATP、辅酶 Q₁₀、维生素 C 等并用。

4.骨髓抑制的预防和治疗药物 环磷酰胺、阿霉素剂量限制毒性均为骨髓抑制。患者粒缺发生的风险级别评估应综合考虑患者的疾病、化疗方案以及患者自身因素。该方案为高度致粒缺风险。推荐常规行预防性升白，并对患者进行持续评估，密切关注血常规白细胞、粒细胞数值。

5.化疗消化道安全管理 该方案为高度致吐风险化疗方案。建议使用神经激肽-1受体拮抗剂（NK-1RA）+5-HT₃受体拮抗剂＋地塞米松±奥氮平或奥氮平＋帕洛诺司琼＋地塞米松。该患者本次预防止吐方案为地塞米松片＋昂丹司琼注射液＋阿瑞匹坦胶囊。

用药监护要点

1.该方案为高度致吐风险化疗药物，用药过程中应注意监测患者的饮食情况，避免进食油腻及刺激性食物，尽量清淡饮食。避免因化疗引起的恶心呕吐影响后续治疗方案的实施。

2.该方案也是高度致粒缺方案，建议预防性使用长效升白针，但化疗期间仍需密切监测患者的血常规，若发生骨髓抑制。本方案的药物可能导致肾毒性、心脏毒性，密切观察患者尿量、心电图、BNP、超声心动图等。

3.阿霉素还可引起脱发，及时告知患者，进行心理预防。此外，两者也均可刺激口腔黏膜引起口腔炎，注意饭后漱口，避免进食刺激性及坚硬的食物损伤口腔黏膜。

4.长春新碱具有神经毒性，神经损害如听神经损害所致耳鸣、听力下降较常见。末梢神经毒性与累积剂量增加有关，表现为不同程度的手、脚套样感觉减弱或丧失，有时出现肢端麻痹、躯干肌力下降等，一般难以恢复。

（蔡君　蔡志强）

参考文献

［1］Liu T, Al-Kzayer LFY, Xie X, et al. Mediastinal lesions across the age spectrum: a clinicopathological comparison between pediatric and adult patients［J］. J Oncotarget, 2017, 8:59845-59853.

［2］Bakker M, Marx A, Ströbel P. The pathology of mesenchymal tumors of the mediastinum［J］. Mediastinum, 2018, 2:42.

［3］Buckley JA, Vaughn DD, Jabra AA, et al. CT Evaluation of Mediastinal Masses in Children: Spectrum of Disease with Pathologic Correlation［J］. J Crit Rev Diagn Imaging, 1998, 39:365-92.

［4］Billmire DF. Germ cell, mesenchymal, and thymic tumors of the mediastinum［J］. J Semin Pediatr Surg, 1999, 8:85-91.

［5］Moaath A, Raed E, Mohammad R, et al. Lipoblastoma: A Rare Mediastinal Tumor［J］. J Ann Thorac Surg,

2009, 88:1695-7.

［ 6 ］Ching AS, Lee SF, Chan YL. Diagnosing paediatric mediastinal lipoblastoma using ultrasound-guided percutaneous needle biopsy: Review and report［ J ］. J Clin Imaging , 2002, 26:23-6.

［ 7 ］Bakker MA, Marx A, Mukai K, et al. Mesenchymal tumours of the mediastinum-part Ⅰ ［ J ］. J Virchows Archiv, 2015, 467:487-500.

［ 8 ］Plukker JT, Joosten HJ, Rensing JB, et al. J Primary liposarcoma of the mediastinum in a child［ J ］. J Surg Oncol , 1988, 37:257-63.

［ 9 ］Bakker MA, Marx A, Mukai K, et al. Mesenchymal tumours of the mediastinum-part Ⅱ ［ J ］. J Virchows Archiv, 2015, 467:501-517.

［ 10 ］Suster S, Moran CA. Malignant cartilaginous tumors of the mediastinum: clinicopathological study of six cases presenting as extraskeletal soft tissue masses［ J ］. J Hum Pathol, 1997, 28: 588-94.

［ 11 ］Takeda S, Miyoshi S, Akashi A, et al. Clinical spectrum of primary mediastinal tumors: A comparison of adult and pediatric populations at a single Japanese institution［ J ］. J Surg Oncol, 2003: 83: 24-30.

［ 12 ］Silverman NA, Sabiston DC, Jr. Primary tumors and cysts of the mediastinum［ J ］. Curr Probl Cancer, 1977, 2: 1-55.

［ 13 ］Horikawa-Kyo Y, Tanaka T, Tanano H, et al. Mediastinal hemangiopericytoma［ J ］. Pediatr Blood Cancer, 2009, 53: 206-207.

［ 14 ］Marx A, Chan J K C, Chalabreysse L, et al.The 2021 WHO Classification of Tumors of the Thymus and Mediastinum: What Is New in Thymic Epithelial, Germ Cell, and Mesenchymal Tumors?［ J ］. J Thorac Oncol, 2022, 17(2): 200-213.

第八章
乳腺癌

第一节 概述

乳腺癌是全球女性发病率最高，也是导致女性死亡最常见的癌症类型。2020 年，全球有近 226 万女性被诊断为乳腺癌，68.5 万人死于该疾病。乳腺癌在女性人群中的发病率已经超过肺癌，成为发病率最高的癌症。乳腺癌是一种异常乳腺细胞生长失控并形成肿瘤的疾病。如果不加以控制，肿瘤会扩散到全身并威胁生命。乳腺癌细胞始于乳房中的乳管和（或）乳腺小叶内，最早的原位癌不会危及生命。如癌细胞发生扩散，侵袭到附近的乳腺组织，就会形成肿瘤，导致乳房出现肿块或增厚。侵袭性癌症可以发生转移，扩散到附近的淋巴结或其他器官，转移性乳腺癌则可能危及患者生命。

一、乳腺癌的临床表现及诊断

（一）临床表现

早期乳腺癌通常无典型症状，容易被患者忽视，往往是在患者体检或进行乳腺癌筛查时被发现。乳腺癌的典型症状多出现在肿瘤中晚期，包括乳腺肿块、乳头溢液、乳头乳晕异常、发病部位皮肤改变及腋窝淋巴结肿大等。乳腺肿块是乳腺癌患者中最常见的临床表现及就诊原因，乳腺癌患者的乳腺肿块通常是无痛性的。乳头溢液也是部分乳腺癌患者的伴随症状，多发生于大导管或者导管内乳腺癌患者。当肿瘤侵犯乳头或乳晕下方时，可牵扯乳头，可使乳头出现扁平、回缩、凹陷等。当肿瘤细胞侵犯乳房皮下淋巴管时，淋巴管被堵塞，还可出现发病部位皮肤水肿、凹陷等改变。如乳腺癌出现淋巴结转移，还会出现转移部位的淋巴结肿大变硬等症状。

（二）乳腺癌的临床诊断

乳腺癌的诊断应当结合患者的临床表现、体格检查、影像学检查、实验室检查及组织病理学检查等进行综合判断。

1. **体格检查** 体格检查一般是进行乳腺触诊。触诊前应仔细询问患者乳腺病史、月经史、婚姻史、既往乳腺癌、卵巢癌家族史。对于绝经前妇女，月经结束后是较为适宜的乳腺触诊时机。多数乳腺癌触诊时能够触到肿块，此种类型的乳腺癌相对容易诊断。对于触诊阴性的患者，应重视排查乳头溢液、乳房皮肤凹陷等乳腺癌相关体征，诊断需结合患者影像学及组织病理学检查结果，必要时可活检进行细胞学诊断。

2. **影像学检查** 乳腺的影像学检查主要包括乳腺 X 线检查、乳腺超声、乳腺磁共振成像（magnetic resonance imaging，MRI）、正电子发射计算机体层成像（positron emission tomography-computed tomography，PET-CT）等。乳腺 X 线检查是乳腺疾病最基本的检查方法，该方法在钙化检出方面具有明显的优势，但对致密型乳腺、近胸壁肿块的影像显示不佳。乳腺超声作为一种操作简便，无放射性损害的检查方法，可用于所有疑诊乳腺病变的人群。乳腺 MRI 检查虽然检查费时较长，费用相对较高，但能同时显示肿瘤与胸壁的关系、腋窝淋巴结转移情况等，可为手术方案的选择提供一定依据。PET-CT 则可用于排查乳腺肿瘤患者可能存在的局部复发或远端转移。

3. **实验室检查** 乳腺癌患者早期的生化检查常无特异性改变，如为晚期累及其他脏器时，可出现相应生化指标的改变。若发生骨转移，可出现碱性磷酸酶升高。在肿瘤标志物方面，CA15-3、癌胚抗原在转移性乳腺癌的病程监测中应用价值较高。但其在早期乳腺癌患者中的敏感性较低，且某些乳腺良性疾病和其他器官的恶性肿瘤也可使其升高，故不推荐用于乳腺癌的筛查和诊断。

4. **组织病理学检查** 病理学诊断是乳腺癌确诊和治疗的依据。规范的乳腺癌病理诊断报告可为患者在治疗方案选择、疗效预测和预后判断上提供可靠的依据。乳腺浸润性癌的病理报告应包含肿瘤大小、组织学类型、组织学分级、有无并存的乳腺导管内原位癌（ductal carcinoma in situ，DCIS）、有无脉管侵犯、神经侵犯、乳头、切缘和淋巴结情况等。还应包含雌激素受体（estrogen receptor，ER）、孕激素受体（progesterone receptor，PR）、人表皮生长因子受体 2（human epidermal growth factor receptor 2，HER2）免疫组化染色，Ki-67 等指标的检测结果。

二、乳腺癌的病因与发病机制

乳腺癌已经成为公共卫生事业的重大问题。研究显示，与欧美国家相比，中国的乳腺癌患者相对更年轻，发病高峰年龄为 40~59 岁。乳腺癌的病因目前尚不明确。多数研究认为乳腺癌的发生是多种因素共同作用的结果，包括生殖因素、遗传因素、生活方式和环境因素等。流行病学显示初潮年龄早、绝经年龄晚、晚育未育、未哺乳、长期进行激素替代治疗、胸部接受过大剂量放射线照射、绝经后肥胖、既往有乳腺癌家族史等都是乳腺癌发生的危险因素。在所有乳腺癌病例中 5%~10% 为遗传性乳腺癌患者，通常与乳腺癌易感基因 1/2(breast cancer susceptibility gene 1/2，BRCA1/2)等基因突变有关。乳腺良性疾病与乳腺癌的关系尚存在争论，大部分学者认为乳腺小叶的上皮高度增生或不典型增生可能与乳腺癌的发生有一定关系。另外，营养过剩、肥胖、脂肪饮食，也可能增加乳腺癌的发病机会。

三、乳腺癌的病理分类与分期

乳腺癌的病理分类是对乳腺癌肿瘤组织的形态学表现、组织学特征以及分子生物学特点进行分类和鉴别的过程。依据第5版世界卫生组织（World Health Organization，WHO）乳腺肿瘤的分类，乳腺肿瘤可分为乳头状肿瘤、小叶原位癌、导管原位癌、浸润性乳腺癌、少见肿瘤和涎腺型肿瘤及神经内分泌肿瘤。原位癌不侵犯周围组织，早期切除即可获得较好预后。浸润性乳腺癌中，最常见的为浸润性导管癌。不同类型的浸润性乳腺癌的预后各不相同。因此，精准的组织学分型可对乳腺癌患者的预后判断、治疗方案的制定提供重要的指导作用。

乳腺癌的分期是按照疾病的严重程度对患者进行分组。目前，乳腺癌分期以美国癌症联合会（AJCC）发布的第八版 TNM 分期（2018 年）为参考，根据原发肿瘤（T）、区域淋巴结（N）和远处转移（M）的情况，由早至晚共可分为 0、Ⅰ、Ⅱ、Ⅲ、Ⅳ期。Ⅰ期即为乳腺癌的早期，而一旦出现了远处转移（M1）即为Ⅳ期晚期乳腺癌。乳腺癌的分期为疾病的发展程度的判定提供了统一的标准，同时为疾病的处理提供了依据。

四、乳腺癌的治疗原则

肿瘤的治疗一般基于分期及病理类型进行治疗。目前随着分子生物学的研究进展，越来越多与肿瘤发生发展密切相关的分子标志物也引导着肿瘤的治疗策略。对乳腺癌而言，其治疗策略不仅取决于病理类型以及病理分期，也与 HER2 状态、HR 状态、Ki67、淋巴结转移情况等密切相关。治疗手段包括手术切除、放疗、药物治疗（传统化疗、靶向治疗、内分泌治疗、免疫治疗等）。本章将重点阐述乳腺癌药物治疗的相关内容。乳腺癌患者在进行药物治疗前，需进行肿瘤标志物的检测以确定乳腺癌的分子亚型，这些分子标志物对于药物的选择、预后至关重要，此外，分子标志物也决定了治疗方案在手术前（称为新辅助治疗）或手术后（称为辅助治疗）进行。

（一）HER2 阳性乳腺癌的靶向治疗

乳腺癌是一种表型多样的异质性疾病，生物学亚型较多，其中 HER2 阳性的患者约占乳腺癌发患者群的 15%。HER2 是一种跨膜糖蛋白表皮生长因子受体，具有酪氨酸激酶活性，可激活控制上皮细胞生长和分化。HER2 的表达常与肿瘤复发及总体预后更差相关。HER2 的状态可指导乳腺癌的治疗，并预测预后。因此对于新确诊的浸润性乳腺癌和转移性乳腺癌常规推荐进行 HER 状态的检测。对于 HER2 阳性的乳腺癌患者首选抗 HER2 药物联合其他药物进行治疗。

目前临床应用的抗 HER2 药物包括单抗类药物如曲妥珠单抗注射剂、帕妥珠单抗注射剂、曲妥珠单抗皮下制剂以及双靶向皮下制剂（曲妥珠单抗联合帕妥珠单抗，简称双靶向），小分子酪氨酸激酶抑制剂（tyrosine kinase inhibitors，TKI）如拉帕替尼、吡咯替尼、奈拉替尼、图卡替尼等，以及抗体偶联药物（antibody-drug conjugates，ADCs），包括恩美曲妥珠单抗和德曲妥珠单抗。

曲妥珠单抗联合化疗与单用化疗相比，可明显提高 HER2 阳性乳腺癌患者病理学完全缓解（pathologic complete response，pCR）率，但随着曲妥珠单抗临床应用的增多，可产生 HER2 : HER3 复合物而产生耐药性。帕妥珠单抗不仅具有抗 HER2 作用，而且还可阻止 HER2 : HER3 复合物的形成，从而延缓曲妥珠耐药。因此各指南中均推荐对于 HER2 阳性的患者在新辅助 / 辅助治疗中，可考虑行双靶向治疗。

对于耐受情况较好的年轻患者可推荐抗 HER2 药物联合双药化疗方案，如经典的 TCbHP 方案（紫杉类 /T+ 卡铂 /Cb+ 曲妥珠单抗 /H+ 帕妥珠单抗 /P）；年龄较大或无法耐受铂类的，也可考虑紫杉类单药联合双靶向治疗，如 THP×6 方案（紫杉类 /T+ 曲妥珠单抗 /H+ 帕妥珠单抗 /P）。但一般不推荐与蒽环类联合应用，因两者均可引起心脏毒性。

对于术前行靶向治疗，足疗程完成新辅助治疗且达 pCR 者，术后辅助治疗可继续原来的靶向治疗或双靶向治疗。而对于新辅助治疗中使用了曲妥珠单抗而未达到 pCR 者，辅助治疗也仍可考虑使用恩美曲妥珠单抗。HER2-TKIs 一般作为 HER2 单抗药物的后续治疗方案，推荐在腋窝淋巴结阳性、HER2 阳性的患者，在完成曲妥珠单抗为基础的治疗后，可考虑序贯奈拉替尼治疗。对于晚期乳腺癌 HER2 阳性者既往使用过曲妥珠单抗者，可考虑吡咯替尼联合卡培他滨进行治疗。

对于 HER2 阳性，HR 阳性的患者，若无须进行化疗或不耐受化疗不良反应，可选择靶向治疗联合内分泌治疗。

抗 HER2 药物具有心脏毒性，治疗前应评估并记录心功能基线，用药过程中建议每 3 个月监测 1 次心功能。蒽环类药物也可增加心脏毒性，因此不建议抗 HER2 药物与蒽环类药物同时使用，但可序贯使用，如 AC-THP 方案（蒽环类 /A+ 环磷酰胺 /C 序贯紫杉类 /T+ 曲妥珠单抗 /H+ 帕妥珠单抗 /P）。此外，单抗类药物易引起过敏反应，首次给药时应注意慢速滴注，给药后密切关注患者的反应。

HER-TKIs 类药物可导致腹泻等消化道不良反应。ADC 类药物如恩美曲妥珠单抗可致血小板减少症，用药前及用药过程中应注意监测血小板数值，若发生相关不良反应及时减量或停药，并对症支持治疗。ADC 类药物德曲妥珠单抗可引起间质性肺炎，用药期间应进行肺功能检测。

（二）HR 阳性乳腺癌的内分泌治疗

乳腺癌患者多为激素依赖性，约 70% 的乳腺癌患者表现为激素受体（hormone receptor，HR）阳性。这些激素主要包括雌激素和孕激素，一旦乳腺癌患者检测到 ER 和（或）PR 表达阳性，则可从内分泌治疗中获益。因此，对于新诊断的浸润性乳腺癌各指南均推荐进行的免疫组化检测。

新辅助治疗一般为了降期或保乳而多选择化疗及靶向治疗。只有对存在化疗禁忌、暂时不行手术或新辅助化疗不敏感的 HR 阳患者，方考虑行新辅助内分泌治疗[3]。新辅助内分泌治疗疗程尚无定论，有专家认为可持续至 6 个月或观测到最佳疗效。后续辅助治疗方案依据术后病理类型而定。在行乳腺肿瘤切除术后的患者，尽管多数专家认为对于 HR 阳性乳腺癌对化疗并不敏感，但我国 2024 版 CSCO 指南中仍建议对于术后复发高风险的患者进行化疗。在化疗之后考虑给予内分泌治疗，但不建议内分泌治疗与化疗同时进行因其可降低疗效。后续辅助内分泌治疗可以与放疗及抗 HER2 药物同时进行。对于晚期或转移复发的乳腺癌患者，若肿瘤进展缓慢或既往内分泌治疗获益可考虑内分泌治疗或内分泌联合靶向治疗控制肿瘤进展。

内分泌治疗药物主要包括两大类：一类是阻断雌激素和（或）孕激素与乳腺肿瘤组织结合，从而阻断肿瘤的生长，这类药物包括选择性雌激素受体调节剂（selective estrogen receptor modifier，SERM）、选择性雌激素受体下调剂（selective estrogen receptor down-regulation，SERD）；另一大类为阻断激素的生成，如芳香化酶抑制剂（aromatase inhibitor，AI）、促黄体生成素释放激素（luteinizing hormmone releasing hormone，LHRH）类似物。如何选择上述药物进行内分泌治疗，还需考虑患者的卵巢水平。因为卵巢是激素分泌的重要场所，绝经前患者的激素分泌主要依靠卵巢，而绝经后激素来源主要为雄激素的转化。因此，对于绝经前 HR 阳性的患者，可选择 SERM 或 SERD 进行治疗，或 AI 联合卵巢功能抑制（ovarian function suppression，OFS）；绝经后 HR 阳性患者，则可选择 AI 进行治疗。

另外，近几年随着对信号通路的研究，一些靶向药物（mTOR 抑制剂、HDAC 抑制剂和 CDK4/6 抑制剂）可作为内分泌治疗的辅助手段，联合抑制肿瘤生长增殖。如 CDK4/6 抑制剂（阿贝西利、瑞波西利、达尔西利、哌柏西利）联合 AI 或 TAM 可进一步降低术后高危患者的复发风险。

内分泌治疗药物主要改变 HR 患者的激素水平，并诱发一系列的不良反应，如围绝经期综合征、骨质疏松、血脂异常、子宫内膜增厚等反应。因此在内分泌治疗期间应注意监测骨密度，若发生骨质疏松可及时行双膦酸盐或地舒单抗进行治疗，同时注意补充维生素 D 和钙。药师也应在用药前对患者进行宣教，以提高患者的依从性，保证疗程的顺利完成。

（三）三阴性乳腺癌的化疗

三阴性乳腺癌（triple-negative breast cancer，TNBC）是指免疫组化测定 ER 和 PR 的表达＜ 1%，HER2 的免疫组化测定结果为 0 至 1+，或免疫组化结果为 2+ 但荧光原位杂交结果为阴性。全球范围内，TNBC 约占乳腺癌的 20%，更常见于 40 岁以下女性。相较于其他亚型，TNBC 恶性程度及复发风险均较高，对靶向治疗及内分泌治疗都不敏感，首选的治疗方案仍为传统的化疗。

对乳腺癌治疗有效的药物包括蒽环类药、紫杉类药物、卡铂、环磷酰胺类等。化疗方案的选择需综合评估患者的疾病情况，如淋巴结转移情况、肿瘤大小、是否有远处转移，患者基本情况，如骨髓功能、心脏功能、肝肾功能等并结合化疗药物的毒性制订个体化给药方案。对于年轻的、耐受良好的患者，优先3药联合方案TAC方案（紫杉类/T+蒽环类/A+环磷酰胺/C）或AC-T方案（蒽环类/A+环磷酰胺/C，序贯紫杉类/T）。若复发风险较低或存在心功能不全等禁忌，也可选择紫杉类联合铂类方案，如TP方案（紫杉类/T+铂类/P）。

在新辅助化疗中，指南也推荐联合帕博利珠单抗联合化疗，进一步提高TNBC患者pCR率。但帕博利珠单抗这一适应证在我国尚未得到批准。在TNBC患者中，BRCA1/2突变者较多，且该突变携带者对铂类敏感，因此对于年轻的、有乳腺癌家庭史的TNBC患者，尤其有BRCA1/2基因突变时，可首先考虑采用含铂方案。

晚期乳腺癌的患者，治疗方案的选择更应注重耐受性及生活质量，因此对这部分患者，指南首选的治疗方案为单药治疗，除非在需要肿瘤迅速缩小或症状迅速缓解时方考虑毒性更大的双药联合化疗。不推荐3种以及3种以上的化疗药物联合使用。若连续3种化疗方案均无缓解，或患者基础情况较差，则不考虑继续化疗，可行对症姑息治疗或参与临床试验。

相较于其他类型的治疗药物，化疗的不良反应更为显著，并存在较多禁忌，如患者心功能较差、肝肾功能损伤、恶病质、伴有严重感染、骨髓储备不足等，均不适宜进行化疗。排除化疗禁忌，治疗前应充分提供预处理方案，保证化疗的顺利实施，如合理的止吐方案、心脏功能保护方案、骨髓抑制预防方案、肝肾功能保护方案、过敏预防方案等。用药过程注意监测患者肝肾功能、血常规、心功能等，警惕药物引起的不良反应。

五、乳腺癌的药物治疗进展

乳腺癌是女性中发病率最高的肿瘤，除手术、放疗等局部治疗逐渐精细化之外，乳腺癌药物治疗也取得了很大的发展。近年来多种新型乳腺癌治疗药物相继进行临床，包括免疫检查点抑制剂、靶向药物、抗体偶联药物等。联合传统化疗、内分泌治疗不断丰富着各分型乳腺癌的治疗。

（一）靶向药物

1. 抗HER2药物 HER2基因是一种原癌基因，编码跨膜糖蛋白受体，具有酪氨酸激酶活性。15%~20%的乳腺癌患者HER2基因过表达。HER2基因是乳腺癌发生发展的重要驱动基因和预后指标，成为乳腺癌转移或复发的独立预后因素。

曲妥珠单抗是全球首个应用于临床的抗HER2靶向药物，开启了乳腺癌抗HER2治疗的新时代，广泛应用于新辅助治疗、辅助治疗、晚期解救治疗的方案中，对于HER2阳性患者可优先考虑抗HER2药物联合其他治疗药物。

曲妥珠单抗为更大的患者带来了获益，但随之而来的是一部分患者在治疗过程中发生曲妥珠单抗的耐药。随着研究的深入，帕妥珠单抗进入临床应用，与曲妥珠单抗联用不仅提高HER2阳性乳腺癌患者的无进展生存期（progression-free survival，PFS）和总生存期（overall Survival，OS），而且还可抑制曲妥珠单抗的耐药，因此双靶向治疗也成为 HER2 阳性患者首选治疗方案。

在曲妥珠单抗耐药机制的研究中，抗 HER2 的小分子酪氨酸激酶抑制剂（tyrosine kinase inhibitors，TKI）随之上市，拉帕替尼是双靶点 TKI，对 EGFR 和 HER2 都具有抑制作用，研究表明，拉帕替尼与曲妥珠单抗联用可获得叠加的效果。此外，奈拉替尼、吡咯替尼、图卡替尼都为 HER2 阳性乳腺癌的治疗带来更多的选择。

2. CDK4/6 抑制剂　细胞周期蛋白依赖性激酶 4/6（cyclin-dependent kinase 4/6，CDK4/6）在人体细胞分裂周期中起关键作用，可诱发细胞周期从 G0 期向分裂期转变。CDK4/6 在乳腺癌中活性较高，因此对于 CDK4/6 抑制剂的使用则可使乳腺癌细胞处于生长期不进行分裂增殖，从而抑制乳腺癌肿瘤的生长。

目前上市品种包括哌柏西利、瑞波西利、阿贝西利、达尔西利、曲拉西利。研究表明，CDK4/6 抑制剂联合 AI 用于一线治疗时，其疗效优于多种双药化疗方案，且不良反应更加轻微。更多的临床研究更证实了 CDK4/6 抑制剂在晚期 HR 阳性乳腺癌一线中的治疗地位。此外，一部分研究也证实了 CDK4/6 抑制剂联合内分泌治疗在 HR 阳性 HER2 阴性高危早期乳腺癌患者或临床高危因素的淋巴结阴性乳腺癌的治疗中卓有成效。

3. PARP 抑制剂　聚腺苷二磷酸核糖聚合酶［poly（ADP-ribose）polymerase，PARP］抑制剂是一种新型的靶向药物，在多种肿瘤的治疗中取得了良好的治疗效果。美国 FDA 批准 PARP 抑制剂用于 BRCA1/2 突变的卵巢癌、前列腺癌、乳腺癌治疗。

BRCA 是抑制恶性肿瘤发作的基因，其编码蛋白修复损伤 DNA，使细胞正常生长。当 BRCA1/2 中的一个或两个发生突变时，损伤 DNA 无法修复，从而改变了细胞的生殖特征，导致肿瘤的发生发展。携带胚系 BRCA1/2 基因突变的人群中乳腺癌发病率约为普通人的 10 倍，而在乳腺癌患者的 TNBC 亚型中，BRCA1/2 突变者占 20% 左右。在 BRCA1/2 野生型的细胞中，可通过同源重组修复断裂的 DNA，但在 BRCA1/2 突变的细胞中，同源重组无法实现，则需要 PARP 来修复断裂的 DNA 单链。因此，在 BRCA1/2 突变的乳腺癌患者中，PARP 抑制剂可抑制突变的乳腺癌细胞进行自身修复，发挥抗肿瘤作用。

研究表明，在 BRCA1/2 突变的 HER2 阴性乳腺癌患者中，奥拉帕利与化疗相比可显著提高 PFS，因此在《中国临床肿瘤学会（CSCO）乳腺癌诊疗指南 2024》中，专家推荐对于 BRCA1/2 突变的患者可考虑使用奥拉帕利进行治疗，但我国说明书中尚未批准乳腺癌的适应证。2024 版《美国国家综合癌症网络（NCCN）乳腺癌临床实践指南》中也仅推荐奥拉帕利用于 TNBC 的治疗。

已上市的品种包括奥拉帕利、氟唑帕利、维拉帕利、鲁卡帕利、伊尼帕利、尼拉帕利、他拉唑利等。不同的药品间对 PARP 抑制催化活性能力相似，但对 PARP 的捕获能力存在较大差异。目前对 PARP 抑制剂的研究更多聚焦于耐药机制，以期克服其耐药为更多的乳腺癌患者提供更长的 PFS。

4. PI3K/AKT/mTOR 信号通路抑制剂 PI3K/AKT/mTOR 信号通路是细胞中一条重要的信号转导通路,该通路发生突变时,可导致肿瘤的增殖、凋亡抑制及耐药等,且与肿瘤的不良预后相关。尤其在 TNBC 中较为常见,且常与获得性内分泌治疗耐药的发生相关。因此针对该信号通路中相关靶点的研究可能成为 TNBC 治疗的重要途径。

(1)PI3Kα 抑制剂 阿培利司是具有口服活性的 PI3Kα 抑制剂,可克服内分泌治疗耐药。研究表明,阿培利司联合氟维司群用于 HR 阳性 HER2 阴性乳腺癌患者疗效优于氟维司群单药。美国 FDA 批准与内分泌联合治疗 HR 阳性 HER2 阴性、PIK3CA 突变的晚期或转移性乳腺癌。

(2)AKT 抑制剂 有研究表明,晚期 TNBC 的一线治疗中,紫杉醇联合 AKT 抑制剂,如 capivasertib 和 ipatasertib,可显著延长 PFS。在新辅助治疗中联合紫杉醇,pCR 率明显升高。

(3)mTOR 抑制剂 依维莫司是首个上市的 mTOR 抑制剂。2012 年美国 FDA 批准依维莫司用于晚期 HR 阳性乳腺癌的治疗。研究表明,依维莫司联合依西美坦治疗非甾体 AI 失败患者 PFS 优于依西美坦单药。此外,依维莫司还可逆转铂类的耐药。在临床使用中与顺铂具有协同作用。

5. HDAC 抑制剂 组蛋白去乙酰化酶(histone deacetylase,HDAC)抑制剂是基于表观遗传学理论研发的一类新药。通过对组蛋白乙酰化修饰,调控相关信号通路,诱导细胞分化或凋亡,从而发挥抗肿瘤作用。全球首个口服亚型选择性 HDACi 西达本胺在外周 T 细胞淋巴瘤中发挥重要作用。而在乳腺癌中,西达本胺联合依西美坦用于绝经后 HR 阳性 HER2 阴性晚期乳腺癌同样具有良好的疗效和安全性。NMPA 已批准其联合芳香化酶抑制剂用于 HR 阳性 HER2 阴性绝经后经内分泌治疗复发或进展的局部晚期或转移性乳腺癌。

6. VEGF 抑制剂 恶性肿瘤的增殖生长和转移主要依赖于新生血管,血管内皮生长因子(vascular endothelial growth factor,VEGF)在血管生成中发挥重要作用,可诱导新生血管并保证血管的通透性,从而促进了肿瘤的转移、定植。VEGF 在多种肿瘤中具有广泛应用。有研究表明,在 TNBC 患者中 VEGF 的含量显著高于非 TNBC 患者。新辅助治疗中贝伐珠单抗联合化疗可显著提高 pCR 率,但未改善长期预后。辅助治疗中贝伐珠单抗联合化疗,患者预后无明显改善。但在 TNBC 的治疗中,贝伐珠单抗联合单药化疗,可显著 TNBC 患者的 PFS 和 ORR,因此专家建议在晚期 TNBC 患者中,若无法采用其他治疗方案时,可考虑贝伐珠单抗联合单药化疗。贝伐珠单抗及其他口服的抗血管生成药物在乳腺癌治疗中的应用,仍需进一步精准实验设计和研究。

(二)抗体偶联药物

抗体偶联药物(antibody-drug conjugate,ADC)是近年肿瘤药物研究的热点之一。ADC 是将细胞毒类药物、单克隆抗体、连接子"组装"到一起,单克隆抗体实现 ADC 的靶向性,将药物聚集于肿瘤部位,细胞毒类药物充分发挥抗肿瘤作用,而连接子保障了 ADC 药物的稳定性。恩美曲妥珠单抗是全球首个批准上市的 ADC，成为首个应用于乳腺癌治疗的 ADC，但其抗肿瘤作用相对较弱。随后，德曲妥珠单抗作为新一代的 ADC 成功上市，系由曲妥珠单抗、四肽可裂解连接子和新型 Top I 抑制剂德卢单替康组成。临床研究中进一步拓展了适用人群。对于 HER2 低表达的 TNBC 患者，德曲妥珠单抗在 PFS 及 OS 上均高于传统单药化疗。

当前的研究除了 HER2 ADC 外，正聚集于更多的靶点，如人滋养细胞表面抗原-2（trophoblast cell-surface antigen 2，Trop-2）ADC、人表皮生长因子受体 3（human epidermal growth factor receptor 3，HER3）ADC 等。2022 年 6 月 NMPA 批准 Trop2 ADC 戈沙妥珠单抗上市，用于接受过至少 2 种系统治疗（其中至少 1 种为针对转移性疾病的治疗）的不可切除局部晚期或转移性三阴性乳腺癌成人患者。

（三）免疫检查点抑制剂

对于免疫检查点抑制剂的研究，早期多集中于黑色素瘤、肺癌、肾癌等肿瘤，而在乳腺癌中疗效不尽如人意，而随着乳腺癌分型的更加细化，人们发现 TNBC 对于免疫治疗具有更高的敏感性。TNBC 相较于其他亚型，具备更高的肿瘤突变负荷、更高比例的肿瘤浸润淋巴细胞和程序性死亡受体配体 1（programmed cell death ligand 1，PDL1）阳性细胞，也更具免疫原性。

最早展开研究的阿替利珠单抗尽管在 PFS，OS 上取得了进展，但最终的 OS 分析以失败告终。而帕博利珠单抗的研究中获得了 PFS 和 OS 的双重阳性结果，因此美国 FDA 批准帕博利珠单抗联合化疗作为 PD-L1 CPS ≥ 10 的晚期 TNBC 患者的一线治疗，NMPA 也批准其用于 PD-L1 CPS ≥ 20 的早期高危 TNBC 患者的新辅助治疗。目前纳武利尤单抗、帕博利珠单抗联合新辅助化疗在高危 HR 阳性 HER2 阴性乳腺癌的疗效和安全性正在进行Ⅲ期临床研究。

此外，雄激素受体（androgen receptor，AR）抑制剂，针对新的信号靶点的研究，如 MAPK 信号通路、JAK2/STAT3 通路、Notch 信号转导通路等，肿瘤干细胞，免疫检查点新靶点，新型抗雌激素受体药物、CAR-T 疗法的研究，正在如火如荼地展开，已有多款药物在临床研究中取得了初步的成效。期待更多更有效的乳腺癌治疗药物研发成功，为各类型的乳腺癌提供更多优质的选择。

第二节　乳腺癌药物治疗案例分析

★ HR 阳性乳腺癌新辅助化疗案例分析

病历摘要

患者，女，41 岁。身高 165cm，体重 65kg。

主诉：确诊乳腺癌 1 月余，拟行化疗。

现病史：患者于 2024 年 2 月无意中发现右侧腋窝可触及一肿物，约 2cm×2cm，质硬，无疼痛等不适。后行超声检查示：右乳低回声结节，符合 BI-RADS 4c 类，考虑乳腺癌可能。右腋窝下肿块穿刺活检，病理诊断：（右腋窝）穿刺组织内见浸润性癌，结合免疫组化结果，符合乳腺来源。免疫组化：ER（90%++），PR（90%++），HER2（1+），Ki67（20%+）。右乳穿刺活检，病理诊断：（右乳）浸润性癌。免疫组化：ER（90%++），PR（10%++），HER2（1+），Ki67（20%+）。患者乳腺癌诊断明确，排除禁忌后，于2024.02.20 开始行 AC-T 方案化疗。具体给药剂量为环磷酰胺 1g+ 多柔比星脂质体 55mg d1。本次入院为行第 4 周期化疗。患病以来饮食、睡眠好，大小便正常，体重无明显异常。

既往史：平素健康状况良好，无高血压、糖尿病、冠心病、房颤病史，无外伤、手术史，无肝炎、肺结核、疟疾、菌痢等传染病史。无输血史，预防接种史随当地，无药物过敏史及药物成瘾史。

个人史：生于原籍，无外地久居史，无疫水接触史，无吸烟嗜好，无饮酒嗜好，从事职员工作，无工业毒物、粉尘、放射性物质接触史，无冶游史。

入院诊断：1.乳房恶性肿瘤（cT2N1M0，ⅡB 期）。2.腋窝淋巴结继发恶性肿瘤。

治疗经过及用药分析

完善各项检查：血常规、凝血常规、肝肾功能、肿瘤标志物相关检测，排除化疗禁忌。患者于 2024-04-25 行 TAC 方案第 4 周期化疗。具体方案为：注射用环磷酰胺 1g ivgtt+ 多柔比星脂质体注射液 55mg ivgtt+ 多西他赛注射液 120mg ivgtt。并给予止吐、抗过敏等对症支持治疗。治疗期间所用药物见表 8-1。

表 8-1 药物治疗方案

治疗药物	用法用量	起止时间
乳果糖口服溶液	20ml，po，tid	4.24-4.26
盐酸异丙嗪注射液	25mg，im，st	4.25
盐酸苯海拉明注射液	20mg，im，st	4.25
地塞米松磷酸钠注射液	10mg，iv，st	4.25
甲磺酸多拉司琼注射液	100mg，ivgtt，st	4.25
0.9% 氯化钠注射液	100ml，ivgtt	
葡萄糖氯化钠注射液	500ml，ivgtt，qd	4.25-4.26
维生素 B_6 注射液	200mg，ivgtt，qd	
多柔比星脂质体注射液	20mg，ivgtt，st	4.25
5% 葡萄糖注射液	250ml，ivgtt	
多柔比星脂质体注射液	35mg，ivgtt，st	4.25
5% 葡萄糖注射液	500ml，ivgtt	

治疗药物	用法用量	起止时间
5% 葡萄糖注射液	250ml，ivgtt，冲管	4.25
注射用环磷酰胺	1g，ivgtt，st	4.25
0.9% 氯化钠注射液	100ml，ivgtt	
0.9% 氯化钠注射液	100ml，ivgtt，冲管	4.25

辅助检查

（1）肝肾功能（4.24） AST 32.09U/L；ALT 27.56U/L；TBIL 8.4μmol/L；DBIL 1.1μmol/L；CREA 58.96μmol/L；估算肾小球滤过率 109ml/（min·1.73m^2）。

（2）血常规（4.24） WBC 3.85×10^9/L；HGB 107g/L；PLT 427×10^9/L。

（3）心肌标志物（4.24） 肌红蛋白 20.0ng/ml；高敏肌钙蛋白Ⅰ 0.0ng/ml；肌酸激酶同工酶 0.4ng/ml；B型钠尿肽 < 10pg/ml。

（4）乳腺癌检测（4.24） 癌胚抗原 1.83ng/ml；糖类抗原 125 9.76U/ml；糖类抗原 153 22.46U/ml；糖类抗原 19-9 10.03U/ml。

用药治疗方案分析

1. 化疗方案选择 依据 CSCO 指南，对于初诊断的乳腺癌患者，如满足以下条件之一者，可考虑行新辅助治疗：肿块较大（原发肿物 > 5cm 时，即可考虑新辅助治疗）；腋窝淋巴结转移；HER2 阳性；三阴性；有保乳意愿，但肿瘤大小与乳房体积比例大难以保乳。该患者就诊时已存在腋窝淋巴结转移，可考虑行术前新辅助治疗。该患者 HER2 阴性，HR 阳性，依据指南Ⅰ级推荐蒽环类联合紫杉醇方案，如 TAC 方案或 AT 方案；Ⅱ级推荐以蒽环和紫杉为主的其他方案，如 AC-T 方案。该患者选用 AC-T 方案，虽非首选治疗方案，但也符合指南推荐，且 AC-T 方案相较于 TAC 方案，血液学毒性更低，患者耐受性更好。AC 方案为表柔比星 90~100mg/m^2，d1+ 环磷酰胺 600mg/m^2，d1，q3w，4 周期后序贯紫杉醇。该患者身高 165cm，体重 65kg，计算 ABS 为 1.68m^2。AC 方案的具体给药剂量为表柔比星 92mg，d1+ 环磷酰胺 840mg，d1。该患者以多柔比星脂质体替代多柔比星。2024 版乳腺癌 NCCN 指南中指出，多柔比星脂质体（50mg/m^2，q4w）与多柔比星（60mg/m^2，q3w）的疗效相似。推荐用于转移性乳腺癌的二线治疗。多柔比星脂质体与多柔比星相比，心脏毒性风险降低，恶心呕吐，脱发以及粒缺的发生率均降低。但其掌跖红斑、口腔炎、黏膜炎发生率均高于多柔比星。目前 CSCO 以及 NCCN 指南均未推荐用于乳腺癌新辅助或辅助化疗方案中。《中国抗癌协会乳腺癌诊治指南与规范（2024 年版）》中也指出：阿霉素脂质体在辅助治疗中缺乏高级别的疗效数据。因此，建议使用多柔比星联合环磷酰胺进行治疗。

2. 化疗药物输注前预处理药物 多柔比星脂质体注射液是以氢化大豆磷脂胆碱，培化磷脂酰乙醇胺，胆固醇包裹的脂质体药物，易引起输液反应。因此说明书建议在用药前可使用抗组胺药和（或）短效类固醇药预防输液反应。该患者于化疗前预防给予盐酸苯海拉明注射液及盐酸异丙嗪注射液，以及地塞米松磷酸钠注射液，其中苯海拉明与异丙嗪两者均为抗组胺制剂，药理作用重叠，且合用可能增加嗜睡、头晕等不良反应，建议使用一种联合地塞米松即可。环磷酰胺为氮芥类周期非特异性药物，输液反应等发生率低，但其易引起尿路损伤，如出血性膀胱炎。因此，在使用环磷酰胺前应注意监测尿常规，可予以美司钠进行尿路保护，同时加强补液促进利尿，减少环磷酰胺及其代谢产物对尿路的刺激。该患者化疗当日共计补液量 1800ml，补液量充足。

3. 化疗消化道安全管理　依据 NCCN 指南，AC 方案为高度致吐风险化疗方案。建议使用神经激肽-1 受体拮抗剂（NK-1RA）+5-HT$_3$ 受体拮抗剂 + 地塞米松 ± 奥氮平或奥氮平 + 帕洛诺司琼 + 地塞米松。该患者本次预防止吐方案为地塞米松磷酸钠注射液 10mg，iv+ 甲磺酸多拉司琼注射液 100mg，ivgtt。止吐级别较低。若患者发生恶心呕吐，可影响后续化疗方案的继续进行，且影响患者的生存质量。建议联用 NK-1RA。

4. 骨髓抑制的预防和治疗药物　依据 NCCN 指南，患者粒缺发生的风险级别评估应综合考虑患者的疾病、化疗方案以及患者自身因素。乳腺癌 AC-T 方案中仅序贯 T 部分时为中度致粒缺风险，AC 部分非中高度致粒缺风险。不推荐常规行预防性升白，并对患者进行持续评估，密切关注血常规白细胞、粒细胞数值。若发生粒缺，可考虑升级 2 级预防。

5. 其他治疗药物　该患者入院时诉有便秘，医嘱乳果糖口服溶液进行治疗。乳果糖可在结肠中被消化道菌转化为有机酸，降低肠道 PH，并能保留水分、增强粪便体积，从而刺激结肠蠕动、促进排便。

用药监护要点

1. AC 方案为高度致吐风险化疗药物，用药过程中应注意监测患者的饮食情况，避免进食油腻及刺激性食物，尽量清淡饮食。避免因化疗引起的恶性呕吐影响后续治疗方案的实施。AC 方案虽然非中高度致粒缺方案，但细胞毒类化疗药物骨髓抑制作用存在蓄积性，在后续化疗期间仍需密切监测患者的血常规，若发生骨髓抑制，及时应用药物进行预防。本方案的两种药物均经肝脏代谢且可引起肝脏的损伤，用药期间注意监测肝功能。

2. 环磷酰胺主要可引起尿路刺激，可造成血尿、无菌性膀胱炎等症状，建议在用药期间注意监测患者的尿常规等指标。患者也可自行观察尿液颜色等的变化，但该患者同时使用多柔比星脂质体，该药物为红色半透明混悬液，用药后同样可引起尿液发红。因此嘱患者若发现尿液发红，不必恐慌，若同时伴有尿路疼痛等刺激征，应及时与医护或药师沟通，采取保护措施如用药前输注足量的美司钠进行保护。同时为了促进环磷酰胺的排泄，化疗期间会增加液体的输入，嘱患者用药期间要注意多饮水，不要憋尿，及时排尿促进药物排泄。

3. 蒽环类药物可引起心脏功能的损伤，本次入院查心肌标志物正常。说明书标明多柔比星脂质体累积剂量为 550mg/m²，提醒医师药物使用剂量的上限，若后期联合辅助放疗时，应注意减量，避免出现严重的心肌毒性。

4.环磷酰胺及多柔比星均可引起脱发，及时告知患者，进行心理预防。此外，两者也均可刺激口腔黏膜引起口腔炎，注意饭后漱口，避免进食刺激性及坚硬的食物损伤口腔黏膜。

5.甲磺酸多拉司琼注射液为5-HT$_3$RA类药物，本类药物在使用过程中可引起便秘，该患者本次入院时诉有便秘，已医嘱乳果糖口服溶液进行治疗。建议乳果糖口服溶液应于晨起时空腹服用配合结肠的生理节律，用药后多饮水，促进排便。

★HER2阳性乳腺癌术后辅助靶向治疗案例分析

病历摘要

患者，女，65岁。身高156cm，体重58kg。

主诉：双乳腺恶性肿瘤术后7个月，拟行化疗。

现病史：2023-08-03患者因"左乳头溢液2月"就诊。行B超检查示：乳腺低回声结节（左侧），符合BI-RADS 4b类；乳腺低回声结节（右侧），符合BI-RADS 5类。双侧腋窝多发淋巴结。2023-08-08全麻下行"左乳腺癌改良根治术+右乳外象限区段切除术"。术中探查腋窝及锁骨下沿静脉多发肿大淋巴结，大者约0.5cm左右。术中冰冻病理示：左乳浸润癌。右乳性质不明，需结合石蜡切片及免疫组化辅助诊断。术后病理示：左乳浸润性癌，非特殊型，Ⅱ级，未见脉管内瘤栓及癌组织侵犯神经。免疫组化：ER（-），PR（-），HER2（3+），Ki67（40%）。乳腺组织中未见癌残余，乳头、皮肤切缘及基底切缘未见癌累及，腋窝淋巴结（2/15）内见癌转移。

右乳石蜡切片病理示：右乳浸润性癌，非特殊型，Ⅲ级，周围见导管原位癌及小叶原位癌，未见脉管内瘤栓及癌组织神经侵犯。遂于2023-08-15续行"右乳改良根治术"，术中所见右腋窝多发肿大淋巴结，大者约0.5cm左右。乳腺组织中未见癌残余，乳头切缘及基底切缘未见癌累及，腋窝淋巴结（1/15）内见癌转移。免疫组化（右乳）:ER（>80%），PR（10%），HER2（1+），Ki67（30%）。

自2023-09-30开始行AC-THP方案（AC：表柔比星60mg，d1~2+环磷酰胺0.8g，d1，q21d，首次化疗后发生恶心呕吐，对症支持治疗后好转。完成4个周期治疗；自2024-01-05开始序贯TPH方案：首剂曲妥珠单抗450mg，d1+帕妥珠单抗840mg，d1，q21d；维持剂量曲妥珠单抗360mg，d1+帕妥珠单抗420mg，d1，q21d；多西他赛120mg，d1，q21d）。首次给药时，患者仍有恶心，纳差，未呕吐。多西他赛2周期后患者出现Ⅳ度粒缺，给予粒细胞刺激因子注射液治疗后好转，多西他赛第3周期减量至100mg，d1，q21d。

既往史：平素健康状况一般，有高血压病史1年，服用沙库巴曲缬沙坦治疗，血压控制好。有糖尿病病史20年，应用二甲双胍、阿卡波糖、门冬胰岛素治疗，血糖控制可。有心动过速病史10年，口服美托洛尔片，有高血脂病史5年，口服降脂药物。

个人史：生于原籍，无外地久居史，无疫水接触史，无吸烟嗜好，无饮酒嗜好，从

事职员工作，无工业毒物、粉尘、放射性物质接触史，无冶游史。

入院诊断: 1. 左乳腺恶性肿瘤，外侧（pT2N1aM0，ⅡB 期，HER2 过表达型）。2. 右乳腺恶性肿瘤，内侧（cT1pN1aM0，ⅡA 期，LuminalB 型）。3. 化疗后骨髓抑制白细胞减少（重度）；贫血。4. 高血压 2 级。5. 2 型糖尿病。6. 高脂血症。7. 下肢动脉粥样硬化。8. 肾功能不全；肾囊肿。

治疗经过及用药分析

完善各项检查：血常规、凝血常规、肝肾功能、肿瘤标志物相关检测，排除化疗禁忌。患者于 2024-03-25 行 TPH 方案第 4 周期化疗。具体方案为：多西他赛注射液 100mg，ivgtt，st+ 注射用曲妥珠单抗 300mg，ivgtt，st+ 帕妥珠单抗注射液 420mg，ivgtt，st。并给予止吐、抗过敏等对症支持治疗。治疗期间所用药物见表 8-2。

表 8-2　药物治疗方案

治疗药物	用法用量	起止时间
枯草杆菌二联活菌肠溶胶囊	0.25g，po，bid	3.25-3.27
碳酸钙 D$_3$ 片	600mg，po，bid	3.26-3.27
来曲唑片	2.5mg，po，qd	3.25-3.27
注射用福沙匹坦双葡甲胺	150mg，ivgtt，st	3.26
甲磺酸多拉司琼注射液	100mg，ivgtt，st	3.26
盐酸苯海拉明注射液	20mg，im，st	3.26
多西他赛注射液	100mg，ivgtt，st	3.26
注射用艾司奥美拉唑钠	20mg，ivgtt，qd	3.26-3.27
维生素 C 注射液	2g，ivgtt，qd	3.26-3.27
醋酸地塞米松片	7.5mg，po，bid（10 片）	3.25-3.27
注射用曲妥珠单抗	300mg，ivgtt，st	3.26
帕妥珠单抗注射液	420mg，ivgtt，st	3.26

辅助检查

（1）心脏超声心电图　左室舒张功能减低。LVEF 58%。

（2）肝胆胰脾肾彩色多普勒超声　未见异常。

（3）肝肾功能　AST 17U/L；ALT 18U/L；TBIL 4.7μmol/L；DBIL 1.3μmol/L；CREA 116.7μmol/L。

（4）血常规　WBC 5.14×10^9/L；HGB 91g/L；PLT 274×10^9/L。

用药治疗方案分析

1. 化疗方案选择　患者双乳腺恶性肿瘤，双乳均行改良根治术。术后病理：左乳浸润性癌，非特殊类型；右乳浸润性癌，非特殊类型。免疫组化（左乳）:ER（−），PR（−），

HER2（3+），Ki67（40%）。免疫组化（右乳）:ER（> 80%），PR（10%），HER2（1+），Ki67（30%）。术后诊断：左乳腺恶性肿瘤，外侧（pT2N1aM0，ⅡB 期,HER2 过表达型）；右乳腺恶性肿瘤，内侧（cT1pN1aM0，ⅡA 期，LuminalB 型）。患者有至少 3 枚淋巴结转移且左乳 HER2 阳性，研究表明，HER2 阳性患者较 HER2 阴性患者更易复发。因此该患者属于高危复发风险的患者，需行术后辅助化疗预防复发。《CSCO 乳腺癌诊疗指南（2024）》以及《NCCN 临床实践指南：乳腺癌（2024，V2）》推荐对于腋窝淋巴结阳性，HER2 阳性的患者首选术后辅助方案为 AC-THP（1A）或 TCbHP（1A）。本方案为含双抗的化疗方案，与既往含曲妥珠单抗的方案相比，使用含帕妥珠单抗和曲妥珠单抗的双靶向治疗方案能降低患者的复发风险，其中淋巴结阳性患者获益最为显著。因此，对于有高危复发风险，尤其是腋窝淋巴结阳性的患者，推荐使用帕妥珠单抗和曲妥珠单抗双靶向治疗。有研究表明，经过 10 年的长期随访，AC-TH 与 TCbH 方案的远期疗效相似，但 TCbH 方案患者心功能不全发生率低。该患者选用 AC-THP 方案，符合指南推荐。患者双乳分子分型不同，左乳 HER2 阳性，而右乳为 HR 阳性。对患者进行分层，患者至少有 3 枚淋巴结转移，且右乳 Ki67 为 30%，为高危复发风险。依据 CSCO 指南，应行术后辅助内分泌治疗。内分泌治疗方案的选择需依据患者的绝经水平，该患者年龄为65 岁，CSCO 指南定义年龄 ≥ 60 岁为绝经后。CSCO 指南推荐对于绝经后内分泌治疗首选 AI 或 AI 联合阿贝西利治疗。该患者使用来曲唑片，为 AI 类药物，符合指南推荐。

2. 化疗药物输注前预处理药物 多西他赛为紫杉醇类细胞毒类药物，系紫杉醇衍生物。通过促进小管聚合成稳定的微管并抑制其解聚从而抑制肿瘤细胞的有丝分裂过程而达到抗肿瘤的目的。相较于紫杉醇，多西他赛的过敏、水钠潴留等不良反应要轻，因此说明书及指南中推荐，对于多西他赛用药前一天开始口服地塞米松 8mg，bid，连用 3天。该患者自化疗前一天开始口服醋酸地塞米松片 7.5mg，bid 符合说明书及指南推荐。该患者同时联合使用苯海拉明。在说明书及各指南中，对于紫杉醇化疗预处理时，建议地塞米松联合西咪替丁以及苯海拉明预防过敏反应，而对于多西他赛仅推荐使用地塞米松，不必联合苯海拉明。

3. 化疗消化道安全管理 该患者选用 AC-THP 方案，依据 NCCN 指南，含 AC 方案为高度致吐风险化疗方案，宜选用止吐方案包括奥氮平 +NK-1RA+5-HT$_3$RA+ 地塞米松或奥氮平 + 帕洛诺司琼 + 地塞米松或 NK-1RA+5-HT$_3$RA+ 地塞米松。患者在行 AC 方案时即发生恶心、呕吐，预防及对症后有所好转。THP 方案中，多西他赛为低度致吐风险，曲妥珠单抗及帕妥珠单抗均为轻微致吐风险，依据 NCCN 指南，选用地塞米松或甲氧氯普胺或一种 5-HT$_3$RA 即可，但该患者在首次实行 THP 方案时，同时给予注射用福沙匹坦双葡甲胺联合甲磺酸多拉司琼注射液及醋酸地塞米松仍有恶心、纳差，未呕吐。故本次行 THP 方案时，仍选用上述止吐方案进行止吐，以防患者因发生 CINV 而导致化疗不能持续以及影响患者的生存质量。对于该患者多次化疗以及预防性止吐方案后仍有恶心、纳差，可考虑更换止吐方案，如联合使用奥氮平。

4. 骨髓抑制的预防和治疗药物 该患者为乳腺癌，使用 AC-THP 方案化疗。依据

NCCN 指南,AC-T 方案为高度致 FN 风险。该患者目前进行 THP 阶段，依据 NCCN 指南，乳腺癌使用多西他赛单药化疗为中度致 FN 风险，需综合评估患者既往风险，该患者既往进行过化疗且在化疗过程中发生过粒缺，应预防使用升白药。建议应在化疗结束 24h 后皮下注射 rhG-CSF 或 PEG-rhG-CSF。

用药监护要点

1. 该患者化疗方案较易引起过敏反应，曲妥珠单抗及帕妥珠单抗，两者均为单克隆抗体类药物，易引发过敏反应；多西他赛为紫杉醇类药物，也易诱发过敏反应。因此，在化疗方案的实施过程中，应注意慢速滴注，尽管用药前已行苯海拉明及地塞米松预防，仍需嘱患者在用药过程中，如有不适及时与医护或药师沟通。

2. 来曲唑片为芳香化酶抑制剂，抑制绝经后女性雄激素向雌激素的转化，从而抑制雌激素依赖的肿瘤细胞生长。但同时由于降低了体内雌激素水平，导致容易发生潮热、关节痛、脱发、阴道出血等不良反应。同时由于雌激素水平的降低，易发生骨质疏松和（或）骨折，嘱患者治疗期间注意钙剂的补充，如发现有关节痛等不适，及时与医师沟通，预防骨相关的不良反应。同时，本品为片剂，应每日口服使用。嘱患者每日固定时间用药，饭前饭后均可，饮食不影响吸收。若用药期间发生漏服，应立即补服，若已接近下次用药时间则不需补服，也不需加倍剂量服用。

3. 患者既往有粒缺史，本次化疗多西他赛已减量使用。但仍需在治疗过程中监测患者的血常规水平，若粒细胞减少，及时给予升白药物进行治疗。

4. 患者目前方案中，多西他赛可引起肝功能的损伤，该患者肝功能正常，用药过程中需严密监测肝功能指标。目前用药对肾功能无影响，但本次入院时，患者肌酐水平较高，为 116.7μmol/L。评估患者肾小球滤过率为 44.9ml/（min·1.73m^2），后续用药时应避免使用肾毒性药物。

5. 甲磺酸多拉司琼注射液为 5-HT$_3$RA 类药物，本类药物在使用过程中可引起便秘，对于胃肠功能较弱的老年女性患者，应警惕便秘的发生，提醒患者注意排便情况，多进食膳食纤维预防便秘。

6. 患者化疗期间为预防过敏反应，预防性口服醋酸地塞米松片，临床应用中尤其在老年患者中，易引起精神亢奋，导致夜间入眠困难、面部潮红等不良反应，提醒患者注意相关表现。

★ 三阴性乳腺癌术后辅助治疗案例分析

病历摘要

患者，女，67 岁。身高 160cm，体重 68kg。

主诉：右乳癌术后 3 个月，3 周期化疗后 19 天。

现病史：患者因"右侧乳腺疼痛 8 个月"就诊，行双乳彩超示：右乳低回声肿块，BI-RADS 分类 5；左乳 BI-RADS 分类 1。行活检，病理示（右乳肿物穿刺活检）：浸润性癌（组织学Ⅰ级）。排除禁忌后行"全麻下右乳单纯切除＋前哨淋巴结活检"。术后病理示：（右乳）单纯切除乳腺组织内见浸润性导管癌（NOS，组织学Ⅱ级，大小3.2cm×2.5cm×1.3cm），肿瘤间质淋巴细胞浸润（TILs）约5%，伴少许导管原位癌（中级别，实体型＋筛孔型）。乳头（−），基底（−），四周皮肤切缘（−），肿物表面皮肤（−），其余象限（−）。免疫组化结果：ER（−），PR（−），HER2（0），Ki67（＋，60%），CK5/6（−），CK14（−），P53（＋，野生型）；（右前哨淋巴结）淋巴结内未见癌转移（0/8）。术后恢复良好。完善检查，排除禁忌后行3周期AC方案化疗：多柔比星脂质体50mg d1＋环磷酰胺1g d1，q21d。同时给予止吐、护胃、抑酸、激素、维生素等对症处理，过程顺利。本次为行第4周期化疗入院。

既往史： 2月前有"药物性肝炎"（ALT 95.28U/L，AST 182.47U/L），积极保肝治疗后好转。1年前因甲状腺乳头状癌行双侧甲状腺全切，术后恢复可，服用左甲状腺素钠片。无外伤史、无肝炎、肺结核、疟疾、菌痢等传染病史。无输血史，无接种史，未发现药物过敏史。

个人史： 生于原籍，无外地久居史，无疫水接触史，无吸烟嗜好，无饮酒嗜好，无工业毒物、粉尘、放射性物质接触史，无冶游史。

入院诊断： 1.右乳腺恶性肿瘤，上部（术后，pT2N0M0，ⅡA期，三阴型）。2.甲状腺癌术后。3.手术后恶性肿瘤化学治疗。4.药物性肝炎。5.肝功能不全。

治疗经过及用药分析

完善各项检查：血常规、凝血常规、肝肾功能、甲状腺七项等相关检测，排除化疗禁忌。患者于2024-07-29行AC方案第4周期化疗。具体方案为：盐酸多柔比星脂质体注射液50mg，ivgtt，d1＋注射用环磷酰胺1g，ivgtt，d1。并给予止吐、抗过敏等对症支持治疗。治疗期间所用药物见表8-3。

表8-3 药物治疗方案

治疗药物	用法用量	起止时间
左甲状腺素钠片	100ug，po（餐前半小时），qd	07.29-8.05
铝碳酸镁咀嚼片	1g，嚼服，tid	07.29-8.05
盐酸昂丹司琼片	8mg，po，q12h	07.29-8.05
地塞米松磷酸钠注射液	10mg，iv，qd	7.30-8.02
阿瑞匹坦胶囊	1粒，po，qd	07.29-8.05
盐酸苯海拉明注射液	20mg，im，qd	7.30-7.31
盐酸异丙嗪注射液	25mg，im，qd	7.30-7.31
盐酸多柔比星脂质体注射液	50mg，ivgtt，qd	7.30
5% 葡萄糖注射液	500ml，ivgtt，qd	
5% 葡萄糖注射液	100ml，ivgtt，qd（冲管）	

续表

治疗药物	用法用量	起止时间
注射用环磷酰胺	1g，ivgtt，qd	7.30
0.9% 氯化钠注射液	100ml，ivgtt，qd	
0.9% 氯化钠注射液	100ml，ivgtt，qd（冲管）	
注射用泮托拉唑钠	40mg，ivgtt，qd	7.30-8.02
聚乙二醇化重组人粒细胞刺激因子注射液	6mg，ih，st	08.02
注射用谷胱甘肽	1.8g，ivgtt，qd	7.30-8.02
0.9% 氯化钠注射液	100ml，ivgtt，qd	
多烯磷脂酰胆碱注射液	8 支，ivgtt，qd	7.30-8.02
5% 葡萄糖注射液	250ml，ivgtt，qd	

辅助检查

（1）颅脑磁共振 脑白质异常信号灶；脑萎缩；双侧筛窦、上颌窦炎症。

（2）心脏超声 升主动脉宽。主动脉瓣退变并反流（轻度）。二、三尖瓣反流（轻度）。LVEF 60%。

（3）上腹部 CT 增强 肝内异常强化灶；胆囊术后所见；胆总管末端壁厚并胆系、主胰管扩张。

（4）胸部 CT 增强 左乳术后改变；右肺多发小结节；双肺坠积性改变；双肺散在索条灶；主动脉硬化；双肺胸膜稍增厚。

（5）肝肾功能 AST 20.42U/L；ALT 22.26U/L；TBIL 10.2μmol/L；DBIL 1.97μmol/L；CREA 54.9μmol/L。

（6）血常规 WBC 4.01×10^9/L；HGB 121g/L；PLT 203×10^9/L；CRP 1.79mg/L。

（7）其他 甲状腺七项、凝血常规、肿瘤标志物、心肌标志物均无异常。

用药治疗方案分析

1. 化疗方案选择 依据《CSCO 乳腺癌诊疗指南 2024》，对术后患者分层及方案推荐：复发风险较高（满足以下任一条件者：淋巴结阳性；肿瘤 > 2cm）者，首选治疗方案为 AC-T 方案，ddAC-ddT 方案；复发风险较低的患者（肿瘤 ≤ 2cm，且淋巴结阴性），首选治疗方案为 TC 方案或 AC 方案。该患者术后病理示：单纯切除乳腺组织内见浸润性导管癌（NOS，组织学 II 级，大小 3.2cm × 2.5cm × 1.3cm）；（右前哨淋巴结）淋巴结内未见癌转移（0/8）。患者肿瘤 > 2cm 属于高复发风险患者，在三阴性乳腺癌中，AC-T 方案较 AC 方案，在无病生存期（disease free survival，DFS）方面效果更优，因此推荐术后复发风险高的患者应优选 AC-T 方案。该患者选用 AC-T 方案，AC-T 方案为行 4 周期 AC 方案后序贯 T 单药治疗，本次入院为行第 4 周期 AC 方案。方案选择合理。

AC-T 方案推荐使用剂量为多柔比星 50~60mg/m^2，d1+ 环磷酰胺 600mg/m^2，d1，

q3w。该患者身高 160cm，体重 68kg，ABS 为 1.80m^2，推荐剂量为多柔比星 90~108mg+环磷酰胺 1080mg，患者使用盐酸多柔比星脂质体注射液 50mg，ivgtt，d1+ 注射用环磷酰胺 1g，ivgtt，d1。2024 版乳腺癌 NCCN 指南中指出，多柔比星脂质体（50mg/m^2，q4w）与多柔比星（60mg/m^2，q3w）的疗效相似。推荐用于转移性乳腺癌的二线治疗。多柔比星脂质体与多柔比星相比，心脏毒性风险降低，恶心呕吐，脱发以及粒缺的发生率均降低。但其掌跖红斑、口腔炎、黏膜炎发生率均高于多柔比星。目前 CSCO 以及 NCCN 指南均未推荐用于乳腺癌新辅助或辅助化疗方案中。《中国抗癌协会乳腺癌诊治指南与规范（2024 年版）》中也指出：脂质体阿霉素脂质体在辅助治疗中缺乏高级别的疗效数据。因此，建议使用多柔比星联合环磷酰胺进行治疗。

2. 化疗药物输注前预处理药物　多柔比星脂质体注射液是以氢化大豆磷脂胆碱，培化磷脂酰乙酰胺，胆固醇包裹的脂质体药物，易引起输液反应。因此说明书建议在用药前可使用抗组胺药和（或）短效类固醇药预防输液反应。该患者于化疗前预防给予苯海拉明注射液、异丙嗪注射液、地塞米松磷酸钠注射液。其中苯海拉明与异丙嗪两者均为抗组胺制剂，药理作用重叠，且合用可能增加嗜睡、头晕等不良反应，建议使用一种联合地塞米松即可。环磷酰胺为氮芥类周期非特异性药物，输液反应等发生率低，但其易引起尿路损伤，如出血性膀胱炎。因此，在使用环磷酰胺前应注意监测尿常规，可予以美司钠进行尿路保护，同时加强补液促进利尿，减少环磷酰胺及其代谢产物对尿路的刺激。

3. 化疗消化道安全管理　依据 NCCN 指南，AC 方案为高度致吐风险化疗方案。建议使用神经激肽-1 受体拮抗剂（NK-1RA）+5-HT$_3$ 受体拮抗剂 + 地塞米松 ± 奥氮平或奥氮平 + 帕洛诺司琼 + 地塞米松。该患者本次预防止吐方案为地塞米松磷酸钠注射液 10mg，iv+ 盐酸昂丹司琼片 8mg，po，q12h+ 阿瑞匹坦胶囊 1 粒，po，d1~3。患者的预防止吐方案选择合理。

4. 骨髓抑制的预防和治疗药物　依据 NCCN 指南，患者粒缺发生的风险级别评估应综合考虑患者的疾病、化疗方案以及患者自身因素。乳腺癌 AC-T 方案中仅序贯 T 部分时为中度致粒缺风险，AC 部分非中高度致粒缺风险。不推荐常规行预防性升白，患者既往化疗也未有粒缺史，不建议常规预防性升白。

5. 其他治疗药物　患者入院时查 AST 20.42U/L；ALT 22.26U/L；TBIL 10.2μmol/L；DBIL 1.97μmol/L，肝功能正常。患者既往化疗也未发生过肝损伤，预防性使用多烯磷脂酰胆碱注射液、注射用谷胱甘肽。《中国药物性肝损伤诊治指南（2023 年版）》中指出，在抗肿瘤药和抗结核药等高风险药物治疗中，预防性应用肝损伤治疗药物减少 DILI 发生的证据尚不充分，因此，不建议常规对每个患者预防性用药。

用药监护要点

1. AC 方案为高度致吐风险化疗药物，建议患者化疗过程中清淡饮食，避免饮食严刺激，一旦发生恶心呕吐将会影响后续治疗方案的实施。嘱患者应于化疗前 1 小时口服昂丹司琼片及阿瑞匹坦胶囊，其中阿瑞匹坦胶囊每盒 3 粒，将于化疗第一天服用

125mg，剩余 2 粒为 80mg，于化疗第 2、3 天服用。

2. AC 方案致粒缺风险较低，但细胞毒类药物的骨髓抑制作用具有蓄积性，应在后续治疗中密切监测患者的血常规，发生异常时，及时应用升白药预防。

3. 环磷酰胺主要可引起尿路刺激，可造成血尿、无菌性膀胱炎等症状，建议在用药期间注意监测患者的尿常规等指标。患者也可自行观察尿液颜色等的变化，但该患者同时使用多柔比星脂质体，该药物为红色半透明混悬液，用药后同样可引起尿液发红。因此嘱患者若发现尿液发红，不必恐慌，若同时伴有尿路疼痛等刺激征，应及时与医护或药师沟通，采取保护措施如用药前输注足量的美司钠进行保护。同时为了促进环磷酰胺的排泄，化疗期间会增加液体的输入，嘱患者用药期间要注意多饮水，不要憋尿，及时排尿促进药物排泄。

4. 蒽环类药物可引起心脏功能的损伤，本次入院查心肌标志物正常。说明书标明多柔比星脂质体累积剂量为 550mg/m²，注意药物累积剂量。

5. 环磷酰胺及多柔比星均可引起脱发，及时告知患者，进行心理预防。此外，两者也均可刺激口腔黏膜引起口腔炎，注意饭后漱口，避免进食刺激性及坚硬的食物损伤口腔黏膜。

★ 晚期乳腺癌治疗案例分析

病历摘要

患者，女，64 岁。身高 156cm，体重 40kg。

主诉：乳腺癌近 6 年，多发转移 4 年余。

现病史：患者 2018 年 9 月因"右乳肿物 1 年余"就诊，右乳肿物穿刺活检病理：乳腺浸润性癌，部分呈微乳头状癌，2018-09-05 行"右乳全切＋腋窝淋巴结清扫＋假体植入乳房重建"，病理示：浸润性微乳头状癌，组织学分级 Ⅱ 级，肿瘤大小 2cm×1.5cm×1.5cm，免疫组化：ER（－），PR（－），HER（1+），Ki67 约 30%，FISH 提示 HER2 无扩增。淋巴结 5/25 见转移。后未行规律诊疗。2019-11-21 B 超复查：右侧锁骨下方结节，不除外转移，未行进一步诊治。2020-05-07 B 超示：右侧胸壁及右侧锁骨下方结节，考虑转移。

2020 年 6 月开始行"白蛋白紫杉醇＋卡铂"化疗 7 次，放疗 27+7（局部）次（具体不详），放疗期间曾口服长春瑞滨 1 次，因出现小便潜血停药。2023 年 8 月出现声音嘶哑，逐渐加重。2024 年 4 月服用卡培他滨，服用 1 周后因呕吐不适停药。2024-06-21 PET-CT 提示：左肺门、纵隔内气管隆突下、主肺动脉、气管前腔静脉后、左侧锁骨上窝淋巴结等多发增大淋巴结；左侧胸膜增厚，代谢增高，左侧胸腔积液，盆腹腔积液；多发骨转移。2024 年 6 月行左乳穿刺，病理示：浸润性癌，ER（－），PR（－），HER（0）。

2024 年 7 月患者出现胸闷憋气腹胀，入院泌尿外科，行"超声引导下胸腔积液置管引流术及腹腔置管引流术；左侧尿道输尿管支架置入术"，右侧输尿管梗阻，置管失败，后行超声引导下经皮肾穿肾盂引流术。2024-07-25 行注射用紫杉醇脂质体 90mg

化疗 + 贝伐珠单抗 300mg 左侧胸腔灌注，2024-07-29 行贝伐珠单抗 300mg 腹腔灌注治疗。后患者出现肝功能异常。经院外会诊建议艾立布林进行治疗，分别于 2024-08-16，2024-08-19 行艾立布林 1mg 治疗，患者用药过程中有恶心、纳差，其他耐受良好。现为行继续抗肿瘤治疗入科，入院评估 ECOG 2 分。

既往史：平素健康状况良好，无高血压、糖尿病、冠心病、房颤病史。无外伤、手术史，无肝炎、肺结核、疟疾、菌痢等传染病史。无输血史，未发现药物过敏史，无药物成瘾史。

个人史：生于原籍，无外地久居史，无疫水接触史，无吸烟嗜好，无饮酒嗜好，从事职员工作，无工业毒物、粉尘、放射性物质接触史，无冶游史。

入院诊断： 1.乳腺恶性肿瘤，上部（三阴性，T1N3M1 Ⅳ期）。2.锁骨上淋巴结继发恶性肿瘤。3.纵隔淋巴结继发恶性肿瘤。4.胸膜继发性恶性肿瘤。5.腹膜继发恶性肿瘤。6.恶性胸腔积液。7.恶性腹水。

治疗经过及用药分析

患者入院后血常规示白细胞低于正常值，暂不予抗肿瘤治疗，先给予升白治疗。白细胞恢复正常后给予甲磺酸艾立布林注射液联合特瑞普利单抗注射液抗肿瘤治疗。并给予预防止吐等对症支持治疗。治疗期间所用药物见表 8-4。

表 8-4　药物治疗方案

治疗药物	用法用量	起止时间
人粒细胞刺激因子注射液	0.2mg, ih, qd	8.28-8.29
氯化钾缓释片	1g, po, tid	8.28-9.06
昂丹司琼口溶膜	8mg, po, tid	8.31-9.04
地塞米松磷酸钠注射液	5mg, ivgtt, st	8.31
5% 葡萄糖注射液	100ml, ivgtt, st	8.31
阿瑞匹坦注射液	130mg, ivgtt, st	8.31
0.9% 氯化钠注射液	100ml, ivgtt, st	8.31
盐酸苯海拉明注射液	20mg, im, st	8.31
甲磺酸艾立布林注射液	2mg, ivgtt, st	8.31
0.9% 氯化钠注射液	100ml, ivgtt, st	8.31
地塞米松磷酸钠注射液	5mg, iv, st	9.03
特瑞普利单抗注射液	240mg, ivgtt, st	9.03
0.9% 氯化钠注射液	100ml, ivgtt, st	9.03
复方甲氧那明胶囊	2 粒, po, tid	9.04-9.09
聚乙二醇化重组人粒细胞刺激因子注射液	3mg, ih, qd	9.06

辅助检查

（1）肝肾功能、电解质（8.28） AST 21.03U/L；ALT 8.99U/L；TBIL 9.4μmol/L；DBIL 2.53μmol/L；eGFR 92ml/min；血钾 3.1mmol/L。

（2）凝血常规（8.28） 纤维蛋白原 5.1g/L，D-二聚体定量 1.19μg/ml，INR 1.06。

（3）血常规（8.28） WBC 1.96×10^9/L；HGB 99g/L；PLT 277×10^9/L；CRP 41.09mg/L。

（4）血常规（8.30） WBC 20.79×10^9/L；HGB 105g/L；PLT 222×10^9/L。

（5）血常规（9.04） WBC 4.75×10^9/L；HGB 107g/L；PLT 87×10^9/L；CRP 10.11mg/L。

（6）血常规（9.06） WBC 2.28×10^9/L；HGB 95g/L；PLT 138×10^9/L；CRP 11.28mg/L。

用药治疗方案分析

1.化疗方案选择 患者右乳腺浸润性乳腺癌，既往行"白蛋白紫杉醇联合卡铂"化疗 7 个周期后进展，后经单药化疗、放疗，患者现伴有胸腔、腹腔、盆骨、淋巴结等多处转移，为晚期乳腺癌。患者曾于 2018 年初诊时检测免疫组化：ER（-），PR（-），HER2（1+）。符合三阴性乳腺癌。2024 年多发转移复测免疫组化：ER（-），PR（-），HER2（0）。患者现在仍为三阴性乳腺癌。对于晚期三阴性乳腺癌的治疗，治疗方案的选择应以注意患者的耐受性以及保证生活质量为首要考虑的因素。因此，除非患者有肿瘤迅速缩小的需求，否则对于晚期患者指南多推荐单药治疗，更不推荐使用 3 种以及 3 种以上的化疗方案。若患者连续 3 种单药方案均无缓解或患者的基础状况较差，则推荐行姑息治疗或参与临床试验。

患者为三阴性乳腺癌晚期，不宜行抗 HER2 靶向治疗，也不宜行内分泌治疗，首选治疗方案仍为化疗。依据《中国临床肿瘤学会（CSCO）乳腺癌诊疗指南 2024》患者既往行白蛋白紫杉醇治疗失败，可选择艾立布林（1A）、长春瑞滨（2A）、卡培他滨（2A）、吉西他滨（2A）单药治疗或使用 NP 方案（1A）、GP 方案（1A）、优替德隆+卡培他滨（1A）、NX 方案（2A）。患者本次入院 ECOG 评分为 2 分，建议选择单药化疗，综合患者既往病史曾行卡培他滨、长春瑞滨单药治疗但不耐受不良反应。因此，该患者选用首选方案为艾立布林单药治疗。此外指南中也强调免疫检查点抑制剂在三阴性患者中具有潜在的应用价值，因此对于三阴性乳腺癌患者可考虑在化疗的基础上联合应用免疫检查点抑制剂。该患者联合特瑞普利单抗注射液治疗，符合指南及患者治疗的需求。但应注意特瑞普利单抗注射液适应证尚未批准该药在乳腺癌适应证。艾立布林指南推荐使用剂量为 1.4mg/m²，d1，8，q21d。该身高 156cm，体重 40kg，计算 ABS 为 1.44m²，艾立布林理论使用剂量为 2.02mg。该患者使用甲磺酸艾立布林注射液 2mg，ivgtt（8.31，9.7）。特瑞普利单抗注射液常规推荐剂量为 240mg，ivgtt，q3w。两药的剂量也符合剂量要求。

1.化疗药物输注前预处理药物 艾立布林及特瑞普利单抗均未有化疗前预处理要求。该患者于艾立布林给药前给予盐酸苯海拉明注射液 20mg，im，st，无适应证用药。尤其是特瑞普利单抗在用药前不得使用糖皮质激素预防相关不良反应，以防糖皮质激素对免疫系统的作用而影响特瑞普利单抗药效，该患者于特瑞普利单抗化疗前给予地塞米松磷酸钠注射液，给药时机不适宜。

2. 化疗消化道安全管理 依据 NCCN 指南，艾立布林为低度致吐风险化疗药物，而免疫抑制剂为轻微致吐风险化疗药物。因此对于该患者的致吐风险较低，预防方案可包括地塞米松、甲氧氯普胺或一种 5-HT$_3$RA 即可。该患者既往艾立布林化疗时出现恶心、纳差，因此该患者在化疗前给予地塞米松磷酸钠注射液 5mg，ivgtt+ 阿瑞匹坦注射液 130mg，ivgtt 联合昂丹司琼口溶膜 8mg，po，tid 三药联合预防止吐也是合理的。

3. 骨髓抑制的预防和治疗药物 该患者入院时白细胞计数较低，为 1.96×10^9/L，因此在入院后给予人粒细胞刺激因子注射液 0.2mg，ih，qd 治疗性升白。用药 2 天后复查血常规，白细胞计数恢复至 20.79×10^9/L。患者在入院时伴有白细胞降低，艾立布林对粒细胞的抑制作用较强，因此本次化疗满 48 小时后给予聚乙二醇化重组人粒细胞刺激因子注射液 3mg，长效升白针预防性升白。

用药监护要点

1. 艾立布林可引起剂量依赖性的粒细胞、血小板的减少。同时经肝脏代谢，可引起肝脏的损伤。因此，该患者在治疗过程中应注意监测血常规、肝功能的监测，出现异常时及时调整用药方案或对症支持治疗。艾立布林可导致 Q-T 间期延长，尤其是在充血性心衰、缓慢性心律失常、合并使用可致 Q-T 间期延长的药物以及电解质紊乱的患者中。该患者在入院时血钾水平为 3.1mmol/L，属于轻度缺钾，给予积极的补钾治疗后，血钾水平恢复。在治疗过程中应注意监测血钾。

2. 该患者为首次使用特瑞普利单抗注射液，应慢速滴注，以防发生过敏反应。此外特瑞普利单抗为免疫抑制药物，可影响多个免疫器官的功能。用药过程应注意监测患者是否有呼吸道异常，是否有腹泻，监测肝肾功能，监测内分泌系统如血糖、糖皮质激素水平等。若发现与基线水平有明显改变，及时采用糖皮质激素进行对症支持治疗。

3. 患者住院期间发生咳嗽，医嘱复方甲氧那明胶囊对症治疗。应注意监测该药物可能会引起皮疹反应，尤其是该患者使用免疫抑制剂也可引起皮疹反应。

4. 患者本次入院查 CRP，PCT 水平较高，注意监测体温等感染指标，且患者有咳嗽、咳痰，建议送痰培养，监测患者是否有感染。必要时积极抗感染治疗。

★ HER2 阴性，HR 阳性乳腺癌术后辅助治疗案例分析

病历摘要

患者，女，59 岁。身高 164cm，体重 64kg。

主诉：左乳癌术后 3 周余，拟行第 1 周期化疗。

现病史：患者 3 周余前因"左侧乳房肿物 2 天"入院。入院后完善相关检查，排除手术禁忌，于 2024-01-25 在全麻下行左侧乳房切除伴同侧腋窝淋巴结活检术＋腋下淋巴结根治性切除术。术后病理示：肿瘤大小：3cm×2.4cm×2cm；肿瘤组织学类型：浸润性小叶癌，周围见小叶瘤变及小叶原位癌；肿瘤组织学分级：Ⅲ 级；脉管侵犯：未

见；肿瘤间质内淋巴细胞浸润：10%。（前哨）淋巴结（4 个）未见转移；（左侧）乳头、基地切缘、皮肤长轴、短轴切缘均未见癌组织累及，洞旁未见癌组织残余，周围乳腺组织呈腺病，另送（左侧腋窝）淋巴结（6 个）、（左侧胸肌间）淋巴结（1 个）未见癌转移。免疫组化结果：ER（90%，+++），PR（－），HER2（1+），Ki67（约 60%+），E-Cadherin（－），p120（膜、浆 +），p53（野生型），CK5/6（－），D2-40（淋巴管 +，未见瘤栓），GCDFP-15（部分弱 +），AR（80%，++），GATA3（+），p63（－），Mammaglobin（+），SOX-10（－），SMMHC（－），EGFR（－），CD34（血管 +，未见瘤栓），calponin（－），EMA（+）。现患者为行第一周期术后辅助化疗入院。近来自觉一般情况良好，无发热，无咳嗽，无心慌，无头晕、头痛，饮食、睡眠、大小便正常，无消瘦。无发热、干咳、乏力等表现，无鼻塞、流涕、咽痛等症状。

既往史：平素健康状况一般，高血压病史口服厄贝沙坦片，一日一次，一次一片，血压维持在 130mmHg/80mmHg。无冠心病史，无房颤史，无外伤史，无肝炎、肺结核、疟疾等传染病史。无输血史，无接种史，无药物过敏史。

个人史：生于原籍，无外地久居史，无疫水接触史，无吸烟嗜好，无饮酒嗜好，退休人员，无工业毒物、粉尘、放射性物质接触史，无冶游史。

入院诊断： 1. 手术后恶性肿瘤化学治疗。2. 左侧乳腺恶性肿瘤，上部（pT2N0M0 ⅡA 期）。3. 高血压 3 级。

治疗经过及用药分析

完善各项检查：血常规、凝血常规、肝肾功能、肿瘤标志物相关检测。患者于 2024-02-17 排除化疗禁忌，行 TC（T. 紫杉类，包括紫杉醇，多西他赛；C. 环磷酰胺）方案第 1 周期化疗，具体方案为：注射用紫杉醇脂质体 260mg，ivgtt+ 环磷酰胺 0.9g，iv。并给予止吐、抗过敏等对症支持治疗。治疗期间所用药物见表 8-5。

表 8-5　药物治疗方案

治疗药物	用法用量	起止时间
厄贝沙坦片	150mg，po，qd	2.16-2.20
甘草酸单铵半胱氨酸氯化钠	200ml，ivgtt，qd	2.17-2.20
0.9% 氯化钠溶液	100ml，ivgtt，st	2.17
西咪替丁注射液	0.2g，ivgtt，st	
盐酸昂丹司琼注射液	8mg，iv，bid	2.17
0.9% 氯化钠溶液	100ml，ivgtt，st	2.17
地塞米松注射液	10mg，ivgtt，st	
盐酸苯海拉明注射液	50mg，im，st	2.17
0.9% 氯化钠溶液	50ml，iv，st	2.17
注射用环磷酰胺	0.9g，iv，st	

治疗药物	用法用量	起止时间
5% 葡萄糖注射液	500ml，ivgtt，st	2.17
注射用紫杉醇脂质体	260mg，ivgtt，st	
人粒细胞刺激因子注射液	0.2mg，ih，once	2.20

辅助检查

（1）心电向量图检查（2024.2.16） 未见明显异常。

（2）血常规（2024.2.19） WBC 3.11×10^9/L；HGB 102g/L；PLT 126×10^9/L。

（3）肝肾功能（2024.2.19） AST 12.36U/L；ALT 4.97U/L；TBIL 9μmol/L；DBIL 1.3μmol/L；CREA 55.04μmol/L；估算肾小球滤过率：99ml/（min·1.73m²）。

用药治疗方案分析

1. 化疗方案选择 患者左乳腺癌术后，肿瘤分期：pT2N0M0 ⅡA 期，肿瘤大小：3cm×2.4cm×2cm。免疫组化结果：ER（90%，+++），PR（-），HER2（1+），Ki67（约60%+），E-Cadherin（-），p120（膜、浆+），p53（野生型），CK5/6（-），D2-40（淋巴管+，未见瘤栓），GCDFP-15（部分弱+），AR（80%，++），GATA3（+），p63（-），Mammaglobin（+），SOX-10（-），SMMHC（-），EGFR（-），CD34（血管+，未见瘤栓），calponin（-），EMA（+）。患者此次住院行术后第一周期术后辅助化疗。具体化疗方案为：注射用紫杉醇脂质体 260mg+ 环磷酰胺 0.9g，21 天 / 次，并给予止吐、抗过敏等对症支持治疗。根据《中国临床肿瘤学会（CSCO）乳腺癌诊疗指南 2024》，该患者为激素受体阳性患者，HER2 阴性，淋巴结阴性，Ki67（约 60%+），肿瘤大小 3cm×2.4cm×2cm，可选择 AC（A.蒽环类，包括表柔比星、吡柔吡星、多柔比星；C.环磷酰胺）或 TC（T.紫杉类，包括紫杉醇，多西他赛；C.环磷酰胺）方案。且《中国临床肿瘤学会（CSCO）乳腺癌诊疗指南 2024》提到 US9735 研究比较了 TC 与 AC 方案用于乳腺癌辅助化疗的疗效。该研究入组了较多的中、低危患者，结果显示，TC 方案带来了无病生存期及总生存期的提高。因此目前对于部分中、低危并且需要接受辅助化疗的患者，尤其是预期对蒽环类心脏毒性不能耐受的患者，可优先选择 TC 方案进行化学治疗。根据《中国抗癌协会乳腺癌诊治指南与规范》（2024 年版）对乳腺癌复发风险的分组，该患者肿瘤复发风险为中危，选择 TC 方案，符合指南推荐。

2. 化疗消化道安全管理用药 患者所选 TC 方案中环磷酰胺使用剂量＜1500mg/m²，为中致吐风险药物，紫杉醇类为低致吐风险药物，根据《中国临床肿瘤学会（CSCO）乳腺癌诊疗指南 2024》推荐，该患者呕吐预防方案可选择 5-HT₃ 受体拮抗剂 + 地塞米松方案。具体用药：化疗前给予① 5-HT₃ 受体拮抗剂（任选一种）：昂丹司琼 / 格拉司琼 / 帕洛诺司琼（包括针剂、口服、透皮贴片多种剂型，可根据需要选择）。②地塞米松：6~12mg，口服 / 静脉滴注。该患者呕吐预防方案选用昂丹司琼 + 地塞米松，符合指南推荐。

3. 化疗药物输注前预处理药物　紫杉醇脂质体是由类似细胞膜的脂质双分子层包裹水相介质构成。双分子层的主要成分为磷脂，附加有胆固醇、磷脂酸等。紫杉醇脂质体与紫杉醇注射液相比疗效相似，但紫杉醇脂质体的严重超敏反应发生率较紫杉醇注射液明显减少，这与其溶媒中不含聚氧乙烯蓖麻油及不诱导补体激活或增加组胺积累有关。根据《紫杉醇制剂超敏反应预处理指导意见》，为了预防过敏反应的发生，紫杉醇脂质体在输注前仍需要进行三联预处理：地塞米松＋苯海拉明（或其同类药）＋西咪替丁（或其同类药），该患者化疗前预处理使用地塞米松、苯海拉明及西咪替丁，符合指南规定。

4. 骨髓抑制的预防和治疗药物　大多联合化疗在用药后 1~2 周会出现白细胞计数下降，10~14 天达到最低点，3~4 周时恢复正常。根据乳腺癌化疗导致发热性中性粒细胞缺乏症的风险分级及初级预防性措施推荐意见，TC 方案属于发生严重中性粒细胞计数降低合并发热的高风险方案，可预防性使用升白药物。该患者化疗后使用人粒细胞刺激因子注射液符合指南推荐。

5. 其他治疗药物　该患者化疗期间使用甘草酸单铵半胱氨酸，该药具有保肝及抗过敏作用。但该药说明书明确指出高血压患者禁用。该患者高血压 3 级，不宜使用该药物。且患者目前肝功能未见异常，如作保肝药物使用属于预防性使用。在保肝药物在化疗相关性肝损伤的预防性使用方面，学界尚存争议。《中国药物性肝损伤诊治指南（2023 年版）》不推荐常规对每位患者预防性使用保肝类药物以减少药物性肝损伤的发生。建议在使用化疗药物期间加强生化检测，及时发现肝损伤并给予合理的治疗。如做抗过敏药物使用，化疗药物预处理方案推荐并无该药相关推荐。故该患者可暂不使用甘草酸单铵半胱氨酸。患者高血压，口服厄贝沙坦片，血压控制尚可，血压维持在 130mmHg/80mmHg 左右。

用药监护要点

1. 患者使用 TC 方案时可能会出现骨髓抑制和肝酶升高，治疗过程中需对患者进行密切的血液学监测和肝功能监测。需在每次给药前及治疗期间定期监测患者白细胞计数、中性粒细胞计数、血小板计数、血红蛋白值、ALT、AST 和 AKP 等。

2. 患者使用 TC 化疗方案过程中可能会出现脱发的不良反应，使用前应告知患者，做好用药宣教。

3. 环磷酰胺有一定的尿道毒性，可致出血性膀胱炎，应用过程中应多饮水，并定期检测尿液中是否有红细胞存在。若患者治疗过程中出现尿液发红同时伴有尿路疼痛等尿道损害症状，可采取保护措施，如用药前使用足量美司钠，同时强化补液促进利尿，以降低环磷酰胺的膀胱毒性。

4. 因紫杉醇脂质体可发生超敏反应，用药前应询问并评估患者的过敏史并向患者说明紫杉醇脂质体治疗后可能出现的不良反应及对策，使患者有足够的心理准备，在出现超敏反应后及时反馈。用药过程中应控制滴速，使用符合国家标准的一次性输液器静脉滴注 3 小时。虽然患者已使用化疗前预处理方案，用药过程中仍需加强用药监护，关注患者有无潮红、皮疹、呼吸困难、低血压等过敏反应，出现相关过敏反应及时对症处理。

5. 紫杉醇脂质体有一定的神经毒性，用药期间需关注患者有无肢体麻木和感觉异常等情况。

（刘敏　柳迎华　梅彦红）

参考文献

［1］HyunaS, JacquesF, RebeccaLS, et al. Global cancer statistics 2020: GLOBOCAN estimates of incidence and mortality worldwide for 36 cancers in 185 countries［J］. CA: A Cancer Journal for Clinicians，2021，71（3）：209-249.

［2］梁锌，杨剑，高婷，等. 全球女性乳腺癌发病趋势及年龄变化情况分析［J］. 中华肿瘤杂志，2023，45（4）：313-320.

［3］国家癌症中心，中国药师协会肿瘤专科药师分会. 乳腺癌内分泌治疗药物药学服务指南［J］. 中华肿瘤杂志，2023，45（10）：834-862.

［4］中国临床肿瘤学会指南工作委员会. 中国临床肿瘤学会（CSCO）乳腺癌诊疗指南［M］. 北京：人民卫生出版社，2024.

［5］中国抗癌协会乳腺癌专业委员会. 中国早期乳腺癌卵巢功能抑制临床应用专家共识［J］. 中国癌症杂志，2016，26（8）：712-720.

［6］中国抗癌协会乳腺癌专业委员会，中华医学会肿瘤学分会乳腺肿瘤学组. 中国抗癌协会乳腺癌诊治指南与规范（2024 年版）［J］. 中国癌症杂志，2023，33（12）：1092-1186.

［7］National Comprehensive Cancer Network.NCCN Clinical Practice Guidelines in Breast Cancer（2024 Version 2）［EB/OL］.（2024-04-30）［2025-05-15］. http://www.nccn.org.

［8］中国研究型医院学会乳腺专业委员会，中国老年学和老年医学学会老年肿瘤分会，中国老年乳腺癌诊疗共识专家组. 中国老年乳腺癌诊疗专家共识（2023 版）［J］. 中国研究型医院，2023，10（5）：1-8.

［9］《乳腺癌 HER2 检测指南（2019 版）》编写组. 乳腺癌 HER2 检测指南（2019 版）［J］. 中华病理学杂志，2019，48（3）：169-175.

［10］紫杉醇制剂超敏反应预处理指导意见专家组. 紫杉醇制剂超敏反应预处理指导意见［J］. 中国现代应用药学，2019，36（8）：1023-1027.

［11］中国医药生物技术协会药物性肝损伤防治技术专业委员会，中华医学会肝病学分会药物性肝病学组. 中国药物性肝损伤诊治指南（2023 年版）［J］. 中华肝脏病杂志，2023，31（4）：355-384.

第九章
胃肠道肿瘤

第一节　食管、贲门癌

一、食管癌

1. 概述　食管癌是全球范围内常见的恶性肿瘤之一，尤其在我国的发病率较高。根据 2020 年的统计数据，全球有约 60.4 万新发食管癌病例，54.4 万人死于该疾病。食管癌的发病率在男性中更为显著，且农村人口的发病率高于城市人口。食管癌通常起源于食管内的上皮细胞，最常见的类型为鳞状细胞癌和腺癌。早期的食管癌可能不会表现出明显的症状，但随着病情的发展，肿瘤可能会导致吞咽困难、胸痛等症状。如果不及时治疗，癌细胞可能会扩散到附近的淋巴结或其他器官，对患者的生命构成严重威胁。因此，早期筛查和及时治疗对于改善患者预后至关重要。

（1）临床表现　早期食管癌通常没有明显的症状，可能仅有进食期间的不适感，如异物感、烧灼感、停滞感等。

中晚期食管癌最典型的症状为进行性吞咽困难，由进食固体食物时感到困难逐渐发展为连流质食物也难以吞咽。由于吞咽困难，患者营养摄入不足，会逐步出现体重减轻、脱水、乏力和体力下降等情况，最终发展为恶病质。持续的胸骨后疼痛或背痛提示肿瘤可能已经侵犯食管外的组织。食管癌侵犯或转移至其他组织器官时，可能会出现相应的临床表现，如压迫颈交感神经可出现 Horner 综合征（典型症状包括眼睑下垂、瞳孔缩小、眼球凹陷和面部出汗减少）、侵犯喉返神经可出现声音嘶哑、转移至肺可能会出现胸闷、呼吸困难或恶性胸腔积液等症状、转移至肝脏可能会出现右上腹胀痛、黄疸或肝肿大等症状。

（2）诊断　食管癌的诊断可以从以下 5 个方面进行。

1）临床症状：早期食管癌症状不明显，中晚期食管癌的典型症状为进行性吞咽困难，首先表现为固体食物的吞咽困难，然后为半流质食物，最后液体甚至唾液也不能咽下。

2）高危因素：应仔细询问患者是否具有喜食高温及腌制食物、进食过快、饮浓茶、嗜酒、嗜烟等不良生活习惯，是否来自食管癌高发地区（太行山脉附近区域），以及有无食管癌家族史。

3）影像学检查：①食管造影：通过吞服对比剂观察食管形态和蠕动情况，检查是否有狭窄或肿块，可评估食管受累长度。② CT 扫描：可评估肿瘤的局部浸润、淋巴结转移情况以明确肿瘤的 N 分期；PET-CT 可以通过识别食管癌是否有远处转移以确定 M 分期。③ MRI 检查：同样可以显示病灶的位置、大小、局部侵犯和区域淋巴结转移情况。④内镜检查：超声内镜可以精确地评估食管癌的浸润深度以及有无纵隔淋巴结转移以确定 T 分期和 N 分期；而食管镜或胃镜可以直接观察食管内病变，并通过病理活检确定肿瘤类型和分化程度，是诊断食管癌最主要的检查手段，而病理活检是诊断食管癌的金标准。

4）实验室检查：主要包括常规检查如血常规、肝肾功能、电解质、凝血功能、肿瘤标志物等，对食管癌的诊断意义较小，其主要目的是评估患者的一般情况以及帮助选择合适的治疗方案。

5）体格检查：可通过视诊初步评估患者的口腔及喉咽部情况。应特别注意颈部及锁骨上有无肿大的淋巴结，有无胸水、腹水等代表可能有远处转移的体征。

2. 病因和发病机制 食管癌已成为全球范围内的重要公共卫生问题。与其他地区相比，我国的食管癌患者发病率更高，且男性患者的比例明显高于女性。食管癌的病因尚未完全明确，但多数研究认为其发生是多种因素共同作用的结果，包括饮食习惯、生活方式、环境因素和遗传因素等。流行病学数据显示，饮酒、吸烟、喜饮浓茶、进食过快、常进食霉变或烟熏、炭烤食物等不良饮食和生活习惯是食管癌发生的重要危险因素。此外，饮用水和土壤成分等环境因素也与食管癌的发生密切相关。在我国，食管癌中有 70%~90% 的病例为鳞状细胞癌，这与食管的上皮细胞受到长期刺激和损伤有关。已有研究指出，胃食管反流病（gastroesophageal reflux disease，GERD）、Barrett 食管与食管癌的发生存在一定关系。此外，缺乏维生素及某些微量元素、人乳头瘤病毒（HPV）等微生物感染、肥胖也可能增加食管癌的发病机会。

3. 病理分类与分期

（1）病理分类 根据 2019 版世界卫生组织（World Health Organization，WHO）消化系统肿瘤的分类，食管癌主要可分为鳞状细胞癌、腺癌、腺鳞癌、未分化癌、神经内分泌癌等类型。其中，鳞状细胞癌在我国的发病率较高，而腺癌在西方国家更为常见。食管癌的大体分型可分为早期（巴黎分型）和进展期（国内分型），前者包括隆起型病变、表浅型病变和凹陷型病变，后者则包括蕈伞型、髓质型、缩窄型、溃疡型、腔内型。此外，食管癌根据其解剖位置还可分为颈段、胸段和腹段。不同类型的食管癌在生物学行为和预后上存在显著差异，因此准确的组织学分型对食管癌患者的预后评估和治疗方案的制定具有重要指导意义。

（2）分期 目前，食管癌的分期主要遵循国际抗癌联盟（Union for International Cancer Control，UICC）/ 美国癌症联合会（American Joint Committee on Cancer，AJCC）

发布的第八版 TNM 分期（2017 年），根据原发肿瘤（T）、区域淋巴结（N）和远处转移（M）的情况进行分期。食管癌可分为 0、ⅠA、ⅠB、ⅡA、ⅡB、ⅢA、ⅢB、ⅣA、ⅣB 期共 9 个阶段。0/Ⅰ期为早期食管癌，通常为局限于食管黏膜或黏膜下层的肿瘤，5 年生存率最高可达 95%；而一旦出现远处转移（M1），则被归类为ⅣB 期晚期食管癌，其 5 年生存率 < 3%。食管癌分期为疾病的严重程度提供了统一标准，并为治疗的决策提供了依据，表 9-1 为食管癌的临床分期。

表 9-1　食管癌的临床分期（cTNM 分期）

分类	定义
原发肿瘤（T）	
T_x	原发肿瘤无法评估
T_0	无原发肿瘤证据
T_{is}	高级别上皮内瘤变或异型增生
T_{1a}	累及黏膜固有层或黏膜肌层
T_{1b}	累及黏膜下层
T_2	累及固有肌层
T_3	累及食管外膜
T_{4a}	肿瘤累及可切除的临近脏器，如心包、奇静脉、胸膜等
T_{4b}	肿瘤累及不可切除的重要脏器，如胸主动脉、椎体或气管等
区域淋巴结（N）	
N_x	区域淋巴结无法评估
N_0	无区域淋巴结转移
N_1	区域淋巴结转移 1~2 个
N_2	区域淋巴结转移 3~6 个
N_3	区域淋巴结转移 ≥ 7 个
远处转移（M）	
M_0	无远处转移
M_1	有远处转移

4. 治疗目的与原则

（1）治疗原则　食管癌的治疗与患者的肿瘤分期、肿瘤部位、身体状况、治疗意愿和选择有关，其治疗原则主要包括以下 5 个方面。

1）早诊早治：提倡改变不良生活习惯，早期筛查和早期治疗，以提高治愈率和生存率。

2）个体化治疗：根据患者的具体情况（如肿瘤类型、分子分型、分期、患者的身体状况等），多学科讨论（multi-disciplinary team，MDT）制定个体化的治疗方案。

3）多学科综合治疗：结合手术、放疗、化疗和免疫治疗等多种治疗手段，形成综合治疗策略，以达到最佳治疗效果。

4）手术切除：对于行手术治疗的患者，需要满足：肿瘤 R0 切除、行胸 + 腹完全二野或颈 + 胸 + 腹三野淋巴结清和消化道重建三个要求。

5）姑息治疗：对于晚期或无法根治的患者，重视姑息治疗，缓解症状、改善生活质量。

（2）治疗方法　食管癌的治疗手段包括手术、放射治疗、药物治疗（化疗、免疫治疗、靶向治疗）等。本书中，我们重点阐述食管癌药物治疗的相关内容。在决定食管癌患者的治疗方案前，需要进行准确的 TNM 分期、了解患者的治疗意愿和身体状况，这对食管癌药物的选择、预后至关重要。而术后辅助治疗的方案主要由肿瘤性质、是否达到 R0 切除等因素来决定。

1）化疗：食管癌的化疗分为新辅助化疗、术后辅助化疗和姑息性化疗。

食管癌的化疗药物主要包括铂类、紫杉醇类和氟尿嘧啶类。铂类抗癌药物属于细胞周期非特异性药物，主要通过进入肿瘤细胞后与 DNA 形成 Pt-DNA 加合物，从而介导肿瘤细胞坏死或凋亡，进而产生抗癌效果。紫杉醇类抗癌药物可通过诱导微管蛋白聚合，使肿瘤细胞分裂停止、凋亡而到抗癌作用。氟尿嘧啶类药物进入体内被活化后可抑制细胞 DNA 合成所必需的胸苷酸合成酶，从而影响肿瘤细胞的增殖；活化的氟尿嘧啶也可干扰 RNA 的加工处理和蛋白质的形成，引起肿瘤细胞损伤。

①新辅助化疗：是指在食管癌的实施手术或放疗前应用的全身性化疗。新辅助治疗能够减小原发病灶体积、提高 R0 切除率、清除微小转移病灶、降低复发风险，进而改善术后长期生存。

a. 对于 cT_{is}-$cT_{1a}N_0M_0$ 的食管癌，可根据地区、医院及患者个人情况选择行内镜下切除、手术切除、同步放化疗或单纯放疗。b. 对于 $T_{1b-2}N_0M_0$ 食管癌，推荐行手术治疗或根治性同步放化疗。若患者一般情况不耐受手术或拒绝手术，可行根治性同步放化疗或单纯放疗。对于颈段或胸段上段距离环咽肌 < 5cm 的食管癌建议行根治性同步放化疗，非颈段建议行食管切除术。食管胃交界癌也推荐行手术切除。c. 对于可切除的局部晚期食管癌（$T_{1b-2}N_{1-3}$ 或 $T_{3-4a}N_{any}M_0$），新辅助化疗或新辅助同步放化疗 + 食管切除术已成为标准的治疗模式。d. 针对不可切除局部晚期食管癌或食管胃交界癌（$T_{1b-4b}N_0M_0$ 和 $T_{1-4b}N_{1-3}M_0$），包括不可切除、有手术禁忌或拒绝手术治疗者，若 PS 评分 =0~1，推荐行根治性同步放化疗或系统性药物治疗联合放疗；若 PS 评分 =2，推荐行最佳支持治疗或对症处理，待一般情况好转后考虑行综合治疗。

新辅助化疗方案包括：紫杉醇 + 顺铂（TP）（鳞癌），顺铂 + 氟尿嘧啶（PF）（鳞癌），顺铂 + 氟尿嘧啶 + 多西他赛（DCF）（鳞癌），氟尿嘧啶 + 亚叶酸 + 奥沙利铂 + 多西他赛（FLOT）（腺癌）等。同步化疗方案包括：紫杉醇 + 铂类（鳞癌），顺铂 + 氟尿嘧啶（鳞癌），奥沙利铂 + 氟尿嘧啶（腺癌）等。

②术后辅助化疗：食管癌术后辅助化疗的目的在于降低复发风险并改善生存，适用于存在术后复发高危因素的患者，如切缘阳性、脉管癌栓等，一般在术后 4 周以后开

始。推荐接受过新辅助化疗并完成根治性手术的食管或食管胃交界腺癌患者常规行术后辅助化疗；对于未接受新辅助治疗患者，推荐病理分期为 $T_{3-4a}N_0M_0$ 或 $T_{1-4a}N_{1-3}M_0$ 的食管或食管胃交界腺癌患者行术后辅助化疗。目前，食管鳞癌根治性术后是否进行辅助化疗仍存在争议，一般推荐 T_{4a} 或 N_{1-3} 期鳞癌行术后辅助化疗或同步放化疗。

术后辅助化疗方案包括：奥沙利铂 + 卡培他滨或沿用原新辅助化疗方案（腺癌）、顺铂 + 紫杉醇（鳞癌）。

③姑息性化疗：目前，免疫检查点抑制剂（immune checkpiont inhibitors，ICIs）联合化疗已经成为晚期食管癌和食管胃交界部癌（包括鳞癌和腺癌）一线治疗的标准治疗方案。a. 对于体力状态（physical status，PS）评分 =0~2 分的腺癌患者，若人表皮生长因子受体 -2（human epidermal growth factor receptor 2，HER-2）为阳性，推荐使用顺铂 + 氟尿嘧啶类（5-FU 或卡培他滨）联合曲妥珠单抗、顺铂或奥沙利铂 + 氟尿嘧啶类联合曲妥珠单抗 + 帕博利珠单抗治疗；若 HER-2 为阴性，其一线治疗方案包括：顺铂或奥沙利铂 + 氟尿嘧啶类、顺铂 + 氟尿嘧啶类 + 帕博利珠单抗、奥沙利铂 + 氟尿嘧啶类 + 纳武利尤单抗或奥沙利铂 + 卡培他滨 + 信迪利单抗（PD-L1 表达 CPS ≥ 5）等。b. 对于 PS 评分 =0~2 分的鳞癌患者，一线治疗包括顺铂 + 氟尿嘧啶类 + 帕博利珠单抗或纳武利尤单抗、顺铂 + 紫杉醇 + 卡瑞利珠单抗或特瑞普利单抗或替雷利珠单抗、顺铂 + 紫杉醇或 5-FU+ 信迪利单抗等。c. 对于 PS 评分 ≥ 3 分的腺癌和鳞癌患者，建议行最佳支持治疗、对症处理或参加临床试验。

对于一线治疗失败的晚期食管鳞癌患者，若既往未接受 ICIs 治疗，可选择卡瑞利珠单抗、纳武利尤单抗或替雷利珠单抗作为二线治疗，若 PD-L1 CPS ≥ 10 还可选择帕博利珠单抗单药治疗。而对于一线治疗失败的晚期食管或食管胃结合部腺癌患者，推荐使用多西他赛、紫杉醇或伊立替康单药，也可选择紫杉醇 + 雷莫西尤单抗联合治疗。

注：细胞程序性死亡 - 配体 1 联合阳性评分（programmed cell death-ligand 1 combined positive score，PD-L1 CPS）：阳性活肿瘤细胞及阳性淋巴细胞、巨细胞（任何强度的细胞膜或细胞质染色）占所有活肿瘤细胞的百分比，结果采用 0~100 数值来表示。

2）免疫检查点抑制剂：食管癌的免疫治疗包括新辅助治疗、术后辅助治疗以及晚期治疗三个方面。对于经外科评估的局部进展期食管癌，新辅助免疫治疗虽然在一些 I 期和 II 期临床研究中显示出初步疗效和安全性，但目前尚缺乏大型 III 期随机对照研究，因此暂不能推荐免疫治疗或免疫联合治疗作为食管癌术前新辅助治疗的标准方案。纳武利尤单抗在食管癌术后辅助治疗中扮演着重要角色，针对术前接受过新辅助同步放化疗后达 R0 根治性切除但未达完全病理缓解（pathological complete response，pCR）的食管癌和食管胃交界部癌（包括鳞癌和腺癌），接受纳武利尤单抗治疗可显著延长患者的无病生存期。晚期食管癌的免疫治疗见食管癌化疗中的姑息化疗。

3）靶向药物治疗：食管癌的靶向治疗药物主要包括：①抗 HER-2 药物曲妥珠单抗：被我国批准用于治疗 HER-2 阳性食管和食管胃交界部腺癌患者的一线治疗药物；②抗 EGFR 药物尼妥珠单抗：2024 年中国临床肿瘤学会（Chinese Society of Clinical

Oncology，CSCO）食管癌诊疗指南将尼妥珠单抗联合同步放化疗作为不可切除局部晚期食管癌的一线治疗；③其他药物：如 HER-2 阳性食管和食管胃交界部腺癌患者三线及以上治疗可以选择维迪西妥单抗；晚期胃和胃食管交界腺癌二线用药可以选择雷莫芦单抗；进展或复发的晚期胃腺癌和胃食管结合部腺癌三线及以上治疗可以选择阿帕替尼等。

5. 食管癌的药物治疗进展 食管癌的药物治疗方案涵盖了新辅助、术后辅助及晚期治疗等多个阶段，结合化疗、免疫和靶向治疗的策略为患者提供了更多的治疗选择。近些年随着免疫和靶向药物的发展，食管癌的治疗效果和患者的预后均得到一定的提升。

（1）免疫治疗 免疫治疗是通过增强免疫细胞的功能和特异性来发挥其抑制和杀伤肿瘤细胞功能的治疗方法。通常情况下，肿瘤在体内会释放特异性抗原，效应 T 细胞被抗原激活后可通过与肿瘤细胞特异性结合而达到杀伤肿瘤细胞的效果，而肿瘤细胞可以采用各种策略使得上述环节出现异常，从而抑制免疫系统对肿瘤细胞的有效识别和杀伤，这被称为免疫逃逸。近年来，肿瘤的免疫治疗飞速发展，出现了多种具有强大抗肿瘤活性的免疫药物，主要包括：程序性死亡受体 1（programmed cell death 1，PD-1）、程序性死亡配体 1（programmed cell death ligand 1、PD-L1）和细胞毒性 T 淋巴细胞相关抗原 4（cytotoxic T lymphocyte-associated antigen-4，CTLA-4），它们统称为 ICIs，程序性死亡受体及其配体则称为"免疫检查点"，其具有免疫抑制作用。

1）PD-1/PD-L1 抗体：PD-1 是一种表达于 T 细胞表面的免疫抑制分子，即CD279，其配体 PD-L1 则表达在肿瘤等的细胞表面，它们的结合可使 T 细胞衰竭而无法杀伤肿瘤细胞，肿瘤因此可逃避宿主的免疫监视。阻断 T 细胞上的 PD-1 或肿瘤细胞上的 PD-L1 可以有效激活免疫系统发挥抗肿瘤的作用。目前，针对食管癌治疗的PD-1/PD-L1 抗体有帕博利珠单抗（pembrolizumab）、纳武利尤单抗（nivolumab）、卡瑞利珠单抗（camrelizumab）、信迪利单抗（sintilimab）和替雷利珠单抗（tislelizumab）等。

帕博利珠单抗是一种人源化 IgG4 单克隆抗体，可结合 PD-1 并阻断其与 PD-L1 和PD-L2 的相互作用，解除 PD-1 通路介导的免疫抑制。它是国内首个获批一线治疗晚期食管癌的 PD-1 单抗。适应证：联合铂类和氟尿嘧啶类药物用于局部晚期不可切除或转移性食管癌或胃食管结合部癌患者的一线治疗。KEYNOTE-028 和 KEYNOTE-180 两项临床试验证实了帕博利珠单抗对治疗晚期食管癌具有良好的有效性和安全性。此外，另一项临床研究表明帕博利珠单抗可以安全地与曲妥珠单抗和化疗药物联合治疗 HER-2阳性的转移性食管癌 / 食管胃交界癌，其疾病控制率（disease control rate，DCR）可达到 70%。

纳武利尤单抗也是一种针对 PD-1 受体的人源化 IgG4 单克隆抗体。适应证：联合铂类和氟尿嘧啶类化疗药物用于晚期或转移性胃癌、胃食管连接部癌或食管腺癌患者的一线治疗。既往的研究表明：纳武利尤单抗可显著提高食管癌及胃食管结合部癌术后未达到 pCR 患者的无病生存期（disease free survival，DFS）。一项名为 CheckMate-648 的Ⅲ期试验验证了无论肿瘤 PD-L1 表达如何，与单独化疗相比，纳武利尤单抗联合化疗或联合伊匹木单抗能显著延长晚期食管鳞状细胞癌（esophageal squamous cell carcinoma，

ESCC）患者的总生存期（overall survival，OS）。CheckMate-577 是一项针对接受过新辅助放化疗的食管癌或胃食管交界部腺癌且行根治性切除术后患者的Ⅲ期临床试验，其研究结果表明：纳武利尤单抗组的复发或死亡风险比安慰剂组低 31%，且其中位 DFS 达到了安慰剂组的 2 倍。因此，纳武利尤单抗在我国已经获得批准作为食管癌的辅助治疗和晚期食管癌一线免疫治疗。

卡瑞利珠单抗是一种国产人源化高亲和性抗 PD-1 单克隆抗体，在联合化疗治疗中晚期 ESCC 方面具有显著的缩瘤和病理缓解效果，并显示出良好的安全性。据 Yang 等人的研究，卡瑞利珠单抗联合白蛋白紫杉醇和卡铂治疗Ⅱ~ⅢA 期 ESCC 患者的客观缓解率（objective response rate，ORR）和 DCR 分别高达 90.5% 和 100%。这种免疫联合化疗方案已被批准作为我国晚期 ESCC 患者的一线治疗。

其他 PD-1 单克隆抗体，如替雷利珠单抗、特瑞普利单抗和信迪利单抗，这些 PD-1 抑制剂在与化疗联合治疗晚期或转移性食管和食管胃交界部癌患者时均表现出了显著的优势与安全性。

此外，多项食管癌新辅助同步放化疗或化疗联合免疫治疗的临床研究如 PALACE1、PERFECT、TD-NICE、KEEP-G 03 等的结果已初步证明其围手术期的安全性与可行性，但由于缺乏Ⅲ期随机对照临床研究证据，目前尚不能推荐新辅助同步放化疗或化疗联合免疫治疗作为食管癌术前新辅助治疗的标准方案。

目前已经上市且获得我国批准的 PD-L1 抑制剂，如阿替利珠单抗、度伐利尤单抗、阿得贝利单抗等，由于缺乏充分的临床试验证据支持，尚未获批用于食管癌的治疗。

2）CTLA-4 抗体：CTLA-4 是一种主要表达在活化 T 细胞上的蛋白受体，其作为免疫检查点起着下调免疫应答的作用，可促进肿瘤细胞的免疫逃逸。研究表明部分食管癌中 CTLA-4 的表达显著上升，且 CTLA-4 高表达患者的 OS 更短。

伊匹木单抗是一种可与 CTLA-4 结合的重组人源化单克隆抗体，它能阻断 CTLA-4 与其配体 CD80/CD86 的相互作用，从而增强肿瘤浸润性效应 T 细胞的活化和增殖。在我国获批的适应证为：联合纳武利尤单抗联合治疗不可手术切除的、初治的非上皮样恶性胸膜间皮瘤成人患者。CheckMate-032 多中心临床试验的结果表明，伊匹木单抗联合纳武利尤单抗在化疗难治性的局部晚期或转移性胃、食管及胃食管结合部腺癌患者中，展现了良好的抗肿瘤活性、可接受的 OS 和可管理的安全性。而另一项研究 CheckMate-648 Ⅲ期试验结果显示，对于既往未接受过治疗的晚期 ESCC 患者，PD-L1 表达 ≥ 1% 中双免疫组的 ORR、完全缓解率（complete remissionrate，CRR）和中位缓解时间均显著高于化疗组（分别为 35% 对 20%、18% 对 5%、11.8 个月对 5.7 个月）；而在全人群中，双免疫组和化疗组的 ORR、完全缓解率及中位缓解时间分别为 28% 和 27%、11% 和 6%、11.1 个月和 7.1 个月。由于双免疫组合的良好效果，其被 2023 年美国国家综合癌症网络（National Comprehensive Cancer Network，NCCN）指南以推荐为晚期 ESCC 患者的一线治疗方案，被 2024 年 CSCO 食管癌指南推荐其为存在化疗禁忌或拒绝化疗的 PD-L1 CPS 评分 ≥ 1 的晚期食管和食管胃交界部鳞癌患者的一线治疗。

（2）靶向药物分子　靶向治疗是一种使用针对特定分子的药物在细胞分子层面上阻止癌细胞的生长和扩散的治疗方法。这些药物只针对已知的致癌位点，通过特异性结合体内的某些靶点而发挥作用，这些靶点与肿瘤的发生发展过程密切相关，通常是癌细胞表面或内部特定蛋白质、基因或其他分子。常见的可用于治疗食管癌的靶点有表皮生长因子受体（epidermal growth factor receptor，EGFR）、HER-2、血管内皮生长因子（vascular endothelial growth factor，VEGF）及其受体（vascular endothelial growth factor receptor，VEGFR）、细胞紧密连接蛋白（CLAN18）、哺乳动物雷帕霉素靶蛋白（mammalian target of rapamycin，mTOR）以及间质表皮转化因子（mesenchymal to epithelial transition factor，MET）等。

1）抗 EGFR 药物：EGFR 是一种贯通细胞膜的糖蛋白，属于酪氨酸激酶受体，激活后可引起下游酪氨酸激酶活化，大量研究表明，EGFR 的高表达或异常表达与肿瘤细胞的增殖、血管生成、肿瘤侵袭、转移及细胞凋亡的抑制有关。食管鳞癌中约有 60%~70% 的患者具有 EGFR 高表达的特点。

西妥昔单抗（cetuximab）是一种针对 EGFR 的 IgG1 单克隆抗体，被批准于 RAS 野生型转移性结直肠癌和头颈部鳞癌的治疗。一项纳入 10 个随机临床试验（randomized controlled trial，RCT）的 meta 分析研究表明：在综合治疗方案中引入西妥昔单抗可显著提升转移性食管癌患者的 DCR，但对患者的 OS 提升不明显。另一项 RCT 同样表明：与同步放化疗相比，西妥昔单抗联合同步放化疗并未使食管癌非手术治疗患者的 OS 受益。因此，西妥昔单抗是一种仅针对特定食管癌患者的治疗选择。尼妥珠单抗（nimotuzumab）是我国第一个人源化单抗药物，其作用机制与西妥昔单抗类似，临床上主要用于联合放疗治疗 III/IV 期鼻咽癌，与吉西他滨联合治疗 K-RAS 野生型局部晚期 / 晚期胰腺癌和头颈部鳞癌。一项前瞻性单臂研究发现，在局部晚期或转移性食管鳞癌的一线治疗（紫杉醇和顺铂）中联合尼妥珠单抗可显著提升患者的 OS、ORR 和 DCR。另一项局部晚期 ESCC 根治性同步放化疗联合尼妥珠单抗对比同步放化疗的随机对照研究的中期分析结果显示，加入尼妥珠单抗可显著提高 CCR 及 ORR，且未增加不良反应，但还需要进一步随访以确定 OS 的获益情况。根据该临床试验，2024 年 CSCO 食管癌诊疗指南将尼妥珠单抗联合同步放化疗作为不可切除局部晚期食管癌的一线治疗。其他抗EGFR 药物包括吉非替尼（gefitinib）和厄洛替尼（erlotinib）都属于小分子酪氨酸激酶抑制剂，其对食管癌的疗效还有待进一步验证。

2）抗 HER-2 药物：HER-2 是一种定位于细胞膜表面的跨膜样蛋白，具有酪氨酸激酶活性，其主要功能是调控细胞增生、转化和凋亡。HER-2 高表达与肿瘤的发生、侵袭、转移和复发密切相关，但其高表达频率在不同类型的肿瘤中有所不同。

曲妥珠单抗（rastuzumab）是一种针对 HER-2 的重组 DNA 衍生的人源化单克隆抗体。ToGA 试验证实了曲妥珠单抗联合化疗对比单纯化疗在 HER-2 阳性晚期胃食管结合部癌患者的疗效与安全性，以此为基础，曲妥珠单抗已获批为治疗 HER-2 阳性食管腺癌患者的一线治疗药物，同时也是 CSCO 指南推荐级别最高的晚期食管癌靶向治疗药物。维迪西妥单抗是我国自主研发的一种抗体偶联药物，药物结构分为 HER-2 抗体部分、连接子和细胞毒药物单甲基澳瑞他汀 E 三部分，因此兼具抗体靶向性和小分子药物杀伤性的特性，被指南推荐为 HER-2 阳性食管和食管胃交界部腺癌患者三线及以上的治疗。此外，其他针对食管癌的抗 HER-2 药物如拉帕替尼（lapatinib），是一种可同时阻断 EGFR 与 HER-2 的双酪氨酸激酶抑制剂，疗效还需要进一步深入研究。

3）抗 VEGF/VEGFR 药物：VEGF 是由内皮细胞及肿瘤等细胞分泌的一种细胞因子，包括 VEGF-A、VEGF-B、VEGF-C、VEGF-D、VEGF-E 和胎盘生长因子（placental growth factor，PGF），具有促进血管通透性增加、血管内皮细胞迁移、增殖和血管形成等作用，该生物学功能的实现必须与 VEGFR 结合才能实现；VEGFR 属酪氨酸激酶受体家族，主要包括 VEGFR-1，VEGFR-2 和 VEGFR-3。研究发现食管癌中 VEGF 过表达与更差的预后相关，因此使用抗 VEGF/VEGFR 药物可能会改善食管癌患者的预后。

雷莫芦单抗（ramucirumab）是一种全人源性 IgG1 单克隆抗体，可特异性结合 VEGFR-2，通过抑制肿瘤血管生成达到控制肿瘤生长的目的。多项研究表明雷莫芦单抗可作为胃食管交界腺癌的二线用药。RAINBOW 试验表明与安慰剂 + 紫杉醇相比，雷莫芦单抗联合紫杉醇可显著提高晚期胃癌和胃食管结合部腺癌的 OS。此外，REGARD 试验也证实了雷莫芦单抗在一线含铂或含氟嘧啶化疗后进展的晚期胃或胃食管交界腺癌患者中的生存获益。阿帕替尼（apatinib）是一种口服的小分子 VEGFR-2 酪氨酸激酶抑制剂，其主要用于进展或复发的晚期胃腺癌和胃食管结合部腺癌的三线及以上治疗。其他的抗 VEGF/VEGFR 药物有贝伐珠单抗、索拉非尼等，目前尚缺乏大型的随机对照临床研究证据支持其在食管癌中的效果。

4）其他靶向药物：针对细胞表面连接蛋白 Claudin 18.2（CLDN18.2）靶点的单克隆抗体佐妥昔单抗（zolbetuximab）、针对哺乳动物丝氨酸－苏氨酸蛋白激酶雷帕霉素靶蛋白（mTOR）的依维莫司（everolimus）以及针对肝细胞生长因子（HGF）受体 MET 的利妥木单抗（rilotumumab）等，部分研究结果显示，它们对食管癌均存在一定的疗效，可能是未来食管癌靶向治疗的新方向。

二、食管癌临床药物治疗案例分析

★ 可切除的局部晚期食管癌新辅助化疗案例分析

病历摘要

患者，男，56 岁。身高 169cm，体重 59kg。

主诉：进行性吞咽困难 2 月。

现病史：患者 2 月前无明显诱因出现进食硬食时不适感，伴有胸部疼痛及食道异物感，无伴反酸及恶心、呕吐，无发热及咳嗽，无全身疼痛，症状逐渐加重，现尚能进食半流质及流质食物，遂于 2024-07-27 当地医院就诊，行胃镜示：食管距门齿 30cm 处可见菜花状肿瘤，肿瘤表面黏膜潮红糜烂，坏死并有溃疡形成，肿瘤占管腔全圈，内镜未能通过。进一步于 2024-07-28 行内镜下活检,病理示:(食管)低分化鳞状细胞癌。现患者为求进一步治疗至我院门诊,门诊拟"食管癌"收治入院。此次起病以来,可进食半流质饮食,睡眠可,体力状态良好(PS=0 分),精神状态一般,大小便正常,体重减轻 5kg。

既往史:平素健康状况良好,无高血压、糖尿病、冠心病等慢性病史,无外伤、手术史,无肝炎、肺结核等传染病史。无输血史,预防接种史同社会接种。无食物、药物过敏史及药物成瘾史。

个人史:生于原籍,无外地久居史。无疫水接触史。吸烟史 30 余年,20 支/天,无饮酒嗜好。无工业毒物、粉尘、放射性物质接触史。无冶游史。

婚育史:已婚已育,育有 1 子 1 女,家人均体健。

家族史:家中无类似疾病成员,否认家族性遗传病和精神病史。

入院诊断:1.食管鳞癌(胸中段,cT_xN_3M0,ⅣA 期)。2.甲状腺左叶结节(性质待查)。

治疗经过及用药分析

完善各项检查:血常规、肝肾功能、凝血常规、肿瘤标志物相关检测、胸腹部增强 CT、心电图等。明确诊断为可切除的局部晚期食管鳞癌,推荐行新辅助化疗 + 食管癌根治性切除,与患者及家属沟通,排除化疗禁忌后于 2024-08-13 行新辅助化疗。具体方案为:白蛋白结合型紫杉醇 437mg+ 顺铂 120mg,q3w,并给予护胃、护肝、止吐、抗过敏等对症支持治疗。治疗期间所用药物见表 9-2。

表 9-2 药物治疗方案

治疗药物	用法用量	起止时间
盐酸格拉司琼注射液	3mg, ivgtt, qd	08.12-08.13
0.9% 氯化钠注射液	50ml, ivgtt, qd	
注射用艾司奥美拉唑钠	40mg, ivgtt, qd	08.12-08.13
0.9% 氯化钠注射液	100ml, ivgtt, qd	
肠内营养粉	25g, po, tid	08.12-08.20
多烯磷脂酰胆碱胶囊	456mg, po, tid	08.13-08.20
注射用紫杉醇(白蛋白结合型)	437mg, ivgtt, st	08.13
0.9% 氯化钠注射液	87 ml, ivgtt, st	
顺铂注射液	118mg, ivgtt, st	08.13
5% 葡萄糖注射液	250ml, ivgtt, st	
5% 葡萄糖注射液	100ml ivgtt, 冲管	08.13
地塞米松磷酸钠注射液	10mg, iv, st	08.13
0.9% 氯化钠注射液	500ml, ivgtt, st	08.13
葡萄糖氯化钠注射液(5%)	500ml, ivgtt, st	08.13

辅助检查

（1）血细胞　WBC $7.22 \times 10^9/L$；Hb 126g/L；PLT $341 \times 10^9/L$。

（2）肝肾功能　AST 14U/L；ALT 8U/L；TBIL 11.5μmol/L；ALB 34.3g/L；CREA 72μmol/L；估算肾小球滤过率104ml/min。

（3）游离甲功三项　FT3 4.3pmol/L；FT4 14.78pmol/L；TSH 1.06mIU/L。

（4）食管癌检测　甲胎蛋白 1.51ng/ml；癌胚抗原 0.6ng/ml；鳞状上皮细胞癌抗原 0.53ng/ml。

用药治疗方案分析

1.化疗方案选择　根据 2024 年 CSCO 食管癌诊疗指南，对于可切除的局部晚期食管癌（$T_{1b-2}N_{1-3}$ 或 $T_{3-4a}N_{any}M_0$），新辅助化疗或新辅助同步放化疗 + 食管切除术已成为标准的治疗模式。患者初诊为胸中段食管鳞癌 $cT_xN_3M_0$，ⅣA 期，体力状态、肝肾功能良好，虽然术前放化疗较单纯化疗可提高局部区域控制率和根治性手术切除率，但二者的长期生存并无明显差异，与患者及家属沟通后，医患共同决策决定行新辅助化疗，食管鳞癌新辅助化疗方案包括顺铂 70mg/m²，ivgtt，d1+ 氟尿嘧啶 750mg/m²，ivgtt，d1~5+ 多西他赛 70mg/m²，ivgtt（DCF），q3w，以及紫杉醇 135mg/m²，ivgtt+ 顺铂 70mg/m²，ivgtt，q3w 等。为优化药物使用，减少药物相关不良反应，决定行紫杉醇 + 顺铂 q3w 方案治疗。该患者身高 169cm，体重 59kg，计算体表面积为 1.68m²，遂予紫杉醇 225mg+ 顺铂 118mg，q3w 方案治疗。由于紫杉醇注射液须加入聚氧乙基代蓖麻油及无水乙醇助溶，而聚氧乙基代蓖麻油可引起不同程度的过敏反应，也可加重紫杉醇的外周神经毒性，还影响药物分子向组织间扩散，影响抗肿瘤效应，因此改用疗效更好、不良反应更轻的白蛋白结合型紫杉醇（260mg/m²，q3w），虽然针对该药物对比紫杉醇联合顺铂治疗食管癌的疗效与安全性数据多来源于回顾性研究，但 CSCO 指南已将其推荐为晚期 ESCC 一线治疗的Ⅲ级推荐，因此该患者使用白蛋白结合型紫杉醇代替紫杉醇。

2.化疗药物输注前预处理　白蛋白结合型紫杉醇最常见的不良反应（≥ 20%）为脱发、中性粒细胞减少、感觉神经毒性、心电图异常等，因此说明书建议在使用前不需要给予抗过敏药处理，但需定期关注复查血常规（中性粒细胞水平）、肝肾功能等指标，根据情况进行升白、护肝等对症处理。顺铂注射液在使用期间需给予充分的止吐、水化和抗过敏处理，联合使用其他化疗药物时还需根据血常规、肝功生化等检验结果，调整药物剂量、抗骨髓抑制治疗等。顺铂注射液常见的不良反应包括：①严重的恶心、呕吐，可持续一周左右，因此应用本品时需并用强效止吐剂，如 5- 羟色胺受体拮抗止吐剂；②肾毒性，一般剂量每日超过 90mg/m² 即为肾毒性的危险因素，反复高剂量治疗可致持久性的轻至中度肾损害，水化是预防本品所致肾毒性的有效手段；③骨髓抑制，其发生机率与每疗程剂量有关，若≤ 100mg/m²，发生机率 10%~20%，联合其他药物化疗可能导致几率增加；④过敏反应：可出现脸肿、气喘、心动过速、低血压、非特异斑丘疹类皮疹等情况。该患者于化疗前预防给予地塞米松抗过敏、格拉司琼 + 地塞米松止呕，化疗当日共计补液量 1550ml，补液量充足，同时嘱患者多饮水，增加化疗药物排泄。

3. 化疗消化道安全管理 根据《中国抗肿瘤治疗相关恶心呕吐预防和治疗指南（2023版）》，顺铂属于高致吐风险抗肿瘤药物，建议使用 5-HT$_3$RA+NK-1RA+地塞米松 ± 奥氮平方案镇吐，该患者仅使用格拉司琼 3mg + 地塞米松 10mg，止吐级别相对较低，若患者发生恶心呕吐，可能影响后续化疗方案的继续进行，且影响治疗效果及患者生活质量，因此建议加用 NK-1RA，如阿瑞匹坦或奈妥匹坦帕洛诺司琼胶囊等。

4. 骨髓抑制的预防和治疗药物 根据《肿瘤化疗导致的中性粒细胞减少诊治中国专家共识（2023版）》，白蛋白结合型紫杉醇 + 顺铂属于中粒细胞减少性发热（febrile neutropenia，FN）中危化疗方案且该患者无自身风险因素，因此无需预防性使用升白细胞药物。建议患者在化疗后每周复查 1~2 次血常规，如出现 3~4 度白细胞或中性粒细胞减少应及时使用粒细胞集落刺激因子或粒细胞巨噬细胞集落刺激因子治疗。由于肿瘤药物相关血小板减少（cancer treatment-induced thrombocytopenia，CTIT）的一级预防尚缺乏明确的循证支持，因此暂不推荐在首次化疗前预防性使用升血小板药物。

5. 其他药物治疗 患者营养风险筛查 NRS2002 评分 3 分，表明患者存在营养不良风险，首选口服营养补充（oral nutritional supplement，ONS），因此使用肠内营养剂补充营养。该患者在化疗期间使用多烯磷脂酰胆碱胶囊护肝，但由于目前尚缺乏充分的证据证明是否需要在化疗前预防性应用护肝药物，因此《中国药物性肝损伤诊治指南（2023版）》建议在抗肿瘤药物治疗中不常规对每个患者预防性使用肝损伤治疗药物，若存在慢性肝病等高危因素可考虑预防性使用。《质子泵抑制剂临床应用指导原则（2020年版）》不建议常规化疗前预防性使用质子泵抑制剂，仅在化疗后出现上消化道病变及症状如胃黏膜损伤、出血等情况或存在应激性黏膜病变一项严重危险因素 / 两项潜在危险因素时可预防性使用质子泵抑制剂，因此可不必使用艾司奥美拉唑。

用药监护要点

1. 脱发为白蛋白紫杉醇其较常见的不良反应，但通常为一过性改变，在化疗后 2 个月达到高峰，停止化疗后 1.5 月后头发可重新生长。应及时告知患者，做好心理预防。

2. 顺铂和白蛋白紫杉醇均具有一定的感觉神经毒性，治疗期间应嘱患者注意是否有耳鸣、听力下降或手脚感觉减弱、麻木等症状。根据《化疗诱导的周围神经病变诊治中国专家共识（2022版）》，必要时可使用维生素 B 如甲钴胺、维生素 B$_6$ 等预防上述症状的发生。

3. 格拉司琼为 5-羟色胺拮抗药，可能会减少大肠蠕动导致便秘的发生，应嘱患者增加富含膳食纤维的食物，必要时可服用乳果糖等治疗便秘药物，恢复结肠生理节律。此外，其常见不良反应还包括头痛，注意告知患者，做好心理预防，减轻患者紧张焦虑心理，必要时可使用止痛对症处理。

用药总结

患者于 2024-08-13、2024-09-04、2024-09-30、2024-10-21 共行四周期"白蛋白

结合型紫杉醇＋顺铂"方案新辅助化疗，过程均顺利，未见明显化疗相关不良反应的发生。2024-11-12复查头部、胸部、上腹部增强CT提示胸中段食管癌管壁增厚较前稍减轻，纵隔、肝胃间隙转移淋巴结较前缩小。血常规、肝功生化、肾功能等实验室检查未见明显异常，心脏彩超、肺功能可耐受手术，经胸外科、影像科、麻醉科等科室MDT讨论后，认为患者具有根治性手术指征，停药4周后于2024-11-27行"中段食管癌根治、胃代食管再造、大网膜部分切除、胸导管结扎、食管旁胃周淋巴结清扫、胃食管主动脉弓上吻合、左胸腔闭式引流术"，过程顺利，术后恢复良好，未出现吻合口瘘等并发症。

2024-11-28术后病理提示：标本（1）（2）（3）（4）（5）（6）（7）（8）（9）（10）（11）（12）（13）（17）（18）（9-1、膈上、7-1、7-2、5-1、胃小弯侧1、胃左动脉旁1、胃左动脉旁2、胃左动脉旁3、胃左动脉旁4、贲门左1、贲门左2、贲门右1、胃小弯侧2、胃小弯侧3）淋巴结（0/1、0/1、0/1、0/1、0/1、0/1、0/1、0/1、0/1、0/1、0/2、0/1、0/1、0/2、0/1）未见癌转移，其中（4）（7）淋巴结内局灶伴大量泡沫样组织细胞增生，（10）伴坏死及大量泡沫样组织细胞增生，并见多核巨细胞反应。（14）（切缘）黏膜组织未见癌。（15）（大网膜）脂肪组织未见癌。（16）（食管肿物＋残胃）食管组织未见癌，胃组织呈慢性炎，伴糜烂，少数腺上皮肠上皮化生；胃周淋巴结（0/16）未见癌转移。

患者初诊为可切除的局部晚期食管鳞癌（$cT_xN_3M_0$，ⅣA期），经新辅助治疗顺利行根治性手术切除，术后病理提示达到pCR，治疗效果良好，无吻合口瘘等手术并发症发生，目前患者生活质量较好，一般情况良好，末次随访时间2025-01-24，存活。

★ 食管癌术后辅助化疗案例分析

病历摘要

患者，男，51岁。身高165cm，体重52kg。

主诉：食管癌根治术后1月余，返院复查治疗。

现病史：患者1月余前因进行性吞咽困难3月来我院就诊，完善CT、造影等检查后诊断为胸段食管癌伴多发区域淋巴结转移。患者及家属手术意愿强烈，与患者及家属沟通并排除手术绝对禁忌证后于2024-07-04行三切口胸腹腔镜联合中段食管癌根治＋腹腔区域淋巴结清扫＋胃部分切除、管状胃成形、管状胃代食管颈部吻合＋空肠造瘘术。患者术后恢复良好，于2024-07-12顺利出院。术后病理提示：中下段食管鳞状细胞癌（低分化）；侵犯食管壁全层，癌组织距环周切缘最近约0.05cm；脉管内见癌栓，侵犯神经纤维束。（中段食管旁、右喉返神经旁、下段食管旁、膈上、左喉返神经旁）淋巴结（4/9、1/7、3/4、1/3、1/5）转移癌。今返院复查，行术后辅助治疗。患者自上次出院以来，睡眠、精神、胃纳可，二便正常。

既往史：既往高血压病史3年，收缩压最高165mmHg，规律服用氨氯地平片5mg/qd，诉血压控制一般。无糖尿病、冠心病等慢性病史，无外伤、手术史，无肝炎、肺结核等传染病史。无输血史，预防接种史同社会接种。无食物、药物过敏史及药物成瘾史。

个人史：出生并长期居住于广西河池市，无外地久居史。无疫水接触史。无吸烟、饮酒嗜好。无工业毒物、粉尘、放射性物质接触史。无冶游史。

婚育史：已婚已育，育有 1 子，家人均体健。

入院诊断：1. 食管鳞状细胞癌（$pT_3N_3M_0$，ⅣA 期）。2. 高血压（2 级，中危组）。3. 轻度贫血。

治疗经过及用药分析

完善各项检查：血常规、肝肾功能、凝血常规、肿瘤标志物相关检测、心电图等，排除化疗禁忌，于 2024-08-18 行白蛋白结合型紫杉醇＋顺铂方案第 1 周期术后辅助化疗，并给予营养支持、护胃、护肝、止吐、抗过敏等对症支持治疗。治疗期间所用药物见表 9-3。

表 9-3　药物治疗方案

治疗药物	用法用量	起止时间
苯磺酸氨氯地平片	5mg, po, qd	08.18-08.20
肠内营养粉	30g, po, tid	08.18-08.25
盐酸格拉司琼注射液	3mg, ivgtt, qd	08.18-08.19
0.9% 氯化钠注射液	50ml, ivgtt, qd	
注射用艾司奥美拉唑钠	40mg, ivgtt, qd	08.18-08.19
0.9% 氯化钠注射液	100ml, ivgtt, qd	
注射用紫杉醇（白蛋白结合型）	400mg, ivgtt, st	08.18
0.9% 氯化钠注射液	80 ml, ivgtt, st	
顺铂注射液	78mg, ivgtt, st	08.18
5% 葡萄糖注射液	250mg, ivgtt, st	
5% 葡萄糖注射液	250ml, ivgtt, 冲管	08.18
地塞米松磷酸钠注射液	10mg, iv, st	08.18
苯海拉明注射液	20mg, iv, st	08.18
0.9% 氯化钠注射液	500 ml, ivgtt, st	08.18
葡萄糖氯化钠注射液（5%）	500 ml, ivgtt, st	08.18
重组人粒细胞刺激因子	6mg, sc, st	08.20

辅助检查

（1）血细胞　WBC 4.45×10^9/L；Hb 91g/L；PLT 388×10^9/L

（2）肝肾功能　AST 30U/L；ALT 33U/L；TBIL 7.8μmol/L；ALB 36.3g/L；CREA 90μmol/L；估算肾小球滤过率 82.01ml/min。

（3）食管癌检测　甲胎蛋白 3.97ng/ml；癌胚抗原 0.6ng/ml；鳞状上皮细胞癌抗原 0.42ng/ml。

用药治疗方案分析

1. 化疗方案选择　目前，食管鳞癌根治性术后是否常规进行辅助化疗仍存在争议，有研究表明辅助化疗可延长 DFS，但对 OS 无影响，2024 年《中国临床肿瘤学会（CSCO）食管癌诊疗指南》推荐未接受新辅助治疗且 R0 切除的食管鳞癌患者参加临床试验，而食管癌诊疗指南（2022 年版）则推荐 T4a 或 N1-3 期鳞癌行术后辅助化疗或放化疗。食管鳞癌术后辅助化疗的方案为紫杉醇 150mg/m^2+ 顺铂 50mg/m^2，ivgtt，q2w，在此使用白蛋白结合型紫杉醇代替紫杉醇（260mg/m^2，q3w）。该患者身高 168cm，体重 52kg，计算体表面积为 1.56m^2，遂予白蛋白结合型紫杉醇 400mg+ 顺铂 78mg，q2w。

2. 化疗药物输注前预处理　化疗前预防给予地塞米松磷酸钠注射液联合苯海拉明注射液抗过敏、格拉司琼注射液止吐，化疗当日共计补液量约 1730ml，水化充足，同时嘱患者多饮水，增加药物排泄。根据指南，需在地塞米松 + 格拉司琼的基础上增加如阿瑞匹坦等的 NK-1RA 类药物，增强止吐效果。

3. 化疗消化道安全管理　由于患者食管癌根治 + 消化道重建术后，化疗药物可能增加恶心、呕吐、出血等消化道不良反应的风险，根据《质子泵抑制剂临床应用指导原则（2020 年版）》，符合具有 1 项严重危险因素的情况，遂预防性使用艾司奥美拉唑，保护消化道黏膜，减少上述风险。

4. 骨髓抑制的预防和治疗药物　患者术后存在营养不良、轻度贫血的情况，符合《肿瘤化疗导致的中性粒细胞减少诊治中国专家共识（2023 版）》中接受 FN 中危化疗方案且合并 2 个自身因素的情况，因此在化疗后 48h 预防性使用重组人粒细胞刺激因子是合理的。定期随访患者，嘱患者出院后每周复查血常规、肝功生化，若存在异常，及时当地医院就诊处理。

5. 其他药物治疗　该患者营养风险筛查 NRS2002 评分 4 分，表明患者存在营养不良或营养不良风险，应该使用营养支持，因此在加强膳食指导的同时，使用肠内营养剂增强营养。实验室检查提示轻度贫血（可能为缺铁性贫血），但暂未出现明显乏力、头晕、心悸、面色苍白等症状，建议患者增加红肉摄入；由于患者恶性肿瘤病史且已行部分胃切除，必要时可完善铁代谢检查，根据情况补充铁剂。

用药监护要点

1. 该患者为中年男性，苯海拉明注射液的使用需注意患者是否存在前列腺肥大问题，如有建议停用，否则会增加尿潴留风险；此外，该药物说明书建议高血压患者不宜使用本品，因此建议抗过敏可单用地塞米松，不必联用苯海拉明。

2. 地塞米松磷酸钠说明书建议行肠吻合术后患者慎用地塞米松，因其可能会增加术后吻合口漏的发生风险，但与单剂量或短期治疗无关。

用药总结

患者于 2024-08-17、2024-09-07、2024-09-27、2024-10-19、2024-11-11、2024-12-03

共行六周期"白蛋白结合型紫杉醇＋顺铂"方案术后辅助化疗，过程均顺利，未见明显化疗相关不良反应的发生。2024-10-19复查颈部、胸部、上腹部CT平扫＋增强提示食管癌根治术后，未见明显复发情况，纵隔及两肺门淋巴结轻度肿大，纵隔淋巴结较前减少，建议定期复查。末次随访时间2025-01-14，存活状态，一般情况良好，贫血已通过口服补充铁剂纠正，血常规、肝功生化、消化肿瘤系列等实验室检查未见明显异常。术后未出现吻合口瘘、淋巴漏等并发症。

患者初诊为可切除的局部晚期食管鳞癌（cTxN₃M0，ⅣA期），由于患者及家属手术意愿强烈，行根治性手术切除后4周开始，共行六周期"白蛋白结合型紫杉醇＋顺铂"方案术后辅助化疗，效果良好，肿瘤未见明确复发征象。

★晚期食管癌系统性药物治疗案例分析

病历摘要

患者，男，65岁。身高167cm，体重52.5kg。

主诉：腹胀半月余。

现病史：患者半月余前无明显诱因出现上腹胀，自诉与进食无关，无呃逆、反酸、嗳气，无伴腹痛，无吞咽困难，无恶心、呕吐，至当地医院予抑酸、护胃等对症治疗后自觉症状无缓解，遂于2024-04-11至上级医院行胃镜检查示：距门齿31~35cm见结节状物生长，易脆，触之易出血，置管腔狭窄，内镜常可通过，予活检，肿物后方可见一食管静脉曲张延伸至贲门，静脉表面糜烂。病理诊断：食管低分化癌。现为求进一步治疗就诊于我科。自起病以来，患者体力状态良好（PS评分=0分），精神、睡眠可，食欲一般，偶有排尿不尽感，大便如常，近1月体重减轻3kg。

既往史：既往体健。否认高血压、糖尿病、冠心病等慢性病史；否认外伤和手术史；否认肝炎、肺结核等传染病史。无输血史；预防接种史同社会接种；无食物、药物过敏史及药物成瘾史。

个人史：生于原籍，无外地久居史。无疫水接触史。吸烟史40余年，20支/天；饮酒史40年，每天约2两白酒。无工业毒物、粉尘、放射性物质接触史。无冶游史。

婚育史：已婚已育，育有1男1女，家人均体健。

家族史：自诉有哥哥因食管癌去世，否认家族性遗传病和精神病史。

入院诊断： 低分化食管癌。

治疗经过及用药分析

完善各项检查：血常规、肝肾功能、凝血常规、肿瘤标志物相关检测、胸腹部增强CT、双锁骨上淋巴结彩超、病理会诊、心电图等。诊断为：①食管低分化鳞癌（胸下段，TₓN₃M₁，ⅣB期，HER-2阴性）；②锁骨上淋巴结转移癌；③双肺多发结节；④肝囊肿；⑤前列腺增生并钙化。患者诊断为晚期不可切除食管鳞癌，推荐行系统性药物治疗，与患者及家属沟通，排除禁忌后于2024-04-25行紫杉醇150mg/m²＋顺铂60~80mg/m²＋

替雷利珠单抗 200mg 方案治疗，并给予抗过敏、护胃、止吐等对症支持治疗。治疗期间所用药物见表 9-4。

表 9-4　药物治疗方案

治疗药物	用法用量	起止时间
注射用艾司奥美拉唑钠	40mg，ivgtt，qd	04.25-04.26
0.9% 氯化钠注射液	100ml，ivgtt，qd	
甲磺酸多拉司琼注射液	100mg，ivgtt，st	04.25
0.9% 氯化钠注射液	50ml，ivgtt，st	
地塞米松磷酸钠注射液	20mg，iv，st	04.25
苯海拉明注射液	50mg，im，st	04.25
西咪替丁注射液	0.3g，iv，st	04.25
0.9% 氯化钠注射液	30ml，iv，st	
替雷利珠单抗	200mg，ivgtt，st	04.25
0.9% 氯化钠注射液	100ml，ivgtt，st	
注射用紫杉醇	240mg，ivgtt，st	04.25
0.9% 氯化钠注射液	500ml，ivgtt，st	
0.9% 氯化钠注射液	100ml，ivgtt，冲管	04.25
顺铂注射液	120mg，ivgtt，st	04.25
5% 葡萄糖注射液	250mg，ivgtt，st	
5% 葡萄糖注射液	100ml，ivgtt，冲管	04.25
阿瑞匹坦胶囊	125mg，d1，80mg，d2~3，po	04.25-04.27

辅助检查

（1）血细胞　WBC 7.94×10^9/L；Hb 119g/L；PLT 360×10^9/L

（2）肝肾功能　AST 14U/L；ALT 12U/L；TBIL 7.4μmol/L；ALB 40.4g/L；CREA 84μmol/L 估算肾小球滤过率 84.54ml/min。

（3）食管癌检测　甲胎蛋白 2.58ng/ml；癌胚抗原 6.0ng/ml；鳞状上皮细胞癌抗原 6.84ng/ml；糖类抗原 125 27.0U/ml。

用药治疗方案分析

1. 化疗方案选择　免疫检查点抑制剂联合化疗是晚期食管癌和食管胃交界部癌（包括鳞癌和腺癌）一线治疗的标准治疗方案，该患者为 HER-2 阴性的晚期食管鳞癌患者，多种治疗方案可供选择。与患者及家属沟通，医患共同决策决定行紫杉醇 $150mg/m^2$+顺铂 $60~80mg/m^2$+ 替雷利珠单抗 200mg，q3w 方案治疗。该患者身高 167cm，体重 52.5kg，计算体表面积为 $1.58m^2$，遂予紫杉醇 240mg + 顺铂 120mg + 替雷利珠单抗 200mg，ivgtt，q3w。

2.化疗药物输注前预处理　根据指南，顺铂为静脉注射抗肿瘤药物中的高致吐风险的药物，急性呕吐率＞90%，推荐使用 5-HT$_3$RA+NK-1RA+ 地塞米松镇吐，因此在该患者中使用了多拉司琼＋阿瑞匹坦＋地塞米松三药联合镇吐，同时予艾司奥美拉唑抑酸护胃，减少应激或肿瘤坏死所致的消化道出血风险。为了预防超敏反应的发生，《紫杉醇制剂超敏反应预处理指导意见》建议在紫杉醇输注前使用地塞米松＋苯海拉明（或其同类药异丙嗪）＋西咪替丁（或其同类药雷尼替丁）进行预处理，因此该患者化疗前使用该三联药物符合指南规定。

3.骨髓抑制的预防和治疗药物　该患者为 65 岁老年男性，使用的方案为紫杉醇＋顺铂，根据共识，该患者接受的治疗方案为 FN 中危化疗方案且伴有 1 个自身风险因素，可在首次治疗的 24~72h 内预防性使用升白细胞药物，因此在化疗后 48h 可合理对该患者预防性使用重组人粒细胞刺激因子。

用药监护要点

1. 该患者使用的替雷利珠单抗属于免疫检查点抑制剂，其毒性与化疗药物有所不同，应在治疗过程中特别关注。替雷利珠单抗发生率 ≥ 10% 的不良反应有：甲状腺功能减退、乏力、ALT 升高、AST 升高、贫血和皮疹。在临床上有可能发生如免疫性心肌炎、免疫性肺炎等罕见的严重不良反应，因此在行免疫治疗过程中，除复查血细胞、肝肾功能等常规检验外，还需关注患者的甲状腺功能，定期复查心电图，注意有无胸闷、胸痛、心悸、咳嗽、气喘等症状，警惕严重不良反应的发生。

2. 该患者入院前偶有排尿不尽症状，入院后完善检查明确有前列腺增生及钙化，而苯海拉明容易使老年人和前列腺肥大患者排尿困难，说明书明确前列腺肥大为苯海拉明注射液禁忌证，因此建议更换为盐酸异丙嗪注射液。

3. 高龄患者在使用糖皮质激素时，可产生如失眠、焦虑等的短期不良反应，应提醒患者注意相关情况，必要时可使用药物治疗。

4. 甲磺酸多拉司琼注射液为 5-HT$_3$RA 类药物，本类药物在使用过程中可引起便秘，对于胃肠功能较弱的老年患者，应警惕便秘的发生，提醒患者注意排便情况，多进食膳食纤维预防便秘。

用药总结

患者诊断为食管低分化鳞癌（胸下段，T$_x$N$_3$M$_1$，ⅣB 期，HER-2 阴性），属于晚期不可切除食管癌，遂于 2024-04-25、2024-05-17、2024-06-13、2024-07-04、2024-07-26、2024-08-20、2024-09-23、2024-10-15、2024-11-05、2024-11-28、2024-12-23、2025-01-14 共行 12 周期"替雷利珠单抗＋紫杉醇＋顺铂"方案。过程均顺利，治疗期间患者曾出现纳差等症状，化疗间期可缓解，近 6 个月体重减轻 5kg。2024-11-27 复查胸部＋全腹＋盆腔 CT 平扫＋增强提示：食管胸段管壁稍增厚，程度较前减少，强化较前减低，符合食管癌治疗后改变，纵隔、双侧肺门、肝胃间隙、腹膜后、左侧髂动脉旁多发淋巴结，部分较前减少、缩小。消化肿瘤系列未见异常。使用改良实体肿瘤疗效评价标准（The Modified Response Evaluation Criteria in Solid Tumors，mRECIST）标准评估为疾病稳定（stable disease，SD）。末次随访时间 2025-01-14，存活状态，一般情况良好，生活质量可，血常规、肝功生化等实验室检查未见明显异常。

患者初诊为晚期不可切除食管鳞癌（$T_xN_3M_1$，ⅣB 期），共行 12 周期"替雷利珠单抗 + 紫杉醇 + 顺铂"方案系统治疗，效果良好，肿瘤未见进展征象。

三、贲门癌

1. 概述　贲门癌是一种发生在胃贲门区域的腺癌，主要位于食管与胃交界处下方约2cm 的范围内。近年来，全球范围内贲门癌的发病率持续攀升，而我国是该疾病的高发区，其发病率和死亡率均位居世界前列。贲门癌的主要病理类型包括高分化腺癌和黏液腺癌。由于早期症状较为隐匿，多数患者在确诊时已进入中晚期。随着病情的发展，患者常表现出吞咽困难、频繁呕吐和体重显著下降等症状。若不及时采取治疗措施，癌细胞可能扩散至邻近淋巴结及其他器官，对患者的生命构成严重威胁。因此，早期发现和有效治疗对于改善贲门癌患者的预后具有至关重要的意义。

2. 临床表现及诊断

（1）临床表现　贲门癌大多起病隐匿，多数患者早期无明显症状，少数人有上腹部不适或隐痛、吞咽异物感、反酸或嗳气、消化不良或是类似溃疡病的非特异性消化道症状。中晚期贲门癌的典型症状为进行性吞咽困难，此外还可出现呕吐、胸骨后或上腹部疼痛等情况。晚期贲门癌常伴有食管梗阻，患者无法进食进而出现消瘦、营养不良等恶病质症状。其他伴随症状可能有长期慢性出血导致的贫血、肿瘤侵犯喉返神经导致的声音嘶哑、淋巴结转移所致的左侧锁骨上淋巴结肿大等。

（2）诊断　①临床症状：早期贲门癌症状不明显，进展期贲门癌的主要临床症状包括进食或吞咽困难、上腹部或剑突隐痛、饱胀等症状，随着病情加重可出现食管梗阻和营养不良、消瘦、乏力等恶病质症状。

②高危因素：应仔细询问患者是否有长期 GERD、幽门螺杆菌感染或相关肿瘤家族史。

③影像学检查、实验室检查和体格检查：基本同食管癌的诊断。

3. 病因和发病机制　贲门癌的病因与发病机制尚未完全明确，目前认为主要与以下因素相关：①慢性炎症，如 GERD、Barrett 食管等；②环境因素：如锌、钼、镍、铜等微量元素缺乏；③不良饮食习惯，如长期进食烫、硬、粗、霉变或腌制的食物、饮酒和吸烟；④遗传易感性，家族中若有患食管癌的个体，其患病风险较高；⑤超重和肥胖也可能会增加患贲门癌的风险。这些因素通过不同的生物化学途径在细胞水平上导致DNA 损伤、细胞周期调控失常和凋亡抑制，最终发展为癌症。

4. 病理分类与分期　贲门癌是指发生在胃贲门部位的恶性肿瘤，按照 UICC/AJCC颁布的第八版 TNM 胃癌分期标准，贲门癌是指食管胃交界线下约 2cm 范围内的腺癌，属于胃食管交界部腺癌（adenocarcinoma of esophagogastric junction，AEG）中的一个分型。AEG 定义为食管胃解剖交界上下各 5cm 区间以内的腺癌，并跨越食管胃结合部（esophagogastric junction，EGJ），不论肿瘤中心（或主体）处于何种解剖位置。针对 AEG，临床主要使用 Siewert 分型。

（1）Siewert I 型　肿瘤中心位于食管胃交界线以上 1~5cm 范围内。

（2）Siewert II 型　肿瘤中心位于食管胃交界线以上 1cm 至以下 2cm 范围内（以上两型按照食管癌分期）。

（3）Siewert III 型　肿瘤中心位于食管胃交界线以下 2cm 之外（按胃癌分期）。

贲门癌的病理分类是对贲门癌组织的形态学表现、组织学特征以及分子生物学特点进行分类和鉴别的过程。其病理分型主要包括：分化型腺癌（包括中 - 高分化的管状腺癌或乳头状腺癌）、未分化型腺癌（包括低分化腺癌、黏液腺癌及印戒细胞癌）、小细胞癌、混合型癌等。目前，贲门癌的临床分期同食管癌，主要遵循 UICC/AJCC 发布的第八版 TNM 分期（2017 年），根据原发肿瘤（T）、区域淋巴结（N）和远处转移（M）的情况进行分期。见表 9-1。

5. 治疗原则　贲门癌由于其解剖结构较为特殊，可向食管和胃底侵袭，诊断时通常已为中晚期，患者的预后相对较差。贲门癌的治疗方案主要包括内镜治疗、手术治疗、放射治疗和药物治疗（包括化疗、免疫和靶向治疗）。目前，以手术为主的综合治疗是贲门癌治疗的最主要手段。在决定治疗方案前，需要完善检查以进行准确的 TNM 分期，这对贲门癌治疗的药物的选择、预后至关重要。

（1）针对临床分期为 $T_{is-1a}N_0M_0$ 的贲门癌，推荐行内镜下切除，包括内镜下黏膜剥离术（endoscopic submucosal dissection，ESD）和内镜下黏膜切除术（dndoscopic mucosal resection，EMR）是目前早期贲门癌首选的微创、有效的治疗方式。对 $T_{1b-2}N_0M_0$ 的贲门癌则推荐行食管胃部分切除术。而对于可切除的局部晚期 AEG（$T_{1b-2}N_{1-3}$ 或 $T_{3-4a}N_{any}M_0$），围术期化疗或新辅助同步放化疗联合食管部分切除术成为标准的治疗模式。当肿瘤可疑累及周围器官但未明确 T_{4b}，也可在行新辅助化疗或新辅助同步放化疗后多学科讨论进行肿瘤的二次评估，可根治性切除则行手术治疗，不能则继续完成根治性同步放化疗。

（2）针对不可切除局部晚期 AEG（$T_{1b-4b}N_0M_0$ 和 $T_{1-4b}N_{1-3}M_0$），包括不可切除、有手术禁忌或拒绝手术治疗者，若 PS 评分 =0~1，推荐行根治性同步放化疗或系统性药物治疗联合放疗；若 PS 评分 =2，推荐行最佳支持治疗或对症处理，待一般情况好转后考虑行综合治疗。

（3）晚期贲门癌的治疗及术后辅助治疗参见食管癌的治疗目的与原则。

围术期化疗方案包括：奥沙利铂 + 氟尿嘧啶 + 亚叶酸钙（每 2 周重复）、奥沙利铂 + 卡培他滨（每 3 周重复）、奥沙利铂 + 氟尿嘧啶 + 亚叶酸钙 + 多西他赛（每 2 周重复，术前 4 周期 + 术后 4 周期）等。同步化疗和新辅助化疗方案见食管癌的治疗目的与原则。

6. 药物治疗进展　由于贲门癌属于 AEG 中的一个分型，大多数临床试验的研究对象均包含食管腺癌及 AEG，因此其药物治疗进展与食管癌腺癌相近，详情见食管癌的药物治疗进展。

四、贲门癌临床药物治疗案例分析

★可切除的局部晚期贲门癌新辅助化疗案例分析

病历摘要

患者，男，74 岁。身高 166cm，体重 67.5kg。

主诉：进行性吞咽困难 2 月余，伴黑便、呕血 10 余天。

现病史：患者 2 月余前无明显诱因出现吞咽困难，进食固体食物时为甚，未予处理，随后逐渐发展至饮水时胸部梗塞感，伴食道异物感，无伴胸痛，无放射至其他区域，无明显畏寒、发热，不伴恶心、腹痛、腹泻、头昏、头痛、心悸、胸闷等，未重视。10 余天前发现大便变黑，无鲜血便，进食后呕血一次，呈鲜红色，量约 150~200ml，遂于 2024-01-02 至当地医院就诊，完善胸腹部、盆腔 CT+ 增强提示：食道贲门及胃底壁软组织块影，胃小弯侧腹腔内软组织块影及多发小结节，考虑肿大淋巴结可能。消化内镜提示贲门 - 胃底恶性肿瘤可能，胃底缓慢渗血，予内镜下喷洒去甲肾上腺素。取病理活检后结果回报：贲门肿物考虑低分化腺癌。外院予护胃、止血、输注去白红细胞 1.5U 等对症治疗后患者未再呕血，期间解黑便一次，现为求进一步诊治来我院门诊就诊，拟"贲门癌"收入我科。起病以来，患者一般情况尚可（PS 评分 =2 分），偶有头晕、乏力，精神、睡眠可，食欲差，仅能流质饮食，大便黑，2 次 / 天，小便无明显异常，体重减轻 10kg 左右。

既往史：高血压病史 10 年余，最高血压不详，每日服用苯磺酸氨氯地平片 10mg，qd，血压控制良好。糖尿病病史 5 年，每日餐前服用二甲双胍 1 片，tid，血糖控制不详。40 余年前行阑尾切除术（具体不详），术后恢复良好。无冠心病等其他慢性病史，无外伤和其他手术史，无肝炎、肺结核等传染病史。无输血史，预防接种史同社会接种。无食物、药物过敏史及药物成瘾史。

个人史：生于原籍，无外地久居史。无疫水接触史。无吸烟嗜好，偶饮酒。无工业毒物、粉尘、放射性物质接触史。无冶游史。

婚育史：已婚已育，育有 1 子 1 女，家人均体健。

入院诊断： 1. 贲门癌（低分化腺癌）；2. 高血压（很高危组）；3. Ⅱ型糖尿病；4. 中度贫血。

治疗经过及用药分析

完善各项检查：血常规、肝肾功能、凝血常规、肿瘤标志物相关检测、胸腹部增强 CT、心电图等。明确诊断为：贲门癌（$cT_xN_+M_0$）；高血压（很高危组）；Ⅱ型糖尿病；中度贫血；肝多发囊肿；前列腺增生并钙化。排除禁忌后决定于 2024-01-12 行化疗，具体方案为：奥沙利铂 227mg，ivgtt，d1+ 卡培他滨 1650mg，po，bid，d1~14，并给予营养支持、护胃、护肝、止吐、抗过敏等对症支持治疗。治疗期间所用药物见表9-5。

表9-5 药物治疗方案

治疗药物	用法用量	起止时间
人血白蛋白注射液20%	20g, ivgtt, qd	01.12-01.14
0.9% 氯化钠注射液	100mg, ivgtt, 冲管	01.12-01.14
注射用艾司奥美拉唑钠	40mg, ivgtt, qd	01.12-01.14
0.9% 氯化钠注射液	100ml, ivgtt, qd	
盐酸格拉司琼注射液	3mg, ivgtt, qd	01.12-01.13
0.9% 氯化钠注射液	50ml, ivgtt, qd	
苯磺酸氨氯地平片	10mg, po, qd	01.12-01.14
盐酸二甲双胍片	0.5g, po, qd	01.12-01.14
卡培他滨片	1650mg, po, bid	01.12-01.26
多糖铁复合物胶囊	0.3g, po, qd	01.12-01.19
肠内营养粉	30g, po, tid	01.12-01.19
地塞米松磷酸钠注射液	10mg, iv, st	01.12
奥沙利铂注射液	227mg, ivgtt, st	01.12
5% 葡萄糖注射液	250ml, ivgtt, st	
5% 葡萄糖注射液	100ml ivgtt, 冲管	01.12
0.9% 氯化钠注射液	500ml, ivgtt, st	01.12
重组人粒细胞刺激因子	6mg, sc, st	01.14

辅助检查

（1）血细胞 WBC 5.12×10^9/L；Hb 76g/L；PLT 315×10^9/L

（2）肝肾功能 AST 15U/L；ALT 10U/L；TBIL 10.8μmol/L；ALB 28.4g/L；CREA 63μmol/L；估算肾小球滤过率 114.77ml/min。

（3）食管癌检测 甲胎蛋白 1.92ng/ml；癌胚抗原 1.1ng/ml；鳞状上皮细胞癌抗原 0.68ng/ml。

（4）凝血常规 D-二聚体 6.47mg/L。

用药治疗方案分析

1. 化疗方案选择 患者目前诊断为局部晚期可切除贲门癌，根据 2024 年 CSCO 食管癌诊疗指南，推荐行围术期化疗 + 食管胃部分切除术或新辅助同步放化疗 + 食管胃部分切除术。与患者及家属沟通，医患共同决策决定行围术期化疗，可供选择的方案有奥沙利铂 + 氟尿嘧啶类、奥沙利铂 + 氟尿嘧啶 + 亚叶酸钙 + 多西他赛（FLOT）、顺铂 + 氟尿嘧啶。考虑到患者高龄、贫血、营养状态一般，应在保证治疗效果的同时，减少药物使用种类且应选择不良反应较轻的治疗方案，因此决定行奥沙利铂 130mg/m²，ivgtt， d1+ 卡培他滨 1000mg/m^2，po，bid，d1~14，q3w 方案治疗。该患者身高 166cm，体重 67.5kg，计算体表面积为 1.75m^2，遂予奥沙利铂 227mg，ivgtt，d1+ 卡培他滨 1650mg，po，bid，d1~14，q3w 方案治疗。

2. 化疗药物输注前预处理　奥沙利铂和氟尿嘧啶联合使用期间（卡培他滨在体内可被酶转化为氟尿嘧啶），可观察到的最常见的不良反应为：胃肠道（腹泻、恶心、呕吐以及黏膜炎）、血液系统（中性粒细胞减少、血小板减少）以及神经系统反应（急性、剂量累积性、外周感觉神经病变）。总体上，这些不良反应在奥沙利铂和氟尿嘧啶联合使用时比单独使用氟尿嘧啶时更常见、更严重。因此，在化疗前给予多拉司琼（止吐）、地塞米松（止吐及抗过敏）预处理。

3. 化疗消化道安全管理　患者化疗方案中奥沙利铂属于中致吐风险抗肿瘤药物、卡培他滨属于低度－轻微致吐风险药物，根据指南，对于多药联合化疗方案，止吐方案的选择应基于其中致吐风险最高的药物，可选择 5-HT$_3$RA+ 地塞米松 ± NK-1RA 方案止吐，因此该患者选用多拉司琼 + 地塞米松符合指南推荐。由于患者存在消化道出血病史，根据《质子泵抑制剂临床应用指导原则（2020 年版）》，在化疗期间可预防性使用艾司奥美拉唑预防应激性黏膜病变的发生。

4. 骨髓抑制的预防和治疗药物　奥沙利铂 + 卡培他滨属于 FN 低危化疗方案，根据共识，无需预防性使用升白药物，但考虑到患者合并高龄、全身体能状态较差、存在高血压等基础病、营养状态一般等多个自身风险因素，可能导致 FN 风险增加，因此预防性使用重组人粒细胞刺激因子以降低因中性粒细胞减少和 FN 导致的感染而增加住院费用和住院时间。

5. 他药物治疗　患者营养风险筛查 NRS2002 评分 5 分，表明患者存在营养不良风险，应该使用营养支持，请临床营养科会诊，建议行膳食指导，并予肠内营养剂补充营养，必要时行肠外营养治疗。

用药监护要点

1. 奥沙利铂在使用时无需行水化治疗。由于奥沙利铂在任何给药周期都可能发生过敏反应，包括速发过敏反应。因此给药期间应密切观察，一旦发生过敏反应需立即停药并予心电监护、吸氧，肾上腺素、糖皮质激素和抗组胺药等药物进行治疗。因此，发生过敏反应的患者禁止再次使用奥沙利铂。《奥沙利铂超敏反应全程管理中国专家共识（2024 年版）》推荐为减少奥沙利铂的超敏反应发生，可延长奥沙利铂输注时间至 6~8 小时。

2. 当奥沙利铂与氟尿嘧啶联用时，可能更容易出现严重腹泻和呕吐导致脱水、麻痹性肠梗阻、肠闭塞、低血钾、代谢性酸中毒以及肾功能异常，因此应告知患者如出现腹泻症状，需要严密观察自身状态，如出现脱水症状，应立即停止服用卡培他滨并补充液体和电解质，同时尽早开始使用止泻药物（如哌罗丁胺），直至脱水被纠正和控制后，才可重新开始服用卡培他滨。

3. 患者有糖尿病病史，由于奥沙利铂不能使用盐溶液配制或稀释，因此在输注或冲管过程中应注意监测患者血糖，避免出现糖尿病酮症酸中毒或高渗高血糖综合征。

4.20% 人血白蛋白溶液的胶体渗透压相当于血浆渗透压的 4~5 倍，因此输注本品时应减慢输液速度，避免出现循环超负荷情况出现。

5.服用多糖铁复合物胶囊可出现大便变黑、铁中毒、原有胃肠黏膜炎症或溃疡恶化等情况，因此应避免长期使用，在治疗期间需要定期检查血象和铁代谢指标。

用药总结

患者于 2024-01-12、2024-02-02、2024-02-23、2024-03-17、2024-04-08 共行 5 疗程"奥沙利铂＋卡培他滨"方案术前化疗，过程均顺利，期间未出现严重化疗相关不良反应。2024-04-12 上腹部＋胸部增强 CT 提示：食管下段－贲门壁增厚，较厚处约 15mm，考虑贲门癌，较前缩小；肝胃间隙淋巴结转移，较大者约 28mm，较前缩小。血红蛋白 96g/L，白蛋白 36.4g/L，余血常规、肝肾功能、凝血、肾功能等实验室检查未见明显异常。心脏彩超、肺功能结果提示可耐受手术，经胸外科、影像科、麻醉科等科室 MDT 讨论后，认为患者具有手术指征。停药 4 周后于 2024-05-06 行"贲门癌根治、胃代食管再造、大网膜部分切除、食管旁淋巴结清扫、胃食管主动脉弓下吻合、左胸腔闭式引流术"，术程顺利，术后未出现吻合口漏、吻合口狭窄、胃瘫等并发症。

2024-05-01 术后病理提示：标本（1）（2）（3）（6）（7）（8）（10）（9-1LN、8-1LN、8-2LN、贲门左 LN、贲门右 LN、小网膜 LN1、胃左动脉旁 LN3）淋巴结（0/1、0/1、0/1、0/1、0/1、0/1、0/1）未见癌转移。（4）（切缘）组织未见癌。（5）（9）（11）（胃左动脉旁 LN1、胃左动脉旁 LN2、胃左动脉旁 LN4）淋巴结（1/1、1/1、1/1）转移癌，伴治疗后反应。（12）（大网膜）脂肪组织未见癌。（13）（贲门肿物及残胃）腺癌（低分化），部分癌细胞退变，间质纤维组织轻度增生，伴较多炎症细胞浸润，结合病史，符合治疗后改变。癌组织侵犯至食管纤维膜，可见较多脉管内癌栓，胃切缘未见癌，周围淋巴结（4/15）转移癌，其中一枚淋巴结伴治疗反应。免疫组化结果：E-cad（＋）、EGFR（＋）、CK7 部分（＋）、CK20 少数（＋）、CDX2 部分（＋）、Ki67 热点区域 70%（＋）、Her-2（0）、MLH1（＋）、MSH2（＋）、MSH6（＋）、PMS2（＋）；原位杂交结果：EBERs（－）。

患者初诊为局部晚期可切除贲门癌（$cT_xN_+M_0$），经 5 周期术前化疗后顺利行根治性切除，术后病理分期为 $pT_3N_3M_0$，患者术后持续存在胃纳差情况，余一般情况可，生活质量可，末次随访时间 2024-10-23，存活。

★ 贲门癌术后辅助治疗案例分析

病历摘要

患者，男，67 岁。身高 167cm，体重 57kg。

主诉：贲门癌术后 4 周余，返院行第 1 周期化疗。

现病史：患者 4 周余前因"贲门癌"入院。入院后完善相关检查，排除手术禁忌，于 2024-05-29 行"贲门癌根治、胃代食管再造、大网膜部分切除、食管旁淋巴结清扫、胃食管主动脉弓下吻合、左胸腔闭式引流术"。术后病理提示：贲门中－低分化腺癌，残存癌灶浸润胃壁浆膜下层；个别脉管内见癌栓，未见神经束侵犯，食管及胃远端切缘未见癌；胃大弯侧淋巴（2/10）转移癌，胃小弯侧 LN3、胃小弯侧 LN4、贲门右 LN、胃小弯侧 LN5 淋巴结（1/2、1/1、1/1、1/1）转移癌，余淋巴结未见转移。术后恢复良好，于 2024-06-08 顺利出院。现患者依约返院行术后第一期辅助化疗，自上次出院以来，一般情况可（PS 评分 =2 分），患者偶有乏力症状，无恶心、呕吐，无腹痛、腹胀，无呕血、排黑便，胃纳一般，精神、睡眠尚可，大小便正常，体重下降约 5kg。

既往史：Ⅱ型糖尿病病史 3 年余，口服"二甲双胍格列美脲 2 粒 qd、盐酸吡咯列酮口腔崩解片 1 粒 qd"控制血糖，平时空腹血糖 7~8mmol/L。无高血压、冠心病等慢性病史，无外伤、手术史，无肝炎、肺结核等传染病史。无输血史，预防接种史同社会接种。无食物、药物过敏史及药物成瘾史。

个人史：生于原籍，无外地久居史。无疫水接触史。吸烟史 40 余年，2~3 包 / 天，已戒烟 6 月，无饮酒嗜好。无工业毒物、粉尘、放射性物质接触史。无冶游史。

婚育史：已婚已育，育有 1 子，家人均体健。

家族史：父亲有胃癌病史，否认家族性遗传病和精神病史。

入院诊断： 1. 贲门癌（$pT_3N_2M_0$，ⅢA 期）。2. Ⅱ型糖尿病。

治疗经过及用药分析

完善各项检查：血常规、肝肾功能、凝血常规、肿瘤标志物相关检测。患者为新辅助化疗 + 贲门癌根治术后，排除化疗禁忌后于 2024-07-20 行术后辅助化疗。具体方案为：奥沙利铂 200mg，ivgtt，d1+ 卡培他滨 1500mg，bid，po，d1~14，q3w，并给予营养支持、护胃、止吐、抗过敏等对症支持治疗。治疗期间所用药物见表 9-6。

表 9-6 用药治疗方案

治疗药物	用法用量	起止时间
甲磺酸多拉司琼注射液	50mg，ivgtt，qd	07.19-07.20
0.9% 氯化钠注射液	100ml，ivgtt，qd	
注射用艾司奥美拉唑钠	40mg，ivgtt，qd	07.19-07.20
0.9% 氯化钠注射液	100ml，ivgtt，qd	
卡培他滨	1500mg，po，tid	07.20-08.03
阿匹瑞坦胶囊	125mg，d1，80mg，d2~3，po	07.20-07.22
肠内营养粉	30g，po，tid	07.20-07.27
奥沙利铂注射液	200mg，ivgtt，st	07.20
5% 葡萄糖注射液	250ml，ivgtt，st	
5% 葡萄糖注射液	100ml，ivgtt，冲管	07.20
地塞米松磷酸钠注射液	10mg，iv，st	07.20
重组人粒细胞刺激因子	6mg，sc，st	07.22

辅助检查

（1）血细胞　WBC 5.79×10^9/L；Hb 97g/L；PLT 251×10^9/L。

（2）肝肾功能　AST 34U/L；ALT 44U/L；TBIL 7.6μmol/L；ALB 35.4g/L；CREA 95μmol/L；估算肾小球滤过率 72.90ml/min。

（3）食管癌检测　甲胎蛋白 0.99ng/ml；癌胚抗原 3.2ng/ml；鳞状上皮细胞癌抗原 0.21ng/ml。

用药治疗方案分析

1. 化疗方案选择　该患者在术前接受了方案为"顺铂 100mg/m²，ivgtt，d1+氟尿嘧啶 1000mg/m²，ivgtt，d1~4，q3w"的新辅助化疗3疗程，随后在2024-05-29完成贲门癌根治性手术，根据2024年CSCO食管癌诊疗指南，推荐接受过新辅助化疗并完成根治性手术的食管胃交界腺癌患者常规行术后辅助化疗。贲门癌术后辅助化疗的方案为奥沙利铂 130mg/m²，ivgtt，d1+卡培他滨 1000mg/m²，po，bid，d1~14，q3w。该患者身高 167cm，体重 57kg，计算体表面积为 1.64m²，遂予奥沙利铂 200mg，ivgtt，d1+卡培他滨 1500mg，po，bid，d1~14，q3w 方案治疗。

2. 化疗药物输注前预处理　化疗前予多拉司琼+阿匹瑞坦（止吐）、地塞米松（止吐+抗过敏）处理。

3. 骨髓抑制的预防和治疗药物　奥沙利铂+卡培他滨属于FN低危化疗方案，由于患者在新辅助治疗期间在未使用粒细胞刺激因子的情况下发生过FN，根据相关专家共识，推荐在后续化疗后预防性使用粒细胞刺激因子。该患者使用重组人粒细胞刺激因子符合共识。

4. 其他药物治疗　患者营养风险筛查 NRS2002 评分 3 分，表明患者存在营养不良风险，应该使用营养支持，因此予膳食指导加强营养，并使用肠内营养剂补充营养，必要时行肠外营养治疗。

用药监护要点

1.《质子泵抑制剂临床应用指导原则（2020年版）》不建议常规化疗前的预防性使用质子泵抑制剂，该患者暂不存在该药物使用的严重及潜在危险因素，因此不必使用艾司奥美拉唑。

2. 建议患者出院后每周复查 2 次血细胞分析、肝功生化指标，如出现血小板减少、肝肾功能损害等情况应及时告知主管医生，根据程度按医嘱行升血小板治疗、护肝治疗或调整/停止药物使用。如出现血小板 < 100×10^9/L 时，应行白介素-11 或重组人血小板生成素治疗。

3. 在轻度肾功能受损的患者中，奥沙利铂的推荐剂量为 85mg/m²，该患者的用量为 100mg/m²，因此应密切监测患者肾功能，如出现严重肾功能受损（肾小球滤过率 < 30ml/min），奥沙利铂的剂量应降低至 65mg/m²。

4.奥沙利铂具有一定的神经毒性，用药期间需关注患者有无相关症状，如手、脚、口周围或咽喉一过性感觉异常、感觉迟钝和感觉减退，应嘱患者注意保暖，因为低温可能会加速或恶化这些症状。

用药总结

患者术前接受了3周期"顺铂＋氟尿嘧啶"方案的新辅助化疗，2024-05-29完成贲门癌根治术，术后由于患者个人原因于2024-07-20开始行"奥沙利铂＋卡培他滨"方案治疗，随后于2024-08-12、2024-09-03行第2、3周期术后辅助，过程均顺利，未见严重化疗相关不良反应。复查:2024-12-04胸部＋上腹部CT增强提示:与前片对比，左侧胸腔胃，吻合口壁稍增厚，同前相仿，考虑术后改变，未见明显复发迹象，建议定期复查。血常规、肝功能等实验室检查均未见明显异常。该患者共行贲门癌术后辅助治疗3周期，效果良好，肿瘤未见复发，生活质量良好，末次随访时间为2024-12-15，存活状态。

★晚期贲门癌系统性药物治疗案例分析

病历摘要

患者，女，68岁。身高160cm，体重54.5kg。

主诉:吞咽困难1月余，发现贲门癌1周。

现病史:患者1月余前无明显诱因出现吞咽梗阻感，主要表现为进食米饭、面条后梗阻感明显，伴反酸，进食半流质无不适，无胸痛、呼吸困难、呕吐等不适，1个月体重减轻5kg，随后至我院就诊，2024-09-30胃镜:距门齿35cm起，食管见一绕2/3壁肿物，质韧、脆，伴接触性出血，管腔明显狭窄，未能通过。予活检后病理提示低分化癌，部分呈印戒细胞样。于2024-10-15行PET-CT提示:①食管下段－胃贲门处食管壁不均匀增厚，糖代谢不均匀增高，符合食管下段－贲门癌影像学改变;②贲门旁及胃小弯旁多发增大淋巴结，部分糖代谢轻度增高，考虑为淋巴结转移可能性大;③肝S2、S5小结节，糖代谢活跃，考虑转移瘤。胸外科评估无法手术，建议行全身治疗。现为进一步治疗至我院门诊，门诊以"贲门癌"收入院。起病以来，患者精神食欲减退，大小便正常，体力较前明显下降（PS评分=2分），体重近1月减轻5kg。

既往史:既往体健。否认高血压、糖尿病、冠心病等慢性病史;否认外伤和手术史;否认肝炎、肺结核等传染病史。无输血史;预防接种史同社会接种;无食物、药物过敏史及药物成瘾史。

个人史:生于原籍，无外地久居史。无疫水接触史。无吸烟、饮酒嗜好。无工业毒物、粉尘、放射性物质接触史。无冶游史。

婚育史:已婚已育，育有2子，家人均体健。

家族史:否认家族性遗传病和精神病史。

入院诊断: 1.贲门癌（$cT_xN_+M_1$，ⅢB期）;2.肝转移癌。

完善各项检查：血常规、肝肾功能、凝血常规、肿瘤标志物相关检测、病理会诊（FISH）、心电图等。诊断为：①贲门腺癌（低分化，$T_xN_+M_1$，ⅣB 期，HER-2 阴性，CPS=2，dMMR）。患者诊断为晚期不可切除贲门癌，根据 CSCO 指南推荐行系统性药物治疗，与患者及家属沟通，排除禁忌后于 2024-10-22 行帕博利珠单抗 200mg，ivgtt，d1+ 奥沙利铂 200mg，ivgtt，d1+ 卡培他滨 1500mg，bid，po，d1~14，q3w 方案治疗，并给予抗过敏、止吐等对症支持治疗。治疗期间所用药物见表 9-7。

表 9-7　用药治疗方案

治疗药物	用法用量	起止时间
奈妥匹坦帕洛诺司琼胶囊	1 粒，po，st	10.22
地塞米松磷酸钠注射液	10mg，iv，st	10.22
帕博利珠单抗注射液	200mg，ivgtt，st	10.22
0.9% 氯化钠注射液	100ml，ivgtt，st	
0.9% 氯化钠注射液	100ml，ivgtt，冲管	10.22
奥沙利铂注射液	200mg，ivgtt，st	10.22
5% 葡萄糖注射液	250mg，ivgtt，st	
5% 葡萄糖注射液	100mg，ivgtt，冲管	10.22
卡培他滨片	1500mg，po，bid	10.22-11.05
肠内营养粉	30g，po，tid	10.22-10.29

辅助检查

（1）血细胞　WBC 5.66×10^9/L；Hb 109g/L；PLT 245×10^9/L。

（2）肝肾功能　AST 23U/L；ALT 11U/L；TBIL 13.3μmol/L；ALB 32.9g/L；CREA 55μmol/L；估算肾小球滤过率 101.33ml/（min·1.56m²）。

（3）肿瘤标志物　甲胎蛋白 5.44ng/ml；癌胚抗原 0.80ng/ml；糖类抗原 125 5.0U/ml，CA72-4 32.1U/ml。

（4）凝血常规　未见明显异常。

（5）病理会诊结果　MSH2（+）、MSH6（+）、MLH1（-）、PMS2（-）、Her-2（0）、PD-L1（22C3）综合阳性评分（CPS）约 2 分、PD-L1（Neg）（-）。

用药治疗方案分析

1. 化疗方案选择　该患者贲门癌分期为 $cT_xN_+M_1$，ⅣB 期。目前，国内外食管癌诊疗指南均推荐使用免疫检查点抑制剂联合化疗作为晚期 AEG 一线治疗的标准治疗方案，对于错配修复功能缺陷型（mismatch repair-deficienct，dMMR）的晚期贲门癌，指南建议使用帕博利珠单抗＋顺铂／奥沙利铂＋氟尿嘧啶类（5-Fu 或卡培他滨），与患者及家属沟通，医患共同决策决定行帕博利珠单抗 200mg，ivgtt，d1+ 奥沙利铂 130mg/m^2，ivgtt，d1+ 卡培他滨 1000mg/m^2，po，bid，d1~14，q3w 方案治疗。该患者身高 160cm，体重 54.5kg，计算体表面积为 1.56m^2，遂予帕博利珠单抗 200mg，ivgtt，d1+ 奥沙利铂 200mg，ivgtt，d1+ 卡培他滨 1500mg，bid，po，d1~14，q3w。

2. 化疗药物输注前预处理　患者化疗方案中奥沙利铂属于中致吐风险抗肿瘤药物，帕博利珠单抗属于轻微致吐风险药物，卡培他滨属于低度 - 轻微致吐风险药物，根据相关指南，对于多药联合化疗方案，止吐方案的选择基于其中致吐风险最高的药物，因此该患者的预防方案可选择 5-HT$_3$RA+ 地塞米松 ± NK-1RA，该患者呕吐预防方案选用地塞米松 + 奈妥匹坦帕洛诺司琼胶囊，符合指南推荐。

3. 骨髓抑制的预防和治疗药物　该患者为 68 岁老年女性，使用的方案为奥沙利铂+卡培他滨 + 帕博利珠单抗，根据相关共识，该患者接受的治疗方案为 FN 低危化疗方案，无需预防性使用升白细胞药物，因此嘱患者在化疗结束后第 3、7、14 天复查血细胞分析，如出现白细胞 < 2×10^9/L 或中性粒细胞 < 1×10^9/L，及时当地医院行重组人粒细胞集落刺激因子治疗。

4. 其他药物治疗　患者营养风险筛查 NRS2002 评分 3 分，表明患者存在营养不良风险，经临床营养科会诊后，建议行膳食指导 + 肠内营养支持，因此予口服肠内营养粉。

用药监护要点

1. 帕博利珠单抗联合化疗最常见的不良反应有贫血（52%）、恶心（52%）、疲劳（35%）、腹泻（33%）、便秘（32%）、呕吐（28%）等，在治疗期间应该特别注意减少上述症状的发生，可根据患者情况经验性预防用药，避免因不良反应的发生影响患者医从性从而影响治疗效果。此外，帕博利珠单抗作为免疫检查点抑制剂，在治疗过程中同样需要注意其免疫相关不良反应，如免疫介导性肺炎、肠炎、肝炎、内分泌疾病等，因此在行免疫治疗过程中，除复查血细胞、肝肾功能等常规检验外，还需关注患者有无呼吸困难、咳嗽、腹泻、便秘等情况和电解质、甲状腺功能，如出现严重不良反应应及时停药。

2. 卡培他滨及奥沙利铂的监护要点见"（一）可切除的局部晚期贲门癌新辅助化疗案例分析"。

3. 高龄患者在使用糖皮质激素时，可产生如失眠、焦虑等的短期不良反应，应提醒患者注意相关情况，必要时可使用药物治疗。

4. 奈妥匹坦帕洛诺司琼胶囊，由于奈妥匹坦是一种 CYP3A4 的中度抑制剂，可使属于 CYP3A4 底物的药物（如地塞米松）的暴露量增加，因此当奈妥匹坦与地塞米松联用时，地塞米松的剂量应下调 50%；帕洛诺司琼属于 5-HT$_3$RA 类药物，其可能会延长大肠内的传送时间，在使用过程中可引起便秘，对于胃肠功能较弱的老年患者，应警惕便秘的发生，嘱患者增加膳食纤维的摄入。

用药总结

患者初诊为晚期不可切除贲门腺癌（cT$_x$N$_+$M$_1$，ⅣB期），根据指南及患者意愿，于2024-10-22、2024-11-22、2025-01-03共行3周期"帕博利珠单抗＋奥沙利铂＋卡培他滨"方案治疗。患者于第2次化疗后出现Ⅳ级血小板降低（PLT 20×10^9/L↓），同时合并口腔溃疡伴出血，于2024-12-16返院行输注血小板、重组人血小板生成素治疗后，口腔溃疡好转，无活动性出血，血小板逐渐回升。嘱患者外院定期监测血常规，如有异常及时返院就诊。患者于2025-01-03返院行第3周期综合治疗，考虑患者前次化疗后出现Ⅳ级血小板减少，且出现反复降低的情况，此次化疗剂量减少25%。2024-12-16胸部＋上腹部增强CT提示：对比前片，胃贲门胃壁增厚，可符合贲门癌改变，范围大致同前，厚约18mm；周围多发增大淋巴结，部分较前增大，考虑淋巴结转移可能。使用mRECIST标准评估为SD。末次随访时间2025-01-09，存活状态，一般情况可，生活质量尚可，PLT 92×10^9/L、ALB 35.6g/L，余血常规、肝功生化等实验室检查未见明显异常。该患者初诊为晚期不可切除贲门癌，目前共行3周期"帕博利珠单抗＋奥沙利铂＋卡培他滨"方案系统治疗，效果尚可，不良反应可控，肿瘤未见进展征象。

第二节　胃癌

一、概述

胃癌是指原发于胃的上皮源性恶性肿瘤。我国胃癌的高发病率与死亡率持续位居前列，根据2022年我国癌症统计数据，我国每年新增胃癌病例约35.9万例，死亡病例约26万例，在我国发病率居恶性肿瘤第5位，死亡率居第3位。虽然近年来随着胃镜检查的普及，早期胃癌比例逐年增高，早期胃癌在我国占仍比较低，大多数发现时已是进展期。目前胃癌的治疗主要是以外科为主的综合治疗。

1.病因与发病机制　胃癌的病因复杂，包括遗传、环境、感染、生活方式等多种因素。生活方式中，不健康的饮食习惯是胃癌重要的风险因素，如高盐、熏制、烤制食物的摄入及亚硝酸盐类等致癌物。感染因素中，幽门螺杆菌被世界卫生组织（WHO）列为胃癌的第Ⅰ类致癌原，而其他特定细菌感染和胃肠微生物群也与胃癌有关。环境因素如职业暴露和某些理化因素同样具有致癌风险。癌前疾病与癌前病变，如慢性萎缩性胃炎和胃黏膜上皮异型增生，也会增加胃癌的风险。此外遗传因素、免疫监视机制失调、癌基因（c-Met、K-Ras等）及抑癌基因（P53等）突变、重排、缺失、甲基化等均与胃癌的发生有一定的关系。

2.病理分类与分期　胃癌根据大体分型可分为早期胃癌和进展期胃癌。早期胃癌是指癌组织局限于黏膜内及黏膜下层，不论是否伴有区域淋巴结转移。进展期胃癌指癌组织侵犯胃壁固有肌层或穿透肌层达浆膜层者。进展期胃癌可根据Borrmann分型将大体形态分为4种类型。Borrmann Ⅰ型：结节隆起型；Ⅱ型：局限溃疡型；Ⅲ型：浸润溃疡型；Ⅳ型：弥漫浸润性（皮革样胃）。在组织学分类上则使用消化系统肿瘤和 Laurén 分型，将胃癌分为高分化（G1）、中分化（G2）和低分化 / 未分化（G3）三个组织学等级。

目前胃癌的分期采用美国癌症联合会（AJCC）发布的第八版 TNM 分期，包括临床分期（cTNM）、病理分期（pTNM）及新辅助治疗后病理分期（ypTNM）。对于食管 – 胃结合部腺癌，推荐采用 Siewert 分型和第八版 AJCC 分期，并记录肿瘤中心距食管 – 胃结合部的距离，肿瘤中心在食管胃交界部食管侧者或在胃侧 2cm 之内者（Siewert 分型Ⅰ型和Ⅱ型），按食管癌分期；肿瘤中心在近端胃 2cm 之外（Siewert 分型Ⅲ型）按胃癌分期；肿瘤中心虽在近端胃 2cm 之内但未累及食管胃交界部者，按胃癌分期。根据原发肿瘤（T）、区域淋巴结（N）和远处转移（M）的情况，由早至晚共可分为 0、Ⅰ、Ⅱ、Ⅲ、Ⅳ期。

3. 诊断与鉴别诊断

（1）诊断　胃癌的诊断应当结合患者的临床表现、体征、影像学检查、实验室检查及组织病理学检查等进行综合判断。内镜和影像学检查是胃癌治疗前基本诊断手段，用于胃癌的定性诊断、定位诊断和分期诊断。胸腹盆部 CT 检查是治疗前分期的基本手段，MRI、腹腔镜探查及 PET 分别作为 CT 疑诊肝转移、腹膜转移及全身转移时的备选手段。内镜活检组织病理学诊断则是胃癌确诊和治疗的依据，另外超声内镜（EUS）在评估胃壁及淋巴结转移方面具优势。其他还包括体格检查、实验室检查、内镜（超声内镜和细针穿刺）、转移灶活检，以及诊断性腹腔镜探查和腹腔灌洗液评价等。

（2）鉴别诊断　大多数胃癌患者经初步诊断后，通过胃镜或影像学检查都可获得正确诊断。在少数情况下，胃癌需与胃良性溃疡、胃淋巴瘤、胃肠间质瘤、胃神经内分泌肿瘤、胃良性肿瘤等相鉴别。

4. 临床表现

（1）症状　早期胃癌患者常无特异的症状，随着病情的进展可出现上消化道症状，包括上腹部不适、隐痛、食欲减退、恶心、呕吐等症状。进展期可能出现体重减轻、贫血、胃部疼痛加剧、胃穿孔等症状。若肿瘤侵犯血管则可能出现血便和黑便，小量出血时仅有大便隐血阳性，当出血量较大时可表现为呕血及黑便。贲门胃底癌常有胸骨后疼痛和进食梗阻感，胃窦部癌引起幽门梗阻时则出现呕吐宿食。当出现转移灶时可出现如头痛、骨痛等相应症状。

（2）体征　早期常无明显体征，随着疾病进展可出现上腹部深压痛、上腹部肿块、胃肠道梗阻、腹水、肿大淋巴结等表现。

5. 治疗目的与原则　胃癌采用综合治疗的原则，即根据肿瘤病理学类型及临床分期，结合患者一般状况和器官功能状态，采取多学科综合治疗（multidisciplinary team, MDT）模式（包括胃肠外科、消化内科、肿瘤内科、内镜中心、放疗科、介入科、影像科、康复科、营养科、分子诊断中心等），有计划、合理地应用手术、化疗、放疗和生物靶向等治疗手段，达到根治或最大幅度地控制肿瘤，延长患者生存期，改善生活质量的目的。

（1）内镜治疗　适用于淋巴结转移可能性极低的早期胃癌，包括内镜下黏膜切除术（endoscopic mucosal resection，EMR）和内镜下黏膜剥离术（endoscopic submucosal dissection，ESD），术后无需辅助放化疗。

（2）外科手术治疗　适用于局部进展期胃癌或伴有淋巴结转移的早期胃癌，核心在于确保充分的切除范围以及精准的淋巴结清扫与合理的消化道重建。可手术切除胃癌应依据临床分期进行治疗选择。符合适应证的早期胃癌，可首选 EMR/ESD，不适合内镜治疗的患者，可行开腹手术或腹腔镜手术。对于非食管胃结合部进展期胃癌，目前治疗标准是 D2 手术切除联合术后辅助化疗，对于分期较晚（临床分期Ⅲ期或以上）者，可选择围手术期化疗模式。对于进展期食管胃结合部癌，可选择新辅助放化疗或术前化疗，手术方式及路径主要依据 Siewert 分型。非根治性手术还包括姑息手术与减量手术，目的在于缓解严重并发症、提高生活质量及延长生存时间。

（3）药物治疗　药物治疗在胃癌综合治疗中占据核心地位，包括化疗、分子靶向治疗和免疫治疗等。

1）新辅助化疗：对无远处转移的局部进展期胃癌（T3/4、N+），推荐新辅助化疗，应当采用铂类与氟尿嘧啶类联合的两药方案（SOX 等），或在两药方案基础上联合紫杉类组成三药联合的化疗方案（FLOT、DOS 等），时限一般不超过 3 月，应及时评估疗效，并注意判断不良反应。对食管－胃结合部腺癌，推荐新辅助放化疗。另外在多项临床研究中，HER-2 阳性患者联合使用曲妥珠单抗及免疫治疗联合化疗均可改善肿瘤降期，然而还缺少高级别临床研究证据支持。

2）辅助化疗：适用于 D2 根治术后病理分期为Ⅱ期及Ⅲ期者，Ⅰa 期术后不推荐辅助化疗，Ⅰb 期术后是否需辅助化疗尚无充分证据。辅助化疗方案推荐氟尿嘧啶类药物联合铂类的两药联合方案（XELOX、SOX 等）。对体力状况差、高龄、不耐受两药联合方案者，考虑采用口服氟尿嘧啶类药物的单药化疗（S-1 单药）。对手术未能达到 D2 淋巴结清扫或 R0 切除者（非远处转移因素），推荐术后放化疗或 MDT 讨论后续治疗方案。

3）晚期治疗：适用于不可切除局部晚期或合并转移的患者。应采取以全身抗肿瘤治疗为主的综合治疗，旨在延长患者生存期和提高生活质量。胃癌治疗药物主要包括化疗药物、分子靶向药物和免疫检查点抑制剂（immune checkpoint inhibitors，ICIs），可分为一线治疗和二线及后线治疗。通常一线化疗方案以氟尿嘧啶类药物为基础的两药联合或三药联合方案，在我国通常选用联合铂类的两药方案（XELOX、PF 等），具有更好的耐受性。对 HER2 表达呈阳性的晚期胃癌患者，可考虑在化疗的基础上，联合使用分子靶向治疗药物曲妥珠单抗。另外可根据 PD-L1 综合阳性评分（combined positive score，CPS）≥ 1 分患者可选择联合和不联合 PD-1/PD-L1 抑制剂。胃癌具有独特临床病理特征，推荐可使用抗血管生成药物阿帕替尼 /PD-1 单抗卡瑞利珠单抗联合 SOX 化疗。胃癌二线化疗采取单药方案，并根据 HER-2 状态，决定后续靶向治疗方案，微卫星不稳定者可用 PD-1 抑制剂，无上述分子标志物者可行二线化疗联合抗血管生成药物。HER2 阳性的胃癌三线治疗可使用抗体偶联药物（antibody-drug conjugates，ADCs）

如维迪西妥单抗，另外抗血管生成药物阿帕替尼及 PD-1 单抗纳武利尤单抗体也具有胃癌的三线及以上治疗适应证，或者考虑临床研究或根据既往用药情况选择药物。

二、药物治疗进展

1. 靶向 HER2 药物　胃癌靶向药物临床研究众多，已获批适应证的药物包括靶向 HER2 的曲妥珠单抗和维迪西妥单抗。曲妥珠单抗是全球首个应用于临床的抗 HER2 靶向药物，ToGA 研究奠定了曲妥珠单抗联合化疗一线治疗 HER2 阳性晚期胃癌的地位，该研究揭示了曲妥珠单抗联合 5-FU/ 卡培他滨 + 顺铂较单纯化疗提高了有效率和增加生存获益。近年来，胃癌抗 HER2 药物的进展主要集中在 ADC 如维迪西妥单抗、德曲妥珠单抗等，临床研究表明其相较于化疗在生存期缓解率上均有明显提高。此外，靶向 HER2 双特异性抗体 ZW25、KN026，优化了 Fc 段的 margetuximab 相关研究也在进行中。

2. 免疫检查点抑制剂　随着免疫治疗的发展，ICIs 已经应用于胃癌，且显示出了良好的疗效。PD-1 单抗联合化疗已成为不可切除局部晚期或转移性食管胃结合部 / 胃癌患者的一线治疗新标准，且随着 PD-L1 评分的提高，患者获益越来越显著，信迪利单抗、纳武利尤单抗所使用的是临床最常见的 CPS 法作为评分标准，而替雷利珠单抗则是选择了肿瘤区域阳性评分（tumor area positivity score，TAP）作为评分标准。此外，PD-L1 单抗舒格利单抗、PD-1/CTLA-4 双特异性抗体免疫治疗药物卡度尼利单抗在临床实验中均获得较好的疗效。免疫治疗在围手术期中的应用仍在不断探索中，既往的研究表明虽然其具有一定的缩瘤效应，但其对于生存期的影响可能并不如预期中理想。

3. 抗血管生成药物　胃癌获批使用的抗血管生成通路药物目前有雷莫西尤单抗和甲磺酸阿帕替尼。甲磺酸阿帕替尼作为小分子 VEGFR 酪氨酸激酶抑制剂用于既往至少接受过 2 种系统化疗的晚期胃癌患者。而另一个靶向 VEGFR2 的药物雷莫西尤单抗（ramucirumab）获批晚期胃癌 / 胃食管交界处癌的二线治疗适应证。

4. 其他药物　胃癌新靶点的探索和新药物的研发仍在不断进行中。CLDN18.2 是一种紧密连接蛋白，30%~40% 的胃癌患者有 CLDN18.2 表达。SPOTLIGHT 试验显示在 CLDN18.2 阳性、HER2 阴性局部进展期不可切除或转移性胃癌或胃食管交界部腺癌患者中，佐妥昔单抗（zolbetuximab）联合化疗能够获得生存获益和可耐受的安全性。此外靶点 FGFR2b（贝玛妥珠单抗，bemarituzumab）、靶向 DKK1（DKN-01，sirexatamab）等药物的临床实验仍在探索进行中。

三、胃癌临床药物治疗案例分析

★ 晚期胃癌治疗案例分析

病历摘要

患者，女，50 岁。身高 158cm，体重 60kg。

主诉：确诊胃癌 5 月余，返院化疗。

现病史：患者于5月余前（2024-05-10）无明显诱因出现反复发热，就诊某某医院，行腹部B超提示："肝内多发低回声占位"。全腹部MR提示："肝内多发结节；胃窦－大弯侧管壁增厚，考虑胃癌，建议内镜活检"。胃镜可见："胃窦大弯后壁可见一2.5cm×3.0cm凹陷性改变，表面覆污秽，覆白苔及血痂，周围黏膜僵硬，活检质韧"。活检病理回报：（胃窦）腺癌。患者为进一步诊治就诊我院。2024-05-17上腹部CT平扫＋增强提示："胃窦－大弯侧管壁增厚，考虑胃癌；腹膜后、肝胃间隙、胃大弯周围、肝门区多发肿大淋巴结，考虑转移；建议结合相关检查。肝内多发结节，考虑转移瘤"。2024-05-20外院病理玻片我院会诊意见：（胃窦）癌（中－低分化）免疫组化结果：Ki67（约95%+）、Her-2（3+）、CDX2（+）、MLH1（+）、PMS2（+）、MSH2（+）、MSH6（+）、BRAF（－）、TROP2（约90%强+）、Claudin18.2（约35%中等强度+）、PD-L1（22C3）综合阳性评分（CPS）为5、PD-L1（Neg）（－）、E-cad（细胞膜+）、EGFR（+）。患者于2024-05-21、06-11、07-02、08-06、09-10、10-08行"曲妥珠单抗＋信迪利单抗+XELOX（奥沙利铂200mg q21d+ 卡培他滨1.5g bid d1~d14 q21d"方案C1-C6治疗。现为进一步治疗收入我科，患者二便，睡眠，精神正常。

既往史：平素健康状况良好，无高血压、糖尿病、冠心病、房颤病史，1999年行结扎手术，无外伤史，无肝炎、肺结核、疟疾、菌痢等传染病史。无输血史，预防接种史随当地，无药物过敏史及药物成瘾史。

个人史：生于原籍，无外地久居史，无疫水接触史，无吸烟嗜好，无饮酒嗜好，无工业毒物、粉尘、放射性物质接触史，无冶游史。

月经及婚育史：已绝经。适龄婚育，家人均体健。

入院诊断： 胃癌（TxN3M1，中低分化 Her2 3+，Ⅳ期，并肝、多发淋巴结转移）。

治疗经过及用药分析

完善各项检查：血常规、凝血常规、肝肾功能、肿瘤标志物相关检测，排除化疗禁忌。患者于2024-10-29行曲妥珠单抗＋信迪利单抗+XELOX方案第7周期化疗。具体方案为：曲妥珠单抗357mg，ivgtt+信迪利单抗200mg，ivgtt+奥沙利铂200mg，ivgtt+卡培他滨1.5g，bid，d1~d14。并给予止吐、抗过敏等对症支持治疗。治疗期间所用药物见表9-8。

表9-8 药物治疗方案

治疗药物	用法用量	起止时间
丁二磺酸腺苷蛋氨酸肠溶片	500mg, po, bid	10.30~11.05
0.9%氯化钠溶液	20ml, iv, st	10.29
西咪替丁注射液	0.2g, iv, st	
帕洛司琼胶囊	0.5g, po, qd	10.29~11.04
奈妥匹坦帕洛诺司琼胶囊	1#, po, qd	10.29

续表

治疗药物	用法用量	起止时间
盐酸苯海拉明注射液	20mg，im，st	10.29
卡培他滨片	1.5g，po，bid	10.29~11.12
0.9% 氯化钠溶液	100ml，ivgtt，st	10.29
信迪利单抗注射液	200mg，ivgtt，st	
0.9% 氯化钠溶液	250ml，ivgtt，st	10.29
曲妥珠单抗注射粉针	357mg，ivgtt，st	
灭菌注射用水	21ml，ivgtt，st	
5% 葡萄糖注射液	250ml，ivgtt，st	10.29
奥沙利铂注射液	200mg，ivgtt，st	

辅助检查

（1）肝肾功能（10.29）　AST 55U/L；ALT 31U/L；TBIL 9.8μmol/L；CREA 59μmol/L。

（2）血常规（10.29）　WBC 4.27×10^9/L；HGB 107g/L；PLT 104×10^9/L。

（3）甲状腺功能（10.29）　FT3 5.10pmol/L；FT4 14.38pmol/L；TSH 1.849pmol/L。

（4）肿瘤标志物（10.29）　甲胎蛋白 2.87ng/ml；癌胚抗原 2.2ng/ml；糖类抗原 125 5.5U/ml；糖类抗原 153 13.8U/ml；糖类抗原 19-9 25.6U/ml。

用药治疗方案分析

1. 化疗方案选择　依据 CSCO 指南，对于晚期不可切除转移性胃癌采取以全身抗肿瘤药物治疗为主的综合治疗，旨在延长患者生存期和提高生活质量。通常一线化疗方案以氟尿嘧啶类药物为基础的两药联合或三药联合方案，在我国推荐 HER-2 阳性且 PD-L1 综合阳性评分（CPS）≥ 1 分患者，使用 PD-1 单抗联合曲妥珠单抗 +XELOX 方案化疗，该患者 Her2 3+，CPS 评分为 5，因此使用曲妥珠单抗（6mg/kg）+ 信迪利单抗（200mg，体重大于等于 60kg）+XELOX（奥沙利铂 130mg/m²，卡培他滨 2000mg/m²）方案化疗。该患者身高 158cm，体重 60kg，计算 ABS 为 1.58m²，因此计算患者使用曲妥珠单抗 357mg，ivgtt + 信迪利单抗 200mg，ivgtt + 奥沙利铂 200mg，ivgtt + 卡培他滨 1.5g，bid，d1~d14 治疗。

2. 化疗药物输注前预处理　曲妥珠单抗及信迪利单抗均为单克隆抗体类药物，易引发过敏反应，XELOX 方案虽然发生药物过敏的概率较低，也应警惕化疗药物过敏问题。该患者化疗前预防性使用了苯海拉明 + 西咪替丁抗过敏。

3. 化疗消化道安全管理　奥沙利铂属于中度致吐药物，曲妥珠单抗为轻微致吐风险药物，因此该患者本次预防止吐方案为帕洛司琼胶囊 0.5g，po+ 奈妥匹坦帕洛诺司琼胶囊 1# po，化疗后反应尚可。若患者发生恶心呕吐，可能影响后续化疗方案的继续进行，且影响患者的生存质量。

4. 骨髓抑制的预防和治疗药物 XELOX 方案出现严重骨髓抑制的可能性较低。该患者治疗过程中不常规行预防性升白，用药过程中对患者进行持续评估，密切关注血常规白细胞、粒细胞数值。

5. 其他治疗药物 该患者入院时氨基转移酶偏高，且为预防化疗药物肝功能损害，予加用护肝药物。

用药监护要点

1. XELOX 方案常见的不良反应 主要为恶心呕吐等消化道症状，用药过程中应注意监测患者的饮食情况，避免进食油腻及刺激性食物，尽量清淡饮食。避免因化疗引起的恶性呕吐影响后续治疗方案的实施。XELOX 方案虽然非高度致粒缺方案，但细胞毒类化疗药物骨髓抑制作用存在蓄积性，在后续化疗期间仍需密切监测患者的血常规，若发生骨髓抑制，及时应用药物进行预防。

2. 卡培他滨片 部分患者在用药期间可出现手足综合征不良反应，好发于手掌和足底，主要表现为感觉迟钝或肢端红斑，严重者可表现为水泡或溃疡，干扰日常活动，可使用维生素 B_6 缓解其不良反应。

3. 信迪利单抗 ICIs 毒副作用与化疗或其他生物制剂不同，大多数毒副作用由针对正常器官的过度免疫应答引起。这些毒副作用常导致治疗中止，并可能影响长期疗效。虽然抗 PD-1 免疫治疗不良反应相对较轻，除常见的有内分泌疾病（甲状腺功能减退等）、肺炎、肝炎等，也应注意严重毒性反应（心肌炎）。

★ 胃癌术后辅助治疗案例分析

病历摘要

患者，男，65 岁。身高 148cm，体重 39.4kg。

主诉：胃癌术后 2 周余，返院化疗。

现病史：患者因 2 周余前因"反复腹痛 1 年，加重伴纳差 2 天"就诊我院，胃镜检查示："胃窦巨大溃疡（不排除恶性可能，性质待病理）"，病理活检提示：（胃/窦部）活检：符合腺癌（分化较差）。于 2024-01-10 予全麻下行"3D 腹腔镜下胃根治术"。术后恢复良好，术后病理：标本①（部分大网膜）网膜组织未见癌，伴出血。②⑤⑥⑧（第 1 组、第 4 组、第 5 组、第 7、8、9 组）淋巴结（0/7、0/1、0/4、0/15）未见癌转移。③⑨（第 2 组淋巴结、第 10、11 组淋巴结）纤维：脂肪及血管组织未见癌，未见淋巴结。④⑦⑩（第 3 组、第 6 组、第 12 组）淋巴结（3/5、8/13、1/3）转移。（胃肿物大体）胃腺癌（低分化），侵犯胃壁全层并突破浆膜层，浸润神经纤维束，可见脉管内癌栓，未累及十二指肠，胃断端及十二指肠断端未见癌。免疫组化：MLH1 约 95%（+），MSH2 约 95%（+），MSH6 约 95%（+），PMS2 约 90%（+），CK7（+），CDX2 部分（+），E-Cadherin（+），Ki-67 热点区域约 80%（+），BRAF 部分弱（+），EGFR 部分弱（+），HER-2（1+），CK20（-）。原位杂交：EBERS（-）。今为继续治疗返院治疗。

既往史："高血压"病史 2 年余，最高血压不详，未规律用药，未监测血压。2024-01-03 于我院麻醉下行"息肉电凝 + 圈套器电切 +ERM 术，胃镜检查 + 活检术"，2024-01-10 于我院行"腹腔镜下胃癌根治术"。否认"糖尿病、冠心病"等慢性疾病，否认有输血史，否认外伤史，无食物、药物过敏史，否认传染病史，否认预防接种史。

个人史：生于原籍，无外地久居史，无疫水接触史，无吸烟嗜好，无饮酒嗜好，无工业毒物、粉尘、放射性物质接触史，无冶游史。

婚育史：未婚未育。

入院诊断： 1. 胃癌（T4aN3M0，低分化 Her2 1+，Ⅲ 期）。2. 高血压。

治疗经过及用药分析

完善各项检查：血常规、凝血常规、肝肾功能、肿瘤标志物相关检测，排除相关禁忌，于 2024-02-18 行"右颈内静脉输液港置入术"，于 2024-02-19 行 SOX 方案化疗。具体方案为：奥沙利铂 160mg，ivgtt + 替吉奥 40mg，bid，d1~d14。并给予止吐、抗过敏等对症支持治疗。治疗期间所用药物见表 9-9。

表 9-9　药物治疗方案

治疗药物	用法用量	起止时间
多烯磷脂酰胆碱胶囊	456mg，po，tid	2.19-2.20
艾司奥美拉唑肠溶片	40mg，po，qd	2.19-2.20
昂丹司琼片	8mg，po，qd	2.19-2.20
地塞米松磷酸钠注射液	5mg，iv，once	2.19
替吉奥胶囊	40mg，po，bid	2.19-3.5
5% 葡萄糖注射液	250ml，ivgtt，st	2.19
奥沙利铂注射液	160mg，ivgtt，st	2.19

辅助检查

（1）肝肾功能（2.18）　AST 58U/L；ALT 36U/L；TBIL 7.7μmol/L；CREA 61μmol/L。

（2）血常规（2.18）　WBC 9.61×10^9/L；HGB 128g/L；PLT 333×10^9/L。

（3）肿瘤标志物（2.18）　甲胎蛋白 2.58ng/ml；癌胚抗原 2.82ng/ml；糖类抗原 125 15.10U/ml；糖类抗原 72-4 1.30U/ml；糖类抗原 19-9 9.72U/ml。

用药治疗方案分析

1. 化疗方案选择　依据 CSCO 指南，对于 D2 根治术后病理分期为 Ⅲ 期胃癌患者辅助治疗，辅助化疗方案推荐氟尿嘧啶类药物联合铂类的两药联合方案（XELOX、SOX 等），在本例患者中选择了 SOX 方案 [奥沙利铂 130mg/m²，替吉奥 40mg，bid（体表面积 1.25m² 且为首次化疗）] 行术后辅助化疗。该患者身高 148cm，体重 39.5kg，计算 ABS 为 1.25m²，因此计算患者使用奥沙利铂 160mg，ivgtt+ 替吉奥 40mg，bid，d1~d14 治疗。

2.**化疗药物输注前预处理**　本次为该患者首次化疗，SOX方案虽然发生药物过敏的概率较低，也应警惕化疗药物过敏问题，因此该患者化疗前预防性使用了地塞米松抗过敏。

3.**化疗消化道安全管理**　奥沙利铂属于中度致吐药物，因此该患者本次预防止吐方案为昂丹司琼，化疗后反应尚可。且该次为患者首次化疗，若患者发生恶心呕吐，可能影响后续化疗方案的继续进行。

4.**骨髓抑制的预防和治疗药物**　SOX方案为出现严重骨髓抑制的低危化疗方案。该患者治疗过程中不常规行预防性升白，用药过程中对患者进行持续评估，密切关注血常规白细胞、粒细胞数值。

5.**其他治疗药物**　该患者入院时氨基转移酶偏高，且为预防化疗药物肝功能损害，予加用护肝药物。

用药监护要点

1.**血液系统方面的不良反应该**　患者为术后首次化疗，虽然SOX是发生严重粒细胞缺少的低危方案，但是替吉奥也较多见血液系统方面的不良反应，在化疗后也应每周复查1~2次血常规，若出现3~4度不良反应应及时进行相应处理。

2.**多烯磷脂酰胆碱**　该患者术后返院辅助治疗，既往未有慢性肝病病史，入院时氨基转移酶偏高，且为预防化疗药物肝功能损害，因此该患者在用药过程中予以使用护肝药物，化疗后应定期检测肝功能情况。目前尚缺乏充分的证据证明是否需要在化疗前预防性应用护肝药物，因此《中国药物性肝损伤诊治指南（2023版）》建议在抗肿瘤药物治疗中不常规对每个患者预防性使用肝损伤治疗药物，若存在慢性肝病等高危因素可考虑预防性使用。

第三节　胃肠间质瘤

一、概述

1.**病因与发病机制**　胃肠间质瘤（gastrointestinal stromaltumor，GIST）是胃肠道最常见的间叶源性肿瘤，发病年龄多见于50~70岁，无性别差异。GIST发病率约占全部胃肠道肿瘤的1%~3%，其中胃的发病率最高（50%~60%），其次是小肠（30%~35%），也可见于结直肠（约5%）和食道（<1%）。此外，GIST还可发生在网膜以及肠系膜等部位。

研究表明，GIST基因突变类型与患者年龄、肿瘤部位以及病理类型有相关性。约90%的GIST由Kit/PDGFRA突变引起，多见于老年患者；其余10%的GIST被归类为野生型间质瘤（如BRAF、KRAS、NTRK1、NF1），多见于儿童患者。研究还发现，GIST基因突变类型不同，其组织学起源也不相同。Kit突变的GIST可能起源于Cajal间质细胞，PDGFRA 突变的 GIST 可能起源于 telocytes 间质细胞，BARF 突变的 GIST 可能起源于平滑肌细胞。

Kit/PDGFRA 基因突变是 GIST 发生的主要机制，且两者具有类似的下游信号通路。以 Kit 为例，Kit 基因突变以 11 号外显子突变为主，其次为 9 号外显子。基因突变后，酪氨酸激酶受体持续激活，使得下游 MEK-MAPK 通路以及 PI3K/mTOR 通路激活，MEK-MAPK 通路激活进一步导致转录因子 ETV1 的高表达，在 ETV1 与突变的 Kit 联合正反馈作用下，Cajal 间质细胞增殖失调，细胞凋亡受到抑制，进而刺激肿瘤细胞持续增殖。

野生型 GIST 根据是否有琥珀酸脱氢酶（suc-cinatedehydrogenase，SDH）复合体功能障碍分为 SDH 缺陷型和非 SDH 缺陷型两类。非 SDH 缺陷型与罕见的突变类型相关（如 NF1、BRAF、RAS、NTRK），表现为对伊马替尼不敏感，为原发性耐药。而 SDH 缺陷型存在 SDH 复合物亚基因突变（SDHA、SDHB、SDHC、SDHD），导致脱氢酶复合体功能障碍，促使琥珀酸积累，抑制脯氨酰羟化酶的生成，由于脯氨酰羟化酶缺乏，进一步导致缺氧诱导因子 1α 积累，从而启动了与胰岛素生长因子受体和血管内皮生长因子受体等相关的关键基因的表达，这使得 Cajal 间质细胞产生恶性转化。

2. 病理分类与分期 根据肿瘤细胞的形态，可将 GIST 分为 3 种主要亚型：梭形细胞型、上皮样型和梭形细胞 – 上皮样混合型。此外，还有少见类型，即去分化型。

（1）梭形细胞型 占 50%~70%，主要由形态相对一致的梭形细胞组成，多呈束状或交织状排列，有时可见器官样、假菊形团样或栅栏状等多种排列方式。

（2）上皮样型 占 20%~40%，多呈弥漫片状、巢状或结节状排列。

（3）梭形细胞 – 上皮样混合型 约占 10%，由梭形细胞和上皮样细胞混合组成，两种成分之间可有相对清楚的界限，或有移行。

（4）去分化型 GIST 中出现非 GIST 的高级别去分化成分，可为横纹肌肉瘤、血管肉瘤、多形性未分化肉瘤或其他少见的肉瘤类型。可发生于原发性 GIST 或靶向治疗后GIST。

目前，胃肠道间质瘤根据原发肿瘤（T）、区域淋巴结（N）、远处转移（M）以及核分裂情况，可分为 I~IV 期。需要指出的是，该分期不适用于家族性 GIST、小儿 GIST 和 GIST 综合征，且胃和肠道的分期有一定的差别（表 9-10、表 9-11）。T、N、M 和核分裂的具体含义如下，TX：无法评估原发肿瘤的情况；T0：无原发肿瘤的证据；T1：肿瘤最大直径 ≤ 2cm；T2：肿瘤最大直径 > 2cm 且 ≤ 5cm；T3：肿瘤最大直径 > 5cm 且 ≤ 10cm；T4：肿瘤最大直径 > 10cm；N0：无区域淋巴结转移；N1：存在区域淋巴结转移；M0：无远处转移；M1：有远处转移；核分裂象低：核分裂 ≤ 5/50hpf（5mm^2）；核分裂象高：核分裂 > 5/50hpf（5mm^2）。

表 9-10 胃肠道间质瘤分期（胃和网膜）

分期	T	N	M	核分裂
I A	T1~2	N0	M0	低

分期	T	N	M	核分裂
Ⅰ B	T3	N0	M0	低
Ⅱ	T1~2	N0	M0	高
Ⅱ	T4	N0	M0	低
ⅢA	T3	N0	M0	高
ⅢB	T4	N0	M0	高
Ⅳ	T1~4	N1	M0	低或高
Ⅳ	T1~4	N0~1	M1	低或高

表 9-11　胃肠道间质瘤分期（小肠、食管、结直肠、肠系膜和腹膜）

分期	T	N	M	核分裂
Ⅰ A	T1~2	N0	M0	低
Ⅱ	T3	N0	M0	低
ⅢA	T1	N0	M0	高
ⅢA	T4	N0	M0	低
ⅢB	T2~4	N0	M0	高
Ⅳ	T1~4	N1	M0	低或高
Ⅳ	T1~4	N0~1	M1	低或高

3. **诊断与鉴别诊断**　GIST 常用的检查方式包括 CT、MRI、内镜等，各种检查方式都有其独特的价值，病理诊断仍是金标准。

（1）影像学检查　增强 CT 是首选的影像学检查，它有助于提高肿瘤起源及分型判断的准确性，还可反映肿瘤与周围脏器的关系。MRI 对特殊部位（如直肠、盆腔区域或肝转移）的评估有着重要作用，且适用于对增强 CT 禁忌者，是 GIST 的候补影像学检查。PET/CT 扫描适用于靶向药物疗效的早期评价，可为 GIST 危险度评价提供辅助性指标，但不推荐常规用于术前检查及术后随访。

（2）内镜与超声内镜检查　两者对肿瘤部位、起源以及与周围脏器关系的判断都有一定的参考价值。

（3）病理学诊断　包括肿瘤细胞的组织细胞学、免疫组化和分子诊断。组织学上，GIST 分为梭形细胞型、上皮样型、梭形细胞 - 上皮样混合型和去分化型，前三者为主要亚型，后者较为少见。免疫组化推荐常规检测 CD117、DOG-1、Ki67、SDHB 及 CD34 等指标，其中特别强调联合使用 CD117 及 DOG-1 标记。若 SDHB 缺失，建议加做 SDHA 标记。分子检测应至少包括 Kit 基因第 9、11、13、17 号外显子以及 PDGFRA 基因第 12、14、18 号外显子。对于野生型或继发耐药突变 GIST，可加做 Kit 基因第 14、18 号外显子，或行二代基因测序（NGS）。

对于梭形细胞型 GIST，主要与平滑肌肿瘤（包括平滑肌瘤和平滑肌肉瘤）、纤维瘤病（硬纤维瘤）、恶性周围神经鞘瘤、神经鞘瘤、孤立性纤维瘤、炎性肌纤维母细胞瘤、炎性纤维性息肉以及肉瘤样癌相鉴别。

对于上皮样型 GIST，主要与低分化癌、上皮样平滑肌肉瘤、神经内分泌肿瘤、PEComa 以及恶性黑色素瘤等肿瘤相鉴别。

4. 临床表现 GIST 的临床症状呈多样性、缺乏特异性，且与肿瘤的大小、生长的部位以及生长的方式等因素有关。早期的 GIST 往往无明显症状，常在体检时或诊断其他疾病时意外发现。随着疾病的进展、瘤体的增大，可出现消瘦、乏力、发热等一般症状，也可出现腹部不适、腹胀、腹痛等消化道症状，也可出现呕血、黑便等消化道出血症状，还可出现肠梗阻、胆道梗阻等症状。

5. 治疗目的与原则 对于局限或可完整切除的 GIST，建议直接手术切除，不推荐行活组织检查。对于原发不可切除、复发转移或特殊部位需术前治疗的 GIST，建议行活组织检查，明确肿瘤性质及基因分型，进而指导分子靶向药物治疗。活检的方法包括 EUS 引导下细针穿刺活检（EUS-FNA）、内镜钳取活检、空芯针穿刺活检及经直肠或阴道超声引导下穿刺活检等。其中，因 EUS-FNA 腔内种植风险低，故建议作为首选活检方式。

手术切除的目标为 R0 切除。若术后切缘阳性，建议术后行分子靶向药物治疗，不建议再次手术，除非再次手术切除简单且不影响器官主要功能。一般情况下，术中无需行淋巴结清扫，若发现淋巴结病理性肿大，可一并切除淋巴结，因为 SDH 缺陷型 GIST 相对容易出现淋巴结转移。有研究指出，术中应避免肿瘤破裂出血，否则对患者预后有显著影响。

（1）小胃肠道间质瘤 小 GIST 指肿瘤最大径 ≤ 2cm 的胃肠道间质瘤。当小 GIST 位于胃部时，若无肿瘤出血、溃疡等临床症状，或无边界不规整、强回声、异质性等超声胃镜不良征象，在与患者充分沟通的情况下，可定期随诊观察：当肿瘤最大径 > 1cm，可定期复查超声胃镜或增强 CT，建议复查时间间隔为半年至 1 年；当肿瘤最大径 ≤ 1cm，可适当延长复查时间间隔。当出现上述的肿瘤出血、溃疡等高危因素时，建议积极手术治疗。当肿瘤位于非胃部器官时，如十二指肠、空回肠、结肠等，一经发现建议手术完整切除。

（2）原发可切除胃肠道间质瘤 对于肿瘤最大径 > 2cm 的局限性 GIST，若术前评估不需要联合脏器切除且不影响器官主要功能，建议首选手术完整切除。手术方式应该根据肿瘤位置、肿瘤大小以及肿瘤与周围组织关系等情况决定，术后根据危险度分级等情况决定是否行辅助治疗。若术前评估肿瘤难以达到 R0 切除，或需联合脏器切除，或可完整切除但手术风险较大者，建议优先术前辅助治疗，待肿瘤不再缩小或达到手术时机后，再行手术切除。建议术前辅助治疗时间为半年至 1 年，期间每隔 2~3 个月复查影像学检查，以评估病情变化及治疗效果。若已达手术时机，建议术前 1 周停药，并积极治疗电解质紊乱或骨髓抑制等药物不良反应，术后尽快恢复靶向治疗。

（3）复发转移性胃肠道间质瘤　对于局部复发转移或有肝转移的 GIST，建议首选靶向治疗，后续依据治疗效果及多学科会诊（multi-disciplinary treatment，MDT）评估后决定是否手术治疗。对于伴随腹腔广泛转移者，建议更换靶向药物或局部治疗，不推荐手术治疗。

（4）伴需急诊处理症状的胃肠道间质瘤　若出现完全性肠梗阻或穿孔的 GIST，建议手术切除或行减瘤术，具体手术方式依据术中探查情况决定，包括：肿瘤切除 + 消化道吻合、肿瘤切除 + 消化道吻合 + 近端肠管造瘘、肿瘤切除 + 远端肠管闭合 + 近端肠管造瘘、消化道造瘘术后 II 期切除肿瘤等。若出现肿瘤破裂大出血，建议首选手术切除；倘若肿瘤无法完整切除，在安全、可行且预估残留创面出血可控的前提下，可行减瘤术。若出血量较小或不适合手术切除，可尝试内镜或栓塞治疗止血。

6. 胃肠道间质瘤药物治疗进展

（1）原发性胃肠道间质瘤术后辅助治疗　术后是否需辅助治疗应根据肿瘤部位、危险度分级、有无肿瘤破裂、基因分型及术后恢复状况等情况综合分析。常用的辅助治疗药物是伊马替尼。研究表明，伊马替尼可提高 GIST 术后无复发生存率。对于危险度分级为低危或极低危患者，可不需要术后辅助治疗；对于胃来源的中危患者，建议使用伊马替尼治疗 1 年；对于高危患者或非胃来源的中危患者，建议使用伊马替尼治疗 3 年；对于肿瘤破裂患者，建议延长伊马替尼治疗时间；对于 PDGFRA 外显子 18 突变、SDHB 缺陷以及 NF-1 型的患者，不建议使用伊马替尼，因为患者可能无法从中获益。辅助治疗时间建议术后 4~8 周开始，伊马替尼剂量为 400mg/d，治疗期间可根据患者的耐受程度酌情调整药物剂量。

（2）转移性胃肠间质瘤系统药物治疗

1）一线治疗：伊马替尼是最常用的一线治疗药物，超过 80% 的患者可能从伊马替尼治疗中获益，生存时间中位数超过 5 年。对基因分型不明者，伊马替尼仍可作为首选药物，但是治疗 6 个月内出现肿瘤进展，则建议进行基因检测，明确基因分型，以便针对性用药。伊马替尼标准剂量为 400mg/d，治疗期间可根据患者的耐受程度酌情调整药物剂量。研究发现，伊马替尼治疗 Kit 外显子 9 突变的 GIST 时，需要增加剂量至 600mg/d，以便达到较好的疗效，对于耐受性好的患者也可考虑增加至 800mg/d。

若基因检测明确为 PDGFRA D842V 突变或 Kit 外显子 17 突变，可选择阿伐替尼治疗。研究表明，该药治疗这两种突变类型的 GIST 有较好的客观缓解率。若为 NTRK 融合的 GIST，可选择拉罗替尼治疗。有报道指出，它能显著缩小该突变类型的肿瘤。对于基因分型不明的 GIST，达沙替尼也是可选择的方案之一，但其推荐强度不如伊马替尼。

2）伊马替尼与局部治疗的联合应用：伊马替尼治疗期间，经影像学检查评估，若肿瘤长径缩小 ≥ 10%、肿瘤密度减小 ≥ 15%、无新发病灶或非靶病灶无明显进展，表明治疗有效，可继续予伊马替尼治疗。研究表明，分子靶向药物治疗联合手术可改善复发 / 转移性 GIST 患者的预后，尤其是在分子靶向药物治疗有效的患者中。因此，当治疗效果显著，或病灶稳定，或总体控制满意而仅有单个（或少数）病灶进展时，可进行

MDT，评估可否行减瘤术、射频消融或栓塞等。若联合手术治疗，建议术前 1 周停用分子靶向药物，术后根据患者恢复情况或临床判断确定重新用药的时机。若肿瘤局限性进展，可换用二线舒尼替尼治疗。

3）二线治疗：舒尼替尼是常用的二线药物，适用于伊马替尼治疗后局灶性进展或标准剂量治疗失败的患者，用药方案包括 50mg/d（服药 4 周，停药 2 周）与 37.5mg/d 持续给药两种。舒尼替尼的不足之处在于用药期间可能会出现明显的药物不良反应。瑞派替尼和达沙替尼对于某些基因突变类型的 GIST 也有一定的治疗效果。

4）三线治疗：瑞戈非尼可用于伊马替尼与舒尼替尼治疗失败的 GIST，标准治疗剂量为 160mg/d（服药 3 周，停药 1 周）。研究发现，培唑帕尼和达沙替尼有一定的抗瘤作用，可作为三线治疗的补充选择药物，在缺乏有效治疗手段时可考虑使用。此外，再次使用伊马替尼有几率使得肿瘤短期内再控制或延缓肿瘤进展速度，推荐剂量仍为 400mg/d。

5）四线治疗：瑞派替尼是一种针对 Kit 突变与 PDGFRA 突变的高效广谱抑制剂，常用于伊马替尼、舒尼替尼以及瑞戈非尼治疗失败的转移性 GIST，是四线治疗的首选药物。

二、胃肠间质瘤临床药物治疗案例分析

★胃间质瘤术后辅助治疗案例分析

病历摘要

患者，女，50 岁，身高 155cm，体重 67kg。

主诉：胃间质瘤术后 7 月余。

现病史：患者于 2024-06-12 因"上腹部不适 20 余天，检查发现胃占位 1 天"来诊，查上腹部增强 CT 提示：左上腹脾胃间隙肿块，考虑胃间质瘤可能。排除手术禁忌后，于 2024-06-26 行"腹腔镜下胃巨大肿瘤切除术"。术中见胃后壁－胃大弯侧有一直径约 15cm 的巨大肿物。术后病理提示：（胃壁巨大肿物）胃肠道间质瘤（高危险度），肿物大小约 14.5cm×11cm×9cm，核分裂象约 43 个 /5mm^2，胃断端未见肿瘤；淋巴结（0/1）未见肿瘤转移。免疫组化：切片 21 DOG1（+），CD117（+），CD34（+），Ki-67 约 25%（+），Actin 少数弱（+），Desmin（-），S-100（-）。患者术后恢复可，并于 2024-07-16 开始予"伊马替尼 400mg，po，qd"靶向治疗。靶向治疗期间，出现眩晕、恶心、纳差，予对症治疗可缓解。

既往史：10 年前行左侧甲状腺全切除术，术后规律口服"优甲乐 100μg，qd"治疗；7 月前发现子宫肌瘤。

个人史：无特殊。

辅助检查

（1）全腹增强 CT　胃体大弯侧术后改变，术区少量包裹性积液。

（2）肝肾功能　ALT 43U/L，AST 21U/L，Urea 3.4mmol/L，Cr 60μmol/L。

（3）血常规　WBC 4.84×10^9/L，RBC 4.51×10^9/L，PLT 225.0×10^9/L。

（4）游离甲功　FT3 4.97pmol/L，FT4 23.3pmol/L，TSH 0.85pmol/L。

入院诊断： 1. 胃间质瘤（pT4N0M0，Ⅱ期，高危险度）；2. 左侧甲状腺术后；3. 子宫平滑肌瘤。

治疗经过及用药分析

本次入院后完善血常规、肝肾功能、游离甲功、全腹增强 CT 等检查。排除禁忌证后，经评估，继续予"伊马替尼 400mg，qd"靶向治疗，并予护胃、止呕、止晕眩、促消化等对症治疗。

用药治疗方案分析

1. 方案选择　完善检查后，综合评估肿瘤位置、肿瘤大小以及肿瘤与周围组织关系等情况后，该患者适合手术切除肿瘤，术中完整切除肿瘤，未发生破裂。术后病理提示：胃间质瘤高危险度，依据指南推荐，需行术后辅助治疗，遂予一线方案治疗：伊马替尼 400mg，qd。同时，靶向治疗期间予护胃、止吐、抗过敏、抗晕眩等对症治疗，缓解患者症状。

2. 用药前预处理　首先，用药前需检测肝、肾功能。因为肝、肾功能不全会影响伊马替尼在体内的暴露，因此，对于肝、肾功能不全者，可将伊马替尼剂量下调 25%。其次，用药前需注意药物相互作用。伊马替尼是细胞色素 P450（CYP3A4）的底物，与CYP3A4 诱导剂联合使用会降低其血浆浓度，应避免联合使用。同时，伊马替尼可抑制CYP3A4、CYP2D6、CYP2C9 和 CYP2C19，与其他药物合用时应注意药物相互作用。最后，用药前需注意食物对药物的影响。例如，高脂膳食可减少对伊马替尼的吸收；西柚可提高伊马替尼的血药浓度，增加药物毒副反应。因此，治疗期间应避免食用这些食物。

用药监护要点

伊马替尼用药监护要点详见胃间质瘤术后辅助治疗案例分析。

★ 复发转移性胃肠道间质瘤案例分析

病历摘要

患者，男，38 岁，身高 160cm，体重 44.3kg。

主诉：胃间质瘤术后 2 月余，腹胀、腹痛 3 天。

现病史：患者于 2023-11-17 因"腹痛伴发现腹部包块 3 天"来诊，入院完善相关检查并除外手术禁忌后，于 2023-11-22 全麻下行"腹腔巨大肿物切除 + 胃部分切除 + 左半结肠切除 + 横结肠 - 乙状结肠端端吻合术"。术中探查见：胃大弯侧肿物，大小约

10cm×10cm，与大网膜广泛粘连，上见滋养血管，血管弯曲粗大，肿物侵犯结肠脾曲，横结肠系膜内及横结肠肠脂垂上见多个大小不等的结节，考虑肿瘤性病变。术后病理提示：标本①（胃大弯侧肿物）多发梭形细胞肿瘤，最大者大小约 10cm×9cm×8cm，核分裂象约 14 个 /50HPF，伴坏死，符合胃肠间质瘤（梭形细胞型，高危险度），侵犯胃壁浆膜下层、肌层及黏膜层，胃切缘未见肿瘤；胃周淋巴结（0/3）未见肿瘤转移。免疫组化：CD117 部分（+），DOG1 部分（+），CD34 部分（+），S-100 少数（+），SOX 10（-），Ki-67 热点区域约 15%（+），Actin 灶性（+），Desmin 灶性（+）。②（横结肠肿物）多发梭形细胞肿瘤，最大者大小约 5cm×2cm×2cm，核分裂象约 16 个 /50HPF，伴坏死，符合胃肠间质瘤（梭形细胞型，高危险度），侵犯胃壁浆膜下层，两侧断端未见肿瘤，肠周淋巴结（0/3）未见肿瘤转移。③（肠系膜肿物）梭形细胞肿瘤，核分裂象约 16 个 /50HPF，符合胃肠间质瘤（梭形细胞型，高危险度）。依据术后病理，于 2023-12-11 开始予"伊马替尼 400mg qd"口服治疗。患者 3 天前开始出现间断腹胀、腹痛，并逐渐加重伴纳差，遂返院治疗。

既往史： 20 余年前确诊多发性纤维瘤病。

个人史： 无特殊。

辅助检查

（1）胸部 + 全腹增强 CT（2023-11-20） 所及胸、腹壁皮肤及皮下多发软组织影，结合病史，符合神经纤维瘤病；左侧腰大肌后方软组织影，考虑神经源性肿瘤可能。左上腹腔多发占位，考虑低度恶性肿瘤，间叶源性可能性大，未除外神经纤维瘤病相关改变，局部与胃大弯关系密切，建议进一步活检。双肺多发磨玻璃结节，其中左肺下叶外基底段结节未除外腺体前驱病变，余考虑局灶性炎症可能。

（2）全腹增强 CT（2024-01-10） 对比 2023-11-20 的 CT：左上腹腔术区改变。横结肠 - 乙状结肠口通畅。胃大小弯侧、腹腔弥漫多发结节、肿块影，较前增多、增大，考虑转移；肝 S2 新发结节，考虑转移瘤。所及胸、腹壁皮肤及皮下多发软组织影，结合病史，符合神经纤维瘤病；左侧腰大肌后方软组织影，考虑神经源性肿瘤。

（3）胸 + 全腹 CT 平扫(2024-01-26) 对比 2024-01-10 及 2023-11-20 的 CT：胃 - 空肠吻合术后，横结肠 - 乙状结肠术后，并腹腔内多发结节、肿物，考虑转移瘤，较前增多、增大，必要时增强 CT 进一步检查。肝 S2 稍低密度结节，较前稍增大，考虑转移瘤。胸、腹壁皮肤及皮下多发软组织影，左侧腰大肌后方软组织影，结合病史，考虑神经纤维瘤病。双肺散在磨玻璃、实性结节，考虑炎性结节、增殖灶可能。

（4）消化肿瘤指标（2023-11-17） AFP 1.58ng/ml，CEA 0.94ng/ml，CA125 25.1U/ml，CA19-9 2.54U/ml。

（5）消化肿瘤指标（2024-01-22） AFP 1.43ng/ml，CEA 0.35ng/ml，CA125 71.7U/ml，CA19-9 2.41U/ml。

入院诊断： 1. 胃间质瘤（pT3N0M1，Ⅳ期，高危险度）；2. 腹腔转移瘤；3. 肝转移瘤；4. 多发性纤维瘤病。

患者本次入院后，予消炎、抑酸、胃肠减压、营养补液等对症治疗，并予"伊马替尼400mg，qd"靶向治疗。完善相关辅助检查后，CT见肝脏新发结节，考虑肝转移瘤，请肿瘤内科会诊后考虑肿瘤进展，遂调整为二线靶向药物治疗：舒尼替尼50mg，口服，服药4周，停药2周。同时考虑有肠道梗阻，保守治疗效果不佳，遂行内镜下肠梗阻减压管置入术，症状好转后出院。

用药治疗方案分析

1. NCCN指南　推荐原发性GIST术后首选伊马替尼辅助治疗，剂量为400mg/d，且对于高危患者，用药时间建议是3年，故该患者行胃间质瘤术后予伊马替尼（400mg，qd）靶向治疗。然而，伊马替尼治疗2个月后，复查CT发现肝新发转移病灶，表明肿瘤有进展。对于伊马替尼治疗6个月内出现肿瘤进展者，建议基因检测，明确基因分型，调整用药，也可换用二线舒尼替尼治疗。请肿瘤内科医师会诊后，停用伊马替尼，改二线舒尼替尼治疗，剂量为50mg/d（服药4周，停药2周）。

2. 用药前预处理　首先，用药前需检测肝、肾功能。因为肝、肾功能不全会影响伊马替尼在体内的暴露，因此，对于肝、肾功能不全者，可将伊马替尼剂量下调25%。其次，用药前需注意药物相互作用。伊马替尼是细胞P450（CYP3A4）的底物，与CYP3A4诱导剂联合使用会降低其血浆浓度，应避免联合使用。同时，伊马替尼可抑制CYP3A4、CYP2D6、CYP2C9和CYP2C19，与其他药物合用时应注意药物相互作用。最后，用药前需注意食物对药物的影响。例如，高脂膳食可减少对伊马替尼的吸收；西柚可提高伊马替尼的血药浓度，增加药物毒副反应。因此，治疗期间应避免使用这些食物。（舒尼替尼的用药前预处理类似于伊马替尼）

3. 不良反应的预防和治疗药物　用药期间必须注意常见的不良反应，如体液潴留、胃肠道反应、皮疹、肌肉骨骼不适、血液毒性以及肝功能损伤。体液潴留最为常见，机制可能为血小板衍生生长因子受体受到抑制，进而引起真皮间质液稳态失衡。对于较为严重的体液潴留，可通过限制盐的摄入或使用利尿剂对症治疗；对于十分严重的体液潴留，应先停药，待恢复后再调整剂量。恶心、腹泻和呕吐是较为常见的胃肠道反应。对于轻–中度胃肠道反应，可维持原剂量，但建议伊马替尼与食物同食，或在饭后服用；对于较为严重的胃肠道反应，可能需要减少剂量甚至暂时停药，待症状明显改善再恢复原治疗方案。肌肉骨骼不适也是较为常见的不良反应，主要表现为肌肉痉挛、骨痛或关节痛等。对于肌肉痉挛，可通过多饮水和服用钙、镁补充剂等来缓解；对于骨痛和关节痛，可予非甾体类抗炎药对症止痛。皮疹多表现为红斑疹，女性多于男性。对于轻–中度皮疹患者，可予抗组胺药治疗；对于较为严重的皮疹，建议先减少剂量甚至停药，直到症状消退；对于更为严重的皮疹，应立即停止伊马替尼治疗，同时予类固醇治疗（舒尼替尼不良反应的预防和治疗类似于伊马替尼）。

★伴需急诊处理症状的胃肠道间质瘤案例分析

病历摘要

患者，女，65岁，身高161cm，体重68kg。

主诉：盆腔转移瘤破裂出血术后1月余，返院复查。

现病史：患者于2024-04-08因"腹胀伴腹痛20余天"来诊，查全腹增强CT提示：盆腹腔结节、肿块，考虑多发种植转移瘤，其中左中腹及右侧盆腔病灶内合并出血，左中腹病灶破入腹腔并周围少量积血。遂于当日急诊行"开腹探查＋盆腹腔转移结节姑息性切除＋空肠部分切除＋空肠侧－侧吻合＋小肠、结肠系膜肿物切除＋大网膜切除＋膀胱部分切除修补＋肠粘连松解缝合＋腹壁部分切除缝合术"。术后病理提示：标本①（部分小肠及小肠肿物）结节状肿物多个，肿物直径约0.2~2.7cm，均为梭形细胞肿瘤，肿瘤细胞呈束状、编织状排列，细胞核呈梭形或卵圆形，细胞中度异型，核分裂象可见，伴出血及黏液变性，结合临床，符合胃肠道间质瘤（高危险度），肿物累及小肠壁肌层，网膜组织见肿瘤转移，两侧肠断端未见肿瘤；淋巴结（1枚）未见肿瘤。②（肠系膜肿物及肠旁肿物）结节状肿物多个，肿物直径约0.1~3.9cm，伴出血、坏死及黏液变性，核分裂象约20/5mm^2，符合胃肠道间质瘤（高危险度），肿物累及小肠壁肌层，网膜组织见肿瘤转移，并见卵巢及输卵管组织。免疫组化：切片20 CD117（＋），DOG1（＋），CD34（＋），Actin灶性（＋），S-100灶性（＋），Ki-67约30%（＋），Desmin（－）；切片27 CD117（＋），DOG1（＋）。③（大网膜及盆腹腔肿物）肿物多个，形态同标本①②，符合胃肠道间质瘤（高危险度），伴出血、囊性变及黏液变性。术后恢复可，顺利出院。现返院复查。

既往史：糖尿病史多年，平素使用胰岛素及口服降糖药控制血糖（具体名称及剂量不详），诉平时血糖控制在8~10mmol/L；焦虑症10余年，平素不规律口服文拉法辛；10余年前因"子宫肌瘤"行开腹子宫切除术；3年前外院行胃间质瘤手术，术后病理：胃间质瘤高危险度。口服伊马替尼治疗10月后，自行停药。

个人史：无特殊。

辅助检查

（1）全腹增强CT（2024-04-08）　盆腹腔结节、肿块，考虑多发种植转移瘤，其中左中腹及右侧盆腔病灶内合并出血，左中腹病灶破入腹腔并周围少量积血；左中腹部及右侧盆腔病灶见肠系膜上动脉远端分支供血，未见明确造影剂外渗征象。胃底－体交界部后壁术后改变，术区肠壁稍显厚，未见明确肿块；子宫未见显示，考虑切除术后；前腹壁皮肤线状增厚，考虑术后改变。腹水。腹主动脉、双侧髂动脉见混合斑块，管腔轻度狭窄。中上前腹壁小腹壁疝。

（2）胸＋全腹增强CT（2024-05-07）　"胃间质瘤术后复查"，对比2024-04-08全腹部CT：原腹腔、盆腔结节及肿块较前明显缩小、减少，腹膜、盆腹腔脂肪间隙较前清晰，考虑多发转移瘤；空肠侧－侧吻合术后改变，吻合口肠壁稍增厚，考虑术后炎性改变可能，建议复查。胃底－体交界部后壁术后改变，术区肠壁稍显厚，同前相仿，未见明确肿块，建议结合临床；子宫未见显示，考虑切除术后；前腹壁皮肤线状增厚，考虑术后改变。现少量腹水，较前减少；中上前腹壁小腹壁疝；双肾小囊肿。考虑双肺上叶及下叶背段继发性肺结核（纤维灶、钙化灶、增殖灶为主）；左肺上叶、右肺下叶实性结节，Lung-RADS 2 类，考虑炎性增殖灶可能，建议复查。

（3）消化肿瘤指标（2024-04-08）　AFP 3.19ng/ml，CEA 1.58ng/ml，CA125 82.9U/ml，CA19-9 26.8U/ml。

入院诊断： 1. 盆腹腔继发性恶性肿瘤（伴破裂出血）；2. 胃间质瘤（术后，高危险度）；3. 焦虑状态；4. 2 型糖尿病；5. 腹壁疝；6. 继发性肺结核。

治疗经过及用药分析

本次入院后完善相关检查，考虑盆腹腔广泛转移，可予伊马替尼或二线治疗。与患者及家属沟通后，排除靶向治疗禁忌证后，继续予"伊马替尼 400mg，qd"靶向治疗。

用药治疗方案分析

1. 伊马替尼　患者 3 年前行胃间质瘤手术，病理提示高危险度，口服伊马替尼 10 月后自行停药，本次因盆腹腔继发性恶性肿瘤（间质瘤，伴破裂出血）急诊入院。根据 NCCN 指南推荐，对于高危患者，建议术后口服伊马替尼（400mg/d）辅助治疗 3 年，治疗期间可根据患者的耐受性酌情调整药物剂量。而该患者自行停药，疗程明显不足，且治疗期间未定期复查影像学等检查，无法有效评估肿瘤进展与否，无法及时调整治疗方案，导致间质瘤复发伴多处转移，并出现肿瘤破裂出血急诊症状。若胃肠道间质瘤出现肿瘤破裂、肿瘤出血等急性症状时，指南推荐尽可能手术切除或行减瘤术，具体手术方案视术中探查情况决定。对于本例患者，术中探查后，在保证安全的情况下行"盆腹腔转移结节姑息性切除＋空肠部分切除＋空肠侧－侧吻合＋小肠、结肠系膜肿物切除＋大网膜切除＋膀胱部分切除修补＋肠粘连松解缝合＋腹壁部分切除缝合术"，术后恢复顺利。对于转移性胃肠间质瘤，尤其是伴随有肿瘤破裂者，指南推荐仍以伊马替尼为首选靶向药物，但需延长治疗时间，故该患者目前仍以伊马替尼（400mg/d）辅助治疗。若治疗半年内发现肿瘤进展，在患者可耐受前提下，可适当提高伊马替尼剂量，或换用二线舒尼替尼治疗，或完善基因检测，明确分型，以便精准用药。

2. 用药前预处理　首先，用药前需检测肝、肾功能。因为肝、肾功能不全会影响伊马替尼在体内的暴露，因此，对于肝、肾功能不全者，可将伊马替尼剂量下调 25%。其次，用药前需注意药物相互作用。伊马替尼是细胞色素 P450（CYP3A4）的底物，与 CYP3A4 诱导剂联合使用会降低其血浆浓度，应避免联合使用。同时，伊马替尼可抑制 CYP3A4、CYP2D6、CYP2C9 和 CYP2C19，与其他药物合用时应注意药物相互作用。最后，用药前需注意食物对药物的影响。例如，高脂膳食可减少对伊马替尼的吸收；西柚可提高伊马替尼的血药浓度，增加药物毒副反应。因此，治疗期间应避免使用这些食物。

3. 不良反应的预防和治疗药物　用药期间必须注意常见的不良反应，如体液潴留、胃肠道反应、皮疹、肌肉骨骼不适、血液毒性以及肝功能损伤。体液潴留最为常见，机制可能为血小板衍生生长因子受体受到抑制，进而引起真皮间质液稳态失衡。对于较为严重的体液潴留，可通过限制盐的摄入或使用利尿剂对症治疗；对于十分严重的体液潴留，应先停药，待恢复后再调整剂量。恶心、腹泻和呕吐是较为常见的胃肠道反应。对于轻-中度胃肠道反应，可维持原剂量，但建议伊马替尼与食物同食，或在饭后服用；对于较为严重的胃肠道反应，可能需要减少剂量甚至暂时停药，待症状明显改善再恢复原治疗方案。肌肉骨骼不适也是较为常见的不良反应，主要表现为肌肉痉挛、骨痛或关节痛等。对于肌肉痉挛，可通过多饮水和服用钙、镁补充剂等来缓解；对于骨痛和关节痛，可予非甾体类抗炎药对症止痛。皮疹多表现为红斑疹，女性多于男性。对于轻-中度皮疹患者，可予抗组胺药治疗；对于较为严重的皮疹，建议先减少剂量甚至停药，直到症状消退；对于更为严重的皮疹，应立即停止伊马替尼治疗，同时予类固醇治疗。

第四节　小肠肿瘤

一、概述

（一）病因与发病机制

小肠肿瘤是指发生于十二指肠、空肠和回肠的肿瘤，它分为良性肿瘤和恶性肿瘤两类，其中良性肿瘤约占 1/4，恶性肿瘤约占 3/4。小肠肿瘤发病率低，但其发病率逐年上升。据报道，至 2020 年，全球小肠癌发病率为 0.6/10 万人；我国男性小肠癌的发病率约 0.32/10 万人，女性的发病率约 1.95/10 万人。目前，小肠肿瘤的发病原因与机制尚不明确，生活饮食习惯、炎症性肠病以及某些家族综合征等因素可能是小肠肿瘤发生的危险因素。

（二）病理分类与分期

1.病理分类　**小肠肿瘤可分为两类**　良性上皮性肿瘤/癌前病变和恶性上皮性肿瘤。前者主要指腺瘤样息肉，包括：肠型腺瘤、锯齿状异型增生以及非浸润性胰胆管型乳头状肿瘤伴异型增生；后者主要指腺癌（包括黏液腺癌、印戒细胞癌、髓样癌、肠型腺癌、胰胆管型癌以及管状腺癌）、神经内分泌肿瘤（包括 G1/G2/G3 神经内分泌肿瘤、胃泌素瘤、生长抑素瘤、肠嗜铬细胞类瘤以及肾上腺外副神经节瘤）、神经内分泌癌（包括大细胞神经内分泌癌和小细胞神经内分泌癌）和混合性神经内分泌-非神经内分泌肿瘤。

2. 分期　小肠肿瘤根据原发肿瘤（T）、区域淋巴结（N）和远处转移（M）分为 0~Ⅳ期。目前，小肠肿瘤以美国癌症联合会（AJCC）发布的第八版 TNM 分期（2018 年）为参考，适用的解剖分区包括十二指肠、空肠、回肠，不包括回盲瓣。T、N、M 具体含义如下，TX：无法评估原发性肿瘤；T0：无原发性肿瘤证据；Tis：高度异型增生/

原位癌；T1：肿瘤侵犯固有层或黏膜下层；T1a：肿瘤侵犯固有层；T1b：肿瘤侵犯黏膜下层；T2：肿瘤侵犯固有肌层；T3：肿瘤通过固有肌层侵入浆膜下，或延伸至非腹膜化的肌周组织（肠系膜或腹膜后），无浆膜穿透；T4：肿瘤穿透脏层腹膜或通过浆膜直接侵犯其他器官或结构（例如，其他小肠祥、相邻肠祥的肠系膜和腹壁；仅对于十二指肠，侵犯胰腺或胆管）；NX：无法评估区域淋巴结；N0：无区域淋巴结转移；N1：一个或两个区域淋巴结转移；N2：3个或以上区域淋巴结转移；M0：无远处转移；M1：存在远处转移（表9-12）。

表 9-12　AJCC 小肠肿瘤 TNM 分期

分期	T	N	M
0 期	Tis	N0	M0
Ⅰ 期	T1~2	N0	M0
ⅡA 期	T3	N0	M0
ⅡB 期	T4	N0	M0
ⅢA 期	任何 T	N1	M0
ⅢB 期	任何 T	N2	M0
Ⅳ期	任何 T	任何 N	M1

（三）诊断与鉴别诊断

1. 影像学检查　CT 不仅可以评估肿瘤浸润周围组织的程度，还可以评估有无远处转移，是最为常用影像学检查方法。MRI 适用于存在 CT 禁忌证（如对碘造影剂过敏）或 CT 无法明确有无肝内转移者。若考虑为十二指肠恶性肿瘤，尤其伴有胆道梗阻时，可行磁共振胰胆管造影（MRCP），以进一步确定肿瘤来源部位。若 CT 或 MRI 诊断结果不明确，或评估潜在的腹膜疾病时，可考虑行 PET/CT。

2. 内镜检查　食管胃十二指肠镜检查（EGD）适用于疑似十二指肠恶性肿瘤的检测和组织活检。若检查时发现伴有肠梗阻，可考虑同时行姑息性支架植入术。超声内镜（EUS）有助于明确近端小肠恶性肿瘤的治疗前临床分期，并区分十二指肠与壶腹、胆道或胰腺原发灶。双气囊或单气囊肠镜检查有助于诊断或姑息性胃肠治疗小肠狭窄患者，且在检查过程中可进行活检，但不建议作为常规分期的检查。胶囊式内窥镜适用于影像学检查和其他内镜检查均无法发现可疑原发病灶时，缺点是无法进行组织活检。需要注意的是，存在小肠梗阻或狭窄时禁用。

3. 实验室检查　目前尚无敏感性高或特异性强的肿瘤标志物，CA19-9、CEA 和 CA125 在小肠肿瘤中均可不同程度的升高。

在临床诊断中，小肠腺癌常需与小肠淋巴瘤、小肠间质瘤和小肠神经内分泌瘤相鉴别。

小肠腺癌起源于肠黏膜的腺上皮细胞，好发于十二指肠，尤其是壶腹部周围，其次是空回肠。影像学上表现为不均匀轻度或中度强化的软组织肿块，周围脂肪间隙多模糊，肠管狭窄伴肩征是特征性表现。免疫组化中，50%CK7（＋），40%CK20（＋）。

小肠淋巴瘤是全身淋巴瘤最常见的继发性结外受累器官，主要发生在末段回肠。影像学上表现为肠壁增厚，团块状或弥漫性浸润，周围脂肪层清晰，伴有区域淋巴结肿大，肠腔动脉瘤样扩张是特征性表现。免疫组化中，显示 α 重链而无轻链合成，分泌 IgA 型，小淋巴细胞表达 CD19、CD20 和 CD138。

小肠间质瘤起源于 Cajal 间质细胞。影像学上以腔外生长最为常见，呈软组织密度伴中央坏死（较大肿瘤中），典型周边明显强化，中央坏死，钙化少见，最常转移到肝脏及腹膜，一般无淋巴结转移。免疫组化中，CD117 及 Dog-1 几乎总是阳性，部分肿瘤可呈现 SMA 和（或）S-100 阳性，但 CD34 阳性率低。Kit 突变（如 Kit 外显子 9 中 Ay502-503 重复）是小肠间质瘤的特点。

小肠神经内分泌瘤起源于胚胎神经嵴组织，多见于阑尾，其次是末段回肠。影像学上表现为息肉状或斑块样明显强化，伴钙化，常因肠系膜转移而呈"轮辐状"外观。免疫组化中，除一般神经内分泌细胞标记如 chromogranin A、synaptophysin 等阳性外，可分泌 5-羟色胺和多种肽类激素。

（四）临床表现

小肠肿瘤的临床表现不典型，与肿瘤的分型和发病位置相关。

1. 腹痛　可表现为隐痛、胀痛、绞痛等，是最常见的症状。

2. 消化道出血　这是由肿物侵犯血管所致，常表现为排柏油样便或血便，部分患者可出现脸色苍白、头晕等慢性贫血症状。

3. 大便形状改变　肿瘤长到一定大小时会导致肠道管腔狭窄，使得大便变细、变扁或有沟槽。

4. 腹部肿块　肿块活动度常较大，位置不固定。

5. 类癌综合征　部分肿瘤可分泌 5-羟色胺和生长抑素等多种肽类激素，从而出现类癌综合征症状，如阵发性颜面潮红、腹泻、哮喘、心瓣膜病等。当出现类癌综合征时往往意味着肿瘤有远处转移。

6. 黄疸　当肿瘤发生于壶腹部或压迫胆管时，患者会出现皮肤巩膜黄染、皮肤瘙痒等症状。

（五）治疗目的与原则

根据不同的分期、不同的病理，小肠肿瘤的治疗高度个体化。对于恶性病变，总的治疗原则是：遵循早期手术，术中至少检查 8 个区域淋巴结，晚期全身治疗或姑息治疗的基本原则，选择联合或不联合新辅助或辅助治疗。

对于十二指肠恶性肿瘤，若可手术切除者，都应考虑行胰十二指肠切除术（whipple），特别是发生在十二指肠第二段，或侵犯壶腹，或侵犯胰腺时；若无遗传性疾病，术中可保留幽门；若怀疑切缘阳性，应考虑术中行切缘冷冻活检；若边缘＜5mm，应考虑再次切除受累边缘；在无遗传性疾病的情况下，对于某些病例，特别是累及十二指肠第一段的肠系膜侧以及肿瘤最大径＜2cm的病变，或累及十二指肠第三和第四段的反肠系膜侧的病变，也可考虑行限制性十二指肠段切除术，但需行完整的淋巴结清扫和评估。若局部不可切除，或不能手术者，可考虑行姑息性改道手术或支架植入术，也可辅助治疗后重新评估是否可转化为可手术切除病例。若有远处转移者，可考虑行姑息性改道手术或支架植入术，也可直接辅助治疗。

对于空肠或回肠恶性肿瘤，若可手术切除者，可行节段切除术；对于远端回肠肿瘤，可行末端回肠+右半结肠切除术。需要注意的是，两切缘距离肿瘤至少5~10cm，以保证切缘阴性。此外，术中应清扫淋巴结至供血血管起点处。若切除区域以外有可疑淋巴结，也应尽可能一并切除或活检。若局部不可切除，或不能手术者，可考虑行姑息性改道手术或旁路移植术，也可辅助治疗后重新评估是否可转化为可手术切除病例。若有远处转移者，可考虑行姑息性改道手术，也可直接辅助治疗。

（六）小肠腺癌药物治疗进展

1. 术后辅助治疗　对于术后患者，辅助治疗方案依据肿瘤分期、MSI或MMR状态以及有无高风险特征综合评估。高风险特征包括：手术切缘接近或阳性、术中检查的区域淋巴结偏少（十二指肠肿瘤的区域淋巴结＜5个或空肠/回肠肿瘤的区域淋巴结＜8个）以及肿瘤穿孔。

（1）观察随访　适用于以下3种患者。

1）Ⅰ期患者。

2）存在微卫星不稳定性高（MSI-H）或DNA错配修复基因缺陷（dMMR）的Ⅱ期患者。

3）存在微卫星稳定（MSS）或DNA错配修复基因完整（pMMR），且无高风险特征的ⅡA期患者。

（2）卡培他滨或5-氟尿嘧啶（5-FU）/亚叶酸钙（LV）适用于以下5种患者。

1）存在微卫星稳定（MSS）或DNA错配修复基因完整（pMMR），且无高风险特征的ⅡA期患者。

2）存在高风险特征的ⅡA期患者。

3）存在MSS或pMMR的ⅡB期患者。

4）Ⅲ期患者。

5）辅助治疗后，需序贯放化疗的切缘阳性的Ⅲ期十二指肠腺癌患者。

用法及剂量包括以下内容。

① 5-FU/LV：LV（500mg/m^2）输注2h，LV给药后1h输注5-FU（500mg/m^2），每周一次×6，每8周一次，共4周期。

② 5-FU/LV：LV（400mg/m^2）输注，d1；LV给药后输注5-FU（400mg/m^2），然后

再连续输注 5-FU 1200mg/（m²·d）×2d（共计 2400mg/m²，维持 46~48h），每 2 周一次。

③卡培他滨：1000~1250mg/m²，bid，连续口服 2 周，停 1 周，每 3 周一次。

④卡培他滨 + 放疗（RT）：卡培他滨 825mg/m²，口服，bid，d1~d7；RT 治疗 5 周。

⑤ 5-FU+RT5-FU（225mg/m²），每日 24h，d1~d7；RT 治疗 5 周。

（3）FOLFOX 或 CAPEOX　适用于以下 3 种患者。

1）存在高风险特征的ⅡA 期患者。

2）存在 MSS 或 pMMR 的ⅡB 期患者。

3）Ⅲ期患者。

用法及剂量包括以下内容。

① mFOLFOX6：奥沙利铂（85mg/m²），输注，d1；LV（400mg/m²）输注，d1；5-FU（400mg/m²）输注，然后再连续输注 5-FU 1200mg/（m²·d）×2d（共计 2400mg/m²，维持 46~48h），每 2 周一次。

② CAPEOX：奥沙利铂 130mg/m²，输注，d1；卡培他滨：1000~1250mg/m²，bid，连续口服 2 周，停 1 周，每 3 周一次。

在前 2 年的辅助治疗期间，建议至少每半年复查一次影像学检查，包括胸部、全腹部、盆腔 CT；至少每 3 个月复查一次肿瘤标志物，包括 CEA 和 CA19-9。辅助治疗 2 年后，建议至少每年复查一次影像学检查，持续 3~5 年；至少每半年复查一次肿瘤标志物，持续 5 年。

2. 晚期或转移性肿瘤系统性治疗　对于晚期或转移性肿瘤患者，治疗方案以系统性治疗为主，但应个体化，根据治疗的目的、药物的毒性、患者的体力评分、患者的耐受程度以及药物对肿瘤的有效性等因素综合评估。对于适合强烈治疗的患者，指南推荐初始治疗可选择联合化疗方案，包括：FOLFOX、CAPEOX、FOLFIRI 或 FOLFIRINOX，可联合贝伐珠单抗使用。对于不适合强烈治疗的患者，可选择卡培他滨或 5-FU/LV，联合或不联合贝伐珠单抗。对于 dMMR 或 MSI-H 的患者，可选择免疫单药或免疫联合治疗，包括纳武利尤单抗 ± 伊匹木单抗，或单用帕博利珠单抗。目前仍推荐以一线治疗方案作为二线及后续治疗方案，尤其是之前未使用过的方案。此外，基于紫杉烷的化疗也是非一线治疗的选择。对于 dMMR 或 MSI-H 患者的后线治疗，除了前述的一线方案，还可选择多塔利单抗。对于神经营养酪氨酸激酶受体（NTRK）融合基因阳性，可选择拉罗替尼或恩曲替尼治疗。

（1）系统性治疗用法及剂量

1）FOLFOX：① mFOLFOX6：奥沙利铂 85mg/m²，输注，d1；LV 400mg/m²，输注，d1；5-FU 400mg/m²，输注，d1，再连续输注 5-FU 1200mg/（m²·d）×2d，共计 2400mg/m²，维持 46~48h。每 2 周一次。② mFOLFOX7：奥沙利铂 85mg/m²，输注，d1；LV 400mg/m²，输注，d1；5-FU 1200mg/（m²·d）×2d，共计 2400mg/m²，连续输注，维持 46~48h。每 2 周一次。

2）FOLFOX+ 贝伐珠单抗：贝伐珠单抗 5mg/kg，输注，d1。每 2 周一次。

3）CAPEOX：奥沙利铂 130mg/m²，输注，d1；卡培他滨 1000mg/m²，口服，bid，用 2 周，停 1 周。每 3 周一次。

4）CAPEOX+ 贝伐珠单抗：奥沙利铂 130mg/m²，输注，d1；卡培他滨 1000mg/m²，口服，bid，用 2 周，停 1 周；贝伐珠单抗 5mg/kg，输注，d1。每 3 周一次。

5）FOLFIRI：伊立替康 180mg/m²，输注，维持 30~90min，d1；LV 400mg/m²，输注，d1；5-FU 400mg/m²，输注，d1，再连续输注 1200mg/（m²·d）×2d，共计 2400mg/m²，维持 46~48h。每 2 周一次。

6）改良 FOLFIRINOX：奥沙利铂 85mg/m²，输注，d1；伊立替康 150mg/m²，输注，维持 30~90min，d1；LV 400mg/m²，输注，维持 2h，d1；5-FU 1200mg/m²，连续输注，d1、d2，共计 2400mg/m²，维持 46h。每 2 周一次。

二、小肠肿瘤临床药物治疗案例分析

★十二指肠腺癌伴转移性肿瘤辅助治疗案例分析

病历摘要

患者，女，47 岁，身高 150cm，体重 57kg。

主诉：十二指肠癌术后 2 年余，返院综合治疗。

现病史：患者于 2020-12-13 因"腹部胀痛 2 月"来诊，完善检查后，诊断考虑：十二指肠腺癌。排除禁忌证后，于 2020-12-17 行"胰十二指肠切除 + 下腔静脉切除置换 + 门静脉部分切除修补 + 胰管支架置入 + 胆管支架植入术 + 腹腔淋巴结清扫 + 下腔静脉探查术"，术程顺利。术后病理：（16A2 组）淋巴结（0/1）未见癌转移；（胰腺上缘、胰腺前方）淋巴结（1/8、3/6）转移癌；（16B 组）淋巴结（0/3）未见癌转移，纤维脂肪组织中见癌浸润；（胰腺下缘、胰腺后方）淋巴结（1/3、2/3）转移癌，纤维脂肪组织中见癌浸润；（肿瘤小肠系膜切缘、肿瘤空肠系膜切缘）纤维及脂肪组织未见癌，淋巴结（0/3、0/1）未见癌转移；（下腔静脉）血管壁中见癌浸润，并见神经束侵犯；十二指肠黏液腺癌，部分呈印戒细胞样，部分区域细胞伴神经内分泌分化，侵犯十二指肠壁全层及周围纤维脂肪组织，并侵犯胰腺组织，累及十二指肠乳头，浸润神经纤维束，一些脉管内可见癌栓，胃断端、十二指肠断端、胰腺断端及胆总管断端未见癌；胆囊组织未见癌；十二指肠周围淋巴结（1/7）转移癌。免疫组化：片 26 CK20（+）、CDX2（+）、Muc-1（+）、Muc-2（+）、CD56（+）、Syn 部分（+）、SATB2 个别弱（+）、MLH1 约 85%（+）、PMS2 约 85%（+）、MSH2 约 90%（+）、MSH6 约 90%（+）、ERCC1 约 95%（+）、Ki67 约 85%（+）、CK7（-）、NSE（-）、CgA（-），片 28 CD56（+）、Syn 部分（+）、SSTR2（-）、PD-L1（22C3）肿瘤细胞（-）、PD-L1（22C3）免疫细胞约 10%（+）、PD-L1（Neg）（-）。排除化疗禁忌，于 2021-01-22、02-21 行"FOLFOX"方案化疗，于 2021-03-08、04-07、04-25、05-09、06-01、06-19、07-14、2021-08-04 行"FOLFOX+ 贝伐珠单抗"方案治疗，期间复查影像学 SD。2021-08-29、09-10、10-20、

11-10、12-14、2022-01-10、2022-02-09 行"贝伐珠单抗 + 卡培他滨"维持化疗。患者化疗期间反复出现Ⅳ度血小板减低，用药不规律。期间查腹部 CT 提示：双侧附件巨大病灶，考虑转移瘤可能性大，较前明显增大。遂于 2022-06-28 行"全子宫切除 + 双附件切除 + 直肠前肿物切除 + 阑尾切除术"。术后病理提示：卵巢腺癌，考虑为转移癌。2022-07-29 继续予行"贝伐珠单抗 + 卡培他滨"维持化疗，基因检测结果提示：

1. RAD50/SMAD4/TP53/FGFR1 基因突变（Ⅱ类）；

2. 微卫星稳定（NSS）；

3. 肿瘤突变负荷（TMB）11.96。2022-08-25、09-20、10-16、2022-11-12 行"FOLFIRI+ 贝代珠单抗"治疗 4 程。患者化疗后白细胞低，考虑化疗后骨髓抑制严重，耐受性差，于 2022-12-15、2023-01-13 仅予"贝伐珠单抗"治疗。现依约返院治疗。

既往史：有高血压病史。

个人史：无特殊。

辅助检查

（1）消化肿瘤指标　AFP 2.37ng/ml，CEA 4.92ng/ml，CA125 50.1U/ml，CA19-9 159.71U/ml。

（2）血常规　WBC 4.57×10^9/L，RBC 3.63×10^{12}/L，HGB 123g/L，PLT 92×10^9/L。

（3）肝功生化　ALT 53U/L，AST 96U/L，TBil 11.8μmol/L，Urea 4.5mmol/L，Crea 45μmol/L。

（4）全身 PET/CT　现术区未见异常结节及 FDG 代谢灶；胃空肠吻合口旁结节代谢稍活跃，建议密切随访，余肠系膜上动脉根部结节拟炎性灶。腹腔、腹膜后多发淋巴结，较大者较前稍缩小，代谢轻度活跃，考虑治疗后改变。肝 S3 段良性结节可能。肝 S7 段包膜下钙化灶。脾大。左侧肾上腺增生。子宫及双侧附件术后缺如。下腔静脉滤器置入术后并少许附壁血栓。甲状腺代谢活跃灶，建议超声随访。双肺散在增殖灶。脊柱退行性变。L2 椎体骨岛形成，L3/4 椎间盘膨出，余全身 PET/CT 影像未见明确结构及 FDG 代谢异常。

入院诊断：1. 十二指肠腺癌（pT4N1M1，Ⅳ期）；2. 卵巢转移性腺癌（术后）；3. 高血压病（2 级，中危）。

治疗经过及用药分析

本次入院后完善相关检查，并予护肝、止痛、补充胰酶等对症支持治疗。患者肿瘤指标较前升高，经多学科讨论后，可予三线治疗（如瑞戈非尼、呋喹替尼、TAS-102 等），也可予雷替曲塞或贝伐珠单抗联合免疫治疗。因患者耐受性差，暂予"贝伐珠单抗，200mg，ivdrip"单药治疗。

用药治疗方案分析

1. 方案选择　该患者"十二指肠腺癌伴卵巢转移癌"诊断明确，根据美国癌症联合会（AJCC）发布的第八版 TNM 分期（2018 年），该病例分期为Ⅳ期。对于晚期或伴随转移性肿瘤的患者，依据 NCCN 指南推荐，起初可选择化疗或化疗联合贝伐珠单抗治疗，该患者使用"FOLFOX"方案化疗 2 程后，综合评估后耐受性良好，遂联合贝伐珠单抗治疗。"FOLFOX+ 贝伐珠单抗"治疗期间，出现严骨髓抑制，经评估不再适合强烈治疗，遂改方案为"贝伐珠单抗 + 卡培他滨"，同时予"人粒细胞刺激因子 150μg，ih"升白细胞治疗，予"重组血小板生成素 15000IU，ih"升血小板治疗。治疗期间肿瘤控制效果差，遂改其他一线治疗方案：FOLFIRI+ 贝代珠单抗，该方案治疗 4 疗程后再次出现低白细胞等骨髓抑制表现，结合患者体力评分以及耐受程度等情况综合评估，需改为低强度治疗方案：贝伐珠单抗单药治疗。若治疗效果不佳，肿瘤进展，在患者可耐受的情况下，可改三线治疗。

2. 用药前预处理 铂类药物容易引起荨麻疹、瘙痒、支气管痉挛等过敏反应，严重者可能出现过敏性休克，因此常需在化疗前予地塞米松、苯海拉明等药物进行预处理。但上述方法无法完全规避过敏反应的发生，在化疗期间仍需注意严密观察患者一般情况。此外，恶心呕吐也是常见反应，也可予司琼类药物进行预处理。

3. 不良反应的预防和治疗药物 对于铂类药物，常见的不良反应有血液学毒性（如粒细胞减少、血小板减少、贫血）、胃肠道反应（如恶性、呕吐、腹泻）、肝毒性（如肝酶升高）、肾毒性（如肌酐、尿素升高）、神经毒性（如肢体麻木）以及其他反应。若出现粒细胞减少，可予粒细胞集落刺激因子或粒细胞 – 巨噬细胞集落刺激因子治疗。若出现血小板减少，可予重组人促血小板生长因子治疗，或选择输注血小板治疗。若出现贫血，可予促红细胞生成素治疗，严重者可能需输红细胞治疗。若出现恶性、呕吐，常用 $5-HT_3$ 受体拮抗剂（司琼类药物）以及多巴胺受体抑制剂（甲氧氯普胺）等药物治疗。若出现腹泻，可予蒙脱石散或易蒙停治疗，若两者无效，还可予奥曲肽皮下注射治疗，期间注意关注电解质情况。若出现肝毒性，除加强护肝治疗外，还需根据严重程度判断是否需停用铂类药物。对于肾毒性，水化、利尿有一定的预防作用。若出现神经毒性，维生素 E、谷胱甘肽可能有一定的神经保护作用。值得注意的是，若不良反应严重，需调整下一程药物剂量。贝伐珠单抗的不良反应以高血压、乏力、腹泻及腹痛多见，其预防与治疗与铂类类似。需要指出的是，若出现胃肠道穿孔、出血、动脉血栓栓塞等严重并发症时，建议停药而不是减量。

★ ⅢA 期十二指肠腺癌术后辅助治疗案例分析

病历摘要

患者，女，59 岁，身高 155cm，体重 51kg。

主诉：十二指肠切除术后 1 月余，返院化疗。

现病史：患者于 2021-12-15 因"体检发现十二指肠肿瘤 1 周"来诊，完善检查后，诊断考虑十二指肠腺癌，遂于 2021-12-22 行十二指肠切除术，术后恢复顺利。术后病理示：（14 组、空肠系膜、空肠动脉旁、小肠系膜）淋巴结（0/1、0/2、0/1、0/4）未见癌转移；（十二指肠水平部、升部、胰尾）十二指肠腺癌（中分化），侵犯肠壁全层，并突破肠壁浆膜层，浸润胰腺及淋巴结（1枚），肠壁断端及胰腺烧灼缘均未见癌，淋巴结（0/25）未见癌转移。免疫组化：MLH1约95%（+）、PMS2约95%（+）、MSH2约95%（+）、MSH6约95%（+）、Ki67约80%（+）、ERCC1约95%（+）、Her-2（1+）、BRAF（-）、Syn（-）、CgA（-）。现患者为求进一步治疗返院。

既往史：无特殊。

个人史：无特殊。

辅助检查

（1）消化肿瘤指标　AFP 0.9ng/ml，CEA 2.0ng/ml，CA125 83.5U/ml，CA19-9 19.8U/ml。

（2）血常规　WBC 4.39×10^9/L，RBC 4.28×10^{12}/L，HGB 110g/L，PLT 154×10^9/L。

（3）肝功生化　ALT 14U/L，AST 20U/L，TBil 6.0μmol/L，Urea 6.9mmol/L，Crea 72.0μmol/L。

（4）上腹部增强CT　十二指肠呈术后改变，术区散在渗出。肝S4强化小结节，考虑异常灌注可能，建议必要时MR进一步检查。腹腔内多发小淋巴结。

入院诊断： 十二指肠腺癌（pT4N1M0，ⅢA期）。

治疗经过及用药分析

本次入院后完善相关检查，排除化疗禁忌证后，于2022-01-23予"mFOLFOX6"方案化疗，期间予护肝、护胃、止吐等对症治疗。

用药治疗方案分析

1. 方案选择　该患者为十二指肠术后，根据美国癌症联合会（AJCC）发布的第八版TNM分期（2018年），该病例分期为ⅢA。依据NCCN指南推荐，初始可选择"FOLFOX方案"治疗：奥沙利铂85mg/m^2，输注，d1；LV 400mg/m^2输注，d1；5-FU 400mg/m^2输注，然后再连续输注5-FU 1200mg/（$m^2 \cdot d$）×2d（共计2400mg/m^2，维持46~48h），每2周一次。

2. 用药前预处理　FOLFOX方案中的奥沙利铂容易引起荨麻疹、瘙痒、支气管痉挛等过敏反应，严重者可能出现过敏性休克，因此常需在化疗前予地塞米松、苯海拉明等药物进行预处理，同时予司琼类药物预防恶心呕吐。但上述方法无法完全规避不良反应的发生，在化疗期间仍需注意严密观察患者一般情况。

3. 不良反应的预防和治疗药物　对于铂类药物，常见的不良反应有血液学毒性、胃肠道反应、肝毒性、肾毒性、神经毒性以及其他反应。若出现粒细胞减少，可予粒细胞集落刺激因子或粒细胞-巨噬细胞集落刺激因子治疗。若出现血小板减少，可予重组人促血小板生长因子治疗，或选择输注血小板治疗。若出现贫血，可予促红细胞生成素治疗，严重者可能需输红细胞治疗。若出现恶性、呕吐，常用5-HT_3受体拮抗剂（司琼类药物）以及多巴胺受体抑制剂（甲氧氯普胺）等药物治疗。若出现腹泻，可予蒙脱石散或易蒙停治疗，若两者无效，还可予奥曲肽皮下注射治疗，期间注意关注电解质情况。若出现肝毒性，除加强护肝治疗外，还需根据严重程度判断是否需停用铂类药物。对于肾毒性，水化、利尿有一定的预防作用。若出现神经毒性，维生素E、谷胱甘肽可能有一定的神经保护作用。若不良反应严重，下次用药可能需减少剂量、延长用药时间，甚至停药，改治疗方案等。

★ⅡB期十二指肠腺癌术后辅助治疗案例分析

病历摘要

患者，男，51岁，身高170cm，体重82kg。

主诉：十二指肠术后10月余，返院综合治疗。

现病史：患者10月余前因"发热伴剑突下疼痛4月余"来诊。完善检查后，考虑十二指肠乳头部恶性肿瘤可能，遂于2021-09-26行ERCP术+活组织检查，病理提示：（十二指肠乳头肿物）腺癌（中-低分化）。排除相关禁忌证后，于2021-10-11行"胰十二指肠切除术+左肝外叶切除术+胰腺周围神经切除术+胰肠吻合口支架置入术"，术后恢复顺利。术后病理：十二指肠腺癌（中-低分化），浸润肠壁肌层至浆膜下，侵犯十二指肠乳头及胆总管下段，未侵犯胰腺及胃壁，网膜组织未见癌，未见明确脉管内癌栓，十二指肠切缘、胃切缘、胰腺切缘及胆总管断端未见癌，肠周淋巴结（0/3）未见癌转移，肝总管A旁淋巴结（0/3）未见癌转移。免疫组化：CK19（+）、CK20少数（+）、MLH1约95%（+）、PMS2约95%（+）、MSH2（-）、MSH6约5%弱（+）、Ki67热点区域约70%（+）、ERCC1约95%（+）、BRAF（-）、Her-2（1+）、PD-L1（22C3）肿瘤细胞约10%（+）、PD-L1（Neg）（-）。于2021-11-10、2021-12-08、2022-01-05、2022-02-15、2022-03-11、2022-04-22、2022-06-08、2022-07-13予"FOLFIRINOX"方案治疗。治疗期间阵发性腹痛，可自行缓解。现患者为求进一步治疗返院。

既往史：高血压史、糖尿病史。

个人史：无特殊。

辅助检查

（1）消化肿瘤指标　AFP 2.35ng/ml，CEA 3.0ng/ml，CA125 8.1U/ml，CA19-9 10.8U/ml。

（2）血常规　WBC 5.67×10^9/L，RBC 5.04×10^{12}/L，HGB 144g/L，PLT 346×10^9/L。

（3）肝功生化　ALT 28U/L，AST 20U/L，TBil 10.2μmol/L，Urea 9.4mmol/L，Crea 78.0μmol/L。

（4）全腹MR+MRCP（术前）　十二指肠乳头部结节，考虑局部肿瘤，恶性可能。肝S2段结节，考虑脓肿可能性大。腹膜后、肝门区多发小淋巴结，考虑反应性淋巴结。肝内、外胆管明显扩张，胰管轻度扩张。胆总管下段狭窄，管壁增厚、强化明显，考虑炎症狭窄可能性大。

（5）全腹MR+MRCP（本次入院）　胃远端、十二指肠、胰头及胆囊缺如，胃肠吻合、胆肠吻合及胰肠吻合术后，吻合口未见增厚，胰肠吻合口支架留置。肝左外叶部分缺如。肝外胆管轻度扩张，考虑代偿性。胰管轻度扩张。肠系膜区及腹膜后散在稍大淋巴结，同前相仿。

入院诊断： 1.十二指肠腺癌（pT4N0M0，ⅡB期）；2.高血压病（3级，很高危）；3.2型糖尿病。

治疗经过及用药分析

本次入院后完善相关检查，排除禁忌证后，继续予"FOLFIRINOX"方案治疗，期间予护肝、护胃、止吐、控制血压、控制血糖等对症治疗。

用药治疗方案分析

1.方案选择　根据美国癌症联合会（AJCC）发布的第八版TNM分期（2018年），该病例分期为ⅡB期。依据NCCN指南推荐，可选择"FOLFIRINOX"方案治疗：奥沙利铂 $85mg/m^2$ +伊立替康 $180mg/m^2$ +LV $400mg/m^2$ +5-FU $400mg/m^2$ +5-FU $2400mg/m^2$ 。

2.用药前预处理　"FOLFIRINOX"方案中含有奥沙利铂，且伊立替康可引起呕吐症状，因此在化疗前予地塞米松、苯海拉明等药物预防过敏反应，予司琼类药物预防胃肠道反应，同时，化疗期间仍需注意严密观察患者病情变化。

3.不良反应的预防和治疗药物　铂类常见的不良反应有血液学毒性、胃肠道反应、肝毒性、肾毒性、神经毒性以及其他反应。若出现粒细胞减少，可予粒细胞集落刺激因子或粒细胞-巨噬细胞集落刺激因子治疗。若出现血小板减少，可予重组人促血小板生长因子治疗，或选择输注血小板治疗。若出现贫血，可予促红细胞生成素治疗，严重者可能需输红细胞治疗。若出现恶性、呕吐，常用 $5-HT_3$ 受体拮抗剂（司琼类药物）以及多巴胺受体抑制剂（甲氧氯普胺）等药物治疗。若出现腹泻，可予蒙脱石散或易蒙停治疗，若两者无效，还可予奥曲肽皮下注射治疗，期间注意关注电解质情况。若出现肝毒性，除加强护肝治疗外，还需根据严重程度判断是否需停用铂类药物。对于肾毒性，水化、利尿有一定的预防作用。若出现神经毒性，维生素E、谷胱甘肽可能有一定的神经保护作用。若不良反应严重，下次用药可能需减少剂量、延长用药时间，甚至停药，改治疗方案等。伊立替康的不良反应以腹泻、恶心、呕吐、粒细胞减少以及脱发较为常见，处理方案同上述。不同的是伊立替康的不良反应可能伴随有瞳孔缩小、出汗、潮红、心动过缓等胆碱能综合征，可予皮下注射或静脉注射阿托品（0.25~1mg）治疗。

第五节　结、直肠肿瘤

一、概述

结直肠癌（colorectal cancer，CRC）是全球第三大常见癌症，也是第二大致死癌症，已成为许多国家卫生系统面临的重要挑战。在我国，CRC的发病率和死亡率持续上升。

2020年中国癌症统计报告显示，结直肠癌在我国的发病率和死亡率在所有恶性肿瘤中分别排名第二和第五。据报道，2022年新发病例为59.2万，死亡病例为30.9万，且多数患者确诊时已处于中晚期。

在息肉形成与癌症发生之间，存在一个重要的"黄金时间"。因此，结直肠癌的筛查在降低发病率和死亡率方面发挥着关键作用。目前推荐的筛查方案主要包括风险评估和粪便潜血测试，结果呈阳性时需进一步进行结肠镜检查。除了结肠镜检查以外，液体活检等微创方法也受到了广泛关注。

结直肠癌的治疗主要依赖于传统方法，如手术、放疗和化疗。近年来，靶向治疗、免疫治疗和纳米医学等新方法为癌症治疗开辟了新途径。结合靶向治疗等的联合治疗方案，有望在未来结直肠癌治疗中带来革新。

（一）病因与发病机制

结直肠癌是一个多因素、多步骤的病变过程，其致病机制包含遗传、生活方式、炎症和环境因素。

1. 遗传因素　在结直肠癌的发生中起着重要作用，约20%的结直肠癌患者具有家族史。主要的遗传性综合征包括以下3种。

（1）家族性腺瘤性息肉病（FAP）　由于APC基因突变引发，患者常在青春期出现大量结肠息肉。若不干预，几乎100%会在中年之前发展为癌症。

（2）林奇综合征（遗传性非息肉病性结直肠癌，HNPCC）　由DNA错配修复基因（如MLH1、MSH2）的功能损伤导致，通常伴随微卫星不稳定性（MSI），典型表现为多种癌症并发。

（3）其他遗传性综合征　包括Peutz-Jeghers综合征、常染色体显性遗传性多发性息肉综合征等，这些综合征也增加了癌症风险。

2. 环境与生活方式因素

（1）饮食习惯　高脂肪、低纤维饮食、高动物蛋白饮食被认为是结直肠癌的危险因素。流行病学研究指出，摄入大量红肉和加工肉类促进了结肠癌的发展。

（2）缺乏运动　久坐不动和肥胖会增加患癌风险，肥胖已被证实是各种癌症的独立风险因素。

（3）吸烟和酗酒　多项研究表明，吸烟者患结直肠癌的风险增加约30%。过量饮酒也提高了癌症的发生概率。

（4）糖尿病　特别是2型糖尿病，与较高的结直肠癌风险相关。

（5）职业暴露　接触某些化学物质和工业环境可能增加结直肠癌的风险。

3. 炎症性因素　慢性炎症性肠病（如溃疡性结肠炎和克罗恩病）患者的结直肠癌风险显著升高。慢性炎症会导致黏膜屏障破坏、氧化应激和基因突变积累，从而促进癌变。炎症性肠病相关癌变通常经历炎症-异型增生-癌变的多阶段过程，且多发生于较年轻的患者。

4. 基因突变与表观遗传学改变　结直肠癌的发展通常涉及多个基因突变和表观遗传学改变，包括以下 4 点。

（1）APC 基因突变　APC 基因突变是结直肠癌早期发生的关键步骤，会导致 Wnt 信号通路激活，促进细胞增殖和异型增生。

（2）KRAS 突变　KRAS 基因突变常在 APC 突变之后发生，进一步促进癌细胞生长和恶性转化。

（3）TP53 突变　TP53 突变通常发生在结直肠癌晚期阶段。失去抑癌功能的 p53 蛋白导致细胞凋亡受抑制，使癌细胞在体内积累。

（4）表观遗传学改变　包括 DNA 甲基化、组蛋白修饰和 miRNA 表达改变等。这些改变在结直肠癌的发展中起重要作用，特别是错配修复基因的沉默与结直肠癌发生密切相关。

（二）病理分类与分期

1. 病理分类

（1）早期结直肠癌　癌细胞穿透结直肠黏膜肌层浸润至黏膜下层，但未累及固有肌层。根据其浸润深度可分为以下两种。

1）黏膜下层浅层浸润：浸润深度 ≤ 1000μm。

2）黏膜下层深层浸润：浸润深度 > 1000μm。

（2）进展期结直肠癌的大体类型主要分为以下 3 种。

1）隆起型：肿瘤主体向肠腔内突出，预后较好。

2）溃疡型：肿瘤形成深达或贯穿肌层的溃疡，分化程度低，转移较早。

3）浸润型：肿瘤弥漫浸润肠壁各层，局部肠壁增厚，表面无明显溃疡或隆起，分化低，转移早，预后差。

（3）组织学类型　①腺癌：最常见类型。②管状腺癌。③乳头状腺癌。④黏液腺癌。⑤印戒细胞癌。⑥类癌：一种神经内分泌肿瘤，通常生长缓慢，但可能产生激素或肽类导致系统性症状。⑦鳞状细胞癌：罕见，通常与肛门和肛管区域相关。⑧腺鳞癌：具有腺癌和鳞状细胞癌成分，非常罕见。⑨未分化癌：分化程度低，难以明确病理类型，预后差。

2. 分期系统　目前，结直肠癌分期主要参考国际抗癌联盟（UICC）的 TNM 分期系统（2017 年第八版）：T 代表肿瘤原发部位侵袭深度，N 代表区域淋巴结状态，M 代表远处转移。

T1~T4：描述原发肿瘤侵袭深度，从黏膜层到穿透浆膜或与邻近器官融合。

N0~N2：描述淋巴结受累的范围。

M0：无远处转移。

M1：存在远处转移。

结合 TNM 信息，可以对结直肠癌进行具体的阶段划分（Ⅰ，Ⅱ，Ⅲ，Ⅳ期），每个阶段的治疗和预后差异显著。

（三）诊断与鉴别诊断

结直肠癌早期症状通常不明显，容易被忽视。因此，需要结合患者家族史、临床表现、体格检查、影像学检查、实验室检查及组织病理学检查进行综合判断。

1. 诊断

（1）体格检查 在收集病史时应关注患者家属的肿瘤病史。随着肿瘤进展，常见症状包括便血、腹痛、便秘、腹泻、体重减轻和贫血。直肠癌患者可能出现里急后重和排便习惯改变。医生可能在腹部触及肿块，直肠指检可能发现低位直肠癌的质硬结节或肿块。

（2）实验室检查包括以下内容。

1）血常规：贫血可能提示消化道慢性失血。

2）粪便潜血试验（FOBT）和粪便免疫化学试验（FIT）：用于筛查粪便中的微量血液。

3）癌胚抗原（CEA）水平检测：虽非特异性，但可用于监测确诊患者的治疗反应和复发风险，对治疗后随访有指导意义。

（3）影像学检查包括以下内容。

1）CT和MRI：CT用于分期和评估肝脏及淋巴结转移，术前评估中应用广泛。MRI对直肠癌局部分期更敏感，可评估肿瘤侵犯深度和周围结构。

2）PET-CT：用于高危患者的全面分期，特别是在评估远处转移情况下。

3）内窥镜和组织病理学检查：这是诊断的金标准，能直接观察和活检，明确病理，亦可进行治疗性干预如息肉切除。内镜下表现为不规则溃疡、结节、肿块或狭窄。

2. 鉴别诊断 结直肠癌的症状和体征与其他胃肠道疾病类似，因此需要进行鉴别诊断。

（1）炎症性肠病（IBD） 如克罗恩病和溃疡性结肠炎，慢性炎症可致肠道狭窄和溃疡，伴随腹痛和腹泻，通过内镜检查和组织学检查鉴别。

（2）良性肠道息肉 尽管息肉可为癌前病变，但大多数不会恶变，内镜活检是鉴别的关键。

（3）肠道感染 某些感染（如伤寒、结核菌感染）可导致慢性腹痛和出血，通过微生物培养和特定检测排查。肠结核患者通常有肺结核史可供鉴别。

（4）缺血性结肠炎 多见于老年人，因血液供应不足引起，症状为突然腹痛和便血，影像学和内镜检查可与癌症区分。

（5）憩室病和憩室炎 因结肠壁囊袋突出或感染引发，伴随腹痛和便血，CT和内镜检查有助于鉴别。

（6）直肠肛门其他病变 如痔疮和肛裂，常见便血，通过直肠指检和肛门视诊鉴别。

（四）临床表现

结直肠癌在早期通常无明显症状，但在晚期可能表现多样。主要表现包括以下4种。

1. 排便习惯及粪便性状的改变 这是最早出现的症状之一，常表现为长期腹泻和便秘交替发生，尤其是粪便形状和排便频率的变化。

2. 腹痛 通常为定位不明确的持续性隐痛，或仅表现为腹部不适或腹胀感。肠梗阻的出现会加重腹痛。

3. 腹部肿块 多为肿瘤本身，有时为梗阻近端肠腔内积粪。肿块通常坚硬，呈结节状。如肿瘤溃疡并发感染，可伴有明显压痛。

4. 全身症状 乏力、消瘦、贫血等症状往往提示疾病进入较严重阶段。

二、治疗目的与原则

结直肠癌治疗的目标包括根治肿瘤、降低复发风险、改善生活质量和延长生存期。随着分子生物学研究的进展，越来越多与肿瘤发生发展密切相关的分子标志物正在指导结直肠癌的治疗策略。例如，KRAS、NRAS、BRAF、MSI 状态等与结直肠癌的治疗密切相关。目前，结直肠癌的治疗手段包括手术切除、放疗和药物治疗（传统化疗、靶向治疗、免疫治疗等）。在本书中，主要侧重阐述药物治疗的内容。在进行药物治疗前，需明确治疗的目的，区分是术前治疗、术后辅助治疗或姑息治疗；此外，还需在全身治疗前进行完整的影像学基线评估，《中国结直肠癌诊疗规范（2023 版）》建议进行相关分子标志物的检测。这对于药物选择和预后判断具有重要的指导意义。

1. 新辅助化疗 对于 T3/T4 或淋巴结阳性的局部进展性直肠癌，通常采用术前新辅助化疗或放化疗，以缩小肿瘤体积并降低局部复发。推荐的化疗方案包括卡培他滨单药、持续灌注 5FU、5FU/LV 或卡培他滨联合伊立替康。

（1）同步放化疗（CRT） 推荐 5-FU 或卡培他滨与放疗联合用于 T3/T4 期患者。

（2）全程新辅助治疗（TNT） 包括放化疗和 FOLFOXIRI 等多药联合化疗，以进一步改善肿瘤降期效果和远处控制率。

2. 术后辅助治疗 辅助化疗是术后降低复发的重要手段，主要适用于结肠癌Ⅲ期及高危Ⅱ期患者。常用方案包括基于奥沙利铂的化疗，如 FOLFOX（奥沙利铂 +5-FU+亚叶酸）或 CapeOx（奥沙利铂 + 卡培他滨），或者使用单药，如 5FU/LV 或卡培他滨。

3. 转移性结直肠癌的一线治疗 转移性结直肠癌的推荐化疗方案主要有 CapeOx、FOLFOX 或 FOLFIRI，并应基于基因状态选择靶向治疗。推荐方案包括以下 2 种。

（1）FOLFOX/FOLFIRI 5-FU 联合奥沙利铂或伊立替康。对于 KRAS/NRAS/BRAF 野生型患者，可联合使用抗 EGFR 抗体（如西妥昔单抗、帕尼单抗）。

（2）抗血管生成药物 贝伐单抗可联合 FOLFOX/FOLFIRI 用于 KRAS 突变患者；对于一般状况较好的 BRAF V600E 突变患者，推荐 FOLFOXIRI+ 贝伐单抗作为一线治疗。

4. 靶向治疗 靶向治疗在晚期结直肠癌中起到重要作用，所用药物包括抗血管生成药物和抗 EGFR 药物。

（1）抗血管生成药物 贝伐单抗（avastin）是标准选择，适用于 KRAS 突变患者的一线或二线治疗。此外，雷莫芦单抗等也可用于二线治疗。

（2）抗 EGFR 药物　西妥昔单抗（erbitux）和帕尼单抗（vectibix）用于 KRAS/NRAS 野生型患者的联合治疗，以提高响应率和无进展生存期（PFS）。

5. 免疫治疗　免疫检查点抑制剂在 MSI-H/dMMR 结直肠癌患者中显示出良好疗效。对于晚期 MSI-H/dMMR 结直肠癌，推荐使用 PD-1 抑制剂如帕博利珠单抗或纳武利尤单抗。

（1）帕博利珠单抗　适用于一线治疗，特别是 MSI-H/dMMR 患者。

（2）纳武利尤单抗＋伊匹木单抗　多项研究（如 CheckMate 142）支持其在二线治疗中的应用。

三、结直肠肿瘤药物治疗进展

近年来，结直肠癌的药物治疗取得了显著进展，特别是在靶向治疗、免疫治疗和新药组合方面。以下是一些关键进展。

1. 靶向治疗的新进展　靶向治疗仍是结直肠癌尤其是转移性疾病的重要治疗手段。新的靶向药物和组合治疗策略不断优化。

（1）BRAF 突变靶向治疗　对于 BRAF V600E 突变的患者，组合治疗（如 BRAF 抑制剂恩可拉非尼与抗 EGFR 药物西妥昔单抗联合）显示出显著疗效。此组合通过抑制 EGFR 和 BRAF 信号通路，提高了患者的生存率。

（2）HER2 靶向治疗　HER2 阳性患者在结直肠癌中不常见，但在某些 KRAS/NRAS/BRAF 野生型患者中显示出治疗潜力。最新研究探索了双重 HER2 阻断（如曲妥珠单抗＋拉帕替尼或曲妥珠单抗＋帕妥珠单抗）的疗效，为 HER2 阳性患者提供了新选择。

2. 免疫治疗的进展　免疫检查点抑制剂的应用是近年来结直肠癌治疗的重大突破，特别是在微卫星高度不稳定（MSI-H）或错配修复缺陷（dMMR）的患者中表现出较高的疗效。

（1）PD-1 抑制剂　帕博利珠单抗 KEYNOTE-177 试验表明，帕博利珠单抗单药治疗 MSI-H/dMMR 转移性结直肠癌比传统化疗更优异，显著延长了无进展生存期（PFS）。

（2）PD-1 抑制剂与 CTLA-4 抑制剂联合　纳武利尤单抗联合伊匹木单抗在先前接受治疗的 MSI-H/dMMR 转移性结直肠癌患者中显示出良好效果。CheckMate 142 试验证实其作为二线或后续治疗是有效选择。

3. HER3、KRAS G12C 等新靶点的研究　一些如 HER3、KRAS G12C 突变的新靶点正在积极研究中，尽管尚未进入常规临床应用，但初步研究结果令人鼓舞。

（1）KRAS G12C 抑制剂　KRAS G12C 突变的特异性抑制剂（如 sotorasib）已在其他癌种中获批应用，正在开展针对结直肠癌患者的临床试验。

（2）HER3 靶向药物　HER3 在某些耐药情况下高表达，其靶向药物探索可能提供新方向。Patritumab Deruxtecan 是一种针对 HER3 的 ADC，在临床前研究中对 EGFR 抑制剂耐药的结直肠癌细胞和异种移植模型有效，并优于单独使用 patritumab。

4. 微生态与药物治疗　肠道微生物群对结直肠癌的发生、发展和药物应答有重要影响。研究正在探索调整微生态（如益生菌、粪菌移植）对提高化疗或免疫治疗疗效的作用。这一领域的突破可能帮助个体化治疗，特别是在难治性患者中提高治疗响应率。

四、结直肠癌治疗案例分析

★结肠癌新辅助化疗案例分析

病历摘要

患者，男，60 岁。身高 170cm，体重 68kg。

主诉：确诊结肠癌 3 月余，返院化疗。

现病史：患者于 2024 年 9 月因大便带血伴腹痛就诊。肠镜检查提示：距肛门 30cm 处结肠肿块，环形占位，肠腔狭窄，活检病理诊断为中分化腺癌。腹部增强 CT 提示：横结肠肿块伴局部淋巴结肿大（cT3N1M0，ⅢB 期）。经 MDT 讨论后，诊断为局部进展期结肠癌，建议术前新辅助治疗。患者于 2024 年 9 月 20 日开始接受 CAPOX（卡培他滨联合奥沙利铂）方案化疗。入院为行第 3 周期化疗。自患病以来，患者饮食尚可，睡眠一般，体重无明显变化，二便正常。

既往史：平素健康状况良好，无高血压、糖尿病、冠心病等慢性病史。无肝炎、肺结核等传染病史。无外伤、手术及输血史，无药物过敏史。

个人史：生于本地，无外地久居史，无疫水接触史。否认烟酒嗜好，从事办公室文职工作，无工业毒物、粉尘、放射性物质接触史。

入院诊断： 结肠恶性肿瘤（cT3N1M0，ⅢB 期）。

治疗经过及用药分析

完善检查：血常规、肝肾功能、心电图、CEA 等肿瘤标志物，排除化疗禁忌。2024 年 11 月 15 日开始行 CAPOX 方案第 3 周期化疗，具体方案如下。

1. 奥沙利铂注射液 130mg/m^2，d1，ivgtt。

2. 卡培他滨片 1000mg/m^2，bid，po，d1~d14。

化疗期间并给予止吐、补液等对症支持治疗。

辅助检查

（1）肝肾功能（11.15）　ALT 25U/L；AST 27U/L；TBIL 12μmol/L；DBIL 2μmol/L；CREA 70μmol/L；eGFR 95ml/（min·1.73m^2）。

（2）血常规（11.15）　WBC 4.1×10^9/L；HGB 120g/L；PLT 300×10^9/L。

（3）CEA（11.15）　4.5ng/ml（治疗前 12ng/ml）。

（4）影像学复查（11.20）　CT 提示：原发肿块缩小，周围浸润减轻，淋巴结缩小。

用药治疗方案分析

1.化疗方案选择　根据 2024 版 NCCN 结直肠癌指南及 CSCO 指南，局部进展期结肠癌（ⅢB期）患者可选择术前新辅助化疗。对于无明显禁忌证的患者，首选CAPOX方案或FOLFOX方案。CAPOX方案化疗周期为21天，疗效与FOLFOX相当，但服药依从性要求较高。该患者身高170cm，体重68kg，体表面积（BSA）为1.75m²。奥沙利铂剂量为130mg/m²，化疗方案符合指南推荐。

2. 化疗药物输注前预处理　奥沙利铂易引起急性输液反应，化疗前给予地塞米松磷酸钠注射液（10mg，iv）和甲磺酸多拉司琼注射液（100mg，ivgtt）止吐，预防输液反应。化疗期间补液总量1500ml，化疗后患者未诉不适。

3. 消化道毒性管理　CAPOX方案中卡培他滨为氟尿嘧啶类药物，常引起手足综合征及消化道反应（如恶心、腹泻）。该患者治疗期间偶有轻微恶心，未出现呕吐及腹泻。建议患者避免高脂肪、刺激性饮食，化疗期间注意观察症状变化。

4. 骨髓抑制的预防与管理　CAPOX方案中奥沙利铂为中度粒细胞缺乏风险化疗药物，卡培他滨为低度风险药物。患者血常规提示轻度贫血，无明显粒缺，未予升白治疗。

5. 其他用药注意事项　患者诉便秘，予乳果糖口服溶液（20ml，po，qd）对症治疗。乳果糖应空腹服用，多饮水以增强药效。

用药监护要点

1. 奥沙利铂　主要毒性为神经毒性，可出现末梢神经感觉异常甚至疼痛。嘱患者避免寒冷刺激，用药后若出现持续神经毒性，及时告知医师以调整剂量或停药。

2. 卡培他滨　主要毒性为手足综合征，患者应避免穿紧鞋及手部高强度劳动。若出现红斑、疼痛，建议外用尿素软膏等药物缓解症状。

3. 消化道反应　化疗期间注意饮食清淡，少量多餐。如出现顽固性恶心呕吐，需调整止吐方案，建议加用NK-1受体拮抗剂。

4. 血液学毒性　化疗期间密切监测血常规，若发生中重度骨髓抑制，及时应用升白细胞药物。

5. 随访与复查　每2周期化疗后复查肿瘤标志物、CT评估疗效。完成4周期化疗后行手术切除，术后根据病理结果调整辅助治疗方案。

用药小结

患者接受CAPOX方案化疗后，肿瘤明显缩小，CEA水平下降，疗效显著。化疗期间不良反应轻微，主要表现为轻微恶心和便秘，未出现严重的不良反应。患者对治疗方案依从性良好，后续需继续密切监测不良反应，并根据疗效调整治疗方案。

★结肠癌肝转移治疗案例分析

病历摘要

患者，男，56岁。身高170cm，体重70kg。

主诉：确诊结肠癌伴肝转移8月，返院化疗。

现病史：患者于 2024 年 3 月因间断性腹痛、便血就诊，经结肠镜检查发现横结肠肿物，并行活检提示：（横结肠）中分化腺癌。腹部增强 CT 示：肝右叶见多发低密度病灶，考虑转移可能。术前行 CEA、CA19-9 等肿瘤标志物检测提示 CEA 120.4ng/ml，CA19-9 68.3U/ml，进一步明确为结肠癌伴肝转移（Ⅳ期）。术前完成横结肠肿物切除术，术后病理提示：（横结肠）中分化腺癌，浸润至浆膜层，伴区域淋巴结转移（5/15）；肝右叶转移灶确诊。基因检测提示：RAS 突变（KRAS G12D），BRAF 野生型，MMR 稳定（pMMR）。患者术后恢复良好，2024 年 4 月 5 日开始行 FOLFIRI+ 贝伐珠单抗方案化疗。化疗方案为伊立替康 150mg/m² d1+ 氟尿嘧啶 400mg/m² 静推后连续泵入 2400mg/m² 46h+ 亚叶酸钙 400mg/m² d1，q2w；贝伐珠单抗 5mg/kg d1，q2w。本次为第 4 周期化疗。患者饮食可，睡眠尚可，无明显恶心呕吐，大小便正常，体重无明显变化。

既往史：平素健康状况良好，无高血压、糖尿病、冠心病病史，无肝炎、肺结核等传染病史，无外伤、手术史，无药物过敏史及药物成瘾史。

个人史：生于本地，无疫水接触史，无吸烟嗜好，偶尔饮酒（每次约 50ml 白酒），无工业毒物或放射性物质接触史，无冶游史。

家族史：父亲因胃癌去世，母亲及兄弟姐妹无肿瘤病史。

入院诊断： 1.结肠癌（cT4aN2M1，Ⅳ期）。2.结肠癌肝转移。

治疗经过及用药分析

1. 化疗方案选择 根据 NCCN 及 CSCO 指南，结直肠癌伴肝转移患者初治方案推荐以氟尿嘧啶为基础联合伊立替康（FOLFIRI）或奥沙利铂（FOLFOX）。患者为 RAS 突变型，不适用抗 EGFR 单抗（如西妥昔单抗或帕尼单抗），但可以联合抗 VEGF 单抗（如贝伐珠单抗）。该患者选择 FOLFIRI 联合贝伐珠单抗方案符合指南推荐。

患者身高 170cm，体重 70kg，体表面积（ABS）1.84m²。具体剂量为：伊立替康 276mg，iv，d1；氟尿嘧啶 736mg 静推，连续泵入 4416mg，46h；亚叶酸钙 736mg，iv，d1；贝伐珠单抗 350mg，iv，d1。

2. 化疗药物输注前预处理 伊立替康易导致急性胆碱能反应，需提前使用阿托品预防。本次患者给予阿托品注射液 0.5mg 肌注，未见不适。氟尿嘧啶可引起手足综合征、口腔黏膜炎等，建议术后加强口腔护理，避免刺激性食物。贝伐珠单抗主要不良反应为高血压、蛋白尿及出血，需定期监测血压、尿常规及凝血功能。

3. 消化道毒性管理 FOLFIRI 方案为中度致吐风险化疗方案。本次止吐方案为：地塞米松磷酸钠注射液 10mg,iv；格拉司琼注射液 3mg,iv。止吐效果良好，未见恶心呕吐。建议加强肠道功能保护，患者若发生腹泻，可使用洛哌丁胺等对症治疗。

4. 骨髓抑制管理 患者血常规提示：WBC 3.0×10^9/L，PLT 150×10^9/L，提示轻度白细胞减少。化疗后可能出现进一步骨髓抑制，建议定期复查血常规，并视情况使用重组人粒细胞刺激因子（G-CSF）升白。

5. 肝功能监测与保护 患者术后肝功能尚可，但肝转移病灶存在，化疗药物亦可进一步影响肝功能。入院化验提示 ALT 32U/L，AST 40U/L，ALP 98U/L，总胆红素 10.2μmol/L，均在正常范围。建议化疗期间定期复查肝功能，必要时联合保肝药物（如多烯磷脂酰胆碱）。

6. 血管生成抑制剂管理 贝伐珠单抗可能增加手术后伤口愈合并发症风险，因此术后至少 6 周方可使用。本患者符合安全用药条件。治疗期间需监测蛋白尿、高血压及出血风险。

用药监护要点

1. **止吐** 建议患者进食清淡、易消化食物，避免过度油腻及刺激性食物。
2. **腹泻管理** 若化疗期间出现腹泻，及时调整饮食并对症处理。
3. **血常规监测** 定期复查血常规，若出现粒缺或血小板减少，及时调整治疗方案。
4. **肝功能监测** 注意化疗药物对肝功能的影响，必要时加用保肝药物。
5. **心理疏导** 化疗期间患者可能出现脱发、疲劳等副作用，需提前告知并进行心理疏导。

患者化疗 4 周期后，复查影像提示肝转移灶缩小约 30%，CEA 下降至 35ng/ml，疗效评价为部分缓解（PR）。继续原方案化疗，评估后考虑后续局部治疗可能性。

用药小结

患者接受 FOLFIRI 联合贝伐珠单抗方案化疗 4 周期后，肝转移灶缩小，CEA 下降，疗效评价为部分缓解（PR）。用药过程中未见明显不良反应，可能与预处理、定期监测及对症处理有关。继续原方案化疗，评估后考虑后续局部治疗可能性。

★ 结直肠癌微卫星不稳定治疗案例分析

病历摘要

患者，男，52 岁。身高 170cm，体重 68kg。

主诉：确诊为结直肠癌（Ⅳ期）4 月余，免疫治疗随访。

现病史：患者于 2024 年 1 月体检时发现 CEA 水平升高，进一步肠镜检查提示：直肠距肛缘约 7cm 见溃疡型肿物，大小约 3cm×2cm，活检提示低分化腺癌。后行腹部增强 CT 及 PET-CT 检查，提示肿瘤局限于直肠，并伴有多发肝转移（最大结节约 2.5cm），符合结直肠癌Ⅳ期（cT3N1M1）。基因检测提示：MSI-H（高微卫星不稳定性）表型，无 RAS、BRAF 突变，且 TP53 突变阳性，PD-L1 表达阳性（TPS 15%）。患者经多学科会诊（MDT）后，选择 PD-1 抑制剂联合化疗方案（mFOLFOX6 联合帕博利珠单抗）作为一线治疗。2024 年 2 月开始治疗，初始用药后患者耐受良好，无明显不良反应。本次入院为复查和评估免疫治疗疗效。

既往史：平素健康状况良好，无高血压、糖尿病、冠心病病史，无外伤及手术史，无肝炎、肺结核等传染病史，无药物过敏史及药物成瘾史。

个人史：无吸烟嗜好，无长期饮酒史，从事财务工作，无接触工业毒物或粉尘史。

入院诊断:1.结直肠癌(cT3N1M1，Ⅳ期，低分化腺癌，MSI-H)。2.结直肠癌肝转移。

治疗经过及用药分析

患者于 2024 年 2 月至 2024 年 6 月行 6 周期免疫联合化疗方案治疗，具体包括：帕博利珠单抗 200mg，ivgtt，q3w;mFOLFOX6 方案：奥沙利铂 85mg/m^2+ 亚叶酸钙 400mg/m^2+ 5-FU 400mg/m^2 静推后，再以 2400mg/m^2 静滴 46h，q2w。

治疗后进行 CT 及 PET-CT 复查，显示肝转移灶缩小，直肠病灶无明显进展，疗效评估为部分缓解（PR）。

辅助检查

（1）血常规（2024.06.20）　WBC 5.6×10^9/L，HGB 128g/L，PLT 245×10^9/L。

（2）肝肾功能（2024.06.20）　AST 28U/L，ALT 22U/L，TBIL 10μmol/L，CREA 62μmol/L。

（3）肿瘤标志物（2024.06.20）　CEA 5.3ng/ml（显著下降，初始值：68ng/ml），CA19-9 12.4U/ml。

用药治疗方案分析

1. 免疫治疗选择　患者基因检测提示 MSI-H（高微卫星不稳定性），依据 NCCN 及 CSCO 指南，PD-1 抑制剂单药或联合治疗为首选方案，帕博利珠单抗（200mg，q3w）为免疫治疗的推荐药物。患者起始联合化疗参考 mFOLFOX6 方案（含奥沙利铂和 5-FU），符合指南推荐。

2. 免疫治疗常见不良反应　帕博利珠单抗可引起免疫相关不良反应（irAEs），如皮疹、甲状腺功能异常、免疫性肝炎或肺炎等。本例患者治疗期间无明显 irAEs，需密切监测相关指标，如肝肾功能、甲状腺功能及炎症标志物。

3.联合化疗耐受性评估　化疗期间患者未出现明显恶心、呕吐及严重骨髓抑制。根据 NCCN 指南，奥沙利铂易引起周围神经毒性，需在治疗期间监测感觉功能改变。本例患者未出现神经病变症状，但化疗剂量已达累积神经毒性阈值（累计剂量约 510mg/m^2），建议后续疗程中减量或停用奥沙利铂以减少神经毒性风险。

4.肝转移的免疫治疗监护　患者伴肝转移灶，治疗期间需警惕免疫性肝炎的发生，监测肝功能变化。本例患者转氨酶水平持续正常，无肝功能损害表现。

用药监护要点

1. 免疫治疗相关监护

（1）注意观察免疫相关不良反应（irAEs），包括皮肤、内分泌系统、肝脏及肺部症状，定期监测甲状腺功能及肝肾功能。

（2）若发生Ⅲ~Ⅳ级 irAEs，需及时停药并给予糖皮质激素治疗。

2. 化疗药物监护

（1）奥沙利铂　监测周围神经毒性症状，避免低温暴露（冷刺激可能加重神经症状）。

（2）5-FU 注意口腔黏膜溃疡、腹泻等不良反应，出现症状时及时干预。

3.肝转移管理

（1）定期复查影像学及肿瘤标志物，评估转移灶变化。

（2）配合多学科会诊（MDT），根据疗效评估结果调整治疗方案，必要时考虑局部治疗（如消融或TACE）。

4.患者教育

（1）鼓励患者清淡饮食，保持充足水分摄入。

（2）避免自行停药或调整药物剂量，治疗期间如有不适，及时就医咨询。

用药小结

本例患者采用帕博利珠单抗联合 mFOLFOX6 化疗方案治疗结直肠癌肝转移，疗效显著，肝转移灶缩小，CEA 水平显著下降，达到部分缓解（PR）。患者耐受性良好，未出现明显不良反应，但需警惕奥沙利铂的神经毒性风险。后续治疗中应继续密切监测免疫相关不良反应及化疗药物的毒性反应，适时调整治疗方案。

（付志强　姚灿开　陈光耀　李德请　林鸿操）

参考文献

［1］中国临床肿瘤学会指南工作委员会. 中国临床肿瘤学会（CSCO）食管癌诊疗指南2024［M］. 北京：人民卫生出版社，2024.

［2］中华人民共和国国家卫生健康委员会医政医管局. 食管癌诊疗指南（2022年版）［J］. 中华消化外科杂志，2022，21（10）：1247-1268.

［3］闫成玉，夏天，侯兆垚，等. 食管癌的免疫治疗研究进展［J］. 临床医学进展，2023，13（5）：8107-8115.

［4］马兹芬，许维恒，金煜翔，等. 食管癌的靶向治疗与免疫治疗研究进展［J］. 药学实践与服务，2024，42（6）：231-237.

［5］杨雄涛，王鑫. 食管癌综合治疗新进展［J］. 中国肿瘤临床，2023，50（2）：98-103.

［6］中国抗癌协会癌症康复与姑息治疗专业委员会，中国抗癌协会肿瘤临床化疗专业委员会，中国抗癌协会肿瘤支持治疗专业委员会，等. 中国抗肿瘤治疗相关恶心呕吐预防和治疗指南（2023版）［J］. 中华肿瘤杂志，2024，46（6）：481-501.

［7］中国抗癌协会肿瘤临床化疗专业委员会，中国抗癌协会肿瘤支持治疗专业委员会. 肿瘤化疗导致的中性粒细胞减少诊治中国专家共识（2023版）［J］. 中华肿瘤杂志，2023，45（7）：575-583.

［8］国家癌症中心，中国医师协会胸外科医师分会，中华医学会胸心血管外科学分会，等. 中国可切除食管癌围手术期诊疗实践指南（2023版）［J］. 中华医学杂志，2023，103（33）：2552-2570.

［9］中国抗癌协会肿瘤支持治疗专业委员会，中国抗癌协会肿瘤临床化疗专业委员会. 化疗诱导的周围神经病变诊治中国专家共识（2022版）［J］. 中华肿瘤杂志，2022，44（9）：928-934.

［10］中国医药生物技术协会药物性肝损伤防治技术专业委员会，中华医学会肝病学分会药物性肝病学组，茅益民. 中国药物性肝损伤诊治指南（2023年版）［J］. 胃肠病学，2023，28（7）：397-431.

［11］中华人民共和国国家卫生健康委员会. 质子泵抑制剂临床应用指导原则（2020 年版）［J］. 中国实用乡村医生杂志, 2021, 28（1）: 1-9.

［12］紫杉醇制剂超敏反应预处理指导意见专家组. 紫杉醇制剂超敏反应预处理指导意见［J］. 中国现代应用药学, 2019, 36（8）: 1023-1027.

［13］中国临床肿瘤学会指南工作委员会. 中国临床肿瘤学会（CSCO）免疫检查点抑制剂相关的毒性管理指南 2023.［M］. 北京: 人民卫生出版社, 2023.

［14］孟彤, 秦子文, 陈星, 等. 贲门癌的发病特点及其治疗的研究进展[J]. 中华胃肠内镜电子杂志, 2021, 8（2）: 86-88.

［15］中国抗癌协会肿瘤临床化疗专业委员会, 中国抗癌协会肿瘤支持治疗专业委员会. 肿瘤化疗导致的中性粒细胞减少诊治中国专家共识（2023 版）[J]. 中华肿瘤杂志, 2023, 45（7）: 575-583.

［16］陈小江, 李元方. 食管胃结合部腺癌围手术期治疗研究进展［J］. 国际医药卫生导报, 2024, 30（19）: 3184-3188.

［17］袁敏, 马钰, 王建华. 食管胃结合部癌的治疗进展［J］. 临床医学进展, 2024, 14（5）: 2330-2335.

［18］BrayF, Laversanne M, Sung H, et al. Global cancer statistics 2022: GLOBOCAN estimates of incidence and mortality worldwide for 36 cancers in 185 countries［J］. CA Cancer J Clin, 2024, 74（3）: 229-263.

［19］Xia C, Dong X, Li H, et al. Cancer statistics in China and United States, 2022: profiles, trends, and determinants［J］. Chin Med J, 2022, 135: 584-590.

［20］Abedizadeh R, Majidi F, Khorasani HR, et al. Colorectal cancer: a comprehensive review of carcinogenesis, diagnosis, and novel strategies for classified treatments［J］. Cancer Meta stasis Rev, 2024, 43（2）: 729-753.

［21］Benson AB, Venook AP, Adam M, et al. Colon Cancer, Version 3.2024, NCCN Clinical Practice Guidelines in Oncology［J］. J Natl Compr Canc Netw, 2024, 22（2D）: e240029.

［22］AndréT, ShiuKK, KimTW, et al.Pembrolizumab in Microsatellite-Instability-High Advanced Colorectal Cancer［J］. N Engl J Med, 2020, 383（23）: 2207-2218.

［23］Fakih MG, Kopetz S, Kuboki Y, et al. Sotorasib for previously treated colorectal cancers with KRASG12C mutation（CodeBreaK100）: a prespecified analysis of a single-arm, phase 2 trial［J］. Lancet Oncol, 2022, 23（1）: 115-124.

［24］Overman MJ, McDermott R, Leach JL, et al. Nivolumab in patients with metastatic DNA mismatch repair-deficient or microsatellite instability-high colorectal cancer（CheckMate142）: an open-label, multicentre, phase 2 study［published correction appears in Lancet Oncol］［J］. The lancet oncology, 2017, 18（9）: 510, 1182-1191.

第十章
肿瘤心脏疾病药物治疗

第一节　概述

恶性肿瘤是威胁我国居民健康的主要疾病之一。我国死因监测数据显示，恶性肿瘤死亡占全部居民死因的近四分之一。近年来肿瘤治疗领域的巨大变革，使得肿瘤患者的远期预后显著改善，甚至达到治愈。国内外流行病学数据显示，肿瘤与心血管疾病是发病率和死亡率最高的两种疾病，两者存在共同的危险因素如高龄、吸烟、肥胖、不良饮食习惯、糖尿病和高脂血症等。肿瘤相关药物治疗亦可通过不同作用机制诱发冠心病，使肿瘤患者发生冠心病的风险增加。研究发现，在确诊肿瘤 6 个月内，急性冠脉综合征（ACS）的发生率可达 3%~17%；在诊断心肌梗死的患者中，肿瘤的发病风险是一般人群的 1.14 倍。在合并心肌梗死的肿瘤患者中，患呼吸系统肿瘤者占比最高，其次为前列腺癌。在接受经皮冠状动脉介入治疗（PCI）的肿瘤患者中，肺癌患者院内死亡风险最高，且具有较高的栓塞风险，结直肠癌患者则具有较高的出血风险。在接受冠状动脉旁路移植术（CABG）的患者中，合并肿瘤者术后发生出血、卒中等并发症的风险明显升高。

人口老龄化、抗肿瘤治疗带来的生存期延长，使得肿瘤伴随心血管疾病的患者数量庞大。抗肿瘤治疗导致的心血管毒性得到越来越多的认识与关注，已成为除复发转移外肿瘤患者的第二大死因。基于此，一门新兴的交叉学科——肿瘤心脏病学应运而生，其定位主要包括：①抗肿瘤治疗引起的心血管毒性；②肿瘤合并心血管疾病；③肿瘤与心血管疾病的共同危险因素与干预；④心脏占位病变（良性与恶性）。

第二节 肿瘤心脏病发生的病理生理机制

一、肿瘤患者发生心血管毒性的病理生理机制

肿瘤本身是冠心病的独立危险因素，氧化应激、炎症、凋亡等是肿瘤与动脉粥样硬化共有的机制。肿瘤细胞产生的促炎因子、趋化因子可加速血管壁内脂质沉积，促进斑块形成。肿瘤可使血液中血管性血友病因子、促凝因子水平升高，导致血液处于高凝状态，增加动静脉血栓栓塞风险。应激状态、手术创伤则可加速易损斑块破裂、侵蚀，引发 ACS。多种肿瘤相关因素又可诱发自主神经调节功能异常、冠状动脉微血管损伤或功能障碍，导致应激性心肌病。在某些罕见病例中，肿瘤细胞浸润心肌组织或癌栓阻塞冠状动脉管腔，直接导致了心肌梗死的发生。

二、肿瘤相关治疗诱发心血管毒性的机制

1. 抗肿瘤药物诱发心血管毒性的机制 抗肿瘤药物引起心肌缺血的常见机制包括冠状动脉内皮损伤、炎症反应、痉挛、急性血栓形成、栓塞、脂质代谢异常等，临床表现为心绞痛、急性心肌梗死，甚至心脏性猝死。发生率因药物和治疗方法的不同而有很大差异，其中以氟尿嘧啶类、铂类和靶向药物引起的心肌缺血最为常见。据报道，氟尿嘧啶类药物所致心肌缺血的发生率可达 10%，发生风险与给药剂量及方式有关，通常在静脉输注期间或输注后快速发生，也有延迟至 3~18h 发作的个案报道。一般胸痛在停药后可迅速缓解，但有时会持续发作，最长可持续近 1 个月。顺铂与急性冠状动脉血栓形成密切相关，发生率约 2%；在采用顺铂治疗的睾丸癌幸存者中，治疗后 20 年冠心病累积发病率高达 8%。此外，血管内皮生长因子抑制剂可增加血栓形成的风险，应用此类抑制剂治疗的肿瘤患者发生 ACS 的风险是正常人的 2~6 倍；索拉非尼则可诱发血管痉挛，加速动脉粥样硬化进程。

2. 放射治疗诱发心血管毒性的特征及机制 放射治疗是霍奇金淋巴瘤及胸部、乳腺肿瘤的主要治疗方法。放射治疗诱发的冠心病（RICHD）是接受胸部放射治疗后较为常见的迟发心脏并发症。据统计，RICHD 的风险从放射治疗后 5 年内开始升高并持续到放射治疗后 30 年，累积发病率高达 50%，并且超过 50% 的心肌缺血事件发生在放射治疗 10 年之后；其发病风险与射线剂量呈线性相关，射线剂量每增加 1Gy，冠心病的发病率增加约 7.5%。冠状动脉 CT 血管成像（CTA）或冠状动脉造影显示 RICHD 的病变位置常见于冠状动脉近端或开口处。放射治疗导致的冠状动脉内皮细胞损伤、炎症反应、氧化应激、微血栓形成及动脉粥样硬化加速是 RICHD 发生及发展的主要机制，病理表现为中膜破坏，脂质和钙化成分较多，外膜纤维化增厚明显。RICHD 多数起病隐匿，甚至部分患者可表现为"无症状"心肌梗死，这种表现可能与放射治疗后神经末梢受损有关。目前已知的 RICHD 危险因素包括接受放射治疗时年龄 < 50 岁、左胸接受

放射治疗、累积射线剂量＞30Gy、单日射线剂量＞2Gy、肿块邻近心脏、无防护措施、联合应用蒽环类药物、合并冠心病或冠心病高危因素。需指出，放射治疗后接受 CABG 患者的桥血管失败发生率高于普通人群。

第三节　肿瘤心脏病的临床表现及诊断

抗肿瘤治疗相关心血管毒性（CTR-CVT）涵盖了广泛的肿瘤治疗（包括化疗、靶向药物、免疫治疗和放射治疗）所带来的心脏功能改变，其临床表现多样，可以从无症状到威胁生命的心脏功能障碍。包括心功能不全和心力衰竭、冠状动脉疾病、瓣膜性心脏病、心律失常、高血压、血栓形成和血栓栓塞性疾病、外周动脉疾病及脑卒中、肺动脉高压、肿瘤治疗相关其他心血管并发症（心包疾病、胸腔积液以及自主神经功能障碍）。各种肿瘤心脏病的具体临床表现为以下几种。

（1）心力衰竭　肿瘤治疗，尤其是某些化疗药物如蒽环类抗生素，可能导致心脏功能障碍，表现为心力衰竭的症状，如腿部肿胀、气短和疲劳。

（2）心律失常　心脏肿瘤或某些抗肿瘤药物可能影响心脏的电生理系统，引起心律失常，患者可能感到心悸、虚弱或晕厥。

（3）低血压　心脏肿瘤或肿瘤治疗可能导致心脏泵血功能下降，引起低血压，表现为头晕和晕厥。

（4）心脏杂音　心脏瓣膜附近或瓣膜上的肿瘤可能导致心脏杂音，这是因为血液不能正常流过瓣膜。

（5）栓塞事件　心脏肿瘤可能退化，导致肿瘤碎片脱落并随血流运动，形成栓子，堵塞小动脉，阻断血流，引起中风等栓塞事件。

（6）心包压塞　心脏肿瘤可能导致心包压塞，表现为心脏填塞症状，如呼吸困难、胸痛等。

（7）心脏结构损伤　抗肿瘤治疗可能直接导致心脏结构损伤，如心肌梗死、心肌缺血、心包炎等。

（8）心血管毒性　抗肿瘤药物或放射治疗可能直接导致心脏结构功能损伤或间接通过促进高血压介导心肌重构损伤。

（9）高血压　某些抗肿瘤治疗可能引起高血压，需要特别的关注和管理。

（10）代谢异常　肿瘤治疗可能影响代谢，如高脂血症、空腹血糖升高、高甘油三酯血症和体重增加，这些代谢变化可能使患者易患心血管疾病。

心血管毒性发生风险主要与是否合并心血管疾病危险因素、化疗药物种类及药物在体内累积量等有关。目前临床上常用的肿瘤化疗药物主要有蒽环类、铂类、烷化剂类、抗代谢类、抗微管类药物、靶向类药物及免疫检查点抑制剂等几大类。根据药物引发心血管毒性的病理特点，可将化疗药物所致心血管毒性划分为Ⅰ型和Ⅱ型。Ⅰ型是指药物所致心血管毒性不可逆，且毒性与治疗时间以及药物在体内累积剂量直接相关，多见于传统化疗药物，如蒽环类、烷化剂和抗微管类药物；Ⅱ型是指药物所致心血管毒性一般可逆，经及时干预或停止用药即刻能够有效缓解心血管毒性，常见于肿瘤靶向类治疗药物。蒽环类抗肿瘤药物引发的急性心脏毒性出现在给药后数小时，表现为短暂性心脏电生理和节律改变；慢性毒性反应通常发生在治疗 1 年内出现不可逆性充血性心力衰竭和心肌病等；迟发性毒性反应可出现在化疗结束后数年。有 6% 肿瘤患者出现显著心脏损害症状，18% 患者出现亚临床心脏损害表现。蒽环类药物导致的心脏毒性往往呈进展性和不可逆性。抗代谢类抗肿瘤药物是临床上用于抗肿瘤治疗的一线用药，主要为嘧啶拮抗物如氟尿嘧啶和嘌呤拮抗物如甲氨蝶呤，这两类药物均具有心脏毒性作用。5-氟尿嘧啶心脏毒性主要表现为冠状血管痉挛和心绞痛，特别在长时间持续静注患者中可以诱发心肌缺血。环磷酰胺引起的心脏毒性常发生于首次用药 3 周内，起病急，呈剂量相关性。紫杉醇临床应用广泛，研究显示紫杉醇引起心脏毒性反应包括无症状心动过缓、心律失常、血压波动、急性心肌梗死、心力衰竭、慢性心肌病等。顺铂可以通过促凝血和血管内皮毒性作用，引起动脉血栓诱发心肌缺血。顺铂晚期效应包括左心室肥大、缺血性心肌病和心肌梗死。血管内皮生长因子（VEGF）单抗和 VEGF 受体酪氨酸激酶抑制剂可以引发左室功能障碍、心力衰竭、心律失常等可逆性心脏毒性。贝伐珠单抗可以引起 1%~3% 患者出现严重高血压和不可逆性心功能不全，并增加心脏缺血和动脉血栓栓塞事件风险。临床研究显示，舒尼替尼可以引起动脉高压，心脏左心室射血分数下降及心力衰竭，同时降低心肌细胞的应激性。常见肿瘤治疗相关心血管毒性与监测指标见表 10-1。

表 10-1　常见肿瘤治疗相关心血管毒性与监测指标

肿瘤治疗手段	肿瘤治疗相关心血管毒性	监测指标
蒽环类药物	肿瘤治疗相关心功能不全	临床评估、生物标志物、经胸超声心动图
HER2 靶向药物	左室功能不全	经胸超声心动图
氟尿嘧啶类	心绞痛、缺血相关心电图异常、高血压、应激性心脏病、心肌梗死	冠心病危险因素评估、筛查冠心病（高危患者）、经胸超声心动图（冠心病患者）
血管内皮生长因子抑制剂	高血压、心力衰竭、Q-Tc 延长、急性心血管事件	心电图、血清标志物、经胸超声心动图、家庭自测血压
BCR-ABL 多靶点激酶抑制剂	①一代：肺动脉高压、心力衰竭、胸腔或心包积液、血管事件　②二代：Q-Tc 延长	心血管相关危险因素评估、心电图、超声心动图、踝肱指数
Bruton 酪氨酸激酶抑制剂	高血压、心房颤动、心力衰竭、室性心律失常	血压监测；心房颤动：经胸超声心动图、心电图、脉搏检查
多发性骨髓瘤治疗	心力衰竭、血栓形成	心电图、生物标志物、经胸超声心动图、血栓风险评估与抗栓治疗

肿瘤治疗手段	肿瘤治疗相关心血管毒性	监测指标
加速纤维肉瘤抑制剂和丝裂原活化细胞外信号调节激酶抑制剂	高血压、肺栓塞、肿瘤治疗相关心功能不全、Q-Tc 延长	血压监测、经胸超声心动图、心电图
免疫检查点抑制剂	暴发性心肌炎、心肌心包炎、心功能不全、心律失常、心肌梗死	心电图、肌钙蛋白、利钠肽、经胸超声心动图（高危患者）
前列腺癌雄激素剥夺治疗	高血压、糖尿病、缺血性心脏病、肿瘤治疗相关心功能不全	心血管相关危险因素评估
乳腺癌内分泌治疗	血脂失调、代谢综合征、高血压、心力衰竭、心肌梗死	心血管相关危险因素评估、血压监测、血脂监测
周期蛋白 4/6 激酶抑制剂	Q-Tc 延长	心电图
间变性淋巴瘤激酶抑制	窦性心动过缓、房室传导阻滞、Q-Tc 延长、高血压、高胆固醇血症、高三酰甘油血症	心电图、血脂监测、血压监测
表皮生长因子受体抑制剂	Q-Tc 延长、心房颤动、静脉血栓、左室功能失调、心力衰竭	经胸超声心动图、监测血镁
嵌合抗原受体 T 细胞	细胞因子释放综合征	利钠肽、心电图、经胸超声心动图、肌钙蛋白
肿瘤浸润淋巴细胞		利钠肽、心电图、经胸超声心动图、肌钙蛋白
干细胞移植	（1）早期　心房颤动（2）晚期　糖尿病、血脂失调、代谢综合征、高血压、心力衰竭、冠心病、传导障碍、心包渗出	经胸超声心动图
砷剂、FMS 样酪氨酸激酶 3 受体抑制剂	Q-Tc 延长	心电图

一、各类抗肿瘤治疗药物引起的心血管毒性临床表现

各类抗肿瘤治疗药物引起的心血管毒性临床表现不尽相同，临床常见的包括以下内容。

1. 蒽环类抗肿瘤药物　①心功能不全和心力衰竭；②冠状动脉疾病；③瓣膜性心脏病；④心律失常；⑤高血压；⑥血栓栓塞性疾病；⑦外周血管疾病和卒中；⑧肺动脉高血压；⑨其他心血管并发症。

蒽环类药物致心脏毒性通常呈现进展性和不可逆性，按照出现的时间，可以分为急性、慢性和迟发性，具体发生时间、临床表现和特征如表 10-2 所示。

表 10-2 急性、慢性和迟发性心脏毒性的特点

分类	发生时间	临床表现	特征
急性	给药后数小时或数日内发生	室上性心律失常、短暂性心功能异常、心电图改变	一般可逆，也可能反映为心肌损伤而最终进展为早期慢性和迟发性心脏毒性
慢性	多在化疗后 1 年内发生	心力衰竭、心功能降低、亚临床心肌功能减低	病程进展性改变
迟发性	治疗后数年发生（平均 7 年）	心力衰竭、心肌病、心律失常	病程不可逆，可以是早期的心脏损伤引起的心肌重构进展所致

2. 免疫检查点抑制剂（ICIs） ICIs 相关心血管毒性可以具有多种临床表现，如心肌炎、心包炎、心律失常、心室功能下降、血管炎、静脉血栓栓塞、心脏瓣膜炎和肺动脉高压等，临床上容易漏诊或误诊，其发生率和危害往往被低估。组织学解剖检查显示，CD-8+T 细胞浸润为主，同时有一些 CD4+T 细胞和稀疏分布的 B 细胞。在一项队列研究中，672 例接受 ICIs 治疗的肿瘤患者，经过 13 个月的中位随访，主要心血管事件（急性冠脉综合征、心力衰竭、脑卒中和短暂性脑缺血发作）的发生率高达 10.3%。另一项研究显示，ICIs 治疗可能会加速动脉粥样硬化，导致癌症幸存者心血管事件（心肌梗死、冠状动脉血运重建和缺血性卒中）风险增加 3 倍。在一项真实世界研究中，2647 例患者接受 ICIs 治疗，共 89 例患者（3.4%）发生心血管事件，其中心肌炎最常见，约占 37.1%（33/89），其次为快速性心律失常、非炎症性左心室功能障碍和心包炎。

（1）ICIs 相关心肌炎是一种少见的 irAEs，但是病死率高达 39.7%~50%，位居所有 irAEs 的第一位。美国 8 家中心的调查研究显示心肌炎的发生率为 1.14%，国内 12 家三甲医院的调查研究显示心肌炎的发生率为 1.05%，但其真实发生率可能被低估。PD-1、PD-L1 和 CTLA-4 抑制剂的心肌炎发生率分别为 0.5%、2.4% 和 3.3%，与 PD-1 抑制剂相比，PD-L1 抑制剂与新发心脏并发症风险和全因死亡率的降低，PD-1 或 PD-L1 抑制剂联合 CTLA-4 抑制剂联合治疗时发生率增加，症状出现更早、更严重和病死率更高。国外报道心肌炎中位发生时间为 ICIs 用药后 27 天，中位发生年龄（65 ± 15）岁，81% 的心肌炎发生在用药后 3 个月内。国人心肌炎的中位发生时间为 ICIs 用药后 38 天（2~420 天），中位发生年龄 65 岁（36~80 岁），81.2% 发生在 ICIs 用药的第 1~2 次。

心肌炎在临床上可表现为无症状、轻微症状、明显症状或暴发性心肌炎。初始症状多为非特异性，如乏力、心悸和气短等。重症心肌炎往往伴发其他 irAEs 如肌炎（乏力、眼睑下垂等）、呼吸功能障碍、肝功能异常、甲状腺功能异常等。典型心肌炎临床综合征包括心悸、胸痛、急性或慢性心力衰竭及心包炎、心包积液等一系列表现。需要与急性冠状动脉综合征、肺栓塞、原发心血管疾病加重、肿瘤进展及其并发症、其他抗肿瘤治疗相关心血管并发症、其他原因所致的心肌炎等相鉴别。

免疫检查点抑制剂引起的心脏毒性根据临床表现症状不同可分为 G1、G2、G3 和 G4 级。G1 级为有亚临床心肌损伤，患者仅有心脏损伤生物标志物升高，心脏损伤相关生物标志物的升高，往往早于临床症状的发生，与病情的严重程度呈正相关，主要包

括肌钙蛋白（cTnI 或 cTnT）、肌酸激酶同工酶（CK-MB）、肌红蛋白（Mb）和肌酸激酶（CK），其中 cTn 的特异性最高，阳性率约 90%，常合并 Mb、CK-MB、CK、AST 和利钠肽等升高，cTn、NT-proBNP 越高，病死风险越大，无心血管症状、心电图（ECG）、超声心动图（UCG）改变。对此类患者应采取主动监测策略，主动监测策略包括用药前基线评估和用药后监测。基线评估包括收集基础病史、临床表现、体格检查，完善心脏损伤生物标志物、利钠肽、D- 二聚体、ECG 和 UCG 等检查。用药 3 个月内密切随访患者症状体征变化，首剂治疗后 7 天内复查心脏损伤生物标志物，若与基线相似，随后 ICIs 每次用药前查心脏损伤生物标志物、ECG 等。3 个月后每次用药前监测症状体征、ECG，有可疑指征时查心脏损伤生物标志物、UCG 等。在一项前瞻性的单中心研究中，共 933 例患者接受 PD-1/PD-L1 抑制剂单药或联合治疗，按传统路径心肌炎的诊断率仅为 0.17%（1/580），而采取主动监测策略心肌炎的诊断率达到 2.83%。进行主动监测的同时请心血管专科 / 肿瘤心脏病团队会诊。完善心脏损伤生物标志物、利钠肽（BNP 或 NTproBNP）、D- 二聚体、炎性标志物（红细胞沉降率、C 反应蛋白、白细胞计数）、病毒效价、ECG、UCG 等检查，约 90% 有症状性心肌炎出现 ECG 异常，可以表现为各种类型的心律失常（窦性心动过速、心房颤动、房性或室性期前收缩、室上性心动过速、窦性停搏、房室传导阻滞、室内传导延迟或束支传导阻滞、室性心动过速或心室颤动、心脏停搏等），可以出现 Q-T 间期延长、ST 段抬高或 T 波倒置、R 波幅度减低、异常 Q 波、低电压，但相对特异性表现为房室传导阻滞。不到 50% 的心肌炎患者出现左室射血分数（LVEF）下降，可能出现节段室壁运动异常、弥漫性左室收缩功能减退、心腔扩大或室壁增厚等改变。无论 LVEF 是否正常，心肌炎患者整体纵向应变明显下降。有条件行心脏磁共振（CMR）检查。如果心脏损伤生物标志物轻度异常且保持稳定，可以继续 ICIs 治疗；如果心脏损伤生物标志物进行性升高，应暂缓 ICIs 治疗。若无症状性心肌炎诊断成立，立即给予甲泼尼龙治疗［初始剂量 1~4mg/（kg·d）］，持续 3~5 天，后逐渐减量，心脏损伤生物标志物恢复基线水平后继续激素治疗 2~4 周。如果心脏损伤生物标志物恢复至基线水平，全面评估收益 / 风险比后，可以继续 ICIs 治疗，但是需要加强监测。G2 级心脏毒性，临床表现为轻微的心血管症状，同时伴有心脏损伤生物标志物和(或)ECG 异常。针对 G2 级心脏损伤的患者立即停用 ICIs，嘱咐患者卧床休息，同时心血管专科 / 肿瘤心脏病团队会诊，对患者进行心电监护，完善心脏损伤生物标志物、利钠肽、ECG、UCG 检查。有条件行 CMR 检查，CMR 敏感性欠佳，心肌炎患者出现心肌晚期钆增强的比例不足 50%，低于其他原因所致的心肌炎。如果 CMR 不可用，建议使用 Ga-DOTATOCPET/CT 或 F-FDGPET/CT 协助评估心肌炎症。必要时进行心内膜心肌活检。心内膜心肌活检是确诊心肌炎的金标准，镜下可见有大量 T 淋巴细胞浸润，存在一定程度的纤维化，心脏传导系统也可受累，炎症浸润程度可用于心肌炎区分危险度，但由于受累心肌多为斑片状散在分布，故敏感性较低，且为侵入性损伤，一般不推荐作为一线检查。在药物治疗方面，立即给予甲泼尼龙［初始剂量 1~4mg/（kg·d）］，连续 3~5 天，后逐渐减量，恢复基线水平后继续激素治疗 2~4 周。如果对糖皮质激素治疗不敏感，酌情加予其他免疫抑制剂。恢复基线水平后，酌情慎重再次使用 ICIs。G3 级心肌炎表现为休息或轻微活动后症状明显，心脏生物标志物明显异常，ECG 和（或）UCG 明显异常。G4 级心肌炎患者通常症状严重，血流动力学不稳定，危及生命，需紧急治疗。免疫检查点抑制剂引起的心肌炎达到 G3、G4 级时，永久停用 ICIs，卧床休息，进行多学科团队（心血管科、危重症医学科等）会诊，对患者上升至 ICU 级别监护。同时完善心脏损伤生物标志物、利钠肽、ECG、UCG、CMR 检查，必要时行心内膜心肌活检。确诊为重症心肌炎的患者应立即给予甲泼尼龙冲击治疗，500~1000mg/d，持续 3~5 天，后逐渐减量，24 小时无效需联合使用其他免疫抑制药物包括 IVIG、ATG、英夫利西单抗和吗替麦考酚酯等，待心功能恢复基线水平后，继续激素治疗 4 周左右。应该注意的是，对中 / 重度心力衰竭患者禁用大剂量（＞5mg/kg）英夫利西单抗。冲击剂量激素应用过程中，要注意防治药物本身的不良反应如消化道溃疡、高血糖、高血压以及低钙血症等，并警惕继发感染。对于心律失常患者，应给予抗心律失常治疗，必要时安装心脏起搏器。对于危重症患者，应及时给予循环、呼吸功能支持。糖皮质激素治疗 24 小时无改善，应该加予其他免疫抑制剂联合血浆置换等措施以及生命支持。

（2）静脉血栓栓塞症（venous thromboembolism，VTE）是由多因素导致的静脉系统血栓栓塞事件，包括深静脉血栓形成（deep venous thromboembolism，DVT）和肺血栓栓塞症（pulmonary thromboembolism，PTE）。回顾性研究显示，ICIs 治疗后肿瘤患者的静脉血栓栓塞症（VTE）发病率升高（8.2%~24%），VTE 发生可能与死亡率增加有关，但 ICIs 引起 VTE 的具体机制仍有待进一步研究。ICIs 引起的血管炎为大血管的血管炎和外周、中枢神经系统的血管炎，在暂停 ICIs 治疗和（或）皮质类固醇治疗后得以缓解。DVT 或 PTE 的症状和体征评估：根据风险预测模型对疑似 VTE 患者进行分层；对疑似 DVT 患者进行静脉超声检查；对可疑 PTE 患者行 CT 肺动脉造影检查；当 CT 或多普勒超声不可用或不适用时，可以根据 DVT/PTE 临床预测模型评估为低风险患者进行 D- 二聚体检测；当 CT 肺动脉造影检查不适用时，可以选择 V/Q 扫描（通气 / 血流比）；其他检查包括心电图、胸部 X 线片、利钠肽、肌钙蛋白以及血气分析。对于门诊患者经过 khorana 评估为中、高危风险（评分 ≥ 2 分）的肿瘤患者，可以考虑使用利伐沙班或低分子肝素预防血栓形成。尽管可能无法确定晚期癌症患者血栓栓塞性疾病的病因以及 ICI 治疗所起的作用，但考虑到 4 级并发症的严重性和潜在的生命威胁，停止 ICI 治疗是合理的。临床医师应根据临床判断、评估风险和获益，决定是否停止 ICI 治疗。在免疫治疗期间，抗凝治疗的持续时间可在免疫治疗完成后再持续 6 个月。

3. 抗代谢药物 肿瘤的抗代谢药物是一类能干扰细胞代谢过程的抗癌药物。它们的结构与体内正常代谢物相似，可在体内与正常代谢物竞争酶的活性部位，从而抑制酶的功能，或作为伪代谢物掺入到核酸或蛋白质中，干扰细胞的正常代谢过程，阻止肿瘤细胞的增殖，如甲氨蝶呤（MTX）、氟尿嘧啶（5-FU）等。

肿瘤的抗代谢药物心脏毒性的表现为：①心律失常，这是抗代谢药物引起心脏毒性较为常见的表现之一。可出现室性早搏、房性早搏等各种早搏，严重时可能会出现室性心动过速甚至心室颤动。例如，氟尿嘧啶引起的心律失常可能在用药过程中突然出现，患者会感到心慌、心悸，心电图检查可以发现异常的心律变化。②心肌病变，包括心肌肥厚和心肌纤维化。长期使用抗代谢药物可能导致心肌细胞的结构和功能改变。心肌肥厚会使心肌的顺应性降低，心脏舒张功能受限。心肌纤维化则会影响心肌的电传导和收缩功能，使心脏的泵血功能下降。患者可能出现呼吸困难、乏力、水肿等心力衰竭的症状。③心包疾病，可引起心包炎和心包积液。心包炎时，患者会出现胸痛，疼痛性质多为尖锐性疼痛，可随呼吸或体位改变而加重。心包积液如果量较大，会压迫心脏，影响心脏的舒张，导致静脉回流受阻，出现颈静脉怒张、肝肿大、腹水等体循环淤血的表现。④心功能不全，心脏的收缩和舒张功能受损，导致心输出量减少。患者活动耐力下降，稍微活动就会感到气喘吁吁，严重时在休息状态下也会有呼吸困难、端坐呼吸等症状。同时，还可能伴有下肢水肿、肝脏肿大等体征。

心脏毒性的发生机制包括：①直接心肌损伤。抗代谢药物可能直接作用于心肌细胞的线粒体、肌浆网等细胞器。例如，某些药物可以干扰心肌细胞线粒体的能量代谢，使心肌细胞的能量供应不足。线粒体是细胞的"能量工厂"，当其功能受损时，心肌细胞的收缩和其他生理功能就会受到影响。②氧化应激损伤。这些药物可能会增加心肌细胞内的活性氧（ROS）水平。ROS具有强氧化性，会损伤心肌细胞的细胞膜、蛋白质和核酸等生物大分子。当细胞膜的脂质被氧化后，其完整性遭到破坏，导致细胞内物质泄漏，心肌细胞功能紊乱。③血管损伤。抗代谢药物可能会影响心脏血管的内皮细胞。内皮细胞受损后，会导致血管收缩和舒张功能异常，减少心肌的血液灌注。同时，内皮细胞损伤还可能引发炎症反应，进一步加重心脏的损伤。④免疫介导的损伤，药物可能引起机体的免疫反应，免疫系统错误地攻击心肌细胞。例如，药物诱导产生的抗体可能与心肌细胞表面的抗原结合，激活补体系统，导致心肌细胞的溶解和损伤。

氟尿嘧啶（5-FU）广泛用于治疗多种癌症，特别是结直肠癌，是治疗晚期结直肠癌最有效的抗肿瘤药物之一。5-FU通过抑制DNA合成、RNA合成和VEGF抗体的生成来发挥其抗癌作用。由于5-FU临床疗效显著，临床应用广泛，但是使用5-FU可能导致心脏毒性、神经毒性等严重不良反应，其临床应用常常受到其众所周知的心脏毒性影响的限制。5-FU是常见的可致心脏毒性的抗肿瘤药物，其心脏毒性发生率仅次于蒽环类药物。5-FU所致心脏毒性通常表现为胸痛，引起心脏毒性的机制包括但不限于：①冠状动脉痉挛：有研究表明，5-FU可以通过直接作用或间接影响血管平滑肌细胞导致冠状动脉痉挛，从而减少心肌血流，引起缺血性心脏病。②内皮细胞损伤：5-FU还可能通过损伤血管内皮细胞，导致血管内皮功能障碍，进一步加剧心肌缺血。③氧化应激：氧化应激被认为是5-FU心脏毒性的另一个重要机制。5-FU可以诱导心肌细胞产生过多的活性氧（ROS），导致细胞膜脂质过氧化，DNA损伤和蛋白质功能障碍，从而引发心肌细胞凋亡和坏死。④线粒体功能障碍：线粒体是细胞能量代谢的主要场所，也是ROS的主要来源。5-FU可以干扰线粒体的功能，导致ATP生成减少，钙离子稳态失衡，以及线粒体自噬异常，这些都可能促进心肌细胞死亡。⑤铁死亡：铁死亡是一种由铁依赖的脂质过氧化引起的细胞死亡方式。有研究发现，5-FU 可以诱导心肌细胞发生铁死亡，这可能是其心脏毒性的一个新机制。5-FU 所致心脏毒性的死亡率为 2.2%~13.3%，故应在密切监测下使用，当出现心血管症状时应及时停药。以白藜芦醇（RES）作为 5- 氟尿嘧啶治疗胃癌细胞的心脏保护辅助剂，使用体外和体内模型研究了 RES 和 5-Fu 的联合应用抑制胃癌，以及它们对心脏细胞毒性的综合影响。研究表明，RES 和 5-Fu 的共同给药有效抑制了 MFC 细胞活力、迁移和侵袭，同时还减轻了肿瘤的重量和体积。从机制上讲，联合治疗促进了 p53 介导的细胞凋亡和自噬，从而产生了相当大的抗肿瘤作用。值得注意的是，RES 减轻了心肌细胞中 5-Fu 诱导的氧化应激升高，抑制了 p53 和 Bax 表达，并升高了 Bcl-2 水平。这种有利影响增强了原代心肌细胞活力，减少了细胞凋亡和自噬，并减轻了 5-Fu 诱导的心脏毒性。总之，RES 有望作为一种辅助疗法提高胃癌联合 5-Fu 治疗的疗效，同时减轻心脏毒性。

4. 烷化剂 环磷酰胺相关心脏毒性常表现为 QRS 波群波幅降低，非特异性 T 波或 ST 段异常、快速型心律失常和完全性房室传导阻滞。在高剂量时可导致急性的心脏毒性，Gottdiener 等纳入了 32 名接受高剂量环磷酰胺（180mg·kg^{-1}）治疗的血液肿瘤患者，结果显示，33% 肿瘤患者出现心包腔积液，28% 的患者发生充血性心衰，且 19% 患者死于心脏衰竭。组织病理学显示其存在内皮损伤和出血性心肌炎。环磷酰胺导致心脏毒性的作用机制可能有：①氧化应激：环磷酰胺诱导的心脏毒性被认为与氧化应激有关。具体来说，环磷酰胺代谢产生的自由基可能导致心肌细胞的氧化损伤，进而引起心肌功能障碍。②炎症反应：环磷酰胺还可能通过激活炎症途径，如 NF-κB 信号通路，导致心肌细胞的炎症反应，进一步加重心脏损伤。③电生理改变：有研究表明，环磷酰胺可导致心脏 Q-T 间期延长和电机械耦合时间延长，这可能与 JPH2 蛋白的下调有关。④表观遗传学改变：N6- 甲基腺苷（m6A）修饰可能在环磷酰胺诱导的心脏毒性中起作用，影响心肌细胞的功能。⑤线粒体功能障碍：环磷酰胺可能通过干扰心肌细胞线粒体的功能，导致能量代谢障碍，从而引起心脏损伤。⑥细胞凋亡：环磷酰胺诱导的心肌细胞凋亡也是其心脏毒性的一个重要机制，这可能与自由基的产生和炎症反应有关。这些机制相互关联，共同导致心肌损伤和功能障碍。不同患者对环磷酰胺的心脏毒性反应可能存在差异，目前对某些机制的理解还不够深入，需要更多的分子生物学和细胞生物学实验来验证。当下防治环磷酰胺引起的心脏毒性主要从以下几个方面入手：①抗氧化剂的应用，辣椒素（capsaicin）具有抗氧化和抗炎作用，可以减轻环磷酰胺引起的心脏毒性。通过测量氧化和炎症标志物的表达，研究发现辣椒素可以显著降低心脏损伤。硒（selenium，Se）也被证明可以保护心脏免受环磷酰胺的损害。研究显示，硒可以显著减少环磷酰胺引起的急性心脏毒性。维生素 E（vitamin E，VitE）同样具有抗氧化作用，可以改善环磷酰胺引起的心脏毒性。实验结果表明，维生素 E 可以显著减轻心脏损伤。②中药提取物，白蜡树提取物和槲皮素。研究发现，白蜡树提取物（viscum album，VA）和槲皮素（quercetin，QE）可以有效预防环磷酰胺引起的心脏、泌尿系统和遗传毒性。实验结果显示，这些提取物可以显著减少心脏损伤。胡椒碱（piperine）

也被用于研究其对环磷酰胺心脏毒性的保护作用。实验结果显示，胡椒碱可以显著减轻心脏损伤。③其他化合物，硼酸（boric acid，BA）具有抗氧化特性，可以保护心脏免受环磷酰胺的损害。实验结果显示，硼酸可以显著减少环磷酰胺引起的急性心脏毒性。N-乙酰半胱氨酸（N-Acetylcysteine，NAC）是一种已知的抗氧化剂，可以减少或预防环磷酰胺引起的心脏毒性。研究发现，NAC可以显著减轻心脏损伤。

顺铂相关的心脏毒性常表现为室上性心动过速、心动过缓、ST-T改变、急性心肌缺血、左束支传导阻碍等。其心脏毒性的发生机制是由于顺铂所致的内皮损伤及体内激素与代谢的改变，具体表现为：①氧化应激：顺铂可导致心肌细胞内活性氧（ROS）水平升高，从而引发氧化应激。氧化应激会损伤细胞膜、蛋白质和DNA，导致细胞功能障碍和死亡。②线粒体功能障碍：线粒体是细胞能量产生的主要场所，顺铂可引起线粒体DNA损伤，影响线粒体的正常功能，进一步加剧细胞损伤。③炎症反应：顺铂可激活炎症信号通路，如NF-κB和MAPK途径，导致炎症因子的释放，如TNF-α和IL-1β，这些炎症因子可进一步损害心肌细胞。④细胞凋亡：顺铂通过激活caspase家族蛋白酶，诱导心肌细胞凋亡。凋亡过程中的关键分子包括Bcl-2家族蛋白和p53等。⑤DNA损伤：顺铂与DNA结合形成加合物，干扰DNA复制和转录，导致基因组不稳定性和细胞周期阻滞，最终引发细胞死亡。⑥内质网应激：顺铂可引起心肌细胞内质网应激，激活未折叠蛋白反应（UPR），进一步导致细胞凋亡。⑦电解质失衡：顺铂可影响心肌细胞内的钙离子平衡，导致细胞功能障碍。

防治顺铂引起心脏损害的有效措施包括：①抗氧化剂的应用：抗氧化剂如Vit-E和绿茶提取物（GTE）可以有效预防顺铂引起的心脏毒性。这些抗氧化剂通过清除自由基，减少氧化应激，从而保护心肌细胞。另一项研究发现，维生素D_3（Vit-D_3）在预防或改善顺铂引起的心脏毒性方面也具有潜在作用。②抑制炎症反应：顺铂引起的心脏毒性与炎症反应有关，特别是肿瘤坏死因子-α（TNF-α）的增加。抑制炎症反应或抑制TNF-α可以防止顺铂治疗期间的心肌细胞损伤。③使用保护剂：一些化学保护剂如氨磷汀（amifostine）已被用于减轻顺铂引起的血液、肾脏和神经毒性，尽管其对心脏毒性的保护作用尚需进一步评估。另一种保护剂德克萨诺（dexrazoxane）已被证明可以保护心脏免受累积性心脏毒性的影响。④天然化合物的使用：天然化合物如槲皮素具有抗氧化功能，可以预防顺铂引起的心脏毒性。槲皮素通过清除自由基和减少氧化应激来保护心肌细胞。催吐醇（catalpol）是一种从地黄中提取的生物活性成分，也被发现可以减轻顺铂引起的肾脏毒性，这可能间接有助于减少心脏毒性。

抗微管药物紫杉醇和多西他赛可导致心动过缓、心传导阻滞、心室异位和心律失常等心脏毒性。Rowinsky纳入了140位使用紫杉醇的卵巢癌患者，结果显示29%患者出现短暂性心动过缓，且5%的患者出现房室传导阻滞、室性心律失常等严重心律失常。发生心脏毒性的风险因素包括患者自身心脏疾病或合并使用蒽环药物等。目前关于抗微管药物导致心脏毒性的机制的研究较少，但可以从已有的研究中找到一些线索。例如，有研究表明，化疗药物通过影响心肌细胞中的线粒体功能来引发心脏毒性。线粒体在维持心肌组织稳态中起着至关重要的作用，因此线粒体功能的恶化最终会导致心肌细胞和内皮细胞死亡，进而引起心血管功能障碍。这提示我们，抗微管药物可能通过干扰心肌细胞内的线粒体功能而导致心脏毒性。此外，另一项研究指出，多壁碳纳米管（MWCNTs）能够通过改变肠道微生物群和肺部、结肠巨噬细胞表型，加剧阿霉素（doxorubicin，DOX）引起的心脏毒性。虽然这项研究主要关注的是纳米颗粒的影响，但它提供了一个新的视角，即心脏毒性可能与全身性炎症反应有关，而这种反应可能是由肠道微生物群的变化引起的。抗微管药物是否也通过类似的机制影响心脏健康，是一个值得进一步探讨的问题。

研究表明，一些天然产物如白藜芦醇（resveratrol）可以预防抗微管药物引起的心脏毒性。抗氧化剂也被证明可以减轻心脏损伤，通过减少氧化应激来保护心肌细胞。联合使用其他药物，如心衰药物（HF medications），可以在一定程度上减轻心脏毒性。一些研究还探讨了中药注射液如参麦注射液（SMI）在化疗药物联合使用中的保护作用。目前研究表明，通过一些新型药物和治疗方法也可以减轻抗微管药物引起的心脏毒性：如新型药物如维利西呱（vericiguat）被发现可以增强心肌细胞的线粒体功能，从而减轻心脏毒性。使用纳米技术，如可降解的介孔二氧化硅纳米颗粒，可以实现心脏靶向递送药物，减少心肌细胞凋亡和间质纤维化。

靶向药物曲妥珠单抗所致的心脏毒性主要包括无症状性的 LVEF 降低、心动过速、心悸、呼吸困难、胸痛及充血性心力衰竭（CHF）。美国的心脏评估委员会对曲妥珠单抗 7 项临床试验的 1219 例患者进行了回顾性研究。结果显示，曲妥珠单抗诱发 CHF 的比例为 4%，75% 的心功能障碍患者有症状，但总体心脏病病死率较低，上述 7 项研究中，共有 9 例（0.74%）发生死亡。此外，北美大样本的 NSABPB-31 临床试验（1834例）显示，曲妥珠单抗治疗组（962 例）中 30.5% 的患者因 LVEF 降低而停用一次剂量，15.6% 的患者在 1 年疗程结束之前，因出现 LVEF 降低或其他心脏毒性症状而停用曲妥珠单抗。帕妥珠单抗同样作用在 HER2 受体，与曲妥珠单抗不同之处在于其结合位点位于 HER2 胞外域。一项随机，双盲的Ⅲ期临床试验评估了曲妥珠单抗和帕妥珠单抗联合用药的可能性，实验结果发现，联合用药提高生存率的同时并无心脏毒性的增加。

靶向药物导致心脏毒性的作用机制包括：①氧化应激和线粒体功能障碍：研究表明，曲妥珠单抗可能导致氧化应激增加，从而引发心肌细胞损伤。氧化应激可以导致线粒体功能障碍，进一步影响心肌细胞的能量代谢。线粒体功能障碍还可能通过诱导细胞凋亡、自噬和铁死亡（ferroptosis）等途径导致心肌细胞死亡。②DNA 损伤：曲妥珠单抗可能通过抑制 DNA 拓扑异构酶Ⅱβ（TOP2β）导致 DNA 损伤，进而引起心肌细胞死亡。虽然 DNA 损伤的具体修复机制尚不完全清楚，但一些研究表明，这种损伤可能是不可逆的，导致心肌细胞逐渐丧失。③细胞能量代谢异常：曲妥珠单抗可能干扰心肌细胞的能量代谢，导致能量供应不足，进而影响心肌功能。一项研究发现，曲妥珠单抗可能通过影响脂肪酸代谢和糖酵解途径，导致心肌细胞能量供应不足。④信号通路失调：曲妥珠单抗可能通过影响多种信号通路，如 PI3K/Akt、MAPK 等，导致心肌细胞功能障碍。一些研究表明，曲妥珠单抗可能通过抑制HER2信号通路，导致心肌细胞增殖和存活能力下降。⑤炎症反应和免疫调节：曲妥珠单抗可能导致炎症反应增强，从而引起心肌细胞损伤。炎症因子如TNF-α、IL-1β等可能在这一过程中起重要作用。⑥免疫调节失衡：也可能参与曲妥珠单抗的心脏毒性机制，但具体机制仍需进一步研究。

曲妥珠单抗（trastuzumab）在治疗HER2阳性乳腺癌方面非常有效，但其心脏毒性是一个重要的临床问题。为了预防和减轻这种心脏毒性，研究人员提出了多种策略：①使用心衰药物：ACEI、ARBs和β受体拮抗剂等心衰药物被广泛研究用于预防曲妥珠单抗引起的心脏毒性。这些药物可以通过改善心脏功能和减少心肌损伤来提供保护。②中药联合西药：传统中药与西药联合使用也被认为可以有效治疗曲妥珠单抗引起的心脏毒性。中药具有一定的优势，可以在临床应用中提供额外的保护。③营养补充剂：亚麻籽及其生物活性成分α-亚麻酸（ALA）和木脂素二葡萄糖苷（SDG）也被研究用于预防曲妥珠单抗和阿霉素联合治疗引起的心脏毒性。④新型药物和靶点：一些新型药物和靶点也在研究中，如AMPK激动剂，通过调节细胞能量代谢来预防心脏毒性。

二、临床诊断

药物性心脏毒性的临床表现主要为胸闷、心悸、呼吸困难、心电图异常、LVEF下降及心肌酶谱的变化，甚至导致致命性的心力衰竭，可以通过临床症状，结合心电图、超声心动图、同位素扫描等检查进行诊断。抗肿瘤治疗相关心功能不全（CTRCD）定义及诊断标准见表10-3。

表10-3 CTRCD定义及诊断标准

抗肿瘤治疗相关心功能不全（CTRCD）		
分类	严重程度	诊断
症状性CTRCD（心力衰竭表现）	极重度	心衰严重，需使用正性肌力药物、机械循环支持或需要心脏移植
	重度	心衰症状明显需住院治疗
	中度	心衰症状比较明显，需门诊进行强化抗心衰治疗，如使用利尿剂
	轻度	心衰症状轻微，无需强化抗心衰治疗
无症状性CTRCD	重度	新发现的LVEF < 40%
	中度	新发现的LVEF下降≥10%且在40%~49%或新发现的LVEF下降<10%且在40%~49%且满足以下条件之一： ①新发现的整体纵向应变相对基线下降>15% ②心脏标志物升高（肌钙蛋白、B型利钠肽、N末端B型利钠肽原）
	轻度	LVEF≥50%且新发现的整体纵向应变相对基线下降>15%和（或）心脏标志物升高

肿瘤心脏病的诊断依赖于辅助检查手段。辅助检查在CTR-CVT的预测和诊断方面具有重大价值，也是目前的研究热点。常用的辅助检查有以下几种。

1.影像学检查 心血管影像检查在鉴别亚临床心血管疾病患者、了解肿瘤治疗前已存在的心脏合并症的严重程度方面具有重要作用，并可作为识别治疗期间病情变化和长期随访的参考。国内外指南均建议肿瘤患者治疗前留存基线影像学资料。经胸超声心动图（TTE）是基线风险分层的首选成像技术。当声窗条件差、难以获取满意图像时，建议行心脏磁共振（CMR）。如果 TTE 和 CMR 都无法用于 LVEF 的评估，则可考虑采用心脏放射性核素扫描作为第三线方式。

2. 超声心动图 超声心动图是肿瘤治疗前基线评估、治疗过程中监控、治疗后随访最重要的工具之一，可对腔室大小、瓣膜、大血管、心包等心脏结构进行评估，还可对心脏静息和负荷状态下的收缩及舒张功能、局部室壁运动异常、肺动脉压等进行评估。

（1）LVEF 2022 年 ESC 指南建议进行基线心血管毒性风险分层，LVEF < 50% 是所有化疗方案的高风险因素。常规使用二维 Simpson 法测量 LVEF，但三维超声法测量 LVEF 比二维法更准确、可重复性更高，有条件的话建议用三维超声测量。LVEF 是最常用于监测心肌损伤以及 CTR-CVT 的诊断指标。国内推荐：不伴有心力衰竭相关症状时 LVEF 降低 ≥ 10% 且低于正常值下限（53%），或在伴有心力衰竭症状时 LVEF 降低 ≥ 5% 且低于正常值下限（53%）时可认为出现心脏毒性反应。2022 年 ESC 指南将 CTRCD 分为三类，①轻度：LVEF ≥ 50%、左心室整体纵向应变（GLS）相对基线下降 > 15% 和（或）新发心脏生物标志物升高；②中度：LVEF 为 40%~49% 和 LVEF 相对基线降低 ≥ 10%，或 LVEF 为 40%~49%、LVEF 相对基线降低 < 10% 且合并 GLS 相对基线降低 > 15% 或心脏生物标志物升高；③重度：LVEF < 40%。

（2）左心房功能 有研究认为基线左心房容积指数（LAVI）是心脏毒性的独立预测因子，该研究中半数 LAVI 基线异常的患者在随访期间都出现了左心室功能障碍，而反映收缩或舒张功能障碍的常规参数（二尖瓣血流速度和组织多普勒参数）均无法预测心脏毒性。该研究建议将 LAVI 列为心脏毒性风险评估的常规参数。另有研究发现左心房应变可以识别既往接受过蒽环类药物治疗的骨髓移植患者的早期舒张功能障碍。

（3）左心室舒张功能 左心室舒张功能的持续进展与心力衰竭和死亡的风险增大有关。有研究认为舒张功能可作为肿瘤患者收缩功能障碍和全因死亡率的早期标志物。也有研究认为，基线评估时舒张功能异常不会导致肿瘤治疗后 LVEF 下降风险增加，但肿瘤治疗后舒张功能异常或恶化与收缩功能障碍的风险小幅增加相关。关于左心室舒张功能可否用来评估心脏毒性损害，目前尚未达成广泛共识。

（4）心肌应变 GLS 的敏感性高于 LVEF，可早期发现亚临床心肌损害，是国内外指南公认用于监测早期心脏毒性的最敏感指标之一。美国超声心动图协会和欧洲心血管影像协会联合发布的共识中提出，当 GLS 较治疗前基线水平下降 > 15% 时，即使 LVEF 正常，也可诊断为亚临床 CTRCD。2022 年 ESC 指南提出，GLS 较治疗前基线水平下降 > 15%，即使 LVEF ≥ 50%，也可诊断为轻度 CTRCD。有研究报道，通过三维超声得到的整体面积应变和圆周应变也是早期心脏损伤的指标。

（5）心肌做功 尽管 GLS 是目前诊断亚临床心功能障碍的良好指标，但其具有负荷依赖性，易受血压变化的影响。后负荷的增加可以使应变降低，从而导致对收缩功能的错误评估。心肌做功是从左心室压力－应变环得出的指标，可通过纳入收缩压来克服 GLS 的局限性。心肌做功参数主要包括心肌整体做功指数（GWI）、心肌整体有用功、心肌整体无用功和心肌整体做功效率、心肌做功指数（MWI）等指标。CALVILLO-ARGÜELLES 等开展的研究发现，GWI 可单独用于诊断和预测 CTRCD，但与 GLS 联合使用时，并未体现出额外的诊断价值。该研究还发现，在 GLS 仅略有下降但收缩压显著下降的患者中，GWI 降低的患者并发 CTRCD 的概率较高。MWI 的另一个潜在作用是当缺失基线 GLS 资料时，具有正常 GLS 和 MWI 值的患者可排除 CTRCD 可能。KOSMALA 等研究显示，连续评估化疗患者的心脏毒性时，心肌做功优于 GLS。在随访期间血压波动明显的患者中，心肌做功是 GLS 的有效辅助检测指标。

（6）右心室功能　三尖瓣环收缩期位移（TAPSE）< 17mm，面积变化分数（FAC）< 35%，右心室游离壁应变< 20%（3D 右心室射血分数< 45%）被定义为右心室功能障碍。由于右心室几何形状复杂，因此通过常规超声心动图准确评估肿瘤治疗患者右心室功能较为困难。多项研究指出，三维超声心动图是识别右心室体积早期变化和右心室功能微小变化的优良途径，基于二维斑点追踪的心肌应变是右心室收缩功能障碍的可靠预测指标，可以早期识别亚临床 CTRCD。

（7）负荷超声心动图　在一项为期 15 年的随访研究中，低剂量多巴胺负荷超声心动图检测到曾接受蒽环类药物治疗的儿童癌症幸存者心肌收缩储备受损，多巴胺负荷超声心动图可能有助于识别有心力衰竭风险的亚临床 CTR-CVT 患者。静息状态下评估 LVEF 的下降并不敏感，并且肿瘤治疗引起的心脏损伤不仅包括左心室功能障碍，还包括冠状动脉疾病等多种表现。因此，若患者治疗时使用了致心肌损伤药物，可考虑进行负荷超声心动图检查。使用负荷超声心动图可以检测与冠脉损伤相关的心肌缺血，也可发现早期心肌损伤发生时静息超声心动图上不明显的 LVEF 降低。小型研究已经表明该技术在肿瘤心脏病学中的价值，但需要更大规模的多中心研究来验证其实用性。

CMR 是评估心脏结构和功能的影像学"金标准"。CMR 不仅可以准确测量患者心脏的腔室大小、心肌质量、左右心室射血分数等基础参数，还可反映心肌应变、组织学特征和心肌损伤，包括心肌细胞改变以及间质水肿和纤维化，是早期诊断肿瘤患者亚临床心脏损害的重要工具。

（1）CMR 特征追踪（CMR-FT）　CMR-FT 是目前应用最广泛的、基于常规 CMR 成像评估心肌应变的 CMR 应变技术。CMR-FT 与超声斑点追踪（STE）相似，通过测量应变值来评估亚临床心功能障碍，但 CMR-FT 结合了心肌边界追踪和磁共振体素内不相干运动技术，减少了对观察者的依赖性。

（2）纵向弛豫时间定量成像（T1 mapping）和横向弛豫时间定量成像（T2 mapping）　T1 mapping 和 T2 mapping 可用于评估心肌纤维化。纵向弛豫时间（T1）和横向弛豫时间（T2）由组织的分子构成决定。T1 和 T2 的变化可反映心脏毒性损害，如心肌损伤、间质纤维化、炎症和水肿。GALÁN-ARRIOLA 等的动物实验展示了 CMR 在监测心脏毒性方面的价值。化疗开始后 6 周，T2 值增高并与心肌细胞内水肿相关，随后 T1 值增高并与 LVEF 下降相关。该项研究证实 T2 值是心脏毒性的早期表现。TAHIR 等的前瞻性研究发现，患者在蒽环类药物化疗结束时平扫 T1 值、平扫 T2 值均升高，经生存分析后发现 T1 值是预测 CTRCD 最好的单一参数，ROC 曲线下面积（AUC）为 0.712，并具有良好的敏感性（100%），但特异性较低（44%）。将 T1 值与 LVEF ≤ 60% 联合使用可提高 AUC 至 0.81，敏感性为 78%、特异性为 84%、准确度为 83%，表现出较强的预测能力。

3. 心脏放射性核素扫描 是使用多层放射性核素血管成像评估肿瘤患者心脏功能的方法。与超声心动图和 CMR 相比，由于受到辐射暴露的限制，MUGA 使用频率较低。目前的研究重点是使用放射性核素分子成像技术来早期检测与治疗相关的心脏损伤。18F- 脱氧葡萄糖（18F-FDG）是一种葡萄糖类似物，通过各种类型的葡萄糖转运体（GLUT）进入细胞，并且其细胞内滞留依赖于内质网中己糖 -6- 磷酸脱氢酶的活性。FDG 被代谢活跃的细胞吸收是研究与肿瘤相关心脏毒性的较敏感的分子机制，因为代谢紊乱、组织损伤、炎症和缺血 / 缺氧都是 GLUT1 和 GLUT3 表达的强力刺激因素。SAROCCHI 等研究发现，心肌 FDG 的摄取与阿霉素剂量呈正相关，与 LVEF 呈负相关。卫毛毛等回顾性分析了 274 例淋巴瘤患者的 18F-FDGPET/CT 显像，结果符合蒽环类药物对心脏损伤的剂量 - 效应线性关系，提示 18F-FDGPET/CT 显像能早期诊断淋巴瘤化疗相关心脏毒性。

4. 心电图检查 2022 年 ESC 指南建议在肿瘤治疗前行基线心电图检查，对于基线心电图异常的患者，建议转诊到心内科。推荐使用 Fridericia 公式来计算得到 Q-Tc（Q-TcF），当 Q-Tc 延长时，应检查和纠正现有的危险因素。Q-Tc ≥ 480ms 和 450ms ≤ Q-Tc < 480ms（男性）、460ms ≤ Q-Tc < 480ms（女性）是血管内皮生长因子（VEGF）抑制剂和 BCR-ABL 抑制剂的基线心血管毒性风险分层的高危和中危因素。BCR-ABL 抑制剂和 VEGF 抑制剂是两种最常见的与 Q-Tc 延长和心血管并发症相关的 TKI。ABURMILAH 等研究发现，1/3 的 TKI 治疗患者出现了 Q-Tc 延长并且每 5 例 Q-Tc 延长患者中就有 1 例在基线时 Q-Tc 异常，强调了所有接受 TKI 治疗的患者（尤其是高风险的 Q-Tc 延长）行基线心电图检查的必要性。这些数据共同确立了对 TKI 治疗患者进行连续心电图监测的需求和机会窗，建议基线治疗后的第 2、4、8、12 周及之后每 3 个月都要做一次心电图检查。在心脏毒性导致的心律失常中，最常见的是房颤，但也可能发生心室复极异常和 Q-T 间期延长、室性心律失常以及心动过缓和心脏传导阻滞。ZLOTOFF 等研究了免疫检查点抑制剂相关心肌炎的心电图特征，发现 QRS 时限延长与不良心血管事件风险增加有关，而 Q-TcF 与该风险无关。此结果显示出心电图参数在免疫检查点抑制剂相关心肌炎中潜在的诊断与预后评估价值。

5. 血清学标志物 多种血清学标志物在心血管毒性的基线评估和亚临床早期诊断方面都发挥了重要作用。

（1）肌钙蛋白和利钠肽 多个指南或共识都认为心脏血清生物标志物肌钙蛋白

（cTn）I 或 T 和利钠肽，如 B 型利钠肽（BNP）或 N 末端 B 型利钠肽原（NT-proBNP）水平有助于对接受肿瘤治疗的患者进行基线心血管风险分层。2022 年 ESC 指南将肌钙蛋白（cTnI、cTnT）和利钠肽（BNP、NT-proBNP）增高列为多种肿瘤药物治疗前的中危基线心血管毒性风险因素。DÍAZ-ANTÓN 等发现 hs-cTnT 随着蒽环素疗程的深入而显著稳步上升，并且 hs-cTnT 水平与年龄呈线性相关，该研究指出，评估 hs-cTnT 水平时应考虑年龄因素影响。CORNELL 等研究发现，开始基于蛋白酶抑制剂卡非佐米的治疗前，复发性骨髓瘤患者 BNP 或 NT-proBNP 的基线水平升高可使治疗时发生心血管不良事件的风险增加近 11 倍。鉴于利钠肽对心血管不良事件具有高度预测性，建议接受卡非佐米治疗的患者重视对利钠肽的日常监测。

（2）新兴血清学标志物

1）髓过氧化物酶（MPO）：MPO 是由白细胞产生和分泌的，对心肌组织具有致动脉粥样硬化和促氧化作用，从而与冠状动脉疾病和急性心力衰竭的风险增加相关。多项研究表明，MPO 水平升高与蒽环类药物和曲妥珠单抗治疗后的心脏毒性风险增加有关。MPO 水平升高包括基线值升高，都与 CTRCD 的风险增加有关，预示着 MPO 可能是心脏毒性的候选生物标志物。

2）微 RNA：微 RNA（miRNA）是小而无处不在的非编码 RNA，具有重要的调节能力。在心力衰竭的发病机制中，miRNA 参与了心肌炎症、凋亡、肥大和纤维化。在阿霉素心脏毒性的动物模型中，miRNA146a、miRNA140-5p 和 miRNA-377 都与心肌细胞凋亡相关。

3）其他血清学标志物：生长分化因子 15、胎盘生长因子、半乳糖凝集素 3、白介素-1 受体样蛋白 1、白介素-6 和高敏 C 反应蛋白都是报道过的心血管不良事件的生物标志物，但它们与抗肿瘤药物之间的关系尚待大规模研究证实。

各方法的具体诊断标准和优缺点如表 10-4 所示。

表 10-4　肿瘤相关心脏病辅助检查方法的特点

方法	诊断标准	优点	缺点
心电图		1. 既可提供既往心肌梗死、广泛心肌损害及心律失常等信息，也可发现抗肿瘤治疗过程中新出现的心脏毒性相关的多种心电图改变 2. 方便快捷	1. 其特异性差且易受外在因素影响 2. ECG 改变与心功能改变无相关性
超声心动图	1. LVEF 比正常范围最低值降低 > 10% 2. 整体纵向应变（GLS）比基线测量下降 > 15%	1. 显示形态和功能 2. 组织多普勒对监测心脏手术舒张功能更敏感 3. 无电离辐射	1. LVEF 操作重复性差 2. LVEF 对监测早期的临床前心脏病变不敏感，受到前、后负荷影响

方法	诊断标准	优点	缺点
放射性核素显像	LVEF 降低大于 10%，并且其绝对值小于 50%	1. 评估射血分数佳 2. 可以评估局部室壁运动和舒张功能 3. 重复性好	1. 辐射暴露 2. 低空间分辨率，不能显示瓣膜功能 3. LVEF 对监测早期的临床前心脏病变不敏感
心脏磁共振成像（CMRI）	用于 LVEF 低限值时其他检查无法明确是否存在左室功能异常	评估心肌功能与损伤有价值	价格因素限制其临床应用
生化标志物检测（肌钙蛋白 I、超敏肌钙蛋白 I、BNP、NT-ProBNP）	1. 肌钙蛋白 I 持续升高提示心功能异常 2. 轻度升高 BNP 可以发现高风险患者并指导治疗	1. 准确性，重现性 2. 实用性广泛 3. 灵敏性高	1. 尚缺乏足够的证据确定轻微升高的意义 2. 不同检测方法的变异性
心内膜心肌活检（EMB）		提供心脏毒性的组织学证据	1. 有创检查 2. 需专家操作及解释结果 3. 样本量较小，代表性有欠缺；目前在国内不适合进行

第四节　肿瘤相关心脏病的治疗

一、治疗目的与原则

（一）治疗目的

心血管疾病已成为肿瘤幸存者继肿瘤复发转移后的第二大死因。因此，准确筛选高危人群，预防及早期诊断心血管毒性的临床症状和体征尤为重要。肿瘤心脏病的治疗目的主要包括以下 8 个方面。

1. 确保肿瘤患者安全有效地接受抗肿瘤治疗　首要目标是让肿瘤患者能够安全地接受抗肿瘤治疗，同时最大限度地降低肿瘤治疗相关心血管毒性（CTR-CVT）的发生。

2. 全程管理　提供肿瘤患者心血管健康的全程管理，包括 CTR-CVT 的定义、诊断、治疗和预防，以及由肿瘤直接或间接引起的心血管疾病的管理。

3. 识别和治疗　心血管危险因素在已知心血管毒性的抗肿瘤治疗开始之前，识别和治疗心血管危险因素和既往心血管疾病，并制定适当的预防和监测计划，以早期识别和管理潜在的心血管并发症。

4. 跨学科讨论　参与跨学科讨论，讨论抗肿瘤治疗的获益与风险，以及在显现不良反应时继续或中断抗肿瘤治疗。

5. 长期随访与治疗 抗肿瘤治疗完成后，重视长期随访与治疗。对于有心血管毒性风险的长期肿瘤治疗患者，应继续监测，直到治疗结束。

6. 个体化护理路径 基于基线心血管毒性风险评估和抗肿瘤治疗期间心血管监测的新方案，提供个体化的护理路径，决策取决于抗肿瘤治疗疗效的风险/获益平衡以及 CTR-CVT 的严重程度和影响。

7. 优化肿瘤和心血管疾病患者的医疗护理 不同医疗专业人员之间的沟通对于优化肿瘤和心血管疾病患者的医疗护理至关重要。

8. 促进抗肿瘤治疗 通过在整个肿瘤护理全过程中最大限度地减少不必要的抗肿瘤治疗中断、减轻 CTR-CVT 来促进抗肿瘤治疗。

这些治疗目的共同构成了肿瘤心脏病治疗的核心，旨在改善肿瘤患者的预后，同时减少治疗过程中可能对心脏和血管造成的不良影响。

（二）治疗原则

在肿瘤治疗开始前对患者心血管风险进行评估，以帮助肿瘤治疗团队选择合适的肿瘤治疗药物、开展患者宣教并制定心血管疾病监测及随访策略。基于目前有限的临床研究证据，在治疗开始前，由血液科、肿瘤科或心脏科医师使用 HFA-ICOS 风险评估工具评估患者 CTR-CVT 风险，其他心血管风险评估模型如 SCORE2 等也可用来评估心血管风险。高风险或极高风险患者推荐进行心血管专科会诊；中等风险患者可从心血管疾病监测、控制心血管相关危险因素（CVRF）中获益；低风险患者可在肿瘤治疗中出现 CTR-CVT 或新的 CVRF 时进行肿瘤心脏病学会诊。

通过详细的临床评估和辅助检查综合分析，准确判断患者的心血管风险，具体包括以下 9 个方面。

1. 病史采集和体格检查 需明确患者在肿瘤治疗前是否已罹患心血管疾病，如存在应采用二级预防策略，否则应进行一级预防，侧重于评估患者 CVRF。此外，还要对患者的肿瘤类型、患病时间和肿瘤治疗强度进行评估。

2. 心电图 重点监测 QTc、心脏结构及电生理活动是否正常。

3. 生物标志物 包括心肌肌钙蛋白（cTn）I 或 T，利钠肽（NPs）包括 B 型利钠肽（BNP）或 N 末端 B 型利钠肽原（NTproBNP）。

4. 影像学 经胸超声心动图（TTE）是首选的重要影像学评估手段，主要基于左室射血分数（LVEF）和整体纵向应变（GLS）指标的变化诊断 CTRCD。如高质量 TTE 无法获得，心脏磁共振（CMR）可以作为替代手段。核素心肌显像可作为上述手段均无法准确评估时的备选方法。针对心肌梗死患者，负荷超声心动图、灌注 CMR、心肌核素显像可用来评估患者心肌情况，冠状动脉 CT 血管成像可用于评估患者冠状动脉血管情况。此外，心肺运动试验、基因检测也可作为心血管风险评估的手段。在肿瘤手术之前，肿瘤心脏病团队应对患者心血管及肿瘤相关风险进行更为严格的评估、管理与监测。

5. 性别　心血管疾病和肿瘤的患病率和结局都存在性别差异。某些对激素敏感的恶性肿瘤也存在性别偏好，男性和女性在 CTR-CVT 风险方面也有所不同。有研究表明，女性患者的更年期和年龄似乎是蒽环类药物相关心脏毒性性别差异的关键因素，青春期前女性风险增加，成年男性风险增加，老年男性和绝经后女性风险相似。除治疗直接导致的心脏毒性作用之外，基于性别的多种激素平衡变化导致的心血管危险因素（高血压、肥胖、代谢综合征等）增加，也会引起后续心血管事件风险的增加。

6. 年龄　高龄和低龄都是蒽环类诱导的肿瘤治疗相关心功能不全的风险因子。多项研究表明高龄患者接受曲妥珠单抗治疗发生 CTR-CVT 的风险更高，同时高龄也是免疫检查点抑制剂相关心血管事件的危险因素。

7. 肿瘤治疗史　化疗、放疗和靶向治疗都可能导致患者在治疗期间、治疗后即刻或治疗结束几年后心血管疾病的风险增加。蒽环类药物具有剂量依赖性和累积性心脏毒性，蒽环类药物用药史被视为 CTR-CVT 的高风险因素，放疗和非蒽环类药物方案的化疗会增加肿瘤幸存者心血管疾病发生的长期风险。

8. 心血管疾病史、心血管危险因素及生活方式危险因素　处理心血管疾病合并肿瘤的复杂患者时，首先应该解决其心血管风险因素、做好健康管理并优化心血管病的治疗方案。

9. 遗传易感性　目前共发现超过 25 个基因存在与蒽环类药物诱导的心脏毒性相关的遗传变异，在有蒽环类药物使用指征的患者中，对强关联的基因位点进行检测可以有效指导用药以减少药物性心脏毒性的发生。

在肿瘤治疗开始前对患者进行肿瘤治疗相关心血管毒性危险分层有利于对不同患者进行有效的管理和监护，详细分层管理标准见表 10-5。

表 10-5　肿瘤治疗相关心血管毒性危险分层

治疗相关危险因素	患者相关危险因素
低危	
应用低剂量蒽环类药物化疗（如多柔比星 < 200mg/m²，表柔比星 < 300mg/m²） 应用心肌毒性较低的脂质体剂型 应用曲妥珠单抗前未应用蒽环类药物	年龄 > 18 岁且 < 50 岁
中危	
中等剂量蒽环类药物化疗（如多柔比星 200~400mg/m²，表柔比星 300~600mg/m²） 应用蒽环类药物后应用曲妥珠单抗 VEGF 酪氨酸激酶抑制剂 第二代或第三代 BCR-ABL 酪氨酸激酶抑制剂 蛋白酶体抑制剂 免疫检查点抑制剂	年龄 50~64 岁 合并 1~2 个心血管疾病危险因素，如高血压、糖尿病/胰岛素抵抗、血脂异常、吸烟、肥胖

治疗相关危险因素	患者相关危险因素
高危	
同时应用蒽环类药物和曲妥珠单抗 大剂量蒽环类药物化疗（多柔比星 ≥ 400mg/m²，表柔比星 ≥ 600mg/m²） 中等剂量蒽环类药物联合左胸部放疗 蒽环类药物化疗后 cTn 升高 大剂量放疗（包含心脏的左胸部放疗，放疗剂量 ≥ 30Gy） 曾接受蒽环类药物化疗的患者，应用 VEGF 酪氨酸激酶抑制剂	年龄 ≥ 65 岁 合并 2 个以上心血管疾病危险因素，如高血压、糖尿病/胰岛素抵抗、血脂异常、吸烟、肥胖 合并心血管疾病，如冠心病、外周血管疾病、心肌病、严重的心脏瓣膜病、心力衰竭、心律失常（心房颤动、心房扑动、室性心动过速等） 接受肿瘤治疗前已出现 LVEF 下降，或 LVEF 接近正常值低限（LVEF 50%~54%）

（三）预防与监测

1. 心脏毒性风险因素　可增加心脏毒性的因素包括累积使用剂量、给药方式、年龄、放疗史及合并使用其他具有心脏毒性的药物等。以蒽环药物为例，一个纳入了 18 项研究 22815 位患者的 meta 分析显示，蒽环药物的累积使用剂量是其所致心脏毒性的最重要风险因素。其他风险因素包括胸部放射治疗史、年龄、体重、种族和合并症等。在 Dranitsaris 设计的评估心脏毒性风险量表中，超过一半的分值是基于蒽环药物的累积使用剂量，其他风险因素包括身体状况，体质量和年龄等。

高龄是曲妥珠单抗导致心肌病发生的最大风险因素，在老年患者(平均年龄 70+ 岁)中，曲妥珠单抗相关心脏毒性发生率超过 30%。在一项曲妥珠单抗相关心肌病的风险预测模型中，老年、辅助化疗、冠状动脉疾病、房颤或房扑、糖尿病、高血压和肾衰等多项因素用于评估患者发生心脏毒性的风险。对伴有其他风险因素的老年患者，如伴有高血压、冠状动脉疾病或使用曲妥珠单抗药物间隔时间较短的老年患者，其发生心脏毒性风险更高。

2. 心脏毒性的预防及治疗　在临床实践中，可预防或减少抗肿瘤药物所致心脏毒性的措施包括治疗前心血管风险因素的评估。于化疗前，化疗期间和完成治疗后定期监测 ECG，积极治疗药物所致心肌病，减少药物与其他心脏毒性药物的合用，限制或降低蒽环类药物的最大累积剂量，给予高风险患者心脏保护药物或者心脏毒性小的药物，改变给药剂量或者采用新剂型等。

以蒽环为例，对于蒽环药物所致的心脏毒性，应尽量防患于未然，通过控制累积剂量，增加滴注时间，改变药物剂型来减少心脏毒性的发生。首先，限制多柔比星和表柔比星的累积剂量在 600mg/m² 和 900mg/m²，可降低心脏毒性的发生风险，其次，由于蒽环所致的心脏毒性与药物峰浓度密切相关，而其抗肿瘤活性与系统暴露时间和组织浓度时间相关，多柔比星延长输注时间在 48~96h 以上或将每 3 周 1 次用药更改为每周使用较低剂量的药物可降低其心脏毒性。此外，蒽环脂质体或聚乙二醇化的药物剂型具有比普通剂型更良好的药代动力学特性，其累积剂量可高于普通剂型，而可达到同等疗效和更低的心脏毒性风险。最后，因蒽环所致的心脏毒性可发生于治疗结束后几年到几十年，使用蒽环类药物的患者应定期使用佩戴式心电监护来随访其是否会发生严重的心律失常等心脏损害。

右丙亚胺是美国 FDA 唯一批准可用于预防和减少蒽环所致心脏毒性的药物。其可通过在细胞内转变为开环螯合剂，减少铁离子介导的自由基和氧化应激产物的形成，增加缺氧诱导因子的生成从而减少蒽环相关的心脏毒性。体内研究还表明右丙亚胺可减少心肌细胞的凋亡。多项临床实验证明右丙亚胺的应用可对使用蒽环类药物治疗的患者产生心脏保护作用。1 项纳入了 7 个临床试验超过 1000 例患者的 meta 分析显示，与安慰剂组相比，右丙亚胺组发生心脏事件（左心室射血分数降低或者心衰）的相对风险比为 0.35（95%CI：0.27，0.45）。另 1 项 meta 分析显示，右丙亚胺组的临床心衰风险可降低 80%（RR0.21，95%CI：0.13，0.33）。

对肿瘤治疗相关冠心病的预防，应从控制危险因素、减少抗肿瘤方案的冠状动脉致病性、定期监测和适度的心血管保护等多方面同时推进。

（1）控制冠心病危险因素　在进行肿瘤相关治疗前，应全面评估患者的冠心病危险因素情况，适当干预。鼓励患者适度锻炼（≥ 150min/w）、坚持健康饮食习惯、保持正常体重、戒烟，将血糖、血脂、血压控制在理想水平。

（2）抗肿瘤药物诱发冠心病的预防　对于冠心病致病风险较高的化疗方案，可通过选用心血管毒性较小的化疗药物、避免联用具有相同心血管毒性的药物来减少冠状动脉缺血事件的发生，如雷替曲塞不经二氢嘧啶脱氢酶代谢，心脏毒性相关代谢产物蓄积明显减少，目前推荐雷替曲塞作为因心血管毒性不适合使用氟尿嘧啶类药物患者的标准替代化疗方案。

目前在肿瘤药物治疗诱发冠心病的预防方面还缺乏循证医学证据，多基于小样本回顾性研究和个案报道，如钙通道阻滞剂、硝酸酯类药物可用于预防氟尿嘧啶类药物引起的冠状动脉痉挛，他汀类药物可有效控制芳香化酶抑制剂引起的高胆固醇血症等。虽然阿司匹林、他汀类药物、β 受体拮抗剂、血管紧张素转化酶抑制剂和血管紧张素Ⅱ受体拮抗剂确实能降低接受化疗的肿瘤合并冠心病患者心血管死亡风险，但在一级预防方面还缺少证据，对高危患者可尝试使用上述药物，以达到减少冠状动脉缺血事件发生、避免抗肿瘤治疗中断的目的。

（3）RICHD 的预防　RICHD 有明确的剂量相关性，应通过改进治疗方案及应用新技术（如三维适形放射治疗、调强适形放射治疗等）联合深吸气屏气等措施减少辐射剂量，实现 RICHD 的一级预防。然而，放射治疗期间心脏不可避免地会受到辐射，故 RICHD 的二级预防也至关重要。他汀类药物、双胍类药物、吡格列酮、秋水仙碱等可抑制纤维化及炎症信号通路，发挥心脏保护作用，但具体作用及临床应用价值尚待验证。

肿瘤临床药师应展开更全面的心血管评估，风险分级，化疗过程中及结束后定期的心脏监测，也可通过优化给药方式减少心脏毒性的发生。其次，应对风险较高患者加强宣传教育，提高心脏监测依从性，通过预防和治疗措施保证患者的用药安全。包括但不限于在肿瘤治疗开始前，应对生活方式相关的 CVRF 进行严格限制，包括戒烟限酒、适度锻炼等。在 CTR-CVT（极）高风险，或累计已接受大剂量蒽环类药物的人群中推荐使用右丙亚胺或脂质体蒽环类药物代替传统蒽环类药物，血管紧张素转换酶抑制剂/血管紧张素 II 受体拮抗剂和 β 受体拮抗剂可用于预防 HF 的发生。放疗常常引起心血管疾病及周围动脉疾病（PAD）的发生，最好的预防措施就是避免或减少放射剂量。基于基线危险分层、个体化主动监测、全生命周期管理见表 10-6。

表 10-6　基于基线危险分层、个体化主动监测、全生命周期管理

基线	抗肿瘤治疗期间	抗肿瘤治疗后 1 年	长期随访
基线心血管毒性风险评估	建议及指导患者保持健康生活方式 积极处理和治疗心血管危险因素和心血管疾病		
低风险人群	标准监测	抗肿瘤治疗完成 1 年后评估	每年行心血管评估
			若出现新发心血管症状体征重新评估
中风险人群	心内科转诊	抗肿瘤治疗完成 1 年后评估	每年行心血管风险评估 随访满 5 年重新进行心血管毒性危险分层
			每 5 年行经胸超声心动图（TTE）
高风险人群	心内科转诊	抗肿瘤治疗完成 3 个月和 1 年后评估	每年行心血管风险评估
	心血管疾病预防		治疗完成 1、3、5 年，此后每 5 年行 TTE
若出现新发心血管症状体征转诊心内科			

（三）多学科协作

肿瘤相关心脏病多学科协作是应对复杂临床挑战的关键模式，建议心血管、肿瘤、血液、放射和临床药学、护理等专家尽早密切合作，个体化地调整肿瘤治疗方案以确保患者终生心血管健康，避免癌症治疗中不必要的中断。

肿瘤医生专注于制定精准有效的肿瘤治疗方案，然而在选择化疗药物、放疗计划以及新兴的免疫治疗、靶向治疗时，必须充分考虑其对心脏可能产生的毒性作用。例如某些化疗药物可能导致心肌细胞受损，放疗可能引起心脏血管的病变或心肌纤维化。他们需要与心血管医生密切沟通，权衡治疗效果与心脏风险之间的关系，必要时调整治疗药物的种类、剂量或疗程。

心血管医生需要运用专业知识和先进技术，如心脏超声心动图、心脏磁共振成像、冠脉造影等，精确评估患者的心脏结构与功能，包括心肌的收缩和舒张能力、心脏瓣膜

的状况、冠状动脉的血流情况等，及时发现潜在的心脏病变风险，如心肌损伤、心律失常、心功能不全等。

血液科医生在肿瘤相关心脏病的多学科协作中也不可或缺。肿瘤治疗常常伴随着血液系统的改变，如化疗导致的骨髓抑制可能影响血细胞的生成，进而影响心脏的供氧和营养物质运输。血液科医生通过监测血常规、凝血功能等指标，及时发现血液系统异常并给予相应的支持治疗，如输血、刺激造血等，保障心脏正常的血液灌注和微环境稳定。

放射科医生则在放疗环节起着关键作用，凭借对放射物理和解剖学的深入理解，精心设计放疗方案，在保证肿瘤部位得到足够照射剂量的同时，尽量减少对心脏等周围重要器官的辐射剂量。利用先进的放疗技术，如调强放疗、质子重离子放疗等，实现更精准的照射，降低心脏放射性损伤的可能性。

临床药师在药物选择和药物相互作用管理方面贡献力量，药师熟悉各种抗肿瘤药物以及心血管药物的药理特性、代谢途径和潜在的相互作用。在制定治疗方案时，药师能够根据患者的具体情况，如肝肾功能、合并用药等，为医生提供合理的药物选择建议，避免因药物相互作用加重心脏负担或影响肿瘤治疗效果。

多学科团队还应包括病理科医生，通过对肿瘤组织以及可能获取的心脏组织样本进行病理分析，从微观层面揭示肿瘤细胞的特性以及心脏病变的病理基础，为精准诊断和个体化治疗提供依据。

护理人员也是多学科协作的重要组成部分。在患者的日常护理中密切观察患者的症状变化，如呼吸困难、胸痛、心悸等心脏相关症状以及肿瘤治疗的不良反应，及时向医生反馈信息。同时，护理人员还负责对患者进行健康教育，包括心脏健康管理、肿瘤治疗期间的注意事项等，提高患者的自我管理能力和依从性。

MDT团队通过定期的多学科会诊，共同讨论患者的病情进展、治疗效果和出现的新问题。针对每位患者的具体情况制定个体化的综合治疗方案，动态调整治疗计划，实现肿瘤治疗效果最大化的同时，将心脏病的发生风险和危害降到最低，最终提高肿瘤患者的整体生存率和生活质量。

二、临床药物治疗进展

（一）肿瘤心脏病的治疗药物

他汀类药物不仅可以降低胆固醇，同时具有抗氧化、抗炎作用，降低充血性心力衰竭发生风险。因此预防性使用他汀类药物可能对接受蒽环类肿瘤化疗药物的患者心脏功能有保护作用。

右丙亚胺为一种胞内铁螯合剂，能够减少氧自由基的生成，对接受蒽环类肿瘤化疗药物的患者具有心脏保护作用。需要注意的是，右丙亚胺仅能预防蒽环类肿瘤化疗药物心脏毒性，而不能治疗蒽环类肿瘤化疗药物导致的心力衰竭和心肌病等。

CTR-CVT 的一级预防旨在避免或降低不伴 CVD 的患者因肿瘤治疗而发生的心血管损伤。在肿瘤治疗前、治疗期间和治疗后推荐以下方案。

（1）当需要行蒽环类（AC）方案化疗时，对于高风险和极高风险的成年肿瘤患者，应考虑应用右雷佐生及脂质体 AC 药物。

（2）对于接受 AC 方案化疗和（或）抗人表皮生长因子受体 2（HER2）治疗或接受可能导致心力衰竭（HF）的靶向肿瘤药物治疗的高风险和极高风险患者，应考虑将他汀类药物和 HF 治疗药物［血管紧张素转换酶抑制剂（ACEI）/ 血管紧张素受体拮抗剂（ARB）/β- 受体拮抗剂］用于一级预防。CTR-CVT 的二级预防是指对既往存在 CVD 患者的干预，包括既往存在的 CTR-CVT，以及肿瘤治疗过程中新发的 CTR-CVT。推荐根据相应适用的指南，在肿瘤治疗之前、期间和之后进行 CVD 管理。

肿瘤心脏病许多治疗方式与普通心血管疾病的治疗方式相似，但有些重要问题值得注意。蒽环类抗肿瘤药物引起的心肌病存在一个很小的治疗机会窗口，错过之后就会大大减少左心射血分数完全恢复的可能。有研究证明，LVEF 完全恢复的可能性随着时间推移逐渐下降，对蒽醌类抗肿瘤药物治疗后出现心力衰竭的患者，治疗结束后 6 个月进行干预，其恢复的可能性为 0。因此，必须密切监测并制定 ACEI 和 β 受体拮抗剂等心力衰竭疗法，以预防抗肿瘤治疗导致终身心衰的风险。

应用蒽环类肿瘤化疗药物的乳腺癌患者的临床研究中，ACEI 类药物依那普利和非选择性 β 受体拮抗剂卡维地洛可以明显改善 LVEF 下降，发挥心脏保护作用。在化疗药物诱发的高血压、左心功能障碍或心力衰竭患者中，ACEI/ARB 成为肿瘤患者一线降压药，如血压控制不佳可考虑联合二氢吡啶类钙通道拮抗剂（如氨氯地平，非洛地平）。

顺铂、贝伐珠单抗和酪氨酸激酶抑制剂等抗肿瘤药物引起的高血压，其发病机制为一氧化氮水平降低，导致全身血管收缩，进而引起内皮功能障碍、血管硬化和血压升高，使用刺激一氧化氮产生的药物（如硝酸盐）或抗血管硬化的药物（如二氢吡啶类钙通道阻滞剂）可能更适用于控制该人群的血压。针对免疫检查点抑制剂引起的心肌病则需要使用糖皮质激素治疗。免疫检查点抑制剂引起的孤立性心包疾病可以口服泼尼松 30mg/qd，或以初始剂量为 1~2mg/kg，然后逐渐减量治疗；对于暴发性心肌病则需要注射用甲泼尼龙琥珀酸钠 1000mg/qd 静脉注射。当糖皮质激素治疗无效时，可考虑使用包括血浆去除术、免疫球蛋白、抗胸腺细胞球蛋白、霉酚酸酯和他克莫司。

（二）肿瘤心脏病的治疗和管理措施

对不同的心血管疾病而言治疗方式不尽相同，针对各种肿瘤相关的心血管疾病，具体治疗措施如下。

1. CTRCD 对出现蒽环类药物相关 CTRCD 的患者推荐采取 MDT 讨论评估风险获益比来决定是否停药。根据 HF 相关指南指导 CTRCD 治疗。人表皮受体 -2 治疗相关的 CTRCD 患者应行 MDT 根据症状和 LVEF 决定是否停药，尽早对患者进行治疗。免疫检查点抑制剂（ICIs）相关心肌炎的诊断主要基于症状、cTn 升高和新发的心电图异常，疑似心肌炎的患者应中断 ICIs 治疗，并进行 CMR、心肌核素显像检查，必要时行心内膜活检以明确诊断。血流动力学不稳定的患者应该尽早采用大剂量甲强龙冲击治疗，之后根据心肌炎缓解情况逐渐撤药，激素抵抗性心肌炎应考虑二线免疫抑制剂。嵌合抗原受体 T 细胞（CAR-T）治疗患者中最常见的心血管并发症是心律失常，应参照对应指南治疗。干细胞移植后 HF 治疗的循证证据较少，ACEI 和 β- 受体拮抗剂可能有效。肿瘤患者发生应激性心肌病的风险较高，大多数患者需要行冠状动脉造影或冠状动脉 CT 血管成像排除冠心病，并建议暂停引起应激性心肌病的药物。因出现 CTRCD 而中断的抗肿瘤药物，建议在心功能恢复后行 MDT 讨论以决定是否再次治疗。

2. 冠心病　急性冠状动脉综合征（ACS）的诊断参照普通人群进行，期间肿瘤治疗应暂时中断。如患者出现 ACS 相关急性并发症且预计生存期 6 个月，建议立即行冠状动脉造影及经皮冠状动脉介入（PCI）治疗，推荐使用三代药物洗脱支架。支架置入后采取短期（13 个月）阿司匹林联合氯吡格雷双联抗血小板治疗；若患者同时存在抗凝指征，应用新型口服抗凝药联合一种抗血小板药物（氯吡格雷优先）是优选方案。经 MDT 讨论后，冠状动脉旁路移植术可用于预计生存期 12 个月且无法行 PCI 的患者。对存在血小板减少症的患者，PCI 和冠状动脉旁路移植术及药物管理应根据血小板水平谨慎决定。ACS 血运重建后，引起 ACS 相关的肿瘤药物应停止使用，其他药物应立即恢复。慢性冠状动脉综合征（CCS）患者的管理与普通人群类似，然而由于存在高出血风险，CCS 肿瘤患者的血运重建应格外谨慎，由包括肿瘤心脏病学、介入心脏病学以及肿瘤学专家行 MDT 讨论决定。

对于肿瘤患者冠心病治疗的特殊难点在于合并血小板减少。肿瘤患者（包括实体瘤和血液系统肿瘤）血小板减少的发生率为 10%~25%，其中以急性白血病、淋巴瘤及多发性骨髓瘤患者更为多见。血小板减少也是多种肿瘤相关治疗最常见的不良反应，紫杉醇、环磷酰胺、氟尿嘧啶、卡铂等化疗药物可对骨髓巨核细胞产生抑制作用，造成血小板减少；电离辐射亦可影响骨髓造血功能，使血小板计数下降；合并使用抗凝或抗血小板药物亦可增加血小板减少的发生风险。据统计，约有 10% 的肿瘤患者外周血小板计数 $< 100 \times 10^9/L$，而血小板减少与肿瘤合并冠心病患者出现缺血、出血事件及早期死亡等不良结局密切相关。一方面，血小板减少会限制化疗药物的使用，影响抗肿瘤治疗效果；另一方面，还制约着抗栓药物的长期应用，增加 PCI 术后出血风险，而过早停止或减量使用抗血小板药又可导致冠状动脉血栓事件发生风险增加，使治疗处于两难境地。

对于肿瘤合并冠心病患者，经典冠心病二级预防药物同样具有明确获益，加用或继续使用血管紧张素转换酶抑制剂和 β 受体拮抗剂、他汀类药物可能提供额外的心脏保护作用。对于稳定型心绞痛的治疗，在优化使用二级预防药物的同时积极纠正肿瘤相关缺血诱发因素（如贫血、感染、低氧等）可使多数患者的心绞痛症状得以有效控制。

肿瘤并发 ACS 患者具有临床症状不典型（有胸痛症状者占比不足 1/3）、接受 PCI 的比例低等特征，合并血小板减少者的比例更高，发生支架内血栓、冠状动脉缺血和出血事件的风险更大；DAPT 评分对支架内血栓和心肌梗死事件的发生有预测价值。目前，对于发生 ACS 的肿瘤患者，首选的抗血小板药物是阿司匹林（300mg 负荷剂量，继之以 100mg/d 维持剂量）和氯吡格雷（300~600mg 负荷剂量，继之以 75mg/d 维持剂量）。阿司匹林联合氯吡格雷的疗程应至少维持 1 个月，一般持续 3~6 个月，之后停用氯吡格雷，若阿司匹林不耐受，可给予氯吡格雷长期维持治疗。鉴于肿瘤患者潜在的高出血风险，不常规推荐 DAPT 中使用新型 P2Y12 受体拮抗剂替格瑞洛，但对于高缺血同时伴有高出血风险的患者，短期 DAPT 后降阶至替格瑞洛单药治疗也是可以考虑的替代方案。

大多数抗肿瘤药物是细胞色素 P450 超家族的底物和抑制剂，而治疗心血管疾病的药物多为细胞色素 P450 酶系的底物，故抗肿瘤药物会对其代谢产生影响，如伊马替尼可导致辛伐他汀、地尔硫草、维拉帕米的血药浓度升高，紫杉醇、氟尿嘧啶类、某些酪氨酸激酶抑制剂可以升高华法林的血药浓度而增加出血风险。因此，肿瘤合并冠心病患者的药物治疗应充分考虑到潜在的药物间相互作用。

肿瘤合并冠心病患者接受治疗期间需全程加强对血常规（尤其是血小板计数及血红蛋白）及临床出血情况的随访，早期发现潜在的出血隐患，及时防治并避免严重的出血并发症。

3. 心脏瓣膜病　外科手术在合并肿瘤的心脏瓣膜病患者中具有挑战性。经导管主动脉瓣置换等微创瓣膜干预手段成为可行的选择，对出现感染性心内膜炎的患者，应参照相应指南治疗，如需行瓣膜手术治疗，应进行 MDT 讨论。

4. 心律失常　肿瘤患者出现心房颤动时应参照 2020 年 ESC 心房颤动指南进行管理，并应用 "ABC 整体管理路径"（A：抗凝治疗避免卒中 / 系统栓塞；B：控制心室率及节律改善症状；C：合并症及 CVRF 管理）。复律药物多不推荐使用，控制心室率优选受体拮抗剂，根据患者 CHA2DS2-VASc 评分启动长期抗凝治疗，HAS-BLED 评分评估出血风险。针对出现 Q-Tc 间期延长以及室性心律失常的患者，参照相应指南治疗。有症状时建议对使用致 CTRCD 肿瘤药物的患者采用受体拮抗剂，对结构性心脏病和血流动力学不稳定的患者可应用胺碘酮。对出现缓慢性心律失常的患者，应 MDT 讨论是否更换抗肿瘤药，必要时采取起搏器植入治疗。

5. 高血压　由于可以减少 CTRCD 风险，ACEI/ARB 成为肿瘤患者一线降压药，如血压控制不佳可考虑联合二氢吡啶类钙通道拮抗剂。

6. 血栓形成与血栓栓塞事件　肿瘤患者发生肺栓塞、静脉血栓、颅内血栓和动脉血栓栓塞的风险明显增加。在没有禁忌证情况下使用新型口服抗凝药或低分子肝素治疗深静脉血栓。而针对导管相关血栓形成，抗凝治疗应坚持至导管移除 3 个月且影像学证实血栓已消失后。

7. 出血并发症　对抗栓治疗的肿瘤患者应考虑使用质子泵抑制剂进行胃肠道保护，对出血的患者，止血策略应根据出血原因制定。

8. PAD　患者出现雷诺现象时，应考虑去除诱因（如低温）和长期使用二氢吡啶类钙通道拮抗剂。应进行 MDT 讨论以决定是否继续使用引起 PAD 的抗肿瘤药物。

9. 肺动脉高压 肿瘤患者出现肺血管病的主要原因是静脉血栓，超声是肿瘤治疗期间评估肺动脉高压的首选方案。酪氨酸激酶抑制剂类药物易引起肺动脉高压，应谨慎评估停药与恢复治疗的时机。

10. 心包疾病 心包疾病的诊断主要依赖 TTE，对抗肿瘤药物引起的心包炎，推荐使用非甾体类药物。ICIs 引起的心包炎推荐采用大剂量激素治疗。对血流动力学不稳的心脏压塞患者，建议立即行心包穿刺。秋水仙碱治疗心包渗出可能有效。如心包渗出反复发作，可考虑行外科手术治疗。

对肿瘤治疗结束后心血管风险较高的肿瘤幸存者，在肿瘤治疗结束 12 个月内应进行心血管风险评估，并对患者进行宣教，提醒其注意心血管疾病征象并严格控制 CVRF，针对患者风险分层个体化制定心血管评估方案，心肺运动试验评估与心脏康复计划。

（三）肿瘤心脏病的外科治疗 - 冠心病的血运重建

肿瘤患者中 ACS 的发病率和死亡率远高于普通人群，其中急性 ST 段抬高型心肌梗死（STEMI）的病死率更高。虽然急诊 PCI 可能略增加近期诊断肿瘤的 STEMI 患者死亡风险，但校正混杂因素后发现该治疗措施总体上是安全有效的。

PCI：肿瘤患者的冠状动脉介入治疗面临诸多挑战，其 PCI 围术期出血风险、院内和远期死亡率及再次血运重建率均高于普通人群，治疗前应充分评估 PCI 的风险与获益。对于以 ACS 为首发表现的患者，即使其生存期少于 1 年，也应酌情进行血运重建。对于不适合 DAPT 或者需尽快进行肿瘤外科手术的患者，建议单纯使用球囊或药物涂层球囊行血管成形术。而对于拟行限期外科手术或化疗的患者，可考虑使用新一代 DES，包括新一代药物 / 聚合物涂层同步降解支架或无聚合物涂层 BioFreedom 支架等，介入治疗后予 DAPT 至少 4 周可行外科手术或化疗。肿瘤进展期（近 12 个月内诊断，或正在进行肿瘤治疗如近期手术、放化疗）、贫血（基线血红蛋白 < 110g/L）和血小板减少（血小板计数 < 100×10^9/L）等是 PCI 围术期出血的独立危险因素。此外，围术期出血风险还与肿瘤的部位及是否处于活动期相关。直肠肿瘤的消化道出血风险最高，其次是胃、结肠。

肿瘤患者行冠状动脉介入治疗的特殊考虑包括以下内容。

（1）优先选择桡动脉入路以降低出血及并发症风险，桡动脉不可用时可考虑使用肱动脉、尺动脉入路；当患者有双侧乳腺切除病史，或冠状动脉病变复杂、需要循环辅助装置时，推荐使用股动脉入路。

（2）对于预期寿命 > 1 年的肿瘤患者，行介入治疗时必须仔细评估是否具有临床指征。而预期寿命 ≤ 1 年的肿瘤患者，当合并急性 STEMI、高危非 ST 段抬高型 ACS，或并发顽固性心绞痛，可以考虑行介入治疗；若非紧急情况，需根据 FFR 或 IVUS、OCT 检测结果进行决策。

（3）对于不适合接受 DAPT（血小板计数 < 30×10^9/L）或近期拟行非心脏外科手

术的患者，考虑使用普通或药物球囊扩张血管成形术。对于拟接受限期肿瘤切除手术或化疗的患者，若血小板计数 $\geq 30 \times 10^9/L$，可考虑使用新一代 DES，至少 4 周后可行外科手术或化疗。对于拟行非限期手术或化疗的患者，若其血小板计数 $\geq 30 \times 10^9/L$，应考虑使用新一代 DES。推荐 PCI 术中使用比伐芦定以降低出血风险，应在激活凝血时间（ACT）的指导下使用普通肝素。冠状动脉造影在识别临界病变的准确性上存在一定的局限性，可进行 FFR 检测，以减少不必要的支架置入。推荐使用高压力（$\geq 16atm$，1atm=101.325kPa）非顺应球囊进行后扩张，推荐使用腔内影像学技术（如 IVUS 或 OCT）来确保支架膨胀完全、贴壁充分，以降低并发症发生风险，并尽可能缩短 DAPT 时间。

CABG：复杂高危不适宜行 PCI 的肿瘤合并冠心病患者能否接受 CABG 在很大程度上取决于肿瘤的分期、预后和患者的基础状况，非体外循环、微创 CABG 可能给患者带来更大获益。CABG 与肿瘤切除手术可以同期或先后完成，若选择非同期手术方式，2 次手术一般间隔时间为 4~6 周。胸部手术可与 CABG 同时进行，其优势在于能缩短住院时间、降低治疗费用、减少并发症并避免延误肿瘤治疗。而胃肠手术可增加纵隔感染的风险，不宜与 CABG 同时进行。

胸部放射治疗可造成纵隔、心包组织广泛黏连及纤维化，从而增加 CABG 手术难度。同时，放射治疗可引起内乳动脉纤维化、顺应性及血流量下降，导致部分患者的内乳动脉无法使用。此外，对于接受胸部放射治疗的患者，CABG 术后桥血管再狭窄发生率更高，相对死亡风险明显增加。事实上，对于肿瘤合并冠心病患者 PCI 和 CABG 两种血运重建方式孰优孰劣并非绝对，二者之间如何选择主要取决于冠状动脉病变解剖学特点、肿瘤预后及患者的一般状态等。随着 PCI 技术的进步，以往难以通过 PCI 处理的病变（如慢性完全闭塞病变）治疗成功率已大大提高。因此，姑息性 PCI 可能会变得更加普遍。

肿瘤合并冠心病患者接受非心脏外科手术及冠状动脉血运重建时机：肿瘤合并冠心病患者在外科手术围术期更容易发生急性冠状动脉不良事件，但推迟外科手术又有延误肿瘤治疗的风险。外科手术时机取决于外科手术的紧迫性，对于拟行急诊外科手术的患者，立即手术的获益通常更大。对于合并 ACS 的肿瘤患者，除非推迟外科手术会立即危及患者生命，否则建议优先处理心脏疾病，尽量采取单纯球囊或药物涂层球囊扩张术，以缩短 PCI 术后 DAPT 时间，为后续肿瘤外科手术争取机会。对于拟行择期外科手术的稳定性心绞痛患者，还需评估围术期心血管事件发生风险及心脏功能储备情况〔以代谢当量（MET）表示〕。

PCI 术后患者外科围术期发生不良心血管事件的风险和 PCI 与外科手术的间隔时间成反比，支架置入后 4~6 周内进行外科手术，此时其发生血栓并发症的风险最高，另外，还与冠状动脉病变范围、介入治疗的复杂性相关。需停用 DAPT 的择期外科手术最好在冠状动脉普通球囊扩张术后 2 周或药物球囊扩张术后 1 个月或 DES 置入后 6 个月以上实施。但如果推迟手术带来的肿瘤进展甚至危及生命的风险大于支架血栓形成的风险，DAPT 疗程可以考虑缩短至 3~6 个月，最新一代 DES 置入术后 DAPT 疗程最短为 1 个月。

肿瘤合并冠心病患者外科手术围手术期的抗血小板治疗管理：肿瘤合并冠心病患者外科围手术期的抗血小板治疗方案需要经心血管病科、外科专家和麻醉师等参与的多学科讨论，在充分权衡血栓和出血风险后确定。稳定的冠心病患者，包括距离普通球囊或药物球囊扩张术 > 6 个月、DES 置入术 > 12 个月的患者，围手术期可以停用阿司匹林。但如果冠心病相关的血栓风险较高，而手术的出血风险较低，围手术期可以继续使用阿司匹林。尽管有数据显示阿司匹林可降低围手术期心肌梗死的发生率，但迄今尚未见随机对照试验支持这一观点，目前，肿瘤合并冠心病患者外科围手术期的抗血小板治疗策略仍然存在争议。

对于有 DAPT 指征的患者，应尽量将肿瘤切除手术推迟至完成推荐的 DAPT 疗程之后进行。但如果推迟手术所致肿瘤进展的风险大于停用 DAPT 所致冠状动脉血栓形成的风险，可考虑在单用阿司匹林的情况下进行手术。总之，除了出血风险极高的外科手术，大多数手术都可以在服用阿司匹林的患者中安全地进行。根据 2017 年欧洲心脏病学会 DAPT 指南，如果必须在围手术期停用阿司匹林和 P2Y12 受体抑制剂，可考虑使用静脉注射的抗血小板药物（如替罗非班或依替巴肽）进行桥接，尤其是在 PCI 术后的 1 个月内。

P2Y12 受体拮抗剂的停药时间应根据手术日期决定，停药时机在不同药物之间略有不同。替格瑞洛至少应于外科手术前 3 天停用，氯吡格雷为 5 天。若冠状动脉情况允许，建议在外科手术前 7~10 天停用 P2Y12 受体拮抗剂。阿司匹林不可逆的抗血小板作用完全消失需要 7~10 天，但血小板功能完全恢复并不是获得足够止血能力的必要条件，故对于需要停用阿司匹林的患者，在手术前 3~5 天停药足以满足大多数外科手术需要。急诊外科手术，可通过输注血小板来恢复血小板功能，但应避免在距离最后一剂氯吡格雷服用时间 46 小时（替格瑞洛为 10~12 小时）内进行血小板输注。

在肿瘤外科手术后，应尽快（最好在术后 48 小时内）重新给予负荷剂量的 P2Y12 受体拮抗剂口服。出血风险高危者，优选氯吡格雷。对冠状动脉缺血高危患者，若外科手术后胃肠功能受损（如腹部手术），可予静脉输注抗血小板药物（如替罗非班或依替巴肽）直至恢复口服制剂。另需指出，对于此类患者低分子肝素桥接治疗带来的心血管获益并不确切，且可增加外科手术相关出血风险，需谨慎使用。

（四）特殊人群处理

1. 伴血小板减少的肿瘤合并冠心病患者的管理　目前，对于伴血小板减少的肿瘤合并冠心病患者的处理意见仍主要来自专家经验，既往研究显示合并严重的血小板减少（血小板计数 $< 50 \times 10^9$/L）的 ACS 患者，使用阿司匹林后短期生存率提高。一般认为，若不合并其他凝血机制障碍，外周血小板计数 $> 50 \times 10^9$/L 可保证大多数心血管介入操作安全进行。PCI 术中抗凝药物优选比伐芦定，或可根据血小板计数适当降低普通肝素用量。应在谨慎评估风险与获益后由多学科专家讨论决定 DAPT 方案。对合并血小板减少或出血性疾病的肿瘤患者，必要时可在血小板功能和凝血功能检测结果指导下酌情调整抗栓方案。合并血小板减少的冠心病患者行心导管操作的要点如下。

（1）不建议患者在心导管检查前行预防性血小板输注，除非血小板计数 $< 20 \times 10^9$/L 并伴有下列情况之一：高热，白细胞增多，血小板计数锐减，凝血功能异常，正在接受放化疗的实体肿瘤患者（包括膀胱、子宫内膜、宫颈、结直肠肿瘤，黑色素瘤，以及伴有坏死的实体肿瘤）。

（2）如果血小板减少患者在心导管操作术中、术后发生出血，推荐行治疗性血小板输注；血小板输注结束后，建议再次检测血小板计数。

（3）血小板计数 $< 50 \times 10^9$/L 的患者行 PCI 时，首选比伐芦定抗凝，或推荐普通肝素减量使用，其起始剂量为 30~50U/kg，此种情况下均需要检测 ACT，使之保持 < 350s。

（4）血小板计数 $< 30 \times 10^9$/L 的患者在行介入治疗及 DAPT 前，建议先进行多学科评估（心脏科、肿瘤科、血液科），并分析风险与收益比。

（5）血小板计数介于（30~50）$\times 10^9$/L 的患者，可以使用包含氯吡格雷的 DAPT。血小板计数 $< 50 \times 10^9$/L 的患者，不建议使用替格瑞洛及 GP Ⅱ b/Ⅲ a 受体拮抗剂。

（6）血小板计数 $< 50 \times 10^9$/L 的患者，DAPT 的持续时间应限定为 2 周（行经皮冠状动脉腔内成形术者），或 4 周（行药物洗脱球囊扩张术者），或 3 个月（置入新一代 DES 者，且经 IVUS 或 OCT 证实支架贴壁良好）。

2. 合并长期抗凝适应证者 合并长期抗凝适应证的肿瘤患者比较多见，一方面肿瘤患者发生静脉血栓栓塞症的风险是非肿瘤患者的 4~7 倍，合并静脉血栓栓塞症的比例达到 4%~20%；另一方面肿瘤患者合并心房颤动、机械瓣膜置换病史的也并不少见。此类人群在发生冠心病（尤其是 ACS）时，需在抗凝治疗基础上联用抗血小板药物，出血风险随之升高。目前，关于合并长期抗凝适应证的肿瘤患者在发生冠心病时应如何调整抗凝及抗血小板治疗方案尚无定论，主要观点均来自专家经验。长期口服维生素 K 拮抗剂（vitamin K antagonists，VKA）或非维生素 K 拮抗剂口服抗凝药（non-vitamin K antagonistoral anticoagulant，NOAC）的肿瘤患者，在 ACS 急性期可继续使用，PCI 术中可在 ACT 指导下给予普通肝素抗凝。关于需长期使用抗凝药物的肿瘤患者 ACS 后是否需要 DAPT，需谨慎权衡缺血与出血风险，DAPT 联合抗凝治疗的时长应尽量不超过 1 个月，P2Y12 受体拮抗剂（首选氯吡格雷）联合抗凝药物治疗的时长应尽量不超过 12 个月，在使用 VKA 联合抗血小板药物治疗的肿瘤患者中，应滴定 VKA 剂量使国际标准化比值（INR）控制在 2.0~2.5 之间；在使用 NOAC 联合抗血小板药物治疗时，高出血风险患者可考虑适当减少 NOAC 用量。目前，NOAC 在肿瘤合并静脉血栓栓塞症、心房颤动患者抗凝治疗中的有效性和安全性的循证医学证据愈发充分，因此对接受 PCI 的肿瘤患者可考虑 NOAC 作为首选抗凝药物。对于接受 DAPT 联合抗凝治疗的患者，由于其出血并发症（尤其是消化道出血）风险较高，建议在联合治疗期间使用质子泵抑制剂或

H2 受体拮抗剂预防消化道出血。

3. 儿童

（1）在发达国家，儿童癌症的 5 年生存率已经接近 85%，但在儿童肿瘤幸存者的长期随访中，心脏疾病是最常见的非癌症死亡原因。

（2）儿童常发生的肿瘤有急性淋巴细胞性白血病、急性髓系白血病、霍奇金淋巴瘤、非霍奇金淋巴瘤、中枢神经系统肿瘤等，而蒽环类药物及放疗是这些疾病常用的治疗手段，同时也是引发儿童肿瘤心脏毒性的常见因素。

（3）在儿童癌症幸存者研究（CCSS）表明，接受抗肿瘤治疗的儿童幸存者因心血管疾病而死亡的风险是普通人群的 8 倍。在一项纳入 32308 例儿童肿瘤长期生存患者的回顾性研究发现，心血管并发症的发生率达到约 8.1%，相对于对照组，青年幸存者的心血管疾病的发病率增加了 20 倍，而大于 60 岁的老年幸存者的发病率仅仅增加了1.3 倍。

（4）近年来，欧美国家发表多个指南均推荐对于儿童肿瘤长期生存的患者应终生随访，对不同风险人群进行心脏毒性的筛查，密切监测心血管并发症。

（5）具有危险因素［包括接受蒽环类药物、米托蒽醌和（或）累及心脏的放疗］的儿童癌症幸存者需做好心血管疾病预防宣教，且每年都要评估是否伴有不良预后因素（包括肥胖、久坐、吸烟、饮酒、不健康饮食、血脂异常、高血压、糖尿病），并建立健康的生活方式。

（6）在成人肿瘤患者中，可以采用持续输注蒽环类药物的方式（持续 48~96h）以降低血浆峰值浓度减轻蒽环类药物所致心脏毒性，但在儿童肿瘤患者中，基于现有的证据不足以得出同样的结论。尽管缺乏证据，根据成人肿瘤患者的研究结论，持续输注蒽环类药物的方式已被部分儿童肿瘤治疗方案所采纳。

（7）使用心脏毒性较低的结构类似物或脂质体制剂替代传统的蒽环类药物在儿童肿瘤中的疗效尚未得到充分证实。

（8）基于目前的前瞻性随机对照研究，右雷佐生可以减轻蒽环类药物造成的心脏毒性和左心功能降低。而且没有降低抗肿瘤药物有效率、影响肿瘤患者生存或促生第二肿瘤等，特殊的是右雷佐生对女孩的长期心脏保护作用大于男孩。尽管如此，右雷佐生在儿童肿瘤中的心脏保护作用的数据仍有限，需要进一步的研究来证实。

4. 孕产妇

（1）目前怀孕期间心血管疾病的发生率越来越高，同时癌症治疗也可导致育龄女性癌症生存者发生心脏疾病。关于孕产妇的心脏毒性，目前只有少量的数据。

（2）既往接受过潜在心脏毒性的抗肿瘤治疗的人群，妊娠是心脏毒性发生的独立危险因素。一项针对曾在儿童时期接受蒽环和（或）胸部放疗的怀孕肿瘤患者的回顾性研究显示，癌症诊断年龄越低（$P=0.011$）、从癌症治疗到首次怀孕的间隔时间越长（$P=0.0045$）及蒽环类药物总剂量越高（$P=0.014$），心脏毒性事件的发生风险越高。研究发现，既往抗肿瘤治疗过程中未发生心脏毒性的女性癌症生存者，她们怀孕时充血性心力衰竭的发生率很低。但出现过心脏毒性的女性癌症患者，大约有1/3的概率在怀孕期间发生慢性心力衰竭。

（3）理论上，怀孕对于心脏毒性的药代动力学和药效动力学都有影响。在最近的一篇综述中提到蒽环类药物的血浆浓度在孕妇体内会降低。另外，怀孕期间的心血管超负荷可能会抵消蒽环类药物血浆浓度低的益处，所以结果很难预料。小样本病例对照研究（包含10名孕妇）提示孕妇的心脏毒性和其他同龄人的心脏毒性相似。不管怎样，鉴于孕妇心脏毒性的不确定性和数量较少，需要妊娠心脏团队（MDT）进行管理，且在接受抗肿瘤治疗前需进行心脏基线评估(包括病史、体格检查、心电图、BNP和超声心动图)，且在每个化疗疗程开始前均需再次评估。

（4）一项基于体外实验的研究表明，胎盘可能是一个保护屏障，仅有低水平的抗肿瘤药物（包括蒽环类药物等）经胎盘转运而影响到胎儿；微量的蒽环类药物会不会对胎儿的心脏发育产生影响尚不可知，但由于胎儿先天性异常的风险很高，可高达20%，因此妊娠早期通常不应用化疗，同时，化疗不建议超过妊娠第34周。由于怀孕期间接触蒽环类药物的胎儿可能在成年后成为具有早发心血管疾病危险性的患者，因此仍不能忽视心脏疾病的发生。

第五节　临床药物治疗案例分析

★PD-1抑制剂引起免疫性心肌炎的案例分析

病历摘要

患者，男性，74岁。2020年5月诊断为右肺小细胞癌cT4N2M1Ⅳ期伴右肺门淋巴结、腹腔淋巴结、肝转移，于2020年6月19日及7月11日行2周期卡铂＋依托泊苷（CBP 435mg/478mg d1+VP-16 186mg d1~3）联合替雷利珠单抗（200mg ivgtt q3w）治疗。2周期后复查，右下肺门及右肺下叶（2.2cm×1.1cm）肿块明显减小，右肺门及纵隔内多发饱满淋巴结影减小；肝脏多发乏血供结节较前减小，肝门水平腹主动脉前方多发增大淋巴结减小，评效PR。本次为进行下一周期化疗＋免疫治疗入院。患者第3次给药后第2天出现无明显诱因出现背部肌肉酸痛。

查体：体温（T）36.4℃，脉搏（P）83次/分，呼吸（R）18次/分，血压（BP）132mmHg/86mmHg，身高（H）173cm，体重（W）73kg，患者近期有背部肌肉酸痛，无胸痛、心悸、呼吸困难、下肢水肿。双肺呼吸音粗，未及干湿啰音；心音可，律齐，各瓣膜听诊区未及病理性杂音，肝肾区无叩击痛。

辅助检查： 血常规：WBC 13.1×10⁹/L，HB 117g/L，PLT 178×10⁹/L，NE 9.62×10⁹/L。凝血：FIB 6.16g/L，D-二聚体1013ng/ml，余正常。生化：ALB 38g/L，ALT 53U/L，AST 61U/L，GGT 67U/L，LDH 416U/L，TBIL 6.8μmol/L，DBIL 2.2μmol/L，Cr 77μmol/L，UREA 4.7mmol/L，尿酸368μmol/L，葡萄糖5.1mmol/L，钙2.26mmol/L，钾3.6mmol/L，钠

144mmol/L，CO2CP 30mmol/L，肌酸激酶（CK）1810U/L，肌钙蛋白（TNT）0.181ng/ml，肌酸激酶同工酶（CK-MB）107U/L，B 型利钠肽（BNP）未见升高。心电图大致正常，心脏彩超：主动脉硬化，三尖瓣反流（轻度），左室舒张功能减低，左室射血分数（LVEF）58%。

免疫学检查：抗核抗体（ANA）阴性、无甲状腺抗体异常。

既往史：高血压病史 20 余年，主动脉溃疡。2 年前行 PCI 术，于 LAD、LCS 分别植入支架 1 枚。否认糖尿病病史。否认肝炎、结核病史。否重大外伤史。否认输血史。

治疗经过及用药分析

2020-08-01（第 2 天）：患者诉背部肌肉酸痛，无胸痛症状，偶咳少痰，余无特殊不适。查体：T 36.4℃，P 83 次 / 分钟，R 18 次 / 分钟，BP 132mmHg/86mmHg，SpO₂ 97%。实验室检查：TNT 0.207ng/ml，MYO 1396ng/ml，CK 3046U/L，CK-MB 135U/L，BNP 17.1pg/ml。垂体六项：FSH 24.79IU/L，LH 11.45IU/L，PRL 14.00ng/ml，ACTH 22.70pg/ml，GH 0.05ng/ml，Cor 17.60μg/dl。游离甲功：FT3 3.55pmol/L，FT4 11.86pmol/L，TSH 2.074μIU/ml。瘤标：ProGRP 44.46pg/ml，SCC 0.80μg/L，CYFRA21-1 1.07ng/ml，CEA 1.90ng/ml。心电图大致正常。

患者 CK/CK-MB 比值逐渐升高，提示肌炎合并心肌炎，需考虑免疫相关心肌损伤、心肌炎，根据 CTCAE5.0 判断为 2 度心肌损伤。予那屈肝素钙注射液 0.4ml 皮下注射联合阿司匹林肠溶片 100mg po qod 抗凝治疗；甲泼尼龙琥珀酸钠（以下称甲强龙）40mg iv qd 减轻免疫损伤；双环醇 25mg po tid 保肝。暂停替雷利珠单抗及卡铂、依托泊苷用药，停用阿托伐他汀钙片治疗。

2020-08-03（第 4 天）：患者精神可，无发热、胸痛、心悸、恶心、腹胀等不适。24 小时静脉入 450ml，口入 1800ml，尿量 1500ml。查体：T 36.5℃，P 82 次 / 分，R 19 次 / 分，BP 118mmHg/76mmHg，SpO₂ 97%。实验室检查：心肌酶：CK-MB 50U/L，CK 667U/L，MYO 557.3ng/ml，TNT 0.195ng/ml。电解质、CRP、肾功能未见明显异常。心电图大致正常。

患者应用甲强龙 40mg 治疗第 3 天，CK、CK-MB、TNT、MYO 均下降，心电图无动态改变，无特殊症状。继予甲强龙 40mg iv qd。复查心脏彩超评估心功能；患者的主动脉溃疡，无法行冠脉造影，且有冠脉支架，核磁检查会产生伪影，不能行心脏 MR 检查。予雷贝拉唑 10mg 口服 qd，氯化钾缓释片 1g 口服 bid，依折麦布 10mg 口服 qd。

2020-08-05（第 6 天）：患者背部酸痛，无发热胸痛等不适。24 小时静脉入 490ml，口入 2000ml，尿量 1800ml。查体：T 36.4℃，P 72 次 / 分，R 19 次 / 分，BP 122mmHg/78mmHg，SpO₂ 98%。实验室检查：心肌酶：MYO 550.1ng/ml，CK 470U/L，CK-MB 43U/L。2020.8.4 心脏彩超：左室壁对称性增厚（室间隔厚度 12mm，左室后壁厚度 12mm），主动脉瓣、二尖瓣、三尖瓣反流（轻度），左室舒张功能改变，LVEF 63%，肺动脉压力 22mmHg。

患者应用甲强龙 40mg iv qd 治疗第 5 天，心肌酶下降，心电图无动态改变，无心脏症状体征，病情相对平稳。

2020-08-07（第 8 天）：患者背部酸痛同前，左侧上眼睑下垂。查体：T 36.5℃，P 98 次 / 分，R 18 次 / 分，BP 122mmHg/67mmHg，SpO_2 97%。实验室检查：血常规：WBC 13.65×10^9/L，HB 114g/L，PLT 301×10^9/L，NE 11.30×10^9/L。肝功能：γ-GGT 64U/L，AST 26U/L，ALT 68U/L，LDH 318.0U/L。心肌酶：CK-MB 44U/L，CK 267U/L，MYO 333ng/ml，TNT 0.452ng/ml。电解质、CRP、肾功能未见明显异常。心电图大致正常。

患者应用甲强龙 40mg iv qd 治疗第 7 天，无特殊症状，TNT 仍进行性升高，MYO、CK、CM-MB 下降，心电图无动态变化。需进一步完善血沉、免疫全项 + 风湿抗体、抗中性粒细胞胞浆抗体、肌炎抗体谱鉴别自身免疫性肌炎。肌炎一般以乏力、肌痛、皮疹、声嘶为主，少有眼肌受累，表现为复视，但患者以眼睑下垂为表现，需警惕肌无力。甲强龙 40mg iv qd 治疗一周，明日减量至 20mg iv qd。

2020-08-09（第 10 天）：患者左眼睑下垂早晨较夜间好转，无复视、憋气、四肢无力。背部肌肉酸痛，心率稍快。查体：T 36.6℃，P 95~105 次 / 分，R 18 次 / 分，BP 128mmHg/69mmHg，SpO_2 97%。双瞳孔 L：R=3mm：3mm，光反应（+），眼动可，左眼睑遮盖眼球 1/3，伸舌居中，四肢肌力 V 级，疲劳试验可疑（+）。实验室检查：头MRI：未见明显异常强化。

患者应用甲强龙治疗第 9 天（20mg iv qd 治疗第 2 天），眼睑下垂症状有改善。

2020-08-10（第 11 天）：患者眼睑下垂症状有改善。查体：T 36.4℃，P 97~110 次 / 分，R 18 次 / 分，BP 130mmHg/70mmHg，SpO_2 97%。实验室检查：血常规：WBC 10.68×10^9/L，HB 124g/L，PLT 343×10^9/L，NE 9.14×10^9/L。生化：Glu 4.3mmol/L，Cr 78μmol/L，尿素 10.1μmol/L，尿酸 336μmol/L，TP 61g/L，TBIL 7.8μmol/L，LDH 302U/L，γ-GGT 67U/L，AST 27U/L，ALT 61U/L，ALB 35g/L，DBIL 1.8μmol/L，Ca 2.33mmol/L，K 4.1mmol/L。心肌酶：CK-MB 48U/L，CK 211U/L，MYO 255.1ng/ml，TNT 0.461ng/ml。ESR 23mm/h。免疫全项 + 风湿抗体 + 抗中性粒细胞胞浆抗体：IgM 40.50mg/dl，CRP 0.22mg/dl，余正常。免疫电泳：α1 球蛋白 4.90%。

患者应用甲强龙治疗第 10 天（20mg iv qd 治疗第 3 天），经甲强龙治疗，患者 CK、CK-MB、MYO 进行性下降，逐渐恢复正常，TNT 仍高；肌肉酸痛、眼睑下垂症状有改善，无心脏症状，风湿免疫相关化验无明显异常，考虑与替雷利珠单抗有关，与卡铂、依托泊苷无关。停用替雷利珠单抗，待肌酶恢复后再评估是否化疗。予甲强龙 20mg iv qd 治疗第 3 天。

2020-08-11（第 12 天）：患者一般情况可，眼睑下垂症状有改善。查体：T 36.6℃，P 103 次 / 分，R 18 次 / 分，BP 128mmHg/70mmHg，SpO_2 96%。实验室检查：冠脉 CT：（采集时心率 73~77bpm）冠状动脉粥样硬化并 LAD、LCX 病变［前降支开口处：（支架近侧）可见非钙化性斑块，管腔重度狭窄，支架内未见严重再狭窄，中、远段多发钙化性斑块，管腔轻度狭窄。左旋支 LCX-PDA：支架内未见严重再狭窄，中、远段可见钙化性、非钙化性斑块，管腔中度狭窄；发出 LMB2，可见钙化性、非钙化性斑块，管腔中度狭窄]；冠状动脉支架术后改变。

患者心肌炎、肌炎，经甲强龙治疗后肌酶下降，行冠脉 CT，排除心梗。病情相对平稳，予出院。院外序贯泼尼松 25mg qd 口服治疗，每周递减 5mg。

用药治疗方案分析

1. 替雷利珠单抗与心肌炎的相关性分析 ICIs 相关心肌炎的确诊直接关系到肿瘤患者能否继续接受 ICIs 治疗，其诊断的正确性很可能影响肿瘤患者预后。而 ICIs 相关心肌炎常常缺乏特异的临床表现、实验室和影像学诊断标准，因此需要排除已知心血管疾病或非心血管疾病可解释的上述症状或检验检查异常。

本例患者出现心肌炎伴肌炎后，其难点在于病因的鉴别诊断。患者有冠心病及高血压病史，本次入院心肌酶升高，需首先鉴别诊断冠心病及治疗相关心肌损伤。患者以 CK 指标升高为主，伴 CK-MB 及 TNT 轻度升高，心电图及心脏彩超无明显异常，无胸痛心悸症状，不符合急性心肌梗死典型表现，冠脉 CT 排除心梗。在排除了本身心脏基础疾病导致的心肌梗死后，要考虑治疗因素影响。

铂类药物在临床抗肿瘤药物治疗中应用广泛且疗效确切，其主要毒性如消化道反应、肾毒性及神经毒性等临床报道常见，但对心脏毒性的关注则较少。心脏毒性未被列为铂类药物的常见副作用，然而，在过去十年中，铂类各种心脏毒性事件的临床病例数量有所增加。卡铂说明书中指出，其心脏毒性的发生率 < 1%；文献报道，铂类引起的心脏毒性可表现为心律失常（最主要表现）、心脏缺血、心肌梗死、心绞痛、心包炎（心包发炎，心包是包围心脏的囊样组织）、血栓栓塞事件和慢性心力衰竭。

依托泊苷主要为血液学和消化道毒性，虽有心肌缺血或心肌梗死的不良反应报道，但最常见的心血管不良反应是低血压，心脏毒性主要表现为心电图改变。说明书指出，可出现心电图改变、低血压等。文献报道，依托泊苷与顺铂合用对心脏电活动有协同毒性作用。由此分析，其他抗癌药物、自身心血管疾病进展、邻近肿瘤压迫等可引起室上性早搏、室性早搏、心房颤动等心律失常，此时通常肌钙蛋白无升高，部分心律失常患者可能伴有利钠肽轻度升高。本案例中，患者无特异性心电图改变，仅表现为肌酶升高，伴肌病表现，因此首先考虑免疫性损伤，给予甲泼尼龙序贯泼尼松口服治疗有效。根据美国临床肿瘤学会《免疫检查点抑制剂引起免疫相关不良事件的管理》指南中相关诊断标准，考虑患者为 ICI 所致的免疫相关性心肌炎。

不能否定的是 ICIs 联合其他化疗药物治疗可使患者发生致死性心肌炎的风险更高。研究报道，多种 ICIs 联合用药、ICIs 联合其他心脏毒性药物、心脏抗原在肿瘤中的表达、既往有自身免疫性疾病、遗传等都是导致免疫相关性心肌炎发生的危险因素。已有研究报道，培美曲塞、氟尿嘧啶、卡培他滨和金属铂类等传统化疗药物可诱发缺血性心脏病等心脏毒性。

ICIs 引起的心肌炎等心血管毒性属于罕见 irAE，临床试验中发生率不足 1%。美国麻省总医院报告的研究显示，ICIs 所致心肌炎发生率为 1.14%，从开始 ICIs 治疗至心肌炎出现的中位时间为 34d。在 ICIs 相关心肌炎鉴定方面，其临床表现形式多样且不具有特异性，最常见的临床表现为呼吸困难、乏力、头晕或晕厥、眼睑下垂、复视或视力障碍等；其他免疫相关并发症主要包括肌无力或重症肌无力、免疫性肝炎、眼肌麻痹、免疫性肺炎等。一项包括 15 例患者的研究报道指出，发生免疫相关性心脏毒性患者中，53.3% 的患者同时发生了 3~4 级累及其他系统的 ADR，其中最常见的是自身免疫性肝炎和肌炎。cTnI/cTnT 和 CK 水平是心肌损伤的敏感和特异性标志物。Mahmood 等学者研究指出，100% 的免疫相关性心肌炎患者都出现了 cTnT 不同程度的升高，66% 的患者出现了 NT-pro-BNP 升高。另一项包含 56 例免疫相关心肌炎患者的研究显示，93.3% 的患者出现 cTnT 升高，100% 的患者 CK、CK-MB、BNP 及肌红蛋白出现升高。由此可见，血浆 TNT 对于早期检测 PD-1 抑制剂所致心脏毒性具有一定价值。但由于心肌炎及急性冠脉综合征均可能导致 TNT 升高，检测空腹血脂水平有助于初步鉴别动脉粥样硬化相关的 TNT 升高和潜在的免疫性心肌炎。另有文献指出，横纹肌溶解/肌炎、血管炎和心血管毒性的发生之间可能存在一定关系，免疫相关心血管毒性的临床症状可伴随肌痛等表现。该患者目前距首次应用替雷利珠单抗 43d，血脂水平较前无明显改变，背部肌肉酸痛伴随 CK 及 TNT、CK-MB 升高，符合 ICIs 心脏 irAE 特点。

超声心动图和心电图变化是评估继发于心肌炎结构和功能变化的重要工具，可以排除心力衰竭、心包渗出和腔内血栓等其他原因。一项包含 42 例免疫性心肌炎病例的研究显示，64% 的患者及 50% 的死亡患者的 LVEF 在正常范围内，提示免疫相关性心肌炎患者的超声心动图和心电图表现并无特异性。Palaskas 等学者认为 LVEF 正常并不能排除免疫相关性心肌炎的诊断。有研究报道，免疫相关性心肌炎心电图变化同样不具有特异性。本例患者 LVEF 58%~63%，处于正常范围（50%~70%）内，且无特异性心电图改变。

心内膜活检是心肌炎诊断的"金标准"，由于其高风险而很少使用。根据达拉斯标准，心肌炎的诊断是有或没有心肌坏死的淋巴细胞浸润。本例患者未进行该项检测。

2. 心肌炎发生原因分析 ICIs 引发免疫相关性心肌炎的具体机制尚不完全明确，但有研究显示，免疫性心肌炎的发生与 PD-1 和 PD-L1 的缺失有关，且心肌细胞损伤与其表面 PD-1 和 PD-L1 的表达呈正相关。目前比较公认的机制为：PD-1 抑制剂阻断 T 细胞 PD-1 与心肌细胞 PD-L1 结合→CD8+T 细胞活化并释放穿孔素/颗粒酶→心肌细胞溶解坏死→心肌酶升高、收缩功能障碍。这提示我们，在使用免疫检查点抑制剂时，应更加警惕其心血管毒性。目前尚无对 ICIs 心脏副作用高危人群的高质量研究。已有研究报道，ICIs 引起的心肌炎发生率为 0.06%~2.40%，易发生于老年患者。年龄是心脏毒性的独立危险因素，大于 60 岁的患者更易发生。部分研究发现，心血管病史可能并不是 ICIs 导致免疫相关性心肌炎的独立危险因素。本例患者为 74 岁老年男性，有高血压及冠心病病史，治疗采用联合应用 ICI、依托泊苷和卡铂，患者个体差异，这些可能都是导致该患者出现 ICIs 相关心肌炎的诱发因素。

3. 心肌炎发生后的药学监护　ICIs 相关心肌炎治疗主要包括以下 3 方面：第一，阻止 ICIs 进一步的心脏毒性作用。第二，使用免疫抑制剂减轻心肌炎症反应。第三，针对心脏并发症进行支持治疗。美国肿瘤免疫治疗学会（The Society for Immuno therapy of Cancer，SITC）《免疫检查点抑制剂相关不良事件的临床实践指南》指出，2 级心肌损伤患者需进行糖皮质激素治疗。《CSCO 免疫检查点抑制剂相关的毒性管理指南》与 NCCN 指南基本一致，建议对于轻度异常者治疗期间密切随访；G2 级请心内科积极处置基础疾病；G3~4 级永久停用 ICIs，立即请心内科会诊，给予大剂量激素脉冲治疗，G4 激素治疗 24h 无效考虑加用 ATG/ 英夫利西单抗。我国 2020 年发布的《免疫检查点抑制剂相关心肌炎监测与管理中国专家共识》认为糖皮质激素应作为 ICIs 相关心肌炎治疗的首选及核心方案，早期、足量的糖皮质激素有助于改善心肌炎预后，同时指出，任何程度的 ICIs 相关心肌炎在未彻底治愈前均不推荐重启 ICIs 治疗，治愈后重启 ICIs 治疗的安全性未知，G2 级以上心肌炎通常不建议重启 ICIs 治疗。

糖皮质激素治疗的推荐剂量方面，各指南稍有差别。对于 G2 级心血管毒性，SITC 指南推荐甲泼尼龙起始量为 0.5~1mg/（kg·d）；如果症状在 2~3 天没有改善，增加激素剂量至 2mg/（kg·d）；一旦症状改善 ≤ 1 级则开始进行 4~6 周的激素维持治疗。ESMO 指南推荐甲泼尼龙 1~2mg/kg，而最新版 NCCN 指南推荐甲泼尼龙脉冲式治疗 1g/d，且需在心功能恢复至基线水平后缓慢减量停用。这可能与近年来发表的总结性数据结论有关。我国人群体型相对较小，糖皮质激素用量是否能够完全参照 ESMO 指南和 ASCO/ NCCN 指南仍需进一步研究。我国《免疫检查点抑制剂相关心肌炎监测与管理中国专家共识》推荐，口服泼尼松 1~2mg/（kg·d），5~7 天后开始减量，首次减量 25%~40%，以后每周减量一次，减量过程不宜短于 4 周，直至心脏损伤生物标志物恢复到基线水平后停用。

本例患者首先考虑暂缓第 3 周期卡铂 + 依托泊苷 + 替雷利珠单抗抗肿瘤治疗，予甲泼尼龙琥珀酸钠 40mg iv qd 治疗一周后逐渐减量，并给予改善心肌能量代谢、营养心肌、减轻心脏负荷的支持治疗，予左卡尼汀口服溶液 10ml tid 及辅酶 Q10 片 10mg tid。治疗过程中，患者 CK、CK-MB、MYO 进行性下降，逐渐恢复正常，TNT 仍升高；肌肉酸痛、眼睑下垂症状有改善，无心脏症状，风湿免疫相关化验无明显异常。故序贯泼尼松 25mg qd 口服治疗，观察疾病变化。

合并用药方面，他汀类药物具有肌肉骨骼系统的典型不良反应，可加重或介导肌痛、肌炎，患者 CK 值较前进一步明显升高，因此临床药师建议医师停止给予他汀类药物或调整他汀类药物剂量（间断给药），联合或更换为其他降脂药物，推荐联合依折麦布治疗。医师采纳建议，鉴于患者血脂无异常，及时停用阿托伐他汀钙片治疗。

心脏基础疾病方面，临床药师重点关注规范控制血压、血脂，予单硝酸异山梨酯片 20mg bid 扩张冠脉预防心肌梗死，阿托伐他汀钙片 20mg po qn 降脂，厄贝沙坦片 150mg po qd、苯磺酸氨氯地平片 5mg po qd 控制血压，阿司匹林肠溶片 100mg po qd 抗板。同时，加强营养支持治疗。

患者大剂量激素治疗过程中，临床药师建议加用胃黏膜保护剂防止溃疡和消化道出血，并且严密监测血糖水平，采取适当措施预防深静脉血栓、骨质疏松、继发细菌、真菌、肺孢子虫肺炎等机会性感染。

用药小结

免疫检查点抑制剂（ICIs）在多种实体瘤中被证实具有抗肿瘤活性，其作用机制为通过激活机体自身免疫系统，产生持久的抗肿瘤反应。目前应用比较广泛的免疫检查点抑制剂主要包括细胞毒性 T 淋巴细胞相关抗原 4（CTLA-4）和程序性细胞死亡蛋白 1 及其配体（PD-1/PD-L1）抑制剂。免疫检查点抑制剂在激活自身免疫系统杀伤肿瘤细胞的同时也会产生一系列毒副作用，有些甚至是致命的，称为免疫相关不良事件（irAE），主要涉及肠道、皮肤、内分泌腺、肝脏和肺，也包括免疫相关性心肌炎。其中免疫相关性心肌炎的发生率虽然较低，但后果较为严重，甚至可能导致患者死亡。ICIs 已成为继化疗及靶向治疗后晚期恶性肿瘤的新治疗方法，早期识别免疫治疗中的 irAE，应重点关注监测，监测是一个动态的过程，从治疗前到治疗中再到治疗后，是一个非常复杂的过程，需要医护人员、患者以及家属多方面的重视。在不良反应比较轻的时候，提前处理，可以预防出现比较重的不良反应，早期干预是非常重要的。

★ 乳腺癌患者蒽环类药物化疗致心脏毒性的案例分析

病历摘要

患者，女性，52 岁，身高 163cm，体重 70kg，体表面积 1.80m^2，BMI 26.3kg/m^2。入院诊断为右乳癌术后肝、骨转移（rT3N1M1，Ⅳ 期，三阴性）。患者于 2017 年 8 月 18 日行右乳癌改良根治术，术后病理示浸润性小叶癌，腋窝淋巴结 8 枚（4 枚见癌转移）。免疫组化检查结果为雌激素受体（ER）（－）、孕激素受体（PR）（－）、人表皮生长因子受体 2（HER-2）（0）、增殖细胞标志物 Ki-67 增殖指数检测阳性率约 45%。依据病理与免疫组化结果，乳腺癌术后复发风险分级为高危（区域淋巴结转移 4 枚，ER 阴性且 PR 阴性）。术后行 AC-T 方案（注射用多柔比星 + 注射用环磷酰胺序贯多西他赛注射液）辅助化疗 8 周期，多柔比星 60mg/m^2，静脉滴注，第 1 天；环磷酰胺 600mg/m^2，静脉滴注，第 1 天；多西他赛 100mg/m^2，静脉滴注，第 1 天，21 天为 1 周期，具体剂量依据患者当时体表面积计算，化疗期间出现 Ⅲ 度骨髓抑制及 Ⅱ 度胃肠道反应，经对症处理后完成化疗，彼时术后未行放疗及强化辅助治疗。患者既往有胃溃疡病史 3 年，间断服用奥美拉唑肠溶胶囊 20mg qd 治疗；有慢性支气管炎病史 5 年，未规律用药；无高血压、冠心病、糖尿病及心律失常病史；否认药物及食物过敏史。

治疗经过及用药分析

2020 年 5 月患者自觉右上腹隐痛，且逐渐出现腰背部疼痛，骨扫描提示多发骨转移，腹部增强 CT 显示肝脏多发占位，考虑转移瘤。2020 年 6 月 20 日于外院行肝肿物穿刺活检术，病理检测结果示：转移性乳腺癌；免疫组化检测结果示:ER（－）,PR（－）,Her-2（－）。自 2020 年 7 月 10 日至 2021 年 3 月 30 日期间，患者多次变更解救治疗方案，复查胸部增强 CT、腹部增强 CT 及骨扫描均提示疾病进展。2021 年 4 月 15 日起行局部姑息性放疗，针对肝转移瘤及骨转移灶给予剂量：肝转移瘤 45Gy/15f，骨转移灶 30Gy/10f。

2021 年 7 月 20 日，患者因病情恶化再次入院。鉴于患者为三阴性乳腺癌晚期，多线解救化疗耐药，可选用药物有限。临床药师与医师研讨后，鉴于前期辅助治疗中蒽环类药物有效但未达累积剂量上限（表柔比星最大累积剂量为 900mg/m²，多柔比星 450mg/m²），拟重启含蒽环类药物联合方案。经药学问诊，患者对 AC-T 方案各药剂量记忆模糊，药师查阅资料并依患者当前体重、体表面积及前期治疗反应估算多柔比星累积剂量与后续合适给药量、疗程。同时，评估患者心脏毒性风险为高危（蒽环类药物应用史、年龄、合并症等因素），化疗前完善心脏功能检查。心电图示窦性心律、ST 段轻度改变；心脏彩超提示二尖瓣轻度反流，左心室射血分数（LVEF）58%，左室短轴缩短率 30%；实验室检查结果示心肌肌钙蛋白 I（cTnI）8.20pg/ml、B 型钠尿肽（BNP）32.50pg/ml。结合检查结果与病史，排除禁忌后予患者 AC 方案化疗，即注射用多柔比星 120mg，静脉滴注，第 1 天 ＋ 注射用环磷酰胺 800mg，静脉滴注，第 1 天，21 天为一周期。临床药师制定药学监护计划，开展用药教育，告知蒽环类药物心脏毒性症状以助早期识别。

2021 年 10 月 25 日，患者入院行第 4 周期化疗。入院实验室检查示血红蛋白 95g/L（轻度贫血）、白细胞计数 3.2×10⁹/L（轻度白细胞减少）、血小板计数 110×10⁹/L（正常下限），提示化疗所致骨髓抑制。药师建议予重组人粒细胞集落刺激因子升白细胞、必要时输血纠正贫血，并加强营养支持。同时，检测患者肝肾功能，丙氨酸氨基转移酶 65U/L（轻度升高）、肌酐 102μmol/L（正常上限），药师考虑化疗药物及长期胃溃疡病史对肝肾功能影响，建议加用保肝药物（如复方甘草酸苷注射液），密切监测肝肾功能指标，依情况调整化疗剂量或疗程，医师予以采纳。

2022 年 1 月 15 日，患者顺利完成 6 周期解救化疗，复查 CT 提示病情稳定，心脏功能指标无明显恶化。但多柔比星趋近最大终身累积剂量，cTnI 波动上升，持续原方案心脏毒性风险剧增，药师建议停用 AC 方案，医师认可并调整为"口服长春瑞滨软胶囊 60mg，d1、8、15，28 天为一周期"维持化疗。药师叮嘱患者出院定期复查心肌标志物、心电图、心脏超声及血常规、肝肾功能，不适随诊，按时返院评估化疗效果与调整方案，全程关注患者身心状态助力抗癌。

用药治疗方案分析

根据《中国临床肿瘤学会（CSCO）乳腺癌诊疗指南 2022》，对于复发性无法切除或Ⅳ期三阴性乳腺癌推荐单药化疗或联合化疗，直至疾病进展或出现不可接受的毒性，可选药物包括紫杉类、抗代谢类、微管抑制剂、铂类等。对于既往蒽环类术前 / 辅助治疗失败的复发转移性乳腺癌患者，推荐首选以紫杉类药物为基础的方案；而对于两者治疗均失败的复发转移性乳腺癌患者，目前尚无标准的化疗方案。值得注意的是，鉴于蒽环类药物在早期乳腺癌中的广泛应用及其累积心脏毒性，其在晚期乳腺癌一线方案的选择中受到限制，国内指南未将其普通剂型列入常规推荐。《中国蒽环类药物治疗乳腺癌专家共识》亦提出，对于未使用过蒽环类药物或使用过蒽环类药物但复发间隔较长的患者，可以在复发转移后选用或再用蒽环类药物，但需进行心功能检查评估。蒽环类药物导致的心脏毒性主要表现为心功能不全、心力衰竭、心律失常和心包疾病，尤其是左心功能不全，通常呈现进展性和不可逆性。蒽环类药物的慢性和迟发性心脏毒性具有剂量累积性，故临床使用前应对患者进行充分的心脏毒性风险评估。心脏毒性危险因素目前尚无统一的量化评估标准，实践中多根据临床循证证据及患者自身状况进行综合评估。研究表明，蒽环类药物终生累积剂量是其心脏毒性发生的最主要风险因素，高剂量放疗（放射剂量 > 30Gy）和曲妥珠单抗序贯给药与心功能不全的关系亦较为确切；其他高危因素还包括年龄 ≥ 65 岁，既往心血管病史、吸烟史，肥胖，合并高血压、糖尿病、血脂异常等。本例患者既往接受过蒽环药物化疗，应进行早期监测和积极预防。

1. 蒽环类药物心脏毒性的防治策略 蒽环类药物导致的心脏毒性存在个体差异性，可能与不同个体间相关代谢基因的差异性有关。除控制累积剂量和加强心功能监测外，采取一定的防治措施对降低心脏毒性的发生率也非常必要。临床研究表明，右雷佐生可在细胞内转变为开环螯合剂，干扰铁离子介导的自由基的形成，降低蒽环类药物的心脏毒性，而不影响其抗肿瘤疗效。目前，国内外的多部指南均推荐在首次使用蒽环类药物前给予右雷佐生，以预防其心脏毒性的发生。一项随机试验指出，采用持续静脉泵入（> 48h）的给药方式能够有效降低蒽环类药物致心力衰竭和亚临床心肌损伤的发生率，这可能与降低蒽环类药物的峰浓度有关，但该方法的有效性目前仍存在一定争议。辅酶 Q_{10}、β 受体拮抗剂、N-乙酰半胱氨酸、抗氧化剂（维生素 C 和维生素 E）等心脏保护剂也可能具有一定的心脏保护效果，但其作用机制尚需进一步研究。此外，蒽环脂质体剂型具有特异的药动学特点，在心肌分布和累积较少，心脏毒性低于传统剂型。例如，多柔比星脂质体心脏毒性发生风险低于多柔比星传统剂型（7%vs26%），美国国立综合癌症网络已将其列入晚期乳腺癌的一线治疗首选。

2. 蒽环类药物药学监护方案 治疗前追溯疾病史和用药史开展全面的心血管评估及风险分级，具体包括了解患者既往是否有心血管疾病、是否接受过蒽环类药物化疗（累积剂量）或放疗。详细询问患者年龄、吸烟、肥胖及糖尿病／血脂异常等病史；了解患者目前用药情况，如是否合并使用曲妥珠单抗或小分子酪氨酸激酶抑制剂等；进行基线心功能检查和评估，包括心电图、超声心动图、LVEF、BNP 及 cTnT 等相关检查，必要时行放射性核素显像或心脏磁共振成像。

治疗过程中心电监护合并用药分析及不良反应鉴别心脏评估高风险时的预防用药分析，具体包括滴注蒽环类药物时需行心电监护，密切监测，若出现心悸、胸闷或其他心脏症状应及时检查和评估注意合并药物，并注意鉴别药物不良反应与疾病本身的症状。

蒽环类药物输注时间对心脏毒性的影响（快速输注风险更高），根据 NCCN 指南，多柔比星需缓慢输注（≥ 15 分钟）以减少峰浓度对心肌的瞬时损伤。推荐首次使用蒽环类药物前应用右雷佐生，蒽环类药物与右雷佐生的剂量比为 1∶（10~20）；改变给药方式为持续泵注（持续时间 48~96h）或改变蒽环类药物剂型为脂质体剂型；必要时可选用其他的心脏保护剂，如辅酶 Q_{10}、N-乙酰半胱氨酸、抗氧化剂（维生素 C 和维生素 E）等。

治疗后进行随访和用药教育，具体包括化疗后随访患者心功能情况和症状体征，注意慢性/迟发性心脏毒性的识别和诊断；每周期治疗前复查患者心功能，对比基线心功能数据（LVEF、cTnT 等），进行心脏安全性评估；完善血常规及生化检查，必要时根据肝肾功能等指标调整给药剂量。患者和家属在接受蒽环类药物前，应该被充分告知潜在的心脏毒性类型及表现；治疗期间需有家属陪护，在出现不良事件相关症状时，应该及时向治疗团队报告，以便早期识别、尽快处理。

★ 胃癌使用氟尿嘧啶类药物化疗致心脏毒性的案例分析

病历摘要

患者，女性，63 岁，因"上腹部胀满不适伴隐痛 2 月余"于 2023 年 5 月 10 日入院。入院时心电图呈窦性心律，未见明显异常。5 月 15 日于全麻下接受腹腔镜胃癌根治术及胃十二指肠吻合术、腹腔冲洗引流术。术后病理诊断为胃窦部，溃疡型中分化腺癌，肿瘤侵及胃壁全层达浆膜外脂肪组织，未见脉管癌栓及神经侵犯，上下切缘均未见癌，淋巴结清扫 15 枚，其中 4 枚见癌转移，明确为胃癌（pT4aN2M0 ⅢB 期）。患者用药前冠状动脉钙化积分 120 Agatston units，提示轻度粥样硬化。自 2023 年 6 月 5 日、6 月 26 日、7 月 18 日起实施替吉奥联合顺铂化疗方案。替吉奥胶囊 50mg，口服，2 次/天，连用 14 天，停药 7 天为 1 周期；顺铂注射液 75mg/m^2+0.9% 氯化钠注射液 500ml，静脉滴注，每周期第 1 天给药，21 天为 1 周期。化疗期间，患者出现轻度腹泻及食欲减退，经对症支持治疗后症状缓解，体力与精神状态尚可，睡眠质量基本稳定。于 2023 年 8 月 10 日凌晨，患者无明显诱因突发胸痛，位于心前区，呈压榨样疼痛，向左肩部放射，伴轻度出汗、气短，持续 6~8 分钟后自行缓解。此后，每日发作 2~3 次，发作特征及持续时间相近。查 24 小时动态心电图示窦性心律，发作时段 ST 段显著压低及 T 波倒置。遂以"冠心病，不稳定型心绞痛"于 2023 年 8 月 15 日收入心内科病房。既往无高血压、糖尿病、脑血管疾病史，无心脏病家族史，无药物过敏史。

入院查体：体温 36.3℃，脉搏 78 次/分，血压 128/76mmHg，神志清，精神欠佳，双肺呼吸音清，未闻及干湿啰音。心脏听诊：心律齐，心音稍减弱，各瓣膜听诊区未闻及病理性杂音。腹部手术切口愈合良好，腹软，无压痛、反跳痛及肌紧张，肝脾肋下未触及，双下肢无水肿。入院心电图为窦性心律，无异常表现。8 月 15 日冠状动脉造影显示冠状动脉呈左优势型，左主干未见狭窄，前降支中远段轻度粥样硬化，未见明显狭窄，TIMI 血流 3 级；回旋支近段管壁稍不规则，未见有意义狭窄，TIMI 血流 3 级；右冠状动脉未见明显狭窄，TIMI 血流 3 级。术后复查心电图示窦性心律，无特殊改变。

诊断为冠心病，不稳定型心绞痛，考虑替吉奥胶囊诱发可能性大。

治疗经过及用药分析

确诊后，即刻停用替吉奥胶囊，给予硝酸异山梨酯缓释片 20mg，2 次／天；硫酸氢氯吡格雷片 75mg，1 次／天；阿托伐他汀钙片 40mg，每晚 1 次；比索洛尔片 5mg，1 次／天治疗。同时，密切监测患者心电图、心肌损伤标志物变化，评估心脏功能状态。经治疗，患者胸痛发作次数逐渐减少，疼痛程度减轻，未再出现放射痛及明显气短症状，病情渐趋稳定。后续联合多学科团队，依据患者胃癌病理分期、身体耐受状况及心脏功能恢复情况，审慎调整抗肿瘤治疗方案，权衡化疗药物选择、剂量与疗程，兼顾抗癌疗效与心脏安全性，制定个性化治疗规划并严密随访观察，动态优化治疗策略，提升患者生存质量与预后水平。

用药治疗方案分析

氟尿嘧啶类药物是化疗基础用药，在指南中被予以推荐。不过，它也是除蒽环类药物外较易引发心脏毒性的抗肿瘤药，其发生率处于 1.6%~12.5% 的范围。氟尿嘧啶类药物诱导的心脏毒性（FIC）属于化疗的严重并发症，对患者的预后与生存状况有着不良影响。FIC 的主要症状包括由冠状动脉痉挛导致的心绞痛样胸痛、急性冠脉综合征、心律失常、心力衰竭、高血压与低血压、心包炎、心源性休克以及猝死等。FIC 大多在化疗的首个周期出现，也可能在化疗前几个周期的任意时段发生，且在持续输注期间较为多发。FIC 引发冠状动脉痉挛进而造成心肌缺血，这被视作主要的致病机理，与内皮损伤、氧化应激以及红细胞携氧能力降低所引发的细胞损伤和心肌缺血密切相关。当前，有关 FIC 危险因素的文献报道较为匮乏，怎样尽早察觉、预防或缓解 FIC 已然成为肿瘤化疗学与心脏肿瘤学领域的科研难题。在临床中，心电图是常用的检查方式，而 24 小时动态心电图更具优越性，能够更有效地检测出早期、非持续性的心电异常变化。借助严密监测与长期随访，并及时对治疗方案予以调整，可防止严重心脏毒性情况的出现。针对疑似急性冠脉综合征的高危患者，2025 年美国心脏病学会（ACC）联合美国心脏协会（AHA）等共同发布的《急性冠状动脉综合征（ACS）患者管理指南》提出应进行急诊冠状动脉造影伴血管重建术；对于低危患者，则建议考虑实施冠状动脉增强 CT 检查。关于有效防治手段存在一定的争议，救治的基本准则是替换其他氟尿嘧啶类药物，同时给予硝酸盐类或钙通道阻滞剂以及抗血小板药物进行治疗，大约 69% 的病例在停药后症状会得以缓解。

当患者合并心脏基础疾病时，为遵循指南推荐且鉴于证据级别较高的化疗方案考量，会优先考虑不含氟尿嘧啶类药物的化疗方案，或者选用替吉奥予以替代。有文献曾指出，替吉奥可应用于 5-氟尿嘧啶（5-FU）引发 FIC 患者的后续治疗进程。替吉奥作为 5-FU 的改良剂型，其构成包含替加氟以及吉美嘧啶、奥替拉西钾这两类调节剂，三者摩尔比为 1.0∶0.4∶1.0。在该制剂中，替加氟是核心成分，添加吉美嘧啶能够抑制氟尿嘧啶活化物的分解,强化抗癌效能,同时削减 FIC 风险。引入奥替拉西钾则可保护胃肠黏膜,减轻消化道不适反应,提升患者对药物的耐受程度。从药物动力学层面来看,替吉奥不会生成具有心脏毒性的代谢物;从药理学维度分析,口服替吉奥相较于持续输注 5-FU,心脏毒性更低,诱发 FIC 的可能性更小。替吉奥的抗癌作用机制与 5-FU 一致,但其化疗效果指数是 5-FU 的两倍,毒性仅为 5-FU 的 1/4 至 1/7。在日本完成上市后的调查,涵盖 3808 例患者,期间并未监测到心脏方面的不良反应。奥沙利铂属于第三代铂类抗癌药物,具备高水溶性与低毒性的特性,与替吉奥联合使用可发挥协同增效作用。其主要不良反应体现为周围神经病变,在心脏毒性方面,主要是对心肌线粒体产生作用,致使心肌损伤标志物上升、心律失常以及射血分数降低等情况。其中,心律失常最为常见,而且心脏毒性并非铂类化疗药物常见的副作用类型,截至目前,尚未检索到奥沙利铂诱发冠状动脉痉挛的相关记录,由此推测该患者出现的心脏毒性或许与替吉奥存在关联。

此患者以往不存在冠心病的易患因素,在胃癌化疗的前后阶段,均未按照常规流程开展心脏方面的实验室及影像学检查,像心肌损伤标记物检测、心电图检查以及心脏超声检查等,在历经 3 个化疗周期后,出现了心脏毒性反应。依据患者发病时的临床症状表现、24 小时动态心电图检查结果以及冠状动脉造影的情况,排除了因冠状动脉粥样硬化、心肌炎、心内膜炎所引发的可能性,判断心脏损害是由冠状动脉痉挛造成的。在给予硝酸酯类、钙通道阻滞剂以及抗血小板药物进行治疗后,患者的症状得以缓解,胸闷不适的症状未再复发。硝酸酯类药物用于氟尿嘧啶诱发心绞痛中可能因扩张非狭窄血管导致"冠状动脉窃血"而加重低血压,建议优选钙通道阻滞剂(如地尔硫䓬)。鉴于此前已选用心脏毒性发生率相对较低的氟尿嘧啶类药物替吉奥,但患者依旧发生了冠状动脉痉挛。究其原因,可能是替吉奥作为 5-FU 的前体药物,进入人体后会转化为 5-FU,所以仍存在引发冠状动脉痉挛的潜在风险。至于后续是否要采用非氟尿嘧啶类的替代方案,例如雷替曲塞,还需临床药师参与其中,仔细权衡风险与获益的比例关系,在对患者病情进行密切监测和综合评估之后再做定夺。

在临床实践中,尚未出现有关替吉奥致使冠状动脉痉挛的报道,特别是针对那些心血管相关临床症状不显著的患者群体。由于对这部分患者通常未实施常规的心脏监测以及长期随访工作,致使相关的报道资料较为匮乏。在未来的医学研究与实践中,迫切需要更多基于循证医学的有力证据来为临床决策提供支撑与指导,以便更好地应对此类复杂状况,保障患者的医疗安全与治疗效果。

★直肠恶性肿瘤术后患者使用抗代谢药物致心源性休克案例分析

病历摘要

患者,男性,60 岁,身高 170cm,体重 60kg。于 2022 年 5 月 5 日因"直肠恶性肿瘤术后复发伴肝转移"入院。

既往病史:2019 年 8 月确诊直肠腺癌,行手术切除,术后规律复查。2021 年 10 月发现肝转移，此后接受过多种局部及全身治疗。否认药物及食物过敏史，无重大外伤、输血史，无传染病史。

治疗经过及用药分析

入院检查：体温 36.8℃，脉搏 98 次 / 分，呼吸 20 次 / 分，血压 110/70mmHg，卡氏评分 65 分，肝肾功能基本正常。此前使用的化疗方案效果不佳，此次拟调整方案。

5 月 10 日~14 日，给予氟尿嘧啶注射液 0.75g+0.9% 氯化钠注射液 150ml，静脉泵注（ivvp），qd；5 月 11 日，给予注射用帕博利珠单抗 100mg+0.9% 氯化钠注射液 100ml，ivd，qd。同时，5 月 10 日~12 日，予以注射用昂丹司琼 8mg+0.9% 氯化钠注射液 100ml，ivd，qd 预防呕吐；5 月 10 日~15 日，给予注射用兰索拉唑 30mg+0.9% 氯化钠注射液 100ml，ivd，qd 护胃。因患者有中度疼痛，5 月 10 日~15 日，给予布洛芬缓释胶囊 0.3g，po，q12h；必要时加用盐酸曲马多片 50mg，po，qn。为减轻化疗药物血管刺激及毒性，5 月 6 日~15 日，给予七叶皂苷钠注射液 20mg+0.9% 氯化钠注射液 250ml，ivd，qd；5 月 7 日~10 日，给予复方氨基酸注射液（15AA）500ml，ivd，qd 营养支持；5 月 8 日~12 日，给予右佐匹克隆片 3mg，po，qn 改善睡眠。

5 月 13 日 16：00 护士遵医嘱执行"氟尿嘧啶注射液 0.75g+0.9% 氯化钠注射液 120ml，6ml·h^{-1}，ivvp"。19：00 护士查房时发现患者面色苍白、大汗淋漓、意识模糊。心电监护显示：HR 160 次 / 分，R 30 次 / 分，BP 50/40mmHg，血氧饱和度 25%。床旁超声提示 LVEF 35%，中心静脉压（CVP）18mmHg，符合心源性休克合并容量过负荷。值班医生迅速判断为"心源性休克（考虑氟尿嘧啶所致心律失常引发）"，即刻停止氟尿嘧啶泵注，给予面罩吸氧 5L·min^{-1}，盐酸肾上腺素注射液 1.5mg，iv，st；注射用甲泼尼龙琥珀酸钠 40mg+0.9% 氯化钠注射液 100ml，ivd，st；去甲肾上腺素注射液 8mg+5% 葡萄糖注射液 250ml，ivd，st；硫酸阿托品注射液 1mg，iv，st。约 20：30 患者血压回升至 90/60mmHg，血氧饱和度提升至 95%，心率降至 110 次 / 分。后续未再使用氟尿嘧啶注射液，密切监测生命体征及各项指标。5 月 18 日复查生化、肝肾功能等指标，均恢复至正常范围，患者病情逐渐稳定，后续转至肿瘤科进一步评估后续治疗方案，重点关注心脏功能及肿瘤控制情况，同时加强对化疗药物不良反应的预防与监测措施制定，确保后续治疗安全、有效推进。

用药治疗方案分析

在临床上，过敏性休克的诊断分类主要有两种，其一为 IgE 介导的过敏性休克，其二是类过敏反应。通常而言，IgE 介导的过敏性休克会在机体再次接触抗原后的 20 分钟内出现，往往会对皮下组织、呼吸系统以及心血管系统造成影响。而类过敏反应一般在首次用药后便可能迅速发生，多数情况下用药 30 分钟内就会有所表现。在本病例中，患者发生休克时并未呈现出皮疹、荨麻疹等皮肤方面的症状，并且是在第 5 次用药 3 小时的过程中出现休克状况，基于此，该患者此次休克大概率不属于过敏性休克或类过敏反应范畴。

氟尿嘧啶（5-FU）的药理作用核心在于抑制胸苷酸合成酶，以此阻碍脱氧核糖核酸向脱氧胸苷酸的转化过程，干扰 DNA 合成，最终促使肿瘤细胞走向死亡。经查阅相关文献可知，部分患者在多次使用氟尿嘧啶注射液后，会引发心源性休克。国外研究数据显示，5-FU 存在潜在且较为严重的心脏毒性风险，其发生率处于 0.55% 至 19.9% 之间。一项多中心、前瞻性研究表明中国患者使用 5-FU 后心脏毒性发生率高达 25.0%，超出此前预估的 19.9%。有部分患者反馈在用药期间会感到胸部不适并伴有心律失常现象，另外还发现约 5% 原本无心脏疾病史的患者在接受 5-FU 治疗后，出现了心力衰竭和心肌梗死的情况。急性心源性休克的典型症状及体征涵盖精神状态改变、低血压、心律失常、脉搏细弱急促、呼吸困难、周围水肿、颈静脉充盈怒张以及端坐呼吸，其中期临床表现包括表情淡漠、反应迟缓、意识模糊不清、全身乏力、脉搏细微难以触及、心率高于 120 次 / 分、收缩压低于 80mmHg 甚至难以测量、面色苍白、皮肤湿冷且伴有发绀或呈现花斑状，尿量显著减少（每小时少于 17 毫升）甚至无尿。本病例中的患者在休克时，其所呈现的症状与上述临床特征高度相符，再结合患者的用药历程来综合判断，该患者极有可能是因 5-FU 诱发的心源性休克，后续应对患者心脏功能进行持续监测与评估，调整治疗方案时充分考量心脏毒性因素，制定个性化的心脏保护与肿瘤治疗协同策略，密切观察病情变化，预防类似情况再次发生，保障患者治疗安全与效果。

5-FU 作为结直肠癌、胰腺癌、膀胱癌、乳腺癌、头颈癌等众多恶性肿瘤常用的静脉化疗用药，其不良反应涵盖了从轻微的胃肠道不适，到严重的中性粒细胞减少，乃至危及生命的心血管事件等多种类型。在心血管方面，药物引发的不良反应以伴有或不伴有心电图改变的胸痛最为常见，此外，心律失常、心绞痛 / 心肌梗死、心室功能障碍、心源性休克、心脏骤停以及心源性猝死等也位列其心脏毒性范畴。据相关报道，因使用 5-FU 导致的心血管死亡率处于 0 至 8% 之间。现阶段针对 5-FU 所致心脏毒性的研究，揭示了以下几种主要相关机制：冠状动脉血管痉挛在肿瘤治疗过程中较为常见，可引发心肌缺血甚至梗死。约 1% 至 68% 接受 5-FU 或其前药卡培他滨治疗的患者，会出现冠状动脉血管内皮功能障碍，进而诱发冠状动脉痉挛，严重时还可能导致冠状动脉血栓形成。有研究表明，接受 5-FU 治疗的患者血浆内皮素 -1（endothelin-1）水平显著升高，内皮素 -1 作为一种由内皮细胞、心肌细胞及肺组织等分泌的缩血管物质，提示冠状动脉血管痉挛或许与 5-FU 促使内皮素 -1 升高密切相关。另有研究显示，对 5-FU 不耐受的患者在使用替吉奥时未出现心脏毒性，原因在于替吉奥在体内代谢过程中不会产生 α- 氟 -β- 丙氨酸（alpha-fluoro-beta-alanine，FBAL），而 5-FU 在体内可生成 FBAL，FBAL 进一步代谢为氟乙酸，该物质被证实具有直接的心脏毒性作用。Spasojevic 等的研究还发现，5-FU 能够促使红细胞形态从双凹状转变为棘球状，使其流动性增强，红细胞膜结构改变致使其携氧能力下降，最终诱发心肌缺血与心肌损伤。由此可见，5-FU 通过多种潜在机制引发患者心脏毒性，进而增加心源性休克的发病风险。

为有效防范 5-FU 诱发心源性休克，在用药前应全面细致地询问患者是否存在心功能不全以及既往 5-FU 所致心脏毒性病史，以便提前评估风险并制定应对策略。一旦发生心源性休克，需立即开展积极有效的对症治疗措施，全力保障患者生命安全与健康恢复。对血管活性药物无效者，需在 2 小时内启动机械循环支持（如 IABP 提高冠状动脉灌注）。本病例中患者在停止 5-FU 输注并接受支持疗法后能够逐渐恢复，可能得益于 5-FU 相对较短的半衰期，其仅为 8 至 20 分钟，能够在体内快速代谢清除，这也正是临床选择缓慢静脉泵注该药物的重要药动学依据所在，通过控制输注速度，在保障化疗效果的同时，尽可能降低药物在体内的浓度波动及累积风险，减少对心脏等重要器官的潜在损害，为患者安全用药提供有力保障，后续还需持续监测患者心脏功能恢复情况，评估肿瘤治疗效果，综合考量调整后续治疗方案，优化治疗效果与安全性平衡。

用药监护要点

首先要避免氟尿嘧啶类药物心脏毒性相关的危险因素：如冠心病、心功能衰竭、肌酐清除率下降、既往曾使用 5-FU 出现心脏毒性、氟尿嘧啶持续静脉输注方案、胸部放疗与同时应用其他具有心脏毒性的抗肿瘤药物等。其次，由于 5-FU 相关心脏毒性尚无有效的预防和治疗方法，因此减少药物用量或停止用药是最有效的策略。最后，使用氟尿嘧啶类药物患者在治疗期间需密切观察有无心脏毒性的常见症状，如胸闷、心悸、胸痛等；监测血压和心电图，必要时给予心电监护；监测电解质特别是血钾情况，以防止加重心律失常。

5-FU 心脏毒性临床表现最常见的是胸痛（0~18.6%），其次是心悸（0~23.1%）和呼吸困难（0~7.6%）等，严重者会导致心力衰竭、心肌梗死、恶性心律失常，甚至猝死。5-FU 持续静滴和卡培他滨口服均有致猝死报道。5-FU 心脏毒性通常出现在化疗第 1 个周期，临床症状一般出现在 5-FU 或卡培他滨开始应用后 12~24h，症状可持续至停药 12h 后。大剂量和重复使用 5-FU 可引起心脏毒性早期发生和临床症状加重。根据 ASCO 2020 统计，卡培他滨心脏毒性发生率约 3%（低于静脉氟尿嘧啶的 5~8%），但需监测手足综合征。

5-FU 进入体内后约 10% 转化为相应的核苷酸发挥作用，其中一种活化途径是在体内活化成脱氧氟尿苷单磷酸盐后，抑制胸苷酸合成酶，阻止尿苷酸向胸苷酸的转化，最终影响 DNA 的合成。5-FU 进入体内后约 90% 在二氢嘧啶脱氢酶（DPD）作用下分解为 α-氟-β-丙氨酸并转化为氟乙酸（FAC）。FAC 本身即具有心脏毒性和神经毒性，它在体内最终转化为氟柠檬酸，后者阻断三羧酸循环，使得高能磷酸化合物耗竭，导致心脏毒性的发生。此外，DPYD 基因突变可能导致其编码的 DPD 酶活性下降，导致氟尿嘧啶体内代谢受阻，药物在体内积蓄，血药浓度升高，增加心脏毒性风险。胸苷酸合成酶的特异性抑制剂雷替曲塞为非氟尿嘧啶类药物，其体内代谢过程中不会出现相关代谢产物蓄积，从而避免心脏毒性的发生。据一篇系统性综述报道，雷替曲塞无心脏毒性相关报道，有心血管危险因素或使用氟尿嘧啶类药物发生心脏毒性患者，可用雷替曲塞代替。2012 年欧洲肿瘤内科学会发布 ARCTIC 试验，对于接受氟尿嘧啶类药物出现心脏毒性的患者，可用雷替曲塞来替代，用于 5-FU 治疗失败或不能耐受 5-FU 的转移性结直肠癌。

建议 5-FU 通过静脉推注而非持续静脉滴注给药。有研究者通过使用高分辨率超声测量 5-FU 化疗患者的肱动脉直径，发现 5-FU 所致心脏毒性的第一步是产生血管痉挛。在给予 5-FU 36h 持续静滴发生心绞痛患者也观测到了冠状动脉痉挛。体外研究发现 5-FU 可刺激血管内皮细胞释放前列环素。因此，5-FU 持续静滴会导致冠状血管长时间收缩，更加重心肌缺血。而且有研究发现，较之静推，患者持续静滴 5-FU 过程中，血管收缩发生更频繁。用 5-FU 静推替代持续静滴，很少有报道会发生心脏毒性。Kosmas 等报道了一项对 640 例患者的研究，结果显示 5-FU 120h 持续静滴所致心脏不良事件发生率，高于 5-FU 短时给药的患者，5-FU 持续给药证实比静推所致的心脏毒性更大。有文献报道 5-FU 通过快速静脉给药可减少心脏毒性。虽然没有大型前瞻性临床试验证实 5-FU 静脉推注可作为心脏毒性患者的选择，但已经有不少小型研究或个案报道提出了 5-FU 静脉推注的可行性。一项基于 1219 例患者的荟萃分析结果表明，5-FU 快速静脉给药的血液学毒性尤其是中性粒细胞减少发生率较持续静脉给药高，但手足综合征发生率低。因此，5-FU 快速静脉给药相比持续静滴，不良反应方面仅是血液学毒性发生率偏高。可在密切监测血常规的基础上，为减少患者心脏毒性发生概率，考虑给予患者 5-FU/LV 方案化疗，5-FU 静脉推注。

★ 肾癌使用 VEGFR 抑制剂致严重高血压的案例分析

病历摘要

患者，男，70 岁，身高 168cm，体质量 70kg，体表面积 1.78m²。确诊右肾透明细胞癌伴肺转移 10 个月，此次因四线第 3 周期化疗入院。患者于 2021 年 3 月确诊为晚期肾癌，初始给予舒尼替尼靶向治疗 6 个月，复查提示疾病进展，遂更换为阿昔替尼联合免疫检查点抑制剂治疗 4 周期，疗效欠佳，出现新的肺部转移病灶。后调整方案为贝伐珠单抗联合卡博替尼治疗，已完成 2 周期。本次入院拟行第 3 周期化疗，期望进一步控制肿瘤进展。患者既往有高血压病史 5 年，血压控制在 150~160/80~90mmHg，长期服用厄贝沙坦氢氯噻嗪片（150mg/12.5mg），每日 1 片，血压控制一般。自确诊癌症并开始新的抗肿瘤治疗后，血压波动在 140~150/70~80mmHg，无明显不适，未调整降压药物剂量。此次入院时，患者神志清楚，精神尚可，自诉无明显乏力、咳嗽、胸痛等症状，饮食及睡眠正常。

治疗经过及用药分析

入院时测血压为 145/82mmHg，完善相关检查，血常规、凝血功能、肝肾功能等未见明显异常，无化疗禁忌证。于 2022 年 1 月 15 日给予贝伐珠单抗 500mg（d1）联合卡博替尼 60mg（d1~21），贝伐珠单抗静脉输注。化疗前常规给予地塞米松、苯海拉明预防过敏反应，昂丹司琼预防呕吐。贝伐珠单抗输注结束约 40 分钟后，患者突发头晕、头胀，伴有心慌，护士立即测量血压高达 200/120mmHg，复测仍维持在较高水平。临床药师参与病情评估，经查阅大量资料和分析病史，高度怀疑此次血压急剧升高与贝伐珠单抗密切相关，并建议立即缓慢静脉注射艾司洛尔 50mg，同时持续心电监护及动态血压监测。用药约 15 分钟后，血压逐渐下降至 150/90mmHg，头晕、心慌等症状明显减轻。动态血压监测结果显示，白天平均血压 138/85mmHg，夜间平均血压 125/78mmHg。后续住院期间给予马来酸依那普利片，每次 10mg，每日 1 次并密切观察，患者未再出现血压异常波动，于 2022 年 1 月 18 日出院，出院带药调整为硝苯地平控释片 30mg，每日 1 次，马来酸依那普利片，每次 10mg，每日 1 次，加强血压控制。临床药师定期电话随访，患者后续化疗过程中血压平稳，未出现因血压升高导致的不适或化疗中断情况，整体病情相对稳定，肿瘤病灶得到一定程度的控制，生活质量维持在可接受范围。

药品与 ADR 因果关系判断标准可简述为以下 5 个问题：

（1）用药与 ADR 的出现是否具有合理的时间关系；

（2）ADR 是否在药品说明书中或国内外文献报道；

（3）再次暴露，ADR 是否重现；

（4）停药后是否有改善；

（5）是否排除了其他原因，如合并用药、疾病或其他疗法。

根据药品说明书及临床试验，在接受贝伐珠单抗治疗的患者中，各级高血压的发生率超 40%，美国国立癌症中心常见毒性标准（NCI-CTC）3 级和 4 级高血压的发生率为 0.4%~17.9%。针对中国人群的Ⅲ期临床 BEYOND 试验中，贝伐珠单抗联合化疗组中 3 级及以上高血压发生率为 5%，对照组为 1%。且有高血压史的肿瘤患者与血压正常肿瘤患者相比，使用贝伐珠单抗治疗更易发生高级别高血压事件。以上研究均表明高血压与贝伐珠单抗的应用具有相关性。

在抗血管生成治疗中，高血压的发生率与贝伐珠单抗剂量具有相关性。贝伐珠单抗引起高血压的机制尚未完全明确，VEGFR 多态性、内皮细胞功能紊乱、血管重建等对血压升高均有明显影响。血管内皮生长因子（VEGF）可通过升高内皮型一氧化氮合酶（eNOS）和诱导型一氧化氮合酶（iNOS）的表达水平增强一氧化氮（NO）扩血管作用。VEGF 抑制剂通过抑制内皮细胞 VEGFR2 从而使 PI3K/Akt/eNOS 通路下调，使 NO 生成减少最终导致血管收缩、血压升高。贝伐珠单抗抑制 VEGF 导致 NO 生成减少，增强血管的收缩能力，增大外周血管的阻力，从而产生升压作用。在对大鼠选择性静脉注射 VEGFR1/VEGFR2 的 VEGF 突变体实验结果显示，VEGF 诱导的血管扩张和降压作用主要由激活的 VEGFR2 介导。

VEGF 参与其他血管扩张剂如前列抑素的产生，阻断 VEGF 导致该类前列抑素缺乏，血管收缩因子如内皮素-1 占优势，最终升高血压。当 VEGF 受到抑制时可能降低毛细血管床的密度，导致外周血管阻力增加。另外，VEGF 功能受到抑制，可引起肾脏中 NO 减少，从而导致钠潴留和细胞外液增多。VEGF 阻断可导致淋巴管生成减少，从而降低淋巴网络缓冲钠离子和细胞外液的能力。以上各个环节共同作用，引起全身性血管收缩，增加后负荷，从而导致高血压。

用药监护要点

重度高血压可能诱发急性心肌梗死、急性冠状动脉综合征，严重威胁患者的生命健康。且高血压可能导致化疗进程中断或化疗剂量减量，影响疗效。因此有必要及时控制抗肿瘤治疗过程中发生的高血压。

高血压作为常见慢性病，其治疗指南和专家共识较多，但针对肿瘤患者化疗所致高血压的管理指南仍属空白。肿瘤患者作为特殊人群，血压管理不同于一般人群，肿瘤科医师更需专科医师的丰富经验作为辅助，鉴于此，美国墨菲特癌症中心 2016 年发表了《抗血管生成治疗导致高血压的机制及治疗专家意见》。2019 年，英国多学科专家对接受贝伐珠单抗治疗的肿瘤患者的血压管理形成共识。以上两部专家共识为医师针对靶向肿瘤药物治疗的血压管理提供了有效指导。根据文献推荐，在治疗前对患者进行血压监测，若诊室血压 < 160/100mmHg（或动态血压监测值 < 150/95mmHg），则可用贝伐珠单抗治疗。未服降压药及已接受降压治疗的患者可维持治疗现状。血压未达标的患者需通过药物控制血压，至少 2 周后重新评估。该患者入院时诊室血压 140/79mmHg，故临床药师建议开始予贝伐珠单抗治疗，给药过程及给药结束后注意监测血压。不同 VEGFR 抑制剂的血压升高风险差异较大，舒尼替尼高血压发生率 63%（3 级 ≥ 17%），阿昔替尼 40%（3 级 ≥ 8%），需根据选用的药物定制监测频率。

对于贝伐珠单抗导致的高血压，通常根据患者个体情况采用标准血压控制治疗。动态血压 ≥ 150/95mmHg 或诊室血压 ≥ 180/110mmHg 时，应暂停使用贝伐珠单抗，并以药物控制血压。对于高血压危象或控制不佳的高血压，应转专科治疗，后续永久停用贝伐珠单抗。

高血压常用治疗药物包括钙通道阻滞剂（CCB）、血管紧张素转换酶抑制剂（ACEI）、血管紧张素受体拮抗剂（ARB）、利尿剂、β 受体拮抗剂等。至今尚无证据表明，治疗贝伐珠单抗所致高血压疗效更佳的药物类别。β 受体拮抗剂通过阻断交感神经发挥降压作用，而老年人本身交感神经活性较弱，故不作为首选。根据《中国老年高血压管理指南 2019》，ACEI，ARB，CCB 和利尿剂均可作为老年高血压患者降压治疗的初始用药。本例患者发生急性高血压，需在短时间内将血压降至正常范围，可采取较积极的降压策略。2008 年，英国学者以动物实验比较了硝苯地平和卡托普利对抗 VEGF 药物引起的高血压的降压效果，结果表明，对于轻中度的血压升高（升高 10~15mmHg），卡托普利与硝苯地平降压效果相当；对于重度血压升高（升高 35~50mmHg），卡托普利疗效欠佳，而硝苯地平依然有效。这说明 VEGF 抑制剂可能抑制了肾素－血管紧张素系统（RAS）在血压调节方面的作用，减弱了 RAS 抑制剂的降压效果。综合患者既往血压控制一般，临床药师建议在患者紧急降压后选用硝苯地平控释片联合依那普利进行降压治疗。临床医师采纳了药师的建议，头晕、头痛症状缓解，后续动态血压监测平均值均在正常范围内。

考虑到贝伐珠单抗的升压作用，服用降压药物的患者可能会出现化疗期间血压正常但靶向药物治疗结束后在院外发生低血压的情况。故专家共识建议使用贝伐珠单抗治疗期间调整降压方案的患者，在靶向治疗结束后的 4 周内规律监测血压，以重新评估降压方案。在选药方面，由于患者后续还要继续使用贝伐珠单抗，该药常见的 ADR 除高血压外还有蛋白尿。目前选用的 ACEI 类降压药物同时具有肾脏保护作用，能有效减少尿蛋白排泄，延缓肾脏病变进展，适用于慢性肾病、蛋白尿或微量蛋白尿的老年高血压患者。临床药师后续随访患者，出院后血压控制平稳，后续化疗周期使用贝伐珠单抗未再次发生高血压，未出现 ADR。

★ 胃癌术后合并下肢深静脉血栓的案例分析

病历摘要

患者，女，58 岁，主因"胃癌术后 3 个月，左下肢肿胀 1 周"入院。入院查体：患者左下肢呈现中度凹陷性水肿，皮肤张力增高，触之稍硬，压痛不明显，皮温较对侧略高。血常规：WBC 5.5×10^9/L，NEUT 60%，Hb 92g/L，PLT 420×10^{12}/L；B 超检查清晰显示患者左下肢静脉内有多个大小不等的血栓，部分血管管腔几乎被完全堵塞，血流信号明显减弱；血生化检测结果为总蛋白 50.5g/L，白蛋白 25.2g/L；肿瘤标志物方面：CA125 650U/ml，CEA 15.5ng/ml、CA19-9 620.0U/ml、CA724 300.7U/ml；D-二聚体显著升高至 850ng/ml，纤维蛋白原 4.5g/L。诊断：①胃癌；②左下肢深静脉血栓。

治疗经过及用药分析

入院后迅速启动华法林抗凝治疗，同时严密开展药学监护工作。全面观察并细致记录药物与其他可能使用药物之间的相互作用，时刻留意患者是否出现任何出血倾向的迹象，如密切查看皮肤有无新发瘀点瘀斑、牙龈是否出血、大小便颜色是否异常等，严格交代患者遵循低脂、富含维生素 K 的合理饮食原则，每日定时动态监测国际化标准比例 INR。用药方案如下：华法林 5mg po 第 1 日；华法林 2.5mg po qd（第 2~3 日）；第 4 日监测国际化标准比例 INR 为 0.90，华法林用量调整为 3.5mg po qd（第 4~6 日）；第 7 日监测 INR 达到 1.75，华法林用量进一步改为 4mg po qd（第 7~10 日）；第 10 日监测 INR 升至 2.18。第 12 日下午药师查房时，发现患者准备服用复方阿司匹林片，经询问得知患者晨起外出受寒，中午开始发热、头痛、周身酸痛，家属自备复方阿司匹林片。药师告知患者此药与华法林合用会大幅增加出血风险。医师知晓情况后开具连花清瘟胶囊 4 粒 po tid，2 日后，患者体温恢复正常，头痛及周身不适症状消失，INR 稳定在 2.25。第 14 日出院，出院带药着重提醒患者务必继续按时口服华法林片，每日 1 次，且务必于 1 周后准时回院复查凝血功能等相关指标。药师进行了全面深入的用药教育，涵盖药物服用细节、饮食及生活注意事项、不良反应识别与应对策略等，并将精心编写的用药教育文字资料交给患者及家属。7 日后电话随访，患者表示已于当地医院复查，INR 维持在 2.28，鼻腔、皮肤、牙龈、结膜等部位均未发现出血症状，也无血尿、黑便、咯血等异常情况，身体状况整体平稳。

用药治疗方案分析

恶性肿瘤患者发生深静脉血栓的机制可能为三个方面：①肿瘤细胞会导致患者血液处于高凝状态，肿瘤细胞的直接促凝作用协同肿瘤反应性单核细胞内、血小板以及内皮细胞的促凝作用会激活凝血系统。肿瘤浸润和远处转移会增加血栓的形成概率；②肿瘤患者接受介入治疗、手术治疗、药物治疗、中心静脉导管置入等，这些治疗方式都会损伤血管内皮，造成血栓前状态；③肿瘤患者活动量明显减少，有的甚至长期卧床，导致血流的速度减慢，增加血液的粘滞度。

下肢深静脉血栓最严重的危害便是脱落的血栓会引发肺栓塞，特别是恶性肿瘤患者，肺栓塞的发病率更高，严重时还可能引起患者发生心源性休克甚至猝死，对恶性肿瘤患者的治疗和预后产生不利影响。所以，临床上必须借助有效的手段早期诊断并治疗。若恶性肿瘤患者下肢伴有肿胀、疼痛等临床表现时，且存在下肢深静脉血栓的高危因素（包含存在血栓形成史，卧床时间超过3天，手术史，患者肥胖或者年龄超过70岁）等需要积极接受下肢血管彩色多普勒超声检查。

当前临床上治疗下肢深静脉血栓的方法为抗凝治疗，主要是应用药物对机体凝血系统的某些环节进行抑制，控制血栓的形成和蔓延。临床上比较常见的抗凝药物有华法林、肝素等。此外，新型口服抗凝药物（如利伐沙班、阿哌沙班）在恶性肿瘤患者中的应用也逐渐得到认可，这些药物具有起效快、无需监测INR等优点，但在临床应用中仍需进一步积累经验。有研究指出肿瘤患者使用利伐沙班较华法林降低VTE复发风险31%（HR 0.69，95%CI 0.56~0.85），但胃肠道出血风险略高，本案例中选择了临床应用经验丰富的华法林。患者初始使用华法林5mg口服，随后根据INR调整至4mg口服每日一次，剂量调整过程符合指南推荐，但起始治疗未联合低分子肝素，存在不足。华法林的起效时间较慢，通常需要2~7天才能达到治疗水平的INR，因此在急性期需联合快速起效的低分子肝素。INR目标范围为2~3，患者INR最终稳定在2.18~2.25，达到治疗目标。恶性肿瘤合并DVT的患者需长期抗凝治疗（至少3~6个月），本例患者出院后继续口服华法林，符合治疗原则。根据2017年NCCN指南，急性DVT患者初始治疗应联合低分子肝素（如依诺肝素）和华法林，以快速达到抗凝效果。低分子肝素的剂量可根据体重调整（如1mg/kg，皮下注射，每12小时一次），持续使用5天以上，直至INR ≥ 2。本例患者未使用低分子肝素，可能延长了达到有效抗凝的时间，增加了血栓蔓延的风险。低分子肝素不仅起效快，还能减少华法林初始治疗期间的血栓复发风险，尤其是在恶性肿瘤患者中，低分子肝素的疗效和安全性已被多项研究证实。因此，对于急性DVT患者，尤其是恶性肿瘤患者，初始治疗联合低分子肝素和华法林是更为合理的方案。

用药监护要点

《华法林抗凝治疗的中国专家共识》中，将与华法林有相互作用的药物按照影响程度分为：高度可能、很可能、可能、不可能。对照共识，严密观察患者所服药物是否与华法林有相互作用。5-FR 化疗药（如卡培他滨）抑制 CYP2C9 导致华法林代谢减慢抗凝效果增强，从而使 INR 升高，华法林与 5-FR 化疗药同时应用时需减量并每周监测 INR。复方阿司匹林片中的阿司匹林具有抗血小板作用，与华法林合用可显著增加出血风险。药师及时发现并阻止患者服用复方阿司匹林片，避免了潜在的出血并发症。阿司匹林通过抑制血小板环氧化酶（COX）减少血栓素 A2 的生成，从而抑制血小板聚集，与华法林的抗凝作用叠加，可能引发严重的出血事件。替代药物选择为连花清瘟胶囊，避免了与华法林的相互作用，体现了合理用药。连花清瘟胶囊为中成药，主要成分为连翘、金银花等，具有清热解毒的作用，且无明显的抗血小板或抗凝作用，适合用于本例患者。此外，华法林的抗凝作用受维生素 K 摄入量的影响，药师提醒患者遵循低脂、富含维生素 K 的饮食原则，并避免大量摄入绿叶蔬菜、动物肝脏等可能降低抗凝作用的食物，有助于维持 INR 稳定。维生素 K 是华法林的作用靶点，摄入过多会拮抗华法林的抗凝作用，导致 INR 下降。因此，患者在抗凝治疗期间需保持饮食结构的稳定性，避免短期内大量摄入富含维生素 K 的食物。

患者肿瘤标志物显著升高，提示肿瘤可能存在进展或复发。需进一步评估肿瘤状态，调整抗肿瘤治疗方案。肿瘤进展可能进一步加重高凝状态，增加血栓复发风险。因此，抗凝治疗需与抗肿瘤治疗协同进行。例如，化疗药物（如顺铂、紫杉醇）可能进一步增加血栓形成的风险，需在治疗过程中密切监测。化疗药物通过损伤血管内皮、激活凝血系统以及诱导血小板聚集等机制增加血栓形成的风险。因此，在抗肿瘤治疗期间，需加强抗凝治疗的监测和管理，必要时调整抗凝药物的剂量或种类。此外，肿瘤患者常伴有营养不良、感染等并发症，这些因素也可能影响抗凝治疗的效果和安全性。因此，在治疗过程中需综合考虑患者的整体情况，制定个体化的治疗方案。

抗凝治疗的主要功效是避免静脉血栓进一步蔓延和复发，目前临床上治疗下肢深静脉血栓的规范治疗依然为抗凝治疗。如果患者口服华法林钠片抗凝，需要定期对出凝血时间进行复查，确保 INR 介于 2~3 中，再结合患者 INR 水平对用药的剂量进行调整，这无疑对患者用药依从性提出了较高要求。用药教育在提高患者依从性、保证治疗效果、降低再住院率等方面具有重要意义。药师发现患者由于身患病痛，对其进行用药教育，患者不一定能很好地依从，因此，除了要对患者进行用药教育，还要对家属进行用药指导，提醒家属协助监督患者用药可能会达到改善患者依从性的效果。

对于恶性肿瘤合并 DVT 的患者，低分子肝素的长期使用可能优于华法林。研究表明，低分子肝素在降低血栓复发风险方面优于华法林，且无需频繁监测 INR。低分子肝素通过抑制凝血因子 Xa 发挥抗凝作用，其生物利用度高，半衰期长，且出血风险相对较低。对于活动性肿瘤或持续高危者，低分子肝素可作为长期抗凝治疗的首选药物。

如果患者经济条件允许，可考虑将低分子肝素作为长期抗凝治疗方案。

★原发性心脏血管肉瘤药物治疗案例分析

病历摘要

患者，男性，42 岁，因"进行性呼吸困难伴胸痛 2 个月"于 2023 年 5 月入院。查体显示颈静脉怒张，肝颈静脉回流征阳性，心界向右侧扩大。实验室检查显示 NT-proBNP 1850pg/mL，LDH 480U/L。心脏 MRI 显示右心房内 6.8cm×5.3cm 占位，呈"日光放射"状强化。PET-CT 显示右心房病灶 SUV_{max} 18.7，伴多发肺结节（最大 2.1cm）及 T12 椎体转移。超声引导下心包穿刺活检见异型内皮细胞呈束状排列，免疫组化 CD31（+++）、ERG（++），Ki-67 65%。NGS 检测（562 基因 panel）显示 KDR 扩增（拷贝数 6.8），TP53 p.R248W 突变（VAF 32%），TMB 5.3muts/Mb，MSS，PD-L1 检测（22C3 抗体）：TPS 15%。

（治疗经过及用药分析）

一线治疗（2023.6-2023.11）方案：安罗替尼（12mg/d d1~14）+ 特瑞普利单抗（240mg q3w）。《CSCO 软组织肉瘤诊疗指南 2023》提出抗血管 TKI 联合 PD-1 抑制剂可作为晚期血管肉瘤二线选择（Ⅱ级推荐）。KDR 扩增提示对 VEGFR-TKI 敏感；PD-L1 阳性及 TMB ≥ 5 为免疫治疗潜在获益标志。疗效评估：3 周期后 CT，原发灶缩小 38%（RECIST 1.1），胸腔积液吸收。6 周期后出现 3 级手足综合征，调整安罗替尼至 10mg。ctDNA 动态监测：治疗第 3 月突变丰度下降 72%，第 6 月出现 TP53 VAF 反弹至 18%。

二线治疗（2024.1-2024.7）方案：白蛋白结合型紫杉醇（260mg/m² q3w）+ 贝伐珠单抗（7.5mg/kg q3w）。转换原因：影像学提示肺转移灶进展（新发病灶 ≥ 3 个），ctDNA 检出 KDR 新发 p.D846V 耐药突变。药理学依据：紫杉醇脂质体穿透血－心包屏障能力优于传统剂型，贝伐珠单抗可逆转 VEGFR-TKI 耐药，采用 G-CSF 初级预防（FN 风险 ≥ 20%）。

患者二线化疗出院后进行电话随访，反映进食及营养状况差，全身衰弱，未能完成后续化疗。

（用药治疗方案分析）

一线治疗方案为安罗替尼 + 特瑞普利单抗，一线治疗方案的选择基于患者的分子特征、免疫微环境及心脏功能状态。患者 NGS 检测显示 KDR 扩增（拷贝数 6.8），提示肿瘤血管生成异常活跃，安罗替尼作为多靶点 TKI，对 VEGFR2 的 IC_{50} 为 0.2nM，能够精准抑制 VEGFR2/3，阻断肿瘤血管生成，抑制肿瘤生长。此外，患者的 PD-L1 TPS=15%（＞1% 阈值）、TMB=5.3muts/Mb（肉瘤中 ≥ 5 为潜在获益），符合特瑞普利单抗适应人群（NCCN 2024）。PD-L1 高表达和 TMB ≥ 5 提示患者可能从免疫治疗中获益，特瑞普利单抗通过阻断 PD-1/PD-L1 通路，激活 T 细胞对肿瘤的免疫应答。考虑到患者 NT-proBNP 显著升高（1850pg/ml），安罗替尼的心脏毒性较低（心衰发生率 0.8% vs 阿帕替尼 3.2%），选择安罗替尼联合特瑞普利单抗，既能有效抑制肿瘤生长，又能减少心脏毒性风险。

在剂量调整方面，起始剂量选择安罗替尼 12mg/d（标准剂量），依据是患者体表面积 1.82m² 且 ECOG 0 分。标准剂量能够确保药物在体内的有效浓度，达到最佳抗肿瘤效果。然而，治疗第 6 周期出现 3 级手足综合征（PPES 分级），经多学科讨论后调整为 10mg/d。此剂量下 VEGFR2 抑制率仍可维持 > 80%（基于群体药代模型模拟）。减量后，患者的手足综合征得到缓解，同时维持了药物的抗肿瘤效果。此外，因 2 级免疫性肺炎发生，将特瑞普利单抗从 q3w 延长至 q6w，维持血清药物谷浓度 > 20μg/ml（有效阈值）。延长给药间隔有助于减少免疫相关不良反应，同时确保药物的持续疗效。

动态监测与应答评估显示，治疗 3 个月时 TP53 突变丰度（VAF）从 32% 降至 9%，提示克隆性肿瘤细胞清除；6 个月时 VAF 反弹至 18% 并检出 KDR p.D846V 突变，提示旁路激活耐药。ctDNA 动态监测能够早期发现耐药突变，为治疗方案的调整提供依据。尽管肺转移灶保持稳定（RECIST 1.1），但 ctDNA 预警需提前干预，故启动二线治疗。影像学与分子标志物的结合，能够更全面地评估治疗效果，避免单一评估方法的局限性。

二线治疗方案为白蛋白紫杉醇 + 贝伐珠单抗，二线治疗方案的选择基于患者对一线治疗的耐药情况及肿瘤的病理生理特征。KDR p.D846V 突变导致 ATP 结合口袋构象改变，使安罗替尼结合受阻。贝伐珠单抗通过结合 VEGF-A（亲和力 1.8nM）阻断配体 - 受体相互作用，与 TKI 作用形成互补。贝伐珠单抗能够绕过 KDR 突变，直接抑制 VEGF-A，恢复抗血管生成效果。此外，白蛋白紫杉醇在心脏组织的 AUC 0-24 为传统剂型的 2.3 倍（临床药代动力学研究），对右心房原发灶更具优势。白蛋白紫杉醇能够更好地穿透血 - 心包屏障，提高药物在心脏肿瘤组织中的浓度。贝伐珠单抗还可抑制破骨细胞活性（降低 RANKL 表达），联合双膦酸盐（因患者肌酐清除率 89ml/min 未启用）可协同控制骨进展。贝伐珠单抗通过抑制破骨细胞活性，减少骨转移灶的进展。

在给药方案细节调整方面，白蛋白紫杉醇采用每周分次给药（130mg/m² d1、d8），相较于标准 q3w 方案，中性粒细胞减少发生率从 38% 降至 15%。分次给药能够减少药物的毒性，提高患者的耐受性。贝伐珠单抗在化疗前 24 小时给药，利用其"血管正常化窗口期"（第 2~5 天），促进紫杉醇在肿瘤间质中的渗透（增强 2.7 倍）。贝伐珠单抗的时序控制能够优化药物的分布，增强化疗药物的疗效。

关键不良事件的处理也是二线治疗中的重要环节。患者基线血压 125/80mmHg，治疗 2 周后升至 168/102mmHg。根据《肿瘤高血压管理专家建议》，启动氨氯地平 5mg qd + 厄贝沙坦 150mg qd，72 小时内血压稳定于 130~140/85~90mmHg。及时的药物干预能够有效控制高血压，避免心脑血管事件的发生。此外，白蛋白紫杉醇相关外周神经病变发生率 15%（≥ 2 级），提前给予 α- 硫辛酸 600mg/d 口服用药，治疗期间仅出现 1 级麻木感。预防性用药能够减少神经毒性的发生，提高患者的生活质量。

用药监护要点

1. 治疗药物监测（TDM）　是确保药物疗效和安全性的关键手段。在本案例中，安罗替尼和特瑞普利单抗的谷浓度监测尤为重要。安罗替尼是一种多靶点酪氨酸激酶抑制剂（TKI），其疗效与血药浓度密切相关。通过监测安罗替尼的谷浓度，可以确保药物在体内的有效浓度，避免因剂量不足导致的疗效下降或剂量过高引发的不良反应。安罗替尼的谷浓度通过电化学发光免疫分析法（ECLIA）监测，维持 > 8ng/ml，确保 VEGFR2 抑制率 > 80%。在患者出现 3 级手足综合征后，剂量从 12mg/d 调整为 10mg/d，调整后谷浓度仍维持在 6.5ng/ml。根据患者的体表面积、肝功能状态及不良反应情况，动态调整安罗替尼的剂量，确保其在安全范围内的最大疗效。特瑞普利单抗是一种 PD-1 抑制剂，其疗效与血清药物浓度密切相关。通过监测特瑞普利单抗的谷浓度，确保其在体内的有效浓度，避免因剂量不足导致的免疫逃逸或剂量过高引发的免疫相关不良反应（irAE）。特瑞普利单抗的谷浓度通过酶联免疫吸附试验（ELISA）监测，维持 > 20μg/ml。在患者出现 2 级免疫性肺炎后，给药间隔从 q3w 延长至 q6w，确保血清药物谷浓度维持在有效阈值以上。通过 TDM，药师能够根据患者的个体差异动态调整药物剂量，确保疗效和安全性。根据患者的免疫状态、不良反应情况及 ctDNA 动态监测结果，调整特瑞普利单抗的给药间隔，确保其在安全范围内的最大疗效。表 10-7 为不良反应的分层管理。

表 10-7　不良反应分层管理

治疗阶段	主要毒性	干预措施	监护周期
一线	手足综合征（3 级）	剂量调整 + 局部护理	每周期 d7、d14
二线	高血压（3 级）	降压药阶梯治疗	治疗前 + 每周

不良反应的及时管理是药学监护的重要组成部分，在一线治疗中，患者出现 3 级手足综合征，药师建议将安罗替尼剂量从 12mg/d 调整为 10mg/d，并联合局部护理措施（如尿素软膏、维生素 B_6 口服）预防进展，每周期 d7、d14 进行评估。在二线治疗中，患者出现 3 级高血压，药师根据《肿瘤治疗相关高血压诊治共识》，启动氨氯地平 5mg qd+ 厄贝沙坦 150mg qd 的降压方案，72 小时内血压稳定于 130~140/85~90mmHg，治疗前及每周进行血压监测。通过分层管理，药师能够有效控制不良反应，确保治疗的连续性。

2. 患者教育与依从性管理　药学监护的重要环节。药师向患者详细解释了安罗替尼需空腹服用（餐后 2 小时），避免与食物同服影响药物吸收，并提供了用药时间表，确保患者按时服药。同时，药师提醒患者避免与西柚汁同服，因西柚汁可抑制 CYP3A4 酶活性，影响安罗替尼的代谢，导致血药浓度升高，增加不良反应风险。在免疫治疗延迟处理方面，因 2 级免疫性肺炎，特瑞普利单抗暂停超过 6 周时，药师建议重新评估超进展风险，并根据患者的免疫状态和 ctDNA 动态监测结果，决定是否重启免疫治疗。通过患者教育，药师能够提高患者的依从性，确保治疗方案的顺利实施。

3. 心功能保护措施　心脏功能保护是药学监护的重要内容之一。安罗替尼和贝伐珠单抗均可引发心脏毒性，严重时可导致心力衰竭。药师通过定期监测左心室射血分数（LVEF）和整体纵向应变（GLS），早期发现心脏功能异常，及时启动心衰预防措施。治疗前、每3周期后进行超声心动图评估，当GLS较基线下降＞10%时，这可能是心脏功能受损的早期迹象，此时应立即启动心衰预防措施，启动心衰预防（沙库巴曲缬沙坦50mg bid）。此外，特瑞普利单抗可引发免疫性心肌炎，药师通过每月检测高敏肌钙蛋白T（hs-cTnT），早期发现亚临床心肌损伤，治疗期间维持＜14ng/L（正常上限），以预防亚临床心肌损伤的发生，这对于保护心脏功能至关重要。通过心脏功能保护措施，能够有效预防药物引起的心脏毒性，确保患者的安全。

药学监护在肿瘤治疗中发挥着重要作用，通过治疗药物监测、不良反应分层管理、患者教育与依从性管理、心脏功能保护措施等，确保了治疗方案的安全性和有效性。未来，随着精准医学的发展，药学监护将在肿瘤治疗中发挥越来越重要的作用，如分子残留病灶（MRD）导向治疗，药师可以通过ctDNA动态监测早期发现MRD，协助维持治疗的选择和调整。通过MRD导向治疗，药师能够根据分子残留病灶的动态变化，参与治疗方案的调整，为患者提供更加个体化、精准化的治疗方案。通过全程药学监护，药师能够有效提升患者的治疗效果和生活质量，为肿瘤治疗的顺利进行提供有力保障。

（谢栋　宋茜　黄丽娟）

参考文献

[1] 郑荣寿，陈茹，韩冰峰，等. 2022年中国恶性肿瘤流行情况分析［J］. 中华肿瘤杂志，2024，46（3）：221-231.

[2] 中国临床肿瘤学会指南工作委员会. 中国临床肿瘤学会（CSCO）肿瘤心脏病学临床实践指南2023［M］. 北京：人民卫生出版社，2023.

[3] 张源波，许晓飒，亢玺刚，等. 肿瘤药物治疗相关的心血管毒性及其早期预警策略研究进展［J］. 中华老年心脑血管病杂志，2024，26（3）：355-357.

[4] 马军，沈志祥，秦叔逵. 防治蒽环类抗肿瘤药物心脏毒性的中国专家共识（2011版）［J］. 临床肿瘤学杂志，2011，（12）：1122-1129.

[5] 胡志强，余文韬，姚文秀，等. 抗肿瘤药物致心脏毒性及其防治措施的研究进展［J］. 中国药房，2020（2）：250-256.

[6] 中国抗癌协会肿瘤麻醉与镇痛专业委员会. 中国肿瘤心脏病患者新辅助化疗后麻醉管理专家共识（2021版）［J］. 中国肿瘤临床，2022，49（15）：757-763.

[7] LYON ALEXANDERR., LOPEZ-FERNANDEZ TERESA, COUCH LIAMS., et al. 2022 ESC Guidelines on cardio-oncology developed in collaboration with the European Hematology Association（EHA），the European Society for Therapeutic Radiology and Oncology（ESTRO）and the International Cardio-Oncology Society（IC-OS）Developed by the task force on cardio-oncology of the European Society of Cardiology（ESC）［J］. European Heart Journal: The Journal of the European Society of Cardiology，2022，43（41）：4229-4361.

[8] 卜军. 肿瘤心脏病学：新兴交叉学科的机遇与挑战［J］. 中华医学杂志，2023，103（42）：3315-

3320.

［9］张楠，刘彤. 肿瘤与心血管疾病：评估和管理［J］. 中国心血管杂志，2024，29（2）：97-98.

［10］彭佳，白芳，林燕青，等. 肿瘤治疗相关心血管毒性预测及早期诊断的研究进展［J］. 实用心电学杂志，2024，33（2）：166-174.

［11］牛志成，王雷，汪治宇. 免疫检查点抑制剂相关不良反应的管理专家共识［J］. 河北医科大学学报，2021，42（3）：249-255.

［12］中国临床肿瘤学会免疫治疗专家委员会，中国临床肿瘤学会抗肿瘤药物安全管理专家委员会. 免疫检查点抑制剂相关的毒性多学科诊疗协作组建设中国专家共识［J］. 临床肿瘤学杂志，2022，27（2）：158-164.

［13］中华医学会心血管病学分会，中国抗癌协会整合肿瘤心脏病学分会，中华心血管病杂志编辑委员会. 恶性肿瘤患者冠心病预防与管理中国专家共识［J］. 中华心血管病杂志，2022，50（11）：1047-1057.

［14］中国临床肿瘤学会指南工作委员会. 中国临床肿瘤学会（CSCO）免疫检查点抑制剂相关的毒性管理指南［M］. 北京：人民卫生出版社，2023.

［15］中国临床肿瘤学会指南工作委员会. 中国临床肿瘤学会（CSCO）蒽环类药物心脏毒性防治指南［M］. 北京：人民卫生出版社，2020.

［16］中国医师协会检验医师分会心血管专家委员会，中华医学会心血管病学分会肿瘤心脏病学组. 心脏生物标志物用于肿瘤治疗相关心血管毒性的筛查和管理中国专家共识（2024版）［J］. 中华医学杂志，2024，104（36）：3371-3385.

第十一章
肝胆、胰腺癌

第一节 肝癌

一、概述

肝癌是全球范围内发病率较高且致死性较强的恶性肿瘤之一，特别在中国的发病率和死亡率居高不下。根据中国国家癌症中心数据，2022年全国原发性肝癌新发病例达到36.77万例，位居所有癌症发病数的第4位（仅次于肺癌、结直肠癌和甲状腺癌）。肝癌的发病率则排在第5位（肺癌、女性乳腺癌、甲状腺癌、结直肠癌之后）。而在死亡率方面，肝癌仅次于肺癌，位居所有癌症第2位，当年因肝癌死亡人数高达31.65万。这一数据深刻揭示了肝癌对于公共卫生领域的沉重负担及其在中国乃至全球范围内的严峻态势。肝癌主要起源于肝细胞和肝内胆管上皮细胞，其中肝细胞癌（hepatocellular carcinoma，HCC）是最常见的病理类型。若未能得到及时有效的治疗干预，肝癌细胞可发生扩散，造成肝内转移，侵犯邻近组织结构，并可能通过血液或淋巴系统向远处器官转移，对患者的生命构成极大的威胁。

1. 病因与发病机制 肝癌的发生涉及多种病因和复杂的发病机制，主要包括慢性乙型肝炎病毒（HBV）和丙型肝炎病毒（HCV）感染、肝硬化、非酒精性脂肪性肝病（NAFLD）、长期大量饮酒、黄曲霉毒素暴露、遗传因素及基因突变等。其中，HBV和HCV的慢性感染通过引发持续性肝脏炎症和损伤，促进肝细胞的基因突变，特别是抑癌基因的突变，是肝癌发生的关键因素。肝硬化是肝癌的重要前驱病变，几乎所有肝癌患者都存在肝硬化，其通过肝细胞再生障碍、纤维化以及微环境改变进一步推动癌变。此外，NAFLD、酒精性肝病也通过免疫反应、慢性炎症和氧化反应激增加肝癌风险。黄曲霉毒素，特别是黄曲霉毒素 B_1，能够直接导致 p53 基因突变，与肝癌的关系密切。与此同时，遗传易感性和基因突变，特别是原癌基因的激活和抑癌基因的失活，也在肝癌的发生中发挥重要作用。长期的慢性炎症和免疫调控失衡进一步加剧了肝细胞的恶性转化，推动了肝癌的发生和发展。上述这些因素的相互作用使得肝癌的发病机制异常复杂。

2. 病理分类与分期 肝癌的组织学分类是对其形态学表现、组织学特征以及细胞学类型进行分类鉴别的过程。根据 WHO 消化系统肿瘤组织学分类，肝癌可分为肝细胞癌、肝内胆管癌及混合型肝细胞癌－胆管癌。肝细胞癌是最常见的原发性肝癌，其常见的组织学类型包括细梁型、粗梁型、假腺管型和团片型，不同类型的肿瘤细胞排列特征反映了不同的分化程度和生物学行为，影响患者预后。此外，肝细胞癌还包括一些特殊的细胞学亚型，如纤维板层型、淋巴上皮瘤样型、肉瘤样型等，其中纤维板层型预后较好，而淋巴上皮瘤样型和肉瘤样型通常预后较差。肝内胆管癌主要表现为腺癌，也可见肉瘤样癌和鳞状细胞癌等少见类型，具有较强的侵袭性和转移潜力，预后较差。混合型肝细胞癌－胆管癌则同时具有肝细胞癌和肝内胆管癌的组织学特征，肿瘤内含有两种成分，并分别表达各自的标志物。由于其复杂的病理表现及较差的临床预后，精准的组织学鉴别对制定治疗方案至关重要。

肝癌的分期是根据疾病严重程度对患者进行分组的标准。目前主要参考美国癌症联合会（AJCC）第八版 TNM 分期系统（TNM-8），适用于肝细胞癌和肝内胆管癌。该系统依据原发肿瘤（T）、区域淋巴结（N）和远处转移（M）的情况，将肝癌分为 0 期、Ⅰ期、Ⅱ期、Ⅲ期和Ⅳ期，其中Ⅰ期代表肝癌的早期，而出现远处转移（M1）即为Ⅳ期晚期肝癌，TNM 分期为疾病的进展提供了标准化的判断依据，同时为制定个体化治疗策略提供了重要指导。需要特别注意的是，分期时应结合完整的临床和病理资料，并标明所采用的 TNM 分期版本。此外，巴塞罗那临床肝癌分期（BCLC）是目前广泛应用于 HCC 的一种分期系统。该系统不仅考虑了肿瘤的大小、数量、血管侵犯和远处转移等因素，还综合了肝功能状态（ChIL d-Pugh 分级）和患者的体能状态（ECOG 评分）。BCLC 将肝癌分为 0 期（非常早期）、A 期（早期）、B 期（中期）、C 期（晚期）和 D 期（终末期）。在非常早期阶段（0 期），肿瘤直径小于 2cm，患者通常无症状且肝功能良好，常通过肝切除术或局部消融治疗获得较好预后。早期阶段（A 期）通常是单个肿瘤或不超过 3 个小肿瘤，患者适合肝移植、切除或消融治疗。中期阶段（B 期）表现为多发性肿瘤，建议进行经肝动脉化疗栓塞（TACE）。晚期阶段（C 期）出现血管侵犯或远处转移时，患者可能接受靶向药物和（或）免疫治疗。终末期阶段（D 期）则因肝功能严重衰竭，患者主要接受姑息治疗。BCLC 分期为肝癌的临床决策提供了重要参考，并有助于评估预后。

鉴于我国 HCC 患者的特殊流行病学特点、疾病进展模式以及丰富的临床实践经验，我国专家团队制定了中国肝癌分期（CNLC）方案。该方案综合考虑了患者的体能状态（PS）、肝肿瘤的特征（如大小、数量、位置、血管侵犯等）及肝功能评估，旨在为肝癌患者提供更加精准和个性化的治疗建议。CNLC 分期细致划分为七个阶段，从早期的Ⅰa 期到终末期的Ⅳ期，全面反映了肝癌的不同发展阶段及其治疗挑战，为我国肝癌患者提供更有针对性的临床指导。

3. 诊断与鉴别诊断 肝癌的诊断应当结合肝癌发生的高危因素、实验室和影像学检查结果等进行综合判断。

（1）实验室检查　血清甲胎蛋白（AFP）是目前诊断肝癌及评估疗效的重要指标之一。当血清 AFP ≥ 400μg/L，且排除妊娠、慢性或活动性肝病、生殖腺胚胎源性肿瘤以及其他消化系统肿瘤后，高度提示肝癌。对于 AFP 轻度升高的患者，应结合影像学检查或进行动态观察，并与肝功能变化进行对比分析以明确诊断。对于 AFP 阴性的人群，其他分子标志物如异常凝血酶原（PIVKA Ⅱ 或 DCP）、血浆游离微小核糖核酸（microRNA）及甲胎蛋白异质体（AFP-L3）也可作为肝癌早期诊断的有效标志物。此外，基于性别、年龄、AFP、PIVKA Ⅱ 和 AFP-L3 构建的 GALAD 模型，其诊断早期肝癌的灵敏度和特异度分别为 85.6% 和 93.3%，特别适用于 AFP 阴性肝癌的早期诊断。我国的研究进一步优化了该模型，发展了 C-GALAD、GALAD-C 和 C-GALAD Ⅱ 等变体模型，用于本地人群的早期诊断。此外，简化的 GAAD 模型和 ASAP 模型在诊断效能上与 GALAD 模型相似。近年来，液体活检技术在肿瘤早期诊断和疗效评估中展现出重要价值，包括循环游离微小核糖核酸（cfmiRNA）、循环肿瘤细胞（CTC）、循环游离 DNA（cfDNA）及循环肿瘤 DNA（ctDNA）等，为肝癌的诊断提供了新的手段。

（2）影像学检查　在肝癌评估中，各种影像学检查方法各有优势，需要综合应用以实现精准诊断和治疗方案制定。超声检查作为初筛手段，具备无创、便捷等特点，是常规灰阶超声能够敏感地发现肝内占位性病变，而彩色多普勒超声则可以评估病灶血供和肝内血管的侵犯情况。超声造影通过增强组织回声提升诊断的敏感性，适用于筛查早期肝癌和术后监测。此外，CT 和 MRI 动态增强扫描对肝癌诊断提供详细影像信息，MRI 尤为擅长检测小于 2cm 的病灶以及肿瘤侵犯门静脉和肝静脉的情况。DSA 在介入治疗前的应用不可或缺，尤其结合锥形束 CT，能够提高小肝癌的检出率。核医学影像，如 PET/CT，全身显像能评估肿瘤的转移及治疗效果，为全面评估肝癌提供了更广阔的视角。

（3）诊断

1）当肝结节的尺寸不超过 1cm 时，若 MRI、CT 或超声造影（CEUS）中至少有一项检查，结合使用肝细胞特异性对比剂（如钆塞酸二钠，Gd-EOB-DTPA）进行的增强磁共振扫描（EOB-MRI），共同显示出肝癌的典型特征，则可确诊为肝癌。

2）对于大小在 1 至 2cm 之间的肝结节，若 MRI、CT、CEUS 或 EOB-MRI 这四项影像学检查中至少有两项展现出肝癌的典型表现，即可确立肝癌的诊断。

3）对于肝结节的尺寸超过 2cm，仅需 MRI、CT、CEUS 或 EOB-MRI 中的至少一项检查显示肝癌的典型特征，并且同时伴随 AFP 水平超过正常检测范围，即可确诊为肝癌。

（4）鉴别诊断　原发性肝癌的鉴别诊断主要包括肝硬化、继发性肝癌、肝良性肿瘤、肝脓肿、肝包虫病等肝脏疾病。此外，还需注意与肝脏邻近器官（如右肾、结肠肝曲、胃和胰腺）发生的肿瘤相鉴别。

4. 临床表现　肝癌的临床表现随着疾病进展逐渐加重。早期（亚临床期）通常无明显症状，患者多在高危人群的筛查中偶然发现，部分患者的血清甲胎蛋白（AFP）水平可能轻度升高，但缺乏特异性，需结合影像学检查进行确诊。中期阶段，随着肿瘤进展，典型症状逐渐出现，患者常表现为右上腹的间歇性或持续性隐痛、钝痛或刺痛，随着肿瘤增大，疼痛程度加剧，并可能放射至右肩或腰背部。消化道症状如食欲减退、恶心、呕吐、腹胀、腹泻等也较为常见，但缺乏特异性，容易被忽视。此外，患者可能出现进行性消瘦、乏力、发热等全身症状。晚期阶段，疼痛加剧，消化道症状进一步恶化，患者可能出现黄疸、消化道出血（如黑便、呕血）等，常伴有顽固性腹水和恶病质表现。当肝癌发生肝外转移时，患者可能会表现出肺部转移导致的呼吸困难、咳嗽等症状，或骨转移引发的局部压痛和神经压迫症状，疼痛逐渐加剧，晚期可能伴随病理性骨折。

二、治疗目的与原则

肝癌的治疗特点是以外科手术治疗为核心、结合多学科多种手段的综合抗肿瘤治疗。虽然外科治疗是可切除肝癌的首选方案，但首诊肝癌患者的可切除率仍然较低。近年来，靶向治疗和免疫治疗药物的迅速发展，药物治疗在肝癌治疗体系中的地位日益重要。其主要应用场景包括：①作为潜在可手术切除中晚期患者的转化治疗策略中的重要组成；②作为适合手术但存在术后高复发转移风险患者的新辅助治疗方案的关键要素；③用于降低术后复发转移风险、改善预后的肝癌切除术后辅助治疗；④用于不可切除晚期肝癌患者的系统抗肿瘤治疗。肝癌药物治疗的主要类别包括：分子靶向药物，免疫检查点抑制剂，系统化疗药物，中医药治疗等。其治疗目的主要包括以下内容，①缓解症状：减轻由肝癌引起的疼痛、黄疸等症状，提高患者的生活质量。②控制疾病进展：通过药物治疗抑制肿瘤生长，防止肿瘤扩散到其他部位。③延长生存期：通过有效的治疗手段尽可能地延长患者的生命。④改善预后：对于部分早期肝癌患者，通过合理的治疗方案，有可能实现疾病的长期控制甚至治愈。⑤减少复发风险：对于已经接受手术或其他局部治疗方法的患者，药物治疗可以帮助降低癌症复发的风险。延长患者生存时间。

治疗原则包括以下6点，①个体化治疗：应综合分析患者的肿瘤分期、身体状况、病理类型、基因检测结果、治疗目的等关键因素，以最大化生存获益及改善生活质量为目标，制订个性化的药物治疗方案。②多学科协作：肝癌治疗应重视包含肝脏外科、介入科、肿瘤科、放疗科等多学科诊疗团队的沟通合作，针对肿瘤发展的不同阶段特点，共同制定最佳的治疗计划；而药物治疗方案制订同样应优先满足整体治疗计划需要。③综合治疗：应根据当前阶段治疗目的，考虑可能联用或序贯的手术、放疗、化疗等局部治疗手段来选择治疗药物，以发挥各自的优势，提高治疗效果。④副作用管理：在治疗过程中密切关注药物副作用以及联合治疗手段影响，及时调整治疗方案，保证患者安全。⑤全病程评估策略调整：全病程周期内定期复查，评估治疗效果和患者一般状况，分析肿瘤可能的克隆演化及耐药情况，及时调整治疗方案。⑥科普宣教和心理支持：通过科普宣教使患者充分了解治疗前景、可能的不良反应及调整策略，并为患者提供必要的心理辅导和支持，是对整体治疗的有益补充。

三、肝癌药物治疗进展

1. 分子靶向药物　近年来，已有众多靶向药物广泛应用于肝癌的临床治疗。根据患者的具体临床分期和治疗目的，合理选择精准用药方案是争取最大治疗获益的关键。目前，国内已获批的靶向药物主要包括：①多靶点酪氨酸激酶抑制剂（tyrosine kinase inhibitor，TKI），如多纳非尼、仑伐替尼、索拉非尼、阿帕替尼；②抗 VEGF 单克隆抗体，如贝伐珠单抗及其生物类似物（如 IBI305）。目前国内指南推荐用于晚期 HCC 系统治疗的一线靶向药物有索拉非尼、仑伐替尼、贝伐珠单抗联合阿替利珠单抗、多纳非尼、IBI305 联合信迪利单抗等。二线药物有瑞戈非尼、阿帕替尼和卡博替尼等。靶向药物单药治疗应答率总体来说仍较低，在临床中多联合其他药物或局部治疗手段应用。

对于术后病理证实存在微血管侵犯或卫星结节等高复发风险的患者，靶向药物治疗可用于预防复发，但目前对于治疗持续时间的意见仍存在分歧，也缺乏即时评估疗效的检测手段。在潜在可切除的肝癌患者中，仑伐替尼可能具有更高的客观缓解率（objective response rate，ORR），但目前尚缺乏不同药物组合间的比较研究。抗肿瘤效果、安全性和药物可及性均为药物选择需考虑的重要因素。基于现有临床研究数据，不同靶向药物在术前应停药 1~2 周不等。靶向药物作为可手术肝癌患者的新辅助治疗手段，目前尚在探索阶段，已有多项进行中的临床试验提示了其积极前景，现有应用方案与转化治疗相近。对于肝功能不全患者（ChILd-Pugh B 级）的挽救性治疗，应根据个体情况在谨慎选用靶向药物的同时密切监测肝功能情况。而考虑到可能的毒副反应及其缺乏可确切改善预后的证据，对于终末期 HCC 患者现并不推荐靶向药物治疗。对于合并肾功能损害者，同样应在谨慎使用靶向药物治疗的同时密切监测肾功能，但对于轻、中度肾功能损害者无需调整药物用量。由于缺乏可用于预测靶向药物疗效的检测手段，一般认为在一线靶向药物治疗后经影像学评估肿瘤进展后，可结合基因检测等综合评估，更换二线药物治疗。

2. 靶向药物联合免疫检查点抑制剂治疗　以分子靶向药物及免疫检查点抑制剂（immune checkpoint inhibitors，ICI）为基础的靶向免疫联合治疗现已成为中晚期 HCC 系统治疗的优选方案，联合治疗的 ORR 可达 60%~80%，疾病控制率（disease control rate，DCR）达 80%~90%，中位总生存（overall survival，OS）期提升至 20 个月以上。而不可切除 HCC 患者通过基于靶免联合治疗的转化治疗成功后再行根治性手术切除，远期生存可与初诊可切除者相当，部分靶免治疗方案的转化成功率超过 50%。目前国内获批应用的 ICI 主要包括 PD-1/PD-L1 抑制剂，如卡瑞利珠单抗、替雷利珠单抗、信迪利单抗、帕博利珠单抗、阿替利珠单抗、度伐利尤单抗和特瑞普利单抗等。近年来多项已完成或进行中的临床研究验证了多项靶免药物联合治疗方案的疗效和安全性，包括有卡瑞利珠单抗（艾瑞卡）联合阿帕替尼（"双艾"组合）、阿替利珠单抗联合贝伐珠单抗（"T+A"组合）、仑伐替尼联合替雷利珠单抗、信迪利单抗联合贝伐珠单抗（"双达"组合）以及仑伐替尼联合帕博利珠单抗（"K+L"组合）等，其均表现出较经典分子靶向药物单药治疗更好的效果。除国内指南外，上述药物组合也获得了日本肝癌指南、AASLD、NCCN 等多个权威指南推荐。另外除了临床应用较成熟的单靶点 ICI，最新报道显示双靶点［PD-1/ 细胞毒性 T 淋巴细胞相关蛋白 4（CTLA-4）］ICI- 卡度尼利单抗联合仑伐替尼可能获得更好的 ORR。

靶免联合局部治疗是在原有药物治疗方案基础上，再联合经肝动脉化疗栓塞（TACE）、肝动脉灌注化疗（HAIC）、局部消融、放疗等手段，以提高中晚期 HCC 治疗有效率的综合治疗，主要用于无法或拒绝接受根治性治疗的患者。现有研究数据显示靶免联合如 TACE、HAIC、放疗等局部治疗手段可能使 ORR 提升至 60% 以上，并获得约 50% 的治疗成功率。He 等报道的一项多中心真实世界研究显示，HAIC+PD-1+ 仑伐替尼三联方案治疗晚期 HCC 的 ORR 达 67.6%，完全缓解率（complete remission，CR）达 14.1%，中位 PFS 期达 11.1 个月。2022 年天津肿瘤医院的一项前瞻性临床研究证实，"HAIC+ 信迪利单抗 + 贝伐珠单抗"方案治疗初始不可切除 HCC 的转化成功率高、疗效显著。2022 年美国临床肿瘤学会（American Society of Clinical Oncology，ASCO）公布的"HAIC+ 阿帕替尼 + 卡瑞利珠单抗"治疗初始不可切除 HCC 的前瞻性临床研究数据显示，其 ORR 高达 87.1%（根据 mRECIST 标准评价），为 10.8 月。而南方医院报道的"卡瑞利珠单抗 + 仑伐替尼 + 奥沙利铂 HAIC"一线治疗晚期 HCC 的前瞻性研究数据同样理想，其 ORR 达 80.8%（根据 mRECIST 标准评价），且有 2 例患者达到 mRECIST 影像学 CR，DCR 达到 100%。

对于靶免联合局部治疗获缓解后再次出现肿瘤进展者，如处于减量或停药阶段可选择恢复原方案；或在可耐受基础上更换二线系统治疗方案，但对于二线治疗用药目前仍在探索阶段。在使用索拉非尼、仑伐替尼或多纳非尼作为一线治疗方案耐药后，二线治疗可选择瑞戈非尼、阿帕替尼、卡博替尼，并联用卡瑞利珠单抗或替雷利珠单抗等；而选择阿替利珠单抗 + 贝伐珠单抗或信迪利单抗联合贝伐珠单抗类似物作为一线治疗后，分子靶向药物（一线或二线）联合卡瑞利珠单抗或替雷利珠单抗可作为二线治疗选择。另外，在肝癌术后辅助治疗应用方面，现多项研究支持可将靶免联合治疗应用于高复发转移风险的肝癌术后患者。2023 年 ASCO 大会公布数据，"阿替利珠单抗 + 贝伐珠单抗"辅助治疗方案可显著改善患者的无复发生存时间（recurrence free survival time，RFS）。也有研究者探索"胸腺肽 α-1+ 抗 PD-1 单抗"方案应用于高复发风险肝癌患者的术后辅助治疗，发现其可显著改善 RFS 和 OS。

3. 化疗药物　现有报道传统化疗药物对肝细胞性肝癌的疗效较有限，我国指南推荐 FOLFOX4 方案应用于不适合手术切除或局部治疗的局部晚期和转移性肝癌的一线治疗，而三氧化二砷可选择用于部分中晚期 HCC 的姑息治疗。近年来 HAIC 的应用进展迅速，其通过导管将化疗药物注入肝动脉，使肿瘤可持续接触高浓度药物，从而增强化疗的杀伤效果。尽管目前 HAIC 的标准化疗方案并无统一意见，但 FOLFOX（奥沙利铂、亚叶酸钙、氟尿嘧啶）-HAIC 方案联合系统治疗 HCC 已显示出较好的预后数据。中山大学肿瘤防治中心赵明教授团队报道的 FOLFOX-HAIC 方案的有效率达 47.8%。而南方医科大学团队的改良 RALOX-HAIC 案（奥沙利铂，雷替曲塞）治疗中晚期 HCC 的 ORR 和 DCR 结果与 FOLFOX 方案相当。目前日本指南已推荐 HAIC 作为 TACE 失败后的替代方案，而对于合并门静脉癌栓或广泛动 - 静脉瘘的肝癌患者，采用 TACE 联合 mFOLFOX-HAIC 方案可获得较传统 TACE 更好的疗效。

HAIC 联合靶免治疗可实现更高的肿瘤应答和更好生存预后，目前日本指南推荐仑伐替尼和 HAIC 为晚期 HCC 的标准治疗。回顾性研究报道 HAIC 联合仑伐替尼治疗晚期肝癌可获得更好的预后，最近一项真实世界研究（纳入 135 例患者）表明，HAIC 联合靶向药物和 PD-1/PD-L1 免疫治疗的 ORR 54.1%，DCR 94.6%，转化成功率 29.6%，且转化成功患者获得明显生存获益。另有研究显示 HAIC 联合仑伐替尼和特瑞普利单抗方案治疗晚期肝癌的 ORR 和转化成功率均明显优于仑伐替尼单药治疗。在肝癌术后辅助治疗应用方面，研究显示对合并微血管侵犯患者，术后予 FOLFOX-HAIC 辅助治疗方案可改善患者 RFS。现有荟萃研究结果（共 1333 例）也显示：HCC 术后辅助 HAIC 有助于改善长期预后，尤其对合并微血管或大血管侵犯者。

四、肝癌药物治疗案例分析

★ 晚期不可切除 HCC 转化治疗案例分析

病历摘要

患者，男，57 岁。身高 177cm，体重 75kg。

主诉：中上腹痛 10 余天。

现病史：入院前 10 天无诱因出现中上腹阵发性闷痛，尚可忍受，伴腹胀。余无不适，后查上腹部 MRI 平扫 + 增强提示：肝左内叶异常信号肿块，考虑肝细胞癌或者混合型肝癌伴门静脉主干及分支癌栓（VP4）、胆总管及其分支癌栓。肝右叶见多发异常强化结节影，倾向血供异常。肝散在血管瘤。肝门区、心包横隔组、腹膜后腹主动脉旁多发淋巴结，其中肝门区淋巴结，需警惕为转移性淋巴结。腹腔少量积液。上腹部 CT 平扫 + 增强、胸部 CT 平扫：肝脏左叶内肿物，考虑为肝癌。门静脉及其左右分支癌栓。左右肝管、肝总管、胆总管瘤栓，伴肝内胆管扩张，肝门区淋巴结，需警惕为转移性淋巴结。胆囊结石。未见双肺转移。糖类抗原 125 36.77U/ml，糖类抗原 19-9 207.5U/ml，甲胎蛋白 17.6ng/ml。今就诊于我科。患病以来，精神、睡眠、饮食尚可，大小便正常，体重无明显变化。

既往史：诊断"乙肝表面抗原携带者"12 年，口服恩替卡韦抗病毒治疗 1 年。发现糖尿病 10 余年，口服二甲双胍、格列美脲、卡格列净降血糖，血糖控制良好。10 余年前在当地医院行阑尾切除术，术后无特殊不适。否认高血压、高血脂、冠心病、房颤病史、脑血管疾病，否认精神病史、地方病史、职业病史。否认外伤、输血、中毒、其他手术史。无药物过敏史及药物成瘾史。

个人史：生于原籍，无外地久居史，无疫水接触史，无吸烟嗜好，无饮酒嗜好，从

事职员工作，无工业毒物、粉尘、放射性物质接触史，无冶游史。

婚育史：已婚，育有 1 子，家人均体健。

入院诊断： 1.原发性肝癌（CNLC Ⅲa 期，BCLC-C 期）。2.肝门部淋巴结转移癌？ 3.乙肝表面抗原携带者。4.胆囊结石。5.糖尿病。6.阑尾切除术后。

治疗经过及用药分析

完善血常规、凝血常规、肝肾功能以及肿瘤标志物等相关检测。入院肝功能存在异常，总胆红素（TBIL）56.2μmol/L，谷丙转氨酶（ALT）180U/ml，谷草转氨酶（AST）169U/ml。根据 ChIL d-Pugh 评分系统，该患者被评定为 B 级，得分为 7 分。经保肝治疗后，TBIL 降至 27.5μmol/L，ALT 降至 112U/ml，AST 降至 100U/ml。患者的 ChIL d-Pugh 分级改善至为 A 级，符合进行转化治疗的条件。患者于 2022-04-26 开始第 1 周期靶向、免疫联合介入治疗，具体方案为：仑伐替尼 12mg po+ 卡瑞丽珠单抗 200mg ivgtt+（TACE）。并给予抗病毒、保肝、制酸、调节血糖等对症支持治疗。治疗期间所用药物见表 11-1。

表 11-1 药物治疗方案

治疗药物	用法用量	起止时间
恩替卡韦分散片	0.5mg, po, pd	自 4.22 起
盐酸二甲双胍缓释片	1g, po, pd	4.22-4.29
格列美脲片	1g, po, pd	4.22-4.29
卡格列净片	0.1g, po, pd	4.22-4.29
0.9% 氯化钠注射液	100ml, ivgtt, bid	4.23-4.28
复方二氯醋酸二异丙胺注射液	80mg, ivgtt	
0.9% 氯化钠注射液	100ml, ivgtt, qd	4.23-4.29
注射用丁二磺酸腺苷蛋氨酸	1000mg, ivgtt	
甲磺酸仑伐替尼胶囊	12mg, po, qd	自 4.26 起
0.9% 氯化钠注射液	100ml, ivgtt, qd	4.26-4.27
注射用艾司奥美拉唑钠	40mg, ivgtt	
0.9% 氯化钠注射液	100ml, ivgtt, qd	4.26
卡瑞丽珠单抗	200mg, ivgtt, q3w	

辅助检查

（1）肝肾功能（4.23） AST 169U/ml；ALT 180U/ml；TBIL 56.2μmol/L；DBIL 41.9μmol/L；CREA 49.0μmol/L；估算肾小球滤过率 115.30ml/（min·1.96m^2）。

治疗后复查肝肾功能（4.26）：AST 100U/ml；ALT 112U/ml；TBIL 27.5μmol/L；DBIL 22.1μmol/L；CREA 58.0μmol/L；估算肾小球滤过率 109.60ml/（min·1.96m^2）。

（2）血常规（4.22） WBC 3.40×10^9/L；HGB 121g/L；PLT 100×10^9/L。

（3）凝血常规（4.23）　PT 11.9s；APTT 26.1s。

（4）乙肝两对半（4.23）　HBsAg（+）；HBeAg（+）；Anti-HBc（+）。

（5）乙肝DNA（4.23）　5.26E+02IU/ml。

（6）肝细胞癌检测（4.23）　癌胚抗原1.41ng/ml；糖类抗原125 49.50U/ml；糖类抗原19-9 517.00U/ml；甲胎蛋白12.80ng/ml；PIVKA-Ⅱ 2017.0mAU/ml。

用药治疗方案分析

1. 系统治疗方案选择　根据《原发性肝癌诊疗指南（2024年版）》和《原发性肝癌转化及围手术期治疗中国专家共识（2024版）》，对于合并门静脉主干及其分支癌栓的不可切除肝细胞癌患者，均推荐采用局部治疗、系统抗肿瘤治疗。该患者为中晚期不可切除肝细胞癌，伴有门静脉癌栓和潜在的淋巴结转移，治疗目标是通过转化治疗争取手术切除机会。根据国内指南推荐一线治疗方案：阿替利珠单克隆抗体联合贝伐珠单克隆抗体、信迪利单克隆抗体联合贝伐珠单克隆抗体类似物、甲磺酸阿帕替尼联合卡瑞利珠单克隆抗体、多纳非尼、仑伐替尼、替雷利珠单克隆抗体、索拉非尼及FOLFOX4方案。NCCN指南推荐一线治疗方案：阿替利珠单克隆抗体联合贝伐珠单克隆抗体、曲美木单抗联合度伐利尤单抗、伐利尤单抗、仑伐替尼、索拉非尼及替雷利珠单克隆抗体。结合患者情况，选择仑伐替尼联合卡瑞丽珠单抗的治疗方案，具体细节如下：仑伐替尼以每日一次、每次12毫克的剂量持续口服；卡瑞丽珠单抗则通过静脉滴注方式，每三周一次，剂量为200毫克，三个周期后评估疗效。仑伐替尼作为靶向药物，凭借其便捷的口服给药方式，显著提高了患者的治疗依从性；而卡瑞丽珠单抗则通过激活患者的免疫反应，发挥了强大的治疗作用。多项研究表明，这两种药物的联合应用不仅疗效显著，而且耐受性良好。进一步地，我们参与的多中心临床研究揭示，当这一联合治疗方案与TACE治疗相结合时，对于BCLC-C期的患者，其客观缓解率（ORR）高达80%，疾病控制率（DCR）更是达到了91.4%，转化率也惊人地升至54.3%。同时，这一联合治疗方案保持了良好的耐受性和安全性，为患者带来了新的希望。

2. 靶向及免疫药物使用前预处理　根据相关权威指南及最新研究文献，尽管在临床实践中，针对诸如仑伐替尼联合卡瑞丽珠单抗这类靶向与免疫治疗组合方案，并未规定严格的预处理流程，但我们必须高度重视可能出现的输液反应及不良事件。特别值得注意的是，使用免疫检查点抑制剂（例如PD-1抑制剂）时，可发生一些输液反应。幸运的是，大多数输液反应较为轻微，且倾向于在首次给药期间发生。这些输液反应可能涉及多个系统，涵盖了发热、皮肤瘙痒、皮疹、荨麻疹、血管神经性水肿、胸前区不适感、呼吸急促或心动过速等多种症状。输注期间需密切监测患者的生命体征，备好急救药物如肾上腺素、甲强龙和地塞米松等，以应对严重过敏反应。此外需注意胃肠道反应、免疫相关性不良反应、甲状腺功能异常、高血压、肝肾功能损害及骨髓抑制等。乙肝患者用药期间应严密监测肝功能，并辅以抗病毒、保肝等处理。此外，适当的补液可以维持患者的血液循环稳定，这对于减轻输液反应及提升整体治疗安全性与耐受性至关重要。通过实施上述预处理及监测策略，我们能够大幅度降低输液反应的风险，为患者提供更加安全、可靠的治疗体验。

3. 消化道安全管理　仑伐替尼和卡瑞丽珠单抗可能引起胃肠道反应，如恶心、呕吐、腹胀、腹泻等。因此，在治疗期间可酌情给予制酸剂或胃黏膜保护剂。一般情况下，不常规预防性使用止吐药物，但如果患者出现明显的恶心或呕吐症状，可以使用帕洛诺司琼对症治疗，必要时可联合地塞米松磷酸钠注射液以增强疗效。通此外，鉴于该患者合并门静脉主干癌栓，必须与家属进行深入沟通，明确告知治疗期间可能出现上消化道出血等危及生命的情况。因此，必须提前制定相应的应急预案，全力保障患者的生命安全与治疗效果。

4. 骨髓抑制的治疗药物　仑伐替尼可能导致骨髓抑制，表现为白细胞、血小板和血红蛋白减少。一般情况下，不建议常规预防性使用升白药物，但应密切监测血常规中相关指标的变化。如果发生粒细胞减少或缺乏，可以考虑使用升白药物（重组人粒细胞集落刺激因子，G-CSF）进行对症治疗。

疗程、预后、转归

2022 年 4 月 26 日起，患者接受了仑伐替尼（12mg，每日一次）联合卡瑞丽珠单抗（200mg，每 3 周一次）的系统治疗，共进行 4 个疗程，并进行了 1 个疗程的 TACE。治疗期间，患者的肝功能和血糖水平保持稳定，未出现严重的不良反应。2022 年 7 月 22 日，上腹部 CT 平扫及增强检查显示，患者肝左叶及肝门区占位性病变范围较前缩小，肝门区胆管内及门静脉主干及左右支癌栓情况与前相似。根据 mRECIST 标准评估结果为部分缓解（PR）。2022 年 7 月 26 日，患者接受了"左半肝切除术 + 门静脉切开取癌栓术 + 胆总管探查术 +T 管引流术 + 胆囊切除术"，术中肝门阻断 4 次，总计 45 分钟，出血量为 200 毫升，未输血。根据 Clavien-Dindo 术后并发症分级，患者的并发症被评定为 II 级，肝切除术后肝功能不全（PHLF）按 ISGLS 标准评定为 B 级。术后病理报告显示：左半肝切除术标本中见中低分化肝细胞癌伴大片坏死，肿瘤坏死比例达到 80%，门脉癌栓显现大片坏死。术后，患者继续接受了 6 个周期的仑伐替尼联合卡瑞丽珠单抗的辅助治疗。2023 年 6 月 19 日，复查上腹部 CT 平扫及增强后考虑肝内复发转移，2023 年 6 月 21 日患者再次接受了介入治疗。截至 2024 年 10 月 21 日，患者仍然存活。

用药监护要点

1. 胃肠道反应与骨髓抑制监护　在仑伐替尼联合卡瑞丽珠单抗治疗过程中，胃肠道反应如恶心、呕吐和腹泻较为常见。虽然仑伐替尼并非高度致吐药物，但仍需密切监测患者的消化道症状。建议患者在治疗期间保持清淡饮食，避免油腻及辛辣食物。若出现严重恶心或呕吐症状，可考虑使用帕洛诺司琼等止吐药物，而持续腹泻则可通过补液和服用止泻药进行对症处理。同时，虽然仑伐替尼和卡瑞丽珠单抗的骨髓抑制风险较低，但长期使用可能影响骨髓造血功能，因此需定期监测血常规，一旦发生中性粒细胞减少，应及时采取升白细胞治疗，以防止感染等并发症影响治疗的连续性和效果。

2. **肝功能的监测**　仑伐替尼和卡瑞丽珠单抗均通过肝脏代谢，可能导致肝功能损伤。治疗期间应定期监测肝功能（如 AST、ALT、TBIL 水平），特别是在患者已有肝功能受损或慢性乙肝的背景下。若肝功能异常显著，需适当调整药物剂量或暂停治疗，并予保肝治疗。

3. **高血压监测与管理**　仑伐替尼可引起继发性高血压，建议在治疗开始前进行基线血压测量，并在治疗期间定期监测。若患者出现高血压，应及时进行降压治疗，以防止高血压引起的心血管并发症。对于难以控制的高血压患者，可能需要调整仑伐替尼的剂量或中断治疗。

4. **免疫相关不良反应**　卡瑞丽珠单抗作为 PD-1 抑制剂，可能引发免疫相关不良反应，包括皮疹、肝炎、肺炎和肠炎等。治疗期间应警惕任何免疫系统异常症状的出现，并及时进行筛查。若出现严重的免疫相关不良反应，可考虑使用糖皮质激素进行干预，并根据情况调整或中止免疫治疗。

★ 中晚期 HCC 新辅助治疗案例分析

病历摘要

患者，男，53 岁。身高 160cm，体重 65kg。

主诉：发现右肝占位 1 月，上腹部闷痛 7 天。

现病史：入院前 1 月余于外院体检腹部彩超提示："肝右叶内高回声结节，大小约 17mm×14mm"，余无不适。7 天前无明显诱因出现上腹部闷痛，呈间断性，疼痛尚可忍受，伴乏力，于外查 MRI 提示"肝右叶见一大小约 2.9cm×3.2cm 结节灶，较前增大；肝硬化；门静脉右后支癌栓"，今为求进一步治疗，就诊于我科，门诊拟"肝恶性肿瘤"收住入院。患病以来，精神、睡眠尚可，食欲食量正常，大小便正常，体重无明显变化。

既往史：平素一般，5 年前在当地医院行"阑尾切除术"，术顺，术后无特殊不适。诊断"乙型肝炎肝硬化"2 年，未予抗病毒治疗。否认高血压、糖尿病、高血脂病史，否认脑血管疾病、心脏病史，否认精神病史、地方病史、职业病史。否认其他手术史。否认外伤、输血、中毒史，过敏史：否认药物、食物过敏史，预防接种史不详。

个人史：生于原籍，无外地久居史，无疫水接触史，无吸烟嗜好，无饮酒嗜好，从事职员工作，无工业毒物、粉尘、放射性物质接触史，无冶游史。

婚育史：适龄结婚，育有 1 子 1 女，配偶及家人均体健。

入院诊断： 1. 原发性肝癌（CNLC Ⅲa 期，BCLC-C 期）。2. 乙型肝炎肝硬化。3. 阑尾切除术后。

治疗经过及用药分析

完善血常规、凝血常规、肝肾功能以及肿瘤标志物等相关检测，排除靶向及抗肿瘤免疫治疗禁忌。患者于 2023-04-13 开始第 1 周期靶向、免疫联合局部治疗，具体方案为：仑伐替尼（12mg，每日一次）联合替雷利珠单抗（200mg，每3周一次）+TACE。并给予抗病毒、保肝、制酸、止痛等对症支持治疗。治疗期间所用药物见表11-2。

表 11-2　药物治疗方案

治疗药物	用法用量	起止时间
恩替卡韦分散片	0.5mg，po，pd	自 4.11 起
甲磺酸仑伐替尼胶囊	12mg，po，qd	自 4.13 起
0.9% 氯化钠注射液	100ml，ivgtt，qd	4.13-4.14
注射用艾司奥美拉唑钠	40mg，ivgtt	
0.9% 氯化钠注射液	100ml，ivgtt，qd	4.13
替雷利珠单抗	200mg，ivgtt，q3w	
0.9% 氯化钠注射液	100ml，ivgtt，qd	4.14-4.19
复方甘草酸苷注射液	60ml，ivgtt	
5% 葡萄糖注射液	250ml，ivgtt，qd	4.14-4.19
多烯磷脂酰胆碱注射液	465mg，ivgtt	

辅助检查

（1）肝肾功能（4.11）　AST 50U/ml；ALT 65U/ml；TBIL 9.6μmol/L；DBIL 4.4μmol/L；CREA 82.0μmol/L；估算肾小球滤过率 93.68ml/（min·1.73m^2）。

（2）血常规（4.11）　WBC 7.13×10^9/L；HGB 149g/L；PLT 174×10^9/L。

（3）凝血常规（4.11）　PT 11.6s；APTT 30.6s。

（4）乙肝两对半（4.11）　HBsAg（＋）；Anti-HBc（＋）。

（5）乙肝 DNA（4.11）　＜1.00E+02IU/ml。

（6）肝癌检测（4.11）　癌胚抗原 2.40ng/ml；糖类抗原 125 14.30U/ml；糖类抗原 19-9 15.50U/ml；甲胎蛋白 2.99ng/ml；PIVKA-Ⅱ 299mAU/ml。

用药治疗方案分析

1. 系统治疗方案选择　对于 CNLC Ⅲa 期可手术的肝癌患者，选择新辅助治疗的主要目的是降低术后复发和转移风险。文献显示，可切除的 CNLC Ⅱb 和Ⅲa 期患者术后 1 年复发率超过 55%。经过多学科团队讨论确认，该患者存在高危复发因素。根据《NCCN 指南》和《原发性肝癌诊疗指南（2024 年版）》，仑伐替尼和替雷利珠单抗均为推荐的一线治疗方案。具体方案为：仑伐替尼每日一次、每次 12 毫克的剂量口服；替雷利珠单抗则通过静脉滴注，每三周一次，剂量为 200 毫克，治疗肝癌新辅助治疗的周期一般推荐为 6~12 周（最长不超过 16 周），以争取在治疗目的达到后尽快手术（无论病灶缩小与否）。仑伐替尼与 PD-1 抑制剂的协同效应可增强抗肿瘤效果，而 TACE 有效针对肝内局部病灶，两者结合形成多维度治疗策略，尤其适合存在局部转移的患者。已有临床研究支持该联合治疗方案的有效性。

2. 靶向及免疫药物输注前预处理　根据《原发性肝癌诊疗指南（2024 年版）》《肝癌新辅助治疗中国专家共识（2023 版）》及最新研究文献，提示必须关注靶向及免疫治疗期间可能伴随的输液反应及不良事件。在使用免疫检查点抑制剂（如 PD-1 抑制剂）的治疗过程中，可能会发生输液反应。常见的反应包括发热、皮肤瘙痒、皮疹、荨麻疹、血管神经性水肿、胸部前区不适感、呼吸急促或心动过速等。建议在输注期间密切监测患者的生命体征，并备齐急救药物如肾上腺素、甲强龙和地塞米松等，以应对可能的严重过敏反应。此外，需重视胃肠道反应、免疫相关性不良反应、甲状腺功能异常、高血压、肝肾功能损害及骨髓抑制等不良事件。用药期间应严密监测肝功能，同时辅以抗病毒和保肝治疗。同时，推荐采取适当的补液措施，这对于减轻不良反应和提升整体治疗安全性及耐受性至关重要。

3. 消化道安全管理　由于仑伐替尼和替雷利珠单抗可能刺激胃肠道黏膜，患者在用药后可能出现恶心、呕吐、腹胀和腹泻等胃肠道反应，因此需要密切监测患者的胃肠道情况。在治疗期间，医生应酌情给予制酸剂或保胃药物来缓解胃肠道不适。一般情况下，不常规预防性使用止吐药物，但如果患者出现明显的恶心或呕吐症状，可以考虑使用帕洛诺司琼进行对症治疗。若疗效不佳，必要时可联合地塞米松磷酸钠注射液以增强疗效。通过及时监测患者的胃肠道反应，并进行对症处理，可以有效减轻药物相关的胃肠道不良反应，从而提高患者的耐受性和整体治疗效果。在治疗过程中，护理团队应保持与患者的沟通，确保患者了解可能的副作用，并及时报告不适症状，以便进行适当的调整和干预。

4. 骨髓抑制治疗药物选择　仑伐替尼联合替雷利珠单抗及 TACE 进行新辅助治疗时，需特别关注骨髓抑制的治疗。仑伐替尼可能对骨髓造血干细胞产生抑制作用，长期用药可能导致骨髓抑制，表现为白细胞、血小板和血红蛋白和粒细胞减少等情况。一般情况下，不建议常规预防性使用预防性升白药物，但应对患者进行持续评估，密切监测血常规中白细胞和粒细胞相关指标的变化。如果发生粒细胞减少或缺乏症，可以考虑使用升白药物（重组人粒细胞集落刺激因子，G-CSF）进行对症治疗。

疗程、预后、转归

2023 年 4 月 13 日起，患者接受了两个疗程的仑伐替尼联合替雷利珠单抗的系统治疗，并进行了一个疗程的 TACE。2023 年 6 月 9 日，在上腹部 MRI 平扫及增强检查后根据 mRECIST 标准评估为 PR。2023 年 6 月 16 日，患者接受了"荧光腹腔镜下的解剖性Ⅵ、Ⅶ、Ⅷ背侧段切除术 + 胆囊切除术"。术中进行了 5 次肝门阻断，总计 70 分钟，出血量为 300 毫升，未输血。根据 Clavien-Dindo 术后并发症分级，患者的并发症被评定为Ⅱ级，肝切除术后肝功能不全（PHLF）按 ISGLS 标准评定为 A 级。术后病理报告显示，镜下发现少量中分化肝细胞癌，肿瘤坏死比例达到 90%，考虑为主要病理学缓解（MPR）。门脉右后支可见癌组织累及。2023 年 7 月 17 日，患者开始接受替雷利珠单抗的辅助治疗。2023 年 7 月 19 日，患者进行了预防性 TACE。2024 年 5 月 13 日，查右肩关节 MRI 平扫显示考虑肝癌右肩胛骨转移。2024 年 5 月 21 日，患者接收了"肩峰、肩胛冈切除术"。2024年9月7日，复查上腹部MRI平扫及增强显示肝内多发小结节，考虑为小肝癌。2024年9月11日，患者再次接受了TACE。截至2024年10月21日，患者仍然存活。

用药监护要点

1.胃肠道反应与骨髓抑制监护 在使用仑伐替尼联合替雷利珠单抗（PD-1）进行新辅助治疗期间，患者可能出现胃肠道反应，如恶心、呕吐和腹泻。虽然仑伐替尼并非高度致吐药物，仍需密切监测患者的消化道症状。建议患者在治疗期间保持清淡饮食，避免油腻和辛辣食物。如果患者出现严重的恶心或呕吐，可以考虑使用帕洛诺司琼等止吐药物。对于持续腹泻的患者，需通过补液和适当的止泻药进行对症处理。同时，虽然仑伐替尼和替雷利珠单抗的骨髓抑制风险较低，但长期使用可能影响骨髓造血功能，因此需定期监测血常规，特别是白细胞和中性粒细胞计数。一旦发现中性粒细胞减少，应及时采取升白细胞治疗，以防止感染等并发症影响治疗的连续性和效果。

2.肝功能的监测 由于仑伐替尼和替雷利珠单抗均通过肝脏代谢，可能导致肝功能损伤。因此，在治疗期间应定期监测肝功能指标，如AST、ALT和TBIL水平，特别是在患者已有肝功能受损或慢性乙肝的背景下。如果肝功能显著异常，应适当调整药物剂量或暂停治疗，并予保肝治疗。

3.高血压监测与管理 仑伐替尼的常见不良反应之一是继发性高血压。因此，建议在治疗开始前进行基线血压测量，并在治疗期间定期监测血压。如果患者出现继发性高血压，应及时进行降压治疗，以防止高血压引起的心血管并发症。对于难以控制的高血压患者，可能需要调整仑伐替尼的剂量或中断治疗。

4.免疫相关不良反应 作为PD-1抑制剂，替雷利珠单抗可能引发免疫相关不良反应，包括皮疹、肝炎、肺炎和结肠炎等。在治疗期间，应警惕任何免疫系统异常症状的出现，并及时进行筛查。如果出现严重的免疫相关不良反应，应考虑使用糖皮质激素进行干预，并根据具体情况调整或中止免疫治疗。

★HCC术后复发桥接治疗后肝移植治疗案例分析

病历摘要

患者，男，62岁。身高163cm，体重65kg。

主诉：右肝癌术后3个月余，发现肝占位2天。

现病史：入院前3个月余因"反复乏力、纳差1个月余，加重1天。"就诊于我院，诊断"右肝恶性肿瘤"，后于2022-10-25行"腹腔镜下右肝部分切除术+腹腔镜下胆囊切除术"，术顺，术后病理："2022-10-28（右肝肿瘤）中分化肝细胞癌伴坏死，大小：5cm×4.5cm×4.2cm，无包膜，无卫星灶，MVI分级：M1，无周围组织侵犯，切缘阴性，周围肝组织呈结节性肝硬化"。术后于2022-11-28行"TACE"一次。入院前2天返院复查上腹部MR平扫+增强提示于肝右后内侧处及肝左内叶各新见占位性病变，增强后动脉期呈明显不均匀强化改变，考虑原发性肝癌，门诊拟"右肝癌术后复发"收治入院。

既往史：30年前发现HBsAg阳性，规律服用恩替卡韦1# qd.抗病毒治疗。发现高血压病10年余，规律服用络活喜＋厄贝沙坦，规律监测血压。目前血压波动于140/90mmHg左右，否认脑血管疾病、心脏病史，否认精神病史、地方病史、职业病史。9年前诊断左上周围型肺癌（T1N0M0 Ⅰa期），于我院行手术治疗。

个人史：出生于福建省，久居于福建省，生活起居尚规律，无化学物质、放射物质、有毒物质接触史，无冶游、吸毒史，无吸烟、饮酒史。

婚育史：适龄结婚，育1女，配偶及女儿均体健。

入院诊断：1.原发性肝癌术后复发。2.乙肝后肝硬化。3.高血压病。4.肺恶性肿瘤个人史（T1N0M0 Ⅰa期，根治术后）。

治疗经过及药物分析

入院完善相关检查，于2023-02-10、2023-04-14及2023-08-31行"肝动脉栓塞术"，术顺；并于2023-02-13开始行仑伐替尼联合卡瑞丽珠单抗方案抗肿瘤治疗，具体用药方案如表11-3。

表11-3　药物治疗方案

治疗药物	用法用量	起止时间
甲磺酸仑伐替尼胶囊	12mg, po, qd	02.13~08.21
卡瑞利珠单抗	200mg, ivgtt, q3w	02.13~08.21

经治疗后患者复查：上腹部MRI平扫＋增强：①肝Ⅴ段肿瘤切除术后改变；肝右后叶病灶化疗栓塞术后改变，LR-TR部分存活，范围较前减小；肝左叶病灶化疗栓塞术后改变，LR-TR部分存活；请结合临床。②肝实质新见多发异常灶，考虑转移瘤。③结节性肝硬化。PET-CT：肝癌术后及化疗栓塞术后：残余肝实质多发代谢增高灶，考虑转移；余部位未见肿瘤。考虑患者诊断明确，转化治疗后肝内肿瘤活性下降，肝内虽出现新发病灶，但仍符合肝癌肝移植的杭州标准，考虑有肝移植指征，遂在全麻下行"同种异体原位肝移植术"，术后恢复顺利，随访一年余未发现肿瘤复发。

用药治疗方案分析

1.治疗方案选择　肝癌治疗的特点是多学科参与、多种治疗方法共存，其常见治疗方法包括肝切除术、肝移植术、消融治疗、血管内介入治疗、放射治疗、系统性抗肿瘤治疗、中医药治疗等多种手段，各种治疗手段均存在其特有的优势和局限性，且适应证互有重叠；本病例为术后短期复发患者，肝内多发，根据《原发性肝癌诊疗指南（2024年版）》及《肝细胞癌肝切除术后复发预防和治疗中国专家共识（2020版）》故选择转化治疗。

2.转化治疗方案选择　根据上述指南及共识，目前一线转化治疗方案仍可选择：

TACE+ 靶向 + 免疫治疗。相关治疗要点及注意事项分述如下。

（1）TACE 可有效降低肿瘤负荷，将部分超出肝移植标准的患者转化至符合肝移植标准。一项多中心前瞻性研究显示，经过一次或者多次的 TACE 作为桥接治疗，可实现 83% 的成功降期率，且降低肝移植术后肿瘤复发转移率，转化成功肝移植患者的 OS 与符合移植标准者相近。常用化疗药物有蒽环类（多柔比星、表柔比星）、铂类（奥沙利铂、顺铂、洛铂等）、丝裂霉素、氟尿嘧啶、雷替曲塞、羟喜树碱等，根据患者的肿瘤负荷、体表面积、肝肾功能状态、血常规结果、体能状态、既往用药及合并疾病等情况选择配伍与用量。栓塞材料包括碘化油、明胶海绵颗粒、空白微球、药物洗脱微球等。

（2）靶向治疗 仑伐替尼适用于不可切除的肝功能 ChIL d-Pugh A 级的晚期肝癌患者（证据等级 1，推荐 A）。临床Ⅲ期对照研究显示，其总体生存期非劣于索拉非尼，研究达到非劣效终点（风险比为 0.92，95% 置信区间为 0.79~1.06）。仑伐替尼组中位 PFS 显著优于索拉非尼组，疾病进展风险下降 34%，ORR 也高于索拉非尼。仑伐替尼是首个根据患者体重调整药物使用剂量的靶向药物（参照说明书推荐：体重 ≥ 60kg 患者剂量为 12mg/d，体重 < 60kg 患者剂量为 8mg/d）。本病例患者体重大于 60kg，故用药选择为每次 12mg，每天一次。

（3）免疫治疗 卡瑞利珠单抗是我国自主研发的 PD-1 单克隆抗体，常作为不可切除或转移性肝细胞癌转化治疗的治疗手段之一。一项随机、开放标签、国际多中心、Ⅲ期临床试验（SHR-1210-Ⅲ-310）结果显示，与索拉非尼相比，卡瑞利珠单抗联合阿帕替尼可显著延长不可切除肝细胞癌患者的 PFS 和 OS，其中位 PFS 为 5.6 个月，中位 OS（median OS，mOS）为 22.1 个月，极大程度改善了肝细胞癌的远期预后。卡瑞利珠单抗的常用剂量为每次 200mg，每 3 周一次。

（4）肝移植 成功的转化降期治疗是指将肿瘤负荷降至米兰标准或者 UCSF 标准内。对局部区域治疗（locoregional therapies，LRT）的持续缓解可以作为有利肿瘤生物学的衡量标准。2018 年美国肝病研究学会（American Association for the Study of Liver Diseases，AASLD）指南建议米兰标准外的患者在成功降期至米兰标准后应考虑进行肝移植，且该状态至少维持 3~6 个月。

用药监护要点

1. TACE 常见不良反应及处理

（1）栓塞后综合征 最常见，主要表现为发热、恶心、呕吐、肝区闷痛、腹胀、厌食等症状。围手术期可短程使用激素类药物预防。可给予对症支持治疗，如吸氧、退热、止吐、镇痛和小剂量激素等。

（2）过敏反应 主要由对比剂或化疗药物引起，多为急性过敏反应。高危患者可术前给予糖皮质激素预防。一旦出现严重过敏反应，应给予吸氧、肾上腺素。支气管痉挛者可给予 β_2 受体激动剂气雾剂吸入或糖皮质激素。

（3）胆心反射 因胆道血管丛的迷走神经受刺激引起。表现为心率减慢、血压下降，严重者可因反射性冠状动脉痉挛导致心肌缺血、心律失常等，甚至心脏骤停。术前可给予阿托品或山莨菪碱预防。术中监测：密切监测心率和血压，一旦出现异常，及时给予对症处理。

2. 本例靶免联合治疗方案　为"仑伐替尼 + 卡瑞利珠单抗"，其药物不良反应及用药监护要点基本同前两例所述，在此不作重复表述。但应用于肝移植术前桥接治疗尚应注意，靶向免疫药物需在术前一定时间内停药。根据现有临床实践经验，免疫检查点抑制剂最好于术前一个月停药，仑伐替尼则最好于术前一周停药。但考虑到肝移植供体等待获得时间的不确定性，在具体病例管理中难以实现理想化的停药准备，应结合肿瘤控制情况和具体移植团队的经验进行管理。

第二节　胆道恶性肿瘤

一、概述

胆道恶性肿瘤一般指原发于左右肝管汇合部至胆总管下端的肝外胆道恶性肿瘤，随着诊断技术水平的不断提高，其发病率成增加趋势。胆囊癌（carcinoma of gallbladder）是其中最常见的一种类型，多见于 50 岁以上的中老年人，平均发病年龄约 59.6 岁，而女性发病率为男性的 3~4 倍。

1. 病因与发病机制　胆管癌病因仍不明确，流行病学研究显示，约 1/3 的胆管癌患者合并胆管结石，与之相应的是胆管结石患者发生胆管癌的风险为 5%~10%。此外，完全钙化的瓷化胆囊、胆囊腺瘤、先天性胆管扩张症、原发性硬化性胆管炎、胆管囊肿空肠吻合术后、慢性伤寒以及溃疡性结肠炎等均为胆管癌发生的高危因素。

流行病学调查显示约 70% 的胆囊癌患者与结石相关，而 3cm 直径结石的癌变风险是 1cm 结石的 10 倍。胆囊结石发展至胆囊癌的时间为 10~15 年，这被认为是长期生化或物理因素刺激的结果。

2. 病理分类与分期　胆道恶性肿瘤主要由胆道恶性上皮性肿瘤构成，其中胆管腺癌是最主要的病理类型。在 2019 年 WHO 病理学分类标准中将胆管系统腺瘤、囊腺瘤、乳头状瘤等良性肿瘤归于癌前病变。胆管癌大体病理分为：①乳头样癌，好发于下段胆管，肿瘤呈息肉状突入腔内，可为多发，有时伴有大量黏液分泌。②结节样癌，肿瘤较小且局限，可为硬化型或结节状。硬化型多发生于在上段胆管，结节样癌多在中段向管腔内部突出。③弥漫样癌，常表现为胆管壁广泛增厚、管腔狭窄，癌肿可向肝十二指肠韧带方向侵犯，临床上常与硬化性胆管炎难以鉴别。从组织学类型来看，95% 以上的胆管癌组织学类型为腺癌，高分化腺癌居多，低分化或未分化癌较少。其他胆管癌病理类型有腺鳞癌、鳞状上皮癌、类癌等。

胆管癌根据肿瘤生长部位分为上段、中段、下段胆管癌，其中最多见的上段癌习惯上称为肝门部胆管癌，主要累及左右肝管至胆囊管开口处的胆管。临床上主要采用

Bismuth-Coletter 分型：Ⅰ型，肿瘤局限于肝总管，未侵及左右肝管汇合部；Ⅱ型，肿瘤侵及左右肝管汇合部，但未侵犯左或右肝管；Ⅲa型，肿瘤侵及右肝管；Ⅲb型，肿瘤侵及左肝管；Ⅳ型，肿瘤同时侵及左右肝管。中段胆管癌局限于胆囊管开口到十二指肠上缘，占比10%~25%，下段胆管癌占10%~20%，局限于十二指肠上缘至乳头部。目前肝门部胆管癌分期国际上普遍接受第八版美国癌症联合委员会（AJCC）分期系统。

胆囊癌大多发生在胆囊体和胆囊底，颈部少发。其最常见的病理类型为腺癌，约占82%，包括胆管型腺癌、胃小凹型腺癌、肠型腺癌、透明细胞腺癌、黏液腺癌和印戒细胞癌等。此外，未分化癌约占7%，鳞癌约占3%，混合性癌约占1%。临床上普遍采用AJCC制定的胆囊癌TNM分期，其分期对治疗方案的选择和预后判断具有重要意义。一般来说，Ⅲ期之前的胆囊癌可进行手术及辅助治疗进行干预，而Ⅳ期胆囊癌（存在肝外转移）则主要以全身治疗或对症支持治疗为主。其他分期系统如日本胆道外科学会（JSBS）分期和欧洲Nevin分期系统，在临床实践中应用较少。

3. 诊断与鉴别诊断 胆管癌和胆囊癌的诊断需综合实验室检查和影像学检查结果进行判断，以明确病变性质、分期及治疗方案。

（1）胆管癌

1）实验室检查 可表现为血清总胆红素、直接胆红素、碱性磷酸酶（ALP）和γ-谷氨酰转移酶（γ-GT）显著升高，同时可能伴有凝血酶原时间延长和血清CA19-9、CEA水平升高。超声引导下的经皮经肝胆管造影（PTC）或内镜逆行胰胆管造影（ERCP）可采集胆汁进行CEA、CA19-9检测及肿瘤细胞学检查，必要时行活检以获得确诊。

2）影像学检查 胆管癌的影像学检查首选超声，可了解胆管扩张情况及肿瘤位置、门静脉及肝动脉受肿瘤侵犯的情况。内镜超声能避免肠道气体等干扰，更准确地判断胆管癌侵犯深度及淋巴结转移情况。ERCP有助于诊断下段胆管癌，并可同时放置内支架减黄。增强CT或MRI、MRCP可显示胆道梗阻的部位、明确病灶性质。

3）鉴别诊断 胆管癌需与其他胆道疾病相鉴别，如胆总管结石、胆道良性肿瘤、胰头癌及原发性硬化性胆管炎等。胆总管结石常表现为发作性胆道梗阻，伴有腹痛、寒战高热，而胆管癌引起的黄疸多为持续性。

（2）胆囊癌

1）实验室检查 可能发现血清CEA、CA19-9、CA125升高，其中CA19-9较敏感但特异性差。超声引导的穿刺活检可作为确诊手段，细针穿刺胆囊取胆汁行肿瘤标志物检查也对胆囊癌诊断有一定意义，但并非常规手段，但需谨慎操作以避免肿瘤播散。

2）影像学检查 是胆囊癌诊断的最主要依据，超声、CT和MRI可显示胆囊壁不均匀增厚及胆囊腔内占位；超声造影、增强CT或MRI显示胆囊肿物有丰富的血供时则更支持胆囊癌诊断。

3）鉴别诊断 胆囊癌需与其他胆囊疾病相鉴别，如胆囊炎、胆囊结石及胆囊息肉等。当胆囊癌合并感染坏死时，需与胆囊坏疽、脓肿形成相鉴别，此时影像学检查显示的血供情况可作为重要参考。

4.临床表现 绝大多数胆管癌患者主要表现为逐渐加重的黄疸、皮肤瘙痒、陶土样便，可能伴厌食、乏力、消瘦或贫血等；少数有上腹部疼痛，晚期可能触及右上腹部包块或肿大胆囊，而肝门部胆管癌患者的胆囊通常不肿大。肿瘤侵及或压迫门静脉可导致门静脉高压进而并发上消化道出血。晚期患者可合并肝肾综合征，出现少尿或无尿。如发生胆道感染，可出现右上腹疼痛、寒热、黄疸等胆管炎症状，严重者可出现休克或谵妄等精神症状。

胆囊癌早期通常缺乏特异症状，伴发胆囊结石或慢性胆囊炎时可出现右上腹痛、恶心或呕吐等。胆囊癌侵犯浆膜或胆囊床时可能出现右上腹持续性疼痛，可向肩背部放射。胆囊管梗阻时可于右上腹部触及肿大胆囊。晚期患者多伴腹胀、纳差、消瘦或体重减轻、贫血、肝大，甚至出现腹水、黄疸、全身衰竭表现。少数患者胆囊癌穿透浆膜，发生急性胆囊穿孔、腹膜炎，或慢性穿透至临近的脏器形成内瘘。其他并发症包括胆道出血、弥漫性肝转移和肝功能衰竭等。

二、治疗目的与原则

根治性切除手术为胆管癌、胆囊癌治疗的首选方案。根据肿瘤病灶位置和临床分期不同，术式差异较大，原则上应尽量彻底切除病灶、清扫淋巴结并重建胆道。然而，由于胆管恶性肿瘤早期症状隐匿，多数患者在确诊时已失去根治性手术机会。对于无法手术切除的患者，药物治疗是延长生存时间、改善生活质量的重要手段，包括化疗、靶向治疗和免疫治疗等。其用药原则包括以下内容，①个体化治疗：药物治疗方案应根据患者的肿瘤基因检测结果、临床分期和身体状况进行个体化制定；②多学科协作：药物治疗需在具备肿瘤专科治疗资质的医疗机构内执行，由多学科团队共同制定和调整治疗方案；③全程管理：药物治疗应贯穿患者整个治疗过程，包括术前新辅助治疗、术后辅助治疗和晚期姑息治疗；④关注不良反应：在治疗过程中，需密切监测药物不良反应，并及时调整治疗方案。

三、胆道系统肿瘤药物治疗进展

1.化疗药物 胆道系统恶性肿瘤的一线化疗方案主要包括：①吉西他滨联合顺铂（GC）：是目前最常用的标准一线化疗方案，ABC-02研究奠定了其在胆道恶性肿瘤系统治疗中的基石地位。此外，多个随机对照临床试验均提示该方案可显著延长胆道系统恶性肿瘤的总生存期（OS）和无进展生存期（PFS）。随机临床对照试验结果显示，对于体力状况评分（PS）为0~1的患者，GC方案的中位OS可超过12个月，而对PS评分为2的患者，吉西他滨单药治疗可作为优选。②吉西他滨联合替吉奥（GS）：其疗效与GC方案相当，而不良反应相对较少，同样被推荐为一线化疗方案。该方案适用于对铂类药物不耐受或有禁忌的患者。③卡培他滨＋奥沙利铂（XELOX）方案：也是常见的一线化疗方案，该方案具有较好的耐受性，更适用于体力状况较差的患者。④白蛋白紫杉醇为主的化疗（AG、AGP）方案：部分临床研究支持白蛋白紫杉醇联合吉西他滨

（AG）或吉西他滨＋顺铂＋白蛋白紫杉醇（AGP）方案可能获得较好的疗效，但总体临床应用相对较少。⑤ 5-FU＋铂类方案：现有部分作为一线治疗的临床研究探索。另外在二线化疗方案方面，FOLFOX 被推荐为标准治疗方案。近年来，免疫检查点抑制剂联合化疗显示出良好的效果。例如，度伐利尤单抗联合吉西他滨和顺铂（GC）方案在 TOPAZ-1 研究中显著改善了患者的 OS、PFS 及 ORR，且安全性和耐受性良好。帕博利珠单抗联合 GC 方案也在 KEYNOTE-966 研究中显示出类似的效果。不可切除和转移性胆道系统恶性肿瘤一线治疗指南推荐两药化疗方案（GC/GS/CAPOX）仍是基石。

2. 药物治疗相关的分子诊断 在胆道恶性肿瘤的精准治疗中，分子靶点检测已成为不可或缺的一部分。目前胆道恶性肿瘤的分子靶点检测主要聚焦在 FGFR2、IDH1、HER2、BRAF V600E、RET、NTRK1-3、PTEN、KRASG12C 等。这些靶点的检测有助于筛选适合靶向治疗的患者，并为个体化治疗方案选择提供依据。此外，PD-L1 表达状态、免疫治疗超进展基因以及肿瘤突变负荷（TMB）分析值等对于免疫治疗决策参考也相当重要。因此肿瘤组织的高通量测序在精准治疗中地位越来越关键。但胆道恶性肿瘤分子特征未完全明确，尚缺乏广泛认可的分子分型，尚需进一步研究探索。现已初步证实包括 PD-L1 表达、错配修复缺陷（dMMR）、TMB 和微卫星高度不稳定（MSI-H）等生物标记物，可用于预测胆道恶性肿瘤免疫治疗响应。特别是 dMMR/MSI-H 的胆道恶性肿瘤对免疫治疗的响应率较高，因此可推荐依据 dMMR/MSI-H 指导进展期或复发性胆道恶性肿瘤的后线治疗。但 MSI 发生可能存在种族差异，我国人群的 MSI 检测位点选择尚需进一步大样本数据支持。同时 PD-L1 表达的治疗预测价值同样有待更多证据支持。应强调的是，肿瘤高通量测序等分子检测不应作为患者诊疗方案的唯一依据，主诊医师应综合评估患者的各维度临床信息，以制订个体化治疗方案。

3. 靶向药物 根据《中国抗癌协会胆道恶性肿瘤靶向及免疫治疗指南（2024）》和多项注册临床研究结果，以下是基于分子靶点的推荐治疗方案：FGFR2 重排或融合可选择佩米替尼（选择性可逆 FGFR 抑制剂）；IDH1 突变可选择艾伏尼布（小分子抑制剂）；BRAF 的 V600E 突变可选择达拉非尼（BRAF 酪氨酸激酶抑制剂）联合曲美替尼（MEK 抑制剂）；RET 融合阳性可选择普拉替尼或塞普替尼（RET 抑制剂）；NTRK 融合阳性可选择拉罗替尼或恩曲替尼（NTRK 抑制剂）；HER2 过表达可选择德曲妥珠单抗（HER2 抗体偶联药物）或帕妥珠单抗（HER2 单克隆抗体）联合曲妥珠单抗，或高选择性口服 HER2 酪氨酸激酶抑制剂 tucatinib，26S 蛋白酶体的抑制剂硼替佐米；KRAS 的 G12C 突变可选择 adagrasib（KRAS G12C 选择性共价抑制剂）。但应注意的是上述基因在胆道恶性肿瘤中突变率均较低，而且部分药物尚未在我国获批临床应用。而泛靶点酪氨酸激酶抑制剂瑞戈非尼或索凡替尼获得二线系统治疗推荐，对未获得明确分子证据，难以耐受铂类药物毒性反应，无法进行一线系统化疗且倾向于接受口服药物治疗的患者，可尝试使用。

4. 免疫治疗 同样基于近期临床研究结果，指南推荐胆道恶性肿瘤的免疫治疗药物主要有 PD-1 免疫检查点抑制剂帕博利珠单抗、PD-L1 免疫检查点抑制剂度伐利尤单抗等。上述免疫治疗相关药物联合化疗在多项研究中显示出良好的生存获益，以免疫检查点抑制剂为基础的联合治疗方案，有望成为未来不可切除以及复发性胆道恶性肿瘤一线治疗方案。不同作用机制的双免制剂联合方案也显示出好的协同疗效，但仍需进一步临床研究探索以明确其疗效。应注意到，虽已有多项Ⅰ/Ⅱ期临床试验已显示了免疫联合以及双免联合治疗方案的较高安全性，但考虑到常见于胆道恶性肿瘤患者的基础状态不佳和肝功能异常，在制订治疗方案时，应对患者的心肺、甲状腺等功能及自身免疫状态进行评估。随着对胆道恶性肿瘤分子特征了解的逐步深入，对不同的人群和亚型患者制订更为明确的个体方案是未来的免疫治疗关键所在。

不可切除和转移性胆道系统恶性肿瘤的治疗已进入化疗与免疫治疗相结合的新时代。一线治疗方案中，免疫联合化疗显示出显著的生存获益，而靶向治疗则为特定基因突变的患者提供了更多选择。未来，随着更多临床研究的开展和精准医疗的发展，个体化治疗方案将进一步优化，为胆道恶性肿瘤患者带来更多的希望。

四、胆道系统肿瘤临床药物治疗案例分析

★胆囊癌术后肝内转移（pT3N0M1，Ⅳ期）

病历摘要

患者，男，81岁。身高173cm，体重71kg。

主诉：胆囊癌术后7月，发现肝内多发占位3月。

现病史：入院前7月余体检发现胆囊占位，入院完善检查后诊断为胆囊癌，后行"胆囊癌根治术＋肝S4段切除术＋肝门部淋巴结清扫术"，术顺。术后病理：胆囊中－低分化腺癌（胆管型），侵及周围肝组织。肝切缘未见癌累及。

淋巴结：肝十二指肠韧带LN（0/9）未见转移癌。IHC：CK7（＋），CK19（＋），HER2（0），MLH1（＋），MSH2（＋），MSH6（＋），PMS2（＋），KI67（＋，20%），MUC1（＋），CD10（＋），CD34（血管＋），P53（＋，1%）。术后拒绝行进一步化疗。3月前复查CT提示：肝实质新见多发结节状稍低密度影，大者约3.2cm×2.0cm，增强扫描呈轻度不均匀强化，考虑肝内复发。

既往史：高血压病史20年余，规律交替服用多种降压药，血压控制尚可，间断住院治疗。患胆囊结石慢性胆囊炎15年余。10年前因肾结石在我院泌尿外科行右肾结石碎石术，恢复良好。无糖尿病、冠心病史，无外伤史，无肝炎、疟疾、肺结核、菌痢等传染病史。无输血史、预防接种史随当地，无药物成瘾史及药物过敏史。

个人史：生于原籍，无外地久居史，无疫水接触史，无吸烟饮酒等不良嗜好，从事职员工作，无粉尘、工业毒物、放射性物质接触史，无冶游史。

入院诊断：1.胆囊癌术后肝内转移（pT3N0M1，Ⅳ期）。2.高血压病。3.右肾结石碎石术后。

治疗经过及用药分析

完善各项相关检查：血常规、凝血常规、肝肾功能、肿瘤标志物相关检测，排除化疗禁忌。患者于 2022-03-17 开始执行"替雷利珠单抗 200mg，ivgtt，d1，q3w+ 替吉奥 3# bid，d1~d14，q3w"治疗方案，后于 2022-06-11 复查上腹部 CT 增强见肝转移瘤增大，考虑肿瘤进展，加用贝伐珠单抗 300mg，ivgtt，d1，q3w 及索凡替尼 300mg，qd。2022-12-30 复查肿瘤进展，家属放弃治疗，停用所有药物，于 2023-05-01 死于肿瘤引起的肝功能衰竭，总生存期 14 个月。治疗期间所用药物如表 11-4 所示。

表 11-4 用药治疗方案

治疗药物	用法用量	起止时间
替雷利珠单抗注射液	200mg，ivgtt，d1，q3w	03.17-12.30
替吉奥胶囊	3# bid，d1~d14，q3w	03.17-12.30
贝伐珠单抗注射液	300mg，ivgtt，d1，q3w	6.11-12.30
索凡替尼胶囊	300mg，qd	6.11-12.30

辅助检查

（1）肝肾功能（3.16） AST 42.29U/ml；ALT 29.07U/ml；TBIL 15.4μmol/L；DBIL 5.1μmol/L；CREA 58.96μmol/L；估算肾小球滤过率 59.6ml/（min·1.73m^2）。

（2）血常规（3.16） WBC 4.86×10^9/L；HGB 137g/L；PLT 308×10^9/L。

（3）心肌标志物（3.16） 肌红蛋白 21.0ng/ml；肌酸激酶同工酶 0.4ng/ml；B 型钠尿肽 < 10pg/ml。

（4）胆囊癌检测（3.16） 癌胚抗原 2.83ng/ml；糖类抗原 125 13.75U/ml；糖类抗原 52.42U/ml；糖类抗原 19-9 220.03U/ml。

（5）上腹部影像学检查（3.11） 胆囊扩大切除术（胆囊癌根治）+ 肝叶切除术（S4）后，肝实质新见多发结节状稍低密度影，大者约 3.2cm×2.0cm，增强扫描呈轻度不均匀强化。

用药治疗方案分析

1. **化疗方案选择** 依据当年 CSCO、NCCN 以及国内相关指南，对于诊断的胆囊癌（术后广泛肝内转移）而不能再手术根治性切除的患者，可考虑行姑息性综合系统性治疗。患者高龄，强烈抵触化疗反应较为强烈的吉西他滨，因此选择了临床应用中毒副反应相对可控"替雷利珠单抗 + 替吉奥"个体化方案。替雷利珠单抗作为一种 PD-1 抑制剂，在胆囊癌的治疗中显示出了一定的疗效，可用于治疗无法手术切除或已出现转移的胆囊癌患者。在胆囊癌的治疗中，替雷利珠单抗已显示出良好的有效性和安全性。替吉奥在治疗胆囊癌方面显示出了一定的疗效，其由替加氟（FT）、吉美嘧啶（CDHP）及奥替拉西（Oxo）组成。适应证包括胆囊癌的辅助和姑息性治疗。虽然单药替吉奥虽非首选化疗方案，但也符合指南推荐，毒性更低，耐受性更好。该患者身高173cm，体重71kg，计算ABS为1.86m^2。方案的具体给药剂量为：替雷利珠单抗200mg，ivgtt，d1+替吉奥3#，bid，d1~d14，3周为一个疗程，并给予止吐、抗过敏等对症支持治疗。

2. 免疫药物的注意事项 替雷利珠单抗在第一次静脉滴注时长应超过60分钟，如无反应，第二次静脉滴注时长应缩短至30分钟以内。

3. 依据CSCO、NCCN以及国内相关指南 方案有可能致吐风险。患者发生恶心呕吐，可影响后续化疗方案的继续进行，且影响患者的生存质量，建议予止吐处理。

4. 抗血管生成靶向药物 贝伐珠单抗和索凡替尼是不同类型的抗血管生成靶向药物毒副反应。均可能导致高血压。此外，贝伐珠单抗治疗后可能导致皮肤黏膜出血、鼻出血、消化道出血、肺出血及脑出血等与出血相关的不良反应。

用药监护要点

1. 替吉奥 口服给药后，其成分替加氟在体内缓慢转变为5-氟尿嘧啶（5-FU）而发挥抗肿瘤作用。而另一成分吉美嘧啶主要在肝脏分布，对5-FU分解代谢酶DPD具有选择性拮抗作用，从而使由替加氟转变成5-FU的浓度增加，肿瘤内5-FU的磷酸化代谢产物5-FUMP以高浓度持续存在，增强了抗肿瘤作用。

替吉奥不良反应包括胃肠道反应（如恶心、呕吐、腹泻、食欲不振等）、血液系统异常（如白细胞减少、血小板减少、贫血等）、皮肤症状（如皮疹、瘙痒、皮肤干燥等）、肝肾功能损害以及神经毒性等。在使用替吉奥治疗胆囊癌时需要密切监测患者的不良反应，并根据患者的具体情况调整治疗方案。同时对本品组成成分有严重过敏史的患者以及重度骨髓抑制的患者应禁用或停用。

总之，替吉奥在治疗胆囊癌方面具有一定的疗效和安全性，但是每个患者的具体情况都是不同的，因此在使用时需要遵循医生的建议和指导，患者也应保持积极的心态和良好的生活习惯，以提高治疗效果和生活质量。

2. 替雷利珠单抗 可能会引起一些严重的副作用，包括免疫异常、感染、出血、心脏毒性、神经毒性等。因此在使用过程中需要密切监测患者的症状和体征。医生会根据患者的具体情况和不良反应的严重程度来调整治疗方案，以确保患者的安全。

3. 贝伐珠单抗 适用于既往未接受过针对胆囊癌系统化疗的患者，以及部分晚期或转移性胆囊癌患者。

在使用贝伐珠单抗前，应进行全面的身体检查，评估患者的肝肾功能、凝血功能等指标，以确保用药安全。在治疗过程中，应密切监测患者的血压、心率等生命体征，以及可能出现的不良反应，如包括胃肠道穿孔、出血、高血压、蛋白尿等。对于合并高血压或正在服用抗凝血药物的患者，应谨慎使用贝伐珠单抗，并在医生的指导下调整用药方案。

4. 索凡替尼 最常见的不良反应（≥20%）为高血压、蛋白尿、血胆红素升高、腹泻、血白蛋白降低、血甘油三酯升高、血促甲状腺激素升高、疲乏/乏力、腹痛、外周水肿、血尿酸升高、出血。用药注意事项包括：①轻/中度肝功能不全者不必调整剂量，重度肝功能不全应避免应用。②出血。③高血压患者应密切监测血压。④蛋白尿，定期查尿常规，必要时查24h尿蛋白定量。⑤肾损伤。轻度肾损伤患者无须调整剂量，中度肾损伤患者使用剂量减至150mg qd，重度肾损伤患者不推荐使用。⑥血栓形成。⑦可逆性后部脑病综合征。⑧胃肠道穿孔。

★肝内胆管癌综合治疗案例分析

病历摘要

患者，男，65岁，身高165cm，体重65kg。

主诉：肝内胆管癌伴肝转移半月，拟行第一周期治疗。

现病史：患者于半个月前体检，CT检查发现肝内多发占位，无疼痛等不适，后进一步行上腹部CT增强检查提示：肝内胆管癌并肝多发转移，肝门部淋巴多发转移可能。就诊我院行彩超引导下肝穿刺活检，病理提示：（肝穿刺活检组织）腺癌，结合免疫组化结果，倾向胆管细胞癌。IHC：P53（强+，95%），CK7（+），CK19（+），CD56（-），CgA（-），KI67（+，热点区30%），GPC3（灶弱+），Syn（-），CD34（-），CD10（浆弱+），HC：AB（-），PAS（-），网纤（间质+），masson（间质+）。患者肝内胆管癌肝内转移诊断明确，评估无法手术切除，排除禁忌后，本次入院拟行第1周期化疗加免疫治疗。患病以来饮食、睡眠好，大小便正常，体重无明显异常。

既往史：平素健康状况良好，无高血压、糖尿病、冠心病、房颤病史，无外伤、手术史，无肝炎、肺结核、疟疾、菌痢等传染病史。无输血史，预防接种史随当地，无药物过敏史及药物成瘾史。

个人史：生于原籍，无外地久居史，无疫区接触史，无烟酒嗜好，从事职员工作，无工业毒物、粉尘、放射性物质接触史，无冶游史。

入院诊断： 肝内胆管癌（cT2N1M0，Ⅲ期）。

治疗经过及用药分析

完善各项检查：血常规、凝血常规、肝肾功能、肿瘤标志物相关检测，排除化疗及免疫治疗禁忌。患者于2023-05-25行"帕博利珠单抗+吉西他滨+顺铂"的免疫+化疗方案。具体方案为：吉西他滨1.7g，ivgtt，d1，d8+顺铂40mg，ivgtt，d1，d8+帕博利珠单抗200mg，ivgtt，d1，q3w，并给予止吐、抗过敏等对症支持治疗。治疗期间所用药物如表11-5所示。

表11-5　用药治疗方案

治疗药物	用法用量	起止时间
盐酸异丙嗪注射液	25mg，im，st	5.25，6.1
盐酸帕洛诺司琼注射液	2mg，iv，st	5.25，6.1

治疗药物	用法用量	起止时间
地塞米松磷酸钠注射液	10mg，iv，st	5.25，6.1
葡萄糖氯化钠注射液	500ml，ivgtt，qd	5.25-5.26，6.1-6.2
维生素 B_6 注射液	200mg，ivgtt，qd	
吉西他滨注射液	1700mg，ivgtt，st	5.25
0.9% 氯化钠注射液	100ml，ivgtt	
注射用顺铂	40mg，ivgtt，st	5.25
0.9% 氯化钠注射液	500ml，ivgtt	
0.9% 氯化钠注射液	250ml，ivgtt，冲管	5.25
帕博利珠单抗注射液	200mg，ivgtt，st	5.25
0.9% 氯化钠注射液	100ml，ivgtt	

辅助检查

（1）肝肾功能（5.24） AST 35U/ml；ALT 27U/ml；TBIL 18.4μmol/L；DBIL 11.1μmol/L；CREA 70μmol/L；估算肾小球滤过率 98ml/（min·1.73m²）。

（2）血常规（5.24） WBC 6.85×10^9/L；HGB 97g/L；PLT 407×10^9/L。

（3）心肌标志物（5.24） 肌红蛋白 22.0ng/ml；高敏肌钙蛋白 I 0.01ng/ml；肌酸激酶同工酶 0.5ng/ml；B 型钠尿肽 < 10pg/ml。

（4）肿瘤标志物检测（5.24） 癌胚抗原 21.83ng/ml；糖类抗原 125 19.76U/ml；糖类抗原 19-9 810.03U/ml。

用药治疗方案分析

1. 化疗方案选择 依据 CSCO、NCCN 以及国内相关指南，对于肝内胆管癌无法行根治性手术的患者，可考虑行姑息性综合系统性治疗。依据 CSCO 及 NCCN 指南，对于不能根治性切除的肝内胆管癌患者，可考虑行"吉西他滨 + 顺铂"化疗方案（IA 类推荐），帕博利珠单抗属于免疫检查点 PD-1 抑制剂，它能够解除 T 细胞上的 PD-1 与配体 PD-L1 结合，重新激活 T 细胞，增加 T 细胞杀伤肿瘤细胞的能力。来源于 3 期随机对照双盲临床试验 KEYNOTE-966 的证据，指南推荐"帕博利珠单抗 + 吉西他滨 + 顺铂"的免疫 + 化疗方案（ⅠA 类推荐），可明显延长晚期胆道恶性肿瘤的中位 OS。

2. 化疗药物输注前预处理 该患者本次预防止吐方案为：地塞米松磷酸钠注射液 10mg，iv + 盐酸帕洛诺司琼注射液 2mg，ivgtt。避免患者发生恶心呕吐，影响后续化疗方案的继续进行，改善患者的生存质量。

3. 骨髓抑制的预防和治疗药物 依据 NCCN 指南，患者粒细胞缺乏发生的风险级别评估应综合考虑患者的疾病、化疗方案以及患者自身因素。不推荐常规行预防性升白，并对患者进行持续评估，密切关注血常规白细胞、粒细胞数值。若发生粒细胞缺乏，可考虑予升白处理。

用药监护要点

1. 帕博利珠单抗　帕博利珠单抗的使用可能会引发免疫相关不良事件，包括肺炎、甲状腺功能异常、肝脏损害、肾脏损害等。在使用期间，需告知密切监测患者身体状况，如出现呼吸困难、咳嗽、乏力、黄疸、尿量减少等异常症状，应及时医护沟通。

2. 吉西他滨　输液时一定要控制在半小时内完成，如果输液速度较慢，导致输液时间超过半小时，则可能会发生血液学毒性，甚至引起骨髓功能抑制。应用后可出现白细胞减少、血小板减少和贫血的现象发生，同时还可能会引起周围性血管炎和坏疽等现象。此外，吉西他滨可能会导致患者出现恶心、呕吐等胃肠道反应，故使用吉西他滨前都要进行保护胃黏膜的预处理。另外少数患者应用吉西他滨后可能会对肾功能和肝功能产生不良影响，出现轻度的蛋白尿和血尿。因此在使用吉西他滨化疗前，一定要检查肝功能指标，包括谷胱甘肽转肽酶、碱性磷酸酶和胆红素。一旦出现肝功异常，就要尽早使用保肝药物。对于肾功能检查时，如果发现肌酐水平、尿素氮或乳酸脱氢酶水平升高，应立即停药。此外，部分患者还可能会出现呼吸循环等方面的问题，需要密切监测。还有少部分患者可能会出现瘙痒、皮疹等过敏反应，如果较严重，需立即停药，禁止再次使用。

3. 顺铂　治疗前后、治疗期间和每一疗程之前，应作如下检查：肝、肾功能、全血计数、血钙以及听神经功能、神经系统功能等检查。通常需器官功能正常，才可重复下一疗程。下列患者用药应特别慎重：既往有肾病史、造血系统功能不全、听神经功能障碍，用药前曾接受其他化疗或放射治疗，以及非顺铂引起的外周神经炎等。化疗期间与化疗后，男女患者均需严格避孕。顺铂可能影响注意力集中，驾驶和机械操作能力。注射用顺铂应避免接触铝金属（如铝金属注射针器等）。在化疗期间与化疗后，患者必需饮用足够的水分。

★肝门部胆管癌综合治疗案例分析

病历摘要

患者，男性，55岁。身高168cm，体重57kg。

主诉：肝门部胆管癌术后1月，返院化疗。

现病史：缘于入院前1月无明显诱因出现眼黄、皮肤黄，伴乏力、纳差、皮肤瘙痒，排白陶土样便，就诊我院，于2023-04-04行"肝门部胆管切除术+肝尾状叶切除术+胆囊切除术+肝门部淋巴结清扫+胃部分切除术+肝门部胆管成形术+肝管-空肠吻合术"，术后病理报告：（肝门部肿瘤）高分化胆管细胞癌，大小2.0cm×1.5cm×0.5cm，伴神经侵犯，侵及肝门部胆管周围脂肪组织。（肝尾状叶）未见肿瘤累及。（胃壁组织）查见腺癌累犯。淋巴结均为阴性。IHC：GS（弱），CK20（+），CD34（血管+），网纤（+），Ki67（+，10%），CK19（+），CK7（部分+），Herpar-1（部分+），GPC-3（-），CDX-2（+）。现患者为行第一周期术后辅助化疗入院。近来自觉一般情况良好，无发热，无咳嗽，无心慌，无头晕、头痛，饮食、睡眠、大小便正常，无消瘦。无发热、干咳、乏力等表现，无鼻塞、流涕、咽痛等症状。

既往史：4月余外伤导致"左侧肋骨多发性骨折"，予保守治疗。否认高血压、高血脂、冠心病、房颤病史、脑血管疾病，否认精神病史、地方病史、职业病史。否认输血、中毒、其他手术史。过敏史：未发现。预防接种史不详。

个人史：生于原籍，无外地久居史，无疫水接触史，无吸烟嗜好，无饮酒嗜好，退休人员，无工业毒物、粉尘、放射性物质接触史，无冶游史。

入院诊断：1.手术后恶性肿瘤化学治疗。2.肝门部胆管癌（Bismuth-Corlette Ⅳ型，T2aN0M0 Ⅱ期）。3.左侧肋骨陈旧性骨折。

治疗经过及用药分析

完善血常规、凝血常规、肝肾功能以及肿瘤标志物等相关检测。患者于2023-05-09排除化疗禁忌，予Gemcap方案化疗，具体方案为：吉西他滨1.4g d1、d8+卡培他滨1.0g d1~d14 q3w，期间辅予保肝、补液、护胃等治疗，治疗期间所用药物见表11-6。

表 11-6　用药治疗方案

治疗药物	用法用量	起止时间
盐酸异丙嗪注射液	25mg，im，st	5.09，5.16
盐酸帕洛诺司琼注射液	2mg，iv，st	5.09，5.16
地塞米松磷酸钠注射液	10mg，iv，st	5.09，5.16
葡萄糖氯化钠注射液	500ml，ivgtt，qd	5.09，5.16
维生素 B$_6$ 注射液	200mg，ivgtt，qd	
吉西他滨注射液	1400mg，ivgtt，st	5.09，5.16
0.9% 氯化钠注射液	100ml，ivgtt	
卡培他滨片	1000mg qd d1~d14	5.09-5.23
0.9% 氯化钠注射液	250ml，ivgtt，冲管	5.09，5.16

辅助检查

（1）肿瘤标志物检测（05.09）　糖类抗原19-9 26U/ml；癌胚抗原2.3ng/ml；甲胎蛋白2.54ng/ml；糖类抗原125 26.9ng/ml。

（2）血常规（05.09）　WBC 5.1×10^9/L；HGB 135g/L；PLT 214×10^9/L。

（3）凝血全套（05.09）　PT 11.4s；APTT 35.7s。

（4）肝肾功能（05.09）　TBIL 23.8μmol/L；DBIL 16.5μmol/L；AST 63U/ml；ALT 54U/ml；GFR 114ml/min；ALB 44g/L。

用药治疗方案分析

1. 系统治疗方案选择　肝门部胆管癌（perihILar cholangiocarcinoma，pCCA）患者因早期症状不典型，往往出现黄疸或者腹痛等症状时才就诊。此时已到进展期，又因为肝门部胆管癌解剖位置特殊、复杂，根治性手术切除率和长期生存率都比较低。文献显示，争取 R0 切除是提高 pCCA 患者总体生存率和生活质量的关键。但对于梗阻性黄疸的患者来说，手术前黄疸的控制对提高肝功能及肝脏再生能力、手术的安全性以及减少手术并发症和病死率有重要价值。根据《肝门部胆管癌诊断和治疗指南（2013 版）》和《肝门部胆管癌规范化诊疗专家共识（2015）》，鉴于患者黄疸血清胆红素持续性升高至 364.8μmol/L，故选择 PTCD 作为肝门部胆管癌治愈性手术前的胆道引流方式。其次对于 Bismuth-Corlette Ⅳ 型的 pCCA，切除尾状叶可以提高 R0 切除率，故术中评估预留肝脏的功能性体积足以满足患者后，予以切除尾状叶。术前影响提示肝十二指肠韧带内淋巴结肿大，进行肝十二指肠韧带内淋巴结清扫。

根据《CSCO 胆道系统肿瘤诊断治疗专家共识（2019 年版）》，基于部分回顾性研究和前瞻性Ⅱ期临床研究 SWOG S0809 结果，局部进展期可手术切除的肝门部胆管癌采用吉西他滨联合卡培他滨的辅助化疗，能带来局部控制以及生存获益，该患者术中发现侵犯胃壁，术后病理同样提示胃壁组织查见腺癌累犯。予"吉西他滨 1.4g d1、d8+ 卡培他滨 1.0g d1~d14 q3w"方案化疗。

2. 化疗期间消化道安全管理　吉西他滨联合卡培他滨具有协同抗肿瘤作用，但也可导致明显的消化道毒性，如恶心、呕吐、腹泻、口腔炎和食欲减退等。因此，在治疗期间可预防性用药，使用止吐药（如 5-HT$_3$ 受体拮抗剂、恩丹西酮或格拉司琼）和抑酸药，预防化疗引起的恶心和呕吐，若止吐药效果不佳可联用地塞米松加强疗效。若患者出现腹泻，使用止泻药（如洛哌丁胺）控制症状。出现严重化疗相关性腹泻（≥ 3 级，指与治疗前相比，大便次数增加≥ 7 次 / 天，大便失禁，腹部重度疼痛或大便失禁，影响日常活动，需住院治疗）则暂停化疗，及时补液和维持电解质平衡。

3. 骨髓抑制的预防和治疗　吉西他滨联合卡培他滨化疗可能导致显著的骨髓抑制，包括白细胞减少、血小板减少和贫血等。随着化疗疗程的增加，骨髓抑制的现象可逐渐加重，故化疗前后的血常规监控骨髓抑制情况是不可或缺的。若出现骨髓抑制表现，可使用对应的粒细胞集落刺激因子（G-CSF）、血小板生成素（TPO）受体激动剂、促红细胞生成素（EPO）药物对症治疗。若血小板持续性降低，可考虑输注血小板。若患者从而确保患者化疗期间的安全性。

用药监护要点

1. 胃肠道反应监护　Gemcap 方案（吉西他滨联合卡培他滨）可能引起恶心、呕吐等胃肠道反应，建议患者在化疗期间清淡饮食，避免辛辣、油腻等刺激性食物。化疗前 1 小时可预防性使用止吐药物，如昂丹司琼片（8mg 口服）和阿瑞匹坦胶囊（化疗第 1 天

125mg，第 2、3 天 80mg）。若出现严重呕吐，需及时与医护人员沟通，调整止吐方案。

2. 骨髓抑制监护 Gemcap 方案可能导致骨髓抑制，表现为白细胞、血小板减少等。化疗期间需密切监测血常规，尤其是白细胞和血小板计数。若出现白细胞减少，可考虑使用粒细胞集落刺激因子（G-CSF）升白治疗；若血小板显著降低，需警惕出血风险，必要时输注血小板。

3. 肝功能监护 肝门部胆管癌患者常伴有肝功能异常，吉西他滨和卡培他滨可能进一步加重肝损伤。化疗期间需定期监测肝功能指标（如 ALT、AST、胆红素等），若出现肝功能异常，需评估是否调整药物剂量或暂停化疗。

4. 手足综合征监护 卡培他滨可能引起手足综合征，表现为手掌和足底红肿、疼痛、脱皮等。化疗期间需保持手足皮肤清洁和湿润，避免摩擦和高温刺激。若出现手足综合征，可考虑调整卡培他滨剂量或暂停用药，并使用维生素 B_6 等药物缓解症状。

5. 肾功能监护 吉西他滨主要通过肾脏排泄，可能对肾功能造成影响。化疗期间需监测肾功能指标（如血肌酐、尿素氮等），并嘱患者多饮水，促进药物排泄，减少肾毒性。

6. 口腔黏膜炎监护 Gemcap 方案可能引起口腔黏膜炎，建议患者饭后漱口，保持口腔清洁，避免进食刺激性或坚硬食物。若出现口腔溃疡，可使用口腔黏膜保护剂或局部止痛药物。

7. 心脏毒性监护 卡培他滨可能引起心脏毒性，表现为心悸、胸痛等。化疗期间需监测心电图和心肌标志物，若出现心脏毒性症状，需及时停药并给予对症治疗。

第三节　胰腺癌

一、概述

胰腺癌，通常指起源于外分泌组织的胰腺导管腺癌，是胰腺癌最常见的形式，约占病例总数的 90%。2021 年统计数据显示，在美国所有恶性肿瘤中，胰腺癌新发病例男性位列第 10 位，女性第 9 位，占恶性肿瘤相关死亡率的第 4 位。我国国家癌症中心 2021 年统计数据显示，胰腺癌位居我国男性恶性肿瘤发病率的第 7 位，女性第 11 位，占恶性肿瘤相关死亡率的第 6 位。尽管近年来，随着影像、内镜、病理等学科的发展，胰腺癌诊断水平有所提高，但胰腺癌的治疗现状依然严峻，患者生存率在最近 20 余年无明显改善。胰腺癌的主要治疗方式包括手术联合化疗、免疫治疗、靶向治疗等综合治疗。手术治疗为治愈胰腺癌的唯一机会。由于胰腺的特殊的解剖位置与不明显的早期临床症状，其起病时较为隐匿，大多数患者确诊时已是中晚期，往往伴有远处转移，丧失了手术治愈的可能。即便是接受了根治性手术的胰腺癌患者，也有约 80% 会出现复发，患者的 5 年生存率仍低于 10%。目前胰腺癌已成为威胁全世界人类生命健康的重大问题，给社会医疗支出带来了沉重的经济负担，提高胰腺癌的生存率，改善胰腺癌预后的是目前科研人员和临床医生亟待解决的重大问题。

1. 病因与发病机制 胰腺癌的病因尚未完全明确，但流行病学调查显示胰腺癌发病与多种危险因素有关。这些危险因素可分为非遗传性和遗传性两大类。非遗传性危险因素：长期吸烟、高龄、高脂饮食、体重指数超标、慢性胰腺炎或糖尿病等是胰腺癌可能的非遗传性危险因素。遗传性危险因素：家族遗传也是胰腺癌的高危因素，大约10%胰腺癌病例具有家族遗传。患有遗传性胰腺炎、Peutz-Jeghers 综合征、家族性恶性黑色素瘤及其他遗传性肿瘤疾病的患者，胰腺癌的风险显著增加。分子层面，CDKN2A、BRCA1/2、PALB2 等基因突变被证实与家族性胰腺癌发病密切相关。其他遗传易感基因还包括 Peutz-Jeghers 综合征的 STK11 以及家族性胰腺炎的 PRSS1、SPINK1、CFTR 基因。

胰腺癌的具体发病机制尚未完全明确。但过去近二十年来，胰腺癌被认为是一种炎症驱动的癌症，慢性胰腺炎患者有着更高罹患胰腺癌的风险。在慢性胰腺炎中，T 细胞和巨噬细胞是主要的免疫细胞，可通过影响胰腺细胞的再生和去分化，促进胰腺上皮细胞癌变。此外，微生物群失衡可诱发持续的炎症反应，氧化应激和活性氧（reactive oxygen species，ROS）、活性氮（reactive nitrogen species，RNS）的生成在胰腺癌的发生中起关键作用。

肥胖和糖尿病被认为是胰腺癌的重要危险因素。高脂肪和高能量饮食会促进肠道微生物群的有害代谢产物（如内毒素）被吸收进入血液循环。这可能是因为肠道微生物群会影响碳水化合物的代谢和短链脂肪酸的产生，破坏肠黏膜上皮的紧密连接，促进内毒素进入血液。临床研究发现，胰腺癌患者肠道中存在更多产生内毒素的细菌，且胰腺癌组织中检测到的变形杆菌和类杆菌等革兰阴性菌与炎症反应密切相关。

2. 病理分类与分期 根据 WHO 分类，胰腺恶性肿瘤按照组织起源可分为上皮来源和非上皮来源，其中上皮来源者主要包括来自导管上皮、腺泡细胞和神经内分泌细胞的导管腺癌、腺泡细胞癌、神经内分泌肿瘤及各种混合性肿瘤等。胰腺癌的病理分类主要依据肿瘤的组织学特征和起源，常见的类型包括：①胰腺导管腺癌（pancreatic ductal adenocarcinoma，PDAC），是最常见的胰腺癌类型，占所有胰腺癌的90%以上。其起源于胰腺导管上皮细胞，具有高度侵袭性和早期转移的特性；②胰腺神经内分泌肿瘤（pancreatic neuroendocrine tumors，PanNETs），起源于胰腺内的神经内分泌细胞，根据其功能状态可分为功能性（如胰岛素瘤、胃泌素瘤）和非功能性肿瘤；③其他罕见类型，如腺鳞癌、鳞状细胞癌和黏液性囊腺癌等。

依据中国抗癌协会胰腺癌专业委员会编写的《中国胰腺癌综合诊治指南（2020 版）》与中华人民共和国国家卫生健康委员会出版《胰腺癌诊疗指南（2022 年版）》，均采用美国癌症联合委员会（American Joint Committee on Cancer，AJCC）第 8 版的胰腺癌 TNM 分期系统，如表 11-7 和表 11-8 所示。

表 11-7　第 8 版 AJCC 胰腺癌 TNM 分期系统

编写	中文含义
pT	原发肿瘤
pTx	原发肿瘤无法评估
pT0	无原发肿瘤证据
pTis	原位癌，包括胰腺高级别胰腺上皮内肿瘤（PanIN3）、导管内乳头状黏液性肿瘤伴高级别上皮内瘤变、导管内状乳头状肿瘤伴高级别上皮内瘤变以及黏液性囊性肿瘤伴高级别上皮内瘤变
pT1	肿瘤局限于胰腺内，最大径 ≤ 2.0cm
pT1a	肿瘤局限于胰腺内，最大径 ≤ 0.5cm
pT1b	肿瘤局限于胰腺内，0.5cm ＜最大径 ≤ 1.0cm
pT1c	肿瘤局限于胰腺内，1.0cm ＜最大径 ≤ 2.0cm
pT2	肿瘤局限于胰腺内，2.0cm ＜最大径 ≤ 4.0cm
pT3	肿瘤最大径 ＞ 4.0cm
pT4	不论肿瘤大小，侵犯腹腔干、肠系膜上动脉或肝总动脉
pN	区域淋巴结
pNx	区域淋巴结无法评估
pN0	无区域淋巴结转移
pN1	有 1~3 枚区域淋巴结转移
pN2	有 ≥ 4 枚区域淋巴结转移
pM	远处转移
pMx	无法评估
pM0	无远处转移
pM1	有远处转移

表 11-8　第 8 版 AJCC 胰腺癌 TNM 分期系统

TNM 分期	T 分期	N 分期	M 分期
0	Tis	N0	M0
ⅠA	T1	N0	M0
ⅠB	T2	N0	M0
ⅡA	T3	N0	M0
ⅡB	T1、T2、T3	N1	M0
Ⅲ	T1、T2、T3	N2	M0
	T4	任何 N	M0
Ⅳ	任何 T	任何 N	M1

同时，《中国胰腺癌综合诊治指南（2020 版）》也指出，现关于如何结合肿瘤生物学等因素，来平衡肿瘤大小与淋巴结转移的相关性（尤以Ⅲ期患者的评定），以对胰腺癌

的分期进行优化，尚需要更为深入的研究与讨论。

3.诊断与鉴别诊断 胰腺癌的诊断主要结合其临床表现、影像学表现和实验室检查结果等进行综合判断。

（1）体格检查 胰腺癌早期通常无明显体征，其首发体征取决于肿瘤位置及所累及的器官，常见体征包括：消瘦、黄疸、肝脏肿大、胆囊肿大（Courvoisier 征）、上腹部质硬肿块等，此外晚期患者尚可出现锁骨上淋巴结肿大、腹水等体征。

（2）影像学检查 影像学检查是胰腺癌诊断的关键，用于定位肿瘤、评估与周围组织的关系及判断转移情况。常用检查方法包括：①超声，作为初筛手段，可检出直径 ≥ 2.0cm 的胰腺占位、判断胰胆管的扩张水平及胆道梗阻部位，但易受肠道内气体、患者体型的影响。② CT，胰腺动态薄层增强扫描（层厚 ≤ 3mm）及三维重建是首选的影像技术，能够较好地显示胰腺肿物的大小、部位、形态、结构及与周围组织的关系，并能够准确判断有无肝或淋巴结转移。③ MRI 及磁共振胰胆管成像检查，不作为诊断胰腺癌的首选方法，在胰腺病变鉴别诊断困难时，可作为 CT 增强扫描的有益补充。④ PET/CT，在发现胰外转移，评价全身肿瘤负荷方面具有明显优势，但不推荐作为胰腺癌诊断的常规检查方法。⑤超声下内镜（EUS），为有创操作，常用于穿刺获取组织标本，目前为胰腺癌定位和定性诊断最为准确的方法。⑥ ERCP，可用以胰胆管内钳夹或刷检组织活检，采集胰液及胆汁行脱落细胞学检查，并可同步完成减黄操作。⑦骨扫描，适用于高度怀疑有骨转移的患者。

（3）血液免疫生化检查 胰腺癌早期无特异性血液生化指标的改变，血糖、血尿淀粉酶、胆红素、氨基转移酶，可反映胰腺功能及胆道梗阻情况。目前尚未发现与胰腺癌特异性相关的肿瘤标志物，临床上常用 CA19-9、CEA、CA125 等辅助诊断、检测疗效与评估复发。其中，CA19-9 对胰腺癌的诊断较为敏感，但应注意胆道感染、炎症或梗阻等所致假阳性结果，且部分患者可因 Lewis 抗原阴性血性结构而不表达 CA19-9。此外，近年来诸多新型生物标志物，如外周血 microRNA、ctDNA、cfDNA、外泌体内 Glypican-1 等被开始尝试用于诊断、疗效评估及随访。

（4）组织病理学和（或）细胞学诊断 组织病理学和细胞学诊断是确诊胰腺癌的金标准。获取组织标本的方法包括：①超声、EUS 或 CT 引导下穿刺。②腹水脱落细胞学检查。③腹腔镜或开腹手术下探查活检及手术病理检查。④ ERCP 活检组织及胰液、胆汁脱落细胞学检查。

胰腺癌需与其他胰腺疾病及肿瘤进行鉴别，包括：壶腹部周围癌，胰腺假性囊肿，慢性胰腺炎，以及胰腺囊性肿瘤（浆液性囊腺瘤、黏液性囊腺瘤、导管内乳头状囊腺瘤和实性假乳头肿瘤）等。

4.临床表现 由于胰腺的解剖位置特殊，因此胰腺癌的临床表现多样且早期症状并不典型，就诊时往往已处于中晚期。其症状取决于肿瘤部位和大小、受累器官及其严重程度。

（1）腹痛 是胰腺癌常见的首发症状，多见于胰体及胰尾癌。疼痛位于上腹部、脐周或右上腹，性质为绞痛，可为阵发性或持续性，且常向腰背部放射。卧位及晚间疼痛加重，坐、立、前倾位或走动时疼痛可减轻。

（2）消化道症状　食欲不振、恶心、呕吐、腹胀。部分患者可能因胰液分泌减少导致脂肪消化不良，导致脂肪泻。

（3）梗阻性黄疸　是胰头癌的典型表现，发生率在 90% 以上。黄疸通常呈进行性加深，伴有皮肤瘙痒，尿色如浓茶，粪便呈陶土色。

（4）消瘦　约 90% 的胰腺癌患者会出现显著的体重下降。

（5）血糖升高　胰腺癌可导致胰岛素分泌减少，部分患者会出现新发糖尿病。

二、治疗目的与原则

多学科综合诊治是任何分期胰腺癌治疗的基础，可采用多学科会诊的模式，根据不同患者身体状况、肿瘤部位、侵及范围、临床症状，有计划、合理地应用现有的诊疗手段，以求最大幅度地根治、控制肿瘤，减少并发症和改善患者生活质量。胰腺癌的治疗主要包括手术治疗、放射治疗、化学治疗、介入治疗和最佳支持治疗等。对拟行放、化疗的患者，应作 Karnofsky 或 ECOG 评分。

1. 手术治疗　手术切除是目前唯一可能治愈胰腺癌的方法。手术治疗的决策基于影像学检查结果，主要考虑肿瘤是否存在远处转移，以及是否侵犯肠系膜上静脉或门静脉等重要血管。此外，还需评估腹腔干、肝动脉、肠系膜上动脉周围的脂肪间隙是否存在肿瘤侵犯。根据这些因素，可将胰腺癌患者的肿瘤可切除性分为以下三类。

（1）可切除肿瘤　肿瘤局限于胰腺内，未侵犯周围主要血管，无远处转移。这类患者适合接受根治性手术切除，手术方式包括胰十二指肠切除术（Whipple 手术）和胰体尾切除术等，具体选择取决于肿瘤的位置和范围。

（2）交界可切除肿瘤　肿瘤与周围血管关系密切，但未完全包绕血管，且无远处转移。这类患者在手术前可能需要接受新辅助治疗（如化疗或放疗），以缩小肿瘤、降低手术难度和提高手术切除率。

（3）不可切除肿瘤　肿瘤广泛侵犯周围组织或存在远处转移，无法通过手术完全切除。对于这类患者，手术通常不是首选，而是考虑其他治疗手段，如化疗、放疗或介入治疗，以控制肿瘤生长、缓解症状并延长生存期。

2. 化疗　即使患者接受了根治性切除，仍有 20% 的患者术后 6 个月内出现复发，40% 第一年内出现复发。而对于临界可切除、不可切除的患者来说，全身化疗是最主要的治疗手段，具体用药见表 11-9 到表 11-11。

表 11-9　可切除或临界可切除胰腺癌新辅助 / 转化治疗方案

方案	具体用药
吉西他滨 + 白蛋白结合型紫杉醇	白蛋白结合型紫杉醇 125mg/m² 静脉滴注第 1、8 日 吉西他滨 1000mg/m² 静脉滴注第 1、8 日 每 3 周重复

方案	具体用药
FOLFIRINOX（仅用于 ECOG PS 评分 0~1 的患者）	奥沙利铂 85mg/m² 静脉滴注第 1 日 伊立替康 180mg/m² 静脉滴注第 1 日 亚叶酸钙 400mg/m² 静脉滴注第 1 日 5- 氟尿嘧啶（5-FU）400mg/m² 快速静脉注射第 1 日之后 5-FU 2400mg/m² 持续输注 46 小时 每 2 周重复
mFOLFIRINOX（仅用于 ECOG PS 评分 0~1 的患者）	奥沙利铂 85mg/m² 静脉滴注第 1 日 伊立替康 150mg/m² 静脉滴注第 1 日 亚叶酸钙 400mg/m² 静脉滴注第 1 日 5-FU 2400mg/m² 持续输注 46 小时 每 2 周重复

表 11-10　可切除胰腺癌的术后辅助治疗方案

方案	具体用药
mFOLFIRINOX（仅用于 ECOG PS 评分 0~1 的患者）	奥沙利铂 85mg/m² 静脉滴注第 1 日 伊立替康 150mg/m² 静脉滴注第 1 日 亚叶酸钙 400mg/m² 静脉滴注第 1 日 5-FU 2400mg/m² 持续输注 46 小时 每 2 周重复
吉西他滨 + 卡培他滨	吉西他滨 1000mg/m² 静脉滴注第 1、8 日 卡培他滨 1660mg/（m²·d）分 2 次口服第 1~14 日 每 3 周重复
吉西他滨	吉西他滨 1000mg/m² 静脉滴注第 1、8 日 每 3 周重复
替吉奥	替吉奥 80~120mg/d 分 2 次口服第 1~14 日 每 3 周重复
卡培他滨	卡培他滨 2000mg/（m²·d）分 2 次口服第 1~14 日 每 3 周重复
5-FU/ 亚叶酸钙（leucovorin，LV）	LV 400mg/m² 静脉滴注第 1 日 5-FU 400mg/m² 静脉滴注第 1 日之后，5-FU 2400mg/m² 持续输注 46 小时

表 11-11　不可切除的局部晚期或转移性胰腺癌治疗方案

体能较好者	
方案	具体用药
吉西他滨 + 白蛋白结合型紫杉醇	白蛋白结合型紫杉醇 125mg/m² 静脉滴注第 1、8 日 吉西他滨 1000mg/m² 静脉滴注第 1、8 日 每 3 周重复
吉西他滨 + 顺铂（特别对于可能存在 BRCA1/2 或者其他 DNA 修复基因突变的遗传性肿瘤患者）	吉西他滨 1000mg/m² 静脉滴注第 1、8 日 顺铂 75mg/m² 静脉滴注第 1 日每 3 周重复

	体能较好者	
方案	**具体用药**
FOLFIRINOX（仅用于 ECOG PS 评分 0~1 的患者）	奥沙利铂 85mg/m² 静脉滴注第 1 日 伊立替康 180mg/m² 静脉滴注第 1 日 亚叶酸钙 400mg/m² 静脉滴注第 1 日 6- 氟尿嘧啶（5-FU）400mg/m² 快速静脉注射第 1 日之后 5-FU 2400mg/m² 持续输注 46 小时 每 2 周重复
mFOLFIRINOX（仅用于 ECOG PS 评分 0~1 的患者）	奥沙利铂 85mg/m² 静脉滴注第 1 日 伊立替康 150mg/m² 静脉滴注第 1 日 亚叶酸钙 400mg/m² 静脉滴注第 1 日 之后 5-FU 2400mg/m² 持续输注 46 小时 每 2 周重复
吉西他滨 + 厄洛替尼	吉西他滨 1000mg/m² 静脉滴注，第 1、8 日 厄洛替尼 150mg/d，口服 每 3 周重复
吉西他滨 + 卡培他滨	吉西他滨 1000mg/m² 静脉滴注第 1、8 日 卡培他滨 1660mg/（m²·d）分 2 次口服第 1~14 日 每 3 周重复
吉西他滨 + 替吉奥	吉西他滨 1000mg/m² 静脉滴注第 1、8 日 替吉奥 80~120mg/d，分 2 次口服第 1~14 日、 每 3 周重复
吉西他滨	吉西他滨 1000mg/m² 静脉滴注第 1、8 日 每 3 周重复
替吉奥	替吉奥 80~120mg/d 分 2 次口服第 1~14 日 每 3 周重复
奥拉帕利维持治疗（对于 BRCA1/2 胚系突变，PS 评分好，一线含铂方案治疗 ≥ 16 周疾病无进展的患者）	奥拉帕利 300mg 口服，每日 2 次
奥沙利铂 + 卡培他滨	奥沙利铂 130mg/m² 静脉滴注第 1 日 卡培他滨 2000mg/（m²·d）分 2 次口服，第 1~14 日 每 3 周重复
5-FU/LV	LV 400mg/m² 静脉滴注第 1 日 5-FU 400mg/m² 静脉滴注第 1 日之后，5-FU 2400mg/m² 持续输注 46 小时
纳米脂质体伊立替康 +5-FU/LV	纳米脂质体伊立替康 80mg/m² 静脉滴注第 1 日 LV 400mg/m²，静脉滴注第 1 日 5-FU 2400mg/m²，持续输注 46 小时 每 2 周重复

体能较好者	
方案	具体用药
FOLFIRI	伊立替康 180mg/m² 静脉滴注第 1 日 LV 400mg/m²，静脉滴注第 1 日 5-FU 400mg/m²，静脉滴注第 1 日之后 5-FU 2400mg/m²，持续输注 46 小时 每 2 周重复
帕博利珠单抗（仅用于微卫星高度不稳定或错配修复缺陷患者）	帕博利珠单抗 200mg 静脉滴注第 1 日 每 3 周重复

3. 放射治疗 放射治疗是胰腺癌的重要局部治疗手段之一，作用贯穿于疾病的各个阶段，主要作用如下。

（1）局部控制与症状缓解 放射治疗通过高能射线精确打击肿瘤区域，破坏肿瘤细胞的 DNA 结构，从而抑制其生长和分裂。对于局部晚期胰腺癌患者，放疗可以缩小肿瘤体积，减轻对周围组织和神经的压迫，从而缓解疼痛和其他不适症状。约 50% 的胰腺癌患者在放疗后可以获得疼痛缓解，生活质量得到显著改善。

（2）提高手术切除率 对于临界可切除的胰腺癌患者，放疗可以缩小肿瘤，使其从"不可切除"转变为"可切除"，从而提高 R0 切除率。

（3）延长生存期 临床研究已发现，放疗与化疗的联合使用（同期放化疗）在局部晚期胰腺癌的治疗中显示出显著优势，能够延长患者的中位生存期。

（4）寡转移性胰腺癌的局部控制 对于寡转移（转移灶数目及器官有限）的胰腺癌患者，放疗可以同时照射原发灶和转移灶，实现缓解梗阻、压迫或减轻疼痛的目的，同时提高肿瘤的局部控制率，进而延长生存时间。

（5）术后辅助治疗 对于术后局部残存或切缘不净的患者，术后同步放化疗可以弥补手术的不足，降低局部复发率。

（6）复发性胰腺癌的治疗 对于术后或射频治疗后复发的胰腺癌患者，放疗可以作为一种局部治疗手段，在某些情况下仍可有效控制肿瘤生长。根据患者的个体情况，通过精确的剂量控制和联合治疗策略，放疗不仅能够缓解症状、提高手术切除率，还能延长患者的生存期。

三、胰腺癌的药物治疗进展

近年来，胰腺癌药物治疗取得了显著进展，包括靶向治疗药物如 PARP 抑制剂（如奥拉帕利）和免疫检查点抑制剂（如帕博利珠单抗），以及新型化疗药物组合（如吉西他滨与纳布帕克利），为胰腺癌患者带来了新的治疗选择和希望。

1. 化疗药物 一线治疗方案：吉西他滨联合白蛋白紫杉醇（AG 方案），长期以来，吉西他滨一直是胰腺癌一线治疗的基础药物。2023 年 ESMO 年会报道的 JCOG1611 研究对比了三种一线治疗方案在转移性或复发性胰腺癌中的有效性和安全性。结果显示，

AG 方案（吉西他滨＋白蛋白紫杉醇）的中位总生存期（OS）为17.0个月，显著优于mFOLFIRINOX 方案［氟尿嘧啶（5-FU）＋伊立替康＋亚叶酸钙＋奥沙利铂］（14.0个月）和 S-IROX 方案［奥沙利铂＋伊立替康＋氟尿嘧啶（S-1）］（13.6个月）。此外，AG 方案的 3~4 级厌食症发生率最低（5.0%），表明其在安全性和有效性方面均具有优势。NALIRIFOX 方案：2023 年 ASCO GI 报道的 NAPOLI-3 研究报道了 NALIRIFOX 方案［伊立替康脂质体＋氟尿嘧啶（5-FU）＋亚叶酸钙＋奥沙利铂］在胰腺癌一线治疗中的应用。在未经治疗的转移性胰腺癌患者中，NALIRIFOX 组的中位 OS 为 11.1 个月，显著优于 AG 方案（9.2 个月），且不良反应可控。新辅助化疗序贯手术后的辅助化疗：Sugawara 等回顾性分析了 444 例新辅助化疗序贯手术治疗后接受辅助化疗的患者和 444 例未接受辅助化疗的患者，发现辅助化疗能够显著延长患者的总生存期。

2. **靶向治疗药物**　近年来大量研究发现，胰腺癌主要的基因改变涵盖了 12 条核心通路约 60 多个基因，其中，KRAS、TP53、CDKN2A 和 SMAD4 是胰腺癌最常见的体细胞突变基因。90% 的患者存在 KRAS 突变，25%~80% 患者存在 TP53、CDKN2A 和 SMAD4 突变。此外，一部分基因如 hENT、SPARC、PDX1、STK11、ATM、BRAF、NTRK、EGFR、MSI-H/dMMR、Her-2 等也被证实在胰腺癌的治疗中发挥着重要作用。而 BRCA 突变的 PARP 抑制剂奥拉帕利、NTRK 融合突变的酪氨酸激酶抑制剂 larotrectinib 和 KRASG12C 突变的 sotorasib 等新药的出现，为胰腺癌的靶向治疗带来了新的希望。POLO 研究显示，奥拉帕利能够显著延长患者的 PFS，因此该药于 2019 年被批准用于携带 BRCA 突变的转移性胰腺癌患者的维持治疗。然而，携带这些突变的胰腺癌患者比例不超过 5%。

3. **免疫治疗药物**　胰腺癌的免疫治疗方案开发一直是科研人员和临床医师努力的方向。胰腺癌由于其致密的免疫抑制微环境，被称为"冷肿瘤"，免疫治疗疗效不佳。具有微卫星不稳定（MSI）/（错配修复缺陷）dMMR 的肿瘤患者往往被认为可以从免疫治疗中获益，但遗憾的是，这类患者在胰腺癌患者中的比例非常低，且免疫检查点抑制剂（ICIs）单药治疗效果也十分有限。在 2 期 KEYNOTE-158 试验中，帕博利珠单抗在 22 例 PDAC 患者中的 ORR 为 18%，PFS 和 OS 分别为 2.1 个月和 3.7 个月。目前，帕博利珠单抗已被美国 FDA 批准用于治疗 dMMR/MSI-H 或 TMB-H 的晚期 PDAC 患者。Bendell 等的研究中，尽管采用了 CD73 单抗联合 durvalumab 治疗晚期胰腺癌，有一位患者获得了完全缓解，但总体客观缓解率仅为 4.8%。Ko 等在晚期胰腺癌患者中尝试使用 atezolizumab 联合 PEGPH20，结果客观缓解率仅为 6.1%。

四、胰腺癌临床药物治疗案例分析

★ 胰头癌新辅助治疗案例分析

病历摘要

患者，男，59 岁。身高 168cm，体重 58.5kg。

主诉：进行性眼黄、尿黄、皮肤黄 1 周余。

现病史：患者于入院前 1 周余无明显诱因出现眼黄、尿黄、皮肤黄，伴上腹闷胀不适，无皮肤瘙痒，无排白陶土样便，余无不适。于外院查胰腺 CT 示：胰头区占位，考虑胰腺癌，肠系膜上动静脉侵犯，并行"超声引导下经皮经肝胆囊穿刺引流术（PTGD）"，引流出墨绿色胆汁，约 400~500ml/d。后转诊我院，门诊拟"胰头癌"收住入院。

既往史：平素体健康。2 周前因上腹部不适在当地医院行"电子肠镜检查"术后病理：（升结肠）管状腺瘤，（乙状结肠）管状腺瘤。无高血压、糖尿病、冠心病、房颤病史，无外伤史，无肝炎、肺结核、疟疾、菌痢等传染病史。无输血史，预防接种史随当地，无药物过敏史及药物成瘾史。

个人史：生于原籍，无外地久居史，无疫水接触史，无吸烟嗜好，无饮酒嗜好，从事职员工作，无工业毒物、粉尘、放射性物质接触史，无冶游史。

入院诊断：1. 胰头癌（$cT_4N_xM_0$ Ⅲ 期）。2. 梗阻性黄疸（PTGD 引流后）。

治疗经过及用药分析

入院后行 CT 引导下胰头肿瘤穿刺活检，病理证实：胰腺导管腺癌。完善化疗前准备后于 2023 年 11 月 23 日开始 AG 方案化疗，疗程共 6 个周期。具体方案为：吉西他滨 1.6g ivgtt d1、d8+ 紫杉醇（白蛋白结合型）200mg ivgtt d1、d8 q3w。并给予常规止吐、预防过敏等对症治疗。于 2024 年 3 月复查 CA199 上升，分子病理检测提示 KRAS 基因为野生型，故于原方案化疗基础上加用尼妥珠单抗 400mg qw×8 周期，治疗期间所用药物见表 11-12。

表 11-12　用药治疗方案

治疗药物	用法用量	起止时间
帕洛诺司琼	5mg，iv，q72h 化疗前	2023.11.23
盐酸异丙嗪注射液	25mg，im，qd 化疗前	2023.11.23
地塞米松磷酸钠注射液	5mg，iv，qd 化疗前	2023.11.23
葡萄糖氯化钠注射液	500ml，ivgtt，qd	2023.11.23
维生素 B_6 注射液	200mg，ivgtt，qd	
注射用吉西他滨	1.6g，ivgtt，qd，d1、d8，q3w	2023.11.23 起
0.9% 生理盐水注射液	100ml，ivgtt，qd，d1、d8，q3w	
注射用紫杉醇（白蛋白结合型）	200mg，ivgtt，qd，d1、d8，q3w	2023.11.23 起
0.9% 生理盐水注射液	40ml，ivgtt，qd，d1、d8，q3w	
尼妥珠单抗	400mg，ivgtt，qd，qw×8 周期	2024.4.10 起
0.9% 生理盐水注射液	100ml，ivgtt，qd，qw×8 周期	

辅助检查

（1）肝肾功能（2023.11.24）　AST 23.1U/ml；ALT 35.3U/ml；TBIL 28.5μmol/L；DBIL

11.2μmol/L；CREA 63.1μmol/L。

（2）血常规（2023.11.24） WBC 4.89×10⁹/L；HGB 128g/L；PLT 248×10⁹/L。

（3）肿瘤标志物（2023.11.24） CEA 1.89ng/ml；CA19-9 267U/ml；CA125 13.6U/ml。

（4）上腹部 CT、MRI 平扫增强

1）胰头 - 钩突占位，约 2.7cm×1.9cm，考虑胰腺癌，病灶与十二指肠降部分界不清；肠系膜上动脉周围异常密度影，恶性病变？肠系膜上静脉局限性管腔狭窄，显影浅淡，上腹部多发侧支循环形成。

2）胰头周围及肝门区多发淋巴结，大者短径约 0.9cm，转移待排。

3）经肝穿刺胆管引流术后改变。颅脑、肺部 CT 和骨 ECT 扫描未发现转移癌。

用药治疗方案分析

1. 化疗方案选择 依据我国《胰腺癌诊疗指南（2022 年版）》，对于不可切除胰腺癌（局部进展期）患者的定义为：（胰头和胰颈部肿瘤）肿瘤侵犯肠系膜上动脉超过 180 度；肿瘤侵犯腹腔干超过 180 度；肿瘤侵犯肠系膜上动脉第一空肠支。肿瘤侵犯或栓塞（瘤栓或血栓）导致肠系膜上静脉或门静脉不可切除重建；肿瘤侵犯大部分肠系膜上静脉的近侧端空肠引流支。而根治性手术切除指征为：

（1）年龄＜80 岁，全身状况良好、多学科评估心 / 肺 / 肝 / 肾功能可以耐受手术；

（2）临床分期 Ⅱ 期以下胰腺癌；

（3）无肝脏转移，无腹水；

（4）术中探查肿物局限于胰腺内，未侵犯肠系膜上动脉、门静脉和肠系膜上静脉等重要血管；

（5）无远处播散和转移。该患者局部肿瘤侵犯血管的情况和肿瘤分期均不符合根治性手术切除指征，故依据诊治规范的推荐，选择晚期胰腺癌一线化疗的 AG 方案，相比其他一线化疗方案如 FOLFIRINOX 方案，其疗效相当，化疗毒副作用较轻，患者总体耐受程度较好。

2. 靶向药物选择 CSCO 胰腺癌诊治指南（2024 版）推荐尼妥珠单抗联合吉西他滨用于 KRAS 野生型转移性胰腺癌一线治疗（Ⅰ级推荐 1A 类证据），尼妥珠单抗联合吉西他滨用于转移性胰腺癌一线治疗（全人群，Ⅱ级推荐 2A 类证据）。该患者为 KRAS 野生型转移性胰腺癌，于初始治疗进展后，结合分子病理检测结果，在原 AG 方案治疗基础上加用尼妥珠单抗。后续随访中显示疗效较显著，复查影像学（根据 RECIST 1.1 评估标准）评估考虑肿瘤 PR（部分缓解），肿瘤标志物 CA19-9 较前下降。

3. 后续随访治疗 在患者系统性治疗有效后，依据我国《胰腺癌诊疗指南（2022 年版）》推荐，结合 MDT 讨论结果，2024 年 5 月进行一个周期的 SMA 周围转移癌 PTV D.T.44Gy/22 方案放射治疗，后于 2024 年 9 月 23 日行胰十二指肠根治术，术顺，术后病理：镜下查见少量胰腺中分化导管腺癌，符合 TRG 1 级（AJCC 8 版），肿瘤侵及周围胰腺组织、胰周纤维脂肪组织及十二指肠壁黏膜层。肿瘤大小：2cm×1.8cm×1.8cm；

组织学类型：腺癌；组织学分级：中分化；脉管内癌栓：（－）神经侵犯：（＋）；环周切缘（－）；LN（0/18），其中另送 SMA/SMV 旁 LN 手术疗效达到 R0 切除标准。

4.血液学毒性和非血液毒性反应　吉西他滨主要毒副反应包括血液学毒性和非血液毒性反应，故用药前后应常规检查血常规、肝肾功能。尤其应关注血小板水平，因吉西他滨所致的骨髓移植、血小板减少常常是严重的，有时需要输注血小板治疗。在每个治疗周期开始前，患者的中性粒细胞绝对计数应不少于 1.5×10^9/L，且血小板计数需达到 100×10^9/L。非血液毒性反应的观察可参照血液中 ALT、AST、GGT、CHE、CREA 等指标，轻度异常可予对症处理，暂不调整药物用量，中重度异常应考虑调整剂量或停药治疗。注射用紫杉醇（白蛋白结合型）治疗前，如外周血中性粒细胞数低于 1.5×10^9/L，则不应给药。AG 化疗方案期间不推荐常规给予预防性升白治疗。

5.化疗消化道安全管理　依据最新 NCCN 指南，AG 方案为高度致吐风险化疗方案。建议使用帕洛诺司琼及地塞米松止吐。该患者本次预防止吐方案为地塞米松磷酸钠注射液 5mg，iv 及帕洛诺司琼 5mg，iv，止吐级别较低。若患者发生恶心呕吐，可影响后续化疗方案的继续进行，且影响患者的生存质量，可建议联用神经激肽-1 受体拮抗剂（NK-1RA）。

6.靶向药物　尼妥珠单抗使用注意事项该药物的不良反应主要表现为发热、血压下降、恶心、头晕、皮疹。大部分上述不良反应经对症治疗后多可缓解，必要时可使用常规剂量的镇痛药和（或）抗组胺药物予以治疗。

用药监护要点

1. 吉西他滨（gemcitabine）用药监护

（1）骨髓抑制　吉西他滨易引起白细胞、血小板和血红蛋白减少。需在每次化疗前及化疗期间定期监测血常规，若出现粒细胞减少或血小板减少，及时给予升白药物（如 G-CSF）或血小板支持治疗。

（2）肝功能监测　吉西他滨可能引起肝功能异常，需定期监测肝功能指标（如 ALT、AST、胆红素等）。若出现肝功能损伤，需调整剂量或暂停用药。

（3）肾功能监测　吉西他滨主要通过肾脏代谢，若患者肾功能不全（如肌酐升高或肾小球滤过率降低），需调整剂量。化疗期间需定期监测肾功能。

（4）输液反应　吉西他滨可能引起输液相关反应，如发热、寒战、皮疹等。用药期间需密切观察患者反应，必要时给予抗过敏药物（如苯海拉明、地塞米松）预处理。

（5）肺毒性　少数患者可能出现间质性肺炎或肺纤维化，表现为呼吸困难、咳嗽或低氧血症。若出现相关症状，需立即停药并给予对症治疗。

2. 白蛋白结合型紫杉醇（nab-paclitaxel）用药监护

（1）过敏反应　尽管白蛋白结合型紫杉醇的过敏反应发生率低于传统紫杉醇，但仍可能发生。用药前需给予地塞米松预处理，用药过程中密切观察患者是否出现皮疹、呼吸困难、低血压等过敏反应。

（2）周围神经毒性　白蛋白结合型紫杉醇易引起周围神经毒性，表现为手脚麻木、刺痛或感觉异常。若症状严重，需调整剂量或暂停用药。嘱患者避免接触冷物，注意保暖。

（3）骨髓抑制　白蛋白结合型紫杉醇也可能引起白细胞和血小板减少，需定期监测血常规，必要时给予升白药物或血小板支持治疗。

（4）肝功能监测　白蛋白结合型紫杉醇主要通过肝脏代谢，需定期监测肝功能指标。若出现肝功能异常，需调整剂量或暂停用药。

（5）胃肠道反应　可能引起恶心、呕吐、腹泻等胃肠道反应。嘱患者注意饮食，避免刺激性食物，必要时给予止吐药物或止泻药物。

3. 尼妥珠单抗（nimotuzumab）用药监护

（1）过敏反应　尼妥珠单抗为单克隆抗体类药物，可能引起过敏反应，表现为皮疹、发热、寒战、呼吸困难等。用药前需给予抗过敏药物预处理，用药过程中密切观察患者反应。

（2）皮肤反应　尼妥珠单抗可能引起皮疹、痤疮样皮炎等皮肤反应。嘱患者保持皮肤清洁，避免使用刺激性护肤品，若症状严重，需对症治疗。

（3）电解质紊乱　尼妥珠单抗可能引起低镁血症、低钾血症等电解质紊乱，需定期监测电解质水平，必要时补充镁、钾等。

（4）输液反应　输注尼妥珠单抗时需控制滴速，首次输注时间建议不少于60分钟，后续输注可适当缩短时间。若出现输液反应，需立即减慢滴速或暂停输注，并给予对症处理。

4. 联合用药的监护要点

（1）骨髓抑制叠加　AG方案和尼妥珠单抗均可能引起骨髓抑制，需密切监测血常规，预防感染和出血。

（2）肝功能损伤叠加　吉西他滨、白蛋白结合型紫杉醇和尼妥珠单抗均可能引起肝功能异常，需定期监测肝功能指标，必要时调整剂量。

（3）肾功能监测　吉西他滨对肾功能有一定影响，需定期监测肾功能，尤其是老年患者或肾功能不全者。

（4）输液顺序与时间　通常先输注吉西他滨，再输注白蛋白结合型紫杉醇，最后输注尼妥珠单抗。具体顺序需根据临床指南和患者情况调整。

5. 其他监护要点

（1）手足综合征　白蛋白结合型紫杉醇可能引起手足综合征，表现为手掌和脚底的红斑、肿胀、疼痛或脱皮。嘱患者保持皮肤湿润，避免摩擦和过度压力，若症状严重，需调整剂量或暂停用药。

（2）脱发　白蛋白结合型紫杉醇易引起脱发，提前告知患者，做好心理准备。

（3）预防感染　化疗期间患者免疫力较低，嘱患者注意个人卫生，避免去人群密集场所，预防感染。若出现发热、咳嗽等症状，及时就医。

（4）营养支持　化疗期间患者可能出现食欲不振、乏力等症状，嘱患者保持营养均衡，必要时给予营养支持治疗。

★晚期胰体尾癌药物治疗案例分析

病历摘要

患者，女，72岁。身高164cm，体重57.5kg。

主诉：反复上腹部痛10天。

现病史：患者于入院前10天无明显诱因出现上腹部阵发性针刺样疼痛，向腰背部放射，持续约10分钟后自行缓解，每天发作1~2次，伴饥饿感及排便次数增加，由每日1~2次增加至3~4次，无排黑便、血便、白陶土样便，无眼黄、尿黄、皮肤瘙痒，于就诊我院，查上腹部彩超提示："胰体尾占位"，门诊拟"胰腺肿瘤"收住入院。

既往史：平素健康状况良好，无高血压、糖尿病、冠心病史，无外伤、手术史，无肝炎、肺结核、疟疾、菌痢等传染病史。无输血史，预防接种史随当地，无药物过敏史及药物成瘾史。

个人史：生于原籍，无外地久居史，无疫水接触史，无吸烟嗜好，无饮酒嗜好，从事职员工作，无工业毒物、粉尘、放射性物质接触史，无冶游史。

入院诊断： 胰体尾恶性肿瘤伴肝脏及腹膜后淋巴结转移。

治疗经过及用药分析

行彩超引导下肝肿瘤穿刺活检，病理：中分化腺癌，考虑胰胆管来源可能性大。完善化疗前准备后于2022年9月21日予AG方案（白蛋白结合型紫杉醇联用吉西他滨）化疗，疗程共6个周期。具体方案为：注射用吉西他滨1.6g，ivgtt，qd，d1、d8+注射用紫杉醇（白蛋白结合型）200mg，ivgtt，qd，d1、d8，q3w。并给予常规止吐、预防过敏等对症治疗。于2023年1月复查发现CA199指标上升，分子病理检测提示KRAS基因为野生型，故于原方案化疗基础上加用尼妥珠单抗400mg，qw×8周期，治疗期间所用主要药物见表11-13。

表 11-13　用药治疗方案

治疗药物	用法用量	起止时间
帕洛诺司琼	5mg，iv，q72h，化疗前	2022.9.21
盐酸异丙嗪注射液	25mg，im，qd，化疗前	2022.9.21
地塞米松磷酸钠注射液	5mg，iv，qd，化疗前	2022.9.21
葡萄糖氯化钠注射液	500ml，ivgtt，qd	2022.9.21
维生素 B$_6$ 注射液	200mg，ivgtt，qd	
注射用吉西他滨	1.6g，ivgtt，d1、d8，q3w	2022.9.21 起
0.9% 生理盐水注射液	100ml，ivgtt，d1、d8，q3w	

治疗药物	用法用量	起止时间
注射用紫杉醇（白蛋白结合型）	200mg，ivgtt，d1、d8，q3w	2022.9.21 起
0.9% 生理盐水注射液	40ml，ivgtt，d1、d8，q3w	
尼妥珠单抗	400mg，ivgtt，qw×8 周期	2023.1.5 起
0.9% 生理盐水注射液	100ml，ivgtt，qw×8 周期	

辅助检查

（1）血常规 WBC 4.09×10^9/L；N% 66.3%；HGB 144g/L；PLT 131×10^9/L。

（2）生化指标 IL TBIL 6.9μmol/L；IL DBIL 3.9μmol/L；ALT 21U/ml；AST 16U/ml；ALB 43g/L。

（3）肿瘤标志物 CEA 4.9ng/ml；CA19-9 ＞ 1000U/ml；CA125 41.1U/ml。

（4）上腹部 CT 平扫增强

1）胰腺体尾部病灶，范围约 $6.0cm \times 3.1cm$；考虑胰腺癌可能。

2）肝右叶近包膜下两处占位性病变，大者约 $3.2cm \times 2.9cm$；考虑恶性肿瘤。

3）肝脏下方、腹膜后转移淋巴结可能，大者径约 1.5cm，邻近肝总动脉稍变窄。

4）颅脑、肺部 CT 和骨 ECT 扫描未发现转移癌。

用药治疗方案分析

1.化疗方案选择 依据《胰腺癌诊疗指南（2022 年版）》，对于不可切除胰腺癌（局部进展期）或转移性胰腺癌，推荐的一线治疗方案包括吉西他滨＋白蛋白结合型紫杉醇（1A 类推荐），故依据诊治规范的推荐，选择晚期胰腺癌一线化疗的 AG 方案，相比其他一线化疗方案如 FOLFIRINOX 方案（奥沙利铂＋伊立替康＋亚叶酸钙＋5-氟尿嘧啶），其疗效相当，化疗毒副作用较轻，患者总体耐受程度较好。

2.靶向药物选择 依据 CSCO 胰腺癌诊疗指南（2022 版）推荐尼妥珠单抗联合吉西他滨用于 KRAS 野生型转移性胰腺癌一线治疗（Ⅰ级推荐 1A 类证据），尼妥珠单抗联合吉西他滨用于转移性胰腺癌一线治疗（全人群，Ⅱ级推荐 2A 类证据），该患者为 KRAS 野生型转移性胰腺癌，符合Ⅰ级推荐 1A 类证据，故于初始治疗进展后，获取分子病理检测结果后予原 AG 方案治疗基础上加用尼妥珠单抗。并在后续的随访过程中，观察到疗效显著，肿瘤标志物 CA19-9 进一步下降。

3.血液学毒性和非血液毒性反应 依据 NCCN 指南，患者粒细胞缺乏发生的风险级别评估应综合考虑患者的疾病、化疗方案以及患者自身因素。吉西他滨注射液其主要毒副反应包括血液学毒性和非血液毒性反应，故而用药前后应常规检查血常规、肝肾功能。尤其关注血小板水平，因吉西他滨所致的骨髓移植、血小板减少常常是严重的，有时需要输注血小板治疗。在每个治疗周期开始前，患者的粒细胞绝对计数应不少于 1.5×10^9/L，且血小板计数需达到 100×10^9/L。非血液毒性反应的观察可参照血液中 ALT、

AST、GGT、CHE、CREA 等指标，轻度异常可予对症处理，暂不调整药物用量，中重度异常应考虑调整剂量或停药治疗。注射用紫杉醇（白蛋白结合型）治疗前如发现外周血中性粒细胞数低于 $1.5 \times 10^9/L$，则不应给药。用药期间应监测患者可能出现的骨髓抑制，重点监测外周血中性粒细胞减少。AG 化疗方案期间不推荐常规给予预防性升白治疗。

4. 化疗消化道安全管理　依据 NCCN 指南，AG 方案为高度致吐风险化疗方案。建议使用帕洛诺司琼 + 地塞米松。该患者本次预防止吐方案为地塞米松磷酸钠注射液 5mg，iv+ 帕洛诺司琼 5mg，iv，止吐级别较低。若患者发生恶心呕吐，可影响后续化疗方案的继续进行，且影响患者的生存质量，可建议联用 NK-1RA。

5. 靶向药物　尼妥珠单抗使用注意事项该药物的不良反应主要表现为发热、血压下降、恶心、头晕、皮疹。出现发热的患者经对症治疗后多可缓解，不影响后续的治疗；头晕、血压下降，在输液结束、休息后可缓解，不影响治疗；必要时可使用常规剂量的镇痛药和（或）抗组胺药物予以治疗。

用药监护要点

本案例用药方案选择与前例相类，吉西他滨、白蛋白结合型紫杉醇、尼妥珠单抗等用药监护要点同前述；而联合用药等其他监护要点也与前一案例表述基本相同，在此不再赘述。

★胰头癌新辅助化疗方案分析

病历摘要

患者，男，52 岁，身高 167cm，体重 64kg。

主诉：确诊胰头癌 6 月余，返院继续治疗。

现病史：缘于 2022-11-03 因"反复中上腹痛半月"就诊我院，完善上腹部 CT 增强诊断：胰腺钩突占位，考虑胰腺癌可能，包绕肠系膜上动脉，可疑累及十二指肠水平段，遂行 CT 引导下胰腺肿物穿刺活检，术后穿刺组织病理提示：胰腺导管腺癌；肿瘤基因检测提示：BRAC 基因突变；于 2022-11-16 起予"奥沙利铂注射液 150mg + 氟尿嘧啶 4.2g + 亚叶酸钙 0.7g + 伊立替康注射液 0.26g q2w"治疗化疗 12 疗程，今为行手术治疗，就诊我院，门诊拟"胰腺癌"收住入院。自发病以来，患者精神、睡眠尚可，食欲欠佳，大小便正常，体重无明显变化。

既往史：平素一般，20 余年前，因"阑尾炎"于外院行"阑尾切除术"。否认病毒性肝炎、肺结核病史，否认高血压、糖尿病、高血脂病史，否认脑血管疾病、心脏病史，否认精神病史、地方病史、职业病史。否认外伤、输血、中毒、其他手术史，预防接种史随当地，无药物过敏史及药物成瘾史。

个人史：生于原籍，无外地久居史，无疫水接触史，无吸烟嗜好，无饮酒嗜好，从事职员工作，无工业毒物、粉尘、放射性物质接触史，无冶游史。

入院诊断：胰头钩突导管腺癌（T4NxM0 Ⅲ 期）。

治疗经过及用药分析

完善各项检查：血常规、凝血全套、肝肾功能、肿瘤标志物等相关检查，排除化疗禁忌证。患者经过 mFOLFIRINOX 化疗 12 疗程，具体化疗方案为：奥沙利铂注射液 150mg ivgtt qd+ 氟尿嘧啶 4.2g iv 泵入持续 46h+ 亚叶酸钙 0.7g ivgtt qd+ 伊立替康注射液 0.26g ivgtt qd q2w，并予止吐、抗过敏等对症支持治疗。肿瘤缩小明显，肿瘤标志物正常，拟行胰十二指肠切除术治疗。治疗期间所用药物见表 11-14。

表 11-14　用药治疗方案

治疗药物	用法用量	起止时间
地塞米松注射液	5mg，iv，qd	11.16
甲氧氯普胺注射液	10mg，im，qd	11.16
0.9% 氯化钠注射液	250ml，ivgtt，qd	11.16
伊立替康注射液	0.26g，ivgtt，qd	
5% 葡萄糖注射液	250mg，ivgtt，qd	11.16
奥沙利铂注射液	150mg，ivgtt，qd	
亚叶酸钙注射液	700mg，ivgtt，qd	11.16-11.17
0.9% 氯化钠注射液	150ml，iv 持续泵入 46h，qd	11.16-11.17
氟尿嘧啶注射液	4.2g，iv 持续泵入 46h，qd	
复合维生素 B 片	2# 口服，tid	11.16
奥美拉唑胶囊	20mg，口服，qd	11.16

用药治疗方案分析

1. 化疗方案选择　依据 CSCO 指南，对于局部进展期或转移性胰腺癌的综合治疗，方案多有不确定性，积极化疗有助于缓解症状、改善生活质量并延长生存期。指南推荐根据患者体能状态，首选联合治疗方案，如 FOLFIRINOX、吉西他滨联合白蛋白紫杉醇或吉西他滨联合替吉奥等，体能状态差者可选吉西他滨或替吉奥单药方案。建议对所有局部进展期或转移性胰腺癌患者进行基因检测，包括但不限于 BRCA1/2、NTRK1/2/3、PALB2、ATM/ATR 和 RAS 等，有助于指导最佳药物治疗方案并参与新药的临床研究。患者存在致病性胚系 BRCA1/2 基因突变，一线化疗首选含铂类化疗药物方案，如 FOLFIRINOX 或吉西他滨联合顺铂方案。如铂类药物治疗后无进展生存期 ≥ 16 周，建议以奥拉帕尼（olaparib）维持治疗，晚期胰腺癌患者均应进行 MSI/MMR/TMB 检测。建议将 PD-1 单克隆抗体用于具有高度微卫星不稳定性（microsatellite instability high，MSI-H）或错配修复缺陷（different mismatch repair，dMMR）分子特征的转移性胰腺癌患者。患者目前存在 BRCA 基因突变，且结合国人体能情况予以选用 mFOLFIRINOX 方案进行治疗。

2. 化疗前预处理　伊立替康容易引起早发性和迟发性腹泻，它们由不同的机制产生。两种腹泻都可能是严重的早发性腹泻（在静滴盐酸伊立替康时或结束后的短时间内发生），归因于药物的胆碱能作用。腹泻通常是暂时性的，可能同时伴有鼻炎、流涎增多、瞳孔缩小、流泪、出汗、潮红、心动过缓和可引起腹部绞痛的肠蠕动亢进，若无禁忌，对使用盐酸伊立替康时或结束后短时间内出现胆碱能综合征的患者可静脉内或皮下注射阿托品 0.25 至 1mg（总剂量 ≤ 1mg/d）。在下次使用伊立替康时，应预防性使用硫酸阿托品。盐酸伊立替康可以引起呕吐。推荐患者用药前先给予止吐剂。在每周给药方案的临床研究中，大部分患者接受地塞米松 10mg 联合 5-HT$_3$ 阻滞剂（例如恩丹司琼或格拉司琼）的治疗。应该在化疗的当天，输注伊立替康前至少 30 分钟给予止吐药。根据随后的需要，医师也可以考虑再次给予患者止吐药（例如丙氯拉嗪）。奥沙利铂在任何给药周期都可能发生过敏反应，包括速发过敏反应。一旦发生过敏反应需立即停药并做相应的治疗。发生过敏反应的患者禁止再次使用奥沙利铂。胃肠道毒性，主要表现为恶心和呕吐，建议给予预防性和（或）治疗性止吐用药。故该方案化疗前常规给予抗过敏及止吐治疗。

3. 化疗消化道安全管理　依据 NCCN 指南，mFOLFIRINOX 方案为高度致吐风险化疗方案，建议使用 5-HT$_3$ 受体拮抗剂 + 帕洛诺司琼 + 地塞米松。该患者本次预防止吐方案为地塞米松磷酸钠注射液 10mg iv+ 胃复安 10mg im，止吐级别较低。若患者发生恶心呕吐，可影响后续化疗方案的继续进行，且影响患者的生存质量。建议联用帕洛诺司琼或口服止吐药物。

4. 骨髓抑制的预防和治疗药物　依据 NCCN 指南，患者粒细胞缺乏发生的风险级别评估应综合考虑患者的疾病、化疗方案以及患者自身因素。mFOLFIRINOX 为中度致粒细胞缺乏风险，不推荐常规行预防性升白，并对患者进行持续评估，密切关注血常规白细胞、粒细胞数值。若发生粒细胞缺乏，可考虑升白处理。

5. 其他治疗药物　该方案有神经毒性，可予复合维生素营养神经，伊立替康、奥沙利铂可有黏膜损害，可能导致消化道溃疡风险，故予口服奥美拉唑。

用药监护要点

1. 过敏反应　该患者化疗方案较易引起过敏反应，伊立替康注射液及奥沙利铂均易诱发过敏反应。因此，在化疗方案的实施过程中，应注意慢速滴注。尽管用药前已行地塞米松预防，仍需嘱患者在用药过程中，如有不适及时与医护或药师沟通。

2. 胆碱能效应　盐酸伊立替康具有胆碱能效应，可出现早期腹泻，也可能同时伴有鼻炎、流涎增多、瞳孔缩小、流泪、出汗、潮红、心动过缓和可引起腹部绞痛的肠蠕动亢进。若无禁忌，对使用盐酸伊立替康时或结束后短时间内出现胆碱能综合征的患者静脉内或皮下注射阿托品 0.25 至 1mg（总剂量 ≤ 1mg/d）。在下次使用本品时，应预防性使用硫酸阿托品。应注意阿托品相关不良反应，有哮喘、心血管疾病、机械性肠梗阻或尿路梗阻的患者使用时要谨慎。

3. 迟发性腹泻 通常在使用伊立替康 24 小时后发生，第一次排稀便的中位时间为用药后第 5 天，持续时间可能较长，可能导致脱水、电解质紊乱或感染，甚至致命。一旦出现粪便不成形或解稀便或排便频率比以往增多时就要开始易蒙停治疗。临床研究中的易蒙停给药方案为，首剂 4mg，然后每 2 小时给予 2mg 直至患者腹泻停止后 12 小时。在晚上，患者可以每 4 小时服用易蒙停 4mg。不推荐连续使用以上剂量易蒙停 48 小时以上，因为有出现麻痹性肠梗阻的风险，也不推荐使用时间少于 12 小时。不推荐易蒙停预防性给药。腹泻患者须密切监护，如果出现脱水要补充水和电解质；如果出现肠梗阻、发热或严重的中性粒细胞减少需给予抗生素治疗。首次治疗以后，应推迟后续的化疗，直到患者在不使用止泻药的情况下至少 24 小时不再腹泻（恢复到治疗前的肠功能状态）。如果出现 NCI 2、3 或 4 级腹泻，需要降低本周期中后续的盐酸伊立替康给药剂量。在下列情况中，除了抗生素治疗以外，建议住院治疗腹泻：伴发热的腹泻、严重腹泻（需要静脉补液）、伴有与迟发性腹泻相关的呕吐以及在接受首剂高剂量易蒙停治疗后腹泻持续时间超过 48 小时。

4. 骨髓抑制 盐酸伊立替康通常会引起中性粒细胞下降、白细胞减少和贫血。因此盐酸伊立替康不能用于有严重骨髓抑制的患者。严重的血小板减少并不常见。有报道患者使用盐酸伊立替康后死于由严重的中性粒细胞减少而导致的脓毒血症。出现中性粒细胞减少的并发症时应及时给予抗生素治疗。如果出现中性粒细胞减少性发热或中性粒细胞绝对计数低于 1.5×10^9/L 时，应暂停盐酸伊立替康化疗。新疗程的化疗应该在粒细胞计数恢复到 $\geqslant 1.5 \times 10^9$/L 后再开始。在患者恢复之后，后续的盐酸伊立替康治疗剂量应该根据患者中性粒细胞减少的情况而降低。医师可以考虑给予中性白细胞减少患者使用 CSF。

5. 心脏毒性 Q-T 间期延长可能会导致出现包括尖端扭转型室性心动过速在内的室性心律失常风险增加，其结果可能是致命的。在有 Q-T 间期延长病史或倾向、接受会延长 Q-T 间期药物治疗，以及存在电解质紊乱如低钾血症、低钙血症或低镁血症的患者中，应慎用本品。如果出现 Q-T 间期延长，应停止奥沙利铂。

6. 外周神经毒性 应仔细监测奥沙利铂的感觉性外周神经毒性，特别是与其他有特定神经系统毒性的药物合用时。每次治疗前都要进行神经系统检查，避免接触冰冷物体，做好肢端保暖。

7. 掌跖感觉丧失性红斑 氟尿嘧啶可引起掌跖感觉丧失性红斑，也被称为手足综合征（HFS）。HFS 的症状包括刺痛感，疼痛，肿胀和有压痛和脱屑的红斑。相比于氟尿嘧啶以推注方式给药，连续滴注给药时 HFS 更常发生。此外在之前接受过化疗的患者中也更常发生 HFS。通常在氟尿嘧啶给药 8 到 9 周后观察到 HFS，但可能更早发生。对于出现 2 级或 3 级 HFS 症状的患者应暂停给药；当 HFS 完全消退或严重程度降至 1 级时，再降低剂量恢复给药。

8. 黏膜炎 氟尿嘧啶可发生黏膜炎，口腔炎或食管炎，这些可能导致黏膜脱落或溃疡。据报道，与连续静脉滴注给药方式相比，静脉推注给药的黏膜炎发生率更高。对于 3 级或 4 级黏膜炎患者应暂停给药，一旦黏膜炎消退或者改善至 1 级，则降低剂量恢复给药。

第四节　壶腹周围癌

一、概述

壶腹周围癌，又称为 Vater 壶腹癌，是起源于 Vater 壶腹或附近结构的恶性肿瘤，包括壶腹癌、胆总管下端癌和十二指肠癌；因上述三者相似的临床表现，故统称为壶腹周围癌。其中，壶腹癌有别于壶腹周围癌，其特指起源于 Vater 壶腹内胆胰管汇合处的恶性肿瘤的病变。临床多表现为阻塞性黄疸和壶腹部肿块，因解剖部位结构复杂、深在、症状隐匿，常难早期发现，有时定性诊断较困难。壶腹部癌的发病率相对较低，但其恶性程度高，预后较差；早期诊断和综合治疗是改善其预后的关键。

1. **病因与发病机制**　壶腹周围癌的发病原因和危险因素目前所知甚少，研究资料支持部分危险因素增加肿瘤发生风险可能。如常染色体显性遗传性息肉综合征和遗传性非息肉病性结直肠癌患者，被认为患病风险较普通人增加。此外，壶腹周围癌可能起源于壶腹导管上皮的前驱病变，壶腹或壶腹周围区域的息肉等也有可能发生癌变。吸烟、饮酒、乙型肝炎、胆道结石、慢性炎症等也被认为是该病危险因素。基因组学数据支持如 K-ras 基因的突变、微卫星不稳定等与其发生相关。

2. **壶腹周围癌的病理分类与分期**　壶腹周围癌的病理分类主要基于肿瘤的组织学起源和形态学特征。根据世界卫生组织（WHO）分类标准，其可分为以下 5 类：①腺癌：最常见的病理类型，占绝大多数病例（约 90% 以上）；可进一步分为高、中及低分化腺癌。②黏液腺癌：肿瘤细胞产生大量黏液，形成黏液湖，肿瘤细胞漂浮其中。该类型相对少见，但侵袭性较强。③印戒细胞癌：肿瘤细胞胞质内充满黏液，核被挤向一侧，呈印戒样形态。该类型侵袭性强，预后较差。④神经内分泌肿瘤：较为罕见，根据分化程度和增殖指数（Ki-67 指数）可分为低级别（G1/G2）和高级别神经内分泌癌（G3）。⑤其他罕见类型：包括鳞状细胞癌、腺鳞癌、未分化癌等，均较为少见。

壶腹周围癌的分期主要依据国际抗癌联盟（UICC）和美国癌症联合委员会（AJCC）的第 8 版 TNM 分期系统，主要基于肿瘤的局部浸润范围（T）、区域淋巴结转移情况（N）和远处转移情况（M）进行分期。如表 11-15 和表 11-16 所示。

表 11-15　第 8 版 AJCC 壶腹周围癌 TNM 分期系统

编写	中文含义
T	原发肿瘤
Tx	原发肿瘤无法评估
T0	无原发肿瘤证据

编写	中文含义	
Tis	原位癌	
T1	T1a	肿瘤局限于 Vater 壶腹或 Oddi 括约肌
	T1b	肿瘤超出 Oddi 括约肌和（或）侵犯十二指肠黏膜下层
T2	肿瘤侵犯十二指肠固有肌层	
T3	T3a	肿瘤侵犯胰腺（≤ 0.5cm）
	T3b	肿瘤侵犯胰腺（> 0.5cm），或胰腺周围软组织，或十二指肠浆膜，且未侵袭腹腔动脉和肠系膜上动脉
T4	无论肿瘤大小，肿瘤侵犯腹腔动脉与肠系膜上动脉，和（或）肝总动脉	
N	区域淋巴结	
Nx	区域淋巴结无法评估	
N0	无区域淋巴结转移	
N1	有 1~3 枚区域淋巴结转移	
N2	有 ≥ 4 枚区域淋巴结转移	
M	远处转移	
Mx	无法评估	
M0	无远处转移	
M1	有远处转移	

表 11-16　第 8 版 AJCC 壶腹周围癌 TNM 分期系统

TNM 分期	T 分期	N 分期	M 分期
0	Tis	N0	M0
Ⅰ A	T1a	N0	M0
Ⅰ B	T1b、T2	N0	M0
Ⅱ A	T3a	N0	M0
Ⅱ B	T3b	N0	M0
Ⅲ A	T1a、T1b、T2、T3a、T3b	N1	M
Ⅲ B	T4	任何 N	M0
	任何 T	N2	
Ⅳ	任何 T	任何 N	M1

3. 诊断与鉴别诊断　壶腹部肿瘤的诊断需要结合患者的病史、影像检查和实验室检查综合判断。临床表现上，呈波浪式"减轻 - 加重"变化的梗阻性黄疸为其典型特征。因其解剖位置不同于胰腺，故常有右上腹疼痛及上腹饱胀感；如肿瘤呈外生性生长，可致十二指肠梗阻表现。

影像学诊断方面，上腹部彩超常作为怀疑梗阻性黄疸患者的首选筛查手段，可发现梗阻的部位、可能原因，以及胰胆管扩张程度。上腹部增强 CT 和 MRI 为主要影像诊断方法，其特征影像表现为壶腹区域或十二指肠腔内软组织肿块影；波及胆胰管汇合处的壶腹部肿瘤，可引起胆总管和胰管开口梗阻，表现为梗阻部狭窄，远端胆管或者胰管扩张。超声下内镜（EUS）则可更清晰地显示病灶与周围结构的关系，还可引导细针穿刺活检。ERCP 可直接观察十二指肠内侧壁和壶腹乳头区病变、胰管和胆管结构，并可同步行病理活检及放置支架等操作。当肿瘤较小且其他影像学检查无法检出时，ERCP 的早诊准确率和优势可能更显著。

实验室检查方面，主要表现为血清总胆红素（TBIL）、直接胆红素（DBIL）、碱性磷酸酶（ALP）和 γ-谷氨酰转移酶（GGT）升高。糖类抗原 19-9（CA19-9）是其最常用的肿瘤标志物，但特异性较低。癌胚抗原（CEA）在某些患者中也可升高，但敏感性和特异性均较低。而其鉴别诊断主要包括胰腺癌、胆管癌、十二指肠癌、胆道结石、慢性胰腺炎、壶腹部腺瘤或炎性息肉等壶腹部周围疾病。可综合上述要点判断，影像学检查可能为关键鉴别依据。

4.临床表现 壶腹周围癌的临床表现与胰头癌相似，常见临床症状为黄疸、胃肠道出血、消瘦和腹痛。其早期即可因阻塞胆管、胰管开口而出现黄疸。因肿瘤组织坏死脱落，而可有特殊表现、如波浪式变化的黄疸与胃肠道出血。胃肠道出血量少时，仅表现为粪便隐血阳性，少数有柏油样黑便，可伴不同程度贫血。因肿瘤组织阻塞胆管和胰管，患者常有右上腹部疼痛及上腹饱胀感。当并发胆道感染时，可出现绞痛，伴畏寒、发热及黄疸加深。其他症状包括食欲减退、腰背部疼痛、体重减轻、全身乏力、腹泻等。如肿瘤呈外生性生长，则可引起十二指肠梗阻。

二、治疗目的与原则

壶腹部周围癌的治疗特点是以外科手术为核心，结合多学科综合治疗手段，包括化疗、放疗、靶向治疗和免疫治疗等。对于无禁忌证和转移的早、中期壶腹周围癌患者，可行胰十二指肠切除术。相较于胰头癌，壶腹周围癌的手术切除疗效、切除率及远期预后效果好。但在术后是否需行常规化疗及药物选择这一问题上，国内外专家学者尚未达成共识；而靶向免疫药物联合化疗的应用更处于探索阶段。目前其药物治疗目的主要包括：①缓解症状，减轻由肿瘤引起的梗阻性黄疸、腹痛、消化不良等症状，改善患者的生活质量。②控制疾病进展、延长生存时间，对于非手术治疗患者，尽可能抑制肿瘤生长，控制局部扩散和远处转移。③降低复发风险、改善手术预后，望通过术后药物辅助治疗降低复发率，以期实现长期控制，甚至临床治愈。而药物治疗原则上应根据患者的具体情况制定个体化方案，强调多学科协作和综合治疗。

三、壶腹周围癌的药物治疗进展

壶腹周围癌的药物治疗近年来取得了显著进展，尤其是在化疗、靶向治疗和免疫治疗方面。

1. 化疗药物 化疗是壶腹周围癌的重要治疗手段，尤其适用于无法手术或术后辅助治疗的患者。常用的化疗药物及方案包括以下 4 种。

（1）吉西他滨（gemcitabine） 是壶腹周围癌的一线化疗药物，常与其他药物联合使用。

1）吉西他滨联合顺铂：该方案在晚期壶腹周围癌中显示出较好的疗效。根据 2020 年美国临床肿瘤学会（ASCO）年会的一项研究，吉西他滨联合顺铂可显著延长患者的无进展生存期（PFS）和总生存期（OS），中位 OS 可达 11.2 个月。

2）吉西他滨联合氟尿嘧啶（5-FU）：适用于术后辅助治疗，可降低复发风险。美国国家综合癌症网络（NCCN）指南推荐该方案作为壶腹周围癌的标准化疗方案之一。

（2）卡培他滨 是 5-FU 的口服前体药物，使用方便，疗效与 5-FU 相当。根据欧洲肿瘤内科学会（ESMO）指南，卡培他滨联合奥沙利铂（CAPOX 方案）在晚期壶腹周围癌中显示出良好的耐受性和疗效。

（3）奥沙利铂 常与吉西他滨或 5-FU 联合使用，形成 FOLFOX 或 GEMOX 方案。2021 年发表在 Journal of Clinical Oncology 的一项研究表明，GEMOX 方案在晚期壶腹周围癌患者中的中位 OS 为 9.8 个月，显著优于单药吉西他滨。

（4）白蛋白结合型紫杉醇（nab-paclitaxel） 在胰腺癌中显示出较好的疗效，近年来也逐渐应用于壶腹周围癌的治疗。根据 2022 年胃肠道肿瘤研讨会（ASCO GI）的一项研究，白蛋白结合型紫杉醇联合吉西他滨在晚期壶腹周围癌中的客观缓解率（ORR）达到 35%，中位 PFS 为 6.2 个月。

2. 靶向治疗药物 靶向治疗通过特异性作用于肿瘤细胞的分子靶点，抑制肿瘤生长和扩散。目前针对壶腹周围癌的靶向治疗药物主要包括以下 3 种。

（1）EGFR 抑制剂

1）厄洛替尼（erlotinib）：一种表皮生长因子受体（EGFR）抑制剂，适用于 EGFR 突变的患者。根据 2020 年 NCCN 指南，厄洛替尼联合吉西他滨在 EGFR 突变患者中的中位 OS 为 10.5 个月，显著优于单纯化疗。

2）西妥昔单抗（cetuximab）：针对 EGFR 的单克隆抗体，适用于 KRAS 野生型患者。2021 年 ESMO 年会的一项研究显示，西妥昔单抗联合化疗在 KRAS 野生型患者中的 ORR 为 40%，中位 PFS 为 7.1 个月。

（2）抗血管生成药物 贝伐珠单抗（bevacizumab）是一种抗血管内皮生长因子（VEGF）的单克隆抗体，可抑制肿瘤血管生成。根据 2022 年 ASCO GI 的研究，贝伐珠单抗联合吉西他滨和顺铂在晚期壶腹周围癌中的中位 OS 为 12.3 个月，显著优于单纯化疗。

（3）PARP 抑制剂 奥拉帕利（olaparib）适用于 BRCA1/2 基因突变的患者。2021 年发表在 Lancet Oncology 的一项研究表明，奥拉帕利在 BRCA 突变患者中的中位 PFS 为 7.4 个月，显著优于安慰剂组。

3. 免疫治疗药物 免疫治疗通过激活患者自身的免疫系统来攻击肿瘤细胞，近年来在壶腹周围癌中的应用逐渐增多。

（1）PD-1/PD-L1 抑制剂　如帕博利珠单抗（pembrolizumab）和纳武利尤单抗（nivolumab），适用于微卫星高度不稳定（MSI-H）或错配修复缺陷（dMMR）的患者。根据 2021 年 NCCN 指南，帕博利珠单抗在 MSI-H/dMMR 患者中的 ORR 为 45%，中位 OS 为 16.5 个月。

（2）CTLA-4 抑制剂　如伊匹木单抗（ipilimumab），常与 PD-1 抑制剂联合使用。2022 年 ASCO 年会的一项研究显示，伊匹木单抗联合纳武利尤单抗在晚期壶腹周围癌中的 ORR 为 30%，中位 PFS 为 5.8 个月。

4. **联合治疗方案**　为了提高治疗效果，临床上常采用多种治疗手段的组合方案。

（1）化疗联合靶向治疗　吉西他滨联合厄洛替尼或贝伐珠单抗在晚期壶腹周围癌中显示出较好的疗效。根据 2021 年 ESMO 指南，该组合方案的中位 OS 为 11.8 个月，显著优于单纯化疗。

（2）化疗联合免疫治疗　吉西他滨联合帕博利珠单抗在 MSI-H/dMMR 患者中的 ORR 为 50%，中位 PFS 为 8.2 个月。2022 年 ASCO GI 的研究支持该组合方案作为 MSI-H/dMMR 患者的一线治疗选择。

（3）靶向治疗联合免疫治疗　贝伐珠单抗联合帕博利珠单抗在 KRAS 野生型患者中的 ORR 为 35%，中位 OS 为 14.6 个月。2021 年 NCCN 指南推荐该组合方案用于特定患者群体。

四、壶腹周围癌临床药物治疗案例分析

★Ⅳ期壶腹部癌辅助治疗案例分析

病历摘要

患者，男，65 岁。身高 170cm，体重 50kg。

主诉：间歇性眼黄、尿黄、皮肤黄 1 个月。

现病史：缘于入院前 1 个月无明显诱因出现间歇性眼黄、尿黄、皮肤黄，无排白陶土样便，余无不适，外院查上腹部 CT 提示："1. 胆外胆管扩张；2. 肝内占位"。为明确诊治，转诊我院，门诊拟"梗阻性黄疸"收住入院。

既往史：发现血压升高 10 余年，规律服用苯磺酸氨氯地平片控制血压，血压控制良好。无糖尿病、冠心病、房颤病史，无外伤、手术史，无肝炎、肺结核、疟疾、菌痢等传染病史。无输血史，预防接种史随当地，无药物过敏史及药物成瘾史。

个人史：生于原籍，无外地久居史，无疫水接触史，无吸烟嗜好，无饮酒嗜好，从事职员工作，无工业毒物、粉尘、放射性物质接触史，无冶游史。

入院诊断：1. 壶腹部癌（$cT_{2-3}N_xM_1$Ⅳ期）。2. 梗阻性黄疸。3. 高血压病。

治疗经过及用药分析

初始治疗予 ERCP+ 胆管金属支架植入（EMBE）+ 胰管支架置入术（ERPD），配合保肝等治疗，待梗阻性黄疸、肝功能不全好转后开始系统性治疗。同时完善化疗前各项准备，排除化疗禁忌。于 2022 年 1 月 28 日开始 CapOx 方案，具体方案为：注射用奥沙利铂 150mg ivgtt qd d1+ 卡培他滨片 1.5g bid d1~d14 q3w。并给予常规止吐、营养神经等对症支持治疗。治疗期间所用药物见表 11-17。

表 11-17 用药治疗方案

治疗药物	用法用量	起止时间
帕洛诺司琼注射液	5mg，iv，q72h 化疗前	1.28
葡萄糖氯化钠注射液	500ml，ivgtt，qd	1.28
维生素 B_6 注射液	200mg，ivgtt，qd	
注射用奥沙利铂	150mg，ivgtt，qd	1.28
5% 葡萄糖注射液	250ml，ivgtt，qd	
5% 葡萄糖注射液	250ml，ivgtt，冲管	1.28
卡培他滨片	1.5g，bid，po	1.28-2.10
复合维生素 B 片	2 片，tid，po	1.28-2.10
甲钴胺片	0.5mg，tid，po	1.28-2.10

辅助检查

（1）血常规 WBC 3.84×10⁹/L；N% 71.5%；HGB 102g/L；PLT 310×10⁹/L。

（2）生化指标 IL TBIL 40.8μmol/L；IL DBIL 37.6μmol/L；ALT 385U/ml；AST 268U/ml；ALB 44.8g/L。

（3）肿瘤标志物 CEA 2.12ng/ml；CA199 209U/ml；CA125 11.4U/ml。

（4）上腹部 CT 平扫增强

1）肝内外胆道梗阻性扩张，肝内胆管呈软藤样，胆总管最宽处径约 1.8cm，狭窄端位于胆总管下端近壶腹处，增强后呈不均匀强化。考虑恶性肿瘤。

2）肝内多发结节灶，大者约 2.5cm×2.1cm，增强呈不规则环形强化；考虑肝内转移瘤。

（5）电子胃十二指肠镜 十二指肠降部见不规则形肿块，表面成分叶状，局部可见糜烂，触之易出血，肿物累及十二指肠腔 1/2 周径。活检病理：腺瘤伴局灶癌变，黏膜内癌。

（6）肝穿刺活检病理 腺癌，考虑胰胆管型。

（7）颅脑、肺部 CT 和骨 ECT 扫描未发现转移癌。

用药治疗方案分析 ····································

1. 化疗方案选择 依据《NCCN 临床实践指南：壶腹腺癌（2022 年）》，该患者肿瘤分期为壶腹部癌Ⅳ期，属于晚期不可切除患者，治疗方案应以系统性治疗为主。患者肿瘤分型为壶腹部腺癌（胰胆管型），选择一线化疗的 CapeOx 方案，相比其他一线化疗方案如 FOLFIRINOX 方案等，其疗效相当，化疗毒副作用较轻，患者总体耐受程度、生活质量较好。

2. 后续随访治疗 患者经过 6 个周期 CapeOx 方案化疗后，肿瘤明显缓解，部分肝脏病灶在影像学评估中已完全不可见，胃镜、CT/MR 评估壶腹部原发肿瘤亦可见明显缩小，肺部、颅脑、全身骨骼未发现新发转移灶，故对其采取分期局部处理，先行肝脏转移瘤放射性粒子植入，再行胰十二指肠根治术，手术顺利。术后病理：（胰十二指肠）壶腹部中分化腺癌，累及十二指肠肌层及黏膜层。肿瘤最大径 2.8cm；淋巴结（0/18）未见转移癌。（左肝肿物）慢性肝炎（G1S1），未见肿瘤。随后患者长期随访至今未发现肿瘤复发、转移等情况。术后肿瘤分期 $T_2N_0M_0Ib$ 期。

3. 化疗毒副作用监控与治疗 血液学毒性反应：依据 NCCN 指南，患者粒细胞缺乏发生的风险级别评估应综合考虑患者的疾病、化疗方案以及患者自身因素。奥沙利铂所致的血液学毒性反应总体发生率不高，多维轻 - 中度，严重者比较少见；卡培他滨口服亦可引起骨髓抑制、各类白细胞减少症；故用药过程中应常规检测血常规指标变化，必要时予对症处理，但无需预防性升白治疗。奥沙利铂常见有神经毒性，且呈剂量相关性、蓄积性和可逆性的外周神经毒性表现，主要表现为感觉迟钝、感觉异常，遇冷加重，用药期间应告知患者注意手足末梢神经保护，避免寒冷刺激。卡培他滨亦有神经系统和手足综合征的常见毒副反应，表现为感觉异常、味觉障碍，以及手掌、足底的红斑、脱皮、疼痛等，用药期间应告知患者注意手足末梢神经保护，注意保暖、保湿等。可常规给予复合维生素 B、弥可保片对症治疗。非血液毒性反应的观察可参照血液中 ALT、AST、GGT、CHE、CREA 等指标，轻度异常可予对症处理，暂不调整药物用量，中重度异常应考虑调整剂量或停药治疗。

4. 化疗消化道安全管理 依据 NCCN 指南，CapeOx 方案为轻 - 中度致吐风险化疗方案。推荐的止吐治疗级别较低。该患者本次预防止吐方案为帕洛诺司琼 5mg iv。若患者发生恶心呕吐，可联合运用其他止吐药物。

5. 奥沙利铂使用时需特殊注意的事项 不得使用含铝的注射材料；未经稀释不得使用；不得用盐溶液配制奥沙利铂。使用 5% 葡萄糖注射液稀释后输注，应在输注该组药物前后用 5% 葡萄糖注射液冲管，以避免和其他含盐溶液和（或）其他药物同一个输液通道输注。

用药监护要点

1. 奥沙利铂 奥沙利铂（oxaliplatin）是铂类药物，易引起过敏反应，尤其是在初次或再次使用时。因此，在化疗方案的实施过程中，应注意慢速滴注，尽管用药前已行苯海拉明及地塞米松预防，仍需嘱患者在用药过程中，如有不适及时与医护或药师沟通。奥沙利铂还可能引起周围神经毒性，表现为感觉异常、麻木或刺痛，尤其是在冷刺激下。嘱患者避免接触冷物、冷饮，注意保暖，预防神经毒性的发生。

2. 卡培他滨　卡培他滨（capecitabine）为口服化疗药物，需每日分两次服用，通常在饭后 30 分钟内服用，以减少胃肠道不良反应。嘱患者每日固定时间用药，若用药期间发生漏服，应立即补服，若已接近下次用药时间则不需补服，也不需加倍剂量服用。卡培他滨可能引起手足综合征，表现为手掌和脚底的红斑、肿胀、疼痛或脱皮。嘱患者保持皮肤湿润，避免摩擦和过度压力，若出现严重症状，及时与医师沟通，可能需要调整剂量或暂停用药。

3. 血常规监测　CapeOX 方案可能引起骨髓抑制，导致白细胞、血小板减少。因此，在治疗过程中需定期监测患者的血常规水平，若出现粒细胞减少或血小板减少，及时给予升白药物或血小板支持治疗。

4. 肝功能监测　奥沙利铂和卡培他滨均可能引起肝功能损伤。该患者肝功能正常，用药过程中需严密监测肝功能指标，若出现肝功能异常，及时调整用药方案。

5. 肾功能监测　奥沙利铂主要通过肾脏代谢，卡培他滨的代谢产物也经肾脏排泄。若患者肾功能不全，需调整剂量或避免使用。

6. 胃肠道不良反应　卡培他滨可能引起恶心、呕吐、腹泻等胃肠道不良反应。对于胃肠功能较弱的患者，应警惕这些不良反应的发生，提醒患者注意饮食，避免刺激性食物，必要时给予止吐药物或止泻药物。

7. 预防性用药　患者化疗期间为预防过敏反应，预防性口服醋酸地塞米松片。临床应用中尤其在老年患者中，易引起精神亢奋，导致夜间入眠困难、面部潮红等不良反应，提醒患者注意相关表现，必要时调整用药方案。

★ Ⅲa 期壶腹部癌辅助治疗案例分析

病历摘要

患者，男，65 岁。身高 168cm，体重 56kg。

主诉：壶腹部癌术后 1 个月，返院化疗。

现病史：缘于入院前 1 个月无明显诱因出现进行性眼黄、尿黄、皮肤黄，无排白陶土样便，就诊我院，诊断壶腹部癌，行腹腔镜下胰十二指肠切除术，术后病理：壶腹部中分化腺癌（胰胆管型），侵犯胰腺组织及胰腺周围纤维脂肪组织，肿瘤最大径 2.7cm，淋巴结（3/24）查见转移癌，术后恢复可，现拟行第一周期化疗返院。

既往史：发现血压升高 2 余年，最高血压 180/105mmHg，规律服用苯磺酸氨氯地平片、缬沙坦控制血压，血压控制良好。无糖尿病、冠心病史，无外伤史，无肝炎、肺结核、疟疾、菌痢等传染病史。无输血史，预防接种史随当地，无药物过敏史及药物成瘾史。

个人史：生于原籍，无外地久居史，无疫水接触史，无吸烟嗜好，无饮酒嗜好，从事职员工作，无工业毒物、粉尘、放射性物质接触史，无冶游史。

入院诊断：1. 手术后恶性肿瘤化学治疗。2. 壶腹部癌（T3aN1M0 Ⅲa 期）。3. 高血压病。

治疗经过及用药分析

入院后完善化疗前各项准备，排除化疗禁忌后予 AG 方案化疗，具体方案如下：注射用吉西他滨 1.6g ivgtt d1、d8+ 注射用紫杉醇（白蛋白结合型）200mg ivgtt d1、d8，并给予常规止吐、预防过敏等对症支持治疗。治疗期间所用药物见表 11-18。

表 11-18　用药治疗方案

治疗药物	用法用量	起止时间
帕洛诺司琼	5mg，iv，q72h	11.20
盐酸异丙嗪注射液	25mg，im，qd	11.20
地塞米松磷酸钠注射液	5mg，iv，qd	11.20
葡萄糖氯化钠注射液	500ml，ivgtt，qd	11.20
维生素 B_6 注射液	200mg，ivgtt，qd	
注射用吉西他滨	1.6g，ivgtt，qd	11.20，11.27
0.9% 生理盐水注射液	100ml，ivgtt，qd	
注射用紫杉醇（白蛋白结合型）	200mg，ivgtt，qd	11.20，11.27
0.9% 生理盐水注射液	40ml，ivgtt，qd	

辅助检查

（1）血常规　WBC　6.72×10^9/L；HGB 121g/L；PLT 463×10^9/L。

（2）肝肾功能　TBIL 6.1μmol/L；DBIL 2.5μmol/L；ALT 27U/ml；AST 39U/ml；ALB 37.6g/L；CREA 59.3μmol/L。

（3）肿瘤标志物　CEA 1.29ng/ml；CA19-9 23.7U/ml；CA125 23.9U/ml。

用药治疗方案分析

1. 化疗方案选择　依据《NCCN 壶腹部癌诊治指南（2022 年）》，该患者术后肿瘤分期为壶腹部癌Ⅲa 期，病理类型为胰胆管型，术后有辅助化疗指征，应参考胰腺癌术后辅助化疗方案，故根据我国《胰腺癌诊疗指南（2022 年版）》推荐的术后辅助化疗方案，推荐的一线治疗方案包括 GEM+ 白蛋白结合型紫杉醇（1A 类推荐），故依据诊治规范的推荐，选择晚期胰腺癌一线化疗的 AG 方案，相比其他一线化疗方案如 FOLFIRINOX 方案，其疗效相当，化疗毒副作用较轻，患者总体耐受程度较好。

2. 血液学毒性和非血液毒性反应　依据 NCCN 指南，患者粒细胞缺乏发生的风险级别评估应综合考虑患者的疾病、化疗方案以及患者自身因素。吉西他滨注射液其主要毒副反应包括血液学毒性和非血液毒性反应，故而用药前后应常规检查血常规、肝肾功能。尤其关注血小板水平，因吉西他滨所致的骨髓移植、血小板减少常常是严重的，有时需要输注血小板治疗。在每个治疗周期开始前，患者的粒细胞绝对计数应不少于 1.5×10^9/L，且血小板计数需达到 100×10^9/L，非血液毒性反应的观察可参照血液中 ALT、AST、GGT、CHE、CREA 等指标，轻度异常可予对症处理，暂不调整药物用量，中重度异常应考虑调整剂量或停药治疗。注射用紫杉醇（白蛋白结合型）治疗前如外周血中性粒细胞数低于 1.5×10^9/L，则不应给药。用药期间应监测患者可能出现的骨髓抑制，重点监测外周血中性粒细胞减少。AG 化疗方案期间不推荐常规给予预防性升白治疗。

3. 化疗消化道安全管理 依据 NCCN 指南，AG 方案为高度致吐风险化疗方案。建议使用帕洛诺司琼 + 地塞米松。该患者本次预防止吐方案为地塞米松磷酸钠注射液 5mg，iv+ 帕洛诺司琼 5mg，iv，止吐级别较低。若患者发生恶心呕吐，可影响后续化疗方案的继续进行，且影响患者的生存质量，可建议联用 NK-1RA。

4. 化疗后随访 目前患者术后 2 年，每 3 个月复查血常规、生化、肿瘤标志物和腹部影像学（颅脑、胸部 CT 及上腹部 CT/MR 平扫增强），目前处于无瘤生存状态。

用药监护要点

1. 吉西他滨 + 白蛋白结合型紫杉醇方案用药监护要点同前胰腺癌病例所述。

2. 联合用药的监护要点，主要包括骨髓抑制叠加、肝功能损伤叠加、肾功能监测、输液顺序与时间等，亦基本如前胰腺癌病例所述。

（翁山耕　张翔　李惠　杨常顺　张志波）

参考文献

［1］Han B, Zheng R, Zeng H, et al. Cancer incidence and mortality in China, 2022［J］. J Natl Cancer Cent, 2024, 4（1）: 47-53.

［2］Zheng R, Zhang S, Zeng H, et al. Cancer incidence and mortality in China, 2016［J］. J Natl Cancer Cent, 2022, 2（1）: 1-9.

［3］中华人民共和国国家卫生健康委员会医政司. 原发性肝癌诊疗指南（2024 年版）［J］. 协和医学杂志, 2024, 15（3）: 532-558.

［4］中国抗癌协会胆道肿瘤专业委员会. 中国抗癌协会胆道恶性肿瘤靶向及免疫治疗指南（2024）（简要版）［J］. 中国实用外科杂志, 2024, 44（9）: 970-983.

［5］Amin MB, Edge SB, Greene FL, et al. AJCC Cancer Staging Manual. 8th ed［M］. New York: Springer, 2017.

［6］Chiorean EG, Chiaro MD, Tempero MA, et al. Ampullary Adenocarcinoma, Version 1.2023, NCCN Clinical Practice Guidelines in Oncology［J］. J Natl Compr Canc Netw, 2023, 21（7）: 753-782.

［7］中国抗癌协会肝癌专业委员会转化治疗协作组. 原发性肝癌转化及围手术期治疗中国专家共识（2024 版）［J］. 中华消化外科杂志, 2024, 23（4）: 492-513.

［8］肝癌新辅助治疗中国专家共识协作组，中国研究型医院学会消化外科专业委员会，中国抗癌协会肝癌专业委员会. 肝癌新辅助治疗中国专家共识（2023版）［J］. 中华外科杂志，2023，61（12）：1035-1045.

［9］中国抗癌协会胆道肿瘤专业委员会，姜小清，李强. 中国抗癌协会胆道恶性肿瘤靶向及免疫治疗指南（2024）（简要版）［J］. 中国实用外科杂志，2024，44（9）：970-983.

［10］中国抗癌协会. 肝门部胆管癌规范化诊治专家共识（2015）［J］. 中华肝胆外科杂志，2015，21（8）：505-511.

［11］胆道肿瘤专家委员会. CSCO胆道系统肿瘤诊断治疗专家共识（2019年版）［J］. 临床肿瘤学杂志，2019，24（9）：828-838.

［12］中华人民共和国国家卫生健康委员会医政医管局. 胰腺癌诊疗指南（2022年版）［J］. 中华消化外科杂志，2022，21（9）：1117-1136.

［13］中国抗癌协会胰腺癌专业委员会. 中国胰腺癌综合诊治指南（2020版）［J］. 中华外科杂志，2021，59（2）：81-100

［14］中国临床肿瘤学会指南工作委员会. 中国临床肿瘤学会（CSCO）胰腺癌诊疗指南2024［M］. 北京：人民卫生出版社，2024.

第十二章
泌尿系统肿瘤

第一节 肾癌

一、概述

肾癌在全球成人恶性肿瘤中占 5%，每年新增患者超过 40 万，死亡病例超 17 万。西方国家发病率最高，但我国因寿命延长和影像技术进步，发病率上升。2022 年我国新发肾癌病例 7.7 万，死亡 4.6 万，发病高峰为 60~70 岁，男性与女性患病率比为 1.6：1。肾细胞癌多发生于单侧肾脏，主要有 6 种病理类型，其中肾透明细胞肿瘤最常见，占 60%~85%，五年生存率可达 91%。危险因素包括吸烟、肥胖、高血压等，预防方法为避免吸烟和减少肥胖。早期肾细胞癌常无典型表现，中晚期则出现血尿、腰痛和腹部包块等症状。转移性肾细胞癌常见转移至肺、骨、肝等器官。随着检查技术进步，早期肾癌的发现和治疗提高了生存率，早期诊断和治疗具有重要临床意义。NCCN 指南推荐初始检查包括病史、查体、血液和尿液检查，以及 CT 扫描。早期局限性肾细胞癌的首选治疗为外科手术，进展期肾癌则需多样化治疗，包括化疗和靶向治疗等。

1.病因及发病机制　肾癌的病因尚不明确，但吸烟、肥胖和高血压是已知的危险因素，约 60% 的患者与这些因素相关。吸烟可使肾癌风险增加 30% 至 2 倍，戒烟 10 年以上可显著降低风险。肥胖与肾癌发病率正相关，BMI 增加 $5kg/m^2$ 与肾细胞癌显著相关，且肥胖可能影响转移性肾癌的预后。高血压与肾癌风险相关，血压越高，风险越大。职业因素如钢铁工人和三氯乙烯暴露也与肾癌相关。饮食方面，脂肪和蛋白摄入与肾癌风险正相关，水果和蔬菜的摄入则可能降低风险。大部分肾癌为散发性，只有 2%~4% 为遗传性。

2.病理分类分期

（1）病理分类　2012 年国际泌尿病理协会（ISUP）共识会议修订了 2004 版肾脏肿瘤分类，形成 2016 年版 WHO 标准，定义了 5 种临床意义的肾细胞癌：管状囊性、获得性囊性疾病相关、透明细胞乳头状、MiT 家族易位性及遗传性平滑肌瘤病相关肾细胞癌。此外，收录了三种罕见肿瘤，但其生物学特征仍需观察。肾脏肿瘤的病理诊断应包括核分级、肉瘤样变等内容。Fuhrman 分级系统是常用的核分级系统，2011 年提出的新分级系统在预后判断上优于 Fuhrman。自 2021 年起，EAU 指南建议采用 WHO/ISUP 核分级系统，但对 chRCC 的应用需谨慎。分子病理检测的发展推动了肾脏肿瘤的分类和诊疗，2020 年制定的专家共识为诊断和治疗提供了参考。对于疑难病理类型可增加分子检测，而典型病例则无需常规检测。分子病理学结果仅作参考，不能作为唯一证据。

（2）分期　2017 年美国癌症联合会（AJCC）修订了肾细胞癌 TNM 分期，主要有两点变化：① T3a 期删除"grossly"一词，并将"含肌层的肾段静脉分支"改为"肾段静脉分支"；② T3a 期新增肿瘤侵及肾盂肾盏的分类。AJCC 定义的肾脏区域淋巴结包括肾门、下腔静脉和腹主动脉周围淋巴结，推荐使用 2017 年版 TNM 分期。肾肿瘤浸润至肾上腺为 pT4 期，转移至肾上腺为 pM1 期；肿瘤性坏死与肾透明细胞癌预后不良相关，需在报告中注明其存在及比例。显微镜下脉管侵犯已被 AJCC 纳入预后因素，肾窦脂肪浸润的预后可能较肾周脂肪浸润差，但两者均在同一 pT3a 组。表 12-1 为肾细胞癌 TNM 分期。

表 12-1　肾细胞癌 TNM 分期

原发肿瘤（T）	
TX	原发肿瘤无法评估
T0	无原发肿瘤证据
T1	肿瘤最大直径 ≤ 7cm，且局限于肾内
T1a	最大径 ≤ 4cm
T1b	4cm＜最大径 ≤ 7c
T2	肿瘤最大直径＞7cm，且局限于肾内
T2a	7cm＜最大径 ≤ 10cm
T2b	＞10cm
T3	侵及主要静脉、肾上腺、肾周组织，但未超过肾周筋膜
T3a	肾周（窦）脂肪、肾盂肾盏、肾静脉及肾段静脉分支
T3b	侵入膈下腔静脉或膈上腔静脉或静脉壁
T3c	侵入膈上下腔静脉或腔静脉壁
T4	侵犯肾周筋膜以外
区域淋巴结（N）	
NX	无法评估区域淋巴结转移
N0	无区域淋巴结转移
N1	有转移
远处转移（M）	
MX	无法评估远处转移

原发肿瘤（T）	
M0	无远处转移
M1	有远处转移

3.诊断与鉴别诊断

（1）诊断　肾细胞癌的诊断包括临床诊断和病理诊断。临床诊断主要依靠影像学检查，结合临床表现和实验室检查确定临床分期。确诊肾细胞癌需依靠病理学检查，依据术后组织学确定的侵袭范围进行病理分期诊断，如临床分期与病理分期有偏差，以病理分期诊断为主。

1）临床表现　典型的肾细胞癌三联征为血尿、腰痛、腹部肿块，以血尿最为常见，而同时有三联征的情况不到10%，如出现提示肿瘤晚期可能。有极少病例可能出现肾周血肿。肾细胞癌还有一些肾外表现（副瘤综合征），包括高血压、贫血、体重减轻、恶病质发热、红细胞增多症、肝功能异常、高钙血症、高血糖、红细胞沉降率增快、凝血机制异常等。如出现转移，还可有一些特征性表现，如肺转移出现咳嗽、咯血，骨转移出现骨痛、骨折，脑转移出现头痛，淋巴结转移有颈部肿块等。

2）体格检查　早期肾细胞癌患者可以无阳性体征，肿瘤较大时可在腰部或腹部触及肿块，部分可伴有肾区叩痛。合并颈部淋巴结转移者可触及肿大的淋巴结。合并下腔静脉癌栓的患者可有下肢水肿，如伴有左侧肾静脉癌栓可有左侧精索静脉曲张，下腔静脉癌栓可引起右侧精索静脉曲张，平卧时精索静脉曲张不消失；如癌栓位置较高可出现腹壁浅表静脉曲张；侧支循环建立后，以上症状可以部分缓解。

3）影像学检查　彩色多普勒超声提供肿物血供信息，检测下腔静脉癌栓的敏感性和特异性分别为75%和96%。超声造影在CT或MRI难以诊断的病例中能提供额外影像学特征，尤其对复杂性肾囊肿的诊断敏感性高达95%。CT的强化效应指增强后CT值增加15HU以上，肾脏小肿瘤的预测准确值约为79.4%。CT对复杂性肾囊肿的敏感性和特异性仅为36%和76%。血管平滑肌脂肪瘤可通过CT平扫诊断，但某些乏脂肪血管平滑肌脂肪尚不能鉴别。CT对肾肿瘤分期的敏感性和特异性可达90%。MRI可替代增强CT，评估静脉受累程度，对下腔静脉癌栓的敏感性为86%~94%。MRI对复杂性肾囊肿的敏感性和特异性分别为92%和91%。多参数磁共振相较传统MRI具有更高的诊断效能，针对透明细胞类型肾肿瘤的敏感性和特异性可达92%和83%。三维重建主要用于直观显示肾肿瘤解剖，帮助制定手术方案。

4）肾肿物穿刺活检　肾肿物类型众多，可由炎症、不同来源的良恶性肿瘤导致。肾肿物穿刺不作为常规诊断手段，但在肾肿物性质诊断困难时用于鉴别诊断，对患者后续的治疗策略选择有重要意义。另外，肾肿物穿刺为药物治疗或介入治疗提供组织学证据。

具体肾肿物穿刺活检的适应证主要包括：①非典型性肾肿物，无法排除炎症肿块、乏脂性血管平滑肌脂肪或嗜酸细胞瘤；②无法进行外科手术切除／广泛转移的晚期肾细胞癌，需明确病理进行后续系统治疗；③腹膜后肿物与肾脏关系不清或来源不明；④需根据病理性质决定是否进行肾部分切除或根治性肾切除；⑤选择主动监测的病例提供病理信息；⑥介入、消融治疗前获取病理信息。

（2）鉴别诊断

1）肾血管平滑肌脂肪瘤（AML）是一种良性肿瘤，妊娠或激素治疗可促使其快速生长，超声表现为中强回声，需与肾癌鉴别。典型 AML 的 CT 值≤ -10HU，且呈"蘑菇状"改变。

2）肾嗜酸细胞瘤是少见的良性肿瘤，CT 表现为均匀、边缘清晰的肿物，增强 CT 可见"轮辐征"。

3）肾盂尿路上皮癌与肾癌难以区分，尿路上皮肿瘤在排泄期增强明显。原发肾淋巴瘤较为罕见，影像学可分为多发肿块型、单发结节型等，且不宜手术治疗。

4）后肾腺瘤是常见的良性肾肿瘤，影像学特征与肾细胞癌相似，鉴别困难。高密度肾囊肿表现为 CT 值高于 20HU，需注意与实质性病变的区分。

4.临床表现

（1）症状　随着非侵袭性影像学技术的普及，约 60% 的肾细胞癌通过体检或其他检查发现，称为肾偶发癌。临床研究显示，偶发癌多为小肾癌，通常无症状，且血尿、疼痛和包块三联征已不常见。40 岁以上中老年人若出现相关症状，应考虑肾癌可能性。肾癌可引起副瘤综合征，10%~40% 的患者出现贫血、高血压和发热等症状，原因与肿瘤分泌激素或细胞因子有关。肾癌的转移症状包括咯血和病理骨折等，且晚期患者常出现发热和红细胞沉降率增快。肾癌引起的高血压与肾素分泌增加有关，肝功能改变则称为 stauffer 综合征，肾癌切除后可恢复正常。高钙血症是副瘤综合征的表现，主要通过药物治疗。

1）血尿　肾癌引起的血尿常为间隔性、无痛、全程肉眼血尿，需要强调的是血尿严重程度与肿瘤大小和分期并不一致。较小的肿瘤如侵犯肾盂、肾器即可导致血尿，而向肾外生长的肿瘤即使体积很大也不会出现血尿。

2）肋腹痛　多数为钝痛，因肿瘤肿大牵扯肾包膜引起，肿瘤内部出血时可引起剧烈腰痛和血块或血条堵塞输尿管时可引起肾绞痛。肿瘤侵犯邻近脏器，终痛较重且为持续性。

3）包块　由于肾脏位置较深，肿瘤体积小时并无任何表现。当肿物长到相当大体积时方可于腰腹部触及包块，表面多光滑，质地较硬，无明显压痛，肿物可随呼吸活动，如肿物比较固定，可能已侵犯邻近组织和器官。

4）肾瘤的转移症状　肾癌转移至肺脏可引起咯血，转移至骨骼可继发病理骨折，转移至脊椎则可引起相应的神经病变症状等。

5）副瘤综合征　是癌症患者因肿瘤引起的一系列全身性症状，与转移、感染等无关。10%~40% 的肾细胞癌患者出现此综合征，常见症状有贫血、高血压和发热，少见的有代谢综合征和神经肌肉综合征等。其原因与肾癌分泌的激素和细胞因子有关。除了高钙血症可药物治疗外，其他副瘤综合征需手术或全身治疗，肾癌切除术后通常会消退。发热、红细胞沉降率增快、红细胞增多症、高血压、肝功能改变和高钙血症是常见表现，且与肾癌的预后相关。

（2）体征　体格检查对肾癌的诊断价值有限，但出现以下症状时应进一步行影像学检查明确是否发生肾痛。

1）腹部包块　肿瘤体积较大时，可于腰、腹部触及包块，多为表面光滑，质硬，无明显压痛，肿物可随呼吸活动。

2）下腔静脉癌栓　可导致下肢水肿、腹壁静脉怒张和精索静脉曲张。精索静脉曲张可见于 2%~3% 的肾癌患者，与原发性精索静脉曲张最主要的鉴别点在于继发于肾癌的精索静脉曲张在平卧位时曲张的精索静脉并不消失。

二、治疗目的与原则

1. 局限性肾细胞癌的治疗　局限性肾细胞癌（localized renal cellcarcinoma）是指肿瘤局限于肾被膜内、临床分期为 T1~2N0M0 的肾细胞癌。

（1）手术治疗　外科手术是局限性肾细胞癌首选的治疗方法，目前局限性肾细胞癌的手术治疗主要包括肾部分切除术（partial nephrectomy，PN）和根治性肾切除术（radical nephrectomy，RN）。PN 适用于临床分期为 T1~2N0M0 的肾细胞癌。特别是位于肾脏表面的病例，绝对适应证包括解剖性或功能性孤立肾的肾细胞癌等。PN 的目标是完整切除肿瘤、保留正常肾功能并避免并发症。研究表明，PN 能更好地保存肾功能，提高生活质量，且与 RN 相比，肿瘤特异性生存率无显著差异。PN 可通过开放性手术、腹腔镜手术或机器人辅助腹腔镜手术进行，各种方式在术后恢复和并发症发生率上各有优势。

1）手术评分系统　肾肿瘤手术评分系统基于肿瘤的解剖特征，如大小、位置和与肾血管的关系，客观量化手术复杂程度。常用的评分系统包括 R.E.N.A.L. 和 PADUA，近年来国内也有改良版本。ROADS 评分系统专注于肾窦内肿瘤，评估肿瘤与血管的关系，指导手术方式，有助于保留肾功能。手术评分系统可预测并发症、出血量和术后恢复，为治疗方案提供参考。

2）根治性肾切除　根治性肾切除术是治疗肾细胞癌的首选方法，适用于不适合部分切除的患者。手术方式包括开放性和微创手术，微创手术在出血和住院时间上优于开放手术，但若无法确保肿瘤完整切除则不推荐。局限性肾细胞癌不应切除同侧肾上腺，淋巴结清扫术对生存率无明显影响，仅在发现肿大淋巴结时可考虑切除。

（2）非手术治疗　适用于不适合手术的局限性肾细胞癌患者，主要包括密切随访、射频消融和冷冻消融。密切监测通过影像学检查跟踪肿瘤变化，适合高龄或小肿瘤患者。射频消融适用于小肾细胞癌患者，需保留肾单位或有手术禁忌，效果与冷冻消融相似。冷冻消融在 T1 期肿瘤中有效，但对 T1b 肿瘤效果下降。两者与肾部分切除术相比，生存率存在争议，需穿刺活检确认病理。其他非手术方法如立体定向消融和微波消融尚需进一步验证。

2. 局部进展性肾细胞癌的治疗 局部进展性肾细胞癌是 2017 版 AJCCTNM 分期系统的Ⅲ期病变，包括 TIN1M0、T2N1M0、T3N0M0 和 T3N1M0 期。根治性肾切除术（RN）是首选治疗方法，1963 年 Robson 等确立了 RN 的基本原则。经典 RN 切除范围包括患肾、肾周脂肪、同侧肾上腺等，现不推荐常规切除同侧肾上腺和区域淋巴结清扫。手术可通过后腹腔或腹腔入路，微创术式如腹腔镜和机器人手术具有创伤小、恢复快等优势。对于局部进展性肾细胞癌，常规淋巴结清扫未显示生存获益，仅在影像学怀疑或术中发现肿大淋巴结时考虑。根治性切除术中同时切除同侧肾上腺的比例下降，研究表明此举并无肿瘤学获益，除非术前或术中发现异常，否则不建议常规切除。

肾细胞癌伴静脉癌栓的手术治疗是标准策略，能改善患者生存。静脉癌栓分级对手术策略重要，常用的五级分类法帮助评估手术难度。开放根治性肾切除联合静脉癌栓取出术是常见术式，微创手术也在逐渐应用。术中原则是先处理癌栓，后切除肾脏。下腔静脉癌栓切除术包括切开取栓和离断，适应证需考虑多种因素。围手术期处理方面，肾动脉栓塞的必要性存在争议，合并血栓患者应考虑术前抗凝治疗，滤网放置则不推荐常规使用。

局部进展期肾细胞癌相关药物治疗具体包括以下内容。

（1）局部进展期肾细胞癌术前新辅助治疗 术前新辅助靶向或靶向联合免疫治疗可降低局部进展性肿瘤分期，降低手术难度，改善患者预后。对于高分级下腔静脉癌栓、巨大肾肿瘤伴或不伴邻近脏器侵犯等复杂病例，术前新辅助治疗有可能降低手术难度，提高手术成功率。

（2）局部进展期肾细胞癌术后辅助治疗 局部进展性肾细胞癌行根治性肾切除术后尚无标准辅助治疗方案，分子靶向治疗作为局部进展期肾细胞癌的辅助治疗未能获得生存获益。随着以免疫检查点受体为靶标的肿瘤免疫治疗的兴起，多项针对局部进展期肾细胞癌术后免疫维持治疗的临床试验尚在进一步研究中。

3. 晚期 / 转移性肾细胞癌的治疗 晚期转移性肾细胞癌指肿瘤突破 Gerota 筋膜并有淋巴结或远处转移，临床分期为Ⅳ期。治疗以全身药物为主，辅以姑息手术或放疗。减瘤性肾切除术适用于体能状态良好且转移负荷低的患者，结合靶向药物治疗。局部治疗对转移灶也很重要，孤立性转移可手术切除，肺、骨、脑和肝转移的处理原则各有不同，需根据患者情况选择合适的治疗方案。

转移性肾细胞癌的全身治疗包括化疗、靶向治疗和免疫治疗等。化疗对转移性肾细胞癌的治疗效果有限，多与免疫药物联合进行试验性治疗。放疗主要用于骨、脑转移、局部瘤床复发、区域或远处淋巴结转移患者，可达到缓解疼痛、改善生存质量的目的，但应当在有效的全身治疗基础上进行。分子靶向药物能显著提高转移性肾细胞癌患者的客观反应率，延长 PFS 和总生存期（OS）。自 2015 年起，免疫检查点抑制剂的单药治疗或联合治疗被证实可使转移性肾细胞癌患者得到明显的生存获益，并因此列入了国外各个指南的一、二线治疗用药。

对于初始治疗的晚期肾细胞癌患者，应该根据 IMDC 风险分层选择药物。对于中高危患者采用纳武利尤单抗（nivolumab）联合伊匹单抗（ipilimumab）、仑伐替尼联合帕博利珠单抗、阿昔替尼联合帕博利珠单抗或卡博替尼联合纳武利尤单抗治疗。在无法获得上述药物或对免疫治疗不耐受时可选择舒尼替尼、培唑帕尼和卡博替尼。对于 IMDC 低危患者可首选舒尼替尼、培唑帕尼、索拉非尼、仑伐替尼联合帕博利珠单抗、阿昔替尼联合帕博利珠单抗或卡博替尼联合纳武利尤单抗治疗。在此基础上，晚期肾透明细胞癌的药物治疗应遵循序贯治疗策略。

（1）转移性肾透明细胞癌的一线治疗用药

1）靶向治疗药物单药治疗

①索拉非尼：索拉非尼是一种多效激酶抑制剂，具有拮抗丝氨酸/苏氨酸激酶（如Raf，VEGFR-2、3，PDGFR，FLT-3，c-KIT 和 RET 等）活性的作用。索拉非尼推荐用量 400mg bid。3~4 级毒副反应包括手足皮肤反应（16.1%）、高血压（12.9%）、腹泻（6.45%）、白细胞减少（3.2%）和高尿酸血症（9.7%）。

②舒尼替尼：舒尼替尼是一种酪氨酸激酶抑制剂，选择性抑制 PDGFR-a/B、VEG-FR-1/2/3、KIT、FLT-3、CSF-1R 和 RET 等，具有抗肿瘤和抗血管生成活性。推荐舒尼替尼用量 50mg qd，4/2 方案，即治疗 4 周停 2 周为 1 个周期。常见不良反应包括乏力、高血压、白细胞减少、血小板减少、口腔不良反应及腹泻等。

③培唑帕尼：培唑帕尼为酪氨酸激酶抑制剂，选择性抑制 PdGFR-α/β、VEGFR-1/2/3 和 c-KIT，具有抗肿瘤和抗血管生成活性。推荐培唑帕尼用量 800mg qd。常见不良反应为腹泻、高血压、乏力等，少见但严重的不良反应包括肝脏毒性反应，如氨基转移酶升高等。

④卡博替尼：卡博替尼是一种小分子酪氨酸激酶抑制剂，主要作用靶点为 VEGF 受体、EMT 和 AXL。推荐剂量为 60mg qd。常见不良反应为高血压、腹泻、乏力及血液学异常等。

⑤安罗替尼：安罗替尼是一种多靶点酪氨酸激酶抑制剂，推荐剂量为 12mg qd。

2）免疫治疗药物联合治疗　传统意义上的免疫治疗如干扰素 a、白介素-2 等面临的主要问题是反应率低，虽然新的治疗策略如大剂量应用或联合贝伐珠单抗可提高反应率，但随着靶向药物出现以及新型免疫检查点抑制剂（ICIs）的推出，已不再作为临床应用和研究的重点。目前提及的免疫治疗一般指 ICIs 的联合应用，例如 ICIs 联合靶向药物或 ICIs 间的联合治疗。

3）含肉瘤样变（sRCC）的晚期/转移性肾透明细胞癌的一线药物治疗　在含有肉瘤样变特征的病例组中，相较于舒尼替尼和血管内皮生长因子靶向治疗，基于 ICIs 的联合治疗方案可能使患者获益。

4）转移性非透明细胞癌（nccmRCC）的药物治疗　对于转移性乳头状肾细胞癌推荐以下药物方案：依维莫司（everolimus）、贝伐珠单抗（bevacizumab）+厄罗替尼（erlotinib）、卡博替尼（cabozantinib）、赛沃替尼、帕博利珠单抗。

（2）透明细胞为主型转移性肾细胞癌一线治疗失败后续治疗

1）一线靶向治疗失败后续治疗可以选用以下药物。

①阿昔替尼：阿昔替尼是第二代抗血管生成靶向药物，是 VEGFR-1、2 和 3 的一种强效和选择性的酪氨酸激酶抑制剂。同第一代 VEGFR 抑制剂相比，其在低于纳摩尔水平抑制 VEGFR，因此本质上不抑制 PDGFR、b-RAF、KIT 和 FLT-3。阿昔替尼的推荐起始剂量为 5mg bid。常见不良反应有高血压、乏力、发声困难和甲状腺功能减退。对细胞因子，索拉非尼或舒尼替尼等酪氨酸激酶抑制剂治疗失败的转移性肾透明细胞癌患者，可使用阿昔替尼。

②依维莫司：是一种口服 mTOR 抑制剂，依维莫司推荐剂量为 10mg qd。常见不良反应包括贫血、感染、疲劳、高血糖、高胆固醇血症、淋巴细胞减少和口腔炎等。少见但严重的不良反应包括间质性肺炎等。无论患者一线使用舒尼替尼或索拉非尼，无论患者一线治疗的客观反应率如何，二线使用依维莫司均有效，且二线治疗的客观反应率相似。对索拉非尼和舒尼替尼等酪氨酸激酶抑制剂治疗失败的转移性肾透明细胞癌患者，可酌情使用依维莫司。

③纳武利尤单抗：是一种免疫检查点抑制剂，被批准用于晚期肾细胞癌的治疗。推荐剂量为 3mg/kg，每 2 周 1 次，此可作为转移性肾透明细胞癌二线治疗的首选方案之一。

④仑伐替尼 + 依维莫司：仑伐替尼是一个多靶点 TKI 药物，已成为多种晚期恶性肿瘤治疗的推荐药物，而依维莫司是一种口服 mTOR 抑制剂，两者联合可提高抗肿瘤疗效。推荐剂量为仑伐替尼 18mg+ 依维莫司 5mg，每日 1 次。

此外，阿昔替尼 + 帕博利珠单抗、伊匹单抗 + 纳武单抗、伏罗尼布 + 依维莫司等均可作为转移性肾透明细胞癌二线治疗的备选方案。

2）一线双免疫治疗或免疫联合靶向治疗失败的后续治疗　关于晚期肾细胞癌双免疫治疗或免疫联合靶向治疗方案治疗失败后的二线治疗，建议一线治疗已应用免疫检查点抑制剂的晚期肾透明细胞癌患者，二线治疗方案可使用未应用过的 TKI 类靶向药物，同时也建议更多的临床试验来明确二线治疗方案。

4. 复发性肾细胞癌的治疗　肾细胞癌术后复发是指在手术后，肾脏、肾窝、肾静脉、同侧肾上腺及区域淋巴结等处发生的局部复发。20%~40% 的局限性肾细胞癌患者会在术后复发，分为早期和晚期复发。高风险患者需进行长期随访以及时发现复发。复发性肾细胞癌可发生于多种手术后。保留肾单位手术后复发可分为肾内复发和区域复发，手术治疗是推荐方式。对于肾内复发，优选再次肾部分切除术；若复发病灶大，则建议根治性肾切除。肾细胞癌根治性切除术后复发主要发生在肾窝，手术切除是主要治疗方式，能显著延长生存时间。对于无法完全切除的复发病灶，可考虑放射性治疗。

5. 遗传性肾细胞癌治疗　5%~8% 的肾细胞癌具有家族遗传性，目前已知有 10 种遗传性肾细胞癌，伴随特定突变和综合征。遗传性肾脏肿瘤的中位发病年龄为 37 岁，约 70% 在 46 岁前发病，因此 NCCN 指南建议 46 岁以下或有家族史的患者进行基因检测。2022 年发布的《肾癌基因检测中国专家共识》强调基因检测的重要性，以明确病理类型并指导治疗。遗传性肾脏肿瘤患者常需手术干预，首选保留肾单位手术，但对于

HLRCC 和 SDH 综合征患者则建议根治性切除。VHL 综合征患者肾细胞癌发生率高，治疗方面小于 3cm 的肿瘤可观察，大于 3cm 时考虑手术。结节性硬化症患者肾细胞癌多发，首选 NSS。BHD 综合征患者肾肿瘤多为双侧，治疗以 NSS 为主。HLRCC 患者肾细胞癌侵袭性强，需尽早手术，晚期可用贝伐单抗和厄罗替尼治疗。遗传性乳头状肾细胞癌与 MET 基因异常有关。

6. 肾脏转移癌治疗　其他恶性肿瘤转移到肾脏比较罕见，绝大多数文献报道是基于尸体解剖结果，88% 病例有明确的其他部位原发恶性肿瘤史，63% 病例合并肾脏以外的其他器官转移。肾脏转移癌的临床特点主要有双侧肾脏转移、多发转移灶、肿瘤病灶呈弥漫性生长、边界不清、同时侵犯肾皮质和肾髓质；可伴有血尿、肾区疼痛和血清肌酐升高。

当肿瘤的临床和影像学检查缺乏典型肾细胞癌或尿路上皮癌的形态特征时，可行穿刺活检进一步明确病理诊断。当肿瘤引起严重血尿或疼痛症状时，如果对侧肾脏功能正常，可考虑行患侧肾脏的姑息性肾切除。肾脏转移癌的全身系统性治疗应遵从原发肿瘤的系统性治疗方案。

三、肾癌肿瘤药物治疗进展

肾癌，尤其是肾透明细胞癌（ccRCC），是成人中最常见的肾脏恶性肿瘤类型。在过去的几十年中，肾癌的治疗策略经历了显著的演变，特别是随着对疾病分子机制的深入理解和新型治疗药物的开发。

1. 靶向治疗　靶向治疗的兴起在 2000 年初期，肾癌的治疗主要依赖于细胞因子治疗，如干扰素 -α 和白介素 -2。然而，这些治疗的疗效有限，且副作用较大。随着对肾癌分子生物学的理解加深，靶向治疗成为了治疗肾癌的新选择。2005 年，美国 FDA 批准了首个针对肾癌的靶向治疗药物——索拉非尼（sorafenib），这是一种多靶点酪氨酸激酶抑制剂（TKI），能够抑制肿瘤血管生成和肿瘤细胞增殖。此后，一系列 TKI 药物如舒尼替尼（sunitinib）、帕唑帕尼（pazopanib）、阿昔替尼（axitinib）和卡博替尼（cabozantinib）等相继上市，为肾癌患者提供了更多的治疗选择。

2. 免疫治疗　免疫治疗的突破在 2015 年，免疫检查点抑制剂（ICIs）在肾癌治疗中取得了重大突破。这些药物通过阻断 PD-1/PD-L1 信号通路，恢复机体对肿瘤的免疫监视和杀伤功能。首个获批用于肾癌的 ICI 是纳武利尤单抗（nivolumab），随后，帕博利珠单抗（pembrolizumab）和伊匹木单抗（ipilimumab）也获得了批准。这些药物的批准，标志着肾癌治疗进入了免疫治疗时代。

3. 联合治疗的探索　随着靶向治疗和免疫治疗的发展，研究者开始探索这两种治疗策略的联合使用，以期获得更好的治疗效果。例如，CheckMate 214 研究显示，纳武利尤单抗联合伊匹木单抗的组合疗法，相比于索拉非尼单药治疗，能够显著提高晚期肾癌患者的总生存期（OS）和无进展生存期（PFS）。此外，KEYNOTE-426 研究也证实了帕博利珠单抗联合阿昔替尼的组合疗法，相比于索拉非尼单药治疗，能够提高晚期肾癌患者的 PFS 和客观反应率（ORR）。

4. 分子分型指导下的个体化治疗　随着对肾癌分子分型研究的深入，个体化治疗成为了可能。例如，对于携带特定基因突变的肾癌患者，如 VHL 基因突变，可以使用特定的靶向药物，如贝组替凡（belzutifan），这是一种 HIF-2α 抑制剂，已在 VHL 相关肾癌中显示出良好的疗效。此外，对于携带 MET 基因异常的肾癌患者，可以使用卡博替尼联合纳武利尤单抗的组合疗法。

5. 晚期肾癌的系统治疗　对于晚期肾癌患者，系统治疗是主要的治疗手段。目前，晚期肾癌的一线治疗主要包括 TKI 联合免疫治疗，如帕博利珠单抗联合阿昔替尼，纳武利尤单抗联合卡博替尼等。对于一线治疗失败的患者，可以考虑使用其他 TKI 药物或免疫治疗作为二线治疗。此外，对于特定亚型的肾癌，如乳头状肾癌（pRCC）和集合管癌（CDC），也有特定的治疗药物，如卡博替尼和赛沃替尼（savolitinib）。

6. 复发和难治性肾癌的治疗　对于复发或难治性肾癌，治疗选择相对有限。在这种情况下，可以考虑使用新的靶向药物或参加临床试验。例如，对于 VHL 相关肾癌，贝卢替芬提供了一种新的治疗选择。对于其他类型的复发或难治性肾癌，可以考虑使用 TKI 联合免疫治疗，或者探索新的治疗策略，如双免疫检查点抑制剂的联合使用。

肾癌药物治疗领域在过去二十年中取得了显著进展。从最初的细胞因子治疗，到靶向治疗的兴起，再到免疫治疗的突破，以及联合治疗和个体化治疗的探索，肾癌的治疗策略不断优化。随着对肾癌分子机制的深入理解，未来的治疗将更加精准和个性化，为肾癌患者提供更多的治疗选择和更好的治疗效果。

四、肾癌临床药物治疗方案分析

★ 转移性透明细胞癌治疗案例分析

病历摘要

患者，男，70 岁。身高 171cm，体重 67kg。

主诉：排肉眼血尿 1 个月。

现病史：于入院前 1 个月无明显诱因出现肉眼血尿，呈鲜红色，为全程血尿，见血块，无伴尿频、尿急，无尿痛，无伴脓尿，无伴畏冷、发热，无伴腹痛、腹胀、腹泻等，无伴恶心、呕吐，无伴头晕，头痛，无伴黑便等，遂就诊南京军区福州总院查 CTA 示：①右肾病灶由右肾动脉供血、病灶累及右侧肾肾动脉、肾静脉，继发右侧肾静脉内癌栓形成。②右侧肾上腺病灶右右侧肾上腺动脉、腹腔干近开口处细小分支供血。③左侧肾上腺病灶由左侧肾上腺动脉供血。中腹部 CT 平扫 + 增强示：①右肾团块状软组织影，考虑恶性肿瘤，伴双侧肾上腺、右中下肺及左肺转移；②肝左外叶类圆形低密度灶，考虑血管瘤。并予以对症处理后血尿症状好转。今为进一步治疗就诊我院门诊，遂拟"右肾肿瘤伴双肾上腺及双肺转移"收住院。自发病以来，精神、食欲、睡眠一般，大便正常，小便如前述，体重 1 月内下降 2kg。

既往史：12年前因"颈部包块"于外院行"右侧甲状腺肿物切除术"术顺，术后病理提示：不典型甲状腺腺瘤，包膜上见灶性腺瘤组织。现无特殊不适。否认病毒性肝炎、肺结核病史，否认高血压、糖尿病、高血脂病史，否认脑血管疾病、心脏病史，否认精神病史、地方病史、职业病史。否认外伤、输血、中毒史，否认药物、食物过敏史，预防接种史不详。

个人史：出生在福建省，久居福建省，生活起居尚规律，无化学物质、放射物质、有毒物质接触史，无冶游、吸毒史，无吸烟、饮酒史。

婚育史：已婚已育，配偶及子女体健。

入院诊断：1.右侧肾癌伴右肾静脉癌栓（cT4N0M1，Ⅳ期）。2.双侧肾上腺、右中下肺、左肺转移。3.纵隔淋巴结肿大（转移？）。4.肝血管瘤病。5.肝囊肿。6.手术后状态（右侧甲状腺肿物切除术）。

治疗经过及用药分析

完善各项检查，未见明显手术禁忌证，遂于2016-10-31在全麻下行"腹腔镜下右肾根治性切除术＋右肾静脉癌栓取出术＋右侧肾上腺肿瘤切除术"，术后病理提示：透明细胞性肾细胞癌，WHO/ISUP核级：3级。术后完善血常规、凝血常规、肝肾功能、肿瘤标志物相关检测，排除化疗禁忌。患者于术后1个月予苹果酸舒尼替尼50mg 4/2治疗，服药后2个月改予苹果酸舒尼替50mg 2/1治疗。术后6个月复查转移灶较前缩小，术后13个月复查提示双肺、肾上腺转移灶较前进展，遂改予阿西替尼5mg bid治疗，术后18个月患者肺转移减少、肾上腺灶变小。

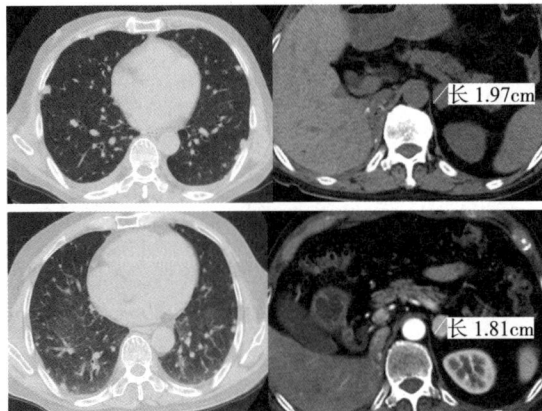

图12-1　术后病理检查

治疗后病情改善

1. 苹果酸舒尼替尼50mg 4/2治疗1个月病灶较前缩小。

2. 术后6个月转移灶较前减小。

3. 术后13个月双肺、肾上腺转移灶进展，改为阿西替尼5mg bid。

4. 术后18个月肺转移减少、肾上腺灶变小。

用药治疗方案分析

1.转移性透明细胞癌治疗方案 根据 2024 CSCO 指南，晚期肾透明细胞癌一线治疗推荐以靶向药物联合免疫治疗为主。仑伐替尼 + 帕博利珠单抗（lenvatinib+pembrolizumab）被广泛应用于该类患者，有助于延长无进展生存期（PFS）和总生存期（OS）。若患者对该方案不耐受或出现耐药，可考虑使用其他一线药物方案，包括卡博替尼（cabozantinib）或舒尼替尼（sunitinib）。若患者在一线靶向 + 免疫治疗后病情进展，推荐使用阿昔替尼（axitinib）联合帕博利珠单抗（pembrolizumab）作为二线治疗。其他可选的二线药物包括贝伐珠单抗（bevacizumab）联合依维莫司（everolimus）或直接使用帕博利珠单抗单药治疗。若前两线治疗失败，可考虑使用仑伐替尼联合帕博利珠单抗，或者根据患者具体情况，选择其他合适的治疗方案。

2.使用前预处理药物 在使用帕博利珠单抗之前，针对可能的过敏反应和输注相关反应，推荐采取以下预处理措施。

（1）抗组胺药 苯海拉明可在输注前 30 分钟给予，以减少过敏反应的风险。

（2）类固醇 如氢化可的松在输注前给予，以减少输注反应的发生。

（3）对乙酰氨基酚 在输注前给予，可预防发热和不适。

不良反应管理

1.消化道不良反应 帕博利珠单抗可能导致腹泻和结肠炎。轻度腹泻可使用洛哌丁胺等抗腹泻药物；中、重度腹泻或结肠炎则需糖皮质激素（如泼尼松）干预，同时建议患者采取清淡饮食。

2.皮疹管理 根据皮疹的严重程度进行分级。轻度皮疹可使用局部类固醇药膏（如氟轻松）；中度至重度皮疹则需口服类固醇（如泼尼松）逐渐递减剂量，并可使用抗组胺药（如氯雷他定）缓解瘙痒。

3.甲状腺功能异常 帕博利珠单抗可引起甲状腺功能异常，通常为甲减。无症状的甲减患者可观察；TSH > 10 时建议甲状腺素替代治疗。出现甲亢症状时，以 β 受体拮抗剂控制心悸，通常无需停药。

4.关节疼痛 若患者出现轻度关节疼痛，可进行按摩或轻度运动缓解疼痛，严重时可用非甾体抗炎药（NSAIDs）或局部药膏。

5.免疫相关性关节炎 关节炎症状出现后，可应用非甾体抗炎药或小剂量激素治疗。严重时，可能需要联合其他免疫抑制剂治疗。

6.免疫性肺炎 免疫性肺炎为严重不良反应。建议患者在治疗前和定期进行胸部 CT 检查，早期发现磨玻璃结节影或斑片结节浸润影。症状严重时，建议停药并进行积极治疗。

用药监护要点

1.免疫治疗相关肌炎 免疫治疗相关肌炎一般发生在免疫检查点抑制剂治疗的前两

个月，发病比较急性。患者临床常表现为肌痛、肌无力，并可有肌酸肌酶的升高、严重时可能累及呼吸肌或心肌危及生命。少数免疫检查点抑制剂所致肌炎（包括心肌炎）患者还有可能合并出现重症肌无力。在使用免疫检查点抑制剂期间，一定要注意肌酸激酶变化以及全身肌肉疼痛评估，如果患者仅表现为肌痛，可对症止疼治疗，继续免疫治疗，并密切监测肌酶水平。如果肌酶出现轻至中度升高，但患者没有任何症状，可以继续观察也可以先暂停一下免疫治疗。对于中至重度肌炎的患者，建议加用糖皮质激素治疗。

2. 甲状腺功能异常　甲状腺功能异常的发生概率为 6%~20%，包括甲状腺功能减退、甲状腺功能亢进，其中前者较为常见。一般在治疗后 1 个月出现。症状主要包括淡漠、乏力、虚胖、便秘、嗜睡等症状，首先考虑甲减的可能，甲功检查表现为 TSH 升高、FT4 降低。某些患者没有症状，是规律复查时候发现的 TSH、FT4 异常，那么 TSH 在 4~10 之间，可观察，如果 TSH 大于 10，可以开始甲状腺素替代治疗。有临床症状的甲减，建议甲状腺素替代治疗。需要注意的是，单纯甲减的患者不需要停免疫检查点抑制剂治疗，每 4 周检测一次甲功，甲状腺素替代治疗即可，不需要糖皮质激素治疗。而如果出现多吃多喝还不长肉、烦躁心悸的时候，要考虑可能出现甲状腺功能亢进，甲功表现为 FT4 升高、TSH 降低，促甲状腺受体抗体（TRAb）、甲状腺过氧化物酶（TPO）可能也会出现异常，通常免疫相关性甲亢呈自限性（可以自己缓解），甚至后期或转变为甲状腺功能减低。因此，甲亢亚急性起以观察为主，不需要药物治疗。对于有心悸、心慌的患者，可以给予 β 受体拮抗剂控制症状。每 3~4 周复查甲功，一旦出现甲低，可以行甲状腺激素替代治疗；出现甲亢，一般也不停药，除非出现比较严重的甲亢毒症，威胁生命。

3. 免疫相关性关节炎　免疫相关性关节出现在治疗后 2~24 个月不等，主要表现与类风湿性关节炎相同，早期症状是晨起手、足小关节僵硬，能持续 30~60 分钟，伴有疼痛、肿胀；再严重的话会出现关节畸形。轻者应用非甾体类抗炎药或小剂量激素后即能得到缓解，重者则有可能需要联合其他免疫抑制剂治疗。一般来说关节性损伤预后比较好，不停止使用免疫检查点抑制剂。

4. 免疫性肺炎　免疫性肺炎是危及生命的严重的不良反应。一般发生在治疗后的 2~3 个月。由于免疫相关性肺炎进展很快，所以患者和医生要迅速作出判断，及时停药，进行相应的治疗，以免错过治疗时机。免疫相关性肺炎的临床症状主要包括呼吸困难（53%）、活动耐量下降，咳嗽（35%）、发热（12%）或胸痛（7%），但是大约 1/3 患者无任何症状，仅有影像学异常。诊断的主要依据是胸部 CT，多见磨玻璃结节影或斑片结节浸润影，需要和炎症鉴别。因此建议患者用免疫检查点抑制剂之前拍一个胸部 CT，作为基线评估，之后定期做一次胸部 CT 检查，如果出现胸闷、气促、咳嗽这些症状，随时做胸部 CT。患者若感染免疫相关性肺炎治疗后，再次使用免疫检查点抑制剂时，前期免疫检查点抑制剂取得完全缓解且治疗周期接近结束，建议不再用药，观察即可；若前期疾病进展，则不考虑接受免疫检查点抑制剂治疗；若前期免疫检查点抑制剂获得部分缓解或疾病稳定者，但治疗周期还不足的，可考虑再次使用。

★ 转移性非透明细胞癌治疗案例分析

病历摘要

患者，男，47岁。身高：173cm，体重：70kg。

主诉：确诊左肾恶性肿瘤5年，拟行免疫治疗。

现病史：患者5年前因"反复咳嗽半月余"为主诉入住外院，无伴腰背酸痛，无排肉眼血尿，无尿频、尿急、尿痛，无午后低热、消瘦、盗汗等不适。查肺部CT提示双肺多发小结节，恶性待排。查上腹MRI提示左肾上极占位（5.7cm×4.4cm×3.7cm）左肾门区淋巴结肿大。查PETCT提示：①双肺多发小结节，考虑肿瘤转移可能；②左肾上极高代谢肿块，左肾门区LN转移；L5、S1、右髂骨、右髋臼多发肿瘤转移。排除手术禁忌证后行左肾切除术，术后病理提示：Ⅱ型乳头状肾细胞癌，大小5.5cm×4.3cm×4.3cm，肿瘤侵犯同侧肾上腺组织。WHO/ISUP核级：4级；肉瘤样分化：10%；肾周脂肪侵犯阳性；肾门淋巴结（4/8）查见转移癌；IHC：FH（弱+）。患者诊断"左肾恶性肿瘤（乳头状肾细胞癌，pT4N1M1）"明确，排除禁忌证后，2020-01-10至2020-02-28予"卡博替尼60mg qd po"治疗，治疗后出现Ⅲ级腹泻、阴囊、腹股沟、手溃疡、疼痛等并发症，2020-02-29更改方案为"卡博替尼40mg qd po"。2020年7月复查胸部CT，提示胸部转移灶较前扩大，考虑卡博替尼耐药，遂更换治疗方案为"阿西替尼5mg bid po+帕博利珠单抗2mg/kg q3w ivgtt"。2020年9月复查胸部CT，提示胸部转移灶较前扩大，遂更换治疗方案为"仑伐替尼20mg qd po+帕博利珠单抗2mg/kg q3w ivgtt"。本次入院为行免疫治疗。患者患病以来饮食、睡眠好，大小便正常，体重无明显变化。

既往史：平素身体健康状况，4年前于我院行"腹腔镜下阑尾切除术"，术顺，术后恢复可。无结核、肝炎、疟疾等传染病及传染病密切接触史，无高血压、糖尿病、心脏病、脑血管病史。无输血史，外伤史，无药物过敏史，无食物过敏史。预防接种史随当地计划免疫。

个人史：生于原籍，无外地久居史，无疫水接触史，无吸烟嗜好，无饮酒嗜好，从事职员工作，无工业毒物、粉尘，放射学物质接触史，无冶游史。

入院诊断： 1.左侧晚期肾恶性肿瘤（乳头状肾细胞癌，pT4N1M1）。2.左侧肾上腺继发恶性肿瘤。3.左肺继发恶性肿瘤。4.阑尾术后。

治疗经过及用药分析

完成各项检查：血常规、凝血常规、肝肾功能、肿瘤标志物相关检测，甲状腺功能指标，血清皮质醇，排除免疫治疗禁忌证。患者于2024-07-06行靶向+免疫治疗，具体方案为：仑伐替尼20mg qd po+帕博利珠单抗2mg/kg q3w ivgtt。并给予止吐、抗过敏等对症支持治疗，具体见表12-2。

表 12-2 治疗期间所用药物

治疗药物	用法用量	起止时间
乳果糖口服溶液	20ml, po, tid	2024.07.06
盐酸异丙嗪注射液	25mg, im, st	2024.07.06
盐酸苯海拉明注射液	20mg, im, st	2024.07.06
地塞米松磷酸钠注射液	10mg, iv, st	2024.07.06
甲磺酸多拉司琼注射液	100mg, ivgtt, st	2024.07.06
帕博利珠单抗	140mg, ivgtt, qd	2024.07.06

辅助检查

（1）肝肾功能（07.05） AST 34.23U/L；AST 25.33U/L；TBIL 9.5μmol/L；DBIL 1.3μmol/L；CREA 59.34μmol/L；eGFR 116ml/（min·1.73m^2）

（2）血常规（07.05） WBC 3.75×10^9/L；HGB 113g/L；PLT 445×10^9/L。

用药治疗方案分析

1.转移性非透明细胞癌治疗方案 根据 2024 CSCO 指南，晚期非透明细胞癌患者由于样本量少，缺乏相应的大宗随机对照临床试验，目前治疗参考透明细胞癌。首选参加临床研究，一线药物治疗可选择卡博替尼、舒尼替尼或仑伐替尼＋依维莫司。二线药物治疗可选择阿昔替尼＋帕博利珠单抗、帕博利珠单抗或贝伐珠单抗＋依维莫司。三线药物治疗可选择仑伐替尼＋帕博利珠单抗。

2.使用前预处理药物 在使用帕博利珠单抗之前，针对可能的过敏反应和输注相关反应，可采取以下预处理措施。抗组胺药：如苯海拉明，可在输注前 30 分钟给予，帮助降低过敏反应的风险。类固醇：如氢化可的松，可在输注前给予，以减少输注反应的发生。对乙酰氨基酚：可在输注前给予，用于预防和缓解发热和不适。

3.消化道安全管理 在使用帕博利珠单抗时，消化道相关的不良反应包括腹泻和结肠炎。管理措施包括：密切监测患者的排便情况，尤其是腹泻的发生频率和性质。抗腹泻药物：如洛哌丁胺可用于轻度腹泻。糖皮质激素：如泼尼松，对中重度腹泻或结肠炎，需及时给予。饮食调整：建议患者在腹泻期间采取清淡饮食，避免刺激性食物。

4.免疫相关皮疹管理方案 皮疹是帕博利珠单抗常见的不良反应，管理方案包括以下 5 种。

（1）评估严重程度 根据皮疹的严重程度分级（CTCAE 标准）。

（2）轻度皮疹 可使用局部类固醇药膏（如氟轻松）进行治疗。

（3）中度至重度皮疹 口服类固醇：如泼尼松，逐渐递减剂量。

（4）抗组胺药 如洛卡特普，缓解瘙痒和不适。

（5）监测 定期评估皮疹的进展和治疗效果。

5.关节疼痛管理 对于轻度疼痛，可以适当进行运动和按摩肌肉来缓解疼痛感。可以使用按摩仪轻轻按摩肌肉酸痛的部位，并尝试进行瑜伽、太极拳、八段锦和拉伸运动等来帮助强化肌肉功能，减轻疼痛感。如果疼痛已经影响到睡眠，可以根据医生的建议使用非甾体抗炎药或者局部药膏进行治疗。例如布洛芬、双氯芬酸钠、洛索洛芬等药物。

用药监护要点

1. 免疫治疗相关肌炎 免疫治疗相关肌炎一般发生在免疫检查点抑制剂治疗的前两个月，发病比较急性。患者临床常表现为肌痛、肌无力，并可有肌酸肌酶的升高、严重时可能累及呼吸肌或心肌危及生命。少数免疫检查点抑制剂所致肌炎（包括心肌炎）患者还有可能合并出现重症肌无力。在使用免疫检查点抑制剂期间，一定要注意肌酸激酶变化以及全身肌肉疼痛评估，如果患者仅表现为肌痛，可对症止疼治疗，可继续免疫治疗，并密切监测肌酶水平。如果肌酶出现轻至中度升高，但患者没有任何症状，可以继续观察，也可以先暂停一下免疫治疗。对于中至重度肌炎的患者，建议加用糖皮质激素治疗。

2. 甲状腺功能异常 甲状腺功能异常的发生概率为 6%~20%，包括甲状腺功能减退、甲状腺功能亢进，其中前者较为常见。一般在治疗后 1 个月出现。症状主要包括淡漠、乏力、虚胖、便秘、嗜睡等症状，首先考虑甲减的可能，甲功检查表现为 TSH 升高、FT4 降低。某些患者没有症状，是规律复查时发现的 TSH、FT4 异常，若 TSH 在 4~10 之间，可观察，若 TSH 大于 10，可以开始甲状腺素替代治疗。有临床症状的甲减，建议甲状腺素替代治疗。需要注意的是，单纯甲减的患者不需要停止免疫检查点抑制剂治疗，每 4 周检测一次甲功，甲状腺素替代治疗即可，不需要糖皮质激素治疗。而如果出现多吃多喝还不长肉、烦躁心悸的时候，要考虑可能出现甲状腺功能亢进，甲功表现为 FT4 升高、TSH 降低，促甲状腺受体抗体（TRAb）、甲状腺过氧化物酶（TPO）可能也会出现异常，通常免疫相关性甲亢呈自限性（可以自己缓解），甚至后期或转变为甲状腺功能减低。因此，甲亢亚急性起以观察为主，不需要药物治疗。对于有心悸、心慌的患者，可以给予 β 受体拮抗剂控制症状；每 3~4 周复查甲功；一旦出现甲低，可以行甲状腺激素替代治疗。出现甲亢，一般也不停药，除非出现比较严重的甲亢毒症，威胁生命。

3. 免疫相关性关节炎 免疫相关性关节出现在治疗后 2~24 个月不等，主要表现与类风湿性关节炎相同，早期症状是晨起手、足小关节僵硬，能持续 30~60 分钟，伴有疼痛、肿胀；再严重的话会出现关节畸形。轻者应用非甾体类抗炎药或小剂量激素后即能得到缓解，重者则有可能需要联合其他免疫抑制剂治疗。一般来说关节性损伤预后比较好，不停止使用免疫检查点抑制剂。

4. 免疫性肺炎 免疫性肺炎是危及生命的严重的不良反应。一般发生在治疗后的 2~3 个月。由于免疫相关性肺炎进展很快，所以患者和医生要迅速作出判断，及时停药，进行相应的治疗，以免错过治疗时机。免疫相关性肺炎的临床症状主要包括呼吸困难（53%）、活动耐量下降，咳嗽（35%）、发热（12%）或胸痛（7%），但是大约 1/3 患者无任何症状，仅有影像学异常。诊断的主要依据是胸部 CT，多见磨玻璃结节影或斑片结节浸润影,需要和炎症鉴别。因此建议患者用免疫检查点抑制剂之前拍一个胸部CT,作为基线评估,之后定期做一次胸部CT检查,如果出现胸闷、气促、咳嗽这些症状,随时做胸部CT。患者若感染免疫相关性肺炎治疗后,再次使用免疫检查点抑制剂时,前期免疫检查点抑制剂取得完全缓解且治疗周期接近结束,建议不再用药,观察即可;若前期疾病进展,则不考虑接受免疫检查点抑制剂治疗;若前期免疫检查点抑制剂获得部分缓解或疾病稳定者,但治疗周期还不足的,可考虑再次使用。

第二节　膀胱癌和输尿管癌

一、概述

尿路上皮癌是一种恶性肿瘤,主要影响膀胱、肾盂、输尿管和尿道,是最常见的膀胱癌类型,占90%以上。其发病率在全球存在地域和种族差异,男性通常高于女性。膀胱癌在男性中是第七大常见癌症,男女合计为第十,全球发病率男性为9.5,女性为2.4。在欧盟,男性为20,女性为4.6。膀胱癌的死亡率男性为3.3,女性为0.86,各国发病率和死亡率因多种因素而异。约75%的膀胱癌患者病情局限于黏膜或黏膜下层,年轻患者中这一比例更高,且相较于晚期患者,生存率较高。

(一)病因与发病机制

吸烟是膀胱癌(bladder cancer,BC)最重要的危险因素,约占50%的病例。烟草烟雾中的芳香胺和多环芳烃经过肾脏排泄,与BC的发展有关。BC的风险随着吸烟时间和强度的增加而增加。低焦油香烟与较低的BC发病风险无关。与电子烟相关的风险尚未得到充分评估;然而,已经在吸食电子烟的尿液中发现了致癌物。"二手"接触烟草烟雾也与BC风险增加有关。

职业暴露于芳香胺、多环芳烃和氯化烃是BC的第二大危险因素,约占所有病例的10%。这种类型的职业性暴露主要发生在加工油漆、染料、金属和石油产品的工业工厂。在发达的工业环境中,工作安全准则减少了这些风险;因此,与一般人群相比,化工工人的BC发病率不再更高。

最近,更多的职业接触柴油废气被认为是一个重要的风险因素(优势比[OR]:1.61;95%置信区间[CI]:1.08~2.40)。此外,一项对100多万人进行了21年随访的大型登记研究发现,以色列海法湾地区(该地区是石化工业中心)的居民患膀胱癌等几种癌症的发病率与非居民相比明显更高(风险比[HR]1.11;95%CI:1.01~1.23)。

家族史似乎影响不大。到目前为止,没有临床相关的基因改变与BC有关。遗传易感性可能导致对其他危险因素的更高易感性,从而解释了BC在一级和二级亲属中常见的聚集性(HR:1.69;95%CI:1.47~1.95),并得到了证实。最近的一项研究发现了与侵袭性非肌层浸润性膀胱癌(non-muscle invasive bladder cancer,NMIBC)发展相关的三个单核苷酸多态性。目前，没有足够的证据支持对 BC 进行遗传筛查。

饮食习惯对 BC 风险影响有限，黄酮类化合物有保护作用。地中海饮食（多蔬菜、不饱和脂肪、适量蛋白质）与降低 BC 风险相关（HR：0.85；95% CI：0.77~0.93）。荟萃分析显示，西方饮食和器官肉增加 BC 风险，多吃水果可降低风险，尤其在女性中显著（HR：0.92；95%CI：0.85~0.99）。BLEND 研究表明，男性维生素 B_1、B_2 摄入与 BC 风险增加相关，而女性则有保护作用，可能因摄入来源不同。饮茶量增加与男性 BC 风险降低相关，但与吸烟相互作用。饮水习惯影响不确定，氯化水和砷暴露可能增加 BC 风险，而硝酸盐与 BC 风险无关。

个人染发剂使用与 BC 风险之间的关系仍不确定；有研究表明，使用 NAT2 乙酰化表型缓慢的永久性染发剂会增加风险，但一项大型前瞻性队列研究未能确定染发剂与癌症风险和癌症相关死亡率之间的关联。

盆腔电离辐射暴露与 BC 风险增加相关。在一项对局限性前列腺癌患者的回顾性分析中，外束放疗（EBRT）与发生第二原发性前列腺癌的风险独立相关。一项针对583 名接受近距离放疗的前列腺癌患者的单中心研究显示，接受额外 EBRT 治疗的患者（$n=255$）发生 BC 的风险增加（HR：3.29；95%CI：1.03~10.52）。联合治疗时，BC 特异性死亡率也更高。

其他代谢因素（体重指数、血压、血糖、胆固醇和甘油三酯）的影响尚不确定。然而，数据表明，高循环水平的维生素 D 与降低 BC 的风险有关。血吸虫病是一种由寄生吸虫引起的感染，可导致 BC。环磷酰胺和吡格列酮也有弱相关性。

（二）病理分类与分期

1. 尿路上皮癌病理分类　世卫组织 2004/2022 年分类系统目前由世卫组织支持用于临床应用。然而，世界卫生组织 1973 年分类系统仍在使用。任何分级系统的临床应用必须考虑的最重要参数是其观察者间的可重复性和预后价值。这些指南为两种分类系统分类的肿瘤提供了建议。

图 12-2 为世界卫生组织 1973 年和 2004/2022 年分类中肿瘤分级示意图。

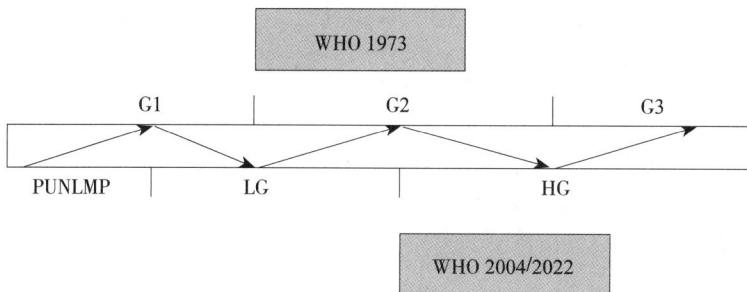

图 12-2　世界卫生组织 1973 年和 2004/2022 年分类中肿瘤分级示意图

注：用虚线和箭头显示 Ta/T1 膀胱肿瘤从 WHO 1973（G1–G3）到 WHO 2004/2022（PUNLMP, LG 和 HG）分级的变化。从虚线上看，LG/G1、LG/G2、HG/G2 和 HG/G3 患者的发育不全程度和 5 年进展率均有所增加。

2004/2022 年世卫组织分类是 2004/2016 年世卫组织分类的更新版本。根据 5145 例原发性 Ta-T1 患者的研究，WHO 1973 分类中 G1、G2 和 G3 的分布率分别为 23.5%、49.3% 和 27.2%，而 WHO 2004/2022 分类中相应的 PUNLMP、LG 和 HG 分布率分别为 1.5%、49.8% 和 48.7%。

目前，尿路上皮癌（UC）的分类有以下几种：

（1）纯 UC（占 90% 以上）；

（2）UC 有部分（鳞状腺或滋养层）分化；

（3）UC 伴微乳头分化；

（4）UC 伴巢状 / 微囊性分化；

（5）UC 伴微管发散分化；

（6）具有大嵌套分化的 UC；

（7）UC 伴浆细胞样分化；

（8）UC 伴淋巴上皮瘤样分化；

（9）UC 伴巨细胞，弥漫性，未分化；

（10）UC 伴肉瘤样分化；

（11）一些 UCs 有其他罕见的分化；

（12）部分 NE 的 UCs（神经内分泌分化，百分比待定）；

（13）纯神经内分泌癌（包括小细胞和大细胞神经内分泌癌）。

在新的 WHO 2022 中，所有亚型都被认为是高级别 HG。应报告标本中亚型的百分比，因为它已被证明具有预后价值。WHO 2022 分类将所有亚型 UC（LG 和 HG）中超过 5% 的 HG 视为 HG 肿瘤。

2. 膀胱癌分期　膀胱癌的分期是指膀胱癌浸润深度，根据分期可估计肿瘤的预后。目前使用 AJCC（美国癌症联合委员会）的 TNM 分期系统为膀胱癌进行分期。

0 期（非浸润性癌）

　　Ta 期：非浸润性乳头状癌（局限于膀胱黏膜层）。

　　Tis 期：原位癌（扁平状，未突破基底膜）。

Ⅰ期

　　T1 期：肿瘤浸润至固有层（黏膜下层），未达肌层。

Ⅱ期

　　T2 期：肿瘤浸润肌层，分两个亚类：

　　T2a：浸润浅肌层（内 1/2）。

　　T2b：浸润深肌层（外 1/2）。

Ⅲ期

　　T3 期：肿瘤穿透肌层至膀胱周围组织。

　　T4 期：侵犯邻近器官（前列腺、子宫、阴道等）。

Ⅳ期

N1~3：区域淋巴结转移。

M1：远处转移。

3. 输尿管癌分期　肾盂和输尿管癌 TNM 分期采用 2017AJCC 第八版。

T（原发肿瘤）分期

Ta：非浸润性乳头状癌（仅累及黏膜层，内镜下呈"水草样"漂浮）。

Tis：原位癌（扁平状病变，局限于尿路上皮层，膀胱镜可见"天鹅绒样"红斑）。

T1：肿瘤穿透基底膜浸润固有层（黏膜下层）。

T2：侵犯肌层（输尿管壁环行肌纤维）。

T3：穿透肌层侵犯：

→肾盂：累及肾盂周围脂肪（CT 显示脂肪间隙索条影）。

→输尿管：周围脂肪浸润（增强 MRI 可见强化灶）。

T4：侵袭邻近器官或穿透肾实质（如侵犯腹膜后结构、肾脏实质）。

N（淋巴结）分期

区域淋巴结定义：肾门、腔静脉旁、主动脉旁淋巴结（影像学评估短径 ≥ 1cm 视为转移）。

N1：单个同侧淋巴结转移（≤ 2cm）。

N2：①单个转移灶 2~5cm 或②多个转移灶（均≤ 5cm）。

N3：转移淋巴结＞ 5cm（腹膜后淋巴结融合征象）。

M（远处转移）分期

M1：非区域淋巴结转移（如锁骨上淋巴结）或远处器官转移（肺、肝、骨等）。

4. 诊断　尿路上皮癌的诊断涉及多个步骤，主要包括病史收集、体格检查、实验室检查、影像学检查和病理学检查。

（1）病史收集

1）症状　询问患者是否有血尿、尿急、尿频、尿痛、腰痛、腹部肿块等症状。

2）危险因素　了解患者是否有吸烟史、职业暴露史、慢性膀胱炎、膀胱结石等。

3）家族史　询问家族中是否有人患有泌尿系统肿瘤。

（2）体格检查

1）腹部检查　检查是否有腹部肿块或压痛。

2）腰部检查　检查是否有肾区压痛。

（3）实验室检查

1）尿液分析　检查尿液中的红细胞、白细胞、细菌等。

2）尿细胞学　检查尿液中是否有异常细胞。

3）肿瘤标志物如膀胱肿瘤抗原（BTA）、核基质蛋白 22（NMP22）、荧光原位杂交（FISH）等。

（4）影像学检查

1）超声检查　超声是诊断膀胱癌常用的检测方法之一，具有无创、价廉、简便等特点。初步检查膀胱和肾脏的结构，发现异常肿块。可以作为身体检查的辅助手段，因为它对上、下尿路的各种异常具有中等敏感性。它可以描述肾肿块的特征，检测肾积水，以及膀胱腔内肿块的显像，但不能排除血尿的所有潜在原因。对于肿瘤突出于膀胱黏膜，且直径＞0.5cm的膀胱肿瘤，超声检出率高达90%以上。经腹部超声检查诊断膀胱癌的灵敏度为63%~98%，特异度为99%。但传统超声检查无法诊断膀胱原位癌（bladdercarcinoma insitu，CIS），且对于膀胱内＜1cm和位置隐蔽的占位性病变，容易漏诊。

2）CT尿路造影（CTU）　CT检查在诊断膀胱肿瘤和评估肿瘤浸润范围方面有一定价值。评估膀胱和输尿管的病变程度和范围。用于检测尿路乳头状肿瘤，其表现为充盈缺陷和（或）肾积水。CT可以发现较小肿瘤（1~5mm），对膀胱癌诊断的灵敏度为79%~93%，特异度为94%~99%。但CT检查不能诊断原位癌；很难准确地区分NMIBC（Ta、T1）和T2-3a期膀胱癌；不能区分肿大淋巴结是肿瘤转移还是炎症。建议膀胱多发性肿瘤、高危肿瘤及膀胱三角区肿瘤患者行CTU检查。CTU能提供上尿路、周围淋巴结和邻近器官的状态等信息，可替代传统静脉尿路造影（intravenous urography，IVU）检查。

3）磁共振成像（MRI）　提供更清晰的软组织分辨率，评估肿瘤的侵犯深度。MRI检查的软组织分辨率较高，能够诊断并进行肿瘤分期。动态增强MRI在尿路上皮癌诊断中的准确率高于CT，对淋巴结的显示与CT相仿，对于一些小病灶的显示也优于非增强MRI。多参数MRI检查对于评估膀胱癌肌层是否受侵犯有重要价值，其灵敏度为90%~94%，特异度为87%~95%。高场强(3.0 T)MRI扫描可以提高诊断灵敏度和特异度。多参数磁共振成像（mpMRI）在BC诊断和分期中的作用尚未确定。最近发表了一种标准化的BC患者MRI报告方法［膀胱成像报告和数据系统（VI-RADS）］，需要进一步验证。对8项研究的系统回顾表明，VI-RADS评分系统可以准确区分NMIBC和MIBC，具有较高的观察者间一致性。

4）静脉尿路造影（IVU）　了解上尿路的情况。

5）膀胱输尿管镜检查　直接观察膀胱输尿管内部情况，发现肿瘤并进行活检。

正电子发射断层扫描（PET）：检查适用于排查患者可能存在的局部复发或远端转移。尤其是其他影像学检查对是否存在远端转移存在困难时，PET-CT具有一定优势。且PET-CT对于鉴别复发和放射性纤维化较其他影像学检查有优势。

6）全身骨显像检查　可评估患者是否出现骨转移。可用于肌层浸润性膀胱癌患者，通过判定患者是否存在骨转移，确定患者膀胱癌分期，选择治疗方案。

（5）镜检及病理学检查　活检：通过膀胱镜或输尿管镜取得肿瘤组织进行病理学分析。膀胱镜检查和活检是膀胱癌诊断的最可靠方法，可以在直视下观察肿瘤的数目、大小、形态、部位、生长方式及周围膀胱黏膜的异常情况，并对肿瘤和可疑病变进行活检以明确病理学类型。近年来，新的成像技术如荧光膀胱镜和窄带成像膀胱镜的应用，使膀胱镜检查的准确性显著提高。对膀胱癌伴随可疑上尿路病变的患者，通过CTU或

MRU 检查仍无法明确诊断时，可进行诊断性输尿管镜检查和活检。

（6）尿液检查

1）尿细胞学检查　尿细胞学检查是膀胱癌诊断和术后随访的重要方法之一。尿细胞学检测膀胱癌的灵敏度为 13%~75%，特异度为 85%~100%，且灵敏度与肿瘤分级呈正相关。尿标本中癌细胞数量少、细胞的不典型或退行性变、泌尿系统感染、结石、膀胱灌注治疗和检查者的技术差异等因素会影响尿细胞学检查结果。

2）尿液分子标志物检查　目前已有多种相对成熟的膀胱肿瘤尿液分子标志物检查技术，如尿荧光原位杂交（fluorescence insitu hybridization，FISH）、核基质蛋白 22（nuclear matrix protein 22，NMP22）、膀胱肿瘤抗原（bladder tumor antigen，BTA）相关检查（BTAStat 及 BTATRAK）和免疫－细胞检测等。

FISH 检测具有较高的灵敏度和特异度，但在有膀胱炎症、结石或放疗病史的尿液中，特异度降低。UroVysion 于 2001 年获美国 FDA 批准用于膀胱癌诊断。NMP22 在膀胱癌中高表达，诊断灵敏度为 52%~69%，特异度为 87%~89%。BTAStat 和 BTATRAK 检测显示，膀胱癌患者尿液中 BTA 浓度显著升高，前者灵敏度为 57%~82%，特异度为 68%~93%；后者灵敏度为 66%~77%，特异度为 5%~75%。免疫－细胞检测针对膀胱癌细胞的癌胚抗原和黏蛋白，灵敏度为 60%~100%，特异度为 75%~84%。

（7）分子检测　对肿瘤进行分子分型，了解肿瘤的生物学特性。基于尿液 DNA 或 RNA 检测膀胱癌的技术也逐渐成为近年来的研究热点，有望成为膀胱癌无创诊断的新方法。

DNA 检测利用尿液 DNA 的基因突变和甲基化特征诊断膀胱癌，近年来成为研究热点。研究表明，TERT、FGFR3、VIM 和 ONECUT2 是重要标志物。FGFR3、TERT 和 KRAS 基因突变的检测灵敏度为 93.3%，特异度为 80.0%；VIM、GDF15 和 TMEFF2 的甲基化检测灵敏度可达 94%，特异度 100%；ONECUT2、OSR1、SIM2、OTX1 和 MEIS1 的甲基化检测灵敏度和特异度均为 82%。多维度、多靶点联合检测在尿路上皮癌诊断中具有重要价值，值得推广。一项大型临床研究显示，FGFR3/TERT 突变和 ONECUT2/VIM 甲基化联合检测的灵敏度为 91.37%，特异度为 95.09%，可早期检出膀胱癌和上尿路上皮癌，灵敏度分别为 90.9% 和 92.9%。

RNA 检测通过评估膀胱癌中特异基因的表达特征实现早期诊断。研究显示，IGFBP5、HOXA13、MDK、CDC2 和 CXCR2 的 mRNA 检测灵敏度为 82%，特异度为 85%；CRH、IGF2、UPK1B、ANXA10 和 ABL1 的 mRNA 检测灵敏度为 73%，特异度为 90%。此外，特定 miRNA 和 lncRNA 的检测也有助于膀胱癌的早期诊断。

（三）临床表现

尿路上皮癌是一种泌尿系统的恶性肿瘤，其临床表现复杂多样，通常取决于肿瘤的生长部位、大小、浸润深度以及是否存在转移等因素。有些患者可能长期无明显症状，直到疾病进展到较晚期才被发现。以下是对膀胱输尿管癌临床表现的更详细扩展。

1. 局部症状

（1）血尿 血尿是尿路上皮癌最典型、最早出现的症状。它可以表现为间歇性或持续性的肉眼血尿，也可能是仅在尿液分析中发现的显微镜下血尿。血尿的程度与肿瘤大小和位置无直接关系，即使是早期的小肿瘤也可能引起显著的血尿。

（2）尿路刺激症状 肿瘤刺激膀胱壁或尿道时，可出现尿频、尿急和尿痛等症状。这些症状可能类似于泌尿系统感染，但常规抗感染治疗无效，需进一步检查排除肿瘤可能。

（3）腰痛或腹痛 当肿瘤阻塞输尿管导致尿液流出受阻时，可引起肾积水，从而导致腰部钝痛或剧烈疼痛。如果肿瘤直接侵袭到周围组织，疼痛可能局限于腹部或骨盆区域。

（4）腹部肿块 在病情较为晚期或肿瘤体积较大的情况下，可能在腹部或骨盆区域触及到肿块，这通常提示病变已发展到较为严重的阶段。

（5）排尿困难 当肿瘤位于膀胱颈部或侵入尿道时，可造成排尿不畅、尿线变细甚至尿潴留。这种表现通常提示肿瘤已对尿路造成明显机械性阻塞。

2. 全身症状

（1）体重减轻和食欲不振 这些是晚期或转移性尿路上皮癌的全身性表现，通常伴随着其他系统性症状，如虚弱和乏力。体重减轻常提示癌症已影响全身代谢或免疫系统。

（2）疲劳和虚弱 晚期患者常因癌症消耗、贫血或其他合并症感到严重的疲劳和体力下降，这可能显著影响生活质量。

3. 远处转移症状

（1）骨痛 如果癌细胞通过血液或淋巴系统转移至骨骼，可引起骨痛，特别是在脊柱、骨盆或长骨部位。严重时可能发生病理性骨折。

（2）肺部症状 癌症转移至肺部时，可导致咳嗽、胸痛、咯血或呼吸困难。这些症状在晚期患者中较为常见。

（3）淋巴结肿大 癌症进展至局部或远处淋巴结时，可能在腹部或颈部发现淋巴结肿大，部分患者可能感到局部压痛。

4. 其他症状

（1）下肢水肿 如果肿瘤压迫到输尿管，尿液回流受阻，可能导致下肢水肿；若肿瘤侵及腹股沟淋巴结或下腔静脉，可加重水肿。

（2）感染相关症状 肿瘤可能诱发继发性尿路感染，表现为尿液混浊、发热、寒战等症状，且经抗感染治疗难以完全缓解。

5. 注意事项 由于尿路上皮癌早期症状较不特异，容易被误诊为泌尿系统感染、结石或其他良性疾病。因此，对于出现血尿或其他可疑症状的患者，尤其是高危人群（如长期吸烟、接触工业化学物质者），应尽早进行全面的泌尿系检查，包括尿液分析、影像学检查（如 B 超、CT、MRI）以及必要时的膀胱镜检查，以明确诊断并及时治疗。

二、治疗目的与原则

1. 治疗目的

（1）控制局部病变 通过手术、放疗或其他治疗手段，去除肿瘤组织，防止肿瘤在原发部位的进一步生长和侵犯。

（2）防止复发 减少肿瘤复发的风险，提高无病生存率。

（3）防止转移 阻止或延缓肿瘤细胞通过血液或淋巴系统扩散到身体其他部位。

（4）缓解症状 减轻患者的尿路刺激症状、血尿、疼痛等症状，提高生活质量。

（5）延长生存期 通过有效治疗，延长患者的生存时间，尤其是对于晚期患者。

（6）提高生活质量 在治疗肿瘤的同时，尽可能保持患者的正常生理功能和心理状态。

2. 治疗原则

（1）个体化治疗 根据患者的年龄、健康状况、肿瘤分期、分级、分子生物学特征等因素，制定个性化的治疗方案。

（2）多学科综合治疗 结合泌尿外科、肿瘤内科、放疗科、病理科等多个学科的知识和经验，为患者提供综合治疗方案。

（3）早期诊断和治疗 早期发现和治疗尿路上皮癌，以提高治愈率和生存率。

（4）手术为主 对于非肌层浸润性膀胱癌，通常采用经尿道膀胱肿瘤切除术（TURBT）；对于肌层浸润性膀胱癌，可能需要进行根治性膀胱切除术。

（5）辅助治疗 对于高风险的非肌层浸润性膀胱癌，可能需要进行膀胱灌注治疗；对于肌层浸润性膀胱癌，可能需要辅助化疗或免疫治疗。

（6）系统治疗 对于晚期或转移性尿路上皮癌，可能需要进行全身化疗或免疫治疗。

（7）定期随访 治疗后定期进行随访，包括膀胱镜检查、影像学检查和尿液检查，以监测疾病的复发和进展。

（8）生活质量考虑 在治疗过程中，考虑患者的生活质量，尽量减少治疗带来的不良反应和并发症。

尿路上皮癌的治疗需要综合考虑多种因素，并且随着医学的发展，新的治疗方法和技术不断涌现，如靶向治疗、免疫治疗等，为患者提供了更多的治疗选择。

三、膀胱癌和输尿管癌药物治疗进展

膀胱癌和输尿管癌都是尿路上皮癌的常见类型，其药物治疗近年来有了一些新的进展。以下是一些最新的药物治疗进展。

1. 化学治疗 cT2~4aN0M0 期 MIBC 患者，推荐以顺铂为基础的新辅助化疗联合根治性膀胱切除术；pT3~pT4 或淋巴结转移的患者建议术后辅助化疗。虽然化疗是尿路上皮癌的传统治疗方式，但新的化疗药物和方案仍在研究中，以提高疗效和减少不良反应。

多项研究表明，MIBC 患者接受顺铂基础的新辅助化疗可显著提高肿瘤完全缓解率和总生存期，死亡风险降低 10%~13%，5 年生存率提高 5%~8%，cT3 患者的生存率可提高 11%。SWOG 研究中，307 例 MIBC 患者接受 MVAC 方案后全膀胱切除术，中位总生存时间为 77 个月，手术组为 46 个月，且未增加治疗相关死亡率。另一项 Meta 分析显示，3005 例患者中，顺铂基础的新辅助化疗显著提高 5 年生存率（8%）和肿瘤特异性生存率（9%）。GETUG/AFUV05 试验比较 ddMVAC 与 CG 方案，发现两者的病理反应率相似，分别为 42% 和 36%（P=0.2）。常用的新辅助化疗方案包括以下 3 种。

（1）吉西他滨联合顺铂（GC 方案）。

给药方案一：吉西他滨 1000mg/m^2 第 1、8 天静脉滴注，顺铂 70mg/m^2 第 2 天静脉滴注，每 21 天为 1 个周期。

给药方案二：吉西他滨 1000mg/m^2 第 1、8 天静脉滴注，顺铂 70mg/m^2 第 1 或第 2 天静脉滴注，每 28 天为 1 个周期。

一般新辅助化疗 4 个周期，21 天或 28 天为一周期均可接受。其中 21 天方案时间短，剂量依从性可能更好。

（2）ddMVAC（剂量密集的甲氨蝶呤、长春碱、多柔比星和顺铂）联合生长因子，3 个周期。

推荐用法：甲氨蝶呤 30mg/m^2、长春新碱 3mg/m^2、多柔比星 30mg/m^2、顺铂 70mg/m^2，第 1 天静脉滴注，每 2 周重复。要求水化，化疗期间常规预防性应用粒细胞集落刺激因子（granulo cytecolony stimulating factor，G-CSF）。

（3）CMV 方案（顺铂、甲氨蝶呤和长春碱）。CMV 可用于一线方案新辅助化疗。甲氨蝶呤 30mg/m^2、长春碱 4mg/m^2，第 1、8 天静脉滴注，顺铂 100mg/m^2 第 2 天静脉滴注，每 3 周为 1 个周期。

2. 免疫检查点抑制剂　免疫检查点抑制剂如 PD-1 和 PD-L1 已用于不能切除和转移的 MIBC 患者的二线治疗，以及无法耐受铂类且 PD-L1 阳性患者的一线治疗，取得临床获益。免疫治疗通过阻断 PD-1/PD-L1 信号通路，利用免疫系统杀伤癌细胞，改善患者生存时间。以 PD-1/PD-L1 单抗为代表的抑制剂显著提高晚期尿路上皮癌的二线疗效。新辅助免疫治疗的 II 期和 III 期临床研究逐渐增多，初步结果显示，使用帕博利珠单抗的 II 期试验中，42% 的患者完全病理缓解，54% 患者有病理反应；阿替利珠单抗的病理完全缓解率为 31%。免疫治疗在新辅助治疗中尚未获批。

目前美国 FDA 已批准免疫药物主要包括：PD-L1 抑制剂：帕博利珠单抗（pembrolizumab）、阿特珠单抗（atezolizumab）、纳武利尤单抗（nivolumab）和度伐利尤单抗（durvalumab）。这些药物通过阻断 PD-1/PD-L1 通路，增强免疫系统对肿瘤细胞的攻击。

（1）替雷利珠单抗　替雷利珠单抗用于晚期尿路上皮癌治疗失败后的二线治疗，II 期研究结果显示：客观缓解率为 23.1%，中位无进展生存时间为 2.1 个月，中位总生存时间为 9.8 个月。我国已批准用于既往铂类化疗失败的局部晚期或转移性 PD-L1 高表达的尿路上皮癌患者。

用法：替雷利珠单抗每次 200mg，每 3 周给药 1 次。

（2）特瑞普利单抗　一项特瑞普利单抗治疗既往治疗失败的晚期尿路上皮癌的Ⅱ期研究，其客观有效率为25.2%，其中，PD-L1阳性患者的客观缓解率为39.6%，中位无进展生存时间为2.3个月。

用法：特瑞普利单抗每次3mg/kg，每2周给药1次。

（3）帕博利珠单抗　一项Ⅲ期随机研究（KEYNOTE-045）比较了帕博利珠单抗与化疗（紫杉醇、多西他赛、长春氟宁）在542例复发或进展的晚期膀胱尿路上皮癌患者中的疗效。结果显示，帕博利珠单抗显著改善生存时间，总生存时间为10.3个月，对照组为7.4个月（P=0.002），客观缓解率分别为21.1%和11.4%。帕博利珠单抗组的不良反应发生率为15.0%，显著低于化疗组的49.4%。随访2年的结果显示，帕博利珠单抗组的中位持续缓解时间未到，而化疗组为4.4个月，且不良反应发生率更低（62%和90.6%），适用于此类患者的二线治疗。

用法：帕博利珠单抗每次200mg，每3周给药1次。

（4）阿替利珠单抗　阿替利珠单抗是美国FDA批准的首个PD-L1抑制剂。在Ⅱ期研究（IMvigor 210）中，310名接受过铂类药物治疗的转移性膀胱尿路上皮癌患者中，治疗组总反应率为15%，高于对照组的10%（P=0.0058），中位随访11.7个月，84%的患者仍有效果。分析显示，继续服用阿替利珠单抗的患者进展后总生存时间为8.6个月，优于其他药物治疗（6.8个月）和未治疗（1.2个月）。在Ⅲ期研究（IMvigor 211）中，931名复发或进展的晚期膀胱尿路上皮癌患者接受阿替利珠单抗与化疗比较。中位随访17.3个月，阿替利珠单抗组中位总生存时间为11.1个月，与化疗组（10.6个月）无显著差异（P=0.41），客观缓解率分别为23%和22%。尽管总生存时间无显著差异，阿替利珠单抗组3级及以上不良反应发生率为20%，明显低于化疗组的43%。

（5）阿维鲁单抗（avelumab）　Ⅱ期研究中，249例对铂类药物无效或不适合治疗的转移性膀胱尿路上皮癌患者接受阿维鲁单抗治疗，客观缓解率为17%，其中完全缓解6%，部分缓解11%。PD-L1表达阳性患者的客观缓解率（24%）显著高于阴性患者（13%）。中位总生存时间为6.5个月，阳性者为8.2个月，阴性者为6.2个月，阳性者的无进展生存时间也优于阴性者（11.9个月对6.4个月）。3级不良反应发生率为8%。

（6）纳武利尤单抗　纳武利尤单抗Ⅱ期研究（Checkmate 275）涉及265例接受过铂类药物治疗后进展的转移性膀胱尿路上皮癌患者，治疗组客观缓解率为19.6%，中位总生存时间为8.74个月，3级及以上不良反应发生率为18%。PD-L1表达率≥1%患者中位总生存时间为11.3个月，显著优于PD-L1表达率＜1%患者（5.95个月）。最新数据显示，最短随访时间为37.7个月，纳武利尤单抗单药治疗的客观缓解率为25.6%（95%CI 16.4%~36.8%），持续缓解时间中位数为30.5个月。

（7）度伐利尤单抗　Ⅱ期研究分析了191例不适合手术或转移性膀胱尿路上皮癌化疗后进展的PD-L1阳性患者。接受度伐利尤单抗治疗的客观缓解率为17.8%，PD-L1高表达者为27.6%，低表达或不表达者为5.1%。所有患者的中位总生存时间为18.2个月，PD-L1高表达者为20个月，55%的患者在1年随访时存活。最新Ⅲ期临床研究

（DANUBE）比较了度伐利尤单抗与化疗在晚期尿路上皮癌一线治疗中的疗效，结果显示未达到主要终点，单独使用度伐利尤单抗或联合 tremelimumab 均未提高总生存率，结果为阴性。

免疫治疗可诱发免疫相关不良事件（immune-related adverse events，irAE），常见的不良反应包括瘙痒、乏力、恶心、腹泻、无食欲、皮疹、发热等，耐受性良好，致死性 irAE 发生率为 0.64%，需要引起重视。

3. ADCs（抗体偶联物药物） 恩美曲妥珠单抗（enfortumab vedotin，EV）是一种针对 Nectin-4 的 ADC 药物，由单克隆抗体与微管破坏剂 MMAE 构成，已获批用于治疗既往接受 PD-1/PD-L1 抑制剂和含铂化疗的局部晚期或转移性尿路上皮癌。EV-201 研究显示，125 例转移性尿路上皮癌患者的客观缓解率为 44%，完全缓解率为 12%，中位无进展生存时间为 5.8 个月，总生存时间为 11.7 个月，54% 患者发生 ≥ 3 级副反应。美国已批准 EV 用于顺铂化疗或免疫治疗失败的患者。Ⅲ期 RCT 初步结果显示 EV 与单药化疗相比有显著生存获益，EV 联合帕博利珠单抗的客观缓解率为 73.3%，完全缓解率为 15.6%。

用法：EV 注射剂：1.25mg/kg，第 1、8、15 天，每 28 天为一个周期。

维迪西妥单抗：维迪西妥单抗（disitamab vedotin）是一款靶向尿路上皮癌高表达的 HER2 靶点的抗体偶联药物。在两项Ⅱ期临床试验的合并分析中，维迪西妥单抗在既往接受过至少一线系统性化疗失败的 HER2 过表达（免疫组化 3+ 或 2+）的局部晚期或转移性尿路上皮癌患者中展现了卓越的疗效和可控的安全性。

维迪西妥单抗联合免疫治疗晚期尿路上皮癌的 C014 研究中，一线治疗患者的 ORR 高达 76.0%。在身体条件较差的患者中，ADCs 联合免疫展现了良好疗效，期待在身体条件更好的肌层浸润型膀胱癌患者中取得更优效果。目前已有初步数据，如华西医院的 HOPE-03 研究，评估维迪西妥单抗联合替雷利珠单抗的新辅助治疗效果。该研究入组 HER2 阳性局部晚期 MIBC 患者，16 名患者的 cCR 率为 68.75%，DCR 为 90.91%。

用法：维迪西妥单抗（每支 60mg）2.0mg/kg，每 2 周一次静脉滴注。

4. 戈沙妥珠单抗 戈沙妥珠单抗是一种靶向 TROP2 的 ADC，SURE-01/02 研究评估其单药或与帕博利珠单抗联合治疗围术期 MIBC 的效果。对于不耐受或拒绝顺铂新辅助化疗的 cT2-4N0M0 MIBC 患者，给予 4 个周期的新辅助戈沙妥珠单抗治疗，随后进行根治性膀胱切除术（RC）。21 名患者中，18 名完成治疗并接受手术，10 名患者（47.6%）达到了临床完全缓解（cCR）。接受 RC 的患者中，4 名（36.4%）实现 ypT0N0 缓解，5 名（45.4%）实现 ypT ≤ 1N0 缓解。整体人群中，10 名（47.6%）实现 ypT0N0-x 缓解，11 名（52.4%）实现 ypT ≤ 1N0-x 缓解。

5. 靶向治疗 FGFR 抑制剂：如厄达替尼（erdafitinib）和佩米替尼（pemigatinib）。这些药物针对成纤维细胞生长因子受体（FGFR）的异常，用于治疗某些 FGFR 突变或融合的尿路上皮癌。

厄达替尼是一种 FGFR 抑制剂，国外已经批准用于存在 FGFR3 或 FGFR2 基因突变的铂类化疗失败的局部晚期或转移性尿路上皮癌患者。BLC2001 研究厄达替尼治疗 99 例合并 FGFR 基因突变的既往化疗失败的晚期尿路上皮癌患者。其客观缓解率为 40%（95%CI 31%~50%），完全缓解率为 3%，疾病控制率为 79%，中位无进展生存时间为 5.5 个月，中位总生存时间为 13.8 个月。

用法：厄达替尼片：每次 10mg，每日 1 次口服，第 1~7 天，其后休息 1 周后重复，每 28 天为一周期。

6. 维持治疗　对于已经接受过一线化疗的患者，维持治疗可以帮助延长无进展生存期。例如，使用 PD-1/PD-L1 抑制剂进行维持治疗。

7. 个体化治疗　基于肿瘤基因组学的个体化治疗策略正在研究中，目的是根据患者的肿瘤特异性突变选择合适的靶向治疗。

8. 联合治疗　将免疫检查点抑制剂与其他药物（如化疗、ADCs 或放疗）联合使用，以提高治疗效果。

9. 新药临床试验　有许多新药正在临床试验阶段，包括新的靶向治疗、免疫治疗和其他创新治疗方法。

四、膀胱癌临床药物治疗案例分析

★膀胱癌新辅助治疗案例分析

病历摘要

患者，男性，46 岁。身高 172cm，体重 65kg。

主诉：反复尿频、尿急、尿痛半年余（入院日期：2023-07-20）。

现病史：半年余前无明显诱因出现尿频、尿急，白天排尿 7~8 次，夜晚排尿 4~5 次，伴尿痛，无排肉眼血尿，无排尿困难，无腹痛、腹胀，无畏冷、发热，半年来多次就诊我院，门诊考虑诊断"泌尿道感染、膀胱过度活动症"予抗感染等对症治疗，无明显好转。近日上诉症状反复，再次就诊我院，门诊性泌尿系 MRU 检查提示：膀胱壁异常增厚并异常信号，考虑膀胱癌，伴盆腔淋巴结转移。为行进一步诊治收入住院。

既往史：平素健康状况良好，无高血压、糖尿病、冠心病、房颤病史，无外伤、手术史，无肝炎、肺结核、疟疾、菌痢等传染病史。无输血史，预防接种史随当地，无药物成瘾史，既往多种药物过敏史（喹诺酮类、磺胺类、青霉素药物）；吸烟史 20 余年，1 包 / 天，未戒烟。

个人史：生于原籍，无外地久居史，无疫水接触史，无吸烟好，无饮酒好，从事职员工作，无工业毒物、粉尘、放射性物质接触史，无冶游史。

婚育史：已婚，育有 1 子，家人均体健。

查体：双肾区无隆起，无压痛及叩击痛，双输尿管行程无压痛及反跳痛，膀胱区无隆起，叩诊空虚，无压痛。

入院诊断：膀胱肿瘤。

治疗经过及用药分析

完善各项检查：血常规、凝血常规、肝肾功能、肿瘤标志物相关检测未见明显异常。

泌尿系 MRU：①膀胱壁异常增厚并异常信号，考虑膀胱癌，伴盆腔淋巴结转移，请结合临床。②左肾多发囊肿。③扫及肝内多发囊肿可能（图12-3）。

于 2023-07-21 行"经尿道膀胱肿瘤诊断性电切术"，病理结果提示：（膀胱肿物）浸润性高级别尿路上皮癌，侵及肌层。（膀胱颈部肿物）浸润性高级别尿路上皮癌，侵及肌层。（尿道肿物）浸润性

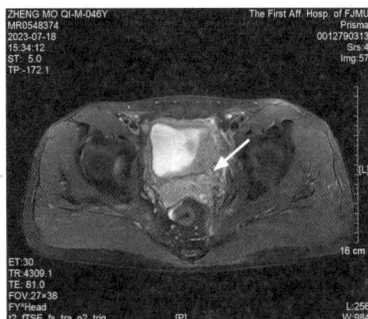

图 12-3　治疗前泌尿系磁共振影像（箭头所指处为膀胱左侧壁成片状肿瘤）

高级别尿路上皮癌，侵及肌层。IHC：CD44V（－），CK20（＋），CK（＋），GATA-3（＋），Ki-67（90%＋），CD3（T 细 胞 ＋），CD20（－），PAX5（－），her2（2+）（图12-4）。

送检材料：膀胱肿物、膀胱颈部肿物、尿道肿物

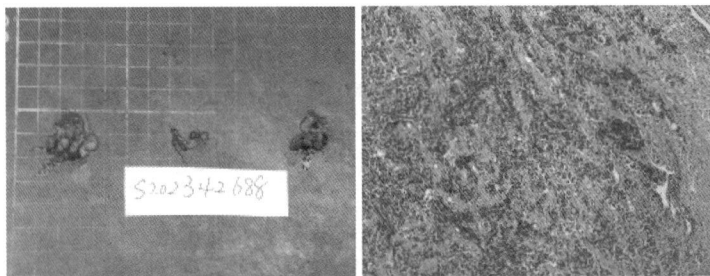

图 12-4　经尿道膀胱肿瘤电切术后病理结果

临床诊断：膀胱尿路上皮癌（高级别，cT2aN1M0）免疫组化 HER-2（2+）。

病例特点：1. 46 岁年轻患者，保膀胱治疗意愿强烈。

2. 膀胱多发肿瘤伴盆腔淋巴结转移，治疗效果可能不佳。

3. 多种药物过敏史，出现不良反应可能性高。

同患者及其家属沟通病情，患者有强烈的保留膀胱要求，且由于有多种药物过敏既往史，拒绝吉西他滨＋顺铂化疗方案。

治疗方案：维迪西妥单抗 120mg+ 特瑞普利单抗 240mg ivgtt q21d×3 周期。

治疗时间：2023 年 7 月~2023 年 10 月。

治疗后辅助检查：2023-10-12 膀胱 MRI 平扫＋增强：膀胱病损电切术后，请结合临床。盆腔少量积液（图12-5）。

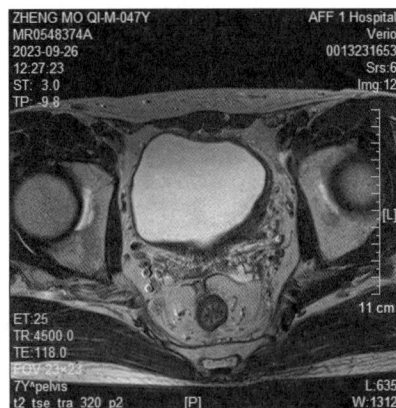

图 12-5　治疗后膀胱磁共振影像

2023-10-15 PET/CT 检查报告：膀胱癌行膀胱病损电切术后、靶向治疗后：①膀胱左侧壁稍增厚，68Ga-FAPI 摄取不高，考虑术后改变；②前列腺后叶小结节状轻度 68Ga-FAPI 摄取增高灶，考虑生理性摄取或良性病变可能；③大枕大池：右上牙槽小斑片状 68Ga-FAP 摄取稍增高灶，考虑炎性病变；甲状腺左侧叶小结节，68G3-FAPI 摄取稍增高，建议彩超及相关甲状腺激素检查；④双颈（1、Ⅱ区）及纵隔（2R、3P、4R 区）多发类性增生小淋巴结：前纵隔斑片影，68Ga-FAPI 摄取不高，考虑胸腺退化不全；⑤双肺上叶间隔旁性肺气肿：双肺上叶多发肺大泡：双肺多发微小结节，68Ga-FAPI 摄取不高，建议随诊；⑥左肾囊肿；左肾钙化灶；左肾小结石；降结肠内钙化灶；盆腔少量积液；⑦双侧腹壁及背部皮下多发小结节，68Ga-FAP 摄取不高，考虑良性；⑧右侧第 5、9 后肋良性病变，骨纤维异常增殖症可能；左侧股骨头骨岛；右侧髋关节炎症。

2023.10.19 再次行"经尿道膀胱肿瘤诊断性电切术"，术后病理诊断：（膀胱左侧壁组织）黏膜慢性炎。（膀胱三角区组织）腺性膀胱炎，伴黏膜尿路上皮反应性非典型增生（图 12-6）。IHC：1#CD44V（+），CK20（伞细胞 +），KI67（+，2%），P53（+，70%）。2#CD44V（+），CK20（-），KI67（+，2%），P53（+，70%）。

疗效评估：经影像及病理评估疗效为 CR。

后续治疗方案：同患者及其家属沟通病情，患者有强烈的保留膀胱要求，拟继续保膀胱治疗，药物方案：维迪西妥单抗 120mg ivgtt q21d×3 周期 + 特瑞普利单抗 240mg ivgtt q21d 维持治疗。

治疗时间：2023 年 10 月至今。

复查随访：2024 年 1 月复查膀胱 MRI 及膀胱镜检查未见明显肿瘤复发征象。

图 12-7 所示，治疗后膀胱镜下中见膀胱后壁及左侧壁肿瘤完全消失，炎症瘢痕形成。

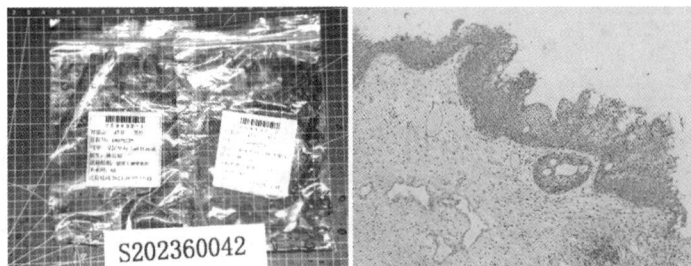

图 12-6 电切术后病理
左图 . 大体标本图；右图 . 病理组织切片 HE 染色

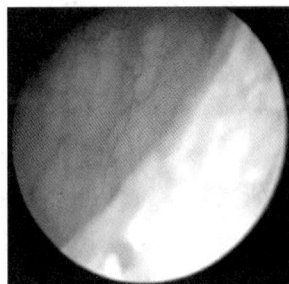

图 12-7 膀胱镜检查图

用药治疗方案分析

根据目前国内外指南，肌层浸润性膀胱癌标准方案为新辅助治疗后行根治性膀胱全切，现指南中常用保膀胱方案为 TMT 方案，TMT 是一种结合了多种治疗方法的综合疗法，旨在保证治疗效果的同时最大限度地保留膀胱功能，从而提升患者的生活质量。TMT方案包括以下3个步骤：①膀胱镜下切除：首先，通过膀胱镜手术切除肿瘤。②新辅助化疗：然后进行两到三周的化疗，常用方案为吉西他滨 $1.0/m^2$+顺铂 $70mg/m^2$ 化疗方案，防止远处复发同时巩固疗效。③评估与放疗：再次使用膀胱镜检查肿瘤情况。如果肿瘤稳定，直接进入根治性的膀胱放疗阶段。根据统计数据，接受TMT方案的患者，其生存期与传统的膀胱全切除术相比几乎相同。而且，目前NCCN指南对于T2-4aN0或T1-4aN1的膀胱癌患者，把TMT疗法及根治性膀胱切除术均作为首先推荐的治疗方案。相关研究显示，接受TMT治疗的患者五年生存率可达50%至60%，而这一数据与膀胱全切除术后的五年生存率基本持平。但更重要的是，TMT方案保留了患者的膀胱功能，让他们能够继续享受正常的生活。

但此患者年轻且保膀胱治疗意愿强烈，既往多种药物过敏史，拒绝标准GC方案化疗，故根据RC48-C014、HOPE-03等相关研究结果选用ADC+免疫治疗的联合保膀胱治疗。新辅助治疗获益的患者可考虑保膀胱治疗；新辅助化疗基础上联合免疫治疗转化保膀胱治疗，有望让患者实现更好的生存预后。为应对治疗过程可能出现的药物不良反应，患者每次住院用药前均复查血常规、生化指标、凝血功能、尿常规、皮质醇激素水平、甲状腺功能、心肌损伤标志物、心电图等项目。治疗过程中除出现手脚麻木（2级，可耐受）外无其他不良反应。

药物治疗前评估：在开始治疗之前，医师必须评估患者发生毒性的易感性，并进行irAEs相关的患者教育。评估血常规、肝肾功能，甲状腺功能、肾上腺皮质功能等，基线的影像学检查对于判断甲状腺、垂体和肺等器官毒性有帮助。

化疗不良反应特征：以时间顺序为主导，急性期：化疗早期的细胞毒作用，主要是作用在代谢最活跃的细胞，如黏膜细胞，患者会出现消化道黏膜损伤导致的腹泻、食欲不振、恶心等；亚急性期：血液毒性，骨髓抑制，红白细胞降低等；后期：神经毒性，约六个月出现。

免疫相关不良事件特征：最主要的毒性集中在跟免疫相关的器官上，比如，肠道、皮肤、甲状腺和肝脏，肝脏是免疫细胞蛋白的生产地，更容易受到攻击。

毒性分级管理原则：临床处理毒性是按照分级原则进行的。然而，使用美国国立卫生研究院癌症研究所制定的CTCAE标准来分级毒性存在一定的局限性，有时会低估或高估毒性出现的几率和严重程度。

本指南将毒性分为五个级别，基本对应于CTCAE_4.03的不良反应分级：G1，轻度毒性；G2，中度毒性；G3，重度毒性；G4，危及生命的毒性；G5，与毒性相关的死亡。

皮肤毒性主要包括以下问题。

1.皮疹和瘙痒　这是最常见的皮肤毒性，且在双免疫联合用药时发生率更高。皮疹和瘙痒多数较轻，主要为1~2级，3~4级严重的不良反应较为罕见。对于轻微的皮疹和瘙痒，可以使用局部皮质类固醇药膏或口服抗组胺药物来缓解症状。

2.银屑病、苔藓样皮炎、白癜风　这些也是免疫治疗可能引起的皮肤问题。症状包括新的或恶化的皮肤损伤，如斑点、丘疹或斑块，以及皮肤色素的丧失。对于这些症状，可能需要皮肤科医生的专业指导和治疗。

3. 大疱性皮肤病　包括大疱、持续性荨麻疹或皮肤及黏膜表面的糜烂。这些症状较为严重，需要及时的医疗干预。

严重的皮肤不良反应（SCAR）：如 Stevens-Johnson 综合征、中毒性表皮坏死松解症等。这些症状可能包括发烧、广泛的皮疹、皮肤疼痛、皮肤脱落等，需要立即停止免疫治疗并进行紧急治疗。

4. 管理原则　对于 1 级毒性，通常可以在密切监视下继续接受免疫检查点抑制剂治疗。对于 2 级毒性，可能需要暂停治疗，并在症状恢复至 1 级或以下时考虑恢复治疗。对于 3 级毒性，需要停止治疗并开始使用大剂量皮质类固醇。如果在接受大剂量皮质类固醇治疗 48~72 小时后症状没有改善，可能需要使用其他免疫抑制剂治疗。对于 4 级毒性，一般需要永久中止使用免疫检查点抑制剂治疗。

血液学不良反应：常见的血液学不良反应包括全血细胞减少、血小板减少症、中性粒细胞减少症等，这些不良反应可能导致出血和感染的风险增加。作为血液学不良反应的一种，血小板减少症需要在治疗前进行全血细胞计数检查，并在治疗期间定期监测血细胞计数。

内分泌学不良反应主要包括以下几点。

1. 甲状腺功能异常　免疫治疗可引起甲状腺功能减退和甲状腺功能亢进，包括破坏性甲状腺炎。这些是最常见的免疫相关内分泌不良反应。

2. 垂体炎　垂体炎是免疫检查点抑制剂（ICPis）治疗中最常见的内分泌免疫相关不良事件（irAEs）之一，尤其是在使用伊匹木单抗治疗时较为常见。垂体炎可能导致垂体功能减退，如中枢性甲状腺功能减退。

3. 原发性肾上腺功能减退　免疫治疗可能引起原发性肾上腺功能减退，这是一种较为严重的内分泌毒性。

4. 高血糖（糖尿病）　免疫治疗可引起高血糖，需要密切关注并进行管理。

5. 内分泌毒性的时间差异　内分泌毒性在不同个体发生的时间差异很大，多数在免疫治疗半年内发生，但也有病例在免疫治疗结束后较长时间发生，甚至在治疗结束多年后还可发生甲状腺功能异常。

6. 内分泌毒性的管理　对于免疫治疗引起的内分泌毒性，大部分是可逆的，但内分泌毒性恢复需要的时间可能比其他毒性更长。管理这些毒性需要根据不良反应的严重程度进行分级，并给予相应的治疗，必要时可能需要停止免疫治疗。

肝毒性管理：主要表现为 ALT 和（或）AST 升高，伴或不伴有胆红素升高。一般无特征性的临床表现，有时伴有发热、疲乏、食欲下降、早饱等非特异性症状。预后相对较好，较少发生肝衰竭和死亡。

发生时间：出现氨基转移酶升高最常出现在首次用药后 8~12 周。

鉴别诊断：活动性病毒性肝炎、其他疾病导致的肝脏损伤（如脂肪肝、酒精肝等）、其他药物导致的肝损伤、自身免疫性肝炎、肝脏原发肿瘤或肝转移瘤进展。

治疗：对于合并 HBV 感染的患者，需在 HBV-DNA < 2000IU/ml 后再开始 ICIs 治疗。英夫利西单抗因其自身潜在的肝毒性，不考虑使用在 ICIs 相关肝脏损伤的患者中。

胃肠毒性管理（腹泻/结肠炎）：最常见包括腹泻（≥ 3 次），尤其是水样便，可有黏液脓血。其次，里急后重、腹痛、便血、发热。偶见，假性肠梗阻、肠外表现。发生时间为腹泻一般发生在平均三次治疗之后，也可能发生在紧随第一次治疗之后。此外，腹泻和（或）结肠炎可在免疫治疗中止后的数月后出现，临床表现类似于慢性炎症性肠病。发生率：CTLA-4 抑制剂 23%~33%；PD-1/L1 抑制剂 ≤ 19%；抗 CTLA-4/抗 PD-1 联合治疗 44%。

肺毒性管理：临床表现为干咳、进行性气短、呼吸困难、低氧，也可无症状而影像学发现肺部病变。以下情况提示病情严重发热；胸痛；氧饱和度 < 90%；静息时呼吸困难；急性呼吸窘迫综合征（ARDS）。

鉴别诊断

1. 肺部感染（细菌、病毒、结核、真菌、CPC 等）。

2. 肺基础疾病加重——COPD 急性加重。

3. 肿瘤进展（尤其是癌性淋巴管炎）。

4. 假进展。

5. 其他充血性心衰（肺水肿）、肺泡出血、PE、PD-1/PD-L1 相关重症肌无力、甲减等。

治疗：CIP 85% 以上停药和激素治疗得到缓解或治愈。CIP 10%~15% 激素治疗之后不缓解。

★膀胱癌术后患者药物治疗案例分析

病历摘要

患者，男性，65 岁（入院日期：2016-07-10）。身高 177cm，体重 75kg。

主诉：反复排肉眼血尿 1 月余。

现病史：半年余前无明显诱因出现尿频、尿急，白天排尿 7~8 次，夜晚排尿 4~5 次，伴尿痛，无排肉眼血尿，无排尿困难，无腹痛、腹胀，无畏冷、发热，半年来多次就诊我院，门诊考虑诊断"泌尿道感染、膀胱过度活动症"予抗感染等对症治疗，无明显好转。近日上诉症状反复，再次就诊我院，门诊性泌尿系 MRU 检查提示：膀胱壁异常增厚并异常信号，考虑膀胱癌，伴盆腔淋巴结转移。为行进一步诊治收入住院。

既往史：平素健康状况良好，无高血压、糖尿病、冠心病、房颤病史，无外伤、手术史，无肝炎、肺结核、疟疾、菌痢等传染病史。无输血史，预防接种史随当地，无药物成瘾史，无药物过敏史；吸烟史 30 余年，2 包/天，未戒烟。

个人史：生于原籍，无外地久居史，无疫水接触史，无吸烟好，无饮酒好，从事职员工作，无工业毒物、粉尘、放射性物质接触史，无冶游史。

婚育史：已婚，育有 2 子，家人均体健。

查体：双肾区无隆起，无压痛及叩击痛，双输尿管行程无压痛及反跳痛，膀胱区无隆起，叩诊空虚，无压痛。

入院诊断： 膀胱肿瘤。

治疗经过及用药分析

完善各项检查　化验检查：Hgb 89g/L；血沉 61mm/h；IL-6 7.38；肌酐 133μmol/L；GFR 50.35ml/min，余血常规、生化全套、凝血功能检查未见异常。

当地医院泌尿系彩超：膀胱右侧壁结节，考虑膀胱癌。双肾结石。

膀胱 MRI 平扫 + 增强：膀胱右侧壁异常强化肿块，考虑膀胱癌，3.4cm×2.8cm。

于 2016-07-15 行"经尿道膀胱肿瘤性电切术"，病理结果提示浸润性高级别尿路上皮癌，浸润固有层。

临床诊断：膀胱尿路上皮癌（分期分级：pT1G3/HG）。

治疗方案：表柔比星（法玛新）50mg+NS 50ml 膀胱灌注治疗。

治疗时间：2016 年 07 月 ~2017 年 08 月。

治疗后复查：复查泌尿系彩超、膀胱镜未见明显复发转移迹象。

末次检查后 2 年未复查，2019-10-10 以排肉眼血尿 2 周为主诉就诊，当地医院查泌尿系 CT 平扫提示膀胱内团块影，考虑膀胱癌。再次入我科住院。

泌尿系 CTU：膀胱后壁及侧壁不规则状软组织影，考虑膀胱恶性肿瘤，基底宽与膀胱壁相连，范围约 6.6cm×7.2cm，双侧输尿管结石伴双肾积水（图 12-8）。

2019-09-27 行膀胱镜检查 + 活检术，术后病理结果提示高级别尿路上皮癌。

2019-10-18 行腹腔镜下根治性全膀胱切除术 + 双侧盆腔淋巴结清扫 + 双侧输尿管皮肤造口术 + 双侧输尿管结石取石术。

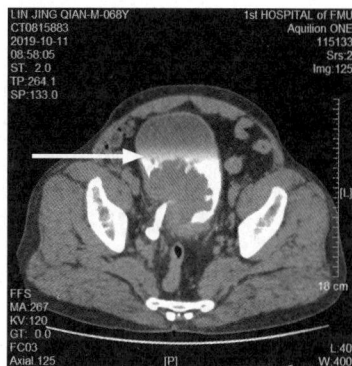

图 12-8　复诊时泌尿系 CTU 检查见膀胱右侧壁巨大肿瘤

术后病理：（膀胱）膀胱浸润性高级别尿路上皮癌伴坏死（局部见微乳头型），侵及周围脂肪组织。异常分化：无。肿瘤位置：右侧壁。合并原位癌（CIS）：无。脉管内癌栓：（+）神经束侵犯：（+）。尿道切缘：（+）膀胱环周切缘：（-）。左输精管切缘：（-）右输精管切缘：（-）。左精囊腺：（-）右精囊腺：（-）。前列腺：浸润前列腺尖部间质。左、右输尿管断端未见肿瘤。左、右髂内淋巴结未见转移癌。右髂内淋巴结镜下为少量血管、纤维脂肪以及输精管组织。左、右闭孔淋巴结未见转移癌（图 12-8）。IHC：CD44（-），CK20（-），Ki67（70%+），MAGEA4（-），P53（+），syn（-），CgA（-），CD56（-），CK7（+），PAX8（-），P63（灶+），CK5/6（-），GATA3（+），EMA（+），CD34（-），D2-40（-）（图 12-9）。

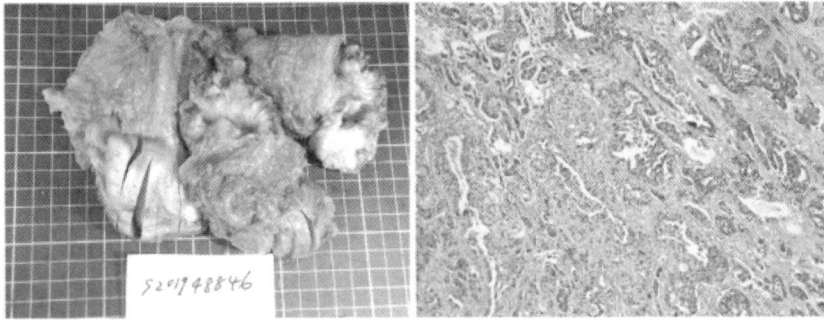

图 12-9　术后病理:(左)大体标本图;(右)病理组织切片 HE 染色

诊断:膀胱恶性肿瘤(高级别尿路上皮癌)临床分期:pT3N0M0。

治疗后复查:术后 1 个月 2019-11-19 复查 CT 平扫提示术后恢复尚可。

术后未行进一步辅助治疗,2020 年 2 月(术后 4 个月余)起发现右下腹输尿管皮肤造口旁可触及肿块,逐渐突出皮肤表面并增大。遂再次就诊我科门诊行全腹 CT 平扫 + 增强检查:"全膀胱根治性切除术 + 双侧输尿管皮肤乳头 + 双侧输尿管结石取出石"术后改变,请结合临床。考虑腹腔内、腹膜后、盆腔内及腹前壁多发转移(图 12-10)。

PET-CT:膀胱恶性肿瘤术后检查结果如下。

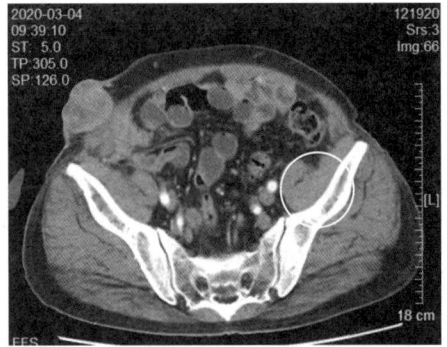

图 12-10　复查全腹 CT 平扫 + 增强检查见右下腹皮下肿瘤复发

1. 盆腔内、右侧腹股沟区、肠系膜区、腹膜后及双侧前腹壁多发高代谢结节、肿块,考虑肿瘤多发转移;

2. 左输尿管中段(L5 椎体左前方)高代谢结节,考虑恶性肿瘤,其上游输尿管及左肾盂扩张积水。

目前诊断:膀胱恶性肿瘤盆腔、腹腔、腹膜后、腹壁、左输尿管肿瘤复发并多处转移。临床分期:T3N2M1。

疗效评估:经影像及病理评估疗效为 CR。

后续治疗方案:泌尿外科与肿瘤内科、病理科等多学科 MDT 后决定进行抗肿瘤综合治疗患者及家属考虑后决定化疗 + 免疫治疗。

治疗方案包括以下内容。

化疗:吉西他滨 $1.0g/m^2$ d1、8+ 顺铂 $70mg/m^2$ d2 ivgtt。

免疫治疗:替雷利珠单抗 200mg ivgtt d1 q3w。

治疗时间:2020 年 3 月~2020 年 9 月(6 个周期化疗)2020 年 3 月至今(免疫治疗)。

复查随访:治疗后右下腹部皮肤肿物逐步缩小(图 12-11)。

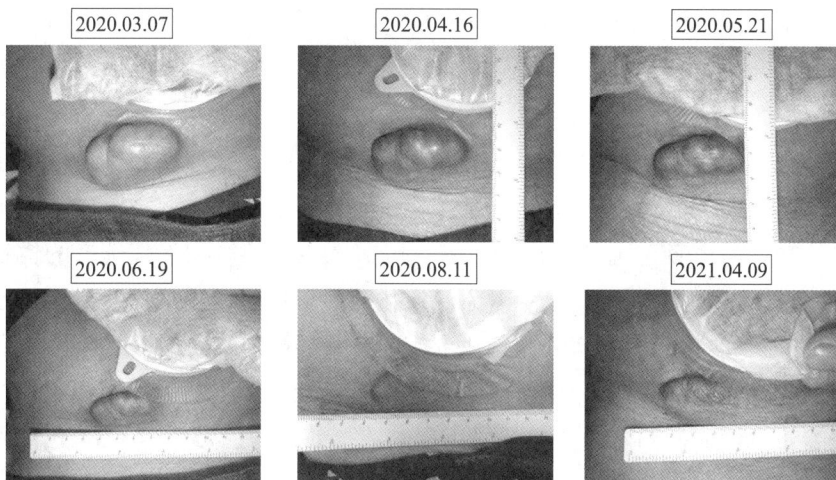

图 12-11　治疗后定期复查见右下腹部皮肤肿物逐步缩小

复查腹部 CT：①"全膀胱根治性切除术 + 双侧输尿管皮肤乳头 + 双侧输尿管结石取出石"术后改变，请结合临床。②考虑腹腔内、腹膜后、盆腔内及腹前壁多发转移，部分较前缩小，部分较前稍增大（图 12-12）。

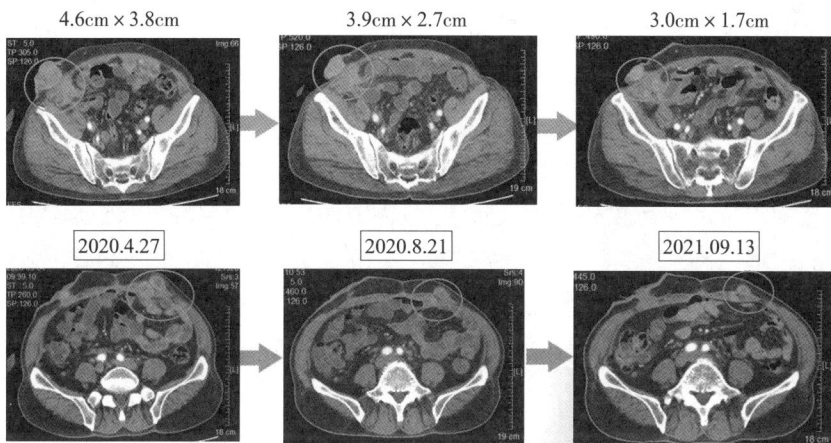

图 12-12　治疗后定期复查腹部 CT 腹盆腔内肿物部分亦逐步缩小

复查随诊血常规、肾功能同前大致相仿，甲状腺激素及肾上腺激素、凝血功能均正常范围。

用药治疗方案分析

病例特点包括以下内容。

1. 膀胱恶性肿瘤初次电切治疗后复发，后出现全身多处转移。

2. 皮肤转移肿瘤可以观察到肿瘤治疗反应。

3. 经典吉西他滨 + 顺铂化疗方案联合免疫治疗后肿瘤部分缓解。

晚期膀胱癌的治疗方案包括多种不同的治疗方式，根据最新的治疗指南和研究进展，以下是一些主要的治疗策略。

一线化疗：与患者讨论一线化疗的作用，包括癌症的预后和治疗选择的优缺点。提供含顺铂的联合化疗，如顺铂 + 吉西他滨或高剂量甲氨蝶呤、长春碱、阿霉素、顺铂（MVAC），适用于 ECOG 评分 0 或 1 且肾功能正常的患者。如果含顺铂方案不适合，如 ECOG 评分不理想或肾功能 GFR < 60ml/（min·1.73m^2），或存在并发症，可给予含卡铂方案联合化疗。

二线化疗：与患者讨论二线化疗，内容包括癌症的预后和治疗选择的优缺点。如果肾功能充足、ECOG 评分 0 或 1，考虑二线化疗，采用吉西他滨联合顺铂，或高剂量 MVAC。顺铂不适合或患者不接受，选用卡铂联合紫杉醇或吉西他滨联合紫杉醇。

免疫疗法：免疫疗法是一种帮助免疫系统对抗癌症的药物治疗，可以膀胱灌注治疗或静脉内给予。例如，帕博丽珠单抗可以提高治疗效果，已被美国 FDA 允许应用在卡介苗无应答病例。

靶向治疗：靶向治疗药物重点针对癌细胞中存在的特定弱点，可能检查癌细胞，查看靶向治疗是否会起效。当其他治疗不起作用时，靶向治疗可能是治疗晚期膀胱癌的一种选择。

化疗相关不良事件的特征主要包括以下几个方面。

1. 消化道反应

（1）恶心和呕吐　是化疗最常见的副作用之一，不同药物的致吐性不同，如顺铂、环磷酰胺属于高度致吐风险药物。

（2）食欲不振　一般在治疗 1~2 天出现。

（3）便秘和腹泻　与化疗药物有关，可能由于患者饮食习惯变化和体力活动减少导致。

（4）骨髓抑制　白细胞、血小板、红细胞降低：化疗可以诱导骨髓中的造血细胞凋亡，导致白细胞、红细胞及血小板减少，增加感染风险和出血倾向。

2. 皮肤和口腔问题

（1）脱发　化疗损伤增殖期毛囊细胞，可能导致暂时性脱发，化疗结束后大部分脱发可以恢复。

（2）皮疹和口腔溃疡　紫衫类、氟尿嘧啶、环磷酰胺、培美曲塞等可引起皮疹，口腔黏膜炎发生率高达 40%。

3. 周围神经病变　患者可能出现指尖麻木、四肢发凉等感觉异常。

4. 心脏毒性　化疗可引起急性心肌毒性和慢性心肌病，需要医生采取多种综合措施治疗。

5. 肺毒性　化疗可导致肺、气道、胸膜和肺循环系统的损伤，严重的间质性肺炎及肺纤维化需要积极治疗。

6. 生殖毒性　化疗可能影响细胞的染色体，引起胎儿畸形，甚至引发流产，或直接损伤性腺体导致不育。

7. 第二肿瘤风险　长期化疗人群的第二肿瘤发生率显著升高，最常见于白血病、淋巴瘤、膀胱癌。

8.全身性反应　包括疲劳、食欲减退、皮肤干燥等。

这些不良事件的特征显示了化疗药物在杀死癌细胞的同时，也可能对正常细胞造成影响，导致多种不良反应。因此，化疗期间需要密切监测患者的身体状况，并采取相应的预防和治疗措施以减轻副作用。

化疗监测及不良反应处理措施：化疗期间监测和缓解恶心反应是化疗管理中的重要部分。

（1）监测恶心反应　监测恶心反应可通过以下措施。

分类监测：恶心和呕吐根据发生时间和治疗效果分为急性、延迟性、预期性、暴发性和难治性 5 类。这有助于医生根据恶心呕吐的类型选择合适的预防和治疗策略。

风险评估：充分评估高危因素和伴随疾病，重视个体化用药。这包括化疗药物的剂量、滴速、联合使用方案以及患者的自身因素等。

生活方式管理：良好的生活方式有助于减轻恶心呕吐反应，如少食多餐，选择易消化的食品，控制食量，避免食用辛辣刺激、过冷或过热的食物，并在医生的指导下进行适度运动。

治疗后风险再评估：根据上一周期止吐疗效，动态调整下一周期抗肿瘤治疗时的止吐方案。可尝试利用 Dranitsaris 评分系统及在线工具个体化预测患者恶心呕吐的发生风险。

（2）缓解恶心反应　缓解恶心反应可通过以下措施。

①药物治疗：使用 $5-HT_3$ 受体拮抗剂（如帕洛诺司琼）、糖皮质激素（如地塞米松）、NK-1 受体拮抗剂（如阿瑞匹坦）等药物预防和治疗化疗引起的恶心和呕吐。

②预期性恶心呕吐的管理：对于预期性恶心呕吐，除了药物治疗外，还可以考虑使用行为疗法，如放松训练、系统脱敏等。

③暴发性和难治性恶心呕吐的处理：对于在预防性使用了止吐药物后仍出现的恶心呕吐，需要进行解救性止吐治疗。

④综合治疗：结合药物治疗、生活方式调整和心理支持等综合措施，以最大程度地减轻恶心呕吐反应。

第三节　前列腺癌

一、概述

前列腺癌是西方男性最常见的恶性肿瘤之一，占所有肿瘤的 15%，年发病例约 140 万。其发病率在地理和种族上差异明显，加勒比海和斯堪的纳维亚地区最高，东亚地区最低。在美国，前列腺癌是男性发病率最高的恶性肿瘤，尤其在非裔美国人中更为突出。尽管亚洲的发病率低于欧美，但近年来有所上升。我国 1993 年前列腺癌发生率为

1.71 人 /10 万人，1997 年升至 2.0 人 /10 万人。1992~1999 年，美国新增白人前列腺癌患者中 86% 为局限性病例；自 1991 年以来，远处转移病例每年减少 17.9%。局限性患者 5 年生存率近 100%，而远处转移患者为 33.5%；1983~1985 年的 5 年总体生存率为 75%，而 1995~2000 年提高至 99%。这些变化得益于前列腺特异性抗原（PSA）的普查和治疗水平的提高。

早期前列腺癌症状隐匿，部分患者在手术中被发现，许多通过直肠指检或血清 PSA 检查发现异常。早期以排尿障碍为主，晚期则表现为局部浸润或远处转移，排尿功能障碍可能渐进或迅速加重。外周带前列腺癌患者排尿障碍不易察觉，癌症可引起下尿路梗阻。老年人出现血精需考虑前列腺癌，肿瘤压迫输精管可导致腰痛和射精痛。癌症向膀胱发展可引起尿潴留或肾积水，最终导致肾功能不全。首诊时可表现为转移性症状，尤其是骨痛，常见转移部位包括盆腔淋巴结和骨骼，症状包括持续剧烈的腰、背、髋部疼痛。部分患者有骨髓抑制症状，80% 的骨转移为成骨性改变。淋巴结肿大可导致下肢和阴囊水肿，内脏转移表现为肝肿大、黄疸等。20% 的患者有神经症状，前列腺癌晚期会出现全身情况恶化、极度消瘦等恶病质表现。

（一）病因与发病机制

前列腺癌的病因学尚未完全阐明。最新的观点认为，前列腺癌的发生是先天胚系基因易感性、后天体系基因突变和微观、宏观环境因素相互作用的结果。

遗传是前列腺癌的重要危险因素，一级亲属患病者的风险是普通人群的 2 倍。遗传易感性可由高外显性突变（如 BRCA1/2）和低风险变异共同作用引起。北美地区前列腺癌遗传突变检出率为 15.6%~17.2%，而我国患者中有 8.49% 携带致病基因突变。HOXB13 基因的 G84E 突变在我国未发现，但 GJ35E 突变频率升高。DNA 损伤修复基因和错配修复基因的突变是前列腺癌的主要遗传因素，BRCA1 和 BRCA2 突变分别增加 3.8 倍和 8.6 倍的风险。这些突变与早发病、家族聚集性和预后差等特点相关，因此建议有家族史或高危患者进行基因检测。

低风险的遗传变异主要与单核苷酸多态性有关。通过前列腺癌全基因组关联分析发现 77 个 SNP 与前列腺癌相关。第一个鉴定的 SNP 位点与其他 SNP 位点相似，位于染色体 8q24，在癌基因 c-MYC 邻近的非编码区域，染色质构象分析表明这些位点的突变能影响 c-MYC 的表达。针对我国人群前列腺癌患者进行的全基因组关联研究发现 9q31.2（rs817826）和 19ql3.4（rs103294）两个 SNP 与我国人群前列腺癌患病密切相关，这与欧美人群前列腺癌遗传易感性明显不同，这两个 SNP 有望未来应用于我国前列腺癌风险预测。

导致前列腺癌发病的分子事件存在明显的人种差异。欧美人群早期前列腺癌的基因组学分子事件中 40%~60% 的患者发生 TMPRSS2-ERG 基因融合、5%~15% 的患者出现 SPOP 基因功能缺失突变、3%~5% 的患者发生 FOXA1 基因功能获得突变。而我国长海医院研究发现我国局限性前列腺癌患者 FOXA1 突变检出率达到了 41%，ZNF292 和

CHD1 缺失的突变率各占 18%。此外，对我国前列腺癌发病相关性的研究发现，DNA 损伤修复相关基因 TEX15 的 Q1631H 突变与汉族人群前列腺癌发病风险相关。

外源危险因素中，睾酮和雌激素水平紊乱与前列腺癌密切相关，雄激素暴露程度也影响其发生。睾丸不发育或幼年阉割者不易得前列腺癌。雌激素在饮食富含植物雌激素的人群中可降低前列腺癌发病率，可能通过抑制前列腺上皮生长来防止癌症，但与雄激素联合时可能增加风险。炎症可能是诱因之一，慢性炎症或感染可能通过氧化应激导致 DNA 损伤，具体机制尚不清楚。糖尿病、胆固醇代谢异常及肥胖等代谢综合征与前列腺癌发生有关。研究显示，男性肥胖者罹患前列腺癌风险增加，肥胖与低级别 PCa 风险降低但高级别 PCa 风险增加。糖尿病患者使用二甲双胍与前列腺癌发生的相关性存在争议，使用他汀类药物也可能与前列腺癌发病相关。部分省市筛查结果显示，前列腺癌风险与高龄及服用降脂药物有关。

前列腺癌的其他发病危险因素还包括膳食因素，红肉、加工肉类和乳制品的摄入可能是前列腺癌的危险因素，番茄、大豆和绿茶可能是前列腺癌的保护因素，但缺乏高质量的证据。维生素和矿物质补充剂的摄入可能影响前列腺癌的发病风险，但相关结论并不一致。一项关于饮食与前列腺癌关系的病例对照研究发现，总脂肪摄入量和饱和脂肪摄入量增加与前列腺癌进展密切相关。

（二）病理分类与分期

由于前列腺癌病理类型的复杂性和异质性，不同病理分型在诊断、治疗选择和预后评估中具有重要参考价值。因此，深入探讨前列腺癌病理分类和分期的细化标准，对于提升诊断准确性、优化治疗方案以及延长患者生存期具有重要的临床意义。本节将系统梳理和分析前列腺癌的主要病理类型及其分期特点，为临床实践提供科学依据。

1. 病理分类

（1）腺泡型腺癌　前列腺腺泡型腺癌的病理诊断依赖于腺上皮细胞的排列及显微镜下的细胞核和细胞浆变化，不能仅凭单一细胞形态确诊。若穿刺标本中发现腺体拥挤排列，需考虑前列腺癌。癌变细胞可能表现为明显的细胞核仁、双嗜性细胞浆、腺腔内类晶体及基底细胞缺失。三种特征性病理改变（黏液样纤维组织增生、肾小球样结构和神经周侵犯）可作为独立指征，未在良性腺体中观察到。自 1979 年发现 PSA 以来，它成为前列腺上皮细胞的特异性标记物，但在肿瘤内部和间质中的表达存在差异，肿瘤分级越高，PSA 表达越弱。PSA 检测主要用于鉴别不明来源的转移癌是否源于前列腺。PAP 是另一种与 PSA 用途相似的免疫标记物，少数前列腺癌在 PAP 和 PSA 中仅有一种阳性，PAP 主要用于可疑前列腺癌且 PSA 阴性的病例。新版 WHO 前列腺癌病理分类强调 AMACR 的诊断价值，尽管 AMACR 并非特异性标记物，但 80%~100% 的前列腺癌呈阳性反应，结合基底细胞特异性标记物可确认诊断。p63 和 34βE12 是前列腺基底细胞的特异性标记物，p63 更易鉴别基底细胞。日常病理诊断中，AMACR、p63 和 34βE12 的复合使用越来越普遍。NKX3.1 和 Prostein 在转移性前列腺癌中的诊断敏感性高达 94%，

NKX3.1 特异性更高。GATA3、CDX-2、Villin 和 CD68 等免疫标记在鉴别诊断中也具有重要价值。

（2）高级别前列腺上皮内瘤　前列腺上皮内瘤是前列腺导管及腺泡的被覆上皮发生的瘤变。HGPIN 在前列腺穿刺标本中的发生率约为 5%。HGPIN 细胞学上系导管或腺泡被覆具有恶性特征的细胞，其组织结构和类型多样。几乎所有 HGPIN 细胞呈一致性增大和一致性核浆比增加，并常可见明显的核仁。常见的 HGPIN 结构类型有以下 4 种：平坦型、簇状型、微乳头型和筛状型。临床对于 HGPIN 的诊断意义在于，20%~25% 初诊发现孤立 HGPIN 的患者再次穿刺活检中可能发现癌，ISUP 建议在 2 针或以上穿刺组织中发现 HGPIN 患者需行重复穿刺。

（3）前列腺导管内癌　前列腺导管内癌（IDC-P）是 2016 年 WHO 新定义的前列腺癌病理类型，发生在前列腺腺管内，易与高级别上皮内瘤混淆。IDC-P 在前列腺穿刺标本中的独立诊断比例仅为 0.06%~0.26%，大多数病例伴随高级别腺泡腺癌，因此建议在仅检出 IDC-P 时重复穿刺以排查高侵袭性腺泡腺癌。与腺泡腺癌不同，IDC-P 的基底细胞层保持完整，IHC 显示基底细胞标记 p63 阳性。IDC-P 在不同分期前列腺癌组织中的检出率差异显著，穿刺标本约为 2.8%，根治标本约 20%，而在转移性前列腺癌及 CRPC 组织中超过 20%~62.5%。IDC-P 的检出与生化复发、转移、CRPC 发生及总生存相关。

（4）前列腺导管腺癌　前列腺导管腺癌是一种少见的前列腺癌类型，约占 3.2%，常与腺泡型腺癌并存，单独发生的比例不足 0.4%。其病理特征为肿瘤细胞呈高柱状或假复层状，胞浆丰富，排列呈乳头状或筛孔状。目前尚无特异性标记区分导管腺癌和腺泡型腺癌。导管腺癌多发生于尿道周围，患者常因血尿就诊，肿瘤具有高度侵袭性，易发生淋巴结和骨转移。

（5）其他特殊类型前列腺癌　前列腺尿路上皮癌主要由膀胱尿路上皮癌累及前列腺尿道引起，占膀胱尿路上皮癌的约 4%。原发性前列腺尿路上皮癌较少见，常伴有血尿和尿路症状，肛门指检可发现前列腺异常，肿瘤细胞形态与膀胱癌相似。

前列腺基底细胞癌源于基底细胞，患者常因排尿梗阻接受 TURP 手术。其组织形态包括基底细胞样细胞巢，生物学行为尚不明确，随访显示易发生前列腺外侵犯，转移至肺、肝等部位，基底细胞样细胞巢的癌症更具侵袭性。

前列腺神经内分泌肿瘤包括多种亚型，诊断依赖神经内分泌标记物检测。神经内分泌分化与治疗效果及预后关系不明，通常不常规检测。小细胞神经内分泌癌与小细胞肺癌相似，常与高 Gleason 评分的腺泡腺癌共存，预后差，易发生内脏和骨转移。

2. 前列腺癌的分期　前列腺癌分期系统目前最广泛采用的是美国癌症分期联合委员会制定的 TNM 分期系统（第 8 版）。

（1）T 分期　表示原发肿瘤的局部情况，主要通过 DRE、MRI 等影像学检查来确定，肿瘤病理分级和 PSA 可协助分期。

（2）N 分期　表示淋巴结转移情况，MRI、CT、B 超、胆碱 PET/CT 和 PSMAPET/CT 可协助判断临床 N 分期。

（3）M 分期 主要针对骨骼转移、盆腔以外的非区域淋巴结和内脏转移，全身核素骨显像、CT、MRI 是常规检查方法。如果核素骨显像发现可疑病灶又不能明确诊断者，可选择 18F-NaFPET/CT、MRI 等检查明确诊断。推荐选择 PSMAPET/CT 或 PET/MRI 进行前列腺癌精准分期，可以替代传统影像学检查。

表 12-3 为前列腺癌 TNM 分期。

表 12-3 前列腺癌 TNM 分期（AJCC，2017 年）

原发肿瘤（T）	
临床	病理（pT）*
Tx 原发肿瘤不能评价	pT2 局限于前列腺
T0 无原发肿瘤证据	pT3 突破前列腺包膜**
T1 不可扪及和影像学难以发现的临床隐匿肿瘤	pT3a 突破前列腺包膜（单侧或双侧）或镜下侵犯膀胱颈
T1a 偶发肿瘤，体积小于等于所切除组织体积的 5%	pT3b 侵犯精囊
T1b 偶发肿瘤，体积大于所切除组织体积的 5%	pT4 肿瘤固定或侵犯除精囊外的其他邻近组织结构，如尿道外括约肌、直肠、膀胱、肛提肌和（或）盆壁
T1c 不可扪及，仅穿刺活检发现的肿瘤（如由于 PSA 升高）	
T2 肿瘤可触及，仅局限于前列腺内	
T2a 肿瘤限于单叶的 1/2（≤ 1/2）	
T2b 肿瘤超过单叶的 1/2 但限于该单叶	
T2c 肿瘤侵犯两叶	
T3 肿瘤突破前列腺包膜**	
T3a 肿瘤侵犯包膜外（单侧或双侧）	
T3b 肿瘤侵犯精囊	
T4 肿瘤固定或侵犯除精囊外的其他邻近组织结构，如膀胱颈、尿道外括约肌、直肠、肛提肌和（或）分壁	
区域淋巴结（N）***	
Nx 区域淋巴结不能评价	
N0 无区域淋巴结转移	
N1 区域淋巴结转移	
远处转移（M）****	
M0 无远处转移	
M1 远处转移	
M1a 有区域淋巴结以外的淋巴结转移	
M1b 骨转移	

原发肿瘤（T）
M1c 其他脏器转移，伴或不伴骨转移

*没有病理 T1 分期；**侵犯前列腺尖部或前列腺包膜但未突破包膜的定为 T2，非 T3；***不超过 0.2cm 的转移定为 pNImi；****当转移多于一处，为最晚的分期 pM1c

（三）诊断

前列腺癌在疾病初期与良性前列腺增生症状类似或无特殊临床表现，可通过直肠指检或前列腺特异性抗原筛查发现。前列腺癌的确诊仍依赖于穿刺活检组织或经尿道前列腺切除组织标本进行组织病理学检查。

1. 临床症状　早期前列腺癌通常没有典型症状，当肿瘤阻塞尿道或侵犯膀胱颈时会产生下尿路症状，严重者可能出现急性尿潴留、血尿、尿失禁等。骨转移时可引起骨骼疼痛、病理性骨折、贫血、脊髓压迫等症状。

2. 直肠指检　大多数前列腺癌起源于前列腺的外周带，肿瘤体积大于 0.2ml 时可通过直肠指检发现。约 18% 的前列腺癌因单纯 DRE 异常而被检出。DRE 异常是穿刺活检的指征之一，并与更高 ISUP 分级分组及有临床意义前列腺癌检出相关。

（1）PSA 筛查　PSA 是一种由前列腺上皮细胞和尿道周围组织分泌的含 237 个氨基酸的蛋白酶，以游离和结合形式存在。作为前列腺特异性生物标志物，PSA 在前列腺癌、良性前列腺增生、前列腺炎等非恶性疾病中均可升高，且比 DRE 和经直肠超声更能预测前列腺癌。目前我国前列腺癌的发病率和死亡率与欧美国家存在显著差异，早期筛查对高危人群尤为重要。建议对身体状况良好、预期寿命 10 年以上的男性每 2 年进行一次 PSA 检测，特别关注年龄 > 50 岁、年龄 > 45 岁有家族史或 BRCA2 基因突变的男性。

（2）经直肠前列腺超声　经直肠超声可初步判断前列腺癌的肿瘤体积，但特异性较低。新型超声成像技术有望提高诊断敏感性和特异性。

（3）磁共振成像　MRI 检查可以显示前列腺包膜的完整性、肿瘤是否侵犯前列腺周围组织及器官，也可以显示盆腔淋巴结受侵犯的情况及骨转移病灶，在临床分期上有较重要的作用。多参数磁共振成像相比于其他影像学检查，在前列腺癌的诊断中具有更高的诊断效能。基于 1.5T 或 3.0T 的多参数磁共振成像的前列腺影像报告和数据评分系统，适用于前列腺癌的定位、诊断和危险分组。

（4）核素骨显像　骨骼是前列腺癌最常见的远处转移部位，99mTc-MDPSPECT（全身核素骨扫描）是临床评价骨转移最常用的方法，可比常规 X 线平片提早 3~6 个月发现骨转移灶，结合 SPECT/CT 断层显像，其敏感性和特异性可达 80%。骨扫描的阳性率受患者 PSA 水平、临床分期及肿瘤 ISUP 分组等因素的影响，无骨痛症状且 PSA < 7ng/ml 时骨扫描的阳性率不足 5%。对骨扫描无法诊断的可疑骨病灶，应结合临床因素及其他影像学检查。

（5）正电子发射计算机断层扫描（PET）　PET 检查不常用于初诊，但胆碱 PET/CT 可检测复发病灶，PSMA 显像在前列腺癌诊断中逐渐受到重视，具有较高的准确度和影响临床决策的能力。

（6）前列腺穿刺活检　前列腺穿刺活检是诊断前列腺癌最可靠的确诊检查。适应证为以下 4 种。

1）直肠指检发现前列腺可疑结节，任何 PSA 值。

2）TRUS 或 MRI 发现可疑病灶，任何 PSA 值。

3）PSA > 10ng/ml，任何 f/tPSA 和 PSAD 值。

4）PSA 410ng/ml，异常 f/tPSA 值和（或）PSAD 值。

两种穿刺入路的比较：超声引导下经直肠穿刺活检（TRBx）的优点：操作简单、手术时间短、临床应用广、可无须局部麻醉。缺点：感染并发症发生率高，对前列腺前、尖部肿瘤检出率低，需预防性口服抗生素并进行聚维酮碘等肠道准备。超声引导下经会阴穿刺活检（TPBx）的优点：能够有效获得前列腺各区域组织，提高前列腺前、尖部肿瘤检出率，并发症发生率低。缺点：疼痛感增加，技术要求高，学习曲线长，需要局部麻醉。

二、治疗目的与原则

（一）局部进展期前列腺癌的药物治疗

1. 以手术为中心的辅助 ADT 和新辅助 ADT 治疗　前列腺根治术后 pT3N+ 病例早期辅助 ADT 治疗生存获益显著，而 pT3N0 病例需评估微小转移风险和动态监测 PSA。高转移风险者应早期进行辅助 ADT，其他情况下辅助 ADT 的必要性及时性仍有争议。研究显示，辅助 ADT 可改善 RP 术后 5 年和 10 年无病生存率，但对 5 年总生存率改善不显著。对于局部进展性前列腺癌，联合 ADT 和放疗可提高肿瘤特异性生存率。新辅助 ADT 虽未改善总生存，但能降低切缘阳性率和复发率，适用于肿瘤负荷大、手术困难的病例，以优化手术条件。

2. 以放疗为中心的辅助 ADT 和新辅助 ADT 治疗　临床研究表明，辅助 ADT 和新辅助 ADT 对局部进展性前列腺癌的放疗效果至关重要，且需长期治疗。EORTC 2010 年研究显示，放疗结合 3 年 ADT 的 10 年总生存率为 58.1%，显著高于单独放疗的 39.8%。此外，2009 年 EORTC 22961 研究发现，长期 ADT（3 年）相比短期 ADT（6 个月）能更有效降低肿瘤特异性死亡风险。新辅助 ADT 可缩小肿瘤，为放疗提供更好条件，研究显示 6 个月的新辅助 ADT 在多方面均有获益。总的来看，长期 ADT 能改善局部进展性前列腺癌患者的生存率，并未显著增加心血管风险。

（二）转移性前列腺癌的药物治疗

雄激素剥夺治疗是转移性前列腺癌的基础，常贯穿患者的系统化治疗。ADT 包括手术和药物去势。近年来的研究显示，以 ADT 为基础的新型联合治疗方案相比单纯 ADT 治疗能显著提高患者的临床获益，已成为一线推荐标准。然而，目前尚无直接比较多西他赛、阿比特龙和新型雄激素受体拮抗剂的研究。尽管有分析提示阿比特龙联合治疗可能更有生存获益，但不同方案对预后的改善能力相似。国内分析显示，转移性前列腺癌患者仍能从传统联合治疗中获益。对于低肿瘤负荷的患者，结合局部放疗可进一步提升疗效。近期研究表明，三联强化治疗方案可能改善预后，但其临床疗效和适用人群仍需进一步观察。因此，联合治疗方案的选择应综合考虑患者的多种因素。

目前针对转移性前列腺癌的系统治疗方案多样，包括：

1. ADT 联合多西他赛。

2. ADT 联合新型内分泌药物治疗（阿比特龙或阿帕他胺或恩扎卢胺）。

3. ADT 联合传统非甾体类抗雄药物（氟他胺或比卡鲁胺）。

4. ADT 联合原发病灶放疗。

5. 临床试验。

6. ADT 联合传统 NSAA（传统联合治疗方案）去势治疗与传统 NSAA 联合使用有两种情况：一是在 LHRH 激动剂开始阶段短期联用，以减少睾酮水平升高导致的症状加重；另一种是长程联合使用氟他胺或比卡鲁胺。荟萃分析显示，这种联合治疗方案能比单纯去势治疗延长患者 5 年生存率 3%，尽管统计学意义微弱，国外指南仍不优先推荐该方案。值得注意的是，该方案在临床中仍广泛使用。尽管传统联合治疗在无去势抵抗进展时间上没有优势，但数据显示，转移性前列腺癌患者在此方案中可获得 68.3 个月的总体生存时间。近期研究显示，该方案能为部分患者带来生存获益，但具体人群筛选和获益情况仍需进一步验证。SWOGS1216 研究结果显示，对照组患者在有效后续治疗下获得中位 70.2 个月的生存时间，证实传统联合治疗在有效治疗保障下仍能改善生存时间。因此，ADT 联合氟他胺或比卡鲁胺仍是推荐的治疗方案之一。

7. ADT 联合化疗多项 RCT 研究比较了单纯 ADT 与 ADT 联合多西他赛在转移性前列腺癌中的疗效。CHAARTED 和 STAMPEDE 研究显示，ADT 联合多西他赛显著改善高肿瘤负荷患者的预后。尽管该联合治疗导致 34 级不良反应，如中性粒细胞减少和缺乏，患者生活质量在治疗期间有所降低，但在有效控制肿瘤后 12 个月内会显著改善。因此，ADT 联合多西他赛应作为高肿瘤负荷转移性前列腺癌的标准治疗之一。

8. ADT 联合新型内分泌药物 ADT 联合阿比特龙可显著改善转移性前列腺癌患者的预后，研究显示其与泼尼松联合使用能延长低风险患者的总体生存。尽管 STAMPEDE 研究中因毒副反应中断治疗的比例较高，但与单纯 ADT 组相比，联合治疗并未显著增加毒副反应，因此应作为标准治疗之一。最新研究表明，恩扎卢胺或阿帕他胺联合 ADT 也能显著改善 mHSPC 患者的预后，推荐作为全人群的标准治疗方案。

9. DT 联合新型内分泌药物 + 多西他赛（强化联合治疗方案）ENZAMET、ARCHES 和 TITAN 研究中纳入了不同比例的（11%~45%）已接受多西对于接受化疗的转移性前列腺癌患者，实际上他们使用的是 ADT 联合新型抗雄和多西他赛的强化治疗方案，但亚组分析未显示明显临床获益。PEACE-1 研究表明，阿比特龙 + 多西他赛 +ADT 的方案相比多西他赛 +ADT 能提高 mHSPC 患者的 rPFS 和 OS。ARASENS 研究显示，达罗他胺 + 多西他赛 +ADT 显著提升 mPCa 患者的效果。尽管这些研究支持更强的联合治疗方案，但由于随访时间较短及不良反应增加，目前尚缺乏足够证据将其作为转移性前列腺癌的标准治疗方案，需要更多临床试验和长时间随访的数据。

（三）去势抵抗性前列腺癌的药物治疗

1. 非转移性去势抵抗性　前列腺癌 NM-CRPC 指的是 PSA 持续升高且维持去势状态，但影像学检查未发现转移的前列腺癌患者。通过 PSA 监测，这部分患者可更早发现。尤其是 PSA-DT ≤ 10 个月的 NM-CRPC 患者，容易出现转移并导致死亡。积极治疗可延缓病情进展，提高生存质量。基于 SPARTAN、PROSPER 和 ARAMIS 三项 3 期临床研究，建议高转移风险的 NM-CRPC 患者在 ADT 基础上联合阿帕他胺、恩扎卢胺或达罗他胺。尽管目前国际上仍以传统影像学判断转移，但随着技术进步，如 PSMAPET/CT 可发现传统检查未检测到的转移灶。对 PSMAPET/CT 阳性而传统影像阴性的 NM-CRPC 患者，应积极治疗。

2. 转移性去势抵抗性　前列腺癌 ADT 联合新型内分泌药物治疗：阿比特龙和恩扎卢胺等新型抗雄药物通过 COU-AA-302 和 PREYAIL 研究，分别证实了新型内分泌治疗在 mCRPC 患者一线治疗的疗效，两者均能显著延长 mCRPC 患者总生存期和疾病无进展生存期。而 COUAA-301 和 AFFIRM 研究则奠定了阿比特龙和恩扎卢胺在多西他赛治疗失败 mCPRC 患者中的治疗价值。推荐方案：阿比特龙 1000mg（每日 1 次）联合泼尼松 5mg（每日 2 次）；恩扎卢胺 160mg（每日 1 次）。

3. 化疗　多西他赛联合泼尼松的 DP 化疗是 mCRPC 的标准治疗，推荐方案：多西他赛 75mg/m^2，静脉滴注，每 3 周 1 次；泼尼松 5mg，每日 2 次。如果能够耐受，可持续 8~10 个周期。若耐受欠佳，可考虑使用调整方案：多西他赛 50mg/m^2，静脉滴注，每 2 周 1 次；泼尼松 5mg，每日 2 次。化疗的适应证包括以下 3 种：

（1）未经化疗的有症状 mCRPC 患者，且身体状况良好；

（2）对既往曾接受过多西他赛治疗的患者，身体状况良好，且之前对治疗有反应的可以重新给予多西他赛化疗；

（3）合并神经内分泌分化的 mCRPC 患者可选择含多西他赛的单药或联合化疗方案，如多西他赛 + 卡铂或顺铂等铂类药物。

4. PARP 抑制剂治疗　奥拉帕利单药治疗是既往经新型内分泌治疗后进展且携带胚系和（或）体系有害或疑似有害同源重组修复基因突变 mCRPC 的推荐治疗，推荐方案：奥拉帕利 300mg 口服，每日 2 次。奥拉帕利联合阿比特龙治疗是既往未经阿比特龙治疗的 mCRPC 的一线治疗，推荐方案：奥拉帕利 300mg 口服，每日 2 次；阿比特龙 1000mg 口服，每日 1 次；泼尼松 5mg 口服，每日 2 次。卢卡帕利是美国 FDA 批准的用于 BRCA1/2 突变 mCRPC 患者的标准二线治疗方案，标准治疗方案：卢卡帕利

600mg，每日 2 次。尼拉帕利联合阿比特龙是携带胚系和（或）体系有害或疑似有害 BRCA1/2 基因突变的 mCRPC 的可选治疗方案，推荐方案：尼拉帕利 200mg 联合阿比特龙 1000mg 口服，每日 1 次。

三、前列腺癌治疗药物进展

（一）抗体偶联药物

据数据统计，目前靶向前列腺癌的主要靶点包括：包括前列腺特异性膜抗原（PSMA）、前列腺六跨膜上皮抗原 1（STEAP-1）、溶质载体家族 44 成员 4（SLC44A4）、滋养层细胞表面抗原（Trop-2）和 B7-H3。

1. PSMA　是前列腺细胞特异性表达的一种细胞膜蛋白，其在前列腺癌及转移灶细胞中表达明显高于正常前列腺组织。目前最常用的 PSMA 抗体放疗药物为 177Lu。一项 Ⅱ 期临床试验显示，在使用 177Lu 靶向治疗转移性去势抵抗性前列腺癌的 47 例患者中，60% 的患者表现出 PSA 水平下降，其中 10.6% 的患者 PSA 水平下降程度＞50%。MLN2704 是抗微管药物 DM1 与 177Lu 偶联的 ADC，一项针对 23 例患者进行的 Ⅰ 期临床试验表明，2 例患者 PSA 水平下降＞50%，3 例患者出现 3 级毒性。目前正在设计新的化合物来降低相关的细胞毒性。

2. STEAP-1　是一种在前列腺癌细胞中高度表达的转运蛋白，成为 ADC 治疗的理想靶点。新药 DSTP3086S 是一款靶向 STEAP1 的 ADC，62 名患者接受有效剂量治疗，其中 11 名患者肿瘤标志物下降超过一半。在 36 名可评估患者中，2 名肿瘤缩小超过 30%；27 名治疗前血液中有高循环肿瘤细胞的患者中，16 名治疗后循环肿瘤细胞降至不可测。

3. TROP-2　是由 TACSTD2 基因编码的单次跨膜糖蛋白，广泛表达于多种人类上皮癌中，尤其在尿路上皮癌、宫颈癌和三阴性乳腺癌中表达率最高，其他癌种如甲状腺乳头状癌、肺癌等也有较高表达。NCT03725761 是一项 Ⅱ 期试验，评估基于 TROP-2 的 ADC 在转移性去势抵抗性前列腺癌中的安全性和有效性，共 55 名患者参与，主要终点为治疗 9 周后 PSA 水平下降≥50%。

4. B7-H3　B7-H3（CD276）是 B7-CD28 家族的膜蛋白，类似于 PD-L1，正常组织中表达低，但在多种肿瘤中高表达，尤其与前列腺癌的 Gleason 评分、肿瘤分期和淋巴结转移相关。2021 年 ASCO 年会上，MacroGenics 公布了靶向 B7-H3 的 ADC 药物 MGC018 的 Ⅰ 期临床试验初步数据，显示在晚期转移性去势抵抗性前列腺癌患者中有 5 例 PSA 水平下降≥50%。

5. SLC44A4　SLC44A4 编码的蛋白是一种钠依赖性焦磷酸硫胺素转运蛋白（TPPT），与温度、能量和 pH 相关，主要在肠道、前列腺、肺和气管中高表达。ASG-5ME 是一种靶向 SLC44A4 的抗体药物，携带微管抑制剂单甲基奥瑞他汀 E（MMAE），在转移性去势抵抗性前列腺癌男性中进行 Ⅰ 期研究，旨在确定最大耐受剂量和推荐的 Ⅱ 期剂量。46名患者参与，52%的可评估患者病情稳定或部分缓解，PSA水平下降超过50%。

（二）免疫治疗

1. 以GVAX为代表活化APC的免疫治疗 许多细胞因子如GM-CSF和TLR激动剂能增强抗原递呈，促进单核细胞和粒细胞成熟，激活巨噬细胞和树突状细胞。GVAX瘤苗由两种前列腺癌细胞LNCaP和PC3制备，利用GM-CSF基因修饰肿瘤细胞后进行免疫注射，诱发特异性免疫应答以杀灭肿瘤。GVAX曾进行两项三期临床试验，VITAL-1试验因存活率低提前终止，VITAL-2试验因GVAX组死亡率增加而停止。此后关于GVAX的研究较少。

2. Sipuleucel-T疫苗 Sipuleucel-T疫苗是美国FDA批准的首个肿瘤疫苗，主要用于无症状或轻微症状的转移性去势抵抗性前列腺癌患者。该疫苗基于前列腺酸性磷酸酶（PAP），在95%的前列腺癌中表达，靶向PAP。其制备通过白细胞分离法获得自体外周血单核细胞，并与融合蛋白PA2024培养后制成。Ⅲ期临床试验D9901显示，Sipuleucel-T组患者的平均存活时间为25.9个月，三年存活率为34%，有效延长生存且无明显不良反应。IMPACT试验中，Sipuleucel-T组中位生存期为25.8个月，较安慰剂组延长4.1个月，降低死亡风险。北京同仁医院引入基于DC的前列腺癌免疫治疗（DCVAC/PCa），通过负载免疫原性死亡的前列腺癌细胞株进行特异性诱导，已在早期和晚期前列腺癌患者中应用，未发现严重不良反应，显示出良好的生存期延长效果。

3. PROSTVAC-VF PROSTVAC-VF是一种基于前列腺特异性抗原的靶向疫苗，由重组牛痘病毒和禽痘病毒载体组成。牛痘病毒用于初始免疫，编码PSA转基因及3个共刺激分子，随后进行6次禽痘病毒注射以强化免疫。该方法通过直接感染APCs或体细胞，促进T细胞介导的免疫应答，破坏表达PSA的细胞。在一项随机对照双盲2期研究中，125例CRPC患者被分为治疗组和对照组，结果显示两组无进展生存期相似，但治疗组总生存期延长8.5个月，3年生存率显著提高，且患者耐受性良好。目前，PROSTVAC-V的Ⅲ期临床试验正在进行中，纳入1200位mCRPC患者，主要研究总生存期。

4. DNA疫苗 基于DNA的疫苗利用可表达性载体的质粒编码肿瘤抗原，展示了基因工程制作目标抗原和快速扩增的优势。促炎性因子如TLR激动剂和集落刺激因子可编码进DNA载体以提供免疫激活基础。早期临床研究表明这种方法对人类可行，男性接受以PAP和TLR扩增产物为基础的DNA疫苗后，治疗前中位PSA倍增时间为6.5个月，治疗一年后延长至9.3个月。研究显示，免疫次数增加可增强PAP特异的免疫反应并延长PAP倍增时间。

5. 免疫检查点抑制性单克隆抗体疗法 在肿瘤发生过程中，免疫检查点成为免疫耐受的主要原因，肿瘤细胞利用这些检查点避免免疫攻击。免疫检查点抑制剂可解除免疫抑制，增强T细胞抗肿瘤作用，称为免疫检查点疗法。CTLA-4是T细胞应答的负调控剂，ipilimumab是一种人源IgG1单克隆抗体，能阻断CTLA-4活性。2011年美国

FDA 批准 ipilimumab 用于黑色素瘤，现用于非小细胞肺癌等。临床试验显示部分患者 PSA 下降，但也有毒性反应。最近Ⅲ期试验中，mCRPC 患者接受 ipilimumab 或安慰剂，生存期略有改善，疗效随时间延长逐渐显现。

四、临床药物治疗案例分析

★晚期前列腺癌的综合治疗案例分析

病历摘要

潘某，男，60 岁，退休，2018 年 3 月入院。

主诉：体检发现 PSA 升高 3 天。

现病史：患者平素夜尿 1~2 次，因常规单位体检彩超提示前列腺占位，考虑前列腺肿瘤，为进一步处理，特来门诊就诊，检查 PSA > 100ng/ml，收治入院。

既往病史：既往高血压病史 2 年，长期口服尼莫地平，血压控制稳定良好。

个人史：无饮酒，吸烟病史。无家族史。

体格检查：双肾区无隆起，无压痛和叩击痛，膀胱区无压痛，肛门指检：前列腺增生Ⅵ，质地较硬，活动度差，中央沟消失，触痛弱阳性。

检验结果：血 PSA > 100ng/ml，余血、生化指标均正常。

腹盆腔 CT 平扫 + 增强：腹膜后腹盆腔淋巴结肿大，融合。前列腺占位，精囊角消失，盆腔组织界限不清。

盆腔 MRI：前列腺占位侵犯周围脏器，多发骨转移。

PET-CT 检查：盆腔多发淋巴结转移（图 12-13）。

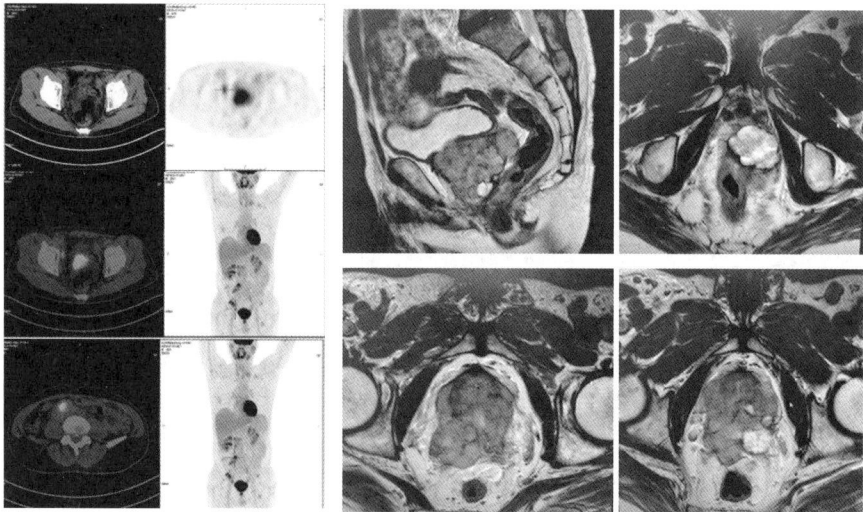

图 12-13　影像诊断

入院诊断：1.前列腺肿瘤；2.腹盆腔淋巴结转移；3.继发性骨转移瘤；4.高血压病（1 级，高危）。

治疗经过及用药分析

经直肠前列腺穿刺活检：Gleason 评分 5+4=9 分，肿瘤负荷较重（图 12-14）。

临床病理分期：临床分期 T4N1M1b；病理分期 pT4Nx

预后分期及风险分组：预后分期：Ⅳ期 B；预后风险分组：极高危

治疗方案：多西他赛 75mg/m², q21d；亮丙瑞林 3.75mg ihq 28d；唑来膦酸 4mg ivgtt q28d。

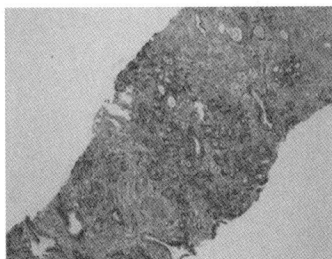

病理诊断：

（前列腺穿刺组织 L1 外周带底部）腺泡腺癌（Gleason 评分 5+4=9 分，ISUP 预后分组：Ⅴ/Ⅴ），肿瘤约占 70%。

（前列腺穿刺组织 L2 底部）腺泡腺癌（Gleason 评分 4+5=9 分，ISUP 预后分组：Ⅴ/Ⅴ），肿瘤约占 60%。

（前列腺穿刺组织 L3 外周带中部）腺泡腺癌（Gleason 评分 4+5=9 分，ISUP 预后分组：Ⅴ/Ⅴ），肿瘤约占 40%。

（前列腺穿刺组织 L4 中部）腺泡腺癌（Gleason 评分 4+4=8 分，ISUP 预后分组：Ⅳ/Ⅴ），肿瘤约占 10%。

（前列腺穿刺组织 L5 外周带尖部）良性前列腺组织。

（前列腺穿刺组织 L6 尖部）良性前列腺组织。

（前列腺穿刺组织 R1 外周带底部）腺泡腺癌（Gleason 评分 4+3=7 分，ISUP 预后分组：Ⅲ/Ⅴ），肿瘤约占 100%。

（前列腺穿刺组织 R2 底部）腺泡腺癌（Gleason 评分 4+4=8 分，ISUP 预后分组：Ⅳ/Ⅴ），肿瘤约占 60%。

（前列腺穿刺组织 R3 外周带中部）腺泡腺癌（Gleason 评分 4+5=9 分，ISUP 预后分组：Ⅳ/Ⅴ），肿瘤约占 60%，伴有见导管内癌（致密筛状型，约占 20%）。

（前列腺穿刺组织 R4 中部）腺泡腺癌（Gleason 评分 5+4=9 分，ISUP 预后分组：Ⅴ/Ⅴ），肿瘤约占 60%。

（前列腺穿刺组织 R5 外周带尖部）腺泡腺癌（Gleason 评分 4+3=7 分，ISUP 预后分组：Ⅲ/Ⅴ），肿瘤约占 30%，伴有见腺上皮呈高级别上皮内瘤变。

（前列腺穿刺组织 R6 尖部）腺泡腺癌（Gleason 评分 4+4=8 分，ISUP 预后分组：Ⅳ/Ⅴ），肿瘤约占 50%。

IHC：6#P504S（-）、CK5/6（+）、P63（+）；9#P504S（+）、CK5/6（-）、P63（-）；11#P504S（+）、CK5/6（-）、P63（-）；12#P504S（+）、CK5/6（-）、P63（-）。

图 12-14 病理诊断

治疗后疗效评价：5 个疗程后复查腹部 CT 及盆腔 MRI 示：前列腺 Ca 治疗后表现，与往期检查相比病灶消失。睾酮达到去势水平，PSA 迅速降至 0.1ng/ml。此外，患者化疗耐受性良好，未出现明显的血液毒性、神经毒性以及相关的消化道症状。

总前列腺特异性抗原	2023-11-14【门诊】	3266.000
总前列腺特异性抗原	2024-01-09【门诊】	0.768
总前列腺特异性抗原	2024-02-06【门诊】	0.136
总前列腺特异性抗原	2024-04-02【门诊】	0.043
总前列腺特异性抗原	2024-04-30【门诊】	0.026
总前列腺特异性抗原	2024-05-28【门诊】	0.011
总前列腺特异性抗原	2024-07-23【门诊】	0.007
总前列腺特异性抗原	2024-08-20【门诊】	0.009

病情变化及治疗方案调整：由于患者自觉病情好转，2019 年时复查磁共振、CT 时无明显进展，PSA 值控制良好，于是患者没有再到医院进行治疗。在患者出现纳差、乏力、骨痛等症状，病情加重后，再次来院就诊，查 PSA：267.07ng/ml。检查提示：全身多处转移，腹膜后、纵隔及直肠周围多发。考虑肿瘤进展，出现去势抵抗。治疗方案调

整为：阿比特龙 1000mg qd+ 泼尼松 5mg bid+ 亮丙瑞林 3.75mg ih q28d+ 地舒单抗 120mg ih q28d。治疗 2 月后，PSA 降至 12.6ng/ml，4 个月后降至 1.1ng/ml，后续多次复查维持在 1~2ng/ml，复查影像学病灶稳定，未出现新病灶；患者骨痛症状明显缓解。

用药监护要点

1. 骨髓抑制 骨髓抑制主要包括白细胞减少、中性粒细胞下降、贫血以及血小板下降，其总体发生率约为 50%~60%，其中最主要的是中性粒细胞减少，但是该中性粒细胞减少是可逆转且不蓄积的，通常化疗后中性粒细胞减少至最低点的中位时间为 7 天。建议患者需在化疗前和化疗期间密切监测造血系统功能，并根据骨髓抑制严重程度进行相应的干预处理。化疗期间，若出现白细胞计数低于 $3.0 \times 10^9/L$（或中性粒细胞计数 < $1.5 \times 10^9/L$），建议中止化疗并予以集落刺激因子治疗，若同时伴有发热，应同时予以抗生素治疗预防感染。发生贫血和血小板下降情况时，应参照 CTCAE4.0 进行分级处理。

2. 过敏反应 过敏反应是多西他赛化疗的另一严重毒副反应，若临床处理不及时、不得当，该毒副反应甚至可能导致患者死亡。应及时识别过敏反应的各种临床表现、常规进行预防性用药、重视过程监测、及时处理过敏反应是降低过敏反应发生、提高化疗安全性的必备程序。临床表现：根据严重程度，过敏反应症状分为轻、中、重度。轻度症状：仅出现局部皮肤反应，如瘙痒、面红、皮疹；中度症状：泛发性瘙痒症，面红加重或者皮疹，轻度呼吸困难，低血压但收缩压 > 80mmHg；重度症状：严重的呼吸、循环及皮疹等反应，如支气管痉挛、低血压且收缩压 < 80mmHg、泛发性荨麻疹及血管性水肿等。在第 1 和第 2 次输注多西他赛过程中，应当在最初的至少 10min 内对患者的一般情况、血压、心率等进行监测，给药最初 3~5min 需减慢滴速，及时发现过敏反应并立即进行处理。建议在每次输注多西他赛全过程中都需要进行心电监测、预备复苏用的设备及药物。处理上，轻度过敏反应时，减慢滴注速度直到症状恢复，并在床旁进行监护。待症状完全缓解后，用原计划的输注速度完成滴注。随后周期仍采用标准方案进行预处理用药。中度过敏反应则应该立即停止滴注多西他赛。静脉注射抗组胺药物和糖皮质激素，床旁监护患者至症状好转。症状完全缓解后可以重新输注多西他赛，开始时应减慢输注速度，并逐渐提高到初始计划速度。随后周期除采用标准方案进行预处理用药外，还应在静脉输注多西他赛前 1h，预防性静脉注射抗组胺药物和糖皮质激素。严重过敏反应：立即停止输注多西他赛，保证静脉通道畅顺，静脉注射抗组胺药物和糖皮质激素。发生过敏性休克时立即注射肾上腺素。如果低血压持续存在，静脉滴注升压药物。确保患者气道开放，给氧；如果出现威胁生命的气道阻塞，立即气管插管或床旁气管切开，监护患者生命体征及血氧饱和度至症状好转。已发生严重过敏反应的患者不再继续使用多西他赛。

对转移性前列腺癌骨健康管理：PCA 患者在接受内分泌治疗后，骨质密度将以 2%~3%/年的速度减少，易发生骨质疏松导致的骨折事件。推荐 mPa 应在治疗前和治疗期间常规行双能 X 线（DEXA）检测骨质密度，依据 FRAX 量表评估或预测患者的骨折风险。若存在骨质疏松或骨折风险高，建议予以常规补充钙片（1000~1200mg/d）和维生素 D（400~1000IU）的同时，合理使用骨保护剂。地舒单抗（60mg，皮下注射，每6 个月 1 次）、唑来膦酸（5mg，静脉滴注，每年 1 次）分别通过临床研究证实了对 PCa 骨质疏松良好的治疗或预防价值。

★ 局部进展期前列腺癌围手术期新辅助 + 辅助治疗案例分析

病历摘要

黄某，男，57 岁。

主诉：体检发现 PSA 升高 5 天。

现病史：单位体检发现 PSA 升高，为 89.392ng/ml，特来门诊就诊，收治入院。

既往病史：无。

个人史：无饮酒，吸烟病史。无家族史。

体格检查：前列腺Ⅱ度肥大，质韧，边界清晰，中央沟变浅，右侧叶可触及蚕豆大小质硬结界，无触痛，肛门括约肌功能良好，退出观察指套无染血。

检验结果：（2017-10-12）血 PSA=89.392ng/ml，余血、生化指标均正常。

盆腔 MRI：（2017-10-12）前列腺中央区右侧，外周带 6~12 点大片异常信号，6~7 点处病变向后突出，考虑前列腺癌伴出血可能，并突破包膜，与直肠前壁分界欠清，包膜不完整；右侧髂血管旁淋巴结（大小约 2.7cm×1.7cm），转移可能，右侧精囊腺异常信号，建议进一步检查。

PSMA-PET-CT：（2017-10-12）盆腔多发淋巴结转移。

具体情况见图 12-15。

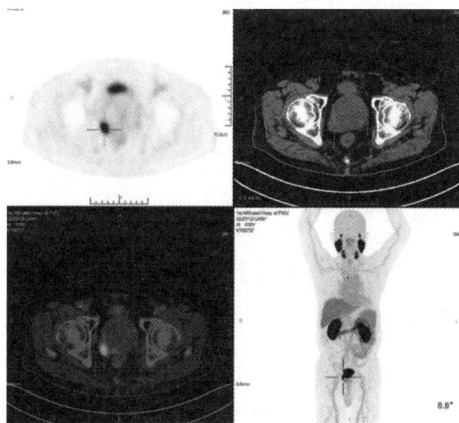

图 12-15　检查结果

入院诊断： 前列腺肿瘤。

辅助检查

经会阴前列腺穿刺活检：于 2017 年 10 月 28 日行全麻下经会阴超声引导下前列腺穿刺活检术（共穿刺 13 针）。12 针均阳性，前列腺腺泡腺癌，Gleason 评分 4+4=8 分，具体见图 12-16。

送检材料：前列腺穿刺活检组织

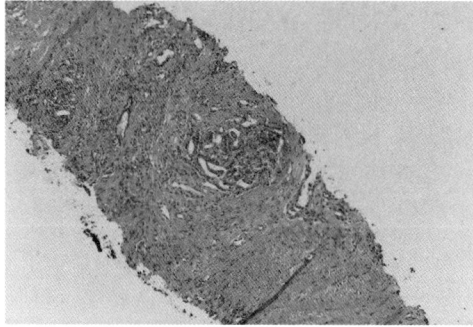

病理诊断：
（前列腺穿刺组织右外上）腺泡腺癌（Gleason 评分 4+3=7 分 /10 分，ISUP 预后分组：Ⅲ/Ⅴ），肿瘤约占 80%。
（前列腺穿刺组织右外中）腺泡腺癌（Gleason 评分 4+4=8 分 /10 分，ISUP 预后分组：Ⅳ/Ⅴ），肿瘤约占 80%，伴查见神经侵犯。
（前列腺穿刺组织右外下）腺泡腺癌（Gleason 评分 3+4=7 分 /10 分，ISUP 预后分组：Ⅱ/Ⅴ），肿瘤约占 60%，伴查见神经侵犯。
（前列腺穿刺组织左外下）良性前列腺组织。
（前列腺穿刺组织左外中）腺泡腺癌（Gleason 评分 4+3=7 分 /10 分，ISUP 预后分组：Ⅲ/Ⅴ），肿瘤约占 70%。
（前列腺穿刺组织左外上）腺泡腺癌（Gleason 评分 4+3=7 分 /10 分，ISUP 预后分组：Ⅲ/Ⅴ），肿瘤约占 90%。
（前列腺穿刺组织中央右上）腺泡腺癌（Gleason 评分 4+4=8 分 /10 分，ISUP 预后分组：Ⅳ/Ⅴ），肿瘤约占 80%，伴导管内癌（致密筛状型，约 5%）。
（前列腺穿刺组织中央右下）腺泡腺癌（Gleason 评分 4+3=7 分 /10 分，ISUP 预后分组：Ⅲ/Ⅴ），肿瘤约占 70%。
（前列腺穿刺组织中央左下）腺泡腺癌（Gleason 评分 4+3=7 分 /10 分，ISUP 预后分组：Ⅲ/Ⅴ），肿瘤约占 60%。
（前列腺穿刺组织中央左上）腺泡腺癌（Gleason 评分 4+3=7 分 /10 分，ISUP 预后分组：Ⅲ/Ⅴ），肿瘤约占 40%。
（前列腺穿刺组织尖右）腺泡腺癌（Gleason 评分 4+4=8 分 /10 分，ISUP 预后分组：Ⅳ/Ⅴ），肿瘤约占 80%，伴导管内癌（致密筛状型，约 30%）。
（前列腺穿刺组织尖左）腺泡腺癌（Gleason 评分 3+4=7 分 /10 分，ISUP 预后分组：Ⅱ/Ⅴ），肿瘤约占 90%。
（前列腺穿刺组织靶区）腺泡腺癌（Gleason 评分 4+3=7 分 /10 分，ISUP 预后分组：Ⅲ/Ⅴ），肿瘤约占 90%，伴查见神经侵犯。
IHC：3#P504S（+），P63（-），CK5/6（-）；7#P504S（+），P63（-），CK5/6（-）；
8#P504S（+），P63（-），CK5/6（-）；11#P504S（+），P63（-），CK5/6（-）。

图 12-16 病理诊断

临床病理分期：临床分期 T4N1M0；病理分期 pT4Nx。

预后分期及风险分组：预后分期：Ⅳ期 A；预后风险分组：极高危。

治疗经过及用药分析

自 2017 年 11 月起至 2018 年 4 月，予以新辅助内分泌治疗：亮丙瑞林 3.75mg qm+ 阿比特龙 1000mg qd+ 泼尼松 5mg qd。用药 2 个月，患者 PSA 降至 0.207ng/ml，用药 6 个月后 PSA 达到最低值 0.106ng/ml，期间患者无明显不良反应，肝酶正常。2018 年 5 月 27 日评估 MRI 提示：前列腺体积大致同前，中央腺体区及外周带异常信号较前缩小，原右侧精囊腺异常信号较前减轻，肿大淋巴结未见（图 12-17）。

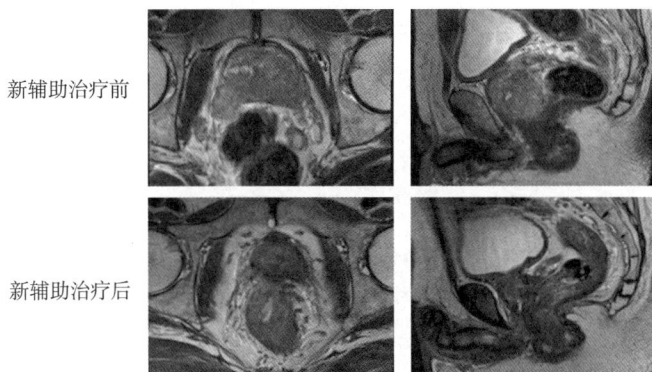

图 12-17　治疗结果比较

MRI 提示患者肿瘤得到充分控制，达到手术标准，因此患者于 2018 年 4 月 12 日接受腹腔镜下前列腺癌根治性切除 + 扩大淋巴结清扫术。根治术后病理描述如下：前列腺腺癌，4+4=8 分，肿瘤组织散在分布两侧叶，肿瘤组织占 10%（20 张前列腺组织切片中 5 片可见癌，癌组织明显变性及炎症细胞浸润，符合治疗后改变），各手术切缘未见癌，双侧精囊腺未见癌，病理分期 pT2cN0M0，淋巴结 0/18（图 12-18）。

送检材料：前脂肪、左 LN、右 LN、前列腺

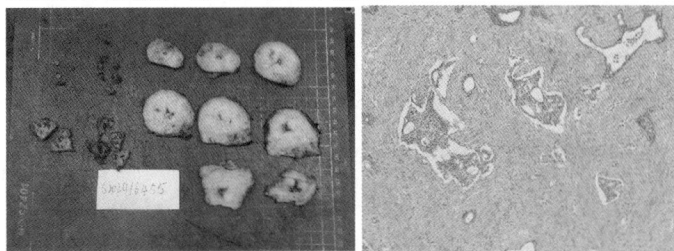

病理诊断：

（前列腺）镜下查见腺泡腺癌（Gleason 评分 4+4=8 分 /10 分，ISUP 预后分组：Ⅳ/Ⅴ），部分区域肿瘤细胞退缩，伴黏液变性、部分细胞空泡变性、间质纤维组织增生及泡沫细胞聚集，符合治疗后改变（化疗后 Gleason 评分仅供参考）。

肿瘤负荷量：约占 10%。

肿瘤位置：肿瘤位于左右尖部、左右体部。

神经侵犯（＋）　　　　　　脉管癌栓（－）　　　　　标本前列腺周围脂肪组织侵犯（－）

切缘：左尖部切缘（－）　　　　　　　　　右尖部切缘（－）
　　　左侧体部切缘（－）　　　　　　　　右侧体部切缘（－）
　　　左底部切缘（－）　　　　　　　　　右底部切缘（－）
　　　左侧精囊腺（－）　　　　　　　　　右侧精囊腺（－）
　　　左输精管（－）　　　　　　　　　　右输精管（－）
　　　左输精管断端（－）　　　　　　　　右输精管断端（－）
　　　尿道切缘（－）

（前脂肪）镜下为纤维脂肪组织，未见癌累及。

淋巴结：左 LN（0/3）、右 LN（0/6）未见转移癌。

IHC：22#：CK5/6（＋），P63（＋），P504S（－）；33#：CK5/6（－），P63（－），P504S（＋）；
　　　37#：CK5/6（－），P63（－），P504S（＋）；43#：CK5/6（＋），P63（＋），P504S（－）。

图 12-18　病理诊断

患者术后规律复查，PSA 最低点 0.001ng/ml，2018 年 12 月时，PSA 上升至 0.054ng/ml，此后 PSA 逐步上涨至最高点（2019-05-07，PSA 0.165ng/ml）。期间规律复查 MRI，均提示根治术后改变，未见明显复发。2019 年 4 月 16 日，患者行 68Ga-PSMAPET/CT 检查，提示术区未见明显 PSMA 表达，左髂骨区骨岛形成可能。

考虑患者初诊为高危风险前列腺癌且术前 MRI 提示有淋巴结侵犯，PSA 持续上升中，于 2019 年 6 月对其进行辅助性放疗，采用旋转调强技术（IGVMAT），放疗剂量为瘤床区 Dt66Gy/33f，盆腔淋巴引流区 Dt46Gy/23f。

放疗后随访患者 PSA 未见明显下降，由 0.165ng/ml（2019-06-25）逐步上升至 0.753ng/ml（2019-11-21），期间 MRI 及 CT 均未见明显复发。考虑患者 PSA 持续上升，予以传统内分泌治疗（亮丙瑞林 3.75mg qm+ 比卡鲁胺 50mg qd）。末次随访为 2020 年 2 月 17 日，患者自觉无任何症状，PSA 0.001ng/ml，睾酮 0.24ng/ml。

用药治疗方案分析

新辅助新型内分泌治疗对于局晚期前列腺癌患者的根治术后切缘阳性率的控制已被学界所广泛认同，而相比较传统的新辅助内分泌治疗，新辅助新型内分泌治疗（阿比特龙）在肿瘤完全缓解率上有明显优势。一项研究纳入了 58 名高危局限性前列腺癌患者，随机进入新辅助亮丙瑞林 + 化疗组或联合阿比特龙 + 亮丙瑞林 + 泼尼松化疗组，在 6 个月新辅助治疗后，患者接受根治性手术。结果证实，联合阿比特龙的患者组中，患者病理完全缓解和近完全缓解的比例明显高于单纯亮丙瑞林组（37.0% vs.14.8%）。关于新辅助新型内分泌治疗的用药时间方案目前尚无统一结论，有研究提示 12 周新辅助阿比特龙 + 化疗所获得的完全缓解率与 6 周方案并无明显统计学差异，仍需进一步研究证实。该病例在术前即发现有可疑直肠侵犯，如直接选择根治性手术其术后切缘阳性风险极大。而术后病理证实，得益于新辅助治疗，患者肿瘤得到近完全缓解，术后病理情况较为理想，达到了根治性手术切除目的，术后一年未接受内分泌治疗的情况下 PSA 仍能控制在 0.2ng/ml 的水平下，且影像学无复发迹象，对于初诊风险程度高的患者来说是比较理想的。考虑患者术前为高危前列腺癌，规律随访 1 年后，患者 PSA 达到 0.165ng/ml，进行术区辅助性放疗，放疗后患者 PSA 仍逐步上升至 0.753ng/ml。结合患者情况，予以传统辅助内分泌治疗，患者 PSA 在首次随访时即达到 0.001ng/ml。目前患者体感良好，生活质量高。

第四节　阴茎癌

一、概述

1. 阴茎癌的定义　阴茎癌是男性生殖器官少见的肿瘤，主要发生在 40 岁以上的中老年男性。尽管发病率较低，但在某些地区有流行趋势。其病因与 HPV 感染密切相关，吸烟、包皮环切等因素也可能增加风险。阴茎癌主要分为鳞状细胞癌和非鳞状细胞癌，鳞状细胞癌占大多数。诊断依赖临床表现、生物组织学检查和 HPV 检测。治疗包括手术、药物、放疗和化疗，近年来药物治疗有所进展，如贝伐单抗和伊米替尼等。

2. 阴茎癌的流行病学　阴茎癌是男性生殖器官中较为罕见的肿瘤，发病率约为

0.6%。其发病率在不同地区差异明显，南美洲、非洲和亚洲某些地区较高，而欧洲和北美洲较低。近年来，阴茎癌的发病率有所下降，可能与性健康关注和早期诊断宣传有关。HPV 感染是主要危险因素，占阴茎癌的 70% 以上，尤其是高危型 HPV 16 和 18。此外，吸烟、包皮环切和阴茎白斑等因素也与其发病相关。总体而言，阴茎癌发病率较低，但在某些地区仍是重要健康问题。

3. 阴茎癌的发病趋势　阴茎癌是一种少见的男性生殖器肿瘤，尽管随着医疗技术进步和健康关注增加，其发病率在过去几十年有所下降，但仍是重要的健康问题，尤其在某些地区。流行病学研究显示，发展中国家的发病率较高，可能与卫生条件差、性行为习惯和缺乏健康教育有关；而发达国家则因卫生改善、生活方式变化和 HPV 疫苗普及而发病率较低。此外，阴茎癌的风险与年龄相关，中年人风险较高。尽管发病率下降，仍需加强对阴茎癌的认识和预防，包括健康教育、HPV 疫苗接种、提高卫生意识和定期体检，特别是对高风险人群应加强筛查和预防。

（一）病因与发病机制

1. HPV 感染　HPV 感染是阴茎癌的主要危险因素，与多种癌症相关。它通过性接触传播，存在超过 100 种亚型，其中一些与阴茎癌密切相关。感染后，HPV 可导致细胞 DNA 损伤和突变，促进癌变，并抑制免疫系统清除肿瘤。研究显示，高危型 HPV 感染者患阴茎癌风险增加，感染持续时间和亚型也相关。预防 HPV 感染是预防阴茎癌的关键，HPV 疫苗可有效降低感染风险，建议在性行为前接种。

2. 其他危险因素　吸烟与阴茎癌有关，是一个重要危险因素，吸烟者的风险比非吸烟者高 2 至 4 倍。烟草中的化学物质对阴茎组织有害，增加癌症风险。包皮环切手术可降低阴茎癌风险，可能因其减少感染和炎症。阴茎白斑与阴茎癌也有关系，白斑区域的皮肤易癌变，因此需定期检查。综上，吸烟、包皮环切和阴茎白斑等因素与阴茎癌发病相关，了解这些因素有助于预防和治疗。

（二）病理分类与分期

1. 鳞状细胞癌　鳞状细胞癌是阴茎癌最常见的类型。它起源于阴茎表皮的鳞状上皮细胞，并具有恶性特征。鳞状细胞癌的病理特征包括异常的角化和不完全角化现象，以及细胞的异型性和增生。根据细胞的不同分化程度，鳞状细胞癌可分为低分化、中分化和高分化三种类型。低分化鳞状细胞癌通常具有较高的恶性程度和较差的预后，而高分化鳞状细胞癌则具有较好的预后。

分期是评估阴茎癌患者病情严重程度和指导治疗选择的重要依据。阴茎癌的分期系统包括 TNM 分期和 AJCC 分期。TNM 分期主要根据肿瘤的大小（T）、淋巴结转移（N）和远处转移（M）来评估病情。根据 TNM 分期，阴茎癌可分为 0 期、Ⅰ 期、Ⅱ 期、Ⅲ期和Ⅳ期。而 AJCC 分期则将阴茎癌分为 5 个阶段，从 1 到 5 分别表示病情的严重程度逐渐增加。

2. 非鳞状细胞癌 非鳞状细胞癌是阴茎癌的一种少见类型，包括黏液表皮样癌和基底细胞癌等亚型。黏液表皮样癌特点为肿瘤细胞腺样或黏液样分化，细胞形状不规则，免疫组化对 CK7 和 CK20 阳性。基底细胞癌在阴茎癌中较少见，呈低度恶性，细胞紧密排列，免疫组化对 CK5/6 和 p63 阳性。其他亚型如腺样癌和鳞状细胞腺瘤样癌也存在，具有不同的病理特点和临床表现。

阴茎癌的分期系统对于非鳞状细胞癌也适用，包括 TNM 分期和 AJCC 分期系统。根据肿瘤的大小、淋巴结转移和远处转移情况，可以将阴茎癌分为不同的分期，以指导治疗的选择和预后的评估。

总之，非鳞状细胞癌是阴茎癌的一种少见类型，包括黏液表皮样癌和基底细胞癌等亚型。对于非鳞状细胞癌的诊断和治疗，需要结合病理学检查和分期系统的评估，以制定个体化的治疗方案。

3. 分期系统 阴茎癌的分期包括 TNM 分期和 AJCC 分期系统。TNM 分期是根据肿瘤的大小（T）、淋巴结转移（N）和远处移（M）来分期的，如表 12-4 所示。

表 12-4 阴茎癌的 TNM 分期

T 分期	
Tx	原发肿瘤无法评估
T0	无原发肿瘤的证据
Tis	原位癌［阴茎上皮内瘤变（PeIN）］
Ta	非侵袭性局部鳞状细胞癌
T1	肿瘤侵犯上皮下结缔组织
T1a	无淋巴血管浸润或神经周围浸润，无高级别（即 3 级或肉瘤样）
T1b	淋巴血管浸润和（或）神经周围浸润或高级别（即 3 级或肉瘤样）
T2	肿瘤侵入尿道海绵体（龟头或腹侧干），伴或不伴尿道浸润
T3	肿瘤侵入阴茎海绵体（包括白膜），伴或不伴尿道浸润
T4	肿瘤侵入邻近结构（即阴囊、前列腺、耻骨）
N 分期	
NX	区域淋巴结无法评估
N0	腹股沟淋巴结无可触及或明显肿大
N1	可触及的活动单侧腹股沟淋巴结
N2	可触及的移动 ≥ 2 个单侧腹股沟淋巴结或双侧腹股沟淋巴结
N3	可触及的固定腹股沟淋巴结肿块或盆腔淋巴结病单侧或双侧

T 分期	
M 分期	
M0	无远处转移
M1	有远处转移

根据 TNM 分期，阴茎癌可以分为以下四个阶段。

（1）Tis，原位癌：癌细胞仅限于上皮层，没有侵犯真皮层以下组织。

（2）T1，肿瘤侵犯真皮层，没有侵犯海绵体。

（3）T2，肿瘤侵犯海绵体，没有侵犯海绵体周围的结构。

（4）T3，肿瘤侵犯海绵体周围的结构，如尿道、海绵体膜和海绵体包膜。

AJCC 分期系统根据 TNM 期和其他临床病理因素来评估肿瘤的预后和治疗方案。根据 AJCC 分期系统，阴癌可以分为四个阶段。

Ⅰ期：肿瘤仅限于阴茎，没有淋巴结转移。

Ⅱ期：肿瘤侵犯阴茎和一个或多个淋巴结，没有远处移。

Ⅲ期：肿瘤侵犯阴茎和髂股沟淋巴结，没有远处转移。

Ⅳ期：肿瘤侵犯阴茎和远处器官，或远处转移。

根据分期结果医生可以制定适合患者的治疗方案，并评估预后。分期系统不仅有助于治疗决定，还有助于比较不同患者群体的疗效生存率。因此，准确的分期对于阴茎癌患者的管理非常重要。

（三）诊断

1. 临床表现 阴茎癌的临床表现主要包括疼痛、肿块、溃疡和淋巴结肿大等症状。

（1）疼痛 阴茎癌患者可能会出现不同程度的阴茎疼痛，通常是由于肿瘤侵犯神经或引起组织炎症反应所致。疼痛是持续性的或间歇性的，可能会加重或减轻。

（2）肿块 阴茎癌患者常常会出现阴茎上的肿块，特别在肿瘤较大已经转移至深部组织时。肿块通常是坚硬的，有时可以触摸到肿瘤的边缘。

（3）溃疡 阴茎癌患者常常会出现阴茎上的溃疡，是由于肿瘤破坏了皮肤或黏膜。这些溃疡可能会出血或感染，并且可能引起疼痛和不适。

（4）淋巴结肿大 阴茎癌患者的淋巴结可能会肿大，特别是在癌细胞已转移至淋巴结时。淋巴结肿大通常是无痛的，但可能会导致局部压迫症状，如尿道阻塞或勃起障碍。

需要注意的是阴茎癌的早期症状通常不明显，可能被患者忽视或误诊。因此，及早就诊并进行全面的体检是非常重要的，尤其是对于高危人群（如有 HPV 感染史、吸烟史等）来说。如果出现以上症状，应及时就医进行进一步的检查和诊断。

2. 生物组织学检查 阴茎癌的诊断依赖生物组织学检查，以确定癌组织的类型和程度，这对治疗方案和预后评估至关重要。生物组织学检查包括组织活检和手术切除标本的病理分析。组织活检通过获取癌组织样本进行病理检查，常用方法有穿刺活检、刮取活检和切片活检。手术切除标本则在手术后送往实验室进行详细分析，确定癌组织的类型、分级和浸润深度。分级通常根据细胞异型性、核多形性和核分裂活跃性等特征进行。此外，免疫组织化学染色可用于检测癌细胞的分子特征。生物组织学检查不仅能确定阴茎癌的类型和分级，还能帮助鉴别其他疾病。因此，它是诊断阴茎癌的关键步骤，为治疗方案和预后评估提供重要参考。

3. HPV 检测 HPV 检测在阴茎癌的早期诊断和预后评估中至关重要，因 HPV 感染是主要危险因素。检测方法包括 PCR、原位杂交和免疫组化，其中 PCR 最为常用，能检测不同型别 HPV 的 DNA。阴茎癌患者常见 HPV16 和 18 型，这些高危型与癌症发生密切相关。HPV 检测不仅有助于早期诊断，还能作为预后评估指标，研究显示 HPV 阳性患者的预后较好。然而，检测方法和标准尚未统一，且敏感性和特异性有待提高。总之，HPV 检测对阴茎癌的诊断和管理具有重要意义。

（四）临床表现

1. 早期阴茎癌 早期阴茎癌的症状通常不明显，主要表现为癌斑或小肿块，常在体检时被发现。癌斑为平坦的红或白色斑块，有时呈溃疡或结节，大小不一，可能不引起疼痛，导致患者难以察觉。小肿块则通常可触及且有弹性，可能增大或变硬。生物组织检查和 HPV 检测对早期诊断至关重要，早期发现和治疗可提高治愈率和生存率。

2. 晚期阴茎癌 晚期阴茎癌是阴茎癌的严重阶段，症状比早期更明显，包括疼痛、溃疡和淋巴结转移。疼痛是常见症状，可能持续或间歇性，扩散至腹部和腰部，需镇痛药物缓解。溃疡由肿瘤坏死引起，可能导致疼痛、出血和感染，需清创和抗感染治疗。淋巴结转移常通过淋巴途径发生，可能导致肿块和压迫症状，如排尿困难和下肢水肿。治疗目标是通过手术和药物控制肿瘤进展和减轻症状，需根据患者情况个体化制定。

二、治疗目的与原则

（一）手术治疗

手术治疗是阴茎癌的主要治疗方法，旨在切除癌组织并控制复发和转移。根据肿瘤的临床分期和患者的整体状况，手术治疗可以选择不同的方法，包括局部切除、部分切除、全切除和淋巴结清扫。其中淋巴结清扫是阴茎癌治疗的重点和难点，也是近些年阴茎癌治疗进展最迅速的领域之一。

1. 概述 淋巴结转移是对阴茎癌患者预后影响最大的独立危险因素。欧洲指南将阴茎癌淋巴结转移分为低风险、中风险、高风险三组。低风险包括：pTa，pTis 及低级别肿瘤。中风险包括：分化良好的 pT1。高风险包括：pT2 及以上和所有 G3 患者。

阴茎的淋巴引流的第一站是双侧腹股沟浅组淋巴结，位于 Camper 筋膜和 Scanpa 筋膜之间。以大隐静脉为中心点十字交叉将该组淋巴结分为五个区域（详见图 12-19），阴茎癌最常见的转移部位为Ⅰ区（上内区）。阴茎淋巴引流的第二站是腹股沟深组淋巴结，位于阔筋膜以下，股静脉内侧。第三站是盆腔淋巴结，两侧分别汇入同侧的盆腔淋巴结，至今，还未有由一侧腹股沟区转移至对侧盆腔淋巴结的报道。主动脉和腔静脉旁淋巴结若受侵，则算作系统性转移，不再是区域淋巴结转移。

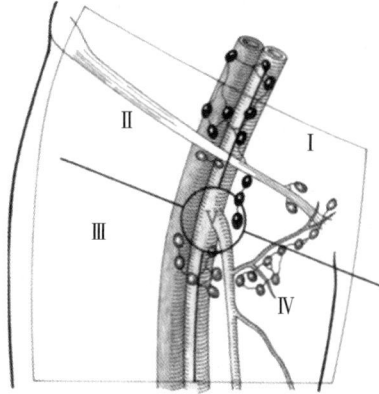

图 12-19　腹股沟浅组淋巴结的五个区域

（图片摘自 DaselerEH，AnsonBJ，ReimannAF.et al. Radical excision of the inguinal and iliac lymph glands；a study based upon 450 anatomical dissections and upon supportive clinical observations. Surg Gynecol Obstet 1948:87:679~94.）

2. 对腹股沟淋巴结阴性患者的淋巴结外科治疗　对于术前淋巴结阴性的阴茎癌患者，若原发肿瘤为中或高风险，49% 可能已有隐匿淋巴结转移。因此，早期进行腹股沟淋巴结清扫术的预后优于等待复发，生存率分别为大于 90% 和小于 40%。只有低风险患者可考虑监测疗法。其他患者可选择预防性腹股沟淋巴结清扫术或动态前哨淋巴结活检。预防性清扫术有助于改善预后，但对所有中风险及以上患者实施可能导致并发症。动态前哨淋巴结活检假设阴茎有特定淋巴回流，若前哨淋巴结阴性则无需清扫。近十年，结合超声引导的细针穿刺活检成为前哨淋巴结活检的"金标准"，其敏感性和特异性分别为 88% 和 90%。新改良的 DSLNB 方法使用荧光标记，定位效果更佳，长期数据表明其可减少术后并发症并提高生存率。如病理提示有转移，则需进行单侧腹股沟淋巴结清扫术。

3. 对阴茎癌淋巴结阳性患者的淋巴结外科治疗　腹股沟区淋巴结肿大患者中约 70% 因区域转移，剩余因阴茎癌感染。传统上认为应给予抗生素，但欧洲指南已不推荐预防性使用。可通过超声引导细针抽吸明确病理，并需进行盆腔淋巴结分期检查。动态前哨淋巴结活检不推荐。对于有转移的患者，淋巴结清扫是关键治疗，单侧转移 1 或 2 个的患者 5 年生存率为 75%，而 pN3 患者仅为 9%~42%。pN2 及以上患者盆腔转移概率高达 56%，建议进行同侧盆腔淋巴结清扫。术后若发现盆腔转移，生存率显著低于仅腹股沟转移者（71.0% vs 33.2%）。pN2/N3 患者中，巨块或固定淋巴结通常为转移灶，需切除或穿刺确认。近期证据显示，新辅助化疗可缩小肿瘤至可切除大小，改善预后。对于有效的新辅助化疗患者，推荐进行腹股沟淋巴结清扫，长期生存率为 37%。pN2/

N3 患者术后应进行 3~4 周期 TPF 辅助化疗，以提高生存率（84% vs 39%）。

4. 对阴茎癌淋巴结复发患者的外科治疗 对在监视治疗下局部淋巴结复发的患者，应当像初发的 cN1N2 一样治疗。侵入性淋巴结分期检查证实淋巴结为阴性但区域淋巴结复发的患者存在淋巴解剖的变异，因此存在较高的淋巴结非常规转移风险。在根治性腹股沟淋巴结清扫术后仍然淋巴结复发的患者预后较差，5 年生存率只有 16%。目前没有关于此最好的治疗方案，但欧洲指南推荐行新辅助化疗和根治性淋巴结清扫术。

5. 腹股沟淋巴结清扫术 传统开放根治性腹股沟淋巴结清扫术由 Daseler 等提出，清扫范围包括股三角区的所有深浅淋巴结，需结扎大隐静脉并切断缝匠肌。由于高并发症率，许多高风险阴茎癌患者未接受此手术，术后并发症发生率高达 55%。Catalona 提出改进术式，缩小清扫范围但可能导致假阴性。Yao 等进一步改进，采用 S 型切口，保留大隐静脉，降低并发症率至 25%。腔镜技术的发展使腹腔镜清扫术成为可能，适用于中高风险患者，且术后并发症率低于传统手术。达芬奇机器人系统的应用提高了手术的精确性和灵活性，进一步减少了血管损伤和并发症。并能获得相似的肿瘤学结果，但远期的效果仍需要进一步观察。

以往 RAVEIL 一般将达芬奇机器人床旁机械臂系统由患者身体两侧推入，自股三角顶部逆行清扫，术中还要再次移动机械臂系统。福建医科大学附属第一医院泌尿外科自 2021 年 3 月至今为 4 例阴茎癌患者（7 侧）实施机器人辅助腹腔镜下顺行腹股沟淋巴结清扫，术中将达芬奇机器人床旁机械臂置于患者两腿间，自股腹股沟韧带上方往下顺行清扫。该术式较以往 RAVEIL 优势：①机械臂系统置于双下肢之间，行双侧腹股沟淋巴结清扫无需二次移动，简化手术步骤，减少手术时间；②术中送冰冻，如有必要，可利用原皮肤切口、体位、机器人位置同期行盆腔淋巴结清扫；③术中以腹股沟韧带、精索、股动静脉为标示顺行分离大隐静脉及其属支，减少术中血管损伤及术后相关并发症；④各机械臂间空间较大，有更大的自由度与灵活度，利于术中操作。该术式的实操图可见图 12-20。

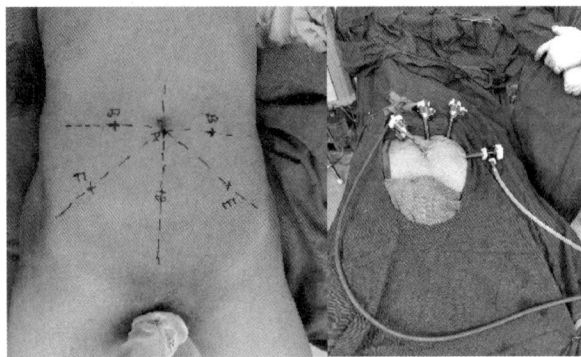

图 12-20 机器人辅助腹腔镜下顺行腹股沟淋巴结清扫临床实操图
注：体位：仰卧位，头低脚高 15°，胃髋关节外展，双下肢分开
定位：记号笔标记清扫范围。上缘：腹股沟韧带上方 2cm；下缘：股三角底端；
内侧：左耻骨结节纵行线；外侧：左髂前上棘纵行线
A 点：脐下正中（镜头孔）；B1 点：脐与耻骨联合连线中点（机械臂 1）；
B 点：平脐腹直肌外侧缘（机械臂 2）；E、F 点：髂前上棘内侧（辅助孔）

机器人辅助腹腔镜腹股沟淋巴结清扫术治疗阴茎癌的控瘤效果与传统开放术相同，手术安全且术后并发症少，但目前开展例数较少，需要更多临床数据和长期随访以评估效果。

6. 盆腔淋巴结清扫术 盆腔淋巴结清扫术对低风险患者无益，对高风险患者可改善预后，但证据不足。一项 51 人的 meta 分析显示，结合新化疗药物的清扫术仅带来轻微生存获益，且无统计学显著性。手术分为局限和扩大，且并发症与根治性腹股沟清扫术相似。最大样本量研究显示，40 位患者中并发症发生率高达 45%，常见并发症包括淋巴囊肿、淋巴水肿、感染等。近期，机器人辅助腔镜下清扫术将并发症率降至 16%，并与开放手术效果相当。

7. 推荐意见

（1）仅对触诊淋巴结阴性且低风险的阴茎癌患者考虑监测疗法。

（2）对于触诊淋巴结阴性且中风险以上的阴茎癌患者，预防性腹股沟淋巴结清扫术可带来生存获益，但并发症发生率高，腹腔镜及机器人手术可降低术后并发症。

（3）动态前哨淋巴结活检如有转移，需进行同侧淋巴结清扫术。

（4）动态前哨淋巴结活检对淋巴结肿大患者准确性差，不推荐。

（5）对转移淋巴结 1 或 2 个的阴茎癌患者需行腹股沟淋巴结清扫术。

（6）对于转移大于 2 个或有淋巴结外侵犯的阴茎癌患者，推荐进行同侧盆腔淋巴结清扫，延误手术将影响预后。

（7）在 pN2N3 患者中，巨块、固定或大于 4 个阳性淋巴结患者可先行新辅助化疗，化疗有效者应行腹股沟淋巴结清扫术以控制肿瘤。

（8）对 pN2N3 患者术后推荐辅助化疗以改善生存率。

（9）对淋巴结复发的阴茎癌患者，建议新辅助化疗和根治性淋巴结清扫术，但证据不足。

（二）放疗与化疗

放疗和化疗在阴茎癌治疗中可与手术联合使用，以提高治疗效果。放疗通过高能射线杀死癌细胞，化疗则利用化学药物破坏癌细胞 DNA。早期阴茎癌通常首选手术，放疗可在手术前后进行，以减少复发和改善预后。化疗适用于晚期或无法手术的患者，常用药物包括顺铂和 5-氟尿嘧啶。联合应用放疗和化疗可增强治疗效果，但也可能带来副作用，如皮肤炎症和恶心。因此，医生需全面评估患者状况，确保治疗安全有效。

三、阴茎癌药物治疗进展

1. 贝伐单抗 贝伐单抗是一种靶向药物，通过抑制 EGFR 通路来治疗阴茎癌。贝伐单抗是一种单克隆抗体，可与阴茎癌细胞表面的 EGFR 结合，阻断其激活并抑制癌细胞的生长和扩散。

研究表明，EGFR 在阴茎癌的发生和发展中起着重要的作用。EGFR 的过度表达与肿瘤的侵袭性和预后不良相关。因此，抑制 EGFR 信号通路可能是治疗阴茎癌的一种有效策略。

贝伐单抗已在临床试验中显示出在阴茎癌治疗中的潜力。一项临床试验研究显示，贝伐单抗可显著延长阴茎癌患者的生存期和无进展生存期。此外，贝伐单抗还可减少放疗和化疗的副作用，并提高患者的生活质量。

贝伐单抗的常见不良反应包括皮疹、疲劳、恶心、呕吐和口腔溃疡等。这些不良反应通常是可控的，并且可以通过调整剂量或提供支持治疗来减轻症状。

总的来说，贝伐单抗是一种有前景的治疗阴茎癌的药物。然而，由于贝伐单抗的使用仍处于早期阶段，仍需要进一步的研究来确定其最佳使用方法和潜在的不良反应。

2. 伊米替尼　伊米替尼是一种酪氨酸激酶抑制剂，具有抑制阴茎癌细胞生长的作用。该药物通过抑制酪氨酸激酶的活性，阻断了信号转导通路，从而影响癌细胞的增殖、存活和转移。

伊米替尼在阴茎癌的治疗中已经被广泛研究和应用。一项研究发现，在阴茎癌细胞系中，伊米替尼可以抑制细胞增殖，并诱导细胞凋亡。此外，伊米替尼还可以通过抑制肿瘤相关的血管生成和转移相关的基因表达，进一步抑制阴茎癌的发展和转移。

临床研究也证实了伊米替尼在阴茎癌治疗中的有效性。一项研究报道了一名晚期阴茎癌患者的病例，该患者接受了伊米替尼治疗后疾病得到了显著缓解。另一项研究观察到，伊米替尼与化疗药物顺铂联合使用，在晚期阴茎癌患者中显示出了良好的疗效。

然而，伊米替尼的应用也存在一些副作用和限制。常见的不良反应包括恶心、呕吐、腹泻和疲劳等。此外，伊米替尼在阴茎癌治疗中的最佳剂量和治疗方案仍然有待进一步研究确定。

总体而言，伊米替尼作为一种酪氨酸激酶抑制剂，具有抑制阴茎癌细胞生长的潜力。临床研究表明，伊米替尼在阴茎癌的治疗中显示出一定的疗效。然而，进一步的研究仍然需要进行，以确定最佳的剂量和治疗方案，并进一步探索伊米替尼与其他治疗手段的联合应用。

3. 利妥昔单抗　利妥昔单抗是一种免疫治疗药物，可以通过增强免疫系统来治疗阴茎癌。该药物属于单克隆抗体，可以与阴茎癌细胞表面的 PD-1 受体结合，从而抑制 PD-1/PD-L1 信号通路，释放 T 细胞的抗肿瘤免疫活性。

研究表明，利妥昔单抗在治疗晚期阴茎癌方面具有一定的疗效。一项研究报道了 13 例晚期阴茎癌患者接受利妥昔单抗治疗的结果，其中有 3 例患者出现了部分缓解，6 例患者出现了疾病稳定，总体有效率为 69.2%。另外，利妥昔单抗还可以显著延长阴茎癌患者的生存期。

然而，利妥昔单抗的不良反应也不容忽视。常见的不良反应包括疲劳、恶心、呕吐、皮疹等。严重的不良反应包括免疫相关性的毒性反应，如肺炎、甲状腺功能异常、肝功能异常等。因此，在使用利妥昔单抗治疗阴茎癌时，需要密切监测患者的不良反应，及时调整治疗方案。

总的来说，利妥昔单抗作为一种免疫治疗药物，在阴茎癌的治疗中具有一定的疗效。然而，由于其不良反应的存在，需要在临床应用中慎重考虑，并密切监测患者的疗效和安全性。未来的研究还需要进一步明确利妥昔单抗在阴茎癌治疗中的作用机制，并寻找更有效的治疗策略。

四、临床药物治疗案例分析

★阴茎癌患者行阴茎部分切除术——从病例分析到指南应用

病历摘要

患者，男性，68 岁，因"发现阴茎肿物 6 个月"就诊。

现病史：患者半年前发现阴茎龟头处肿物，突出皮肤表面，表面有少量分泌物渗出。两月前肿物较前增大，伴局部红肿、渗液、排尿时疼痛。初步诊断阴茎癌。术前行盆腔 MRI 平扫 + 增强（2020.6）检查（图 12-21）示阴茎不规则肿物影，侵犯阴茎海绵体，可疑尿道浸润。增强扫描呈不均强化。腹股沟区未见明显肿大淋巴结。血鳞状细胞癌相关抗原 4.3ng/ml（正常值 0~2.7ng/ml）。

既往史：既往高血压病史。

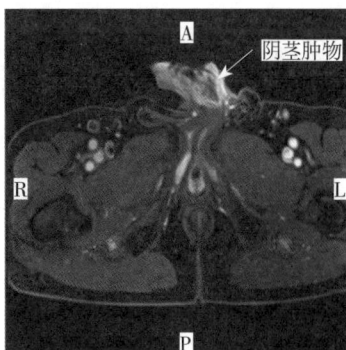

图 12-21　阴茎检查结果

入院诊断： 阴茎肿瘤，cT3N0M0，ⅡB 期。

治疗经过及用药分析

行全麻下阴茎部分切除术和尿道外口成型术。术后病理提示阴茎角化型鳞状细胞癌，大小 4.5cm×4.2cm×1.8cm，癌累及阴茎海绵体和尿道，断端未见癌。阴茎癌的 TNM 分期如下，最终病理诊断：阴茎高分化鳞状细胞癌，pT3N0M0，ⅡB 期。

术后 2 个月复查盆腔 MRI 平扫 + 增强（2020.8）提示阴茎残端、阴茎周围可见不均匀强化影，考虑肿瘤复发，如图 12-22。腹股沟 B 超提示左侧腹股沟多发肿大淋巴结，较大者直径 1.3cm×1.2cm。采用术后辅助化疗及辅助放疗。

指南学习：阴茎癌的发病率为每年 0.61/10 万。阴茎癌的危险因素：包茎、人乳头状瘤病毒（HPV）感染、吸烟等。包茎患者较正常人罹患阴茎癌的风险增加 25%~60%。手术治疗方面，指南推荐意见如表 12-5 所示。

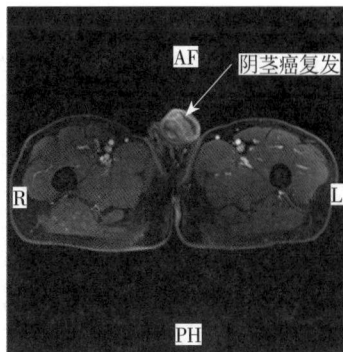

图 12-22　术后复查盆腔 MRI 平扫 + 增强

表 12-5 指南推荐意见

	推荐意见	推荐等级
Tis	5- 氟尿嘧啶（5-FU）或咪喹莫特局部治疗	推荐
	CO_2 或 Nd:YAG 激光烧灼	推荐
	阴茎头局部病变切除	推荐
Ta，T1a（G1，G2）	局部包皮广泛环切，包皮环切 +CO_2 或 Nd:YAG 激光烧灼	推荐
	CO_2 或 Nd:YAG 激光烧灼	推荐
	阴茎头局部病变切除	推荐
	阴茎头切除及重建	推荐
T1b（G3）和 T2	放射治疗（病变 < 4cm）	推荐
	局部广泛切除加重建	推荐
	包皮环切加阴茎头切除及重建	推荐
	放射治疗（病变直径 < 4cm）	推荐
T3	阴茎部分切除及阴茎重建或放射治疗（病变直径 < 4cm）	推荐
T3 伴尿道侵犯	阴茎部分切除或阴茎全切尿道会阴造口	推荐
T4	新辅助化疗起效后手术切除或姑息性放疗	可选择
局部复发	复发病变小可行挽救性病变切除或阴茎部分切除	可选择
	复发病变大或高级别可行阴茎部分切除或阴茎全切	可选择

阴茎癌具有逐级淋巴结转移（Stepwise）的特点：①腹股沟浅组淋巴结→②腹股沟深组淋巴结→③盆腔腹腔淋巴结。无可触及的淋巴结（nonpalpable LN）发生微转移的可能性为 25%。阴茎癌初诊患者 50% 可触及的肿大淋巴结为炎症反应引起而非转移，可在原发灶治疗几周后再进行评估。但在随访过程中出现的淋巴结增大转移概率接近100%。单侧 1~2 个腹股沟淋巴结转移，3 年疾病特异性生存率为 90%；单侧 3 个及以上或双侧腹股沟淋巴结转移为 60%；盆腔淋巴结转移或腹股沟外淋巴结转移为 33%。

对于 cN3 患者可行术前新辅助化疗，将不可切除的淋巴结降期，将阴茎全切降期保留阴茎。完全缓解率为 13.8%，客观有效率为 53.2%。新辅助化疗常用方案为 TIP 或TPF。对 pN2-3 患者根治性腹股沟淋巴结清扫术后淋巴结阳性的辅助化疗 3~4 周期。常用方案为 TIP 或 TPF。对于 pN1 不常规进行辅助化疗。对于术后复发或转移的挽救性化疗推荐 TPF。

常用的化疗方案：TIP 方案：第 1 天，紫杉醇 175mg/m²；第 1~3 天，异环磷酰胺，1200mg/（m²·d）；第 1~3 天，顺铂 25mg/（m²·d）。每 3~4 周，重复上述方案。TPF 方案：第 1 天，多西他赛 75mg/m²；第 1 天，顺铂 60mg/m²；第 1~4 天，5- 氟尿嘧啶 750mg/（m²·d）。每 3~4 周，重复上述方案。

★ 尼妥珠单抗治疗转移性阴茎癌的病例分析

病历摘要

患者 41 岁，阴茎鳞癌接受阴茎局部切除术后 4 个月，因发现右腹股沟肿物 1 个月。于 2021 年 5 月 24 日收入我院。

现病史：患者 4 月余前因"发现阴茎肿物 1 年余"就诊于外院，于 2021-01-19 行"阴茎局部切除术"，术后病理提示：（高分化）浸润性鳞状细胞癌，术后无特殊治疗。1 月余前无明显诱因发现"右腹股沟肿物"，复查盆腔 MRI 提示双侧腹股沟淋巴结肿大，较前增大，最大约 41mm×30mm，于当地医院抗感染治疗无效，就诊于我院。

既往病史：患者为乙肝病毒携带者，否认家族恶性肿瘤病史。

体格检查：KPS：100 分，T：36.2℃，P：94 次 / 分，R：20 次 / 分，BP：106/77mmHg。

专科检查

阴茎缺如，伤口愈合可，左侧腹股沟可见一陈旧性手术伤口，长约 3cm，伴渗液，双侧腹股沟可触及多枚肿大淋巴结，最大直径 2cm，质硬，界欠清，稍固定，伴表面皮肤红肿。

辅助检查

（1）血常规　2021-05-14：白细胞 12.0*e+9/L，中性粒细胞百分比：84.1%，中性粒细胞绝对值：10.1*e+9/L，余大致正常。

（2）肝肾功能　2021-05-14：尿酸 506.3μmol/L（208~428），胱抑素 C：1.11mg/L（0.59~1.03），余大致正常。

（3）凝血功能　2021-05-14，D- 二聚体 0.85μg/ml（0~0.55），余大致正常。

（4）影像学检查　2021-05-14 胸部、全腹部 CT 平扫 + 增强和盆腔 MRI 平扫 + 增强（图 12-23~ 图 12-24）：

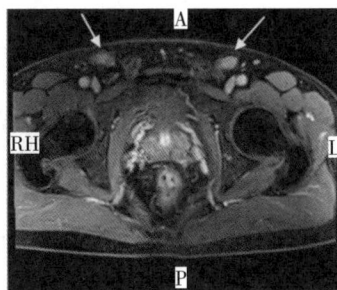

图 12-23　盆腔 MRI 平扫 + 增强

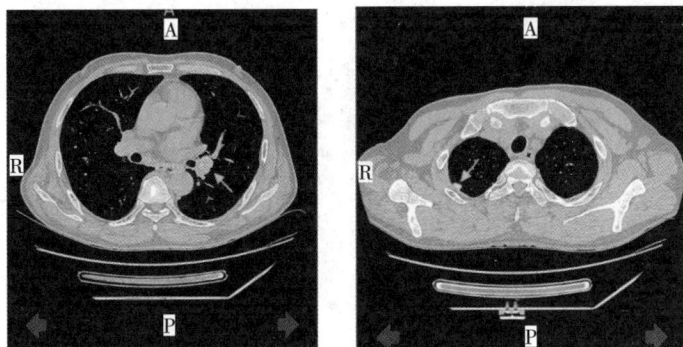

图 12-24　胸部增强 CT

a）阴茎癌根治术后，阴茎术后缺如；

b）双侧腹股沟见肿大淋巴结，大约为 93mm×75mm，边界尚清，边缘见分叶，增强扫描见不均匀强化；考虑转移可能性大；

c）双肺见多发结节，大者直径约为 20mm，边界清楚。右肺上叶后段、中叶内段、双肺下叶见条索状高密度影，边界清楚，与邻近胸膜牵拉粘连，考虑转移瘤可能性大；且存在条索影，考虑炎症病变可能性大。

治疗经过及用药分析

2021-05-18 肉眼所见：（左侧腹股沟淋巴结）送检组织大小 2.3cm×1.8cm×0.1cm，灰白质硬，部分区域乳头状，灰白质软。镜下诊断：送检为破碎的高分化鳞状细胞癌组织，结合病史，符合（阴茎）高分化鳞状细胞癌转移。免疫组化：2021-05-25 本院免疫组化：EGFR（＋），PD-1（肿瘤细胞 −，免疫细胞 1%+）肿瘤标志物：2021-05-14 鳞状细胞癌抗原：46.6ng/ml。心电图等其他检查结果：2021-05-14：窦性心律，完全性右束支传导阻滞。

诊断：阴茎高分化鳞状细胞癌术后，复发转移，cT4N3M1，IV期。

治疗策略：靶向治疗 + 免疫治疗 + 化疗。

第一阶段：新辅助治疗。免疫联合靶向联合化疗方案：尼妥珠单抗 400mg，iv，d1，q3w+ 特瑞普利单抗 240mg，iv，d1，q3w+ 顺铂 25mg/m^2，iv，d1~3，q3w+ 异环磷酰胺 1.2g/m^2，iv，q3w+ 白蛋白紫杉醇 260mg/m^2，iv，q3w 共 4 疗程。

疗效评价：影像学 PR（cT4N3M1，IV期），具体见图 12-25。

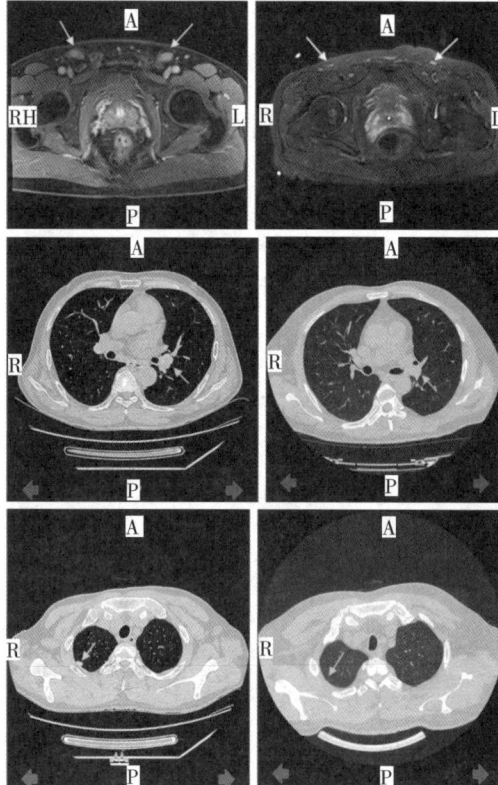

图 12-25　影像学 PR

第二阶段：手术治疗。2021-09-06 行双侧腹股沟淋巴结清扫 + 盆腔淋巴结清扫术疗效评价：病理学 ypTxN0M1，Ⅳ期最终疗效评价：接近 CR。相关不良反应：2021-06-30 出现Ⅱ度白细胞减低，Ⅱ度中性粒细胞减低及Ⅰ度贫血。无其他不良反应。

用药小结

该患者为Ⅳ期肺转移的晚期阴茎癌患者，接受的治疗方案为化疗联合靶向治疗及免疫治疗的三联方案，经治疗后腹股沟及双肺转移灶均明显缩小，影像学评价为 PR，术后病理达到 N0 降期，该方案在阴茎癌中应用的疗效较传统化疗方案显著，毒副反应可耐受。

目前对于局部进展期阴茎癌，标准治疗方案为 TIP 化疗，ORR 为 50%，约 10% 的患者在新辅助 TIP 治疗后达到病理完全缓解。而就转移性阴茎癌而言，治疗方案的选择十分有限，目前无有效治疗方案，约 63.3% 的患者在就诊后 1 年内死亡。表皮生长因子受体（epidermal growth factor receptor，EGFR）近年来被认为在阴茎癌的发生发展中起到关键作用。有研究表示，超过 90% 的阴茎癌组织中存在 EGFR 过度表达，提示阴茎癌可能从抗 EGFR 靶向治疗中获益。

在一个小样本、单中心的临床研究中，dacomitinib 治疗晚期阴茎癌患者 12 个月无进展生存率（progression free survival，PFS）为 26.2%，12 个月 OS 为 54.9%；另一个使用 panitumumab 的研究，晚期阴茎癌患者的 PFS 1.9 个月，OS 9.5 个月。这些研究显示，单药抗 EGFR 治疗在阴茎癌中疗效并不十分显著，因此，联合治疗模式可能更有利于阴茎癌患者的疾病控制及长期生存。

第五节　睾丸肿瘤

一、概述

睾丸肿瘤是 20 到 40 岁男性最常见的实体恶性肿瘤，近年来其发病率不断增长，在西方发达国家已达到约 10/10 万，而在我国发病率约为 1/10 万，占泌尿生殖系肿瘤的 3%~9%。在 2022 年的全球癌症数据分析报告中睾丸肿瘤排在所有肿瘤的第 27 位，其新发病例数为 72031 例，同时有 9056 名患者死于该疾病。睾丸肿瘤的发病率与人种也相关，目前非西班牙裔白人发病率为全球最高，然而西班牙裔人群的发病率每年增长约 3.96%，据预测到 2026 年其睾丸肿瘤发病率很可能超越非西班牙裔白人。值得注意的是，尽管为恶性肿瘤，睾丸肿瘤患者的生存率显著高于其他恶性肿瘤，同时在转移的患者中其治愈率也能达到约 90%。

（一）病因与发病机制

睾丸肿瘤的病因与发病机理目前尚未完全清楚，但已发现其发病主要与几个风险因素密切相关，包括隐睾症、家族睾丸癌病史、年龄、感染和免疫因素等。

1. 隐睾症　隐睾患者患睾丸癌的总体风险是正常人群的约 4.8 倍，这极有可能与未下降睾丸的温度升高有关，从而抑制精原细胞分化，导致精子发生停止、生殖细胞耗竭和纤维化。同时，睾丸位置的改变还可能会改变精原干细胞自我更新和分化的功能，引起肿瘤的形成。

2. 家族史 尽管睾丸癌患者的一级亲属发病年龄与无睾丸癌家族史的患者无明显差异，但其相对风险却增加了 3.1 倍。目前进行大规模的基因分析仍然困难，现有已行的基因分析表明 BAK1、DMRT1、TERT-CLPTM1L、KITLG、和 PDE11A 等基因可能与家族性睾丸肿瘤的发生相关。

3. 年龄 睾丸肿瘤极少发生在 15 岁之前，其发病高峰期是在 25 至 35 岁，而 > 50 岁的男性睾丸癌的发病率相对较低，当 > 70 岁时最常见的是睾丸淋巴瘤，通常继发于非霍奇金淋巴瘤。

4. 感染和免疫因素 感染主要通过慢性炎症反应导致致癌作用。炎症细胞会产生活性氧和氮物质，进而影响睾丸细胞 DNA 完整性，诱发癌变。感染 HPV 是首批被确定为睾丸癌潜在风险因素之一。

（二）病理分类与分期

1. 睾丸肿瘤病理分类 根据世界卫生组织（WHO）的分类方式，睾丸肿瘤可以分为生殖细胞肿瘤与非生殖细胞肿瘤，其中生殖细胞肿瘤占 95% 以上并且又可分为精原细胞瘤与非精原细胞瘤。目前 WHO 在 2022 年更新了最新的睾丸肿瘤分类系统（表12-6）。

表 12-6　2022 年 WHO 睾丸肿瘤分类系统

来源自原位生殖细胞新生物的生殖细胞肿瘤
　非侵袭性生殖细胞肿瘤
　　原位生殖细胞肿瘤（GCNIS）
　特殊类型生精小管内生殖细胞瘤变
　　小管内精原细胞瘤
　　小管内胚胎癌
　　小管内滋养细胞肿瘤
　　小管内卵黄囊肿瘤
　　小管内畸胎瘤
　　性腺母细胞瘤
　生殖细胞瘤家族性肿瘤
　　精原细胞瘤
　非精原细胞的生殖细胞肿瘤
　　胚胎癌
　　青春期后型卵黄囊肿瘤，
　　绒毛膜癌
　　睾丸胎盘部位滋养细胞肿瘤
　　上皮样滋养细胞肿瘤
　　囊性滋养细胞肿瘤
　　青春期后型畸胎瘤

含有体细胞恶性成分的畸胎瘤
睾丸混合生殖细胞肿瘤
　混合生殖细胞肿瘤
未知类型的生殖细胞肿瘤
　退化的生殖细胞肿瘤
与原位生殖细胞新生物无关的生殖细胞肿瘤
　精母细胞肿瘤
　青春期前型畸胎瘤
　青春期前型卵黄囊瘤
　青春期前型睾丸神经内分泌肿瘤
　青春期前型混合畸胎瘤和卵黄囊瘤
性索－间质肿瘤
　间质细胞肿瘤
　　Leydig 细胞肿瘤
　支持细胞瘤
　　支持细胞瘤
　　大细胞钙化支持细胞肿瘤
　粒层细胞肿瘤
　　成人粒层细胞肿瘤
　　幼年粒层细胞肿瘤
　纤维卵泡膜细胞家族肿瘤
　　卵泡膜细胞瘤
　　纤维瘤
　混合性和其他性索间质肿瘤
　　混合性索间质肿瘤
　　印戒细胞间质肿瘤
　　肌样性腺间质肿瘤
　性索间质肿瘤，NOS
　睾丸附件肿瘤
　集合管和睾丸网的卵巢上皮型肿瘤
　　浆液性囊腺瘤
　　浆液性交界性肿瘤
　　浆液性囊腺癌
　　黏液性囊腺瘤
　　黏液性交界性肿瘤
　　黏液性囊腺癌
　　子宫内膜样肿瘤
　　透明细胞腺癌
　　Brenner 肿瘤
　集合管和睾丸网肿瘤
　　腺瘤
　　腺癌
　睾丸旁间皮肿瘤

腺瘤样肿瘤

分化良好的乳头状间皮肿瘤

间皮瘤

附睾肿瘤

附睾囊腺瘤

附睾乳头状囊腺瘤

附睾腺癌

附睾鳞状细胞癌

附睾黑色素神经外胚层肿瘤

2. 睾丸肿瘤分期 国际抗癌联盟（UICC）在 2016 年公布了睾丸肿瘤 TNM 分期标准，根据肿瘤的生长浸润范围、淋巴结受累情况、远处转移情况以及血清学肿瘤标志物变化来评估肿瘤解剖学侵犯程度（表 12-7）。血清学肿瘤标志物包括：β- 人绒毛膜促性腺激素（β-hCG）、甲胎蛋白（AFP）与乳酸脱氢酶（LDH）。

表 12-7 UICC 睾丸肿瘤 TNM 分期（2016，第八版）

PT 原发肿瘤

pTx 原发肿瘤无法进行评估（见备注[1]）

pT0 无原发肿瘤证据（如睾丸内组织学上的瘢痕）

pTis 精曲小管内生殖细胞瘤（原位癌）+

pT1 肿瘤局限于睾丸和附睾，不伴有血管 / 淋巴管浸润，可浸润睾丸白膜但无鞘膜侵犯*

pT2 肿瘤局限于睾丸和附睾，伴有血管 / 淋巴管浸润，或者肿瘤通过睾丸白膜侵犯鞘膜**

pT3 肿瘤侵犯精索，伴或不伴有血管 / 淋巴管浸润

pT4 肿瘤侵犯阴囊，伴或不伴有血管 / 淋巴管浸润

N 区域淋巴结（临床评估）

Nx 区域淋巴结转移情况无法评估

N0 没有区域淋巴结转移

N1 单个淋巴结最大径线 ≤ 2cm；或多发淋巴结转移，任意一个淋巴结最大径线 ≤ 2cm

N2 单个淋巴结最大径线 > 2cm，但 ≤ 5cm；或多发淋巴结转移，任意一个淋巴结最大径线 > 2cm，但 ≤ 5cm

N3 转移淋巴结最大径线 > 5cm

PN 区域淋巴结（病理学评估）

PNX 区域淋巴结转移情况无法评估

pN0 没有区域淋巴结转移

pN1 单个淋巴结最大径线 ≤ 2cm；或多发淋巴结转移，任意一个淋巴结最大径线 ≤ 2cm

pN2 单个淋巴结最大径线 > 2cm，但 ≤ 5cm；或多发淋巴结转移，任意一个淋巴结最大径线 > 2cm，但 ≤ 5cm

pN3 转移淋巴结最大径线 > 5cm

M 远处转移

Mx 远处转移情况无法评估

M0 无远处转移

M1 远处转移：

　M1a：区域外淋巴结转移 / 肺转移

　M1b：除区域外淋巴结转移 / 肺转移以外的远处转移

续表

血清肿瘤标志物（化疗前）

Sx 无法评估标志物（无法检测到/未检测）

S0 标志物水平在正常范围

S1 LDH <正常值上限 1.5 倍，且 hCG < 5000U/L，且 AFP < 1000ng/ml

S2 LDH 正常值上限的 1.5~10 倍，或 hCG 5000~50000U/L，或 AFP 1000~10000ng/ml

S3 LDH >正常值上限 10 倍，或 hCG > 50000U/L，或 AFP > 10000ng/ml

注[1]：除了 pTis 和 pT4，对于肿瘤分期并非总是依赖根治性睾丸切除术。在根治性睾丸切除术后对原发肿瘤的浸润范围进行分类根据上表 pT。Tx 则适用于没有进行根治性睾丸切除术时。

[+] "原位癌"命名方式被 GCNIS 取代。

[*] 第 8 版 AJCC 根据肿瘤最大径线是否超过 3cm 将 T1 纯精原细胞瘤细分为 T1a（≤ 3cm）和 T1b（> 3cm）。

[**] 第 8 版 AJCC 认为睾丸门软组织浸润为 pT2，不连续的精索侵犯则为 pM1。

根据国际抗癌联盟（UICC）在 2016 年对睾丸肿瘤的 TNM 分期，其预后分期分组见表 12-8。

表 12-8 UICC 睾丸肿瘤预后分期分组（2016，第八版）

分期分组	T	N	M	血清肿瘤标志物
0 期	pTis	N0	M0	S0
1 期	pTl~T4	N0	M0	
1A 期	pTl	N0	M0	S0
1B 期	pT2~T4	N0	M0	S0
1S 期	任意一期 pT/Tx	N0	M0	S1~3
2 期	任意一期 pT/Tx	N1~3	M0	Sx
2A 期	任意一期 pT/Tx	N1	M0	S0
2A 期	任意一期 pT/Tx	N1	M0	S1
2B 期	任意一期 pT/Tx	N2	M0	S0
2B 期	任意一期 pT/Tx	N2	M0	S1
2C 期	任意一期 pT/Tx	N3	M0	S0
2C 期	任意一期 pT/Tx	N3	M0	S1
3 期	任意一期 pT/Tx	任意一期 N	M1a	Sx
3A 期	任意一期 pT/Tx	任意一期 N	M1a	S0
3A 期	任意一期 pT/Tx	任意一期 N	M1a	S1
3B 期	任意一期 pT/Tx	N1~3	M0	S2
3B 期	任意一期 pT/Tx	任意一期 N	M1a	S2
3C 期	任意一期 pT/Tx	N1~3	M0	S3
3C 期	任意一期 pT/Tx	任意一期 N	M1a	S3
3C 期	任意一期 pT/Tx	任意一期 N	M1b	任意一期 S

表中，1A：原发性肿瘤局限于睾丸和附睾，显微镜下没有证据表明肿瘤细胞侵犯血管/淋巴管，临床及影像学检查没有发现转移迹象，睾丸根治切除术后肿瘤血清学标志物在正常范围内，该期患者的肿瘤血清学指标需要评估到连续两次结果均正常为止。

1B：相比原发性肿瘤局部浸润范围更大，但无转移迹象。

1S：睾丸切除术后肿瘤血清学指标持续升高，或不能按照半衰期下降，一般提示出现亚临床转移（也需要排除对侧睾丸生殖细胞肿瘤存在的可能）。

由于绝大多数睾丸肿瘤的患者为临床分期Ⅰ期的生殖细胞肿瘤，故表12-9总结了临床Ⅰ期睾丸肿瘤隐匿性转移的病理危险因素。

表 12-9　临床Ⅰ期睾丸癌隐匿性转移的病理危险因素

组织学类型	精原细胞瘤	非精原细胞瘤
病理风险因素	肿瘤大小 睾丸网侵犯	肿瘤周围组织淋巴血管侵犯

此外国际生殖细胞癌合作组（IGCCCG）对转移性生殖细胞肿瘤预后风险也进行了分组，分为预后良好、预后中等以及预后不良3个等级（表12-10）。

表 12-10　IGCCCG 对转移性生殖细胞肿瘤的预后分期

预后良好组	
非精原细胞瘤	符合以下所有标准：
5 年无进展生存率 90%	1. 睾丸/腹膜后原发
5 年生存率 96%	2. 无肺以外的器官转移
	3. AFP < 1000ng/ml
	4. hCG < 5000IU/L（1000ng/ml）
	5. LDH <正常值上限 1.5 倍
精原细胞瘤	符合以下所有标准：
5 年无进展生存率 89%	1. 任何部位原发
5 年生存率 95%	2. 无肺以外器官转移
	3. AFP 正常
	4. hCG 任意值
	5. LDH 任意值
预后中等组	
非精原细胞瘤	符合以下任一标准：
5 年无进展生存率 78%	1. 睾丸/腹膜后原发
5 年生存率 89%	2. 无肺以外器官转移
	3. APP 1000~10000ng/ml
	4. hCG 5000~50000IU/L

	5. LDH 正常值上限的 1.5~10 倍
精原细胞瘤	包括以下所有标准：
5 年无进展生存率 79%	1. 任何部位原发
5 年生存率 88%	2. 肺以外器官转移
	3. AFP 正常
	4. hCG 任意值
	5. LDH 任意值
预后不良组	
非精原细胞瘤	符合以下任一标准：
5 年无进展生存率 54%	1. 纵隔原发
5 年生存率 67%	2. 肺以外器官转移
	3. AFP > 10000ng/ml
	4. hCG > 50000IU/L（10000ng/ml）
	5. LDH > 正常值上限 10 倍
精原细胞瘤	无患者属于此类

（三）临床表现与诊断

1. 临床表现 睾丸癌最常见的表现是无痛或疼痛的睾丸结节、肿块或硬结（硬化）。患者通常会出现睾丸不适或肿胀，提示有附睾炎或睾丸炎。其他表现包括出现下颈部或上胸部淋巴结肿大（锁骨上）、腹膜后肿块、男性乳房发育、静脉血栓形成或肺栓塞等。

2. 诊断

（1）体格检查 睾丸癌通常表现为无痛性睾丸肿块或超声检查偶然发现，也可能出现阴囊、腹部或背部疼痛，少数患者可能出现男性乳房发育。因此，临床评估应包括双侧阴囊、腹部、胸部和锁骨上体格检查，以便发现可能的远处转移病灶。

（2）影像学检查 影像学检查主要是对睾丸原发性肿瘤和对侧睾丸进行评估，其目的是：

1）确认肿块的存在；

2）确定肿块是位于睾丸内还是睾丸外；

3）评估其体积和解剖位置；

4）描述对侧睾丸的特征以排除其他病变并确定原位生殖细胞肿瘤（GCNIS）的风险因素。

超声检查是睾丸肿瘤的首选影像学检查，经济且敏感性高（接近100%）。建议使用高频（> 10MHz）超声以确认肿瘤位置、浸润深度、血液供应及对侧睾丸情况。对于无可触及肿块但有肿瘤或结节及血清 β-hCG 或 AFP 升高的男性，建议进行阴囊超声检查。

CT 检查适用于睾丸切除术前血清指标升高或怀疑转移的患者，建议进行胸部、腹部和骨盆 CT 成像以分期。对于小肿块或不确定的患者，可推迟此操作，待组织病理学确认恶性肿瘤。增强 CT 是评估腹膜后、盆腔淋巴结和内脏转移的有效方式，同时也应检查胸部和锁骨上窝。对于多发性肺转移或预后不良的 IGCCCG 风险组患者，建议进行脑和脊髓影像学增强 CT 或 MRI 检查。

阴囊 MRI 在睾丸肿瘤诊断中比超声更灵敏和特异，但费用较高，不适合常规应用。仅在超声无法确定睾丸保留手术的局部分期或需区分睾丸旁病变时考虑使用 MRI。MRI 在发现腹部与盆腔转移方面效果与增强 CT 相当，但因费用高也未用于常规检查。

PET-CT 在检测睾丸肿瘤转移方面有应用，但与 CT 相比敏感性和特异性无明显差异，且费用昂贵，因此不作为常规检查项目。

（3）血清肿瘤指标检查 睾丸切除术前需检测血清肿瘤指标 AFP、β-hCG 和 LDH，这些与睾丸肿瘤诊断密切相关。约 90% 的非精原细胞瘤患者在确诊时 AFP 或 β-hCG 升高，39% 的患者两者均升高；约 30% 的纯精原细胞瘤患者 β-hCG 水平升高。

术后需重复检测肿瘤标志物，以提供分期和预后信息。术前标志物升高可能需数周恢复正常，若持续升高则需警惕转移。

微小 RNA（miRNA）如 miR-371a-3p 是潜在的新型生物标志物，约 80%~90% 的精原细胞瘤和非精原细胞瘤患者术前 miR-371a-3p 水平升高，且在转移性肿瘤患者中更高。该 miRNA 在诊断和治疗监测中具有更高的准确性，但目前尚未常规使用。

（4）腹股沟探查和根治性睾丸切除术 对于可疑睾丸肿瘤的患者均应行经腹股沟探查，将睾丸及其周围筋膜完整拉出并在腹股沟内环处切断精索，高位结扎并切除睾丸，这既是睾丸肿瘤诊断的标准方式也是治疗的标准方法。应当注意的是，当怀疑睾丸肿瘤时应避免采用阴囊入路，因为这会导致更高的局部复发率。

（5）保留睾丸手术 对于睾丸生殖细胞肿瘤男性，标准治疗是睾丸切除术，但若术前已进行两次以上睾丸活检且排除 GCNIS，则可考虑睾丸保留手术。此手术适用于间质细胞或良性肿瘤患者，能预防性腺功能低下和不育。对于小肿块、肿瘤标志物阴性且对侧睾丸正常的患者，也可考虑保留手术，以避免过度治疗。

（6）睾丸活检 如果超声检查显示异常且考虑恶性，可能进行开放性腹股沟活检并进行术中冰冻切片分析，但这种情况罕见。一些国家提倡对侧睾丸活检以排除 GCNIS，但因其发病率低且并发症多，常规对侧活检存在争议。对于高风险患者（如睾丸体积小于 12ml 或有隐睾病史），可进行对侧活检，而年龄超过 40 岁且无风险因素者则无需活检。

二、药物治疗与进展

对于大多数出现睾丸肿块且超声检查提示为恶性肿瘤的患者，根治性腹股沟睾丸切除术是主要治疗方法，而进一步的治疗则取决于组织学类型、分期以及复发危险因素（睾丸肿瘤体积 > 4cm 与睾丸血管淋巴网侵犯）。

（一）Ⅰ期生殖细胞肿瘤

1. 原位生殖细胞肿瘤（GCNIS）　GCNIS 为生殖细胞肿瘤的前驱病变，其 5 年内患睾丸肿瘤的风险为 50%，如果诊断为 GCNIS 且对侧睾丸正常，则治疗方案包括睾丸切除术或密切观察。对于单侧睾丸病变，也可考虑局部放射治疗（18~20Gy，每次 2Gy），但进行放射治疗易导致不育，并增加 Leydig 细胞功能不全的风险，故对于有生育需求的患者可以推迟放射治疗，并定期接受睾丸超声检查。

2. 临床Ⅰ期精原细胞肿瘤（CSI-SGCT）　80% 的 CSI-SGCT 患者仅通过切除睾丸即可治愈，但 20% 的 CSI-SGCT 患者会出现亚临床转移，通常位于腹膜后，若仅切除睾丸则易复发。辅助治疗的决策应与患者的充分沟通后决定，包括主动监测、辅助化疗与辅助放疗。无论采用何种治疗方式，CSI-SGCT 患者的存活率几乎为 100%。

（1）主动监测　大部分 CSI-SGCT 患者在睾丸切除术后选择主动监测治疗，这需要严格的方案，包括影像学检查、血清肿瘤标志物监测和临床评估，以便早期发现需要挽救治疗的复发患者。五年内复发风险为 12%~20%，主要在腹膜后，且多发生在术后两年内。尽管主动监测与其他治疗策略对生存率影响相似（均＞99%），且费用不高，但反复检查和门诊就诊可能给患者带来显著负担，并对依从性要求较高。

（2）辅助化疗　单周期卡铂治疗后患者的复发时间比主动监测更长，中位复发时间为 19 个月，其中 15% 的复发发生在三年后。与辅助放疗（RT）相比，单周期卡铂治疗在中位随访 4 年后，无复发率（分别为 95% 和 96%）、复发时间和生存率无差异。卡铂治疗并没有显著的长期毒性，不会增加总体死亡率、心血管事件、血液系统或继发性非睾丸实体恶性肿瘤的发生率。此外，大多数卡铂治疗后复发的患者也可以通过标准的基于顺铂的化疗成功治疗。因此，单周期卡铂治疗是 CSI-SGCT 中放疗或监测的有效替代方案。

单周期卡铂化疗用量（浓度 – 时间曲线下面积，AUC 为 7）=7×［肾小球滤过率（GFR，ml/min）+25］mg。

（3）辅助放疗　精原细胞瘤对放疗极为敏感，对主动脉旁或主动脉旁加同侧髂血管淋巴结区域放疗能将复发率降至约 4%。但选择放疗仍需要谨慎，因为放疗的长期毒性作用不仅会造成不育同时还可能会引起继发性恶性肿瘤。故对于年轻预期寿命较长的患者应尽量避免使用放疗，而对于年纪较大或肿瘤复发又不适宜使用化疗的患者可选择放疗。

3. 临床Ⅰ期非精原细胞肿瘤（CSI-NSGCT）　CSI-NSGCT 包括非精原细胞瘤、混合型生殖细胞瘤，其治疗方案包括主动监测、辅助化疗与腹膜后淋巴结清扫（RPLND）。总体而言，大约 70% 的 CSI-NSGCT 仅通过睾丸切除术即可治愈。在具有淋巴血管侵犯的高风险患者中，复发率为 50%，而没有淋巴血管侵犯的患者复发率为 15%。应与患者进行充分讨论沟通，概述治疗方案的优缺点，以及合并症、疾病特征、风险因素、具体情况和个人需求，以指导治疗决策。

（1）主动监测　与 CSI-SGCT 一样，CSI-NSGCT 的监测也需要严格的方案，包括反复的影像学检查、血清肿瘤标志物监测和临床评估，以便尽早发现必须接受挽救治疗的复发患者。大约 30% 的 CSI-NSGCT 存在累积复发风险（高风险和低风险 CSI-NSGCT 的五年复发风险分别为 42% 和 17%），其中 92% 在睾丸切除术后两年内出现。故对于低风险或者不愿意接受其他治疗的患者可选择主动监测。

（2）辅助化疗　辅助化疗已在 CSI-NSGCT 中应用，目前推荐采用一或两个周期的 BEP 化疗方案（顺铂、依托泊苷、博来霉素）。在 1996 年的一项前瞻性试验以及随后的研究中对高风险患者（存在淋巴血管侵犯）使用了两个周期的 BEP，这些研究中共纳入了 200 名患者，其中位随访期接近 7.9 年，报告的复发率仅为 2.7%。两个周期的顺铂联合辅助化疗长期毒性极小几乎不会对生育能力或性活动产生不利影响。值得注意的是，单周期的辅助 BEP 化疗也可产生类似的低复发率（2%~3%），故将 BEP 从两个周期减少到一个周期近年来受到推崇因其可显著改善辅助化疗的风险收益比。

（3）腹膜后淋巴结清扫术（RPLND）　RPLND 的优势在于能更明确地分期睾丸肿瘤，复发风险约为 5%~8%。但自从引入顺铂化疗后，辅助性 RPLND 在 CSI-NSGCT 患者中的作用下降，因为化疗后的复发风险更低，且复发后生存率高。RPLND 适应证包括具有体细胞恶性成分的畸胎瘤患者，或不愿意或不适合化疗的复发患者，尤其是有血管侵犯的患者。手术方式可选择保留神经和微创方法。

（4）基于风险因素的治疗策略　对于 CSI-NSGCT 患者，治疗策略应根据疾病风险、合并症和个人偏好，以及医生建议来决定。淋巴血管侵犯是复发的重要预测因素，需向患者详细说明。无淋巴血管侵犯的患者应以主动监测为主，而有淋巴血管侵犯的患者需注意高达 50% 的复发风险，并考虑辅助治疗，首选单周期 BEP 化疗。一些患者可能考虑 RPLND，但需告知术后阳性（pN1）需额外化疗，pN0 也有 10% 的复发风险。

（5）伴有体细胞恶性成分的青春期后畸胎瘤（CSI-TSMC）的治疗策略　一项多机构研究分析了 CSI-TSMC 患者的回顾性数据，发现这些患者的五年总生存率比其他临床 I 期生殖细胞肿瘤患者低约 10%。接受 RPLND 的 CSI-TSMC 病例淋巴结转移比例高于预期（II 期复发率达 37.5%）。尽管存在局限性，该研究提供了唯一证据，支持在伴有 CSI-TSMC 的患者中进行 RPLND，这也是目前的临床推荐。若患者诊断为临床 I 期青春期后畸胎瘤（不伴有体细胞恶性成分），则应选择主动监测，因为这种方式与 RPLND 的生存结果相当。当前对青春期后畸胎瘤的初步诊断中亚型的诊断仍存在分歧，因此当睾丸切除标本中诊断出畸胎瘤时，需要泌尿科与病理科专家进行多学科讨论以制定进一步的诊疗方案。

（6）临床 I 期血清肿瘤指标持续升高的睾丸肿瘤（IS）　对于临床 IS 期睾丸肿瘤，建议每周测量血清肿瘤指标。若睾丸切除术后 AFP 或 β-hCG 升高，需对侧睾丸进行超声检查。若排除对侧肿瘤且肿瘤标志物升高，则可能有转移，需积极治疗。若血清标志物稳定，建议在切除术后 4~6 周重新分期。对于 AFP 或 β-hCG 稳定或略升高的患者，可进行初步监测并定期检查。若标志物继续升高或影像学检查显示转移，则应开始治疗。LDH 升高不能作为治疗依据。根据 NCCN 建议，IS 期患者应接受化疗，绝大多数患者的标志物在 S1 范围内，应接受低风险疾病的化疗：3 个周期的 BEP 或 4 个周期的 EP 方案。

（二）转移性生殖细胞肿瘤的治疗

转移性生殖细胞肿瘤的一线治疗取决于以下因素：

（1）原发性肿瘤的组织病理学诊断；

（2）IGCCCG 定义的预后分期分组（表 12-10）；

（3）预后不良患者在第一轮化疗结束时血清肿瘤标志物下降情况。

对于复发患者，需要通过其对一线治疗的反应来评估挽救性化疗后患者的预后结果。

1. 临床ⅡA/B 期　精原细胞瘤的治疗腹膜后淋巴结肿大且标志物正常的患者需观察 6 至 8 周，约 10% 病例为非转移性，确诊转移性疾病后才开始治疗。放疗曾是ⅡA/B 期精原细胞瘤的主要治疗，复发率 9%~24%，但有继发恶性肿瘤风险，现化疗为标准方案，ⅡA 期复发率 0~8%，ⅡB 期 8%~14%，生存率达 99%。Ⅱ期标准治疗为 3 个周期 BEP 或 4 个周期 EP。ⅡA 期或淋巴结直径 < 3cm 的低负荷ⅡB 期患者可选择 RPLND，术后复发率约 22%；而对淋巴结负荷较大的ⅡB 期患者，需术后进行 2 个周期 EP 化疗。RPLND 尚未成为ⅡA/B 期的标准治疗，需更多研究验证其作用。为减少化疗与放疗副作用，学者探索降阶治疗，研究显示 EP 组和卡铂组的 3 年无进展生存率分别为 90% 和 91%，2 年总生存率均为 100%。

2. 临床Ⅱ期非精原细胞肿瘤的治疗

（1）临床ⅡA 期非精原细胞肿瘤的治疗　ⅡA 期非精原细胞瘤患者的治疗依赖于睾丸切除术后肿瘤标志物水平。AFP 和 β-hCG 正常的患者可选择保留神经 RPLND 或化疗（3 个周期的 BEP 或 4 个周期的 EP），多灶性肿瘤则优先化疗。对于肿瘤标志物升高的患者，推荐化疗方案。保留神经 RPLND 后的治疗选择视术后阳性淋巴结数量而定，pN0 患者建议主动监测，pN1 患者可监测或考虑化疗，首选 EP 方案。pN2 或 pN3 患者在 RPLND 后复发风险高，pN2 患者推荐 2 个周期的 EP 或 BEP 辅助化疗，pN3 患者则为 3 个周期的 BEP 或 4 个周期的 EP 化疗。

（2）临床ⅡB 期非精原细胞肿瘤的治疗　ⅡB 期非精原瘤患者的初始治疗依赖于睾丸切除术后的肿瘤标志物水平和影像学检查结果。若肿瘤标志物正常，CT 可确定治疗方案；若淋巴结转移限于腹膜后，患者可接受 3 个周期的 BEP 或 4 个周期的 EP，或在高度选择性病例中进行保留神经的 RPLND。两种方案的无复发生存率均接近 98%。若转移性疾病不局限于淋巴引流部位，则建议化疗（3 个周期的 BEP 或 4 个周期的 EP）。对于持续标志物升高的患者，推荐的治疗也是化疗。肾小球滤过率降低或年龄超过 50 岁的患者应考虑无博来霉素方案。

（3）临床ⅡC 期与Ⅲ期生殖细胞肿瘤的治疗

1）预后良好的转移性精原细胞肿瘤：对于预后良好的转移性精原细胞瘤，应使用以顺铂为基础的联合化疗，这种方案比以卡铂为基础的方案有更好的疗效。标准治疗方案是 3 个周期的 BEP 方案，若存在博来霉素禁忌，可以考虑 4 个周期的 EP 方案。

2）预后中等的转移性精原细胞肿瘤：对于中危精原细胞瘤患者，4 个周期 BEP 是标准方案。在博来霉素禁忌的情况下，应联合使用依托泊苷、顺铂、异环磷酰胺（VIP）联合方案。

3）预后良好的转移性非精原细胞肿瘤：对于预后良好的转移性非精原细胞肿瘤可采取 4 个周期 BEP 方案，若博来霉素禁忌，可以考虑 4 个周期的 EP 方案。

4）预后中等的转移性非精原细胞肿瘤：此类患者标准方案是 4 个周期 BEP 方案，对于有博来霉素禁忌证的患者，应采用 4 个周期的 VIP 治疗（注意预防性给予粒细胞集落刺激因子预防骨髓抑制）。

5）预后不良的转移性非精原细胞肿瘤：预后不良的转移性非精原细胞瘤患者的标准方案也是 4 个周期 BEP 化疗方案，同样对于有博来霉素禁忌证的患者，应采用 4 个周期的 VIP 治疗（注意预防性给予粒细胞集落刺激因子预防骨髓抑制）。标准治疗预后不良的其他患者组包括原发性纵隔非精原细胞瘤和初次诊断时有脑转移的患者。这些患者也可能是早期强化治疗的候选人，需要在前瞻性研究中进行进一步研究。此外，高剂量化疗（HDCT）联合自体干细胞移植也是另一种治疗选择，但也需要进一步进行大范围临床研究来证实其临床疗效。

3. 转移性睾丸生殖细胞肿瘤再评估与后续治疗　在初始诱导周期后，应通过影像和血清肿瘤标志物重新评估治疗反应。若标志物下降且影像学肿瘤特征消退，应完成计划的化疗；若标志物下降但影像学转移进展，则需手术切除肿瘤。若标志物恢复正常且肿块进展，应考虑早期手术。若标志物下降缓慢，应考虑增加剂量。完成化疗后，应观察 β-hCG 水平是否恢复正常；对于血清 AFP 低水平患者，应切除残留肿块并监测 AFP。术前 AFP 水平 > 30μg/L 和切除标本中存活癌症组织为复发预测因素，挽救性化疗仅适用于标志物进展患者。

4. 肿瘤残余病灶的切除

（1）精原细胞瘤　应使用影像学和肿瘤标志物监测精原细胞瘤残留肿块。对于最大直径 > 3cm 的患者，应考虑 FDG-PET 检查，以获取疾病预后信息。检查应在化疗后至少两个月进行，以避免假阳性结果。如果化疗后肿块在 FDG-PET 仍为阳性且体积未增大，应在六周后重复检查。影像学显示进展性疾病的患者需进行挽救性化疗或手术。对于一线化疗后 β-hCG 持续升高或进展的患者，也应进行挽救性化疗。无 β-hCG 进展的患者需在挽救性化疗前进行组织学验证。进行 RPLND 时，需注意残留肿块可能因纤维化而难以切除。

（2）非精原细胞瘤　在一线 BEP 化疗后，约 7% 的残留肿块仍含有活性癌组织，主要包括 33% 的畸胎瘤和 40% 的坏死纤维化组织。FDG-PET 不适合用于化疗后非精原细胞瘤患者的影像再评估，因为它无法区分坏死组织和畸胎瘤。再评估通常在最后一个化疗周期后 3~4 周进行。目前尚无准确预测残留肿块的影像学和实验模型。

建议对增强 CT 中直径超过 1cm 的残留肿块患者进行手术切除，即使血清标志物正常，而对小于 1cm 的肿块则需密切监测。手术时应保留双侧神经，单侧淋巴结转移的清扫方式因侧别不同而异，RPLND 可采用开放、腹腔镜或机器人方式，效果相当，但后两者并发症较少。

5. 肿瘤多发转移病灶的手术治疗　化疗后若仍有多发转移灶，手术应从最大病灶开始。转移肿瘤的组织学情况因器官不同而异，腹膜后和肺转移的 90% 为纤维坏死组织。若初始病变为完全坏死且存在多个对侧肿瘤，可考虑暂时观察，若后续进展再行手术。多发肺部转移中约 20% 病例组织学不一致，需密切监测，影像学变化时应重新考虑手术或活检。

对于挽救性治疗后仍有残留肿块的患者，手术仍是潜在的治愈选择。接受含紫杉烷类药物化疗的患者，残余灶挽救性手术后 10 年生存率提高 70%。尽管大多数患者选择挽救性化疗，手术仍是约 20% 患者持久缓解的基本手段。若切除组织为坏死或成熟畸胎瘤则无需进一步治疗；若未完全切除或出现不成熟畸胎瘤，则需进行以顺铂为基础的 2 个周期化疗。若切除组织中活性癌症组织 < 10%，则无需化疗。二线和三线化疗后切除的肿块中若存在恶性疾病，则预后较差，且无进一步化疗指征。

6. 复发或难治性肿瘤的系统性挽救治疗　化疗后复发的患者往往存在多处转移，以顺铂为基础的挽救性化疗将使约 50% 的在一线化疗后复发的患者获得长期缓解。目前主要选用 4 周期（每周期 21 天）三药联合方案，以顺铂和异环磷酰胺为基础外加第三种药物：依托泊苷（VIP）、紫杉醇（TIP）或可能的吉西他滨（GIP）（表 12-11）。

表 12-11　挽救性化疗方案

方案	药物	剂量	应用时间
VIP	顺铂	$20mg/m^2$	第 1~5 天
	依托泊苷	$75~100mg/m^2$	第 1~5 天
	环磷酰胺	$1.2g/m^2$	第 1~5 天
TIP	紫杉醇	$250mg/m^2$	第 1 天 24 小时持续输注
	环磷酰胺	$1.5g/m^2$	第 2~5 天
	顺铂	$25mg/m^2$	第 2~5 天
TIP（替换方案）	紫杉醇	$175mg/m^2$	第 1 天 3 小时输注
	环磷酰胺	$1.2g/m^2$	第 1~5 天
	顺铂	$20mg/m^2$	第 1~5 天
GIP	吉西他滨	$1000mg/m^2$	第 1 和第 5 天
	环磷酰胺	$1.2g/m^2$	第 1~5 天
	顺铂	$20mg/m^2$	第 1~5 天

目前有研究比较了以卡铂与依托泊苷为基础的高剂量化疗（HDCT）和传统剂量（CDCT）的化疗（VIP、TIP与GIP方案等）作为二线化疗的疗效，由于存在选择偏差以及毒性反应并不能得出HDCT方案优于CDCT方案，同时HDCT的联合用药方案也并未固定，故最佳的二线化疗方案并未明确，当前还是以传统二线（CDCT）为主。

7.二次复发的治疗　二次复发的患者极少见，目前尚未有关于第二次复发患者的随机对照试验研究报告，常规疗法效果有限。对于已接受过两次常规剂量治疗（一线治疗和首次挽救性治疗）的患者，目前建议用自体干细胞支持下的HDCT，但治愈率不到25%。美国印第安纳大学的回顾性数据表明，完成HDCT治疗的患者或许可以从HDCT后三个月每日口服依托泊苷维持治疗中获得额外益处。

在铂类治疗后4至8周内复发的患者或接受铂类治疗但仍有进展的患者，以及在HDCT后不久复发的患者均被视为顺铂难治。在这种情况下，有研究探讨了吉西他滨和奥沙利铂联合治疗或吉西他滨、奥沙利铂和紫杉醇三联疗法对于顺铂难治的睾丸肿瘤的作用，但其反应率仅为25%~45%，对于对奥沙利铂和吉西他滨联合治疗或三联治疗无效的二次复发患者，则应将其纳入临床试验。

此外，单用免疫检查点抑制剂如PD1/PDL-1或CTLA4抑制剂对于二次复发的睾丸肿瘤效果并不显著，目前将免疫检查点抑制剂PD1/PDL-1和CTLA4联合治疗的试验正在进行中，即使是联合治疗，目前早期结果也不乐观。

晚期复发（一线治疗结束后两年以上）　晚期复发是指转移性睾丸肿瘤在初始治疗后两年内复发，精原细胞瘤和非精原细胞瘤患者的发生率分别为1.4%和3.2%。精原细胞瘤患者可接受化疗和放疗，而非精原细胞瘤患者需手术切除复发病灶或结合化疗。对于β-hCG快速升高的患者，可在诱导性化疗后考虑手术。手术是主要治疗手段，生存率与复发病变的组织学相关。若无法完全切除，应进行活检以指导挽救性化疗，并在可行时进行二次手术。对于局部难治的疾病，可考虑放疗。

8.脑转移瘤的治疗　睾丸肿瘤脑转移罕见，主要发生在非精原瘤患者中，通常与全身疾病负担重的患者相关，如合并肺、肝或骨转移，且血清β-hCG水平高于5000IU/L。脑转移患者预后差，超过50%在诊断后1年内死亡，其他不良预后因素会加重病情。以顺铂为基础的化疗在一线治疗中有效，尤其适用于复发性疾病，巩固性放疗也应考虑。对于持续性孤立性转移病例，可视全身疾病状态和转移位置考虑手术。

（三）睾丸非生殖细胞肿瘤与罕见肿瘤的治疗

睾丸非生殖细胞肿瘤的发病率<5%，这些肿瘤与睾丸生殖细胞肿瘤有相似的表现，只能通过组织病理学检查才能发现。

1.精母细胞肿瘤　这是一种与原位生殖细胞新生物无关的生殖细胞肿瘤，可能与9号染色体的DMRT1基因扩增有关。精母细胞肿瘤罕见，通常不引起肿瘤标志物升高，根治性睾丸切除术是标准治疗方案，而睾丸保留手术或辅助治疗的效果未知，因此不推荐。转移性疾病非常罕见，通常与"肉瘤样改变"相关，生存期较差。

2. 性索间质肿瘤的治疗　性索间质肿瘤较少见，但为睾丸生殖细胞瘤外的第二大原发性肿瘤。部分肿瘤可能恶性，因此需评估与恶性相关的形态特征以指导治疗。以下特征与恶性潜能相关：肿瘤大小＞5cm、边界浸润、细胞异形性、十倍镜视野中有三个或更多有丝分裂细胞、血管侵犯和肿瘤性坏死。

（1）间质细胞肿瘤（Leydig 肿瘤）　睾丸间质细胞肿瘤占成人睾丸肿瘤的 4%，是最常见的性索间质细胞肿瘤，主要为局限性，转移率仅 2.5%。患者可能出现激素表现，如男性乳房发育，少数伴有库欣综合征，血清学指标通常阴性。大多数肿瘤为良性，应避免立即根治性睾丸切除，需术中冷冻切片判断良恶性，尤其对青春期前患者保留生育能力重要。转移性间质细胞肿瘤生存率低，可考虑手术切除或全身治疗，但效果差。

（2）支持细胞瘤　睾丸支持细胞肿瘤占睾丸肿瘤的约 1%，患者血清肿瘤指标通常正常。治疗通常为睾丸部分切除术，术后根据病理结果决定是否进一步治疗。高龄或有恶性肿瘤病史的患者需进行根治性睾丸切除术及淋巴结清扫。转移性疾病患者生存率低，预后差。

（3）粒层细胞瘤　粒层细胞肿瘤包括成人型和青少年型，极其罕见。对于青少年型肿瘤一般较小（＜2cm）多为良性，故睾丸保留手术为标准治疗方式。对于成人型肿瘤会有转移的可能，故建议行根治性睾丸切除术。转移性疾病的存活率很低，患者对手术或全身治疗效果均不佳。

（4）卵泡膜 / 纤维肿瘤　此类肿瘤源自睾丸实质或白膜，大多为良性，但目前仍建议行根治性睾丸切除术。

（5）附睾或精索的睾丸旁肿瘤　大多数附睾肿瘤是良性，包括脂肪瘤、腺瘤样肿瘤、平滑肌瘤和乳头状囊腺瘤。恶性肿瘤罕见，主要为肉瘤或转移瘤。超声、MRI 和手术可用于病理确认，但尚无可靠标准区分良性病变。手术方法和治疗建议仍需未来研究提供信息。

3. 睾丸鞘膜间皮瘤　睾丸鞘膜间皮瘤是一种罕见且侵袭性的疾病，危险因素包括高龄、大肿瘤、坏死、血管淋巴侵犯、高有丝分裂指数和局部复发。目前建议进行半阴囊切除术，辅助治疗尚无明确建议。转移性疾病的中位总生存期仅几个月，建议考虑多模式治疗。

三、睾丸肿瘤临床药物治疗案例分析

★精原细胞肿瘤治疗案例分析

病历摘要

患者，男，34 岁，身高：176cm，体重 73kg。

主诉：右侧睾丸肿瘤术后 3 周，拟行化疗。

现病史：患者缘于 2024 年 4 月无明显诱因发现右侧睾丸较左侧明显肿大，并可触及右侧睾丸内有 1 质硬肿物约鸭蛋大小，伴有坠胀感但无明显触痛，阴囊表皮无红肿破溃，同时无畏冷、发热、头晕、头痛，无尿频、尿急、尿痛，无血尿、脓尿等其他不适。后行阴囊双侧睾丸附睾彩超与 MRI 平扫＋增强（图 12-26）考虑右侧睾丸占位（精原细胞瘤可能），胸腹部 CT 检查并未发现有淋巴结转移，血清肿瘤指标均正常：β-hCG:0.19IU/L，AFP:1.5ng/ml，CEA:1.85ng/ml，遂排除相关手术禁忌证后给予患者行右侧睾丸根治性切除术，术后病理结果显示：右侧睾丸精原细胞瘤，睾丸大小约7.0cm×3.5cm×3.5cm，肿瘤大小约 3.5cm×3.0cm×2.8cm，输精管断端未见肿瘤累及（图12-27）。根据患者术后病理结果，精原细胞瘤（pT1N0M0）诊断明确，本次入院拟给予患者行单周期卡铂化疗。自发病以来，患者精神、睡眠、饮食可。大、小便正常，体重无明显变化。

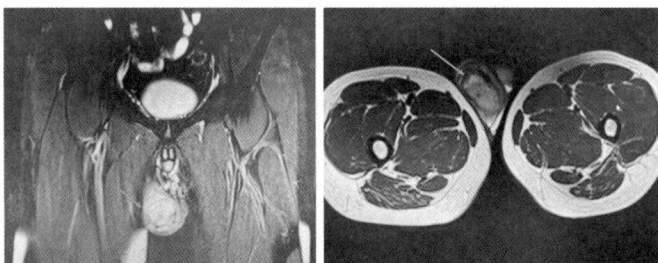

图 12-26　术前阴囊 MRI（T2 像）

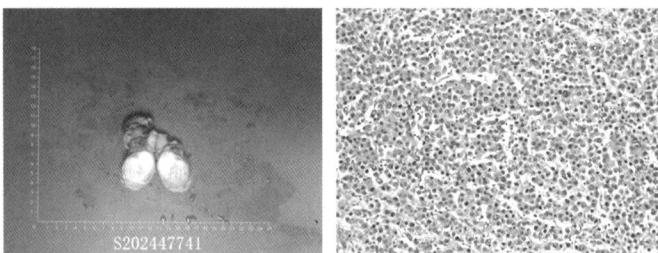

大体取材：
右侧睾丸：睾丸一个，大小 7*3.5*3.5cm，切开切面见一肿物，大小 3.5*3*2.8cm，切面灰白，质中，上附输精管一条，长 5cm，管径 1.1cm。
病理诊断：
（右侧睾丸）结合免疫组化结果，考虑精原细胞瘤，肿瘤大小 3.5*3*2.8cm，输精管断端未见肿瘤累及。
IHC：P53（野生型），GPC3（－），AFP（－），CD3（T 细胞＋），CD20（B 细胞＋），CD30（散在＋），CD117（部分弱＋），ki-67（＋，20%），PLAP（＋），Oct3/4（＋），Sal14（＋），EMA（E29）（－）。

图 12-27　术后病理结果

既往史：5 年前因甲状腺癌在上海市第一人民医院行甲状腺部分切除术，术后恢复良好，2022 年，因甲状腺癌复发行甲状腺癌根治术，术后行碘 131 规范治疗及口服优甲乐2# qd。27 年前因隐睾在当地医院行手术治疗，术后恢复良好，否认病毒性肝炎、肺结核病史；否认高血压、糖尿病、高血脂病史，否认脑血管疾病、心脏病史，否认精神病史、地方病史、职业病史。否认外伤、输血、中毒史，过敏史：未发现，预防接种史不详。

个人史：出生于原籍，无外地久居史，生活起居尚规律，无化学物质、放射物质、有毒物质接触史，无冶游、吸毒史，无吸烟、饮酒史。

婚育史：已婚，生育 1 子 1 女，子女与配偶均体健。

家族史：父母健在，无家族及遗传病史。

入院诊断：1.右侧睾丸精原细胞瘤（pT1N0M0）。2.手术后随诊检查（甲状腺癌术后、隐睾术后）。

治疗过程及用药方案

化疗过程：根据患者病理检查以及血清肿瘤指标考虑患者为 I A 期精原细胞瘤，卡铂单周期化疗为标准治疗，化疗前完善血常规、凝血，以及肾功能等相关检查，排除化疗禁忌后根据患者肾小球滤过率（93.16ml/min）给予患者 800mg 卡铂（ivgtt）治疗，治疗期间所用药物如表 12-12 所示。

表 12-12 用药治疗方案

治疗药物	用法用量
卡铂注射液（15ml:0.15g）	0.8g, ivgtt, qd
注射用雷贝拉唑纳（20mg）	20mg, ivgtt, qd
盐酸托烷司琼注射液（5mg）	5mg, iv, qd

用药监护要点

1. 使用前预处理 卡铂为第二代铂类抗肿瘤药物，其可破坏肿瘤细胞 DNA，抑制其肿瘤细胞生长。在治疗过程中常易引起患者恶心、呕吐等不适，故在化疗过程中，需要使用保胃、止吐药物减少患者呕吐的发生概率，同时化疗后要积极补液，防止患者因化疗后胃肠道失调造成水电解质紊乱。

2. 化疗监护要点 在卡铂用药过程中需要心电监护监测患者血压、心率等一般情况变化，判断患者化疗耐受情况，同时卡铂治疗易造成白细胞与血小板下降，并对肾功能有一定损害，故需要在化疗后监测白细胞、血小板变化以及肌酐、尿素以及肾小球滤过率，若发现化疗毒性作用及时治疗。

3. 化疗后辅助检查

（1）血常规 白细胞计数 8.57×10^9/L，中性粒细胞比率 88.6%，中性粒细胞数 7.59×10^9/L，血小板计数 147×10^9/L。

（2）常规生化检查示 总蛋白 58.5g/L，白蛋白 36.6g/L，丙氨酸氨基转移酶 36U/L，天冬氨酸氨基转移酶 23U/L，尿素 4.28mmol/L，肌酐 92μmol/L，钙 1.97，钾 3.56mmol/L，钠 141.5mmol/L，氯 99.1mmol/L。其余检验如凝血常规等也未见明显异常。

治疗总结：患者为睾丸精原细胞瘤诊断明确，睾丸根治术后给予患者行单周期卡铂化疗后短期内并未出现明显消化道等相关不良反应，同时也并未出现明显血液与肝肾功能毒性与相关并发症，根据治疗指南，单周期卡铂治疗长期效果较好复发率较低，故嘱患者定期复查相关影像学、血液与生化指标，积极监测化疗后肿瘤进展。

★ 混合型生殖细胞肿瘤治疗案例分析

病历摘要

患者，男，28岁，身高：173cm，体重75kg。

主诉：确诊左侧睾丸恶性肿瘤3周余，返院化疗。

现病史：患者于2024年5月因"发现左侧阴囊肿胀1月余"就诊，查阴囊精囊MRI平扫＋增强（图12-28）：左侧睾丸占位（精原细胞瘤？），查AFP＞800.00ng/ml，神经元特异性烯醇化酶28.16ng/ml，胸腹部影像学检查未见明显异常，排除手术禁忌后在椎管内麻醉下行"单侧睾丸切除术（左）"，术顺，术后病理示：左侧睾丸混合性生殖细胞肿瘤（98%为卵黄囊瘤，2%为畸胎瘤），肿瘤大小6.1cm×4.3cm×3.0cm，灶区坏死，侵犯附睾组织，睾丸门部和睾丸网未见肿瘤累及，精索脉管内查见癌栓。精索切端净（图12-29）。今入院拟行第一周期BEP方案化疗。此次发病以来，精神、食欲、睡眠一般，大便正常，小便如上述，体重无明显改变。

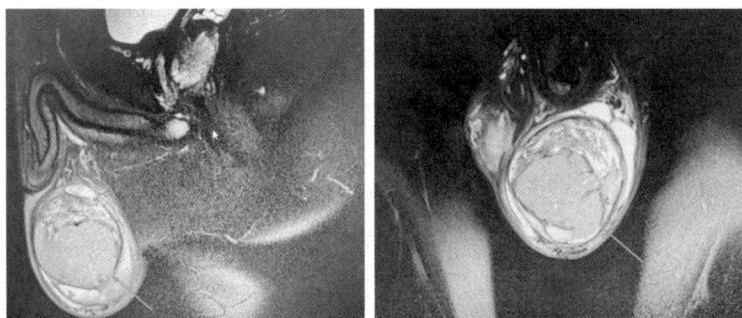

图12-28 术前阴囊MRI（T2像）

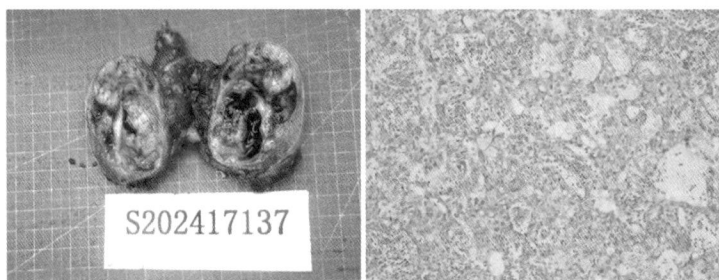

大体取材：
左侧睾丸：睾丸组织一块，大小7.0*5.5*3.0cm，附睾大小4.5*2.0*0.5cm，精索长7.0cm，管径1.5-1.7cm，切开切面见一肿物，大小6.1*4.3*3.0cm，切面灰白，局灶可见出血，钙化。
病理诊断：
（左侧睾丸）混合性生殖细胞肿瘤（98%为卵黄囊瘤，2%为畸胎瘤），大小6.1×4.3×3.0cm，灶区坏死，侵犯附睾组织，睾丸门部和睾丸网未见肿瘤累及，精索脉管内查见癌栓。精索切端净。
IHC：CK（＋），CD30（部分＋），PLAP（＋），P53（强弱不等＋，80%），AFP（局灶＋），GPC3（＋），D2-40（－），CD117（－），CEA（－），KI67（＋，30%），SOX2（－），OCT3/4（－）。

图12-29 术后病理结果

既往史：平素体健，否认病毒性肝炎、肺结核病史，否认高血压、糖尿病、高血脂病史，否认脑血管疾病、心脏病史，否认精神病史、地方病史、职业病史。否认外伤、输血、中毒史，过敏史未发现，预防接种史不详。

个人史：出生于原籍，无外地久居史，生活起居尚规律，无化学物质、放射物质、有毒物质接触史，无冶游、吸毒史，无吸烟、饮酒史。

婚育史：未婚。

家族史：父母健在，无家族及遗传病史。

入院诊断：左侧睾丸混合性生殖细胞肿瘤（pT2N0M0）。

治疗过程及用药分析

化疗过程：化疗前完善血常规、凝血，以及肾功能等相关检查，排除化疗禁忌后予 BEP 方案化疗，治疗期间所用药物如表 12-13 所示。

表 12-13　用药治疗方案

治疗药物	用法用量
依托泊苷注射液（5ml:0.1g）	0.18g，ivgtt，qd（d1~5）
顺铂注射液（6ml:30mg）	30mg，ivgtt，qd（d1~5）
注射用盐酸博莱霉素（15mg）	30mg，iv，qd（d1、8、15）
盐酸托烷司琼注射液（5mg）	5mg，iv，qd（d1~5）

化疗方案选择：患者术前影像学检查并未发现淋巴结与远处转移，病理检查提示左侧睾丸混合性生殖细胞肿瘤，肿瘤虽未侵犯睾丸门部与睾丸血管网，但侵犯精索脉管（pT2N0M0），以及血清肿瘤指标 AFP > 800.00ng/ml 考虑患者治疗方案应按Ⅰ期非精原细胞瘤处理，根据睾丸肿瘤治疗原则睾丸切除术后推荐行一至两周期 BEP 方案化疗，根据患者体表面积（约 1.8m^2）计算出各化疗药物用药剂量（顺铂 30mg，依托泊苷 180mg，博莱霉素 30mg）。

用药监护要点

1. 化疗前处理　顺铂与依托泊苷易引起消化道症状如恶心、呕吐等，同时有较强的肾毒性，故在化疗前必须要止吐以及水化减少化疗药物对胃肠道的刺激以及肾毒性。化疗中若仍出现胃肠道反应，可以减缓输注速度或调整剂量。

2. 化疗监护要点　在 BEP 化疗过程中需要心电监护，监测患者化疗耐受性，博莱霉素有肺毒性，用药过程中需要观察患者是否出现呼吸困难、胸闷等不适，若出现必须停止用药，给予患者吸氧或者通畅气道处理。顺铂与依托泊苷会造成粒细胞减少，同时依托泊苷还具有肝毒性，同时可能会引起严重脱毛，需要告知患者及其家属化疗药物相关并发症并主动监测各项指标，若发生并发症，给予对症处理。

3. 化疗后辅助检查

（1）血常规（day5）　白细胞计数 $5.65 \times 10^9/L$，中性粒细胞比率 65.1%，中性粒细胞数 $3.65 \times 10^9/L$，血小板计数 $172 \times 10^9/L$。

（2）常规生化检查　总蛋白 67.4g/L，白蛋白 41.3g/L，丙氨酸氨基转移酶 38U/L，天冬氨酸氨基转移酶 29U/L，尿素 4.69mmol/L，肌酐 94μmol/L，钙 2.13mmol/L，钾 4.1mmol/L，钠 138.7mmol/L，氯 104.1mmol/L。其余检验如凝血常规等也未见明显异常。

治疗总结：此患者为睾丸混合生殖细胞瘤诊断明确，睾丸根治术后给予患者行第一周期 BEP 化疗，治疗期间患者耐受较好，并未出现明显消化道、肺功能、血液及肝肾功能毒性与相关并发症。嘱患者 3 周后再次行第二周期 BEP 化疗。

★ ⅡC 期精原细胞瘤治疗案例分析

病历摘要

患者，男，32 岁，身高 189cm，体重 85kg。

主诉：左睾丸精原细胞瘤术后 3 月，拟行化疗。

现病史：缘于 2021.06 发现左侧睾丸较右侧显著增大，无触痛，表皮无红肿，无畏冷、发热、头晕、头痛，无尿频、尿急、尿痛，无血尿、脓尿等不适，未诊治，全腹部 CT 平扫 + 增强、胸部 CT 平扫（含三维重建）：①腹膜后、左侧睾丸占位，淋巴瘤？建议进一步检查（图 12-30）。②左肺小结节，建议随诊。完善 PET-CT 示：腹膜后腹主动脉旁（左旁）高代谢，考虑转移。术前血清学 AFP、LDH 与 β-hCG 正常。行"左单侧睾丸切除术"后病理回报：左睾丸肿瘤精原细胞瘤伴坏死，伴脉管内瘤栓。周围查见曲细精管内原位生殖细胞肿瘤。精索断端未见肿瘤累及（图 12-31）。术后诊断"左侧睾丸恶性肿瘤（精原细胞瘤，T2N3M0S0，ⅡC 期）"。行 2 周期 VIP 方案化疗后复查 PET-CT：①腹膜后占位，较前明显减小（代谢较前减低）。②左侧睾丸占位切除术后改变。阴囊精囊 MRI 平扫：①左侧睾丸切除术后改变，请结合临床，建议随诊。②双侧腹股沟区小淋巴结。③左侧股骨头异常信号影，较前相仿。患者化疗后效果显著，今入院拟继续行第三周期化疗。此次入院以来，精神、食欲、睡眠一般，大便正常，小便如上述，体重无明显改变。

既往史：平素体健，否认病毒性肝炎、肺结核病史，否认高血压、糖尿病、高血脂病史，否认脑血管疾病、心脏病史，否认精神病史、地方病史、职业病史。否认外伤、输血、中毒史，过敏史：未发现，预防接种史不详。

个人史：出生于原籍，无外地久居史，生活起居尚规律，无化学物质、放射物质、有毒物质接触史，无冶游、吸毒史，无吸烟、饮酒史。

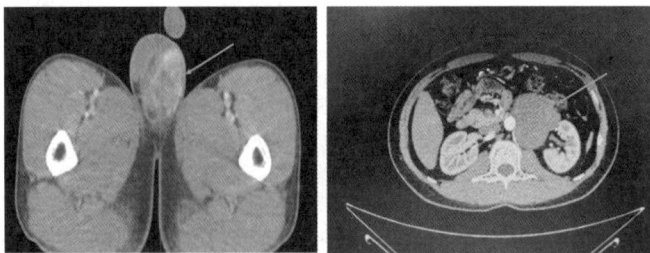

图 12-30　术前全腹部 CT 平扫 + 增强（左图：睾丸肿瘤，右图：腹膜后占位）

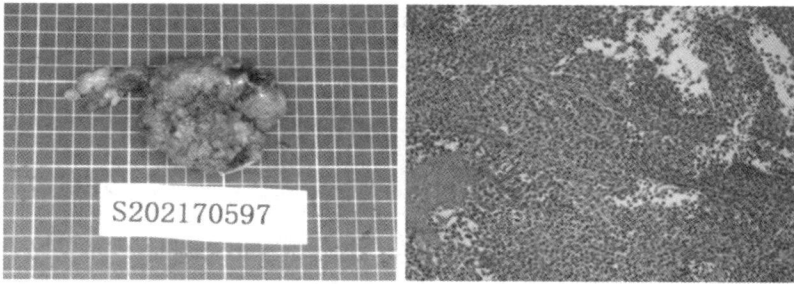

大体取材：

左睾丸肿瘤：睾丸组织一个，大小 8.7×6.5×3cm，临床已对剖，附睾大小 2.5×1.5×0.5cm，相连精索长 6.8cm，管径 0.3~0.5cm，周围查见脉管组织，长 6.7cm，管径 0.2~0.3cm，于睾丸组织内见一肿物，肿物大小 6.8×5.2×4.3cm，切面灰黄ános褐色，质稍软，未突破被膜。

病理诊断：

（左睾丸肿瘤）精原细胞瘤伴坏死，肿瘤大小 6.8×5.2×4.3cm，伴脉管内瘤栓。

周围查见曲细精管内原位生殖细胞肿瘤。

精索断端未见肿瘤累及。

IHC：瘤细胞：AFP（-），CD117（-），CD20（-），CD3（-），CD30（-），CK（-），EMA（-），Ki-67（+，60%），OCT3/4（+），P53（+，10%），PLAP（+），SALL4（+）。

图 12-31　术后病理结果

婚育史：已婚，适龄结婚，育有 2 个孩子，配偶及子女均体健。

家族史：父母健在，无家族及遗传病史。

入院诊断：1.左侧睾丸恶性肿瘤（精原细胞瘤，T2N3M0S0，ⅡC 期）。2.腹膜后占位。

治疗经过及用药分析

化疗过程：化疗前完善血常规、凝血，以及肾功能等相关检查，排除化疗禁忌后予 VIP 方案化疗，治疗期间所用药物如表 12-14 所示。

表 12-14　用药治疗方案

治疗药物	用法用量
依托泊苷注射液（5ml：0.1g）	0.15g，ivgtt，qd（day1~4）
环磷酰胺（3g）	3g，ivgtt，qd（day1）， 2g，ivgtt，qd（day2~4）
美司钠注射液（0.4g）	0.6g，iv，tid（day1）， 0.4g，iv，tid（day2~4）
顺铂注射液（6ml:30mg）	40mg，ivgtt，qd（day1~3） 30mg，ivgtt，qd（day4）
盐酸托烷司琼注射液（5mg）	5mg，iv，qd（day1~4）
盐酸甲氧氯普胺注射液（10mg）	10mg，iv，bid（day1~4）
注射用雷贝拉唑钠（20mg）	20mg，ivgtt，qd（day1~4）

化疗方案选择：根据患者术前检查与病理检查示左侧睾丸恶性肿瘤（精原细胞瘤，T2N3M0S0，ⅡC 期），治疗方案应按ⅡC 期精原细胞瘤处理，患者无肺外脏器转移同时血清学指标正常，考虑为中危组，根据睾丸肿瘤治疗原则睾丸切除术后推荐行四周期

BEP 或 VIP 方案化疗，由于患者使用博莱霉素后出现皮疹遂用 VIP 方案化疗，拟行 4 个周期方案。

用药监护要点

1. 化疗前处理　化疗前给予患者止吐以及水化减少顺铂与依托泊苷对胃肠道的刺激以及肾毒性。化疗中若仍出现胃肠道反应，可以减缓输注速度或调整剂量。

2. 化疗监护要点　在 VIP 化疗过程中需要心电监护，监测患者化疗耐受性，顺铂与依托泊苷会造成粒细胞减少，同时依托泊苷还具有肝毒性，同时可能会引起严重脱毛，需要告知患者及其家属化疗药物相关并发症并主动监测各项指标，若发生并发症，给予对症处理。环磷酰胺使用后需定时给予尿路保护剂美司钠。因为环磷酰胺大部分代谢产物会附着在膀胱上，美司钠会与附着在膀胱上的代谢产物发生反应，起到保护效果，预防膀胱炎的发生。同时患者需要多饮水，多排尿促进代谢物的排出，保护尿路。

3. 化疗后辅助检查

（1）血常规（day4）　白细胞计数 5.61×10^9/L，中性粒细胞比率 64%，中性粒细胞数 3.59×10^9/L，血小板计数 167×10^9/L。

（2）常规生化检查示　总蛋白 81.1g/L，白蛋白 52.1g/L，丙氨酸氨基转移酶 53U/L，天冬氨酸氨基转移酶 32U/L，尿素 5.5mmol/L，肌酐 97μmol/L，钙 2.39mmol/L，钾 4.69mmol/L，钠 142.4mmol/L，氯 101.6mmol/L。其余检验如凝血常规等也未见明显异常。

治疗总结：此患者为ⅡC期精原细胞瘤行第 3 周期 VIP 化疗方案，治疗期间患者出现轻度恶心、呕吐等不适但经保胃止吐对症处理后好转，并未出现进一步消化道症状，患者血常规及肝肾功能等均未见明显异常，总体化疗效果较满意。后续需要进一步行第 4 周期化疗并积极监测腹膜后占位变化情况。

（许宁　林云知　陈少豪　郑清水）

参考文献

［1］孙颖浩. 吴阶平泌尿外科学［M］. 北京：人民卫生出版社，2019:1536-1619.

［2］Chen SH, Ke ZB, Wu YP, et al.Predictors of Prolonged Laparoscopic Radical Prostatectomy and the Creation of a Scoring System for the Duration［J］. Cancer management and research, 2020, 12:8005-14.

［3］Ke ZB, You Q, Xue YT, etal.Body composition parameterswereassociated with response to abiraterone acetate and prognosisin patients with metastatic castration-resistant prostate cancer［J］. Cancer medicine, 2023, 12（7）: 8251-8266.

［4］Wu XH, Ruan ZT, Ke ZB, et al. Magnetic resonance imaging-based radiomics nomogram for the evaluation of the rapeutic responses to neoadjuvant chemohormonal therapy in high-risknon-metastatic prostate cancer［J］. Cancer medicine, 2024, 13（14）: e70001.

［5］SungH, FerlayJ, SiegelRL, et al. Global Cancer Statistics 2020:GLOBOCANE stimates of Incidence and Mortality Worldwide for 36 Cancers in 185 Countries［J］. CA Cancer J Clin, 2021, 71（3）: 209-249.

［6］Bergengren O, Pekala KR, Matsoukas K, et al.2022 Update on Prostate Cancer Epidemiology and Risk Factors-A Systematic Review［J］. EurUrol, 2023, 84（2）: 191-206.

［7］Bray F, Laversanne M, Sung H, et al.Global cancer statistics 2022:GLOBOCAN estimates of incidence and mortality worldwide for 36 cancers in 185 countries［J］. CA Cancer J Clin, 2024, 74（3）: 229-263.

［8］Bergengren O, Pekala KR, atsoukas K, et al. 2022 Update on Prostate Cancer Epidemiology and Risk Factors-A Systematic Review［J］. Eur Urol, 2023, 84（2）: 191-206.

［9］Conti DV, Darst BF, MossL C, et al. Trans-ancestrygenome-wide association meta-analysis of prostate cancer identifies new susceptibility loci and informs genetic risk prediction［J］. Nat Genet, 2021, 53（1）: 65-75.

［10］Hugosson J, Godtman RA, Wallstrom J, et al. Results after Four Years of Screening for Prostate Cancer with PSA and MRI［J］. N Engl J Med, 2024, 391（12）: 1083-1095.

［11］Mokbel K. Breath of Danger: Unveiling PM2.5's Stealthy Impacton Cancer Risks［J］. Anti cancer Res, 2024, 44（4）: 1365-1368.

［12］Vietri MT, D'Elia G, CaliendoG, et al. Hereditary Prostate Cancer: Genes Related, Target Therapy and Prevention［J］. Int J Mol Sci, 2021, 22（7）.

［13］Chen YH, Chen H, Lin TT, et al.ARPC1A correlates with poor prognosis inprostate cancer and isup-regulated by glutamine metabolism to promote tumor cell migration, invasion and cytoskeletal changes［J］. Cell&bioscience, 2023, 13（1）: 38.

［14］Wu YP, Ke ZB, Zheng WC, et al.Kinesin family member 18B regulates the prolife ration and invasion of human prostate cancer cells［J］. Cell death&disease, 2021, 12（4）: 302.

［15］Ke ZB, You Q, Chen JY, et al.Aradiation resistance related index for biochemical recurrence and tumor immune environment in prostate cancer patients［J］. Computers in biology and medicine, 2022, 146: 105711.

［16］Ke ZB, Chen SM, Chen JY, et al.Head-to-head comparisons of［（68）Ga］Ga-PSMA-11PET/CT, multiparametric MRI, and prostate-specificantigen for the evaluation of the rapeutic responses to neoad juvant chemohormonal therapy in high-risknon-meta static prostate cancer patients:aprospective study［J］. European journal of nuclear medicine and molecular imaging, 2023, 50（4）: 1240-1251.

［17］Wu YP, Lin XD, Chen SH, et al.Identification of Prostate Cancer-Related Circular RNA Through Bioinformatics Analysis［J］. Frontiers in genetics, 2020, 11: 892.

［18］Kang Z, Sun JB, Lin F, et al.Subtype and prognostic analysis of immunogenic cell death-related genes ignature in prostate cancer［J］. Frontiers in oncology, 2023, 13: 1160972.

［19］Xu N, Ke ZB, Chen YH, et al.Risk Factors for Pathologically Confirmed Lymph Nodes Metastasis in Patients With Clinical T2N0M0 Stage Prostate Cancer［J］. Frontiers in oncology, 2020, 10: 1547.

［20］黄健, 张旭. 中国泌尿外科和男科疾病诊断治疗指南［M］. 北京: 科学出版社, 2022: 130-216.

［21］那彦群, 郭震华. 实用泌尿外科学［M］. 北京: 人民卫生出版社, 2009: 353-386.

［22］Chen JY, Huang XY, LinF, et al.Atumor-associated macrophages related model for predicting biochemical recurrence and tumor immune environment in prostate cancer［J］. Genomics, 2023, 115（5）: 110691.

［23］Krege S, Oing C, Bokemeyer C.Testicular Tumors［J］. Dtsch Arztebl Int, 2023, 120（49）: 843-854.

［24］Pang C, Guan Y, Li H, et al.Urologic cancer in China［J］. Jpn JCl in Oncol 2016, 46（6）: 497-501.

［25］Bray F, Laversanne M, Sung H, et al.Global cancer statistics 2022：GLOBOCAN estimates of incidence and mortality worldwide for 36 cancers in 185 countries ［J］. CA Cancer JCl, 2024, 74（3）：229-263.

［26］Chovanec M, Cheng L.Advances in diagnosis and treatment of testicular cancer ［J］. Bmj, 2022, 379：e070499.

［27］Yazici S, DelBiondo D, Napodano G, et al.Risk Factors for Testicular Cancer：Environment, Genes and Infections-IsItAll? ［J］. Medicina（Kaunas）2023, 59（4）：1-14.

［28］Rodprasert W, Virtanen HE, Toppari J. Cryptorchidism and puberty ［J］. Front Endocrinol（Lausanne）, 2024, 15：1347435.

［29］Landero-HuertaDA, Vigueras-VillaseñorRM, Yokoyama-RebollarE, et al.Cryptorchidism and Testicular Tumor：Comprehensive Analysis of Common Clinical Features and Search of SNVs in the KIT and AR Genes ［J］. Front Cell Dev Biol, 2020, 8：762.

［30］Del Risco Kollerud R, Ruud E, Haugnes HS, et al. Family history of cancer and risk of paediatric and young adult's testicular cancer：A Norwegian cohort study ［J］. Br J Cancer, 2019, 120（10）：1007-1014.

［31］FajaF, FinocchiF, CarliniT, et al.PDE11 A gene polymorphismin testicular cancer：sperm parameters and hormonal profile ［J］. J Endocrinol Invest, 2021, 44（10）：2273-2284.

［32］Ghazarian AA, Rusner C, Trabert B, et al. Testicular cancer among US menaged 50 years and older ［J］. Cancer Epide miol, 2018, 55：68-72.

［33］Crocetto F, Arcaniolo D, Napolitano L, et al. Impact of Sexual Activity on the Risk of Male Genital Tumors：A Systematic Review of the Literature ［J］. Int J Environ Res Public Health, 2021, 18（16）：1-11.

［34］Garolla A, Vitagliano A, Muscianisi F, et al.Role of Viral Infections in Testicular Cancer Etiology：Evidence Froma Systematic Review and Meta-Analysis ［J］. Front Endocrinol（Lausanne）, 2019, 10：355.

［35］McHugh DJ, Gleeson JP, Feldman DR. Testicular cancer in 2023：Current status and recent progress ［J］. CA Cancer J Clin 2024, 74（2）：167-186.

［36］Moch H, Amin MB, Berney DM, et al. The 2022 World Health Organization Classification of Tumours of the Urinary System and Male Genital Organs-PartA：Renal, Penile, and Testicular Tumours ［J］. Eur Urol, 2022, 82（5）：458-468.

［37］Gilligan T, Lin DW, Aggarwal R, et al. Testicular Cancer, Version 2.2020, NCCN Clinical Practice Guidelines in Oncology ［J］. J Natl Compr Canc Netw, 2019, 17（12）：1529-1554.

［38］Tsili AC, Argyropoulou MI, Dolciami M, et al.When to ask for an MRI of the scrotum ［J］. Andrology, 2021, 9（5）：1395-1409.

［39］Dieckmann KP, Simonsen-Richter H, Kulejewski M, et al.Serum Tumour Markers in Testicular Germ Cell Tumours：Frequencies of Elevated Levels and Extents of Marker Elevation Are Significantly Associated with Clinical Parameters and with Response to Treatment ［J］. Biomed Res Int, 2019, 2019：5030349.

［40］Dieckmann KP, Dumlupinar C, Radtke A, et al. Associations of serum levels of microRNA-371a-3p（M371）with risk factors for progression in nonseminomatous testicular germ cell tumours clinical stage 1 ［J］. World J Urol, 2022, 40（2）：317-326.

［41］Leão R, Albersen M, Looijenga LHJ, et al.Circulating MicroRNAs, the Next-Generation Serum

Biomarkers in Testicular Germ Cell Tumours：A Systematic Review［J］. Eur Urol, 2021, 80（4）：456-466.

［42］Belge G, Grobelny F, RadtkeA, et al. Serum levels of microRNA-371a-3 parenot elevated in testicular tumours of non-germ cell origin［J］. J Cancer Res Clin Oncol, 2021, 147（2）：435-443.

［43］Lafin J, Scarpini C, Amini A, et al. Refining the serum miR-371a-3p test for viable germ cell tumor detection：identification and definition of an in determinate range［J］. Res Sq, 2023.

［44］Nason GJ, Aditya I, Leao R, et al.Partial orchiectomy：The Princess Margaret cancer centre experience［J］. Urol Oncol, 2020, 38（6）：605-619, 624.

［45］Fankhauser CD, Roth L, Kranzb ü hler B, et al. The Role of Frozen Section Examination During Inguinal Exploration in Men with Inconclusive Testicular Tumors：A System atic Review and Meta-analysis［J］. Eur Urol Focus, 2021, 7（6）：1400-1402.

［46］Stephenson A, Eggener SE, Bass EB, et al. Diagnosis and Treatment of Early Stage Testicular Cancer：AUA Guideline［J］. J Urol, 2019, 202（2）：272-281.

［47］Ruf CG, Schmidt S, Kliesch S, et al.Testicular germ cell tumours' clinical stage I：comparison of surveillance with adjuvant treatment strategies regarding recurrence rates and overall survival-a system atic review［J］. World J Urol, 2022, 40（12）：2889-2900.

［48］Aparicio J, García Del Muro X, Maroto P, et al. Patterns of relapse and treatment outcome after active surveillance or adjuvant carbo plat in for stage I seminoma：aretrospective study of the Spanish Germ Cell Cancer Group［J］. Clin Transl Oncol, 2021, 23（1）：58-64.

［49］Joffe JK, Cafferty FH, MurphyL, et al. Imaging Modality and Frequency in Surveillance of Stage I Seminoma Testicular Cancer：Results Froma Randomized, PhaseⅢ, Noninferiority Trial（TRISST）［J］. Clin Oncol, 2022, 40（22）：2468-2478.

［50］Hajiran A, Azizi M, Aydin AM, et al. Retroperitoneal Lymph Node Dissection Versus Surveillance for Adult Early Stage Pure Testicular Teratoma：A Nation wide Analysis［J］. Ann Surg Oncol, 2021, 28（7）：3648-3655.

［51］Gillessen S, Sauvé N, Collette L, et al. Predicting Outcomes in Men With Metastatic Nonseminomatous Germ Cell Tumors（NSGCT）：Results From the IGCCCG Update Consortium［J］. J Clin Oncol, 2021, 39（14）：1563-1574.

［52］Aparicio J, Sánchez-Muñoz A, Ochenduszko S, et al.Treatment and Outcome of Patients with Stage IS Testicular Cancer：A Retrospective Study from the Spanish Germ Cell Cancer Group［J］. J Urol, 2019, 202（4）：742-747.

［53］Daneshmand S, Cary C, Masterson T, et al.Surgery in Early Meta static Seminoma：A PhaseⅡTrial of Retroperitoneal Lymph Node Dissection for Testicular Seminoma With Limited Retroperitoneal Lymphadenopathy［J］. J Clin Oncol, 2023, 41（16）：3009-3018.

［54］Loriot Y, Texier M, Culine S, et al.The GETUGSEMITEP Trial：De-escalating Chemotherapy in Good-prognosis Seminoma Based on Fluorodeoxyglucose Positron Emission Tomography/Computed Tomography［J］. Eur Urol, 2022, 82（2）：172-179.

第十三章
妇科肿瘤

第一节 外阴恶性肿瘤

一、概述

外阴恶性肿瘤约占女性生殖道原发恶性肿瘤的 3%~5%，以外阴鳞状细胞癌（vulvar squamous cell carcinoma）最常见，占全部外阴恶性肿瘤的 80%~90%，主要发生于绝经后女性，中位发病年龄 68 岁。今年发现发病率有年轻化趋势。外阴恶性黑色素瘤是第二常见组织学类型，占 2.4%~10.0%；其他类型乳房外佩吉特病、前庭大腺癌、疣状癌、基底细胞癌和肉瘤等罕见。目前，手术仍是外阴癌主要的治疗方式。局部晚期外阴恶性肿瘤需在接受根治性手术的基础上，术后根据高危因素辅助放疗及化疗，复发/转移性外阴鳞状细胞癌患者以全身治疗为主。由于外阴癌的部位特殊，根治性外阴切除术手术创面大，围术期并发症高，患者术后生活质量影响极大。控制手术范围尽可能保护周围器官功能非常必要。故寻找有效的全身治疗，缩小手术范围，提高术后生活质量，改善疗效至关重要。

（一）外阴鳞状细胞癌

1.病因 与以下因素相关。① HPV 感染：40%~60% 的外阴癌与 HPV 感染相关，其中 HPV16 型感染超过 50%；②非 HPV 感染相关因素：种族、高龄、吸烟、外阴苔藓类病变或外阴炎症、人类免疫缺陷病毒感染等。

2.病理

（1）大体观 癌灶为浅表溃疡或硬结节，可伴感染、坏死、出血，周围皮肤可增厚及色素改变。

（2）镜下 多数鳞癌细胞分化好，有角化珠和细胞间桥。前庭和阴蒂部位的病灶倾向于低分化，常有淋巴管和神经周围的侵袭。

（3）转移途径 主要为直接蔓延和淋巴转移，晚期可经血行转移。

1）直接蔓延 癌灶逐渐增大，沿皮肤及邻近黏膜浸润至尿道、阴道、肛门，晚期可累及膀胱、直肠等。

2）淋巴转移 癌细胞通常沿淋巴管扩散，汇入腹股沟浅淋巴结，再至腹股沟深淋巴结，进入髂外淋巴结、闭孔淋巴结和髂内淋巴结，最终转移至腹主动脉旁淋巴结和锁骨上淋巴结等。距离外阴中线 ≥ 2cm 的单侧肿瘤一般向同侧淋巴结转移，中线部位肿瘤常向两侧腹股沟淋巴结转移。阴蒂、外阴后部癌灶累及尿道、阴道、膀胱、直肠，可直接转移至盆腔淋巴结。

3）血行转移 晚期经血行转移至肺、骨等。

3.临床表现

（1）症状 早期可以无症状。最常见的症状是外阴瘙痒、局部肿块或溃疡，合并感染或较晚期癌可出现疼痛、渗液和出血。

（2）体征 癌灶以大阴唇最多见，其次为小阴唇、阴蒂、会阴、尿道外口、肛门周围等。若已转移至腹股沟淋巴结，可触及增大、质硬、活动或固定的淋巴结。

4.诊断 外阴癌的确诊依赖于组织病理学，在任何外阴可疑部位活检，并注意活检组织不但需有足够的深度，还需要在可疑部位及正常邻近组织交界处活检。对于确诊的外阴癌患者行磁共振成像、CT，有条件的患者建议行全身 PET/CT，如肿瘤侵犯尿道和直肠则建议完成膀胱镜和直肠镜检查。对于晚期、转移和复发的患者可行错配修复（mismatch repair，MMR）、微卫星不稳定性（microsatellite instability，MSI）、程序性死亡蛋白配体 1（programmed death-ligand 1，PD-L1）、肿瘤突变负荷（tumor mutation burden，TMB）等基因检测。

外阴鳞状细胞癌的鉴别诊断需与外阴乳头瘤、外阴结核、外阴苔藓类病变等相鉴别。

5.分期 外阴癌采用国际妇产科联盟（International Federation of Gynecology and Obstetrics，FIGO）2021 年手术病理分期，该分期适用于除恶性黑色素瘤以外的外阴恶性肿瘤（表 13-1）。

表 13-1 外阴癌分期（FIGO，2021 年）

分期	描述
Ⅰ期	肿瘤局限于外阴
ⅠA 期	最大径线 ≤ 2cm，且间质浸润深度 ≤ 1mm*
ⅠB 期	最大径线 > 2cm，或间质浸润深度 > 1mm*
Ⅱ期	肿瘤侵袭下列任何部位：下 1/3 尿道、下 1/3 阴道、下 1/3 肛门，淋巴结未转移
Ⅲ期	肿瘤侵袭邻近会阴器官的上部，有 / 无任何数目的非固定、非溃疡性淋巴结转移
ⅢA 期	肿瘤侵袭下列任何部位：上 2/3 尿道、上 2/3 阴道、膀胱黏膜、直肠黏膜或腹股沟 - 股淋巴结转移（≤ 5mm）
ⅢB 期	腹股沟 - 股淋巴结转移（> 5mm）
ⅢC 期	腹股沟 - 股淋巴结转移伴包膜外扩散

分期	描述
Ⅳ期	肿瘤固定在骨盆壁,或出现固定或溃疡性腹股沟-股淋巴结转移,或远处转移
ⅣA期	肿瘤固定在骨盆壁,或出现固定或溃疡性腹股沟-股淋巴转移
ⅣB期	远处转移

注:＊浸润深度是指肿瘤从最接近表皮乳头上皮＿间质连接处至最深浸润点的距离

6. 治疗 早期肿瘤以手术为主,局部晚期肿瘤可采用手术结合放化疗,晚期、转移肿瘤则选择姑息性放化疗、对症及支持治疗。早期患者在不影响预后的前提下,尽量缩小手术范围,最大限度保留外阴的正常结构,以提高生活质量。

(1)手术治疗

1)早期肿瘤(Ⅰ期和病灶≤4cm的Ⅱ期) 先行病灶活检,根据病灶大小及浸润深度进行分期,然后按分期决定术式。要求手术切缘距离肿瘤边缘至少1cm,深度应达会阴深筋膜,即位于阔筋膜水平面且覆盖耻骨联合的筋膜层。ⅠA期行单纯部分外阴切除术(simple partial vulvectomy),术后随访即可。ⅠB期根据病灶位置决定术式:①单侧病变(病灶距外阴中线≥2cm),行根治性部分外阴切除术(radical partial vulvectomy)及单侧腹股沟淋巴结评估(前哨淋巴结活检或单侧腹股沟-股淋巴结切除术);②中线部位病变(前部或后部),行根治性部分外阴切除术及双侧腹股沟淋巴结评估(前哨淋巴结活检或双侧腹股沟-股淋巴结切除术)。术后均根据原发灶及淋巴结的病理结果决定是否辅助治疗。

2)局部晚期肿瘤(病灶＞4cm的Ⅱ期和Ⅲ期) 腹股沟淋巴结和外阴病灶分步处理。先行影像学评估和淋巴结病理检查,再根据结果采取个体化的手术或与放化疗结合的综合治疗。

3)肿瘤转移超出盆腔 可考虑局部控制或姑息性外照射放疗和(或)全身治疗,或者采用最佳的支持治疗。

(2)放射治疗 虽然鳞癌对放射治疗较敏感,但外阴皮肤对放射线耐受性极差,易发生放射皮肤反应(肿胀、糜烂、剧痛),难以达到放射根治剂量。因此,外阴癌放射治疗常用于初始手术后的辅助治疗、局部晚期疾病的初始治疗和复发、转移疾病的二线治疗或姑息性治疗。

(3)化学治疗或靶向治疗 多用于同步放化疗及晚期、复发癌的综合治疗。常用化疗药物有顺铂、卡铂、紫杉醇、氟尿嘧啶、吉西他滨等,单药或联合,也可联合贝伐珠单抗。

近年来,肿瘤免疫治疗为攻克癌症带来了新的曙光。其中,免疫检查点阻断疗法已成为当下最热门的免疫疗法之一,该疗法显著改变了目前癌症治疗的格局,而PD-1/PD-L1免疫阻断疗法正是最典型的代表。对于晚期或复发/转移患者外阴鳞状细胞癌患者,以生物标志物指导的全身治疗也正逐渐兴起,其中以PD-1抗体为代表。PD-1作为一种免疫检查点蛋白，其抗体可促进抗肿瘤 T 细胞活性。在多种肿瘤包括外阴癌中都存在 PD-L1 过表达，从而抑制 PD-1 功能，因此通过阻断 PD-L1/PD-1 结合可恢复 T 细胞介导的抗肿瘤活性。目前免疫治疗的药物有：帕博利珠单抗（pembrolizumab）用于存在高肿瘤突变负荷（tumor mutation burden high，TMB-H）、PD-L1 阳性或微卫星不稳定性高突变（microsatellite instability hypermutated，MSI-H）/ 错配修复缺陷（mismatch repair-deficient，dMMR）肿瘤；纳武利尤单抗（nivolumab）用于与 HPV 相关的晚期转移 / 复发外阴癌；拉罗替尼（larotrectinib）或恩曲替尼（entrectinib）用于 NTRK 基因融合阳性肿瘤。

7. 外阴癌药物治疗进展

（1）化疗　相对于其他的病理类型，外阴鳞状细胞癌对化疗的反应率较低。外阴恶性肿瘤单纯化疗方案还缺乏共识和高级别临床研究证据，目前尚没有治疗晚期或复发 / 转移性疾病的标准全身治疗方案，通常借鉴晚期宫颈癌和肛门癌以及其他鳞状细胞癌的已知有效的方案。顺铂（首选）被推荐用于治疗多发淋巴结转移外阴癌患者的单药或联合化疗，也是局部晚期外阴癌常用的放射增敏剂。复发高危因素的外阴癌患者术后往往需辅助同步放化疗，单药顺铂、顺铂 +5-FU、丝裂霉素 +5-FU 是常用的方案。卡铂是一种在转移性宫颈癌中具有活性的铂类替代药物，可单药（首选）或联合使用。在一项针对 31 例晚期、复发性 / 转移性外阴癌患者的 Ⅱ 期试验中，单药紫杉醇表现出一定的活性，总缓解率为 13.8%（4/29；完全缓解 2 例，部分缓解 2 例），中位无进展生存期（progression free survival，PFS）为 2.6 个月（95%CI：2.04~4.21 个月）。一项关于持续性、复发性或转移性宫颈癌（包括 6 例晚期或复发 / 转移性外阴癌患者）的系统回顾和网络荟萃分析中，顺铂 + 紫杉醇、顺铂 + 紫杉醇 + 贝伐珠单抗延长了 OS，显示出了较好的疗效。CORMIO 等开展了一项旨在评估顺铂和长春瑞滨联合治疗先前未接受化疗的复发性外阴癌患者的活性和毒性研究，在 16 例患者中采用了 68 个周期的顺铂 / 长春瑞滨治疗方案，其中 6（40%，6/15）例患者获得客观缓解（包括 4 例完全缓解，2 例部分缓解），4（27%，4/15）例病情稳定，5 例疾病进展；中位 PFS 为 10 个月，总生存期（overall survival，OS）为 19 个月。此外，顺铂 / 吉西他滨也被列为 NCCN 指南 2B 类推荐（参照宫颈癌数据）。

（2）免疫检查点抑制剂治疗　近年来，肿瘤免疫治疗为攻克癌症带来了新的曙光。其中，免疫检查点阻断疗法已成为当下最热门的免疫疗法之一，该疗法显著改变了目前癌症治疗的格局，而 PD-1/PD-L1 免疫阻断疗法正是最典型的代表。对于晚期或复发 / 转移患者外阴鳞状细胞癌患者，以生物标志物指导的全身治疗也正逐渐兴起，其中以 PD-1 抗体为代表。PD-1 作为一种免疫检查点蛋白，其抗体可促进抗肿瘤 T 细胞活性。在多种肿瘤包括外阴癌中都存在 PD-L1 过表达，从而抑制 PD-1 功能，因此通过阻断 PD-L1/PD-1 结合可恢复 T 细胞介导的抗肿瘤活性。目前也有少量关于 PD-1 抑制剂在晚期或复发 / 转移患者外阴鳞状细胞癌患者中应用报道。

1）帕博利珠单抗（pembrolizumab）　目前有关帕博利珠单抗用于外阴鳞状细胞

癌的报道少见，但其可能是对外阴鳞状细胞癌有效的 PD-1 抑制剂。KEYNOTE-158（NCT02628067）是一项单臂Ⅱ期临床研究，旨在分析标准全身治疗后进展的晚期实体瘤患者使用帕博利珠单抗单药治疗的疗效。该研究评估了 98 例接受帕博利珠单抗治疗的晚期宫颈癌患者（83.7% 患者 PD-L1 阳性）的疗效，其中客观缓解率（objective response rate，ORR）为 13.3%（13/98），而这 13 例患者均为 PD-L1 阳性。基于此，美国 FDA 批准帕博利珠单抗用于治疗中或治疗后疾病进展，且经美国 FDA 批准检测确定 PD-L1 阳性（CPS ≥ 1）的复发或转移性宫颈癌的治疗。虽然 KEYNOTE-158 试验中 PD-L1 阳性外阴癌患者的数据尚未报告，但 NCCN 专家组认为该药物可能对这一患者群体有效，因此推荐帕博利珠单抗作为二线治疗用于特定情况下部分 PD-L1 阳性的晚期或复发 / 转移性外阴鳞状细胞癌患者。针对 PD-1 通路的单克隆抗体也可能对肿瘤突变负荷高（tumor mutational burden-high，TMB-H）或错配修复蛋白缺失 / 微卫星高度不稳定（mismatch repair-deficient/microsatellite instability-high，dMMR/MSI-H）患者有效。KEYNOTE-158 是一项Ⅱ期试验研究，目的是调查帕博利珠单抗在多种癌症类型中的抗肿瘤活性和安全性，所有患者均每 3 周接受 1 次帕博利珠单抗 200mg，持续 2 年，或直至出现进展、无法耐受的毒性或医师或患者做出决定。该研究中包含了 71 例晚期外阴癌患者（12 例患者为 TMB-H），其 ORR 为 17%，而非 TMB-H 患者 ORR 仅为 3.4%。在一项多队列、开放标签、非随机、Ⅱ期 KEYNOTE-158 研究中，从非洲、美洲、亚洲和欧洲的 21 个国家的 81 个学术机构和社区机构入组了 233 例 dMMR/MSI-H 的实体肿瘤患者（包括外阴癌 1 例），其对帕博利珠单抗治疗的总体 ORR 为 34.3%，中位 PFS 为 4.1 个月，中位 OS 为 23.5 个月。基于此，美国 FDA 批准帕博利珠单抗用于一线治疗失败的 TMB-H 和 MSIH/dMMR 肿瘤，不限癌种。NCCN 指南也将帕博利珠单抗作为二线治疗，在特定情况下应用于 dMMR/MSI-H 或 TMB-H 的晚期或复发 / 转移性外阴癌患者。

2）纳武利尤单抗（Nivolumab） PD-1 抑制剂纳武利尤单抗在外阴癌中也展现了一定疗效。单臂Ⅰ/Ⅱ期 CheckMate358 试验（NCT02488759）评估了 5 例人类乳头瘤病毒（human pailloma virus，HPV）阳性或 HPV 状态未知的复发或转移性外阴癌患者对纳武利尤单抗单药治疗的反应，12 个月和 18 个月 OS 率分别为 40% 和 20%；6 个月 PFS 率为 40%。基于这些数据，NCCN 指南推荐纳武利尤单抗作为二线治疗在某些情况下应用于 HPV 相关的晚期或复发 / 转移性外阴癌患者。

（3）靶向治疗

1）EGFR TK 药物 厄洛替尼单药适用于 EGFR 基因具有敏感突变的局部晚期或转移性非小细胞肺癌患者的治疗。一项关于厄洛替尼治疗外阴鳞状细胞癌的Ⅱ期临床试验中，总体临床获益率为 67.5%（27/40），其中部分缓解 11（27.5%，11/40）例，病情稳定 16（40.0%，16/40）例，疾病进展 7（17.5%，7/40）例。目前 NCCN 指南推荐厄洛替尼可用于治疗外阴鳞状细胞癌，证据级别 2B 类。

2）TRK 抑制剂 神经营养因子受体酪氨酸激酶（neuro trophin receptor kinase，NTRK）基因融合可导致组成型原肌球蛋白受体激酶（tropomyosim-related kinase，TRK）

激活，进而促进癌症的发生和发展。约 0.3% 的实体瘤表现为 NTRK 基因融合，其表达因肿瘤类型有很大差异。恩曲替尼和拉罗替尼是具有广泛活性的 TRK 抑制剂，对各种晚期或转移性 NTRK 融合阳性实体瘤患者有效。尽管恩曲替尼和拉罗替尼的临床试验没有招募任何 NTRK 融合阳性外阴癌患者，但 NCCN 指南专家组认为该方案可能在晚期二线 NTRK 融合阳性外阴癌患者中有效，建议适用于某些特定情况。

8. 预后　外阴鳞癌患者总体预后较好，5 年生存率为 70% 左右。预后影响因素为肿瘤分期、分级、年龄、肿瘤大小和淋巴脉管间隙浸润等。其中，肿瘤分期和腹股沟淋巴结转移数量及状况是最重要的预后影响因素。

（二）外阴恶性黑色素瘤

外阴恶性黑色素瘤恶性程度高，预后差。多见于 65~75 岁女性，常诉外阴瘙痒、出血、色素沉着范围增大。以阴道前庭"Hart"线为界，"Hart"线外病变为皮肤型黑色素瘤，"Hart"线内为外阴阴道黏膜型黑色素瘤。皮肤型外阴恶性黑色素瘤不采用 FIGO 分期，主要采用 AJCC 的黑色素瘤 TNM 分期系统，参考皮肤型恶性黑色素瘤临床诊治指南。外阴阴道黏膜型黑色素瘤尚无推荐的分期系统，主要参考 FIGO 阴道癌及 AJCC 黑色素瘤 2 种分期系统，治疗原则与阴道黑色素瘤相似。外阴恶性黑色素瘤的总体手术推荐趋于保守，皮肤型外阴恶性黑色素瘤推荐行部分外阴切除术，黏膜型外阴阴道恶性黑色素瘤推荐行扩大局部切除术。首选前哨淋巴结活检术，系统性腹股沟淋巴结切除术仅推荐用于前哨淋巴结阳性患者。免疫、靶向治疗是黑色素瘤的主要全身治疗方法，也是不可切除或远处转移性患者的首选方法。一线药物治疗首选双免疫检查点抑制剂治疗组合；BRAF 的 V600 突变者可选择达拉非尼（dabrafenib）联合曲美替尼（trametinib）等治疗。不符合免疫或靶向治疗的患者才考虑化疗。放疗仅用于不适合手术或化疗的患者。

二、临床药物治疗案例分析

★ 外阴鳞癌 I B 期术后临床治疗案例分析 1

病历摘要

患者，女，49 岁。身高 154cm，体重 49.5kg。

主诉：外阴鳞癌 I B 期术后 23 天要求继续治疗。

现病史：患者因"患者因外阴瘙痒半年，发现外阴肿物 3 月"于 2023-12-13 首次入院。双侧腹股沟未及明显肿大淋巴结。专科情况：外阴：发育正常、双侧小阴唇红肿，双侧小阴唇及阴蒂见菜花状肿物约 3.5cm×3cm，形态不规则，基底部宽，表面见脓性分泌物，有臭味。阴道：通畅，软。宫颈：直径 3.0cm，单纯性糜烂，无接触性出血。宫体：前倾位，大小约 6cm×5cm×4cm，表面光滑，质地中等，活动度好。附件：双侧附件区未及异常。（2023-12-14）CT 检查提示：①颅脑 CT 平扫未见明显异常。②颈部 CT 平扫未见明显异常。③双侧上颌窦炎。④双肺散在增殖、纤维灶。⑤肝、胆、脾、胰及双肾未见明显异常。⑥腹膜后未见肿大淋巴结。⑦所示局部肠管稍扩张、积气。（2023-12-14）MRI提示：①外阴部软组织肿块影，大小约1.72cm×3.52cm×4.46cm，提示外阴肿瘤性病变，请结合临床及其他检查。②子宫切口瘢痕：子宫与前下腹壁粘连。③左侧腹股沟疝。④左侧前庭大腺囊肿。⑤双侧髂血管旁及双侧腹股沟区稍大淋巴结：大者位于右侧，大小约2.04cm×0.56cm。PET-CT提示：①外阴部软组织肿块，FDG代谢异常增高，符合外阴癌。②右侧腹股沟区增大淋巴结，约10mm×8mm，FDG代谢异常增高，考虑为转移灶。③余双侧腹股沟区淋巴结FDG代谢未见异常，盆腔内及腹膜后淋巴结部分FDG代谢轻度增高，暂考虑反应性增生，建议密切随访。外阴活检病理提示：（外阴）浸润性鳞状细胞癌（大细胞角化型）。鳞状细胞癌抗原SCC 5.0ng/ml；外阴肿物脓液培养见大肠埃希菌及金黄色葡萄球菌生长，其中金黄色葡萄球菌为MRSA多重耐药菌，予抗炎，外阴擦洗等治疗后复查分泌物培养未见细菌生长，但见人型支原体感染，予多西环素治疗后复查培养正常。于2024-01-02在全麻下行外阴癌根治+双腹股沟淋巴结清扫+左腹股沟斜疝修补+外阴成形术，手术顺利。术后病理提示：外阴浸润性鳞状细胞癌（大细胞角化型），肿瘤最大径约4.0cm，浸润深度约25mm，癌距底切缘<1.0mm，余切缘未见癌，左右腹股沟淋巴结均未见癌转移（0/15）。患者术后肺部感染症状控制后患者要求回家调养待身体好转后继续治疗。现患者术后恢复良好要求补充治疗入院。病程中患病以来饮食、睡眠好，大小便正常，体重无明显异常。

既往史：平素健康状况良好，无高血压、糖尿病、冠心病、房颤病史，无外伤、手术史，无肝炎、肺结核、疟疾、菌痢等传染病史。无输血史，预防接种史随当地，无药物过敏史及药物成瘾史。

个人史：生于原籍，无外地久居史，无疫水接触史，无吸烟嗜好，无饮酒嗜好，从事职员工作，无工业毒物、粉尘、放射性物质接触史，无冶游史。

月经及婚育史：平时月经规律，13岁初潮，月经5-7/28-30，LMP：2023-12-1，无痛经史，中量，无血块。孕2产1，顺产。

家族史：否认家族遗传病史，否认肿瘤家族史。

入院诊断： 外阴鳞癌ⅠB期术后。

治疗经过及用药分析

完善各项检查：血常规、凝血常规、肝肾功能、肿瘤标志物相关检测，排除化疗禁忌。患者于2024-01-26行白蛋白紫杉醇+洛铂第1周期化疗。具体用药为：注射用白蛋白紫杉醇364mg，ivgtt d1+洛铂45mg，ivgtt d1。并给予止吐、护胃等对症支持治疗。治疗期间所用药物见表13-2。

表13-2 药物治疗方案

治疗药物	用法用量	起止时间
地塞米松注射液	5mg，iv，st	1.26

治疗药物	用法用量	起止时间
盐酸帕洛诺司琼注射液	0.25mg，iv，st	1.26
西咪替丁注射液	400mg，ivgtt，st	1.26
0.9% 氯化钠注射液	100ml，ivgtt	
0.9% 氯化钠注射液	100ml，ivgtt，st	1.26
0.9% 氯化钠注射液	100ml，ivgtt，st	1.26
注射用紫杉醇（白蛋白结合型）	364mg，ivgtt，	
0.9% 氯化钠注射液	100ml，ivgtt，st	1.26
5% 葡萄糖注射液	100ml，ivgtt，	1.26
5% 葡萄糖注射液	500ml，ivgtt，st	
注射用洛铂	45mg，ivgtt	1.26
5% 葡萄糖注射液	100ml，ivgtt，冲管	1.26

辅助检查

（1）肝肾功能（1.25） 谷丙转氨酶 32.09U/L；谷草转氨酶 27.56U/L；肌酐 53μmol/L；尿素 5.6μmol/L。

（2）血常规（1.25） 白细胞 5.07×10^9/L；血红蛋白 120g/L；血小板 249×10^9/L。

（3）鳞状细胞癌抗原 2.3ng/ml。

用药治疗方案分析

1. 化疗方案选择 依据 NCCN 及 CSCO 指南，初始治疗后的高危因素包括手术切缘阳性、淋巴脉管间隙浸润、切缘邻近肿瘤、肿瘤大小、浸润深度、浸润方式（跳跃性或弥漫性），其中外阴手术切缘阳性是术后复发的重要预测因素。若手术切缘阴性，术后可随访或根据有无其他高危因素行辅助外照射放疗；若手术切缘阳性，可考虑再次手术切除至切缘阴性，术后随访或根据有无其他高危因素行辅助外照射放疗。外阴切缘阳性无法再次手术切除或再次手术切缘仍为阳性者，需辅助外照射放疗。此例患者术后病理提示切缘邻近肿瘤且无法再次手术，遂术后选择补充放化疗，现患者恢复良好，外阴切口愈合中，先行化疗。外阴恶性肿瘤单纯化疗方案还缺乏共识和高级别临床研究证据，目前尚没有治疗晚期或复发/转移性疾病的标准全身治疗方案，通常借鉴晚期宫颈癌和肛门癌以及其他鳞状细胞癌的已知有效的方案。故放疗期间参考宫颈癌化疗方案 TP 化疗。选择药物白蛋白紫杉醇＋洛铂虽非首选化疗药物，但也符合指南推荐，且白蛋白紫杉醇药物使患者免于过敏反应，洛铂胃肠道及肾脏毒性更低，患者耐受性更好。白蛋白紫杉醇 $260mg/m^2$ d1，洛铂 $30mg/m^2$ d1，q3w。

2. 化疗消化道安全管理 依据 CSCO 指南，白蛋白紫杉醇为低度致吐风险化疗方案，洛铂为中度致吐风险，中度致吐风险抗肿瘤药物所致恶心呕吐的预防：推荐

5-HT₃RA+ 地塞米松方案（1A 类证据，Ⅰ级推荐）。患者在化疗前同时给予盐酸帕洛诺司琼注射液及地塞米松注射液仍有恶心、纳差，未呕吐。后续若患者发生恶心呕吐，可影响后续化疗方案的继续进行，且影响患者的生存质量。建议联用 NK-1RA。

3. 骨髓抑制的预防和治疗药物 依据 CSCO 指南，患者粒缺发生的风险级别评估应综合考虑患者的疾病、化疗方案以及患者自身因素。此方案为中度致粒缺风险，进行继续评估患者近期内接受手术，根据指南建议化疗后给予人粒细胞集落刺激因子一级预防处理，并对患者进行持续评估，密切关注血常规白细胞、粒细胞数值。

用药监护要点

1. 白蛋白紫杉醇＋洛铂为中度致吐风险化疗药物 用药过程中应注意监测患者的饮食情况，避免进食油腻及刺激性食物，尽量清淡饮食。避免因化疗引起的恶心呕吐影响后续治疗方案的实施。白蛋白紫杉醇＋洛铂联合静脉化疗评估中度致粒缺方案，继续分层评估提示有一级预防升白指征，积极给予预防升白处理，同时监测血常规，白蛋白紫杉醇经肝脏代谢且可引起肝脏的损伤，洛铂经肾脏代谢可引起肾脏功能的损害，属于补液量及尿量，用药后注意监测肝肾功能。

2. 白蛋白紫杉醇可出现周围神经病变 神经病变开始于手指和脚趾的远端，然后最终到达踝部、小腿和手腕。此外，患者出现感觉症状主要包括：麻木、刺痛，呈"袜子－手套"分布。输注药物期间穿戴冷冻手套或者袜子，可有助于预防以及减轻紫杉醇药物相关神经病变。另外，口服甲钴胺、B 族维生素可用于预防神经毒性。当出现 1 度或 2 度感觉神经毒性不需要调整用药剂量，出现 3 度神经毒性需要停止治疗，直到恢复至 2 度或小于 2 度，并在后续治疗中降低用药剂量。分级详见表 13-3。

表 13-3　周围神经病变分级

级别	周围神经毒性分级标准
0	无
1	轻度感觉异常，腱反射消失或感觉麻木（包括针刺感），但不影响功能
2	中度感觉异常，感觉缺失或感觉麻木（包括针刺感），不影响日常工作，但影响功能
3	重度感觉异常，感觉缺失或感觉麻木（包括针刺感）严重影响日常工作生活
4	长期感觉缺失，影响功能

3. 盐酸帕洛诺司琼注射液 为 5-HT₃RA 类药物，本类药物在使用过程中可引起便秘，建议用药后多饮水，促进排便。如后期出现便秘可给予乳果糖口服溶液口服改善症状。

★ 外阴鳞癌ⅠB 期术后临床治疗案例分析 2

病历摘要

患者，女，69 岁。身高 156cm，体重 52kg。

主诉：外阴鳞癌术后 2 月余补充治疗。

现病史：患者自诉 2023 年 3 月自觉左侧外阴肿物，逐渐增大，于 2023 年 4 月至当地医院就诊，予以药物治疗（具体药物不详），后觉外阴肿物变小。2023 年 10 月感外阴肿物增大，12 月底出现外阴肿物疼痛。并 2024 年 1 月至当地医院就诊，检查发现宫颈高级别鳞状上皮内病变（HISL/CIN Ⅲ级），于 2024 年 1 月 20 日行宫颈锥形切除术 + 外阴肿物切除，术后病理示：（宫颈锥切）1~12 点全部取材，低级别鳞状上皮内病变（CIN Ⅰ级），12 块取全，其中 10 点位见病灶，大部分宫颈黏膜坏死，上皮剥脱，大部分外口黏膜坏死，内口切缘阴性；（左侧外阴）恶性肿瘤，考虑浸润性鳞状细胞癌（非角化型），于 2024 年 2 月 22 日在全麻下行左侧外阴广泛切除 + 左侧腹股沟淋巴结清扫术 + 皮下引流术，2024-02-25 术后病理检查提示：左侧外阴 + 部分阴道壁、左侧腹股沟淋巴结（外阴肿瘤外院切除术后）浸润性鳞状细胞癌（非角化型），浸润间质深度 5.5mm。（标本 14 块取全，1 块阴道壁切缘可见 VaIN2 改变，其余切缘及底切缘未见病变）（左侧腹股沟淋巴结）未见转移癌（0/12）。术后给以补充放化疗，放疗计划：CTV：髂内、髂外、闭孔淋巴引流区，宫颈，全阴道及阴道旁，外阴及瘤床区（髂总动脉分叉处，下界外阴口）：45GY/25 次 /1.8GY 化疗完成奈达铂周化疗 1 程，放疗计划已全部完成，现患者要求继续治疗入院，发病以来精神可，大小便正常。

既往史：平素健康状况良好，无冠心病、房颤等病史，有高血压病史 30 年，现口服硝苯地平缓释片，每日每次 1 片控制血压。有糖尿病病史 5 年，现口服二甲双胍，每日每次 1 片。2024 年 1 月在当地医院行宫颈锥切术 + 外阴肿物切除术。无外伤，无肝炎、肺结核、疟疾、菌痢等传染病史。无输血史，预防接种史随当地，无药物过敏史及药物成瘾史。

个人史：生于原籍，无外地久居史，无疫水接触史，无吸烟嗜好，无饮酒嗜好，从事职员工作，无工业毒物、粉尘、放射性物质接触史，无冶游史。

月经及婚育史：平时月经规律，14 岁初潮，月经 7/30 天, LMP:2004 年，无痛经史，中量，无血块。孕 4 产 3，顺产。

家族史：否认家族遗传病史，否认肿瘤家族史。

专科情况：外阴发育正常，外阴呈术后改变，切口愈合好。阴道：畅，软。宫颈：直接 2.5cm，锥切术后改变。宫体：前位，萎缩，质中，活动可，无压痛。附件：双侧附件未及明显异常。宫旁：双侧软。

入院诊断： 外阴鳞癌 ⅠB 期术后。

治疗经过及用药分析

完善各项检查：血常规、凝血常规、肝肾功能、肿瘤标志物相关检测，排除化疗禁忌。患者于 2024-07-04 行奈达铂化疗一程。具体用药为：注射用奈达铂 118mg, ivgtt d1。并给予止吐、护胃等对症支持治疗。治疗期间所用药物见表 13-4。

表 13-4 药物治疗方案

治疗药物	用法用量	起止时间
地塞米松注射液	5mg, iv, st	7.4
盐酸帕洛诺司琼注射液	0.25mg, iv, st	7.4
西咪替丁注射液	400mg, ivgtt, st	7.4
0.9% 氯化钠注射液	100ml, ivgtt	
0.9% 氯化钠注射液	100ml, ivgtt, st	7.4
0.9% 氯化钠注射液	500ml, ivgtt, st	7.4
注射用奈达铂	118mg, ivgtt,	
0.9% 氯化钠注射液	100ml, ivgtt, st	7.4

辅助检查

（1）肝肾功能（7.3） 谷丙转氨酶 23U/L；谷草转氨酶 28U/L；肌酐 51μmol/L；尿素 5.5μmol/L。

（2）血常规（7.3） 白细胞 $6.12 \times 10^9/L$；血红蛋白 112g/L；血小板 $209 \times 10^9/L$。

（3）鳞状细胞癌抗原 1.3ng/ml。

用药治疗方案分析

1. 化疗方案选择 依据 NCCN 及 CSCO 指南，初始治疗后的高危因素包括手术切缘阳性、淋巴脉管间隙浸润、切缘邻近肿瘤、肿瘤大小、浸润深度、浸润方式（跳跃性或弥漫性），其中外阴手术切缘阳性是术后复发的重要预测因素。若手术切缘阴性，术后可随访或根据有无其他高危因素行辅助外照射放疗；若手术切缘阳性，可考虑再次手术切除至切缘阴性，术后随访或根据有无其他高危因素行辅助外照射放疗。外阴切缘阳性无法再次手术切除或再次手术切缘仍为阳性者，需辅助外照射放疗。此例患者术后病理提示切缘可见 VIN Ⅱ 且无法再次手术，遂术后选择补充放化疗，现患者恢复良好，继续补充化疗。外阴恶性肿瘤单纯化疗方案还缺乏共识和高级别临床研究证据，目前尚没有治疗晚期或复发/转移性疾病的标准全身治疗方案，通常借鉴晚期宫颈癌和肛门癌以及其他鳞状细胞癌的已知有效的方案。故放疗期间参考宫颈癌化疗方案 TP 化疗。但是患者年纪大选择铂类单药化疗，选择药物奈达铂虽非首选化疗药物，但也符合指南推荐，奈达铂 $80mg/m^2$，d1，q3w。

2. 化疗消化道安全管理 依据 CSCO 指南，奈达铂为中度致吐风险，中度致吐风险抗肿瘤药物所致恶心呕吐的预防：推荐 5-HT₃RA+ 地塞米松方案（1A 类证据，Ⅰ级推荐）。患者在化疗前同时给予盐酸帕洛诺司琼注射液及地塞米松注射液仍有恶心、纳差，未呕吐。后续若患者发生恶心呕吐，可影响后续化疗方案的继续进行，且影响患者的生存质量。建议联用 NK-1RA。

3. 骨髓抑制的预防和治疗药物 依据 CSCO 指南，患者粒缺发生的风险级别评估应综合考虑患者的疾病、化疗方案以及患者自身因素。此方案为中度致粒缺风险，进行继续评估患者近期内接受手术，根据指南建议化疗后给予人粒细胞集落刺激因子一级预防处理，并对患者进行持续评估，密切关注血常规白细胞、粒细胞数值。

用药监护要点

1. **奈达铂** 为中度致吐风险化疗药物，用药过程中应注意监测患者的饮食情况，避免进食油腻及刺激性食物，尽量清淡饮食。避免因化疗引起的恶心呕吐影响后续治疗方案的实施。奈达铂静脉化疗评估中度致粒缺方案，继续分层评估提示有一级预防升白指征，积极给予预防升白处理，同时监测血常规、奈达铂经肾脏代谢可引起肾脏功能的损害，属于补液量及尿量，用药后注意监测肝肾功能。

2. **盐酸帕洛诺司琼注射液** 为 5-HT$_3$RA 类药物，本类药物在使用过程中可引起便秘，建议用药后多饮水，促进排便。如后期出现便秘可给予乳果糖口服溶液口服改善症状。

★ 外阴鳞癌Ⅱ期术后临床治疗案例分析

病历摘要

患者，女，73 岁。身高 148cm，体重 56kg。

主诉：外阴鳞癌Ⅱ期术后放化疗后要求继续治疗。

现病史：患者自诉因发现尿道口肿物 2 年，增大 8 月，于 2023 年 9 月 7 日在某医院住院治疗 5 天，住院期间予阴道镜检查显示：宫颈完整的鳞状交界不可见，醋白反应（-），阴道前庭及阴道前壁镜下可见疑浸润癌，并行病理活检，病理结果示：（左阴道前庭）鳞状细胞癌，切缘见癌灶，（右阴道前庭）鳞状细胞癌，切缘见癌灶。宫颈细胞学检查提示：非典型鳞状细胞，意义不明确。人乳头病毒筛查：阴性。为进一步检查，于 2023 年 9 月 13 日遂来我院就诊，门诊拟"外阴恶性肿瘤"收入住院。当时专科情况：外阴：已婚已产式，阴蒂下方至尿道口上方有一大小约 2cm×2.5cm 肿物，表面溃疡，色灰白，质偏硬，阴道：通畅，阴道前壁下端触血，菜花样增生，阴道内分泌物量少，色黄，有异味。宫颈：直径 1.5cm，子宫：萎缩附件：未触及异常。入院后完善相关检查，疑难病理会诊（检查单号：C-43180）检查印象：病理切片会诊：（左阴道前庭）浸润性鳞状细胞癌（非角化型），肿瘤最大径 10mm，浸润现深度约 4.8mm，底切缘见癌灶；（右阴道前庭）浸润性鳞状细胞癌（非角化型），一侧切缘见癌灶。MRI 检查印象：①双肾囊肿；胆囊结石可能，请结合其他检查。②肝、脾、胰未见异常。③阴道前庭软组织肿块，提示恶性肿瘤，累及尿道及阴道下段 - 尿道间隙，请结合临床及其他检查。④双侧髂血管旁稍大淋巴结。⑤宫腔少量积血。⑥宫颈纳氏囊肿；右侧附件区囊肿。鳞状细胞癌抗原 SCC 2.20ng/ml ↑。于 2023 年 9 月 19 日在全麻下行外阴广泛切除 + 双侧腹股沟淋巴结清扫 + 浅淋巴结清扫 + 外阴成形术 + 尿道外口肿瘤切除 + 尿道口成形 + 双侧腹壁下引流，经过顺利。2023-10-23 行奈达铂化疗，2023-10-24 行 CT 模拟机三维定位，予行同步放化疗，放疗完成体外照射 CTV：尿道全段，尿道阴道间隙，阴道中下段，外阴瘤床区：50.4Gy/28fx/1.8Gy，化疗共计完成奈达铂周化疗 4 程。于今日返院继续治疗。患者目前精神尚可，体力正常，食欲正常，睡眠正常，体重无明显变化，大便正常，排尿正常。

既往史：平素健康状况良好，无高血压、糖尿病、冠心病、房颤病史，无外伤史，1979 年行双侧输卵管结扎术。无肝炎、肺结核、疟疾、菌痢等传染病史。无输血史，预防接种史随当地，无药物过敏史及药物成瘾史。

个人史：生于原籍，无外地久居史，无疫水接触史，无吸烟嗜好，无饮酒嗜好，从事职员工作，无工业毒物、粉尘、放射性物质接触史，无冶游史。

月经及婚育史：平时月经规律，18 岁初潮，月经 4~6/30 天，LMP：2004 年，无痛经史，中量，无血块。孕 6 产 6，顺产。

家族史：否认家族遗传病史，否认肿瘤家族史。

入院诊断： 外阴鳞癌 Ⅱ 期术后放化疗后。

治疗经过及用药分析

完善各项检查：血常规、凝血常规、肝肾功能、肿瘤标志物相关检测，排除化疗禁忌。患者于 2024-03-05 行奈达铂化疗。具体用药为：注射用奈达铂 113mg，ivgtt d1。并给予止吐、护胃等对症支持治疗。治疗期间所用药物见表 13-5。

表 13-5　药物治疗方案

治疗药物	用法用量	起止时间
地塞米松注射液	5mg，iv，st	3.5
盐酸帕洛诺司琼注射液	0.25mg，iv，st	3.5
西咪替丁注射液	400mg，ivgtt，st	3.5
0.9% 氯化钠注射液	100ml，ivgtt	
0.9% 氯化钠注射液	100ml，ivgtt，st	3.5
0.9% 氯化钠注射液	500ml，ivgtt，st	3.5
注射用奈达铂	113mg，ivgtt，	
0.9% 氯化钠注射液	100ml，ivgtt，st	3.5

辅助检查

（1）肝肾功能（3.4）　谷丙转氨酶 21U/L；谷草转氨酶 37U/L；肌酐 49μmol/L；尿素 5.1μmol/L。

（2）血常规（3.4）　白细胞 4.78×10^9/L；血红蛋白 109g/L；血小板 158×10^9/L。

（3）鳞状细胞癌抗原　1.0ng/ml。

用药治疗方案分析

1. 化疗方案选择 依据 NCCN 及 CSCO 指南，初始治疗后的高危因素包括手术切缘阳性、淋巴脉管间隙浸润、切缘邻近肿瘤、肿瘤大小、浸润深度、浸润方式（跳跃性或弥漫性），其中外阴手术切缘阳性是术后复发的重要预测因素。若手术切缘阴性，术后可随访或根据有无其他高危因素行辅助外照射放疗；若手术切缘阳性，可考虑再次手术切除至切缘阴性，术后随访或根据有无其他高危因素行辅助外照射放疗。外阴切缘阳性无法再次手术切除或再次手术切缘仍为阳性者，需辅助外照射放疗。此例患者术后病理提示切缘邻近肿瘤且无法再次手术，遂术后选择补充放化疗，现患者恢复良好，完成外照射放疗，继续补充化疗。外阴恶性肿瘤单纯化疗方案还缺乏共识和高级别临床研究证据，目前尚没有治疗晚期或复发/转移性疾病的标准全身治疗方案，通常借鉴晚期宫颈癌和肛门癌以及其他鳞状细胞癌的已知有效的方案。故放疗期间参考宫颈癌化疗方案 TP 化疗。患者年龄大选择药物奈达铂单药静脉化疗，此药物虽非首选化疗药物，但也符合指南推荐，奈达铂胃肠道及肾脏毒性更低，患者耐受性更好。奈达铂 $80mg/m^2$，d1，q3w。

2. 化疗消化道安全管理 依据 CSCO 指南，奈达铂为中度致吐风险，中度致吐风险抗肿瘤药物所致恶心呕吐的预防：推荐 $5-HT_3RA+$ 地塞米松方案（1A 类证据，Ⅰ级推荐）。患者在化疗前同时给予盐酸帕洛诺司琼注射液及地塞米松注射液仍有恶心、纳差，未呕吐。后续若患者发生恶心呕吐，可影响后续化疗方案的继续进行，且影响患者的生存质量。建议联用 NK-1RA。

3. 骨髓抑制的预防和治疗药物 依据 CSCO 指南，患者粒缺发生的风险级别评估应综合考虑患者的疾病、化疗方案以及患者自身因素。此方案为中度致粒缺风险，进行继续评估患者近期内接受手术，根据指南建议化疗后给予人粒细胞集落刺激因子一级预防处理，并对患者进行持续评估，密切关注血常规白细胞、粒细胞数值。

用药监护要点

1. 奈达铂 为中度致吐风险化疗药物，用药过程中应注意监测患者的饮食情况，避免进食油腻及刺激性食物，尽量清淡饮食。避免因化疗引起的恶心呕吐影响后续治疗方案的实施。奈达铂静脉化疗评估中度致粒缺方案，继续分层评估提示有一级预防升白指征，积极给予预防升白处理，同时监测血常规。奈达铂经肾脏代谢可引起肾脏功能的损害，属于补液量及尿量，用药后注意监测肝肾功能。

2. 盐酸帕洛诺司琼注射液 为 $5-HT_3RA$ 类药物，本类药物在使用过程中可引起便秘，建议用药后多饮水，促进排便。如后期出现便秘可给予乳果糖口服溶液口服改善症状。

第二节 宫颈恶性肿瘤

一、概述

宫颈癌（cervical cancer）是我国最常见的妇科恶性肿瘤。我国每年新增宫颈癌病例已达 15 万，约占全球发病数量的 1/5。宫颈癌高发年龄为 50~55 岁，近年来有年轻化趋势。宫颈癌的主要病因是高危型 HPV 持续感染。HPV 疫苗接种可预防宫颈癌的发生。宫颈癌筛查是发现癌前病变和早期癌的有效方法。宫颈癌是一种可以预防、筛查、早诊早治，甚至可以消除的恶性肿瘤。

1.病因 高危型 HPV 持续感染是宫颈癌主要病因，其他高危因素包括多个性伴侣、免疫功能低下、吸烟、口服避孕药和营养不良等。

2.病理

（1）大体观 极早期子宫颈浸润癌肉眼观可无明显异常。随病变发展，可形成以下 4 种类型（图 13-1）。

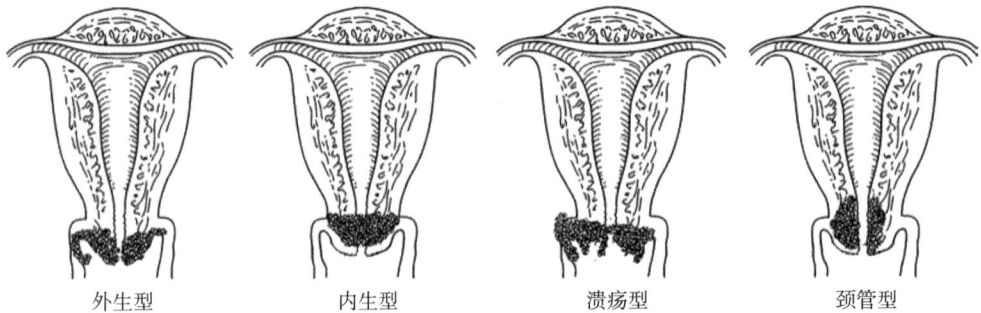

图 13-1 宫颈癌类型（大体观）

1）外生型 最常见，癌灶向外生长，外观呈乳头状或菜花样，组织脆，易出血，常累及阴道。

2）内生型 癌灶向子宫颈深部组织浸润，子宫颈表面光滑或仅有轻度柱状上皮异位，子宫颈肥大变硬，呈桶状，常累及子宫旁组织。

3）溃疡型 上述两型癌组织继续发展合并感染坏死，脱落后形成溃疡或空洞，似火山口状。

4）颈管型 癌灶发生于子宫颈管内，外观变化不明显易漏诊，常侵入子宫下段。

（2）组织学 目前临床上采用 2020 版（第 5 版）世界卫生组织（WHO）肿瘤病理分类，详见（表 13-6）。

1）宫颈鳞状细胞癌（squamous cell carcinoma，SCC）占宫颈癌 75%~85%，多数起源于鳞-柱交接部。根据与 HPV 感染的关系，可分为 HPV 相关和非 HPV 相关 2 类。

2）宫颈腺癌（adenocarcinoma）占宫颈癌 15%~20%，近年来发病率有上升趋势。

多数宫颈腺癌与高危型 HPV 感染相关，但约 15% 的宫颈腺癌与 HPV 感染无关。根据 HPV 感染相关性可分为 HPV 相关腺癌（adenocarcinoma，HPV-associated）和非 HPV 相关腺癌（adenocarcinoma，HPV independent）。根据腺体的分化，可分为高、中、低分化腺癌。HPV 相关宫颈腺癌包括普通型腺癌、黏液型腺癌，其中普通型最常见，占所有宫颈腺癌的 75%~80%，肿瘤由排列密集、不规则的腺体构成，腺腔衬覆柱状细胞，细胞核通常有中－重度异型性，可见较多腔面核分裂和基底部凋亡小体。当肿瘤出现明显的黏液分化时，称为黏液型宫颈腺癌。非 HPV 相关腺癌包括胃型腺癌、透明细胞癌、中肾腺癌以及子宫内膜样癌等组织学亚型。胃型腺癌细胞边界清楚，胞质丰富，含有中性黏液，腺体从分化良好至分化极差，分化极好者既往称微偏型腺癌，分化差者细胞核形态多变，呈泡沫状，可见核仁。所有胃型腺癌侵袭性强，预后差。

3）宫颈腺鳞癌（adenosquamous carcinoma）较少见，占宫颈癌 3%~5%。是由颈管黏膜储备细胞同时向腺癌和鳞癌发展而形成。癌组织中含有腺癌和鳞癌两种成分。两种癌成分的比例及分化程度均可不同，低分化者预后较差。

4）其他类型　如神经内分泌癌、癌肉瘤等，预后极差。

表 13-6　WHO 宫颈癌分类（第 5 版，2020 年）

鳞状细胞癌	大细胞神经内分泌
鳞状细胞癌，HPV 相关	小细胞神经内分泌
鳞状细胞癌，HPV 非相关	
鳞状细胞癌，NOS	
腺癌，HPV 相关	
普通型	
黏液腺癌，NOS	
黏液腺癌，肠型	
黏液腺癌，印戒细胞型	
iSMC（浸润性复层产黏液的腺癌）	
绒毛管状腺癌	
腺癌，HPV 非相关，胃型	
腺癌，HPV 非相关，透明细胞型	
腺癌，HPV 非相关，中肾管型	
其他类型腺癌	
其他上皮肿瘤 癌肉瘤、腺鳞癌和黏液表皮样癌腺样基底细胞癌	
无法分类的子宫颈癌	
神经内分泌肿瘤	
神经内分泌瘤	
神经内分泌癌	

3. 分期 采用国际妇产科联盟（FIGO，2018 年）分期标准（表 13-7）。初治患者手术前后的分期可以改变，复发、转移时不再分期。

表 13-7 宫颈癌 FIGO 分期（2018）

分期	定义
Ⅰ	肿瘤严格局限于宫颈（扩展至宫体被忽略）
Ⅰ A	镜下浸润癌，间质浸润深度 ≤ 5mm
Ⅰ A1	间质浸润深度 ≤ 3mm
Ⅰ A2	间质浸润深度 > 3mm，≤ 5mm
Ⅰ B	临床肉眼可见病灶局限于宫颈，或是临床前病灶大于 Ⅰ A 期
Ⅰ B1	临床肉眼可见病灶最大直径 ≤ 2.0cm
Ⅰ B2	临床肉眼可见病灶最大直径 > 2.0cm，≤ 4.0cm
Ⅰ B3	临床肉眼可见病灶最大直径 > 4.0cm
Ⅱ	肿瘤已经超出宫颈，但未达盆壁，或未达阴道下 1/3
Ⅱ A	侵犯上 2/3 阴道，但无宫旁组织浸润
Ⅱ A1	病灶最大直径 ≤ 4.0cm
Ⅱ A2	病灶最大直径 > 4.0cm
Ⅱ B	有明显宫旁组织浸润，未达骨盆壁
Ⅲ	肿瘤侵及阴道下 1/3 和（或）侵及骨盆壁和（或）导致肾盂积水或无功能肾和（或）累及盆腔和（或）主动脉旁淋巴结
Ⅲ A	肿瘤侵及阴道下 1/3，扩展到骨盆壁
Ⅲ B	肿瘤扩展到骨盆壁和（或）导致肾盂积水或无功能肾
Ⅲ C	不论肿瘤大小和扩散程度，累及盆腔和（或）主动脉旁淋巴结［注明 r（影像学）或 p（病理）证据］
Ⅲ C1	仅累及盆腔淋巴结
Ⅲ C2	主动脉旁淋巴结转移
Ⅳ	肿瘤超出真骨盆或（活检证实）侵及膀胱或直肠黏膜，泡状水肿不能分为Ⅳ期
Ⅳ A	肿瘤侵及邻近器官
Ⅳ B	肿瘤侵及远处器官

注：当有疑问时，应归入较低的分期

4. 临床表现 早期子宫颈癌可无明显症状和体征。颈管型患者因子宫颈外观正常易漏诊或误诊。随病变发展，子宫颈癌患者可出现以下表现。

（1）症状

1）阴道流血　常表现为接触性出血，即性生活或妇科检查后阴道流血。也可表现为不规则阴道流血，或经期延长、经量增多。老年患者常为绝经后不规则阴道流血。出血量根据病灶大小、侵及间质内血管情况而不同，若侵蚀大血管可引起大出血。一般外生型癌出血较早，量多；内生型癌出血较晚。

2）阴道分泌物增多　相当比例患者阴道分泌物增多，可为白色或血性、稀薄如水样、腥臭味的阴道分泌物。晚期患者因癌组织坏死伴感染，可有大量米泔样或脓性恶臭味阴道分泌物。

3）晚期症状　根据癌灶累及范围出现不同的继发性症状。如尿频、尿急、便秘、下肢肿痛等；癌肿压迫或累及输尿管时，可引起输尿管梗阻、肾盂积水及尿毒症；晚期可有贫血、恶病质等全身衰竭症状。

（2）体征　子宫颈微小浸润癌可无明显病灶，子宫颈光滑或糜烂样改变。随病情进展，可出现不同体征。外生型子宫颈癌可见息肉状、菜花状赘生物，常伴感染，质脆易出血；内生型表现为子宫颈肥大、质硬、子宫颈增粗，甚至呈桶状；晚期癌组织坏死脱落，形成溃疡或空洞伴恶臭味。阴道壁受累时，可见赘生物生长或阴道壁变硬；子宫旁组织受累时，双合诊、三合诊检查可触及子宫颈旁组织增厚、结节状、质硬，严重者形成冰冻骨盆。

5.诊断　根据病史和临床表现，尤其有接触性出血者需高度重视，经过规范妇科检查可以初步判断。可疑子宫颈病变应遵循"三阶梯式"诊断程序进行检查：包括 HPV 检测（初筛首选）和子宫颈脱落细胞学检查；提示异常应及时推荐阴道镜检查；若病变外观呈明显赘生物或破溃，可直接进行活组织检查明确诊断。病理组织诊断是确诊宫颈癌的方法。病理检查确诊后应根据患者具体情况推荐影像学检查进行肿瘤扩散范围评估。

鉴别诊断：应与有类似临床症状或体征的各种子宫颈病变相鉴别，主要依据组织病理诊断。主要包括以下几种。①子宫颈良性病变：子宫颈柱状上皮异位、子宫颈息肉、子宫颈内膜异位症、子宫颈腺上皮异位和子宫颈结核性溃疡等；②子宫颈良性肿瘤：子宫颈管肌瘤、子宫颈乳头瘤；③子宫颈转移性肿瘤：子宫颈非霍奇金淋巴瘤、子宫内膜癌子宫颈转移，同时应注意原发性子宫颈癌可与子宫内膜癌并存。

6.治疗　根据临床分期、患者年龄、生育要求、全身情况、医疗技术水平及设备条件等因素，综合考虑制定治疗方案。治疗方法包括手术治疗、放射治疗、化学治疗、靶向治疗和免疫治疗等，其中早期子宫颈癌以手术治疗为主，晚期子宫颈癌以放化疗为主。应根据患者具体情况个体化治疗。

（1）手术治疗　主要用于ⅠA~ⅡA1期的早期患者，其优点是对年轻患者可保留卵巢及阴道功能，提高治疗后生活质量。①ⅠA1期：无淋巴脉管间隙浸润（lymphatic vascular space invasion，LVSI）且无生育要求者可选用筋膜外全子宫切除术，术前建议行子宫颈锥切术进一步明确病变范围及分期；要求保留生育功能者可行子宫颈锥切术（术后病理应注意检查切缘情况）；有淋巴脉管间隙浸润者按ⅠA2期处理。②ⅠA2期：无生育要求者行改良广泛性子宫切除术及盆腔淋巴结评估；有生育要求者，首选广泛性子宫颈切除术及盆腔淋巴结评估，也可选择子宫颈锥切术及盆腔淋巴结评估（术后病理应注意检查切缘情况）。③ⅠB1、ⅠB2和ⅡA1期：行广泛性子宫切除术及盆腔淋巴结切除术和选择性腹主动脉旁淋巴结切除术；有生育要求的ⅠB1期患者建议行广泛性子宫颈切除术及盆腔淋巴结评估和选择性腹主动脉旁淋巴结切除术。目前认为，子宫颈癌病灶＜2cm者应用前哨淋巴结示踪活检可以代替系统性淋巴结切除术。

（2）放射治疗　主要包括：①根治性放疗，适用于部分ⅠB3、ⅡA2及ⅡA2期以上患者，或不适宜手术患者，包括近距离放疗及体外照射。近距离放疗采用后装治疗，放射源为铯-137（^{137}Cs），铱-192（^{192}Ir）等；体外照射多用直线加速器、钴-60（^{60}Co）等。近距离放疗用以控制局部原发病灶，体外照射则可治疗子宫颈旁及盆腔转移灶。②辅助性放疗，适用于术后有中、高危因素的患者，放疗是必要的辅助治疗措施。③姑息性放疗，晚期复发/转移患者可以选择放疗局部减瘤。值得注意的是，放疗严重损害卵巢功能，近距离放疗破坏阴道柔韧度和分泌功能。目前子宫颈癌发病呈年轻化趋势，早期子宫颈癌患者，应尽量避免使用放疗作为初始治疗；必须接受放疗的患者，在手术中应将卵巢移至上腹两侧结肠旁沟，照射时还应使用铅板覆盖卵巢，尽量减少放疗对卵巢的损伤。

（3）化学治疗　主要包括：①同步放化疗，放疗时同期化疗称为同步放化疗，既可用于根治性治疗，亦可用于辅助性治疗。以铂类药物为基础的同步放化疗较单纯放疗用于子宫颈癌初始治疗明显降低晚期患者复发死亡风险，延长患者生存。术后盆腔淋巴结阳性、子宫旁侵袭或手术切缘阳性患者，应补充盆腔外照射放疗＋顺铂同步化疗±阴道近距离放疗；阴道切缘阳性者，应阴道近距离放疗同步化疗。②新辅助化疗，可用于子宫颈癌灶≥4cm的局部晚期患者，目的是使肿瘤缩小，便于手术切除，但目前国际上对于子宫颈癌新辅助化疗的价值尚存争议。③晚期转移/复发癌化疗，化疗既可用于晚期转移/复发癌的一线治疗，也可用于后线或姑息性治疗。子宫颈癌常用化疗药物有顺铂、卡铂、紫杉醇、托泊替康、伊立替康、吉西他滨等，铂类药物首选顺铂，不能耐受顺铂者可以选用卡铂。常用化疗方案有顺铂（放疗增敏）、顺铂/卡铂＋紫杉醇，顺铂＋托泊替康和顺铂＋吉西他滨等。

（4）靶向治疗和免疫治疗　晚期及复发转移性子宫颈癌患者的治疗效果并不理想，也是子宫颈癌患者死亡的最主要原因。近年来，伴随免疫检查点抑制剂（immune checkpoint inhibitors，ICIs）等免疫药物，抗血管生成、抗体偶联药物（antibody-drug conjugate，ADC）等靶向药物的问世，免疫治疗和靶向治疗成功的临床试验证据，开启了晚期及复发转移性子宫颈癌治疗的新时代。我国已批准包括程序性死亡蛋白-1（programmed death protein-1，PD-1）单克隆抗体、程序性死亡蛋白配体-1（programmed death-ligand 1，PD-L1）单克隆抗体、细胞毒性T淋巴细胞相关蛋白4（cytotoxic T lymphocyte associated protein-4，CTLA-4）和CTLA-4/PD-1双特异性抗体等多个免疫检查点抑制剂用于后线治疗晚期转移/复发子宫颈癌。目前有临床试验将免疫治疗开始运用于局部晚期宫颈癌以期改善患者的预后。

7. 预后　预后与临床期别、病理类型及治疗方法密切相关。ⅠB期与ⅡA期手术与放疗效果相近，近年来临床研究显示手术疗效高于放疗。子宫颈腺癌放疗效果不如鳞癌，早期易有淋巴转移，预后差。肿瘤分化程度、手术切缘阳性、淋巴脉管间隙浸润及淋巴转移部位和侵袭程度也与预后相关，术后病理显示上述不良情况应给予相应辅助治疗。晚期死亡主要原因有尿毒症、出血、感染及恶病质。子宫颈小细胞癌预后极差，积极规范治疗可提高生存率。

8. 宫颈癌药物治疗进展 早期宫颈癌通过根治性手术或放化疗的标准治疗可以得到治愈，5 年生存率可达 90% 以上；对于ⅡB~ⅣA 期的患者，这些患者给予同步放疗，5 年生存率为 57.1%。这些患者中有 11%~64% 在初始治疗 2 年内发生转移或复发。约 5% 患者初诊时即为转移性疾病，一旦发生复发或转移，5 年生存率降低到 16.8%。所以说，晚期、复发或转移患者，缺乏有效治疗措施，整体预后较差。

（1）贝伐珠单抗 GOG-227C 是首个证实贝伐珠单抗治疗子宫颈癌有效的前瞻性研究，46 例复发性子宫颈癌患者在 ≤ 2 线治疗后，单药使用贝伐珠单抗（15mg/kg，3 周疗），客观缓解率（objective response rate，ORR）为 10.9%（均为部分缓解），中位肿瘤缓解持续时间为 6.2 个月，中位无复发生存期（median progression-free survival，mPFS）和 mOS 分别为 3.4 个月和 7.2 个月。GOG-240（NCT00803062）证实，在复发、转移和晚期子宫颈癌的一线治疗中，贝伐珠单抗具有重要作用，该研究共入组 452 例未接受化疗且无法手术（包括盆腔廓清术）的转移、复发和持续性子宫颈癌患者，按 1∶1∶1∶1 随机分组，入组患者分别接受顺铂（50mg/m^2）+ 紫杉醇（135~175mg/m^2）± 贝伐珠单抗（15mg/kg）（3 周疗）或拓扑替康（0.75mg/m^2，第 1~3 天）+ 紫杉醇（175mg/m^2）± 贝伐珠单抗（15mg/kg）（3 周疗）。该研究首次和最终生存结局分析均证实，与单纯化疗相比，化疗联合贝伐珠单抗可显著降低复发和死亡风险（最终生存结果：mPFS 8.2 个月 vs. 6.0 个月，P=0.0032；mOS 16.8 个月 vs. 13.3 个月，P=0.0068）。2018 年，距离随机 26 个月时，GOG-240 公布了最终生存结果：尽管部分对照组患者也使用了贝伐珠单抗，但生存曲线的差异始终存在，多数疾病稳定（stable disease，SD）患者始终处于 SD 状态，这些结果进一步证实化疗联合贝伐珠单抗的益处是持续而稳定的。此外，增加贝伐珠单抗可有效提高肿瘤控制率，化疗联合贝伐珠单抗组患者的 ORR 均接近 45%，而拓扑替康 + 紫杉醇组肿瘤缓解率不足 25%；贝伐珠单抗治疗的远期安全性也得到证实，化疗 + 贝伐珠单抗组患者进展后的 PFS2 与化疗组差异无统计学意义。需要强调的是，GOG-240 没有纳入复发后已接受化疗的患者，患者入组前的化疗仅用在放疗增敏阶段。因此，对于复发、转移、持续和晚期子宫颈癌患者，GOG-240 发现使用贝伐珠单抗的益处体现在复发后［包括转移、持续和国际妇产科联盟（FIGO）ⅣB 期］的一线治疗。此外，亚组分析结果显示，子宫颈腺癌患者从使用贝伐珠单抗中获益有限。虽然拓扑替康 + 紫杉醇组患者的预后不优于甚至劣于顺铂 + 紫杉醇，但两组患者 OS 相仿，且联合贝伐珠单抗均有 OS 获益，故对于无法耐受顺铂的患者，仍可考虑使用拓扑替康 + 紫杉醇方案，这一方法已被 NCCN 指南推荐；但是使用该方案会导致严重骨髓抑制，特别是血小板减少症（chemotherapy induced thrombocytopenia，CIT），故临床应用时需要密切随访和干预。JCOG-0505（NCT00295789）是一项以 OS 为主要研究终点的非劣效性随机对照试验

（randomized controlled trial，RCT）。研究对象为既往曾接受≤一线含铂方案治疗的复发、持续和转移性（包括 FIGO ⅣB 期）子宫颈癌患者。最终结果显示卡铂（AUC 5）+ 紫杉醇（175mg/m²）并不劣于顺铂（50mg/m²）+ 紫杉醇（135mg/m²）；亚组分析提示使用顺铂的 OS 优势集中体现在既往无铂类药物暴露史的患者中，而既往曾使用铂类，特别是顺铂的患者，使用卡铂 + 紫杉醇可获得更好的预后。基于此结果和 GOG-240，对于无法耐受顺铂和既往有顺铂使用史的患者，联合贝伐珠单抗（15mg/kg）时，可使用卡铂（AUC 5）+ 紫杉醇（175mg/m²）（3 周疗）。在 CECILIA（NCT02467907）试验中，研究者通过单臂Ⅱ期试验评估了卡铂（AUC 5）+ 紫杉醇（175mg/m²）+ 贝伐珠单抗（15mg/kg）的疗效，PFS 结果（mPFS：10.9 个月）与 GOG-240 中使用顺铂 + 紫杉醇 + 贝伐珠单抗的患者相仿，进一步证实与紫杉醇和贝伐珠单抗联合用药时，可使用卡铂替代顺铂。虽然 GOG-240 奠定了贝伐珠单抗在子宫颈癌治疗中的地位，但该研究中因毒性反应需要停药时，患者需要停用包括贝伐珠单抗在内的所有药物。因此，无法评估贝伐珠单抗维持治疗的意义。CECILIA 试验则探索了这一问题，在该研究中，如果患者因化疗毒性反应而停药，可以继续使用贝伐珠单抗（15mg/kg，3 周疗）进行维持治疗，这是 CECILIA 试验中患者的 OS 较 GOG-240 更长的潜在原因。

（2）免疫治疗　KEYNOTE-826 研究结果，帕博利珠单抗联合化疗 ± 贝伐珠单抗这一联合治疗模式有望成为持续性、复发性或转移性宫颈癌新的标准治疗方案。KEYNOTE-158 研究，帕博利珠单抗治疗接受过 ≥ 1 线化疗、程序性死亡蛋白配体 -1（PD-L1）阳性的复发性或转移性宫颈癌患者的客观缓解率（ORR）达到 14.3%。KEYNOTE-A18 试验：帕博利珠单抗联合放化疗治疗初治、高危、局部晚期宫颈癌的随机Ⅲ期临床研究。研究结果：帕博利珠单抗联合 CRT 组的疾病进展或死亡风险降低 30%。中位随访 17.9 个月后，两组中位 PFS 均未达到，帕博利珠单抗联合 CRT 与安慰剂组 24 个月 PFS 分别为 67.8% 与 57.3%，疾病进展或死亡风险降低 30%，达到研究方案设定的主要终点。研究结论与单独放化疗相比，帕博利珠单抗联合放化疗，并在放化疗后继续使用帕博利珠单抗维持治疗在新诊断、既往未治疗、高风险、局部晚期宫颈癌患者的新标准治疗。替雷利珠单抗联合化疗新辅助治疗局部晚期宫颈癌的前瞻性、单臂、Ⅱ期试验（NATIC 研究），研究结果：14 例患者达到了 pCR，pCR 率达到了 60.9%，另有 3 例（13.0%）的患者未达 pCR 但达到 MPR 即病理残余肿瘤浸润 < 3mm，最佳病理缓解率（OPR）达到了 73.9%。所有入组的患者均进行了根治性手术。研究结论：替雷利珠单抗联合化疗的组合在局晚期宫颈癌患者中展示出了非常好的抗肿瘤活性，而且安全性可控。该研究支持免疫联合新辅助化疗联合根治性手术的治疗模式。卡度尼利单抗（candonilimab，开坦尼）是一种靶向人 PD-1 和 CTLA-4 的双特异性抗体，已在我国获批用于既往接受过含铂化疗治疗失败的复发或转移性子宫颈癌患者。AK104-210（NCT04868708）试验在无法接受根治性治疗的复发或转移性子宫颈癌患者中评价了不同剂量卡度尼利单抗联合紫杉醇 + 顺铂 / 卡铂 ± 贝伐珠单抗的安全性和疗效。结果提示卡度尼利单抗（10mg/kg）+ 顺铂（50mg/m²）/ 卡铂（AUC 5）+ 紫杉醇

（175mg/m^2）+ 贝伐珠单抗（15mg/kg）（3 周疗）的 ORR 和疾病控制率（disease control rate，DCR）最佳；即便对于 PD-L1 表达阴性患者，也可取得较好的疗效。已有Ⅲ期临床研究（NCT04982237）进一步评估了卡度尼利单抗联合化疗和贝伐珠单抗的疗效和安全性。

（3）抗体偶联药物 Tisotumabvedotin（TV）是一种靶向组织因子（tissue factor，TF）的 ADC。宫颈癌等多种肿瘤细胞高度表达 TF，参与肿瘤细胞生长、血管生成和转移。TV 也因此在多种恶性肿瘤治疗中有较好疗效。GOG-3042（NCT03786081）在复发性子宫颈癌患者中评估了替索单抗（tisotumab vedotin-tftv，TIVDAK）的疗效。替索单抗由组织因子（tissue factor，TF）作为导向抗体偶联微管抑制剂 MMAE（单甲基auristatin E）。该研究初步证实，对于复发和转移性子宫颈癌患者，一线治疗中使用替索单抗（2mg/kg，最大剂量 200mg）+ 卡铂（AUC5）（3 周疗）+ 贝伐珠单抗（15mg/kg）（3 周疗）安全、有效。NCT02921269 试验在复发、持续、转移和晚期子宫颈癌患者中（治疗线数 ≤ 2 线）评价了贝伐珠单抗（15mg/kg）联合抗 PD-L1 抗体（阿替利珠单抗）（每次 1200mg）（3 周疗）的效果。innovaTV 301/ENGOT-cx12/GOG-3057 为 Tisotumab vedotin 治疗 2 线或 3 线复发 / 转移性宫颈癌的疗效和安全性的一项全球、随机、开放标签的Ⅲ期研究，研究结果：与化疗相比，TV 组降低死亡风险达 30%，TV 组的 12 个月的 OS 率为 48.7% 对比化疗组 35.3%。TV 组的 PFS 为 4.2 个月，化疗组的 PFS 为 2.9 个月。研究结论：既往接受过治疗的复发性 / 转移性宫颈癌患者中，与化疗相比，TV 显示出具有统计学意义和临床意义的疗效改善。对于一线系统性治疗后进展的患者，TV 是一种潜在的新标准治疗。

二、临床药物治疗案例分析

★宫颈鳞癌ⅠB2 期术后治疗案例分析

病历摘要

患者，女，60 岁。身高 157cm，体重 57kg。

主诉：宫颈鳞癌ⅠB2 期术后 23 天要求继续治疗。

现病史：患者因"绝经 8 年，同房后阴道出血 2 年"于 2023-12-29 首次入院。专科情况：外阴：发育正常、未及结节。阴道：通畅，软，前穹隆浅。宫颈：见大小约 4cm 的菜花样病灶，质脆，接触性出血。宫体：前位，大小约 5cm×4cm×3cm，表面光滑，质地中等，活动度好。附件：双侧附件区未及异常。宫旁：右侧软，左侧稍短缩增厚弹性好。疑难病理会诊：宫颈浸润性鳞状细胞癌。MRI 提示：①肝囊肿。②胆、脾、胰及双肾未见异常。③宫颈肿块，符合宫颈癌，浸润宫颈全层，局部宫旁浸润可能，请结合临床。④子宫腺肌症。⑤双侧髂外闭孔区小淋巴结。⑥骶管囊肿。⑦腹膜后未见肿大淋巴结。鳞状细胞癌抗原 SCC 5.77ng/ml。心脏彩超提示：二尖瓣轻度反流，三尖瓣轻 - 中度反流。肺功能提示：正常通气功能。诊断宫颈鳞癌ⅠB2 期与患方沟通后于 2024-01-04 行腹式宫颈癌根治术，手术顺利。2024-01-09 术后病检：宫颈浸润性鳞状细胞癌（非角化型），浸润宫颈壁深层（外 1/3），累及子宫下段黏膜层；（阴道壁断端）黏膜组织，部分上皮剥脱，间质见炎细胞浸润；余子宫内膜呈萎缩性改变；（双侧内、外宫旁）纤维脂肪组织充血，大血管内未见癌；淋巴结显慢性炎（0/1）；（左侧）卵巢白体；输卵管充血；（右侧）卵巢白体；输卵管充血；输卵管系膜泡状附件；（腹主动脉旁）淋巴结显慢性炎（0/2）；（左、右盆腔）（右髂总）淋巴结均显慢性炎（0/26）。术后需补充放化疗。因患者家属要求待身体好转后返院治疗。现术后 20 天要求继续治疗入院，门诊拟"宫颈鳞癌ⅠB2 期术后"收入院，病程中患病以来饮食、睡眠好，大小便正常，体重无明显异常。

既往史：平素健康状况良好，无高血压、糖尿病、冠心病、房颤病史，无外伤。双侧输卵管结扎手术史。无肝炎、肺结核、疟疾、菌痢等传染病史。无输血史，接种新冠疫苗 2 针，其他预防接种史不详，无药物过敏史及药物成瘾史。

个人史：生于原籍，无外地久居史，无疫水接触史，无吸烟嗜好，无饮酒嗜好，从事职员工作，无工业毒物、粉尘、放射性物质接触史，无冶游史。

月经及婚育史：2015 年绝经。孕 4 产 4，顺产 4 次，结扎。

家族史：否认家族遗传病史，否认肿瘤家族史。

入院诊断：宫颈鳞癌ⅠB2 期术后。

治疗经过及用药分析

完善各项检查：血常规、凝血常规、肝肾功能、肿瘤标志物相关检测，排除化疗禁忌。患者于 2024-01-25 行白蛋白紫杉醇+奈达铂第 1 周期化疗。具体用药为：注射用白蛋白紫杉醇，400mg，ivgtt d1+奈达铂 120mg，ivgtt d1。并给予止吐、护胃等对症支持治疗。治疗期间所用药物见表 13-8。

表 13-8　药物治疗方案

治疗药物	用法用量	起止时间
地塞米松注射液	5mg，iv，st	1.25
盐酸帕洛诺司琼注射液	0.25mg，iv，st	1.25
西咪替丁注射液	400mg，ivgtt，st	1.25
0.9%氯化钠注射液	100ml，ivgtt	
0.9%氯化钠注射液	100ml，ivgtt，st	1.25
0.9%氯化钠注射液	100ml，ivgtt，st	1.25
注射用紫杉醇（白蛋白结合型）	400mg，ivgtt，	
0.9%氯化钠注射液	100ml，ivgtt，st	1.25
0.9%氯化钠注射液	500ml，ivgtt，st	1.25
注射用奈达铂	120mg，ivgtt	
0.9%氯化钠注射液	100ml，ivgtt，冲管	1.25

辅助检查

（1）肝肾功能（1.24）　谷丙转氨酶 23U/L；谷草转氨酶 26U/L；肌酐 50μmol/L；尿素 5.5μmol/L。

（2）血常规（1.24）　白细胞 6.34×10^9/L；血红蛋白 110g/L；血小板 209×10^9/L。

（3）鳞状细胞癌抗原　1.3ng/ml。

用药治疗方案分析

1.化疗方案选择　依据 NCCN 指南，早期宫颈鳞癌患者术后补充治疗根据 Sedlis 标准，患者肿瘤直径 4cm，浸润宫颈壁达外 1/3，存在两个中危因素需补充放化疗。现患者恢复良好，先行化疗并同时行放疗定位。宫颈癌化疗方案 TP 化疗。选择药物白蛋白紫杉醇＋奈达铂虽非首选化疗药物，但也符合指南推荐，且白蛋白紫杉醇药物使患者免于过敏反应，奈达铂胃肠道及肾脏毒性更低，患者耐受性更好。白蛋白紫杉醇 260mg/m^2 d1，洛铂 80mg/m^2 d1 q3w。

2.化疗消化道安全管理　依据 CSCO 指南，白蛋白紫杉醇为低度致吐风险化疗方案。奈达铂为中度致吐风险，中度致吐风险抗肿瘤药物所致恶心呕吐的预防：推荐 5-HT$_3$RA＋地塞米松方案（1A 类证据，Ⅰ级推荐）。患者在化疗前同时给予盐酸帕洛诺司琼注射液及地塞米松注射液仍有恶心、纳差，未呕吐。后续若患者发生恶心呕吐，可影响后续化疗方案的继续进行，且影响患者的生存质量。建议联用 NK-1RA。

3.骨髓抑制的预防和治疗药物　依据 CSCO 指南，患者粒缺发生的风险级别评估应综合考虑患者的疾病、化疗方案以及患者自身因素。此方案为中度致粒缺风险，进行继续评估患者近期内接受手术，根据指南建议化疗后给予人粒细胞集落刺激因子一级预防处理，并对患者进行持续评估，密切关注血常规白细胞、粒细胞数值。

用药监护要点

1.白蛋白紫杉醇＋奈达铂　为中度致吐风险化疗药物，用药过程中应注意监测患者的饮食情况，避免进食油腻及刺激性食物，尽量清淡饮食。避免因化疗引起的恶心呕吐影响后续治疗方案的实施。白蛋白紫杉醇＋奈达铂联合静脉化疗评估中度致粒缺方案，继续分层评估提示有一级预防升白指征，积极给予预防升白处理，同时监测血常规。白蛋白紫杉醇经肝脏代谢且可引起肝脏的损伤，奈达铂经肾脏代谢可引起肾脏功能的损害，输液期间注意补液量，同时患者多饮水，关注尿量，用药后注意监测肝肾功能。

2.白蛋白紫杉醇　可出现周围神经病变，神经病变开始于手指和脚趾的远端，然后最终到达踝部、小腿和手腕。此外，患者出现感觉症状主要包括：麻木、刺痛，呈"袜子－手套"型分布。输注药物期间穿戴冷冻手套或者袜子，可有助于预防以及减轻紫杉醇药物相关神经病变。另外，口服甲钴胺、B 族维生素可用于预防神经毒性。当出现 1 度或 2 度感觉神经毒性不需要调整用药剂量，出现 3 度神经毒性需要停止治疗，直到恢复至 2 度或小于 2 度，并在后续治疗中降低用药剂量。详见分级详见表 13-3。

3. 盐酸帕洛诺司琼注射液　为 5-HT$_3$RA 类药物，本类药物在使用过程中可引起便秘，建议用药后多饮水，促进排便。如后期出现便秘可给予乳果糖口服溶液口服改善症状。

★ 宫颈鳞癌ⅢB 期药物治疗案例分析

病历摘要

患者，女，56 岁。身高 155cm，体重 60kg。

主诉：绝经 6 年，阴道不规则出血 2 月。

现病史：患者自诉 2017 年绝经，绝经后无阴道出血及排液。否认同房出血及白带异常。2023 年 7 月无明显诱因出现阴道出血为月经量伴血块遂至当地卫生院就诊，考虑炎症行对症治疗后好转。患者其后每月有阴道少许出血，持续几天后自行停止，患者误以为月经来潮未就诊。2 月前开始阴道淋漓不尽，多时稍少于月经量，少时为点滴状。患者遂于 2023-12-29 开始至当地中医院就诊，B 超阴道至宫颈低回声，性质待定，考虑占位性病变可能，建议至上级医院进一步诊治，患者为求进一步治疗来我院，门诊拟"宫颈癌"收入院，病程中患者目前精神尚可，体力正常，食欲正常，睡眠正常，体重无明显变化，大便干结，排尿正常。

既往史：平素健康状况良好，无糖尿病、冠心病、房颤病史，有高血压病史 6 年，口服硝苯地平缓释片治疗，血压控制良好。2021 年因外伤导致右锁骨骨折在当地医院行保守治疗。30 岁行双侧输卵管结扎术。无肝炎、肺结核、疟疾、菌痢等传染病史。无输血史，接种新冠疫苗 2 针，其他预防接种史不详，无药物过敏史及药物成瘾史。

个人史：生于原籍，无外地久居史，无疫水接触史，无吸烟嗜好，无饮酒嗜好，从事职员工作，无工业毒物、粉尘、放射性物质接触史，无冶游史。

月经及婚育史：2017 年绝经。孕 2 产 2，顺产 2 次，结扎。

家族史：否认家族遗传病史，否认肿瘤家族史。

专科情况：外阴：发育正常，视触诊未见明显异常。阴道：畅，狭窄，阴道中上 1/3 结节状，接触性出血。宫颈：直径 5cm，呈溃蚀状，质硬，接触性出血。宫体：前位，常大，质中，活动好，无压痛。附件：双侧附件未及明显异常。宫旁：双侧宫旁结节状达盆壁，弹性差。

入院诊断： 宫颈鳞癌ⅢB 期。

治疗经过及用药分析

完善各项检查：血常规、凝血常规、肝肾功能、肿瘤标志物、宫颈活检病理诊断、MRI、心电图等相关检测，诊断宫颈鳞癌ⅢB 期与患方沟通行同步放化疗，排除放化疗禁忌。于 2024-01-02 行宫颈病灶插植 10Gy 消瘤止血，2024-01-03 行白蛋白紫杉醇＋奈达铂第 1 周期化疗。具体用药为：注射用白蛋白紫杉醇 400mg，ivgtt d1＋奈达铂 120mg，ivgtt d1。并给予止吐、护胃等对症支持治疗。治疗期间所用药物见表 13-9。

表 13-9 药物治疗方案

治疗药物	用法用量	起止时间
地塞米松注射液	5mg，iv，st	1.3
盐酸帕洛诺司琼注射液	0.25mg，iv，st	1.3
西咪替丁注射液	400mg，ivgtt，st	1.3
0.9% 氯化钠注射液	100ml，ivgtt	
0.9% 氯化钠注射液	100ml，ivgtt，st	1.3
0.9% 氯化钠注射液	100ml，ivgtt，st	
注射用紫杉醇（白蛋白结合型）	400mg，ivgtt	1.3
0.9% 氯化钠注射液	100ml，ivgtt，st	1.3
0.9% 氯化钠注射液	500ml，ivgtt，st	
注射用奈达铂	120mg，ivgtt	1.3
0.9% 氯化钠注射液	100ml，ivgtt，冲管	1.3

辅助检查

（1）肝肾功能（1.1） 谷丙转氨酶 26U/L；谷草转氨酶 29U/L；肌酐 51μmol/L；尿素 5.3μmol/L。

（2）血常规（1.1） 白细胞 5.12×10^9/L；血红蛋白 109g/L；血小板 179×10^9/L。

（3）鳞状细胞癌抗原 8.12ng/ml。

用药治疗方案分析

1. 化疗方案选择 依据 NCCN 指南，Ⅲ 期宫颈癌治疗方案首选放化疗。患者因阴道出血多行宫颈病灶插植消瘤止血，先行化疗并同时行放疗定位。宫颈癌化疗方案 TP 化疗。选择药物白蛋白紫杉醇 + 奈达铂虽非首选化疗药物，但也符合指南推荐，且白蛋白紫杉醇药物使患者免于过敏反应，奈达铂胃肠道及肾脏毒性更低，患者耐受性更好。白蛋白紫杉醇 260mg/m² d1，洛铂 80mg/m² d1 q3w。

2. 化疗消化道安全管理 依据 CSCO 指南，白蛋白紫杉醇为低度致吐风险化疗方案。奈达铂为中度致吐风险，中度致吐风险抗肿瘤药物所致恶心呕吐的预防：推荐 5-HT₃RA+ 地塞米松方案（1A 类证据，Ⅰ 级推荐）。患者在化疗前同时给予盐酸帕洛诺司琼注射液及地塞米松注射液仍有恶心、纳差，未呕吐。后续若患者发生恶心呕吐，可影响后续化疗方案的继续进行，且影响患者的生存质量。建议联用 NK-1RA。

3. 骨髓抑制的预防和治疗药物 依据 CSCO 指南，患者粒缺发生的风险级别评估应综合考虑患者的疾病、化疗方案以及患者自身因素。此方案为中度致粒缺风险，进行继续评估患者近期内接受手术，根据指南建议化疗后给予人粒细胞集落刺激因子一级预防处理，并对患者进行持续评估，密切关注血常规白细胞、粒细胞数值。

用药监护要点

1. 白蛋白紫杉醇＋奈达铂为中度致吐风险化疗药物 用药过程中应注意监测患者的饮食情况，避免进食油腻及刺激性食物，尽量清淡饮食。避免因化疗引起的恶心呕吐影响后续治疗方案的实施。白蛋白紫杉醇＋奈达铂联合静脉化疗评估中度致粒缺方案，继续分层评估提示有一级预防升白指征，积极给予预防升白处理，同时监测血常规。白蛋白紫杉醇经肝脏代谢且可引起肝脏的损伤，奈达铂经肾脏代谢可引起肾脏功能的损害，输液期间注意补液量，同时患者多饮水，关注尿量，用药后注意监测肝肾功能。

2. 白蛋白紫杉醇可出现周围神经病变 神经病变开始于手指和脚趾的远端，然后最终到达踝部、小腿和手腕。此外，患者出现感觉症状主要包括：麻木、刺痛，呈"袜子－手套"型分布。输注药物期间穿戴冷冻手套或者袜子，可有助于预防以及减轻紫杉醇药物相关神经病变。另外，口服甲钴胺、B族维生素可用于预防神经毒性。当出现1度或2度感觉神经毒性不需要调整用药剂量，出现3度神经毒性需要停止治疗，直到恢复至2度或小于2度，并在后续治疗中降低用药剂量。详见分级详见表13-3。

3. 盐酸帕洛诺司琼注射液 为5-HT$_3$RA类药物，本类药物在使用过程中可引起便秘，建议用药后多饮水，促进排便。如后期出现便秘可给予乳果糖口服溶液口服改善症状。

★宫颈鳞癌ⅡB期药物治疗案例分析

病历摘要

患者，女，32岁。身高160cm，体重52kg。

主诉：阴道排液半月。

现病史：患者自诉平素月经规则，4~6天/30天，末次月经2024年1月21日，量中，偶有痛经，少许血块。患者自诉半月前开始无明显诱因出现阴道排液，色黄，无明显异味，未予注意。患者因同房后阴道出血为月经量遂于2024-02-02至当地县妇幼保健院就诊，TCT提示ASC-US，HPV16阳性。2024-02-07阴道镜下活检病理提示宫颈鳞状细胞癌。建议至上级医院进一步诊治。患者为求进一步治疗今日来我院，门诊拟"宫颈癌"收入院，病程中患者目前精神尚可，体力正常，食欲正常，睡眠正常，体重无明显变化，大便正常，排尿正常，

既往史：平素健康状况良好，无高血压、糖尿病、冠心病、房颤病史，无外伤。2014年及2022年在当地县妇幼保健院行剖宫产术。无肝炎、肺结核、疟疾、菌痢等传染病史。无输血史，接种新冠疫苗2针，其他预防接种史不详，无药物过敏史及药物成瘾史。

个人史：生于原籍，无外地久居史，无疫水接触史，无吸烟嗜好，无饮酒嗜好，从事职员工作，无工业毒物、粉尘、放射性物质接触史，无冶游史。

月经及婚育史：14岁初潮，4~6天/30天，末次月经2024年1月21日，量中，偶有痛经，少许血块。孕6产2，剖宫产2次。

家族史：否认家族遗传病史，否认肿瘤家族史。

专科情况：外阴：发育正常，视触诊未见明显异常。阴道：畅，软，少许血性分泌物。宫颈：直径6cm，溃蚀型，质硬，接触性出血。宫体：前位，常大，质中，活动好，无压痛。附件：双侧附件未见明显异常。宫旁：右侧软，左侧肿瘤扩展达中线，弹性差。

入院诊断：宫颈鳞癌ⅡB期。

治疗经过及用药分析

完善各项检查：血常规、凝血常规、肝肾功能、肿瘤标志物、宫颈活检病理、MRI等相关检测，诊断宫颈鳞癌ⅡB期，与患方沟通根据诊治规范建议行同步放化疗，但是患方表示手术愿望强烈，遂行新辅助化疗，排除化疗禁忌。患者于2024-02-18行白蛋白紫杉醇+奈达铂第1周期化疗。具体用药为：注射用紫杉醇（白蛋白结合型）395mg，ivgtt d1+奈达铂120mg，ivgtt d1。并给予止吐、护胃等对症支持治疗。治疗期间所用药物见表13-10。

表 13-10　药物治疗方案

治疗药物	用法用量	起止时间
地塞米松注射液	5mg，iv，st	2.18
盐酸帕洛诺司琼注射液	0.25mg，iv，st	2.18
西咪替丁注射液	400mg，ivgtt，st	2.18
0.9% 氯化钠注射液	100ml，ivgtt	
0.9% 氯化钠注射液	100ml，ivgtt，st	2.18
0.9% 氯化钠注射液	100ml，ivgtt	2.18
注射用紫杉醇（白蛋白结合型）	395mg，ivgtt，	
0.9% 氯化钠注射液	100ml，ivgtt，st	2.18
0.9% 氯化钠注射液	500ml，ivgtt，st	2.18
注射用奈达铂	120mg，ivgtt	
0.9% 氯化钠注射液	100ml，ivgtt，冲管	2.18

辅助检查

（1）肝肾功能（2.12）　谷丙转氨酶30U/L；谷草转氨酶29U/L；肌酐49μmol/L；尿素5.1μmol/L。

（2）血常规（2.12）　白细胞 7.09×10^9/L；血红蛋白112g/L；血小板 256×10^9/L。

（3）鳞状细胞癌抗原　24.09ng/ml。

用药治疗方案分析

1. 化疗方案选择　依据NCCN指南，Ⅱ期宫颈癌首选放化疗，患者年龄32岁，反复沟通患方手术愿望强烈，坚决要求手术，遂行新辅助化疗。宫颈癌化疗方案TP化疗。

选择药物白蛋白紫杉醇 + 奈达铂虽非首选化疗药物，但也符合指南推荐，且白蛋白紫杉醇药物使患者免于过敏反应，奈达铂胃肠道及肾脏毒性更低，患者耐受性更好。白蛋白紫杉醇 $260mg/m^2$ d1，洛铂 $80mg/m^2$ d1 q3w。

2. 化疗消化道安全管理 依据 CSCO 指南，白蛋白紫杉醇为低度致吐风险化疗方案。奈达铂为中度致吐风险，中度致吐风险抗肿瘤药物所致恶心呕吐的预防：推荐 $5-HT_3RA$ + 地塞米松方案（1A 类证据，Ⅰ级推荐）。患者在化疗前同时给予盐酸帕洛诺司琼注射液及地塞米松注射液仍有恶心、纳差，未呕吐。后续若患者发生恶心呕吐，可影响后续化疗方案的继续进行，且影响患者的生存质量。建议联用 NK-1RA。

3. 骨髓抑制的预防和治疗药物 依据 CSCO 指南，患者粒缺发生的风险级别评估应综合考虑患者的疾病、化疗方案以及患者自身因素。此方案为中度致粒缺风险，进行继续评估患者近期内接受手术，根据指南建议化疗后给予人粒细胞集落刺激因子一级预防处理，并对患者进行持续评估，密切关注血常规白细胞、粒细胞数值。

用药监护要点

用药监护要点详见外阴癌部分。

第三节　子宫内膜恶性肿瘤

一、概述

子宫内膜癌发生于子宫体的内膜层，以腺癌为主，又称子宫体癌。该病是女性生殖器官常见三大恶性肿瘤之一，多见于老年妇女。随着妇女寿命的延长，在欧美某些国家，子宫内膜癌的发生率已跃居女性生殖器官恶性肿瘤的第一位，近年来在我国该患者的发生率也呈明显上升趋势。

（一）发病机制

病因未明。子宫内膜癌发病相关因素主要有以下几个方面。

1. 性激素因素 内源性和外源性雌激素，如功能性卵巢肿瘤、无孕激素拮抗的雌激素暴露以及他莫昔芬的使用，与子宫内膜癌发病关系越来越明确。在缺乏孕激素拮抗的雌激素长期作用下，子宫内膜发生异常增生，继而癌变。单一外源性雌激素治疗如达 5 年以上，发生子宫内膜癌的风险增加 10~30 倍。采用雌孕激素联合替代治疗则不增加罹患内膜癌的风险。

2. 代谢因素 临床发现子宫内膜癌患者常伴有肥胖、糖尿病、高血压，统称子宫内膜癌"三联征"，是代谢相关性肿瘤，预后较好。

3. 遗传因素 大部分子宫内膜癌患者是散发性的，少数子宫内膜癌为遗传性，约占 5%，其中关系最密切的是林奇综合征（Lynch syndrome），林奇综合征患者发生结肠以外恶性肿瘤的风险增高，主要包括子宫内膜癌、卵巢癌和胃癌等。有林奇综合征的女性，其终生发生子宫内膜癌的风险高达 60%，建议每年进行子宫内膜活检以评估是否有癌症。推荐可以在分娩完成后甚至更早进行预防性全子宫切除术 / 双侧输卵管卵巢切除术。遗传性子宫内膜癌发病年龄比散发性子宫内膜癌患者平均年龄小，因此筛查应该在 50 岁以前进行，建议进行基因检测和遗传咨询。

4. 生活方式 目前已知有些生活方式因素与子宫内膜癌相关，包括饮食习惯、运动、饮酒、吸烟等。

5. 其他因素 不孕不育、月经因素（初潮早、绝经晚）与子宫内膜癌相关。

（二）病理

1983 年 Bokhman 提出子宫内膜癌存在两种病理学类型：Ⅰ型，与雌激素和代谢异常有关，以子宫内膜样癌为主，预后较好；Ⅱ型，与雌激素无关，以浆液性癌为主，恶性度较高，预后不良。2020 年 WHO 对子宫内膜癌组织病理学分类进行了更新，新的病理分类引入了子宫内膜癌的分子分型。

1. 大体观 不同组织学类型内膜癌的肉眼观无明显区别。大体可分为弥漫型和局灶型。①弥漫型：表现为子宫内膜弥漫性增厚，表面粗糙不平并突向子宫腔，常伴有出血、坏死；癌灶也可浸润深肌层或子宫颈。②局灶型：多见于子宫腔底部或子宫角部，癌灶小，呈息肉或菜花状。

2. 病理类型 子宫内膜癌组织学类型主要为子宫内膜样癌，其他为特殊组织学类型，侵袭性强，包括浆液性癌、透明细胞癌、未分化癌、混合性癌、癌肉瘤、中肾腺癌、中肾样腺癌、鳞状细胞癌和胃肠型黏液性癌等。见表 13-11。

（1）子宫内膜样癌（endometrioid carcinoma） 是最常见的类型，占 80%~90%。根据实性成分所占比例分为 3 级，G1（≤ 5%），G2（6%~50%）和 G3（> 50%），G1 和 G2 统称为低级别，G3 属于高级别。子宫内膜样癌的癌前病变是子宫内膜不典型增生（atypical endometrial hyperplasia，AEH）或子宫内膜样上皮内瘤变（endometrioid intraepithelial neoplasia，EIN）。根据分子分型结果将子宫内膜样癌非特指型进一步细化：POLE 超突变型内膜样癌、错配修复缺陷型内膜样癌、p53 突变型内膜样癌、无特异性分子谱的内膜样癌。

（2）浆液性癌（serous carcinoma） 约占 10%，常直接发生于息肉表面或萎缩性子宫内膜中。该型恶性程度高，易有深肌层浸润和腹腔、淋巴结及远处转移。癌前病变可能为子宫内膜腺体异型增生（endometrial glandular dysplasia，EmGD），无肌层浸润时为浆液性子宫内膜上皮内癌（serous endometrial intraepithelial carcinoma，SEIC），但仍有可能发生宫外转移。

（3）透明细胞癌（clear cell carcinoma） 不足 10%，恶性程度高，易转移。

（4）未分化癌（undifferentiated carcinoma）和去分化癌（dedifferentiated carcinoma）约占 2%，预后不良。

（5）混合性癌（mixed carcinoma） 罕见，通常由 2 种或以上不同组织类型子宫内膜癌组成，其中至少有 1 种成分是透明细胞癌或浆液性癌。最常见的是子宫内膜样癌和浆液性癌的混合。

（6）癌肉瘤（carcinosarcoma） 较少见，由高级别癌与肉瘤成分组成的双向分化的恶性肿瘤，癌性成分通常为子宫内膜样癌或浆液性癌，也可为透明细胞癌和未分化癌，间质成分最常由无特殊分化的高级别肉瘤组成，但也可见具有异源性分化的肉瘤成分，如横纹肌肉瘤、软骨肉瘤和骨肉瘤。易发生深肌层浸润和淋巴转移，预后差。癌肉瘤实际上是由上皮来源单细胞克隆发展而来的化生癌。

近年来，根据分子特征可将子宫内膜癌进行分子分型，一般分为 4 种类型：POLE 超突变（POLE ultramutated）型、微卫星不稳定性高突变（microsatellite instability hypermutated，MSI-H）/ 错配修复缺陷（mismatch repair-deficient，dMMR）型、低拷贝数（copy number low，CNL）/ 无特异分子改变（no specific molecular profile，NSMP）型、高拷贝数（copy number high，CNH）/p53 异常型。POLE 超突变型预后最好，p53 异常型预后最差，dMMR 型和 NSMP 型预后中等。该分子分型有助于精准风险分层、评估预后和指导治疗。

表 13-11 WHO 子宫内膜癌病理学分类（2020，第 5 版）

子宫内膜癌病理亚型
● 子宫内膜样癌
● 浆液性癌
● 透明细胞癌
● 未分化癌
● 去分化癌
● 混合癌
● 癌肉瘤
● 其他子宫内膜癌（中肾管癌、胃型腺癌等）

1. 转移途径 以直接蔓延和淋巴转移为主，血行转移较少见，多见于晚期患者。

（1）直接蔓延 原发癌灶可直接蔓延扩散到邻近器官和组织，如直接侵犯宫颈、阔韧带、阴道、膀胱和直肠等，也可经输卵管或穿透子宫浆膜层而转移到盆腹腔内。

（2）淋巴转移 为子宫内膜癌常见的转移途径。主要有以下 5 种：

①子宫底部肿瘤可经由阔韧带上部沿着输卵管淋巴到达腹主动脉旁淋巴结；

②子宫角处肿瘤可沿圆韧带转移到腹股沟深，浅淋巴结；

③子宫下段肿瘤可经宫旁淋巴结向盆髂淋巴结扩散；

④子宫后下方肿瘤可经骶骨韧带旁淋巴结，流经直肠旁淋巴结到达骶前淋巴结；

⑤子宫前壁肿瘤可经子宫前方浆膜下淋巴管沿膀胱宫颈反褶转移到阴道下 1/3 段。

在上述五条淋巴转移途径中，以①、③为最常见。但事实上，同一患者可以是双重或多条途径同时发生转移。

2. 临床表现

（1）症状　约90%的患者出现阴道流血或阴道分泌物增多症状。

1）阴道流血：主要表现为绝经后阴道流血，尚未绝经者可表现为经量增多、经期延长或月经紊乱。

2）阴道分泌物增多：多为血性液体或浆液性分泌物，合并感染则有脓血性分泌物，恶臭。

3）下腹疼痛及其他：若肿瘤累及子宫颈内口，可引起子宫腔积脓，出现下腹胀痛及痉挛样疼痛。若肿瘤浸润子宫周围组织或压迫神经可引起下腹及腰骶部疼痛。晚期可出现贫血、消瘦及恶病质等相应症状。

（2）体征　早期患者妇科检查可无异常发现。晚期可有子宫增大，合并子宫腔积脓时可有明显压痛，子宫颈管内偶有癌组织脱出，触之易出血。癌灶浸润周围组织时，子宫活动度差或在子宫旁触及不规则结节状物。

（三）诊断

1. 病史及临床表现　绝经后阴道流血、绝经过渡期月经紊乱患者，均应排除子宫内膜癌后再按良性疾病处理。有以下异常子宫出血者应警惕子宫内膜癌：①有子宫内膜癌发病高危因素，如肥胖、糖尿病等代谢综合征者；②不孕、绝经延迟者；③有长期应用雌激素、他莫昔芬或雌激素增高疾病史者；④有子宫内膜癌、结直肠癌、乳腺癌家族史或林奇综合征患者。

2. 影像学检查　①超声检查：可了解子宫大小、子宫腔形态、子宫腔内有无赘生物、子宫内膜厚度、肌层有无浸润及深度，初步判断异常子宫出血的原因。典型子宫内膜癌的超声图像为子宫腔内不均质回声区，可显示丰富血流信号。绝经后子宫内膜厚度超过5mm者应当引起重视。②磁共振成像和CT检查：可评估肿瘤位置和累及范围，磁共振成像对肌层浸润深度和子宫颈间质浸润判断较准确，CT可协助判断有无子宫外转移。③PET/CT检查：可实现肿瘤组织功能显像，常用于晚期和复发性患者的定性和定位诊断。

3. 活组织病理检查　子宫内膜癌的确诊依据：①诊断性刮宫（diagnostic curettage）是最常用的诊断方法。分段诊刮（fractional curettage）可同时获得子宫腔内膜组织和子宫颈组织进行病理诊断。病灶较小者，诊断性刮宫可能会漏诊。②宫腔镜检查：可直接观察子宫腔及子宫颈管内有无癌灶存在、癌灶大小及部位，直视下取材活检可减少漏诊，但是否促进癌细胞扩散尚存争议，临床高度考虑子宫内膜癌时，可直接取材活检，不必常规宫腔镜检查。

4. 其他检查

（1）子宫内膜细胞学或微量组织学检查　操作方法简便，通过子宫内膜取样器获取子宫内膜细胞或组织碎屑，用于细胞病理学和微量组织病理学诊断。

（2）肿瘤标志物检测　子宫外转移或浆液性癌患者，血清肿瘤标志物 CA125 等可升高，有助于病情评估和疗效监测。

（3）有条件者，建议基因检测和分子分型，有助于治疗方案选择。

（四）鉴别诊断

绝经后及绝经过渡期异常阴道流血为子宫内膜癌最常见的症状，故子宫内膜癌应与引起阴道流血的各种疾病相鉴别。

1.非器质性异常子宫出血　常表现为月经紊乱、经量增多、经期延长及不规则阴道流血。妇科检查无器质性病变，组织病理学检查是鉴别诊断的主要依据。

2.子宫黏膜下肌瘤或子宫内膜息肉　有月经过多或不规则阴道流血，可行超声检查、宫腔镜检查以及诊断性刮宫进行鉴别诊断。

3.内生型子宫颈癌、子宫肉瘤及输卵管癌　均可有阴道分泌物增多或不规则流血。内生型子宫颈癌因癌灶位于子宫颈管内，使其增粗、变硬，呈桶状。子宫肉瘤可有子宫明显增大、质软。输卵管癌以下腹隐痛、间歇性阴道排液为主要症状，可有附件包块。分段诊刮及影像学检查可协助鉴别诊断。

4.萎缩性阴道炎　主要表现为阴道血性分泌物。检查时可见阴道黏膜变薄、充血，或有出血点、分泌物增多等表现。超声检查子宫腔内无异常发现，治疗后可好转。必要时可先抗感染治疗后，再做诊断性刮宫。

（五）临床分期

FIGO 妇科肿瘤委员会在 1988 年推荐子宫内膜癌使用手术分期。现已不再使用以前应用的分期依据（如以分段诊刮的结果来区分 I 期和 II 期）。少数初始治疗为放疗的患者仍可用 FIGO 在 1971 年的临床分期，但必须注明。1988 年 FIGO 提出手术病理分期，2009 年 FIGO 修订了手术病理分期，现使用的 FIGO 子宫内膜癌分期如表 13-12 所示。

表 13-12　子宫内膜癌分期（2019 FIGO）

分期	定义
I	肿瘤局限于子宫体
I a	肿瘤浸润深度＜ 1/2 肌层
I b	肿瘤浸润深度≥ 1/2 肌层
II	肿瘤侵犯宫颈间质，但无宫体外蔓延
III	肿瘤局部和（或）区域扩散
IIIa	肿瘤累及浆膜层和（或）附件
IIIb	阴道和（或）宫旁受累
IIIc	盆腔淋巴结和（或）腹主动脉旁淋巴结转移
IIIc1	盆腔淋巴结阳性

分期	定义
Ⅲc2	腹主动脉旁淋巴结阳性和（或）盆腔淋巴结阳性
Ⅳ	肿瘤侵及膀胱和（或）直肠黏膜，和（或）远处转移
Ⅳa	肿瘤侵及膀胱或直肠黏膜
Ⅳb	远处转移，包括腹腔内和（或）腹股沟淋巴结转移

目前最新的子宫内膜癌分期为 2023 年 FIGO 分期。新版分期中纳入了组织学类型、分化程度、淋巴脉管间隙浸润等病理学特征，将淋巴结转移大小、卵巢受累状况、盆腹腔受累状况等进行了细化分期，特别是引入了分子分型调整分期，如Ⅰ/Ⅱ期患者分子分型为 POLE 超突变型则分期下调为Ⅰ A 期，p53 异常型累及子宫肌层则分期上调为ⅡC 期。这一新分期更加精准提示预后，有利于指导治疗。因目前对新分期尚存争议，临床仍以 FIGO 2009 年分期为主。

（六）治疗

根据患者年龄、全身情况、生育要求、疾病分期及组织学类型、分化程度、分子分型等因素，综合考虑制定治疗方案。治疗原则是手术治疗为首选治疗模式。有复发危险因素者术后需行辅助治疗；晚期转移 / 复发患者需行综合治疗；早期低危年轻患者可以采用保留生育功能的药物治疗。

1. 保留生育功能治疗　需严格掌握适应证：①年龄 40~45 岁以下，有强烈的生育愿望；②病理组织类型为子宫内膜样癌，低级别（G1）；③影像学检查证实肿瘤局限在子宫内膜；④无孕激素治疗禁忌证；⑤治疗前经遗传学和生殖医学专家评估，无其他生育障碍因素；⑥签署知情同意书，并有较好的随访条件。首选药物为高效孕激素，药物治疗后 3~6 个月活检评估疗效，若治疗 6 个月后仍无反应或进展，建议终止药物治疗行手术治疗。保留生育功能治疗不是子宫内膜癌的标准治疗方式，治疗后有复发、进展可能。完全缓解者应积极助孕，完成生育后，应建议手术切除子宫，如患者强烈要求继续保留子宫，则需严密随访。

2. 手术治疗　为首选治疗方法。早期患者实施全面分期手术，晚期患者行肿瘤细胞减灭术。手术可经腹或腹腔镜途径进行，首选腹腔镜手术，但需注意举宫器的使用及无瘤原则。全面分期手术步骤包括：①留取腹腔积液或腹腔冲洗液行细胞学检查；②全面探查盆腹腔，对可疑病变取样送冷冻病理检查；③行筋膜外子宫及双侧附件切除，术中常规剖视子宫，确定肿瘤生长部位和累及范围，必要时行冷冻病理检查；④淋巴结切除术应包括盆腔及腹主动脉旁淋巴结切除术（应达肾血管水平）；⑤浆液性癌、透明细胞癌等特殊病理类型，建议行大网膜切除或活检；⑥病变侵袭子宫颈间质者，基于术前检查，一般首选全子宫切除术。考虑切缘问题，也可选择改良广泛子宫切除术。病变超出子宫者行肿瘤细胞减灭术，尽可能切除所有肉眼可见病灶。年龄＜ 45 岁的低级别子宫内膜样癌，肌层浸润＜ 50%，无卵巢受累及子宫外转移证据，可考虑保留卵巢，但建议切除双侧输卵管。有 BRCA 基因突变、卵巢癌、乳腺癌或林奇综合征家族史等患者，一般不建议保留卵巢。盆腹腔淋巴结切除术是手术分期的一个重要步骤。术前和术中评估明确局限于子宫体的内膜癌患者，可采用前哨淋巴结活检替代系统淋巴结清扫。满足以下条件的子宫内膜样癌患者亦可考虑不行淋巴结切除术（梅奥标准）：①肌层浸润深度＜ 1/2；②肿瘤直径＜ 2cm；③ G1 或 G2。但所有合并高危因素患者，应行全面分期手术；晚期患者行肿瘤细胞减灭术。术后辅助治疗前需行复发风险分层，根据年龄、病理类型、分化程度、淋巴脉管间隙浸润、肌层浸润、子宫颈间质受侵、淋巴结转移和（或）子宫外转移等因素进行风险分层：①低危患者：ⅠA 期，低级别，内膜样癌。②中危患者：年龄≥ 60 岁或灶性淋巴脉管间隙浸润的低危患者；ⅠB 期，低级别，内膜样癌；ⅠA 期，高级别，内膜样癌；ⅠA 期无肌层浸润的特殊病理类型。③高中危患者：低危或中危患者伴广泛淋巴脉管间隙浸润；ⅠB 期，高级别，内膜样癌；Ⅱ期内膜样癌。④高危患者：特殊病理类型伴肌层浸润；Ⅲ/Ⅳ期的任何分化、任何病理类型。低危患者，不需要辅助治疗，仅随访观察；中危患者，近距离放疗或观察；高中危患者，盆腔外照射±化疗；高危患者，化疗±放疗。

3. 放射治疗　是治疗子宫内膜癌有效方法，包括近距离照射及体外照射两种。

（1）根治性放疗　仅用于有手术禁忌证的患者或无法手术切除的晚期患者，一般采用近距离与体外照射联合治疗。

（2）新辅助放疗　主要用于不可切除的局部晚期患者，为控制、缩小癌灶创造手术机会或缩小手术范围，临床应用较少。

（3）术后辅助放疗　中危、高中危患者首选辅助放疗，高危患者在联合化疗基础上可以选择加用放疗。

4. 内分泌治疗　除保留生育功能治疗应用外，内分泌药物主要用于晚期复发子宫内膜癌患者的综合治疗。通常选择长期应用高效、大剂量孕激素，常用药物为醋酸甲羟孕酮 250~500mg/d，醋酸甲地孕酮 160~320mg/d，抗雌激素制剂他莫昔芬（tamoxifen，TAM）20~40mg/d；芳香化酶抑制剂来曲唑 2.5mg/d；子宫腔内局部使用左炔诺孕酮宫内释放系统（LNG-IUS）。内分泌治疗主要适用于低级别、PR 表达阳性、病灶较小、生长速度慢的复发患者。

5. 化学治疗　高危患者术后或晚期转移 / 复发子宫内膜癌常需化学治疗。常用化疗药物有卡铂、顺铂、紫杉醇、多柔比星等，多需联合应用。以铂类联合紫杉醇为首选化疗方案。化学治疗主要用于高级别、侵袭性、病灶较大且生长速度快的患者。

6. 靶向治疗和免疫治疗　贝伐珠单抗与化疗联合用于复发性子宫内膜癌可提高疗效，特别是 p53 异常型。晚期转移 / 复发子宫内膜癌一线治疗中，在化疗基础上加用免疫检查点抑制剂（帕博利珠单抗）可显著改善生存。既往治疗失败的晚期转移 / 复发子宫内膜癌，MSI-H/dMMR 或 TMB-H 者应用免疫检查点抑制剂单药治疗，疗效显著；微卫星稳定（microsatellite stability，MSS）/ 错配修复正常（proficient mismatch repair， pMMR）者应用帕博利珠单抗联合仑伐替尼疗效优于非铂类化疗。

（七）预后

子宫内膜癌总体预后较好，5 年生存率 80% 以上，侵袭性组织学类型预后不良。影响预后的因素主要有：①手术病理分期、组织学类型、组织学分级、淋巴脉管间隙浸润、分子分型等；②患者年龄及全身状况；③治疗方案的选择等。

（八）子宫内膜药物治疗进展

1. 免疫治疗 程序性细胞死亡蛋白 1（PD-1）是一种在 T 细胞上表达的抑制性受体，可与程序性细胞死亡配体 1（PD-L1）结合。PD-L1 在许多免疫细胞上表达，但也可以表达在肿瘤细胞上。子宫内膜癌细胞表面表达的 PD-L1 与 T 细胞上的 PD-1 受体相互作用导致 T 细胞功能减弱，从而消除免疫系统攻击肿瘤细胞的能力。使用 PD-1 抑制剂治疗可阻止这种配体 – 受体相互作用并恢复 T 细胞的抗癌功能。

自从 KEYNOTE-158 研究证明错配修复缺陷（dMMR）肿瘤患者有临床获益以来，抗 PD-1 抗体帕博利珠单抗一直被用作复发性子宫内膜癌的单药治疗方案。2022 年，Makker 等人开展的一项Ⅲ期试验公布了结果，该试验评估了免疫疗法在治疗复发性子宫内膜癌中的作用，特别是针对错配修复功能正常（pMMR）肿瘤患者。该试验在 800 多名晚期或复发性子宫内膜癌患者中，比较了帕博利珠单抗和口服 VEGF 抑制剂乐伐替尼的组合 vs 医生选择的下一线化疗。研究发现，在 pMMR 人群中，无进展生存期（PFS）从化疗的中位 3.8 个月显著改善到帕博利珠单抗 + 乐伐替尼的中位 6.6 个月。在 pMMR 人群中，总生存期（OS）也从 12 个月提高到 17.4 个月。在确定免疫疗法在复发阶段治疗中具有明显益处后，Eskander 等人在 NRG-GY018 试验中首次评估了使用帕博利珠单抗作为前期治疗的效果，比较了标准一线化疗（卡铂和紫杉醇）± 帕博利珠单抗。这项随机、国际、Ⅲ期试验纳入了 800 多名携带除癌肉瘤外任何组织学类型的晚期或复发性子宫内膜癌的患者。患者接受卡铂 / 紫杉醇联合帕博利珠单抗或安慰剂治疗，然后接受维持性帕博利珠单抗或安慰剂治疗。结果显示，添加免疫疗法后 PFS 有所改善，dMMR 肿瘤患者使用帕博利珠单抗的疾病进展或死亡风险比使用安慰剂的患者低 70%，pMMR 肿瘤患者使用帕博利珠单抗的疾病进展或死亡风险比使用安慰剂的患者低 46%。

在类似的随机、国际、Ⅲ期 RUBY 试验中，Mirza 等人在近 500 名携带任何组织学类型的晚期或复发性子宫内膜癌患者中比较了标准化疗 ± 另一种 PD-1 抑制剂 dostarlimab。结果显示，在标准化疗中添加 dostarlimab 可显著改善 PFS。2024 年 3 月在妇科肿瘤学会（SGO）年会上公布的数据也表明 OS 有所改善。与 NRG-GY018 一样，RUBY 试验再次在 dMMR 人群中发现了显著的获益。

这三项具有里程碑意义的试验的结果表明，免疫疗法在子宫内膜癌中的作用越来越大，尤其是在初始治疗时，以及生物标志物有助于指导治疗方案的制定。使用 PD-1 抑制剂可改善前期治疗和复发阶段的临床结果。对于 dMMR 肿瘤患者，使用 PD-1 抑制剂治疗的获益更大。

2. 抗 HER2 疗法　HER2 是一种细胞表面蛋白，可过度表达并促进肿瘤发生。HER2 被用作乳腺癌、胃腺癌和结肠癌的预后生物标志物和治疗靶点，但在子宫内膜癌最具侵袭性的组织学亚型（浆液性、透明细胞和癌肉瘤）中 HER2 过表达的发生率也很高（20%~30%）。曲妥珠单抗是一种针对 HER2 的单克隆抗体，最常用于 HER2 阳性乳腺癌。2018 年，一项 II 期试验表明，曲妥珠单抗联合标准化疗可改善 HER2 过度表达的浆液性子宫内膜癌的 PFS。鉴于侵袭性浆液性组织学类型肿瘤预后不良且复发时相对缺乏有效的治疗方法，这些研究结果非常重要且很有前景。

最近，ADC 已成为癌症靶向治疗的前沿。ADC 通过与癌细胞上的特定靶点结合的单克隆抗体将化疗药物直接递送至癌细胞。ADC 的代表药物德曲妥珠单抗（T-DXd）由抗 HER2 单克隆抗体、拓扑异构酶 I 抑制剂有效载荷和可裂解连接子组成。II 期 DESTINY-PanTumor02 试验包括子宫内膜癌、卵巢癌和宫颈癌队列，以及四种其他非妇科恶性肿瘤，在每个队列中有 40 名 HER2 过度表达的晚期或复发性恶性肿瘤患者接受了 T-DXd 治疗。

子宫内膜癌队列的结果令人鼓舞。子宫内膜癌患者的总体缓解率（ORR）高达 57.5%，中位 PFS 超过 11 个月。在 HER2 更高表达的子宫内膜癌患者中，反应率甚至更高。这些结果在大多接受过至少 2 种先前治疗的患者群体中是前所未有的。使用 ADC 时，眼部毒性和肺部毒性尤其令人关注，但在本研究中，这类毒性大多是低级别且可控的。

二、临床药物治疗案例分析

★ 子宫内膜样腺癌ⅣB 期药物治疗案例分析

病历摘要

患者，女，56 岁。身高 158cm，体重 57kg。

主诉：子宫内膜样腺癌ⅣB 期术后放化疗后 20 天要求继续治疗。

现病史：患者因"绝经 2 年，阴道不规则出血 1 年"于 2023-08-19 第一次入院。2023 年 8 月 14 日外院宫腔镜下诊刮病理提示子宫内膜非典型增生，局部癌变。CA125：64.90U/ml。入院时专科情况：外阴：发育正常、未及结节。阴道：通畅，软。宫颈：直径 3cm，质中，无接触性出血。宫体：前位，大小约 7cm×6cm×5cm，表面光滑，质地中等，活动度好。附件：双侧附件区未及异常。宫旁：双侧软。MRI 提示：①宫腔异常信号影，考虑子宫内膜癌累及深肌层可能，合并黏膜下肌瘤可能，请结合临床及相关检查。②双侧附件区异常信号伴腹膜结节状增厚，考虑附件恶性肿瘤伴腹膜种植转移可能、双侧髂血管旁稍大淋巴结。CT 提示：双侧颈动脉鞘区及左侧颈根部淋巴结稍大（大者位于左侧颈动脉鞘区，大小约 0.94cm×0.69cm）、双肺结节，建议短期内复查（大者位于左肺下叶后基底段，直径约 0.88cm），沟通后于 2023-08-22 在全麻下行腹式筋膜外全子宫切除＋双附件切除＋盆腔淋巴结清扫＋大网膜切除＋直肠表面病灶切除＋右侧输尿管表面病灶切除＋乙状结肠表面病灶切除＋膀胱镜下双侧输尿管插管，手术顺利，术后恢复可。术后病检：子宫低分化宫内膜样腺癌，浸润深肌层达浆膜面（＞1/2），间质脉管内可见癌栓，累及颈管间质浅层（＜1/2），转移至右侧输卵管、右卵巢、左髂外淋巴结（3/5）、左髂总淋巴结（1/2）、左侧盆腔淋巴结（1/5），种植于大网膜、乙状结肠系膜、直肠表面、子宫直肠窝、右侧输尿管表面。腹腔冲洗液未见恶性细胞。诊断子宫内膜腺癌ⅣB期G3，沟通后行同步放化疗（因有腹膜后纤维化免疫系统疾病未行免疫治疗），放疗计划CTV：上界腹腔干，下界闭孔下缘，腹主动脉旁淋巴引流区、盆腔淋巴引流区（髂总、髂内、髂外、骶前、宫旁、闭孔淋巴引流区），瘤床区，阴道残端、阴道旁：48.6GY/27次FX/1.8GY。PTv-G：腹主动脉旁及盆腔肿大淋巴结：55Gy/27FX/2.04GY。放疗期间完成白蛋白紫杉醇＋奈达铂化疗2程。2024-02-29再次入院行白蛋白紫杉醇400mg d1+奈达铂120mg d1静脉化疗一程，化疗顺利。出院后监测血常规最低$0.7×10^9$/L，升白治疗后好转。现要求继续治疗入院，门诊拟"子宫内膜癌ⅣB期术后放化疗后"收入院，病程中患者精神食欲可，大便稍干，小便正常．

既往史：平素健康状况良好，有腹膜纤维化病史。无高血压、糖尿病、冠心病、房颤病史，无外伤。无肝炎、肺结核、疟疾、菌痢等传染病史。无输血史，接种新冠疫苗2针，其他预防接种史不详，无药物过敏史及药物成瘾史。

个人史：生于原籍，无外地久居史，无疫水接触史，无吸烟嗜好，无饮酒嗜好，从事职员工作，无工业毒物、粉尘、放射性物质接触史，无冶游史。

月经及婚育史：2022年绝经。孕2产1，顺产1次。

家族史：否认家族遗传病史，否认肿瘤家族史。

入院诊断：1.子宫内膜样腺癌ⅣB期术后放化疗后。2.腹膜后纤维化。

治疗经过及用药分析

完善各项检查：血常规、凝血常规、肝肾功能、肿瘤标志物相关检测，排除化疗禁忌。患者于2024-03-28行白蛋白紫杉醇＋奈达铂化疗。具体用药为：注射用白蛋白紫杉醇300mg，ivgtt d1+奈达铂90mg，ivgtt d1。并给予止吐、护胃等对症支持治疗。治疗期间所用药物见表13-13。

表13-13　药物治疗方案

治疗药物	用法用量	起止时间
地塞米松注射液	5mg，iv，st	3.28
盐酸帕洛诺司琼注射液	0.25mg，iv，st	3.28
西咪替丁注射液	400mg，ivgtt，st	3.28
0.9%氯化钠注射液	100ml，ivgtt	
0.9%氯化钠注射液	100ml，ivgtt，st	3.28

治疗药物	用法用量	起止时间
0.9% 氯化钠注射液	100ml，ivgtt，st	3.28
注射用紫杉醇（白蛋白结合型）	300mg，ivgtt，	
0.9% 氯化钠注射液	100ml，ivgtt，st	3.28
0.9% 氯化钠注射液	500ml，ivgtt，st	3.28
注射用奈达铂	90mg，ivgtt	
0.9% 氯化钠注射液	100ml，ivgtt，冲管	3.28

辅助检查

（1）肝肾功能（3.27） 谷丙转氨酶46U/L；谷草转氨酶40U/L；肌酐52μmol/L；尿素5.6μmol/L。

（2）血常规（3.27） 白细胞5.38×10^9/L；血红蛋白102g/L；血小板211×10^9/L。

（3）肿瘤标志物 CA125 16U/ml。

用药治疗方案分析

1. 化疗方案选择 依据NCCN及CSCO指南，子宫内膜样腺癌ⅣB期术后需补充放化疗，晚期子宫内膜癌患者根据基因检测结果可考虑加用免疫治疗控制病情。患者因经济原因拒绝分子分型等基因检测。患者术中达R0切除，且患者有腹膜后纤维化这一免疫系统疾病并与患方沟通后行放化疗。化疗方案为TP。此例患者选用药物白蛋白紫杉醇＋奈达铂，虽非首选化疗药物但也符合指南推荐，白蛋白紫杉醇对于晚期肿瘤患者疾病控制好，并免于过敏反应，奈达铂胃肠道及肾脏毒性更低，患者耐受性更好。因患者化疗后出现Ⅳ度骨髓抑制，本次化疗总剂量按白蛋白紫杉醇$260mg/m^2$、奈达铂$80mg/m^2$计算后减少1/4，q3w。

2. 化疗消化道安全管理 依据CSCO指南，白蛋白紫杉醇为低度致吐风险化疗方案。奈达铂为中度致吐风险，中度致吐风险抗肿瘤药物所致恶心呕吐的预防：推荐$5-HT_3$RA＋地塞米松方案（1A类证据，Ⅰ级推荐）。患者在化疗前同时给予盐酸帕洛诺司琼注射液及地塞米松注射液仍有恶心、纳差，未呕吐。后续若患者发生恶心呕吐，可影响后续化疗方案的继续进行，且影响患者的生存质量。建议联用NK-1RA。

3. 骨髓抑制的预防和治疗药物 依据CSCO指南，患者经过一级预防升白处理后仍出现Ⅳ度骨髓抑制，本次化疗后直接给予升白药物二级预防处理，并对患者进行严密监测，关注血常规白细胞、粒细胞数值。

用药监护要点

1. 白蛋白紫杉醇＋奈达铂为中度致吐风险化疗药物 用药过程中应注意监测患者的饮食情况，避免进食油腻及刺激性食物，尽量清淡饮食。避免因化疗引起的恶心呕吐影响后续治疗方案的实施。白蛋白紫杉醇＋奈达铂联合静脉化疗评估中度致粒缺方案，且患者既往有Ⅳ度骨髓抑制状况出现，本次化疗后立即启动二级预防，同时监测血常规。白蛋白紫杉醇经肝脏代谢且可引起肝脏的损伤，奈达铂经肾脏代谢可引起肾脏功能的损害，输液期间注意补液量，同时患者应多饮水，关注尿量，用药后注意监测肝肾功能。

2. 白蛋白紫杉醇可出现周围神经病变　神经病变开始于手指和脚趾的远端，然后最终到达踝部、小腿和手腕。此外，患者出现感觉症状主要包括：麻木、刺痛，呈"袜子－手套"型分布。输注药物期间穿戴冷冻手套或者袜子，可有助于预防以及减轻紫杉醇药物相关神经病变。另外，口服甲钴胺、B族维生素可用于预防神经毒性。当出现1度或2度感觉神经毒性不需要调整用药剂量，出现3度神经毒性需要停止治疗，直到恢复至2度或小于2度，并在后续治疗中降低用药剂量。详见表13-3。

3. 盐酸帕洛诺司琼注射液　为$5-HT_3RA$类药物，本类药物在使用过程中可引起便秘，建议用药后多饮水，促进排便。因患者已存在大便干结，可考虑给予乳果糖口服溶液预防后期便秘。

★ 子宫内膜混合型癌ⅠB期药物治疗案例分析

病历摘要

患者，女，57岁。身高165cm，体重53kg。

主诉：子宫内膜混合性癌ⅠB期术后放化疗后20天要求治疗。

现病史：患者因"绝经5年，阴道不规则出血20余天"于2023-10-27入院。当时专科检查：外阴：已婚经产式、皮肤黏膜正常。阴毛呈女性分布。阴道：通畅、分泌物量少，白色，无异味，黏膜正常。宫颈：直径3cm，质中，少许糜烂。宫体：前位、大小约6cm×5cm×4cm，质中，无压痛，附件：双附件未触及异常。入院完善相关检查，血常规、凝血、生化无明显异常，诊刮病理提示宫腔子宫内膜样腺癌。与患方沟通后于2023年10月30日全麻下行腹式全子宫＋双附件切除＋左右盆腔淋巴结清扫＋腹主动脉旁淋巴结切除＋大网膜切除＋盆腔粘连松解＋肠粘连松解＋输卵管旁粘连松解＋阴道残端悬吊＋盆腔引流，手术过程顺利。（2023-11-03术后病检：宫内膜混合性癌（浆液性癌占比＞50%+宫内膜样腺癌Ⅰ级），浸润深肌层（＞1/2），肌层脉管见癌栓；颈管内口未累及；子宫浆膜面及肌壁间平滑肌瘤伴变性；慢性宫颈炎；（双侧）卵巢白体，输卵管充血；（大网膜）脂肪组织充血；（左、右）盆腔淋巴结均显慢性炎（0/24）；（腹主动脉旁）淋巴结显慢性炎（0/1）。免疫组化：CD31/CD34/D2-40（＋）显示脉管内癌栓。术后建议补充放化疗。于2023-11-13患者要求补充治疗入院，放疗计划CTV：上界左肾静脉下缘，下界闭孔下缘，腹主动脉旁淋巴引流区、盆腔淋巴引流区（髂总、髂内、髂外，骶前，宫旁，闭孔淋巴引流区），瘤床区，阴道残端、阴道旁：45GY/25次/1.8GY），腹主动脉旁肿大淋巴结：55Gy/25Fx/2.2Gy。放疗期间完成白蛋白紫杉醇＋奈达铂周化疗4程，放疗期间出现骨髓抑制Ⅲ度，放射性直肠炎均行对症治疗后好转。现患者要求继续治疗入院门诊拟"子宫内膜恶性肿瘤术后放化疗后"收入院，病程中患者目前精神尚可，体力正常，食欲正常，睡眠正常，体重无明显变化，大便正常，排尿正常。

既往史：平素健康状况良好。无高血压、糖尿病、冠心病、房颤病史，无外伤。无肝炎、肺结核、疟疾、菌痢等传染病史。无输血史，接种新冠疫苗 2 针，其他预防接种史不详，无药物过敏史及药物成瘾史。

个人史：生于原籍，无外地久居史，无疫水接触史，无吸烟嗜好，无饮酒嗜好，从事职员工作，无工业毒物、粉尘、放射性物质接触史，无冶游史。

月经及婚育史：52 岁绝经。孕 2 产 1，顺产 1 次。

家族史：否认家族遗传病史，否认肿瘤家族史。

入院诊断： 子宫内膜混合型癌ⅠB 期术后放化疗后。

（治疗经过及用药分析）

完善各项检查：血常规、凝血常规、肝肾功能、肿瘤标志物相关检测，排除化疗禁忌。患者于 2024-01-24 行白蛋白紫杉醇＋奈达铂静脉化疗。具体用药为：注射用白蛋白紫杉醇，400mg, ivgtt d1+ 奈达铂 120mg, ivgtt d1。并给予止吐、护胃等对症支持治疗。治疗期间所用药物见表 13-14。

表 13-14 药物治疗方案

治疗药物	用法用量	起止时间
地塞米松注射液	5mg，iv，st	1.24
盐酸帕洛诺司琼注射液	0.25mg，iv，st	1.24
西咪替丁注射液	400mg，ivgtt，st	1.24
0.9% 氯化钠注射液	100ml，ivgtt	1.24
0.9% 氯化钠注射液	100ml，ivgtt，st	1.24
0.9% 氯化钠注射液	100ml，ivgtt，st	1.24
注射用紫杉醇（白蛋白结合型）	300mg，ivgtt	1.24
0.9% 氯化钠注射液	100ml，ivgtt，st	1.24
0.9% 氯化钠注射液	500ml，ivgtt，st	1.24
注射用奈达铂	90mg，ivgtt	1.24
0.9% 氯化钠注射液	100ml，ivgtt，冲管	1.24

辅助检查

（1）肝肾功能（1.22） 谷丙转氨酶 39U/L；谷草转氨酶 42U/L；肌酐 45μmol/L；尿素 4.9μmol/L。

（2）血常规（1.22） 白细胞 4.68×10^9/L；血红蛋白 100g/L；血小板 190×10^9/L。

（3）肿瘤标志物 CA125：13U/ml。

用药治疗方案分析

1. 化疗方案选择 依据 NCCN 及 CSCO 指南，子宫内膜混合性癌（内膜样腺+浆液性癌）ⅠB 期术后需补充放化疗，患者术中达 R0 切除，因家庭原因拒绝分子分型检查。与患方沟通后行放化疗。化疗方案为 TP。此例患者选用药物白蛋白紫杉醇+奈达铂，虽非首选化疗药物但也符合指南推荐，白蛋白紫杉醇对于肿瘤患者疾病控制好，并免于过敏反应，奈达铂胃肠道及肾脏毒性更低，患者耐受性更好。因患者化疗后出现Ⅲ度骨髓抑制，本次化疗总剂量按白蛋白紫杉醇 $260mg/m^2$、奈达铂 $80mg/m^2$ 剂量给药，q3w。

2. 化疗消化道安全管理 依据 CSCO 指南，白蛋白紫杉醇为低度致吐风险化疗方案。奈达铂为中度致吐风险，中度致吐风险抗肿瘤药物所致恶心呕吐的预防：推荐 $5-HT_3RA$+ 地塞米松方案（1A 类证据，Ⅰ级推荐）。患者在化疗前同时给予盐酸帕洛诺司琼注射液及地塞米松注射液仍有恶心、纳差，未呕吐。后续若患者发生恶心呕吐，可影响后续化疗方案的继续进行，且影响患者的生存质量。建议联用 NK-1RA。

3. 骨髓抑制的预防和治疗药物 依据 CSCO 指南，患者经过一级预防升白处理后仍出现Ⅳ度骨髓抑制，本次化疗后直接给予升白药物二级预防处理，并对患者进行严密监测，关注血常规白细胞、粒细胞数值。

用药监护要点

1. 白蛋白紫杉醇+奈达铂 为中度致吐风险化疗药物，用药过程中应注意监测患者的饮食情况，避免进食油腻及刺激性食物，尽量清淡饮食。避免因化疗引起的恶心呕吐影响后续治疗方案的实施。白蛋白紫杉醇+奈达铂联合静脉化疗评估中度致粒缺方案，且患者既往有Ⅳ度骨髓抑制状况出现，本次化疗后立即启动二级预防，同时监测血常规。白蛋白紫杉醇经肝脏代谢且可引起肝脏的损伤，奈达铂经肾脏代谢可引起肾脏功能的损害，输液期间注意补液量，同时患者多饮水，关注尿量，用药后注意监测肝肾功能。

2. 白蛋白紫杉醇 可出现周围神经病变，经病变开始于手指和脚趾的远端，然后最终到达踝部、小腿和手腕。此外，患者出现感觉症状主要包括：麻木、刺痛，呈"袜子-手套"型分布。输注药物期间穿戴冷冻手套或者袜子，可有助于预防以及减轻紫杉醇药物相关神经病变。另外，口服甲钴胺、B 族维生素可用于预防神经毒性。当出现 1 度或 2 度感觉神经毒性不需要调整用药剂量，出现 3 度神经毒性需要停止治疗，直到恢复至 2 度或小于 2 度，并在后续治疗中降低用药剂量。分级详见表 13-13。

3. 盐酸帕洛诺司琼注射液 为 $5-HT_3RA$ 类药物，本类药物在使用过程中可引起便秘，建议用药后多饮水，促进排便。因患者已存在大便干结，可考虑给予乳果糖口服溶液预防后期便秘。

★ 子宫内膜样腺癌ⅢC1期药物治疗案例分析

病历摘要

患者，女，61岁。身高145cm，体重42kg。

主诉：子宫内膜腺癌ⅢC1期术后要求补充治疗。

现病史：患者因"绝经后阴道间断少许出血2月余"于2023-06-17入我院。专科检查：外阴：已婚经产式；皮肤黏膜正常，阴毛呈女性分布。阴道：畅，黏膜色、皱襞正常，阴道内少许白色分泌物。宫颈：直径3.0cm，少许糜烂，质中，无接触性出血。宫体：后位，正常大，活动好，无触痛。附件：右附件区可触及一直径约5cm囊性包块，活动欠佳，无压痛，左附件区未见明显异常。辅助检查：2023-06-28 MRI提示：①子宫左侧壁及宫腔内肿块影，累及浆膜面，局部突出浆膜外累及宫旁脂肪间隙，向下达宫颈内口，考虑恶性肿瘤（子宫内膜间质肉瘤可能性大），不除外肌瘤恶变，请结合临床，进一步增强扫描。②右侧卵巢囊肿。③盆腔少量积液。④左侧髂外闭孔稍大淋巴结。⑤膀胱前方类圆形结节，弥散呈高信号，提示增大淋巴结可能性大。2023-06-28 CT提示：①双侧脑室前后角旁斑片影，考虑缺血脱髓鞘脑改变，必要时MRI检查。②双侧颈动脉鞘区稍大淋巴结。③双肺散在片絮状高密度，提示少许感染，请结合临床，必要时复查。④双肺散在纤维灶。⑤纵隔多发淋巴结钙化。诊刮病理提示宫腔子宫内膜样腺癌。与患方沟通后于2023-06-29行腹式子宫内膜癌分期术，手术顺利。2023-07-05术后病检：子宫低分化子宫内膜样腺癌，浸润深肌层（＞1/2）：肌层脉管见癌栓；转移至（左闭孔）淋巴结（1/5）；颈管内口未累及；子宫平滑肌瘤；慢性宫颈炎，部分表面上皮剥脱：（左侧）卵巢包涵囊肿；（右侧）卵巢浆液性囊腺瘤；输卵管充血；（右侧骨盆漏斗韧带）片示纤维血管脂肪组织：（腹主动脉旁）淋巴结均未见癌转移（0/1）；（左髂总）（右髂总）淋巴结均未见癌转移（0/3）；（左、右盆控）淋巴结均未见癌转移（0/8）。免疫组化：P53错义突变，P16（＋），PR（＋）。因P53突变，建议进一步分子分型。分子分型结果提示高拷贝型。2023-08-03入院行放化疗，放疗计划CTV：上界腹主动脉分叉处，下界闭孔下缘，盆腔淋巴引流区（髂总、髂内、髂外、骶前、宫旁、闭孔淋巴引流区），瘤床区，阴道残端、阴道旁：48.6GY/27次/1.8GY。患者已完成所有外照射，放疗期间完成白蛋白紫杉醇＋奈达铂周化疗3程。放疗期间出现骨髓抑制Ⅱ度，放射性直肠炎均行对症治疗后好转。2023-10-09再次入院，CT提示：①双肺多发结节影，对比前片（2023-08-22）大部分病灶稍增大，需排外转移可能，请结合临床，短期复查。②双肺散在纤维灶。③纵隔多发淋巴结钙化，较前相仿。肿瘤六项HCG 1.4mIU/ml，AFP 1.14ng/ml，CEA 1.33ng/ml，CA125：9.37U/ml，HE4：52.60pmol/L，SCC 0.84ng/ml，MRI提示：①右肾囊肿，部分为复杂性囊肿。②肝、胆、脾、胰及左肾未见异常。③子宫缺如。符合术后改变。④双侧髂血管旁（淋巴）囊肿，较前（2023-08-22）稍缩小。⑤腹膜后及盆腔内未见肿大淋巴结。⑥膀胱壁、直肠壁稍厚，请结合临床。⑦下腹壁及盆壁软组织稍肿胀。2023-10-13肺部结节穿刺病理提示（检查单号：1360880）：（肺部结节）片示少许血块、变性的纤维组织及横纹肌组织。（经连续切片）。2023-10-13CT提示：①双侧脑室前后角旁斑片影，考虑缺血脱髓鞘脑改变，必要时 MRI 检查。②双侧颈动脉鞘区及左锁骨上区稍大淋巴结，较前（2023-06-28）变化不明显，建议随诊。③双侧上颌窦炎。因肺部结节增大需加用抗血管生成药物控制病情，因患者经济原因拒绝免疫治疗，与患方沟通后于 2023-10-16 行白蛋白紫杉醇 + 奈达铂 + 贝伐珠单抗静脉化疗，化疗顺利，2023-11-16 入院，入院评估肺部结节较前增大，建议用药两个疗程后再评估，如肿瘤持续进展择考虑更换要求，患者治疗过程中进展预后差。与患方沟通后于 2023-11-20 行白蛋白紫杉醇 + 奈达铂 + 贝伐珠单抗静脉化疗，化疗顺利。患者现要求治疗入院，门诊拟"子宫内膜癌术后放化疗后"收入院，病程中患者目前精神尚可，体力正常，食欲正常，睡眠正常，体重无明显变化，大便正常，排尿正常。

既往史： 平素健康状况良好，无高血压、糖尿病、冠心病、房颤病史，无外伤。无肝炎、肺结核、疟疾、菌痢等传染病史。无输血史，接种新冠疫苗 2 针，其他预防接种史不详，青霉素药物过敏史

个人史： 生于原籍，无外地久居史，无疫水接触史，无吸烟嗜好，无饮酒嗜好，无工业毒物、粉尘、放射性物质接触史，无冶游史。

月经及婚育史： 2012 年绝经。孕 2 产 1，顺产 1 次。

家族史： 否认家族遗传病史，否认肿瘤家族史。

入院诊断： 子宫内膜样腺癌ⅢC1 期术后放化疗后。

治疗经过及用药分析

完善各项检查：血常规、凝血常规、肝肾功能、肿瘤标志物相关检测，排除化疗禁忌。患者于 2024-01-04 行白蛋白紫杉醇 + 奈达铂 + 贝伐珠单抗化疗。具体用药为：注射用白蛋白紫杉醇 330mg，ivgtt d1+ 奈达铂 100mg，ivgtt d1+ 贝伐珠单抗 630mg，ivgtt d1。并给予止吐、护胃等对症支持治疗。治疗期间所用药物见表 13-15。

表 13-15 药物治疗方案

治疗药物	用法用量	起止时间
地塞米松注射液	5mg，iv，st	1.4
盐酸帕洛诺司琼注射液	0.25mg，iv，st	1.4
西咪替丁注射液	400mg，ivgtt，st	1.4
0.9% 氯化钠注射液	100ml，ivgtt	
0.9% 氯化钠注射液	100ml，ivgtt，st	1.4
0.9% 氯化钠注射液	100ml，ivgtt，st	1.4
注射用紫杉醇（白蛋白结合型）	330mg，ivgtt	
0.9% 氯化钠注射液	100ml，ivgtt，st	1.4

治疗药物	用法用量	起止时间
0.9% 氯化钠注射液	500ml，ivgtt，st	1.4
注射用奈达铂	100mg，ivgtt	
0.9% 氯化钠注射液	100ml，ivgtt，冲管	1.4
0.9% 氯化钠注射液	100ml，ivgtt，st	1.4
贝伐珠单抗	630mg，ivgtt，st	1.4
0.9% 氯化钠注射液	100ml，ivgtt，冲管	

辅助检查

（1）肝肾功能（1.2） 谷丙转氨酶 39U/L；谷草转氨酶 40U/L；肌酐 50μmol/L；尿素 5.3μmol/L。

（2）血常规（1.2） 白细胞 6.38×10^9/L；血红蛋白 100g/L；血小板 108×10^9/L。

（3）肿瘤标志物 CA125：10.07U/ml。

用药治疗方案分析

1.化疗方案选择 依据 NCCN 及 CSCO 指南，子宫内膜样腺癌ⅢC1 期术后需补充放化疗，患者已完成放化疗，根据分子分型检测结果提示为高拷贝型，晚期子宫内膜癌患者根据基因检测结果可考虑加用免疫治疗控制病情。患者因经济原因拒绝免疫及抗血管生成治疗。患者术中达 R0 切除，遂行放化疗。化疗方案为 TP。此例患者选用药物白蛋白紫杉醇 + 奈达铂，虽非首选化疗药物但也符合指南推荐，白蛋白紫杉醇对于晚期肿瘤患者疾病控制好，并免于过敏反应，奈达铂胃肠道及肾脏毒性更低，患者耐受性更好。但是放化疗后评估提示肺部出现新发病灶，反复沟通后患方同意加用抗血管生成药物治疗，化疗剂量按白蛋白紫杉醇 $260mg/m^2$、奈达铂 $80mg/m^2$ 计算，贝伐珠单抗 15mg/kg，q3w。

2.化疗消化道安全管理 依据 CSCO 指南，白蛋白紫杉醇为低度致吐风险化疗方案。奈达铂为中度致吐风险，中度致吐风险抗肿瘤药物所致恶心呕吐的预防：推荐 5-HT$_3$RA+ 地塞米松方案（1A 类证据，Ⅰ级推荐）。患者在化疗前同时给予盐酸帕洛诺司琼注射液及地塞米松注射液仍有恶心、纳差，未呕吐。后续若患者发生恶心呕吐，可影响后续化疗方案的继续进行，且影响患者的生存质量。建议联用 NK-1RA。

3.骨髓抑制的预防和治疗药物 依据 CSCO 指南，因患者既往出现骨髓抑制，本次化疗后直接给予升白药物二级预防处理，并对患者进行严密监测，关注血常规白细胞、粒细胞数值。

用药监护要点

1.白蛋白紫杉醇 + 奈达铂 为中度致吐风险化疗药物，用药过程中应注意监测患者的饮食情况，避免进食油腻及刺激性食物，尽量清淡饮食。避免因化疗引起的恶性呕吐影响后续治疗方案的实施。白蛋白紫杉醇＋奈达铂联合静脉化疗评估中度致粒缺方案，且患者既往有Ⅳ度骨髓抑制状况出现，本次化疗后立即启动二级预防，同时监测血常规。白蛋白紫杉醇经肝脏代谢且可引起肝脏的损伤，奈达铂经肾脏代谢可引起肾脏功能的损害，输液期间注意补液量，同时患者多饮水，关注尿量，用药后注意监测肝肾功能。

2. **白蛋白紫杉醇** 可出现周围神经病变，神经病变开始于手指和脚趾的远端，然后最终到达踝部、小腿和手腕。此外，患者出现感觉症状主要包括：麻木、刺痛，呈"袜子－手套"型分布。输注药物期间穿戴冷冻手套或者袜子，可有助于预防以及减轻紫杉醇药物相关神经病变。另外，口服甲钴胺、B族维生素可用于预防神经毒性。当出现1度或2度感觉神经毒性不需要调整用药剂量，出现3度神经毒性需要停止治疗，直到恢复至2度或小于2度，并在后续治疗中降低用药剂量。分级详见表13-14。

3. **贝伐珠单抗** 为抗血管生成药物，此药物使用过程中可能高血压，胃肠道穿孔，尿蛋白阳性及血栓等异常。目前患者情况良好，注意监测血压及尿蛋白情况，必要时药物控制甚至停药处理。

4. **盐酸帕洛诺司琼注射液** 为5-HT_3RA类药物，本类药物在使用过程中可引起便秘，建议用药后多饮水，促进排便。因患者已存在大便干结，可考虑给予乳果糖口服溶液预防后期便秘。

第四节　卵巢恶性肿瘤

一、概述

卵巢肿瘤组织学类型最多，不同类型的卵巢肿瘤生物学行为、临床表现和预后均存在明显差异。

1. **组织学分类** 卵巢肿瘤组织学类型大致分为上皮性肿瘤、生殖细胞肿瘤、性索间质肿瘤和转移性肿瘤4大类。

（1）上皮性肿瘤 是最常见的组织学类型，占50%~70%。分为浆液性、黏液性、子宫内膜样、透明细胞、浆黏液性和布伦纳瘤等，各类别依据组织学特点和生物学行为进一步分为良性、交界性和恶性肿瘤。

（2）生殖细胞肿瘤 为来源于生殖细胞的一组肿瘤，占20%~40%。分为畸胎瘤、无性细胞瘤、卵黄囊瘤、胚胎性癌、非妊娠性绒毛膜癌、混合性生殖细胞肿瘤等。

（3）性索间质肿瘤 来源于原始性腺中的性索及间叶组织，占5%~8%。分为性索肿瘤、间质肿瘤和混合性性索间质肿瘤。

（4）转移性肿瘤 为胃肠道、生殖道、乳腺等部位的原发性肿瘤转移至卵巢形成的继发性肿瘤。

2. 恶性肿瘤的转移途径 盆腹腔种植转移和淋巴转移是卵巢恶性肿瘤的主要转移途径。其转移特点是盆、腹腔内广泛种植转移，包括横膈、大网膜、盆腹腔脏器表面、壁腹膜以及腹膜后淋巴结转移等。即使原发部位外观局限的肿瘤，也可发生广泛转移，其中以上皮性癌表现最为典型。淋巴转移途径有 3 种方式：①沿卵巢血管经卵巢淋巴管向上至腹主动脉旁淋巴结；②沿卵巢门淋巴管达髂内、髂外淋巴结，经髂总淋巴结至腹主动脉旁淋巴结；③沿子宫圆韧带进入腹股沟及髂外淋巴结。横膈为转移的好发部位，尤其右膈下淋巴丛密集，最易受侵袭。血行转移少见，晚期可转移至肺、肝、脑、骨骼等处。

3. 分期 卵巢癌、输卵管癌、原发性腹膜癌采用基于手术和病理的 FIGO 2014 年分期，见表 13-16。

表 13-16　卵巢癌、输卵管癌、原发性腹膜癌分期（FIGO 2014 年）

分期	描述
Ⅰ 期	肿瘤局限于卵巢或输卵管
Ⅰ A 期	肿瘤局限于单侧卵巢（包膜完整）或输卵管，卵巢或输卵管表面无肿瘤；腹腔积液或腹腔冲洗液未找到癌细胞
Ⅰ B 期	肿瘤局限于双侧卵巢（包膜完整）或输卵管，卵巢或输卵管表面无肿瘤；腹腔积液或腹腔冲洗液未找到癌细胞
Ⅰ C 期	肿瘤局限于单侧或双侧卵巢或输卵管，并伴有如下任何一项
Ⅰ C1 期	手术导致肿瘤破裂
Ⅰ C2 期	术前肿瘤包膜已破裂或卵巢、输卵管表面有肿瘤
Ⅰ C3 期	腹腔积液或腹腔冲洗液发现癌细胞
Ⅱ 期	肿瘤累及单侧或双侧卵巢或输卵管并有盆腔内扩散（骨盆入口平面以下）或原发性腹膜癌
Ⅱ A 期	肿瘤蔓延或种植到子宫和（或）输卵管和（或）卵巢
Ⅱ B 期	肿瘤蔓延至其他盆腔内组织
Ⅲ 期	肿瘤累及单侧或双侧卵巢、输卵管或原发性腹膜癌，伴有细胞学或组织学证实的盆腔外腹膜转移和（或）证实存在腹膜后淋巴结转移
Ⅲ A 期	腹膜后淋巴结转移，伴或不伴显微镜下盆腔外腹膜受累
Ⅲ A1 期	仅有腹膜后淋巴结转移（细胞学或组织学证实）
Ⅲ A1（ⅰ）期	淋巴结转移最大直径 ≤ 10mm
Ⅲ A1（ⅱ）期	淋巴结转移最大直径 > 10mm
Ⅲ A2 期	显微镜下盆腔外（骨盆入口平面以上）腹膜受累，伴或不伴腹膜后淋巴结转移
Ⅲ B 期	肉眼盆腔外腹膜转移，病灶最大直径 ≤ 2cm，伴或不伴腹膜后淋巴结转移
Ⅲ C 期	肉眼盆腔外腹膜转移，病灶最大直径 > 2cm，伴或不伴腹膜后淋巴结转移（包括肿瘤蔓延至肝和脾的包膜，但未转移到脏器实质）
Ⅳ 期	超出腹腔的远处转移

分期	描述
ⅣA 期	胸腔积液细胞学阳性
ⅣB 期	肝、脾实质转移和腹膜外转移（包括腹股沟淋巴结和腹腔外淋巴结转移）

4. 临床表现

（1）良性肿瘤　肿瘤较小时多无症状，常在妇科检查时偶然发现。肿瘤增大后可感腹胀或触及腹部肿块。肿瘤长大充满盆、腹腔时，可出现尿频、便秘、气急、心悸等压迫症状。检查见腹部膨隆，叩诊实音，无移动性浊音。双合诊和三合诊检查可在子宫一侧或双侧触及圆形或类圆形肿块，表面光滑，活动，与子宫无粘连。

（2）恶性肿瘤　早期常无症状。晚期主要表现为腹胀、纳差、腹部隐痛等非特异性症状；部分患者可有消瘦、贫血等恶病质表现；功能性肿瘤可出现异常阴道流血。妇科检查可触及盆腹腔包块，可为双侧，实性或囊实性，表面不平，活动差，常伴有盆腹腔积液。三合诊检查可在直肠子宫陷凹处触及质硬结节或包块。有时可触及上腹部包块及腹股沟或锁骨上肿大淋巴结。

5. 并发症

（1）蒂扭转　为常见的妇科急腹症，约10%的卵巢肿瘤可发生蒂扭转。好发于瘤蒂较长、中等大、活动度良好、重心偏于一侧的肿瘤，如成熟性畸胎瘤。常在体位突然改变，或妊娠期、产褥期子宫大小、位置改变时发生蒂扭转。卵巢肿瘤扭转的蒂由骨盆漏斗韧带、卵巢固有韧带和输卵管组成。发生急性扭转后，因静脉回流受阻，瘤内充血或血管破裂致瘤内出血，导致瘤体迅速增大。若动脉血流受阻，肿瘤可发生缺血坏死、破裂和继发感染。蒂扭转的典型症状是体位改变后突然发生一侧下腹剧痛，常伴恶心、呕吐甚至休克。双合诊检查可触及压痛的肿块，以蒂部最明显。有时不全扭转可自然复位，腹痛随之缓解。治疗原则是一经确诊，应尽快手术。

（2）破裂　约3%的卵巢肿瘤会发生破裂，分为自发性破裂和外伤性破裂。自发性破裂常因肿瘤快速、浸润性生长穿破囊壁所致。外伤性破裂常由腹部受重击、分娩、性交、妇科检查及穿刺后引起。症状轻重取决于破裂口大小、流入腹腔囊液的量和性质。小的囊肿或单纯浆液性囊腺瘤破裂时，患者仅有轻度腹痛；大囊肿或畸胎瘤破裂后，患者常有剧烈腹痛伴恶心、呕吐。破裂也可导致腹腔内出血、腹膜炎及休克。体征有腹部压痛、腹肌紧张，可有腹腔积液征，盆腔原存在的肿块缩小或消失。诊断肿瘤破裂后应立即手术，术中尽量吸净囊液；彻底清洗盆、腹腔；切除的标本送组织病理学检查。

（3）感染　较少见。多继发于蒂扭转或破裂。也可来自邻近器官感染灶（如阑尾脓肿）的扩散。患者可有发热、腹痛、腹部压痛及反跳痛、腹肌紧张、腹部包块及白细胞增多等。治疗原则是抗感染后，手术切除肿瘤。感染严重者应尽快手术去除病灶。

（4）恶变　肿瘤迅速生长，尤其双侧者，应考虑恶变可能，需尽早手术。

6. 诊断　根据患者的年龄、病史和体征，辅以必要的辅助检查初步确定：①肿块

是否来自卵巢；②肿块性质是否为肿瘤；③肿块是良性还是恶性；④肿块可能的组织学类型；⑤恶性肿瘤的转移范围。卵巢肿瘤确诊依据组织病理学检查。常用以下辅助检查。

（1）影像学检查　①超声检查：可显示肿块的部位、大小、形态、囊性或实性、囊内有无乳头等，提示肿块性质，诊断符合率约90%。彩色多普勒超声扫描可测定肿块血流变化，有助于诊断。②胸部、腹部X线片：对胸腔积液、肺转移和肠梗阻有诊断意义。卵巢畸胎瘤，腹部X线片可显示牙齿、骨质及钙化囊壁。③计算机体层成像（CT）检查：可清晰显示肿块形态，判断周围侵袭、淋巴结转移及远处转移情况。④磁共振成像（MRI）检查：具有较高的软组织分辨度，可较好判断肿块性质及其与周围器官的关系，有利于病灶定位及病灶与相邻结构关系的确定。⑤正电子发射计算机体层显像（PET/CT）检查：一般不用于初次诊断，多用于复发性卵巢癌的定性和定位诊断。

（2）肿瘤标志物　①血清CA125：80%的卵巢上皮性癌患者的血清CA125水平升高，但近半数的早期患者并不升高，故不单独用于早期诊断，更多用于病情监测和疗效评估。②血清HE4：常与CA125联合应用于卵巢癌的早期检测、鉴别诊断、治疗监测及预后评估。③血清CA199和CEA：在卵巢上皮性癌中也可升高，尤其对卵巢黏液性癌的诊断价值较高。④血清AFP：对卵巢卵黄囊瘤有特异性诊断价值。卵巢未成熟性畸胎瘤、混合性无性细胞瘤、胚胎性癌中含卵黄囊成分者，AFP也可升高。⑤血清hCG：对非妊娠性绒癌有特异性。⑥性激素：卵巢颗粒细胞瘤、卵泡膜细胞瘤可分泌雌激素，支持间质细胞瘤可分泌雄激素，浆液性、黏液性囊腺瘤或布伦纳瘤有时也可分泌少量雌激素。

（3）腹腔镜检查　可直接观察肿块外观和盆腔、腹腔及横膈等部位，在可疑部位进行多点活检，抽取腹腔积液行细胞学检查，还可对手术的可行性进行评估。

（4）细胞学检查　抽取腹腔积液或腹腔冲洗液和胸腔积液，行细胞学检查，对明确患者病变性质、判断分期、选择治疗方案具有重要意义。

7. 鉴别诊断　良性肿瘤与恶性肿瘤的鉴别见表13-17。

表13-17　良性肿瘤和恶性肿瘤的鉴别

鉴别内容	良性肿瘤	恶性肿瘤
病史	病程长，逐渐增大	病程短，迅速增大
体征	多为单侧，活动；囊性；表面光滑；常多为双侧，固定；实性或囊实性，表面不平，无腹腔积液	结节状；常有腹腔积液，多为血性，可查到癌细胞
一般情况	良好	恶病质
超声	液性暗区，可有间隔光带，边缘清晰	液性暗区内有杂乱光团、光点；囊实性、囊壁乳头状突起，或不规则实性，血流信号丰富；或伴腹腔积液、腹膜结节

（1）良性肿瘤的鉴别诊断

1）卵巢瘤样病变　滤泡囊肿和黄体囊肿最常见。多为单侧，壁薄，直径多< 5cm。

观察 2~3 个月多可自行消失；若肿块持续存在或增大，则卵巢肿瘤的可能性较大。

2）输卵管卵巢囊肿 为炎性积液，常有盆腔炎性疾病病史。两侧附件区有不规则条形囊性包块，边界较清，活动受限。

3）子宫肌瘤 浆膜下肌瘤或肌瘤囊性变，容易与卵巢肿瘤混淆。肌瘤常为多发性，与子宫相连，检查时随子宫体及子宫颈移动。超声检查可协助鉴别。

4）妊娠子宫 妊娠早期，子宫增大变软，双合诊检查子宫峡部极软，感觉子宫颈与子宫体似不相连，易将子宫体误认为卵巢肿瘤。妊娠女性有停经史，行 hCG 测定或超声检查即可鉴别。

5）腹腔积液 患者常有肝、心脏、肾病史，平卧时腹部两侧突出如蛙腹，叩诊腹部中间鼓音，腹部两侧浊音，移动性浊音阳性；超声检查见不规则液性暗区，液平面随体位改变，其间有肠曲光团浮动，无占位性病变。巨大卵巢囊肿平卧时腹部中间隆起，叩诊浊音，腹部两侧鼓音，无移动性浊音，边界清楚；超声检查见圆球形液性暗区，边界整齐光滑，液平面不随体位移动。恶性卵巢肿瘤常伴有腹腔积液。

（2）恶性肿瘤的鉴别诊断

1）子宫内膜异位症 可有粘连性肿块及直肠子宫陷凹结节，可有 CA125 升高，有时与恶性肿瘤相混淆。但子宫内膜异位症常有进行性痛经、月经改变等。超声检查、腹腔镜检查有助于鉴别。

2）结核性腹膜炎 常有 CA125 升高、合并腹腔积液和盆腹腔内粘连性包块，易与恶性肿瘤相混淆。但结核性腹膜炎常有肺结核史，多发生于年轻、不孕女性，伴月经稀少或闭经及低热、盗汗等全身症状。妇科检查肿块位置较高，形态不规则，界限不清，不活动。叩诊时鼓音和浊音分界不清。影像学检查、结核菌素试验等有助于鉴别，必要时行剖腹探查或腹腔镜检查通过活组织病理学检查确诊。

3）生殖道以外的肿瘤 需要与腹膜后肿瘤、直肠癌、乙状结肠癌等鉴别。腹膜后肿瘤固定不动，位置低者可使子宫、直肠或输尿管移位。直肠癌和乙状结肠癌多有消化道症状。影像学检查和肠镜检查有助于鉴别。

8. **治疗** 卵巢肿瘤一经发现，应行手术治疗。手术目的：①明确诊断；②切除肿瘤；③对恶性肿瘤进行手术病理分期；④解除并发症。术中应剖检肿瘤，行快速冷冻组织病理学检查以明确诊断。手术可通过腹腔镜或开腹进行，良性肿瘤多行腹腔镜手术，而恶性肿瘤一般行开腹手术，部分经选择的早期患者可行腹腔镜全面分期手术。恶性肿瘤患者术后应根据其组织学类型、组织学分级、手术病理分期和残余病灶大小等决定是否进行辅助性治疗，化疗是最主要的辅助治疗，与手术治疗同等重要。

9. **恶性肿瘤预后** 预后与肿瘤期别、病理类型、组织学分级、残余病灶大小等因素相关，最重要的预后因素是肿瘤期别和初次手术后残余病灶大小，期别越早、残余病灶越小，预后越好。

二、卵巢上皮性癌

卵巢上皮性肿瘤为最常见的卵巢肿瘤，占所有卵巢肿瘤 50%~70%，占卵巢恶性肿瘤 85%~90%。多见于中老年女性，很少发生在青春期前和婴幼儿。传统认为，卵巢上皮性肿瘤起源于卵巢表面上皮，向不同方向分化形成浆液性肿瘤、黏液性肿瘤、子宫内膜样肿瘤和透明细胞肿瘤。目前认为，上皮性癌的组织学起源具有多样性：高级别浆液性癌（high-grade serous carcinoma，HGSC）主要起源于输卵管上皮内癌；低级别浆液性癌（low-grade serous carcinoma，LGSC）由良性浆液性囊腺瘤经过交界性肿瘤逐步发展而来。有研究显示，卵巢浆液性囊腺瘤来源于输卵管伞端黏膜上皮粘连于卵巢表面、内陷形成的输卵管源包涵体。卵巢子宫内膜样癌（endometrioid carcinoma）和透明细胞癌（clear cell carcinoma）多数源于子宫内膜异位症。根据组织学和生物学行为特征，卵巢上皮性肿瘤分为良性、交界性和恶性。交界性肿瘤的镜下特征为上皮细胞增生活跃、无明显间质浸润，临床特征为生长缓慢、复发转移较少。卵巢癌的镜下特征为细胞明显异型性，核分裂象多，临床特征为发展迅速，不易早期诊断，治疗困难，病死率高。

1. 发病相关因素　病因尚不清楚，可能与以下危险因素密切相关。

（1）排卵因素　流行病学调查显示未产、不孕可增加卵巢癌风险，而多次妊娠、口服避孕药和哺乳可降低卵巢癌发病风险。

（2）遗传因素　遗传性乳腺癌-卵巢癌综合征（hereditary breast and ovarian cancer syndrome，HBOC）主要是由于 BRCA1/BRCA2 基因胚系突变所致，约 20%~25% 的卵巢癌患者可检测到 BRCA1/BRCA2 基因的胚系突变，携带 BRCA1 或 BRCA2 基因胚系突变女性的卵巢癌终身发病风险分别为 40%~60% 和 11%~27%，而一般女性卵巢癌终身发病风险仅为 1.4% 左右。林奇综合征（Lynch syndrome），即遗传性非息肉病性结直肠癌（hereditary nonpolyposis colorectal cancer，HNPCC），主要由 MLH1、MSH2、MSH6、PMS2 胚系突变所致，可增加卵巢癌、子宫内膜癌和结直肠癌发病风险。此外，其他基因的胚系突变也可增加卵巢癌发病风险，如 BRIP1、PALB2、STK11、RAD51C、RAD51D、ATM 等。

（3）子宫内膜异位症　相关形态学和分子生物学证据提示，卵巢子宫内膜样癌和透明细胞癌主要来源于子宫内膜异位症的恶变。根据临床病理和分子遗传学特征，卵巢上皮性癌可分成Ⅰ型和Ⅱ型两类。Ⅰ型肿瘤生长缓慢，常有前驱病变，多为临床早期，预后较好；组织学类型包括低级别浆液性癌、低级别子宫内膜样癌、黏液性癌及透明细胞癌等；以 KRAS、BRAF、PIK3CA、ERBB2、CTNNB1、PTEN 基因突变，和高频微卫星不稳定性为主要分子遗传学特征。Ⅱ型肿瘤生长迅速，无前驱病变，侵袭性强，多为临床晚期，预后不良；组织学类型包括高级别浆液性癌、高级别子宫内膜样癌、未分化癌和癌肉瘤，以 TP53、BRCA 基因突变等为主要的分子遗传学特征。

2. 病理　卵巢上皮性肿瘤主要有以下组织学类型。

（1）浆液性肿瘤　浆液性肿瘤（serous tumor）主要分为浆液性囊腺瘤、浆液性交界性肿瘤和浆液性癌。

1）浆液性囊腺瘤（serous cystadenoma）　占卵巢良性肿瘤的 25%。多为单侧，大小不等，表面光滑，囊性，多为单房，壁薄，囊内充满清亮液体。镜下见囊壁为纤维性，衬覆输卵管型单层立方或柱状上皮，可见纤毛，无明显异型性。

2）浆液性交界性肿瘤（serous borderline tumor）　约 1/3 为双侧，多为囊性，直径常＞5cm，肿瘤可在囊壁内呈乳头状生长，也可为卵巢表面乳头。镜下见逐级分支的乳头，表面被覆假复层或复层浆液性上皮，细胞核轻 - 中度异型性，核分裂象少见。预后良好。

WHO 女性生殖系统肿瘤组织学分类（2020 年）将浆液性交界性肿瘤单独列出微乳头亚型，其诊断标准为肿瘤中出现直径 ≥ 5mm 融合的微乳头结构。这些细长的微乳头，高度通常大于宽度的 5 倍，仅有少量或无间质轴心，细胞核异型性更明显。浆液性交界性肿瘤伴微浸润为间质中出现含丰富嗜酸性胞质的上皮细胞簇，最大直径＜5mm，细胞形态类似于非浸润性成分。若形态学类似于低级别浆液性癌，最大浸润直径＜5mm，则为微浸润性癌，应广泛取材，排除较大的浸润癌。

3）浆液性癌（serous carcinoma）　占卵巢癌的 75%，分为高级别浆液性癌和低级别浆液性癌。高级别浆液性癌占浆液性癌的 90%~95%，多为双侧，体积常较大，外生型，囊实性或实性，实性区呈灰白色，常伴广泛坏死和出血。镜下典型表现为实性，乳头状、腺状或筛状，细胞核大、深染、明显异型性，有丝分裂活跃，核分裂象通常＞12/10HPF，常见坏死和多核瘤巨细胞。预后较差。低级别浆液性癌占 5%~10%，多为双侧，常为囊实性，呈现纤细的乳头状结构。镜下可见多种生长方式，呈乳头状、微乳头或巢状，细胞核轻到中度异型性，核分裂象通常为 3~5/10HPF，常见砂粒体，罕见坏死。生存期明显长于高级别浆液性癌。

（2）黏液性肿瘤　黏液性肿瘤（mucinous tumor）主要分为黏液性囊腺瘤、黏液性交界性肿瘤和黏液性癌。

1）黏液性囊腺瘤（mucinous cystadenoma）　占卵巢良性肿瘤的 20%，占所有黏液性肿瘤的 80%。多为单侧，圆形或卵圆形，体积较大，甚至巨大，表面光滑，灰白色。切面常为多房，囊腔内充满胶冻样黏液，囊内很少有乳头生长。镜下见囊壁为纤维结缔组织，内衬单层黏液柱状上皮，可见杯状细胞。

2）黏液性交界性肿瘤（mucinous borderline tumor）　几乎均为单侧，瘤体较大，通常直径＞10cm，表面光滑，切面常为多房，囊壁增厚，可有细小、质软乳头形成。镜下见胃肠型黏液上皮细胞复层排列，细胞轻到中度异型性，可形成细胞簇和绒毛状或纤细丝状乳头。增生区必须占上皮细胞总量的 10% 以上方可诊断为黏液性交界性肿瘤，否则应为黏液性囊腺瘤伴局灶上皮细胞增生。

3）黏液性癌（mucinous carcinoma）　绝大多数为转移性癌，卵巢原发性黏液性癌并不常见，占卵巢癌的 3%~4%。瘤体较大，单侧，实性或囊实性，表面光滑，内含黏液，可有出血、坏死。镜下见良性、交界性和恶性 3 种成分常出现于同一肿瘤中，呈现组织结构和细胞形态的连续性。肿瘤具有 2 种不同的浸润模式：膨胀性浸润和毁损性浸润，两者可共存，以膨胀性浸润更常见。膨胀性浸润表现为明显的腺体拥挤，间质少或不存在，形成迷宫样外观。毁损性浸润特点是不规则的腺体、细胞巢或单个细胞，浸润间质。浸润性生长肿瘤，特别是双侧卵巢受累，应高度怀疑转移性黏液癌，及时评估卵巢外来源。

（3）子宫内膜样肿瘤（endometrioid tumor）　良性肿瘤较少见，多为单房，表面光滑，囊壁衬以单层柱状上皮，似正常子宫内膜腺体，间质内可有含铁血黄素的吞噬细胞。子宫内膜样交界性肿瘤也很少见，常为单侧，表面光滑，体积较大。镜下见腺体密集，大小不一，轮廓不规则，类似于子宫内膜的非典型增生，细胞核轻至中度异型性，有丝分裂活性常较低。子宫内膜样癌约占卵巢癌的 10%，主要起源于子宫内膜异位症。肿瘤多为单侧，较大（平均直径 11cm），切面实性或囊实性，有乳头生长，囊腔内多为血性液体。镜下特点与子宫内膜癌极相似，多为高分化腺癌，常伴鳞状分化。

（4）透明细胞肿瘤（clear cell tumor）　良性罕见，透明细胞交界性肿瘤常合并透明细胞癌存在。透明细胞癌占卵巢癌的 10%~12%，亚洲人占比较高，特别是日本人占比可达 20%~30%。50%~74% 的透明细胞癌起源于子宫内膜异位症。肿瘤多为单侧，较大，切面可呈实性、囊实性或囊性。镜下呈管状囊性、乳头状和实性结构，常并存。瘤细胞胞质丰富透明，细胞核异型性明显，深染，特征性的靴钉样细胞常衬覆于囊腔或管状结构。透明细胞癌对化疗不敏感，总体预后较差。

（5）布伦纳瘤（Brenner tumor）　多为良性，占卵巢良性上皮性肿瘤的 5%。单侧多见，体积小，表面光滑，实性，质硬，切面灰白色旋涡或编织状。镜下典型特征是致密纤维间质中见卵圆形或不规则形移行细胞样细胞巢，细胞巢可形成中央腔隙，内含黏液或嗜酸性物质。亦有交界性及恶性。

3. 治疗

（1）卵巢良性上皮性肿瘤　一经确诊为卵巢肿瘤，应手术治疗。根据患者年龄、生育要求及对侧卵巢情况，确定手术范围。年轻、单侧肿瘤患者行患侧卵巢肿瘤切除或附件切除术，双侧肿瘤应行卵巢肿瘤切除术，尽可能保留正常卵巢组织。对侧卵巢正常的围绝经期或绝经后患者可行患侧附件切除或子宫附件切除术。术中应剖检肿瘤，必要时做冷冻切片组织病理学检查。术中尽可能防止肿瘤破裂，避免瘤细胞种植于腹腔。巨大良性囊性肿瘤可穿刺放液，待体积缩小后取出，但穿刺前必须保护穿刺点周围组织，以防被囊液污染。放液速度应缓慢，以免腹压骤降发生休克。

（2）卵巢交界性上皮性肿瘤　手术是卵巢交界性上皮性肿瘤最主要的治疗方法，手术治疗的目标是将肿瘤完整切除，一般需行附件切除术。卵巢交界性上皮性肿瘤原则上应行分期手术，但是否行腹膜后淋巴结切除尚存争议。尽管腹膜后淋巴结切除可准确评估肿瘤分期，但未能改善患者生存。然而，大网膜切除和腹膜多点活检可提高 30% 患者的分期。一般不推荐术后辅助性化疗，仅有浸润性种植者，可参照低级别上皮性癌辅助性治疗方案处理。

（3）卵巢恶性上皮性肿瘤（卵巢癌） 治疗原则是手术和化疗为主，两者同等重要，辅以抗血管生成药物、多腺苷二磷酸核糖聚合酶（poly ADP-ribose polymerase，PARP）抑制剂等靶向治疗。卵巢癌应视为一种慢性疾病，强调全程管理。

1）手术治疗 卵巢癌的主要治疗手段。应根据术中探查情况及冷冻病理检查结果确定手术范围。初次手术的彻底性与预后密切相关。早期（FIGO Ⅰ期）患者应行全面分期手术（comprehensive staging surgery），包括：留取腹腔积液或腹腔冲洗液进行细胞学检查；全面探查盆、腹腔，对可疑病灶及易发生转移部位多处取材行组织病理学检查；全子宫和双附件切除，确保完整切除肿瘤；大网膜切除；盆腔淋巴结切除，包括髂总淋巴结、髂内淋巴结、髂外淋巴结和闭孔淋巴结切除；腹主动脉旁淋巴结切除，应达肾血管水平。年轻、希望保留生育功能的早期低危患者，在全面分期手术的基础上保留子宫，仅行患侧附件切除（ⅠA期）或双侧附件切除（ⅠB期）。任何保留生育功能手术均为非标准手术，具有一定风险性，患者和（或）家属应充分知情同意。晚期（FIGO Ⅱ~Ⅳ期）患者应行肿瘤细胞减灭术（cytoreductive surgery），又称减瘤术（debulking surgery）。手术的目的是尽可能切除所有原发灶和转移灶，使残余肿瘤病灶达到最小，必要时可切除部分肠管、膀胱、脾脏等脏器。术前影像学或术中探查发现的可疑和（或）肿大淋巴结，应尽可能切除，临床阴性淋巴结不需要切除。若最大残余灶直径 < 1cm，称为满意减瘤术，切除所有肉眼可见病灶，达到无任何残留病灶（R0）是手术最高目标。经过全面评估难以达到满意肿瘤细胞减灭术的Ⅲ、Ⅳ期患者，在获得病理学证据后可行术前新辅助化疗，再行中间型减瘤术（interval debulking surgery）。复发性卵巢癌，具有适应证者可考虑施行再次肿瘤细胞减灭术。主要用于符合以下条件者：缓解期6个月以上（铂敏感）；局限性病灶，能够完全切除；无或少量腹腔积液。减瘤术达到R0者可明显获益。

2）化学治疗 多数上皮性癌对化疗非常敏感，即使已有广泛转移也能取得显著疗效。化疗包括术后辅助性化疗（一线化疗）、术前新辅助化疗、复发后挽救化疗（二线/后线化疗）等。除经过全面分期手术的早期低危患者（ⅠA和ⅠB期黏液性癌、低级别浆液性癌和低级别子宫内膜样癌等）不需化疗外，其他患者一般均需化疗。常用化疗药物有顺铂、卡铂、紫杉醇、多西他赛、多柔比星脂质体、吉西他滨等。术后辅助化疗多采用以铂类药物为基础的联合化疗（表13-18），其中卡铂联合紫杉醇为首选化疗方案。早期高级别浆液性癌需要化疗6个疗程，其他组织学类型早期可以化疗3个疗程，晚期卵巢癌一般化疗6个疗程。卵巢原发性黏液性癌患者也可选择氟尿嘧啶+亚叶酸钙+奥沙利铂或卡培他滨+奥沙利铂联合化疗方案。静脉全身化疗是卵巢癌标准化疗途径，初次手术达到满意的患者也可采用静脉联合腹腔化疗模式。术前新辅助化疗方案同术后辅助化疗方案，一般3~4个疗程，多采用静脉化疗途径。其目的是通过化疗缩小病灶，为满意减瘤术创造条件。新辅助化疗后行中间型减瘤术达到满意程度者腹腔热灌注化疗显著获益。

复发后挽救化疗需根据一线化疗的方案、疗效、毒副作用及肿瘤复发时间综合考虑，主要原则为以下两点。

①以往未用铂类药物者应首选以铂类药物为基础的联合化疗；②既往化疗为含铂类药物，化疗结束至肿瘤复发时间（无铂间期）≥ 6 个月者（铂敏感复发）选择以铂类药物为基础的联合化疗；无铂间期＜ 6 个月者（铂耐药复发）或难治性患者（属耐药范畴）一般选择非铂类药物化疗。

3）靶向治疗　抗血管生成药物、PARP 抑制剂等已成为临床实用的新型抗肿瘤药物。抗血管生成药物通过抑制新生血管生成抑制肿瘤生长。贝伐珠单抗对晚期卵巢上皮性癌患者术后初始治疗和维持治疗、复发性卵巢癌患者的治疗均有明显疗效，显著延长患者无进展生存期，部分患者可延长总生存期。PARP 抑制剂如奥拉帕利、尼拉帕利、氟唑帕利、帕米帕利等在我国已获批临床应用。多项随机对照试验表明，在卵巢癌初始治疗或铂敏感复发治疗获得缓解后，应用 PARP 抑制剂维持治疗可显著延长卵巢癌患者的无进展生存期，甚至总生存期，特别是 BRCA 基因突变 / 同源重组修复缺陷（HRD）的患者，疗效更加显著。PARP 抑制剂改变了卵巢癌的治疗模式，使维持治疗成为卵巢癌全程管理的重要组成部分。

表 13-18　上皮性卵巢癌常用化疗方案

方案	用法
紫杉醇 + 卡铂	紫杉醇 175mg/m²，＞ 3 小时静脉滴注；卡铂（AUC* 5~6），＞ 1 小时静脉滴注，疗程间隔 3 周 紫杉醇 + 卡铂紫杉醇 80mg/m²，＞ 1 小时静脉滴注，间隔 1 周（第 1、8、15 日）；卡铂（AUC 5~6），＞ 1 小时静脉滴注，疗程间隔 3 周
紫杉醇 + 卡铂	紫杉醇 60mg/m²，＞ 1 小时静脉滴注；卡铂（AUC 2），＞ 30 分钟静脉滴注，疗程间隔 1 周，共 18 周
多西他赛 + 卡铂	多西他赛 60~75mg/m²，＞ 1 小时静脉滴注；卡铂（AUC 5~6），＞ 1 小时静脉滴注，疗程间隔 3 周
卡铂 + 多柔比星脂	卡铂（AUC 5），＞ 1 小时静脉滴注；多柔比星脂质体 30mg/m²，＞ 1 小时质体静脉滴注，疗程间隔 4 周
紫杉醇 + 卡铂 + 贝伐珠单抗	紫杉醇 175mg/m²，＞ 3 小时静脉滴注；卡铂（AUC 5~6），＞ 1 小时静脉滴注；贝伐珠单抗 7.5mg/kg，30~90 分钟静脉滴注，疗程间隔 3 周，共 5~6 个疗程，后继续贝伐珠单抗 12 个疗程
紫杉醇 + 卡铂 + 贝伐珠单抗	紫杉醇 175mg/m²，＞ 3 小时静脉滴注；卡铂（AUC 6），＞ 1 小时静脉滴注，疗程间隔 3 周，共 6 个疗程；第 2 个疗程第 1 日贝伐珠单抗 15mg/kg，30~90 分钟静脉滴注，疗程间隔 3 周，共 22 个疗程
多西他赛 + 卡铂 + 贝伐珠单抗	多西他赛 75mg/m²，＞ 1 小时静脉滴注；卡铂（AUC 6），＞ 1 小时静脉滴注，疗程间隔 3 周，共 6 个疗程；第 2 个疗程第 1 日贝伐珠单抗 15mg/kg，30~90 分钟静脉滴注，疗程间隔 3 周，共 22 个疗程
紫杉醇 + 顺铂**	紫杉醇 135mg/m²，＞ 24 小时静脉滴注，第 1 日；顺铂 75~100mg/m²，腹腔灌注，第 2 日；紫杉醇 60mg/m²，腹腔灌注，第 8 日，疗程间隔 3 周

注：*AUC（area under the curve）指曲线下面积，根据患者的肌酐清除率和 AUC 计算卡铂剂量；
　　** 静脉联合腹腔化疗方案，适用于满意肿瘤细胞减灭术的 Ⅱ~Ⅲ 期患者。

此外，丝裂原激活的细胞外信号调节激酶（mitogen-activated extracellular signal-regulated kinase，MEK）抑制剂曲美替尼对复发性低级别浆液性癌也有较好疗效。

4）内分泌治疗　主要用于低级别浆液性癌和低级别子宫内膜样癌。常用药物包括芳香化酶抑制剂（阿那曲唑、来曲唑），醋酸亮丙瑞林（GnRH-a），醋酸甲地孕酮，他莫昔芬，氟维司群等。

5）免疫治疗　免疫检查点抑制剂治疗卵巢癌疗效有限。目前仅推荐免疫检查点抑制剂帕博利珠单抗用于 MSI-H/dMMR 或 TMB-H（肿瘤突变负荷 ≥ 10 个突变/百万碱基）的复发性卵巢癌患者的后线治疗。

6）放射治疗　其治疗价值有限，可选择性用于孤立的耐药性复发性卵巢上皮性癌的后线治疗。

三、临床药物治疗案例分析

★卵巢透明细胞癌药物治疗案例分析

病历摘要

患者，女，53 岁。身高 153cm，体重 60kg。

主诉：卵巢透明细胞癌术后化疗 5 个疗程后 20 天要求治疗。

现病史：患者因"卵巢透明细胞癌外院全子宫双附件切除术后 15 天"于 2023-10-05 第一次入我院。患者于 2023 年 9 月 20 日因盆腔包块破裂在当地医院急诊行剖腹探查术，术中因包块内见实性成分与患方沟通后行全子宫 + 双附件切除术（当地医院无术中冰冻条件），术中给予顺铂腹腔冲洗。术后病理诊断：考虑卵巢透明细胞癌。遂来我院，入院当时专科情况：外阴：发育正常，未及结节。阴道：通畅，软，阴道残端愈合可。宫颈：缺。子宫：缺。附件：缺。盆腔内未及明显包块。病理切片会诊：（右侧）卵巢透明细胞癌（ICD-O 编码：8310/3）；（左侧）卵巢未见特殊；（双侧）慢性输卵管炎及泡状附件；（子宫）增生期宫内膜；肌壁间多发性平滑肌瘤；宫颈管及宫颈黏膜慢性炎；（双侧宫旁）大血管未见癌；（左、右韧带）纤维结缔组织及血管组织未见特殊。入院后完善相关检查，CT 提示：①右侧枕叶硬膜下蛛网膜囊肿。②双侧颈动脉鞘区、颌下区稍大淋巴结。③右肺上叶结节影，考虑增殖灶可能，建议定期复查。④两肺少许纤维灶。⑤双侧胸膜稍增厚。⑥右乳结节影，请结合临床及相关检查。MRI 提示：①肝囊肿。②胆、胰、脾及双肾未见明显异常。③腹膜后未见明显肿大淋巴结。④子宫缺如，符合术后表现。⑤盆腔稍大淋巴结（0.8cm×0.71cm）。糖类抗原 CA125：64.86U/ml，人附睾蛋白 HE4：50.37pmol/L，鳞状细胞癌抗原 SCC：5.41ng/ml。诊断卵巢透明细胞癌与患方沟通后于 2023-10-08 在全麻下行腹式卵巢癌细胞减灭术（双侧盆腔淋巴结切除 + 腹主动脉旁淋巴结切除 + 大网膜切除 + 盆腔腹膜多部位活检 + 盆腔粘连松解 + 肠粘连松解 + 输尿管旁周围组织粘连松解 + 腹腔引流），手术顺利。腹水细胞学提示：未见恶性肿瘤细胞。术后病检：（大网膜）纤维脂肪组织充血；（左漏斗韧带）纤维结缔组织伴血管充血，间质内见缝线反应及炎性细胞浸润；（左盆腔腹膜）、（右漏斗韧带）及（右结肠旁沟腹膜）纤维脂肪结缔组织充血；（骶前）淋巴结未见癌转移（0/6）；（腹主动脉旁）淋巴结未见癌转移（0/6）；（左、右盆腔）淋巴结未见癌转移（0/22）。由于患者因肿瘤破裂行急诊手术，当地医院术中给予顺铂腹腔冲洗，综合患者病史及检查结果，患者至少为右侧卵巢透明细胞癌ⅠC2期，与患方沟通后于2023-10-26行白蛋白紫杉醇400mg d1+奈达铂120mg d1静脉化疗，化疗顺利。化疗后白细胞出现Ⅱ度骨髓抑制给予对症治疗。目前患者已顺利完成白蛋白紫杉醇+奈达铂化疗5个疗程，出现Ⅱ度骨髓抑制对症治疗后好转。现要求继续治疗入院，门诊拟"卵巢透明细胞癌术后化疗后"收入院，病程中患病以来饮食、睡眠好，大小便正常，体重无明显异常。

既往史：平素健康状况良好，无高血压、糖尿病、冠心病、房颤病史，无外伤。腹式全子宫+双附件切除术。无肝炎、肺结核、疟疾、菌痢等传染病史。无输血史，接种新冠疫苗2针，其他预防接种史不详，无药物过敏史及药物成瘾史。

个人史：生于原籍，无外地久居史，无疫水接触史，无吸烟嗜好，无饮酒嗜好，从事职员工作，无工业毒物、粉尘、放射性物质接触史，无冶游史。

月经及婚育史：2021年绝经。孕2产1，顺产1次。

家族史：否认家族遗传病史，否认肿瘤家族史。

入院诊断：1.右侧卵巢透明细胞癌术后5程化疗后。2.化疗后骨髓抑制。

治疗经过及用药分析

完善各项检查：血常规、凝血常规、肝肾功能、肿瘤标志物相关检测，排除化疗禁忌。患者于2024-02-20行白蛋白紫杉醇+奈达铂化疗。具体用药为：注射用白蛋白紫杉醇，400mg，ivgtt d1+奈达铂120mg，ivgtt d1。并给予止吐、护胃等对症支持治疗。治疗期间所用药物见表13-19。

表13-19　药物治疗方案

治疗药物	用法用量	起止时间
地塞米松注射液	5mg，iv，st	2.20
盐酸帕洛诺司琼注射液	0.25mg，iv，st	2.20
西咪替丁注射液	400mg，ivgtt，st	2.20
0.9%氯化钠注射液	100ml，ivgtt	
0.9%氯化钠注射液	100ml，ivgtt，st	2.20
0.9%氯化钠注射液	100ml，ivgtt，st	2.20
注射用紫杉醇（白蛋白结合型）	400mg，ivgtt	
0.9%氯化钠注射液	100ml，ivgtt，st	2.20

治疗药物	用法用量	起止时间
0.9% 氯化钠注射液	500ml，ivgtt，st	2.20
注射用奈达铂	120mg，ivgtt	
0.9% 氯化钠注射液	100ml，ivgtt，冲管	2.20

辅助检查

（1）肝肾功能（2.19）　谷丙转氨酶 48U/L；谷草转氨酶 33U/L；肌酐 41μmol/L；尿素 5.1μmol/L。

（2）血常规（2.19）　白细胞 6.08×10^9/L；血红蛋白 102g/L；血小板 189×10^9/L。

（3）肿瘤标志物　CA125：10U/ml。

用药治疗方案分析

1. 化疗方案选择　依据 NCCN 及 CSCO 指南，患者临床分期至少为卵巢透明细胞癌 I C2 期，术后需补充化疗，方案为 TP。选择药物白蛋白紫杉醇 + 奈达铂虽非首选化疗药物，但也符合指南推荐，且白蛋白紫杉醇药物使患者免于过敏反应，奈达铂胃肠道及肾脏毒性更低，患者耐受性更好。白蛋白紫杉醇 260mg/m^2 d1，奈达铂 80mg/m^2 d1，q3w。

2. 化疗消化道安全管理　依据 CSCO 指南，白蛋白紫杉醇为低度致吐风险化疗方案。奈达铂为中度致吐风险，中度致吐风险抗肿瘤药物所致恶心呕吐的预防：推荐 5-HT$_3$RA+ 地塞米松方案（1A 类证据，I 级推荐）。患者在化疗前同时给予盐酸帕洛诺司琼注射液及地塞米松注射液仍有恶心、纳差，未呕吐。后续若患者发生恶心呕吐，可影响后续化疗方案的继续进行，且影响患者的生存质量。建议联用 NK-1RA。

3. 骨髓抑制的预防和治疗药物　依据 CSCO 指南，患者粒缺发生的风险级别评估应综合考虑患者的疾病、化疗方案以及患者自身因素。此方案为中度致粒缺风险，进行继续评估患者近期内接受手术，根据指南建议化疗后给予人粒细胞集落刺激因子一级预防处理，并对患者进行持续评估，密切关注血常规白细胞、粒细胞数值。

用药监护要点

1. 白蛋白紫杉醇 + 奈达铂　为中度致吐风险化疗药物，用药过程中应注意监测患者的饮食情况，避免进食油腻及刺激性食物，尽量清淡饮食。避免因化疗引起的恶心呕吐影响后续治疗方案的实施。白蛋白紫杉醇 + 奈达铂联合静脉化疗评估中度致粒缺方案，继续分层评估提示有一级预防升白指征，积极给予预防升白处理，同时监测血常规。白蛋白紫杉醇经肝脏代谢且可引起肝脏的损伤，奈达铂经肾脏代谢可引起肾脏功能的损害，输液期间注意补液量，同时患者多饮水，关注尿量，用药后注意监测肝肾功能。

2. 白蛋白紫杉醇　可出现周围神经病变，神经病变开始于手指和脚趾的远端，然后最终到达踝部、小腿和手腕。此外，患者出现感觉症状主要包括：麻木、刺痛，呈

"袜子-手套"分布。输注药物期间穿戴冷冻手套或者袜子，可有助于预防以及减轻紫杉醇药物相关神经病变。另外，口服甲钴胺、B族维生素可用于预防神经毒性。当出现1度或2度感觉神经毒性不需要调整用药剂量，出现3度神经毒性需要停止治疗，直到恢复至2度或小于2度，并在后续治疗中降低用药剂量。分级详见表13-3。

3. 盐酸帕洛诺司琼注射液 为5-HT$_3$RA类药物，本类药物在使用过程中可引起便秘，建议用药后多饮水，促进排便。如后期出现便秘可给予乳果糖口服溶液改善症状。

★卵巢混合性癌Ⅲc期药物治疗案例分析

病历摘要

患者，女，50岁。身高158cm，体重68kg。

主诉：卵巢混合性癌Ⅲc期术后化疗一程后要求治疗。

现病史：患者因"下腹坠胀20天"于2024-01-09入院。当时专科情况：外阴：发育正常、未及结节。阴道：通畅，软。宫颈：直径3.5cm，表面光滑，质中，无接触性出血。子宫：前位，饱满，质中，活动欠佳。附件：左侧附件区可及一大小约8cm，活动欠佳，子宫左后方4cm的包块，活动欠佳。入院后完善相关检查，2024-01-09 CT提示：①颅脑CT平扫未见明显异常。②左侧颈根部及双侧颈动脉鞘区淋巴结稍大，2024-01-09诊刮病理提示：（宫腔）子宫内膜组织，腺体呈萎缩性改变；（颈管）片示极少许游离鳞状上皮伴炎性细胞浸润。2024-01-09心脏彩超提示：左室舒张功能减低左室稍大。2024-01-08阴道镜提示：宫颈未见上皮内高级别病变。2024-01-08盆腔增强MRI提示：①盆腔内多发实性肿块，与腹膜关系密切，增强扫描呈轻中度强化，考虑腹膜平滑肌瘤病可能；建议加扫上腹部MRI，了解中上腹部腹膜情况。②左侧附件区囊实性包块，囊性为主，其内可见不规则壁结节，考虑附件来源（交界性）囊腺瘤可能性大，不除外子宫内膜异位相关卵巢癌（透明细胞癌）；③左侧盆壁下方（卵巢肿块前方）及骶前可见囊性包块，内可见分层征象，考虑含血性囊肿（子宫内膜异位囊肿）可能性大。④子宫前后壁暗带不均匀增厚，提示子宫腺肌症。⑤双侧腹股沟多发稍大淋巴结。⑥盆腔少量积液。2024-01-08上腹部MRI提示：①左肾小囊肿。②肝、胆、脾、胰及右肾未见异常。③腹膜后未见肿大淋巴结。2024-01-09人附睾分泌蛋白（HE4）测定等（血清）：8-HCG＜0.2mIU/ml，雌二醇E2 14.2pg/ml，孕酮PROG 0.13ng/ml，促卵泡生成素FSH 14.70IU/L，促黄体生成素LH 4.400mIU/ml，垂体泌乳素PRL 9.48ng/ml，睾酮TESTO 28.00ng/dl，糖类抗原CA125 58.88U/ml，人附睾蛋白HE4 131.23pml/L↑，绝经前罗马指数46.56%，绝经后罗马指数49.13%，抗缪勒管激素AMH＜0.01ng/ml；2024-01-10泌尿生殖道分泌物培养（分泌物）：泌尿生殖道分泌物培养经鉴定无淋球菌生长，泌尿生殖道分泌物培养无一般致病菌生长；2023-12-27 CT提示右肺结节建议定期复查。右肺上叶钙化灶。双侧胸膜局限性增厚，纵隔部分淋巴结稍大。心电图提示窦性心律，大致正常心电图。胃肠镜提示浅表性胃炎。结肠息肉，直肠炎，痔。乙肝+丙肝+梅毒+艾滋均阴性。与患方沟通后于2024-01-12在全麻下行腹式卵巢癌减灭术，手术顺利。术后病检（检查单号：1381502）检查印象：（右侧）卵巢高级别浆液性癌，内含少许透明细胞癌成分；癌灶累及右侧输卵管、附件区纤维结缔组织及子宫浆膜面；并种植于直肠上段系膜、子宫直肠窝、左侧腹膜及大网膜；（子宫）绝经期宫内膜；慢性宫颈炎；手术摘除盆腔 2 组淋巴结未见转移癌（0/27）。免疫组化：ER（+），PR（+），P53 错义突变，Ki-67 60%+，CK7（+），CK20（−），Vimentin（−），CA125（+），P16 灶状 +，PAX-8（+），MLH1（+），MSH2（+），MSH6（+），PMS2（+），HNF-1B 灶状 +，NapsinA（−），WT-1（+），CerbB-2（−）。（2024-01-15 17:17，本院）检查提示：未见恶性肿瘤细胞。术后诊断卵巢高级别浆液性癌合并透明细胞癌Ⅲc 期，与患方沟通补充化疗，于 2024-01-31 开始行白蛋白紫杉醇 400mg d1+ 卡铂 600mg d1 化疗一程，化疗顺利。出院后出现骨髓抑制Ⅰ度行对症治疗后好转，今要求化疗入院。病程中患者目前精神尚可体力正常，食欲正常，睡眠正常，体重无明显变化，大便正常，排尿正常。

既往史：平素健康状况良好，无高血压、糖尿病、冠心病、房颤病史，无外伤。无手术及外伤史。无肝炎、肺结核、疟疾、菌痢等传染病史。无输血史，接种新冠疫苗 2 针，其他预防接种史不详，无药物过敏史及药物成瘾史。

个人史：生于原籍，无外地久居史，无疫水接触史，无吸烟嗜好，无饮酒嗜好，从事职员工作，无工业毒物、粉尘、放射性物质接触史，无冶游史。

月经及婚育史：2022 年绝经。孕 2 产 1，顺产 1 次。

家族史：否认家族遗传病史，否认肿瘤家族史。

入院诊断：1. 右卵巢混合性癌Ⅲc 期术后化疗一程后。2. 化疗后骨髓抑制。

治疗经过及用药分析

完善各项检查：血常规、凝血常规、肝肾功能、肿瘤标志物相关检测，排除化疗禁忌。患者于 2024-02-26 行白蛋白紫杉醇 + 卡铂化疗。具体用药为：注射用白蛋白紫杉醇 400mg，ivgtt d1+ 卡铂 600mg，ivgtt d1。并给予止吐、护胃等对症支持治疗。治疗期间所用药物见表 13-20。

表 13-20　药物治疗方案

治疗药物	用法用量	起止时间
地塞米松注射液	5mg，iv，st	2.26
盐酸帕洛诺司琼注射液	0.25mg，iv，st	2.26
西咪替丁注射液	400mg，ivgtt，st	2.26
0.9% 氯化钠注射液	100ml，ivgtt	
0.9% 氯化钠注射液	100ml，ivgtt，st	2.26
0.9% 氯化钠注射液	100ml，ivgtt，st	2.26
注射用紫杉醇（白蛋白结合型）	400mg，ivgtt	
5% 葡萄糖注射液	100ml，ivgtt，st	2.26

治疗药物	用法用量	起止时间
5% 葡萄糖注射液	500ml，ivgtt，st	2.26
卡铂注射液	600mg，ivgtt	
5% 葡萄糖注射液	100ml，ivgtt，冲管	2.26

辅助检查

（1）肝肾功能（2.22）　谷丙转氨酶 41U/L；谷草转氨酶 36U/L；肌酐 42μmol/L；尿素 5.0μmol/L。

（2）血常规（2.22）　白细胞 7.58×10^9/L；血红蛋白 111g/L；血小板 168×10^9/L。

（3）肿瘤标志物　CA125：31U/ml。

用药治疗方案分析

1. 化疗方案选择　依据 NCCN 及 CSCO 指南，患者临床分期为高级别浆液性癌合并透明细胞癌Ⅲc 期，术后需补充化疗，方案为 TP。选择药物白蛋白紫杉醇 + 卡铂虽非首选化疗药物，但也符合指南推荐，且白蛋白紫杉醇药物使患者免于过敏反应，卡铂胃肠道及肾脏毒性更低，患者耐受性更好。白蛋白紫杉醇 $260mg/m^2$ d1，卡铂 AUC5~6 d1，q3w。

2. 化疗消化道安全管理　依据 CSCO 指南，白蛋白紫杉醇为低度致吐风险化疗方案。卡铂为中度致吐风险，中度致吐风险抗肿瘤药物所致恶心呕吐的预防：推荐 5-HT_3 RA+ 地塞米松方案（1A 类证据，Ⅰ级推荐）。患者在化疗前同时给予盐酸帕洛诺司琼注射液及地塞米松注射液仍有恶心、纳差，未呕吐。后续若患者发生恶心呕吐，可影响后续化疗方案的继续进行，且影响患者的生存质量。建议联用 NK-1RA。

3. 骨髓抑制的预防和治疗药物　依据 CSCO 指南，患者粒缺发生的风险级别评估应综合考虑患者的疾病、化疗方案以及患者自身因素。此方案为中度致粒缺风险，进行继续评估患者近期内接受手术，根据指南建议化疗后给予人粒细胞集落刺激因子一级预防处理，并对患者进行持续评估，密切关注血常规白细胞、粒细胞数值。

用药监护要点

1. 白蛋白紫杉醇 + 卡铂　为中度致吐风险化疗药物，用药过程中应注意监测患者的饮食情况，避免进食油腻及刺激性食物，尽量清淡饮食。避免因化疗引起的恶心呕吐影响后续治疗方案的实施。白蛋白紫杉醇 + 卡铂联合静脉化疗评估中度致粒缺方案，继续分层评估提示有一级预防升白指征，积极给予预防升白处理，同时监测血常规。白蛋白紫杉醇经肝脏代谢且可引起肝脏的损伤，奈达铂经肾脏代谢可引起肾脏功能的损害，输液期间注意补液量，同时患者多饮水，关注尿量，用药后注意监测肝肾功能。

2. 白蛋白紫杉醇　可出现周围神经病变，神经病变开始于手指和脚趾的远端，然后最终到达踝部、小腿和手腕。此外，患者出现感觉症状主要包括：麻木、刺痛，呈

"袜子-手套"型分布。输注药物期间穿戴冷冻手套或者袜子，可有助于预防以及减轻紫杉醇药物相关神经病变。另外，口服甲钴胺、B族维生素可用于预防神经毒性。当出现1度或2度感觉神经毒性不需要调整用药剂量，出现3度神经毒性需要停止治疗，直到恢复至2度或小于2度，并在后续治疗中降低用药剂量。分级详见表13-3。

3. 盐酸帕洛诺司琼注射液 为5-HT$_3$RA类药物，本类药物在使用过程中可引起便秘，建议用药后多饮水，促进排便。如后期出现便秘可给予乳果糖口服溶液改善症状。

★卵巢高级别浆液性癌药物治疗案例分析

病历摘要

患者，女，53岁。身高160cm，体重72kg。

主诉：卵巢高级别浆液性癌新辅助化疗一程后要求治疗。

现病史：患者因"卵巢癌外院活检术后2天要求治疗"2023-11-24入院。当时专科检查：外阴：发育正常，未及结节。阴道：通畅，软。宫颈：直径3.0cm，1/3单纯性糜烂，质中，无接触性出血。子宫：前位，5cm×4cm×3cm，表面光滑，质中，活动欠佳。附件：子宫后方可及一大小约6cm的结节，不规则，质硬。入院后完善相关检查，2023-11-24江西省人民医院PET-CT提示：①盆腔子宫后方软组织肿块（SUV$_{max}$11.4），代谢增高，考虑卵巢癌，左侧髂血管旁条片状和结节状影，右髂血管旁小淋巴结，代谢增高，考虑转移。②肝门区淋巴结，腹腔、腹膜后多发结节，代谢增高，考虑广泛转移。③盆腔少量积液；右侧胸腔少量积液。双侧胸膜局部增厚。④左下肺条片状影，代谢不高，考虑慢性炎性改变。⑤双侧颈部小淋巴结，代谢不高，考虑增生性；肝内点状钙化。双肾小结石。⑥脊柱退行性改变。2023-11-28病理会诊（检查单号：C-43941）（右卵巢：B L096208）浆液性癌，可能为高级别浆液性癌。（建议切白片10张，加做免疫组化及留原片以辅助诊断）补充报告：（右卵巢：BL096208）高级别浆液性癌。免疫组化：Er-、P1-、P53错义突变、Ki6 7约70%+、P16+、WT-1+、HNFB-1-、NapsinA-、PAX-8+。2023-11-28 CA125（化学发光法）（血清）：糖类抗原CA125 163.37U/ml↑；2023-11-28小肝功（五项）（血清）：溶血正常，总胆红素35.7μmol/L，直接胆红素22.1μmol/L↑，间接胆红素13.6μmol/L，谷丙转氨酶141U/L↑，谷草转氨酶185U/L↑；给予积极护肝后于2023-12-05行白蛋白紫杉醇400mg+卡铂600mg静脉化疗，化疗顺利，化疗后胃肠道反应Ⅲ级，白细胞Ⅳ度抑制，肝功能损害Ⅱ度均行对症治疗后好转。现患者要求继续治疗入院，门诊拟"卵巢癌化疗一程后"收入院，病程中患者目前精神尚可，体力正常，食欲正常，睡眠正常，体重无明显变化，大便正常，排尿正常，下肢乏力。

既往史：平素健康状况良好，无高血压、糖尿病、冠心病、房颤病史，无外伤。腹腔镜下腹腔肿瘤活检术。无肝炎、肺结核、疟疾、菌痢等传染病史。无输血史，接种新冠疫苗2针，其他预防接种史不详，无药物过敏史及药物成瘾史。

个人史：生于原籍，无外地久居史，无疫水接触史，无吸烟嗜好，无饮酒嗜好，从事职员工作，无工业毒物、粉尘、放射性物质接触史，无冶游史。

月经及婚育史：2020年绝经。孕2产1。

家族史：否认家族遗传病史，否认肿瘤家族史。

入院诊断：1.卵巢高级别浆液性癌新辅助化疗一程后。2.化疗后骨髓抑制。3.肝损害。

治疗经过及用药分析

完善各项检查：血常规、凝血常规、肝肾功能、肿瘤标志物相关检测，排除化疗禁忌。患者于2024-01-04行白蛋白紫杉醇＋卡铂化疗。具体用药为：注射用白蛋白紫杉醇335mg，ivgtt d1+卡铂500mg，ivgtt d1。并给予止吐、护胃等对症支持治疗。治疗期间所用药物见下表13-21。

表13-21　药物治疗方案

治疗药物	用法用量	起止时间
地塞米松注射液	5mg，iv，st	1.4
盐酸帕洛诺司琼注射液	0.25mg，iv，st	1.4
西咪替丁注射液	400mg，ivgtt，st	1.4
0.9%氯化钠注射液	100ml，ivgtt	
0.9%氯化钠注射液	100ml，ivgtt，st	1.4
0.9%氯化钠注射液	100ml，ivgtt，st	1.4
注射用紫杉醇（白蛋白结合型）	335mg，ivgtt	
5%葡萄糖注射液	100ml，ivgtt，st	1.4
5%葡萄糖注射液	500ml，ivgtt，st	1.4
卡铂注射液	500mg，ivgtt	
5%葡萄糖注射液	100ml，ivgtt，冲管	1.4

辅助检查

（1）肝肾功能（1.2）　谷丙转氨酶78U/L；谷草转氨酶63U/L；肌酐50μmol/L；尿素5.3μmol/L。

（2）血常规（1.2）　白细胞6.18×10^9/L；血红蛋白112g/L；血小板199×10^9/L。

（3）肿瘤标志物　CA125：16.18U/ml；HE4：276.37pmol/L。

用药治疗方案分析

1.化疗方案选择　依据NCCN及CSCO指南，患者临床分期晚期卵巢癌无法行满意PDS，遂行新辅助化疗，方案为TP。选择药物白蛋白紫杉醇＋卡铂虽非首选化疗药物，但也符合指南推荐，且白蛋白紫杉醇药物使患者免于过敏反应，卡铂胃肠道及肾脏毒性更低，患者耐受性更好。白蛋白紫杉醇260mg/m² d1，卡铂AUC 5-6 d1，q3w。但是第一程化疗后出现Ⅳ度骨髓抑制并发热，遂化疗剂量降低1/4。

2.化疗消化道安全管理　依据CSCO指南，白蛋白紫杉醇为低度致吐风险化疗方案。卡铂为中度致吐风险，中度致吐风险抗肿瘤药物所致恶心呕吐的预防：推荐 5-HT$_3$ RA+ 地塞米松方案（1A 类证据，Ⅰ级推荐）。患者在化疗前同时给予盐酸帕洛诺司琼注射液及地塞米松注射液仍有恶心、纳差，未呕吐。后续若患者发生恶心呕吐，可影响后续化疗方案的继续进行，且影响患者的生存质量。建议联用 NK-1RA。

3. 骨髓抑制的预防和治疗药物　依据 CSCO 指南，患者粒缺发生的风险级别评估应综合考虑患者的疾病、化疗方案以及患者自身因素。此方案为中度致粒缺风险，进行继续评估患者近期内接受手术，根据指南建议化疗后给予人粒细胞集落刺激因子一级预防处理，并对患者进行持续评估，密切关注血常规白细胞、粒细胞数值。

用药监护要点

1. 白蛋白紫杉醇 + 卡铂　为中度致吐风险化疗药物，用药过程中应注意监测患者的饮食情况，避免进食油腻及刺激性食物，尽量清淡饮食。避免因化疗引起的恶心呕吐影响后续治疗方案的实施。白蛋白紫杉醇 + 卡铂联合静脉化疗评估中度致粒缺方案，继续分层评估提示有一级预防升白指征，积极给予预防升白处理，同时监测血常规。白蛋白紫杉醇经肝脏代谢且可引起肝脏的损伤，奈达铂经肾脏代谢可引起肾脏功能的损害，输液期间注意补液量，同时患者多饮水，关注尿量，用药后注意监测肝肾功能。

2. 白蛋白紫杉醇　可出现周围神经病变，神经病变开始于手指和脚趾的远端，然后最终到达踝部、小腿和手腕。此外，患者出现感觉症状主要包括：麻木、刺痛，呈"袜子 - 手套"分布。输注药物期间穿戴冷冻手套或者袜子，可有助于预防以及减轻紫杉醇药物相关神经病变。另外，口服甲钴胺、B 族维生素可用于预防神经毒性。当出现 1 度或 2 度感觉神经毒性不需要调整用药剂量，出现 3 度神经毒性需要停止治疗，直到恢复至 2 度或小于 2 度，并在后续治疗中降低用药剂量。分级详见表 13-3。

3. 盐酸帕洛诺司琼注射液　为 5-HT$_3$ RA 类药物，本类药物在使用过程中可引起便秘，建议用药后多饮水，促进排便。如后期出现便秘可给予乳果糖口服溶液改善症状。

第五节　子宫肉瘤

一、概述

子宫肉瘤（uterine sarcoma）是一类来源于子宫肌层、子宫内膜间质和肌层结缔组织的女性生殖系统恶性间叶肿瘤。临床较少见，恶性程度高，占女性生殖系统恶性肿瘤 1%，占子宫恶性肿瘤 3%~7%，多见于 40~60 岁以上女性。

1. 组织发生及病理　根据不同的组织发生来源，分为子宫平滑肌肉瘤、子宫内膜间质肉瘤以及其他间叶源性恶性肿瘤。

（1）子宫平滑肌肉瘤（leiomyosarcoma，LMS）　是由平滑肌分化细胞形成的恶性肿瘤，是最常见的子宫恶性间叶性肿瘤，起源于子宫肌层或肌壁间血管壁的平滑肌。肿瘤浸润性生长，与子宫肌层之间无明显界限。多为单发，通常体积较大，平均直径 10cm，质软，切面常见坏死、出血，呈鱼肉状，也可呈胶冻状。其组织学类型可分为梭形细胞型、上皮样型和黏液样型，以梭形细胞型最为常见。镜下肿瘤细胞呈梭形或多形性，常呈不规则的束状排列。细胞大小不一致，形态各异，一般有明显的核异型性，染色质深，核仁明显，细胞质呈碱性，可见瘤巨细胞。明显的细胞异型性、丰富的核分裂象（≥ 10/10HPF）和肿瘤细胞凝固性坏死是其主要组织学特征，具备其中 2 条即可诊断平滑肌肉瘤。子宫平滑肌肉瘤恶性程度高，易发生血行转移，患者预后差。

（2）子宫内膜间质肉瘤（endometrial stromal sarcoma，ESS） 是子宫内膜间质细胞起源的恶性肿瘤，可分为 2 种类型。

1）低级别子宫内膜间质肉瘤（low-grade endometrial stromal sarcoma，LGESS） 是第二常见的子宫恶性间叶性肿瘤，生物学行为相对惰性。大体见肿瘤呈息肉状或结节状，突向子宫腔或侵袭肌层，但边界欠清。镜下见肿瘤由类似增殖期子宫内膜间质细胞构成，细胞大小一致，胞质稀少，无或轻度核异型性，核分裂象一般 < 5/10HPF，无坏死或坏死不明显。密集的肿瘤细胞形成不规则舌状或不规则锯齿状细胞岛，弥漫浸润肌层，伴或不伴脉管浸润。肿瘤富含小动脉或薄壁血管，类似正常子宫内膜的螺旋小动脉。约 2/3 的肿瘤存在融合基因改变，以 JAZF1-SUZ12 融合最为常见。肿瘤有向子宫旁组织转移倾向，较少发生淋巴及肺转移。复发迟，平均在初始治疗后 5 年复发。

2）高级别子宫内膜间质肉瘤（high-grade endometrial stromal sarcoma，HGESS） 表现为子宫腔内多发性息肉状或肌层多发结节，棕褐色到黄色，切面鱼肉样，常见出血和坏死。镜下见肿瘤呈现扩张性、渗透性或浸润性生长等多种侵袭模式，常有脉管侵袭和肿瘤细胞坏死，核分裂象通常 > 10/10HPF。肿瘤主要由高级别圆形细胞构成，胞质少，常见核仁。高级别子宫内膜间质肉瘤常有 YWHAENUTM2A/B 融合、ZC3H7B-BCOR 融合、BCOR 内部串联重复，少数伴有 EPC1-BCOR、JAZF1-BCORL1 和 BRD8-PHF1 融合。恶性程度较高，易发生子宫外转移，患者预后差。

（3）未分化子宫肉瘤（undifferentiated uterine sarcoma，UUS） 是指起源于子宫内膜和肌壁、与增殖期子宫内膜间质完全不同、缺乏特异性分化的高级别肉瘤，属于排他性诊断。大体见息肉状肿块突向子宫腔或肌壁内肿物，切面鱼肉状，常伴有出血坏死。镜下见肿瘤界限不清，细胞分化差，异型明显，核分裂活跃，呈席纹状或鱼骨状排列，破坏性浸润肌层，多伴脉管侵袭。少数病例可见低级别子宫内膜间质肉瘤成分，提示部分肿瘤起源于子宫内膜间质。该肿瘤恶性度高，患者预后极差。

（4）子宫腺肉瘤（adenosarcoma） 是一种双向分化的恶性肿瘤，含有良性或非典型腺上皮成分和肉瘤样间叶成分。多见于绝经后女性，也可见于青春期或生育期女性。典型的腺肉瘤呈息肉样突向子宫腔，常为孤立实性肿块，充满子宫腔，可从子宫颈口脱出，切面常呈灰红色，有小囊腔形成，可伴出血坏死。镜下，富于细胞的间质呈乳头状和息肉状突入囊性扩张的腺腔内，或将腺体挤压成裂隙状。上皮多为子宫内膜样，周围细胞密集，形成"袖套样"结构，即所谓的生发层。间叶成分通常为同源性、低级别，细胞轻度异型性，核分裂不活跃（2~4）/10HPF。有时可伴有肉瘤成分过度生长，是指腺肉瘤中的纯肉瘤成分超过整个肿瘤的25%，过度生长的肉瘤成分通常为高级别，有时可见异源成分，具有高侵袭性，预后差，而不伴肉瘤成分过度生长者预后较好。

（5）其他子宫间叶性肿瘤 包括恶性血管周围上皮样细胞肿瘤、炎性肌纤维母细胞瘤以及子宫发生的其他间叶组织来源的恶性肿瘤如横纹肌肉瘤、血管肉瘤、脂肪肉瘤等，均较罕见。

2.转移途径 包括血行转移、直接蔓延及淋巴转移。血行转移和直接蔓延比淋巴转移更为常见，不同病理类型的子宫肉瘤转移方式略有不同。子宫平滑肌肉瘤易发生血行转移，如肺转移。低级别子宫内膜间质肉瘤有向子宫旁组织转移倾向，较少发生淋巴及血行转移。高级别子宫内膜间质肉瘤和未分化子宫肉瘤恶性程度高，可表现为浸润性、破坏性生长，可直接蔓延侵袭邻近器官，同时伴脉管内浸润，可通过淋巴转移至区域淋巴结。

3.临床表现

（1）症状 通常无特异性。早期症状不明显，随着病情发展可出现下列表现。

1）不规则阴道流血 最常见，量多少不等。

2）腹痛 肉瘤组织生长快，子宫迅速增大或瘤内出血、坏死、子宫肌壁破裂引起急性腹痛。

3）腹部包块 患者常诉可触及下腹部包块，并迅速增大。

4）压迫症状及其他 肿瘤压迫膀胱或直肠，可出现尿频、尿急、尿潴留、排便困难等症状。晚期患者可出现全身消瘦、贫血、低热或出现肺、脑转移相应症状。肿瘤自子宫腔脱出至阴道内，可有较多分泌物。

（2）体征 妇科检查可触及子宫增大，外形不规则。子宫颈口可有息肉或肌瘤样肿块，呈紫红色，极易出血，继发感染后有坏死及脓性分泌物。晚期肉瘤可累及骨盆侧壁，子宫固定不活动，可转移至肠管及腹腔，但腹腔积液少见。

4.诊断 因子宫肉瘤无特异性临床表现，术前诊断较困难。儿童、青春期的子宫颈或子宫腔赘生物，或围绝经期、绝经后女性子宫肌瘤迅速增大伴疼痛，术中发现肌瘤界限不清等情况，均应警惕肉瘤可能。辅助诊断可选用经阴道彩色多普勒超声、CT、磁共振成像以及诊断性刮宫等检查，确诊依据组织病理学检查。CT检查可评估病灶大小、位置及转移情况，磁共振成像检查对鉴别子宫肉瘤更有帮助，阴道多普勒超声检查最常用，但其鉴别诊断意义有限，必要时可行PET/CT检查评估全身转移情况。

5.临床分期 子宫肉瘤的分期采用国际妇产科联盟（FIGO）制定的手术病理分期，见表13-22。

表13-22 子宫平滑肌肉瘤和子宫内膜间质肉瘤手术病理分期（FIGO，2009年）

分期	描述
Ⅰ期	肿瘤局限于子宫

分期	描述
Ⅰ A 期	肿瘤最大直径 ≤ 5cm
Ⅰ B 期	肿瘤最大直径 > 5cm
Ⅱ 期	肿瘤超出子宫，局限于盆腔
Ⅱ A 期	附件受累
Ⅱ B 期	扩散至其他盆腔组织
Ⅲ 期	肿瘤浸润腹腔组织（并非仅突向腹腔）
Ⅲ A 期	1 个部位
Ⅲ B 期	多于 1 个部位
Ⅲ C 期	盆腔和（或）腹主动脉旁淋巴结转移
Ⅳ 期	膀胱和（或）直肠转移，和（或）远处转移
Ⅳ A 期	膀胱和（或）直肠转移
Ⅳ B 期	远处转移（不包括附件、盆腔和腹部组织）

6. 治疗　治疗原则以手术为主，根据病理类型和手术分期，术后进行个体化辅助治疗。

（1）手术治疗　子宫肉瘤常在术后病理学检查时才得以确诊，需根据病理类型、初次手术方式、影像学结果等进行全面评估，决定是否再次手术及手术范围。标准手术方案为筋膜外全子宫和双侧附件切除术，应完整切除并取出子宫，严禁在腹腔内行肿瘤或子宫分碎术，子宫外有病灶者需同时切除。不推荐常规行系统性腹膜后淋巴结切除术，但术中探查肿大或可疑转移的淋巴结应予切除。低级别子宫内膜间质肉瘤及高表达雌 / 孕激素受体的肿瘤患者，推荐行双侧附件切除。年轻、雌 / 孕激素受体阴性的早期子宫平滑肌肉瘤患者，如有保留卵巢功能的需求，在进行充分评估并告知风险后可选择保留卵巢。子宫肉瘤患者实施保留生育功能手术应谨慎。

（2）术后辅助治疗　包括内分泌治疗、化学治疗和放射治疗。

1）低级别子宫内膜间质肉瘤、子宫腺肉瘤不伴肉瘤成分过度生长　Ⅰ期患者如已行双附件切除或绝经后患者可选择观察，也可行内分泌治疗；Ⅱ~Ⅳ期患者术后予以内分泌治疗 ± 外照射放疗。内分泌治疗药物首选芳香化酶抑制剂，也可选择促性腺激素释放激素类似物、醋酸甲羟孕酮、醋酸甲地孕酮等。

2）子宫腺肉瘤伴肉瘤成分过度生长　Ⅰ期患者如已行双附件切除或绝经后患者可观察；Ⅱ~Ⅳ期患者可考虑全身治疗 ± 外照射放疗。

3）高级别子宫内膜间质肉瘤、子宫平滑肌肉瘤、未分化子宫肉瘤以及其他肉瘤　Ⅰ期患者术后可选择观察，雌 / 孕激素受体阳性者可辅以内分泌治疗；Ⅱ~Ⅲ期患者术后若病灶完全切除且切缘阴性可选择观察，也可选择全身治疗和（或）盆腔外照射；ⅣA 期患者术后可选择全身治疗和（或）外照射放疗；ⅣB 期患者术后推荐全身治疗 ± 姑息性外照射放疗。化疗方案首选多柔比星单药或联合化疗如吉西他滨 + 多西他赛等。

7. 预后 患者预后与肉瘤类型、疾病分期及治疗方法等有关。低级别子宫内膜间质肉瘤和无肉瘤过度生长的腺肉瘤预后相对较好，高级别子宫内膜间质肉瘤和子宫平滑肌肉瘤预后差，未分化子宫肉瘤预后最差。

二、临床药物治疗案例分析

★子宫内膜间质肉瘤ⅠB期临床案例分析

病历摘要

患者，女，53岁。身高166cm，体重63kg。

主诉：子宫内膜间质肉瘤ⅠB期术后化疗一程后要求治疗

现病史：患者因"外院诊刮后发现子宫内膜病变5天"于2024-07-16第一次入院我科，当时专科情况：外阴：已婚已产式，皮肤黏膜色泽正常，阴毛呈女性分布；阴道：通畅，分泌物正常，白色，无异味。宫颈：直径3.5cm，2/3糜烂，质中；子宫：后位，大小约7cm×6cm×5cm，饱满，活动差；附件：未及明显包块；辅助检查：病理检查：本院病理会诊（202408804：宫腔）血块及宫内膜组织呈分泌期反应，另见游离破碎子宫间叶源性肿瘤，结合HE及免疫组化，考虑符合子宫内膜间质肿瘤，不排外低级别子宫内膜间质肉瘤（请结合MRI检查）。IHC：Vim+、Er+、Pr+、CD10+、Desmin部分+、Caldesmon-、ALK-、FH+、2SC-、P53野生型、Ki67 15%~20%+、CyclinD1少数+。CT：①颅脑CT平扫未见明显异常。②双侧颈动脉鞘区及颌下淋巴结稍大。③肝、胆、脾、胰及双肾未见明显异常。④腹膜后未见肿大淋巴结。（2024-07-17，本院）MRI平扫+增强：①宫腔内-子宫后壁软组织肿块影，考虑子宫内膜间质肉瘤，累及子宫体全层，伴宫腔少量积血，请结合临床及相关检查。②子宫前壁腺肌症。③宫颈纳氏囊肿。④右侧卵巢囊肿或囊腺瘤。⑤盆腔少量积液。⑥盆腔未见明显肿大淋巴结。CA125 121.72U/ml↑，沟通后于2024-07-18在全麻下行腹式筋膜外全子宫切除+盆腔淋巴结清扫+腹主动脉旁淋巴结切除+部分大网膜切除+双侧附件切除术，经过顺利，术后案发病房，术后积极抗炎补液支持治疗及预防血栓治疗，术后恢复可。2024-07-22，本院术后病理（检查单号：1424103）（子宫）子宫低级别子宫内膜间质肉瘤，肿瘤浸润深肌层（＞1/2）并穿透浆膜面，肌层脉管内可见瘤栓；颈管内口未累及；宫内膜腺体呈增生性改变；慢性宫颈炎；（双侧）卵巢及输卵管未见肿瘤累及；（部分大网膜）脂肪组织充血；（腹主动脉旁）淋巴结未见转移癌（0/1）；手术摘除盆腔2组淋巴结未见转移癌（0/24）。肿瘤细胞DNA定量分析（检查单号：G20240610）未见恶性肿瘤细胞。根据术后病理结果，患方要求补充化疗，沟通后于2024-08-08开始行盐酸多柔比星脂质体67mg d1静脉点滴化疗，经过顺利，出现恶心、呕吐、睡眠差予以对症处理后缓解，出院后在当地监测血常规提示白细胞Ⅱ度骨髓抑制，升白治疗后好转。今要求入院继续治疗，门诊拟"子宫恶性肿瘤术后一程化疗后"收入院。患者目前精神尚可，体力正常，食欲正常，睡眠正常，体重无明显变化，大便正常，排尿正常。

既往史：平素健康状况良好，无高血压、糖尿病、冠心病、房颤病史，无外伤。无手术史。无肝炎、肺结核、疟疾、菌痢等传染病史。无输血史，接种新冠疫苗2针，其他预防接种史不详，无药物过敏史及药物成瘾史。

个人史：生于原籍，无外地久居史，无疫水接触史，无吸烟嗜好，无饮酒嗜好，从事职员工作，无工业毒物、粉尘、放射性物质接触史，无冶游史。

月经及婚育史：2020年绝经。孕2产2，顺产2次。

家族史：否认家族遗传病史，否认肿瘤家族史。

入院诊断：子宫低级别子宫内膜间质肉瘤ⅠB期术后化疗一程后。

治疗经过及用药分析

完善各项检查：血常规、凝血常规、肝肾功能、肿瘤标志物相关检测，排除化疗禁忌。患者于2024-08-29行盐酸多柔比星脂质体化疗。具体用药为：盐酸多柔比星脂质体67mg，ivgtt d1，并给予止吐、护胃等对症支持治疗。治疗期间所用药物见表13-23。

表13-23　药物治疗方案

治疗药物	用法用量	起止时间
地塞米松注射液	5mg，iv，st	1.4
盐酸帕洛诺司琼注射液	0.25mg，iv，st	1.4
西咪替丁注射液	400mg，ivgtt，st	1.4
0.9%氯化钠注射液	100ml，ivgtt	
5%葡萄糖注射液	100ml，ivgtt，st	1.4
5%葡萄糖注射液	250ml，ivgtt，st	1.4
盐酸多柔比星脂质体	67mg，ivgtt	
5%葡萄糖注射液	100ml，ivgtt，冲管	1.4

辅助检查

（1）肝肾功能（8.27）　谷丙转氨酶28U/L；谷草转氨酶23U/L；肌酐48μmol/L；尿素5.3μmol/L。

（2）血常规（8.27）　白细胞4.53×10^9/L；血红蛋白121g/L；血小板223×10^9/L。

（3）肿瘤标志物　CA125：9.41U/ml。

用药治疗方案分析

1. 化疗方案选择　依据NCCN及CSCO指南，患者临床分期低级别子宫内膜间质肉瘤ⅠB期，术后需补充治疗，方案为盐酸多柔比星脂质体符合指南推荐，心脏毒性低。盐酸多柔比星脂质体$40mg/m^2$，ivgtt，d1，q4w。

2. 化疗消化道安全管理　依据CSCO指南，盐酸多柔比星脂质体为中度致吐风险，中度致吐风险抗肿瘤药物所致恶心呕吐的预防：推荐5-HT$_3$RA+地塞米松方案（1A类证据，Ⅰ级推荐）。患者在化疗前同时给予盐酸帕洛诺司琼注射液及地塞米松注射液仍有恶心、纳差，未呕吐。后续若患者发生恶心呕吐，可影响后续化疗方案的继续进行，且影响患者的生存质量。建议联用 NK-1RA。

3. 骨髓抑制的预防和治疗药物　依据 CSCO 指南，患者粒缺发生的风险级别评估应综合考虑患者的疾病、化疗方案以及患者自身因素。此方案为中度致粒缺风险，进行继续评估患者近期内接受手术，根据指南建议化疗后给予人粒细胞集落刺激因子一级预防处理，并对患者进行持续评估，密切关注血常规白细胞、粒细胞数值。

用药监护要点

1. 盐酸多柔比星脂质体的致吐风险　为中度致吐风险化疗药物，用药过程中应注意监测患者的饮食情况，避免进食油腻及刺激性食物，尽量清淡饮食。避免因化疗引起的恶心呕吐影响后续治疗方案的实施。盐酸多柔比星脂质体静脉化疗评估中度致粒缺方案，继续分层评估提示有一级预防升白指征，积极给予预防升白处理，同时监测血常规。盐酸多柔比星脂质体经肝脏代谢且可引起肝脏的损伤，用药后注意监测肝功能。多柔比星对心脏毒性，用药后注意监测心肌酶谱及心功能情况的评估。

2. 盐酸多柔比星脂质体出现手足综合征　神经病变开始于手指和脚趾的远端，然后最终到达踝部、小腿和手腕。此外，患者出现感觉症状主要包括：麻木、刺痛，呈"袜子 – 手套"型分布。输注药物期间穿戴冷冻手套或者袜子，可有助于预防以及减轻药物相关神经病变。另外，口服甲钴胺、B 族维生素可用于预防神经毒性。当出现 1 度或 2 度感觉神经毒性不需要调整用药剂量，出现 3 度神经毒性需要停止治疗，直到恢复至 2 度或小于 2 度，并在后续治疗中降低用药剂量。分级详见表 13-21。

3. 盐酸帕洛诺司琼注射液　为 5-HT$_3$RA 类药物，本类药物在使用过程中可引起便秘，建议用药后多饮水，促进排便。如后期出现便秘可给予乳果糖口服溶液改善症状。

★ 子宫内膜间质肉瘤术后化疗后临床案例分析

病历摘要

患者，女，61 岁。身高 160cm，体重 66kg。

主诉：子宫未分化肉瘤ⅠB 期术后放化疗后要求治疗。

现病史：患者因发现宫腔占位 6 年，阴道不规则流血 11 个月 2024-09-29 首次入院。2024-10-09 腹腔镜下筋膜外全子宫切除 + 双附件切除 + 盆腔淋巴结清扫 + 腹主动脉旁淋巴结切除 + 大网膜切除 + 重度盆腔粘连松解 + 肠粘连松解 + 双侧输尿管旁周围组织粘连松解 + 卵巢周围组织粘连松解 + 阴道残端骶棘韧带悬吊 + 引流 . 术后病理：子宫高级别肉瘤，结合 HE 及活检号（1439683），考虑符合子宫未分化肉瘤，肿瘤位于浅肌层（< 1/2），肌层脉管内可见瘤栓；子宫内膜息肉，绝经期子宫内膜；颈管内口表面上皮坏死剥脱；宫颈黏膜表面上皮坏死剥脱，未见鳞状上皮；（双侧）卵巢及输卵管未见肿瘤累及；（大网膜）脂肪组织充血；（左、右髂总）（腹主动脉旁）片示为纤维脂肪组织；

（左、右盆腔）淋巴结未见转移瘤（0/14）。IHC:PAX-8（-），P40（-），EMA局灶弱+，AE1/AE3局灶+。术后诊断：①子宫恶性肿瘤：子宫未分化肉瘤ⅠB期；根据指南，术后补充放化疗，2024-10-21予盐酸多柔比星脂质体注射液70mg续静滴。术后补充放疗靶区范围及剂量：CTV:盆腔淋巴引流区（髂总，髂内，髂外，骶前，宫旁及闭孔淋巴引流区），瘤床区，阴道残端，道旁（上界：腹主动脉分叉处，下界：闭孔下缘）：48.6Gy/27fx/1.8Gy。2024-11-13及2024-12-06盐酸多柔比星脂质体注射液70mg续静滴化疗。放化疗期间出现轻度胃肠道反应，Ⅱ度骨髓抑制，予对症治疗后好转。患者今日为求继续治疗入院，拟"子宫恶性肿瘤"收入我科住院。患者平素无不适症状，目前精神尚可，体力正常，食欲正常，睡眠正常，体重无明显变化，大便正常，排尿正常。

既往史：平素健康状况良好，无高血压、冠心病、房颤病史，无外伤。糖尿病史15年，口服降糖药物治疗。有结扎手术史。无肝炎、肺结核、疟疾、菌痢等传染病史。无输血史，接种新冠疫苗2针，其他预防接种史不详，无药物过敏史及药物成瘾史。

个人史：生于原籍，无外地久居史，无疫水接触史，无吸烟嗜好，无饮酒嗜好，从事职员工作，无工业毒物、粉尘、放射性物质接触史，无冶游史。

月经及婚育史：46岁绝经。孕3产3，顺产3次。

家族史：否认家族遗传病史，否认肿瘤家族史。

入院诊断： 1.子宫低级别子宫内膜间质肉瘤术后化疗一程后。2.化疗后骨髓抑制。

治疗经过及用药分析

完善各项检查：血常规、凝血常规、肝肾功能、肿瘤标志物相关检测，排除化疗禁忌。患者于2024-12-27行盐酸多柔比星脂质体化疗。具体用药为：盐酸多柔比星脂质体70mg，ivgtt d1，并给予止吐、护胃等对症支持治疗。治疗期间所用药物见表13-24。

表13-24 药物治疗方案

治疗药物	用法用量	起止时间
地塞米松注射液	5mg，iv，st	12.27
盐酸帕洛诺司琼注射液	0.25mg，iv，st	12.27
西咪替丁注射液	400mg，ivgtt，st	12.27
0.9%氯化钠注射液	100ml，ivgtt	
5%葡萄糖注射液	100ml，ivgtt，st	12.27
5%葡萄糖注射液	250ml，ivgtt，st	12.27
盐酸多柔比星脂质体	67mg，ivgtt	
5%葡萄糖注射液	100ml，ivgtt，冲管	12.27

辅助检查

（1）肝肾功能（12.25） 谷丙转氨酶38U/L；谷草转氨酶33U/L；肌酐48μmol/L；尿素5.3μmol/L。

（2）血常规（12.25）　白细胞 7.53×10^9/L；血红蛋白 101g/L；血小板 220×10^9/L。

（3）肿瘤标志物　CA125：8.95U/ml。

用药治疗方案分析

1. 化疗方案选择　依据 NCCN 及 CSCO 指南，患者临床分期子宫未分化肉瘤ⅠB 期，术后需补充治疗，方案为盐酸多柔比星脂质体符合指南推荐，心脏毒性低。盐酸多柔比星脂质体 40mg/m^2，ivgtt，d1，q4w。

2. 化疗消化道安全管理　依据 CSCO 指南，盐酸多柔比星脂质体为中度致吐风险，中度致吐风险抗肿瘤药物所致恶心呕吐的预防：推荐 5-HT_3RA+ 地塞米松方案（1A 类证据，Ⅰ级推荐）。患者在化疗前同时给予盐酸帕洛诺司琼注射液及地塞米松注射液仍有恶心、纳差，未呕吐。后续若患者发生恶心呕吐，可影响后续化疗方案的继续进行，且影响患者的生存质量。建议联用 NK-1RA。

3. 骨髓抑制的预防和治疗药物　依据 CSCO 指南，患者粒缺发生的风险级别评估应综合考虑患者的疾病、化疗方案以及患者自身因素。此方案为中度致粒缺风险，根据指南建议化疗后给予人粒细胞集落刺激因子一级预防处理，并对患者进行持续评估，密切关注血常规白细胞、粒细胞数值。

用药监护要点

1. 盐酸多柔比星脂质体的致吐风险　为中度致吐风险化疗药物，用药过程中应注意监测患者的饮食情况，避免进食油腻及刺激性食物，尽量清淡饮食。避免因化疗引起的恶心呕吐影响后续治疗方案的实施。盐酸多柔比星脂质体静脉化疗评估中度致粒缺方案，继续分层评估提示有一级预防升白指征，积极给予预防升白处理，同时监测血常规。盐酸多柔比星脂质体经肝脏代谢且可引起肝脏的损伤，用药后注意监测肝功能。多柔比星有心脏毒性，用药后注意监测心肌酶谱及心功能情况的评估。

2. 盐酸多柔比星脂质体出现手足综合征　神经病变开始于手指和脚趾的远端，然后最终到达踝部、小腿和手腕。此外，患者出现感觉症状主要包括：麻木、刺痛，呈"袜子－手套"型分布。输注药物期间穿戴冷冻手套或者袜子，可有助于预防以及减轻药物相关神经病变。另外，口服甲钴胺、B 族维生素可用于预防神经毒性。当出现 1 度或 2 度感觉神经毒性不需要调整用药剂量，出现 3 度神经毒性需要停止治疗，直到恢复至 2 度或小于 2 度，并在后续治疗中降低用药剂量。分级详见表 13-3。

3. 盐酸帕洛诺司琼注射液　为 5-HT_3RA 类药物，本类药物在使用过程中可引起便秘，建议用药后多饮水，促进排便。如后期出现便秘可给予乳果糖口服溶液改善症状。

★子宫内膜间质肉瘤ⅠB 期临床案例分析

病历摘要

患者，女，53 岁。身高 158cm，体重 85kg。

主诉：子宫内膜间质肉瘤ⅠB期术后化疗一程后要求治疗

现病史：患者因"排尿排便困难伴腹胀、左侧腰痛1周"2024-09-22首次入院。于2024-09-23全麻下行腹式全子宫切除+双侧附件切除术+肠粘连松解+膀胱周围组织粘连松解+输尿管旁粘连松解+腹腔镜探查+膀胱镜下右侧输尿管插管。（2024-09-28 16:19，本院）行病理检查提示：检查参数：子宫、左侧附件、右侧附件、子宫肿瘤，手术标本检查与诊断（检查单号：1438922）检查印象：子宫低级别子宫内膜间质肉瘤，肿瘤位于深肌层（＞1/2）；子宫内膜不规则增生；子宫肌壁间多发性平滑肌瘤合并腺肌症；慢性宫颈炎；（双侧）卵巢白体；输卵管充血及系膜泡状附件。免疫组化：ER(＋)，PR（＋），P53野生型，Ki-67热点30%+，CD10（－），Vimentin（＋），Caldesmon（－），Desmin（＋），Actin（－），SMA（灶状＋），P16（－），CR（－），a-inhibin（－），CD99（＋），ALK（－），CyclinD1（－），SATB-2（＋），PHH3 3%+，Bcl-2（＋），C-erbB-2（0）。术后诊断子宫低级别子宫内膜间质肉瘤ⅠB期，术后补充治疗，与患方沟通后9月30日行盐酸多柔比星脂质体70mg静脉化疗一程，现要求继续治疗入院，门诊拟"子宫肉瘤术后化疗一程后"收入院，病程中患者精神食欲可，大小便正常。

既往史：平素健康状况良好，无高血压、糖尿病、冠心病、房颤病史，无外伤。1998年当地医院行剖宫产术。无肝炎、肺结核、疟疾、菌痢等传染病史。无输血史，接种新冠疫苗2针，其他预防接种史不详，无药物过敏史及药物成瘾史。

个人史：生于原籍，无外地久居史，无疫水接触史，无吸烟嗜好，无饮酒嗜好，从事职员工作，无工业毒物、粉尘、放射性物质接触史，无冶游史。

月经及婚育史：Lmp2024年8月13日。孕1产1，顺产1次。

家族史：否认家族遗传病史，否认肿瘤家族史。

入院诊断： 子宫低级别子宫内膜间质肉瘤ⅠB期术后化疗一程后

（治疗经过及用药分析）

完善各项检查：血常规、凝血常规、肝肾功能、肿瘤标志物相关检测，排除化疗禁忌。患者于2024-10-29行盐酸多柔比星脂质体化疗。具体用药为：盐酸多柔比星脂质体70mg，ivgtt d1，并给予止吐、护胃等对症支持治疗。治疗期间所用药物见表13-25。

表13-25　药物治疗方案

治疗药物	用法用量	起止时间
地塞米松注射液	5mg，iv，st	10.29
盐酸帕洛诺司琼注射液	0.25mg，iv，st	10.29
西咪替丁注射液	400mg，ivgtt，st	10.29
0.9%氯化钠注射液	100ml，ivgtt	
5%葡萄糖注射液	100ml，ivgtt，st	10.29

治疗药物	用法用量	起止时间
5% 葡萄糖注射液	250ml，ivgtt，st	10.29
盐酸多柔比星脂质体	67mg，ivgtt	
5% 葡萄糖注射液	100ml，ivgtt，冲管	10.29

辅助检查

（1）肝肾功能（10.27） 谷丙转氨酶 48U/L；谷草转氨酶 43U/L；肌酐 51μmol/L；尿素 5.6μmol/L。

（2）血常规（10.27） 白细胞 7.53×10^9/L；血红蛋白 111g/L；血小板 203×10^9/L。

（3）肿瘤标志物 CA125：9.01U/ml。

用药治疗方案分析

1. 化疗方案选择 依据 NCCN 及 CSCO 指南，患者临床分期低级别子宫内膜间质肉瘤 I B 期，术后需补充治疗，方案为盐酸多柔比星脂质体符合指南推荐，心脏毒性低。盐酸多柔比星脂质体 $40mg/m^2$，ivgtt，d1，q4w。

2. 化疗消化道安全管理 依据 CSCO 指南，盐酸多柔比星脂质体为中度致吐风险，中度致吐风险抗肿瘤药物所致恶心呕吐的预防：推荐 $5-HT_3 RA+$ 地塞米松方案（1A 类证据，I 级推荐）。患者在化疗前同时给予盐酸帕洛诺司琼注射液及地塞米松注射液仍有恶心、纳差，未呕吐。后续若患者发生恶心呕吐，可影响后续化疗方案的继续进行，且影响患者的生存质量。建议联用 NK-1RA。

3. 骨髓抑制的预防和治疗药物 依据 CSCO 指南，患者粒缺发生的风险级别评估应综合考虑患者的疾病、化疗方案以及患者自身因素。此方案为中度致粒缺风险，进行继续评估患者近期内接受手术，根据指南建议化疗后给予人粒细胞集落刺激因子一级预防处理，并对患者进行持续评估，密切关注血常规白细胞、粒细胞数值。

用药监护要点

1. 盐酸多柔比星脂质体的致吐风险 为中度致吐风险化疗药物，用药过程中应注意监测患者的饮食情况，避免进食油腻及刺激性食物，尽量清淡饮食。避免因化疗引起的恶心呕吐影响后续治疗方案的实施。盐酸多柔比星脂质体静脉化疗评估中度致粒缺方案，继续分层评估提示有一级预防升白指征，积极给予预防升白处理，同时监测血常规。盐酸多柔比星脂质体经肝脏代谢且可引起肝脏的损伤，用药后注意监测肝功能。多柔比星有心脏毒性，用药后注意监测心肌酶谱及心功能情况的评估。

2. 盐酸多柔比星脂质体出现手足综合征 神经病变开始于手指和脚趾的远端，然后最终到达踝部、小腿和手腕。此外，患者出现感觉症状主要包括：麻木、刺痛，呈"袜子-手套"型分布。输注药物期间穿戴冷冻手套或者袜子，可有助于预防以及减轻药物相关神经病变。另外，口服甲钴胺、B族维生素可用于预防神经毒性。当出现1度或2度感觉神经毒性不需要调整用药剂量，出现3度神经毒性需要停止治疗，直到恢复至2度或小于2度，并在后续治疗中降低用药剂量。分级详见表13-3。

3. 盐酸帕洛诺司琼注射液 为5-HT$_3$RA类药物，本类药物在使用过程中可引起便秘，建议用药后多饮水，促进排便。如后期出现便秘可给予乳果糖口服溶液改善症状。

（何林生　邹美燕）

参考文献

［1］孔北华，马丁，段涛．妇产科学（第10版）［M］．北京：人民卫生出版社，2024.

［2］中华医学会妇科肿瘤学分会．中国妇科肿瘤临床实践指南2024版［M］．北京：人民卫生出版社，2024.

［3］中国抗癌协会妇科肿瘤专业委员会．外阴恶性肿瘤诊断和治疗指南（2021年版）［J］．中国癌症杂志，2021，31（6）：533-545.

［4］谢玲玲，林荣春，林仲秋.《2023 NCCN外阴癌临床实践指南（第1版）》解读［J］．中国实用妇科与产科杂志，2023，39（1）：75-80.

［5］National Comprehensive Cancer Network. NCCN Clinical Practice Guidelines in Oncology: Vulvar Cancer Version 1.2024［EB/OL］.（2023-11-08）［2025-05-11］. https://nmcid.huashan.org.cn/disease/info/id/283/pid/265/did/228.shtml.

［6］Riely GJ, Wood DE, Ettinger DS, et al. Non-Small Cell Lung Cancer, Version 4.2024, NCCN Clinical Practice Guidelines in Oncology［J］. J Natl Compr Canc Netw, 2024, 22（4）：249-274.

［7］周晖，刘昀昀，罗铭，等.2024 NCCN子宫颈癌临床实践指南（第1版）更新解读［J］.中国实用妇科与产科杂志，2023，39（11）：1119-1121.

［8］National Comprehensive Cancer Network.NCCN Clinical Practice Guidelines in Oncology: Endometrial Cancer（Version 1.2024）［EB/OL］.（2023-11-08）［2025-05-11］. http://doc.pharmcube.com/image08 4e810e60fa4416bf1f436b3a085b9b.

［9］谢玲玲，林仲秋.2024 NCCN子宫肿瘤临床实践指南（第1版）解读［J］.中国实用妇科与产科杂志，2023，39（11）：1122-1127.

［10］National Comprehensive Cancer Network. NCCN Clinical Practice Guidelines in Oncology：Ovarian Cancer Including Fallopian Tube Cancer and Primary Peritoneal Cancer. Version 2［EB/OL］.（2023-11-08）［2025-05-11］. http://doc.pharmcube.com/image084e810e60fa4416bf1f436b3a085b9b.

［11］卢淮武，徐冬冬，赵喜博，等.2024 NCCN卵巢癌包括输卵管癌及原发性腹膜癌临床实践指南（第1版）解读［J］.中国实用妇科与产科杂志，2023，40（2）：187-197

［12］National Comprehensive Cancer Network.NCCN Clinical Practice Guidelines in Oncology：Uterine Neoplasms. Version 2.2024［EB/OL］.（2023-11-08）［2025-05-11］. http：//doc.pharmcube.com/image084e810e60fa4416bf1f436b3a085b9b.

［13］中国抗癌协会妇科肿瘤专业委员会．子宫肉瘤诊断与治疗指南（2021年版）［J］．中国癌症杂志，2021，31（6）：513-519.

第十四章
内分泌系统肿瘤

第一节　甲状腺肿瘤

一、概述

甲状腺肿瘤是最常见的内分泌肿瘤，女性更为多见，大多数为良性肿瘤，少数为癌，罕见肉瘤。本节重点阐述甲状腺癌。甲状腺癌（thyroid cancer）是起源于甲状腺滤泡细胞和滤泡旁细胞的恶性肿瘤，全球发病率呈逐年增高趋势。2015 年统计资料显示，我国甲状腺癌将以每年 20% 的速度持续增长。不同类型的甲状腺癌，其发病机制、病理特点、临床表现、治疗方法和预后等方面均有明显的差异。一般来说，分化型甲状腺癌（differentiated thyroid carcinoma，DTC）预后较好。甲状腺未分化癌（anaplastic thyroid cancer，ATC）的恶性程度高，预后差。甲状腺髓样癌（medullary thyroid carcinoma，MTC）的预后居于两者之间。

（一）甲状腺肿瘤的临床表现及诊断

1. 临床表现　大多数甲状腺癌没有明显临床症状。部分恶性肿瘤压迫或侵犯周围组织，可出现声音嘶哑、压迫感、吞咽 / 呼吸困难、咯血等症状。合并甲状腺功能异常时，可出现甲状腺功能亢进或减退临床表现。部分患者可能因侧颈淋巴结肿大就诊。压迫或侵犯交感神经可引起霍纳综合征。MTC 可产生降钙素和 5- 羟色胺，可引起腹泻、心悸、面色潮红等症状。ATC 常表现为迅速增大的肿块，常伴声音嘶哑、呼吸困难、吞咽困难和颈部疼痛等症状。

2. 临床诊断　甲状腺癌的诊断应结合患者的症状、体征、影像学检查、实验室检查及组织病理学检查等综合判断。

（1）体检　甲状腺癌通常在体检时通过甲状腺触诊和颈部超声发现，大多无明显临床症状。主要体征为甲状腺肿大或结节，结节形状不规则、与周围组织粘连固定，并逐渐增大，质地硬，边界不清，初起可随吞咽运动上下移动，后期多不能移动。若伴颈部淋巴结转移，可触诊颈部淋巴结肿大。

（2）影像学诊断　甲状腺癌的影像学检查包括超声检查、CT、磁共振成像（magnetic resonance imaging，MRI）、正电子发射计算机体层成像（positron emission tomography-computed tomography，PET-CT）等。高分辨率超声简便无创，特异性和敏感性较高，能清晰地显示结节的边界、形态、大小及内部结构等信息，是甲状腺最常用且首选的影像学检查方法。在甲状腺癌定性方面，CT 和 MRI 不优于超声，主要用于辅助评估甲状腺癌原发灶、颈部淋巴结的病变范围与周围重要器官的关系，协助制定手术方案。PET-CT 不作为评估甲状腺结节的常规检查，可用于怀疑有远处转移的晚期甲状腺癌全身评估。

（3）实验室诊断　甲状腺肿瘤标志检测包括甲状腺球蛋白（thyroglobulin，Tg）、癌胚抗原（carcinoembryonic antigen，CEA）和降钙素。Tg 是甲状腺产生的特异性蛋白，但 Tg 对鉴别甲状腺结节良恶性缺乏特异性价值。因此，一般不将 Tg 用于甲状腺癌的鉴别诊断。DTC 全甲状腺切除术后，可通过连续监测血清 Tg 监测肿瘤的复发和转移。血清 Tg 水平的测定还受到抗甲状腺球蛋白抗体（anti-thyroglobulin antibodies，TgAb）水平的影响。因此，测定 Tg 同时应测定 TgAb。怀疑 MTC 患者，治疗前应同时检测血清降钙素和 CEA，并在治疗后定期监测血清水平变化，用于疗效评估和病情监测。

（4）病理学诊断　病理是诊断的金标准，用于甲状腺癌的术前评估、复发风险分层、指导诊疗方案的制定。甲状腺癌的病理学诊断方法包括细针穿刺、粗针穿刺、术中快速冰冻切片诊断、术后常规病理以及分子病理检查。对临床常见的分化型甲状腺癌，术前定性诊断以细针穿刺的敏感度和特异度最高，且有助于减少不必要手术，为手术方案的制定提供依据。术中快速冰冻切片诊断用于淋巴结转移、手术切缘、甲状旁腺的判定。术后病理检查进一步明确病变性质、肿瘤组织学类型及亚型、肿瘤大小、侵犯和转移情况、TNM 分期。分子病理学检查用于辅助鉴别甲状腺结节的良恶性，肿瘤复发风险分层，并为靶向治疗提供分子依据。

（二）甲状腺肿瘤的病因与发病机制

作为近十年全球范围内增长速度最快的恶性肿瘤，甲状腺癌病因也成为社会关注的焦点。目前，普遍认为诊断强度增加是甲状腺癌发病率增高的重要原因。甲状腺癌的发生是多种因素综合作用的结果。遗传因素发挥着重要的内源性作用，电离辐射是目前唯一被证实的外源致病因素。目前学术界普遍认为：甲状腺癌是单克隆基因选择性疾病，RET、RAS、BRAF 等基因突变可能导致甲状腺癌的发生。此外，肥胖、甲状腺肿、良性甲状腺结节或腺瘤是高度可能的风险因素，生殖相关因素、月经、饮食因素等是甲状腺癌的可能风险因素。

（三）甲状腺肿瘤的病理分类与分期

根据 WHO 病理分型，甲状腺癌分为甲状腺乳头状癌（papillary thyroid carcinoma，

PTC）、甲状腺滤泡癌（follicular thyroid carcinoma，FTC）、甲状腺髓样癌和甲状腺未分化癌。根据组织学分化程度的不同，甲状腺癌又分为分化型甲状腺癌和未分化型甲状腺癌。PTC 和 FTC 均起源于甲状腺滤泡上皮细胞，为分化型甲状腺癌，约占甲状腺癌的95%。MTC 是甲状腺滤泡旁细胞来源的恶性肿瘤，约占甲状腺癌的 2%~3%。ATC 是未分化的甲状腺滤泡细胞构成的高度侵袭性恶性肿瘤，预后差。

甲状腺癌的 TNM 分期采用美国癌症联合会（AJCC）发布的第八版分期系统。对于乳头状或滤泡状癌，年龄也是影响预后的重要因素。年龄< 55 岁的乳头状或滤泡状癌分为Ⅰ和Ⅱ期，即便有远处转移，也归为Ⅱ期，预后也较好；年龄 ≥ 55 岁的乳头状或滤泡状癌分为Ⅰ、Ⅱ、Ⅲ、ⅣA、ⅣB 期，一旦有远处转移便归为ⅣB 期。髓样癌、未分化癌分期不考虑年龄的因素，髓样癌由早至晚可分为Ⅰ、Ⅱ、Ⅲ、ⅣA、ⅣB、ⅣC期，未分化癌恶性程度较高，一旦确诊便归为ⅣA、ⅣB 或ⅣC 期。甲状腺癌的 TNM 分期是评估预后的分期系统，同时为疾病的处理提供了依据。

（四）甲状腺肿瘤的治疗原则

甲状腺癌一般基于不同的病理分型和 TNM 分期进行治疗。随着人们对不同亚型甲状腺癌发病机制的认识，一些新的甲状腺癌标志物的发现也引导着甲状腺癌的治疗策略。治疗手段包括外科治疗、碘 131 治疗、放射治疗、药物治疗（内分泌抑制治疗、传统化疗、靶向治疗、免疫治疗等）。本节重点阐述甲状腺癌药物治疗的相关内容。

1. DTC 的治疗　DTC 的治疗以外科治疗为主，术后辅以内分泌抑制治疗、碘 131治疗，部分晚期患者可辅以放射治疗、靶向治疗。DTC 对化疗不敏感，化疗仅作为姑息治疗或其他手段无效后的尝试治疗。

（1）DTC 的内分泌抑制治疗　垂体分泌的促甲状腺激素（thyroid stimulating hormone，TSH）与甲状腺细胞上的 TSH 受体结合，一方面促进甲状腺激素的合成、维持人体正常的新陈代谢，另一方面促进甲状腺细胞的增殖和生长。DTC 细胞保留了 TSH受体的表达特性，因此 TSH 也可以促进 DTC 的生长和增殖，导致肿瘤的进展、复发或转移。鉴于 DTC 的 TSH 依赖性，患者术后，给予足够剂量的甲状腺激素将 TSH 抑制到某一水平之下，从而减少 TSH 对可能残存的甲状腺癌细胞生长的刺激，降低肿瘤进展、复发、转移的风险。MTC 和 ATC 细胞不表达 TSH 受体，其生长不具有 TSH 依赖性。对于此类甲状腺癌患者，即使 TSH 抑制到较低水平，也不能延缓病情的进展，因此术后无需 TSH 抑制治疗，仅需在术后甲减患者中补充生理剂量的甲状腺素。

DTC 术后 TSH 抑制治疗的理想目标是既能抑制 DTC 的进展、复发和转移，又能减少外源性亚临床甲亢导致的不良反应，提高患者生活质量。TSH 抑制治疗靶目标值的设定也不断地更新与优化，目前主要参照 2015 年 ATA 指南设定的 TSH 抑制治疗目标。

①初始期（通常指接受手术、放射性碘等治疗手段后的 1 年内）　高危患者，初始TSH 目标建议不高于 0.1mU/L；中危患者，TSH 目标建议 0.1~0.5mU/L；未检出血清 Tg 的低危患者，TSH 目标建议 0.5~2mU/L；低水平 Tg 的低危患者，TSH 目标建议 0.1~0.5mU/L；

腺叶切除患者，TSH 目标建议 0.5~2mU/L。

②随访期　主要根据患者的治疗转归和抑制治疗副作用风险来确定 TSH 的目标值，除部分持续带瘤生存的患者仍需将 TSH 控制在 0.1mU/L 以下，大多数患者 TSH 抑制治疗目标为 0.1~0.5mU/L 或 0.5~2mU/L。

TSH 抑制治疗首选左甲状腺素（levothyroxine，LT_4）片。LT_4 的起始剂量因患者年龄和伴发疾病而异。年轻健康的成年人可直接使用足量的 LT_4 替代，老年人、有冠心病或其他高危因素的患者，初始剂量不宜过大，应缓慢增量，并严密监测心脏状况。LT_4 最终剂量的确定有赖于血清 TSH 的测定。调整阶段，每 4 周左右测定 TSH；TSH 达标后，可 3~6 个月复查一次，以确定 TSH 是否在目标抑制范围。

（2）DTC 的靶向治疗　大多数 DTC 患者接受手术、内分泌抑制治疗及碘 131 治疗后，预后较好。然而部分患者对碘 131 治疗无效并出现复发或转移，10 年生存率可能降至 10% 以下，称之为碘难治性分化型甲状腺癌（radioiodine refractory differentiated thyroid carcinoma，RAIR-DTC）。RAIR-DTC 对常规细胞毒性药物和全身化疗不敏感，治疗选择有限。

近年来靶向药物治疗逐渐成为治疗 RAIR-DTC 的研究焦点。研究发现，DTC 往往存在血管内皮生长因子（vascular endothelial growth factor，VEGF）、血小板衍生生长因子（platelet-derived growth factor，PDGF）、成纤维细胞生长因子（fibroblast growth factor，FGF）及其受体的高表达，以及 BRAF、RAS、RET 等基因位点的突变。作用于这些靶点的靶向药物可延长 RAIR-DTC 患者中位无进展生存期，并使部分患者的肿瘤缩小。对于外科手术、碘 131 治疗无效，且疾病持续显著进展的患者，可考虑使用靶向治疗。

目前，治疗甲状腺癌的靶向药物主要包括多靶点酪氨酸激酶抑制剂（multi-target tyrosine kinase inhibitor，mTKI）、NTRK 抑制剂和 RET 抑制剂等。在我国，已获批用于 RAIR-DTC 治疗的 mTKI 包括索拉非尼、安罗替尼、仑伐替尼和多纳非尼。RET 和 NTRK 融合是发生率较低的可用药靶点，主要发生在 PTC 患者中，大约 8%~10% 的 PTC 患者存在 RET 融合，而只有约 3% 的患者发生 NTPK 融合。美国 FDA 已批准的 RET 抑制剂包括普拉替尼和塞尔帕替尼，NTPK 抑制剂包括恩曲替尼和拉罗替尼。

2. MTC 的治疗　早期 MTC 的治疗以手术治疗为主，对于不可手术切除的或远处转移的、病情持续进展的 MTC 患者，靶向治疗是一线首选方案。MTC 对化疗不敏感，免疫原性也较低，不建议常规使用化学治疗和免疫治疗。

MTC 具有众多基因突变，是药物治疗的潜在靶点。遗传性髓样癌患者具有种系的 RET 基因突变，而半数的散发性 MTC 患者存在实体瘤 RET 突变。在 RET 基因野生型患者中，18%~80% 具有体细胞 RAS 突变。另外，与其他肿瘤一样，酪氨酸激酶受体及其介导的下游信号通路异常激活，可刺激 MTC 肿瘤增殖、血管生成、肿瘤浸润及转移。对于 RET 基因突变型的 MTC，可选择 RET 高选择性抑制剂普拉替尼、塞普替尼，对于 RET 基因野生型的 MTC，可应用抑制生成途径的 mTKI 凡德他尼、卡博替尼、安罗替尼。

3. ATC 的治疗 ATC 的治疗需个体化，根据患者病情、诉求不同，治疗方案具有一定灵活性。少数 ATC 患者有手术机会，部分患者行放疗、化疗可能有效，但总体预后较差。

对于已经发生远处转移的 ATC 患者，目前的治疗主要依赖于化疗和靶向治疗。半数 ATC 具有 BRAF V600E 突变，对于携带 BRAF V600E 突变基因的患者，推荐 BRAF/MEK 抑制剂组合达拉非尼联合曲美替尼进行靶向治疗。甲状腺癌的其他驱动基因如 ALK、RET 或 NTRK 基因融合，在 ATC 患者中属于罕见突变，发生率为 2%~3%。NTPK 高选择性抑制剂拉罗替尼和恩曲替尼，为ⅣC 期携带 NTRK 基因融合的 ATC 患者提供了新的选择。

ⅣA 和ⅣB 期的 ATC 患者手术后，化疗联合局部放疗可增强综合治疗的效果，提高患者的生存率和生活质量，常用药物包括紫杉醇、多西他赛。对无其他选择的转移性 ATC 患者，可考虑单药化疗或联合化疗。单药化疗的药物包括紫杉醇、多柔比星；联合化疗方案有紫杉醇 + 卡铂、多西他赛 + 多柔比星。

甲状腺癌免疫原性不强，通常对于免疫检查点抑制剂的疗效欠佳。但 ATC 具有相对较高的 PD-L1 表达阳性比例和强度。具有 PD-L1 高表达的ⅣC 期 ATC 患者，在无其他适用靶向药物时可选择免疫检查点抑制剂治疗。

（五）甲状腺肿瘤的药物治疗进展

传统的甲状腺癌内科治疗主要是内分泌抑制治疗和化疗。近年来，随着分子生物学技术的快速发展，极大提高了人们对不同亚型甲状腺癌发病机制的认识，尤其是一些新标志物的发现，为晚期甲状腺癌患者的治疗提供了更多的选择。

1. 靶向药物

（1）多靶点酪氨酸激酶抑制剂 甲状腺癌普遍存在酪氨酸激酶受体及其介导的下游信号通路的异常激活，从而引起细胞增殖、分化、凋亡、血管生成相关活动异常。mTKI 是最早研发并被批准用于晚期转移性甲状腺癌的药物，能抑制多种酪氨酸激酶受体活性的小分子药物，靶点包括 VEGFR、PDGFR、FGFR 等血管生成相关受体。

索拉非尼是第一个获批用于 RAIR-DTC 一线治疗的靶向药物，可显著延长患者的中位无进展生存率（progression free survival，PFS），降低患者的疾病进展或死亡风险。但患者的整体客观缓解率（objective response rate，ORR）并不高，最常见的不良反应为手足综合征、腹泻、高血压、脱发、皮疹等。仑伐替尼是继索拉非尼第二个被美国 FDA 批准用于 RAIR-DTC 一线治疗的靶向药物。不仅可显著延长患者的 PFS，相较于索拉非尼，ORR 有显著提高，常见的不良反应为高血压、腹泻、乏力、食欲减退等。两种药物分别于 2017 年和 2020 年被 NMPA 批准用于 RAIR-DTC 治疗。

安罗替尼和多纳非尼是国内自主研发并得到 NMPA 批准用于晚期及转移性甲状腺癌治疗的 mTKI。安罗替尼的适应证包括晚期转移性 MTC 和 RAIR-DTC。临床研究结果显示，安罗替尼可显著延长 MTC 和 RAIR-DTC 患者的 PFS，提高 ORR，并显示出良好的安全性和耐受性。多纳非尼仅用于 RAIR-DTC，疗效显著，耐受性好，最常见的治疗相关不良事件大部分为 1~2 级，因不良反应停药的几率较低。

卡博替尼、凡德他尼已被美国 FDA 批准用于 MTC 治疗的 mTKI，卡博替尼还可用于 12 岁及以上的局部晚期或转移性 DTC 治疗。两类药物均未得到 NMPA 批准用于晚期及转移性甲状腺癌治疗。尚处于甲状腺癌治疗临床试验阶段的 mTKI 还包括舒尼替尼、莫特塞尼、尼达尼布、多维替尼、伊马替尼、帕唑帕尼、索凡替尼、普纳替尼等。

（2）RET 抑制剂 RET 基因也是甲状腺癌常见的变异位点，8%~10% 的 PTC 患者存在 RET 基因突变，有 50%~70% 的 MTC 患者存在 RET 基因突变。针对 RET 基因突变的 RAIR-DTC 和 MTC，塞普替尼和普拉替尼分别于 2022 年 3 月和 9 月得到 NMPA 批准用于上述适应证。相对于 mTKI，RET 抑制剂显著提高 ORR，可达 71.6%~92.0%，对 mTKI 治疗失败后的患者同样有效。两种药物治疗的安全性和耐受性均较好，主要不良反应包括肝酶升高、恶心、呕吐、乏力、高血压等。因其显著的疗效和良好的耐受性，对于进展期 RET 基因突变的 MTC 及 RAIR-DTC，两种 RET 特异性抑制剂已经成为一线治疗手段。

（3）BRAF/MEK 抑制剂 对于 BRAF V600E 突变的晚期 ATC，美国 FDA 早在 2018 年 5 月就批准 BRAF/MEK 抑制剂组合达拉非尼联合曲美替尼可应用于此。达拉非尼联合曲美替尼方案已在国内用于治疗晚期黑色素瘤和非小细胞肺癌，但尚未获批用于甲状腺癌。研究结果表明，达拉非尼联合曲美替尼治疗 BRAF V600E 突变的 ATC 疗效显著，整体耐受性好，某些患者还可后续接受手术，使得局部区域症状得到控制，患者生存期延长。对于一线 mTKI 治疗后进展的 BRAF V600E 突变型 RAIR-DTC 患者，BRAF ± MEK 抑制剂可能作为二线用药，相关的临床试验正在进行中。

（4）NTRK 抑制剂 NTRK 基因是甲状腺癌另一个精准治疗的靶点，其高选择性抑制剂拉罗替尼和恩曲替尼分别于 2018 年和 2019 年被美国 FDA 批准治疗 NTRK 融合晚期实体瘤（包括甲状腺癌），均于 2022 年在国内获批用于 NTRK 融合晚期实体瘤（包括甲状腺癌）治疗。拉罗替尼是一种选择性泛 TRK 抑制剂。恩曲替尼是 TRK/ROS1/ALK 融合的选择性抑制剂。两种药物均具有良好的安全性，不良事件主要为 1 级和 2 级。

2. 免疫检查点抑制剂 程序性细胞死亡蛋白 -1（programmed death-1，PD-1）及其配体（PD-L1）抑制剂是免疫哨点单抗药物，通过抑制 PD-1/PD-L1 通路活化，激活细胞毒性 T 细胞及其他免疫细胞，从而起到杀伤肿瘤细胞的作用。PD-1/PD-L1 抑制剂是近年来肿瘤免疫治疗研究的热点之一。ATC 组织中 PD-L1 的表达量显著高于正常甲状腺组织和分化型甲状腺癌组织，肿瘤突变负荷增加，因此 PD-1/PD-L1 抑制剂可作为 ATC 治疗的一种新选择。NCCN 甲状腺癌临床实践指南提出可应用 PD-1/PD-L1 抑制剂帕博利珠单抗治疗高肿瘤突变负荷甲状腺癌。相关研究表明，对于 BRAF V600E 突变的 ATC，PD-1/PD-L1 抑制剂联用靶向药物，显示出良好的效果。但病例数较少，需更多的临床研究进一步验证。对于 RAIR-DTC，PD-1/PD-L1 抑制剂联用靶向药物也有小样本的研究。结果显示，相比单用靶向药物，加入免疫治疗后大大提高了肿瘤的应答率。

二、甲状腺癌药物治疗案例分析

★碘难治性甲状腺癌靶向治疗案例分析

病历摘要

患者，女，67岁，身高155cm，体重57kg。

主诉：甲状腺癌术后10年，发现肺转移2年余。

现病史：患者2013年发现左侧颈部无痛性肿物，行B超检查示：甲状腺双侧叶及峡部实性占位，行甲状腺双侧叶全部切除术＋左侧甲状腺癌改良根治术。术后病理：（左侧）甲状腺乳头状癌40mm×25mm×21mm，局部累及横纹肌；（峡部）甲状腺结节性甲状腺肿伴微小乳头状癌灶形成，直径4mm；（右侧）结节性甲状腺肿伴腺瘤样结节形成；第5组及中央组淋巴结均见癌转移，分别为（8/19、11/13）。术后行2次碘131治疗及左甲状腺素片150μg，po，qd内分泌抑制治疗。2017年右侧甲状腺癌复发再次行甲状腺癌切除手术，具体病理不详。术后行1次碘131治疗。2021年咳嗽、咳痰，胸部CT示：双肺转移瘤。碘131治疗1次。2022年7月ECT检查示：颈部甲状腺床区功能性碘131摄取，双肺、纵隔、颈部及右侧腋窝淋巴结异常核素摄取，考虑双肺转移瘤、左侧颈部淋巴结转移瘤可能。2023年2月19日复查胸部CT：双肺多发结节，大者16mm，纵隔肿大淋巴结；甲状腺球蛋白477ng/ml。再次行碘131治疗。2023年9月30日复查CT：双肺多发结节，较前增大，大者21mm，纵隔肿大淋巴结；超声检查示：右侧颈部淋巴结增大并结构异常，13mm×9mm，左侧锁骨上10mm×7mm低回声团，肿大淋巴结？2023年10月27日复查甲状腺球蛋白＞500ng/ml，行左侧颈部淋巴结穿刺，结果示：符合甲状腺乳头状癌。为进一步治疗就诊。自患病以来饮食、睡眠可，大小便正常，半年体重减轻5kg。

既往史：平素健康状况良好，无高血压、糖尿病、冠心病史，无药物、食物过敏史，新冠病毒感染史。

个人史：生于原籍，无外地久居史，生活规律，无吸烟嗜好，无饮酒嗜好，无工业毒物、粉尘史，甲状腺手术后多次碘131治疗，无冶游史。

入院诊断：1.甲状腺恶性肿瘤（TxNxM1 Ⅳ期）。2.甲状腺乳头癌复发伴转移。3.放射性碘难治性DTC。

治疗经过及用药分析

完善各项检查：血常规、凝血常规、肝肾功能、甲状腺功能、甲状腺球蛋白、CT相关检测。患者于2023年11月6日开始给予甲苯磺酸索拉非尼片0.4g，po，bid靶向治疗，并继续左甲状腺素片150μg，po，qd内分泌抑制治疗。服用两周左右患者出现脱发、食欲不振、全身瘙痒、手足红斑和肿胀，自行停药，于当地医院开具氯雷他定片口服。约1周后，患者自述全身瘙痒、手足红斑、肿胀等症状消失，持续大量脱发。2013

年 12 月 13 日，患者再次就诊，复查甲状腺球蛋白明显下降，索拉非尼减量至 0.3g，po，bid。

辅助检查

（1）肝肾功能（2023.11.06） 丙氨酸氨基转移酶 28.00U/L，天门冬氨酸氨基转移酶 27.00U/L，总胆红素 8.4μmol/L，肌酐 73.00μmol/L，尿素 5.87mmol/L。

（2）血常规（2023.11.06） 白细胞计数 4.85×10^9/L，血红蛋白 111g/L，血小板计数 327×10^9/L。

（3）甲状腺功能（2023.11.06） 促甲状腺激素 0.10μIU/ml，游离三碘甲状原氨酸 4.97pmol/L，游离甲状腺素 13.96pmol/L。

（4）甲状腺癌检测（2023.11.06） 甲状腺球蛋白（Tg）> 500ng/ml。

（5）甲状腺癌检测（2023.12.13） 甲状腺球蛋白（Tg）258ng/ml。

（6）强化 CT（2023.12.13） 甲状腺术后，甲状腺区及周围、双锁上、左颈Ⅱ、Ⅲ、Ⅴ区、纵隔双侧、双肺门区可见多发结节灶，呈不均匀强化，大者短径约 13mm；右颈部Ⅱ区，右锁上可见稍大淋巴结，大者短径约 6mm。双肺可见弥漫大小不等结节灶，大者长径约 23mm。

用药治疗方案分析

1. TSH 抑制治疗分析 DTC 细胞具有 TSH 受体的表达特性，TSH 可以促进 DTC 的生长和增殖，导致肿瘤的进展、复发或转移。因此，DTC 患者术后，应给予足够剂量的甲状腺激素将 TSH 抑制到某一水平之下，从而减少 TSH 对可能残存的甲状腺癌细胞生长的刺激，降低肿瘤进展、复发、转移的风险。根据《中国临床肿瘤学会（CSCO）分化型甲状腺癌诊疗指南 2021》，TSH 抑制治疗首选左甲状腺素片，对于手术、放射性碘等治疗手段后的带瘤生存患者，1 年后仍需将 TSH 控制在 0.1mU/L 以下。患者甲状腺乳头癌复发伴转移，给予左甲状腺素片 150μg，po，qd 内分泌抑制治疗，查促甲状腺激素 0.10μIU/ml，认为基本达标，维持当前给药剂量。

2. 靶向治疗分析 该患者为晚期放射性碘难治性分化型甲状腺癌。2023 年 2 月行碘 131 治疗后，患者肺部转移瘤持续增大，最大者从 16mm（2023 年 2 月）增至 21mm（2023 年 9 月）。根据《中国临床肿瘤学会（CSCO）分化型甲状腺癌诊疗指南 2021》，对于复发转移性碘难治性分化型甲状腺癌，有症状或疾病快速进展的患者，抗血管小分子多靶点酪氨酸激酶抑制剂是目前的标准治疗。RET 融合基因阴性或未知，可选择索拉非尼和仑伐替尼。本患者给予甲苯磺酸索拉非尼片 0.4g，po，bid 靶向治疗。患者服用索拉非尼两周左右出现脱发、食欲不振、全身瘙痒、手足红斑和肿胀，考虑为索拉非尼引起 2 级皮肤毒性不良反应。根据甲苯磺酸索拉非尼片说明书，分化型甲状腺癌患者第一次出现 2 级皮肤毒性，可将索拉非尼减量至 0.6g/d，根据 7 日内反应决定下一步治疗。

用药监护要点

1. 药物服用方法 左甲状腺素片应于早餐前半小时，空腹将 1 日剂量一次性用适当水送服，避免与其他药物或食物同时服用。索拉非尼应与左甲状腺素片分开并空腹服用，即饭前至少 1 小时或饭后 2 小时，以确保最佳的吸收。

2. 左甲状腺素片 LT₄ 的给药剂量 有赖于血清 TSH 的测定。在剂量调整阶段，通常需要每 4 周左右测定一次 TSH；TSH 达标后，可 3~6 个月复查一次，以确定 TSH 是否在目标抑制范围。年轻健康的成年人可直接使用足量的 LT_4 替代，老年人、有冠心病或其他高危因素的患者，初始剂量不宜过大，应缓慢增量，并严密监测心脏状况。

3. 索拉非尼抑制性 Tg、刺激性 Tg、甲状腺球蛋白抗体 是评估分化型甲状腺癌治疗效果的常用血清学指标。该患者 TSH 抑制状态下，靶向药物治疗后 Tg 水平明显降低，预测患者可能对靶向药物的反应性较好，但需结合治疗前后甲状腺球蛋白抗体水平进行综合评估。治疗后肺转移瘤最大者较 2023 年 9 月 30 日增大 2mm，不排除不同医疗机构仪器误差的原因，亦有治疗前疾病进一步进展的可能。因此，治疗过程中应定期对 Tg、甲状腺球蛋白抗体、甲状腺功能和影像学进行全面评估，评价患者的治疗效果。

掌跖红肿疼痛综合征、皮疹、干燥和脱皮为索拉非尼常见皮肤毒性。告知患者保持皮肤清洁和干燥，使用保湿霜保持皮肤湿润，严重时及时就诊，根据皮肤反应的严重程度给予停药或减量处理。腹泻、食欲减退、口腔溃疡为常见消化系统不良反应。患者需注意清淡饮食，避免油腻、辛辣等刺激性食物；保持口腔清洁，可以使用漱口水或局部止痛药，以缓解疼痛。定期监测血压、血常规、肝功能、肾功能和心电图等。

★ 转移性低分化甲状腺癌综合治疗案例分析

病历摘要

患者，女，63 岁，身高 162cm，体重 65kg。

主诉：甲状腺癌综合治疗 17 年余。

现病史：患者 2004 年发现甲状腺包块行甲状腺手术史，手术病理结果为甲状腺恶性肿瘤，术后行局部放疗 17 次。2020 年 7 月甲状腺超声检查示：左侧甲状腺结节，行左侧甲状腺全切除 + 左侧中央组淋巴结清扫术，术后病理示：左侧甲状腺乳头状癌，伴周围甲状腺纤维组织增生、钙化，并呈桥本甲状腺炎改变；中央组淋巴结未见癌转移（0/5）。术后未行化放疗。患者 2021 年 6 月发现左侧颈部结节，行左侧颈部淋巴结穿刺细胞学提示：大量坏死物，散在炎性细胞及残核，未见其他。2021 年 8 月超声示：左侧颈动脉外前方不均质团块，性质待定，左侧锁骨上窝及双侧颈部所见低回声团，考虑淋巴结。行左侧颈部包块穿刺细胞学检查提示：镜下见血细胞背景，较多坏死物，少许 C 癌细胞（倾向鳞癌）。胸部及心脏 CT 平扫：甲状腺术后改变；双肺多发微小结节，部分为磨玻璃密度（直径为 2~4mm）；肝内小片状含脂肪密度影及稍低密度影，右侧肾上腺外肢类圆形低密度结节。磁共振平扫：左侧颈总动脉旁异常信号影，考虑肿瘤性病变伴坏死可能，结合病史，多为转移瘤（较大截面约 26mm×38mm）；左侧颈部软组织稍肿胀；双侧颌下、颈部、左侧锁骨上淋巴结增多，部分稍大。CT 全腹部增强＋体层成像：肝脏实质内低密度影（较大者位于右后叶大小约 26mm×11mm）；下腔静脉旁肝实质内含脂肪混杂密度影（28mm×13mm）；右侧肾上腺外肢及左侧肾上腺内肢结节（右侧直径约 12mm、左侧直径 7mm），腺瘤可能，其他待排；腹膜后淋巴结增多。颈部包块穿刺活检病理诊断：（颈部包块穿刺）低分化癌，结合临床病史，考虑为甲状腺低分化癌。免疫组化结果：PCK（＋）。CK19（＋），TTF-1（＋），PAX-8（＋），CD56（＋），Braf（V600E）（＋），Braf（＋），Galectin-3（＋），CyclinD1（＋），CgA（弱＋），INI1（＋），P40（少许弱＋），Syn（－），Calcitonin（－），CEA（－），TG（－），P63（－），CK5/6（－），LCA（－），Ki-67（＋，约 60%）。2021 年 9 月 PET-CT 全身显像示：左侧颈部Ⅱ区软组织肿块，代谢增高，左侧颈部、左侧锁骨上增多淋巴结，代谢轻度增高，结合病史多考虑为转移淋巴结；直肠壁增厚并代谢增高软组织结节，考虑为肿瘤性病变可能性大；肝右后叶低密度影，代谢少减低，下腔静脉旁肝右叶脂肪密度影，代谢减低。无痛电子肠镜：全大肠未见器质性病变。颈部淋巴结彩超：左侧颈部Ⅱ区实质性肿块（肿瘤性变可能大小约 49mm×25mm×33mm）；左侧颈部淋巴结增大（结构异常大小约 6mm×4mm）。单次多层 CT 增强扫描：左侧颈总动脉旁肿瘤性病变伴坏死可能，结合病史，多为转移瘤（较大截面约 26mm×38mm）；双侧颌下、颈部、左侧锁骨上淋巴结增多、增大，左侧淋巴结部分考虑转移可能；右侧杓会厌皱襞异常改变，局部咽腔狭窄，建议结合临床必要时进一步检查。纤维喉镜检查：右声带运动障碍：右声带麻痹？甲乳外科会诊不建议手术治疗。查 PD-L1 蛋白表达水平：TPS=80%，CPS=80。2021 年 9 月 8 日开始口服甲苯磺酸索拉非尼片至今，自觉效果不佳。现患者为进一步治疗就诊于我院。患病以来饮食、睡眠好，大小便正常，体重无明显异常。

既往史：既往高血压病 20 年余，平素口服尼群地平 10mg，qd，血压控制尚可；缺血性脑血管病 2 年余，平素口服尼莫地平 30mg，tid，控制可。2004 年行甲状腺手术史，2020 年甲状腺第二次手术史，目前口服左甲状腺素片 150μg，qd。无药物、食物过敏史。

个人史：生于原籍，无外地久居史，生活规律，无吸烟嗜好，无饮酒嗜好，无工业毒物、放射性物质、粉尘史，无冶游史。

入院诊断：1. 甲状腺低分化癌（TxN1M1ⅣB 期）。2. 多部位淋巴结继发恶性肿瘤。3. 颈部继发恶性肿瘤。4. 甲状腺术后。5. 高血压。

治疗经过及用药分析

完善各项检查：血常规、肝肾功能、甲功、心梗四项、肿瘤标志物相关检测，排除化疗禁忌。患者于 2021 年 11 月 19 日，开始化疗联合免疫靶点检查点抑制剂治疗。具体方案为：替雷利珠单抗 200mg d1，表柔比星 80mg d1~2，q21d。治疗期间所用药物见表 14-1。

表 14-1 药物治疗方案

治疗药物	用法用量	起止时间
替雷利珠单抗注射液	200mg，ivgtt，st，泵入 1h	2021.11.19
0.9% 氯化钠注射液	100ml，ivgtt，st	
注射用盐酸表柔比星	80mg，ivgtt，qd	2021.11.19-11.20
0.9% 氯化钠注射液	100ml，ivgtt，qd	
阿瑞匹坦片	125mg 化疗前 1h 口服 80mg 第二天早晨口服	2021.11.19-11.20
盐酸托烷司琼注射液	5mg，ivgtt，化疗前 30min	2021.11.19-11.20
0.9% 氯化钠注射液	100ml，ivgtt	
盐酸苯海拉明注射液	20mg，im，st，雷珠单抗前 30min	2021.11.19
注射用甲泼尼龙琥珀酸钠	40mg，iv，qd，化疗前	2021.11.19-11.20

辅助检查

（1）肝肾功能（2021.11.18） 丙氨酸氨基转移酶 18U/L，门冬氨酸氨基转移酶 12U/L，总胆红素 7.57μmol/L，肌酐 82.00μmol/L，尿素 6.87mmol/L。

（2）血常规（2021.11.18） 白细胞计数 4.85×10^9/L，血红蛋白 105g/L，血小板计数 327×10^9/L。

（3）心肌标志物（2021.11.18） 肌红蛋白 23.67ng/ml，肌钙蛋白 T 0.01ng/ml，肌酸激酶同工酶 0.48ng/ml，N- 末端 B 型利钠肽前体 76.52pg/ml。

（4）肿瘤标志物（2021.11.18） 血清 CA72-4 1.54U/ml，甲胎蛋白 7.84ng/ml，癌胚抗原 1.5ng/ml，CA125 11.3U/ml，CA-199 8.32U/ml，CA-153 21.50U/ml。

（5）心电图（2021.11.18） 窦性心律。

（6）颈腹 CT（2021.11.18） 双肺散在条索及微结节；血管壁钙化斑；肝内低密度灶；乳腺区多发钙化灶；左侧颈总动脉旁结节；颈部血管鞘周围，颌下见多发小淋巴结；甲状腺未见明确显示。

（7）颈部超声（2021.11.18） 左侧颈部 Ⅱ 区肌间低回声，考虑转移灶可能双侧颈部淋巴结可见。

用药治疗方案分析

1. **全身治疗方案分析** 根据《中国临床肿瘤学会（CSCO）分化型甲状腺甲状腺癌诊疗指南 2021》指南，RET 融合基因未知复发转移甲状腺癌患者，一线治疗方案为索拉非尼或仑伐替尼靶向治疗。但患者服用甲磺酸索拉非尼效果不佳，结合循证医学证据研究阿霉素是可以选择的化疗药物。考虑阿霉素的心脏毒性和骨髓抑制作用较强，选择副作用相对较小的表柔比星进行化疗。目前甲状腺癌从免疫检查点抑制剂获益证据有限，但结合患者 PD-L1 蛋白表达水平：TPS=80%，CPS=80，给予表柔比星化疗联合替雷利珠单抗免疫治疗。表柔比星单药化疗，成人剂量按体表面积一次 60~120mg/m²，患者身高 162cm，体重 65kg，计算体表面积为 1.69m^2，给药剂量应为 101.4~202.8mg。考虑患者高血压病史 20 余年、慢性脑血管疾病，为心脑血管疾病的高危人群，为降低心脏毒性，用药总量为 160mg，分 2 天给药。具体给药方案为：替雷利珠单抗 200mg d1，表柔比星 80mg d1~2，q21d。

2. 消化道安全管理　根据《中国抗肿瘤治疗相关恶心呕吐预防和治疗指南（2023版）》，表柔比星 > 90mg/m^2 为高致吐风险，替雷利珠单抗为低致吐风险，因此替雷利珠单抗 + 表柔比星为高致吐方案，预防用药应采用三联止吐方案。本化疗中给予阿瑞匹坦、盐酸托烷司琼注射液和注射用甲泼尼龙琥珀酸钠三联止吐方案，密切观察化疗反应情况，化疗后患者出现轻微可耐受恶心呕吐症状，说明该止吐方案合理有效。

3. 全身治疗前预处理　替雷利珠单抗为人源化重组抗 PD-1 单克隆抗体，可致过敏反应，且可能在用药后数分钟内发生，因此替雷利珠用药前 30min 给予苯海拉明预处理，预防过敏发生。表柔比星可能发生心跳过快、低血压、皮疹等过敏反应，化疗前给予注射用甲泼尼龙琥珀酸钠 40mg 预处理，预防表柔比星过敏反应。

用药监护要点

1. 表柔比星　最为严重的不良反应为心脏毒性，当累积剂量超过 550mg/m^2，可出现充血性心力衰竭，每次使用前应监测心电图、心肌标志物相关指标。该患者无心脏病史，但 20 余年高血压史，为高危人群，交代患者如出现胸闷、心悸等表现，应及时告知医生。表柔比星可引起骨髓抑制，应定期检查血常规，并密切注意患者的全身情况，若发现皮肤瘀斑等应停药并及时就诊。告知患者使用表柔比星，用药后两天粪便、尿液会呈红色，无需惊慌。

2. 替雷利珠单抗　最常见的不良反应包括疲劳、腹泻及恶心等，一般无需特殊处理，严重时需及时就医。免疫相关性不良事件亦为此类药物常见不良反应，包括甲状腺功能异常、免疫相关性肺炎及皮肤毒性等。应密切监测甲状腺功能的变化及相应的临床症状和体征，并根据甲状腺异常的严重程度给予相应的处理。免疫相关性肺炎常表现为呼吸困难、缺氧、咳嗽、胸痛等，出现以上症状应进行影像学检查并排除其他病因，及时给予相应的处理。输注中或输注后，可能出现疱疹、丘疹、皮炎等皮肤毒性，可伴有皮肤瘙痒、干燥等，应注意保持皮肤湿润、清洁。用药期间应定期监测血糖、血压、肝肾功能、心肌酶谱等指标。

3. 其他　该方案为高度致吐风险化疗药物，用药过程中应注意监测患者的饮食情况，避免进食油腻及刺激性食物，尽量清淡饮食。避免因化疗引起的恶性呕吐影响后续治疗方案的实施。盐酸托烷司琼注射液为 5-HT$_3$ 受体抑制剂，使用过程中可引起便秘，用药期间应多食富含高纤维的食物。

第二节 神经内分泌肿瘤

一、概述

神经内分泌肿瘤（neuroendocrine neoplasm，NEN）是一类起源于弥散神经内分泌系统的异质性肿瘤，可能发生于全身任何部位，以胃肠、胰、肺最为常见。NEN 是一类罕见疾病，但随着内镜和生物标志物等诊断技术的进步，其发病率和患病率呈上升趋势。NEN 具有高度异质性。根据分化程度的不同分为分化良好的神经内分泌肿瘤（neuroendocrine tumor，NET）和分化差的神经内分泌癌（neuroendocrine carcinoma，NEC）；根据肿瘤是否分泌激素及伴有激素相关症状，分为功能性神经内分泌肿瘤（functional neuroendocrine neoplasm，F-NEN）和非功能性 NEN；根据发病部位的不同分为胃肠神经内分泌瘤（gastrointestinal neuroendocrine neoplasm，GI-NEN）、胰腺神经内分泌瘤（pancreatic neuroendocrine neoplasm，pNEN）、支气管肺神经内分泌瘤、胸腺神经内分泌瘤等。NEN 因其临床症状和体征的多样性，导致其临床诊断和治疗的复杂性。

（一）神经内分泌肿瘤的临床表现及诊断

1. 临床表现 大部分 NEN 都是无功能的，患者常无特异性表现，部分体检时被偶然发现，或因一些非特异性肿瘤相关症状，如压迫、出血、梗阻及转移而被发现。F-NEN 约占所有 NEN 的 20%，能够分泌激素，并引起激素相关临床症状。F-NEN 好发于胰腺，其次是胃、小肠、支气管肺及胸腺，不同部位的 F-NEN 分泌的激素类型不同，临床表现各异。

（1）功能性胃肠神经内分泌肿瘤（functional gastrointestinal neuroendocrine neoplasm，F-GINEN） F-GINEN 以胃泌素瘤最为常见，以十二指肠胃泌素瘤居多，极少数发生于胃窦。此类肿瘤常表现为"卓-艾综合征"，主要症状包括腹痛、间歇性腹泻、难治性消化性溃疡及胃食管反流等，服用质子泵抑制剂症状可改善，停药后反复。小肠 F-NEN 常伴类癌综合征，肿瘤可分泌 5-羟色胺等血管活性激素导致皮肤潮红、腹泻、腹痛、肠梗阻、肠缺血、输尿管梗阻、支气管痉挛等症状，也可伴类癌心脏病或类癌危象。少数起源于肠嗜铬细胞的 3 型胃 NET 也可导致不典型类癌综合征。生长抑素瘤为罕见的 F-GINEN，可发生于十二指肠和空肠，可分泌生长抑素，抑制胰岛素、胰高血糖素、胃泌素等多种激素分泌，导致高血糖、低血糖、消化不良等症状，还可影响胆囊收缩功能进而引发胆石症，以及脂类代谢异常。

（2）功能性胰腺神经内分泌肿瘤（functional pancreatic neuroendocrine neoplasm，F-pNEN） F-pNEN 约占所有 pNEN 的 34.4%，根据异常分泌激素的种类分为胰岛素瘤、胃泌素瘤、胰高血糖素瘤、异位促肾上腺皮质激素（adrenocorticotropic hormone，ACTH）瘤、血管活性肠肽瘤和生长抑素瘤等。胰岛素瘤最为常见，约占所有 F-pNEN

的 94.8%，较为典型的临床表现为"Whipple 三联征"，即发作性低血糖症候群、发作时血糖低于 2.8mmol/L、口服或静脉补充葡萄糖后症状可立即消失。胃泌素瘤是第二常见的 F-pNEN，多数发生于"胃泌素瘤三角"，即由胆囊管与胆总管交汇处、胰头与胰颈交汇处、十二指肠降部与第三段的交汇处围成的三角形区域，常表现为"卓-艾综合征"。其他 F-pNEN 均为罕见功能性胰腺神经内分泌肿瘤。

（3）功能性支气管肺　少数支气管肺 NEN 属于功能性肿瘤，因分泌激素的不同临床表现各异，如分泌 5-羟胺引起类癌综合征，分泌促肾上腺皮质激素引起库欣综合征，分泌生长激素释放激素引起肢端肥大症。功能性支气管肺 NEN 引起的类癌综合征与胃肠胰 NEN 的临床表现略有不同，典型症状为流泪、喘息和流汗，这与其分泌组胺代谢物有关。因分泌的激素经肺内直接进入左心，此类患者更易发生类癌心脏病且症状持续时间长、分布广。

（4）功能性胸腺　功能性胸腺 NEN 以异位 ACTH 瘤最为常见，表现为满月脸、向心性肥胖、紫纹、高血压和糖尿病等库欣综合征典型症状。功能性胸腺 NEN 如与 MEN1 相关，患者还可能合并 MEN1 相关性肿瘤引起的其他症状，如垂体瘤可能导致性腺功能紊乱，甲状旁腺腺瘤可能引起高钙血症、骨质疏松等。

2. 临床诊断　NEN 具有高度特异性，其不同类型病理特点、免疫表型、生物学特性、临床表现各不相同。因此，NEN 的诊断较困难和复杂。除临床症状，还需结合某些特殊生物标志物、超声、CT、MRI、内镜等常规影像学检查及各种功能影像学检查进行综合诊断。

（1）实验室诊断　NEN 可分泌多种肽类或胺类激素至血液系统，这些激素是 NEN 特有的生物标志物。血清嗜铬粒蛋白 A（chromogranin A，CgA）是 NEN 重要的生物标志物，但其检测结果易受肿瘤种类、药物、非肿瘤疾病等因素影响，临床对 CgA 检测的应用及结果解读需更加谨慎和全面。神经元特异性烯醇化酶（neuron specific enolase，NSE）在部分高级别 NET 或 NEC 患者中显著升高，是高级别 NET 或 NEC 诊断和随访中重要的生物标志物。NETest 为新型的生物标志物，用于 NEN 诊断，其灵敏度和特异度均大于 90%。另外，NETest 用于评估 NEN 治疗效果和患者预后也有较高价值，未来可能取代传统生物标志物检查。

对于功能性 NEN，可根据肿瘤类型有针对性地进行生化指标、相应激素的检测。如对疑似胰岛素瘤患者应通过 72h 饥饿试验进行诊断；怀疑胰高血糖素瘤患者应检测胰高血糖素；怀疑胃泌瘤患者应测定胃泌素水平，并进行胰泌素刺激试验、钙剂刺激试验等协助诊断；怀疑产生 ACTH 的 NEN 应检测血浆 ACTH、血浆皮质醇分泌昼夜节律、24h 尿游离皮质醇并进行地塞米松抑制试验；怀疑类癌综合征可测定 24h 尿 5-羟吲哚乙酸（5-hydroxyindoleacetic，5-HIAA）协助诊断。

另外，怀疑遗传综合征的患者应进行相应致病基因突变或基因缺失检测，如 MEN1、RET、CDKN1B、VHL、TSC1、TSC2 和 NF1 等，以制定合适的诊治方案及随访策略。

（2）影像学诊断　影像学检查是 NEN 诊断、定位、分期及疗效评估的重要手段，并可协助肿瘤定性及鉴别诊断。常规影像学检查包括 CT、MRI 和超声，它们各有优势，联合应用可实现优势互补。CT 作为常规影像学检查应用最为广泛，是肺部及胸膜来源病变的首选检查方法，具有全身扫描、标准化扫描、可重复性高等优点。MRI 常用于肝脏、胰腺、直肠等特定部位病变和肿瘤功能学变化的评估，具有软组织分辨率高、可多参数成像等特点。超声是甲状腺、甲状旁腺、心脏等器官首选常规影像学检查方法，具有操作简便、价格低廉、无辐射等优点。此外，超声内镜、超声造影、术中超声等可进一步协助诊断胸膜来源病变、肝脏病变、胃肠胰 NEN。然而，超声一般不作为疗效评估的首选。分子影像诊断已经成为诊断胃肠胰 NEN 的重要方法。分子影像诊断包括单光子发射计算机断层显像（single photon emission computed tomography，SPECT）和正电子发射断层成像术（positron emission tomography imaging，PET）。其中，PET 显像有高灵敏度、高分辨率、病灶定位准确等优点，已被广泛用于 NEN 的诊断。

（3）内镜检查　内镜检查是 NEN 定位及定性诊断的重要手段。胃肠神经内分泌肿瘤主要通过内镜检查和活检病理组织学进行诊断。超声内镜可清晰呈现胃肠道层次结构的组织学特征及周围邻近脏器病变，是胃肠胰 NEN 局部分期的首选方法，结合细针抽吸细胞学检查可进一步提高诊断的准确率。支气管镜技术或超声支气管镜可用于中央型支气管及肺 NEN 的检查诊断。超声内镜引导下的经支气管针吸活检能明确纵隔淋巴结性质，辅助肿瘤分期，诊断准确率明显高于传统影像学技术。对于外周肺病变，也可通过内镜经支气管穿刺获得活检标本。

（4）病理诊断　病理学检查是诊断 NEN 的金标准。胃肠胰 NEN 病理标本均应进行 HE 染色、Ki-67/MIB1 染色及其他免疫组织化学染色，并按肿瘤组织分化程度和细胞增殖活性进行诊断。手术标本比超声内镜引导下细针穿刺获得的标本具有更高的病理学诊断价值。对于胃 NEN，还需结合背景黏膜病理学信息进行分型诊断。肺（支气管）及胸腺 NEN 的病理诊断需根据肿瘤的形态学特点、神经内分泌标志物免疫组化检测结果，并结合肿瘤坏死及核分裂指数（核分裂象数 $/2mm^2$）两项指标进行诊断。神经内分泌肿瘤具有很强的时间及空间异质性，对于已有转移的患者，建议根据临床需求多时多部位取材送病理学检查，以全面、准确评估肿瘤性质，指导治疗方案的调整。

（二）神经内分泌肿瘤的病因与发病机制

神经内分泌肿瘤的发病机制尚未完全明确。一般来说，NEN 多为散发，5%~10% 的 NEN 发生与遗传因素有关，常为胚系常染色体基因显性突变。目前，发现与 NEN 发生有关的基因突变包括 MEN1 基因、RET 基因、CDKN1B 基因、VHL 基因、NF1 基因、TSC1 和 TSC2 基因等，患者常表现为多发性内分泌腺瘤病 1 型（multiple endocrine neoplasia type 1，MEN1）、多发性内分泌腺瘤病 2 型（MEN2）、多发性内分泌腺瘤病 4 型（MEN4）、希佩尔 - 林道综合征（von Hippel-Lindau syndrome，VHL 综合征）或 1 型多发性神经纤维瘤（neurofibromatosis type 1，NF1）。一些激素水平的异常也可能促进 NEN 发生，如胃肠 NEN 的发生与促胃液素过度分泌有关。

（三）神经内分泌肿瘤的病理分类与分期

不同部位的 NEN 有不同病理学命名、分类和分级。

胃肠胰 NEN 分类和分级采用 WHO 2019 年发布的标准，根据核分裂象计数和（或）Ki-67 增殖指数进行分级。根据组织分化程度，分为高分化的 NET 和低分化的 NEC。NET 进一步分为低度恶化（G1）、中度恶化（G2）、高度恶化（G3）三类；NEC 分为大细胞 NEC、小细胞 NEC 和混合性神经内分泌 - 非神经内分泌肿瘤。对于病理学形态、细胞增殖指数难以分类的病例，可采用 TP53、RB1、α 地中海贫血伴智力低下综合征 X 连锁（alpha thalassemia mental retardation syndrome-X linked，ATRX）蛋白、死亡结构域相关蛋白（death domain-associated protein，DAXX）等免疫组织化学检测，协助鉴别分化良好的 NET G3 或分化差的 NEC。胃 NEN 来源于 4 种不同的神经内分泌细胞，包括分布于胃底胃体分泌组胺的肠嗜铬样细胞，分布于胃窦分泌胃泌素的 G 细胞，分布于全胃分泌生长抑素的 D 细胞及分泌 5- 羟色胺的肠嗜铬细胞。因此，对于胃 NEN 不仅需要分级，还要结合背景黏膜病理学信息进行分型，分为 1 型、2 型和 3 型。不同类型的病理学形态没有区别，但背景黏膜和临床特征不一样。

根据 WHO2021 年第 5 版标准，肺（支气管）及胸腺 NEN 分为低 - 中级别 NET 和高级别 NEC。低 - 中级别 NET 包括低级别典型类癌（typical carcinoid，TC）和中级别不典型类癌（atypical carcinoid，AC），高级别 NEC 包括小细胞 NEC 和大细胞 NEC。肺（支气管）及胸腺 NEN 的分类需基于形态学特征、相关神经内分泌标志物、免疫组织化学染色，并结合肿瘤坏死和核分裂指数等指标进行。

根据美国癌症联合会（AJCC）发布的第八版分期系统，NEN 的分期由原发肿瘤（T）、区域淋巴结（N）、远处转移（M）三个部分组成。其中来源于胃肠胰分化差的 NEC、混合性神经内分泌 - 非神经内分泌肿瘤、肺（支气管）及胸腺 NEN 所采用的分期系统与相应部位的其他种类肿瘤相同，来源于胃肠胰分化良好的 NET 所采用的分期系统有别于相应部位的其他肿瘤。

（四）神经内分泌肿瘤的治疗原则

NEN 的治疗方案需根据肿瘤类型、分期、患者情况等因素综合考虑，常见治疗方式包括内镜、手术、核素、介入、生物治疗、化疗等。内镜治疗主要适用于黏膜或黏膜下层，无区域淋巴结和远处转移，病灶最大直径不超过 1cm 的胃、十二指肠及结直分化好的、低级别（G1/G2 级）的 NET。以手术为主的综合治疗是 NEN 患者获得良好远期预后的最佳方法。手术治疗应充分评估肿瘤功能特点、分级与分期、遗传相关性及患者一般情况等因素，给予相应的术前转化、围手术期与术后辅助治疗。以下将重点阐述 NEN 药物治疗。NEN 药物治疗的目的主要包括两方面：缓解功能性 NEN 激素分泌相关的临床症状或综合征；控制肿瘤生长。

1. 缓解激素相关症状或综合征的药物　治疗生长抑素类似物（somatostatin analogue，

SSA）如长效奥曲肽及兰瑞肽水凝胶，是控制 F-NEN 激素相关症状的一线治疗药物。对于难治性类癌综合征可使用 SSA 联合干扰素（interferon，IFN）-α 或长效制剂聚乙二醇 IFN-α-2 作为二线治疗。SSA 可能加剧部分胰岛素瘤低血糖发作，用药期间需严密监测血糖。二氮嗪可用于控制低血糖发作。对转移性胰岛素瘤或进展期难治性类癌综合征，可考虑使用依维莫司。质子泵抑制剂用于胃泌素瘤引起的胃酸过多相关症状，对于难以控制的卓 - 艾综合征可采用 SSA 抑制胃泌素分泌。皮质醇合成抑制剂或受体拮抗剂（如美替拉酮、米托坦、酮康唑等）可用于控制异位 ACTH 引起的库欣综合征相关症状。

2. 控制肿瘤生长的药物治疗

（1）生物治疗　生物治疗药物主要包括 SSA 和 IFN。SSA 为 SSTR 阳性、生长缓慢且 Ki-67 增殖指数 ≤ 10% 的晚期胃肠胰 NET 和不明原发灶 NET 的一线治疗方案，也用于 SSTR 阳性、生长缓慢的肺和胸腺类癌的一线治疗。IFN-α 或长效制剂聚乙二醇 IFN-α-2b 在 NEN 中也具有一定抗增殖作用，但不良反应发生率高，只在无法接受其他抗肿瘤药物或多种抗肿瘤方案治疗失败情况下才考虑使用。

（2）分子靶向治疗　分子靶向药物包括哺乳动物雷帕霉素靶蛋白（mammalian target of rapamycin，mTOR）抑制剂和抗血管生成的多靶点酪氨酸激酶抑制剂。依维莫司为口服的 mTOR 抑制剂，用于化疗或未化疗过的进展期 G1/G2 级胃肠胰、肺及不明原发灶 NET。对功能性进展期 NET，可考虑 SSA 联合依维莫司。在肺及胸腺 NEN 中，依维莫司可用于大部分 AC 的一线治疗，也作为进展期难治性类癌综合征的二线治疗。舒尼替尼、索凡替尼均为 mTKI。舒尼替尼用于进展期 G1/G2 级胰腺神经内分泌肿瘤（pancreatic neuroendocrine tumor，pNET）的治疗。索凡替尼用于胰腺和胰外 NET 的抗肿瘤生长治疗。

（3）系统化疗　系统化疗在不同分级、不同部位 NEN 中的选择不同。

在 G1/G2 级胃肠胰 NET 中，化疗主要适用于 pNET。一线 SSA 治疗失败后，症状明显，肿瘤负荷大，进展迅速或者需新辅助手段为手术创造条件的患者，与靶向治疗药物相比，应优先考虑系统化疗。pNET 的化疗常以链脲霉素（streptozocin，STZ）为基础，联合 5- 氟尿嘧啶或多柔比星。以 STZ 为主化疗方案失败后，可选择替莫唑胺 ± 卡培他滨、奥沙利铂 +5- 氟尿嘧啶或卡培他滨。对 G1/G2 级胃肠 NET，不首选系统化疗，只有肿瘤负荷大，进展迅速，Ki-67 增殖指数 > 15%，SSTR 阴性，生物治疗、靶向药物治疗、核素治疗均失败的情况下才谨慎选择。对 G3 级胃肠胰 NET，目前尚无统一标准方案。分化好，Ki-67 增殖指数 < 55% 的 G3 级胃肠胰 NET 患者，可选择替莫唑胺为主的化疗方案；Ki-67 增殖指数 ≥ 55% 患者，可参考 NEC 的化疗方案。

对晚期进展期肺及胸腺 AC，一线化疗方案为替莫唑胺 ± 卡培他滨，以铂类药物为基础的化疗可作为二线化疗方案。

NEC 的化疗以铂类药物为主，一线联合方案包括 EP（依托泊苷 + 顺铂）、EC（依托泊苷 + 卡铂）及 IP（伊立替康 + 顺铂）。其中，EP 方案最为常用。EP 方案治疗失败后，可选择的二线方案包括 FOLFOX（奥沙利铂 + 亚叶酸钙 +5- 氟尿嘧啶）、FOLFIRI（伊立替康 + 亚叶酸钙 +5- 氟尿嘧啶）。

3. 肺和肺外 NEC 的药物治疗　无远处转移，且可根治性切除 NEC，不常规进行新辅助化疗，根据术后分期决定是否行辅助化疗。无论原发部位，需辅助化疗的患者，首选 EP 方案化疗 4~6 个周期。对于转移性 NEC，首选全身药物抗肿瘤治疗。

原发于肺的 NEC 主要包括肺大细胞 NEC（large cell NEC，LCNEC）和小细胞肺癌（small cell lung carcinoma，SCLC）。LCNEC 一线治疗方案为 EP 或 EC 方案化疗，治疗失败可选伊立替康或拓扑替康、培美曲塞、紫杉类药物等二线方案化疗。SCLC 局限期一线方案也是 EP 或 EC 方案化疗 4 个周期，可同步联合局部放疗。二线可考虑伊立替康或拓扑替康、吉西他滨、紫杉类药物等药物化疗，或免疫治疗。广泛期首选 EC 方案联合阿特珠单抗或德瓦鲁单抗以及 EP 方案联合德瓦鲁单抗，治疗 4 个周期后疾病未进展者以免疫检查点抑制剂维持治疗；或 EP/EC 方案化疗。二线治疗方案同局限期。

肺外转移性高级别小细胞或大细胞 NEC，EP、EC 方案为一线化疗方案，也可考虑 IP（伊立替康＋顺铂）方案。Ki-67 增殖指数＞ 55% 的患者首选 EP 或 EC 方案，Ki-67 增殖指数＜ 55% 的患者首选替莫唑胺为主的方案，同时结合分化程度进行选择。

（五）神经内分泌肿瘤治疗药物进展

NEN 的复杂性及异质性为其治疗带来诸多挑战，药物治疗在 NEN 的综合治疗中占据重要地位。近年来，随着 NEN 发病率提高，相关药物临床研究较为活跃、进展迅速，也为治疗该类疾病带来了新的选择。

1. 生物治疗药物　包括 SSA 和 IFN。此类药物一方面可改善 F-NEN 激素相关症状，同时通过结合 SSTR 发挥抗肿瘤细胞增殖和促凋亡作用。长效奥曲肽及兰瑞肽水凝胶是常用的 SSA，PROMID 和 CLARINET 两大 III 期临床研究均证实其延缓肿瘤进展的作用。目前国内外指南中均推荐 SSA 为 SSTR 阳性、生长缓慢、分化良好的晚期 NET 患者（包括胸部和胃肠胰来源）的一线治疗药物。IFN-α 在临床使用中不良反应的发生率较高，近年来应用逐渐减少，主要用于难治性 NEN 的药物联合治疗。

帕瑞肽是第二代新型多受体靶向 SSA，相比于第一代药物，帕瑞肽对生长抑素受体 1（somatostatin receptor 1，SSTR1）、SSTR3、SSTR5 亲和力高，对 SSTR2 亲和力相对较低。相关研究显示，相比长效奥曲肽，帕瑞肽具有更高的整体客观缓解率（objective response rate，ORR）、更长的中位无进展生存率（progression free survival，PFS），但在症状控制方面并无明显优势，且不良反应发生率较高。目前该药未作为晚期 NET 患者的常规治疗药物。

SAA 标准方案为长效奥曲肽每 4 周 20~30mg 肌内注射，或兰瑞肽水凝胶每 4 周 90~120mg 皮下注射。新的研究显示，标准剂量 SSA 治疗进展后尝试增量治疗，患者仍有获益，尤其是生长缓慢、低级别 NET 患者获益更大。

2. 靶向药物　依维莫司为 mTOR 抑制剂，经临床研究证实对于胃肠胰、肺和不明原发灶 NET 具有一定疗效，是该领域的一项里程碑药物。白蛋白结合型西罗莫司是一种新型的 mTOR 抑制剂，采用纳米颗粒技术靶向肿瘤。目前白蛋白结合型西罗莫司用于恶性实体瘤（包括胃肠癌），晚期 NET 的临床试验正在进行中。

mTKI 代表药物包括舒尼替尼、索凡替尼。研究显示，舒尼替尼能显著延长晚期、分化良好的 pNET 的无进展生存期，可用于进展期 G1/G2 级 pNET 的治疗。但在非胰腺来源 NET 的应用尚缺乏研究证据，尚不推荐用于非胰腺来源 NET。索凡替尼是我国自主研发的 mTKI，已获批用于晚期胰腺和胰外 NET 的治疗。仑伐替尼是新型的 mTKI，用于肝细胞癌常规给药剂量为 8~12mg/d。相关研究显示，给予超常规剂量仑伐替尼 24mg/d，pNET 患者 ORR 为 44.2%，胃肠 NET 患者 ORR 为 16.4%，是胃肠胰 NET 领域中靶向药物的最高值，但整体不良反应发生率较高。卡博替尼是小分子 mTKI，能抑制 MET、VEGFR1/2/3、ROS1、RET、AXL、NTRK、KIT 9 个靶点，在分化良好 NET 中疗效显著，为晚期 NET 患者提供了新的选择。目前正在研究中的用于 NET 多靶点的 mTKI 还包括安罗替尼、帕唑替尼、阿昔替尼。其中，安罗替尼对肺 NET 具有显著疗效；帕唑替尼对 pNET 疗效显著，对非胰源性 NET 未见明显疗效。

3. 免疫检查点抑制剂 免疫治疗是近年来肿瘤治疗领域的重要突破，免疫检查点抑制剂在 NEN 中的使用也正在探索中。帕博利珠单抗、特瑞普利单抗、PDR001、Avelumab 等被研究用于 NET 或 NEC 的治疗，结果均显示免疫检查点抑制剂单药对 NEN 疗效有限。因此，目前不建议免疫检查点抑制剂作为 NEN 的标准治疗手段，联合治疗以提高疗效成为主要研究方向。

4. 联合用药 联合用药也是 NEN 内科治疗研究的热点。目前，联合用药以 SSA 与其他药物联合应用为主要研究方向，包括 SSA 联合靶向药物、SSA 联合化疗药物。其中依维莫司是较常用的联合靶向药物。帕瑞肽联合依维莫司用于肺和胸腺 NET 治疗、长效奥曲肽联合依维莫司用于合并类癌综合征的晚期 NET 治疗均显示出较单药治疗更好的疗效。另外，晚期、进展性无功能胃肠 NET 使用长效奥曲肽联合依维莫司治疗也具有一定的益处。

免疫联合治疗也是当前研究的重点，包括免疫联合靶向、免疫联合化疗、双免疫疗法。其中，免疫联合化疗多用于 NEC 患者，目前研究未见明显疗效。免疫联合抗血管生成靶向药物已显示出较好的治疗前景。特瑞普利单抗联合索凡替尼用于 NEN 患者治疗的一期临床研究显示出一定疗效，多中心二期临床研究正在进行中。作用机制不同的伊匹木单抗联合纳武利尤单抗、曲美木单抗联合度伐利尤单抗分别用于 NEN 治疗。结果显示，双免疫疗法对 NEC 有一定疗效，但对 NET 效果不佳。

二、神经内分泌肿瘤药物治疗案例分析

★进展性胰腺神经内分泌瘤综合治疗案例分析

病历摘要

患者，女，48 岁，身高 169cm，体重 69kg。

主诉：诊断胰腺神经内分泌肿瘤近 3 年。

现病史：2017年11月患者无明显诱因出现右上腹不适，于当地医院检查发现肝占位，考虑肝多发血管瘤。2018年3月腹部MRI提示：肝多发转移，胰尾部NET可能性大，腹腔多发淋巴结。肝穿病理示：（右叶上段）神经内分泌肿瘤，不排除外转移，Ki67（+，5%），CgA（-），Syn（+）。2018年4月生长抑素受体显像示：胰体SSA异常高表达，NET可能性大，伴胰头前方、下方、腹膜后多发淋巴结转移，多发肝转移。2018年5月开始给予注射用醋酸奥曲肽微球20mg，肌内注射，q28d。2018年12月行腹部MRI提示：胰腺尾部恶性肿瘤，伴出血坏死，与2018-09-11比较，病灶大小未见明显变化；肝内多发转移瘤，与2018-09-11比较，部分病灶增大；评效为SD。2019年2月行肝脏转移瘤穿刺，病理示：（肝）神经内分泌肿瘤，G2，核分裂象（2/10HPF），Ki67（+，约20%），CgA（少数+），Syn（+），SSTR2（+），MGMT（-）。2019年3月开始口服依维莫司5mg，qd，出现舌尖发红疼痛，第10天后症状消失，右侧拇指及食指角化脱屑，月经量较前减少，不规律。2019年5月入院复查中性粒细胞计数1.2×10^9，考虑与依维莫司治疗引起的中性粒细胞较少相关，给予利可君片升白治疗。2019年6月行腹部MRI提示：胰腺尾部恶性肿瘤，较前变化不大；肝内多发转移瘤，较前部分增大；评效为SD。2019年7月开始给予依维莫司5mg/d、10mg/d交替口服。患者为求复查收入院，近日饮食，睡眠可，大小便正常，体重未见明显变化。

既往史：否认高血压、糖尿病等慢性病史，否认肝炎、结核等传染病史，预防接种史不详，否认手术史、外伤史、输血史，无药物、食物过敏史。

个人史：生于原籍，无外地久居史，生活规律，无吸烟嗜好，无饮酒嗜好，无工业毒物、放射性物质、粉尘史，无冶游史。

入院诊断：1.胰腺神经内分泌肿瘤（G2cTxN1pM1a Ⅳ期）。2.肝多发转移、淋巴结转移。3.肝功能异常。

治疗经过及用药分析

完善各项检查：血常规、凝血功能、肝肾功能等相关检测，排除用药禁忌。患者入院后停用依维莫司片，给予索凡替尼胶囊300mg，qd，28天为一个疗程靶向治疗，给予水飞蓟宾胶囊保肝治疗。内科治疗期间所用药物见表14-2。

表14-2 药物治疗方案

治疗药物	用法用量	起止时间
注射用醋酸奥曲肽微球	20mg, im, q21d	2018.5-2019.2
依维莫司片	5mg, po, qd	2019.3-2019.7
依维莫司片	5mg/d、10mg/d交替口服使用	2019.7-2021.4.16
索凡替尼胶囊	300mg, po, qd	2021.4.17-4.20
水飞蓟宾胶囊	140mg, po, tid	2021.4.17-4.20

辅助检查

（1）凝血功能（2021.4.16） 凝血酶原时间 11.00s，凝血酶原活动度 111.2%，国际标准化比值 0.95，活化部分凝血活酶时间 24.6s，凝血酶时间 18.7s，D- 二聚体定量 4.24mg/L，纤维蛋白原降解产物 12.38μg/ml；

（2）甲状腺功能（2021.4.16） 游离三碘甲状腺原氨酸 3.92pmol/L，游离甲状腺素 17.13pmol/L，促甲状腺激素 1.31μIU/ml。

（3）肝肾功能（2021.4.16） 丙氨酸氨基转移酶 62IU/L，天冬氨酸氨基转移酶 56IU/L，γ- 谷氨酰转肽酶 151IU/L，血清总胆汁酸 14.8μmol/L，脂肪酶 216U/L；其余检查未见异常。

（4）血常规（2021.4.16） 白细胞计数 4.8×10^9，中性粒细胞计数 2.1×10^9，血小板 185×10^9，血红蛋白 115g/L。

（5）腹部 MRI（2021.4.16） 肝多发转移瘤，肝内肿块部分合并出血。胰腺尾部恶性肿瘤。与 2019-10-16 片相比病变大小变化不显著，左肾上腺转移瘤可能性大。腹膜后淋巴结增大。

用药治疗方案分析

1. 生物治疗方案分析 该患者为胰腺神经内分泌肿瘤 G2cTxN1pM1a Ⅳ期，肝多发转移，淋巴结转移，肝穿病理示 Ki67 指数 5%，未行手术切除。根据《中国临床肿瘤学会（CSCO）神经内分泌肿瘤诊疗指南 2021》，生长抑素类似物为无症状、SSTR 阳性、肿瘤负荷较低、生长缓慢 G1 级和增殖指数较低（通常要求 Ki67 指数＜10%）的 G2 级胰腺内分泌瘤的一线治疗方案，其中长效 SSA 在胃肠胰神经内分泌瘤中的有效性证据更加充分。该患者生长抑素受体显像示胰体 SSA 异常高表达，给予注射用醋酸奥曲肽微球 20mg，肌内注射，q28d，抑制肿瘤增殖。

2. 靶向治疗方案分析 患者 2018 年 12 月行腹部 MRI 提示：胰腺尾部恶性肿瘤，伴出血坏死，与 2018-09-11 比较，病灶大小未见明显变化；肝内多发转移瘤，与 2018-09-11 比较，部分病灶增大；评效为 SD。2019 年 2 月肝脏转移瘤穿刺病理示：（肝）神经内分泌肿瘤（G2，核分裂象 2/10HPF，Ki67 约 20%），CgA（少数 +），Syn（+），SSTR2（+），MGMT（-）。根据《中国临床肿瘤学会（CSCO）神经内分泌肿瘤诊疗指南 2021》，一线 SSA 治疗失败后，症状不明显，肿瘤负荷轻，进展缓慢的 G1/G2 级胰腺神经瘤，可考虑靶向治疗。依维莫司为 mTOR 抑制剂，经临床研究证实对于胃、肠、胰、肺和不明原发灶 NET 具有一定疗效，是化疗或未化疗过的进展期 G1/G2 级胃肠胰内分泌肿瘤的一线靶向治疗药物。对于晚期神经内分泌肿瘤，依维莫司的推荐剂量为 10mg，qd，但患者服药初期出现口腔炎、右侧拇指及示指角化脱屑，月经量较前减少，不规律等不良反应，服药 2 个月后出现粒细胞减少，因此前 4 个月给予每日 5mg 维持治疗。但 2019 年 6 月腹部 MRI 提示肿瘤缓慢进展，将给药剂量调整为 5mg/d、10mg/d 交替口服。

索凡替尼为新型 mTKI，临床研究证实可延长 pNET 及胰腺外（包括胃肠、肺、胸腺、不明原发灶）NET 患者无进展生存期，用于胰腺和胰 NET 的抗肿瘤生长治疗。患者入院腹部核磁提示肿瘤进展，评效为 SD，二线应用索凡替尼 300mg，qd 靶向治疗，每 4 周为一个疗程。

3. 辅助治疗用药分析　患者入院肝功异常，氨基转移酶升高，评估为 1 级肝损伤，考虑为肝脏肿物增长所致。水飞蓟素为抗氧化保肝药，能够抗氧化和直接抑制各种细胞因子对肝星状细胞的激活达到抗纤维化的作用，适用于急慢性肝炎及迁徙性肝炎。根据《中国药物性肝损伤基层诊疗与管理指南（2024 年）》，轻－中度肝细胞损伤型，炎症较轻者可给予水飞蓟宾胶囊口服 140mg，tid。

用药监护要点

1. 生长抑素类似物　注射用醋酸奥曲肽微球为长效生长抑素类似物，一般每 4 周给药一次，必须通过臀部肌肉深部注射给药，重复注射时应轮流选择左、右臀部注射。该药最常见的不良反应主要为胃肠道症状和局部反应，表现为食欲减退、恶心、呕吐、腹部疼挛、腹胀、腹泻、注射部位疼痛、水肿，通常无需特殊处理。长期使用可能引起胆囊结石，用药过程中应每 6 个月进行一次胆囊超声检查，定期检查肝功能。奥曲肽具有多种生理活性，可以抑制几乎所有已知的内、外分泌功能，引起胰岛素、胰高血糖素、肾素、降钙素等激素分泌异常，用药期间应密切监测血糖、血压、心率等指标。长期使用还应监测甲状腺功能、维生素 B_{12} 水平。

2. 依维莫司　依维莫司片服用时不可压碎、咀嚼，以免影响药物的释放和吸收，每天定时给药。皮疹、皮肤干燥、瘙痒和口腔溃疡是依维莫司治疗过程中常见的皮肤和黏膜反应，该患者服药初期出现口腔炎、右侧拇指及示指角化脱屑等反应，不良反应等级为 1 级，应告知患者保持皮肤和口腔清洁，使用保湿剂保持皮肤湿润。依维莫司可能导致血小板减少、白细胞减少、贫血等血液指标异常，该患者治疗过程出现粒细胞减少，应根据粒细胞水平、是否伴有发热进行不良反应严重程度分级，并给予相应的处理。依维莫司治疗过程中可能出现血糖、血脂和其他代谢异常，需定期监测血糖、血脂水平、肝肾功能，并在需要时进行饮食和药物调控。

依维莫司为肝药酶 CYP_3A_4 底物和外排泵 PgP 底物，某些食物和药物可能影响依维莫司的吸收和代谢，如葡萄柚、抗真菌药、免疫抑制剂等，告知患者服用其他药物应咨询医师或药师。依维莫司会抑制免疫系统，增加感染风险。告知患者需注意个人卫生、避免与传染性疾病患者接触，出现感染症状应及时就诊。

3. 索凡替尼　索凡替尼胶囊应随低脂餐同服或空腹口服，需整粒吞服。每日同一时间段服药，服药后出现呕吐，无需补服。肝功能异常、出血、高血压、蛋白尿为索凡替尼常见不良反应，应定期监测。出现以上不良反应，应评估不良反应的严重等级并给予相应的处理。用药前需监测氨基转移酶、胆红素等肝功能指标，治疗前两个月每两周进行肝功能监测，之后每月或根据临床需要定时监测，重度肝功能不全禁用。治疗前需监测凝血指标和血小板，排除凝血功能异常，治疗期间观察皮肤瘀斑、牙龈出血、大便发黑等出血症状，定期复查血常规和凝血指标。定期监测尿常规、肾功能，必要时进行 24 小时蛋白尿检查。定期监测血压，使血压控制在 140/90mmHg 以下。

强效和中效 CYP3A 抑制剂、抑酸药物均会影响索凡替尼的血药浓度，告知患者服用其他药物应咨询医师或药师。

★ 胃神经内分泌癌术后辅助化疗案例分析

病历摘要

患者，男，72 岁，身高 176cm，体重 76kg。

主诉：发现胃癌 1 月余，拟行治疗。

现病史：患者因"便血 1 天"就诊。2024 年 8 月 12 日腹部 CT 示：胃贲门肿瘤性病变（T3N2Mx）。2024 年 8 月 14 日胃镜病理示：（贲门）活检组织内见少量异型细胞团，意见为高级别神经内分泌癌（NEC）；HP 未检出；免疫组化：CDX2（+）、villin（+）、HER-2（0）、P53（突变型表达）、Ki67（+70%）、SYN（+）、INSM1（+）、PMS2（+）、MSH2（+）、MSH6（+）、MLH1（+）。给予艾司奥美拉唑抑酸护胃、补液、输血后，患者未再便血。2024 年 8 月 15 日行"根治性全胃切除术 + 食管空肠 Roux-en-Y 吻合术"，术后病示：全胃切除肿瘤所在位置；胃底贲门处大体类型，溃疡型；肿瘤大小 50mm×40mm×8mm；组织学类型，大细胞神经内分泌；癌浸润深度，T3 肿瘤侵及浆膜下结缔组织，无内脏腹膜或邻近结构的侵犯切缘，近切缘、远切缘及送检（上切缘）均（−）；侵犯情况，脉管癌栓（−），神经侵犯（−），厚壁血管侵犯（+）；淋巴结：小弯侧淋巴结内见癌转移（1/19），大弯侧淋巴结内未见癌转移（0/14），送检（8a 组淋巴结）为纤维、血管、脂肪组织；网膜组织：（−）。病理学分期：pT3N1Mx。免疫组化：CK20（−）、CDX2（部分 +）、SYN（+）、CgA（+）、INSM1（+）、Ki67（约 70%+）、P53（突变型表达）、D2-40 及 CD31（示脉管癌栓 −）、S-100（示神经侵犯 −）。特殊染色：弹力纤维染色（示厚壁血管侵犯 +）。术后恢复可。为行进一步治疗再次入院。自患病以来，患者神志清，精神可，饮食一般，睡眠可，大小便正常，体重近 1 月内减轻约 10 公斤。

既往史：高血压病史 10 余年，口服硝苯地平控释片 30mg，qd 降压治疗，血压控制可；支气管炎病史 10 余年，有间断咳嗽、咳痰。否认传染病史，否认传染病接触史；预防接种史：不详；腹部疝术后，肠穿孔术后，胃癌术后；否认外伤史；肠穿孔行输血治疗，无输血反应；无食物或药物过敏史。

个人史：生于原籍，无外地久居史，生活规律，无工业毒物、放射性物质、粉尘史，有吸烟史 30 余年，日吸 20 支，已戒 10 余年，偶有少量饮酒史，无冶游史。

入院诊断：1. 胃大细胞神经内分泌癌（pT3N1M0 ⅢB 期）。2. 高血压病 2 级（极高危）。3. 支气管炎。4. 胃癌术后。

治疗经过及用药分析

完善各项检查：血常规、凝血功能、肝肾功能、肿瘤标志物等相关检测，排除用药禁忌。于 2024-09-15 行 EP 方案第 1 周期化疗。具体方案为：依托泊苷 0.1g d1~5+顺铂 40mg d1~3，q21d，并给予止吐、水化等对症支持治疗。治疗期间所用药物见表14-3。

表 14-3　药物治疗方案

治疗药物	用法用量	起止时间
盐酸帕洛诺司琼注射液	0.25mg，iv，qd 化疗前 30min 给药	2024.9.15-9.19
0.9% 氯化钠溶液	500ml，ivgtt，qd	2024.9.15-9.19
依托泊苷注射液	0.1g，ivgtt，qd 给药 3h	
0.9% 氯化钠溶液	500ml，ivgtt，qd 冲管	2024.9.15-9.17
0.9% 氯化钠溶液	500ml，ivgtt，qd	2024.9.15-9.17
注射用顺铂	40mg，ivgtt，qd 避光	
0.9% 氯化钠溶液	500ml，ivgtt，qd	2024.9.15-9.19
维生素 C 注射液	1.0g，ivgtt，qd	
呋塞米注射液	20mg，iv，qd	2024.9.15-9.17
0.9% 氯化钠溶液	250ml，ivgtt，qd	2024.9.16-9.17
地塞米松磷酸钠注射液	5mg，ivgtt，qd	

辅助检查

（1）凝血功能（2024.9.13）　凝血酶原时间 11.64s，凝血酶原活动度 76.49%，国际标准化比值 1.00，活化部分凝血活酶时间 28.91s，凝血酶时间 16.89s，D- 二聚体定量 2.1mg/L，纤维蛋白原 2.43g/L。

（2）血常规（2024.9.13）　白细胞计数 3.95×10^9，中性粒细胞计数 1.92×10^9，血小板 182×10^9，血红蛋白 113g/L。

（3）肝肾功能（2024.9.13）　丙氨酸氨基转移酶 12.40IU/L，天冬氨酸氨基转移酶 13.80IU/L，γ- 谷氨酰转肽酶 24IU/L，肌酐 73.00μmol/L，尿素 5.87mmol/L。

（4）神经内分泌癌监测（2024.9.13）　神经元特异性烯醇化酶 15.59ng/ml。

（5）肝肾功能（2024.9.20）　丙氨酸氨基转移酶 18.40IU/L，天冬氨酸氨基转移酶 19.60IU/L，γ- 谷氨酰转肽酶 26IU/L，肌酐 69.9μmol/L，尿素 5.16mmol/L。

（6）平扫 CT+ 增强（2024.9.13）　肺气肿；胃术后复查所见；肝囊肿、双肾小囊肿；前列腺钙化灶。

用药治疗方案分析

1. 化疗方案分析　患者胃癌术后，术后分期 pT3N1M0 ⅢB 期，分型为大细胞神经内分泌癌。根据《中国抗癌协会神经内分泌肿瘤诊治指南（2022 年版）》，大多数接受切除的Ⅲ期消化系统 NEC 患者会复发，提示辅助化疗可能有效，推荐的辅助化疗方案是 4~6 个周期的顺铂或卡铂和依托泊苷治疗，具体给药方案为依托泊苷 $100mg/m^2$ d1~3+顺铂 $75mg/m^2$ d1，q21d。患者体重 76.0kg、身高 176cm、体表面积 $2.011m^2$，EP 方案应为依托泊苷 200mg d1~3+ 顺铂 150mg d1，q21d。考虑患者年龄较大，术后恢复期，轻度贫血，依托泊苷、顺铂均减量使用，依托泊苷分 5 天给药，顺铂分 3 天给药，该患者给药方案为：依托泊苷 0.1g d1~5+ 顺铂 40mg d1~3，q21d。

2. 化疗消化道安全管理　依据《中国抗肿瘤治疗相关恶心呕吐预防和治疗指南（2023版）》，EP 方案为高度致吐风险化疗方案。建议使用神经激肽-1 受体拮抗剂（NK-1RA）+5-HT$_3$ 受体拮抗剂 + 地塞米松。该患者初始止吐方案为盐酸帕洛诺司琼注射液，止吐级别较低。化疗第二天患者出现严重恶心、呕吐，加用地塞米松磷酸钠注射液，恶心、呕吐缓解。建议下一周期加用 NK-1RA。

3. 顺铂给药前后的水化　顺铂对肾脏具有剂量依赖性的毒性，治疗前后需要进行水化，以减轻毒。一般剂量每次 $30mg/m^2$，每日 1 次，连用 3 天为 1 周期，可作适当水化利尿；大剂量每次 $50mg/m^2$ 以上，需充分水化，顺铂使用前一天补充 2000ml，使用当日输注液体 3000~3500ml。该患者为一般给药剂量，输注当日给予 2000~2250ml 液体水化，并给予呋塞米注射液 20mg，iv，qd 利尿。

用药监护要点

1. 胃肠道反应　EP 方案为高致吐化疗方案。该患者初始止吐方案明显不足，第二次化疗后出现严重恶心、呕吐，加用地塞米松磷酸钠注射液，也存在一定止吐不足。应注意监测患者恶心、呕吐症状，建议下一周期加用 NK-1RA。用药过程中应注意监测患者的饮食情况，避免进食油腻及刺激性食物，尽量清淡饮食，避免因化疗引起的恶性呕吐影响后续治疗。

2. 骨髓抑制　EP 方案相关中性粒细胞减少症发生风险为中风险。患者一个月前因便血入院，住院期间进行输血治疗，近期行胃癌切除术，轻度贫血，中性粒细胞接近临界值，为发生骨髓抑制的高风险人群，化疗期间未预防使用升白药物。应密切监测中性粒细胞、血红蛋白、血小板及发热症状。

3. 肝肾毒性　顺铂在肝肾中被高度摄取，主要由肾脏排泄，可出现与剂量相关累积性肾毒性，在一些病例中也曾报道谷草转氨酶升高。水化是减少肾毒性的有效方法，但仍需定期监测肝肾功能，以及时发现肝肾毒性并对症处理。该患者治疗结束后，监测肝肾功能未见异常。

4. 神经毒性　顺铂毒性较为常见，多为剂量限制性毒性。当顺铂累积剂量达 500~

$600mg/m^2$ 时出现，表现为神经末梢障碍，以肢体麻木、感觉迟钝、头晕、耳鸣等为主。

5. 电解质紊乱 使用顺铂可导致低镁、低钙血症，其中低镁血症较为常见。顺铂水化利尿使用的呋塞米注射液增加钾、镁、钙等电解质的排泄，引起低血钾、低血镁、低血钙等。应注意监测电解质。

第三节 肾上腺肿瘤

一、概述

肾上腺肿瘤按性质分为良性肿瘤和恶性肿瘤，按有无内分泌功能分为非功能性肿瘤和功能性肿瘤，按发病部位分为皮质肿瘤、髓质肿瘤、转移瘤等。其中大部分肿瘤为良性肿瘤，恶性肾上腺肿瘤仅占 2%~5%。肾上腺皮质癌（adrenocortical，ACC）为原发性肾上腺恶性肿瘤，发病率约为每年 0.5~2 例 / 百万，1~4 岁和 40~50 岁发病多见，女性患病率高于男性，预后差，5 年总生存率仅 15%~44%。嗜铬细胞瘤和副神经节瘤（pheochromocytoma and paraganglioma，PPGL）是分别起源于肾上腺髓质和肾上腺外交感神经链的肿瘤，肿瘤位于肾上腺称为嗜铬细胞瘤（pheochromocytoma，PCC），位于肾上腺外则称为副神经节瘤（paraganglioma，PGL）。PPGL 是一种少见的内分泌疾病，PCC 占 80%~85%，PGL 占 15%~20%。其中转移性 PPGL 占 10%~17%，发病率大约每年 0.4~0.8 例 / 百万。本节重点阐述 ACC 和转移性 PPGL。

（一）肾上腺肿瘤的临床表现及诊断

1. 临床表现 肾上腺皮质癌通常不出现恶性肿瘤最常见的症状，如发热、盗汗、体重减轻等。约 60% 的 ACC 患者表现出由于肿瘤分泌过多的肾上腺类固醇激素而引起的临床症状。因皮质醇分泌过多导致的体征和症状，称为库欣综合征，包括向心性肥胖、体重增加、高血压、满月脸、皮肤紫纹、精神异常、多毛、高血糖、低血钾等。分泌醛固酮的肿瘤可出现高血压、低血钾、虚弱等。女性患有分泌雄性激素的肿瘤可诱发多毛、男性化、闭经等临床症状。男性患有分泌雌性激素的肿瘤可导致乳房发育和睾丸萎缩。PPGL 释放儿茶酚胺及其代谢产物，导致阵发性高血压、心悸、头痛、出汗等临床症状，部分患者可能会出现面色苍白、虚弱、甚至晕厥等休克症状。

2. 临床诊断 对疑似 ACC 或 PPGL 的患者，都应仔细评估，包括病史、激素评估、影像学检查、病理诊断及分子生物学检测。

（1）激素评估 应对所有疑似肾上腺肿瘤的患者进行激素测定，即使在明显无功能的肿瘤中，也应进行激素水平评估。ACC 激素评估内容包括：血清皮质醇、促肾上腺皮质激素、尿游离皮质醇、雌二醇、睾酮、17- 羟孕酮、脱氢表雄酮测定及大小剂量地塞米松抑制试验。怀疑嗜铬细胞瘤的患者，需进一步检查 24 小时尿儿茶酚胺或血浆肾素。激素评估不仅为鉴别肿瘤的性质提供参考，对于激素水平过高的患者手术前后需进行相应的干预，异常的激素也可作为肿瘤预后评估和随访的指标。血浆甲氧基酪胺的测定可为鉴别 PPGL 的良恶性提供一定的依据。

（2）影像学诊断　肾上腺肿瘤的影像学检查包括 CT、MRI、PET-CT 等。CT 平扫操作简单，常作为评估肿瘤良恶性的首选。CT 值是鉴别肿瘤良恶的重要标准，CT 值≤ 10HU 可基本排除恶性，CT 值≥ 20HU 需考虑恶性可能。另外，肿瘤的大小、形态和轮廓等有助于鉴别肿瘤良恶性。CT 平扫检查提示恶性可能的，应进一步行增强 CT 等影像学检查。增强 CT 在 15min 时洗脱值大于 60%，肿瘤良性可能性大。MRI 相比 CT 可更清楚地显示局部侵犯和下腔静脉受累情况，适用于不宜使用碘对比剂和避免辐射暴露的人群。PET-CT 较 CT 对肾上腺恶性肿瘤的诊断具有更高的准确性，但价格昂贵、操作复杂。对于 PPGL，CT 和 MRI 都不能确定其良恶性。恶性肿瘤通常根据不存在嗜铬细胞瘤的部位是否存在转移性的病变来确定。对于高风险转移 PPGL，建议进行胸部 CT 扫描和至少一次全身功能性成像。

（3）病理诊断　肾上腺肿瘤的病理诊断主要基于肿瘤组织的形态学特征，同时结合特征性免疫组织化学标记物来帮助诊断。韦斯（WEISS）评分是目前鉴别肾上腺皮质癌和腺瘤最好的方法。WEISS 评分包括 9 项组织学标准，每个标准各赋 1 分，分数大于 3 则为恶性。此外，Ki-67 标记指数作为增殖活性的标志物，是重要的预后指标。对于 PPGL，目前尚没有单一的组织学或免疫组织化学参数可以预测 PPGL 的临床行为。

（4）分子生物学　PPGL 的发生与致病基因突变有关，建议所有 PPGL 患者进行基因检测。根据肿瘤定位、性质和儿茶酚胺生化表型选择不同类型的基因检测。对有 PPGL 阳性家族史和遗传综合征表现的患者可直接监测相关的致病基因。编码 SDHB 复合物 B 亚单位的基因是导致恶性 PPGL 最重要的分子因素，对怀疑转移性 PPGL 患者应监测 SDHB 基因。SDHB 突变状态与肿瘤大小、肾上腺外位置、血浆甲氧酪胺均可用于指示转移风险，但只有在非嗜铬组织部位存在转移才能对恶性肿瘤做出明确诊断。

（二）肾上腺肿瘤的病因与发病机制

因 ACC 病例稀少，其病理生理机制研究尚不充分。目前已证明与 ACC 发生密切相关的致癌基因主要包括类胰岛素生长因子 -2（insulin-like growth factor-2，IGF-2）、Wnt/β- 连环蛋白（β-catenin）、类固醇生长因子 -1（steroidogenic factor-1，SF-1）等。其中 IGF-2 的过度表达和 Wnt/β- 连环蛋白的激活在 ACC 中最为常见，SF-1 与 ACC 患者的不良预后相关。TP53 是肿瘤抑制基因，其胚系突变与 Li-Fraumeni 综合征相关，而 Li-Fraumeni 综合征个体易发生包括 ACC 在内的各种肿瘤。有 3.2% 的 ACC 患者错配修复基因发生种系突变，可导致 Lynch 综合征。除了上述基因外，其他可能的通路包括 Notch 信号通路和 microRNA 谱修饰等，也参与 ACC 的发生与发展。大多数散发病例病因不明。

转移性 PPGL 通常以假性缺氧的肿瘤环境为特征，其中编码琥珀酸脱氢酶亚基（SDHB）基因是目前发现导致其发生的重要分子因素之一，至少 40% 的转移性 PPGL

患者存在该基因突变。SDHB 的失活会降低琥珀酸脱氢酶复合物的功能，导致琥珀酸积累，进而模拟缺氧环境，触发假性缺氧反应。由此发生假性缺氧和缺氧信号通路相关基因的上调，促进癌细胞的生长、迁移、侵袭和转移。

（三）肾上腺肿瘤的病理分类与分期

根据来源和部位的不同，肾上腺原发肿瘤分为皮质肿瘤和髓质肿瘤。根据第 5 版 WHO 分类，肾上腺皮质肿瘤分为肾上腺皮质瘤样病变、肾上腺皮质腺瘤、肾上腺皮质癌、性索间质肿瘤、间叶和间质肿瘤、肾上腺异位/残余及肿瘤。肾上腺皮质腺瘤为良性肿瘤，主要包括黑色腺瘤和嗜酸细胞腺瘤两种亚型，可能产生各种内分泌激素，也可能是无功能的。肾上腺皮质癌是起源于肾上腺皮质细胞的恶性肿瘤，根据细胞形态学特征分为普通型、嗜酸细胞型、黏液样和肉瘤样等。肾上腺髓质肿瘤主要为嗜铬细胞瘤。在第 5 版 WHO 分类中，嗜铬细胞瘤被定义为一类起源于肾上腺髓质嗜铬细胞的肿瘤，属于肾上腺内副节瘤。自 2017 年 WHO 分类，认为所有 PPGL 均有恶性潜质，故将其分为转移性和非转移性。

2020ESMO/EURACAN 临床实践指南建议使用欧洲肾上腺肿瘤研究网络（ENSAT）的肿瘤分期标准对 ACC 进行分期和风险评估。Ⅰ期：肿瘤体积 ≤ 5cm；Ⅱ期：肿瘤体积 > 5cm；Ⅲ期：肿瘤向周围组织浸润，发生区域淋巴结转移或腔静脉/肾静脉有瘤栓形成；Ⅳ期：指肿瘤发生远隔部位转移。此分期能更好地评估患者的预后。2017 年，WHO 提出 PPGL 的分期系统，该 TNM 分期包含原发肿瘤大小、部位、侵袭性、有无区域淋巴结转移与远处转移、转移部位，但存在缺乏遗传学数据，转移灶和原发灶的判断较困难等局限性，有待进一步完善。

（四）肾上腺肿瘤的治疗目的和原则

1. 肾上腺皮质癌的治疗目的和原则　手术是治疗 ACC 最有效的方法。对于局限性或局部进展的 Ⅰ~Ⅲ 期肿瘤，首选手术治疗，尽可能完全切除肿瘤。手术切除后复发风险高的患者，可应用米托坦辅助治疗。晚期/转移性 ACC 的一线治疗为单独使用米托坦或米托坦联合化疗。部分患者除全身治疗外，也可选择手术治疗及射频消融、化疗栓塞等局部治疗，目的是控制肿瘤生长、激素分泌过多相关并发症并延长生存期。

（1）ACC 患者的激素管理　大多数 ACC 患者患有皮质醇增多症，会出现一定程度下丘脑-垂体-肾上腺轴抑制。对于伴有皮质醇增多症的患者，须在手术期间和术后补充糖皮质激素，以防术后肾上腺皮质功能不全。关于围术期激素的补充及术后激素的替代治疗，目前尚无统一方案。需结合患者的基本情况、生理状态个体化给药，但应遵循以下原则：术中、手术当日及术后禁食期间静脉给予琥珀酸氢化可的松，进食后改为氢化可的松口服；皮质激素剂量逐渐递减至停药；疾病、生理应激状态或出现肾上腺皮质功能减退症状应及时增加剂量，症状明显者可静脉给药。

晚期/转移性 ACC 患者除高肿瘤负荷症状外，激素分泌过多的患者还可能患有免疫抑制、糖尿病、低血钾等，严重影响患者的生活质量。因此，激素过多的 ACC 患者应通过药物控制激素过量。美替拉酮通过阻断肾上腺皮质色素合成酶活性，抑制肾上腺皮质色素的合成，进而抑制皮质醇的合成，可用于 ACC 患者皮质醇增多症。单用美替拉酮效果不佳或不耐受，可联合使用酮康唑。两药联合病情仍不能控制，可再联合米托坦。米非司酮为糖皮质激素受体拮抗剂，在病情严重不受控制的情况下，使用可能是有益的。治疗期间，如出现水钠潴留、高血压等盐皮质激素增多症状，可使用螺内酯、阿米洛利、依普利酮等盐皮质激素受体拮抗剂。

（2）ACC 术后辅助治疗　　手术切除是早中期 ACC 的主要治疗方法，然而在根治性手术的 ACC 患者中（包括 ENSAT 分期 Ⅰ~Ⅱ期），即使 R0 切除，仍有超过 50% 的患者术后出现肿瘤复发。因 ACC 较高的复发风险，术后有必要进行药物辅助治疗。米托坦为双对氯苯基三氯乙烷类似物，对肾上腺皮质细胞有直接的细胞毒性作用，具体的药理机制尚未完全清除，可能与其诱导肾上腺皮质细胞变性、坏死有关。另外，米托坦可调控多种类固醇激素合成酶的功能和表达，减少类固醇激素的产生。研究表明，米托坦可延长手术治疗 ACC 患者的无复发生存期和总生存期，是 ACC 辅助治疗的首选药物。根治性手术后复发风险高的患者（ENSAT 分期 Ⅲ~Ⅳ期，或 Ki-67 指数 > 10%，或 R1-RX 切除）应予以米托坦辅助治疗；对于低 / 中复发风险（ENSAT 分期 Ⅰ~Ⅱ期、Ki-67 指数 ≤ 10%、完全 R0 切除且没有血管或肿瘤包膜侵犯的镜下证据）的患者，是否进行 ACC 辅助治疗应个体化。

米托坦半衰期长，多数患者血药浓度达到稳态至少需要 3 个月时间。因此，对于高危 ACC 患者，手术后应尽快开始药物辅助治疗。米托坦治疗常会引起正常肾上腺的萎缩或类固醇生成抑制，从而导致皮质醇缺乏。对于接受米托坦治疗的患者，需使用糖皮质激素替代治疗，并根据 24h 游离皮质醇、电解质及临床症状调整糖皮质激素用量。由于 2 年内疾病复发的风险最高，对于未复发且可耐受米托坦的患者，建议米托坦持续治疗时间至少为 2 年。对于高危患者，可持续给予 5 年的米托坦辅助治疗。

（3）晚期 / 转移性 ACC 患者的全身治疗　　对于不能完整手术切除的晚期 / 转移性 ACC 患者，米托坦单药治疗或米托坦联合化疗是全身治疗的一线方案。米托坦血药浓度达到治疗浓度需要一定时间。因此，米托坦单药治疗适用于肿瘤负荷低和（或）疾病惰性的患者。高肿瘤负荷、高 Ki-67 指数（> 20%）或者有广泛的血管侵犯 / 腔静脉癌栓的患者，建议积极地米托坦联合化疗，首选 EDP-M 方案（依托泊苷、阿霉素和顺铂联合米托坦）。若患者无法耐受 EDP-M 方案，可采用米托坦联合依托泊苷和顺铂，或米托坦联合顺铂。EDP-M 方案治疗失败，可选择吉西他滨和卡培他滨联合（或不联合）米托坦。靶向药物和免疫检查点抑制剂也被探索用于晚期 / 转移性 ACC 患者，但均未显示出显著的治疗效果。

2. PPGL 治疗目的与原则　　手术切除是 PPGL 的一线治疗方法，PPGL 定性、定位明确后应尽早进行手术切除。非转移 PPGL 经手术切除肿瘤可得到治愈。转移性 PPGL 没有根治的办法，治疗的目的在于控制儿茶酚胺分泌过多和肿瘤负荷，治疗选择包括手术切除、局部治疗、全身治疗等。转移性 PPGL 治愈的可能性很小，但根据具体情况手术切除原发肿瘤或转移灶，可以减少儿茶酚胺的分泌改善相关症状和预后。PPGL 为功能性肿瘤，术前应做好充分的药物准备，避免麻醉、手术期间出现高血压危象、心律失常及术后低血压而危及生命。PPGL 患者需进行随访，完全切除 PPGL 术后应至少随访10 年、每年复查至少 1 次，有基因突变、转移性 PPGL 应终身随访，每 3~6 个月随访一次。

（1）PPGL 围手术期的药物治疗　PPGL 患者手术期间因高水平的循环儿茶酚胺可能会导致高血压危象和心律失常。因此，所有 PPGL 患者术前应接受 2~4 周的术前准备，准备目标为持续高血压 ≤ 140/90mmHg，阵发性高血压发作频率减少，幅度降低，血糖异常等高代谢症群改善。除头颈部副交感神经性 PPGL 和分泌多巴胺的 PPGL 外，应首选 α 受体拮抗剂做术前准备，常用药物包括非选择性 α- 受体拮抗剂酚妥拉明、酚苄明，选择性 $α_1$- 受体拮抗剂哌唑嗪、特拉唑嗪，以及乌拉地尔。如血压未能达到控制目标，可加用钙通道阻滞剂。使用 α- 受体拮抗剂后，如出现心动过速，可加用 β- 受体拮抗剂，常用药物包括普萘洛尔、阿替洛尔、美托洛尔及短效的艾司洛尔。不可在使用 α-受体拮抗剂前使用 β- 受体拮抗剂，以免发生急性心功能不全。手术期间的高血压可静脉滴注或持续泵入酚妥拉明、硝普钠，心动过速可静脉给予艾司洛尔。术前一天应静脉输注生理盐水预防术后低血压，术后应监测血压、心率、血糖、电解质等指标。

（2）PPGL 的全身治疗　对于放射性核素治疗不敏感、进展迅速且伴有高肿瘤负荷或症状严重的 PPGL 患者，化疗为首选治疗方案。常用化疗方案包括 CVD 方案（环磷酰胺 + 长春新碱 + 达卡巴嗪）、替莫唑胺 + 沙利度胺、EP 方案（依托泊苷 + 顺铂）。CVD 方案多在 2~4 周起效，不良反应主要为骨髓抑制、神经毒性、胃肠道反应、肝功能损害和低血压等，治疗中也会出现高血压危象。2019 年 NCCN 临床实践指南推荐生长抑素显像阳性、肿瘤未切除、有远处转移的 PPGL 患者可使用奥曲肽微球制剂20~30mg，肌内注射，q28d，或兰瑞肽 90~120mg，肌内注射，q28d 治疗。近年来靶向药物和免疫检查点抑制剂的问世，为多种癌症的治疗提供了新的选择。这些药物也被探索用于转移性 PPGL 的治疗，但目前仍处于临床实验阶段。

（五）肾上腺肿瘤的药物治疗进展

1. ACC 的药物治疗进展　ACC 为罕见肿瘤，国内外均缺乏大型病例报道及相关临床实验。近年来，大量新药尤其是靶向药物和免疫检查点抑制剂的出现，为治疗该类疾病带来了曙光。

（1）米托坦　是目前唯一经美国 FDA 和 EMA 批准适应证为 ACC 的药物，于 2023年 9 月在我国上市。多项临床研究已证实米托坦可降低 ACC 复发和死亡的风险。多个国际指南均推荐米托坦用于 ACC 根治手术后的辅助治疗及晚期 / 转移性 ACC 患者的全身治疗。目前，尚缺乏 ACC 患者应用米托坦治疗最佳持续时间的证据，关于米托坦单药或多药联合使用的最佳给药方案、用药剂量、疗效预测、不良反应的防治也有待进一步规范化、标准化。

（2）化疗药物　对于晚期/转移性 ACC　患者往往需要米托坦联合化疗药物。EDP-M 方案（依托泊苷、阿霉素和顺铂联合米托坦）为一线方案，FIRM-ACT 试验结果显示两年内有效率为 23.2%。链脲佐菌素联合米托坦也被研究用于晚期/转移性 ACC 患者，但肿瘤缓解率相对较低。另也有研究表明对于 EDP-M 治疗失败的患者，将吉西他滨联合卡培他滨作为二线化疗，也能使患者生存获益。

（3）分子靶向药物　随着 ACC 发病分子机制的研究，近年来研发出一系列针对 ACC 发病过程多个环节的靶向药物。舒尼替尼、卡博替尼、阿昔替尼、仑伐替尼均为酪氨酸激酶受体抑制剂，能靶向抑制多种酪氨酸激酶，抑制 ACC 肿瘤血管新生及细胞增殖。然而相关研究未显著改善患者预后，可能与联合使用米托坦，导致 mTKI 血药浓度下降有关。ACC 患者 IGF-2 的过度表达，激活胰岛素样生长因子 1 受体（insulin-like growth factor 1 receptor，IGF-1R），促进肿瘤细胞增殖、迁移、转移等。林西替尼为 IGF-1R 抑制剂，用于晚期/转移性 ACC 全身治疗，但相关研究未显示能显著改善 ACC 患者的无进展生存期和总生存期。西罗莫司、依维莫司、替罗莫司为哺乳动物雷帕霉素靶蛋白（mammalian target of rapamycin，mTOR）抑制剂，能够抑制酪氨酸激酶受体下游通路节点 mTOR。但目前该类药物单药治疗证据仅限于细胞实验和小样本人群观察。

（4）免疫检查点抑制剂　免疫治疗是目前 ACC 治疗发展最快的领域。已有研究显示多种程序性死亡受体（programmed death protein，PD）-1 及其配体 PD-L1 抑制剂对 ACC 的治疗有效。PD-L1 抑制剂阿维鲁单抗用于晚期 ACC 患者，Ⅰ期临床实验显示客观缓解率为 6%，安全性良好。PD-1 抑制剂帕博利珠单抗治疗晚期 ACC，Ⅱ期临床试验显示客观缓解率为 23%，疾病控制率 52%。因此，免疫治疗可作为 ACC 化疗失败的挽救方案。

2. PPGL 的药物治疗进展　对于转移性 PPGL，传统治疗方法包括手术治疗、全身化疗等，但治疗效果有限。近年来，随着 PPGL 发病机制研究不断深入，以及分子靶向药物、免疫检查点抑制剂的问世，为转移性 PPGL 提供了新的选择。

（1）分子靶向药物　舒尼替尼为 mTKI，动物实验表明可诱导大鼠嗜铬细胞凋亡，抑制儿茶酚胺的合成和分泌。多项临床研究显示舒尼替尼可延长转移性 PPGL 患者无进展生存期。除舒尼替尼外，卡博替尼、乐伐替尼和帕唑替尼等也可能对转移性 PPGL 有积极的影响，目前正在临床试验阶段。依维莫司为 mTOR 抑制剂，动物实验表明依维莫司可通过抑制 mTOR 及其下游信号级联减少嗜铬细胞增殖。目前，依维莫司用于转移性 PPGL 治疗的样本量较少，其疗效和安全性需进一步探讨。Belzutifan 为缺氧诱导因子-2α 抑制剂，被美国 FDA 批准用于治疗无需立即手术，与 VHL 综合征相关的肾细胞癌、胰腺神经内分泌肿瘤和中枢神经系统血管细胞瘤。个案报道，Belzutifan 用于 PPGL 治疗，其相关指标迅速降低，肿瘤体积明显缩小。目前，Belzutifan 用于转移性 PPGL 治疗的Ⅱ期临床试验正在招募中。

（2）免疫检查点抑制剂　PPGL 的免疫检查点治疗尚处于早期阶段。帕博利珠单抗、纳武利尤单抗已探索性用于转移性 PPGL 的治疗。为进一步评价此类药物治疗 PPGL 的疗效和安全性，帕博利珠单抗、纳武利尤单抗用于转移性 PPGL 治疗临床试验正在招募中。

（3）生长抑素类似物　PPGL 通常表达生长抑素受体 2（somatostatin receptor 2，SSTR2）和 SSTR3，具有强 SSTR 表达的转移性 PPGL 患者可考虑使用生长抑素类似物。这类药物具有双重作用，一方面可抑制肿瘤激素分泌功能，另一方面可减少肿瘤细胞增殖。目前已有的此类药物包括奥曲肽、兰瑞肽和帕瑞肽，为 PPGL 患者提供了新的治疗选择。

二、肾上腺肿瘤药物治疗案例分析

★肾上腺皮质癌术后辅助治疗案例分析

病历摘要

患者，女，54 岁，身高 160cm，体重 49kg。

主诉：肾上腺皮质癌术后 5 个月，乏力、恶心近 3 月余。

现病史：患者 5 个月前因心悸、憋气、头痛头晕入院，入院心率 102 次 / 分，血压 202/120mmHg。肾上腺增强 CT 示：左侧肾上腺见大小约 84mm×48mm 软组织团块，有分叶，边界尚清；考虑左侧肾上腺区占位，肾上腺肿瘤可能性大。服用琥珀酸美托洛尔缓释片、缬沙坦胶囊、硝苯地平控释片多种药物。激素水平测定：醛固酮 46.89pg/ml，皮质醇 38.56g/dl，肾素 35.6pg/ml，促肾上腺皮质激素 2.18pg/ml。血压、心率控制平稳后，2023 年 5 月 16 日行腹腔镜下左侧肾上腺肿瘤切除术，术后病理诊断左侧肾上腺皮质肿瘤，不规则凝固性坏死，无明显脉管及包膜侵犯。免疫组化：CK（＋）、MelanA（部分＋）、Inhibin（部分＋）、CgA（－）、S-100（－）、Ki67（＋约 20%）、Syn（＋）、calretinin（－）、ENA（－）、NF（－）、HMB45（－）、CylinD1（＋）、Vimentin（＋）。综合影像、病理结果和免疫组化考虑肾上腺皮质癌（pT2N0M0 Ⅱ期；ENSAT 分期 Ⅱ期）。术后 1 月余开始服用米托坦片 0.5g，bid，治疗过程中患者逐渐出现恶心、乏力。1 天前门诊查促肾上腺皮质激素 686.95pg/ml，皮质醇 4.67μg/dl，肝功示 γ- 谷氨酰转肽酶 105IU/L。为求进一步治疗入院。患者自发病以来，精神不振，食欲不佳，大小便无明显异常，体重减轻约 10kg。

既往史：高血压病史，肾上腺切除术后血压恢复正常；左侧肾上腺肿瘤切除术；否认外伤史；无食物、药物过敏史。

个人史：生于原籍，无外地久居史，生活规律，无吸烟嗜好，无饮酒嗜好，无工业毒物、粉尘史，无冶游史。

入院诊断： 1. 肾上腺皮质功能减退。2. 肾上腺皮质癌（pT2N0M0 Ⅱ期；ENSAT 分期 Ⅱ期）。3. 左侧肾上腺肿瘤切除术后。4. 药物性肝损害。

治疗经过及用药分析

患者入院血压 128/75mmHg，心率 75 次/分，完善各项检查：血常规、肝肾功能、血脂、甲状腺功能、皮质醇节律等相关检测。口服氢化可的松 10mg，bid 补充糖皮质激素，患者恶心、乏力症状好转，米托坦加量至 0.5g，tid，未出现明显胃肠道反应。治疗期间所用药物见表 14-4。

表 14-4　药物治疗方案

治疗药物	用法用量	起止时间
米托坦片	0.5g，po，bid	2023.10.13-10.15
	0.5g，po，tid	2023.10.16-10.18
氢化泼尼松片	10mg，po，bid	2023.10.13-10.18
熊去氧胆酸胶囊	250mg，po，bid	2023.10.13-10.18
瑞舒伐他汀	10mg，po，qd	2023.10.13-10.18

辅助检查

（1）血常规（2023.10.13）　白细胞计数 4.98×10^9，中性粒细胞计数 1.91×10^9，血小板 210.00×10^9，血红蛋白 123.00g/L。

（2）肝肾功能（2023.10.13）　γ-谷氨酰转肽酶 123IU/L，其他肝功指标在正常范围内；肌酐 73.00μmol/L，尿素 4.57mmol/L。

（3）血脂（2023.10.13）　甘油三酯 0.86mmol/L，总胆固醇 6.69mmol/L，高密度脂蛋白 1.66mmol/L，低密度脂蛋白 3.87mmol/L。

（4）皮质醇节律（2023.10.13）　（8:00）5.99μg/dl-（16:00）3.02μg/dl-（0:00）2.49μg/L。

（5）高血压三项（2023.10.13）　醛固酮 15.00pg/ml，肾素 6.00pg/ml，醛固酮/肾素 2.5。

（6）甲状腺功能（2023.10.13）　促甲状腺激素 0.94μIU/ml，游离三碘甲状原氨酸 3.6pmol/L，游离甲状腺素 13.06pmol/L。

（7）尿游离皮质醇（2023.10.16）　24h 尿游离皮质醇浓度 21.8ng/ml；24h 尿游离皮质醇含量 48μg/24h。

（8）胸腹 CT（2023.10.13）　左肾上腺术后；甲状腺结节；双肺纤维索条灶。

用药治疗方案分析

1. 米托坦术后辅助治疗分析　患者肾上腺皮质癌术后，术后 pT2N0M0 Ⅱ 期，ENSAT 分期 Ⅱ 期，Ki67 指数约 20%。根据《肾上腺皮质癌诊治专家共识（2021）》，肾上腺皮质癌根治性手术后复发风险高的患者（ENSAT 分期 Ⅲ~Ⅳ 期，或 Ki-67 指数＞10%，或 R1-RX 切除）应予以米托坦辅助治疗。对于成人肾上腺皮质癌的治疗，米托坦的起始方案可采用高剂量方案或低剂量方案。胃肠耐受好的，可采用高剂量起始方案。更多的患者采用低剂量起始方案，即起始剂量 1.0g/d，若胃肠耐受好，每 3 天增加

0.5g，治疗第 2~3 周后开始血药浓度监测，根据血药浓度调整剂量以达血药浓度稳定在 14~20mg/L 或最大耐受剂量。该患者术后一个月开始服用米托坦 0.5g，bid，因出现恶心、乏力，给药剂量未再增加。本次入院发现肾上腺皮质功能不全，补充足量糖皮质激素后，恶心、乏力症状好转。米托坦加量后，患者未出现明显胃肠道反应，考虑患者恶心、乏力可能与肾上腺皮质功能不全有关，可按低剂量给药方案继续增加给药剂量。

2. 糖皮质激素替代治疗　米托坦常会引起正常肾上腺的萎缩或类固醇生成抑制，从而导致皮质醇缺乏。除皮质醇持续过量者，接受米托坦治疗的患者，需使用糖皮质激素替代治疗。该患者为功能性肾上腺皮质癌，术前存在皮质醇、醛固酮、肾素水平过量以及高血压、心动过速等激素水平过量症状。术后激素水平过量症状消失，应复查皮质醇、醛固酮、肾素水平。如无皮质醇持续过量，接受米托坦治疗的同时，应给予糖皮质激素替代治疗。因米托坦可导致类固醇清除增加，通常所需的糖皮质激素剂量至少为标准剂量的 2 倍。一般建议开始米托坦治疗的第一天使用氢化可的松 20mg，以后可根据 24h 游离皮质醇、临床症状调整糖皮质激素用量。该患者给予氢化可的松 10mg，bid 口服治疗后，恶心、乏力症状明显改善，24h 游离皮质醇在正常范围内，提示糖皮质激素目前给药剂量适中。

3. 保肝治疗　患者的 γ- 谷氨酰转肽酶 123IU/L，其他肝功指标在正常范围内。根据《中国药物性肝损伤诊治指南（2023 年版）》，患者属于轻度胆汁淤积型肝损伤，停用相关药物可自行恢复。但患者需继续服用米托坦治疗，积极给予熊去氧胆酸胶囊促进胆汁排泄治疗。

4. 调脂治疗　患者近期饮食不佳，总胆固醇 6.69mmol/L，低密度脂蛋白 3.87mmol/L，应积极地给予调脂药物。米托坦为 CYP3A4 强诱导剂，尽量避免联用经 CYP3A4 代谢的他汀类药物，如辛伐他汀、阿托伐他汀。瑞舒伐他汀大部分以原形经粪便排泄，仅有约 10% 经肝酶 CYP2C9 进行代谢，米托坦对其血药浓度影响较小。

用药监护要点

1. 米托坦血药浓度监测　所有使用米托坦的患者均应进行血药浓度监测，并根据血药浓度监测结果和患者耐受情况调整给药剂量，以达目标血药浓度 14~20mg/L 或最大耐受量。一般开始治疗的第 2~3 周开始血药浓度监测，血药浓度 < 14mg/L，每 3~4 周监测一次，患者能耐受可继续加量；如血药浓度 > 14mg/L，根据血药浓度剂量可减少或维持，可延长至 6~12 周监测一次。

2. 胃肠道反应　胃肠道反应是米托坦最常见不良反应，发生率达 80%，表现为厌食、恶心、呕吐和腹泻，通常与口服用药剂量有关，在治疗的 3~6 个月内发生率较高。出现恶心、呕吐等胃肠道反应，需与肾上腺皮质功能不全症状相鉴别。该患者补充足量糖皮质激素后，恶心、乏力症状明显改善，米托坦加量也未出现明显胃肠反应，考虑入院前胃肠反应与肾上腺皮质功能不全有关。

3. 中枢神经反应　抑郁、头晕或眩晕等中枢神经不良反应在米托坦中也较常见，发生率15%~40%，当血药浓超过20mg/L发生率更高。因此，应将血药浓度控制在20mg/L以下，出现镇静、嗜睡等中枢神经症状应停用米托坦，症状缓解后7~10天，以较低剂量重新开始服用。

4.肾上腺皮质功能　米托坦加量可进一步导致肾上腺的萎缩、类固醇生成抑制、类固醇清除加快，应定期监测皮质醇、促肾上腺皮质激素、24h尿游离皮质醇水平及乏力、恶心、呕吐、食欲不振、体重减轻等肾上腺皮质功能不全症状，及时调整糖皮质激素用量。

5.其他　患者肝酶异常，不排除米托坦引起的药物性肝损害。对于轻中度肝功能异常，一般不建议停用米托坦，但需定期监测肝功能。此外，米托坦还会导致中性粒细胞减少、甲状腺功能减退、血脂代谢异常等不良反应，应定期监测血常规、甲状腺功能、血脂等。

★转移性肾上腺皮质癌的综合治疗案例分析

病历摘要

患者，女，55岁，身高163cm，体重63kg。

主诉：肾上腺皮质癌术后1个月，拟行治疗。

现病史：患者2022年5月因腹痛就诊。腹部超声示：肝肾间隙实性占位（61mm×42mm），考虑来源于左肾上腺；右肾囊肿。腹部CT示：双肾囊肿，左侧肾上腺占位（57mm×46mm），考虑肾上腺皮质瘤合并破裂出血；恶性待排。胸部CT提示：双肺多发结节。腹部MRI示：双肾囊肿，左侧肾上腺占位（58mm×47mm），考虑肾上腺皮质瘤合并破裂出血。查血清皮质醇、皮质醇节律、促肾上腺皮质激素、雌二醇、睾酮均在正常范围内。行左侧肾上腺肿物切除术，术中见左侧肾上腺约10cm实性肿物，周围脂肪组织包绕，与周围组织粘连，未见出血。术后病理：（肾上腺）上皮细胞样肿瘤伴大量坏死，细胞异型性明显，易见核分裂象，核仁可见。免疫组化:CK（+）、MelanA（-）、CgA（-）、S-100（-）、Ki67（+，约40%）、Syn（-）、NSE（-）、NF（-）、HMB45（-）、CylinD1（+）、Vimentin（+）。结合影像学、病理和免疫组化考虑肾上腺皮质癌。术后2周PET-CT示：左侧锁骨区、双肺门多发淋巴结转移，右侧肾上腺体部转移结节（大小约12mm×9mm），横结肠处转移性结节（大小约9mm×7mm）。为求进一步治疗入院。自患病以来，患者神志清，精神可，饮食一般，睡眠可，大小便正常，体重近半年减轻约5kg。

既往史：慢性缺血性心脏病，无高血压、糖尿病史；左侧肾上腺肿物切除术；否认外伤史；无食物或药物过敏史。

个人史：生于原籍，无外地久居史，生活规律，无吸烟嗜好，无饮酒嗜好，从事职员工作，无工业毒物、粉尘史，无冶游史。

入院诊断：1.肾上腺皮质癌（pT3N1M1Ⅳ期；ENSAT分期Ⅳ期）；2.左侧肾上腺皮质癌切除术后。

治疗经过及用药分析

完善各项检查：血常规、凝血功能、肝肾功能、电解质等相关检测，排除用药禁忌。给予米托坦片 0.5g，po，bid；氢化泼尼松片 10mg，po，bid。于 2022-06-26 行 EP 方案第 1 周期化疗，具体方案为：依托泊苷 0.1g d1~5+ 顺铂 40mg d1~3，q28d，并给予止吐、水化等对症支持治疗。治疗期间所用药物见表 14-5。

表 14-5 药物治疗方案

治疗药物	用法用量	起止时间
米托坦片	0.5g，po，bid	2022.6.26-6.31
氢化泼尼松片	10mg，po，bid	2022.6.26-6.31
盐酸帕洛诺司琼注射液	0.25mg，iv，qd 化疗前 30min 给药	2022.6.26-6.30
阿瑞匹坦片	125mg 化疗前 1h 口服，80mg 第 2、3 天早晨口服	2022.6.26-6.28
0.9% 氯化钠溶液	500ml，ivgtt，qd	2022.6.26-6.30
依托泊苷注射液	0.1g，ivgtt，qd 给药时间大于 1h	
0.9% 氯化钠溶液	500ml，ivgtt，qd 冲管	2022.6.26-6.28
0.9% 氯化钠溶液	500ml，ivgtt，qd	2022.6.26-6.28
注射用顺铂	40mg，ivgtt，qd	
0.9% 氯化钠溶液	500ml，ivgtt，bid	2022.6.26-6.30
维生素 C 注射液	1.0g，ivgtt，bid	
0.9% 氯化钠溶液	250ml，ivgtt，qd	2022.6.26-6.28
地塞米松磷酸钠注射液	5mg，ivgtt，qd	

辅助检查

（1）凝血功能（2022.6.25） 凝血酶原时间 11.10s，凝血酶原活动度 89.02%，国际标准化比值 1.02，活化部分凝血活酶时间 26.91s，凝血酶时间 16.09s，D- 二聚体定量 0.45mg/L，纤维蛋白原 1.89g/L。

（2）血常规（2022.6.25） 白细胞计数 3.98×10^9，中性粒细胞计数 1.91×10^9，血小板 210.00×10^9，血红蛋白 123.00g/L。

（3）肝肾功能（2022.6.25） 丙氨酸氨基转移酶 39.02IU/L，天冬氨酸氨基转移酶 28.90IU/L，γ- 谷氨酰转肽酶 35IU/L，其他肝功指标在正常范围内；肌酐 63.00μmol/L，尿素 5.58mmol/L。

（4）血脂、电解质（2022.6.25） 甘油三酯 1.80mmol/L，总胆固醇 4.89mmol/L，高密度脂蛋白 1.01mmol/L，低密度脂蛋白 2.87mmol/L，血钠 138.00mmol/L，血钾 3.78mmol/L，血氯 96.00mmol/L，血钙 2.33mmol/L，血磷 1.06mmol/L。

（5）平扫 CT+ 增强（2022.6.25） 右侧肾上腺体部转移结节（大小约 11mm×9mm），横结肠处转移性结节（大小约 9mm×6mm），左侧锁骨区、双肺门多发淋巴结转移。

用药治疗方案分析

1. 全身治疗方案分析　患者肾上腺皮质癌术后，术后 pT3N1M1 IV 期，ENSAT 分期 IV 期。根据《肾上腺皮质癌诊治专家共识》，对于不能完整手术切除的晚期转移性 ACC 患者，米托坦单药治疗或米托坦联合化疗是全身治疗的一线治疗方案。高肿瘤负荷、高 Ki-67 指数（$> 20\%$）的患者，建议积极地采用以顺铂为基础的化疗方案联合米托坦治疗。该患者 Ki67 指数约 40%，术后 PET-CT 提示右侧肾上腺、横结肠转移，左侧锁骨区、双肺门多发淋巴结转移，肿瘤负荷较重，考虑患者存在慢性缺血性心脏病基础疾病，选择 EP-M 方案联合治疗。EP-M 方案具体给药方案为依托泊苷 $100mg/m^2$ d1~3+ 顺铂 $40mg/m^2$ d2~3，q28d，同时口服米托坦，目标稳态血药浓度为 14~20mg/L。患者体重 63.0kg、身高 163cm、体表面积 $1.65m^2$，EP 方案应为依托泊苷 165mg d1~3+ 顺铂 60mg d2~3，q28d。考虑患者术后恢复期，联合使用米托坦胃肠反应较大，依托泊苷分 5 天给药，顺铂分 3 天给药。米托坦的起始治疗方案包括高剂量方案和低剂量方案。患者联合化疗，胃肠反应可能较大，选择低剂量起始方案，即第 1 天 1.0g/d，根据血药浓度和胃肠道耐受情况，逐渐增加剂量。该患者给药方案为：依托泊苷 0.1g d1~5+ 顺铂 40mg d1~3，q28d；米托坦 0.5g，po，bid。

2. 消化道安全管理　依据《中国抗肿瘤治疗相关恶心呕吐预防和治疗指南（2023 版）》，EP 方案为高度致吐风险化疗方案，米托坦也易导致恶心、呕吐，给予 NK-1 受体拮抗剂 +5-HT$_3$ 受体拮抗剂 + 地塞米松三联止吐方案。昂丹司琼、格拉司琼、帕洛诺司琼均为常用的 5-HT$_3$ 受体拮抗剂止吐药。昂丹司琼、格拉司琼为 CYP3A4 底物，米托坦可诱导其代谢，导致药效减弱。帕洛诺司琼经肾脏和多种 CYP 酶诱导清除，米托坦对其代谢影响较少。因此，选择盐酸帕洛诺司琼注射液联合阿瑞匹坦、地塞米松磷酸钠注射液止吐治疗。

3. 顺铂给药前后的水化　顺铂对肾脏具有剂量依赖性的毒性，治疗前后需要进行水化，以减轻毒副作用。一般剂量每次 $30mg/m^2$，每日 1 次，连用 3 天为 1 周期，可作适当水化利尿；大剂量每次 $50mg/m^2$ 以上，需充分水化，顺铂使用前一天补充 2000ml，使用当日输注液体 3000~3500ml。该患者为一般给药剂量，输注当日给予 2750ml 液体水化。

4. 糖皮质激素替代治疗　米托坦常会引起正常肾上腺的萎缩、类固醇生成抑制，从而导致皮质醇缺乏。除皮质醇持续过量者，接受米托坦治疗的患者，需使用糖皮质激素替代治疗。由于皮质类固醇清除率增加，通常所需的糖皮质剂量至少为标准剂量的 2 倍。一般建议开始米托坦治疗的第一天开始使用氢化可的松 20mg，以后可根据 24h 游离皮质醇、临床症状调整糖皮质激素用量。

用药监护要点

1. 胃肠反应　EP 方案为高致吐化疗方案，胃肠反应也是米托坦最常见不良反应，联合使用胃肠道不良反应发生率增高。用药过程中应注意监测患者的饮食情况，避免进食油腻及刺激性食物，尽量清淡饮食。避免因治疗引起的恶性呕吐影响后续治疗方案的实施。

2. 神经毒性　顺铂毒性较为常见，多为剂量限制性毒性。当顺铂累积剂量达 $500\sim600mg/m^2$ 时出现，表现为神经末梢障碍，以肢体麻木、感觉迟钝、头晕、耳鸣等为主。米托坦也易引起头晕、眩晕等中枢神经不良反应，发生率 15%~40%，当血药浓度超过 20mg/L 发生频率更高，应将血药浓度控制在 20mg/L 以下。监测抑郁、镇静、嗜睡等中枢神经毒性，出现以上症状应停用米托坦，症状缓解后 7~10 天，以较低剂量重新开始服用。

3. 肝肾毒性　顺铂在肝肾中被高度摄取，主要由肾脏排泄，可出现与剂量相关累积性肾毒性，水化是减少肾毒性的有效方法。顺铂、米托坦均有引起肝酶升高的报道，联合使用增加肝脏毒性发生率。因此，应定期监测肝肾功能，严重肝肾功能损害应停药。

4. 骨髓抑制　EP 方案相关中性粒细胞减少症发生风险为中风险。患者合并使用米托坦，应定期监测中性粒细胞、血红蛋白、血小板及发热症状。

5. 米托坦血药浓度　使用米托坦的患者均应进行血药浓度监测，并根据血药浓度监测结果和患者耐受情况调整给药剂量，以达目标血药浓度 14~20mg/L 或最大耐受量。

6. 肾上腺皮质功能　使用米托坦期间应监测乏力、恶心、呕吐、食欲不振、体重减轻等肾上腺皮质功能不全症状，出现以上症状需与米托坦的胃肠反应相鉴别，定期监测皮质醇、促肾上腺皮质醇水平。发生肾上腺危象时，应给予氢化可的松治疗，停用米托坦直至肾上腺危象解除。

7. 米托坦与其他药物相互作用　米托坦属亲脂性药物，告知患者与富含脂肪的食物同服。米托坦为 CYP3A4 强诱导剂，联用其他药物需警惕药物相互作用，尽量避免使用地尔硫卓、克拉霉素、阿托伐他汀、昂丹司琼等 CYP3A4 酶底物，必须使用时需调整剂量或进行血药浓度监测。

（温成泉　张晶晶　杜中英）

参考文献

［1］Shah MH, Goldner WS, Benson AB, et al. Neuroendocrine and Adrenal Tumors, Version 2.2021, NCCN Clinical Practice Guidelines in Oncology［J］. J Natl Compr Canc Netw, 2021, 19（7）: 839-868.

［2］Fassnacht M, Assie G, Baudin E, et al.Adrenocortical carcinomas and malignant phaeochromocytomas: ESMO-EURACAN Clinical Practice Guidelines for diagnosis, treatment and follow-up［J］. Ann Oncol, 2020, 31（11）: 1476-1490.

［3］中国医师协会泌尿外科分会. 肾上腺皮质癌诊治专家共识［J］. 现代泌尿外科杂志, 2021, 26（11）: 902-908.

［4］中华医学会内分泌学分会. 嗜铬细胞瘤和副神经节瘤诊断治疗专家共识（2020 版）［J］. 中华内分泌代谢杂志, 2020, 36（9）: 737-750.

［5］侯建全，谢建军. 儿童及成人肾上腺肿瘤诊治［M］. 北京：人民卫生出版社，2019.

［6］张立坤，刘志艳. 第 5 版 WHO 肾上腺皮质肿瘤分类解读［J］. 中华病理学杂志，2024，53（1）：16-21.

［7］毛歆歆，陈杰. 2022 版 WHO 神经内分泌肿瘤分类解读［J］. 中华病理学杂志，2024，53（7）：655-659.

［8］北京协和医院罕见病多学科协作组. 米托坦治疗肾上腺皮质癌专家共识（2021）［J］. 协和医学杂志，2021，12（5）：674-683.

［9］翁妍，张少玲. 肾上腺皮质癌的治疗新进展［J］. 国际内分泌代谢杂志，2023，43（6）：504-507.

［10］冯瑞颖，刘金波. 嗜铬细胞瘤/副神经节瘤的诊疗进展［J］. 临床内科杂志，2023，40（4）：227-232.

第十五章
白血病

第一节 急性白血病

一、概述

急性白血病（acute leukemia，AL）是一种由造血干细胞异常增殖引起的恶性克隆性疾病，导致骨髓中正常造血功能受到抑制。此病症期间，骨髓中异常的原始细胞和幼稚细胞（即白血病细胞）显著增多，抑制了正常血细胞的生成，最终可能导致骨髓衰竭。患者可能广泛浸润于肝、脾、淋巴结等器官，通常表现为贫血、出血、感染及浸润等症状。根据增殖细胞的来源，急性白血病可分为急性淋巴细胞白血病（acute lymphoblastic leukemia，ALL）和急性髓细胞性白血病（acute myeloid leukemia，AML）。根据 2023 年美国癌症协会的研究，急性白血病的新发病例和致死率仍在恶性肿瘤中名列前茅。尽管随着免疫疗法、标准化疗、小分子药物和（或）异基因造血干细胞移植等治疗方法的发展，患者预后有所改善，但该疾病仍存在耐药和复发难治等挑战。

（一）病因及发病机制

1. 物理因素 电离辐射如 γ 线和 X 线可导致白血病。在广岛和长崎的核爆幸存者中，白血病发生率显著高于正常人群，且与放射剂量、接触时间和年龄相关。大量照射会抑制骨髓功能并降低免疫力，引发 DNA 突变、断裂和重组。

2. 化学因素 某些化学物质如苯和抗肿瘤药物（如烷化剂）可引起白血病。治疗银屑病的药物乙双吗啉与急性早幼粒细胞白血病（APL）有关，染发和吸烟也可能与其发病相关。化学因素引起的白血病中，急性髓细胞性白血病最为常见。

3. 生物因素 人类 T 淋巴细胞病毒－Ⅰ（HTLV-1）是一种 C 型逆转录病毒，能引发成人 T 细胞白血病。该病毒可通过母婴传播及血制品、性接触传播，感染后可整合并潜伏在宿主细胞中，在特定条件下被激活并诱发白血病。

4. 遗传因素 家族性白血病占 7‰，同卵双胞胎患病几率为普通人群的三倍。先天性疾病如范可尼综合征、唐氏综合征和 Bloom 综合征等与白血病发病率较高相关。

5.其他血液病 如慢性髓细胞性白血病、骨髓增生异常综合征及其他血液疾病（如原发性血小板增多症、骨髓纤维化及真性红细胞增多症）可发展为急性白血病，尤其是急性非淋巴细胞白血病（ANLL）。

（二）病理分类与分期

急性白血病是临床上常见的血液系统恶性肿瘤之一，其细胞分化停滞在较早阶段，多为原始细胞及早期幼稚细胞，病情发展极为迅速。根据主要受累的细胞，国际上常将急性白血病分为急性淋巴细胞白血病和急性髓细胞性白血病两大类。AL 的分型方法有法美英（FAB）分型和 WHO 分型，FAB 分型是基于对患者骨髓涂片细胞形态学和组织化学染色的观察和计数，是最基本的诊断学依据，WHO 分型则是整合了白血病细胞形态学（morphology）、免疫学（immunology）、细胞遗传学（cytogenetics）和分子生物学（molecularbiology）（简称 MICM）特征的新分型系统。而在当前的临床实践中，我们则主要选择 WHO 分型，WHO 分型可为患者治疗方案的选择及预后判断提供帮助。

1.急性髓细胞性白血病的 FAB 分型

M0（急性髓细胞性白血病微分化型，minimally differentiated AML）：骨髓原始细胞＞30%，无嗜天青颗粒及 Auer 小体，核仁明显，光镜下髓过氧化物酶（MPO）及苏丹黑 B 阳性细胞＜3%；在电镜下，MPO 阳性；CD33 或 CD13 等髓系抗原可呈阳性，淋系抗原通常为阴性。血小板抗原阴性。

M1（急性粒细胞白血病未分化型，AML without maturation）：原始粒细胞（Ⅰ型＋Ⅱ型，原始粒细胞质中无颗粒为Ⅰ型，出现少数颗粒为Ⅱ型）占骨髓非红系有核细胞（指不包括浆细胞、淋巴细胞、肥大细胞、巨噬细胞及所有红系有核细胞的骨髓有核细胞，NEC）的 90% 以上，其中至少 3% 的细胞为 MPO 阳性。

M2（急性粒细胞白血病部分分化型，AML with maturation）：原始粒细胞占骨髓 NEC 的 30%~89%，其他粒细胞≥10%，单核细胞＜20%。

M3（急性早幼粒细胞白血病，acute promyelocytic leukemia，APL）：骨髓中以颗粒增多的早幼粒细胞为主，此类细胞在 NEC 中≥30%。

M4（急性粒－单核细胞白血病，acute myelomonocytic leukemia，AMMoL）：骨髓中原始细胞占 NEC 的 30% 以上，各阶段粒细胞≥20%，各阶段单核细胞≥20%。

M4EO（AML with eosinophilia）：除上述 M4 型特点，嗜酸性粒细胞在 NEC 中≥5%。

M5（急性单核细胞白血病，acute monocytic leukemia，AMOL）：骨髓 NEC 中原始单核细胞、幼稚单核细胞≥30%，且原始单核细胞、幼稚单核细胞及单核细胞≥80%。原始单核细胞≥80% 为 M5a、＜80% 为 M5b。

M6（红白血病，erythroleukemia，EL）：骨髓中幼红细胞≥50%，NEC 中原始细胞（Ⅰ型＋Ⅱ型）≥30%。

M7（急性巨核细胞白血病，acute megakaryoblastic leukemia，AMeL）：骨髓中原始巨核细胞≥30%。血小板抗原阳性，血小板过氧化酶阳性。

2. AML 的 WHO 分型（2016 年）

（1）伴重现性遗传学异常的 AML

AML 伴（8；21）（q22；q22.1）；RUNX1-RUNX1T1

AML 伴 inv（16）（p13.1q22）或 t（16；16）（p13.1；922）；CBFB-MYH11 APL 伴 PML-RARA

AML 伴 t（9；11）（p21.3；q23.3）；MLLT3-KMT2A AML 伴 t（6；9）（p23；34.1）；DEK-NUP214

AML 伴 inv（3）（q21.3；q26.2）或 t（3：3）（q21.3；q26.2）；RPN1-EVI1 AML（原始巨核细胞性）伴 t（1；22）（p13.3；q13.3）；RBM15-MKL1 AML 伴 NPM1 突变

AML 伴 CEBPA 双等位基因突变暂命名：AML

伴 RUNXI 突变暂命名：AML 伴 BCR-ABL1

（2）AML 伴骨髓增生异常相关改变

（3）治疗相关 AML

（4）非特殊类型 AML（AML，NOS）

AML 微分化型

AML 未分化型

AML 部分分化型

急性粒 - 单核细胞白血病

急性单核细胞白血病

纯红血病

急性巨核细胞白血病

急性嗜碱性粒细胞白血病

急性全髓增生伴骨髓纤维化

（5）髓系肉瘤

（6）Down 综合征相关的髓系增殖

短暂性异常骨髓增殖（TAM）

Down 综合征相关的髓系白血病

（7）母细胞性浆细胞样树突细胞肿瘤

3. ALL 的 FAB 分型

L1：原始和幼稚淋巴细胞以小细胞（直径≤12μm）为主。

L2：原始和幼稚淋巴细胞以大细胞（直径＞12μm）为主。

L3（Burkitt 型）：原始和幼稚淋巴细胞以大细胞为主，大小较一致，细胞内有明显空泡，胞质嗜碱性，染色深。

4. ALL 的 WHO 分型（第五版）

（1）原始 B 淋巴细胞白血病

B-ALL，非特指型（NOS）

B-ALL 伴高超二倍体

B-ALL 伴亚二倍体

B-ALL 伴 21 号染色体内部扩增（iAMP21）

B-ALL 伴 BCR::ABL1 融合

B-ALL 伴 BCR::ABL1 样特征

B-ALL 伴 KMT2A 重排

B-ALL 伴 ETV6::RUNX1 融合

B-ALL 伴 ETV6::RUNX1 样特征

B-ALL 伴 TCF3::PBX1 融合

B-ALL 伴 IGH::IL3 融合

B-ALL 伴 TCF3::HLF 融合

B-ALL 伴其他特定遗传学异常

（2）原始 T 淋巴细胞白血病

T-ALL，非特指型（NOS）

早期前体 T 淋巴细胞白血病（ETP-ALL）

（三）诊断

1. **AML 的诊断标准** 参照 WHO 2016 造血和淋巴组织肿瘤分类标准，外周血或骨髓原始细胞 ≥ 20% 是诊断 AML 的必要条件。但当患者被证实有克隆性重现性细胞遗传学异常 t（8；21）（q22；q22）、inv（16）（p13q22）或 t（16；16）（p13；q22）以及 t（15；17）（q24；q21）时，即使原始细胞 < 20%，也应诊断为 AML。而对于伴有多细胞系病态造血的 AML 及治疗相关性 AML 和 MDS，分别单独划分为独立亚类。建议的急性髓细胞性白血病诊断评估见图 15-1。

2. **ALL 的诊断标准** 初诊时应行骨髓穿刺 + 骨髓活检；骨髓中原始 / 幼稚淋巴细胞比例 ≥ 20% 才可以诊断 ALL（少数患者因发热、使用糖皮质激素可导致原始细胞比例不足 20%，需要结合病史和其他检查鉴别诊断）。骨髓干抽者可考虑采用外周血和骨髓活检（应进行免疫组化检查）进行必要的检查。为准确判断肿瘤负荷，可酌情考虑相关的影像学检查（B 超、CT 等）。

建议的急性髓系白血病诊断评估

当天	形态学 • 确诊急性髓系白血病需要骨髓或外周血原始细胞计数 ≥ 20% • 如果存在 t（8；21）、inv（16）/t（16；16）或 t（15；17），即使原始细胞 < 20% 也可确诊急性髓系白血病 • 如果原始细胞 ≥ 20%，出现 Auer 小体可诊断为急性髓性白血病 • 如果原始细胞 ≥ 20%，则 > 3% 的原始细胞为过氧化物酶阳性可诊断急性髓系白血病 • 原始细胞计数包括原始粒细胞、单核细胞、前单核细胞和巨核细胞
第1-3 天	免疫表型 • 前体细胞和祖细胞：CD117、CD34 和 HLA-DR（CD38、CD133 和 CD123 也有意义） • 髓系：CD33、CD13 和细胞质髓过氧化物酶 • 髓系成熟标志物：CD11b、CD15、CD64、CD14 和 CD65 • 单核细胞标志物：CD4、CD14、CD36 和 CD64 • 红系标志物：CD71、CD235A（血型糖蛋白 A）和 CD36 • 巨核细胞标志物：CD36、CD41（糖蛋白 IIb 或 IIIa）和 CD61（糖蛋白 IIIa）

第5-7 天	细胞遗传学分析
	• 如果未获得分裂相，FISH 或许有助于快速鉴定治疗靶点，如 PML：RARA
	• 定义急性髓系白血病亚型（WHO 分类）和预后需要细胞遗传学信息：
	  • 伴常见遗传学异常的急性髓系白血病，包括 t（8；21），inv（16）/t（16；16）、t（15；17）、t（9；11）、inv（3）/t（3；3）、t（6；9）、t（1；22）、t（9；22）
	  • 伴骨髓异常增生相关改变的急性髓系白血病（例如 -5/5q-、-7/7q-、复杂结构和数值变化）

第3-5 天	分子遗传学
	• PCR 或二代测序分析可用于定义预后和指导治疗干预
	  • NPM1 和 bzipCEBPA 突变可定义低危
	  • FLT-ITD 和 FLT-TKD 突变可指导治疗选择（以及 ITD 的预后数据）
	  • TP53、RUNX1、ASXL1 突变可定义高危
	  • IDH1 和 IDH2 突变可指导治疗选择
	• RNA 二代测序可以筛选融合基因（例如 RUNX：：RUNX1T1、CBFB：：MYH11 和 PML：：RARA）
	• 家族性急性髓系白血病（例如 RUNX1、CEBPA、TP53、BRCA1、BRCA2、GATA2、DDX41、TERC 和 TERT）

图 15-1 建议的急性髓系白血病诊断评估

（四）临床表现

AL 常表现为内科急症。尽管其表现症状多为非特异性，但患者常表现出与免疫抑制、骨髓抑制（包括危及生命的贫血或血小板减少）和白细胞增多相关的一系列体征和症状。

1. 骨髓造血受抑表现

（1）贫血 部分患者无贫血，半数患者就诊时重度贫血，尤其继发于 MDS 者。

（2）发热 半数患者早期发热，体温 39~40℃以上，伴畏寒、出汗。白血病可致热，但须排除感染。感染常见于口腔、牙龈、咽峡，亦可肺部感染、肛周炎、脓肿，严重时血流感染。致病菌多为革兰阴性杆菌，如肺炎克雷伯菌、铜绿假单胞菌等；革兰阳性球菌感染亦上升，如金黄色葡萄球菌等。长期用抗生素或粒细胞缺乏者，易真菌感染，如念珠菌等。患者免疫功能缺陷，可病毒感染，如单纯疱疹病毒等。偶见耶氏肺孢子菌病。

（3）出血 近 40% 患者早期出血，全身各部位均可发生，皮肤瘀点、鼻出血等多见。眼底出血可致视力障碍。APL 易凝血异常而广泛出血。颅内出血症状重，可致死。AL 死于出血者占 62.24%，其中 87% 为颅内出血。大量白血病细胞在血管中淤滞及浸润、血小板减少、凝血异常以及感染是出血的主要原因。

2. 白血病细胞增殖浸润特征

（1）淋巴、肝脾　ALL 常见淋巴结肿大,T-ALL 纵隔淋巴结肿大。肝脾轻至中度大，巨脾罕见（除 CML 急性变）。

（2）骨骼关节　胸骨下段压痛，关节痛、骨痛（儿童多见），骨髓坏死致剧痛。

（3）眼部　AML 可伴粒细胞肉瘤(绿色瘤)，眼眶最常见，致眼球突出、复视或失明。

（4）口腔皮肤　M4、M5 白血病细胞浸润牙龈增生、肿胀；皮肤蓝灰色斑丘疹，紫蓝色结节。

（5）中枢神经　是白血病最常见的髓外浸润部位。多数化疗药物难以通过血脑屏障，不能有效杀灭隐藏在中枢神经系统的白血病细胞，因而引起中枢神经系统白血病（central nervous system leukemia，CNSL）。轻者表现为头痛、头晕，重者有呕吐、颈项强直，甚至抽搐、昏迷。CNSL 可发生在疾病各个时期，尤其是治疗后缓解期，以 ALL 最常见，儿童尤甚，其次为 M4、M5 和 M2。

（6）睾丸　一侧无痛性肿大，另一侧也可能有白血病细胞浸润。多见于 ALL 化疗缓解后幼儿和青年，是仅次于 CNSL 的髓外复发部位。此外，白血病可浸润肺、心、消化道、泌尿生殖系统等其他组织器官。

二、治疗目的与原则

（一）AML 的治疗目的与原则

AML 治疗的目的是通过达到缓解来改善患者的生存状况。AML 完全缓解的定义是骨髓中白血病细胞低于 5%，外周循环中没有任何白血病细胞或髓外病变，并且骨髓再生能力恢复，中性粒细胞绝对计数大于 $1000/\mu l$，血小板计数大于 $100000/\mu l$，可以不需要输血。2022ELN 建议正式接受完全缓解伴有部分血液学恢复（CRh），包括中性粒细胞（$\geqslant 500/\mu l$）和血小板（$\geqslant 50000/\mu l$），作为衡量疗效的临床措施。所有 AML 患者，在能够参加临床研究的情况下，均建议首选参加临床研究。缺乏临床研究者，可以参照下述建议进行治疗。

AML 的治疗以化疗、造血干细胞移植及联合新近出现的靶向治疗为主要治疗方法，目前强化疗仍然是可以耐受化疗 AML 患者的推荐治疗方案。AML 患者化疗的耐受性要根据年龄、体力状态等多种因素进行综合评估，且在治疗过程中进行动态评估，调整治疗策略。对于不耐受化疗患者的评估，指南推荐参照 Ferrara2013 标准进行筛选。初诊不能耐受强烈治疗的患者经过低强度诱导治疗达完全缓解后，如果可以耐受强化疗，应按照可以耐受强化疗患者的治疗方案选择。

（二）ALL 的治疗目的与原则

（1）诱导治疗原则。

年轻成人和青少年患者（< 40 岁，AYA）：

①临床试验；

②儿童特点联合化疗方案（优先选择）；

③多药联合化疗方案。

成年患者（≥ 40 岁）：

①< 60 岁的患者，可以入组临床试验，或采用多药联合化疗；

②≥ 60 岁的患者，可以入组临床试验，或采用多药化疗诱导治疗，或糖皮质激素 ± 长春碱类为基础的姑息治疗。鼓励开展有科学依据的探索性前瞻性临床试验。

（2）完全缓解（CR）后治疗原则。

① MRD 持续阳性或上升的患者，CD19/CD3 双特异性抗体（blinatumomab，贝林妥欧单抗）清除残留后行异基因造血干细胞移植（allo-HSCT）。

② MRD 阴性或不详的患者，可继续多药联合化疗 ± CD19/CD3 双特异性抗体巩固治疗，伴预后不良临床特征或遗传学异常的患者行 allo-HSCT。鼓励开展有科学依据的探索性前瞻性临床试验（如 CAR-T 细胞治疗或抗体偶联药物清除 MRD，巩固治疗采用化疗、免疫治疗、分子靶向治疗等多种治疗手段组合等）。

三、急性白血病药物治疗进展

（一）AML

AML 的治疗以化疗、造血干细胞移植及联合新近出现的靶向治疗为主要治疗方法，目前强化疗仍然是可以耐受化疗 AML 患者的推荐治疗方案。近年来多种新型 AML 治疗药物相继进行临床，包括检查点抑制剂、靶向药物、靶向白血病表面抗原、疫苗疗法等联合传统化疗不断丰富着 AML 的治疗。

1. 靶向治疗的进展

（1）维奈克拉（venclexta）　是首个靶向 bcl-2 的高亲和性口服抑制剂，它通过结合 bcl-2 释放促凋亡蛋白，启动凋亡级联反应，治疗 AML。它与阿扎胞苷（azacitidine）等联用可协同抗白血病，干扰能量代谢，作用于白血病的干细胞。除此之外，维奈克拉与其他抑制剂联用亦增强抗肿瘤效果。

（2）FLT3 抑制剂　FLT3 属于Ⅲ型受体酪氨酸激酶（RTK），在造血干细胞、前体 B 细胞等的增殖、分化以及存活中具有重要作用，近年来研究发现，FLT3 作为细胞信号传导中一种重要的受体酪氨酸激酶，可以导致细胞的异常增殖，诱导肿瘤发生，特别是与 AML 的发生、发展密切相关。研究表明，70% 以上的 AML 患者和 ALL 患者体内 FLT3 呈高表达。因此，FLT3 是治疗 AML 的重要靶点。FLT3 抑制剂主要通过竞争性抑制 FLT3 受体中的 ATP 结合位点，导致细胞周期停滞和分化。

（3）IDH-1/2 抑制剂　IDH 抑制剂通过作用于肿瘤细胞中的 IDH 突变位点，使体内致癌代谢物 2-HG 减少，从而诱导组蛋白去甲基化，达到抑制肿瘤发展的效果。IDH 抑制剂根据作用靶点分为 IDH1 抑制剂、IDH2 抑制剂和 IDH1/IDH2 抑制剂三种。总体上来说，IDH 抑制剂已经表现出良好的临床应用前景，将会给急性髓系白血病的临床治疗带来巨大的临床效益。

（4）Menin 抑制剂 KMT2A 基因重排和 NPM1 基因突变会导致血细胞退化或去分化，并表现得像它们起源于的干细胞一样，这会导致造血分化阻滞和白血病转化，而这一过程则依赖于由 MEN1 基因编码的 Menin 蛋白。Menin 蛋白会与 KMT2A 产生的蛋白质相结合，这些蛋白质形成的复合物反过来与染色质结合，并开启由突变的 KMT2A 或 NPM1 基因触发的异常信号通路。Menin 抑制剂是首个针对伴有 KMT2A（MLL）基因重排或 NPM1 突变性疾病的靶向治疗，这种患者在新诊断急性髓系白血病（AML）中占 5%~30%，因此 Menin 抑制剂对于很多新诊断或难治性 AML 的治疗有较大价值。尽管目前显示出的治疗缓解率偏低，但未来将开展相关研究来探讨 Menin 抑制剂与其他药物的联合应用，进而将其推向更前线治疗。

2. 疫苗疗法 癌症疫苗使用免疫效应细胞来根除恶性细胞，并在实体瘤领域非常成功。利用肾母细胞瘤 1 树突状细胞疫苗（DCV）和其他 DCV 的临床试验正在早期临床试验中进行研究。其中一项研究 NCT03697707 是一项 2 期研究，研究 vididencel DCV 作为首次缓解后的维持治疗，在 2023 年 EHA 会议上公布了早期数据。估计 12 个月无缓解生存率（RFS）为 64%，OS 估计为 85.3% 显示出早期前景。

3. 靶向白血病表面抗原 CD 分子是天然表达的表面分子，在免疫细胞间通讯和传感微环境中发挥作用。AML 多种多样，但也有一些 CD 分子过表达并且可以靶向，如 CD33、CD123 LewsY、CLL-1 和 CD70。由此产生了单克隆抗体（mAb）来靶向这些 CD 标志物并与药物偶联，例如 GO、pivekumab、双特异性 T 细胞结合抗体（BiTE）等。在最近一项针对 34 名 R/RAML 患者的 CD3xCD123 双特异性抗体 APVO4361b 期研究中，35% 的患者病情长期稳定，22% 的患者病情稳定。尽管目前这些药物还有一些不足，但仍然表现出了巨大的潜力。

4. 检查点抑制剂 是一种抗体疗法，通过阻断检查点蛋白与其伴侣蛋白结合而起作用，从而破坏肿瘤细胞逃避 T 细胞的机制。靶点包括 PD-1、PD-L1、CTLA-4，它们在许多实体恶性肿瘤中已经发生了范式变化。最近的一项荟萃分析证实，由于骨髓微环境和免疫逃逸的特征，对 AML 几乎没有疗效；然而，TIM-3 等新靶点在未来可能会取得更大的成功。

（二）ALL

ALL 是一种主要影响儿童但也影响成人的血癌。这是由于侵入骨髓的淋巴前体细胞恶性增殖，可扩散到髓外部位。迄今为止，ALL 儿童的存活率非常好，而成人的存活率仍然很差，目前的基础治疗仍然是以化疗为基础。但近几年来，随着新的治疗方法出现，如药物靶向治疗、单克隆抗体治疗等，大大改善了 ALL 的预后。

1. 靶向治疗的进展 ALL 的治疗方面，药物靶向治疗也逐渐发展为一种有效的治疗方法，主要分为核苷酸类似物、新型酪氨酸激酶抑制剂、蛋白酶体抑制剂、DNA 甲基化转移酶抑制剂、信号通路抑制剂、基因拮抗剂六种类型。并且随着对 ALL 基因分型的进一步认识，更多针对特异基因型的靶向药物相继问世，例如针对（Ph+）-ALL、（NUP214-ABL1+）T-ALL 等白血病细胞 ABL，KIT，PDGFR 位点的伊马替尼；针对伊马替尼和尼罗替尼耐药 ALL 白血病细胞 SRC- 族，ABL，KIT，PDGFR 位点的达他替尼；针对（MLL+）-ALL，（CD117/KIT+）T-ALL，高倍体 ALL，（FLT3+）ALL 白血病细胞 FLT3 位点的来他替尼、中骨素等，几十余种靶向药物相继问世，相信在不久的将来会相继应用于临床，使急性淋巴细胞白血病的治疗进一步得到质的提升。

2. **单克隆抗体**　治疗淋巴母细胞上表达一些细胞表面抗原，如 CD19 为免疫球蛋白超家族 1 型跨膜蛋白，调节 B 细胞分化；CD20 是钙离子通道，调节细胞周期、细胞分化和凋亡蛋白水平；CD22 是唾液酸结合免疫球蛋白样凝集素家族成员，调节 B 细胞活化、B 细胞和 T 细胞的结合；CD52 参与诱导 CD4 阳性的 T 细胞糖蛋白，这些抗原是单克隆抗体的靶抗原。超过 95% 的 B 细胞 ALL 表达 CD19，超过 90% 的淋巴母细胞表达 CD22，这些抗原是单克隆抗体治疗 ALL 的首选靶抗原。单克隆抗体能够通过抑制细胞信号转导、直接细胞毒性作用、免疫效应作用、免疫检查点阻断、药物载体作用等一系列机制来抑制肿瘤的生长，表现出了令人鼓舞的肿瘤治疗效果。

四、临床药物治疗案例分析

★急性髓细胞性白血病（AML）案例分析

病历摘要

患者，男，20 岁。

主诉：间断鼻出血伴牙龈出血 1 月余。

现病史：患者近 1 个月来间断出现鼻出血及牙龈出血，于当地医院口服云南白药，上述症状好转。25 天前又发鼻出血伴乏力，活动后气促，就诊于当地人民医院，行血常规检查提示白细胞明显增高、贫血及血小板降低（具体不详）。遂来我院行血常规显示 WBC 102.3×10^9L，Hb 61g/L，Plt 82×10^9L，外周血涂片可见大量原幼细胞，考虑为急性白血病，遂行骨髓穿刺涂片提示骨髓增生明显活跃，原始粒细胞占 23.2%，异常中幼粒细胞 43.6%，细胞化学染色 POX 强阳性（98%），拟 "急性髓细胞性白血病（AML）-M2b" 收入我院。自病来，神志清，精神可，食欲佳，睡眠安，大小便均正常，体重无明显变化。

既往史：体健，否认心、肝、肾等重要脏器病史，否认高血压、糖尿病史，否认肝炎、结核等传染病史，否认药物、食物过敏史，否认输血史，否认手术外伤史。

个人史：生于原籍，无外地久居史，无疫水接触史，无吸烟嗜好，无饮酒嗜好，无工业毒物、粉尘、放射性物质接触史，无冶游史。

家族史：否认家族遗传病史，且家族成员中无类似病史。

体格检查：T 36.4℃，P 96 次 / 分，R 16 次 / 分，BP 100/60mmHg，皮肤黏膜苍白无黄染，双下肢皮肤可见散在出血点，全身浅表淋巴结未及肿大。眼睑无水肿，巩膜无黄染，结膜苍白、未见出血点。口唇苍白无发绀，伸舌居中，舌乳头正常，口腔黏膜未见血疱，咽无充血，扁桃体不大。颈无抵抗，未见颈静脉怒张及异常颈动脉搏动，气管居中，甲状腺不大。胸廓无畸形，胸骨有压痛，双肺听诊清音、未闻及干湿啰音及胸膜摩擦音。心前区无隆起，叩诊心界不大，HR 96 次 / 分，律齐，心音有力，心尖区可闻及 3/6 收缩期杂音。腹软，无压痛，肝脾肋下未及，移动性浊音（-）。脊柱四肢无畸形，双下肢无水肿。双侧膝腱反射对称引出，双侧巴宾斯基征（Babinski sign）（-）。

实验室及影像学检查

1. 血常规　WBC 102.3×10^9/L，Hb 61g/L，Plt 82×10^9/L；外周血涂片：L15%，M5%，N52%，原幼细胞 28%。

2. 骨髓细胞学增生　极度活跃，原始粒细胞占 23.2%，异常中幼粒细胞 43.6%，细胞化学染色 POX 强阳性（98%），红系占 12.5%，全片见巨核细胞 5 个。

3. 血生化　ALT 26U/L，AST 38U/L，TBIL 8.2μmol/L，Cr 64μmol/L，Na 138mmol/L，K 4.34mmol/L，Cl 97.0mmol/L，CO$_2$CP 22mmol/L，Glu 5.8mmol/L。

4. 尿、便常规：正常。

5. 胸片：正常。

6. 心电图：正常。

7. 腹部 B 超：肝胆胰脾双肾未见异常。

入院诊断： 急性髓细胞性白血病（AML）-M2b（高危）。

治疗经过及用药分析

（1）入院后完善相关检查　乙肝相关抗原和抗体、抗 HCV、抗 HIV 阴性；血 CMV、EBV-IgG（+），IgM（-），G 和 GM 试验均为阴性，血型鉴定 B 型，Rh（+）。出凝血功能筛查示 PT、APTT、FIB、FDP 和 D- 二聚体均正常，外周血涂片未见破碎红细胞。复查血常规示 WBC 112.6×10^9/L，Hb 63g/L，Plt 61×10^9/L，血生化（含肝肾功能、血糖、血脂、血电解质）未见异常。胸片无明显肺部感染表现，心电图正常。

（2）患者 WBC 102.3×10^9/L，为高白细胞急性白血病。高白细胞急性白血病（hyperleukocytic acute leukemia，HAL）是指外周血 WBC > 100×10^9/L 的初诊急性白血病患者（非急性早幼粒细胞白血病）。这部分患者临床起病急骤、进展迅速，并且易发生白细胞淤滞症、肿瘤溶解综合征（TLS）、弥散性血管内凝血（DIC）等并发症，如果处理不及时、不得当，早期死亡率极高，可达 20.1% ~40%。因此，HAL 被认为是血液病急危重症，需要紧急治疗干预。遂即刻进行白细胞单采，单采后复查血常规示 WBC 53.6×10^9/L，Hb 58g/L，Plt 36×10^9/L，予以静脉滴注红细胞悬液 400ml，并预约单采血小板悬液 10U。

（3）当天开始给予 DA 方案化疗。同时予大量水化和碱化尿液，监测血常规、血生化、出凝血筛查和心电图，防治溶瘤综合征，出血和 DIC。

（4）化疗后 2 天内，未出现溶瘤综合征和 DIC 的临床表现及实验室检查异常。

（5）化疗后第 5 天，血常规示 WBC 1.6×10^9/L，Hb 72g/L，Plt 23×10^9/L。

化疗后第 8 天，血常规示 WBC 0.8×10^9/L，Hb 66g/L，Plt 16×10^9/L，予以静脉滴注单采血小板悬液 1U，并静脉滴注抗生素预防感染。

（6）化疗后第 10 天，血常规示 WBC 1.2×10^9/L，Hb 68g/L，Plt 26×10^9/L，复查骨髓，增生低下，原始细胞 3.5%，红系占 8.5%，全片见巨核细胞 2 个。

（7）化疗后第 16 天，血常规示 WBC 2.6×10^9/L，Hb 66g/L，Plt42×10^9/L。

（8）化疗后第 18 天，血常规示 WBC 4.6×10^9/L，Hb 76g/L，Plt 105×10^9/L，再次复查骨髓示增生活跃，原始细胞 1.5%，红系占 18.5%，全片见巨核细胞 10 个。

（9）患者第一疗程治疗有效，血象恢复良好，予以第 2 疗程 DA 方案化疗。

用药治疗方案分析

1. 化疗方案　化疗是治疗急性白血病的基本治疗，化疗的原则为早期、足量、联合、间歇、多疗程、个体化。初治急性髓细胞性白血病（非 M3）的化疗包括：诱导缓解及缓解后化疗，其中诱导治疗的经典方案为 DA、IDA、HA，VA 等，具体用药及剂量如下，缓解后的化疗主要强调大剂量阿糖胞苷的应用。

（1）DA［柔红霉素 DNR 30~60mg/（$m^2 \cdot d$），静脉滴注，第 1~3 天；阿糖胞苷 Ara-C 100mg/m^2，皮下注射，每 12h 1 次，第 1~7 天］

（2）IDA［去甲氧柔红霉素 8~10mg/（$m^2 \cdot d$），静脉滴注，第 1~3 天；Ara-C 100mg/m^2，皮下注射，每 12h 1 次，第 1~7 天］

（3）HA（高三尖杉酯碱 2~4mg/m^2，静脉滴注，第 1~7 天；Ara-C 100mg/m^2，皮下注射，每 12h 1 次，第 1~7 天）

（4）VA（维奈克拉 100mg 第 1 天、200mg 第 2 天、300mg 第 3 天、400mg 第 4~28 天，阿扎胞苷 75mg/m^2 第 1~7 天）；

2. 基于危险度分层的治疗方案　目前急性白血病的总体治疗方案，需根据患者化疗前的各项检查结果，尤其是染色体和基因结果将患者进行危险度分层，即将患者分为低危组、中危组和高危组，不同危险组患者的治疗方案不同。急性髓细胞性白血病影响患者预后的主要因素包括：年龄、白细胞数、是否继发于 MDS、是否治疗相关的 AML、达到 CR 的疗程数、细胞遗传学和分子生物学异常的类型，其中最重要的是细胞遗传学和分子生物学异常的类型。根据细胞遗传学和分子生物学类型进行危险度分层。

结合本病例，首次骨穿结果完整回报：骨髓细胞学检查，原始粒细胞占 23.2%，异常中幼粒细胞 43.6%，细胞化学染色 POX 强阳性（98%）；骨髓细胞免疫分型示异常细胞表达 CD33、CD38、CD117、CD7、HLA-DR、CD64、MPO，不表达 CD9、CD10、CD11b，CD15，CD19，CD36，cyCD79a，cyCD3；骨髓细胞染色体检查结果回报 46XY，-7；+8，t（8；21）（q22；q21）；融合基因检测示 AML1/ETO 阳性，c-KIT 基因突变（-），FLT3 基因突变（-）。根据初诊时的血常规和骨髓检查结果，确认诊断为急性髓细胞性白血病 M2b，本例患者从 M2b 危险分层角度看，伴有 -7，属高危急性髓细胞性白血病，并且患者入院时为高白细胞急性白血病，中枢浸润风险大；因此建议行异基因造血干细胞移植。

3. 化疗期间的对症支持治疗 包括各种感染/出血的防治、血制品滴注及化疗药物不良反应处理等。

4. 白细胞去除术/白细胞单采 白细胞去除术是用专门的分离仪器从血液中机械提取白血病细胞，能迅速降低循环白细胞和血液黏度，逆转白细胞淤滞导致的肺部和神经系统症状。但在没有细胞毒药物治疗的情况下，单用白细胞去除术可能会导致高白细胞血症反弹，白细胞淤滞可再次迅速发生。可每日重复采集，直至白细胞淤滞症状消失、白细胞计数降至安全范围。

★急性淋巴细胞白血病（ALL）案例分析

病历摘要

患者，女性，28 岁。

主诉：鼻出血伴牙龈出血 3 天。

现病史：患者 3 天前无明显诱因出现鼻出血伴牙龈出血，且有牙龈局部的隐痛不适。昨日到当地医院查血常规明显异常：白细胞 81.1×10^9/L，血红蛋白 93g/L，血小板 27×10^9/L。病程中有轻度乏力和腹胀不适，无发热、无咳嗽咳痰，无腹痛腹泻，无皮肤瘙痒，无神志和精神改变。食欲不佳，睡眠可，大小便基本正常，体重无明显下降。近期无特殊用药史。

既往史：体健，否认心、肝、肾等重要脏器病史，否认高血压、糖尿病史，否认肝炎、结核等传染病史，否认药物、食物过敏史，否认输血史，否认手术外伤史。

个人史：生于原籍，无外地久居史，无疫水接触史，无吸烟嗜好，无饮酒嗜好，无工业毒物、粉尘、放射性物质接触史，无冶游史。

家族史：否认家族遗传病史，且家族成员中无类似病史。

体格检查：精神可，轻度贫血貌，双侧颈部共有三个肿大淋巴结，最大直径1.5cm，质地韧，无明显压痛。四肢皮肤有散在出血点，左上第 1~2 磨牙周围牙龈糜烂伴渗血，有触痛。胸骨压痛阳性。腹部外形正常，柔软，无压痛及反跳痛。肝肋下未触及，脾脏肋下 2 指，质韧。四肢关节活动无障碍。

实验室及影像学检查

1. 血凝指标 正常。

2. 生化指标 乳酸脱氢酶 864U/L，羟丁酸脱氢酶 707U/L 升高，其他项正常。

3. 骨髓穿刺检查

（1）细胞形态学 有核细胞增生极度活跃，粒系：红系比例为 1：1。淋巴细胞异常增生，原始（18.5%）及幼稚（65%），淋巴细胞占 83.5%，该类细胞大小不一，以小细胞为主；胞浆量少，呈天蓝色，无颗粒；核圆形，偶见凹陷、折叠，染色质疏松，部分核仁可见；其 POX 染色体 100% 阴性。粒红两系增生受抑，巨核细胞 3 只 / 片。

（2）免疫学　分析 84% 的幼稚群体为 B 淋系表达，表达率分别为 CD34 85.9%，HLA-DR 35.9%，CD19 99.7%，cyCD79a 44.1%；其他指标如 CD20、CD13、CD33、CD117、CD2、CD14 及 CD10 表达率均＜ 20%，MPO 及 cyCD3 表达率＜ 10%。

（3）细胞遗传学　核型分析结果为 46，XX，del（9）（p13）［3］/47XX，+21［1］/46，XX［6］；FISH 技术检测 BCR-ABL 融合基因为阴性。

（4）分子生物学检测　多重 PCR 技术未检测到白血病常见的融合基因转录本，PCR 联合基因测序分析未发现 IKZF1、NOTCH1 等常见的基因突变。

入院诊断： 急性淋巴细胞白血病（ALL）-L1（高危）。

治疗经过及用药分析

（1）入院后考虑 WBC 较高，给予地塞米松 9mg/（m^2·d）预处理治疗，WBC 迅速下降，预处理 1 周时血常规提示白细胞 1.47×10^9/L，中性粒细胞 0.37×10^9/L，血红蛋白 71g/L，血小板 33×10^9/L（输注后）。骨髓形态提示增生活跃，原幼淋巴细胞占 62%，MRD 指标为 71.95%。提示该患者对激素治疗敏感性差。

（2）而后立即开始 VDCLP 方案诱导化疗（具体剂量为：环磷酰胺 750mg/m^2，第 1、15 天 + 去甲氧柔红霉素 8mg/m^2，第 1~3 天 + 长春地辛 4mg，第 1、8、15、22 天 + 门冬酰胺酶 6000U/m^2，第 11、14、17、20、23、26 天 + 地塞米松由预处理剂量开始逐步减量）。

（3）化疗后很快进入重度粒细胞缺乏期，第 9 天出现咽喉部黏膜真菌感染、持续高热，后化疗暂停，抗感染治疗同时给予 G-CSF 支持促进血象回升。

（4）血象回升后复查骨髓提示达完全缓解，MRD 指标为 10-3 水平，后继续完成尚未使用的诱导化疗药物。

（5）在诊断后的第 60 天给予 CAM 方案巩固一次［具体剂量：CTX 750mg/m^2，静脉滴注，第 1、8 天 + 阿糖胞苷 100mg/（m^2·d），静脉滴注，第 1~3、8~10 天 +6-巯基嘌呤 60mg/（m^2·d），口服，第 1~7 天］。

（6）在诊断后第 90 天给予高剂量 MTX 方案巩固化疗一次（MTX 3g/m^2，第 1 天）。化疗间歇期口服 6-巯基嘌呤 60mg/（m^2·d）和 MTX 10mg/m^2 每周 2 次治疗。

（7）经 HLA 配型检查患者有 1 个 HLA 全相合的同胞弟弟，考虑到患者属于高危组 ALL，在诊断后第 120 天给予 BUCY 预处理后进行了同胞间异基因造血干细胞移植，定期随访，疾病持续缓解中，目前移植后 32 个月仍无病生存。

用药治疗方案分析

1. 化疗方案　一般以 4 周方案为基础。年轻成人和非老年 ALL 至少应予长春新碱（VCR）或长春地辛、蒽环 / 蒽醌类药物［如柔红霉素（DNR）、去甲氧柔红霉素

（IDA）、阿霉素、米托蒽醌等］、糖皮质激素（如泼尼松、地塞米松等）为基础的方案（如VDP、VIP）诱导治疗。

推荐采用 VDP 联合门冬酰胺酶（ASP：大肠埃希菌或欧文氏菌来源，或培门冬酰胺酶）［可再联合环磷酰胺（CTX）］组成的 VD（C）LP 方案，鼓励开展临床研究。也可以采用 Hyper-CVAD 方案。

蒽环/蒽醌类药物：可以连续应用（连续 2~3 天，第 1、3 周；或仅第 1 周用药）；也可以每周用药 1 次（每周的第 1 天）。用药参考剂量：DNR 30~45mg/（m²·d）、IDA 6~10mg/（m²·d）、米托蒽醌（mitox）6~10mg/（m²·d）。

2. 注意事项

（1）预治疗　WBC ≥ 30×10⁹/L，或肝、脾、淋巴结肿大明显；或有发生肿瘤溶解特征（生化检查等结果）的患者进行预治疗，以防止肿瘤溶解综合征的发生。

预治疗方案：糖皮质激素［如泼尼松或地塞米松等，按泼尼松 1mg/（kg·d）口服或静脉应用，连续 3~5 天］。可以联合应用 CTX［200mg/（m²·d），静脉滴注，连续 3~5 天］。

（2）单次应用　CTX 剂量较大时（超过 1g）可以予美司钠解救。

（3）诱导治疗　第 14 天复查骨髓，根据骨髓情况（增生程度、原始细胞比例等）、血常规及并发症情况调整第 3 周的治疗（是否需要继续用 DNR 和 CTX）。一般于诱导治疗第 28（+7）天评估疗效，包括骨髓形态学和微小残留病（minimal/measurable residual disease，MRD）水平，未能达 CR/血细胞未完全恢复的 CR（CRi）的患者进入挽救治疗。

（4）尽早开始腰椎穿刺（腰穿）、鞘内注射（鞘注），预防 CNSL（可在血小板计数达安全水平、外周血没有原始细胞时进行）。

（5）60 岁以上的老年患者根据体能状态评估可以采用长春碱类、糖皮质激素，或长春碱类、糖皮质激素联合巯嘌呤（6-MP）、甲氨蝶呤（MTX）的低强度治疗方案。也可以应用长春碱类、蒽环类药物、CTX、ASP、糖皮质激素等药物的多药化疗方案（中高强度治疗），酌情调整药物剂量。

3. 体能状态　体能状态较差、伴严重感染（不适合常规治疗）的非老年患者也可以采用低强度治疗方案，情况好转后再调整治疗。

第二节　慢性白血病

一、概述

慢性白血病（chronic leukemia，CL）是一组起病隐匿、病程进展缓慢、外周血或骨髓出现幼稚细胞增多，但分化相对较好的血液系统恶性疾病，CL 的细胞分化停滞在较晚的阶段，多为较成熟幼稚细胞和成熟细胞，自然病程为数年。根据主要受累的细胞，将 CL 则分为慢性髓系白血病（chronic myelogenous leukemia，CML）、慢性淋巴细胞白血病（chronic lymphocytic leukemia，CLL）及少见类型的白血病如毛细胞白血病、幼淋巴细胞白血病等。其主要表现有轻度贫血、轻度出血等，在临床上慢性粒细胞白血病临床会出现脾脏进行性肿大，进而引起脾区疼痛；但慢性淋巴细胞白血病不一定会出现脾脏疼痛的症状。在我国以慢性粒细胞白血病比较常见。

（一）病因及发病机制

1. 生物诱因 白血病与病毒感染（如 HTLV-Ⅰ 引发 ATL）及免疫功能异常紧密相关。病毒可潜伏于宿主细胞，经激活后诱发白血病，或作为外源病毒直接传播致病。免疫异常者，如自身免疫病患者，白血病风险增高。

2. 物理因素 电离辐射（X、γ 射线）为白血病诱因。早期放射工作者白血病病例已有报道。大剂量辐射致骨髓抑制、免疫力下降及 DNA 突变，增加白血病风险。

3. 化学致癌 长期接触苯及苯类溶剂、乙双吗啉、抗肿瘤药物（烷化剂、拓扑异构酶Ⅱ抑制剂）等化学物质，可致白血病，尤以 AML 多见。

4. 遗传倾向 家族性白血病约占 0.7%。单卵孪生子白血病发病率高，Down 综合征等染色体异常疾病患者白血病风险显著增加。

5. 血液病演变 MDS、PNH 等血液病可能发展为白血病，淋巴瘤、骨髓瘤亦可能继发白血病。白血病发病多步骤，涉及"二次打击"学说：造血细胞基因突变激活信号通路，致异常细胞增殖；遗传学改变影响转录因子，致造血细胞分化异常。

（二）病理分类与分期

慢性白血病相对于急性白血病起病缓慢，早期多无症状，常在其他疾病验血时无意中发现，主要分为两种，包括慢性粒细胞性白血病（CML）和慢性淋巴细胞白血病（CLL）。CML 是发生在髓细胞系统的疾病，慢性淋巴系统则是发生在淋巴系统的疾病。慢性粒细胞性白血病根据病情、实验室检查可分为慢性期（CP）、加速期（AP）和急变期（BP）。而对于 CLL 来说，临床上将 CLL 分期的目的在于选择治疗方案及评估预后，最常使用 Rai 和 Binet 两种临床分期系统，两种分期均仅需体检和简单实验室检查，无需进行超声、CT 或 MRI 等影像学检查。

CML：CML 分为慢性期（CP）、加速期（AP）和急变期（BP）。疾病分期有 MD 安德森癌症中心标准（MDACC）、欧洲白血病网（ELN）标准和世界卫生组织（WHO）2016 版标准。MDACC 和 ELN 标准目前被广泛认可并应用于多项 TKI 临床试验中，WHO 标准较少被采纳。

慢性期（CP）：CP 持续 1~4 年，患者表现代谢亢进症状，如乏力、低热、多汗或盗汗、体重减轻，由于脾大而自觉有左上腹坠胀感。常以脾大为显著特征，就医时常达脐下，质硬平滑无痛。如发生脾梗死时，则脾区压痛明显，伴摩擦音。明显肝大者较少见。部分患者胸骨中下段压痛，白细胞高时眼底充血及出血，极度增高时，可能导致白细胞淤滞症。①血象：白细胞显著增高（常 $> 20 \times 10^9$/L 以上），血涂片中粒细胞显著增多，可见各阶段粒细胞，以中性中幼、晚幼和杆状核粒细胞居多；原始（Ⅰ+Ⅱ）细胞＜10%；嗜酸、嗜碱性粒细胞增多；血小板初可正常或增多，晚期减少伴贫血。②中性粒细胞碱性磷酸酶（NAP）：NAP活性降低或阴性，治疗有效时恢复，复发时下降，感染时略升。③骨髓象：骨髓增生极度活跃，粒红比高，粒细胞各阶段增多，原始细胞＜10%，嗜酸、嗜碱性粒细胞增多，红细胞相对减少，巨核细胞正常或增多（晚期减少），偶见Gaucher细胞。④细胞遗传学及分子生物学检查：95%以上的CML细胞出现Ph染色体［t（9；22）（q34；q11）］，9号染色体长臂上ABL1原癌基因易位至22号染色体长臂的断裂点簇集区（BCR），形成BCR：ABL1融合基因，其编码P210蛋白（具酪氨酸激酶活性）。但也有＜5%CML仅BCR：ABL1阳性而Ph染色体阴性。⑤血液生化检查：尿酸浓度及LDH增高。

加速期（AP）：AP持续时间从几个月到数年不等，症状包括发热、虚弱、体重下降、骨骼疼痛和贫血出血。脾持续或进行性肿大，TKI治疗无效。外周血或骨髓原始细胞增多，嗜碱性粒细胞增多，血小板进行性减少或增加。细胞遗传学检查发现Ph染色体阳性细胞中出现其他染色体异常。

急变期（BP）：为CML的终末期，临床与AL类似。多数发展为急性髓系白血病，少数发展为急性淋巴细胞白血病或急性单核细胞白血病，偶有巨核细胞及红细胞等类型的急性变。急性变预后极差，往往在数月内死亡。外周血或骨髓中原始细胞＞20%或出现髓外原始细胞浸润。

表15-1分别列举了分期标准的不同。

表 15-1 分期标准的不同

	MD 安德森癌症中心标准 /ELN 标准	WHO 2016 标准
慢性期	骨髓 / 外周血原始细胞 ＜ 15%	骨髓 / 外周血原始细胞 ＜ 10%
	未达加速期、急变期标准	未达加速期、急变期标准
加速期（符合至少一项指标）	骨髓 / 外周血原始细胞 15%~29%	骨髓 / 外周血原始细胞 10%~19%
	原始细胞 + 早幼粒细胞＞30%	—
	外周血嗜碱性粒细胞≥ 20%	外周血嗜碱性粒细胞≥ 20%
	—	治疗无法控制的进行性脾脏增大和（或）白细胞计数增加
	与治疗无关的持续血小板降低 ＜ 100×10^9	与治疗无关的持续血小板降低＜ 100×10^9/L 或治疗无法控制的持续血小板高＞ 1000×10^9/L
		治疗无法控制的进行性脾脏增大和（或）白细胞计数增加
加速期（符合至少一项指标）	Ph + 细胞中的克隆染色体异常（CCA/Ph+）*	①初诊时 Ph + 细胞携带主要途径附加染色体异常（包括 +Ph，+8，i（17q），+19）及 3q26.2 异常、复杂染色体核型 ②治疗中 Ph + 细胞出现任何新的附加染色体异常

	MD 安德森癌症中心标准 /ELN 标准	WHO 2016 标准
急变期 （符合至少一项指标）	骨髓 / 外周血原始细胞≥ 30%	骨髓 / 外周血原始细胞≥ 20%
	髓外原始细胞浸润（除脾脏外）	髓外原始细胞浸润（除脾脏外）
	—	骨髓活检原始细胞集聚

使用 Rai 和 Binet 系统进行 CLL 分期，纳入的临床变量包括血细胞减少及其程度，以及淋巴结肿大、脾肿大或肝肿大，具体见表 15-2。

表 15-2 Rai 和 Binet 系统进行 CLL 临床分期

分期	定义
	Binet 分期
A 期	MBC ≥ 5 × 10^9/L，HGB ≥ 100g/L，PLT ≥ 100 × 10^9/L，< 3 个淋巴区域受累
B 期	MBC ≥ 5 × 10^9/L，HGB ≥ 100g/L，PLT ≥ 100 × 10^9/L，≥ 3 个淋巴区域受累
C 期	MBC ≥ 5 × 10^9/L，HGB < 100 g/L 和（或）PLT < 100 × 10^9/L
	Rai 分期
0 期	仅 MBC ≥ 5 × 10^9/L
Ⅰ 期	MBC ≥ 5 × 10^9/L+ 淋巴结肿大
Ⅱ 期	MBC ≥ 5 × 10^9/L+ 肝（或）脾肿大 + 伴或不伴有淋巴结肿大
Ⅲ 期	MBC ≥ 5 × 10^9/L+HGB < 110g/L+ 伴或不伴有淋巴结 / 肝 / 脾肿大
Ⅳ 期	MBC ≥ 5 × 10^9/L+PLT < 100 × 10^9/L+ 伴或不伴有淋巴结 / 肝 / 脾肿大

注：淋巴区域包括颈、腋下、腹股沟（单侧或双侧均计为 1 个区域）、肝和脾。MBC：单克隆 B 淋巴细胞计数。免疫性血细胞减少不作为分期的标准

但是这两种临床分期系统存在一些缺陷：①处于同一分期的患者，其疾病发展过程存在异质性；②无法预测早期患者疾病进展及速度，而多数患者初诊时即为早期。目前明确预后意义的生物学标志有：IGHV 基因突变及片段使用，染色体异常［推荐 CpG 寡核苷酸 +IL-2 刺激核型分析，FISH 检测 del（13q）、+12、del（11q）、del（17p）等］，基因突变（推荐二代测序检 TP53、NOTCH1、SF3B1、BIRC3 等）。IGHV 无突变或属 BCR 同型模式 2 的使用 VH3-21 的 CLL 患者预后差；染色体复杂核型异常、del（17p）和（或）TP53 突变者预后最差。因此，推荐 CLL-IPI 综合评估预后，依据 TP53 缺失 / 突变、IGHV 突变、β2-MG、临床分期、年龄，将患者分为低、中、高、极高危，具体见表 15-3。

表 15-3 CLL-IPI 综合评估预后

参数	不良预后因素	积分	CLL-IPI 积分	危险分层	5 年生存率（%）
5 年生存率（%）	缺失或突变	4	0~1	低危	93.2

参数	不良预后因素	积分	CLL-IPI 积分	危险分层	5 年生存率（%）
IGHV 基因突变状态	无突变	2	2~3	中危	79.4
β2- 微球蛋白	> 3.5mg/L	2	4~6	高危	63.6
临床分期	Rai Ⅰ~Ⅳ期或 Binet B~C 期	1	7~10	极高危	23.3
年龄	> 65 岁	1			

注：IGHV：免疫球蛋白重链可变区

（三）诊断

1. CML 的诊断标准 典型 CML 的诊断较为简单，包括在持续不明原因白细胞增多（或偶见血小板增多）的情况下，发现存在费城（Ph）染色体异常、t（9；22）（q34；q11），或通过荧光原位杂交（FISH）或分子学检测发现 Ph 相关分子 BCR::ABL1 异常。90% 的患者有典型的 t（9；22）；5% 有变异易位，可以是简单的（涉及 9 号染色体和 2 号染色体以外的染色体，即仍然是 ABL1 易位）或复合体（除 9 号和 22 号染色体外，还涉及一条或多条染色体）。Ph 变体患者对治疗有反应，且预后与 Ph 阳性 CML 相似。约 2%~5% 的患者表现为 CML 的形态学表现，经细胞遗传学检查无 Ph 阳性。如果 FISH 和 PCR 研究证实为 Ph 阳性 BCR::ABL1 重排 CML，则此类患者对 TKI 治疗的反应和预后与 Ph 阳性 CML 患者相似。

骨髓穿刺适用于 CML 疑似患者，它能确诊（如细胞遗传学分析）并提供分期所需信息，如原始细胞、嗜碱性粒细胞比例等。基线细胞遗传分析可检出 ACA，特别是与不良预后相关的 i（17）（q10）-7/del7q 和 3q26.2 重排。需要进行基线逆转录酶 - 聚合酶链反应，以确定在评估 TKI 治疗反应时可以适当随访的特定重排类型。BCR：ABL1 的典型易位可导致 e13a2 或 e14a2 转录物，产生 p210 癌蛋白。约 1% 的患者可能有 e1a2/a3 转录物，导致 p190 癌蛋白缩短，这些患者的预后可能更差。2%~5% 的患者携带 p210 BCR：ABL1 的 e13a3 或 e14a3 变体，或 e19a2 转录物（p230）（罕见；惰性 CML 病程），通过常规探针可能产生假阴性 0PCR。如果在诊断时未进行检查，将导致 TKI 治疗中可能处于完全 MR 的错误印象。

2. CLL 的诊断标准 CLL 的诊断需要外周血单克隆 B 淋巴细胞 ≥ 5×10⁹/L。CLL 细胞同时表达 B 细胞抗原 CD19 和 CD5，也表达 CD23、CD200 和 CD43。CLL 中 B 细胞表面表达的 IgM 或 IgD 和 CD20 的特征性表达低于正常 B 细胞表达。CLL 细胞不表达 CD10，FMC7，CD79b 通常为阴性或弱表达。对于大多数患者，通过外周血流式细胞术可以确定 CLL 的诊断，而不需要骨髓或淋巴结活检。

约 5%~10% 的 CLL 患者主要表现为基于淋巴结的病变，如果外周血中克隆性 B 淋巴细胞低于 5×10⁹/L 且无血细胞减少，则称为小淋巴细胞淋巴瘤（SLL）。诊断为 SLL 的患者可在疾病进展时维持诊断或随时间推移发展为 CLL。克隆性 B 细胞免疫表型与 CLL 一致、克隆性 B 细胞计数 $< 5 \times 10^9$/L 且无血细胞减少、淋巴结肿大或器官肿大的患者归单克隆 B 细胞增多症。在一般人群中，单克隆 B 细胞增多症的发生率高达 5%~12%，而在 CLL 患者的亲属中高达 22%。单克隆 B 细胞增多症与进展为 CLL 的风险增加、感染风险增加和继发性恶性肿瘤风险增加相关。在 CLL、SLL 和单克隆 B 细胞增多症患者中均可观察到克隆性 B 细胞骨髓受累，因此不能用于区分三种疾病。

（四）临床表现

1. CML

（1）CML-CP　常见体征和症状是贫血和脾肿大。这些症状包括疲劳、体重减轻、乏力、易饱、左上腹饱胀或疼痛。罕见表现包括出血［与血小板计数低和（或）血小板功能障碍有关］、血栓形成［与血小板增多和（或）明显的白细胞增多有关］、痛风性关节炎（由尿酸水平升高引起）、前列腺增生（通常与明显的白细胞增多或血小板增多有关）、视网膜出血以及上消化道溃疡和出血（由嗜碱性粒细胞增多引起的组胺水平升高所致）。即使白细胞（WBC）计数超过 100×10^9/L，但白血病患者因白血病细胞淤积于肺部或脑血管而出现的白细胞增多症状（呼吸困难、嗜睡、丧失协调能力和意识模糊）并不常见。在 20%~40% 的患者中，脾肿大是最常见的体征。淋巴结病和皮肤或其他组织浸润罕见。如果出现，则可能是 Ph 阴性的 CML 或 CML-AP/BP。

（2）CML-AP　临床表现可能是隐匿性的，也可能表现为贫血加重、脾脏肿大和器官浸润。

（3）CML-BP　表现为急性白血病（60% 为髓细胞型，30% 为淋巴细胞型，10% 为巨核细胞型或未分化型），伴有成分症状恶化、出血、发热和感染。

2. CLL

本病好发于老年人群，男性患者多见。起病缓慢，诊断时多无自觉症状，超过半数患者在常规体检或因其他疾病就诊时才被发现。有症状者早期可表现为乏力、疲倦、消瘦、低热、盗汗等。60%~80% 的患者存在淋巴结肿大，多见于头颈部、锁骨上、腋窝、腹股沟等部位。肿大淋巴结一般为无痛性，质韧、无粘连，随病程进展可逐渐增大或融合。半数以上患者有轻至中度的脾大，肝大多为轻度，胸骨压痛少见。晚期患者可出现贫血、血小板减少和粒细胞减少，常并发感染。由于免疫功能失调，约 10%~15% 的 CLL 患者可并发自身免疫病，如自身免疫性溶血性贫血（AIHA）、原发免疫性血小板减少症（ITP）等。部分患者可转化为 Richter 综合征（CLL 转化为弥漫大 B 细胞淋巴瘤或霍奇金淋巴瘤等）。

二、治疗目的与原则

1. CML 的治疗目的与原则　CML 治疗应着重于慢性期早期，避免疾病转化，力争细胞遗传学和分子生物学水平的缓解，一旦进入加速期或急变期（统称进展期）则预后不良。

2. CLL 的治疗目的与原则　CLL 为惰性白血病，并非所有患者在确诊后都需要立刻治疗。回顾性研究结果表明，过早治疗并不能延长患者生存期，目前认为早期（Rai 0~Ⅱ期或 Binet A 期）患者多无须治疗，定期观察随访。

出现下列情况之一说明疾病处于活动状态，建议开始治疗。

（1）疾病相关症状，包括 6 个月内无其他原因出现体重减少 ≥ 10%、极度疲劳、非感染性发热（超过 38℃）≥ 2 周、盗汗。

（2）脾大（肋下缘＞ 6cm）或进行性 / 症状性脾大。

（3）淋巴结进行性肿大或最大直径＞ 10cm。

（4）进行性外周血淋巴细胞增多，2 个月内增加＞ 50%，或淋巴细胞倍增时间＜ 6 个月，如初始淋巴细胞＜ 30×10^9/L，不能单凭倍增时间作为治疗指征。

（5）自身免疫性溶血性贫血和（或）免疫性血小板减少症对皮质类固醇反应不佳。

（6）骨髓进行性衰竭　贫血和（或）血小板减少进行性加重。

（7）CLL 导致的有症状的脏器功能异常（如皮肤、肾、肺、脊柱等）。

既往 CLL 治疗多为姑息性，以减轻肿瘤负荷、改善症状为主要目的。近来随着新型药物的出现，治疗效果不断提升，发现治疗后获得完全缓解（CR）的患者生存期较部分缓解和无效者延长。

三、慢性白血病药物治疗进展

（一）CML

酪氨酸激酶抑制剂（TKI）经过二十多年的发展，现在已经成为治疗慢性髓系白血病（CML）的主力药物。除此之外，各种药物及各个治疗方案的联合治疗也正在逐渐被研究者所重视。

1.酪氨酸激酶抑制剂

（1）伊马替尼　甲磺酸伊马替尼是第一个获得美国食品药品管理局（FDA）批准用于治疗 CML-CP 患者的 TKI。它通过竞争性抑制 BCR:ABL1 癌蛋白的 ATP 结合位点发挥作用，从而抑制参与细胞信号转导的蛋白质的磷酸化。它有效抑制 BCR∷ABL1 激酶，还阻断血小板衍生的生长因子受体和 C-KIT 酪氨酸激酶。

（2）达沙替尼　达沙替尼是一种口服的第二代 TKI，在体外的效力是伊马替尼的 350 倍。它还抑制激酶的 Src 家族，这可能在减弱关键细胞信号通路中很重要。与伊马替尼相比，达沙替尼向 CML-AP 或 CML-BP 的转化更少（4.6%vs7.3%），然而，估计的 5 年生存率相似（91%vs90%）

（3）尼罗替尼　尼罗替尼是伊马替尼的结构类似物。它在体外对 BCR::ABL1 上 ATP 结合位点的亲和力是伊马替尼的 30~50 倍。ENEST-nd 是项国际随机试验，对比了两种剂量尼洛替尼（300mg 或 400mg，bid）与伊马替尼（400mg，qd）。结果显示，12 个月时，尼洛替尼两剂量组的 MMR 均显著高于伊马替尼（44% 和 43% vs. 22%，$P <$ 0.001）。中位随访 10 年，尼洛替尼组的动脉闭塞 / 血管闭塞事件（AOE/VOE）累积发

生率较高，除了尼罗替尼的 AOE 问题外，显著的不良反应还包括头痛和皮疹、间接胆红素自限性升高、血糖升高和胰腺炎等。

（4）博舒替尼　博舒替尼是一种有效的双重 SRC/ABL 激酶抑制剂。该药物首次被批准为每天 500 毫克，用于治疗对先前 TKI 治疗耐药和（或）不耐受后的 CML-CP。它最近被批准作为 CML-CP 的一线治疗，每天 400 毫克。在一项 Ⅱ 期试验中，对于既往 TKI 治疗不耐受和（或）难治的 CML 患者，博舒替尼作为二线或三线治疗以步入给药方式给药时被证明是安全有效的。

2. 药物组合　研究达沙替尼与维奈托克或口服地西他滨的组合虽然 TKI 对 CML 有效，但它们可能无法消除休眠的 CML 干细胞，这可能导致治疗停止后疾病复发。BCR::ABL1 酪氨酸激酶调节几种 BCL-2 家族蛋白，这些蛋白赋予 CML 细胞对细胞凋亡的抵抗力。靶向 BCR:ABL1 和 BCL-2 可能对 TKI 不敏感的静止 CMLCD34+ 细胞具有治疗益处。临床试验中 BCR:ABL1 TKI 和维奈托克的组合旨在提高持久 DMR 和 TFR 的发生率。不幸的是，临床前发现并未转化为积极的临床结果。在 65 名接受达沙替尼 50mg 每日联合维奈托克治疗 3 个月的患者中，12 个月 MMR、MR4 和 MR4.5 率分别为 86%、53% 和 45%。中位随访 42 个月后，4 年无事件生存率和总生存率分别为 96% 和 100%。联合治疗的结果与达沙替尼单药治疗的历史结果相当，两种策略的累积 12 个月 MMR 率为 79%。需要进一步随访以评估持久 DMR 和 TFR 的发生率。地西他滨最初在 123 例 CML 患者（BP64 例、AP51 例和 CP8 例）中作为单药治疗进行了测试，结果令人鼓舞。随后地西他滨和伊马替尼联合治疗 AP 或 BP 患者是活跃且耐受性良好的。进行了一项 Ⅰ/Ⅱ 期试验，以确定地西他滨和达沙替尼联合治疗 30 例 AP 或 BPCML 患者的安全性和有效性。主要血液学反应、主要细胞遗传学反应（MCyR）和 MMR 的发生率分别为 48%、44% 和 33%。中位总生存期为 13.8 个月。基于这些有希望的结果，口服地西他滨 / 西达珠啶（ASTX727）与低剂量达沙替尼（50mg/d）的新组合正在新诊断的 CML-CP（NCT05007873）中进行评估。

3. 其他研究组合　① TIGER 试验（NCT01657604）是一项随机 Ⅲ 期研究，评估了尼罗替尼与尼罗替尼 + 聚乙二醇化 IFN-a（根据耐受性 30~50μg/w，在 ≥ 6 周尼罗替尼单药治疗后开始）联合治疗 2 年的疗效和耐受性，随后在标准组中继续使用尼罗替尼与研究组中的 IFN-a 维持治疗。该研究共纳入 692 例新诊断的 CML-CP 患者。治疗 > 24 个月后达到 MMR、BCR:ABL1 ≤ 0.1% 是开始维持期的触发因素；TFR 用于 ≥ 总治疗 > 36 个月后 MR4 持续 12 个月的患者。尼洛替尼组的 24 个月 MMR 和 MR4.5 发生率分别为 89% 和 49%，而尼洛替尼组与尼洛替尼 + 聚乙二醇化 IFN-a 组分别为 93% 和 64%。在 273 例（40%）停止治疗的合格患者（尼洛替尼，n=163；尼洛替尼 + 聚乙二醇化 IFN-a，n=110）中，2 年 TFR 率分别为 53% 和 59%。8 年无进展生存率和总生存率分别为 94% 和 92%，以及 95% 和 94%。尼洛替尼 + 聚乙二醇化 IFN-a 的组合遇到了更多的 AE，这损害了其耐受性。研究设计的一个潜在问题是在研究组中使用较弱的后期维持治疗（IFN-avs.nilotinib）。②在一项随机试验中评估了在接受至少 6 个月且阳性可测量残留病灶（BCR:ABL1 转录本［IS］0.0032%~1%）的患者中，在 TKI 中加入 ruxolitinib 15mg bid 持续 12 个月。与单独使用 TKI（$n=38$）相比，TKI 联合鲁索替尼（$n=37$）将 12 个月 MR4.5 发生率（主要终点）从 3% 提高到 15%（$P=0.09$）。12 个月累积 MR4 率分别为 37% 和 63%（$P=0.048$）。

（二）CLL

当前一线治疗的方式包括靶向药物和免疫化疗，其中靶向药物主要包括 BTK 抑制剂和 BCL2 抑制剂，而免疫化疗主要包括 FCR 方案和 BR 方案。

1. 靶向药物

（1）BTK 抑制剂 伊布替尼是一个口服、同类第一（first-in-class）的 BTK 共价抑制剂，不可逆地与 BTK 第 481 位氨基酸（半胱氨酸）结合。除抑制 BTK 之外，伊布替尼还抑制 ITK、EGFR、TEC 等。在最早的伊布替尼治疗 CLL 的临床试验中，420mg/d 组与 840mg/d 组的总体有效率（ORR）相同，均为 71%。因此，后续的研究中，均采取 420mg/d 作为 CLL 的治疗使用剂量。RESONATE-2、iLLUMINATE、AllianceA041202 和 ECOG-ACRINE1912 这 4 项Ⅲ期临床研究证实，含伊布替尼的方案在治疗初治的 CLL 方面分别优于苯丁酸氮芥、苯丁酸氮芥联合奥妥珠单抗、苯达莫司汀联合利妥昔单抗（BR）或氟达拉滨、环磷酰胺联合利妥昔单抗（FCR），CLL 治疗全面进入无化疗时代。伊布替尼耐受性良好，绝大部分患者的毒性反应均为 1/2 级轻度不良反应，包括一过性腹泻、肌痛、关节痛等，另外需要注意高血压、房颤、出血等不良反应。

阿卡替尼是二代的共价 BTK 抑制剂，相比于伊布替尼，其具有更高的选择性。例如，阿卡替尼不抑制 EGFR、ITK 或 TEC。ELEVATETN 研究表明，在老年或并发症较多的初治 CLL 患者中，阿卡替尼联合或不联合奥妥珠单抗相对于奥妥珠单抗联合苯丁酸氮芥可显著延长患者的无进展生存（PFS）。基于 ELEVATETN 的研究结果，美国 FDA 批准阿卡替尼用于初治的 CLL 的治疗。阿卡替尼耐受性良好，最常见的不良反应包括头痛、腹泻、上呼吸道感染、关节痛、房颤等。

泽布替尼是一种国产新型口服 BTK 抑制剂，泽布替尼不可逆地与 BTK 第 481 位氨基酸结合，其选择性优于伊布替尼。相比于伊布替尼，泽布替尼对于 EGFR、JAK3、TEC、ITK 等其他酪氨酸激酶的抑制较弱，因此具有更好的安全性。泽布替尼可以 100% 抑制血液和淋巴结中的 BTK，从而可以最大可能地使患者取得持续深度缓解。SEQUOIA 研究是一项随机对照Ⅲ期临床研究，入组不伴或伴 del（17p）的初治的老年或年轻的伴有并发症的 CLL 患者，对于不伴 del（17p）的 CLL 患者，随机接受泽布替尼单药或者 BR 治疗，对于伴有 del（17p）的 CLL 患者，接受单药泽布替尼的治疗。对于不伴 del（17p）的患者，相对于 BR 方案，泽布替尼显著改善了这部分患者的 PFS。对于伴有 del（17p）的患者，中位随访 18.2 个月，总体有效率达 94.5%，18 个月无进展生存率为 88.6%。国家药品监督管理局（NMPA）已批准泽布替尼用于初治 CLL 患者的治疗。此外国产二代 BTK 抑制剂奥布替尼一线治疗 CLL 的临床研究目前也在进行当中。

（2）BCL2 抑制剂　BCL2 蛋白的高表达使 CLL 细胞凋亡受抑。BH3 类似物可以模仿 BCL2 及相关蛋白的生理性拮抗蛋白的作用，从而诱导细胞凋亡。维奈克拉是 BCL2 高度选择性的抑制剂，可以显著诱导 CLL 细胞凋亡，但对血小板的抑制作用很小。CLL14 Ⅲ 期临床研究表明，相对于苯丁酸氮芥联合奥妥珠单抗，奥妥珠单抗联合维奈克拉显著改善了并发症较多或肾功能较差的初治 CLL 患者的 PFS。基于 CLL14 研究的结果，美国 FDA 批准维奈克拉联合奥妥珠单抗用于初治 CLL 的治疗。在 CLL13 研究当中，相对于免疫化疗，奥妥珠单抗联合维奈克拉显著改善了 fit 且不伴 TP53 异常的患者的 PFS。腹泻、上呼吸道感染、恶心、中性粒细胞减少是维奈克拉相关的常见不良反应，肿瘤溶解综合征是维奈克拉引起的需要关注的严重的并发症。CLL14 和 CLL13 研究中，维奈克拉使用时间为 1 年，是一种有限（time-limited）治疗模式。

2. 免疫化疗　在新型药物问世前，CLL 的治疗主要依赖于以烷化剂与核苷类似物为主的化疗。苯丁酸氮芥自 20 世纪 50 年代开始用于 CLL 患者的治疗，尽管其可以改善 CLL 患者的症状，但单药苯丁酸氮芥不能改善患者的总生存（OS）。苯达莫司汀、氟达拉滨相对于苯丁酸氮芥可提高 CLL 患者的 ORR 与 PFS。在氟达拉滨基础上添加环磷酰胺可进一步提高治疗的完全缓解（CR）率与 PFS。在化疗基础上添加 CD20 抗体利妥昔单抗，即免疫化疗的使用，首次延长了 CLL 患者的 OS。临床实践中，需要根据患者的年龄、并发症以及体能状态选择不同强度的免疫化疗方案。FCR 通常用于年轻、体能状况好且并发症较少的患者，BR 通常用于年老 CLL 患者的治疗，而苯丁酸氮芥联合 CD20 抗体通常用于年老且并发症较多的患者。

（1）FCR 方案　FCR 方案是首个可使较高比例 CLL 患者取得 CR 的方案。德国 CLL8 研究结果表明，FCR 可以改善初治 CLL 患者的 OS，确立了其在年轻体能状态良好的 CLL 患者中的治疗地位。长期随访表明，FCR 可以使低危 CLL 患者取得长期缓解，而伴有 del（17p）、del（11q）的患者以及 IGHV 无突变的患者预后较差。FCR 方案治疗后微小残留病灶（MRD）阴性的患者具有显著较长的 PFS，特别是 IGHV 有突变的患者如治疗后 MRD 阴性，则半数以上可取得长期缓解（12.8 年的无进展生存率为 53.9%）。

（2）BR 方案　BR 方案相对于 FCR 方案骨髓抑制作用较小，德国 CLL11 研究确立了其用于初治老年 CLL 患者的地位。在 CLL11 研究中，苯丁酸氮芥联合新型 CD20 抗体奥妥珠单抗显著改善了初治的老年且较多并发症 CLL 患者的 PFS 和 OS，因此可作为此类患者的一线免疫化疗方案。

四、临床药物治疗案例分析

★慢性髓系白血病（CML）案例分析

病历摘要

患者，女性，38 岁。

主诉：发现白细胞增高 4 个月。

现病史：4个月前，患者受凉后流涕、咽痛、低热，就诊社区医院，查血常规：WBC 18×10^9/L，Hb 120g/L，PLT 390×10^9/L。诊断"上呼吸道感染"。予以阿奇霉素和清热解毒冲剂治疗，10天后症状消失。3个月前，患者在社区医院复查血常规：WBC 12×10^9/L，Hb 123g/L，PLT 382×10^9/L。2周前，患者在单位年度常规体检时查血常规：WBC 28×10^9/L，Hb 124g/L，PLT 455×10^9/L，腹部B超：脾脏略厚。患者无任何不适症状，食欲睡眠好，体重无减轻，大小便正常。自病来，神志清，精神可，食欲佳，睡眠安，大小便均正常，体重无明显变化。

既往史：既往体健，否认心、肝、肾等重要脏器病史，否认高血压、糖尿病史，否认肝炎、结核等传染病史，否认药物、食物过敏史，否认输血史，否认手术外伤史。

个人史：生于原籍，无外地久居史，无疫水接触史，无吸烟嗜好，无饮酒嗜好，无工业毒物、粉尘、放射性物质接触史，无冶游史。

家族史：否认家族遗传病史，且家族成员中无类似病史。

体格检查：一般情况好，全身浅表淋巴结未及肿大。胸骨无压痛。腹部外形正常，柔软，无压痛及反跳痛。肝脾肋下未触及。未发现其他阳性体征。

实验室及影像学检查

1.血常规+白细胞分类　WBC 42×10^9/L，Hb 110g/L，PLT 547×10^9/L，白细胞分类：原始粒细胞1%，中幼粒细胞2%，晚幼粒细胞4%，中性杆状核细胞11%，中性分叶细胞42%，单核细胞4%，嗜碱性粒细胞8%，嗜酸性粒细胞8%，淋巴细胞20%。

2.血液生化　LDH 296U/L，UA 471μmol/L。

3.骨髓检查报告　①形态学骨髓增生明显活跃，以粒系增生为主，粒：红 =8：1，原粒细胞6%，中、晚幼粒细胞和杆状核粒细胞增多，嗜酸性粒细胞6%，嗜碱性粒细胞9%，巨核细胞90个。②细胞遗传学（G显带法）46，XX，t（9；22）（34；q11）。

4.分子学　BCR-ABL mRNA 阳性 BCR-ABL/ABL=85.5%，JAK2V617F 阴性。

入院诊断：慢性髓系白血病（CML）-CP。

治疗经过及用药分析

根据患者WBC增高伴PLT增高、脾大、外周血中可见髓系不成熟细胞、嗜酸性粒细胞和嗜碱性粒细胞增多、骨髓中粒系增生显著，应高度怀疑CML。因存在Ph染色体和（或）BCR-ABL融合基因阳性是该病诊断的必要条件，故本患者可确诊为CML。

CML的疾病分期有广为采用的M.D.Anderson癌症中心标准和WHO标准。CML分为慢性期（CP）、加速期（AP）和急变期（BP）。CP患者可以无症状或有低热、乏力、多汗、体重减轻等症状，95%的病例在诊断时可有轻度至中度的脾大。AP或BP患者常伴有不明原因的发热、贫血、出血加重和（或）骨骼疼痛，脾进行性肿大等症状和血液/骨髓的改变。此患者几乎无症状，根据外周血和髓指标，按照两种疾病分期方法均应诊断为CML-CP。

用药治疗方案分析

1. 慢性期患者的初始治疗

（1）TKI 治疗

①慢性期患者首选治疗为 TKI，美国 FDA 批准且 NCCN 指南、ELN 指南推荐慢性期患者一线治疗 TKI 包括伊马替尼、尼洛替尼、达沙替尼、博苏替尼。我国自主研发的氟马替尼用于新诊断 CML 慢性期患者一线治疗获得成功，被国家药品监督管理局批准用于新诊断 CML 慢性期患者一线治疗。参照 NCCN、ELN 指南，结合药物的可及性，推荐一线治疗包括：伊马替尼 400mg，每日 1 次；尼洛替尼 300mg，每日 2 次；氟马替尼 600mg，每日 1 次，达沙替尼 100mg，每日 1 次。

② CML 基本治疗目标是阻止疾病进展，延长生存期。中高危患者疾病进展风险高于低危组患者。相对于标准伊马替尼一线治疗，二代 TKI 一线治疗可减少疾病进展，尤其是中高危患者无进展生存得以改善。不同预后分组的患者接受二代 TKI 一线治疗时，早期治疗反应以及 MRD 均具有显著优势。因此一线 TKI 选择应当在明确治疗目标基础上，依据患者初诊预后分层、个体状况、基础疾病、合并用药选择恰当的一线治疗药物。

③目前伊马替尼、尼洛替尼及氟马替尼均获得 NMPA 批准用于慢性期患者一线治疗。由于缺乏我国新诊断 CML 慢性期患者达沙替尼、博苏替尼一线治疗相关数据，NMPA 未批准达沙替尼及博苏替尼用于 CML 慢性期患者的一线治疗。高剂量伊马替尼不推荐用于新诊断慢性期患者一线治疗，相对于标准剂量伊马替尼，高剂量伊马替尼早期治疗反应具有一定优势，但长期随访生存无获益，长期的 DMR 无显著优势，且出现更多的治疗相关不良事件，导致治疗中断。

④ TKI 治疗期间应定期监测血液学、细胞遗传学及分子学反应，定期评估患者 TKI 治疗耐受性，参照我国 CML 患者治疗反应标准进行治疗反应评估，结合患者耐受性，随时调整治疗方案。

⑤早期的分子学反应至关重要，特别是 TKI 治疗 3 个月的 BCR-ABL 水平。临床治疗反应包括最佳反应、治疗失败以及警告。治疗失败以及警告的患者在评价治疗依从性、患者的药物耐受性、合并用药的基础上及时行 BCR-ABL 激酶区突变检测，适时更换其他 TKI。

⑥伊马替尼一线治疗耐药或不耐受患者推荐及时更换二代 TKI 治疗，二代 TKI 针对 T315I 以外的多数伊马替尼耐药的 ABL 激酶区突变有效。高剂量伊马替尼能够克服部分标准剂量伊马替尼耐药，但是往往疗效短暂。与高剂量伊马替尼相比，更换尼洛替尼或达沙替尼可获得更佳的细胞遗传学和分子学反应。

⑦频繁、长期的 TKI 治疗中断以及患者服药依从性差可能导致不良临床结果，一线 TKI 耐受不佳的患者应及时更换 TKI。良好的服药依从性以及严密监测对于获得最佳临床疗效非常重要。

（2）其他治疗　因各种原因无法使用TKI治疗的患者可考虑以下治疗方案。

①干扰素为基础的方案：在CML的TKI治疗时代，曾经的造血干细胞移植以外的最佳治疗选择——干扰素为基础的治疗方案依然是少部分患者的治疗选择。结合我国的实际情况，以下患者可考虑干扰素为基础的方案：①TKI耐药、不耐受且不适合造血干细胞移植的CML慢性期患者。②各种原因暂时无法应用TKI治疗或无法坚持长期使用TKI的慢性期患者。

②异基因造血干细胞移植（allo-HSCT）：在TKI治疗时代，allo-HSCT作为二线TKI治疗失败后的三线的治疗选择，应当严格掌握适应证。详见后文。

2. 进展期治疗

（1）加速期治疗　参照患者既往治疗史、基础疾病以及BCR-ABL激酶突变情况选择适合的TKI，病情回复至慢性期者，可继续TKI治疗，如果患者有合适的造血干细胞供者来源，可考虑行allo-HSCT。存在T315I突变或二代TKI不敏感突变的患者应尽早行allo-HSCT。有条件进行新药临床试验的单位可行新药试验。

（2）急变期治疗　参照患者既往治疗史、基础疾病以及突变情况选择TKI单药或联合化疗提高诱导缓解率，缓解后应尽快行allo-HSCT。有条件进行新药临床试验的单位可行新药试验。

本病例为年轻的初发CML-CP患者，宜首选伊马替尼400mg，每日一次作为一线治疗，定期进行血液学、细胞遗传学和分子学监测，若疗效满意，继续原治疗，若治疗失败，可选择第二代TKI、allo-HSCT或临床试验。

★慢性淋巴细胞白血病（CLL）案例分析

病历摘要

患者，男性，62岁。

主诉：体检发现白细胞增多6月余。

现病史：患者6个月前在单位常规体检后血常规检查被告知白细胞增多，WBC 42×10^9/L，LY 76%，Hb 132g/L，PLT 278×10^9/L，遂至我院就诊，完善血常规、骨髓检查、增强CT等相关检查，诊断为"CLL-Rai 0或Binet A期"，暂无治疗指征，建议患者定期随访。1天前血常规提示白细胞显著升高，同时伴有活动后气喘和夜间盗汗等表现，因此再次收治入院。

既往史：体健，否认心、肝、肾等重要脏器病史，否认高血压、糖尿病史，否认肝炎、结核等传染病史，否认药物、食物过敏史，否认输血史，否认手术外伤史。

个人史：生于原籍，无外地久居史，无疫水接触史，无吸烟嗜好，无饮酒嗜好，无工业毒物、粉尘、放射性物质接触史，无冶游史。

家族史：否认家族遗传病史，且家族成员中无类似病史。

体格检查：T 37.5℃，P 85次/分，R 17次/分，BP 128/70mmHg。神志清楚，精神可，查体合作，轻度贫血貌。巩膜及皮肤黏膜无黄染，未见皮疹、瘀点、瘀斑及蜘蛛痣。颈部和腹股沟可及多发小淋巴结，最大直径超过 20mm，质软、移动可，无红肿触痛。心率 86 次 / 分，律齐，各瓣膜区未闻及杂音。腹部外形正常，两侧对称，柔软，无压痛及反跳痛，未触及明显包块；脾脏肋下未及。双下肢无水肿。生理反射存在，病理反射未引出。

实验室及影像学检查

（1）血常规提示   WBC 88×10^9/L，LY 92%，Hb 86g/L，PLT 76×10^9/L。

（2）骨髓涂片形态学提示淋巴细胞比例明显增多，并且多为成熟样的小淋巴细胞，同时伴有涂抹细胞。

（3）免疫表型为 slgdimCD5+CD19+CD20mCD23dimFMC7-CD22-。

（4）全身增强 CT 提示存在全身淋巴结较初次入院显著增大。

入院诊断： 慢性淋巴细胞白血病（CLL）-Rai Ⅳ 或 Binet C 期。

治疗经过及用药分析

（1）6 月前仔细分析该患者的临床资料、实验室检查等，综合判断该患者 CLL 诊断成立，疾病分期为 Rai 0 或 Binet A 期，但是暂无治疗指征，因此建议患者随访，不立刻接受治疗。建议患者每 2~6 个月门诊随访，随访内容包括临床症状及体征，肝、脾、淋巴结肿大情况和血常规等。

（2）不是所有 CLL 都需要治疗，具备以下至少 1 项时开始治疗。

1）进行性骨髓衰竭的证据：表现为血红蛋白和（或）血小板进行性减少。

2）巨脾（如左肋缘下 > 6cm）或有症状的脾肿大。

3）巨块型淋巴结肿大（如最长直径 > 10cm）或有症状的淋巴结肿大。

4）进行性淋巴细胞增多，如 2 个月内淋巴细胞增多 > 50%，或淋巴细胞倍增时间（LDT） < 6 个月。如初始淋巴细胞 < 30×10^9/L，不能单凭 LDT 作为治疗指征。

5）CLL/SLL 导致的有症状的脏器功能异常（如：皮肤、肾、肺、脊柱等）。

6）自身免疫性溶血性贫血（AIHA）和（或）免疫性血小板减少症（ITP）对皮质类固醇反应不佳。

7）至少存在下列一种疾病相关症状：①在前 6 个月内无明显原因的体重下降 ≥ 10%。②严重疲乏（如 ECOG 体能状态评分 ≥ 2 分；不能进行常规活动）。③无感染证据，体温 > 38.0℃，≥ 2 周。④无感染证据，夜间盗汗 > 1 个月。

8）临床试验：符合所参加临床试验的入组条件。

（3）但今入院，综合患者各项检查，患者的重新评估疾病分期为 Rai Ⅳ/Binet C 期，因此具有治疗指征。

（4）治疗前评估   治疗前（包括复发患者治疗前）必须对患者进行全面评估。评估内容包括：①病史和体格检查：特别是淋巴结（包括咽淋巴环和肝脾大小）；②体能状态:ECOG 和（或）疾病累积评分表（CIRS）评分；③B 症状：盗汗、发热、体重减轻；④血常规：包括白细胞计数及分类、血小板计数、血红蛋白等；⑤血清生化，包括肝肾功能、电解质、LDH 等；⑥血清 β2-MG；⑦骨髓活检 ± 涂片：治疗前、疗效评估及鉴别血细胞减少原因时进行，典型病例的诊断、常规随访无需骨髓检查；⑧常规染色体核型分析（CpG 寡核苷酸 +IL-2 刺激）；⑨ FISH 检测 del（13q）、+12、del（11q）、del（17p）；检测 TP53 和 IGHV 等基因突变，因 TP53 等基因的亚克隆突变可能具有预后意义，故在有条件的单位，建议开展二代测序检测基因突变，以帮助判断预后和指导治疗；感染筛查：乙型肝炎病毒（HBV）、丙型肝炎病毒、人类免疫缺陷病毒、EB 病毒等检测。

特殊情况下检测：免疫球蛋白定量；网织红细胞计数和直接抗人球蛋白试验（怀疑有溶血时必做）；心电图、超声心动图检查；妊娠筛查（育龄期妇女，拟采用放化疗时）；颈、胸、腹、盆腔增强 CT 检查；PET-CT 检查（怀疑 Richter 转化时）等。

（5）该患者年龄相对较轻，身体一般情况较好，并且没有显著的伴发疾病，因此采用了目前国际上常用的 CLL 一线治疗方案：利妥昔单抗联合氟达拉滨和环磷酰胺和联合免疫化疗方案［FCR，氟达拉滨 25mg/（m^2·d），第 1~3 天静脉滴注；环磷酰胺 250mg/（m^2·d），第 1~3 天静脉滴注；利妥昔单抗 375mg/m^2，氟达拉滨和环磷酰胺前 1 天静脉滴注；每疗程 28 天］。在治疗 3~4 个疗程后进行中期评估，来决定进行原方案治疗还是更改化疗方案。

组织学转化或进展：对于临床上疑有转化的患者，应尽可能进行淋巴结切除活检明确诊断，当无法切除活检时，可行粗针穿刺，结合免疫组化、流式细胞术等辅助检查明确诊断。PET-CT 检查可用于指导活检部位（摄取最高部位）。

组织学转化在组织病理学上分为弥漫大 B 细胞淋巴瘤（DLBCL）与经典型霍奇金淋巴瘤（cHL）。对于前者，应进行 CLL 和转化后组织的 IGHV 基因测序以明确两者是否为同一克隆起源。

组织学进展包括：①加速期 CLL：增殖中心扩张或融合（> 20 倍高倍视野）且 Ki-67 > 40% 或每个增殖中心 > 2.4 个有丝分裂象；② CLL 伴幼稚淋巴细胞增多（CLL/PL）：外周血幼稚淋巴细胞比例增加（> 10% ~55%）。

治疗前除进行常规 CLL 治疗前评估外，还需要进行 PET-CT 检查或增强 CT 检查。

1. Richter 综合征　对于 Richter 综合征患者，需根据转化的组织学类型以及是否为克隆相关决定治疗方案。

（1）克隆无关的 DLBCL　参照 DLBCL 进行治疗。

（2）克隆相关的 DLBCL 或不明克隆起源　可选用免疫化疗［R-DA-EPOCH、R-HyperCVAD（A 方案）、R-CHOP］± 维奈克拉或 ± BTK 抑制剂、PD-1 单抗 ± BTK 抑制剂、参加临床试验等方案，如取得缓解，尽可能进行异基因造血干细胞移植，否则参照难治复发 DLBCL 治疗方案。

（3）cHL　参考 cHL 治疗方案。

2. CLL/PL 或加速期 CLL　CLL/PL 或加速期 CLL 不同于 Richter 综合征，但预后较差，迄今为止最佳的治疗方案尚不明确。临床实践中，参照 CLL 治疗方案。

用药治疗方案分析

1. 感染预防 对于反复感染且 IgG < 5g/L 的 CLL 患者，需进行静脉注射丙种球蛋白（IVIG）至 IgG > 5g/L 以提高机体非特异性免疫力。

2. HBV 再激活 参照《中国淋巴瘤合并 HBV 感染患者管理专家共识》进行预防和治疗。

3. 免疫性血细胞减少 ①糖皮质激素是一线治疗，无效的患者可选择行 IVIG、利妥昔单抗、环孢素 A 及脾切除等治疗。②氟达拉滨相关的自身免疫性溶血，应停止使用并避免再次使用。

4. 肿瘤溶解综合征（TLS） 对于 TLS 发生风险较高的患者，应密切监测相关血液指标（钾、尿酸、钙、磷及 LDH 等），同时进行充足的水化碱化。采用维奈克拉治疗的患者应进行 TLS 危险分级并予以相应的预防措施。

（童向民　周虹　王莹）

参考文献

［1］中华医学会血液学分会. 中国慢性髓系白血病诊断与治疗指南（2011 年版）［J］. 中华血液学杂志，2011，32（6）：426-432.

［2］中国抗癌协会血液肿瘤专业委员会，中华医学会血液学分会，中国慢性淋巴细胞白血病工作组. 中国慢性淋巴细胞白血病/小淋巴细胞淋巴瘤的诊断与治疗指南（2022 年版）［J］. 中华血液学杂志，2022，43（5）：353-358.

［3］Shadman M.Diagnosis and Treatment of Chronic Lymphocytic Leukemia: A Review［J］. Jama, 2023, 329（11）：918-932.

［4］JainN., Wierda W.G., O'Brien S.Chronic lymphocytic leukaemia［J］. Lancet，2024，404（10453）：694-706.

［5］Jabbour E., Kantarjian H.Chronic myeloid leukemia: 2025 update on diagnosis, therapy, and monitoring［J］. American journal of hematology, 2024, 99（11）：2191-2212.

［6］施晓琦，曹秀丽，张平平，等. 锌指蛋白在急性白血病中的研究进展［J］. 中华肿瘤防治志，2024，31（14）：902-907.

［7］杨楚婷，郑雅龄，吴明，等. 急性白血病异基因造血干细胞移植后的维持治疗研究进展［J］. 中国肿瘤临床，2024，51（12）：635-639.

［8］冯尚龙，郑昌成. 2022 年欧洲白血病网络急性髓系白血病诊治指南更新要点解读［J］. 白血病·淋巴瘤，2022，31（11）：641-643.

［9］DiNardo C.D., Erba H.P., Freeman S.D., et al.Acute myeloid leukaemia［J］. Lancet，2023，401（10393）：2073-2086.

［10］中国抗癌协会血液肿瘤专业委员会，中华医学会血液学分会白血病淋巴瘤学组. 中国成人急性淋巴细胞白血病诊断与治疗指南（2024 年版）［J］. 中华血液学杂志，2024，45（5）：417-429.

［11］中国临床肿瘤学会（CSCO）白血病专家委员会. 维奈克拉治疗恶性血液病临床应用指导原则

（2021年版）［J］. 白血病·淋巴瘤, 2021, 30（12）: 710-718.

［12］Forsberg M., Konopleva M.AML treatment: conventional chemotherapy and emerging novel agents［J］. Trends in pharmacological sciences, 2024, 45（5）: 430-448.

［13］中国抗癌协会血液肿瘤专业委员会，中华医学会血液学分会白血病淋巴瘤学组. 中国成人急性淋巴细胞白血病诊断与治疗指南（2024年版）［J］. 中华血液学杂志, 2024, 45（5）: 417-429.

第十六章

淋巴瘤

第一节 非霍奇金淋巴瘤

一、概述

(一)病因与发病机制

非霍奇金淋巴瘤(non-Hodgkin lymphoma, NHL)是一组异质性很大的淋巴增殖性疾病,起源于 B 淋巴细胞、T 淋巴细胞或自然杀伤(NK)细胞。GLOBOCAN2020 研究显示,2020 年全球新发霍奇金淋巴瘤(Hodgkin lymphoma, HL)83087 例,其中男性 48981 例,女性 34106 例;死亡 23376 例,其中男性 14288 例,女性 9088 例。2020 年全球新发非霍奇金淋巴瘤(non-Hodgkin lymphoma, NHL)544352 例,居全部恶性肿瘤新发病例的第 13 位,我国近年来 NHL 发病也有逐年提高的趋势。

(二)病理分类与分期

1. 病理分类 NHL 基于细胞来源分类,可分为 B 细胞淋巴瘤、T 细胞淋巴瘤、NK 细胞淋巴瘤。

(1)弥漫大 B 细胞淋巴瘤 最常见类型,在欧美占成人 NHL 的 30%~40%,我国占 35%~50%。其主要病理特征是体积较大的异常淋巴样细胞弥漫性生长,破坏正常淋巴结结构,包括多种变异型、亚组和亚型。诊断时常规检测的 IHC 标记物有 CD19、CD20、PAX5、CD3、CD5、CyclinD1、Ki-67 等,通常 CD19(+)、CD20(+)、PAX5(+)、CD3(-)。为进一步探讨肿瘤细胞起源等可选择 Hans 模型或 Choi 模型,也可增加其他标记物鉴别,建议常规检测 EBER、IHC 检测 C-MYC 和 BCL2,必要时进行 FISH 检测以鉴别"双打击"或"三打击"淋巴瘤。

(2)滤泡性淋巴瘤 欧美常见惰性淋巴瘤,占 NHL 的 20%~30%,亚洲发病率较低,不足 NHL 的 10%。形态学上表现为滤泡中心细胞和中心母细胞增生,呈滤泡样结节状生长，根据中心母细胞数量分为 3 级，3 级可进一步分 3a 级和 3b 级。诊断应常规检测的 IHC 标记物包括 CD19、CD20、PAX5、CD3、CD10、BCL2、BCL6、LMO2、CD21 和 Ki-67 等，常存在 t（14；18）易位及所致的 Bcl2 蛋白过表达。儿童型滤泡性淋巴瘤预后好，多数可通过单纯手术切除治愈；2017 年版 WHO 造血与淋巴组织肿瘤分类还提出"十二指肠型滤泡性淋巴瘤""伴 IRF4 基因重排的大 B 细胞淋巴瘤"等特殊类型。

（3）边缘区淋巴瘤 起源于边缘区的 B 细胞淋巴瘤，属于惰性淋巴瘤，分为结外边缘区淋巴瘤（MALT 淋巴瘤）、淋巴结边缘区淋巴瘤和脾边缘区淋巴瘤三种亚型，其中 MALT 淋巴瘤最常见。

①MALT 淋巴瘤：最常见原发部位是胃肠道，胃原发者占 80%~85%。病理诊断需胃镜活检，常规进行 Hp 染色，典型形态是小淋巴细胞密集增生，浸润破坏黏膜上皮形成淋巴上皮病变，IHC 标记物包括多种，需除外其他类型小 B 细胞淋巴瘤后方可诊断，少数病例需 PCR-Ig 检测确诊，可通过 FISH 或 PCR 法检测 t（11；18）易位判定 Hp 依赖性。

②淋巴结边缘区淋巴瘤：占所有淋巴瘤的 1.5%~1.8%，中位发病年龄 60 岁，男女比例相仿，晚期病变多见，主要累及淋巴结，结构特点与脾边缘区淋巴瘤相近，免疫表型无特异性。

③脾边缘区淋巴瘤：占淋巴瘤的 2%，中位发病年龄 50 岁，男女比例相当，常累及脾、脾门淋巴结等，主要表现为脾大，可伴有自身免疫性血小板减少、贫血等，病理组织结构与淋巴结边缘区淋巴瘤相似，免疫表型无特异性。

（4）慢性淋巴细胞白血病/小淋巴细胞淋巴瘤（CLL/SLL） 属于惰性 B 细胞淋巴瘤，CLL 和 SLL 是同一种疾病不同表现，治疗方法相同。CLL 表现为外周血存在大量异常淋巴细胞，SLL 肿瘤负荷主要位于淋巴结。诊断 CLL 需外周血克隆性 B 细胞计数达到一定标准，免疫表型有典型特征，如 CD19（+）、CD5（+）、CD23（+）、CD200（+）、CD20（弱+）、CD79b（弱+）、FMC-7（-）、CD10（-）、CyclinD1（-）等。病理诊断可见典型细胞形态及假滤泡形成，IHC 表型有相应特点，血常规和骨髓细胞学也有特征性表现。

（5）套细胞淋巴瘤（MCL） 占 NHL 的 3%~10%，男女比例为 2:1~3:1，中位发病年龄 65 岁左右。肿瘤细胞形态一致，生长方式多样，需与其他淋巴瘤鉴别，IHC 标记物选择有 CD20、PAX5、CD3、Cyclin D1、CD10、CD23、MUM-1、SOX11 和 CD138 等，典型免疫表型为 CD19（+）、CD5（+）、CD23（-）、CD200（弱+）、CD20（+）、CD79b（+）、FMC-7（+）、CD10（-）、CyclinD1（+）。2017 年版 WHO 造血与淋巴组织肿瘤分类将其分为经典 MCL 和白血病性结外 MCL，前者临床侵袭性强、预后差，后者呈惰性、预后较好。

（6）伯基特淋巴瘤 属于高度侵袭性 NHL，可分为地方流行性、散发性和免疫缺陷相关性 3 个变异型，约占 NHL 的 3%~5%，约占儿童 NHL 的 40%。形态学表现为较均一的中等大小肿瘤性 B 细胞弥漫增生，核分裂象及凋亡明显，常见星空现象，起源于生发中心，IHC 免疫表型有特征性，Ki-67 近 100%，即使形态学和免疫表型典型，也需进行 FISH MYC 检测，EBER 检测也是必要的［我国散发性患者 EBER（－）多见］。

（7）淋巴母细胞淋巴瘤（LBL） 占成人 NHL 的 3%~4%，占儿童 NHL 的 40% 左右，属于高度侵袭性淋巴瘤，可分为 T 细胞来源（T-LBL）和 B 细胞来源（B-LBL），T-LBL 占 80% 以上，B-LBL 占 10%~15%。LBL 与急性淋巴细胞白血病（ALL）是同一疾病不同阶段，2017 年版 WHO 造血与淋巴组织肿瘤将骨髓中原始和幼稚淋巴细胞比率≥ 20% 定义为 ALL。病理诊断在细胞形态、免疫表型上有特点，B-LBL 常伴特定基因异常，骨髓细胞学和血常规也有相应表现。

（8）外周 T 细胞淋巴瘤，非特指型（PTCL-NOS） 在欧美国家占所有 NHL 的 7%~ 10%，亚洲国家发病率明显高于欧美，占 15%~22%。病理组织学为混合性背景，瘤细胞形态多样，免疫表型常见 CD3（＋）、CD4（＋）＞ CD8（＋）、CD5（＋）、CD45RO（＋）、CD7（－）、CD8（－），肿瘤细胞常表达 T 细胞相关抗原并丢失其他成熟 T 细胞抗原，TCR 基因常克隆性重排，诊断时需注意鉴别多种疾病，骨髓细胞学以淋巴细胞增生为主。

（9）蕈样肉芽肿和塞扎里综合征（MF/SS） 最常见的皮肤 T 细胞淋巴瘤，占 NHL 的 2%~3%，MF 占 CTCL 的 60%，SS 仅占 5%。MF 是惰性病程的原发皮肤成熟 T 细胞淋巴瘤，患者表现为皮损，晚期可发生淋巴结和内脏受侵，SS 是 MF 的变异型，表现为侵袭性红皮病性白血病。MF 诊断较困难，小的多形核淋巴细胞聚集形成 Pautrier 微脓肿是特点，免疫表型通常为成熟辅助 T 细胞表型，需与滤泡辅助性 T 细胞来源的淋巴瘤鉴别。

（10）NK/T 细胞淋巴瘤 最常见类型是结外 NK/T 细胞淋巴瘤，鼻型，在亚洲较欧美常见，是我国最常见的外周 T 细胞淋巴瘤类型，占外周 T 细胞淋巴瘤的 40%~50%。病理学特征为弥漫性淋巴瘤细胞浸润，呈血管中心性、血管破坏性生长，导致组织缺血坏死及黏膜溃疡，坏死常见，诊断需多种 IHC 标记物，典型免疫表型为 CD2（＋）、CD3（＋）、CD56（＋）、TIA-1（＋）、颗粒酶 B（＋）和 EBER（＋），EBER（－）时诊断需谨慎，60%~90% 无 TCR 基因重排，需注意与未分化癌鉴别。

2. 分期 非霍奇金淋巴瘤（NHL）常用的分期系统有 Ann-Arbor 分期（Cotswolds 会议修订）、慢性淋巴细胞白血病的 Rai 分期和 Binet 分期系统、蕈样霉菌病和塞扎里综合征 TNMB 分期系统、Lugano 胃肠淋巴瘤分期系统、鼻型 NK/T 细胞淋巴瘤 CA 分期系统等，具体如下。

（1）Ann-Arbor 分期（Cotswolds 会议修订）

Ⅰ期：侵及一个淋巴结区（Ⅰ），或侵及一个单一的淋巴结外器官或部位（ⅠE）。

Ⅱ期：在横膈的一侧，侵及二个或更多的淋巴结区（Ⅱ）或外加局限侵犯一个结外器官或部位（ⅡE）。

Ⅲ期：受侵犯的淋巴结区在横膈的两侧（Ⅲ）或外加局限侵犯一个结外器官或部位（ⅢE）或脾（ⅢS）或二者均有（ⅢES）。

Ⅳ期：弥漫性或播散性侵犯一个或更多的结外器官，同时伴有或不伴有淋巴结侵犯。

分组情况包括以下内容。

A 组：无全身症状。

B 组：有全身症状，包括不明原因发热（＞38℃，连续 3 天及以上）、盗汗（连续 7 天及以上）或体重减轻（6 个月内下降 10% 以上）。

E：淋巴瘤累及淋巴结外器官。单一结外部位受侵，病变侵犯到与淋巴结 / 淋巴组织直接相连的器官 / 组织时，不记录为 I 期，应在各期后记入"E"字母（如病变浸润至与左颈部淋巴结相连接的皮肤，记录为"IE"）。

X：大瘤块，肿瘤直径＞胸廓宽度的 1/3 或融合瘤块最大径＞10cm。

（2）慢性淋巴细胞白血病的 Rai 分期和 Binet 分期系统

① Rai 分期

0 期：淋巴细胞增多，外周血淋巴细胞计数＞5×10^9/L，且骨髓中淋巴细胞比例＞40%，低危，中位生存期＞105 个月。

Ⅰ期：0 期，伴淋巴结增大，中危，中位生存期 101 个月。

Ⅱ期：0~Ⅰ期，伴脾肿大、肝肿大或两者均有，中危，中位生存期 71 个月。

Ⅲ期：0~Ⅱ期，伴血红蛋白＜110g/L 或红细胞压积＜33%，高危，中位生存期 19 个月。

Ⅳ期：0~Ⅲ期伴血小板＜100×10^9/L，高危，中位生存期 19 个月。

② Binet 分期

A 期：血红蛋白≥100g/L，血小板≥100×10^9/L，受累淋巴结区域＜3 个。

B 期：血红蛋白≥100g/L，血小板≥100×10^9/L，受累淋巴结区域≥3 个。

C 期：血红蛋白＜100g/L 和（或）血小板＜100×10^9/L，受累淋巴结区域不限。

（3）蕈样霉菌病和塞扎里综合征 TNMB 分期系统

T 分期：

T1 期：局限性斑片、丘疹和（或）斑块，＜10% 体表面积。

T2 期：斑片、丘疹和（或）斑块，≥10% 体表面积。

T3 期：1 个或更多肿块形成（直径≥1cm）。

T4 期：融合性红斑≥80% 体表面积。

N 分期：

N1 期：异常淋巴结；组织病理为 Dutch1 级或 NCI LN 0~2 级。

N2 期：异常淋巴结；组织病理为 Dutch2 级或 NCI LN 3 级。

N3 期：异常淋巴结；组织病理为 Dutch3~4 级或 NCI LN4 级。

Nx 期：异常淋巴结；无组织学确认。

M 分期：

M0 期：无内脏器官受累。

M1 期：内脏受累（须有病理学确诊和注明受侵器官）。

Mx 期：内脏不正常；无组织学确诊。

B 分期：

B0 期：无明显血液受累：异型细胞（塞扎里细胞）占外周血淋巴细胞比例 ≤ 5%。

B1 期：低负荷血液受累：异型细胞（塞扎里细胞）占外周血淋巴细胞比例 > 5%，但未达到 B2 水平。

B2 期：高负荷血液受累：异型细胞（塞扎里细胞）≥ 1000/μl 或 CD4（+）/CD7（−）细胞比例 ≥ 40% 或 CD4（+）/CD26（−）细胞比例 ≥ 30%。

（4）Lugano 胃肠淋巴瘤分期系统

ⅠE 期：病变局限于胃肠道，其中ⅠE1 侵及黏膜、黏膜下层，ⅠE2 侵及固有肌层、浆膜层。

ⅡE 期：病变扩散至腹腔，ⅡE1 累及局部淋巴结，ⅡE2 累及远隔淋巴结。

ⅢE 期：侵透浆膜层达邻近器官或组织。

Ⅳ期：结外器官播散性受累或横膈上淋巴结受侵。

（5）鼻型 NK/T 细胞淋巴瘤 CA 分期系统

Ⅰ期：病灶侵犯鼻腔或鼻咽，不伴肿瘤局部侵犯（皮肤、骨、鼻旁窦）。

Ⅱ期：非鼻型病变或病灶侵犯鼻腔或鼻咽，伴有局部侵犯（皮肤、骨、鼻旁窦）或病灶伴有区域淋巴结侵犯。

Ⅳ期：非区域淋巴结侵犯或横膈上下淋巴结侵犯或广泛播散性病灶。

（三）诊断

非霍奇金淋巴瘤（NHL）的诊断需综合多方面因素，包括临床表现、体格检查、实验室检查、影像学检查和病理学检查等。

1. 临床表现

（1）全身症状　可能出现不明原因的发热、盗汗、体重下降、皮肤瘙痒和乏力等，但并非所有患者都会出现这些症状。

（2）局部症状　取决于病变的原发和受侵部位。NHL 可以原发于身体的任何器官和组织，常见无痛性进行性淋巴结肿大，也可累及淋巴结外器官，如胃肠道、皮肤、骨髓、中枢神经系统等，导致相应器官功能障碍或出现占位性病变的症状。例如，原发胃肠道的 NHL 可能出现腹痛、消化不良、便血等症状；原发中枢神经系统的 NHL 可能引起头痛、呕吐、精神和反应水平改变、局灶性神经功能异常等症状。

2. 体格检查　特别注意不同区域的淋巴结是否肿大、肝脾的大小、伴随体征（如皮肤病变、黄疸等）和一般状况（如营养状态、体力等）。

3. 实验室检查

（1）血常规　可了解白细胞、红细胞、血小板等的数量和形态变化，部分类型的 NHL 可能出现白细胞增高或减少、贫血、血小板减少等情况。例如，淋巴母细胞淋巴瘤患者白细胞可能增高，晚期可伴有血小板减少；慢性淋巴细胞白血病/小淋巴细胞淋巴瘤患者白细胞和淋巴细胞持续增高，分类时以分化较好的淋巴细胞为主。

（2）肝肾功能　评估肝脏和肾脏功能是否受损，因为淋巴瘤可能侵犯肝、肾等器官，或化疗等治疗手段可能影响肝肾功能。

（3）乳酸脱氢酶（LDH）　LDH 升高在许多类型的 NHL 中较为常见，如弥漫大 B 细胞淋巴瘤约半数以上患者 LDH 升高，LDH 水平与肿瘤负荷和预后相关，常作为预后指标之一。

（3）β2 微球蛋白　可用于评估疾病进展和预后，其增高与 NHL 的不良预后相关，如在滤泡性淋巴瘤中，β2 微球蛋白升高提示预后不良。

（4）红细胞沉降率　某些情况下可辅助判断病情，例如在霍奇金淋巴瘤（HL）中，红细胞沉降率是判断预后的因素之一，在 NHL 诊断中也可作为参考指标之一。

乙型肝炎病毒（HBV）、丙型肝炎病毒和人类免疫缺陷病毒检测：因为 HBV、HCV 感染与部分 NHL 的发生发展有关，如丙型肝炎病毒感染与淋巴结边缘区淋巴瘤和脾边缘区淋巴瘤有关；同时，对于需要进行化疗等免疫抑制治疗的患者，了解病毒感染情况有助于预防病毒激活和相关并发症。对于 HBV 携带或感染患者，在治疗 NHL 时应密切监测外周血 HBV-DNA 滴度，并选择恩替卡韦等抗病毒治疗。

骨髓穿刺细胞学和（或）活检：对于怀疑骨髓受侵的患者，骨髓穿刺细胞学和活检有助于确定骨髓是否受累及受累程度，对疾病分期和治疗方案选择有重要意义。例如，在弥漫大 B 细胞淋巴瘤、慢性淋巴细胞白血病/小淋巴细胞淋巴瘤、套细胞淋巴瘤等类型中，骨髓受侵较为常见，骨髓检查可发现瘤细胞形态、比例等异常。

腰椎穿刺（对于存在中枢神经系统受累风险的患者）：进行脑脊液生化、常规和细胞学等检查，以判断中枢神经系统是否受累，常见于某些高度侵袭性或特殊类型的 NHL，如淋巴母细胞淋巴瘤、伯基特淋巴瘤等，这些类型中枢神经系统受侵风险较高，腰椎穿刺检查有助于早期发现和诊断中枢神经系统侵犯，以便及时进行针对性治疗。

外周血 EB 病毒 DNA 滴度检测（对 NK/T 细胞淋巴瘤，以及其他 EB 病毒相关的淋巴瘤）：如 EB 病毒阳性弥漫大 B 细胞淋巴瘤、淋巴瘤样肉芽肿等，检测外周血 EB 病毒 DNA 滴度有助于诊断、判断病情和监测治疗效果。例如，在鼻型 NK/T 细胞淋巴瘤中，EB 病毒感染与发病密切相关，外周血 EB 病毒 DNA 滴度检测对诊断和预后评估有重要价值。

幽门螺杆菌（Hp）检查（对原发胃的黏膜相关边缘区 B 细胞淋巴瘤）：胃 MALT 淋巴瘤与 Hp 的慢性感染有关，Hp 检查有助于明确病因和指导治疗，对于 Hp 阳性患者，抗 Hp 治疗可能是重要的治疗手段之一。

4. 影像学检查

（1）CT　目前仍作为 NHL 分期、再分期、疗效评价和随诊的常用影像学检查方法，对于无碘对比剂禁忌证的患者，应尽可能采用增强 CT，有助于清晰显示淋巴结和结外器官的病变情况，如肿瘤的大小、形态、位置、与周围组织的关系等，对判断肿瘤的分布范围和制定治疗计划有重要作用。例如，在诊断原发纵隔大 B 细胞淋巴瘤时，CT 可清晰显示纵隔肿物的大小、形态及与周围组织的关系。

（2）MRI 对于中枢神经系统、骨髓和肌肉部位的病变应首选；对于肝、脾、肾脏、子宫等实质器官病变可以选择或者首选 MRI 检查，尤其对于不宜行增强 CT 扫描者，或者作为 CT 发现可疑病变后的进一步检查。MRI 在显示软组织病变、骨髓浸润等方面具有优势，能提供更详细的解剖信息，有助于准确判断病变范围和性质。例如，在诊断原发中枢神经系统 DLBCL 时，MRI 是首选的检查方法，可清晰显示病灶在 T1 加权像和 T2 加权像上的信号特点及水肿情况。

（3）PET-CT 是大多数 NHL 分期与再分期、疗效评价和预后预测的最佳检查方法之一，但在疾病缓解后的长期随访过程中，不建议采用 PET-CT 进行随访。PET-CT 可以同时提供解剖结构和功能代谢信息，能更敏感地发现全身各部位的淋巴瘤病灶，对于准确分期、判断肿瘤活性和治疗后残留情况具有重要意义。例如，在弥漫大 B 细胞淋巴瘤治疗过程中，可通过 PET-CT 评估化疗后的疗效，指导后续治疗决策。

（4）超声 浅表器官病变诊断和随诊：可用于浅表淋巴结和浅表器官（睾丸、甲状腺及乳腺等）病变的诊断和随诊，对于浅表淋巴结和浅表器官（如睾丸、乳腺）病变的诊断和治疗后随诊具有优势，可以常规使用。超声能够清晰显示浅表器官的结构和病变情况，如淋巴结的大小、形态、皮质髓质结构、血流信号等，有助于判断病变性质。例如，在原发睾丸 DLBCL 中，超声可表现为睾丸体积增大，外形光整，睾丸内局限性或弥漫性低回声区，边界可清楚或不清楚，彩超显示有丰富血供，病灶内可有正常睾丸血管穿行。腹部、盆腔淋巴结检查：对于腹部、盆腔淋巴结检查可以选择性使用，可作为CT 和 MRI 的补充，尤其是不能行增强 CT 检查时。超声检查操作简便、无辐射，可对腹部、盆腔淋巴结进行初步筛查，但对于较小或深部淋巴结的显示可能不如 CT 或 MRI清晰。引导穿刺活检：超声引导下穿刺活检也应用于深部淋巴结、肝脏、纵隔等部位的病变诊断，可提高穿刺活检的准确性和安全性，获取病变组织进行病理检查，以明确诊断。

5. 同位素骨扫描（常规骨扫描） 淋巴瘤骨受侵患者的全身骨显像缺乏特征性改变，难以与骨转移瘤、多发性骨髓瘤、骨结核、骨纤维异常增殖症、甲状旁腺功能亢进、感染性疾病等鉴别，需要结合患者的病史、实验室检查和其他影像学检查。常规骨扫描对初治 HL 患者的临床价值有限，但对原发骨淋巴瘤治疗后随访观察和预后评价需要结合CT 检查。

6. 腔镜检查（适用于可疑胃肠道受侵的患者） 可直接观察胃肠道黏膜病变情况，并同时完成活检，明确病理诊断，对于胃肠道 NHL 的诊断具有重要价值。

7. 病理学检查 是 NHL 诊断的主要手段，对于明确肿瘤的类型、亚型、细胞起源等至关重要，是制定精准治疗方案的依据。对于淋巴结病灶，应尽可能切除完整淋巴结。如果淋巴结病灶位于浅表，应尽量选择颈部、锁骨上和腋窝淋巴结。粗针穿刺仅用于无法有效、安全地获得切除或切取病变组织的患者。初次诊断时，应首选切除或切取病变组织；对于复发患者，如果确实无法获得切除或切取的病变组织标本，可通过粗针穿刺获取的病变组织进行诊断。

淋巴瘤的病理诊断需综合应用形态学、免疫组织化学（IHC）、流式细胞术及遗传学和分子生物学技术等。同时临床特征也非常重要。

（1）形态学在淋巴瘤病理诊断中非常重要，不同类型的淋巴瘤具有特征性和诊断性的形态学特点。例如，弥漫大 B 细胞淋巴瘤主要病理特征是体积较大的异常淋巴样细胞弥漫性生长，破坏正常淋巴结结构；滤泡性淋巴瘤表现为滤泡中心细胞和中心母细胞的增生，多为滤泡样结节状生长；伯基特淋巴瘤形态学表现为较均一的中等大小肿瘤性 B 细胞弥漫增生，核分裂象及凋亡很明显，常见星空现象等。

（2）IHC 用于鉴别淋巴瘤细胞的免疫表型，如 B 或 T/NK 细胞、肿瘤细胞的分化及成熟程度等。通过组合相关的 IHC 标记物，进行不同病理亚型的鉴别诊断。例如，诊断弥漫大 B 细胞淋巴瘤的常规 IHC 标记物包括 CD19、CD20、PAX5、CD3、CD5、CyclinD1、Ki-67 等，通常表现为 CD19（＋）、CD20（＋）、PAX5（＋）、CD3（－）；滤泡性淋巴瘤应常规检测的 IHC 标记物包括 CD19、CD20、PAX5、CD3、CD10、BCL2、BCL6、LMO2、CD21 和 Ki-67 等。

（3）荧光原位杂交检测技术（FISH）　可以发现特定的染色体断裂、易位以及缺失或扩增等，对特定染色体异常相关淋巴瘤的辅助诊断有指导意义。如伯基特淋巴瘤相关的 t（8；14）易位以及 t（2；8）或 t（8；22）易位、滤泡性淋巴瘤相关的 t（14；18）易位、黏膜相关淋巴组织结外边缘区淋巴瘤相关的 t（11；18）易位、套细胞淋巴瘤相关的 t（11；14）易位以及"双打击"或"三打击"高级别 B 细胞淋巴瘤相关的 MYC（8q24）、BCL2（18q21）和 BCL6（3q27）重排等。

（4）淋巴细胞抗原受体基因重排检测技术　淋巴细胞受体基因单克隆性重排是淋巴瘤细胞的主要特征，可用于协助鉴别淋巴细胞增殖的单克隆性与多克隆性，以及无法通过 IHC 诊断的淋巴瘤，是对形态学和 IHC 检查的重要补充。

（5）其他技术　包括二代测序、流式细胞技术等，是常规病理学诊断方法的有益补充，可进一步检测基因突变、细胞亚群等信息，有助于更精准的诊断和分型，以及发现潜在的治疗靶点和判断预后。

（四）临床表现

非霍奇金淋巴瘤（NHL）的临床表现多样，常见的有全身症状、局部症状、结外器官受累表现等。

1. 全身症状

（1）发热　可为不明原因的发热，体温可呈持续性或间歇性升高，体温波动范围不定，部分患者体温可高达 38℃以上，可能伴有畏寒、寒战等表现，发热原因可能与肿瘤细胞释放的致热物质、机体免疫反应等有关。

（2）盗汗　患者在夜间睡眠时出汗，出汗量可多可少，常浸湿睡衣或床单，严重时可影响睡眠质量，其发生机制可能与肿瘤导致的自主神经功能紊乱、机体代谢异常等因素有关。

（3）体重下降　在没有刻意节食或增加运动量的情况下，出现体重逐渐减轻，6个月内体重下降超过原体重的10%，可能是由于肿瘤消耗机体能量、影响食欲导致进食减少、肿瘤细胞释放某些抑制食欲或影响营养代谢的物质等原因引起。

（4）皮肤瘙痒　皮肤出现瘙痒感，可为全身性或局部性，瘙痒程度轻重不一，轻者可能仅为轻微不适，重者可因搔抓导致皮肤破损、继发感染等，其发病机制尚不完全清楚，可能与肿瘤细胞产生的生物活性物质刺激神经末梢、免疫系统异常等有关。

（5）乏力　患者常感到疲倦、无力，活动耐力下降，日常活动如行走、爬楼梯等容易感到疲劳，严重时可能影响正常生活和工作，乏力的原因可能与肿瘤引起的贫血、机体代谢紊乱、营养不良、睡眠障碍等多种因素有关。

2. 局部症状　无痛性进行性淋巴结肿大：这是 NHL 最常见的局部症状之一，肿大的淋巴结通常质地较硬，早期可活动，随着病情进展，淋巴结可逐渐增大、增多，相互融合，活动度变差，与周围组织粘连。例如，颈部、腋窝、腹股沟等部位的淋巴结容易被发现和触及，纵隔、腹膜后等深部淋巴结肿大可能压迫周围器官，引起相应症状，如纵隔淋巴结肿大可压迫气管、食管，导致咳嗽、呼吸困难、吞咽困难等。

3. 结外器官受累表现

（1）胃肠道受累

①腹痛：疼痛性质多样，可为隐痛、胀痛、绞痛等，疼痛部位与肿瘤在胃肠道的位置有关，如胃部肿瘤可能导致上腹部疼痛，小肠或大肠肿瘤可能引起脐周或下腹部疼痛，疼痛程度轻重不一，可能呈间歇性或持续性发作，部分患者腹痛可能在进食后加重，其原因与肿瘤侵犯胃肠道黏膜、平滑肌，导致胃肠道蠕动异常、痉挛、梗阻等有关。

②消化不良：患者可能出现食欲不振、腹胀、恶心、呕吐等症状，进食后食物消化缓慢，常感觉胃部胀满不适，食物反流等，主要是由于肿瘤影响胃肠道的正常消化和吸收功能，导致消化液分泌减少、胃肠动力减弱等。

③便血：大便中可带有鲜血或暗红色血液，出血量因肿瘤的大小、位置、侵犯程度等而异，少量出血时大便潜血试验可能阳性，严重时可出现大量便血，导致贫血、休克等并发症，便血原因是肿瘤侵犯胃肠道血管，导致血管破裂出血，血液随大便排出。

④腹部肿块：部分患者可在腹部触及肿块，肿块质地不一，可为质硬或质韧，表面不光滑，活动度差，肿块大小不等，其形成是由于肿瘤在胃肠道内生长，逐渐增大形成占位性病变，有时可伴有压痛，压痛程度与肿瘤的性质、是否合并感染等因素有关。

（2）中枢神经系统受累

①头痛：头痛程度轻重不一，可为轻度隐痛至剧烈胀痛，疼痛部位多为全头部或局限性疼痛，可能与肿瘤压迫、颅内压增高、脑血管痉挛等因素有关，部分患者头痛可能在清晨加重，伴有恶心、呕吐等症状，呕吐多为喷射性，与颅内压增高导致的呕吐中枢

受刺激有关。

②呕吐：除了与头痛相关的喷射性呕吐外，还可能因肿瘤侵犯胃肠道功能或导致电解质紊乱等原因引起非喷射性呕吐，呕吐物可为胃内容物、胆汁等，频繁呕吐可导致患者脱水、电解质失衡、营养不良等并发症。

③精神和反应水平改变：患者可能出现精神萎靡、嗜睡、烦躁不安、记忆力减退、注意力不集中、意识障碍等表现，这些症状的出现与肿瘤侵犯中枢神经系统，影响神经细胞功能、脑代谢紊乱等因素有关，严重时可发展为昏迷，危及生命。

④局灶性神经功能异常：根据肿瘤侵犯的部位不同，可出现相应的局灶性神经功能障碍症状，如肢体无力、麻木、瘫痪、感觉异常、视力模糊、视野缺损、言语障碍、吞咽困难、共济失调等，例如，脑实质内的肿瘤可能压迫或侵犯运动神经中枢，导致肢体运动障碍；视神经或视交叉受侵犯可引起视力和视野改变。

4. 皮肤受累（如蕈样肉芽肿）

（1）多发性皮肤红斑、斑块和瘤样结节　皮肤损害可表现为多种形态，红斑可为淡红色至暗红色，大小不等，形状不规则，边界可清晰或模糊；斑块通常较红斑稍隆起，质地较硬，表面可光滑或有鳞屑；瘤样结节则突出于皮肤表面，呈圆形或椭圆形，质地坚实，可单发或多发，皮肤损害可分布于全身各处，常见于躯干、四肢等部位，一般无明显疼痛或瘙痒感，但部分患者可能有轻度瘙痒。

（2）广泛性红皮病（约10%的皮损表现）　患者全身皮肤弥漫性潮红、肿胀，伴有大量糠状鳞屑脱落，可伴有发热、畏寒、乏力等全身症状，皮肤瘙痒明显，严重影响患者的生活质量，红皮病的发生可能与肿瘤细胞侵犯皮肤广泛区域，导致皮肤炎症反应、血管扩张、通透性增加等有关。

5. 骨髓受累

（1）贫血症状　患者可出现面色苍白、头晕、乏力、心慌、气短等症状，活动后症状加重，严重贫血时可导致心率加快、心脏扩大、心力衰竭等并发症，贫血原因主要是肿瘤侵犯骨髓，抑制正常造血功能，使红细胞生成减少，同时可能伴有红细胞破坏增加或失血等因素。

（2）出血倾向　表现为皮肤瘀点、瘀斑、鼻出血、牙龈出血、月经过多等，严重时可出现内脏出血，如咯血、呕血、便血、尿血等，出血倾向的发生是由于骨髓造血功能受抑制，血小板生成减少，同时肿瘤细胞可能释放某些物质影响血小板功能，导致凝血功能障碍。

（3）感染风险增加　由于白细胞生成减少和（或）功能异常，患者免疫力下降，容易发生各种感染，如呼吸道感染（如感冒、肺炎等）、泌尿系统感染（如膀胱炎、肾盂肾炎等）、皮肤感染（如疖、痈等）等，感染后可出现发热、咳嗽、尿频、尿急、尿痛、皮肤红肿疼痛等相应症状，且感染不易控制，容易反复发生，严重时可导致败血症、感染性休克等危及生命的并发症。

6. 其他结外器官受累表现

（1）原发睾丸 NHL　多表现为睾丸无痛性肿物或肿胀，少数表现为阴囊疼痛，诊断时双侧睾丸同时受累者约占 20%，多达 35% 的患者在病程中对侧睾丸受侵，腹膜后淋巴结肿大者可表现为腹痛和腹腔积液，B 症状通常只见于晚期患者，本病易出现结外器官受累，包括中枢神经系统、皮肤、皮下组织、肺和胸膜等。

（2）肝脾受累　肝脏受累时可出现肝区疼痛、黄疸（皮肤和巩膜黄染）、肝功能异常（如氨基转移酶升高、胆红素升高等）等症状，脾受累可导致脾肿大，部分患者可伴有脾功能亢进，表现为白细胞、红细胞、血小板减少等。

（3）骨骼受累　可出现骨痛，疼痛程度不一，可为隐痛、胀痛或剧痛，疼痛部位与受累骨骼有关，如胸骨、肋骨、椎骨等，严重时可发生病理性骨折，导致局部疼痛加剧、活动受限，骨折部位出现畸形、肿胀等表现，骨骼受累的原因是肿瘤细胞侵犯骨骼组织，破坏骨质结构。

（4）鼻咽部受累（如鼻型 NK/T 细胞淋巴瘤）　常见症状为鼻塞或鼻出血以及颈部淋巴结肿大，鼻塞可为单侧或双侧，程度轻重不一，鼻出血可为涕中带血或大量鼻出血，颈部淋巴结肿大通常为无痛性，质地较硬，活动度差，可逐渐增大融合。

二、治疗目的与原则

（一）治疗目的

1. **治愈疾病**　对于部分早期、低危或特定类型的 NHL 患者，通过积极有效的治疗，力求彻底清除肿瘤细胞，使患者获得长期无病生存，达到治愈的效果。例如，早期局限性的弥漫大 B 细胞淋巴瘤、某些惰性淋巴瘤（如部分滤泡性淋巴瘤）等，通过合适的治疗方案，有一定比例的患者可以实现治愈。

2. **控制肿瘤生长**　对于无法治愈的患者，通过治疗抑制肿瘤细胞的增殖和扩散，延缓疾病进展，减少肿瘤负荷，缓解症状，提高患者的生活质量，延长患者的生存时间。例如，晚期或复发难治性的 NHL 患者，虽然难以完全治愈，但可以通过化疗、放疗、靶向治疗等手段控制肿瘤生长，使患者在一定时间内保持相对稳定的病情状态。

3. **缓解症状**　减轻患者因淋巴瘤本身或其并发症所引起的各种症状，如发热、盗汗、体重下降、疼痛（如骨痛、腹痛等）、压迫症状（如纵隔淋巴结肿大压迫气管导致的呼吸困难等）、贫血、出血倾向等，改善患者的身体状况和生活质量，使患者能够更好地耐受治疗，提高患者的生存舒适度。

4. **提高生活质量**　在治疗过程中，尽可能减少治疗对患者身体和心理造成的不良影响，如化疗引起的恶心、呕吐、脱发等不良反应，放疗导致的局部皮肤损伤、放射性肺炎等并发症，同时关注患者的心理状态，给予心理支持和疏导，帮助患者保持积极乐观的心态，使患者在治疗期间和治疗后能够尽可能正常地生活和工作，维持较好的生活质量。

（二）治疗原则

1. 多学科综合治疗 NHL 是一组复杂多样的疾病，单一治疗方法往往难以取得最佳效果。因此，需要多学科团队（包括血液科医生、肿瘤科医生、放疗科医生、病理科医生、影像科医生等）协作，根据患者的具体情况，制定个体化的综合治疗方案，综合运用化疗、放疗、免疫治疗、靶向治疗、手术治疗等多种手段，以提高治疗效果。例如，对于弥漫大 B 细胞淋巴瘤患者，可能需要先进行化疗，然后根据化疗后的疗效评估决定是否进行放疗；对于某些局部病变，手术切除可能是综合治疗的一部分，术后再结合放化疗等进一步治疗。

2. 根据病理类型和分期选择治疗方案

（1）病理类型 不同病理类型的 NHL 具有不同的生物学特性、治疗反应和预后，因此治疗方案差异较大。例如，弥漫大 B 细胞淋巴瘤以化疗为主，常用方案如 R-CHOP 等；滤泡性淋巴瘤根据分期和肿瘤负荷等情况选择治疗策略，1~2 级惰性淋巴瘤早期可选择放疗或观察随诊，晚期有治疗指征时可采用化疗联合免疫治疗等；套细胞淋巴瘤的治疗方案包括高剂量强度化疗方案（如 R-DHA 等）和常规剂量强度方案（如苯达莫司汀 + 利妥昔单抗等），部分患者可能适合进行造血干细胞移植。

（2）分期 早期（如 I~II 期）患者，若为局限性病变且无不良预后因素，可能采用局部治疗（如放疗）或放化疗联合治疗即可达到较好的疗效，部分患者甚至可能通过单纯放疗治愈；晚期（如 III~IV 期）患者则通常需要全身系统治疗，如化疗、免疫治疗等，对于一些特定类型的晚期 NHL，如伴有高危因素或复发难治性患者，可能需要更强化的治疗方案，如高剂量化疗联合自体造血干细胞移植或异基因造血干细胞移植等。例如，I~II 期的弥漫大 B 细胞淋巴瘤患者，无大肿块者可选择 R-CHOP 方案 3~4 个周期 +ISRT 或 R-CHOP 方案 6 个周期 ± ISRT；III~IV 期患者则首先推荐参加临床试验，或 R-CHOP 方案化疗 6~8 个周期。

（3）分层治疗 考虑患者的年龄、一般状态、国际预后指数（IPI）评分、临床分期、是否有大肿块和变异亚型等因素，对患者进行风险分层，制定不同强度和个体化的治疗方案。低危患者可选择相对温和的治疗方案，以减少治疗相关的毒性反应，同时保持较好的疗效；高危患者则需要更积极的治疗，以提高治愈率或延长生存时间，但同时也要注意治疗的耐受性和安全性。例如，年龄超过 80 岁或虚弱的弥漫大 B 细胞淋巴瘤患者，一线治疗可以选择 R-miniCHOP 方案、R-CDOP、R-GemOx 或 R-GCVP 等相对低强度的方案；而年轻、一般状态良好且 IPI 评分较高的高危患者，可能需要采用更强化的化疗方案或联合其他治疗手段，如高剂量化疗联合自体造血干细胞移植等。

（4）预防和处理并发症 在治疗过程中，密切关注可能出现的各种并发症，并积极采取预防和治疗措施。例如，化疗可能导致骨髓抑制，引起白细胞减少、贫血、血小板减少等，增加感染、出血等风险，需要定期监测血常规，必要时给予粒细胞集落刺激因子、输血等支持治疗；肿瘤溶解综合征是 NHL 治疗过程中可能出现的严重并发症，多见于肿瘤负荷高、对化疗敏感的患者，可通过水化、碱化尿液、预防性使用别嘌醇等措施预防，一旦发生则需要及时进行纠正电解质紊乱、血液透析等治疗；放疗可能引起局部皮肤损伤、放射性肺炎、放射性食管炎等，需要给予相应的皮肤护理、预防感染、对症治疗等措施。同时，对于 HBV 携带或感染患者，在化疗期间应密切监测 HBV-DNA 滴度，给予抗病毒治疗，预防乙肝病毒激活导致的肝功能损害。

（5）个体化治疗　充分考虑每位患者的独特情况，包括年龄、身体状况、合并症、治疗意愿等，制定最适合患者的治疗方案。例如，对于老年患者或合并有其他严重基础疾病（如心脏病、糖尿病、肝肾功能不全等）的患者，在选择治疗方案时需要权衡治疗的疗效和风险，避免过度治疗导致严重的不良反应；而对于年轻、身体状况良好的患者，则可以在保证安全的前提下，选择更积极的治疗策略以追求更好的治疗效果。此外，患者的治疗意愿也非常重要，医生应与患者充分沟通，告知不同治疗方案的利弊，让患者参与治疗决策过程，提高患者对治疗的依从性和满意度。

（6）定期评估和随访　在治疗过程中，定期对患者进行疗效评估，包括通过体格检查、实验室检查（如血常规、肝肾功能、LDH、β2 微球蛋白等）、影像学检查（如 CT、PET-CT 等）等手段监测肿瘤的变化情况，根据评估结果及时调整治疗方案。治疗结束后，需要对患者进行长期随访，观察患者的生存情况、有无复发迹象、治疗相关的远期并发症等，以便早期发现问题并及时处理。例如，弥漫大 B 细胞淋巴瘤患者在化疗期间，通常每 2~3 个周期进行一次疗效评估，根据评估结果决定是否继续原方案治疗、调整药物剂量或更改治疗方案；治疗结束后，前 2 年每 3~6 个月进行一次随访，包括全面的体格检查、实验室检查和影像学检查，之后逐渐延长随访间隔时间。随访过程中，若发现肿瘤复发或出现新的异常情况，可及时给予相应的治疗干预，如解救化疗、靶向治疗、免疫治疗或再次放疗等，以提高患者的生存质量和延长生存时间。

三、非霍奇金淋巴瘤药物治疗进展

非霍奇金淋巴瘤（NHL）的药物治疗取得了显著进展，新的药物和治疗方案不断涌现，显著改善了患者的治疗效果和预后。以下是一些重要的药物治疗进展：

1. 靶向治疗药物

（1）抗 CD20 单克隆抗体　例如利妥昔单抗特异性地结合 B 细胞表面的 CD20 抗原，通过多种途径诱导 B 细胞凋亡，包括补体依赖性细胞毒性（CDC）、抗体依赖性细胞介导的细胞毒性（ADCC）和直接诱导细胞凋亡等，从而发挥抗肿瘤作用。

利妥昔单抗已广泛应用于多种 B 细胞 NHL 的治疗，显著提高了患者的生存率。例如，在弥漫大 B 细胞淋巴瘤的一线治疗中，R-CHOP 方案（利妥昔单抗联合环磷酰胺、阿霉素、长春新碱和泼尼松）已成为标准治疗方案，较 CHOP 方案显著提高了患者的无进展生存期和总生存期。在滤泡性淋巴瘤、慢性淋巴细胞白血病 / 小淋巴细胞淋巴瘤、套细胞淋巴瘤等 B 细胞 NHL 中，利妥昔单抗联合化疗或维持治疗也显示出良好的疗效，可延长患者的无进展生存期，部分患者可获得长期缓解。

（2）布鲁顿酪氨酸激酶（BTK）抑制剂　BTK在B细胞受体信号传导通路中起着关键作用,BTK抑制剂通过抑制BTK活性,阻断B细胞受体信号传导,抑制B细胞的增殖、存活和迁移,从而发挥抗肿瘤作用,例如伊布替尼、泽布替尼、奥布替尼。

伊布替尼在慢性淋巴细胞白血病/小淋巴细胞淋巴瘤、套细胞淋巴瘤等多种B细胞NHL中显示出卓越的疗效。在慢性淋巴细胞白血病/小淋巴细胞淋巴瘤中,对于伴有del（17p）/TP53突变的患者,伊布替尼是首选治疗药物之一,可显著延长患者的生存期;在套细胞淋巴瘤中,无论是初治患者还是复发难治患者,伊布替尼均显示出较好的疗效,可作为一线或二线治疗的重要选择。泽布替尼和奥布替尼等新一代BTK抑制剂也在临床试验中表现出良好的疗效和安全性,为患者提供了更多的治疗选择。

（3）BCL-2抑制剂　例如维奈克拉通过抑制BCL-2蛋白的功能,恢复肿瘤细胞内凋亡信号通路的平衡,促使肿瘤细胞发生凋亡,尤其对BCL-2过表达的肿瘤细胞具有较强的杀伤作用。

应用情况:在慢性淋巴细胞白血病/小淋巴细胞淋巴瘤以及某些复发难治性的弥漫大B细胞淋巴瘤等B细胞NHL中,维奈克拉联合其他药物（如利妥昔单抗、化疗药物等）显示出较好的疗效。例如,在慢性淋巴细胞白血病/小淋巴细胞淋巴瘤中,维奈克拉联合利妥昔单抗方案在复发难治患者中取得了较高的缓解率,为患者带来了新的治疗希望;在弥漫大B细胞淋巴瘤中,对于伴有BCL-2基因异常的患者,维奈克拉联合化疗或其他靶向药物的治疗方案正在临床试验中进行探索,初步结果显示出一定的治疗潜力。

2. 免疫调节药物　来那度胺具有多种免疫调节作用,包括调节T细胞和NK细胞的功能、抑制肿瘤细胞增殖、诱导肿瘤细胞凋亡、抑制血管生成等,通过增强机体的抗肿瘤免疫反应来发挥治疗作用。

在弥漫大B细胞淋巴瘤、滤泡性淋巴瘤、套细胞淋巴瘤等NHL中,来那度胺显示出一定的治疗活性。例如,在弥漫大B细胞淋巴瘤中,60~80岁的老年患者在一线治疗后可考虑来那度胺进行维持治疗,有助于延长患者的无进展生存期;在滤泡性淋巴瘤中,一线治疗后的维持治疗或复发难治患者的治疗中,来那度胺也可作为一种治疗选择;在套细胞淋巴瘤中,来那度胺联合利妥昔单抗等方案在复发难治患者中显示出一定的疗效,可作为二线或后续治疗的选择之一。

3. 抗体药物偶联物（ADC）　维布妥昔单抗由抗CD30单克隆抗体与细胞毒药物单甲基澳瑞他汀E（MMAE）通过可裂解的连接子偶联而成。其抗体部分可特异性识别并结合肿瘤细胞表面的CD30抗原,形成的复合物被肿瘤细胞内化后,在细胞内释放出MMAE,从而抑制微管蛋白聚合,诱导肿瘤细胞凋亡,实现对肿瘤细胞的精准杀伤。

维布妥昔单抗在复发/难治性CD30阳性的霍奇金淋巴瘤（HL）以及外周T细胞淋巴瘤（PTCL）等NHL中显示出显著的疗效。在HL中,国家药品监督管理局已批准维布妥昔单抗用于治疗复发/难治性CD30阳性HL,为这类患者提供了有效的治疗选择;在PTCL中,尤其是CD30阳性的患者,维布妥昔单抗可作为二线及以上治疗的重要药物，部分患者可获得较好的缓解和生存获益。

4. 其他新药　西达本胺是一种口服的组蛋白去乙酰化酶（HDAC）抑制剂，通过抑制 HDAC 的活性，调节基因表达，诱导肿瘤细胞分化、凋亡，抑制肿瘤细胞的增殖和转移，同时还具有免疫调节作用。在 PTCL 中，尤其是外周 T 细胞淋巴瘤，非特指型（PTCL-NOS），西达本胺显示出一定的疗效，已被推荐作为二线治疗方案之一，可改善患者的生存情况。

5. 治疗方案优化　强化化疗方案：对于一些高危或复发难治性的 NHL，如弥漫大 B 细胞淋巴瘤中的"双打击"或"三打击"淋巴瘤、套细胞淋巴瘤等，采用强化化疗方案（如 DA-EPOCH-R、HyperCVAD 等）可提高疗效。这些方案通常采用更高剂量或更密集的化疗药物组合，联合靶向药物（如利妥昔单抗）或免疫调节药物（如来那度胺）等，以增强对肿瘤细胞的杀伤作用，提高患者的生存率，但同时也伴随着更高的毒性反应，需要密切监测和支持治疗。

联合治疗方案：多种药物联合治疗是 NHL 治疗的重要策略。例如，在弥漫大 B 细胞淋巴瘤中，R-CHOP 方案是经典的联合治疗方案，利妥昔单抗与化疗药物协同作用，显著提高了疗效。此外，在一些特殊类型或高危的 NHL 中，如伯基特淋巴瘤采用 CODOX-M+ 利妥昔单抗、CODOX-M/IVAC 方案等强化联合化疗方案；淋巴母细胞淋巴瘤采用 Berlin-Farnkfurt-Münster 方案、Hyper-CVAD/MA 等多药联合方案，并联合中枢神经系统预防性治疗，可提高患者的治愈率或缓解率。同时，联合治疗方案也在不断探索新的药物组合，如靶向药物与化疗、免疫治疗的联合，以进一步提高疗效并降低毒性。

6. 个体化治疗　根据分子遗传学特征选择治疗：随着对 NHL 分子遗传学研究的深入，越来越多的分子标志物被发现与治疗反应和预后相关。例如，根据弥漫大 B 细胞淋巴瘤的细胞起源（生发中心或非生发中心）、是否伴有 MYC、BCL2 和（或）BCL6 重排（"双打击"或"三打击"淋巴瘤）等分子遗传学特征，选择不同的治疗方案。对于"双打击"或"三打击"淋巴瘤，R-CHOP 方案疗效较差，推荐采用高强度方案（如 DA-EPOCH-R、R-HyperCVAD/HdMA、R-CODOX-M/IVAC 等），并考虑中枢神经系统预防性治疗；而对于生发中心型弥漫大 B 细胞淋巴瘤，可能对某些靶向药物（如 CD20 单抗）更为敏感，治疗方案可据此进行调整，以实现更精准的个体化治疗，提高治疗效果。

考虑患者因素调整治疗：在制定治疗方案时，充分考虑患者的年龄、身体状况、合并症、治疗意愿等因素，选择最适合患者的治疗方案。例如，对于老年患者或合并有严重基础疾病（如心功能不全、肝肾功能不全等）的患者，可能无法耐受高强度的化疗方案，此时可选择相对温和的药物或调整药物剂量，如采用减低剂量的化疗方案联合靶向治疗，或选择单药治疗等，在保证治疗效果的同时，尽量减少治疗相关的不良反应，提高患者的生活质量和治疗依从性。

这些药物治疗进展为非霍奇金淋巴瘤患者提供了更多的治疗选择和更好的治疗前景，但同时也需要进一步研究和优化治疗方案，以提高疗效、降低毒性，并探索如何更好地将这些药物应用于不同类型和分期的 NHL 患者，实现个体化精准治疗。

四、临床药物治疗案例分析

★非霍奇金淋巴瘤药物治疗案例分析

病历摘要

患者，男性，46 岁。

主诉：发现左颈部包块 3 个月。

现病史：患者 3 个月前洗澡时扪及左颈部包块数个，蚕豆样大小。局部无红肿热痛，无发热症状。当地医院行耳鼻喉科检查未见明显异常，给予口服"左氧氟沙星"治疗 2 周，肿大的淋巴结无变化。遂入院门诊就诊。自述患病以来，体重无减轻，大小便正常。偶有夜间盗汗。

既往史、个人史：既往体健，无化学毒物、放射线接触史，无烟酒嗜好，家族史无特殊。

查体：患者一般情况可，体温正常。双侧颈部、腋窝、滑车上及腹股沟均可扪及多个淋巴结，1.0~2.0cm，质地韧，无压痛。局部皮肤无红肿热痛。胸骨无压痛。腹部外形正常，柔软，无压痛及反跳痛。肝、脾肋下未触及。四肢关节未见肿胀和畸形，双下肢无水肿。

辅助检查：左颈部淋巴结活检病理报告：非霍奇金淋巴瘤，滤泡细胞型（WHO，2 级），瘤细胞表达 CD20*、CD10*、BCL2*、CD23'-、CD437、CD5"、CCDN1- 和 BCL6*。Ki-67（+）10%~20%。免疫学疾病检查正常。

入院诊断：非霍奇金淋巴瘤（NHL 滤泡性淋巴瘤）。

（治疗经过及用药分析）

完善相关辅助检查

（1）血液学评估　血红蛋白 133g/L，血小板计数 154×10^9/L，白细胞计数 9.7×10^9/L，分类正常，淋巴细胞 42.0%。骨髓检查有核细胞增生活跃，粒系、红系造血正常，巨核细胞计数全片 57 个，产板好，散在血小板可见。淋巴细胞分类 34%，为成熟小淋巴细胞，部分淋巴细胞见细胞核裂隙。骨髓活检造血组织增生活跃，可见部分淋巴细胞呈簇样分布，免疫组化 CD20*、CD10*、BCL2*、CD43~、CD5~，网状纤维不增加。

（2）影像学评估　CT 示双侧颈部、腋窝、滑车上、腹股沟淋巴结增多、长大。纵隔淋巴结长大，双肺野清晰。腹腔肝、脾形态正常，未见占位性病变。腹主动脉旁多个淋巴结肿大，融合成块，大小约为 40mm×35mm。

（3）其他评估　肝肾功正常。LDH 265U/L，血清 β_2 微球蛋白 3.7mg/L，HBV-DNA 1.6×10^4 拷贝，HCV-RNA（-）。超声心动图检查正常。

用药治疗方案分析

①采用修订的 Ann Arbor 分期标准，根据该患者的淋巴结受累区域分期为：NHL（滤

泡细胞型，IVB 期）。患者有 B 组症状，根据 FLIPI-1、FLIPI-2 评分指标均诊断为中危组。该患者分期为 IVB 期，中危组。鉴于患者 HBV-DNA 拷贝值高，治疗同期应给予抗乙肝病毒治疗。

②对于诊断时有治疗指征的患者，优先推荐抗 CD20 单抗 + 化疗。抗 CD20 单抗可选择奥妥珠单抗（G）或利妥昔单抗（R），化疗方案可选择苯达莫司汀 /CHOP 方案 / CVP 方案。Sti 和 BRIGHT 研究结果显示，BR 方案优于 R-CVP/CHOP 方案，但感染发生率较高，应注意预防。PET/CT 检查最大标准摄取值（SUVmax）> 13 或伴果蝇 Zeste 基因增强子人类同源物 2（enhancer of Zeste homolog 2，EZH2）突变患者接受抗 CD20 单抗 +CHOP 方案可能获益更大。

③该患者有治疗指针，可采用 BR（苯达莫司汀 + 利妥昔单抗）或者 RFC（利妥昔单抗 + 氟达拉滨 + 环磷酰胺）方案，本例中患者目前采用 RFC（利妥昔单抗 375mg/m^2 静脉滴注，第 0 天 + 氟达拉滨 25mg/m^2 静脉滴注，第 1~3 天 + 环磷酰胺 200mg/m^2，静脉滴注，第 1~3 天）

④在滤泡淋巴瘤治疗过程中，每 2~3 疗程应对患者治疗反应进行评估，推荐做 CT 检查，治疗有效者通常需 6~8 个疗程。一线治疗达到 CR 或 PR 的患者可以进行观察、巩固或维持治疗。

⑤对于一线采用抗 CD20 单抗联合 CVP/CHOP 方案治疗 6 个疗程后获得部分缓解及以上疗效的 FL 患者，利妥昔单抗或奥妥珠单抗单药维持治疗可显著改善生存。建议每 8 周应用奥妥珠单抗（1000mg）或利妥昔单抗（375mg/m^2）维持治疗 1 次，持续 2 年，有利于提高患者总生存率。

⑥疾病复发或进展的二线治疗。对于复发的 FL，仍可首选观察等待，当出现治疗指征时再开始解救治疗。如复发或进展距离末次使用利妥昔单抗 6 个月以上，可以联合利妥昔单抗治疗。根据一线治疗后复发或疾病进展发生的时间，可选择的解救化疗方案包括：一线化疗方案，含氟达拉滨的联合方案以及所有用于 DLBCL 的二线解救治疗方案。

★ 弥漫大 B 细胞淋巴瘤药物治疗案例分析

病历摘要

患者，女性，36 岁。

主诉：右侧颈部无痛性肿块 2 个月，发热十余天。

现病史：患者于 2 个月前发现右侧颈部肿胀，呈进行性增大，从黄豆大小增大至蛋黄大小，伴盗汗，就诊于当地医院，给予静脉滴注抗感染及抗病毒药物 1 周（具体药物不详），症状未见明显缓解。十余天患者出现不规律性发热，最高 38.5℃，可自行退热，持续时间和发热间隔时间不等，无畏寒及寒战，抗感染治疗无效。近 2 个月体重下降近 8kg（原体重 70kg），夜间感觉盗汗。病程中，无咳嗽、咳痰，无胸闷、胸痛及呼吸困难，无腹痛、腹泻，无尿频、尿急、尿痛，饮食差，二便未见明显异常，睡眠尚可。

既往史、个人史：既往体健，无化学毒物、放射线接触史，无烟酒嗜好，家族史无特殊。

查体：一般状态尚可，结膜无苍白，牙龈无肿胀，周身皮肤无出血点，皮肤、巩膜无黄染；双侧颈部、左侧腋窝、双侧腹股沟可触及数枚肿大淋巴结，最大约 3cm×2cm，质韧，活动度欠佳，表面光滑，无触痛，边界不清，部分淋巴结融合，无波动感，与局部皮肤无粘连，局部皮肤无红肿、瘢痕、瘘管。心肺听诊无异常。腹部外形正常，柔软，无压痛及反跳痛，肝脾肋下未触及。

辅助检查

（1）血常规＋白细胞分类 WBC $4.71×10^9$/L，分类正常，淋巴细胞比例 36%，Hb 125.3g/L，PLT $108×10^9$/L。

（2）浅表部位及腹腔彩超检查（以检查淋巴结为主） 双侧颈部颌下区、腮腺区及颈动脉鞘周围及锁骨上窝可见数个淋巴样低回声团块，右侧较大者为 3.1cm×2.4cm，左侧较大者为 0.7cm×0.5cm，边界不清，淋巴门结构消失；左侧腋窝可见多个淋巴样低回声团块，较大者为 3.3cm×3.0cm，边界尚清，淋巴门结构消失；双侧腹股沟可见多个淋巴样低回声团块，较大者为 1.8cm×1.3cm，边界尚清，淋巴门结构消失；腹腔彩超未见异常。

（3）右颈部淋巴结活检病理报告 （右颈部）弥漫大 B 细胞淋巴瘤（非生发中心免疫表型），瘤细胞表达 CD3（−），CD20（＋），CD79a（＋），Ki67（＋，＞50%），CD10（−），Bcl-6（＋），MUM-1（＋），CD5（−），CyclinDI（−），Bcl-2（＋），CD21（−），CyclinD1（−）。

（4）骨髓检查形态学报告 未见异常细胞。

（5）血液生化 LDH 379.3U/L（参考值 40~150U/L），ALT 214U/L（参考值 0~40U/L），AST 208U/L（参考值 0~40U/L）。

（6）凝血功能、肿瘤标志物、自身抗体检查 均正常。

入院诊断：弥漫大 B 细胞淋巴瘤（非特指型、非生发中心免疫表型）。

治疗经过及用药分析

完善相关辅助检查：该患者影像学检查病变累及的区域 CT 示双侧颈部、左侧腋窝、腹股沟淋巴结增多，肿大。双侧胸廓入口区多发淋巴结肿大。双肺野清晰。腹腔肝、脾形态正常，未见占位性病变。腹腔未见淋巴结肿大。

该患者骨髓细胞图像分析、骨髓活检及免疫分型大致正常，未见异常细胞群。

该患者实验室及其他检查肾功能正常。ALT 214U/L，参考值 40~150U/L，AST 208U/L，参考值 40~150U/L。血清 LDH 水平：LDH 379.3U/L；HBsAg（＋）、抗 HBs（−）、HBeAg（＋）、抗 HBe（−）和抗 HBc（＋），HCV 抗体（−）。HBV-DNA 2000U/ml。心电图和超声心动图正常。

用药治疗方案分析

该患者病变主要累及颈部、左侧腋窝、双侧腹股沟淋巴结及纵隔入口处淋巴结，根据 Ann Arbor 分期标准，该患者为Ⅲ期。该患者有发热、盗汗及消瘦，为 B 组。患者年龄小于 60 岁，分期为Ⅲ期，活动能力完全正常，与起病前活动能力无差异，血清 LDH 升高，故 aa-IPI 为 2 分，属于中高危组。

该患者诊断：弥漫大 B 细胞淋巴瘤非特指型非生发中心细胞型Ⅲ期 B 组 aa-IPI2 分。

该患者 HBV-DNA 等于 2000U/ml，ALT > 2 倍正常值上限，排除淋巴瘤本身、药物等其他原因所致肝炎。故应诊断为：活动性慢性乙型病毒性肝炎。该患者于本次入院化疗前已经出现明显活动型乙型肝炎表现，给予恩替卡韦治疗。每周复查 HBV-DNA 及肝功能，于治疗 1 周后 HBV-DNA 降至 1000U/ml，肝功能 38U/L，此时可启动化疗方案。

该患者为中青年的初发 DLBCL，宜首先考虑 R-CHOP 方案。在化疗过程中，定期行血象及浅表淋巴结彩超检查，2~3 个疗程后评估其疗效。如果治疗效果较好，可继续完成 6 个疗程 R-CHOP 及后续的 2 个疗程利妥昔单抗单用或 8 个疗程 R-CHOP 的标准治疗方案。而当治疗失败或者复发后，可选择大剂量化疗联合自体干细胞移植（ASCT）进行挽救治疗。

该患者为Ⅲ期，无巨大肿块，无压迫症状、结外病变、侵犯硬脑膜，给予 6 个疗程 R-CHOP+2 个利妥昔单抗方案化疗，暂不给予 DLBCL 的中枢神经系统侵犯预防治疗。定期复查血常规、浅表部位淋巴结彩超、胸部 CT 等检查，若条件允许，可复查 PET-CT。同时该患者为乙肝病毒携带者，给予恩替卡韦口服，用药至整个治疗方案结束后至少 12 个月。每个化疗周期检测 1 次乙型肝炎血清标志物、HBV DNA 和肝功能，均为阴性；化疗结束后，每 3 个月检测 1 次乙型肝炎血清标志物、HBV DNA 和肝功能，均为阴性。定期肝病科医师会诊。

化疗期间同时给予心电监护、水化、碱化、止吐治疗，需检测血、尿常规及肝肾功能等，并积极防治化疗后骨髓抑制所引起的相关并发症。

该患者 6 个疗程 R-CHOP+2 个利妥昔单抗方案化疗后肿大淋巴结消失、LDH 降至正常，复查骨髓活检未发现骨髓异常改变，认为患者已达到完全缓解（CR）。建议患者完成治疗后第 1 年每 3 个月 1 次；第 2 年每 6 个月 1 次，3 年以上每年 1 次血液科随访，随访内容：血常规、肝肾功能、LDH、β_2-MG、心电图、B 超、X 线胸片（正侧位）或 CT、PET/CT，以及其他必要检查。

★ 外周 T 细胞淋巴瘤非特殊型药物治疗案例分析

病历摘要

患者，男性，56 岁。

主诉：间断发热 2 个月。

现病史：患者间断发热 2 个月，体温多在 38~40℃，曾在当地医院查白细胞正常或稍降低，胸部拍片无明显异常，给予头孢类、喹诺酮类抗生素治疗 2 周无明显好转来诊。近两个月体重减少约 10kg。

既往史、个人史：既往体健。个人史无殊。

查体：轻度贫血貌，巩膜略黄染，双侧颈部、腋窝、腹股沟可触及多个肿大淋巴结，最大直径约 2cm，质地硬，不活动，边界尚清楚，无触痛。心、肺未见明显异常，腹部软，脾肋下约 4cm，质地韧，肝肋下约 2cm，质地韧，无触痛。

辅助检查：血常规：WBC 1.68×10^9/L，Hb 90g/L，PLT 43×10^9/L。

骨髓检查：增生活跃，粒红比例为 2:1，粒细胞大致正常，红系大致正常，巨核细胞大致正常，易见噬血现象，可见异型淋巴细胞，约占 5%。骨髓活检可见部分区域有异型淋巴细胞浸润。骨髓流式细胞学检测见异常表型 T 细胞占 2.5%。骨髓细胞染色体正常，TCRγ 融合基因阳性。血清学检查：肾功能正常，肝功能：ALT 250U/L、AST 200U/L，ALB 26g/L↓；乳酸脱氢酶（LDH）365U/L，尿酸（UA）480μmol/L，β_2-MG 4.6mg/L；CRP、ASO、RF 正常，自身抗体正常；肿瘤标志物正常；血清铁蛋白（FER）> 1500ng/L；PT 及 APTT 正常，FIB 1.2g/L 降低，甘油三酯 3.0mmol/L。

淋巴结活检：淋巴结结构破坏，中等大小淋巴细胞呈弥漫性浸润，细胞核不规则和多形性，核深染有空泡，核仁明显，核分裂象多见。免疫组化染色：CD3+、CD4+、CD8-、CD56-、CD20-、Ki-67 阳性率 70%、EBER-，符合非霍奇金外周 T 细胞淋巴瘤、非特殊型。

入院诊断：外周 T 细胞淋巴瘤非特殊型ⅣB 期；淋巴瘤并发 HPS。

治疗经过及用药分析

完善相关辅助检查：入院后行 PET/CT 检查，发现淋巴瘤病灶累及：双侧颈部、纵隔、腹膜后多部位淋巴结、脾脏、骨髓，SUV_{max} 15.6。

用药治疗方案分析

1. 外周 T 细胞淋巴瘤的治疗：关于外周 T 细胞淋巴瘤的治疗，目前仍以化疗±放疗为主，放疗主要用于 IA 期患者或局部大包块的患者。该患者淋巴瘤分期已经达到ⅣB 期，只能以全身化疗为主。外周 T 细胞淋巴瘤的化疗目前尚无重要进展，在 NCCN 指南中仍鼓励临床试验，推荐的治疗方案主要是 CHOP 或 CHOP 样方案，含有门冬酰胺酶的化疗方案远期效果较好。所以该患者在 HPS 有所控制后应给予联合化疗。

2. 对症支持治疗：该患者还需特别注意保肝、水化、碱化、预防和治疗感染、水电解质平衡、营养、刺激造血恢复等问题，与其他白血病、淋巴瘤接受化疗的患者相同。

3. VP-16+DEX 方案治疗 HPS：该患者接受方案的具体剂量如下：DEX 20mg/d，第 1~14 天，10mg/d，第 15~28 天；VP-16 300mg/d，第 1、4、8、11 天，300mg/d，第 15、22 天；患者体温逐渐恢复正常，肝脾淋巴结有所缩小，治疗有效。考虑到 HPS 是由淋巴瘤引起，应积极治疗原发病。故从第 2 个月开始给予 CHOPE-L 方案化疗，具体剂量如下：CTX 1500mg/d，第 1 天；E-ADM 120mg/d，第 1 天；VP-16 150mg/d，第 1~3 天；VCR 2mg/d，第 1 天；Pred 100mg/d，第 1~5 天，培门冬酶 3750U/d，第 6 天。化疗过程中积极防治感染等并发症，骨髓抑制期间给予 G-CSF 支持等。

4. 该患者应用上述方案化疗 4 次后再次行 PET/CT 检查，未见明确高代谢病灶，骨髓检查 TCRγ 融合基因阴性，予停药观察，评效为 PR，随访。一年半后再次出现发热，淋巴结肿大，肝脾大，全血细胞减少，肝功能异常，诊断为淋巴瘤复发进展，由于疗效不佳，患者因肝功能恶化、合并严重感染，最终死亡。

5. 外周 T 细胞淋巴瘤非特殊型是较常见的 NHL，临床及病理上均有较大的异质性。治疗以 CHOP 样方案为主，还可以尝试其他方案。HPS 是淋巴瘤并不少见而又严重的并发症，在治疗中需两者兼顾。该病总体预后较差，有条件者可积极尝试 HSCT。

第二节　霍奇金淋巴瘤

一、概述

（一）病因与发病机制

霍奇金淋巴瘤（Hodgkin lymphoma，HL）是一种少见的累及淋巴结及淋巴系统的恶性肿瘤。HL 分为结节性淋巴细胞为主型 HL（nodular lymphocyte predominant Hodgkin lymphoma，NLPHL）和经典型 HL（classic Hodgkin lymphoma，cHL）。cHL 约占 HL 的 90%，为青年人中最常见的恶性肿瘤之一，特征为肿瘤细胞 - 里德 - 斯特恩伯格（Hodgkin Reed-Sternberg，HRS）细胞与异质性非肿瘤炎性细胞混合存在，HRS 细胞 CD30 高表达且下游 NF-κB 通路持续性激活。全球数据（GLOBOCAN 2020）显示，2020 年全球新发霍奇金淋巴瘤（HL）83087 例，死亡 23376 例，其中男性患者数量均多于女性。我国 2020 年新发 HL 6829 例，死亡 2807 例，同样男性多于女性。在我国，HL 占全部淋巴瘤的 8.54%，发病年龄较小，中位发病年龄为 30 岁左右，90% 以淋巴结肿大为首发症状，常见于颈部和锁骨上淋巴结，可扩散至其他淋巴结，晚期可累及血管及脾、肝、骨髓和消化道等其他重要器官和组织，从而导致更为广泛和严重的健康问题。

（二）病理分类与分期

cHL 有独特的病理特征，在炎症细胞和反应性细胞所构成的微环境中散在分布少量 Reed-Sternberg（R-S）细胞及变异型 R-S 细胞。典型 R-S 细胞为体积大、胞质丰富，双核或多核巨细胞，核仁嗜酸性，大而明显；若细胞表现为对称的双核时则称为镜影细胞。NLPHL 中典型 R-S 细胞少见，肿瘤细胞因细胞核大、折叠，似爆米花样，故又称为爆米花细胞或淋巴细胞性和（或）组织细胞性 R-S 细胞变型细胞。

1. 病理分类

（1）经典型霍奇金淋巴瘤（cHL）

①结节硬化型：肿瘤细胞为陷窝细胞。粗大的胶原纤维束将淋巴结分隔为大小不等的结节，其中以嗜酸性粒细胞和中性粒细胞为主。在陷窝细胞的基础上，还可见爆米

花细胞（R-S 细胞的一种变异型）。该型是最常见的经典型霍奇金淋巴瘤，约占 cHL 的 60%~80%。好发于年轻女性，常累及纵隔等部位的淋巴结。例如，有些患者会出现纵隔淋巴结肿大，导致胸部压迫感等症状。

②富于淋巴细胞型：显微镜下可见大量成熟淋巴细胞，少见 R-S 细胞。这种类型的 HL 生长缓慢，病程相对较长。约占 cHL 的 10%~15%，其预后良好，患者的生存期相对其他类型可能更长一些。

③混合细胞型：可见嗜酸性粒细胞、淋巴细胞、浆细胞、原纤维细胞等多种细胞成分，在多种细胞成分中出现多个 R-S 细胞伴坏死。免疫组化瘤细胞 CD30、CD15、PAX-5 呈阳性，可有 IgH 或 TCR 基因重排。约占 cHL 的 10%~20%，此型患者常伴有全身症状，如发热、盗汗、体重减轻等。

④淋巴细胞消减型：镜下可见淋巴细胞显著减少，有大量 R-S 细胞，还可能存在弥漫性纤维化及坏死灶。这种类型的 HL 预后最差。是 cHL 中最少见的类型，占比不到 10%。

（2）结节性淋巴细胞为主型霍奇金淋巴瘤（NLPHL）　该型少见，约占 HL 的 10%。NLPHL 中典型 R-S 细胞少见，肿瘤细胞是淋巴细胞为主型(LP)细胞，细胞核大、折叠，似爆米花样，故又称爆米花细胞；其数量多、核仁小、呈嗜碱性，被程序性死亡蛋白 1 阳性的 T 细胞环绕。通常生长缓慢，预后较好，与经典型霍奇金淋巴瘤的治疗和预后有一定差异，为了降低远期并发症，可以采用比较保守的治疗方式。

2. 分期　淋巴瘤的临床分期依据疾病侵犯部位及有无 B 症状，目前采用的是 2014 版 Lugano 分期标准（表 16-1）。根据患者有无 B 症状［①不明原因发热＞ 38℃，连续 3 天以上，排除感染；②夜间盗汗（可浸透衣物）；③体重于诊断前半年内下降＞ 10%］分为 A 组（无 B 症状）和 B 组（有 B 症状）。

表 16-1　2014 版淋巴瘤 Lugano 分期

分期		侵犯范围
局限期	Ⅰ期	仅侵及单一淋巴结区域（Ⅰ期），或侵及单一结外器官不伴淋巴结受累（ⅠE 期）
	Ⅱ期	侵及横膈一侧≥ 2 个淋巴结区域（Ⅱ期），可伴同侧淋巴结引流区域的局限性结外器官受累（ⅡE 期）
	Ⅱ期伴大包块	纵隔包块肿块最大径 / 胸腔最大径（MMR）＞ 0.33，其他部位最大直径≥ 10cm
进展期	Ⅲ期	侵及横膈肌上下淋巴结区域，或横膈以上淋巴结区受侵伴脾脏受侵（ⅢS 期）
	Ⅳ期	侵及淋巴结引流区域外的结外器官

（三）诊断

1. 病理检查　病理检查是确诊及分型的金标准，推荐病变淋巴结或结外病灶切除活检，应选择增长迅速、饱满、质韧的肿大淋巴结，尽量完整切除；尽量选择受炎症干扰较小部位的淋巴结；术中应避免挤压组织，切取的组织应尽快切开固定。除切除活检外，不推荐细针穿刺细胞学检查，对于纵隔或深部淋巴结可以考虑行粗针多条组织穿刺活检以明确病理诊断。

2. 形态学 cHL 在炎症细胞和反应性细胞所构成的微环境中散在分布少量 Reed-Sternberg（R-S）细胞及变异型 R-S 细胞。典型 R-S 细胞为体积大、胞质丰富，双核或多核巨细胞，核仁嗜酸性，大而明显；若细胞表现为对称的双核时则称为镜影细胞。NLPHL 中典型 R-S 细胞少见，肿瘤细胞因细胞核大、折叠，似爆米花样，故又称为爆米花细胞或淋巴细胞性和（或）组织细胞性 R-S 细胞变型细胞。

3. 免疫组织化学评估诊断 HL 应常规进行免疫组织化学评估，IHC 标志物包括 CD45（LCA）、CD20、CD15、CD30、PAX5、CD3、MUM1、Ki-67 和 EBV-EBER。cHL 常表现为 CD30（+）、CD15（+/-）、PAX5（弱+）、MUM1（+）、CD45（-）、CD20（-/弱+）、CD3（-）、BOB.1（-）、OCT2（-/+），部分患者 EBV-EBER（+）。NLPHL 常表现为 CD20（+）、CD79α（+）、BCL6（+）、CD45（+）、CD3（-）、CD15（-）、CD30（-）、BOB1（+）、OCT2（+）、EBV-EBER（-）。在进行鉴别诊断时，需增加相应的标志物。

（四）临床表现

霍奇金淋巴瘤属于淋巴瘤中较为独特的一种类型，其确切病因在临床中尚未明确，疾病发生的初期主要表现为一组淋巴结肿胀，以颈部淋巴结及锁骨上的淋巴结较为常见，随着时间的推移会扩散到其他的淋巴结中，临床症状主要表现为淋巴结肿大、结外病变、发热、盗汗、消瘦、瘙痒及乏力等，严重影响患者的身体健康及生活质量。

二、治疗目的与原则

霍奇金淋巴瘤治疗的首要目的是通过各种治疗手段，如化疗、放疗等，彻底清除患者体内的肿瘤细胞，实现完全缓解，使其能够长期无病生存。此外，治疗还旨在减轻患者因疾病本身和治疗过程中产生的各种症状，如缓解因淋巴结肿大引起的呼吸困难、吞咽困难等；以及减轻全身症状，如发热、盗汗、体重减轻和瘙痒等。对于不能完全治愈的患者，尽可能地延长其生存期。同时，在整个治疗过程中，要尽量减少治疗对患者身体和心理的不良影响，让患者能够在生存期内保持较好的生活质量。根据患者的年龄、性别、身体状况、疾病分期和病理类型等因素，医生会结合化疗、放疗和免疫治疗等多种手段，为患者制定个性化的治疗方案。HL 患者疾病治愈的可能性很高，治疗的选择必须权衡取得高治愈率与尽量减少远期并发症。

治疗前（包括复发患者治疗前）应对患者进行全面评估，应至少包括以下内容。

1. 病史采集和体格检查 病史（包括有无 B 症状，淋巴结肿大的范围和持续时间，有无瘙痒、乏力、腹胀 / 腹痛及酒精不耐受）和体格检查（应评估肿大淋巴结的大小、数量和具体区域，有无肝肿大或脾肿大，心脏和呼吸系统状况及体能状态）。

2. 实验室检查 全血细胞计数、红细胞沉降率（ESR）、肝功能、肾功能、乳酸脱氢酶（LDH）、C 反应蛋白（CRP）、碱性磷酸酶（ALP）、白蛋白；乙型肝炎病毒（HBV）表面抗原/抗体和核心抗体、HBV DNA 及丙型肝炎病毒（HCV）、HIV；妊娠试验（针对育龄期女性）。

3. 心脏功能 通过超声心动图或放射性核素心室造影评估左室射血分数（LVEF）。若考虑使用以蒽环类药物为基础的化疗，则 LVEF 通常应 ≥ 50%。

4. 肺功能测定 若考虑使用含博来霉素的化疗方案（如 ABVD 方案或 BEACOPP 方案），有条件者可行肺功能测定（pulmonary function test，PFT），包括肺一氧化碳弥散量（diffusing capacity of the lungs for carbon monoxide，DLCO）。通常情况下，DLCO ≥ 60% 的患者可以使用博来霉素治疗。

5. 影像学检查 包括正电子发射计算机断层扫描（PET/CT）、全身增强 CT、胸部 X 线。鼓励行胸部 X 线检查，尤其是在有较大纵隔肿物时。增强 CT 扫描范围为颈部/胸部/腹部/盆腔，至少应包括 PET/CT 检查显示异常的区域。PET/CT 扫描前患者禁食 6~8h 以上，测患者血糖（≤ 11.1mmol/L）。静息坐卧 15min 后注射 18F-FDG（3.7~7.4mBq/kg），封闭视听神经静卧（60±5）min，排空膀胱并饮水后，行常规 PET/CT 扫描。扫描范围为颅顶至中部大腿（必要时加做四肢扫描）。应用 CT 数据进行衰减校正，获得全身 PET 图像、CT 图像及 PET/CT 融合图像，所有图像通过工作站显示。在特定病例中需要加做增强 MRI 或 PET/MRI。

6. 骨髓检查 待诊断患者可行骨髓穿刺和活检，若已行 PET/CT 检查，则可不选择骨髓检查。如果存在贫血以外无法解释的血细胞减少（如血小板减少或中性粒细胞减少）和 PET/CT 阴性，则进行充分的骨髓活检。

三、霍奇金淋巴瘤药物治疗进展

（一）初治 cHL 的一线治疗

HL 的治疗目标是在确保治愈的同时，在不影响疗效的情况下尽可能减轻治疗相关毒性反应，降低早期及晚期并发症发生风险。HL 应遵循综合治疗及个体化治疗的原则，依据分期及有无预后不良因素进行分层治疗，Ⅰ~Ⅱ期 HL 采用以化疗联合放疗为主的综合治疗，单纯化疗适用于部分放疗长期毒性风险超过疾病短期控制获益的患者。Ⅲ~Ⅳ期 cHL 的治疗原则通常为化疗，局部放疗仅限于化疗后残存病灶超过 2.5cm 者。对于早期患者应追求更低的毒性，减少并发症，降低继发性肿瘤的风险，并降低心脏及肺脏毒性，而对于晚期患者应设法提高治愈率。

Ⅰ~ⅡA 期预后良好患者的治疗：标准治疗为 2~4 个周期 ABVD 方案（阿霉素＋博来霉素＋长春碱＋达卡巴嗪）化疗联合放疗。对于一部分不伴危险因素、预后良好的患者可行 ABVD×2 个周期＋放射治疗（RT）（20Gy）；也可以根据 ABVD×2 个周期后 PET/CT 评估结果调整用药方案（图 16-1），但即使早期 PET/CT 阴性，综合治疗的无进展生存（PFS）率也较单纯化疗更高。

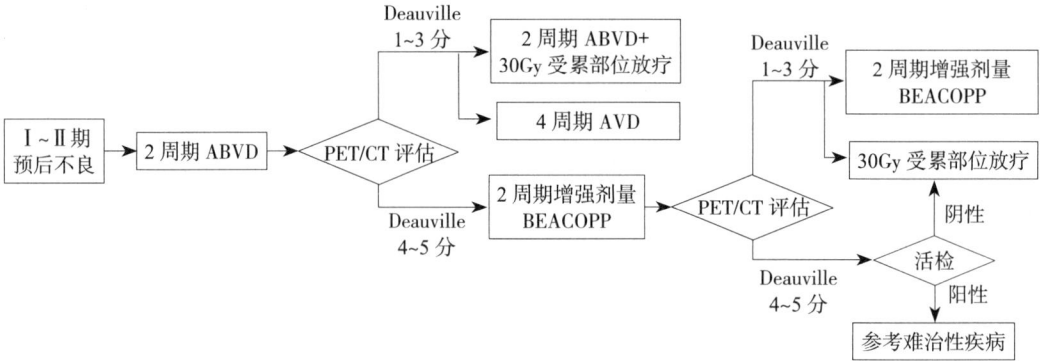

图 16-1 Ⅰ~ⅡA 期预后良好霍奇金淋巴瘤患者的治疗

注：ABVD：阿霉素＋博来霉素＋长春碱＋达卡巴嗪；AVD：阿霉素＋长春碱＋达卡巴嗪

Ⅰ~ⅡB 期预后不良患者的治疗：标准治疗为 2 个周期 ABVD 方案后行 PET/CT 评估，评分 1~3 分患者考虑 2 个周期 ABVD 方案化疗联合 30Gy 放疗或 4 个周期 AVD 方案；评分 4~5 分的患者推荐 2 个周期增强剂量 BEACOPP 方案后再行 PET/CT 评估，根据 PET/CT 评估结果调整用药方案（图 16-2）。

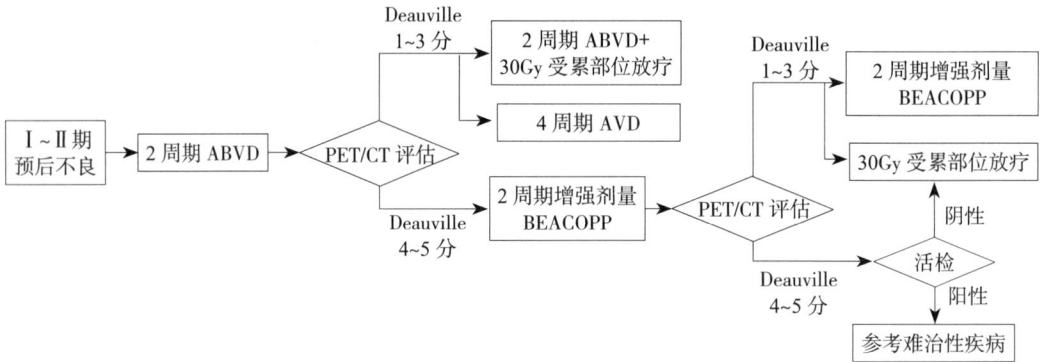

图 16-2 Ⅰ~ⅡB 期预后不良霍奇金淋巴瘤患者的治疗

注：ABVD：阿霉素＋博来霉素＋长春碱＋达卡巴嗪；AVD：阿霉素＋长春碱＋达卡巴嗪；
BEACOPP：博来霉素＋依托泊苷＋阿霉素＋环磷酰胺＋长春新碱＋丙卡巴嗪＋泼尼松

Ⅲ~Ⅳ期患者的治疗：标准治疗为 ABVD 方案 ×6 个周期 ± RT，局部放疗仅限于化疗后残存病灶 2.5cm 以上者，期间行 PET/CT 评估，评分 4~5 分患者更换高强度方案化疗；对于 ≤ 60 岁患者，增强剂量 BEACOPP 方案 ×4~6 个周期可提高 PFS 率，但骨髓抑制、生殖系统不良反应和第二原发肿瘤累积发生率增加；根据 ABVD 方案 / 增强剂量 BEACOPP 方案 ×2 个周期后 PET/CT 评估结果调整用药方案。另外，基于 2021 年公布的 ECHELON-1 研究结果，BV 联合 AVD 组和 ABVD 组 5 年改良 PFS 率分别为 82.2% 和 75.3%（P=0.0017），达到研究终点，同时改善了肺毒性，推荐 BV+AVD 方案 ×6 个周期，用于初始Ⅲ~Ⅳ期 cHL 成年患者（图 16-3）。

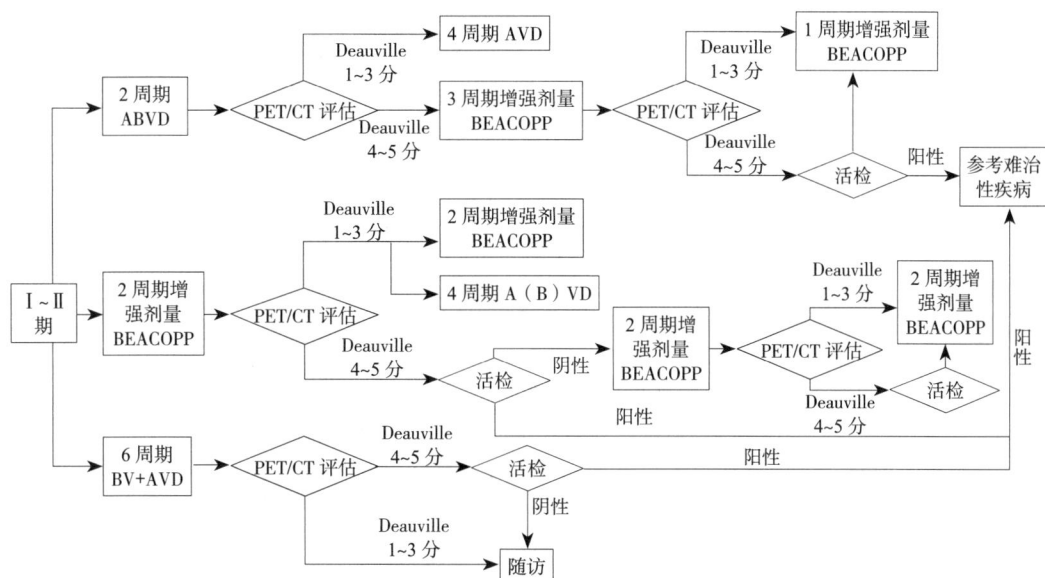

图 16-3 Ⅲ~Ⅳ期霍奇金淋巴瘤患者的治疗

注：ABVD：阿霉素＋博来霉素＋长春碱＋达卡巴嗪；AVD：阿霉素＋长春碱＋达卡巴嗪；BEACOPP：博来霉素＋依托泊苷＋阿霉素＋环磷酰胺＋长春新碱＋丙卡巴嗪＋泼尼松；BV：维布妥昔单抗

值得注意的是，ABVD 方案中的长春花碱目前国内不可及，可用其他长春碱类药物替代，如长春地辛（3mg/m²）。鉴于 eBEACOPP 方案中药物的可及性及相对较大的近期和远期不良反应，各中心可根据自己的情况选择合适的方案。

（二）复发或难治性 cHL 的治疗方案

复发或难治性 cHL 的治疗目标主要有两个：一是采用优化的风险适应性治疗方案，以实现长期疾病控制（即治愈），二是根据复发低风险患者对大剂量化疗（HDT）/自体造血干细胞移植（ASCT）需求评估，选择合适的治疗方案，从而降低治疗相关毒性和并发症。

复发或难治性 cHL 的治疗原则首选二线挽救方案化疗后进行大剂量化疗联合 ASCT，二线化疗尽可能达到完全缓解（CR）。维布妥昔单抗联合化疗方案如 ICE 方案（CR 率 88%）、ESHAP 方案（CR 率 70%）、DHAP 方案（CR 率 81%）使更高比例患者获得了 CR，增加了 ASCT 的成功率。维布妥昔单抗联合苯达莫司汀（CR 率 73.6%）及维布妥昔单抗联合 PD-1 单抗（CR 率 61%）是 NCCN（2022 年版）指南的推荐联合用药方案。PD-1 单抗联合 GVD 方案（CR 率 85.2%），PD-1 单抗联合 ICE 方案（CR 率 86.5%），PD-1 单抗联合 Gemox 方案（CR 率 90%），在复发 / 难治性（r/r）HL 中获得较好疗效。对于不符合 ASCT 条件的患者，可选择化疗、维布妥昔单抗 ± 化疗、PD-1 单抗 ± 化疗和（或）放疗。挽救治疗方案见图 16-4 及表 16-2。

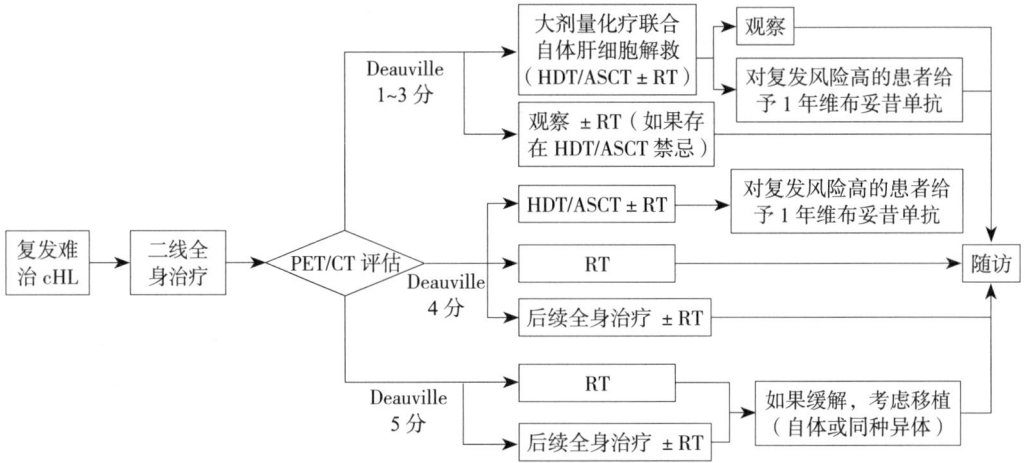

图 16-4 复发难治经典型霍奇金淋巴瘤（cHL）的治疗

注：HDT：大剂量化疗；ASCT：自体造血干细胞移植；RT：放射治疗

表 16-2 复发 / 难治性经典型霍奇金淋巴瘤的治疗方案

治疗方案	治疗方案
维布妥昔单抗	苯达莫司汀
维布妥昔单抗 + 苯达莫司汀	苯达莫司汀 + 卡铂 + 依托泊苷
维布妥昔单抗 +PD-1 单抗	C-MOPP（环磷酰胺 + 长春新碱 + 甲基苄肼 + 泼尼松）
维布妥昔单抗 +ICE 或 ESHAP 或 DHAP 方案	依维莫司
DHAP 方案（地塞米松 + 顺铂 + 大剂量阿糖胞苷）	GCD（吉西他滨 + 卡铂 + 地塞米松）
ESHAP 方案（依托泊苷 + 甲泼尼龙 + 顺铂 + 大剂量阿糖胞苷）	GEMOX（吉西他滨 + 奥沙利铂）
GDP 方案（吉西他滨 + 顺铂 + 地塞米松）	来那度胺
GVD 方案（吉西他滨 + 长春瑞滨 + 脂质体阿霉素）	MINE（依托泊苷 + 异环磷酰胺 + 美司钠 + 米托蒽醌）
ICE 方案（异环磷酰胺 + 卡铂 + 依托泊苷）	Mini-BEAM（卡莫司汀 + 阿糖胞苷 + 依托泊苷 + 美法仑）
IGEV 方案（异环磷酰胺 + 吉西他滨 + 长春瑞滨）	PD-1 单抗
卡瑞利珠单抗 + 地西他滨	PD-1 单抗 +GVD 或 ICE 或苯达莫司汀或 GEMOX

移植后巩固：对于接受 ASCT 且移植后复发风险较高的患者，维布妥昔单抗维持治疗可以延长患者 PFS 时间，建议 ASCT 后 30~45 天开始维布妥昔单抗治疗，1.8mg/kg，每 3 周 1 次，最长持续 16 个周期。AETHERA 是唯一一针对移植后巩固治疗的研究，维布妥昔单抗治疗组的 PFS 期较安慰剂组显著延长（HR=0.57，95%CI 0.40~0.81，P=0.001），长达 42.9 个月。PD-1 单抗维持治疗可能对接受 ASCT 后的 r/r cHL 患者有

临床效果，一项多中心研究在患者 ASCT 出院后的 21 天内开始静脉予帕博利珠单抗治疗，每次 20mg，每 3 周 1 次，最长持续 8 个周期。28 例可评估患者的 18 个月 PFS 率为 82%，总生存（OS）率为 100%，毒性可控。维布妥昔单抗联合 PD-1 单抗也为可选方案。

移植后或后续复发：维布妥昔单抗、PD-1 单抗如信迪利单抗、替雷利珠单抗、卡瑞利珠单抗、帕博利珠单抗和赛帕利珠单抗可用于大剂量化疗联合 ASCT 后复发的患者。抗体偶联药物关键 II 期研究显示，维布妥昔单抗单药治疗 r/r HL 的总体有效率为 75%，CR 率为 34%，中位治疗周期数为 9（1~16）个。PD-1 单抗在 r/r HL 患者中的单药有效率为 69%~90.6%，CR 率为 16%~62.9%。PD-1 单抗联合苯达莫司汀（CR 率 57%）、卡瑞利珠单抗联合地西他滨（CR 率 71%）也是复发或难治性 cHL 患者的可选方案。ASCT 后复发且仍对化疗敏感的年轻患者可考虑行异基因造血干细胞移植（allo-HSCT）治疗。使用维布妥昔单抗及免疫检查点抑制剂后复发或难治性患者首选进入临床试验，此外，常规联合化疗桥接 allo-HSCT 可选。不符合 allo-HSCT 条件患者可考虑采用单药姑息化疗方案，挽救放疗在其他治疗方案受限的情况下可考虑采用。

（三）NLPHL 的治疗

无临床不良预后因素的 I~IIA 期患者首选单纯放疗（30Gy）。I B~IIB 期或有临床不良预后因素的 I~IIA 期患者可采用化疗 ± 利妥昔单抗 ± 放疗。III~IV 期根据临床判断采用化疗 ± 利妥昔单抗 ± 放疗或利妥昔单抗，化疗方案可选择 ABVD、CHOP、CVP 方案。治疗采用 PET/CT 评估，如缓解且无症状则观察，以前未行 RT 可考虑 RT，如疾病稳定或进展则需进行活检，活检结果阴性且无症状可继续观察，活检结果阳性则参考以下复发难治患者治疗方案。

NLPHL 复发难治性患者：对疑似复发者推荐重复 PET/CT 或诊断性 CT 评估，再重新进行活检以排除转化为侵袭性 B 细胞淋巴瘤的可能。复发时病变局限者可应用利妥昔单抗单药治疗，病灶广泛者可选择利妥昔单抗联合二线挽救方案治疗。

（四）老年 HL 患者

老年 cHL 患者常伴有不良结局，其中有 B 症状、体能状态差、混合细胞型、淋巴细胞耗竭型、EBV 阳性和有并发症患者更为常见。老年患者相关研究数据较少，因此在标准和替代一线治疗之间的选择应基于临床判断，以取得最高疗效且尽量降低毒性为目标。

I~II 期预后良好型：首选 A（B）VD 方案 ×2 个周期 ± AVD 方案 ×2 个周期 + 受累部位放疗（ISRT）（20~30 Gy）。

I~II 期不良病变或 III~IV 期病变：A（B）VD 方案 ×2 个周期 +AVD 方案 ×4 个周期，ABVD 方案 2 个周期治疗后 PET/CT 阳性患者需要个体化治疗。对于治疗有效的患者（CR 或部分缓解），维布妥昔单抗继以 AVD 方案，有条件应予维布妥昔单抗治疗增加患者获益。也可考虑维布妥昔单抗 +DTIC（达卡巴嗪）方案。

复发或难治性老年患者的结局普遍较差，无法作出统一建议，但可推荐临床试验或可能的单药治疗联合姑息疗法，选择包括：苯达莫司汀、维布妥昔单抗、RT、PD-1单抗。

（五）放疗原则以及剂量推荐

根据临床状况，可采用光子或质子治疗，化疗后采用受累部位或受累淋巴结照射，不做扩大野或大面积照射。建议使用调强放疗（IMRT）技术，为了减少心脏照射，可采用呼吸门控技术（DIBH）等放疗新技术。

ISRT 或受累淋巴结放疗（INRT）剂量如下。

1. 联合治疗

（1）非肿块型病变（Ⅰ~Ⅱ期） 20~30Gy（若采用 ABVD 方案），每次 1.8~2.0Gy。

（2）非肿块型病变（ⅠB~ⅡB 期） 30Gy，每次 1.8~2.0Gy。

（3）肿块型病变部位（所有分期） 30~36Gy，每次 1.8~2.0Gy。

（4）对化疗部分缓解的部位（Ⅰ~Ⅱ期） 30~36Gy，每次 1.8~2.0Gy。

2. 单纯 ISRT（不常用，可用于早期 NLPHL）

（1）受累区 30~36Gy（NLPHL 患者主要采用 30Gy），每次 1.8~2.0Gy；

非受累区：25~30Gy，每次 1.8~2.0Gy；

（2）ISRT 用于 NLPHL 时，临床靶区（CTV）比化疗后大，建议包括整个受累的淋巴结区域。

3. 姑息放疗 4~30Gy。

（六）HL 治疗相关并发症的治疗

HL 化疗应关注剂量相关不良反应，针对不良反应给予支持治疗。

在应用维布妥昔单抗时，应重点监测周围神经病变（PN）和中性粒细胞减少症，若 PN ≥ 2 级需暂停给药，直至毒性恢复到 ≤ 1 级或基线水平，重新开始治疗需考虑将剂量降至 1.2mg/kg；若出现 4 级，则终止治疗。对于出现 3 级或 4 级中性粒细胞减少症的患者，需暂停给药，直至毒性恢复至 ≤ 2 级或基线水平，然后采用相同剂量的给药方案重新开始治疗。在后续周期中考虑使用粒细胞集落刺激因子（G-CSF）或粒细胞 - 巨噬细胞集落刺激因子（GM-CSF）支持治疗。维布妥昔单抗联合 AVD 方案初始治疗cHL 时，建议预防性使用 G-CSF。

标准治疗方案中的博来霉素相关肺毒性会影响 HL 患者的 OS，其中接受 ABVD 方案治疗的患者中有 25% 的患者会出现博来霉素相关肺毒性，而发生博来霉素肺毒性患者的 5 年 OS 率较不发生博来霉素肺毒性患者降低 27%，肺毒性反应表现为呼吸困难、咳嗽、胸痛、肺部啰音等，导致非特异性肺炎和肺纤维化，患者甚至快速死于肺纤维化。HL 患者的基线检查应包括肺功能检查，其中必须含 DLCO 指标，并建议所有患者戒烟。有研究显示，通常基线 DLCO ≥ 60% 的 HL 患者可以使用含博来霉素的化疗方案进行治疗。另外，在使用含博来霉素的化疗方案治疗期间，建议至少每 4 个周期评估 1 次肺功能，并根据结果决定患者是否能继续应用含博来霉素的化疗方案治疗。

第二肿瘤的发生：HL 生存者的第二恶性肿瘤大多为实体瘤，其中乳腺癌、肺癌和胃肠道癌最常见。尽管总体上血液系统恶性肿瘤较少见，但相对危险度高于一般人群，相对风险：白血病 10~80 倍；非霍奇金淋巴瘤（NHL）3~35 倍；实体瘤（肺癌、乳腺癌、骨癌、胃癌、结肠癌、甲状腺癌及黑色素瘤）大于 2 倍。

心血管疾病：心血管疾病是 HL 长期幸存者中最常见的非恶性肿瘤致死原因。HL 治疗后可能出现冠状动脉疾病、瓣膜病变、心包疾病、心律失常、心肌病和外周动脉疾病。

生育力的影响：几乎所有男性患者在接受含烷化剂化疗方案治疗后都会发生无精子症，后期精子活力恢复的比例极低，而 ABVD 方案也可致男性患者短期无精子症发生。女性 HL 患者在接受烷化剂化疗后，可能出现卵巢功能减退，提早绝经及发生闭经的比例都显著升高。建议在拟行治疗前，进行生育咨询，行保留生育功能治疗方案，包括低温保存精液、体外受精（IVF）或低温保存卵巢组织或卵母细胞。

四、经典型霍奇金淋巴瘤临床药物治疗案例分析

病历摘要

患者，男性，35 岁。

主诉：发现右颈部无痛性肿块 7 个月。

现病史：患者 7 个月前无意中发现右颈部肿块，约蛋黄大小，无疼痛，发现后于外院就诊行细针穿刺提示"淋巴肉芽肿病变"，后颈部肿块渐进增大，数目增多，左颈部亦可及数枚肿物，病来有盗汗，无发热，无皮肤瘙痒，饮食及睡眠尚可，二便正常，近 2 个月体重下降 8kg。

既往史、个人史：既往体健，无染发史，否认放射性接触史，无烟酒嗜好，家族史无特殊。

查体：T 36.5℃，P 80 次 / 分，R 16 次 / 分，BP 120/80mmHg。无贫血貌，皮肤黏膜未见出血点及瘀斑，咽无红肿，双侧扁桃体不大，双侧颈部饱满，左颈部胸锁乳突肌前、后缘可及数枚淋巴结，大者 4cm×5cm，融合成片，小者 1cm×2cm，右颈部胸锁乳突肌前、后缘可及数枚淋巴结，大者 3cm×2cm。双侧锁骨上可触及数枚肿大淋巴结，大者 2cm×2cm。双侧腋窝可触及肿大淋巴结各一枚，右侧大小约 2.5cm×3cm，左侧约 2cm×1.5cm。左侧腹股沟可触及肿大淋巴结 1 枚，约 2cm×3cm，以上肿大淋巴结质韧，无触痛，心肺听诊未见明显异常，胸骨无压痛，肝脾肋下未及，双下肢无水肿。

辅助检查：右颈部肿物病理报告：淋巴结被膜水肿增厚，淋巴结结构部分破坏，未见明显淋巴滤泡，多量宽胞浆的组织细胞增生呈片状分布，胞浆未见明显吞噬，部分结节样结构分布，中央可见凝固性坏死，背景可见小淋巴细胞、中性粒细胞、嗜酸性粒细胞、浆细胞等，可见 R-S 细胞，免疫组化：PAX-5（＋）和 Mum-1（＋），CD30（＋），

LCA（−），EBER（+），病理诊断霍奇金淋巴瘤（混合细胞型）。

入院诊断： 经典型霍奇金淋巴瘤（混合细胞型）。

治疗经过及用药分析

完善辅助检查

（1）血常规　WBC 3.68×10^9/L，N 60.64%，Hb 114g/L，PLT 274×10^9/L。

（2）生化　LDH 443U/L；AST、ALT、ALB、GLOB、BUN、CREAT 均正常。

（3）血清 β_2 微球蛋白检查　β_2-MG 4.87mg/L。

（4）红细胞沉降率　ESR 10mm/h。

（5）骨髓细胞学　骨髓增生活跃，粒：红 =3.78：1，粒系增生活跃占 52%，各阶段粒细胞形态大致正常。红系增生活跃占 20%，形态未见异常，全片见巨核细胞 30 个，未见淋巴瘤细胞浸润。

（6）心脏彩超　未见明显异常，LVEF 50%。

（7）骨髓活检病理　骨髓增生较低下（20%），粒红比例增大，粒红系各阶段细胞可见，均以中幼及以下阶段细胞为主，巨核细胞不少，分叶核为主，未见异形大细胞增多，网状纤维染色（+）。

（8）PET-CT　颈部双侧、双侧锁骨上窝、右侧腋窝、纵隔内、双侧肺门、心膈角内、膈肌前方、胃周、肝门区、腹膜后、肠系膜内可见多枚大小不等淋巴结影，均呈放射性摄取不同程度增高，较大者位于左肾水平腹膜后，大小约 $2.6cm \times 2.0cm$。诊断意见：全身多处淋巴结（包括横膈上下）FDG 代谢异常增高。

用药治疗方案分析

1. **关于分期**　根据患者查体（双颈部、双侧锁骨上、双侧腋窝、左侧腹股沟均可触及肿大淋巴结，扁桃体无肿大，肝脾肋下未及），结合 PET-CT 检查，横膈上下均有肿大淋巴结 FDG 代谢异常增高，肝、脾、骨髓未见受累，故分期为Ⅲ期。

2. **关于分组**　患者有盗汗，近 2 个月体重下降 8kg，存在 B 症状，故为 B 组。

3. **HL 国际预后评分**　预后不良因素：45 岁或以上；男性；Ⅳ期病变；白蛋白＜ 4g/dl；血红蛋白＜ 10.5g/dl；白细胞＞ 15×10^9/L；淋巴细胞减少［计数＜ 0.6×10^9/L 和（或）占白细胞百分比＜ 8%］。每个预后不良因素占 1 分，高危：≥ 3 分；低危：≤ 2 分。根据 HL 国际预后评分，该患者评分 1 分，为低危型。

4. **治疗方案**　该患者分期为Ⅲ期 B 组，为 HL 晚期，根据 NCCN 指南，选择 ABVD 方案化疗。ABVD 方案化疗剂量及用法：①阿霉素 25mg/（$m^2 \cdot d$），第 1、15 天，静脉注射。②博来霉素 10mg/（$m^2 \cdot d$），第 1、15 天，静脉注射。③长春花碱 6mg/（$m^2 \cdot d$），第 1、15 天，静脉注射。④达卡巴嗪 375mg/（$m^2 \cdot d$），第 1、15 天，静脉注射。注：疗程间休息 2 周。

患者应用 ABVD 方案化疗，第 1 疗程化疗后浅表淋巴结明显回缩，2 个疗程后浅表淋巴结不可触及，LDH 及 β_2-MG 降至正常，4 个疗程后复查 PET-CT 示：双颌下、双侧胸锁乳突肌深面、双侧锁骨上窝、双侧腋窝、气管前、主动脉弓下、食管旁、腹膜后见多枚小淋巴结影（均 < 0.5cm），未见放射性摄取异常增高；扁桃体未见放射性摄取异常增高。

患者目前原肿大淋巴结均缩小至 0.5cm 以下，均未见放射性摄取异常增高，故疾病评价为 CR1。

建议患者两年内每 2~4 个月进行 1 次复查（包括血常规、LDH、β_2-MG、对受累部位进行影像学检查），之后 3~5 年内每 3~6 个月进行 1 次复查。注意对于 HL 长期生存者需注意迟发性反应监测，包括继发性肿瘤、心血管疾病、甲状腺功能减退、生育功能障碍等，随访时间越长，发生这些迟发性反应的几率越高。实体肿瘤为最常见的继发性肿瘤，当放疗为一线治疗一部分时继发肿瘤风险最高；蒽环类药物化疗是发生心脏疾病的危险因素；甲状腺功能减退与颈部或上纵隔放疗相关。

第三节 皮肤 T 细胞淋巴瘤

一、概述

原发性皮肤 T 细胞淋巴瘤（cutaneous T cell lymphoma，CTCL）是一组发生于皮肤的 T 细胞或自然杀伤细胞非霍奇金淋巴瘤，属结外非霍奇金淋巴瘤，是 T 淋巴细胞（特别是记忆性 T 辅助细胞亚群）起源的一种皮肤原发淋巴瘤。在 2018 年世界卫生组织（World Health Organization，WHO）与欧洲癌症研究与治疗组织（European Organization of Research and Treatment of Cancer，EORTC）联合发表的皮肤淋巴瘤最新分类中，蕈样肉芽肿（mycosis fungoides，MF）、Sézary 综合征（Sézary syndrome，SS）和原发性皮肤 CD30 阳性淋巴增殖性疾病约占 CTCL 的 90%。

1. 病因与发病机制 确切病因及发病机制尚未明确。有报道 MF 与某些职业暴露有关，一些生活方式可能也在疾病的发生中起一定的作用，药物引起 T 淋巴细胞增殖从而触发 MF 的发生也可发生。而适度的体育锻炼有利于提高机体的免疫功能，有可能减少淋巴瘤及 MF/SS 的发生率。

2. 病理分类与分期

（1）病理分类

1）蕈样肉芽肿 /Sézary 综合征（MF/SS）。

2）原发皮肤 CD30 阳性 T 细胞增殖性疾病。

3）原发皮肤 γδT 细胞淋巴瘤。

4）原发皮肤侵袭性 CD8+ 噬表皮细胞毒 T 细胞淋巴瘤。

5）原发皮肤肢端 CD8+T 细胞淋巴瘤。

6）原发皮肤 CD4+ 小 / 中等 T 细胞淋巴异常增生。

7）种痘水疱病样淋巴组织增殖性疾病。

（2）分期　原发皮肤 T 细胞淋巴瘤的分期采用 2018 年 EORTC 分期标准，对于非 MF/SS 采用 TNM 分期，MF/SS 采用 TNMB 分期。原发皮肤 T 细胞淋巴瘤的分期为疾病的发展程度的判定提供了统一的标准，同时为疾病的处理提供了依据。

3. 诊断　CTCL 诊断主要基于临床表现、组织病理、免疫表型和有无 T 细胞受体（TCR）克隆性重排。皮损组织病理检查和免疫组化是诊断 CTCL 的金标准。应详细询问病史、仔细体检有无淋巴结肿大、肝脾大等异常体征，同时完善皮肤活检、血液学检查、外周血流式细胞学检查、TCR 基因重排等以明确诊断。

4. 临床表现　CTCL 通常表现为持续性和（或）缓慢进展的、大小形状各异的皮损。皮损可能为局限性或泛发性的斑片或斑块、肿瘤和（或）泛发性红皮病。严重病例也可能累及淋巴结、血液和内脏。

MF 可分为斑片期、斑块期和肿瘤期，但各期表现可重叠。

（1）斑片期　皮损无特异性，类似于慢性单纯性苔藓样变、湿疹、慢性接触性皮炎、脂溢性皮炎、特应性皮炎、副银屑病等，多伴有剧烈顽固性瘙痒。

（2）斑块期　可由斑片期发展而来或直接在正常皮肤上发生。皮损呈形态不规则、边界清楚、略高起的浸润性斑块，颜色暗红至紫色，可自行消退，亦可融合形成大的斑块，边缘呈环状、弓形或匐行性，颜面受累时皮肤褶皱加深形成"狮面"。

（3）肿瘤期　皮损呈褐红色隆起性结节，大小、形状各异，易早期破溃，形成深在性卵圆形溃疡，基底被覆坏死性灰白色物质，溃疡边缘卷曲，继发感染可伴疼痛及恶臭。

SS 典型的临床表现为红皮病、瘙痒及淋巴结肿大。皮损早期多表现为局限性水肿性红斑，类似湿疹、银屑病、脂溢性皮炎等，随着皮损发展，逐渐出现全身性红皮病，呈鲜红色，因而 Sézary 综合征曾被称为"红人病"。皮肤浸润增厚，面部水肿，形如狮面，眼睑外翻，瘙痒明显，抓破后常引起皮肤感染，严重影响患者的工作及休息。常见秃头、指甲营养不良、手掌及足底角化过度等。多数病例出现全身或局部淋巴结肿大，晚期可出现体重减轻、乏力、发热、盗汗、肝脾大等。

二、治疗目的与原则

目前尚无根治性治疗方法，主要依据分期选择合适的治疗。治疗主要目的是控制皮损范围，减轻症状及降低进展风险。多数情况下治疗不能获得持久缓解。初期病变的治疗，应选择低毒性和低累积毒性的方法，达到可以持久或维持治疗的目的。当需要化疗时，建议首选单药治疗，因联合治疗亦不能明显延长缓解时间。不同部位的病变，如皮肤、淋巴结或外周血对治疗的反应性并不完全一致，疗效与预后的关系亦不明确，临床症状和体征的变化可以作为疗效判断的基础。停止治疗一段时间后，当再次出现病变进展时，恢复此前的治疗方法或药物，有可能继续有效。预防和控制皮肤感染以及缓解瘙痒也是重要的治疗环节。

根据不同分期、患者的年龄和全身情况选择不同的治疗方法。皮肤局部治疗主要包括外用糖皮质激素类、维A酸类及局部细胞毒性药物（氮芥类），光疗和放射疗法；系统治疗包括生物免疫调节剂（如干扰素等）。出现皮肤外转移的患者常需要系统性化疗（如环磷酰胺、苯丁酸氮芥、甲氨蝶呤或维A酸等）。

1. MF/SS　可采用局部皮肤定向治疗及全身性治疗。局部皮肤定向治疗包括：局部皮质激素、局部氮芥（NM）水剂或者药膏、局部类视黄醇、局部咪喹莫特、局部放射治疗、全身皮肤电子束照射（TSEBT）、光疗法。全身性治疗包括：组蛋白去乙酰化酶抑制剂（HDACi）、全身性维A酸类治疗及全身性化疗（单药/联合化疗、靶向药物、体外光分离疗法、干扰素）。对于疾病仅累及皮肤的患者，主要选择皮肤局部治疗。而对于晚期或全身受累的患者，局部治疗往往不足以缓解疾病，其治疗目标是控制疾病进展，避免治疗毒性。可采用一种或联用多种全身性治疗方法进行治疗。对于多种全身性治疗不能充分控制病情的患者，自体造血干细胞移植多于一年内复发，可考虑行异基因造血干细胞移植。

2. 原发皮肤CD30+淋巴增殖性疾病　对于皮肤间变大细胞淋巴瘤，孤立性或成组病灶患者推荐单独应用局部放疗或手术切除±局部放疗；淋巴瘤样丘疹病是一种复发性良性淋巴细胞增殖，可自行消退，无症状者首选观察，局部病变最常用的初始治疗方案是局部应用类固醇类药物和光疗。当两者出现多灶性病变以及区域淋巴结受累时，可采用全身性治疗（维布妥昔单抗、甲氨蝶呤、普拉曲沙、全身类视黄醇或干扰素）。该类疾病患者随时间推移可发生MF，需终身随访。

3. 其他CTCL的治疗　原发皮肤γδT细胞淋巴瘤、CD8+AECTCL的治疗参考外周T细胞淋巴瘤非特指型联合化疗方案，原发皮肤γδT细胞淋巴瘤需警惕嗜血细胞综合征的发生；原发皮肤肢端CD8+T细胞淋巴瘤可通过手术切除或放疗达到完全缓解；原发性皮肤CD4+小/中T细胞淋巴增殖性疾病的部分患者可在皮肤活检后自发缓解，持久性病变可通过病灶内注射类固醇、手术切除甚至放疗来治疗。

三、皮肤T细胞淋巴瘤药物治疗进展

近年来，单克隆抗体类药物，表观遗传学修饰药物、小分子信号通路抑制剂等新型治疗在CTCL的治疗中显示出良好疗效。

1. 靶向CD30的抗体偶联药物——维布妥昔单抗（BV）　CD30是肿瘤坏死因子（TNF）受体家族的跨膜受体，对促进细胞增殖具有重要作用。BV是一种靶向细胞表面CD30的ADC，通过二肽结构连接子将靶向CD30的单克隆抗体与抗微管药物单甲基澳瑞他汀E（MMAE）连接，形成偶联结构。BV进入人体后，药物与表达CD30的肿瘤细胞结合，通过细胞内吞作用进入细胞内，并借由胞内蛋白酶作用释放MMAE，进而从胞内杀伤肿瘤细胞，实现靶向治疗。BV现已获批用于既往经一线全身治疗后CD30阳性的皮肤T细胞淋巴瘤患者。

2. 抗CD52单抗——阿仑单抗　CD52广泛表达于B细胞和T细胞表面，在造血祖

细胞上不表达。阿仑单抗是针对淋巴细胞表面 CD52 的人源化重组 IgG1 型单克隆抗体，其在美国及欧洲已获批上市，用于慢性淋巴细胞白血病的治疗。已有多项研究支持阿仑单抗治疗 MF。

3. 抗 CCR4 单抗——莫格利珠单抗 CCR4 在多种 T 细胞来源肿瘤表面均有表达，包括 CTCL、成人 T 细胞白血病 / 淋巴瘤、外周 T 细胞淋巴瘤等。莫格利珠单抗是靶向 CCR4 的单克隆抗体。本药 2022 年于我国获批用于治疗接受过系统性治疗的复发或难治性 SS 或晚期 MF 成人患者。

4. 抗 CD47 抗体 CD47 在多种细胞表面表达，可与巨噬细胞上的信号调节蛋白 -α（SIRPα）结合，释放"不要吃我"信号来抑制吞噬作用。正常情况下，CD47 的表达有助于识别自体细胞，产生免疫耐受，而肿瘤细胞 CD47 的表达有助于其发生免疫逃逸。Johnson 等发现，Sézary 患者外周血和皮损中的肿瘤细胞高表达 CD47，且与预后不良相关。SIRPαFc（TTI-621）是一种新型 CD47 诱饵受体，可触发巨噬细胞介导的吞噬 Sézary 细胞作用，显著降低肿瘤负荷。

5. 组蛋白去乙酰化酶抑制剂（HDACi） 组蛋白去乙酰化酶（HDAC）可以降低染色质组蛋白乙酰化水平，对染色体的结构修饰和基因表达调控发挥重要的作用。HDACi 可通过修饰组蛋白乙酰化水平，实现表观遗传调控，进而抑制肿瘤细胞增殖，诱导肿瘤细胞凋亡。目前伏立诺他、罗米地辛和贝利司他已被美国 FDA 批准用于治疗 2 种系统疗法治疗失败的 CTCL，其中伏立诺他已成为国外 CTCL 治疗的常规用药。西达苯胺是我国研制的 HDACi，获批用于治疗复发及难治性外周 T 细胞淋巴瘤，其对 CTCL 也具有疗效。

6. ICI 以 PD-1 和 PD-L1 单抗为代表的 ICI 通过阻断免疫抑制信号，恢复自身 T 细胞活性来杀伤肿瘤细胞，改变了多种肿瘤的治疗策略。多项 PD-1 及 PD-L1 单抗单药或联合其他药物治疗 CTCL 的临床试验正在进行，如帕博利珠单抗联合化疗（NCT03385226）、度伐利尤单抗（NCT02556463）和阿替立珠单抗（NCT03357224）等。

7. 嵌合抗原受体（CAR）T 细胞疗法 嵌合抗原受体（CAR）T 细胞疗法是指利用基因工程技术，把一个识别肿瘤细胞且激活 T 细胞的嵌合抗原受体的病毒载体转入患者 T 细胞，将其改造成 CAR-T 细胞，从而选择性地裂解抗原阳性的肿瘤细胞。该疗法在 B 细胞淋巴瘤治疗中获得成功，目前针对 CTCL 的 CART 疗法的 I / II 期临床试验正在进行中。

8. 异体造血干细胞移植 对于复发性或难治性的中青年患者，异体造血干细胞移植（allogeneic hematopoietic stem cell transplantation，allo-HSCT）可能是一种选择。根据 EORTC 共识建议，allo-HSCT 是 MF/SS 的唯一可治愈的治疗方案。研究表明，对于高肿瘤负担的特殊病例，先行 AHSCT 后行 allo-HSCT 的序贯疗法可能是一种合适的治疗方案。allo-HSCT 的移植物抗肿瘤作用强，疗效好。为了更多的患者能从 allo-HSCT 治疗中获益，进一步的临床试验仍在进行中。在罕见的侵袭性 CTCLs 亚型中，如皮下脂膜炎样 T 细胞淋巴瘤、皮肤 γ/δ T 细胞淋巴瘤和原发性皮肤侵袭性亲表皮 CD8 阳性 T 细胞淋巴瘤，相关报道证明造血干细胞移植是一种具有良好前景的治疗策略。

四、临床药物治疗案例分析

★蕈样肉芽肿药物治疗案例分析

病历摘要

男，56岁，散在皮疹伴瘙痒10年余。十余年前患者右足部出现暗褐色红斑，逐渐增厚，表面渗出，伴瘙痒，外院诊断为"湿疹"，予外用药及口服中药治疗，效果不佳，右侧眉弓及右下肢出现丘疹、红斑及斑块。自2016年起，对患者进行了多次皮肤活检；2018年患者于外院诊断为蕈样肉芽肿；随后4年中，先后使用甲氨蝶呤（methotrexate，MTX）联合干扰素、甲氨蝶呤联合阿维A及干扰素、阿维A联合干扰素治疗，皮疹控制可。2020年4月，患者左下颌、右颈部、双下肢出现新发皮疹伴瘙痒，右小腿原有皮疹逐渐增大隆起，伴渗出、结痂，遂来本院进一步治疗。患者既往体健，过去10年体重减轻约10kg，家族中无类似患者。

体格检查：右腹股沟可触及一肿大淋巴结，边界清楚，活动度可，无压痛。皮肤科情况：颈部和下肢散在分布浸润性斑块，直径1~5cm不等。左下颌可见红色浸润性斑块，约为5cm×3cm大小，质硬，中央糜烂、附着黄色分泌物。右小腿内侧可见一直径约10cm肿瘤，边缘隆起，中央溃疡，表面黑痂，周围皮肤红肿，伴触痛。

辅助检查：血常规、肝肾功能等未见明显异常，乳酸脱氢酶及 β_2- 微球蛋白轻度升高，外周血未见异型淋巴细胞。皮损组织病理示：表皮角化不全，局灶颗粒层消失，棘层增生伴海绵状水肿，局灶表皮变薄，基底层灶性空泡变性伴淋巴样细胞浸润；真皮乳头层上移伴血管增生，真皮浅层见带状以T细胞为主的淋巴细胞浸润。免疫组织化学染色示：CD2、CD3、CD4、CD5和CD7阳性，CD20呈阴性，CD8部分阳性和CD30 1%阳性。TCR基因克隆性重排阳性。右腹股沟肿大淋巴活检示：皮病性淋巴结炎改变。PET-CT示：左颈部、颈后、左侧锁骨上区、双侧腋窝、双侧腹股沟多发代谢增高的淋巴结。骨髓活检及外周血流式细胞术未发现皮肤外肿瘤的证据。

入院诊断：蕈样肉芽肿（T3N1M0B0，ⅡB期）。

治疗经过及用药分析

先后使用甲氨蝶呤联合干扰素、甲氨蝶呤联合阿维A及干扰素、阿维A联合干扰素治疗，皮疹控制可。除了一直在使用的MTX和干扰素外，本次患者的治疗方案中加入了西达本胺。最初，西达本胺用量为口服每次30mg，2次/周，3次后，患者出现了3级血液系统不良反应，表现为血小板减少（最低值 26×10^9/L）及中性粒细胞减少。于是暂停了MTX及西达本胺，并予输注血小板，6天后患者血小板及中性粒细胞恢复至正常。随后，治疗方案调整为西达本胺口服（20mg/w，连续2周，随后休息1周）、干扰素肌内注射（每次300IU，2次/周）、异维A酸口服（40mg/d）和姜黄素口服（6g/d）。

调整治疗方案后，患者未再次出现不良反应。3 个月后，患者皮疹基本愈合、消退，遗留色素沉着和瘢痕。随后逐渐停用干扰素及异维 A 酸，仅使用西达本胺及姜黄素维持治疗。期间患者曾有散在新发皮疹，再次调整治疗方案为西达本胺、异维 A 酸及姜黄素口服。1 个月后新发皮疹消退，治疗方案调整为口服西达本胺和姜黄素（6g/d）。患者继续定期复诊，接受西达本胺（每次 20mg，2 次 / 周，隔周用药）维持治疗约 12 个月，病情无复发。

用药治疗方案分析

案例 1 患者使用了西达本胺、干扰素、异维 A 酸及姜黄素的联合用药方案。维甲酸类药物具有抗角化、抗炎、免疫调节、抑制表皮增生及皮肤良恶性肿瘤促发等多种药理作用。有研究表明，阿维 A 联合 IFN-α 对 HUT78 细胞的增殖抑制作用优于两者的单独应用，这种作用随着浓度的增加和时间的延长而增强。二者的协同作用可提高肿瘤对药物的敏感性，有效地抑制 CTCL 的生长，提高患者的生存期，减少副作用的产生。

西达本胺是我国自主研发的亚型选择性 HDAC 抑制剂，无论是与化疗联合还是单药治疗均显示出良好的疗效和生存获益。在我国，西达本胺被建议用于复发 / 难治性 ⅡB~Ⅲ 期蕈样肉芽肿的二线治疗，对多种系统治疗失败的蕈样肉芽肿患者有效并可延长缓解持续时间 . 已有研究证明，与单独使用西达本胺相比，西达本胺联合姜黄素在体外实验中对皮肤 T 细胞淋巴瘤细胞的增殖抑制和诱导凋亡效果更显著，具有协同效应，而西达本胺与干扰素 α 在体外实验中也显示出了更强的增殖抑制、克隆形成和诱导凋亡的能力。体内外研究显示，维甲酸类药物与 HDAC 抑制剂在恶性 T 淋巴细胞中具有协同细胞毒性作用。本组病例也显示了西达本胺与传统皮肤 T 细胞淋巴瘤药物联合使用的有效性和安全性，提供了复发 / 难治性皮肤 T 细胞淋巴瘤治疗的新思路。

★ 原发性皮肤 γδT 细胞淋巴瘤药物治疗案例分析

病历摘要

患者，女，33 岁。因左上臂结节切除术后 1 个月，下肢红斑伴发热 1 周就诊。患者 1 个月前无明显诱因左上臂内侧出现红色皮下结节，直径约 4cm，邻近皮肤皮温升高，表面皮肤完整无破溃，当地医院怀疑脂肪瘤，予手术切除（未行病理组织活检）。拆线后手术切口处可见一窦道，伴黄色透明渗液，窦道周围可见红斑、质硬。窦道处予持续换药及引流条引流，窦道及红斑未见消退。皮损处红斑逐渐增大，质实伴触痛，并泛发至双下肢，散在疼痛性结节。患者就诊前一周出现持续发热，最高体温 41℃，同时双下肢皮损不断增多、增大，形成大小不一红色斑块，部分融合成片。否认特殊物质接触史及药物过敏史，个人史无特殊，家族无类似疾病患者。

体格检查：患者急性痛苦面容，左侧腋窝可触及肿大淋巴结，双侧扁桃体 Ⅰ 度肿大，脾下缘距肋下 2cm，双侧踝部轻度凹陷性水肿，余未见明显异常。皮肤科检查：左上臂内侧皮肤红肿，局部有硬结节形成，大小约 8.5cm×6.3cm，皮温升高，触痛明显，中央可见一窦道，有黄色透明液体渗出，双下肢近踝部散在十余个大小不等红色结节性斑块，边界欠清，皮温升高，有明显压痛。

辅助检查： 血常规：白细胞 1.58×10^9/L，中性粒细胞 1.21×10^9/L，血红蛋白 83g/L，降钙素原 0.114ng/ml，C 反应蛋白 53.28mg/L，血沉 35mm/h，血小板 150×10^9/L，甘油三酯 1.01mmol/L，血浆纤维蛋白原 3.23g/L。肝肾功能、凝血、自身免疫抗体均无明显异常。左上臂 B 超及 CT 均考虑感染性炎性病变，腹部 CT 提示脾大，占 7 个肋单元。骨髓穿刺活检提示粒系成熟障碍，红系增生明显活跃，网状细胞占 1.0%，可见个别噬血细胞。左上臂皮损组织病理检查：表皮正常，真皮血管周围、附属器及脂肪组织周围见大小不一异型淋巴样细胞浸润，可见脂肪坏死。免疫组化染色示：CD3（＋）、CD4（－）、CD5（＋）、CD8（＋）、CD56（－）、颗粒酶 B（＋）、TIA-1（＋）、TCRγδ（＋），Ki-67（约 90%＋）。EB 病毒相关抗原、病毒定量、原位杂交为阴性。活检处 TCRG 基因重排检测在目标条带范围内可见单克隆性扩增峰。全身 PET-CT 示：全身多处皮下及脂肪间隙不同程度异常浓聚，以左侧前臂尤为明显。左侧腋窝、右侧髂外血管旁、双侧腹股沟区多发淋巴结增大及高密度影，双下肢散在数十个代谢增高影，全身骨髓放射性分布弥漫性增高；左侧腋窝皮下异常浓聚影。

先后予哌拉西林钠 / 他唑巴坦钠 4.5g 每 8h 一次、头孢唑林抗感染 0.5g 每天 1 次，体温仍维持在 39℃以上，双下肢红斑数量增多，左上臂红斑范围进一步扩大。患者持续发热，予多种抗感染药物治疗未见明显好转，血培养及病原体结果阴性，因此进一步完善相关检验：血清铁蛋白＞997.04μg/L；自然杀伤（NK）细胞绝对值计数每微升 26 个，活性下降；EB 病毒抗体 4 项，原位杂交 EBER 均为阴性。

入院诊断： ①原发性皮肤 γδT 细胞淋巴瘤；②噬血细胞性淋巴组织细胞增多症。

治疗经过及用药分析

使用联合化疗方案 CHOP+VP-16（环磷酰胺＋长春新碱＋多柔比星＋地塞米松＋依托泊苷），治疗 1 周后体温逐渐下降至正常，2 周后四肢结节疼痛减轻，缓慢消退。治疗 2 周后复查部分指标较前恢复：白细胞 3.19×10^9/L，中性粒细胞 2.45×10^9/L，C 反应蛋白 23.35mg/L，余指标基本同前。随后继续定期化疗，下肢及左侧前臂结节逐渐缩小。患者化疗 3 个月后，再次出现胸前区、左侧下颌红色结节，伴发热，遂改用化疗方案 GVD（多柔比星脂质体＋长春地辛＋吉西他滨）治疗。1 个月后复查 PET-CT 示原病灶处仍有残余高代谢灶，患者出现反复发热，口腔黏膜溃疡症状，予对症处置后好转，随后多次修改化疗方案并予信迪利单抗治疗，多次复查仍有反复新发病灶，遂于 1 年后行造血干细胞移植术，现患者症状控制平稳，检验结果基本正常，仍在随访中。

用药治疗方案分析

原发性皮肤 γδT 细胞淋巴瘤（primary cutaneous gamma-delta T-Cell lymphoma，PCGD-TCL）是一种罕见的侵袭性外周 T 细胞淋巴瘤。PCGD-TCL 好发于成年人，无明

显性别差异。皮肤表现为多发性快速进展的斑块、结节、溃烂等，常见于四肢，其他部位如躯干、面部也可发生，发病过程可伴有发热、肝脾淋巴结肿大等全身症状，本病例临床表现符合上述特征。

噬血细胞性淋巴组织细胞增多症（hemophagocytic lymphohistiocytosis，HLH）又称噬血综合征，多见于恶性肿瘤或严重感染的患者，在肿瘤患者中通常在自然病程的早期或诊断后 1 年内出现。本病例在术后 1 个月即出现了 HLH，结合患者病史，考虑与淋巴瘤迅速进展有关。HLH 的特征包括持续发热、血细胞减少、肝脾肿大、骨髓涂片可见噬血现象等。HLH 被认为是 PCGD-TCL 患者在终末期的并发症之一，从发病到全身多器官受累具有渐进的过程，因此对于 PCGD-TCL 患者，需要及时评估全身情况，以鉴别是否合并 HLH 的可能性，并及时予以处理。

目前 PCGD-TCL 合并 HLH 大多为个例报道，没有对应的治疗指南，因此通常结合两者治疗方案控制疾病进展。PCGD-TCL 最常见的初始方案是环磷酰胺、多柔比星、长春新碱、泼尼松、足叶乙甙（CHOP-E）。HLH 的初始方案为依托泊苷加地塞米松（VP-16）。参考 PCGD-TCL 和 HLH 的化疗方案，本患者方案制定为 CHOP+VP-16，治疗后病情较前好转，表现为体温降至正常、四肢红色疼痛性斑块消失、血细胞指标明显回升、CRP 明显下降等。PCGD-TCL 可通过临床表现、病理活检、免疫组化及 PET/CT 结果确诊，当合并反复高热、脾大等全身症状时需注意合并 HLH 的可能性。

本病例主要表现为皮肤红斑、结节、斑块伴持续性高热，曾被误诊为脂肪瘤，使用多种抗生素后症状无改善，完善多项检查后最终被诊断 PCGD-TCL 合并 HLH。本病例从发病到确诊仅一个半月，皮损快速进展发展成致命的嗜血细胞综合征，由此可见 PCGD-TCL 合并 HLH 恶性程度很高。在及时完善相关检查和治疗后，明确诊断并及时使用相应治疗方案后，患者症状得以缓解，但在之后的随访过程中病情仍多次复发，调整治疗方案后效果不明显，最终进行了造血干细胞移植术，术后症状控制平稳。

（童向民　周虹　王莹）

参考文献

［1］中华人民共和国国家卫生健康委员会，石远凯. 淋巴瘤诊疗指南（2022 年版）［J］. 中国肿瘤临床与康复，2023，30（3）：135-158.

［2］苏丽萍，马军，朱军. T/NK 细胞淋巴瘤［M］. 北京：人民卫生出版社，2023:173-223.

［3］朱军. 淋巴瘤诊疗规范（北京大学肿瘤医院 2022 年版）. 北京：化学工业出版社，2022：64-68.

［4］张炎，刘洁，张薇. 皮肤 T 细胞淋巴瘤的治疗进展［J］. 临床皮肤科杂志，2024，53（01）：48-52.

［5］龙璇，郭子瑜，姚南，等. 皮肤 T 细胞淋巴瘤生物免疫治疗新进展［J］. 肿瘤综合治疗电子杂志，2022，8（04）：1-5.

［6］孔英琪，陈浩. 皮肤 T 细胞淋巴瘤的免疫治疗相关进展［J］. 中国皮肤性病学杂志，2022，36（11）：1322-1326，1333.

［7］王冠钰，王艺萌，张春雷. 西达本胺联合传统药物治疗复发／难治性皮肤 T 细胞淋巴瘤 2 例［J］.

中国皮肤性病学杂志, 2024, 38(9): 1000-1006.

［8］汤竣弛, 黄雪沂, 张文雍, 等. 原发性皮肤 γδT 细胞淋巴瘤并发噬血细胞性淋巴组织细胞增多症 1 例［J］. 皮肤性病诊疗学杂志, 2023, 30(1): 65-70.

［9］Sung H, Ferlay J, Siegel RL, et al. Global cancer statistics 2020: GLOBOCAN estimates of incidence and mortality worldwide for 36 cancers in 185 countries［J］. CA Cancer J Clin, 2021.

［10］Cao W, Chen HD, Yu YW, et al. Changing profiles of cancer burden worldwide and in China: a secondary analysis of the global cancer statistics 2020［J］. Chin Med J(Engl), 2021, 134(7): 783-791.

［11］Sung H, Ferlay J, Siegel RL, et al. Global Cancer Statistics 2020: GLOBOCAN Estimates of Incidence and Mortality Worldwide for 36 Cancers in 185 Countries［J］. CA Cancer J Clin, 2021, 71(3): 209-249.

［12］李小秋, 李甘地, 高子芬, 等. 中国淋巴瘤亚型分布: 国内多中心性病例 10002 例分析［J］. 诊断学理论与实践, 2012, 11(2): 111-115.

［13］Cheson BD, Fisher RI, Barrington SF, et al. Recommendations for initial evaluation, staging, and response assessment of Hodgkin and non-Hodgkin lymphoma: the Lugano classification［J］. J Clin Oncol, 2014, 32(27): 3059-3068.

［14］中国抗癌协会血液肿瘤专业委员会, 中华医学会血液学分会, 中国霍奇金淋巴瘤工作组. 中国霍奇金淋巴瘤的诊断与治疗指南(2022 年版)［J］. 中华血液学杂志, 2022, 43(9): 705-715.

第一节　皮肤癌

一、概述

皮肤肿瘤是发生在皮肤的细胞增生性疾病，是一种常见病。临床上分为良性肿瘤和恶性肿瘤。皮肤良性肿瘤主要包括良性皮肤肿瘤、脂溢性角化症、色素痣、血管瘤等。皮肤恶性肿瘤可以不断增殖，引起转移，威胁生命，称为皮肤癌。全球皮肤癌各大洲差异甚大。其中白种人发病率高，如美国白种人中皮肤癌发病率高达 165/10 万，而澳大利亚南部昆士兰地区高达 650/10 万。我国以往发病率较低，约 2/10 万，但近年来，皮肤癌发病率逐渐升高至 4/10 万左右，而且呈年轻化趋势。这与环境污染等因素造成臭氧层破坏，使到达地球的紫外线增强有明显关系，也与近年来参加户外运动和旅游活动的人增多，特别是年轻人接受阳光照射的机会提高有关。

（一）皮肤癌的病因与发病机制

1. 紫外线照射　皮肤癌多见于长期从事户外工作的人群，且好发于头面、手背等容易受阳光照射的暴露部位。紫外线致癌的机制，通常认为是蓝光光化作用引起细胞DNA 突变，同时破坏了淋巴细胞表面活性抗原结构，降低了机体的更新功能，在其他因素协同作用下导致皮肤癌发病。

2. 化学致癌物质与电离辐射　砷化物、焦油、松节油、沥青苯并芘等均可诱发皮肤癌。电离辐射如 X 线照射亦可导致皮肤癌。长期从事放射工作且忽视防护措施易导致辐射性皮肤干燥，在此基础上易产生皮肤癌。少数接受放射治疗的患者可能在若干年后于放射野内发生皮肤癌。通常以皮肤鳞状细胞癌多见。

3. 慢性致癌物质　体表皮肤慢性炎症或刺激区域可发生皮肤癌，如烧伤瘢痕、长久不愈的皮肤慢性溃疡、瘘管及慢性炎症等在长期刺激下都易恶变为皮肤癌。日常生活中需要注意好皮肤护理，不要揉搓或抓挠患处，在夏天注意皮肤防晒，外出建议穿防晒服或打遮阳伞。另外，人类乳头状病毒（HPV）在疣状瘤、退行性丘疹、疣状表皮发育不良和原位癌中均有发现，提示 HPV 感染与其他致癌因子有协同作用。

4.免疫抑制和免疫缺陷状态 免疫抑制状态导致身体对异常细胞的监视和清除功能减弱，使皮肤癌的发生率增加。例如器官移植患者需要定期服用免疫抑制药物以防止排异反应，但同时也会增加患皮肤癌的风险。

5.基因通路的异常激活 皮肤癌的发生和发展是由多个基因共同参与、多条信号通路协同作用的结果。从正常细胞转变到肿瘤包括了细胞周期的调控、细胞增殖、迁移和变异等方面，而各种细胞信号途径参与了这一系列过程的调控。近年来的研究表明，与黑色素瘤细胞的增殖、生存和侵袭有关的信号通路主要有 MAPK 通路和 PI3 通路；鳞状细胞癌（cSCC）也涉及多个基因通路包括 NOTCH 通路、RAS 通路、EGFR 通路、Srs 家族激酶通路、细胞周期蛋白依赖性激酶抑制蛋白通路、NF-κB 通路、TGFβ 通路、P53 和 Hedgehog（HH）信号通路等；基底细胞癌的发生发展主要与 HH 通路异常激活密切相关。

（二）皮肤癌的病理分类和分期

1.常见的病理分类

（1）基底细胞癌 肿瘤由增生的基底细胞组成，细胞小，细胞质少，边界不清，细胞核大，卵圆形，嗜碱性。癌细胞一般不发生转移，常有不同程度的浸润。一般不发生淋巴结转移，一旦侵及骨和血管可发生转移。

（2）鳞状细胞癌 癌细胞呈乳头状、指状、条状或腺样结构，有时浸润至真皮深层及中下组织。按组织细胞癌分化程度可分为 4 级：Ⅰ级分化成熟状细胞；Ⅱ级以棘细胞为主要成分，伴明显的异型性；Ⅲ级细胞分化差，核分裂象多见；Ⅳ级为未分化癌。上肢及下肢鳞状细胞癌淋巴结转移率分别为 20% 和 33%。

（3）原位癌 癌化局限于表皮层内。有 20%~30% 可发展成癌，仅 2% 患者发生淋巴结转移。

（4）乳腺外 Paget 病 表皮内可见细胞体积较大呈圆形或椭圆形，胞质丰厚而透亮，核大染色深的特殊细胞称为 Paget 细胞。本病发展缓慢，可持续数年，但可发展为浸润性腺癌血行转移到远隔部位。切除术后复发率高达 61%。

（5）恶性黑色素瘤 具体见本章第二节。

2.分期 皮肤癌根据病情严重程度、治疗难度系数可以分为：Ⅰ期、Ⅱ期、Ⅲ期、Ⅳ期，不同分期症状表现有所不同，生存期也有差异性。

Ⅰ期皮肤癌属于早期皮肤癌，症状表现较轻，局部皮损较少，癌细胞未发生转移，仅停留在原发性病灶等部位。

Ⅱ期皮肤癌属于早中期，皮损面积进一步扩散，症状表现逐渐加重，患者可感觉局部皮肤有明显压痛感。肿瘤组织存在于原发性病灶，但是已超过中间界限。

Ⅲ期皮肤癌为疾病中晚期，患者不仅局部表现症状明显，全身性症状也较为严重，颈部、腋下等淋巴结出现肿大，患者生存期受到影响。

Ⅳ期晚期皮肤癌，已累及全身其他部位器官与组织，病症较为严重，无法完全治愈。

（三）诊断

确诊皮肤癌需要医生根据患者的症状、体征、病理学检查、影像学检查等进行综合诊断。其中，病理学检查是诊断皮肤癌的金标准，即从患者体表切取部分病变组织，在显微镜下观察，明确病变的性质。但由于皮肤癌的类型较多，往往需要结合其他检查手段进行诊断。

（四）临床表现

1. 皮肤基底细胞癌　皮肤基底细胞癌以白种人多发，以表皮较厚、富含皮脂腺及经常暴露于阳光的部位常见，如鼻翼、额、颈等处，躯干者仅 10% 左右。早期为淡黄色和粉红色突出皮肤的结，表面光滑、毛细血管扩张，质硬无痛或压痛。生长方式以局部浸润为主，细胞浸润破坏鼻翼、耳郭的软骨，头部的可侵蚀颅骨板障。

2. 皮肤鳞状细胞癌　皮肤鳞状细胞癌多见于有色人种，以面、颈、背、前臂和手背多见。一般表现为红斑伴皮损，伴不同程度鳞形脱屑和痂皮形成，亦表现为红色、坚硬及高出皮面的结节。以后可形成糜烂面，伴渗液、渗血、结痂，又可发生结痂脱落，糜烂形成溃疡灶。肿瘤质脆，若继发感染后可出现恶臭的分泌物，有些病灶可呈典型的菜花状。

3. 原位皮肤癌　原位皮肤癌又称为 Bowen 病，年龄 > 60 岁多见，多见于头颈部皮肤，还可见于手、躯干、肛门及生殖器、口腔及甲床等处，表现为浅红色或暗红色隆起的皮损，可脱屑及痂皮。病程发展较慢，很少形成溃疡。

4. 乳腺外 Paget 病　乳腺外 Paget 病是一种湿疹样癌，好发部位为肛周、会阴、外生殖器及腋窝等大汗腺发达的部位。该病灶大多单发，边界清，呈褐色或淡棕色，中央潮红、糜烂、覆以痂皮及鳞屑。

二、治疗目的与原则

早期皮肤癌的治疗目的是治愈，主要采取手术扩大切除的治疗方式，切除范围取决于肿瘤的病理类型和发病部位。其中面部肿瘤切除后需进行其他治疗以减少对面部的影响，而足根部肿瘤切除以后，需要修复皮瓣以恢复患者的行走功能。出现淋巴结转移时需要进行淋巴结的清扫，包括腹股沟淋巴结清扫、腋窝淋巴结清扫、腹膜后淋巴结清扫等。

皮肤癌对放射治疗敏感，有时单纯放疗也可达到治愈的目的，特别是基底细胞癌对放疗的效果更为理想。因此，放疗特别适用于鼻翼、耳郭、眼睑、眼眦等手术易造成畸形的部位及分化程度差、有手术禁忌或切除有困难的患者。但对先前有烧伤或放射性瘢痕基础上发生的癌，放疗后复发、浸润较深或累及其他组织器官的癌，硬斑性基底细胞癌疗效均不佳，对此宜采用手术治疗。

除放射治疗以外，皮肤癌还可以联合冷冻治疗、激光治疗、局部药物物理腐蚀疗法和化学治疗。冷冻治疗适用于病灶较小且局限于皮肤者，但治疗前必须作活检证实，因为冷冻后没有标本可供病理检查。激光治疗适用于治疗小而浅表的基底细胞癌，其缺点是缺乏病理检查结果，无法了解切缘情况。对小而浅表的基底细胞癌、原位鳞状细胞癌和癌前期病变，可采用局部搽敷抗癌药物治疗，一般认为此法的疗效不如手术、放疗等疗效可靠，因此，局部用药对较大病灶者应慎用。皮肤癌一般不用全身化疗，但当病期较晚、发生区域淋巴结转移或远处转移者需用全身化疗。

三、皮肤癌药物治疗进展

（一）皮肤基底细胞癌

1. 局部用药 外用药物一般不作为原发基底细胞癌的首选治疗。当患者因主观或客观原因（如高龄、慢性合并症、药物、美容需求等）无法进行手术时，可适当采用外用药物作为替代疗法。选择外用药物治疗之前，应先行病理检查确定基底细胞癌的病理类型，以更好地指导药物选择。目前临床使用的外用药物主要是咪喹莫特、5% 5-Fu 乳膏、0.05% 维 A 酸乳膏。

咪喹莫特作为一种人工合成的免疫调节剂，可通过激发局部免疫，对多种病毒感染或皮肤肿瘤起到治疗作用。在基底细胞癌的治疗中，咪喹莫特对免疫功能正常人群中较小的浅表型基底细胞癌，或原发、低危区的结节型基底细胞癌有良好的效果。总的来讲，尽管总体有效率低于规范的外科手术，但咪喹莫特可更好地保全美观效果。

Fu 对于原发、低危区的浅表型基底细胞癌效果较好。推荐 5% 的 5-Fu 乳膏治疗浅表型基底细胞癌的疗程为每天 2 次，连用 6 周。该药物存在一定皮肤刺激性，主要是涂抹部位的急性炎症反应如局部疼痛、红斑、色素沉着、出血等。0.05% 维 A 酸乳膏仅有小样本个例报道，复发率较高，目前不做推荐。他扎罗汀的研究样本量同样较小，仅在患者局部外用药没有其他选择时，可尝试推荐使用。

0.05% 维 A 酸乳膏仅有小样本个例报道、复发率较高，目前不做推荐。他扎罗汀的研究样本量同样较小，仅在患者局部外用药没有其他选择时，可尝试推荐使用。

2. 全身用药 皮肤基底细胞癌可使用的全身治疗药物主要包括索立德吉、生物免疫治疗、铂类化疗药物。

索立德吉是 Hh 和 SMO 依赖信号的强效拮抗剂，通过抑制 Hh 信号通路激活从而抑制皮肤基底细胞癌的生长。目前多国指南将 200mg/d 作为索立德吉标准治疗剂量。索立德吉可用于局部晚期皮肤基底细胞癌以及部分手术困难的皮肤基底细胞癌术前新辅助或术后辅助治疗药物，用于新辅助治疗的周期建议为 3~6 个月。是否用于术后辅助治疗取决于肿瘤的复发或进展风险。选择应用索立德吉的术后患者，可尝试治疗 3~8 个月。索立德吉治疗最常见的不良事件包括肌肉痉挛，脱发、味觉障碍，主要由于其靶向毒性所致，其他常见不良事件还有恶心、腹泻、肌酸激酶升高、食欲下降等。不良事件以1~2级为主，多数可以控制，通常停药或减量后可逆转。最常见的3~4级不良事件为肌酸激酶升高和脂肪酶升高。

Cemiplimab是一种抗PD-1抗体，2018年被美国食品药品管理局批准用于治疗索立德吉治疗失败的局部晚期或转移性皮肤基底细胞癌。但该药物的一项Ⅱ期临床试验显示总缓解率约31%，且近半数患者有3~4级治疗相关不良反应，近1/3患者出现严重不良反应。目前Cemiplimab国内尚未获批。

铂类药物由于缺乏规范的临床研究支持，且近些年索立德吉及免疫治疗药物已陆续上市，目前化疗药物仅可作为以上系统治疗均无效时的替代治疗。

（二）皮肤鳞状细胞癌

1. 局部用药　局部用药主要用于原位皮肤鳞状细胞癌，对侵袭性皮肤鳞状细胞癌应谨慎使用。氟尿嘧啶和咪喹莫特乳膏可联合外用。咪喹莫特外用治疗原位皮肤鳞状细胞癌清除率为70%~100%，复发率较低，其标准方案为每晚1次，每周5天，连用6~16周，外用时应注意皮肤的炎症性反应（红斑、瘙痒）和疼痛等不良反应。5%氟尿嘧啶乳膏每天2次，连用4~8周，已报道的清除率差异较大（27%~93%），常低于咪喹莫特，不良反应与咪喹莫特相似，主要为皮肤炎症反应，如严重的湿疹、溃疡和糜烂。

2. 全身用药　针对晚期或转移皮肤鳞状细胞癌患者，主要包括化疗、维A酸类药物、免疫治疗、靶向治疗等。

化疗适用于切除或放射治疗不能充分控制的局部晚期或者转移性皮肤鳞状细胞癌患者。铂类药物（顺铂或卡铂）、氟尿嘧啶、博来霉素、甲氨蝶呤、多柔比星、紫杉醇、卡培他滨、吉西他滨和异环磷酰胺均为晚期皮肤鳞状细胞癌的化疗药物。以铂类药物为基础的治疗已被用作晚期皮肤鳞状细胞癌的标准化疗方案之一。但化疗的研究数据较少，且治疗方案不一致，限制了其疗效的评估，目前尚无针对晚期皮肤鳞状细胞癌患者统一的系统化疗方案。

维A酸类药物可作为治疗、预防皮肤鳞状细胞癌用药，口服维A酸可降低器官移植受者皮肤鳞状细胞癌的发生率。随机对照研究证实，阿维A可预防器官移植受者发生皮肤鳞状细胞癌，亦有阿维A成功治疗皮肤鳞状细胞癌、疣状癌、角化棘皮瘤等的多篇病例报道。

帕博利珠单抗获批单药用于综合阳性评分（CPS）≥20的转移性或不可切除的复发性头颈部鳞状细胞癌的一线治疗。纳武利尤单抗获批单药用于头颈部皮肤鳞状细胞癌且肿瘤PD-L1表达阳性（表达PD-L1的肿瘤细胞≥1%）的二线用药。

西妥昔单抗单独使用或联合放射治疗或铂类化疗药等对晚期皮肤鳞状细胞癌有一定疗效，作为系统治疗的二线用药。

四、皮肤鳞状细胞癌术后辅助化疗案例分析

病历摘要

患者，男性，75 岁。身高 165cm，体重 75kg。

主诉：左下肢溃疡 3 年零 5 个月，确诊皮肤鳞状细胞癌 1 年余。

现病史：3 年零 5 个月前无明显原因出现左下肢溃疡，渗出明显，长期不愈，后至外院就诊，诊断为：①皮肤溃疡。②湿疹样疹。给予局部换药及口服药物治疗（具体不详），疗效欠佳。1 年零 5 个月余前再次就诊于外院，于 2023-06-29 行"左下肢皮肤肿瘤扩大切除术＋植皮术"。术后病理示：①（左大腿）结合免疫组化支持低分化鳞状细胞癌，伴溃疡，范围约 8cm×5cm，浸润深度至少为 8mm。可见神经侵犯，未见明确管内癌栓。②（3 点切缘）查见癌组织。③（6 点切缘）查见癌组织。④（9 点切缘）未见明确癌组织。⑤（12 点切缘）查见癌组织。⑥（基底切缘）查见癌组织。免疫组化结果示：CK（＋），Vimentin（－），HMB（－），MelanA（－），S-100（灶状＋），P63（＋），P53（野生型表达），Ki-67（30%），CD56（－），Syn（－），CK20（－），CKH（＋）。完善 CT（2023-07-18）示：①左肺下叶近肺底结节影，多系炎性改变，建议治疗后复查。②右肺上中叶散在炎性机化灶。③右肺底胸膜局部增厚粘连。④气管上段少许痰栓。⑤双肾多发低密度灶，建议必要时增强扫描协诊。⑥双肾结石。⑦右侧股骨颈固定术后改变。超声（2023-07-18）示：胆囊壁毛糙；双肾多发含液性病变；PCI 术后，左室壁节段性运动异常；二、三尖瓣反流（少量）；肺动脉瓣反流；双下肢动脉内中膜增厚并粥样斑块形成；左小腿肌间静脉血栓形成；双侧腹股沟多发低回声结节。后至我院病理会诊（本院病理号 H23-06456）：第一次报告（2023-08-05）：①（2310734，左大腿）癌，考虑鳞状细胞癌，需补做免疫组化协助分类，伴溃疡，可见神经侵犯，未见明确脉管癌栓，3、6、12、基底切缘可见癌累及，9 点切缘未见癌累及。原单位免疫组化：CK（＋），CKH（＋），CK20（－），P63（＋），Syn（－），CD56（－），Vimentin（－），S-100（灶状＋），Melanoma（－），MelanA（－），P53（野生型），Ki-67（30%＋）。②（2310742，左大腿溃疡第二次送）3、6 点切缘未见癌累及，12 点切缘可见癌累及。③（2310744，左大腿溃疡第三次送）未见癌。第二次报告（2023-08-16）：结合免疫表型，符合低分化鳞状细胞癌，请结合临床及病史综合考虑来源。本单位免疫组化结果：CD56（＋），P63（＋），AR（－），B1-2（－），EMA（灶＋），CD10（－），P40（＋）。2023-08-28 至我院就诊，排除化疗禁忌，于 2023-09-03、2023-09-24 给予"紫杉醇注射液 200mg d1、d5＋注射用卡铂 200mg d2~d3"方案化疗 2 周期，2 周期疗效评价：SD。2023-10-17 因化疗后Ⅲ度骨髓抑制，调整化疗方案为"紫杉醇注射液 200mg d1、d5＋注射用卡铂 350mg d1"。2023-11-07 按期返院治疗，今为求进一步诊治，门诊以"皮肤鳞状细胞癌"收入院。自发病以来，睡眠欠佳，大小便正常，精神正常，体重无减轻。

既往史：患"高血压"10 年余，最高 160/100mmHg，口服盐酸贝那普利片治疗，血压控制可。患"脑梗塞"8 年余，未遗留后遗症。2019 年因股骨颈骨折在外院行"股

骨颈骨折内固定术"，2020 年 10 月因"急性心肌梗死"于外院行"冠脉造影 + 球囊扩张 + 冠脉内溶栓 + 支架植入术"。3 年前患"银屑病"，外用和口服药物治疗，具体不详。无高血压、心脏疾病病史，无糖尿病、脑血管疾病病史，无肝炎、结核、疟疾病史，预防接种史随社会计划免疫接种。自诉对"青霉素、头孢、磺胺类"过敏，表现为口周麻木、全身痒。无食物过敏史。

个人史：生于原籍，无外地久居史，无疫水接触史，无吸烟嗜好，无饮酒嗜好，从事职员工作，无工业毒物、粉尘、放射性物质接触史，无冶游史。

入院诊断：1. 皮肤恶性肿瘤，皮肤低分化鳞状细胞癌 T2NxM0 Ⅱ 期，左下肢皮肤肿瘤扩大切除术 + 植皮术后。2. 陈旧性前壁下壁心肌梗死 + 冠脉造影 + 球囊扩张 + 冠脉内溶栓 + 支架植入术后。3. 高血压病 2 级（极高危）。4. 右侧陈旧性股骨颈骨折。5. 慢性肾功能不全。6. 带状疱疹后神经痛。

治疗经过及用药分析

完善各项检查：血常规、凝血常规、肝肾功能、肿瘤标志物相关检测，排除化疗禁忌。患者于 2023-11-08 行化疗。具体方案为：紫杉醇注射液 200mg d1、d8+ 注射用卡铂 350mg d1。并给予止吐、抗过敏等对症支持治疗。治疗期间所用药物见表 17-1。

表 17-1 药物治疗方案

治疗药物	用法用量	用药时间
注射用卡铂	350mg，ivggt，st	11.08
紫杉醇注射液	200mg，ivgtt，st	11.08、11.15
盐酸苯海拉明注射液	50mg，iv，st	11.08、11.15
注射用福沙匹坦双葡甲胺	150mg，ivgtt，st	11.08、11.15
托烷司琼注射液	5mg，iv，st	11.08、11.15
阿普唑仑片	0.4mg，p.o.，tid	11.08
百令胶囊	2g，p.o.，tid	11.08
地塞米松注射液	5mg，iv，st	11.08、11.15

辅助检查

术后病理示：①（左大腿）结合免疫组化支持低分化鳞状细胞癌，伴溃疡，范围约 8cm × 5cm，浸润深度至少为 8mm。可见神经侵犯，未见明确管内癌栓。②（3 点切缘）查见癌组织。③（6 点切缘）查见癌组织。④（9 点切缘）未见明确癌组织。⑤（12 点切缘）查见癌组织。⑥（基底切缘）查见癌组织。免疫组化：CK（＋），Vimentin（－），HMB（－），MelanA（－），S-100（灶状 ＋），P63（＋），P53（野生型表达），Ki-67（30%＋），CD56（－），Syn（－），CK20（－），CKH（＋）。

病理会诊：第一次报告（2023-08-05）：①（2310734，左大腿）癌，考虑鳞状细胞癌，需补做免疫组化协助分类，伴溃疡，可见神经侵犯，未见明确脉管癌栓，3、

6、12、基底切缘可见癌累及，9点切缘未见癌累及。原单位免疫组化：CK(＋),CKH(＋),CK20（－）,P63（＋）,Syn（－）,CD56（－）,Vimentin（－）,S-100（灶状＋）,Melanoma（－）,MelanA（－）,P53（野生型）,Ki-67（30%+）。②（左大腿溃疡第二次送）3、6点切缘未见癌累及，12点切缘可见癌累及。③（2310744，左大腿溃疡第三次送）未见癌。第二次报告：（2023-08-16）（左大腿）癌，结合免疫表型，符合低分化鳞状细胞癌，请结合临床及病史综合考虑来源。本单位免疫组化结果：CD56（＋）,P63（＋）,AR（－）,Bcl-2（－）,EMA（灶＋）,CD10（－）,P40（＋）。

用药治疗方案分析

1.化疗方案选择 患者左下肢皮肤恶性肿瘤，皮肤肿瘤扩大切除术＋植皮术后。术后病理：（左大腿）结合免疫组化支持低分化鳞状细胞癌，伴溃疡，范围约8cm×5cm，浸润深度至少为8mm。可见神经侵犯。免疫组化（本院）：CD56（＋）,P63（＋）,AR（－）,Bcl-2（－）,EMA（灶＋）,CD10（－）,P40（＋）。术后诊断：皮肤恶性肿瘤－皮肤低分化鳞状细胞癌T2NxM0 Ⅱ期。根据cSCC病情风险评估，临床特征：皮损直径≥4cm（任何部位）。病理学特征：组织学低分化，促结缔组织增生型，肿瘤浸润深度≥6mm或超过皮下脂肪，真皮深部或直径≥0.1mm的神经鞘内肿瘤细胞，有血管或淋巴管受累。具备上述任一极高危型临床或病理学特征即为极高危型cSCC，具备的危险特征越多，复发的风险越高。根据患者病情判断属于极高危型，需行术后辅助化疗预防复发。根据《NCCN临床实践指南：皮肤鳞状细胞癌（2024，V1）》推荐对于皮肤鳞癌患者术后化疗辅助方案为卡铂联合紫杉醇或者EGFR抑制剂（如西妥昔单抗）。依据相关指南与共识：针对晚期或转移cSCC患者，主要包括化疗、维A酸类药物、免疫治疗、靶向治疗等。以铂类药物为基础的治疗已被用作晚期cSCC的标准化疗方案之一。该患者使用注射用卡铂联合紫杉醇注射液，符合指南推荐用药。

2.化疗药物输注前预处理药物 为了防止发生严重的过敏反应，接受紫杉醇注射液治疗的所有患者应事先进行预防用药，说明书提示通常在治疗之前12及6小时左右给予地塞米松20mg口服，或在用本品之前30~60分钟左右静脉滴注地塞米松20mg；苯海拉明（或其同类药）50mg，在用本品之前30~60分钟静注或深部肌肉注射，以及在注射本品之前30~60分钟给予静脉滴注西咪替丁（300mg）或雷尼替丁（50mg）。该患者使用紫杉醇注射液60分钟前给予盐酸苯海拉明注射液50mg，符合标准治疗流程。

3.骨髓抑制的管理 该患者选用注射用卡铂联合紫杉醇注射液方案，属于中度骨髓抑制风险，出现的概率为12%~20%，主要表现为血小板减少以及贫血。在治疗期间需要定期关注患者血常规变化水平。骨髓抑制与剂量和输注时间的长短有关，可能十分严重并导致感染发生，为此要监测骨髓抑制的发生，如果出现严重骨髓抑制选择在下一周期减量。鉴于患者往期治疗中出现过骨髓抑制相关情况，治疗方案选择用药减量以及延长给药间隔等手段，减少不良反应的发生。白细胞或中性粒细胞减少会导致患者易发生感染，一旦发生感染，首先应当明确感染部位，使用抗生素进行治疗。当患者外周中性粒细胞数低于 1500/mm^2，应当考虑使用升白药物缓解；血小板减少的患者应当密切关注是否出血，如果已经发生出血且出血量大，需要输注血小板或血小板 +rhTPO，如果还未发生出血，需要观察血小板计数，评估出血风险，当血小板计数 < 10×10^9/L 时，可以预防性输注血小板或血小板 rhTPO。

4. 化疗消化道安全管理 该患者选用注射用卡铂联合紫杉醇注射液方案，依据 NCCN 以及 CSCO 指南，该方案为中度致吐风险化疗方案，宜选用一线止吐方案包括 NK-1RA+5-HT$_3$RA+ 地塞米松方案。患者在行化疗方案时预防性使用注射用福沙匹坦双葡甲胺 + 托烷司琼注射液 + 地塞米松注射液的止吐治疗方案，符合指南推荐，对症治疗后有所好转。若该患者多次化疗以及预防性止吐方案后仍有恶心、纳差，可考虑调整止吐方案。

用药监护要点

1. 该患者化疗方案中注射用卡铂具有肾脏毒性，但常规剂量下肾毒性并非剂量限制性。患者本身存在慢性肾功能不全的病情，但未感不适，采取百令胶囊辅助治疗，密切监测患者的肾功能变化，减少用药对肾脏的损害。在接受治疗中，肌酐清除率为最灵敏的肾功能指标。肾功能严重受损时，必须减少剂量或停止治疗。

2. 由于注射用卡铂以及紫杉醇注射液的暴露量和毒性可因肝功能异常而增加，肝功能异常患者发生骨髓抑制风险可能增加；应用药期间需要密切监测患者的肝功能情况，提醒患者及时复查。

3. 注射用卡铂联合紫杉醇注射液治疗过程中可存在腹泻、便秘以及腹痛的胃肠道副作用，对于胃肠功能较弱的老年患者，提醒患者注意自身胃肠情况，如有不适及时与医生或者药师沟通。

4. 患者化疗期间预防性使用地塞米松注射液，临床应用中尤其在老年患者中，易引起精神亢奋，导致夜间入眠困难等不良反应，且患者自诉存在睡眠欠佳，阿普唑仑片必要时可缓解患者失眠等情绪。

第二节 恶性黑色素瘤

一、概述

恶性黑色素瘤是一种来源于黑色素细胞的恶性肿瘤，发病率低，恶性程度高，转移发生早，死亡率高，因此早期诊断、早期治疗很重要。恶性黑色素瘤可发生于多种组织器官，其中 90% 发生于皮肤，另外 10% 发生于眼球的虹膜、睫状体、脉络膜，口腔、消化道、泌尿生殖系统的黏膜，以及脑膜的脉络膜等处。我国人群好发于肢端皮肤（足底、足趾、手指末端和甲下等部位）和黏膜（鼻腔、口咽以及上下消化道等）。各年龄段均可患该病，50~55 岁年龄群更高发。白种人高发，我国发病率不高，约为百万分之八。

1. 病因与发病机制 恶性黑色素瘤病因学尚未完全阐明。一些研究资料提示，其发生与下列危险因素有关：基因、环境及基因/环境共同因素。比如不典型（发育不良）痣或黑色素瘤家族史、光导致色素沉着的皮肤、不容易晒黑皮肤、红色头发人种、日晒伤、多发黑色素细胞痣等。基因/环境多种因素导致黑素瘤恶性转化。恶性转化的关键细胞通路：Rb 通路、P53 通路、PI3K/AKT 通路、RAS/MAPK 通路（20%~30% NRAS 突变，55%~60% BRAF 突变）。

2. 病理分类与分期 根据恶性黑色素瘤不同形态、部位及生物学行为，将其分为 11 个类型：①雀斑型（lentig malignant melanoma，LMM）；②表浅蔓延型（superficial sprea-ding melanoma，SSM）；③结节型（nodular melanoma，NM）；④肢端色斑型（acral lentiginous melanoma，ALM）；⑤辐射生长的未分化型恶性黑色素瘤；⑥巨大毛痣恶变的恶性黑色素瘤；⑦口腔、阴道、肛门黏膜来源的恶性黑色素瘤；⑧原发部位不明的恶性黑色素瘤；⑨起源于蓝痣的恶性黑色素瘤；⑩内脏恶性黑色素瘤；⑪起源于皮内痣的儿童期恶性黑色素瘤。其中以前 4 型多见。

恶性黑色素瘤 AJCC 分期标准是根据肿瘤侵犯深度、淋巴结转移情况、有无原处转移来判断的，可以分为四期。一般 I 期的标准是肿瘤侵犯皮肤深度小于或等于 1.0mm，没有淋巴结及原处转移，I 期的五年生存率在 40%~95% 之间；II 期的标准是肿瘤侵犯皮肤深度在 1.01~4.0mm，没有淋巴结及远处转移，II 期的五年生存率在 30% 左右；III 期的标准是无论肿瘤侵犯皮肤深度多深，出现一个以上淋巴结转移，但无远处转移，III 期的生存期在半年到一年半左右；IV 期的标准是有远处转移，无论是肿瘤侵犯皮肤深度多深、淋巴结转移个数多少，IV 期的生存期在三个月到半年左右。

3. 诊断 一般情况下，黑色素瘤的诊断方法有肉眼观察、影像学检查、组织病理学检查等诊断方法。

（1）肉眼观察 黑色素瘤的早期症状皮疹最初表面不隆起，随着症状发展后会微微隆起，逐渐形成结节。而且表面有糜烂、结痂、流脓、流血水等症状。

（2）影像学检查 通常比较常用的影像学检查有 CT 检查、盆腔超声检查、胸片检查、磁共振检查等检查。通过以上检查方式可以清晰地看到黑色素瘤的整体结构，以便尽快确诊。

（3）组织病理学检查 恶性黑色素瘤的确诊依靠病理诊断。对于临床初步判断无远处转移的黑色素瘤患者，活检一般建议完整切除，不建议穿刺活检或局部切除，部分切取活检不利于组织学诊断和厚度测量，增加了误诊和错误分期风险。如病灶面积过大或已有远处转移需要确诊的，可行局部切取活检。标本需完整送检，手术外科医师做好标记切缘，10% 甲醛溶液固定标本达 6~48h。专家组建议病理报告中必须包括的内容为肿瘤厚度、是否伴有溃疡，这两个指标与 T 分期直接相关，也是判断预后最重要的特征。

4. 临床表现 恶性黑色素瘤典型的临床表现为正常皮肤上出现黑色皮损，其皮损直径 ≥ 6 毫米；皮损边缘不规则，通常为扇形；色素沉着不规则、不均一；皮损不对称；进行性发展。

二、治疗目的与原则

早期恶性黑色素瘤的治疗目的是通过外科手术实现治愈。Ⅰ~Ⅱ期：浸润深度 1mm 或为溃疡型者，推荐积极切除局部瘤体的同时行前哨淋巴结活检，其中ⅡB、ⅡC 期推荐术后给予辅助药物治疗；Ⅲ期：建议除手术切除原发灶外，同时行区域淋巴结清扫术，术后给予辅助药物治疗。

晚期恶性黑色素瘤的治疗目的是延长患者的生存期，改善患者的生活质量。但是对发生远处孤立转移灶的患者仍推荐积极手术，同时切除原发灶和转移灶。对广泛转移者建议行保守治疗。

三、恶性黑色素瘤药物治疗进展

恶性黑色素瘤是最具侵袭性和最致命的皮肤癌。在早期，尤其是在 20 世纪 70 年代，恶性黑色素瘤治疗手段非常有限，主要以手术切除为主，但由于黑色素瘤的高度侵袭性和容易转移的特点，患者的生存期由此受到了严峻的挑战。70 年代后，美国 FDA 批准了烷化剂达卡巴嗪（dacarbazine）用于转移性黑色素瘤的治疗，从而奠定了达卡巴嗪在晚期黑色素瘤治疗的地位；在后续相当一段时间内，达卡巴嗪已成为此后数十年中黑色素瘤治疗的金标准。但是，临床研究表明达卡巴嗪并非对所有患者都有效，且治疗的中位生存期仅为 5~11 个月，1 年总生存率只有 27%。虽然临床观察到一些联合治疗方案对晚期黑色素瘤患者亚群的反应率略有增加，但多项研究结果显示联合用药与单药比较，对患者的总生存率均无明显改善。另外，在大多数情况下，相对达卡巴嗪单独给药而言，联合治疗方案表现出了更大的不良反应。

随着科学技术的不断进步，生物治疗逐渐兴起。20 世纪末，白细胞介素和干扰素等生物治疗药物开始被应用于黑色素瘤治疗，一些研究表明，干扰素治疗可以提高原发性皮肤恶性黑色素瘤患者的生存率，尤其是在早期疾病阶段。然而，白介素 -2 及干扰素虽然可以引起一定程度的免疫反应，但它们的疗效有限，且不良反应较为严重。

进入 21 世纪后，靶向治疗和免疫疗法逐渐成为治疗黑色素瘤的重要手段，如蛋白激酶 B-Raf（BRAF）抑制剂和丝裂原活化的细胞外信号调节激酶（MEK）抑制剂，通过精准地干扰癌细胞的特定变异，为黑色素瘤患者带来了新的治疗希望；再者如伊匹木单抗（Ipilimumab）作为首个被美国 FDA 批准用于黑色素瘤治疗的免疫疗法药物，确立了以生物大分子为代表的抗体类药物所介导的免疫治疗在黑色素瘤治疗中的重要地位。此外，随着对黑色素瘤发病机制理解的不断加深及诸多新型生物技术的涌入，如新型免疫检查点抑制剂、溶瘤病毒、细胞疗法、肿瘤疫苗等新技术也正进入治疗恶性黑色素瘤的领域，且有望进一步提升黑色素瘤治疗效果，为患者带来更多希望和机会。

四、临床药物治疗案例分析

★右面颊部皮肤黑色素瘤扩大切除术后 pT3bN2bM0 ⅢC 期案例分析

病历摘要

患者，女，61 岁。身高 163cm，体重 70kg。

主诉：右面颊部黑斑 40 余年，确诊右面颊部黑色素瘤 1 年 3 月余，右颈部淋巴结转移清扫术后 5 月余。

现病史：40 余年前发现右颊部黑色丘疹，大小约 2mm，未治疗。2022.8 因反复刺激、摩擦皮损后出现破溃、渗血并渐增大，伴疼痛。至医院就诊，活检病理（2022-08-23）：恶性黑色素瘤，IHC：AE1/AE3（−），Melan-&（＋），HBM45（＋），S-100（＋），SOK-10（＋），LCA（−），Ki-67（30%）。2022-09-19 行皮损扩大切除术，术后病理（2022-09-21）：浸润性黑色素瘤，原发部位：面，病理分型：恶性雀斑样型，Breslow：大于 0.8mm，Clark 分级：Ⅳ，溃疡：有，核分裂象：3 个 / 平方毫米，微卫星灶：无，淋巴管或血管内瘤细胞：无，淋巴细胞浸润：少，色素：少，细胞形态：上皮样。完善颈部彩超：左Ⅱ、Ⅲ区，右Ⅰ区可见少许暗淡回声区，边界清楚，较大者：左侧 7mm×3mm，右侧 5mm×3mm，双侧腋窝无明显肿大淋巴结。2022-09-20 开始重组人干扰素 a-1b 治疗：800μg qod×1 月，600μg qod×6 月，300μg qod×3 月。2023.4 出现右上颈部肿大淋巴结，渐增大，2023-06-14 行颈部彩超：右颈上部稍大淋巴结，大小 9mm×11mm，血供较多，考虑转移。排除禁忌，2023-06-18 行"右侧颈部淋巴结清扫术＋右侧颈鞘解剖术＋神经解剖术"，术后病理（2023-06-20）：（右颈部）送检淋巴结内见肿瘤转移，符合恶性黑色素瘤淋巴结转移（2/11，术中 1/2、术后 1/9）。术后恢复可，再次开始重组人干扰素 a-1b 注射液：800μg qod 治疗至 2023.7。2023.8 完善全面检查，彩超提示双侧颈部及腋窝多发增大小淋巴结，胸腹部 CT 示：纵隔内、两侧腋窝、腹膜后及左侧颈部淋巴结Ⅰ/Ⅲ/Ⅳ多发小淋巴结，左下肺外基底段实性微结节。我院病理会诊：右面颊部皮肤，结节性黑色素瘤，肿瘤厚度 3mm，Clark 分级：Ⅳ，核分裂象：9 个 / 平方毫米，表面可见溃疡形成，直径约 3mm，肿瘤内见少数淋巴细胞浸润，不活跃；未见脉管瘤栓及神经侵犯，切缘干净。基因检测到 NRAs 基因第 3 外显子突变，未检测到 BRAF、c-kit、PDGFRa 基因相应位点突变。检查结果提示多发小淋巴结及左肺微小结节，建议动态观察。根据病理及基因检测结果，分期 pT3bN2bM0 ⅢC 期，依据 2023 版黑色素瘤诊疗指南，建议抗 PD-1 单抗辅助治疗。2023-08-06 始行特瑞普利单抗 240mg q2w 免疫治疗，已行免疫治疗 9 次，末次用药时间 2023-12-11，全身皮肤多发色素脱失，未见其他免疫相关副反应。2023.9 全面复查病情稳定。现为行第 10 次免疫治疗来院，门诊以"右面颊部黑色素瘤术后右颈部淋巴结转移清扫后"为诊断收入科。自上次出院以来，神志清，精神可，食欲正常，大、小便未见异常，夜眠可，体重无明显变化。

既往史：无肝炎、结核等传染病史；5 月余前发现血压偏高，最高血压 156/100mmHg，未治疗，现血压控制正常，无糖尿病、冠心病等疾病；无其他手术、外伤、输血史，诉对"地塞米松"过敏，表现为胸闷。系统回顾无其他系统疾病，预防接种随社会进行。

个人史：生于原籍，无外地长期及疫区居住史；在家务农，家庭条件一般；无烟酒等不良生活嗜好，无毒物及有害物质长期接触史。

入院诊断：右面颊部皮肤黑色素瘤扩大切除术后 pT3bN2bM0 ⅢC 期；NRAS 基因第 3 外显子突变；右颈部淋巴结转移清扫术后（2/11）。

治疗经过及用药分析

完善各项检查：血常规、凝血常规、肝肾功能、甲状腺七项等相关检测，无明显异常，排除免疫治疗禁忌，于 2023-12-28 行特瑞普利单抗治疗。具体方案为：特瑞普利单抗 240mg qd ivgtt。

用药治疗方案分析

患者，女性，63 岁，诊断为右面颊部皮肤黑色素瘤扩大切除术后 pT3bN2bM0 ⅢC 期，于 2023-12-27 入院。根据 2023 年更新的《中国临床肿瘤学会（CSCO）黑色素瘤诊疗指南》，皮肤黑色素瘤ⅢC 期术后辅助治疗推荐靶向治疗：达拉非尼＋曲美替尼、维莫非尼（如携带 BRAF V600 突变）或免疫治疗 1 年（帕博利珠单抗或特瑞普利单抗）或高剂量干扰素 a-2b。该患者未检测到 BRAF V600 突变，之前已使用过高剂量干扰素治疗，因此给予特瑞普利单抗行免疫治疗合理。

用药监护要点

1. 免疫治疗开始前关注相关检验结果，排除免疫治疗禁忌。

2. 关注特瑞普利单抗的输注时间和输注方式。特瑞普利单抗首次静脉输注时间至少60 分钟。如果第一次输注耐受性良好，则第二次输注的时间可以缩短到 30 分钟。如果患者对 30 分钟的输注也具有良好的耐受性，后续所有输注均可在 30 分钟完成。不得采用静脉推注或单次快速静脉注射给药。

3. 关注免疫相关不良反应的发生，比如有无出现皮疹、乏力、胸闷、咳嗽。告知患者如出现持续不缓解的异常表现要及时联系医生，排除免疫相关不良反应发生的可能。在接受特瑞普利单抗治疗的患者中，发生率≥ 10%的不良反应为皮疹、瘙痒、贫血、乏力、甲状腺功能减退症、食欲下降、发热、咳嗽等。其中 3 级及以上的不良反应发生率为 31.2%，发生率≥ 1%的 3 级及以上不良反应为高甘油三酯血症、贫血、高血压、肝损伤、血小板减少症等。与药物相关的严重不良事件（SAE）的发生率为 11.7%，发生率≥ 1%的药物相关的 SAE 为胰腺炎、肝损伤、上消化道出血和血小板减少症。

4. 嘱患者多休息，适当运动，指导患者加强营养，合理膳食。

★背部恶性黑色素瘤术后多发转移Ⅳ期案例分析

病历摘要

患者，女，73岁，身高163cm，体重50kg。

主诉：背部恶性黑色素瘤术后11年余。

现病史：患者于2012年5月发现后背部黑痣，大小约1.5cm×1.5cm，局部伴红肿疼痛，缓慢增大，2012-09-08于当地医院门诊行局部手术切除，术后病理示：（背部）小圆细胞肿瘤，免疫组化：S-100浆（+），Melan-A（+），Vimentin（+），HMB 45（-），SY N（-/+），Ki67（<1%+），EMA（-），CK（-），CD34（-），CgA（-）。2012-09-18外院病理会诊示：（背部）皮下恶性黑色素瘤，免疫组化：EGFR（-），VEGFR（-），PDGFR（+），CD117（-）。2012-09-08于当地医院行扩大切除术。术后行"达卡巴嗪联合顺铂"治疗2周期，因消化道反应重更换为干扰素300万单位qod治疗5月，之后未再治疗及复查。2022.4患者因"发现左大腿内侧肿物1月"就诊，MRI示：左侧股骨远段长收肌与大收肌之间占位性病变，2022-04-18在全麻下行"左下肢骨骼肌软组织肿瘤切除术"，2022-04-20术后病理示：（左大腿肿物）圆细胞恶性肿瘤，倾向肉瘤。2022-05-16外院病理会诊示：（左大腿）肿物结合病史，符合转移性恶性黑色素瘤，免疫组A103-Red（+），Desmin（-），HMB45-Red（-），PNL2-Red（-），SOX10-Red（+），BRAF-Red（+）。分子病理示：BRAF基因第15外显子呈突变型。2022-05-23于当地医院应用大剂量干扰素1800万单位治疗1周，期间出现Ⅱ度骨髓抑制反应，Ⅰ度消化道反应，遂停止干扰素治疗。2023年7月患者右侧腋窝处触及绿豆样大小肿物，活动度好，2023-10-28就诊于当地医院在全麻下行"皮下软组织肿瘤扩大切除术"，术后病理示：（右侧腋窝下肿物）符合恶性黑色素瘤浸润/转移；免疫组化：CK（-），CK7（-），CK20（-），TTF-1（-），CK5/6（-），P40（-），CD99（-），villin（-）S100（+），vimentin（+），HMB（-），MelanA（+），PD-1（-），PD-L1（-），Ki67约10%（+）。2023-11-18于我院行维莫非尼片960mg bid靶向治疗，服药期间出现全身散在皮疹、发热，最高体温达39.4℃，给予退热处理，体温恢复后降至720mg bid，再次出现高热，患者靶向治疗副反应不能耐受，于2023-11-28停用维莫非尼片靶向治疗后体温恢复正常。2023-12-28为行进一步治疗来我院就诊。

既往史：平素体弱，心血管病史，否认糖尿病、脑血管疾病病史，否认结核、疟疾病史，预防接种史不详，否认手术、外伤、输血史，否认食物、药物过敏史。

个人史：生于原籍，久居本地，无疫区、疫情、疫水接触史，特殊地区居住史无化学性物质、放射性物质、有毒物质接触史，无吸毒史，吸烟饮酒史，无冶游史。

入院诊断：背部恶性黑色素瘤术后多发转移Ⅳ期。

(治疗经过及用药分析)

完善各项检查：血常规、凝血常规、肝肾功能、肿瘤标志物相关检测。患者拒绝继续减量服用维莫非尼片，2023-12-30 开始口服达拉非尼胶囊及曲美替尼片靶向治疗，2024-1-3 出现发热，最高体温达 40.5℃，口服布洛芬缓释胶囊效果差，2024-01-05 给予甲泼尼龙针 40mg，3 天后体温降至正常，2024-01-08 再次原量服用达拉非尼胶囊及曲美替尼片，2024-01-09 患者再次出现发热伴寒战，最高体温达 41℃，应用口服布洛芬缓释胶囊后体温下降，患者拒绝再次服用达拉非尼胶囊及曲美替尼片，出院。治疗期间所用药物见表 17-2。

表 17-2 药物治疗方案

治疗药物	用法用量	起止时间
达拉非尼胶囊	150mg po bid	2023.12.30-2024.1.3 2024.1.8
曲美替尼片	2mg po qd	2023.12.30-2024.1.3 2024.1.8
布洛芬缓释胶囊	0.3g po q12h	2024.1.3-2024.1.4 2024.1.9-2024.1.10
甲泼尼龙针	40mg ivgtt qd	2024.1.5-2024.1.7

用药治疗方案分析

1. 靶向治疗方案选择 患者，女性，73 岁，诊断为背部恶性黑色素瘤术后多发转移Ⅳ期。根据 2023 版《中国临床肿瘤学会（CSCO）恶性黑色素瘤诊疗指南》，皮肤恶性黑色素瘤Ⅳ期（无脑转移患者），如携带 BRAF V600 突变，推荐靶向治疗：达拉非尼 + 曲美替尼或维莫非尼。该患者 BRAF V600 突变，已服用过维莫非尼片，减量后仍不能耐受，患者拒绝再次服用，因此本次给予达拉非尼 + 曲美替尼，方案选择合理。

2. 不良反应处理 针对达拉非尼 + 曲美替尼所导致的高热，不推荐常规给予糖皮质激素退热，但该患者在口服布洛芬胶囊无效的情况下给予糖皮质激素治疗，可视为合理。按照说明书建议，对于服用达拉非尼胶囊后发热高于 40℃ 的患者，应暂停本品，直至发热反应消退至少 24 小时，然后以较低剂量水平恢复应用。该患者在发热消退不到 24 小时，即开始再次服用达拉非尼胶囊，且达拉非尼胶囊剂量没有下调，不合理，达拉非尼胶囊剂量应下调至 100mg q12h po。

用药监护要点

1. 关注达拉非尼胶囊和曲美替尼片的服用细节。达拉非尼胶囊应餐前至少 1 小时前或餐后至少 2 小时后服用，给药间隔约 12 小时，应整粒吞服，请勿打开、压碎或打破本品；如果错过一剂本品，且距下一次服药时间不足 6 小时，则不应补服。曲美替尼片应餐前至少 1 小时前或餐后至少 2 小时后口服，固定时间每天 1 次，与在早晨或晚上给药的达拉非尼一起服用。如果错过一剂本品，须最晚在预定的下一次给药之前 12 小时补上。如果距离下次预定的给药时间短于 12 小时，则不应该补服。不应咀嚼或压碎本品。

2.动态监测体温，如出现发热，要评估与达拉非尼胶囊和曲美替尼片的相关性。如判断相关，应暂停用药，等发热反应至少消退 24 小时后方可再次用药。

3.关注患者服药过程中有无出现皮疹、头痛、关节痛和咳嗽等，如果出现，要评估与达拉非尼胶囊和曲美替尼片的相关性。

4.根据患者发生不良反应的严重程度，关注患者接下来继续服用时是否需要下调剂量。

（杜娟　周玉冰　张耀文　张亮）

参考文献

［1］中国临床肿瘤学会指南工作委员会．中国临床肿瘤学会（CSCO）黑色素瘤诊疗指南［M］．北京：人民卫生出版社，2024.

［2］中华医学会皮肤性病学分会皮肤肿瘤研究中心．皮肤鳞状细胞癌诊疗专家共识（2021）［J］．中华皮肤科杂志，2021，54（8）：653-663.

［3］国家皮肤与免疫疾病临床医学研究中心．中国皮肤基底细胞癌诊疗指南（2023 版）［J］．中华医学杂志，2024，104（6）：391-410.

［4］刘婷，徐立斌．恶性黑色素瘤治疗药物的发展进阶［J］．中国医师进修杂志，2024，47（10）：865-869.

［5］中国临床肿瘤学会指南工作委员会．中国临床肿瘤学会（CSCO）头颈部肿瘤诊疗指南［M］．北京：人民卫生出版社，2024.

第十八章
骨肿瘤

第一节　骨肉瘤

一、概述

骨肉瘤是一种原发性恶性骨肿瘤，其特征是恶性肿瘤细胞能够产生骨样组织或不成熟骨，对人类健康构成了严重威胁，特别是在儿童和青少年群体中。在全球范围内，骨肉瘤因其罕见性、高度侵袭性和转移性而备受关注。在国内，骨肉瘤的具体发病率数据尚缺乏全面的统计，但根据临床经验和相关研究报告，该病在儿童及青少年中的发病率相对较高，且近年来呈现出一定的增长趋势。骨肉瘤的发病年龄呈现双峰分布，儿童和青少年是主要的发病群体，其次是老年人（＞60岁）。由于骨肉瘤恶性程度高，预后差，易出现远处转移，尤其是肺转移，因此病死率较高。在国外，骨肉瘤的发病率同样呈现出儿童和青少年高发的特点。在美国，每年约有1000例新发病例被诊断，其中约500例发生在儿童和20岁以下的青少年中。骨肉瘤占所有儿童癌症的3%，是该年龄段最常见的恶性骨肿瘤，且在20岁以下的骨癌患者中占比高达56%。其发病率呈现双峰年龄分布，一个在儿童和青少年的13~16岁，与青春期生长突增一致，另一个则在65岁以上的成人中。此外，男性骨肉瘤的发病率略高于女性，比例约为1.4∶1，而在儿童中，黑人和其他种族的发病率高于白人，但成人中则相反。地理差异也存在于儿童骨肉瘤的发病率中，非洲、东南亚、中美洲和南美洲某些地区的估计新病例数量是北美或欧洲的2倍。骨肉瘤的危害主要表现在以下3个方面。

1.高致死率　由于骨肉瘤恶性程度高，易出现远处转移，尤其是肺转移，导致患者的生存率降低。

2.功能丧失　骨肉瘤常发生在骨骼快速生长发育的部位，如股骨远端和胫骨近端等，这些部位的病变往往导致患者肢体功能丧失，严重影响生活质量。

3.治疗难度大　骨肉瘤的治疗需要多学科协作，包括手术、化疗和放疗等。然而，由于该病的恶性程度高，治疗难度大，且易出现复发和转移，因此治疗效果往往不理想。

（一）病因与发病机制

骨肉瘤的确切病因尚未完全明确，但研究已经发现多种可能与之相关的因素。普遍认为骨肉瘤起源于骨骼中的骨形成干细胞或祖细胞，尽管具体的分子变化尚未被完全揭示。骨肉瘤的肿瘤细胞表现出高度复杂的核型，这可能是由"染色体碎裂"现象引起的，即单个细胞事件导致染色体重排混乱。尽管骨肉瘤缺乏特征性的易位，但在某些染色体区域存在反复的扩增或缺失，尤其是 RB 和 TP53 通路的失活，这些基因变化以及其他分子通路的异常可能在骨肉瘤的发病中起关键作用。此外，快速的骨生长也可能与骨肉瘤的发病有关，特别是在青春期生长突增阶段，肿瘤多见于骨长度和骨大小增长最多的部位，例如股骨远端、胫骨近端和肱骨近端的干骺区。

骨肉瘤的发病年龄呈现双峰分布，第一个高峰在儿童和青少年时期，中位发病年龄为 20 岁，75% 的患者发病年龄在 10 至 20 岁之间。这一年龄段的患者正处于骨骼快速生长发育阶段，因此骨肉瘤较为常见。第二个高峰出现在 65 岁以上的老年人，这部分患者的骨肉瘤常继发于 Paget 病等良性骨病变。骨肉瘤的发病与多种危险因素相关。男性的发病率略高于女性，种族和地区差异也影响骨肉瘤的发病率。遗传因素、既往放疗和化疗、良性骨病变以及环境因素都可能增加骨肉瘤的发病风险。一些遗传性疾病，如 RAPADILINO 综合征和 Rothmund-Thomson 综合征（RTS），患者发生骨肉瘤的风险较高，这些疾病由特定基因的致病性突变引起，可能导致骨骼发育异常和肿瘤形成。儿童期癌症存活者中，既往接受过放疗和化疗的患者日后发生原发性骨肉瘤的风险可能增加，因为放疗和化疗可能损伤骨骼细胞，导致基因突变和肿瘤形成。一些良性骨病变如 Paget 病也可能增加骨肉瘤的发病风险，这些病变可能导致骨骼结构异常和细胞增殖失控，从而引发肿瘤形成。尽管环境因素在骨肉瘤发病中的具体作用尚不完全清楚，但一些研究表明某些化学物质、辐射和污染等环境因素可能与骨肉瘤的发病有关，这些因素与骨肉瘤之间的确切关系仍需进一步研究和验证。

（二）病理分类与分期

1. 病理分类　病理学检查在骨肉瘤的诊断中扮演着至关重要的角色，它不仅是确诊骨肉瘤的金标准，还能够为后续的治疗选择和预后评估提供至关重要的关键信息。骨肉瘤在显微镜下，往往展现出多形性的基质成分，并含有明显异型性的瘤细胞。这些瘤细胞大小不一，形态各异，可出现单核或多核的瘤巨细胞，细胞核深染，染色质呈现粗颗粒状或凝块状，部分细胞内还可见到粗大的核仁，且常见核分裂现象。肿瘤性骨质多为骨样组织或不规则的网状骨质，并不形成板层骨。在骨样组织（类骨）形成的早期阶段，瘤细胞周围会出现同质性淡红染物质，这些物质呈飘带状或网状结构，有时与透明变性的胶原纤维难以明确区分。然而，根据其特殊结构，周围并无明显纤维化，且其内可见异型性瘤细胞，这有助于进行鉴别。在某些病例中，可以明显观察到新生骨肿瘤组织大量长入残存的正常骨小梁之间。骨肉瘤的病理分型有多种。

（1）经典型骨肉瘤（普通型骨肉瘤）　最常见的类型，占全部骨肉瘤的 80% 左右，具有广泛的免疫组化表达谱，但缺乏特异性。

（2）骨旁骨肉瘤　发生在皮质旁或皮质表面的骨肉瘤，为低度恶性，约占全部骨肉瘤的 5%。

（3）成软骨型骨肉瘤　肿瘤组织中含有软骨成分。

（4）成纤维型骨肉瘤　肿瘤组织呈纤维状。

（5）成骨型骨肉瘤　肿瘤组织以骨样组织或不规则网状骨质为主。

（6）毛细血管扩张型骨肉瘤　肿瘤组织内血管丰富，呈毛细血管扩张状。

（7）小细胞骨肉瘤　肿瘤细胞较小，呈圆形或卵圆形。

（8）继发性骨肉瘤　发生在异常骨组织中的骨肉瘤，如 Paget 病继发骨肉瘤。

（9）骨膜骨肉瘤　发生在骨膜上的骨肉瘤，中度恶性，好发于股骨及胫骨。

（10）低级别中心型骨肉瘤　较为少见，恶性程度相对较低。

（11）高级别表面骨肉瘤　发生在骨表面的骨肉瘤，较为罕见。

2. 临床分期

（1）外科分期　目前临床上使用最为广泛的分期系统是 Enneking 提出的外科分期系统，此分期系统与肿瘤的预后有很好的相关性，后被美国骨骼肌肉系统肿瘤协会（Musculoskeletal Tumor Society，MSTS）及国际保肢协会采纳，又称 MSTS 外科分期。此系统根据肿瘤的组织学级别（G，低度恶性：Ⅰ期；高度恶性：Ⅱ期）和局部累及范围（T，A：间室内；B：间室外）对局限性恶性骨肿瘤进行分期，肿瘤的间室状态取决于肿瘤是否突破骨皮质，出现远隔转移（M）的患者为Ⅲ期。

（2）AJCC 分期系统　美国癌症联合委员会（AJCC）分期系统是目前国际上最为通用的肿瘤分期系统，因此临床上更为肿瘤相关医务人员所熟悉。该系统按照肿瘤大小（T）、累及区域（N）和（或）远处转移（M）进行分期见表 18-1。

表 18-1　美国癌症联合委员会（AJCC）骨肿瘤分期系统（第八版）

分期	肿瘤大小	淋巴结	转移	肿瘤分级
Ⅰ A 期	T1	N0	M0	G1，GX
Ⅰ B 期	T2/T3	N0	M0	G1，GX
Ⅱ A 期	T1	N0	M0	G2，G3
Ⅱ B 期	T2	N0	M0	G2，G3
Ⅲ 期	T3	N0	M0	G2，G3
Ⅳ A 期	任何 T	N0	M1a	Any G
Ⅳ B 期	任何 T	N1	任何 M	Any G
	任何 T	任何 N	M1b	Any G

（三）诊断

骨肉瘤是一种起源于间叶组织，具有高度恶性的骨骼系统肿瘤，常见于儿童和青少年，其次是老年人（＞60岁）。其诊断过程综合了临床表现、体格检查、影像学检查、实验室检查以及组织病理学等多个方面。

1.临床表现　患者可能表现为持续数周的疼痛，疼痛往往始于损伤后，可能时轻时重，并与病理性骨折有关。诊断时约12%的骨肉瘤患者可能存在病理性骨折。此外，患者还可能出现软组织肿块，通常较大且触诊有压痛，肿块可表现为皮肤血管分布增多。如果肿瘤累及一侧下肢，患者可能表现为患肢活动度减小或跛行。骨盆骨肉瘤患者的肿块更难被发现。肺转移患者尽管可能存在转移，但呼吸系统检查仍可能表现为正常。

（1）体格检查　体格检查中，最明显的发现是软组织肿块，触诊有压痛。如果肿瘤累及下肢，可能导致患肢活动度受限或跛行。此外，还可能观察到区域淋巴结肿大，尽管这在骨肉瘤中不常见。骨盆骨肉瘤的肿块由于位置较深，可能较难发现。

（2）影像学检查　影像学检查在骨肉瘤的诊断中起着至关重要的作用。常用的影像学检查包括X线、CT、MRI、骨扫描以及PET/CT等。X线是骨肉瘤诊断的首选初步检查方法，能够显示肿瘤的基本形态，如骨质破坏、骨膜反应和软组织肿块等，具有操作简便、价格低廉的优点，但对于软组织细节的显示相对有限。CT检查可以提供更为清晰的肿瘤图像，特别是能够显示肿瘤在骨皮质和髓腔内的浸润情况，以及周围软组织的受累程度，有助于评估肿瘤的边界和周围血管的关系，对于制定手术方案具有重要意义。MRI检查在显示软组织细节方面优于X线和CT，能够清晰地显示肿瘤在骨髓腔、骨皮质和周围软组织中的浸润范围，以及肿瘤内部的血管分布和坏死情况，有助于判断肿瘤的恶性程度和预后。骨扫描通过放射性核素检测骨骼的代谢情况，能够发现早期的骨转移病灶，对于评估骨肉瘤的分期和治疗效果具有辅助作用。PET/CT结合了正电子发射断层扫描（PET）和计算机断层扫描（CT）的优点，能够同时显示肿瘤的功能代谢信息和形态结构信息，有助于发现微小的转移病灶和评估治疗效果，但价格相对较高。在临床上，X线常用于初步筛查和诊断；CT常用于评估肺部转移情况和肿瘤的三维解剖结构；MRI则常用于评估肿瘤在骨和软组织内的边界以及周边组织受累情况；骨扫描常用于诊断多中心骨肉瘤或跳跃转移病灶以及判断化疗效果；PET/CT则常用于协助诊断分期及疗效评估判定。

（3）实验室检查　实验室检查方面，碱性磷酸酶（ALP）和乳酸脱氢酶（LDH）水平是常规检查项目。碱性磷酸酶（ALP）水平：在大约半数疑似骨肉瘤患者中可能升高，它是骨肉瘤诊断中的一项常规指标，但并未常规用于指导治疗决策。LDH水平：同样在大约半数疑似骨肉瘤患者中可能升高，且与肿瘤的转移状态相关。与无转移的患者相比，有转移的患者LDH水平明显较高。它也是评估患者病情和预后的重要指标之一。其他实验室评估结果通常正常，这些检查有助于医生对骨肉瘤进行初步的诊断和病情评估，为后续的治疗方案制定提供依据。

（4）组织病理学　组织病理学检查是骨肉瘤诊断的金标准。通过活检获取肿瘤组织样本，进行显微镜下的观察和分析。骨肉瘤的组织病理学特征包括恶性肿瘤细胞产生类骨质（新骨）或不成熟骨，以及多形性的基质成分和明显异型性的瘤细胞。这些瘤细胞大小不一，可出现单核或多核瘤巨细胞，核深染，染色质呈粗颗粒状或凝块状。此外，还可能观察到核分裂现象以及肿瘤性骨质形成。

（四）临床表现

骨肉瘤是一种原发性恶性骨肿瘤，因受到肿瘤位置、大小及生长速度的影响，其临床表现复杂多样。疼痛是骨肉瘤患者最常见的症状，表现为原发肿瘤部位的局限性疼痛，可能持续数周甚至更长时间，且随着活动的增加而加剧。此外，体格检查中常可发现较大的软组织肿块，伴有压痛，并可能迅速增长，同时患者皮肤表面的血管分布也可能增多。由于肿瘤对骨骼的破坏，患者还面临病理性骨折的风险，约12%的患者在诊断时已存在此类骨折。若肿瘤累及下肢，患者可能表现出患肢活动度减小或跛行。某些患者还可能出现区域淋巴结肿大，这可能是肿瘤转移的迹象。尽管骨肉瘤通常不引起全身性症状，但在晚期或转移性疾病中，患者可能会出现体重减轻、发热和不适等全身症状。此外，骨肉瘤还可能发生远处转移，最常见的是转移到肺部和其他骨骼，导致呼吸困难或新的骨痛等症状。值得注意的是，1%~6%的患者会出现跳跃式转移，即在解剖学上与原发肿瘤分离的同步较小病灶，这进一步增加了骨肉瘤的复杂性和治疗难度。X线平片是诊断骨肉瘤的重要工具，其特征性表现包括正常骨小梁破坏、肿瘤边界不清、无骨内膜骨反应等。综上所述，综合运用疼痛、肿块、病理性骨折、活动受限、区域淋巴结肿大、全身症状、远处转移、局部复发以及跳跃式转移等临床表现以及X线平片等辅助检查手段，实现对骨肉瘤的早期发现、早期诊断和早期治疗，从而提高患者的生存率和生活质量。

二、治疗目的与原则

手术切除是骨肉瘤的主要治疗手段。保肢手术已成为标准术式，90%以上的肢体骨肉瘤患者可成功保肢，且保肢后的生存率与截肢治疗相同。手术需确保广泛切除肿瘤，包括肿瘤及其周围正常肌肉和软组织，截骨面应在MRI确定的髓腔内肿瘤侵犯范围以上3~5cm。

化疗是骨肉瘤治疗的重要组成部分，特别对于非转移性骨肉瘤患者，化疗能显著提高生存率。化疗方案通常包括多柔比星、顺铂等药物，可能采用新辅助化疗（术前化疗）和辅助化疗（术后化疗）的方式。

放疗在骨肉瘤治疗中的作用相对有限，通常不作为首选治疗手段。但对于某些无法手术或手术风险较高的患者，放疗可以作为局部控制肿瘤的一种选择。放疗技术如调强放疗和质子束放疗可减少正常组织的辐射剂量，提高治疗效果。

骨肉瘤的治疗需要多学科团队的协作，包括骨科、肿瘤科、放疗科、临床药学科等。通过多学科综合治疗，可以综合考虑患者的具体情况进行个体化调整，包括年龄、肿瘤部位、大小、分期等因素，选择最合适的治疗手段，提高治疗效果和患者的生存质量。

在治疗过程中，需关注患者的生活质量，包括疼痛控制、功能恢复等方面。通过合理的治疗方案和康复措施，提高患者的生活质量，减轻治疗带来的负担。对患者进行持续监测和随访，及时发现和处理复发或转移的情况。

三、骨肉瘤药物治疗进展

手术（截肢或保肢）仍是骨肉瘤治疗的主要方式。对于无转移的高级别骨肉瘤，研究表明截肢术与保肢手术在复发率以及生存率上无显著差异。在手术基础上联合辅助化疗和新辅助化疗可明显改善非转移性骨肉瘤患者的预后，常用化疗后组织病理学反应率（坏死率是否大于90%）来判断预后效果，既往研究显示，儿童及成人人群中均发现化疗的反应率好的患者在 DFS 和 OS 方面均显著优于反应率差患者。

1. 无转移骨肉瘤 根据其级别和类型采取不同的策略。对于低级别骨肉瘤（包括髓内型和表面型），可直接进行广泛切除；而对于骨膜骨肉瘤，则建议先考虑化疗，随后再进行广泛切除。高级别骨肉瘤（包括髓内型和表面型），则建议先进行术前化疗，并通过胸片、局部 X 线片、PET 或骨扫描等手段进行重新评估及再分期。若肿瘤可切除，则应进行广泛切除。切除后，根据切缘情况和化疗反应来决定后续治疗方案：若切缘阴性且化疗反应良好，则继续化疗；若化疗反应差，则考虑更改化疗方案。若切缘阳性但化疗反应良好，则在继续化疗的同时考虑其他局部治疗手段（如手术、放疗等）；若化疗反应差，则同样考虑更改化疗方案并探索其他局部治疗手段。若肿瘤无法切除，则仅考虑放疗和化疗。治疗后需对患者进行持续监测。

2. 就诊时即存在转移病灶 在就诊时即存在转移的接受联合治疗的骨肉瘤患者中，通过化疗和外科治疗后切除转移灶的患者的长期生存率高于无法切除转移灶者。积极化疗联合外科切除原发灶和转移灶可改善四肢原发骨肉瘤肺转移患者的预后。就诊时已存在转移的患者，若肺部或其他内脏的转移灶可以切除，则建议切除转移灶，并辅以化疗，同时按前述原则治疗原发病灶。若转移灶无法切除，则可行放疗和化疗，并重新评估原发病灶，以选择合适的局部控制手段。治疗后同样需对患者进行持续监测。

3. 复发和难治性病变 复发和难治性骨肉瘤的治疗面临重大挑战。约30%无转移和80%初诊转移的患者会复发，单一转移灶、初次复发时间、初次复发时病变可完整切除是最重要的预后因素，而无法耐受手术、二次以上复发者预后不佳。临床试验显示，依托泊苷联合化疗药及吉西他滨单药或联合方案在复发或难治性骨肉瘤中有效。亲骨性放射性治疗物如 153Sm-EDTMP 也显示出潜力。此外，靶向治疗如索拉非尼正在验证中。HDT/SCT 在局部进展、转移及复发患者中的安全性和有效性有初步结论。综上，复发患者应接受二线化疗和（或）手术切除，索拉非尼等策略为骨肉瘤患者提供更多治疗选择，但仍需进一步研究确定最佳方案。

4. 一线治疗（初始 / 新辅助 / 辅助治疗或转移）

（1）顺铂联合阿霉素。

（2）MAP（大剂量甲氨蝶呤、顺铂、阿霉素）。

（3）阿霉素、顺铂、异环磷酰胺，联合大剂量甲氨蝶呤。

（4）异环磷酰胺、顺铂、表阿霉素。

5. 二线治疗（复发 / 难治或转移）

（1）多西紫杉醇和吉西他滨。

（2）环磷酰胺、依托泊苷。

（3）环磷酰胺、拓扑替康。

（4）吉西他滨。

（5）异环磷酰胺、依托泊苷。

（6）异环磷酰胺、卡铂、依托泊苷。

（7）大剂量甲氨蝶呤、依托泊苷、异环磷酰胺。

（8）153Sm-EDTMP 用于难治或复发的超二线治疗。

（9）索拉菲尼。

表 18-2 列举了不同情况下具体的治疗方案。

表 18-2　具体的治疗方案

一线治疗（初始 / 新辅助 / 辅助治疗或转移）	具体方案
优先选择	顺铂联合多柔比星
	大剂量甲氨蝶呤、顺铂、多柔比星
其次选择	多柔比星、顺铂、异环磷酰胺，联合大剂量甲氨蝶呤
二线治疗（复发 / 难治或转移）	
优先选择	异环磷酰胺、依托泊苷
	瑞戈非尼
	索拉菲尼
	阿帕替尼
	安罗替尼
其次选择	卡博替尼
	环磷酰胺、拓扑替康
	多西他赛和吉西他滨
	吉西他滨
	索拉菲尼和依维莫司

续表

一线治疗（初始 / 新辅助 / 辅助治疗 或转移）	具体方案
某些情况下使用	环磷酰胺和依托泊苷（异环磷酰胺和依托泊苷敏感，但异 环磷酰胺导致严重脑白质病）
	异环磷酰胺、卡铂、依托泊苷
	大剂量甲氨蝶呤
	大剂量甲氨蝶呤、依托泊苷、异环磷酰胺
	153Sm-EDTMP 用于难治或复发的超二线治疗

6. 靶向药物　近年来，骨肉瘤的靶向药物治疗取得了显著进展，主要包括多靶点抗血管生成小分子靶向药物和其他类型的靶向药物。

多靶点抗血管生成小分子靶向药物通过多种机制抑制肿瘤生长和转移：它们阻断血管内皮生长因子（VEGF）、成纤维细胞生长因子（FGF）和血小板衍生生长因子（PDGF）信号通路，抑制酪氨酸激酶活性，直接作用于血管内皮细胞，改变肿瘤微环境，协同化疗或放疗，并可能调节免疫反应。

索拉非尼是首个应用在骨肉瘤中的此类靶向小分子靶向药物，索拉非尼是口服的多激酶抑制药，是一种多靶点药物，索拉非尼具有双重抗肿瘤效应，一方面，它可以通过抑制 RAF/MEK/ERK 信号传导通路，直接抑制肿瘤生长；另一方面，它又可通过抑制 VEGFR 和 PDGFR 而阻断肿瘤新生血管的形成，间接抑制肿瘤细胞的生长。2018 年骨肉瘤第一个随机对照临床试验验证了瑞戈非尼（regorafenib）在骨肉瘤中的疗效，另外，在全世界范围内各种抗血管生成靶向药物在骨肉瘤的 II 期临床研究证实，卡铂替尼（cabozantinib），帕唑帕尼（pazopanib），阿帕替尼（apatinib）均有助于延长进展期化疗耐药后骨肉瘤患者的疾病无进展生存期。

mTOR 抑制剂，通过阻断 mTOR 信号通路抑制细胞增殖、促进凋亡、减少 VEGF 产生以抑制血管生成、调节细胞代谢、降低细胞迁移和侵袭能力、增强放疗和化疗敏感性、调节免疫反应、改变肿瘤微环境以及抑制肿瘤干细胞特性和 HIF-1α 表达，从而综合作用于肿瘤细胞的生物学行为和微环境，抑制肿瘤细胞的生长和进展。如依维莫司，已被 NCCN 指南推荐为进展期或转移性骨肉瘤二线治疗药物。但单药对骨肉瘤抑制作用不显著，可能与其他药物联用效果更佳。

胰岛素样生长因子 1 受体（IGF-1R）抑制剂可以通过阻断胰岛素样生长因子 1 受体的信号传导，抑制肿瘤细胞的增殖、存活和迁移，同时可能影响肿瘤的血管生成和免疫逃逸，从而抑制骨肉瘤的生长和转移。IGF-1R 在多种肿瘤中过表达，其抑制剂能够减少肿瘤细胞对 IGF-1 的依赖，IGF-1 是一种促进细胞生长和存活的因子，从而对骨肉瘤的治疗产生积极影响。如替妥木单抗、洛巴妥木单抗、西妥木单抗等，但初步研究结果显示其在晚期骨肉瘤中未显示出良好的临床疗效。

7. 免疫药物　免疫药物治疗是骨肉瘤治疗的新方向，但目前仍处于研究阶段。

（1）PD-1/PD-L1 抑制剂　已有研究发现通过抗体阻断 PD-1/PD-L1 相互作用能显著改善骨肉瘤对 CTL 的反应性，并在动物模型中取得良好效果。但相关临床试验并未表现出和动物模型相同的治疗效果。

（2）CAR-T 细胞和 TIL　疫检查点抑制剂可增加 CAR-T 细胞和 TIL 的活性，为骨肉瘤的免疫治疗提供了新的思路。

四、临床药物治疗案例分析

★ 转移性骨肉瘤化疗案例分析

病历摘要

患者，女，21 岁。身高 172cm，体重 71kg。

主诉：左股骨下段骨肉瘤术后 23 个月，肺转移。

现病史：患者 2022 年 2 月份出现左大腿疼痛，活动时受限，当时到当地医院就诊，行 MRI 检查考虑：左侧股骨恶性肿瘤，3 月份发现左大腿肿物。随后到我院门诊就诊，行 X 线，CT 及 MRI 检查，行骨穿刺检查，诊断：左股骨下段骨肉瘤，术前行 4 次化疗，2022 年 5 月 19 日在全身麻醉下行左股骨瘤段截除人工关节置换术。术后行 12 疗程，术后恢复良好。2022 年 12 月，行肺 CT 检查，发现肺小结节。2023 年 2 月，再次行肺 CT，发现多发结节伴增大。2023 年 3 月 14 日再次行化疗治疗，现为求进一步化疗治疗，门诊收入院。

既往史：2022 年 5 月 19 日因"左股骨下段骨肉瘤"，于我院在全身麻醉下行"左股骨瘤段截除人工关节置换术"术后恢复良好。否认肝炎、结核等传染病史，否认高血压、糖尿病、冠心病史，否认胃肠道、肝胆系疾病史，否认阿司匹林及其他抗凝药用药史，否认药敏史。

患者术前进行 4 次化疗，术后 12 次化疗，每 2~3 周进行一次化疗，并进行方案的交替（表 18-3）。

表 18-3　曾用药治疗方案

药品名称	用法用量	频次	途径	时间
异环磷酰胺	4g	qd	ivgtt	d5
美司钠	600mg	q6h	ivgtt	d5
重组人血管内皮抑制素注射液	15mg	q12	im	d5
甲氨蝶呤	18g	qd	ivgtt	d1
亚叶酸钙	12mg	q6h	im	d6
长春新碱	15mg	q12	iv 小壶	d1
重组人血管内皮抑制素注射液	15mg	q12	im	d5

个人史：生于原籍，无外地久居史，无疫水接触史，无吸烟嗜好，无饮酒嗜好，从

事职员工作，无工业毒物、粉尘、放射性物质接触史，无冶游史。

入院诊断： 1.左股骨远端骨肉瘤术后。2.肺继发恶性肿瘤。

治疗经过及用药分析

完善各项检查，排除化疗禁忌，患者于2023-04-06行"AP"方案化疗。具体方案为：顺铂注射液140mg，ivgtt，st+多柔比星脂质体80mg，ivgtt，st。并给予止吐、保肝等对症支持治疗。治疗期间所用药物见表18-4。

表 18-4 药物治疗方案

治疗药物	用法用量	起止时间
盐酸托烷司琼	5mg+0.9%NS 100ml，qd，ivgtt	4.5-4.9
还原型谷胱甘肽	2.4g+0.9%NS 100ml，qd，ivgtt	4.5-4.9
注射液泮托拉唑钠	40mg+0.9%NS 100ml，qd，ivgtt	4.5-4.9
异甘草酸镁注射液	200mg+5%GS 250ml，qd，ivgtt	4.5-4.9
15% 氯化钾注射液	1.5g+ 葡萄糖氯化钠 500ml，qd，ivgtt	4.6-4.8
注射用甲泼尼龙琥珀酸钠	40mg+0.9%NS 100ml，qd，ivgtt	4.6
地塞米松磷酸钠注射液	10mg，qd，iv	4.7
注射用顺铂	140mg+0.9%NS 500ml，qd，ivgtt	4.6
注射用右丙亚胺	500mg+0.9%NS 100ml，qd，ivgtt	4.7
盐酸多柔比星脂质体注射液	80mg+5%GS 250ml，qd，ivgtt	4.7
重组人粒细胞刺激因子	200μg，qd，ih	4.8-4.10

辅助检查

（1）心电图 正常心电图。

（2）肝肾功能 ALT 23IU/L，AST 19IU/L，白蛋白44g/L，谷氨酰转肽酶81IU/L，甘油三酯2.03mmol/L，尿素2.4mmol/L，肌酐53μmol/L。

（3）血常规 WBC 3.81×10^9/L，RBC 3.61×10^{12}/L，PLT 187×10^9/L。

用药治疗方案分析

1.化疗方案选择 肺是骨肉瘤最常见的转移部位，不论肺转移灶何时出现，均将是否可以行局部治疗作为一个分层考虑因素，能够局部治疗者均应行局部治疗。已有多个研究证实手术可改善骨肉瘤肺转移患者的预后，提高总体生存率。如果所有肺转移瘤都能被完全切除，行切除术的患者可以长期生存。药物治疗方案可选以下4种：

（1）AP（顺铂联合多柔比星）；

（2）MAP（大剂量甲氨蝶呤、顺铂、阿霉素）；

（3）阿霉素、顺铂、异环磷酰胺，联合大剂量甲氨蝶呤；

（4）异环磷酰胺、顺铂、表阿霉素。本患者肺多发转移，无法手术切除，依据《中国临床肿瘤学会（CSCO）骨与软组织肿瘤诊疗指南》，给予 AP 方案化疗合理。

2. 化疗药物输注前预处理　脂质体多柔比星与多柔比星相比，心脏毒性风险降低，恶心呕吐，脱发以及粒缺的发生率均降低。多柔比星脂质体注射液是以氢化大豆磷脂胆碱，培化磷脂酰乙酰胺，胆固醇包裹的脂质体药物，易引起输液反应。因此说明书建议在用药前可使用抗组胺药和（或）短效类固醇药预防输液反应。该患者于化疗前给予地塞米松磷酸钠注射液预处理。

3. 化疗消化道安全管理　该患者选用 AP 方案，依据 NCCN 止吐指南，顺铂为高度致吐风险化疗方案，宜选用止吐方案包括：奥氮平 +NK-1RA+5-HT$_3$RA+ 地塞米松，或奥氮平 + 帕洛诺司琼 + 地塞米松，或 NK-1RA+5-HT$_3$RA+ 地塞米松。患者上周期化疗耐受性良好，故本次行化疗时，仍选用"托烷司琼 + 糖皮质激素"止吐方案治疗。

用药监护要点

1. 顺铂的主要限制性毒性为肾小管损伤。为预防肾毒性，可在用药前后大量补液，以降低 DDP 血药浓度，增加其肾脏清除率。

2. 甘草酸制剂可出现低钾血症，增加低钾血症的发病率，存在血压上升，钠、体液潴留、浮肿、体重增加等假性醛固酮症的危险，因此要充分注意观察血清钾值的测定，及时对症治疗。

3. 由于蒽环类的心脏毒性，《中国临床肿瘤学会（CSCO）蒽环类药物心脏毒性防治指南》中指出，大量的高级别循证医学证据表明：右丙亚胺可以有效地预防蒽环类药物所致心脏毒性的药物。

4. 托烷司琼注射液为 5-HT$_3$RA 类药物，本类药物在使用过程中可引起便秘，对于胃肠功能较弱的老年女性患者，应警惕便秘的发生，提醒患者注意排便情况，多进食膳食纤维预防便秘。

5. 患者化疗期间为预防过敏反应及止吐，给予地塞米松及甲泼尼龙治疗，临床应用中易引起精神亢奋，导致夜间入眠困难、面部潮红等不良反应，提醒患者注意相关表现。

第二节　软骨肉瘤

一、概述

软骨肉瘤是一种异质性较强的恶性骨肿瘤，起源于软骨组织，并具有产生软骨基质的特征。它是继骨肉瘤之后第二常见的原发性骨肿瘤，发病率约为每百万人 6.63 例，占原发性骨恶性肿瘤的 20%~27%。根据发病部位，软骨肉瘤可分为中央型和周围型（或称继发性软骨肉瘤）。中央型软骨肉瘤起源于髓腔，而周围型则由良性软骨病变（如内生软骨瘤或骨软骨瘤）恶变而来。病理类型上，软骨肉瘤可分为经典型、去分化型、透明细胞型和间叶型，其中经典型最为常见，约占所有病例的 90% 以上，恶性程度从低到高分为Ⅰ级、Ⅱ级和Ⅲ级。高级别软骨肉瘤（Ⅱ级和Ⅲ级）具有更高的侵袭性和转移风险，对患者的生命健康构成严重威胁。软骨肉瘤的发病率在不同地区和种族间可能存在差异，总体上，中老年人更易患病，尤其是 50 岁以上的个体，且男性患者比例略高于女性。软骨肉瘤好发于中轴骨（如骨盆、脊柱）和四肢长骨（如股骨、肱骨），其中经典型在长管状骨中的发病率较高。而去分化型、透明细胞型和间叶型软骨肉瘤相对罕见，但恶性程度通常较高，治疗难度也相应增大。软骨肉瘤会导致骨质破坏、疼痛、肿胀和关节活动受限等症状，部分高级别和某些特殊亚型的软骨肉瘤还可能导致病理性骨折和远处转移，进一步加剧患者的病情，严重影响患者的生活质量。软骨肉瘤的预后因病理类型、分级、发病部位以及治疗方式的不同而差异显著。低级别（Ⅰ级）软骨肉瘤的预后相对较好，10 年生存率可达 80% 以上，而高级别（Ⅱ级和Ⅲ级）软骨肉瘤的预后较差，尤其是Ⅲ级软骨肉瘤，其 10 年生存率可能低于 30%。

（一）病因与发病机制

软骨肉瘤是一种恶性骨肿瘤，其发病机制复杂且多因素至今尚未完全明确。然而，通过近年来的深入研究发现，可能涉及遗传突变、分子信号通路异常、表观遗传学改变等多个层面，这些因素相互作用，共同促进了软骨肉瘤的发生和发展。

在遗传因素方面，研究表明，大约 40% 至 56% 的软骨肉瘤患者携带有异柠檬酸脱氢酶（IDH1 或 IDH2）基因的突变，这些突变导致肿瘤细胞内 2-HG 水平升高，进而影响细胞代谢和表观遗传调控，促进肿瘤的发生和发展。特别是在 Ollier 病和 Maffucci 综合征患者中，由于 IDH1 或 IDH2 基因的体细胞嵌合突变，其恶性转化为软骨肉瘤的风险显著增加。EXT1 或 EXT2 基因突变影响硫酸乙酰肝素蛋白聚糖（HSPG）的合成，进而干扰细胞信号传导和生长调控，增加肿瘤的发生风险。与 EXT1 或 EXT2 基因突变有密切关系的多发性骨软骨瘤（遗传性多发性外生骨瘤）患者，也表现出较高的恶变风险。

在分子层面，IDH1/IDH2 基因突变引起的 2-HG 累积，通过竞争性抑制 α- 酮戊二酸依赖性酶（如 TET2）的活性，导致表观遗传学改变，包括 DNA 高甲基化和组蛋白修饰，这些改变可能影响细胞分化。这些表观遗传学的改变在软骨肉瘤的发展中扮演着关键角色。

软骨肉瘤的发病机制还涉及到细胞信号传导通路的异常，例如印度刺猬蛋白（IHH）/甲状旁腺激素相关（PTHRP）蛋白信号通路的失调，这在软骨细胞的增殖和分化中起着重要作用。在 EXT 基因失活的骨软骨瘤中，HSPG 在细胞质和高尔基体中积累，阻碍了多种生长信号通路，这对于正常人生长板内的正常软骨细胞增殖和分化至关重要。软骨肉瘤的进展与 CDKN2A（p16）抑癌基因和 P53 的改变有关，这些基因的改变可能导致细胞周期失控和细胞凋亡受阻。除了遗传外，环境因素如辐射暴露和某些化学物质暴露也可能增加软骨肉瘤的发生风险。这些因素相互作用，可能共同促进了软骨肉瘤的发生和发展，但其确切机制仍需进一步研究。

（二）病理分类与分期

1. 病理分类 软骨肉瘤具有较强的异质性，每种亚型都有其独特的组织学特征、临床表现和治疗响应，软骨肉瘤的病理分类可以分为以下 6 类。

（1）传统软骨肉瘤 是最常见的软骨肉瘤类型，占所有软骨肉瘤的 90% 以上。

（2）非典型软骨瘤 /1 级软骨肉瘤 这些肿瘤在长骨中表现为局部侵袭性，但不会转移，因此其恶性潜力有限。它们在组织学上与低级别传统软骨肉瘤相似，但通常被视为良性或低度恶性。

（3）去分化软骨肉瘤 是一种高度恶性的亚型，由低级别的软骨肉瘤和高级别的非软骨肉瘤（如骨肉瘤、纤维肉瘤或未分化的高级别多形性肉瘤）组成。这种类型的软骨肉瘤预后较差，因为它可以迅速生长并早期转移。

（4）间充质软骨肉瘤 是一种罕见的高度恶性肿瘤，特征是分化的软骨与未分化的小圆细胞组成的实性高细胞区混合。这种类型的软骨肉瘤常见于年轻人，并且有局部和远处复发的倾向。

（5）透明细胞软骨肉瘤 是一种极其罕见的低级别变异型，特征是除透明软骨外，还存在外观平淡的分叶状肿瘤细胞群，细胞核位于中央，细胞质透明空。这种类型的软骨肉瘤多发于长骨的骨骺。

（6）黏液样软骨肉瘤 是一种具有明显黏液样改变的高级别传统软骨肉瘤。它们在组织学上与其他类型的软骨肉瘤有所不同，并且与骨骼外黏液样软骨肉瘤不同。

2. 临床分期 软骨肉瘤目前没有统一的分期系统，但通常根据肿瘤的组织学分级、大小、局部侵袭性以及是否存在转移等因素进行综合评估。常见的分期方法包括：Enneking 分期系统、AJCC TNM 分期系统、FNCLCC 分期系统、Genant 分期系统等。其中 Enneking 分期系统以其简洁性及预后预测能力而著称。与之相较，AJCC TNM 分期系统具备广泛的适用性，涵盖所有肿瘤类型，且纳入了淋巴结转移与远处转移情况，成为临床上应用较为普遍的分期手段。此外，FNCLCC 分期系统（即法国国家癌症中心分期系统）与 AJCC TNM 分期系统存在相似之处，均着重考量肿瘤大小、深度（区分浅表与深部）以及淋巴结转移状况，但 FNCLCC 分期系统更聚焦于软组织肉瘤的评估。而 Genant 分期系统则另辟蹊径，以影像学特征为核心，综合考量肿瘤的大小、侵袭性表现及转移情况，尤其强调通过影像学手段来评估肿瘤的恶性程度，为临床决策提供了基于影像学的独特视角。

（1）Enneking 分期系统 将骨肿瘤分为三个主要阶段 I、Ⅱ、Ⅲ期，每个阶段又根据肿瘤的局部侵袭性进一步细分为 A 或 B。

Ⅰ期（低度恶性）

ⅠA：肿瘤未穿透皮质，未侵犯周围软组织。

ⅠB：肿瘤穿透皮质，侵犯周围软组织，但无远处转移。

Ⅱ期（高度恶性）

　　ⅡA：肿瘤未穿透皮质，侵犯周围软组织，但无远处转移。

　　ⅡB：肿瘤穿透皮质，侵犯周围软组织，但无远处转移。

　Ⅲ期（远处转移）

　　ⅢA：任何级别的肿瘤伴有单个远处转移。

　　ⅢB：任何级别的肿瘤伴有多个远处转移。

　不同分期的特点主要包括以下内容。

　　ⅠA和ⅡA：这些阶段的肿瘤根据其恶性程度（低度或高度）进行分类，但都未发生远处转移。

　　ⅠB和ⅡB：这些阶段的肿瘤已经穿透骨骼皮质并侵犯周围软组织，表明肿瘤具有更高的侵袭性。

　　Ⅲ期：无论肿瘤的恶性程度如何，只要存在远处转移，即为Ⅲ期。

　Enneking分期系统的优势在于其简单性和能够预测预后。Ⅰ期肿瘤通常预后较好，而Ⅲ期肿瘤预后较差。Ⅱ期肿瘤的预后取决于肿瘤的侵袭性和治疗反应。

　（2）AJCC TNM分期系统（第8版，2017年）

　T（Tumor）分期

　　TX：原发肿瘤无法评估。

　　T0：无原发肿瘤证据。

　　T1：肿瘤最大直径≤8cm，没有扩展至骨盆或脊柱。

　　T2：肿瘤最大直径＞8cm，没有扩展至骨盆或脊柱。

　　T3：肿瘤侵犯骨盆或脊柱。

　N（Node）分期

　　NX：区域淋巴结无法评估。

　　N0：无区域淋巴结转移。

　　N1：区域淋巴结转移。

　M（Metastasis）分期

　　M0：无远处转移。

　　M1：有远处转移。

　分期组合

　ⅠA：T1N0M0，G1。

　ⅠB：T2N0M0，G1。

　ⅡA：T1N0M0，G2。

　ⅡB：T2N0M0，G2。

　ⅢA：T1N0M0，G3；T3N0M0，任何G；T1-2N1M0，任何G。

　ⅢB：T3N0M0，G1-2；T1-2N1M0，任何G。

　ⅢC：T3N0M0，G3；T3N1M0，任何G；任何T，任何N，M1。

　分级（Grade，G）

GX：分级无法评估。

G1：低度恶性。

G2：中度恶性。

G3：高度恶性。

TNM 分期：每个 T、N 和 M 类别都有具体的标准，用于描述肿瘤的大小、淋巴结受累情况和远处转移情况。

G 分级：软骨肉瘤的分级基于组织学特征，反映了肿瘤的恶性程度。

分期组合：不同的 T、N 和 M 分期组合形成具体的分期，如ⅠA、ⅠB 等，每个分期对应不同的治疗策略和预后。

（三）诊断

软骨肉瘤是一种起源于软骨或成软骨结缔组织的恶性肿瘤，占恶性骨肿瘤的 20% 左右，是继骨髓瘤和骨肉瘤之后的第三大常见原发性骨恶性肿瘤。软骨肉瘤的诊断依赖于综合评估患者的临床症状、体征、影像学特征、组织学结果以及分子遗传学数据。准确的诊断对于制定治疗计划和预测预后至关重要。

1.临床表现　软骨肉瘤是一种发生在骨骼中的恶性肿瘤，其临床表现多样，且与肿瘤的大小、位置和侵袭性有关。疼痛和肿胀是常见症状，尽管早期可能不显著，但随着肿瘤生长，患者可能会感到局部隐匿性、进行性的疼痛，夜间可能加重，以及局部肿胀或肿块，特别是在肿瘤较大或侵袭性较强时。功能障碍也可能发生，如果肿瘤靠近关节，可能会观察到骨膨胀和可触及的继发性局部肿胀，以及由此引发的关节活动范围受限。在某些情况下，软骨肉瘤可能导致病理性骨折，尤其是在肿瘤较大或侵袭性较强时。

软骨肉瘤好发于骨盆和股骨近端，这些部位的肿瘤可能更容易引起症状，但它也可以发生在任何骨骼，包括中轴骨和四肢骨骼。病程通常是隐匿的，症状可能在肿瘤较大时才出现，随着时间的推移，肿瘤可能会逐渐增大，导致症状加剧。与软骨肉瘤发生相关的罕见疾病包括 Ollier 病和 Maffucci 综合征，这些疾病与多发性软骨瘤和软组织血管瘤有关。在软骨肉瘤晚期，可能会出现转移症状，如肺转移可能导致呼吸困难或胸痛。如果肿瘤位于脊柱或骨盆，可能会压迫神经，导致相应的神经症状。这些临床表现的变化反映了软骨肉瘤的复杂性和治疗的挑战性。

2.影像学检查　软骨肉瘤的诊断依赖于一系列影像学检查，每种检查都有其独特的特点和作用，以下是软骨肉瘤影像学检查的关键方法及其特点。

X 线平片：作为初步评估骨肿瘤的基本方法，X 线平片能够显示肿瘤的钙化、骨质破坏和骨膜反应等特征。对于软骨肉瘤，X 线平片通常显示为皮质破坏、髓质骨小梁丢失，以及钙化和骨质破坏的特征性环弧样钙化，伴有分叶状生长。这些特征有助于初步判断肿瘤的性质和侵袭性。

CT 扫描：CT 提供了更高分辨率的图像，能够清晰显示骨质破坏的程度和范围，以及肿瘤与周围结构的关系。CT 对于评估肿瘤的钙化和骨外扩展特别有用，有助于手术计划的制定。

MRI：MRI 在软骨肉瘤的诊断中尤为重要，因为它能够提供关于肿瘤内部结构和软组织侵犯的详细信息。MRI 显示肿瘤的髓内受累以及骨外浸润，对于判断肿瘤的侵袭性和分级具有重要价值。在 T1WI 上，软骨肉瘤通常表现为等信号或低信号，而在 T2WI 上则表现为高信号，有助于区分肿瘤和周围组织。

PET-CT：正电子发射断层扫描（PET）与 CT 的结合使用，能够提供肿瘤的代谢活性和解剖结构信息。PET-CT 在评估肿瘤的生物学行为和检测远处转移方面具有优势，但其在软骨肉瘤中的应用可能受到限制，因为软骨肉瘤通常代谢活性较低。

骨扫描：骨扫描用于评估肿瘤的骨内扩散和转移。它能够显示全身骨骼的异常骨代谢区域，对于检测骨内多发病灶和转移病灶有一定价值。

超声检查：超声检查在软骨肉瘤的应用有限，但在某些情况下，如软组织肿瘤的评估，可以提供实时、无创的图像，有助于区分实质性和囊性病变。

软骨肉瘤的影像学检查是多方面的，每种检查方法都有其独特的优势和局限性。在实际临床工作中，通常需要结合多种影像学检查结果，以获得最全面的肿瘤信息，从而指导诊断和治疗。例如，X 线和 CT 在评估骨质破坏和钙化方面具有优势，而 MRI 在评估软组织侵犯和肿瘤内部结构方面更为敏感。PET-CT 和骨扫描则在评估肿瘤的代谢活性和全身转移方面发挥作用。这些影像学检查的综合应用，为软骨肉瘤的准确诊断和有效治疗提供了重要依据。

3. 组织学评估 在软骨肉瘤的诊断流程中，组织学评估扮演着至关重要的角色。此过程不仅有助于确诊软骨肉瘤，还能深入评估其恶性程度、侵袭性特征以及患者的预后情况。组织学评估的重要意义还在于能够准确区分软骨肉瘤与其他软骨源性肿瘤（例如软骨瘤），并进一步预测肿瘤的生物学行为和治疗反应。

评估工作首先依赖于高质量的活检样本，这些样本可通过细针抽吸活检、核心针活检或开放活检获取，为病理学家提供了直接观察肿瘤组织的机会。评估内容包括对肿瘤细胞密度、细胞核异型性、有丝分裂活性、软骨基质产生情况以及肿瘤侵袭性特征（如骨质破坏和软组织侵犯）的详细分析。此外，免疫组化和分子检测也是组织学评估的重要组成部分，特别是针对 IDH 突变及其他与肿瘤预后和治疗反应相关的遗传标记的检测。组织学分级作为评估的核心环节，通常将软骨肉瘤分为三级：Ⅰ级（低级别）、Ⅱ级和Ⅲ级（高级别），其中Ⅰ级软骨肉瘤细胞密度较低，核小，有丝分裂象少见，尽管具有侵袭性生长模式，但形态上接近于良性软骨瘤；而Ⅱ级和Ⅲ级软骨肉瘤则展现出更高的细胞密度、核异型性和有丝分裂活性，预后相对较差。组织学评估的结果对治疗决策的制定具有决定性影响，低级别软骨肉瘤可能适宜局部切除，而高级别软骨肉瘤则需考虑更广泛的切除和辅助治疗（如放疗或化疗）。对于复发或转移性软骨肉瘤，组织学评估同样有助于选择最合适的治疗策略。

（四）临床表现

软骨肉瘤的临床表现多种多样，随着病情的进展，可能出现典型症状包括肿块形成、疼痛、关节功能障碍、骨骼畸形和病理性骨折。由于肿瘤细胞快速增长导致形成肿块，这一现象在软骨肉瘤中尤为明显。肿块多位于长骨骨干或附属干骺端区域，如股骨、肱骨等，也可出现在骨盆、肋骨等部位。肿块可伴有局部热感和红斑，随着病情的进展，肿块会逐渐增大。进而压迫周围神经组织或者侵犯到骨膜而引起的疼痛，疼痛一般为持续性钝痛，夜间更为严重，有时可放射至远端肢体。疼痛的程度和性质可因个体差异而有所不同。当肿瘤向周围浸润时会直接压迫周围的血管以及神经，从而引发关节功能障碍。患者可能会出现关节僵硬、活动受限等症状，尤其是在早晨起床后感觉比较明显。软骨肉瘤生长迅速，会导致骨骼结构受到破坏，进而引起骨骼畸形和病理性骨折。畸形可能表现为弯曲、旋转等，常见于四肢长骨，如大腿骨或小腿骨；骨折通常发生在轻微外伤或无外伤情况下，常涉及股骨、胫骨等长骨。此外，软骨肉瘤患者还可能出现静脉曲张、肢体乏力、虚弱、麻木、大小便障碍等并发症，这些症状的出现进一步加剧了患者的痛苦和不适。

二、治疗目的与原则

软骨肉瘤，作为一种恶性骨肿瘤，其治疗策略基于肿瘤的组织学分级、病变部位、大小以及患者的整体健康状况进行综合评估。治疗的核心目标在于实现肿瘤的局部控制，预防复发和转移，同时最大限度地保留患者的功能并提升其生活质量。在这一框架下，软骨肉瘤的治疗原则可以概括如下。

手术切除作为首选治疗方法，目的在于通过广泛切除实现肿瘤的完全移除，对于可手术切除的肿瘤，追求阴性手术切缘是降低局部复发风险的关键。在骨盆和四肢软骨肉瘤的治疗中，保肢手术与功能重建已成为现代外科治疗的趋势，旨在提高患者术后的生活质量。对于手术边缘阳性、不能完全切除或手术禁忌的患者，放疗作为一种有效的辅助治疗手段，能够提高局部控制率，其中质子治疗和碳离子治疗因其精确的剂量分布，尤其在颅底和脊柱软骨肉瘤的治疗中显示出优势。尽管软骨肉瘤对化疗的反应相对较低，但对于高级别或去分化型软骨肉瘤，以顺铂和阿霉素为基础的化疗方案在某些研究中显示出生存益处，尤其是在年轻患者中。针对携带 IDH1/2 突变的软骨肉瘤患者，IDH 抑制剂如艾伏尼布（ivosidenib）提供了新的治疗选择，通过抑制突变 IDH 的酶活性，减少肿瘤细胞中异常代谢物的积累，从而抑制肿瘤生长。考虑到软骨肉瘤的异质性，治疗应根据患者的具体情况进行个体化调整，包括肿瘤的分子遗传特征、患者的年龄、健康状况以及个人偏好等，都应纳入治疗决策的考量。治疗后，软骨肉瘤患者需定期进行影像学监测和生化指标检测，以早期发现复发或转移，对于高风险患者，应加强随访频率，及时调整治疗方案。总体而言，软骨肉瘤的治疗需遵循综合治疗原则，结合手术、放疗、化疗和分子靶向治疗等多种手段，以实现最佳的治疗效果。随着对软骨肉瘤生物学特性的深入理解和新治疗技术的不断发展，未来有望进一步提高患者的治疗响应率和生存预后。

三、药物治疗进展

软骨肉瘤的化学治疗（化疗）作为综合治疗策略的关键组成部分，尤其适用于手术切除不可行或存在转移病灶的患者，其药物选择需综合考量肿瘤的组织学分级、患者整体健康状况及分子遗传特性。常规化疗药物如顺铂和阿霉素，虽疗效有限，但仍作为高级别软骨肉瘤的辅助手段，通过干扰 DNA 结构与细胞复制抑制肿瘤增长。近年来，靶向治疗凭借高选择性，为携带 IDH1/2 突变的软骨肉瘤患者提供了 IDH 抑制剂如艾伏尼布和恩西地平等新选择，通过调控肿瘤代谢抑制其生长；同时，血管生成抑制剂亦通过抑制肿瘤血管生成实现控制。此外，免疫治疗作为肿瘤治疗的新纪元，通过激活免疫系统攻击肿瘤细胞，免疫检查点抑制剂如帕博利珠单抗和纳武利尤单抗在特定软骨肉瘤中展现疗效。尽管化疗面临挑战，但新型分子靶点药物的研发、更有效的靶向药物及免疫治疗潜力的探索，为患者带来了新希望。未来治疗将趋向个体化，化疗与靶向、免疫治疗的联合策略或可提升疗效。总之，软骨肉瘤的化疗方案应依据肿瘤特征与个体状况定制，以期达到最佳疗效与生活质量，随着新药新疗法的涌现，其治疗前景充满希望。

软骨肉瘤的治疗药物选择涉及多种化疗方案、靶向治疗药物以及免疫治疗药物。以下是软骨肉瘤治疗中常用的药物选择。

1. 化疗方案推荐　传统化疗药物，作为软骨肉瘤综合治疗的重要组成部分，主要通过干扰癌细胞的生长与分裂机制实现其杀灭或抑制作用，具体包括环磷酰胺作为一种广谱抗肿瘤药物，主要通过抑制 DNA 甲基化酶，进而阻碍 DNA 合成，同时干扰 RNA 的合成与蛋白质的生物合成，从而实现对癌细胞增殖的抑制。而异环磷酰胺则作为环磷酰胺的类似物，其抗肿瘤作用主要通过干扰 DNA 合成过程中的关键酶如 DNA 聚合酶等，阻断 DNA 的复制和修复过程，导致肿瘤细胞 DNA 结构和功能受损，最终诱导肿瘤细胞死亡。顺铂作为一种细胞毒性化疗药物，通过进入细胞核与 DNA 结合形成复合物，导致 DNA 链断裂、交联等损伤，进而干扰 DNA 的合成与修复，抑制癌细胞的复制和转录功能，并诱导癌细胞凋亡。阿霉素则通过嵌入 DNA 链中，阻止拓扑异构酶 Ⅱ 的作用，导致 DNA 链断裂，同时产生自由基损伤肿瘤细胞的膜结构和蛋白质，从而达到抑制肿瘤细胞增殖和诱导其凋亡的抗肿瘤效果。氟尿嘧啶干扰 DNA 合成，阻断细胞周期，抑制肿瘤细胞增长，常见用于消化道系统癌症，亦可用于软骨肉瘤。这些药物在软骨肉瘤的治疗中各具特色，需根据患者病情及药物特性合理选择。

顺铂和阿霉素联合方案包括以下内容。

顺铂和阿霉素是软骨肉瘤化疗中最常用的药物组合。这一方案通常用于高级别软骨肉瘤，尤其是去分化型软骨肉瘤。

顺铂：通常剂量为 $75\sim100mg/m^2$，每 3~4 周一次。

阿霉素：剂量为 $50\sim75mg/m^2$，每 3~4 周一次。

异环磷酰胺和阿霉素联合方案包括以下内容。

异环磷酰胺和阿霉素的联合方案有时也用于软骨肉瘤的治疗。

异环磷酰胺：剂量为 $1.5\sim2g/m^2$，连续使用 5 天，每 3~4 周重复。

阿霉素：剂量为 $50\sim75mg/m^2$，与异环磷酰胺同日使用。

2. 靶向治疗药物　在靶向治疗药物中，IDH 突变抑制剂占据了重要地位。IDH 作为细胞代谢的关键酶，其突变会导致代谢产物 2- 羟基戊二酸（2-HG）的异常积累，进而影响细胞的正常分化和增殖。针对这一机制，IDH 抑制剂如艾伏尼布和恩西地平应运而生。艾伏尼布作为 IDH1 突变的特异性抑制剂，已在携带 IDH1 突变的软骨肉瘤患者中展现出显著疗效。而恩西地平，虽然主要用于治疗 IDH2 突变的急性髓系白血病，但在软骨肉瘤中的研究也取得了初步成果，显示出其潜在的抗肿瘤活性。

血管生成抑制剂则是通过阻断血管内皮生长因子（VEGF）信号通路，抑制肿瘤血管生成，从而实现对肿瘤生长的抑制。帕唑帕尼和瑞戈非尼作为多靶点酪氨酸激酶抑制剂，能够同时抑制 VEGFR、PDGFR 和 c-Kit 等多个靶点，对于不可切除或转移性软骨肉瘤患者而言，这些药物提供了新的治疗选择。

此外，mTOR 抑制剂也在软骨肉瘤治疗中展现出独特优势。mTOR 通路作为细胞增殖、代谢和生存的核心调控机制，其抑制剂如依维莫司和西罗莫司，通过阻断这一通路，有效抑制了肿瘤细胞的生长和增殖。这些药物不仅单独使用效果显著，有时还与化疗药物联合应用，以增强治疗效果。

对于携带 IDH1/2 突变的软骨肉瘤患者，IDH 抑制剂提供了新的治疗选择。

艾伏尼布（ivosidenib）：剂量为 500mg，每日一次，口服。

恩西地平（enasidenib）：剂量为 100mg，每日两次，口服。

血管生成抑制剂的治疗方案包括以下内容。

帕唑帕尼（pazopanib）：剂量为 800mg，每日一次，口服。

瑞戈非尼（regorafenib）：剂量为 160mg，每日一次，口服。

3. 免疫治疗药物　在免疫治疗方面，免疫检查点抑制剂通过阻断 PD-1/PD-L1 信号通路，恢复了 T 细胞对肿瘤的免疫反应，增强了其对肿瘤细胞的杀伤能力。帕博利珠单抗和纳武利尤单抗作为抗 PD-1 抗体，已在多种实体瘤包括软骨肉瘤的治疗中显示出显著疗效。此外，CTLA-4 抑制剂如伊匹木单抗，通过增强 T 细胞的活化和增殖，提高了对肿瘤的免疫反应。尽管伊匹木单抗目前主要用于黑色素瘤的治疗，但其在软骨肉瘤中的研究也正在进行中，有望为更多患者带来福音。

除了直接作用于 T 细胞的免疫检查点抑制剂外，还有其他免疫调节剂通过调节肿瘤微环境中的免疫细胞来发挥作用。白蛋白结合型纳米颗粒西罗莫司（nab-sirolimus，ABI-009）作为一种新型的西罗莫司制剂，通过白蛋白结合技术提高了药物的稳定性和疗效，为软骨肉瘤的免疫治疗提供了新的选择。

帕博利珠单抗（pembrolizumab）：剂量为 200mg，每 3 周一次，静脉注射。

纳武利尤单抗（nivolumab）：剂量为 3mg/kg，每 2 周一次，静脉注射。

药物剂量可能需要根据患者的肾功能、肝功能、骨髓抑制情况以及其他合并症进行调整。例如，对于肾功能不全的患者，顺铂的剂量可能需要减少，而对于肝功能不全的患者，阿霉素的剂量可能需要调整。

在某些情况下，化疗、靶向治疗和免疫治疗可能联合使用，以提高治疗效果。例如，新辅助化疗可能与手术切除联合使用，以减少肿瘤体积并提高切除率。此外，靶向治疗和免疫治疗的联合使用也在研究中，以探索其在软骨肉瘤治疗中的潜力。

四、临床药物治疗案例分析

★软骨肉瘤围术期药物治疗案例分析

病历摘要

患者，女，35 岁。身高 162cm，体重 60kg。

主诉：左髋疼痛，活动受限 5 月，加重伴疼痛半月。

现病史：患者 5 月前无明显诱因发现左髋部包块，约 2cm×2cm 大小，有压痛，向远端放射，平时无疼痛，肢体活动不受影响。之后包块无明显增大，并出现疼痛，遂来我院就诊，门诊行穿刺活检术提示：软骨肉瘤，现为进一步诊治入住我院。

既往史：否认高血压、糖尿病、冠心病史，否认肝炎、结核等传染病史，否认胃肠道、肝胆系统疾病史，否认外伤、手术及输血史。

个人史：生于原籍，无外地久居史，无疫水接触史，无吸烟嗜好，无饮酒嗜好，从事职员工作，无工业毒物、粉尘、放射性物质接触史，无冶游史。

入院诊断：软骨肉瘤（左骨盆）。

（治疗经过及用药分析）

患者入院后完善相关检查，同时给予镇痛药物治疗，排除禁忌后于 1 月 18 日全身麻醉下行"左侧超半盆截肢术"，病情平稳后于 1 月 26 日出院。治疗期间所用药物见表 18-5。

表 18-5　药物治疗方案

治疗药物	用法用量	起止时间
盐酸羟考酮缓释片	80mg，q12h，po	1.8-1.10
盐酸吗啡注射液	10mg，st，ih	1.9，1.10
盐酸羟考酮缓释片	120mg，q12h，po	1.11-1.17
注射用奥美拉唑钠	40mg+0.9%NS 100ml，q12h，ivgtt	1.18-1.23
注射用头孢呋辛	1.5g+0.9%NS 100ml，q12h，ivgtt	1.18-1.19
注射用卡络磺钠	80mg+0.9%NS 100ml，qd，ivgtt	1.18-1.20
维生素 K_1 注射液	10mg，q12h，im	1.18-1.20

治疗药物	用法用量	起止时间
吸入用异丙托溴铵溶液	2ml，q12h，雾化吸入	1.18-1.26
低分子量肝素钠注射液	5000U，qd，ih	1.19-1.26
盐酸氨溴索注射液	30mg+0.9%NS 100ml，bid，ivgtt	1.20-1.26

辅助检查

（1）心电图　正常心电图。

（2）肝肾功能　ALT 19IU/L，AST 13IU/L，白蛋白 42g/L，甘油三酯 3.16mmol/L，尿素 3.9mmol/L，肌酐 67μmol/L。

（3）血常规　WBC 7.86×10^9/L，RBC 3.53×10^{12}/L，PLT 287×10^9/L。

用药治疗方案分析

1. 围术期预防用抗菌药物　超半盆截肢术涉及大范围组织切除，根据 2015 版抗菌药物指导原则，此类手术通常归类为Ⅰ类或Ⅱ类，可能的污染菌为金黄色葡萄球菌，凝固酶阴性葡萄球菌，链球菌属，革兰阴性菌，厌氧菌，需预防性使用抗菌药物。通常推荐的抗菌药物为第一、二代头孢菌素±甲硝唑。如手术时间超过 3 小时，或成人出血量超过 1500ml，术中应追加一次。

2. 镇痛治疗　疼痛是癌症患者最常见的症状之一，严重影响癌症患者的生活质量。初诊癌症患者疼痛发生率约为 25%；晚期癌症患者的疼痛发生率约为 60%~80%，其中 1/3 的患者为重度疼痛。癌症疼痛（以下简称癌痛）如果得不到缓解，患者将感到极度不适，可能会引起或加重患者的焦虑、抑郁、乏力、失眠、食欲减退等症状，严重影响患者日常活动、自理能力、交往能力及整体生活质量。患者由门诊转入，初始 NRS 评分 9 分，故应按照三阶梯原则给予强阿片类药物，门诊滴定后维持药物给予盐酸羟考酮缓释片 80mg，一日两次后，患者 NRS 评分稳定在 3 分，故初始药物方案为盐酸羟考酮缓释片 80mg，一日两次。

3. 止血治疗　卡络磺钠通过增加毛细血管对损伤的抵抗力，降低毛细血管的通透性，促进毛细血管断裂端的回缩而止血。适应于泌尿系统、上消化道、呼吸道和妇产科疾病出血，亦可用于外伤和手术出血。该患者术中出血较多，术后使用该药物止血，防止出血过多造成贫血等影响预后。维生素 K_1 为维生素类药。维生素 K 是肝脏合成因子Ⅱ、Ⅶ、Ⅸ、Ⅹ所必需的物质。维生素 K 缺乏可引起这些凝血因子合成障碍或异常，临床可见出血倾向和凝血酶原时间延长。

4. 雾化治疗　全身麻醉后患者呼吸道分泌物多，容易引起呼吸道梗阻、呼吸道炎症、坠积性肺炎等并发症，所以对全麻患者雾化吸入可以有效减少患者全麻术后的口干、咽痛等症状，并能减少并发症的发生。

5. 抑酸治疗　各种困难、复杂的大手术是应激性溃疡发生的常见的应激源之一，该患者手术时间长、较复杂，出血量大，故术后常规使用奥美拉唑 40mg，bid 预防应激性溃疡。

6. 抗凝治疗　骨科术后抗凝治疗的核心目标是预防静脉血栓栓塞症（VTE），包括深静脉血栓（DVT）和肺栓塞（PE），同时平衡出血风险。结合最新指南和临床实践，低分子肝素起效快、无需频繁监测，适用于术后早期（如术后 6~24 小时启动）。

用药监护要点

1. 阿片类药物不良反应　阿片类药的不良反应主要包括：便秘、恶心、呕吐、嗜睡、瘙痒、头晕、尿潴留、谵妄、认知障碍、呼吸抑制等。除便秘外，阿片类药物的不良反应大多是暂时性或可耐受的。应把预防和处理阿片类止痛药不良反应作为镇痛治疗计划的重要组成部分。恶心、呕吐、嗜睡、头晕等不良反应，大多出现在未使用过阿片类药物患者的用药最初几天。初用阿片类药物的数天内，可考虑同时给予甲氧氯普胺（胃复安）等止吐药预防恶心、呕吐，如无恶心症状，则可停用止吐药。便秘症状通常会持续发生于阿片类药物止痛治疗全过程，多数患者需要使用缓泻剂防治便秘。出现过度镇静、精神异常等不良反应，需要减少阿片类药物用药剂量。用药过程中，应当注意肾功能不全、高钙血症、代谢异常、合用精神类药物等因素的影响。

2. 奥美拉唑　为硫酰基苯并咪唑化学结构，其稳定性受溶液的 pH、光线、金属离子等多种因素的影响，在酸性条件下，奥美拉唑结构易发生改变，产生变色或聚合为絮状沉淀。因此常用溶媒为 0.9% 氯化钠注射液。卡络磺钠为含有缩氨脲结构的磺酸盐，在中性环境下稳定，pH 偏低时，易降解。一般 5% 葡萄糖注射液的 pH 为 3.2~5.5，因此卡络磺钠与 5% 葡萄糖注射液配伍不稳定。

3. 低分子量肝素钠　用药前及治疗期间需定期监测血小板计数，使用时选择腹部脐周 5cm 范围外的两侧腹壁（避开脐周 1~2cm），左右交替注射。

第三节　尤因肉瘤

一、概述

尤因肉瘤（Ewing sarcoma，ES），又称为未分化网状细胞瘤或骨尤因肉瘤，是一种源于骨髓内原始细胞的小圆形细胞低分化恶性肿瘤。它首先由 Ewing 在 1921 年报道，并取名为"骨的弥漫性血管内皮瘤"，而后 Oberling 在 1928 年认为其起源于骨髓网状细胞，故又称为"网状肉瘤"。尽管长久以来对其组织来源存在不同意见，但目前尤因肉瘤已被公认为一种独立的骨肿瘤。该疾病属于尤因肉瘤家族肿瘤（Ewing sarcoma family of tumors，EFT）的一部分，后者还包括骨外尤因肉瘤（extraosseous Ewing sarcoma，EES）、PNET、胸肺部的小细胞恶性肿瘤（Askin 肿瘤）和非典型尤因肉瘤。尤因肉瘤占所有原发性骨肿瘤的 6%~8%，是儿童和青少年最常见的恶性原发性骨肿瘤。男女发病比例约为 1.4∶1，发病高峰年龄为 10~20 岁，大于 30 岁的患者很少见。在美国和非洲的黑人中，尤因肉瘤的发病率较低，而在中国的发病率也相对不高。从病理角度来看，尤因肉瘤的肿瘤细胞主要由形态单一的小圆形细胞构成，这些细胞质稀少且透明，细胞核通常呈泡状，染色质颗粒细腻，核仁不明显。在显微镜下，尤因肉瘤的瘤细胞形态较为一致，外形呈现为圆形或者多角形，细胞膜不甚清楚。细胞浆较少且染色较浅，可出现不规则小空泡或者凝固性坏死区。细胞核染色较深，为较规则的椭圆形或者圆形，染色质颗粒较细致且分布均匀，似粉尘样，核分裂象较为多见。肿瘤组织内细胞数量丰富且排列紧密呈片状或小叶状，也可排列分布为巢状，偶可见 20 个左右的尤因肉瘤细胞聚集排列呈环状，构成特异性"假菊形团"状结构。免疫组织化学特征上，尤因肉瘤的特征性表现为 MIC2 及 CD99 抗原阳性，伴有不同程度的神经外胚层分化，肿瘤细胞行过碘酸雪夫（Periodic Acid-Schiffstain，PAS）染色呈阳性，且不耐淀粉酶消化，提示细胞浆可能存在糖原颗粒。

（一）病因与发病机制

尤因肉瘤是一种罕见且高度恶性的肿瘤，其病因及发病机制至今尚未完全明确。然而，通过近年来的深入研究，已发现染色体易位、肿瘤细胞起源以及遗传和环境因素在尤因肉瘤的发生发展中扮演着重要角色。

尤因肉瘤的特征性染色体易位为 t（11；22）（q24；q12），这一易位导致 22 号染色体上的 EWSR1 基因与 11 号染色体上的 FLI1 基因发生融合，形成具有致癌活性的 EWS-FLI1 融合基因。EWS-FLI1 融合蛋白作为转录因子，能够结合 DNA 并调节基因表达，导致与细胞增殖、凋亡、侵袭和转移相关的基因表达失调。此外，EWS-FLI1 融合蛋白还能促进细胞增殖、抑制细胞凋亡，并激活端粒酶活性，从而维持端粒长度，使肿瘤细胞得以无限分裂。除了 EWS-FLI1 融合外，还存在其他 EWS 融合伴侣，如 ERG、ETV1、ETV4 和 FEV，以及 FUS 融合，它们同样具有致癌活性，可能导致尤因肉瘤的发生。

关于尤因肉瘤的肿瘤细胞起源，目前认为可能起源于骨髓中的原始间充质细胞。这些细胞具有分化为多种细胞类型的能力，而 EWS-FLI1 蛋白可能通过抑制间充质细胞的正常分化程序，导致肿瘤的形成。尤因肉瘤的组织学特征与间充质细胞更为相似，尽管其 EWSR1 融合基因与神经外胚层细胞相关。

除了染色体易位和肿瘤细胞起源外，遗传和环境因素也可能与尤因肉瘤的发生相关。一些研究表明，尤因肉瘤可能与遗传性癌症易感性有关，如 Li-Fraumeni 综合征和 2 型多发性内分泌腺瘤病。这些综合征与 TP53、RET 和 CDKN2A 等基因的突变相关，这些基因突变可能增加尤因肉瘤的发生风险。然而，目前尚无确凿证据表明特定环境暴露是尤因肉瘤的危险因素，但有人提出父母从事农业可能与尤因肉瘤的发生相关，这可能与农业环境中存在的某些化学物质有关。此外，尽管尤因肉瘤与放疗无关，但儿童期接受原发性癌症治疗可能增加尤因肉瘤的风险，这可能是放疗引起的 DNA 损伤导致基因突变，从而增加肿瘤发生的风险。未来的研究需要继续深入探索尤因肉瘤的发病机制，以期为开发更有效的治疗方法提供理论依据。

（二）病理分类与分期

1. 病理分类 尤因肉瘤是一种具有特征性染色体易位的恶性肿瘤，其病理分类和分期对于指导治疗和评估预后至关重要。尤因肉瘤的病理分类可以分为以下 2 类。

（1）经典尤因肉瘤（ES） 占所有尤因肉瘤的 85% 以上；最常见的融合基因是 EWS-FLI1，其次为 EWS-ERG、EWS-ETV1、EWS-ETV4 和 EWS-FEV；肿瘤细胞呈小圆形，细胞质稀少，核仁不明显，常伴有坏死；免疫组化特征为 CD99 和 NKX2.2 阳性，FLI1 和 ERG 阳性也常见。

（2）尤文样肉瘤 是一类形态与经典尤因肉瘤相似，但缺乏 EWSR1-ETS 融合基因的肿瘤。根据融合基因的不同，可分为以下几种亚型。

1）CIC 重排肉瘤 最常见的尤文样肉瘤亚型，占尤文样肉瘤的 66%；融合基因为 CIC-DUX4，主要发生在儿童和青少年，预后较差；肿瘤细胞呈圆形或卵圆形，核深染或染色质空泡状，核仁可见，核分裂象多见；免疫组化特征为 CD99 灶状阳性，WT1 核阳性，DUX4 和 ETV4 阳性。

2）BCOR 重排肉瘤 第二大尤文样肉瘤亚型，主要发生在儿童和青少年，预后与经典尤因肉瘤相似；融合基因为 BCOR-CCNB3，主要发生在骨盆、下肢和椎旁；肿瘤细胞呈圆形或短梭形，实性片状排列，局部可呈漩涡状排列；免疫组化特征为 CD99 弱阳性 / 阴性，CCNB3 核阳性，BCOR 阳性。

3）EWSR1 与非 ETS 家族基因重排的肉瘤 包括 EWSR1-PATZ1、EWSR1-POU5F1、EWSR1-SMARCA5、EWSR1-NFATC2 等；肿瘤细胞形态和组织学特征各异，预后不一；免疫组化特征和分子检测有助于诊断和鉴别诊断。

4）未分化小圆细胞肉瘤 多为高级别肿瘤，预后较差；肿瘤细胞形态和组织学特征各异，预后不一；需要进一步的分子学研究来确定其准确的分类和预后。

2. 临床分期 尤因肉瘤目前没有统一的分期系统，但通常根据肿瘤的部位、大小、是否转移以及患者的年龄等因素进行综合评估。常见的分期方法包括：AJCC/UICC TNM 分期，该系统适用于骨肉瘤的分期，但对于尤因肉瘤的分期意义不大。欧洲尤因肉瘤研究组（EICESS）分期，根据肿瘤的部位、大小，是否存在转移以及乳酸脱氢酶，水平等因素进行分期，并已被广泛应用于临床实践。

（1）部位 将肿瘤部位分为肢体（肢体远端、肢体近端、肢体其他部位）和非肢体（骨盆、脊柱、其他部位）两类。

（2）大小 将肿瘤大小分为 < 100ml 和 ≥ 100ml 两类。

（3）转移 将转移分为有转移和无转移两类。

（4）LDH 将 LDH 水平分为正常和升高两类。

EICESS 分期系统的具体内容见表 18-6。

表 18-6　EICESS 分期系统

分期	描述
I	肢体远端，肿瘤小于 100ml，无转移，LDH 正常
II	肢体远端，肿瘤大于或等于 100ml，无转移，LDH 正常
III	肢体远端，肿瘤小于 100ml，有转移，LDH 正常
IV	肢体远端，肿瘤大于或等于 100ml，有转移，LDH 正常
V	非肢体，肿瘤大小不限，无转移，LDH 正常
VI	非肢体，肿瘤大小不限，有转移，LDH 正常
VII	任何部位，肿瘤大小不限，LDH 升高

EICESS 分期系统也有一定的局限性，如该系统主要根据临床特征进行分期，而忽略了分子特征。随着分子生物学研究的进展，越来越多的证据表明分子特征对尤因肉瘤的预后和治疗反应具有重要影响。该系统对骨外尤因肉瘤的分期意义不大，因为骨外尤因肉瘤的生物学行为和预后与骨尤因肉瘤有所不同。

（三）诊断

尤因肉瘤的诊断需要多学科合作，结合临床表现、影像学检查、组织病理学和分子生物学检查等多种信息进行综合判断。

1. 临床表现　尤因肉瘤最常见的症状是疼痛，约 2/3 的患者可有间歇性或持续性疼痛，夜间加重，运动后加剧。局部肿胀是常见的体征，肿块生长迅速，质地坚硬，边界不清。10%~20% 的患者可出现全身症状，如发热、乏力、体重减轻和贫血等。当肿瘤累及神经时，可出现神经根刺激或压迫症状，如背痛、神经根病或脊髓压迫症状[例如，虚弱或肠道和（或）膀胱控制丧失]。

2. 影像学检查　尤因肉瘤的影像学检查主要包括 X 线检查、MRI、CT 检查、PET-CT 检查等。

X 线检查是首选的影像学检查方法，可以显示骨骼的破坏性病变和软组织肿块。肿瘤通常表现为边缘较差的破坏性病变，最常与软组织肿块有关，肿瘤往往很大，位于长骨内的干骺端、骨干或干骨干。影像学表现被描述为"渗透性"或"虫蛀性"，表明一系列细小的破坏性病变随着时间的推移而融合。特征性骨膜反应产生反应性骨层，沉积成"洋葱皮"外观，肿瘤的软组织成分很少显示任何钙化或骨化。病变部位的皮质经常扩大，骨膜被潜在的肿瘤移位，导致 Codman 三角的临床症状。

MRI 检查可以更准确地显示肿瘤的大小、范围和与周围组织的关系，可以更清晰地显示肿瘤与周围组织的关系，例如血管、神经和器官。通常被认为是诊断尤因肉瘤的首选影像学检查方法。

CT 检查可以显示骨皮质破坏和软组织疾病的程度。可以更好地显示骨皮质破坏和软组织疾病的程度，优于 X 线平片，但无法像 MRI 那样清晰地显示肿瘤与周围组织的关系。

PET-CT 检查可以用于评估肿瘤的代谢活性、检测远处转移和监测治疗效果。对检测骨转移的敏感性高于骨扫描，但对肺转移的敏感性低于胸部 CT。可以更全面地评估肿瘤的代谢活性，以及肿瘤的大小、范围。

3. 实验室检查　血液检查，包括全血细胞计数、血清生化指标和 LDH 水平等，有助于评估患者的全身情况和肿瘤的侵袭性。尿儿茶酚胺测定可用于排除神经母细胞瘤。

4. 组织病理学检查　肿瘤活检是确诊尤因肉瘤的金标准，可以通过 CT 或超声引导下空芯针穿刺活检进行，常需要采集足够的组织进行细胞遗传学和分子生物学检查。冷冻切片可以快速判断是否为尤因肉瘤，但需要进一步的石蜡切片和免疫组化染色进行确诊。免疫组化染色可以检测肿瘤细胞的 CD99 和 NKX2.2 表达，有助于与其他小圆细胞肿瘤进行鉴别诊断。分子生物学检查可以检测 EWSR1-ETS 融合基因，是确诊尤因肉瘤的最可靠方法，也可以使用 FISH 或 RT-PCR 技术进行检测。

5. 骨髓穿刺和活检　由于尤因肉瘤易发生骨髓转移，因此建议对所有患者进行骨髓穿刺和活检，常使用骨穿针或骨活检针进行，以排除广泛的转移性疾病。

（四）临床表现

尤因肉瘤的临床症状多样，其中疼痛是最常见的临床症状，约有 2/3 的患者可有间歇性疼痛。疼痛程度不一，初发时不严重，但迅速变为持续性疼痛。疼痛部位随肿瘤的扩散而蔓延，如发生于骨盆部位，疼痛可沿下肢放射，影响髋关节活动；若发生于长骨临近关节，则出现跛行、关节僵硬，还伴有关节积液。随疼痛的加剧而可能出现局部肿块，肿块生长迅速，表面可呈红、肿、热、痛的炎症表现，压痛显著，表面可有静脉怒张。有时肿块在软组织内生长极快，2~3 个月内即可显著增大。尤因肉瘤患者往往伴有全身症状，如体温升高达 38~40℃，周身不适，乏力，食欲下降及贫血等。此外，根据肿瘤所在部位的不同，还可能引起其他症状，如位于股骨下端的病变可影响膝关节功能，并引起关节反复积液；位于肋骨的病变可引起胸腔积液等。尤因肉瘤也可发生肺及其他部位转移，且早期即可通过血行发生广泛转移。尽管在诊断时在不到 25% 的患者中会发现显性转移性病变，但由于在仅做局部治疗的患者中复发率高达 80%~90%，因此推测几乎所有患者都存在亚临床转移性病变。肺转移为 70%~80% 病例远处转移的首发部位，也是尤因肉瘤患者死亡的主要原因。

二、治疗目的与原则

尤因肉瘤的治疗原则强调早期诊断、多学科团队合作和综合治疗策略。治疗应始于确诊后尽快进行，由儿科肿瘤学家、放射肿瘤学家、外科医生、病理学家等组成的多学科团队共同制定治疗计划。主要治疗包括新辅助化疗，旨在缩小肿瘤体积，提高手术切除率，随后是手术和放疗的联合应用，以实现局部控制。治疗应个体化，考虑患者的年龄、肿瘤特征和风险因素。对于高风险患者，造血干细胞移植可能是治疗的一部分。在整个治疗过程中，支持性治疗不可或缺，包括疼痛管理、营养支持、心理关怀和康复。

鼓励患者参与临床试验，以获得最新的治疗方法。治疗结束后，患者需定期随访，以监测复发和长期副作用。对于复发或难治性病例，应考虑再次治疗或临床试验。总之，尤因肉瘤的治疗旨在通过综合和个体化的方法，提高患者的生存率和生活质量。

三、药物治疗进展

尤因肉瘤是一种较为常见的骨与软组织原发恶性肿瘤，主要发病于儿童和青少年群体。目前，尤因肉瘤的化疗药物主要涵盖了传统化疗药物、靶向药物以及其他辅助药物。然而，尽管有这些治疗手段，但在药物研究进展方面所取得的成果仍然有限。

1. 传统化疗药物　传统化疗药物在尤因肉瘤的治疗中发挥着举足轻重的作用。常用的核心药物包括长春新碱、多柔比星（阿霉素）、环磷酰胺、异环磷酰胺和依托泊苷等。这些药物通过不同的机制抑制肿瘤细胞的生长和分裂，进而控制病情。长春新碱是一种微管蛋白抑制剂，它通过干扰微管组装，阻止细胞有丝分裂，从而有效抑制肿瘤细胞的增殖。多柔比星（阿霉素）则是一种蒽环类药物，作用于 DNA 拓扑异构酶Ⅱ，抑制 DNA 复制和转录，导致肿瘤细胞死亡。环磷酰胺和异环磷酰胺均属于烷化剂，它们能够破坏 DNA 结构及功能，进而阻断癌细胞的增殖。其中，环磷酰胺通过多种机制诱导细胞死亡，包括交叉链接 DNA 和抑制拓扑异构酶；而异环磷酰胺的代谢产物具有更强的烷化作用，能够更有效地破坏肿瘤细胞 DNA。依托泊苷则是一种细胞周期特异性抗肿瘤药，它通过抑制 DNA 拓扑异构酶Ⅱ活性，干扰核酸合成，从而抑制肿瘤细胞的增殖。此外，放线菌素 D 作为一种抗生素类抗肿瘤药物，也常用于尤因肉瘤的治疗。它作用于 RNA 聚合酶，抑制转录过程，从而抑制肿瘤细胞的生长。

除了上述一线药物外，拓扑替康、伊立替康和替莫唑胺等二线药物也在尤因肉瘤的治疗中发挥着重要作用。拓扑替康和伊立替康均作用于拓扑异构酶Ⅰ，通过抑制 DNA 复制和修复或诱导细胞凋亡来抑制肿瘤细胞的增殖。而替莫唑胺则是一种胺甲酰基转移酶抑制剂，它通过干扰 DNA 合成导致肿瘤细胞死亡。传统化疗药物在尤因肉瘤的治疗中占据重要地位，这些药物通过不同的机制抑制肿瘤细胞的生长和分裂，为尤因肉瘤患者提供了有效的治疗手段。随着研究的不断深入，新的化疗药物和治疗方案不断涌现，为尤因肉瘤的治疗带来了新的希望，具体见表 18-7。

表 18-7　尤因肉瘤化疗方案推荐

分期	新辅助化疗	辅助化疗	转移性疾病化疗
局限性尤因肉瘤（Ⅰ，Ⅱ，ⅢA）	VDC/IE（每 14 天一次，共 6 个周期）	VDC/IE（共 14~17 个周期）	VDC/IE
局限性尤因肉瘤（ⅢB）	VDC/IE（每 14 天一次，共 6 个周期）		VDC/IE（共 14~17 个周期）
转移性尤因肉瘤（ⅢA，ⅢB）	VDC/IE（每 14 天一次，共 6 个周期）		VDC/IE（根据病情调整周期数）

化疗方案的药物剂量推荐包括以下内容。

VDC/IE（长春新碱、多柔比星、环磷酰胺与异环磷酰胺、依托泊苷交替使用）：

长春新碱，1.5~2mg/m²，静脉注射，每 14 天一次；

多柔比星，50mg/m²，静脉注射，每 21 天一次；

环磷酰胺，1000mg/m²，静脉注射，每 21 天一次；

异环磷酰胺，1000mg/m²，静脉注射，每 14 天一次；

依托泊苷，100mg/m²，静脉注射，每 21 天一次。

VAC（长春新碱、多柔比星、环磷酰胺）：

长春新碱，1.5~2mg/m²，静脉注射，每 21 天一次；

多柔比星，50mg/m²，静脉注射，每 21 天一次；

环磷酰胺，1000mg/m²，静脉注射，每 21 天一次。

VIDE（长春新碱、异环磷酰胺、多柔比星、依托泊苷）：

长春新碱，1.5~2mg/m²，静脉注射，每 21 天一次；

异环磷酰胺，2000mg/m²，静脉注射，每 21 天一次；

多柔比星，50mg/m²，静脉注射，每 21 天一次；

依托泊苷，100mg/m²，静脉注射，每天 1 次，连续 5 天。

VAI（长春新碱、放线菌素、异环磷酰胺）：

长春新碱，1.5~2mg/m²，静脉注射，每 21 天一次；

放线菌素，4.5mg/m²，静脉注射，每 21 天一次；

异环磷酰胺，2000mg/m²，静脉注射，每 21 天一次。

2. 靶向药物　尤因肉瘤的靶向治疗是近年来发展起来的新型治疗手段，通过针对肿瘤细胞特有的分子靶点，抑制肿瘤生长和扩散。如靶向 EWS/FLI 融合蛋白的药物（YK-4-279，TK216），这类药物通过干扰 EWS/FLI 融合蛋白与 RNA 解旋酶 A 的结合，抑制肿瘤细胞生长，目前处于临床试验阶段。逆转 EWS/FLI 转录程序的药物（曲贝替定），这类药物通过抑制 EWS/FLI 驱动的转录程序，阻断肿瘤细胞的恶性倾向，在体外试验和动物模型中表现出良好的抗肿瘤活性。LSD1 抑制剂（HCI-2509，SP-2577），这类药物通过抑制组蛋白赖氨酸特异性脱甲基酶 1（LSD1）的活性，抑制 EWS/FLI1 和 EWS/ERG 的转录，诱导肿瘤细胞凋亡，目前处于临床试验阶段。PARP 抑制剂（奥拉帕尼），这类药物通过抑制 PARP 酶的活性，导致肿瘤细胞 DNA 损伤，进而诱导细胞凋亡。针对尤因肉瘤中存在的 EWS/FLI 重排导致的 PARP-1 高表达，具有潜在的疗效。FGFR 抑制剂、ETV6 抑制剂在尤因肉瘤中具有潜在的靶向治疗价值。

靶向药物治疗（靶向治疗目前处于临床试验阶段，疗效尚不明确。）：

YK-4-279，TK216：靶向 EWS/FLI 融合蛋白；

曲贝替定：逆转 EWS/FLI 驱动的转录程序；

HCI-2509：LSD1 抑制剂；

奥拉帕尼：PARP 抑制剂。

四、临床药物治疗案例分析

★ 尤因肉瘤术后辅助化疗案例分析

病历摘要

患者，男，15岁。身高172cm，体重58kg。

主诉：确诊颈部尤因肉瘤1年零5个月半余。

现病史：1年零5个月半余前患者无明显诱因出现颈部疼痛及双肩疼痛，遂至当地医院就诊并行颈椎CT、MRI（未见单）示：颈椎骨折，肉芽肿，未予特殊治疗。后患者为求进一步明确诊断，来我院就诊，于2023-08-09在局麻下行"超声引导下右侧颈部包块穿刺活检术"，病理示：【右颈椎椎前】小圆细胞肿瘤伴广泛梗死、退变，结合免疫组化标记结果，考虑尤因肉瘤或尤文样肉瘤，基因检测：FISH结果提示本次送检样本的EWSR1基因存在断裂（阳性）。明确诊断为"尤因肉瘤"，外科评估暂无手术适应证，排除相关禁忌，于2023-08-19、2023-10-06行"长春新碱＋表阿霉素＋环磷酰胺"方案治疗2周期，于2023-09-12、2023-10-28行"依托泊苷＋异环磷酰胺"方案治疗2周期，同时给予"唑来膦酸"抗骨转移治疗。2023-12-12患者进一步就诊于"上海长征医院"行颈部手术，术后病理（2023-12-19）示：镜检小灶小圆细胞恶性肿瘤组织，结合病史及免疫组化，可符合尤因肉瘤治疗后改变；免疫组化：CD99（＋）、BCOR（－）、WT-1（－）、NKX2.2（＋）、FLi-1（＋）、CK（pan）（－）、CD117（－）、S-100（－）、CD34（血管＋）、TLE-1（－）、Ki67（＋，约80%＋）、INI-1（＋）、PAS（＋）。排除相关禁忌，于2023-12-30行"长春新碱＋表阿霉素＋环磷酰胺"方案治疗，于2024-01-24行"依托泊苷＋异环磷酰胺"方案治疗，于2024-02-22行放疗定位，于2024-02-23开始给予首次放疗，给予放疗剂量为：PTV=60Gy/30F，疗程结束后出院。于2024-04-24、2024-06-24、2024-08-18、2024-10-10、2024-12-09开始给予"长春新碱＋表阿霉素＋环磷酰胺"方案治疗，于2024-05-24、2024-07-21、2024-09-17、2024-11-10、2025-01-04开始给予"依托泊苷＋异环磷酰胺"方案治疗。现患者为求继续治疗，再次来院。

既往史：否认高血压、心脏病史，否认糖尿病、脑血管疾病病史，否认肝炎、结核、疟疾病史，预防接种史随当地进行，否认外伤、输血、献血史，否认食物、药物过敏史。

个人史：生于原籍，久居本地，学生，初中学历，无疫区、疫情、疫水接触史，无牧区、矿山、高氟区、低碘区居住史，无化学性物质、放射性物质、毒物质接触史，无吸毒史，否认吸烟史，否认饮酒史，无冶游史。

入院诊断：1.颈部尤因肉瘤术后ypT2NxM0。2.肿瘤性病理性骨折（非外伤性）。3.颈部脊髓损伤。

（治疗经过及用药分析）

患者入院后完善血检生化、心电图等相关辅助检查，排除相关禁忌，于 2025-01-24 开始给予"长春新碱＋表阿霉素＋环磷酰胺"方案治疗，余治疗上辅以护胃、保肝、止吐、升白细胞等药物对症支持治疗。治疗期间所用药物见表 18-8。

表 18-8　药物治疗方案

治疗药物	用法用量	起止时间
盐酸帕洛诺司琼注射液	0.25mg，qd，iv	1.24-1.29
注射液泮托拉唑钠	40mg+0.9%NS 100ml，qd，ivgtt	1.24-1.29
异甘草酸镁注射液	150mg+5%GS 250ml，qd，ivgtt	1.24-1.29
注射用异环磷酰胺	3g+0.9%NS 500ml，qd，ivgtt	1.24-1.27
美司钠注射液	0.60g，tid，iv	1.24-1.27
依托泊苷注射液	125mg+0.9%NS 500ml，qd，ivgtt	1.24-1.27
碳酸氢钠注射液	125ml，qd，ivgtt	1.24-1.28
注射用人粒细胞刺激因子	200μg，qd，ih	1.28-1.29

辅助检查

（1）心电图　窦性心动过速；QRS 电轴右偏。

（2）肝肾功能　ALT 29.5IU/L，AST 20IU/L，白蛋白 48.2g/L，谷氨酰转肽酶 39.9IU/L，尿素 5.67mmol/L，肌酐 59.7μmol/L。

（3）血常规　WBC 4.39×10^9/L，RBC 4.41×10^{12}/L，PLT 273×10^9/L。

用药治疗方案分析

1. 化疗方案选择　VDC/IE 方案（长春新碱、阿霉素、环磷酰胺与异环磷酰胺、依托泊苷交替使用）是当前国内外权威指南推荐的治疗尤因肉瘤的核心化疗方案。根据 2023 年 NCCN 指南，VDC/IE 被列为局限性尤因肉瘤患者的首选化疗方案，该方案的制定基于大规模临床试验验证，尤其适用于新诊断且无转移的患者，通过交替用药模式实现细胞周期非特异性与特异性药物的协同作用，从而增强抗肿瘤效果。患者尤因肉瘤术后辅助化疗，采用本方案合理。

2. 化疗药物输注前预处理　异环磷酰胺在体内代谢后会产生丙烯醛和 4-羟基代谢物等毒性物质，这些物质可直接损伤膀胱和肾脏上皮细胞，导致出血性膀胱炎（表现为血尿、尿痛、尿频）和肾毒性。美司钠的巯基（-SH）能与丙烯醛等毒性代谢物结合，形成无毒或低毒的复合物，通过尿液快速排出体外，从而保护泌尿系统免受损伤。美司钠的标准方案为，20% 异环磷酰胺剂量，分别在 0 小时（同步输注）、4 小时、8 小时分三次静脉注射。

3. 化疗消化道安全管理　依据 NCCN 止吐指南，异环磷酰胺为中致吐风险（呕吐发生率 30%~90%），依托泊苷为低致吐风险（呕吐发生率 10%~30%）。中致吐风险方案的标准化止吐方案：5-HT$_3$ 受体拮抗剂联合地塞米松，对于多日化疗方案调整为每日重复 5-HT$_3$ 受体拮抗剂和地塞米松，直至化疗结束。

用药监护要点

1. **血液学毒性** 该方案 3~4 级中性粒细胞减少发生率高达 52.4%，3~4 级血小板减少发生率约 28.6%，需密切监测血常规，并观察有无出血倾向（如皮肤瘀斑、鼻衄）。

2. **泌尿系统毒性** 输注异环磷酰胺期间，需每日液体摄入 ≥ 2000ml，维持每日尿量 ≥ 2000ml，稀释尿液以减少膀胱刺激，降低泌尿系统毒性。

3. **甘草酸制剂** 可出现低钾血症，增加低钾血症的发病率，存在血压上升，钠、体液潴留、浮肿、体重增加等假性醛固酮症的危险，因此要充分注意观察血清钾值的测定，及时对症治疗。

4. **帕洛诺司琼注射液** 为 5-HT$_3$RA 类药物，本类药物在使用过程中可引起便秘，应警惕便秘的发生，提醒患者注意排便情况，多进食膳食纤维预防便秘。

（王雷　赵成龙　赵亮）

参考文献

［1］中国临床肿瘤学会指南工作委员会. 中国临床肿瘤学会（CSCO）骨与软组织肿瘤诊疗指南［M］. 北京：人民卫生出版社，2024.

［2］Casali PG, Bielack S, Abecassis N, et al. Bone sarcomas: ESMO-PaedCan-EURACAN Clinical Practice Guidelines for diagnosis, treatment and follow-up. Ann Oncol［J］. 2018, 29（4）:iv79-iv95.

［3］NCCN.（2024）. NCCN Guidelines for Bone Cancer（Version 1）［M］. National Compre hensive Cancer Network，2024.

［4］Meyer JS, Nadel HR, Marina N, et al. Imaging guidelines for children with Ewing sarcoma and osteosarcoma: a report from the Children's Oncology Group Bone Tumor Committee［J］. Pediatr Blood Cancer, 2008, 51（2）: 163-170.

［5］徐子博，李卓宇，刘巍峰. 去分化软骨肉瘤诊疗进展［J］. 中华骨科杂志，2024，44（20）：1371-1376.

第十九章
软组织肿瘤

第一节　软组织肉瘤

一、概述

软组织肉瘤是一类来自于间叶组织的高度异质性恶性肿瘤，约占人类恶性肿瘤的 0.72%~1.05%。我国软组织肉瘤发病率约为 0.029‰，女性较男性略多见；随着年龄增大，发病率逐渐升高。软组织肉瘤组织学亚型多，包括至少 100 种不同的组织学和分子亚型，50% 的病例发生于四肢，40% 的病例发生于躯干和腹膜后，10% 的病例发生于头部和颈部；其中以胃肠道间质瘤最为常见，其次是神经鞘瘤和恶性周围神经鞘瘤、平滑肌肉瘤、脂肪肉瘤和纤维肉瘤。

（一）病因与发病机制

目前软组织肉瘤的病因及发病机制尚不明确，有研究表明，P/LP 基因种系变异者可能更具有软组织肉瘤易感性，TP53、NF1 和 BRCA 等基因突变也可能与某些软组织肉瘤发生有关。

（二）病理分类与分期

软组织肿瘤的病理分类是根据推测的细胞谱系，并基于形态学、免疫组织化学和遗传特征。目前，肿瘤分为脂肪细胞型、成纤维细胞型或肌成纤维细胞型，即所谓的纤维组织细胞型、平滑肌、细胞周型、骨骼肌型、血管型、软骨型和"不确定分化"类别。

为了规范软组织肉瘤的诊治，对其进行肿瘤分期是十分必要的，分期需综合肿瘤大小、病理分型、区域淋巴结受累、远处转移等情况进行综合评估。为预测软组织肉瘤复发及死亡风险，依据 AJCC 癌症分期第八版，该分期系统用于躯干和四肢、腹膜后、头颈部以及腹部和胸部内脏器官的软组织肉瘤，用于确定分期的参考因素包括肿瘤大小（T）、淋巴结受累（N）、远处转移（M）、组织学分级（G）；根据不同解剖部位（肢体、腹膜后）从早到晚可分为Ⅰ、Ⅱ、Ⅲ、Ⅳ期。由 En'neking 提出的 SSS 外科分期系统也是目前被广泛使用的与外科治疗密切相关的分期系统，该系统根据肿瘤组织学级别（G1、G2）、局部受累范围（A、B）以及有无远处转移（M0、M1）进行分期。在组织学上，软组织肉瘤可以通过基因检测发现某些肉瘤组织学亚型中存在的易位、突变和复发性基因扩增。因此，可基于遗传物质改变将肉瘤分为 2 大类：

1. 具有特定遗传改变的肉瘤，例如滑膜肉瘤；

2. 具有简单致癌突变的肉瘤，例如胃肠道间质瘤显示多种复杂的核型异常，没有特定模式，例如平滑肌肉瘤。

（三）诊断

1. **查体**　软组织肉瘤发病隐匿，全身多部位均可发生。主要表现为缓慢增大的无痛性肿块，当压迫血管、神经时，可有疼痛、麻木及肢体水肿等。若肿物逐渐增大或大于 5cm，需格外引起重视。

2. **超声**　超声可作为软组织肉瘤初步筛查手段，超声检查可分析肿物与血管、神经、骨骼和关节的关系，也可明确肿物内容物的成分（囊性、出血、坏死、钙化等）。若彩色多普勒超声检查显示肿物血液供应增生并伴有中央坏死，通常提示更高级别肉瘤。

3. **磁共振 MRI**　作为一种临床上常用的高敏感性和特异性的影像学检测手段，除了可以直观描绘肿瘤大小、位置、成分外，还可以准确分析肿物结构以及临近组织关系。比如 MRI 能较好地区分良性脂肪瘤和恶性脂肪瘤。MRI 可进行一些其他良性诊断，包括骨化性肌炎、背弹性纤维瘤、良性周围神经鞘瘤、色素沉着绒毛结节性滑膜炎、腱鞘巨细胞瘤或良性血管病变。

4. **CT**　腹膜后肉瘤常用影像学检查手段为 CT 检查，其主要的组织学类型是脂肪肉瘤（40%~70%）和平滑肌肉瘤（27%）。另外，CT 在鉴别骨破坏和远处转移更具有优势。

5. **活检**　软组织肉瘤种类繁多，不同亚型肿瘤间生物学特性及预后不尽相同，需通过病理检查行形态学和免疫组化明确肿瘤类型。穿刺活检推荐使用带芯针，如失败可选择切开活检，不推荐冰冻活检。

6. **基因检测**　20% 的软组织肉瘤存在特征性的染色体易位，易位染色体间相互融合形成新的融合基因，融合基因的检测成为诊断这些易位相关（translocation-related）肉瘤的主要依据。

（四）临床表现

软组织肉瘤常表现为无痛性肿块，早期往往无明显症状，易被忽视；患者往往在无意间触及肿块或体检时可发现异常。随着肿物增大，患者可出现疼痛、肢体麻木等症状。

（五）治疗目的与原则

软组织肉瘤的治疗与其生长部位、肿瘤分期、组织学类型、大小都密不可分，其主要治疗手段包括手术、放疗、药物治疗（化疗、靶向治疗、免疫治疗）。

1.手术 手术切除是治疗软组织肉瘤主要治疗手段，目前临床上主要根据 M 软组织肉瘤外科边界评价系统作为手术治疗指南，其包括囊内切除、边缘切除、广泛切除以及根治性切除[9]。有研究表明，而手术切缘的保证是晚期死亡的强相关因素。因此，手术目标应是保留肢体的情况下将完整的瘤体切除，并保证足够的切缘。

2.放疗 随着软组织肉瘤诊治水平的不断升高，手术、药物、放疗技术的进步，放疗的目的在于提高肿瘤的局控率，延长总生存期，以及更好的保留肢体功能。相关研究表明，与接受手术加辅助放疗的患者相比，单独接受手术的患者局部复发率显著增加。根据美国国家综合癌症网络（NCCN）指南，建议对Ⅱ、ⅢA 和ⅢB 期肢体软组织肉瘤进行术前或术后放疗，但对于切除切缘宽的ⅠA 期或ⅠB 期肿瘤，可以考虑单独手术。然而，对于放疗时机的选择仍存在争议。术前新辅助放疗可以使肿瘤边界更清晰，缩小肿瘤体积，有助于手术达到 R0 切除；另一方面，术后辅助放疗虽未提高总生存率，但明显改善局部控制率。此外，术前及术后放疗相比，术前放疗伤口并发症发生率更高，术后放疗则是纤维化减少、肢体水肿和关节僵硬较为常见。总体而言，目前专家更倾向于术前放疗，术前放疗与手术间隔时间不少于 3~6 周。对于四肢软组织肉瘤，直径＞10cm、高度恶性、切缘＜1cm 的ⅠA 及ⅠB 期低度恶性软组织肉瘤为放疗适应证。

3.化疗 软组织肉瘤组织学分型多，对化疗敏感程度不一。根据《中国临床肿瘤学会（CSCO）骨与软组织肿瘤诊疗指南 2024》描述，可将软组织肉瘤依据化疗敏感性分为 5 个类型（高度敏感类、中高度敏感类、中度敏感类、不敏感类、极不敏感类），往往根据肿瘤化疗敏感度来选择是否化疗软组织肉瘤化疗包括新辅助化疗、辅助化疗、姑息化疗。目前临床上化疗方案常常为异环磷酰胺（IFO）、表阿霉素（EPI）、顺铂（DDP）、氮烯米胺（DTIC）及吉西他滨（GEM）等药物的组合。

新辅助化疗旨在术前通过化疗使肿瘤与周围组织界限变得清晰，降低手术难度，减少正常组织的切除，以及降低切缘阳性率，甚至可根据术前新辅助化疗效果指导术后方案调整。辅助化疗则可清除一些微小病灶，降低术后复发和转移的风险。根据一项欧洲癌症研究与治疗组织（EORTC）的总共 134 名高危软组织肉瘤患者术前化疗使用阿霉素和异环磷酰胺，联合手术治疗的相关研究，结果显示仅手术组和新辅助化疗组之间的 5 年 OS 率几乎相等。一项 48 例高级别肢体软组织肉瘤（≥8cm）患者的单机构研究中，采用 MAID（美司钠、多柔比星、异环磷酰胺和达卡巴嗪）方案进行新辅助放化疗，通过历史对照发现使用相同方案进行手术和辅助化疗的患者结局优于历史对照。即使软组织肉瘤总体化疗敏感度不一，但有针对软组织肉瘤高危患者群体（高级别、＞10cm）的术前新辅助化疗及术后辅助化疗的研究证明，部分患者远期 OS 及 DFS 存在获益，软组织肉瘤化疗治疗效果不应被忽视。一线治疗包括以蒽环类药物为基础的方案，中位无进展生存期约为 6 个月，该方案几乎用于所有亚型。疾病进展时，根据肿瘤组织型选择吉西他滨、达卡巴嗪、异环磷酰胺、艾日布林和帕唑帕尼等二线治疗，平均中位总生存期为 20 个月。

对于晚期、不可切除或转移性软组织肉瘤，单药化疗（达卡巴嗪、多柔比星、表柔比星或异环磷酰胺）或以蒽环类药物为基础的联合方案［多柔比星或表柔比星与异环磷酰胺和（或）达卡巴嗪］已被广泛运用。化疗期间时有骨髓抑制的情况发生，注意定期复查血常规，必要时需行升白处理；蒽环类药物具有心脏毒性，使用时需及时进行心脏功能评估。

4. 靶向治疗

（1）抗血管靶向治疗　靶向治疗在软组织肉瘤治疗策略上占据着重要一席。培唑帕尼作为一种多靶点酪氨酸激酶抑制剂，其通过抑制肿瘤血管内皮细胞生长因子受体（vascular endothelial growth factor receptor，VEGFR-1/2/3）、血小板衍生生长因子（platelet-derived growth factor receptor，PDGFR-α/β）、成纤维细胞生长因子受体（fibroblast growth factor receptor，FGFR-1/3）、c-Kit 和白介素-2 受体等，具有抑制肿瘤血管新生及抑制肿瘤生长的双重靶向作用。有研究表明，培唑帕尼可显著延长软组织肉瘤患者无进展生存期，但对于脂肪肉瘤效果不佳。美国 FDA 在 2012 年已经批准培唑帕尼用于化疗失败的除脂肪肉瘤以外转移性软组织肉瘤的二线治疗。

安罗替尼作为不适合化疗的晚期软组织肉瘤患者的另一治疗选择，是一种可作用于血管生成通路中 VEGFR、PDGFR 和 FGFR 等相关靶点，还可通过抑制 c-Kit、Ret、FGFR 和 c-Met 等靶点的小分子多靶点酪氨酸激酶抑制剂。ALTER-S0036 研究采用安罗替尼一线治疗不适合化疗的晚期软组织肉瘤患者，结果显示 4 个月和 6 个月的临床获益率（CBR）分别为 65.4%（17/26）和 38.5%（10/26），安全性良好。

（2）分子靶向治疗特异信号转导通路　大部分软组织肉瘤患者存在哺乳动物雷帕霉素靶蛋白（mammalian target of rapamycin，mTOR）通路异常改变，mTOR 抑制剂（西罗莫司）通过作用于位于磷脂酰肌醇 3- 激酶（phosphatidylinositol 3-kinase，PI3K）/ 蛋白激酶 B（protein kinase B，PKB/Akt）/mTOR 信号通路下游的 mTOR 蛋白，阻断 mTOR 信号通路改变蛋白合成，调节细胞周期，抑制细胞凋亡，从而抑制肿瘤生长。一项关于西罗莫司白蛋白结合型纳米颗粒（nab-sirolimus）治疗转移性或局部晚期 PEComa 的 Ⅱ 期临床研究中，31 例患者中有 14 人可达 PR 或 CR。美国 FDA 于 2021 年批准 nab-sirolimus 用于治疗局部晚期或转移性恶性 PEComa 成年患者。另外，还包括多聚 ADP 核糖聚合酶（poly ADP-ribose polymerase，PARP）抑制剂、间变性淋巴瘤激酶（anaplastic lymphoma kinase，ALK）抑制剂、Zeste 同源物增强子 2（recombinant enhancer of Zeste homolog 2，EZH2）抑制剂、丝裂原活化的细胞外信号调节激酶 1/2（mitogen-activated extracellular signal-regulated kinase 1/2，MEK1/2）抑制剂等在治疗不同靶点的软组织肉瘤有较好的疗效及安全性。

5. 免疫治疗　免疫治疗是目前除手术、放疗、化疗、靶向治疗外另一种治疗软组

织肉瘤的有效方法。肿瘤细胞通过表达信号分子与 T 细胞表面的免疫检查点受体，如 PD-1、细胞毒性 T 淋巴细胞抗原-4（cytotoxic T-lymphocyte antigen-4，CTLA-4）等相结合，从而抑制抗肿瘤 T 细胞活性以完成免疫逃逸。免疫检查点抑制剂（immune checkpoint inhibitors，ICIs）则通过阻断这一免疫负调节信号通路，达到激活免疫系统、清除肿瘤细胞的目的。其中，对于软组织肉瘤，以程序性死亡因子-1（programmed death-1，PD-1）/程序性死亡因子配体-1（programmed deathligand1，PD-L1）为靶点的 ICIs 近年来发展迅速。

最早由 SARC-028，一项多中心、单臂、开放标签的 Ⅱ 期临床研究，探索了帕博利珠单抗治疗晚期软组织肉瘤、骨肉瘤的有效性和安全性，由此引发了人免疫检查点抑制剂在软组织肉瘤治疗。其中，软组织肉瘤队列包括未分化多形性肉瘤（UPS）、去分化脂肪肉瘤（DDLPS）、平滑肌肉瘤（LMS）和滑膜肉瘤各 10 例。对于结果较好的组别，如 UPS 组 ORR 为 40%，DDLPS 组 ORR 为 20%。因此，在软组织肉瘤的 4 种常见类型中，PD-1/PD-L1 尚未显现出卓越治疗效果。但有研究显示，其对于腺泡状软组织肉瘤（ASPS）却有不错疗效。

6. **抗体偶联药物**　抗体偶联药物（ADC）是将单克隆抗体的特异性与小分子药物的强效细胞毒性相结合。通过利用抗体的靶向能力，ADC 将毒剂直接递送到肿瘤细胞，最大限度地减少对健康组织的影响并提高治疗精准度。Mipasetamab uzoptirine（Mipa）正是靶向 AXL 的有关软组织肉瘤治疗的 ADC 之一，AXL 是一种与各种肿瘤过程有关的受体酪氨酸激酶，包括生长、转移和对药物的耐药性。AXL 过表达与多种癌症的不良预后相关。Mipa 包含一种人源化抗 AXL 抗体，通过可切割接头与强效细胞毒性药物 SG3199 相连，旨在将药物特异性递送至 AXL 表达的肿瘤细胞。在一项涉及晚期肉瘤患者的 ⅠB 期试验中，Mipa 在不同剂量下可观察到一些患者肿瘤显著减少，尤其是在较高剂量水平下，突出了 Mipa 的潜在治疗益处。治疗总体耐受性良好，但较高剂量时可能伴随包括贫血、疲劳和皮肤相关问题，如掌跖红肿和红斑。

GD2 是一种二唾液酸神经节苷脂，在各种肿瘤类型中普遍存在，尤其是在肉瘤中，它在 90% 以上的病例中表达。这种高表达率使 GD2 成为基于 ADC 疗法的有吸引力的靶点，该疗法将单克隆抗体的特异性与连接药物的强效细胞毒性相结合。有缺陷的 ADC M3554 利用一种通过 β-葡萄糖醛酸酶可切割接头与拓扑异构酶 Ⅰ 抑制剂 exatecan 连接的重组人 IgG1 单克隆抗体，M3554 可以选择性地与表达 GD2 的癌细胞结合，促进复合物的内化并随后在肿瘤细胞的溶酶体区室内释放细胞毒性有效载荷，有临床研究表明，M3554 在肉瘤患者来源的异种移植物（PDX）模型中显示出强大的抗肿瘤功效，表明它可以提供优于现有疗法的显著治疗优势。

二、软组织肿瘤药物治疗进展

1. **靶向药物**　安罗替尼是一种多靶点酪氨酸酶抑制剂，具有抑制肿瘤血管新生及抑制肿瘤生长的双重靶向作用。安罗替尼除了常规监测血压外，还需要注意定期监测甲状腺功能。

培唑帕尼是一种特异性靶向肿瘤血管生成和肿瘤细胞增殖相关受体的小分子酪氨酸激酶抑制剂。2012 年 4 月 26 日美国 FDA 批准培唑帕尼用于化疗失败的除脂肪肉瘤以外转移性软组织肉瘤的二线治疗。培唑帕尼在软组织肉瘤患者中的最常见不良事件为疲乏、腹泻、恶心、皮肤毛发色素脱失、体重减轻和高血压。临床应用中要注意监测患者的肝功能，一旦出现肝功能异常应及时处理。对于基线存在中度肝损伤患者，可减量至200mg/d；严重肝损伤患者不建议使用。另外，培唑帕尼和瑞戈非尼不推荐用于脂肪肉瘤。

阿帕替尼是一种特异性拮抗血管内皮生长因子受体 2（VEGFR-2）的酪氨酸激酶抑制剂，竞争性与肿瘤细胞内的 ATP 位点结合，阻断分子信号转导通路，从而抑制肿瘤血管生成。相关临床研究也证明了阿帕替尼对治疗晚期肉瘤的有效性。

伊马替尼是一种选择性受体 TKI，可抑制 PDGFR、Kit 和 ARG 酪氨酸激酶。关于伊马替尼在软组织肉瘤中的治疗，多在于治疗隆突性皮肤纤维肉瘤。根据相关研究，瑞戈非尼对于除了脂肪肉瘤以外的患者，如滑膜肉瘤、平滑肌肉瘤和其他肉瘤患者中，治疗均有 mPFS 获益。

2. 免疫检查点抑制剂 软组织肉瘤的免疫学特征存在较大的异质性，对于不同组织学类型有着截然不同的疗效。目前常用治疗软组织肉瘤的免疫药物包括但不限于：帕博利珠单抗、阿替利珠单抗、纳武利尤单抗、伊匹木单抗等。相关研究表明，阿替利珠单抗可作为姑息一线药物治疗的转移性 ASPS 患者。而在一项研究中，探索了阿昔替尼联合帕博利珠单抗在既往至少一线治疗 A4 失败的进展期或转移性软组织肉瘤中的疗效，结果说明阿昔替尼联合帕博利珠单抗对于 ASPS 的作用相较于其他类型更为突出。纳武利尤单抗联合伊匹木单抗在进展期经典型卡波西肉瘤、血管肉瘤（尤其头皮或面部皮肤血管肉瘤）中具有良好的疗效，可作为该人群新的治疗选择。

三、临床药物治疗案例分析

★ 未分化肉瘤新辅助化疗案例分析

病历摘要

患者，男，14 岁。身高 165cm，体重 44kg。

主诉：左大腿酸胀半月余，疼痛 7 天。

现病史：患者自述半月前无明显诱因下出现左大腿酸胀，伴乏力，无疼痛，无活动受限，未予特殊处理，于 7 天前出现左大腿根部疼痛，呈持续性胀痛，伴活动受限，行走时加重，为进一步治疗遂至外院行 MRI 检查示：左大腿长短收肌及大收肌内缘实质性占位性病变（81mm×76mm×101mm），考虑为肿瘤性病变，未予特殊处理，为进一步治疗遂至我院就诊后来我院，门诊以"左大腿占位性病变"收入院。患者目前精神尚可，体力正常，食欲正常，睡眠正常，体重无明显变化，排尿正常，大便正常。

既往史：平素健康状况良好，无高血压、糖尿病、冠心病、房颤病史，无外伤、手术史，无肝炎、肺结核、疟疾、菌痢等传染病史。无输血史，预防接种史随当地，无药物过敏史及药物成瘾史。

个人史：生于原籍，无外地久居史，无疫水接触史，无吸烟嗜好，无饮酒嗜好，职业为学生，无工业毒物、粉尘、放射性物质接触史，无冶游史。

婚育史：未婚未育。

家族史：家人均体健。

入院诊断：左大腿占位性病变。

治疗经过及用药分析

入院完善相关检查后行左大腿肿物穿刺活检术，术后病理提示：恶性软组织梭形细胞肿瘤。完善各项检查：血常规、凝血常规、肝肾功能、肿瘤标志物相关检测，排除化疗禁忌。患者于 2024-09-27 行 AI 方案第 1 周期新辅助化疗。具体方案为：多柔比星脂质体 60mg d1；异环磷酰胺：3g d1~4；安罗替尼 12mg qd。化疗期间予以心电监护、止吐、护胃、碱化尿液、水化及预防过敏等对症支持治疗。治疗期间所用药物见表 19-1。

表 19-1　治疗所用药物

治疗药物	用法用量	起止时间
地塞米松磷酸钠注射液	5mg, im, once	2024.09.27
甲磺酸多拉司琼注射液	100mg, im, qd	2024.09.27-2024.09.30
注射用福沙匹坦双葡甲胺	0.15g, im, qd	2024.09.27-2024.09.30
氯化钠注射液	40ml, im, bid	2024.09.27-2024.09.30
美司钠注射液	0.8g, im, bid	
氯化钠注射液	100ml, ivgtt, qd	2024.09.27-2024.09.30
注射用氨磷汀	0.4g, ivgtt, qd	
盐酸多柔比星脂质体注射液	60mg, ivgtt, once	2024.09.27
5% 葡萄糖注射液	250ml, ivgtt, once	
注射用异环磷酰胺	3g, ivgtt, qd	2024.09.27-2024.09.30
氯化钠注射液	500ml, ivgtt, qd	

辅助检查

（1）肝肾功能（2024.10.01）　AST 25U/L；ALT 22U/L；TBIL 11.2μmol/L；DBIL 4.1μmol/L；CREA 35μmol/L；估算肾小球滤过率 172.11ml/（min·1.73m^2）。

（2）血常规（2024.10.01）　WBC 7.61×10^9/L；HGB 135g/L；PLT 308×10^9/L。

（3）心肌标志物（2024.10.01）　肌酸激酶 28U/L；肌酸激酶同工酶 11U/L。

用药治疗方案分析

1. 化疗方案选择 依据 CSCO 指南，对于初诊断的软组织肉瘤患者，新辅助化疗主要用于肿瘤巨大、累及重要脏器、与周围重要血管神经关系密切，预计手术切除无法达到安全外科边界或切除后会造成重大机体功能残障甚至危及生命的高级别软组织肉瘤患者。该患者肿瘤大小为 81mm × 76mm × 101mm，可考虑行术前新辅助化疗。该患者为未分化肉瘤，依据指南 I 级推荐术前放疗，II 级推荐术前行 AI 方案化疗，该患者选用术前行 AI 方案化疗。AI 方案为：多柔比星 + 异环磷酰胺。

2. 化疗药物输注前预处理 多柔比星脂质体是多柔比星的一种改良形式，它通过包裹在脂质体中来减少临床毒性反应，如心脏毒性和脱发等。这种形式的多柔比星在临床应用中显示出较低的不良反应发生率。此病例中选择多柔比星脂质体，具有更好的药物靶向性、更低的毒副作用以及更高的安全性。异环磷酰胺（IFO）是一种常用于治疗软组织肉瘤的化疗药物，其不良反应主要包括骨髓抑制、消化道反应、脱发等。骨髓抑制是最常见的不良反应，表现为白细胞和血小板减少，其中 III~IV 度中性粒细胞减少的发生率较高。此外，消化道反应如恶心、呕吐也较为常见。脱发也是 IFO 治疗中常见的副作用之一。为了预防和减轻这些不良反应，此病例中使用美司钠（Mesna）作为解毒剂，可以有效减少 IFO 引起的膀胱毒性，同时也有助于减轻骨髓抑制。同时，定期监测血常规和肝肾功能，及时发现并处理可能出现的不良反应。

3. 化疗消化道安全管理 在使用 AI 方案治疗软组织肉瘤时，消化道反应主要包括恶心、呕吐等胃肠道不适。此病例中，预防止吐方案为：地塞米松磷酸钠注射液 5mg，ivgtt+ 甲磺酸多拉司琼注射液 100mg，im+ 注射用福沙匹坦双葡甲胺 0.15g，im。化疗过程中可能会出现恶心呕吐等不良反应，这些反应可能会影响后续化疗方案的进行。此病例中还使用了氨磷汀，有研究表明，氨磷汀可以有效减轻化疗引起的恶心呕吐。

4. 骨髓抑制的预防和治疗药物 氨磷汀是一种广谱的选择性细胞保护剂，能够保护多种正常组织免受化疗的损伤，同时不影响化疗药物对肿瘤细胞的杀伤效果。在此病例的化疗方案中，使用氨磷汀能够显著降低化疗引起的骨髓抑制的发生率。此外，氨磷汀还能减轻化疗引起的消化道黏膜损伤。

用药监护要点

1. 多柔比星脂质体 多柔比星脂质体相比传统多柔比星具有较低的心脏毒性，但仍需监测心脏功能，特别是在治疗初期和治疗期间定期进行心电图检查。手足综合征是多柔比星脂质体常见的不良反应之一。应密切观察患者的手脚是否有红斑、肿胀或疼痛，并根据症状给予相应的对症处理。治疗期间应注意口腔卫生，定期检查口腔黏膜状况，必要时使用口腔保护剂或局部麻醉药物减轻不适。由于多柔比星脂质体可能引起输注反应，建议在输注过程中密切观察患者的生命体征和症状变化，准备好急救措施。多柔比星脂质体可能导致过敏性休克，在使用时准备好肾上腺素和其他急救药物。

2. 异环磷酰胺　异环磷酰胺可能导致严重的骨髓抑制，特别是中性粒细胞减少和血小板减少。治疗期间应定期监测全血细胞计数，及时发现并处理骨髓抑制。异环磷酰胺可引起严重的恶心和呕吐。应提前给予止吐药物，并根据需要调整剂量或更换止吐方案。异环磷酰胺可能引起膀胱炎和膀胱出血，治疗期间应增加水分摄入，使用美司钠进行膀胱保护，并监测尿液颜色和尿常规。由于异环磷酰胺可能对肝脏和肾脏造成负担，治疗期间应定期检查肝肾功能指标，及时发现并处理相关不良反应。

★横纹肌肉瘤术前新辅助化疗案例分析

病历摘要

患者，女，7岁。身高122cm，体重58kg。

主诉：发现左足底肿物半年余。

现病史：患者家属代诉半年前发现患者左足底肿物，无痛，行走无明显异常。在当地医院查MRI提示左足底肿物占位。于2022-07-18行左足底肿物切除术，术后病理提示：腺泡状横纹肌肉瘤。术后2月肿瘤复发，于2022年9月至柳州市人民医院就诊，行穿刺活检提示：横纹肌肉瘤，未行特殊治疗。患者足底肿物逐渐增大，现为寻求进一步诊治来诊，门诊拟"左足底肿物性质待查"收入我科。患者目前精神好，体力正常，食欲正常，睡眠尚可，体重无明显变化，排尿正常，大便正常。

既往史：平素健康状况良好，无高血压、糖尿病、冠心病、房颤病史，无外伤、手术史，无肝炎、肺结核、疟疾、菌痢等传染病史。无输血史，预防接种史随当地，无药物过敏史及药物成瘾史。

个人史：生于原籍，无外地久居史，无疫水接触史，无吸烟嗜好，无饮酒嗜好，职业为学生，无工业毒物、粉尘、放射性物质接触史。

入院诊断：左足底肿物性质待查。

（治疗经过及用药分析）

入院后经病理会诊，明确为胚胎性横纹肌肉瘤，完善各项检查：血常规、凝血常规、肝肾功能、肿瘤标志物相关检测，排除化疗禁忌。患者2022-12-28行VAC方案第1周期化疗。具体方案为：长春新碱1.3mg d1；放线菌素D 1mg d1；环磷酰胺1g d1。并给予止吐、抗过敏等对症支持治疗。治疗期间所用药物见表19-2。

表 19-2　药物治疗方案

治疗药物	用法用量	起止时间
氯化钠注射液	40ml，im，once	2022.12.28
注射用硫酸长春新碱	1.3mg，im，st，once	
氯化钠注射液	10ml，im，once	2022.12.28
盐酸帕洛诺司琼注射液	0.5mg，im，once	

治疗药物	用法用量	起止时间
阿瑞匹坦胶囊	80mg, po, once	2022.12.28
氯化钠注射液	40ml, im, once	2022.12.28
地塞米松磷酸钠注射液	5mg, im, once	
氯化钠注射液	40ml, im, once	2022.12.28
美司钠注射液	0.4g, im, once	
氯化钠注射液	40ml, im, once	2022.12.28
美司钠注射液	0.4g, im, once	
美司钠注射液	0.4g, im, once	
氯化钠注射液	100ml, ivgtt, once	2022.12.28
注射用放线菌素 D	1mg, ivgtt, once	
氯化钠注射液	100ml, ivgtt, once	2022.12.28
注射用氨磷汀	0.4g, ivgtt, once	
维生素 B$_6$ 注射液	0.6g, ivgtt, once	
氯化钠注射液	500ml, ivgtt, once	2022.12.28
注射用环磷酰胺	1g, ivgtt, once	

辅助检查

（1）肝肾功能（2022.12.29）　AST 74U/L；ALT 11U/L；TBIL 8.2μmol/L；DBIL 2.3μmol/L；CREA 31μmol/L；估算肾小球滤过率 143.68ml/（min·1.73m^2）。

（2）血常规（2022.12.29）　WBC 6.76×10^9/L；HGB 105g/L；PLT 220×10^9/L。

（3）心肌标志物（2022.12.29）　肌酸激酶 170U/L；肌酸激酶同工酶 128U/L。

用药治疗方案分析

1. 化疗方案选择　依据 CSCO 指南对于初诊断的软组织肉瘤患者，新辅助化疗主要用于肿瘤巨大、累及重要脏器、与周围重要血管神经关系密切，预计手术切除无法达到安全外科边界或切除后会造成重大机体功能残障甚至危及生命的高级别软组织肉瘤患者。该患者肿瘤较大，可考虑行术前新辅助化疗。该患者病理分型为胚胎性横纹肌肉瘤，依据指南 Ⅰ 级推荐直接手术，Ⅱ 级推荐术前行 VAC 方案化疗，该患者选用术前行 VAC 方案化疗，VAC 方案为：长春新碱 + 放线菌素 D+ 环磷酰胺。

2. 化疗药物输注前预处理　长春新碱是一种广泛应用于实体瘤治疗的广谱化疗药物，尤其在软组织肉瘤的治疗中具有重要作用。长春新碱的不良反应主要包括神经系统和胃肠道毒性，如神经性疼痛、肢端麻木等。为了减轻这些不良反应，可以采用多种预处理策略。环磷酰胺是一种氮芥类的烷化剂，属于周期非特异性细胞毒性药物。该药物在临床上主要用于治疗各种恶性肿瘤和免疫性疾病。环磷酰胺的不良反应中最常见的是出血性膀胱炎。出血性膀胱炎是由于环磷酰胺的代谢产物丙烯醛对膀胱黏膜造成化学性损伤所致，表现为血尿、尿频、尿急等症状。此外，环磷酰胺还可能引起其他泌尿系统并发症，如膀胱输尿管反流、膀胱挛缩等。为了预防和减轻环磷酰胺引起的出血性膀胱炎，本病例采取以下措施：首先进行尿常规监测，以早期发现并处理可能的膀胱炎症状。其次，使用美司钠进行尿路保护，美司钠能够与丙烯醛结合，减少其对膀胱黏膜的直接损伤。此外，加强补液和利尿也可以稀释尿中的有害物质，减少对膀胱的刺激。

3. 化疗消化道安全管理　VAC 方案为高度致吐风险化疗方案。建议采用神经激肽-1 受体拮抗剂（NK-1RA）联合 $5-HT_3$ 受体拮抗剂、地塞米松，必要时加用奥氮平，以及加用帕洛诺司琼进行化疗引起的恶心呕吐的预防治疗。本案例使用的预防止吐方案为地塞米松磷酸钠注射液 5mg，ivgtt+ 盐酸帕洛诺司琼注射液 0.5mg，im。若患者出现恶心呕吐，可能影响后续化疗方案的进行及患者的生活质量。因此，建议联合使用 NK-1RA 以增强止吐效果。

4. 骨髓抑制的预防和治疗药物　氨磷汀是一种广谱的选择性细胞保护剂，能够保护多种正常组织免受化疗的损伤，同时不影响化疗药物对肿瘤细胞的杀伤效果。在此病例的化疗方案中，使用氨磷汀能够显著降低化疗引起的骨髓抑制的发生率。此外，氨磷汀还能减轻化疗引起的消化道黏膜损伤。

用药监护要点

1. 长春新碱　长春新碱是一种广谱抗癌药物，具有较高的渗透性，容易引起局部组织的炎症和坏死。因此，在静脉注射时需要特别小心，避免药液外渗，以防止局部组织损伤。

长春新碱的不良反应包括静脉炎、局部皮肤坏死、口腔溃疡、胃肠道反应等。在使用过程中，应密切监测患者的局部反应，并及时采取相应的护理措施。

2. 放线菌素 D　放线菌素 D 是一种抗肿瘤抗生素，主要用于治疗多种癌症。通常需要监测患者的肾功能和心脏功能，因为放线菌素 D 可能对这些器官产生毒性作用。在使用放线菌素 D 期间，应定期检查患者的血常规和肾功能指标，以评估药物的安全性和有效性。

3. 环磷酰胺　环磷酰胺是一种常用的烷化剂，具有较强的细胞毒性。其主要不良反应包括骨髓抑制、胃肠道反应和泌尿系统反应。在使用环磷酰胺期间，应密切监测患者的血常规、肝功能和肾功能，以及注意患者是否有出血倾向或其他感染迹象。此外，由于环磷酰胺可能导致膀胱炎，应确保患者充分饮水并碱化尿液。

总而言之，VAC 化疗方案中的每种药物都需要根据其特定的药理特性和已知的不良反应进行严格的用药监护，以确保治疗的安全性和有效性。

第二节　未分化多形性肉瘤

一、概述

恶性纤维组织细胞瘤（malignant fibrous histiocytoma，MFH）是软组织肿瘤中一种常见类型，首次于1963年被报道。随着免疫组化和遗传学的进展，MFH的概念在过去的半个世纪中经历了变化。许多原先被诊断为MFH的肿瘤，现根据分化标记物、不同的分子特征或特定基因组扩增重新分类。2002年，WHO在其软组织肿瘤分类中对MFH进行了重新定义。后续的更新进一步删减了MFH的命名，现今其被称为未分化多形性肉瘤（UPS）。这一变化强调了MFH作为缺乏明确分化特征的肿瘤的性质，更好地反映了现代肿瘤学对软组织肿瘤分类的理解与发展。

（一）病因及发病机制

恶性纤维组织细胞瘤（MFH）/未分化多形性肉瘤（UPS）的病因和发病机制复杂，尚未完全明确。最初描述时，这种肿瘤被认为起源于组织细胞。然而，随着免疫组织化学和分子遗传学研究的发展，发现其并不具有组织细胞特异性标志。有研究提出，这种肿瘤可能由间充质干细胞转化而成。此外，后续研究提出了一种假说，且得到大多数人的认可，即MFH/UPS实际上是多种软组织肉瘤在失去原始分化特性后，趋向于共同的终末阶段的结果。关于病因，目前仍不清楚其是否与遗传因素相关，且难以进行深入分析。部分病例报道中曾发现非特异性的遗传学变异。此外，环境因素，如先前接受的放射治疗或化学物质暴露，被认为是某些MFH/UPS病例的风险因素。

（二）病理分类及分期

2002版世界卫生组织（WHO）软组织肿瘤分类对恶性纤维组织细胞瘤（MFH）进行了重新分类，将其分为三种组织学亚型：席纹状–多形性型、巨细胞型和炎性细胞型（其中血管瘤样和黏液型被剔除）。席纹状–多形性型MFH：这是最常见的组织学亚型，约占70%，多发生于深层软组织，已重新命名为（高级别）未分化多形性肉瘤（UPS）。巨细胞型MFH：约占10%，重新命名为未分化多形性肉瘤伴巨细胞。炎性细胞型MFH：较为少见，约占5%，多见于腹膜后，现称为未分化多形性肉瘤伴明显炎症。这三种亚型仍归属于纤维组织细胞性肿瘤。而血管瘤样和黏液型MFH则分别被重新归类为未确定分化方向的肿瘤和成肌纤维细胞样肿瘤。

未分化多形性肉瘤的分期与其他软组织肿瘤相同，参考美国癌症联合会（AJCC）第八版TNM分期系统（2018年），根据肿瘤大小（T）、淋巴结受累情况（N）和远处转移（M）进行分类。此外，Enneking的外科分期系统依据恶性程度（G）、局部侵袭性（T）和转移（M）进行分期。病理分级采用FNCLCC分级系统。AJCC分期系统在预后判断上更加科学有效，可反映肿瘤的生物学行为，并影响放化疗等综合治疗的决策；而手术方案的制定则更依赖于 Enneking 的外科分期系统。两者为疾病的处理提供了重要依据。

（三）诊断

未分化多形性肉瘤（UPS）的诊断需结合病史、体格检查、影像学检查和术后病理才能最终确诊。对于肿瘤较大、边界清楚、质地较硬、深层位置、伴或不伴区域淋巴结的肿块，需高度重视。

1.体格检查　体格检查包括医生对患者的全面触诊、观察及记录，以确认肿块的位置、大小、质地、移动性及区域淋巴结的特征。医生还会检查肿块周围的皮肤是否存在颜色变化、温度异常、溃疡或出血等，这些可能提示肿瘤的侵袭性。在四肢部位的 UPS 中，常可触及深层、无痛、较硬的肿块。若肿瘤较大，可能会压迫周围的神经和血管，导致感觉或运动功能障碍。

2.影像学检查　由于 UPS 的组织成分复杂，其影像学表现差异较大且无绝对特异性。

（1）X线　通常表现为软组织密度肿块，有时伴周围软组织肿胀；若肿瘤侵犯骨骼，可见溶骨性破坏或骨质侵蚀，有时可见轻微骨膜反应或病理性骨折。钙化在 UPS 中不常见，通常仅在某些特定类型或肿瘤出血后出现。

（2）B超　UPS 在超声下表现为边界不清、不规则的肿块，内部回声不均质。彩色多普勒可能显示肿块内丰富血流信号，提示血管增生。

（3）CT　多表现为等、低密度不均匀的实性软组织肿块，增强扫描显示不均匀强化，可见低密度的出血或坏死区域。若肿瘤侵入骨骼，CT 可清晰显示骨质破坏情况。

（4）MRI　为首选检查方式。UPS 通常在 T1 加权像（T1WI）上呈低至中等信号，若肿瘤内有出血或脂肪成分，则可能呈现高信号区域；在 T2 加权像上多为高信号，内部信号不均质，反映出肿瘤的坏死、出血和纤维成分。肿瘤通常有强化，若有坏死和出血则表现为不均匀增强。MRI 可清晰显示肿瘤与周围结构的关系及浸润生长情况。另外，MRI 上常见包膜影、低信号分隔带、瘤周水肿、尾征等特征，提示 UPS 的高恶性程度，具有良恶性鉴别意义。

（5）PET-CT　表现为代谢活跃的肿瘤，肿瘤区 18F-FDG 摄取显著增加，有助于评估肿瘤活性和全身转移情况。

3.实验室检查　UPS 的实验室检查常无特异性改变，但可帮助评估患者的整体状态、判断肿瘤活动性及监测治疗效果。

4.组织病理检查　病理学检查是确诊和治疗的关键依据。UPS 大体标本通常较大（＞5cm）、边界相对清楚，质地不一，切面呈现异质性，呈灰白或灰红色，类似鱼肉样，部分肿块可伴有坏死和出血。组织学上，UPS 表现为高度异型的梭形或多形性肿瘤细胞，按席纹状、条束状或无结构性模式排列。镜下无明确的分化方向，缺乏其他软组织肿瘤（如脂肪、肌肉或神经源性肿瘤）的特征性结构。巨细胞型 UPS 含破骨样巨细胞，炎性型 UPS 则见慢性炎症细胞浸润，包括淋巴细胞、中性粒细胞及巨噬细胞。免疫组化中，

UPS 缺乏特定的分化标记，常用于排除其他诊断，通常不弥漫性表达 keratin、S100、CD68、CD34、CD163、CD31、desmin、SMA、CD45、CD30；而 Myogenin、Myod1、P63、ERG（-）。遗传学上通常也无特异性异常。

二、治疗的目的与原则

未分化多形性肉瘤（UPS）作为软组织肉瘤（STS）中较为常见的类型之一，其治疗通常包括手术、放疗和化疗的综合应用。治疗方案的选择依赖于肿瘤的大小、位置、分期、患者的全身状况及是否存在转移，治疗目标为提高患者的生存率、改善生活质量和控制疾病进展。

1. 手术治疗　手术是 UPS 的首选治疗手段，也是达到治愈目的的基础。治疗目标是在足够的安全边界内切除肿瘤，通常要求达到 1~2 厘米的无肿瘤边缘（R0 切除），以降低局部复发的风险。对于深部软组织 UPS 或侵袭周围结构的肿瘤，可能需要扩大切除范围，包括部分肌肉、骨骼，甚至涉及血管或神经的重建。由于肿瘤位置、大小及分级的差异，部分患者术中难以实现 R0 切除，此时可通过术前新辅助放化疗或术后辅助放化疗来减少复发风险。如肿瘤无法完全切除或切除后导致功能严重受限，可考虑截肢手术。

2. 放射治疗　放疗是 STS 重要的辅助治疗手段。多项研究表明，相较于单纯手术治疗，术前或术后辅以放疗可显著降低患者的局部复发率，但对无瘤生存率和总生存率的影响较小。对于较大或难以完全切除的 UPS，术前放疗有助于缩小肿瘤体积、降低手术难度并提高 R0 切除的概率。当术中切缘不清（R1 切除）或肿瘤位于重要解剖结构附近时，术后放疗可进一步清除残余癌细胞。根据中国临床肿瘤学会（CSCO）指南，AJCC 分期Ⅱ期和Ⅲ期的四肢 STS（包括 UPS）推荐术前或术后放疗，以术前更优，推荐剂量为 95%PTV 50Gy/（25F・25d）。

3. 化学治疗

（1）化疗　主要用于局部晚期和转移性 UPS 的治疗，尤其适用于疾病进展或需要控制症状的患者。目前的治疗方案包括蒽环类药物、异环磷酰胺、吉西他滨联合多西他赛等。

蒽环类药物是 UPS 及其他 STS 的标准治疗方案，但其疗效有限。在每 3 周给予 $75mg/m^2$ 剂量的多柔比星治疗下，肿瘤的响应率约为 10%~25%。在蒽环类药物中加入异环磷酰胺能够提高晚期或转移性 STS 的反应率。EORTC 62012 的Ⅲ期随机对照试验比较了多柔比星单药和多柔比星联合异环磷酰胺的疗效。结果显示，联合治疗组的客观响应率（OR）和中位无进展生存期（PFS）较高，但中位总生存期（OS）无显著差异，且联合治疗组的 3~4 级不良事件发生率更高。

（2）吉西他滨和多西他赛联合治疗　可作为阿霉素后的后续治疗选择，或无法耐受蒽环类药物的患者的一线治疗选择。该方案的疗效与阿霉素相似，但毒性较大。在一项Ⅲ期随机对照试验中，比较了多柔比星和吉西他滨联合多西他赛对新诊断晚期或转移性 STS 的疗效。结果显示，吉西他滨和多西他赛的组合在客观响应率上与多柔比星相似

（19% 对 20%），且两组的 PFS 和 OS 无显著差异。然而，吉西他滨和多西他赛组因毒性导致的治疗延迟及未完成计划治疗的患者比例更高。

（3）其他联合方案 吉西他滨联合长春瑞滨或达卡巴嗪的方案也用于 UPS，但由于现有的研究数据来自包含多种 STS 组织学类型的试验，并且难以专门设计针对单一亚型的研究，因此临床医生更依赖现实世界数据来判断这些方案对 UPS 的疗效。

三、恶性纤维组织细胞瘤药物治疗进展

近年来，随着局部治疗手段的进步，新型化疗药物、靶向和免疫治疗在特定类型晚期软组织肉瘤中也展现了前景。对于 UPS，也有多种药物被认为具有潜在疗效。以下是主要治疗药物及其作用机制和研究结果。

1. **酪氨酸激酶抑制剂（TKIs）** TKIs 通过与癌细胞的酪氨酸激酶结合，抑制其磷酸化活性，从而阻断关键信号通路，尤其是血管内皮生长因子受体（VEGFR）、表皮生长因子受体（EGFR）和血小板衍生生长因子受体（PDGFR）的相关通路，进而抑制肿瘤血管生成、细胞增殖和转移。

帕唑帕尼：作为一种特异性靶向血管生成和肿瘤增殖的小分子酪氨酸激酶抑制剂，帕唑帕尼已被批准用于部分晚期软组织肉瘤的二线治疗。PALETTE Ⅲ期随机对照试验中，帕唑帕尼在进展性、转移性 STS 成人患者（不包括胃肠道间质瘤或脂肪肉瘤）中显著延长了无进展生存期（PFS）。帕唑帕尼组的 PFS 为 4.6 个月，而对照组为 1.6 个月；但总体生存率（OS）并无显著差异（12.5 个月 vs. 10.7 个月）。尽管试验中未对 UPS 患者单独分析，但 STS 总体人群中 PFS 的延长支持帕唑帕尼作为进展性、转移性 UPS 的后续治疗的选择，且其毒性较为可控。

2. **免疫检查点抑制剂（ICIs）** 免疫检查点抑制剂通过解除肿瘤对免疫系统的抑制，增强免疫系统对肿瘤的识别和攻击。肿瘤细胞通常通过 PD-1/PD-L1、CTLA-4 等免疫检查点抑制 T 细胞功能，ICIs 通过阻断这些通路激活 T 细胞功能，从而增强抗肿瘤免疫反应。帕博利珠单抗（pembrolizumab）：作为一种 PD-1 抑制剂，帕博利珠单抗在 SARC028 Ⅱ期试验中对晚期软组织肉瘤（包括 UPS）显示出一定疗效。该试验对 40 例软组织肉瘤患者（包括未分化多形性肉瘤患者）进行了帕博利珠单抗单药治疗。结果显示，在 UPS 亚组中约 23% 的患者有客观反应。虽然总体响应率有限，但在特定病例中帕博利珠单抗表现出潜在疗效。

3. **曲贝替定** 曲贝替定（trabectedin）是一种从海鞘中提取的独特化疗药物，具有多重作用机制，包括干扰肿瘤细胞和肿瘤微环境，特别是在重塑肿瘤相关巨噬细胞（TAMs）方面显示出优势。一项对 72 名晚期 STS 患者（UPS 患者占 9 人）的回顾性研究显示，在经蒽环类药物治疗后接受曲贝替定的 UPS 患者中，有 55% 的患者实现临床获益（包括完全反应、部分反应或疾病稳定）。该研究提示曲贝替定在 UPS 患者中的潜在疗效，并为 UPS 治疗提供了新选择。

四、临床药物治疗案例分析

★右大腿未分化多形性肉瘤术后化疗后案例分析

病历摘要

患者，女，57 岁。身高 151cm，体重 53kg。

主诉： 右大腿未分化多形性肉瘤术后复发再手术后 1 月余，末次化疗后 21 天。

现病史： 患者自诉 1 月余前因"右大腿肿瘤术后复发"就诊，入院完善检查后于 2014 年 9 月 4 日腰硬联合麻醉下行右大腿肿瘤切除血管神经探查任意皮瓣成形术，术后病理结果提示：（右大腿肿物）符合未分化多形性肉瘤，免疫组化示：SMA 部分（＋），Calponin（＋），CKpan（－），CD99（－），CD34（－），BcL-2（＋），CD68（－），S100（－），Desmin（－），Ki-67 约 60%（＋）。术后切口愈合后于 2014 年 9 月 17 日至 2014 年 9 月 20 日行术后第 1 疗程的化疗，化疗方案为：吡柔比星 30mg，d1~2，异环磷酰胺 3g，d1~4，同时予以水化、止吐、护胃、护肝、护肾、护心等治疗，化疗结束后复查血常规及肝肾功能无明显异常后办理出院。现术后第 1 疗程化疗后 21 天再次返院拟行下一周期化疗，门诊以"右大腿未分化多形性肉瘤术后化疗后"收住入科。自上次出院至今患者一般情况良好，伤口愈合良好，局部无明显疼痛等表现，无畏寒发热，饮食睡眠可，大小便正常，体重无明显改变。

既往史： 患者自诉 6 月余前因右大腿肿痛到当地医院就诊，诊断为"右大腿肿物性质待查"，于 2014 年 4 月 18 日行右大腿肿物切除术，术后病理检查结果提示：梭形细胞恶性肿瘤，考虑为纤维肉瘤。否认患过高血压、心脏病史，无肝炎，结核等传染病史；按时进行预防接种，具体不详；无外伤史，无输血史；否认药物、食物和其他接触物过敏史；其他系统回顾未发现异常。

个人史： 出生、成长于原籍，无外地长期居留史；无地方病、传染病流行区长期居住史；文化程度初中；经济条件一般；无特殊生活及饮食习惯；有烟、酒嗜好；否认有食用生鱼、生肉等不良饮食习惯；职业为个体户，工作条件尚可；无毒物接触史；无重大精神创伤史；否认冶游史。

月经及婚育史： 平时月经规律，初潮 15 岁，每次持续 3~5 天，周期 28~30 天，末次月经：2008-05-13，无痛经史，中量，无血块，颜色正常，白带正常。已婚，育有 3 子，家人均体健。

入院诊断： 右大腿未分化多形性肉瘤术后化疗后。

治疗经过及用药分析

完善各项检查：血常规、凝血常规、肝肾功能、肿瘤标志物相关检测，排除化疗禁忌。患者于 2014-10-18 行术后第二周期化疗。具体方案为：吡柔比星 30mg，d1~2，异环磷酰胺 3g，d1~4。并给予止吐、抗过敏等对症支持治疗。治疗期间所用主要药物见表 19-3。

表 19-3　用药治疗方案

治疗药物	用法用量	起止时间
乳果糖口服溶液	20ml，po，tid	10.18-10.19
注射用还原型谷胱甘肽	2.4g，ivgtt，qd	10.22-10.23
葡萄糖注射液	250ml，ivgtt，qd	
注射用硫普罗宁钠	0.2g，ivgtt，qd	10.28-10.29
葡萄糖注射液	250ml，ivgtt，qd	
氯化钾注射液	15ml，ivgtt，qd	
注射用脂溶性维生素（Ⅱ）	2 支。Ivgtt，qd	10.20-10.21
葡萄糖氯化钠注射液	500ml，ivgtt，qd	
注射用泮托拉唑钠	60mg，ivgtt，qd	10.28-10.29
氯化钠注射用	100ml，ivgtt，qd	
美司钠注射液	400mg，iv，st	每日 3 组，10.18-10.21
氯化钠注射液	40ml，ivgtt，st	
注射用右丙亚胺	250mg，ivgtt，qd	10.18-10.21
葡萄糖注射液（5%）	250ml，ivgtt，qd	
注射用二丁酰环磷腺苷钙	20mg，ivgtt，qd	10.18-10.21
葡萄糖注射液（5%）	250ml，ivgtt，qd	
盐酸帕洛诺司琼注射液	5ml，ivgtt，st	10.18-10.21
0.9% 氯化钠注射液	100ml，ivgtt	
注射用盐酸吡柔比星	30mg，ivgtt，st	10.18-10.19
5% 葡萄糖注射液	250ml，ivgtt	
注射用异环磷酰胺	3g，ivgtt，st	10.18-10.21
0.9% 氯化钠注射液	500ml，ivgtt	
0.9% 氯化钠注射液	100ml，ivgtt，st	10.20
盐酸甲氧氯普胺注射液	10mg，ivgtt，st	

辅助检查

（1）肝肾功能（10.15）　AST 15.09U/L；ALT 12.56U/L；TBIL 11.20μmol/L；DBIL 6.60μmol/L；CREA 64.00μmol/L。

（2）血常规（10.15）　WBC 3.19×10^9/L；HGB 93g/L；PLT 138×10^9/L。

（3）心肌标志物（10.15）　肌红蛋白 25.0ng/ml；高敏肌钙蛋白 Ⅰ 0.01ng/ml；肌酸激酶同工酶 0.8ng/ml；B 型钠尿肽＜ 10pg/ml。

用药治疗方案分析

1. 化疗方案选择　对于复发 UPS 推荐进行术后化疗，考虑联合用药更能提高晚期患者的客观缓解率。已经被广泛应用于临床治疗 UPS 的化疗方案包括多柔比星联合异环磷酰胺方案，和多西他赛联合吉西他滨方案。2017 年欧洲多中心的一项 3 期随机临床研究入组了包括 97 例 UPS 在内的 287 例软组织肉瘤患者，证实了阿霉素联合异环磷酰胺的化疗方案，明显优于多西他赛联合吉西他滨的化疗方案。对于无法广泛切除的 UPS 患者，以 AI 为基石的术后化疗可从中获益。该患者就诊时复查影像学证据提示术后复发，可考虑行术后化疗辅助治疗。依据指南推荐该患者选用 AI 方案，该患者身高 151cm，体重 53kg，依据计算，化疗方案的具体给药剂量为吡柔比星 30mg，d1~2，异环磷酰胺 3g，d1~4。该患者以吡柔比星替代多柔比星。经典骨与软组织肿瘤 CSCO 指南中指出，多柔比星适用于治疗多种癌症，是软组织肿瘤化疗的基石药物，吡柔比星与多柔比星的疗效相似，同样具有广泛的适应证，吡柔比星与多柔比星相比，心脏毒性风险降低，恶心呕吐，脱发以及粒缺的发生率均降低。但其骨髓抑制较为严重，可能导致更严重的脱发问题，同时在心脏方面的副作用仍需注意健侧和适当管理，以确保安全有效的治疗。

2. 化疗药物输注前预处理　药物注射用吡柔比星是半合成的蒽环类抗癌药，主要在肝脏代谢，经胆汁排泄，并可产生骨髓抑制和心脏毒性，所以影密切监测血象、心脏功能、肝肾功能等情况。该患者于化疗前预防给予注射用二丁酰环磷腺苷钙保护心脏心肌功能，给予硫普罗宁钠、谷胱甘肽片等预防护肝，同时密切监测心电图变化及肝肾功能。异环磷酰胺为氮芥类周期非特异性药物，输液反应等发生率低，但其易引起尿路损伤，如出血性膀胱炎。因此，在使用异环磷酰胺前应注意监测尿常规，可予以美司钠进行尿路保护，同时加强补液促进利尿，减少环磷酰胺及其代谢产物对尿路的刺激。该患者化疗当日共计补液量 2100ml，补液量充足，同时给予美司钠进行尿路保护。

3. 化疗消化道安全管理　依据 CSCO 指南，AI 方案为高度致吐风险化疗方案。建议使用神经激肽 -1 受体拮抗剂（NK-1RA）+5-HT$_3$ 受体拮抗剂 + 帕洛诺司琼 + 地塞米松，同时可进行影视调整及心理支持帮助患者。该患者化疗过程中出现多次呕吐，考虑化疗药物导致，本次化疗过程中使用盐酸帕洛斯琼注射液联合盐酸甲氧氯普胺注射液止吐，使用泮托拉唑钠抑制胃酸分泌，保护胃黏膜，减少胃肠道反应。

4. 骨髓抑制的预防和治疗药物　依据 CSCO 指南，患者粒缺发生的风险级别评估应综合考虑患者的疾病、化疗方案以及患者自身因素。AI 化疗方案中异环磷酰胺较常见骨髓抑制不良反应，如白细胞减少、贫血等，化疗过程须密切关注血常规白细胞、粒细胞数值。若发生白细胞减少、粒细胞缺乏，须及时对症升白升板等处理。该患者化疗结束后复查血常规：* 白细胞（WBC）1.29×10^9/L；* 红细胞（RBC）3.16×10^{12}/L；* 血红蛋白（HGB）93g/L；* 血小板（PLT）105.88×10^9/L；予以升白药物应用，同时监测患者有无继发不良反应。

5. 其他治疗药物　该患者入院时诉有便秘，医嘱乳果糖口服溶液及开塞露进行治疗。乳果糖可在结肠中被消化道菌转化为有机酸，降低肠道 pH，并能保留水分、增强粪便体积，从而刺激结肠蠕动、促进排便。

用药监护要点

1. AI 方案　为高度致吐风险化疗药物，用药过程中应注意监测患者的饮食情况，避免进食油腻及刺激性食物，尽量清淡饮食。避免因化疗引起的恶性呕吐影响后续治疗方案的实施。AI 方案虽然非中高度致粒缺方案，但细胞毒类化疗药物骨髓抑制作用存在蓄积性，在后续化疗期间仍需密切监测患者的血常规，若发生骨髓抑制，及时应用药物进行预防。本方案的两种药物均经肝脏代谢且可引起肝脏的损伤，用药期间注意监测肝功能。

2. 异环磷酰胺　主要可引起尿路刺激，可造成血尿、无菌性膀胱炎等症状，建议在用药期间注意监测患者的尿常规等指标。患者也可自行观察尿液颜色等的变化，若同时伴有尿路疼痛等刺激征，应及时与医护或药师沟通，采取保护措施如用药前输注足量的美司钠进行保护。同时为了促进异环磷酰胺的排泄，化疗期间会增加液体的输入，嘱患者用药期间要注意多饮水，不要憋尿，及时排尿促进药物排泄。

3. 蒽环类药物　可引起心脏功能的损伤，本次入院查心肌标志物正常。吡柔比星的使用剂量须根据患者个性化计算使用，切勿超过药物使用剂量的上限，若后期联合辅助放疗时，应注意减量，避免出现严重的心肌毒性。

4. 异环磷酰胺及吡柔比星　均可引起脱发，及时告知患者，进行心理预防。此外，两者也均可刺激口腔黏膜引起口腔炎，注意饭后漱口，避免进食刺激性及坚硬的食物损伤口腔黏膜。

5. 盐酸帕洛诺司琼注射液　为 5-HT$_3$RA 类药物，本类药物在使用过程中可引起便秘，该患者本次入院时诉有便秘，已医嘱乳果糖口服溶液进行治疗。建议乳果糖口服溶液应于晨起时空腹服用配合结肠的生理节律，用药后多饮水，促进排便。

★右肩部多形性未分化肉瘤术后放疗后案例分析

病历摘要

患者，女，38 岁。身高 160cm，体重 75kg。

主诉：右肩部肉瘤术后 4 个月余，放疗后 3 个月余。

现病史：患者自诉于 2019 年 4 月因"右肩部肿物缓慢增大 5 个月余"在外院行右肩部肿物切除术，术后病理：右肩部恶性肿瘤，形态符合多形性未分化肉瘤。后于 2019 年 5 月 13 日行右肩部肉瘤瘤床扩大切除术，术后病理：切缘阴性，皮下脂肪组织内可见小灶梭形细胞肿瘤残留，考虑为恶性，免疫组化：CD34\S100\MDM2 均阴性。2019-06-06 到我院放疗科三病区就诊，予术后辅助放疗，具体放疗方案：以术前瘤床为 PGTVtb，高危预防区域为 PCTV，予处方剂量：PGTVtb：60Gy/30f（2Gy/f）/6w、PCTV：50Gy/25f（2Gy/f）/5w。现放疗结束，为求进一步治疗来我科就诊，门诊拟"右肩部肉瘤术后放疗后"收入我科，患病以来精神、食欲、睡眠尚可，大小便未见特殊，体重无明显变化。

既往史：过去健康状况良好；否认患过传染病、地方病、性病等病史；有预防接种史，但具体不详；无外伤史；无药物过敏史，否认食物和其他接触物过敏史；无输血史；其他系统回顾未发现异常。

个人史：出生、成长于原籍，无外地长期居留史；无地方病、传染病流行区长期居住史；文化程度大学；经济条件一般；无特殊生活及饮食习惯；无烟、酒嗜好；否认有食用生鱼、生肉等不良饮食习惯；职业职员，工作条件尚可；无毒物接触史；平素精神状态良好，无重大精神创伤史；否认冶游史。

月经及婚育史：初潮 13 岁，每次持续 5~6 天，周期 28~30 天，末次月经：2019-09-01。孕 3 产 2。

入院诊断： 右肩部多形性未分化肉瘤术后放疗后。

治疗经过及用药分析

完善各项检查：血常规、凝血常规、肝肾功能、肿瘤标志物相关检测，排除化疗禁忌。患者于 2019-09-18 行术后放疗后 1 程化疗。具体方案为：多柔比星 108mg d1+ 异环磷酰胺 3.6g d1~5。并给予止吐、抗过敏等对症支持治疗。治疗期间所用的主要药物如表 19-4 所示。

表 19-4　药物治疗方案

治疗药物	用法用量	起止时间
注射用泮托拉唑钠	40mg, ivgtt, qd	9.15-9.23
氯化钠注射液	100ml, ivgtt, qd	
注射用硫普罗宁钠	0.2g, ivgtt, qd	9.15-9.23
氯化钠注射液	250ml, ivgtt, qd	
地塞米松磷酸钠注射液	10mg, ivgtt, st	9.18-9.22
葡萄糖注射液	100ml, ivgtt	
美司钠注射液	800mg, ivgtt, st	每日 3 组，9.18-9.22
氯化钠注射液	100ml, ivgtt	
注射用右雷佐生	2250mg, ivgtt, st	9.18
葡萄糖注射液（5%）	250ml, ivgtt	
盐酸帕洛诺司琼注射液	5ml, ivgtt, st	9.18-9.19
0.9% 氯化钠注射液	100ml, ivgtt	
阿瑞匹坦	125mg, po	9.18
注射用盐酸多柔比星	108mg, ivgtt, st	9.18
5% 葡萄糖注射液	250ml, ivgtt	
注射用异环磷酰胺	3.6g, ivgtt, st	9.18-9.22
0.9% 氯化钠注射液	500ml, ivgtt	

治疗药物	用法用量	起止时间
钠钾镁钙葡萄糖注射液	500ml，ivgtt，st	9.18-9.22
聚乙二醇化重组人粒细胞刺激因子注射液	6mg，ih，st	9.23

辅助检查

（1）肝肾功能（09.11）　AST 27U/L；ALT 21U/L；TBIL 10.8μmol/L；DBIL 2.8μmol/L；CREA 73μmol/L。

（2）血常规（09.11）　WBC 4.13×10^9/L；HGB 112g/L；PLT 153×10^9/L。

用药治疗方案分析

1. 化疗方案选择　对于未分化多形性肉瘤术中切缘不清的患者，术后放化疗有助于进一步清除残余癌细胞。多柔比星和异环磷酰胺是未分化多形性肉瘤的用药基石。EORTC 62012对比了单药多柔比星（A）和多柔比星 + 异环磷酰胺（AI）方案治疗晚期未分化多形性肉瘤患者的疗效，结果提示 AI 组的 ORR 远远大于单药 A 组，中位 PFS 也明显高于单药 A 组，分层分析也显示未分化多形性肉瘤亚组 OS 是唯一具有显著的获益组。因此术后的一线化疗方案可以个体化选择 A 或者 AI 方案，但不推荐提高化疗药物剂量。对于无法广泛切除的 UPS 患者，以 AI 为基石的术后化疗可从中获益。该患者身高 160cm，体重 75kg，依据计算，化疗方案的具体给药剂量为108mg d1+ 异环磷酰胺 3.6g d1~5。每 21 天为一个周期，患者将接受上述两种药物的联合化疗。这种方案的选择是基于其在治疗软组织肉瘤术后残留的有效性和相对较低的毒性反应。

2. 化疗药物输注前预处理　由于多柔比星和异环磷酰胺的使用可能引起严重的不良反应，如骨髓抑制、恶心、呕吐等，因此在化疗前需要进行适当的药物预处理。使用美司钠可以减少异环磷酰胺引起的膀胱毒性。使用硫普罗宁钠用于减轻化疗药物对肝脏的损害，特别是针对肝功能较弱的患者。考虑到多柔比星可能引起的过敏反应，首次使用时密切监测患者，以便及时识别和处理任何过敏反应，同时使用地塞米松磷酸钠注射液预防抗过敏治疗。蒽环类药物（如多柔比星）引起的心脏毒性高风险患者。右雷佐生可保护心肌细胞，减少心肌损伤，特别适用于累积剂量较高或心脏功能较弱的患者。由于多柔比星可能对周围静脉造成损伤，建议使用中心静脉导管进行药物输注，以减少外周静脉炎的风险，同时注意做好补液利尿，减少化疗药物的毒性反应。

3. 化疗消化道安全管理　根据证据，多柔比星在多种恶性肿瘤治疗中的安全性明显优于传统化疗药物治疗。因此，对于消化道安全管理，优先考虑使用多柔比星脂质体而非传统剂型。多柔比星和异环磷酰胺都可能引起消化道反应，如恶心、呕吐等。应定期监测患者的消化道症状，并及时调整治疗方案。例如，可以使用抗恶心药物预防和控制这些症状。如出现恶心呕吐症状可使用 NK-1RA+5-HT$_3$ 受体拮抗剂 + 地塞米松。对于出现严重消化道反应的患者，可以考虑使用支持性治疗措施，如静脉补液、营养支持等，以减轻患者的不适并维持其身体状态。此患者采用阿瑞匹坦联合帕洛诺司琼化疗没有明显呕吐等消化道症状，使用泮托拉唑钠抑制胃酸分泌，保护胃黏膜，减少胃肠道反应。

4. 骨髓抑制的预防和治疗药物 化疗过程中骨髓抑制是一个常见的不良反应，需要有效的预防和治疗策略，可用以下几种常见药物。重组人粒细胞集落刺激因子（rhG-CSF）：这是一种常用的药物，用于预防和治疗化疗引起的白细胞减少症。在一项研究中，使用 rhG-CSF 可以显著提高患者的白细胞计数，减少骨髓抑制的发生。

氨磷汀在一项研究中显示出对软组织肉瘤化疗后骨髓抑制有保护作用，尤其是在减少Ⅳ度粒细胞减少和血小板减少方面表现出较好的效果。此患者化疗后复查血常规未见中性粒细胞的明显下降，AI 方案不被归类为中高度粒细胞减少风险的化疗方案，但首次化疗可选择予预防性升白处理。

用药监护要点

1. AI 方案 属于具有高致吐风险的化疗药物范畴，在用药期间需严密监控患者的膳食摄入，避免摄取油腻及辛辣等刺激性食品，倡导采用清淡易消化的饮食模式。此举旨在预防化疗诱导的严重呕吐反应，确保后续治疗计划的顺利执行。值得注意的是，尽管 AI 方案不被归类为中高度粒细胞减少风险的化疗方案，但其中包含的细胞毒性化疗药物具有骨髓抑制作用的累积效应，因此在后续的化疗周期内，仍需对患者的血常规指标进行持续且细致的监测。一旦发现骨髓抑制现象，应立即采取药物干预措施进行预防。此外，该方案中的两种药物均通过肝脏进行代谢，并具有潜在的肝损害风险，因此在用药过程中应高度重视肝功能的监测。

2. 异环磷酰胺 该药物主要可诱发尿路刺激症状，并可能导致血尿及无菌性膀胱炎等临床表现。在用药期间，强烈建议对患者进行尿常规等相关指标的密切监测。患者亦应自我观察尿液颜色的变化及其他可能的异常，若伴随尿路疼痛等刺激性症状，应立即与医疗团队或药师联系，采取必要的预防措施，如在用药前预先输注足够剂量的美司钠以保护尿路。此外，为促进异环磷酰胺的排泄，化疗期间会增加液体的摄入量，故需叮嘱患者用药期间增加饮水量，避免尿液潴留，应及时排尿，以促进药物的快速排出。

3. 多柔比星 多柔比星的心脏毒性是其主要的不良反应之一，表现为心电图异常、心肌损伤等。处理措施包括定期监测心电图和心脏功能，使用心脏保护药物如 β 受体拮抗剂，并在出现严重心脏毒性时考虑减量或停药。还可引起白细胞、红细胞和血小板减少。应对措施包括定期检查血液指标，必要时使用粒细胞集落刺激因子（G-CSF）和其他支持治疗。胃肠道反应包括恶心、呕吐、腹泻等。可以使用抗恶心药物如 5-HT$_3$ 受体拮抗剂，并提供适当的营养支持。多柔比星可导致明显的脱发。虽然这不是一个严重的不良反应，但可以通过提供心理支持和建议患者使用假发等方式来减轻患者的不适。其还可导致手足综合征，表现为手足红肿、疼痛、感觉异常。建议患者穿着宽松衣物，避免长时间站立或行走，使用保湿霜保持皮肤湿润，并在医生指导下使用局部药物治疗。

第三节 脂肪肉瘤

一、概述

（一）病因与发病机制

脂肪肉瘤（liposarcoma，LPS）是一种恶性肿瘤，源自分化程度及异型程度不等的脂肪细胞。脂肪肉瘤常见于成人软组织肿瘤中，约占软组织肉瘤的 20%，尤其好发于下肢（以大腿为主），其次为躯干、头颈和上肢，腹膜后区域也可出现，其高峰发病年龄段为 50~70 岁。其病因尚不完全明确，目前认为可能与以下因素有关。

1. 基因因素 部分研究发现，脂肪肉瘤的发生与特定染色体异常有关，如 12q13-15 区的扩增和 MDM2 基因的过度表达。这种基因突变可能干扰了细胞周期调控，导致细胞异常增殖。

2. 环境因素 长期暴露于辐射、某些化学物质或毒素也可能诱发脂肪肉瘤的发生。

3. 分化异常 脂肪肉瘤的发病机制与脂肪细胞的异常分化密切相关。正常脂肪细胞的发育受到分子信号的精确调控，但在肿瘤发生过程中，这种调控被打破，导致脂肪前体细胞恶性转化。

（二）病理分类与分期

1. 病理分类 根据 2020 年 WHO 分类，LPS 根据其特异性免疫组织化学、微观及宏观和遗传改变分为 5 种组织学亚型：包括非典型脂肪源性肿瘤 / 高分化型脂肪肉瘤、去分化型脂肪肉瘤、黏液样脂肪肉瘤 / 圆形细胞型脂肪肉瘤、多形性脂肪肉瘤和黏液多形性脂肪肉瘤。

（1）非典型脂肪源性肿瘤（atypical lipogenic tumors，ALT）/ 高分化型脂肪肉瘤（well-differentiated liposarcoma，WDLPS） ALT/WDLPS 是最常见的分类，分化程度高，恶性程度相对较低，表现为存在局部浸润特征但转移罕见。而在 ALT 及 WDLPS 的细胞中都可检测到同一染色区域的标志性环状巨型染色体，导致相应基因的扩增，故认为两者为同一类型肿瘤。往下细分还可分为脂肪瘤样型、硬化型、炎症型和梭形细胞型。其中脂肪瘤样型主要由成熟的脂肪细胞组成，存在明显细胞大小差异，瘤组织由纤维组织分隔，并散在分布着核深染的间质细胞及数量不等的脂肪母细胞；硬化型大部分由纤维性成分组成，其中同样散在分布核深染的异型性间质细胞，但可在纤维状胶原中出现罕见的多空泡脂肪母细胞；炎症型会出现淋巴细胞和浆细胞为主的慢性炎症细胞浸润，其中以 B 淋巴细胞为主；梭形细胞型是由增生的梭形细胞伴纤维性和黏液样背景及非典型脂肪瘤性肿瘤成分构成。

（2）去分化型脂肪肉瘤（dedifferentiated liposarcoma，DDLPS） 一部分 DDLPS 由

ALT/WDLPS 逐渐或突然转化而来，另一部分为发病时即为 DDLPS。该亚型侵袭能力强，复发率高，常见于腹膜后发病。肿瘤常包绕肾脏，侵犯肾包膜但不侵犯肾实质。少部分的 DDLPS 可存在异源性分化，如平滑肌肉瘤、横纹肌肉瘤、骨肉瘤等。去分化的区域主要表现出炎性肌母细胞瘤样、纤维肉瘤样、低度恶性黏液纤维肉瘤样等。

（3）黏液样脂肪肉瘤（myxoid liposarcoma，MLPS）/ 圆形细胞型脂肪肉瘤（round cell liposarcoma，RCLPS） MLPS 常表现为分化良好的分叶肿块，由黏液样间质中的非脂质间质细胞组成，恶性度介于高分化和去分化型之间。最常发生于四肢深部，以近端大腿最为常见。MLPS 可分为两种亚型，常见为纯黏液样脂肪肉瘤，该亚型间质丰富，存在毛细血管，呈现"铁丝网状"或"鱼尾纹状"，即低级别 MLPS；另一种是 RCLPS，该亚型肿瘤中圆形细胞占比 > 5%，间质很少甚至没有，毛细血管几乎不存在，即高级别 MLPS。肿瘤中体积较大的细胞可提示肿瘤分级高，侵袭性强。

（4）多形性脂肪肉瘤（pleomorphic liposarcoma，PLPS） PLPS 是最罕见的分类，恶性程度高，易发生早期转移，转移部位多为肺脏，好发于老年人，最常发生于四肢深部。PLPS 主要由多形性脂母细胞构成，细胞成分及形态多样，为高级别未分化肉瘤，通常对放化疗不敏感。PLPS 可表现为单结节状、多结节状或束状排列，部分可有包膜。约 25% 的 PLPS 为上皮样，肿瘤细胞呈实性，片状分布，细胞核呈圆形或卵圆形，核仁明显，胞质丰富，胞界清晰。PLPS 核分裂数量不等，一半以上病例可见坏死灶。

（5）黏性多形性脂肪肉瘤（myxoid pleomorphic liposarcoma，MPLPS） MPLPS 与 MLPS 和 PLPS 具有相同的组织学特征。然而，MLPS 典型的基因融合和扩增在 MPLPS 中缺失。肿瘤含有丰富的黏液样基质，含有发育良好的血管。细胞呈圆形至微梭形，与 MLPS 细胞相似。此外，在这些区域可以观察到分散的肿瘤细胞，细胞核较大，并有一些不规则性。肿瘤也有包含坏死的区域。MPLPS 中观察到的其他形态学特征包括明显的纤维分隔和淋巴管瘤样黏蛋白池。因此，MPLPS 表现出相对平淡的区域（类似于 MLPS）和更多细胞和非典型区域（类似于 PLPS）的独特组合。MPLPS 的免疫表型是非特异性的。MPLPS 不存在基因融合，如 FuS-CHOP、EWSR1-CHOP 和 MDM2 基因扩增。此外，MDM2 无反应性。此外，在 Creytens 等人的研究中，IHC 显示 CD34 和 p16 弥漫性表达。随后的 FISH 分析发现 RB1 单等位基因缺失，MDM2 扩增和 CHOP 重排缺失。此外，对 8 名患者的全基因组拷贝数分析揭示了一个复杂的遗传图谱，其中包括几种 LOF 和 GOF 变异。尤其在染色体 1、6-8 和 18-21 中有复发性 GOF，在染色体 13、16 和 17 中有复发性 LOF。13q14 中缺失频率较高，该基因包含 RB1、RCTB2、DLEU1 和 ITM2B 基因（图 19-1）。

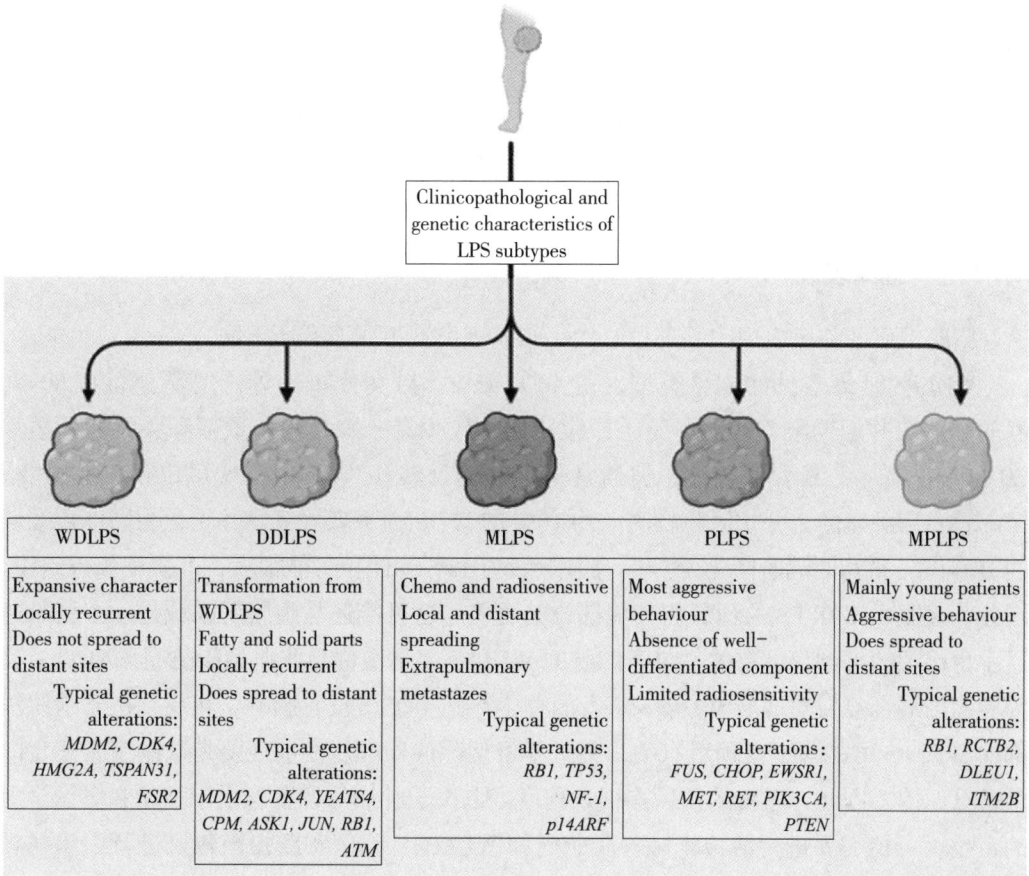

图 19-1

2. 分期 脂肪肉瘤的分期通常根据其肿瘤大小、淋巴结受累情况及远处转移情况来进行。临床常用分期方法有 TNM 分期、AJCC 分期以及 Eneking 分期等。

（1）TNM。T 分期（肿瘤大小），T0：无原发肿瘤证据；T1：肿瘤最大径 ≤ 5cm；T2：肿瘤最大径 > 5cm，≤ 10cm；T3：肿瘤最大径 > 10cm，≤ 15cm；T4：肿瘤最大径 > 15cm；N 分期（区域淋巴结受累），N0：无区域淋巴结转移；N1：存在区域淋巴结转移；M 分期（远处转移），M0：无远处转移；M1：有远处转移；G 分级（肿瘤分化程度），G1：低分化（低度恶性）；G2：中分化（中度恶性）；G3：高分化（高度恶性）。

（2）AJCC 分期。根据以上的 TNM 和 G 分级，脂肪肉瘤可以分为四期：ⅠA 期，T1，N0，M0，G1，小于 5cm，低分化肿瘤，无淋巴结和远处转移；ⅠB 期，T2~T4，N0，M0，G1，超过 5cm 但无论肿瘤大小（T2~T4）且分化程度较低（G1），没有淋巴结或远处转移；Ⅱ期，T1，N0，M0，G2~G3，肿瘤小于 5cm，但分化程度较高（中度到高度恶性，无淋巴结和远处转移）；Ⅲ期，T2~T4，N0，M0，G2~G3，大于 5cm 的中度或高度恶性肿瘤（G2~G3），无淋巴结或远处转移；Ⅳ期，任意 T，N1，M0 或任意 T，任意 N，M1，存在区域淋巴结转移或远处转移的脂肪肉瘤，无论肿瘤大小和分化程度均归为Ⅳ期。

（3）Enneking 外科分期系统。G（histologic grade）分级：肿瘤的外科分级，G1：低度恶性，G2：高度恶性；T（anatomic site）：肿瘤与解剖学间室的关系，T1：间室内；T2：间室外；M（metastasis）：肿瘤有无转移，包括区域和远处转移，M0：无转移，M1：有转移。Ⅰ期（ⅠA，ⅠB）：低度恶性；Ⅱ期（ⅡA，ⅡB）：高度恶性；Ⅲ期（ⅢA，ⅢB）：有局部和远处转移；A：间室内；B：间室外。

（三）临床表现

脂肪肉瘤的临床表现因其部位、大小和病理类型不同而有所不同。

WDLPS 是最常见的 LPS 类型，占 40%~45%。男女分布平等，主要分布在 50~70 岁的个体。肿瘤局限于四肢、躯干或腹膜后，较少见于胸腔内、颈部和头颈部。虽然 WDLPS 在局部上具有侵袭性，但通常不会向远处转移。但 WDLPS 可以发生去分化，深部腹膜后肿瘤的去分化风险较高。约 10% 的 WDLPS 患者可复发并转化为高度侵袭性的 DDLPS，平均间隔时间为 7.7 年。腹膜后 WDLPS 的体积可能很大，可挤压邻近组织。因此，腹膜后 WDLPS 的预后比其他部位的更差。这可能还与腹膜后区域是一个更难通过手术接近的解剖部位有关。位于四肢的 WDLPS 通常被称为非典型脂肪瘤（ALT），因为肿瘤的局部复发对四肢 WDLPS 患者的总生存率（OS）没有影响。相反，位于组织深部的 WDLPS 可能与不良预后有关，并且不可切除的局部复发被证明是这些患者死亡的最常见原因。因此，患者的预后在很大程度上取决于肿瘤的位置。由于临床和影像学上的重叠，可能需要进行活检来区分脂肪瘤和 WDLPS。临床实践指南建议进行组织病理学和细胞遗传学分析，这可能对于进一步治疗 WDLPS 至关重要。

DDLPS 是一种高级别未分化肉瘤，通常会突然从 WDLPS 转变为非脂肪肉瘤。它占所有 LPS 的 18%~20%，其年龄和性别分布与 WDLPS 相似。DDLPS 通常形成至少几厘米直径的大型无痛肿块，通常发生在躯干、四肢和后腹膜。它有一个分化良好的部分，与高度细胞质、梭形细胞丰富的未分化部分有明显的界限。通过影像学检查，DDLPS 表现为非均质的含脂肪肿瘤，有固体成分。然而，在大约 25% 的病例中，脂肪成分并不存在，DDLPS 的终末分化为脂肪细胞的能力也受到损害。该病变可偶然发现，在诊断过程中，必须对肿瘤的脂肪性和非脂肪性成分进行活检，以确保准确诊断和治疗。高级别 DDLPS 具有侵袭性，具有更具攻击性的生物学特性，并且更频繁地向远处扩散。据报道，与 WDLPS 相比，DDLPS 特异性死亡率显著较高，在 30%~75% 之间。这是因为 DDLPS 具有较高的局部和转移复发率。DDLPS 的侵袭性行为以及向远处扩散的倾向是影响患者预后的因素。DDLPS 中大部分是原发性肿瘤，但有些也可能起源于 WDLPS 病变的前体。事实上，25%~40% 的 WDLPS 患者最终会表现为 DDLPS 的复发。与 WDLPS 相比，DDLPS 的形态可以是异质的，并且可以包含分化程度不同的高分化和低分化成分。分化程度降低更常见于深层肿瘤。尽管存在去分化现象，肿瘤仍可能复发为纯 WDLPS、DDLPS 或两者兼有。然而，从 WDLPS 衍生出 DDLPS 的分子事件尚未得到充分理解。在 DDLPS 病例中，约有 20%~30% 会出现转移，通常发生在肺部。肺转移的存在与不良预后相关。

MLPS 约占所有 LPS 的 30%。与其他亚型不同，它通常影响 30~50 岁之间的年轻人。然而，MLPS 也可以在儿童和青少年时期发生。通常情况下，它起源于上肢的近端部位，其中 75% 的病例发生在大腿。MLPS 很少起源于腹膜后。总的来说，有 15%~30% 的病例报告局部复发，而病死率在 15%~30%。MLPS 可以发生细胞转化，这与更严重的疾病和更差的临床预后有关。特别是在细胞转化之后，MLPS 可以在 40% 的病例中扩散到远处的部位并形成转移灶。浆膜（腹膜、胸膜和心包）、腹腔、远处软组织和骨骼是最常见的转移部位。即使没有肺转移，也可能发生这种情况。

PLPS 是一种罕见的 LPS 类型，约占所有病例的 5%。PLPS 通常在成年后（ > 50 岁）发病，男性稍多见。通常情况下，PLPS 发生在四肢，有时也发生在躯干或腹膜后。大多数 PLPS 位于深层软组织中，但有 25% 发生在皮肤或皮下组织中。PLPS 典型的组织学特征是在高分化的肉瘤背景下出现形态各异的多形性脂母细胞。局部复发在病例中发生率为 30%~45%，与肿瘤相关的死亡率为 30%~35%。与预后较差相关的因素包括肿瘤大小、高有丝分裂率、躯干和深部位置以及血管侵犯。此外，皮肤和皮下 PLPS 预后较好，因为它们不太具有侵袭性，转移风险极低。除了皮肤和皮下形式外，PLPS 通常是最具侵袭性的 LPS 类型。此外，PLPS 对化疗的敏感性有限，50% 的病例可发生转移。最常见的转移部位是肺（75%）和肝脏（25%）。

MPLPS 根据 2020 年 WHO 的分类，已被定义为 LPS 的一种新的独特亚型。2009 年，Alaggio 等人首次将 MPLPS 描述为主要影响年轻人的 LPS 亚型。MPLPS 是一种罕见的侵袭性脂肪细胞肿瘤，通常发生在儿童和青少年中，主要影响女性。MPLPS 发生在身体的轴向区域，主要发生在纵隔，但也可以在大腿、头部、腹部和背部形成。由于其高度侵袭性，半数患者可局部复发，有时可多发复发。MPLPS 与远处转移的风险增加有关，主要发生在肺、骨骼和软组织。起源于胸腔的 MPLPS 可侵犯附近结构，如上腔静脉、心脏、气管、心包、支气管和食道。这种侵入可引起各种症状，如喘息、呼吸短促、咳嗽、心动过速和胸痛。疾病相关死亡通常发生在 40 个月内。

（四）影像学表现

脂肪肉瘤的 CT 表现：分化良好的脂肪肉瘤通常呈分叶状，边界清晰，主要由脂肪密度成分构成，CT 值低于 −100Hu。尽管脂肪组织在增强扫描中强化不明显，但脂肪肉瘤与良性脂肪瘤的主要区别在于：其内部的条状、网状、絮状及结节状分隔在增强扫描时会出现轻到中度强化。去分化型脂肪肉瘤表现为脂肪与软组织密度的混合肿块影，增强扫描时两者边界通常清晰，原因是软组织的强化较轻，而脂肪组织强化不明显；若肿瘤内脂肪成分少，则脂肪与软组织在增强扫描中可能无明显分界。黏液型脂肪肉瘤表现为棉絮状改变，密度低于肌肉组织，增强扫描时显示渐进性不均匀强化，内部可见条索状高密度影（即强化的血管影），部分肿瘤边缘呈水样低密度分隔状，CT 值为 0~20Hu。多形型脂肪肉瘤多表现为软组织肿块，周边可见条索状高密度影，平扫时接近骨骼肌密度，增强扫描后强化多不均匀，坏死区强化不明显。总体而言，脂肪肉瘤表现为明显的占位效应，体积通常较大，内部脂肪组织是诊断的主要依据，偶尔可见钙化影。

脂肪肉瘤的 MRI 表现：肿瘤呈软组织肿块影，特征包括形态不一、大小不等、边界模糊、信号强度不均匀。不同成分的肿瘤 MRI 信号表现差异较大。分化良好且富含脂肪的脂肪肉瘤表现为不均匀的短 T1、中长 T2 信号，在 STIR 序列上显示为等信号改变，钙化或出血区域可见不规则混杂信号。肿瘤内纤维间隔表现为长 T1 信号，增强扫描时间隔强化突出。黏液型脂肪肉瘤最常见，主要由液体囊性成分构成，表现为长 T1、长 T2 信号，T2WI 信号不均，有时可见线样低信号分隔或稍高信号影，增强扫描时显示持续性不均匀强化。含脂肪量少的圆细胞型脂肪肉瘤多表现为等 T1、等 T2 信号影。

（五）诊断

脂肪肉瘤的诊断通常需要结合临床表现、影像学检查和病理活检结果。脂肪肉瘤各亚型的遗传学特征使得各亚型之间的差异如同乳腺癌与肾细胞癌之间截然不同，各亚型间的生物学特性和治疗效果也有明显的差异。ALT/WDLPS 及 DDLPS 具有特征性的源于 12q 的环状巨型染色体的扩增，特别是编码 CDK4 基因和 HDM2 基因（人类的 MDM2 基因）区域的扩增。在 MLPS/RCLPS 中常可检测到 t（12；16），FUS-DDIT3 融合基因（过去分别称为 TLS 和 CHOP），偶然可 t（12；22），EWSR1-DDIT3。目前来看，MPLPS 最常见的继发突变与另外两个亚型明显不同，其遗传学特征与未分化多形性肉瘤更为类似。目前看来，MLPS/RCLPS 中最常见的继发突变类型是 PIK3CA，其发生率为 10%~15%。此突变对于肿瘤的治疗意义仍未知。MRI 和 CT 扫描是脂肪肉瘤常用的诊断工具，能够帮助明确肿瘤的大小、位置及与周围组织的关系。然而病理活检才是确诊工具，通过组织活检，可在显微镜下观察肿瘤的组织学特征，并结合免疫组织化学染色和基因检测，明确脂肪肉瘤的类型。

二、治疗目的与原则

脂肪肉瘤的治疗目的是通过局部控制肿瘤生长、预防复发和转移、提高患者生活质量和延长生存期。治疗原则包括外科手术：手术切除是脂肪肉瘤的主要治疗手段，尤其是高分化和黏液样脂肪肉瘤，需尽量确保完全切除。广泛的局部切除（R0 切除）和清晰的手术边界是治疗局限性 LPS 的核心方法。

放射治疗：术前或术后放疗可用于控制局部复发风险，尤其对那些不能完全切除的肿瘤患者。

不可切除或转移性疾病的标准一线治疗是以蒽环类药物为基础的系统性化疗。对于去分化、多形性或其他高侵袭性脂肪肉瘤，化疗可能是必要的，尤其在晚期或转移性病例中。然而，LPS 的化疗敏感性仍然很低。随着分子生物学研究的进展，针对 MDM2、CDK4 等基因异常的靶向治疗以及免疫治疗的应用成为新趋势。在过去 10 年中，几种新的全身性疗法（如免疫疗法）已进入 II 期和 III 期临床试验，作为 STS 的单药治疗和联合治疗。因此，人们对肿瘤微环境（TME）的免疫决定因素及其对疾病发展、患者生存和治疗反应的影响产生了特殊的兴趣。因此，研究表明，肿瘤浸润免疫细胞的丰度与多种肿瘤实体的患者生存率相关。特别是肿瘤浸润淋巴细胞（TIL）在预测免疫治疗反应方面起关键作用，包括 LPS 在内的 STS 也有报道。因此，对免疫结构及其细胞、可溶性和膜结合成分的透彻理解可以改进现有的免疫治疗方法，例如，通过有效的患者选择，以及设计新的治疗方式，或者确定新的药物靶点。

三、脂肪肉瘤药物治疗进展

脂肪肉瘤是一类具有共同脂肪细胞特征的软组织肉瘤，具有异质性和多样性。目前正在积极探索针对多种途径和已知致病机制驱动因素的新型疗法。持续深入了解和认识不同亚型的生物学基础对于优化治疗方案和改善患者预后至关重要。

1. **MDM2 抑制剂**　在 LPS 临床前模型中，许多不同化学类别的药物已被证明与 MDM2 结合并破坏其与 p53 的相互作用，导致 p53 介导的作用上调，如细胞周期阻滞和凋亡。功能性非突变 p53 似乎是这些药物抗癌作用的必要条件。SAR405838 是一种 MDM2 的 spirooxindoole 抑制剂，在一项首次人体 I 期试验中，49 名可评估的 LPS 患者接受了治疗无客观反应记录，但 32 例（65%）患者疾病稳定，相关 3 个月无进展率（PFR）为 32%。血小板减少症是每日给药方案的剂量限制性毒性，而每周给药方案没有达到剂量限制性毒性。MK-8242 是一种 MDM2 的小分子抑制剂，I 期数据显示 42 例 LPS 治疗患者中有 3 例（7%）部分缓解，31 例（74%）病情稳定其他几个类别的 MDM2 抑制剂，包括 DS-3032B、CGM097 和 JNJ26854165，正在进行研究。

2. **CDK4/6 抑制剂**　Inhibitors Palbociclib 是一种 CDK4 和 CDK6 抑制剂，已被批准用于晚期乳腺癌，并已证明可诱导 CDK4 过表达 LPS 细胞的细胞周期阻滞。在 palbociclib 的单学 II 期研究中，48 例 WD/DDLPS 患者接受 200mg 剂量的治疗，每天一次，每 3 周治疗 14 天 CDK4 在 92% 的患者中扩增，而 pRb 在 85% 的肿瘤中表达完整。在这个初始剂量水平下，观察到明显的血液学毒性，以及一次部分缓解和 12 周的 PFR 为 66%。另外 30 名 WD/DDLPS 患者接受低剂量治疗，每天一次 125mg，每 4 周治疗 21 天。在这些患者中，12 周的 PFR 为 57%，与原始剂量相比，有一次放射学完全缓解，毒性降低。Ribociclib 是另一种 CDK4/6 抑制剂，目前正在研究用于 WD/DDLPS（NCT03096912）。在一项针对 LPS 的 I 期临床试验中，没有观察到客观反应（39 例可评估患者中 0 例），尽管有 6 例患者（15%）的疾病稳定超过 6 个月毒性包括中性粒细胞减少和 Q-Tc 延长。其他 CDK4/6 抑制剂，包括结构独特的能够穿过血脑屏障的 abemaciclib，目前正在 WD/DDLPS 的临床研究中，作为单一药物或与 MDM2 或 mTOR 抑制剂联合使用（NCTO2846987，NCT02343172，NCTO3114527）。

3. **出口蛋白 1 抑制剂**　出口蛋白 1（XPO1）是已知的超过 200 种蛋白质的核出口调节因子，其中许多蛋白质具有肿瘤抑制功能。XPO1 在多种癌症类型中过表达，包括 LPS。在 LPS 细胞中抑制 XPO1 的功能导致细胞凋亡，并抑制 LPS 异种移植瘤的肿瘤生长，治疗后的细胞显示出上调脂肪细胞分化相关基因的表达，并降低了与有丝分裂相关的基因表达。一种名为 selinexor 的选择性 XPO1 抑制剂在一项针对晚期癌症患者（包括 19 例 DDLPS 患者）的 Ⅰa/Ⅰb 期试验中进行了研究。在 15 例可评估的 DDLPS 患者中，未观察到客观反应，但有 7 例（47%）患者的疾病稳定时间超过 4 个月，其中 6 例患者的目标病灶大小减少，但未达到部分缓解的标准。反复出现的 3 级不良事件包括疲劳、贫血和血小板减少。针对 DDLPS 的安慰剂对照 Ⅱ/Ⅲ 期试验正在招募患者（NCTO2604611）。

4. PPARγ 激动剂 PPARγ 是一种核受体，可调节决定终末脂肪细胞分化的关键基因的转录。在体外，PPARγ 激动剂可诱导 LPS 细胞分化。虽然将用于治疗糖尿病的 PPARγ 激动剂重新用于治疗 LPS 的 Ⅱ 期临床试验结果令人失望，但第三代噻唑烷二酮类 PPARγ 激动剂 efatutazone 的最新 Ⅰ 期试验结果更为令人鼓舞，一名 MLPS 患者在 23 个月的随访期间保持了部分缓解。

5. 蒽环类药物治疗 蒽环类药物治疗是晚期 DDL 的标准一线治疗方案。关于蒽环类药物治疗在晚期 DDL 患者中的作用，已有几项回顾性研究。在最大规模的多机构研究中，208 例患者中，171 例（82%）患有 DDL。约 82% 的患者接受了蒽环类药物治疗。在 167 例可评估的患者中，21 例（12%）观察到了客观缓解。中位无进展生存期为 4.6 个月，中位总生存期为 15.2 个月。对 82 例接受一线化疗的 DDL 患者进行的最大单中心研究显示，在晚期患者中，中位无进展生存期为 4 个月，从开始化疗时起的中位总生存期为 29 个月。在 51 例可评估的在不可切除/转移性设置接受治疗的患者中，观察到 10 例（20%）的客观缓解。综合来看，建议可以考虑蒽环类为基础的方案作为晚期 DDL 的一线治疗是合理的。在 EORTC-62012 三期试验中，事后亚组分析显示，与单独使用阿霉素相比，在使用阿霉素和异环磷酰胺的脂肪瘤患者中，客观缓解率和总生存期均未得到改善。

6. FUS-DDIT3 抑制剂曲贝替定 海藻素（也称为埃克汀纳斯西丁或 ET-743）已被批准用于治疗肉瘤。它是从加勒比海海绵动物埃克汀纳斯西迪亚涡虫（ecteinascidia turbinata）中提取的四氢异喹啉生物碱，通过与氨基团的共价结合阻断 DNA 的次要碱基。特拉布替尼已被证实能降低多种转录因子与 DNA 的结合，包括 FUS-DDIT3、EWSR1-WT1 和 EWSR1-FLI1。它不会影响 FUS-DDIT3 的转录，但已被证明能使其解离，从而通过 C/EBPs 激活不同的分化级联反应，解除分化障碍。FUS-DDIT3 通过 C/EBPβ 依赖的方式调节免疫基因，激活 NF-κB 调控的细胞因子。对异种移植 MLPS 模型和患者肿瘤的研究发现，生长因子和炎性细胞因子如 PTX3、VEGF、CXCL8、CCL2 和 IL-6 的表达增加。研究表明，特拉布替尼治疗可降低这些生长因子和炎性细胞因子的表达和产生，这可能改善肿瘤微环境。因此，特拉布替尼似乎会影响 FUS-DDIT3，并已被确定为 MLPS 的一种有前途的治疗靶点。

7. 免疫疗法 LPS 的创新性免疫疗法的疗效尚处于初期阶段。到目前为止，包括免疫检查点抑制剂（ICIs）、过继细胞疗法和癌症疫苗在内的免疫疗法已在 LPS 亚型中进行了探索。大多数免疫研究集中在 MLPS 亚型上，这些亚型表达多种肿瘤睾丸抗原（CTA）。CTA 在 PLPS 中很少表达，而在与转位相关的肉瘤和 MLPS 中表达更高。在高度免疫原性的 CTA 中，纽约食管鳞状细胞癌-1（NY-ESO-1）在 90%~100% 的 MLPS 患者中呈弥漫性表达。关于 NY-ESO-1 的研究正在进行中，基于单克隆抗体或经过改造的 T 淋巴细胞（T 细胞受体疗法）或毒性化疗。这些研究主要旨在通过细胞毒性 T 淋巴细胞以及辅助免疫机制进行攻击。由于 MLPS 表达高水平的 NYESO-1 抗原，因此被认为是进一步研究适应性 T 细胞疗法的理想候选者。MAGEA4 是另一种在约 67.7% 的 MLPS 中表达的 CTA，其第二阶段试验正在进行中，旨在研究针对 MLPS 和滑膜肉瘤患者的特异性肽增强亲和力受体（SPEAR）T 细胞。其他在 MLPS 中普遍表达的 CTA 包括 CTAG2 和 PRAME。

免疫检查点抑制剂，尤其是抗 PD1/ 抗 PD-L1 抗体，在 DDLPS 中被发现具有抗肿瘤活性。DDLPS 细胞系具有高水平的 PD-L1 表达，PD-L1 表达水平低于 1% 的患者具有显著较低的无复发生存率和总生存率。研究还表明，IFN-y 调节 PD-L1 表达，因此建议对 DDLPS 采用联合治疗。在 LPS 中的肿瘤浸润淋巴细胞疗法的前期研究中成功地培养和扩增了肿瘤反应性和肿瘤浸润淋巴细胞，但尚未进行临床试验。

8. 其他正在研究的药物　Sitravatinib（MGCD516）是一种针对多种靶点的激酶抑制剂，包括 MET、PDGFRA、c-Kit 和 IGF-1R，目前正在进行针对 LPS 患者的 II 期临床试验（NCT02978859）。在体外研究中，sitravatinib 在一系列 STS 细胞系和异种移植物中显示出比其他 TKIs 更优越的抗增殖效果，包括 IGF-1R 过表达的 LPS 模型。72 期 I 期数据显示，口腔炎、疲劳和神经病变是剂量限制性毒性。

Aurora 激酶 A（AURKA）是细胞分裂过程中的关键调节因子，在 STS 中通常过度表达。Alisertib 是一种 AURKA 抑制剂，在体外对 LPS 细胞具有抗增殖作用，在一项针对 12 例 LPS 患者的 II 期药物研究中，与药物相关的 12 周无进展生存率为 73%。目前还没有针对 AURKA 抑制剂在 LPS 中的进一步临床开发。将抗 HIV 蛋白酶抑制剂奈非那韦（nelfinavir）用于 LPS 的重新定位 I/II 期临床试验中，尽管在体外实验中显示出了令人信服的数据，即该药物通过上调 SREBP-1（一种与脂肪细胞分化相关的转录因子），能够诱导细胞周期停滞和细胞凋亡，但在临床上却未能显示出令人满意的疗效信号。

四、临床药物治疗案例分析

★脂肪肉瘤盐酸多柔比星 + 异环磷酰胺方案化疗案例分析

病历摘要

患者，女，44 岁。身高 158cm，体重 50kg。

主诉：右小腿黏液性脂肪肉瘤术后 3 周余。

现病史：患者自诉 2018.07 在我院住院期间行右小腿磁共振提示左侧胫骨上段后方

肌间隙内肿物，考虑为良性或低度恶性肿瘤—脉管源性（血管瘤？）可能性大，大小约8cm×6.0cm×5.0cm，边界尚清楚，活动可，无明显压痛。于2018-07-17行左小腿肿瘤切除术，术后病理：（左小腿肿瘤）符合黏液性脂肪肉瘤（结合组织形态及该患者之前两次免疫组化结果）。肿物包膜完整，大小8.5cm×4.5cm×4cm。术后恢复良好出院，现返院进一步治疗，门诊拟"左小腿黏液性脂肪肉瘤术后"收入我科，患者发病以来无恶心呕吐、咳嗽咳痰、畏寒发热等症状，精神饮食睡眠一般，大小便正常，体重未见明显改变。

既往史：2018-06-21因"下腹痛1月余，发现右下腹部占位3天"我院住院，于2018-06-27行腹腔肿物穿刺操作，病理示（腹腔肿物穿刺标本）黏液性肿瘤，黏液性纤维肉瘤或黏液性脂肪肉瘤可能。免疫组化：SMA（−），Desmin（−），S-100（+/−），CD34（−），Ki-67（+约5%）。小腿磁共振：左侧胫骨上段后方肌间隙内肿物，考虑为良性或低度恶性肿瘤—脉管源性（血管瘤？）可能性大。2018-07-04行剖腹探查+腹腔巨大肿瘤切除术+肠粘连松解术，术后恢复可，病理：（右下腹膜后肿物）结合免疫组化符合黏液性脂肪肉瘤，15.5cm×11cm×10cm，有包膜。免疫组化：SOX10（−），S-100（+），CD56（−），CD99（−），SMA（−）。否认患过传染病、地方病、性病等病史；有预防接种史，但具体不详；否认药物、食物和其他接触物过敏史；无输血史。其他系统回顾未发现异常。

个人史：出身、成长于原籍，无外地长期居留史；无地方病、传染病流行区长期居住史；经济条件一般；无特殊生活及饮食习惯；无烟、酒嗜好；否认有食用生鱼、生肉等不良饮食习惯；职业为工人，工作条件尚可；文化程度初中，无毒物接触史；平素精神状态良好，无重大精神创伤史；否认冶游史。已婚，子女1人，均健康。

月经及婚育史：初潮15岁，每次持续3天，周期30天，末次月经日期：2018年07月23日，绝经：未，经量一般；痛经：无，经期规则；孕2产1存活1；其他：无特殊。

入院诊断：1.左小腿黏液性脂肪肉瘤术后。2.右下腹膜后黏液性脂肪肉瘤术后。3.左卵巢囊肿。

治疗经过及用药分析

完善各项检查，血常规、肝肾功能、凝血功能、大小便常规、心电图、胸部正侧位片等未见明显异常。有化疗指证，无化疗禁忌，拟行多柔比星联合异环磷酰胺方案化疗，具体剂量：多柔比星25mg/（m^2·d）d1~3+异环磷酰胺2.5g/（m^2·d）d1~4。余治疗上予护肝、护胃、对症支持等治疗。治疗期间所用药物见表19-5。

表19-5　药物治疗方案

治疗药物	用法用量	起止时间
注射用盐酸多柔比星	35mg，ivgtt，qd	8.08-8.10
5%葡萄糖注射液	250ml，ivgtt，qd	

治疗药物	用法用量	起止时间
注射用异环磷酰胺	3.5g，ivgtt，qd	8.08-8.11
0.9% 氯化钠注射液	100ml，ivgtt，qd	
注射用右雷佐生	600mg，ivgtt，qd	8.08-8.10
5% 葡萄糖注射液	250ml，ivgtt，qd	
美司钠注射液	600mg，iv，qd	8.08-8.11
0.9% 氯化钠注射液	40ml，iv，qd	
美司钠注射液	600mg，iv，qd	8.08-8.11
0.9% 氯化钠注射液	40ml，iv，qd	
美司钠注射液	600mg，iv，qd	8.08-8.11
0.9% 氯化钠注射液	40ml，iv，qd	
甘露醇注射液（20%）	125ml，ivgtt，qd	8.08-8.11
盐酸托烷司琼注射液	5ml，iv，qd	8.08-8.11
葡萄糖氯化钠注射液	500ml，ivgtt，qd	8.08-8.11
复方氯化钠注射液	500ml，ivgtt，qd	8.08-8.11
地塞米松磷酸钠注射液	10mg，iv，qd	8.08-8.11
阿瑞匹坦胶囊	125 mg，p.o.，qd（d1），80mg，p.o.，qd（d2、d3）	8.08-8.10

辅助检查

血常规（8.13）：HGB 112g/L。

用药治疗方案分析

1. 化疗方案选择　患者原发病灶位于腹膜后，目前该患者转移至小腿，已行转移病灶的外科手术治疗，黏液性脂肪肉瘤属于非特指型软组织肉瘤，而转移性的非特指型软组织肉瘤，根据 CSCO 指南 I 级推荐，建议使用蒽环类药物联合异环磷酰胺（AI）或单用蒽环类（A）药物化疗。而且黏液性脂肪肉瘤属于中高度化疗敏感的肿瘤类型，既往未进行任何方案的化疗处理，故对该患者采用蒽环类药物联合异环磷酰胺进行化疗。该患者采用的方案为：多柔比星 25mg/（m^2·d）d1~3+ 异环磷酰胺 2.5g/（m^2·d）d1~4，q3w。同时指南亦指出，表柔比星和多柔比星脂质体的心脏毒性小于多柔比星，但疗效相当，对于多柔比星的累积剂量较大或年龄较大、存在基础心脏疾病的患者，可以考虑使用表柔比星和多柔比星脂质体替代多柔比星，但缺乏大规模临床研究证据。

2. 化疗药物输注前预处理　异环磷酰胺为氮芥类周期非特异性药物，输液反应等发生率低，但其易引起尿路损伤，如出血性膀胱炎。因此，在使用异环磷酰胺前应注意监测尿常规，可予以美司钠进行尿路保护，同时加强补液促进利尿，减少环磷酰胺及其代谢产物对尿路的刺激。多柔比星可引起心功能损害，输注前可使用右雷佐生，减轻或减少蒽环类药物化疗引起的心肌毒性。

3. 化疗消化道安全管理　依据 NCCN 指南，AI 方案为高度致吐风险化疗方案。建议使用神经激肽-1 受体拮抗剂（NK-1RA）+5-HT$_3$ 受体拮抗剂 + 地塞米松 ± 奥氮平或奥氮平 + 帕洛诺司琼 + 地塞米松。该患者本次预防止吐方案为地塞米松 + 托烷司琼 + 阿瑞匹坦。

4. 骨髓抑制的预防和治疗药物　依据 NCCN 指南，患者粒缺发生的风险级别评估应综合考虑患者的疾病、化疗方案以及患者自身因素。AI 方案中的蒽环类药物及异环磷酰胺方案，有较高风险出现粒细胞减少性发热，对该患者，化疗结束后应密切监测血常规，必要时使用粒细胞刺激因子改善症状。

5. 其他治疗药物　该患者入院时诉有便秘，医嘱乳果糖口服溶液进行治疗。乳果糖可在结肠中被消化道菌转化为有机酸，降低肠道 pH，并能保留水分、增强粪便体积，从而刺激结肠蠕动、促进排便。

用药监护要点

1. AI 方案　为高度致吐风险化疗药物，用药过程中应注意监测患者的饮食情况，避免进食油腻及刺激性食物，尽量清淡饮食。避免因化疗引起的恶性呕吐影响后续治疗方案的实施。化疗药物骨髓抑制作用存在蓄积性，在后续化疗期间仍需密切监测患者的血常规，若发生骨髓抑制，及时应用药物进行预防。本方案的两种药物均经肝脏代谢且可引起肝脏的损伤，用药期间注意监测肝功能。

2. 异环磷酰胺　主要可引起尿路刺激，可造成血尿、无菌性膀胱炎等症状，建议在用药期间注意监测患者的尿常规等指标。患者也可自行观察尿液颜色等的变化。因此嘱患者若发现尿液发红，同时伴有尿路疼痛等刺激征，应及时与医护或药师沟通，采取保护措施如用药前输注足量的美司钠进行保护。同时为了促进环磷酰胺的排泄，化疗期间会增加液体的输入，嘱患者用药期间要注意多饮水，不要憋尿，及时排尿促进药物排泄。

3. 蒽环类药物　可引起心脏功能的损伤，本次入院查心肌标志物正常。建议多柔比星使用的总剂量不超过 $400mg/m^2$，提醒药物使用剂量的上限，必要时更换表柔比星或多柔比星脂质体。若后期联合辅助放疗时，应注意减量，避免出现严重的心肌毒性。

4. 异环磷酰胺及多柔比星　均可引起脱发，及时告知患者，进行心理预防。此外，两者也均可刺激口腔黏膜引起口腔炎，注意饭后漱口，避免进食刺激性及坚硬的食物损伤口腔黏膜。

5. 盐酸托烷司琼　为 5-HT$_3$RA 类药物，本类药物在使用过程中可引起便秘，建议乳果糖口服溶液应于晨起时空腹服用配合结肠的生理节律，用药后多饮水，促进排便。

6. 阿瑞匹坦　为 NK-1 受体拮抗剂，本类药物在使用过程中可引起便秘、食欲减退，处理原则类似。

★脂肪肉瘤多柔比星脂质体方案化疗案例分析

病历摘要

患者，女，69岁。身高161cm，体重56kg。

主诉：右侧臀部多形性脂肪肉瘤术后复发二次术后1月余，发现右腹股沟肿物2周余。

现病史：患者自诉2019年2月发现右臀部一皮下肿物，2019-02-11就诊于当地医院，完善相关检查，于2019-02-12行右臀部肿物切除术，术后病理：脂肪性肿瘤，术后恢复较好，4个月前患者自觉右臀部再发一肿块，生长迅速，4个月来肿物逐渐增大，现约15cm×10cm大小，质硬，边界清楚，无红肿、破溃，无畏寒、发热等不适。2019年11月来我院就诊，门诊MRI：①右侧臀大肌内数个异常信号肿物影，部分层面融合成团，考虑肉瘤复发，请结合临床。②子宫肌瘤可能性大；双侧附件区无强化结节影，考虑卵巢囊肿可能性大；盆腔少量积液。于2019-12-09行右臀部肉瘤扩大切除术，术中冰冻切缘阴性，术程顺利，安返病房。术后病理（2019.05792）（右臀部肿物）：软组织梭形细胞肿瘤，结合形态及病史，符合多形性脂肪肉瘤（FNCLCC组织分级G2）。肿物大小11cm×9.5cm×9cm，伴有显著坏死（范围<50%），核分裂象约15个/10HPF，肿瘤累及横纹肌组织，片内未见脉管瘤栓及神经侵犯，皮肤及基底切缘阴性。免疫组化示：S100（-），Desmin（部分+），SMA（-），Ki-67（60%+）。术后恢复可。2周余前患者无明显诱因下出现右腹股沟肿物，约2cm×3cm大小，局部无明显红肿、疼痛。2019-12-23 MR：①右侧臀部软组织肉瘤术后复发二次术后，术区片状异常信号影，考虑术后改变可能性大，右股骨后缘模糊强化结节，性质待定，术后改变与瘤灶尚难鉴别，前者可能性稍大，请密切复查观察助诊；②右侧臀肌间、右侧髂血管旁及右侧腹股沟多发淋巴结转移瘤。现为进一步诊治到我院就诊，门诊拟"右臀部脂肪肉瘤术后复发二次术后"收住我科，发病以来精神、饮食，睡眠尚可，大小便正常，体重无明显改变。

既往史：2012.07行子宫肌瘤剥除+取环术，2019.02行右臀部肿物切除术，否认患过高血压、心脏病史，无肝炎，结核等传染病史；按时进行预防接种，具体不详；无外伤史，无输血史；否认药物、食物和其他接触物过敏史；其他系统回顾未发现异常。

个人史：出生、成长于原籍，无外地长期居留史；无地方病、传染病流行区长期居住史；经济条件一般；无特殊生活及饮食习惯；无烟、酒嗜好；否认有食用生鱼、生肉等不良饮食习惯；无毒物接触史；无重大精神创伤史；否认冶游史。

入院诊断：1.右臀部多形性脂肪肉瘤术后复发二次术后。2.右侧腹股沟淋巴结转移。

治疗经过及用药分析

完善各项检查：血常规、凝血常规、肝肾功能、肿瘤标志物相关检测。患者有化疗指征，拟今日行A方案（盐酸多柔比星脂质体注射液50mg/m²）化疗。予止吐对症治疗，辅以护心、补液等对症支持治疗。治疗期间所用药物见表 19-6。

表 19-6　药物治疗方案

治疗药物	用法用量	起止时间
盐酸多柔比星脂质体注射液	80mg，ivgtt，qd	01.03
5% 葡萄糖注射液	250ml，ivgtt，qd	
阿瑞匹坦胶囊	125 mg，p.o.，qd（d1），80mg，p.o.，qd（d2、d3）	01.03
盐酸帕洛诺司琼胶囊	0.5mg，po，qd	01.03
地塞米松磷酸钠注射液	5mg，iv，qd	01.03

辅助检查

（1）血常规、凝血功能　未见明显异常。

（2）肝功能　ALT：46U/L。

（3）心电图　窦性心动过速。

用药治疗方案分析

1. 化疗方案选择　患者原发病灶位于右臀部，目前该患者转移至右腹股沟淋巴结，多形性脂肪肉瘤属于非特指型软组织肉瘤。转移性的非特指型软组织肉瘤，根据 CSCO 指南 I 级推荐，建议使用蒽环类药物联合异环磷酰胺（AI）或单用蒽环类（A）药物化疗。多形性脂肪肉瘤属于中度化疗敏感的肿瘤类型，同时指南亦指出，表柔比星和多柔比星脂质体的心脏毒性小于多柔比星，但疗效相当，对于多柔比星的累积剂量较大或年龄较大、存在基础心脏疾病的患者，可以考虑使用表柔比星和多柔比星脂质体替代多柔比星。该患者既往未进行任何方案的化疗处理，患者高龄，采用蒽环类药物联合异环磷酰胺进行化疗预期骨髓抑制风险较高，经综合考虑，给予该患者单用蒽环类药物，脂质体多柔比星进行化疗。

2. 化疗药物输注前预处理　多柔比星脂质体心脏毒性较弱，用药前不常规使用右雷佐生预处理。

3. 化疗消化道安全管理　依据 NCCN 指南，A 方案为高度致吐风险化疗方案。建议使用神经激肽-1 受体拮抗剂（NK-1RA）+5-HT$_3$ 受体拮抗剂 + 地塞米松 ± 奥氮平或奥氮平 + 帕洛诺司琼 + 地塞米松。该患者本次预防止吐方案为地塞米松 + 帕洛诺司琼 + 阿瑞匹坦。

4. 骨髓抑制的预防和治疗药物　依据 NCCN 指南，患者粒缺发生的风险级别评估应综合考虑患者的疾病、化疗方案以及患者自身因素。本方案中的蒽环类药物，有较高风险出现粒细胞减少性发热，对该患者，化疗结束后应密切监测血常规，必要时使用粒细胞刺激因子改善症状。

5. 其他治疗药物　蒽环类药物及止吐类药物，均会导致患者食欲不振，该患者用药期间食欲不振，予醋酸甲地孕酮分散片改善食欲。

用药监护要点

1.A方案　为高度致吐风险化疗药物，用药过程中应注意监测患者的饮食情况，避免进食油腻及刺激性食物，尽量清淡饮食。避免因化疗引起的恶性呕吐影响后续治疗方案的实施。化疗药物骨髓抑制作用存在蓄积性，在后续化疗期间仍需密切监测患者的血常规，若发生骨髓抑制，及时应用药物进行预防。蒽环类药物经肝脏代谢且可引起肝脏的损伤，用药期间注意监测肝功能。

2.多柔比星脂质体　脱发风险较低，但仍可引起脱发，及时告知患者，进行心理预防。此外，可刺激口腔黏膜引起口腔炎，注意饭后漱口，避免进食刺激性及坚硬的食物损伤口腔黏膜。

3.帕洛诺司琼及阿瑞匹坦　在使用过程中可引起便秘，建议乳果糖口服溶液应于晨起时空腹服用配合结肠的生理节律，用药后多饮水，促进排便。

第四节　横纹肌肉瘤

一、概述

横纹肌肉瘤（rhabdomyosarcoma，RMS）是发生自胚胎间叶组织的恶性肿瘤，发生率次于恶性纤维组织细胞瘤和脂肪肉瘤，居软组织肉瘤的第三位。是儿童期最常见的软组织肿瘤，占儿童实体肿瘤的15%，软组织肉瘤的50%。其临床表现多样，异质性强，预后与肿瘤原发部位、大小、压迫及侵犯周围组织、器官程度以及病理类型有关。原发部位以头颈部及泌尿生殖系统最常见，其次为四肢、躯干等其余部位。RMS对化疗、放疗敏感，但单一治疗效果差，需要肿瘤内、外科、放疗等多学科联合的综合治疗。儿童、青年多见胚胎型、腺泡型，中年以上多见多形细胞型，男多于女。

（一）临床表现及诊断

1.临床表现　横纹肌肉瘤可发生于全身任何部位，临床表现取决于肿瘤的原发部位。RMS最好发的部位为头颈部（占40%），泌尿生殖道（占25%），以及四肢（占20%）。头颈部的RMS可分为三个区域，分别为脑膜旁，眼眶及非眼眶、非脑膜旁区域（注：脑膜旁区域是指原发部位在中耳-乳突、鼻腔、鼻窦、鼻咽、颞下窝、翼腭、咽旁区等区域，以及其他距离颅骨1.5厘米以内病灶）。RMS诊断时约25%发生远处转移，其中肺是最常见的转移部位，约占40%~45%；其次是骨髓转移，占20%~30%，骨转移占10%。

头颈部：脑膜旁区RMS占头颈部RMS的50%。可表现为鼻腔或者外耳道出现脓血性分泌物，耳道或鼻腔阻塞，或者吞咽困难。症状可能会被误认为是上呼吸道慢性炎症。出现颅神经系统症状或其他神经系统症状，提示颅底或中枢神经系统侵犯。脑脊液中肿瘤细胞阳性可能早于影像学发现肿瘤侵犯。眼眶 RMS 占头颈部 RMS 的 25%，预后相对良好，此部位的肿瘤早期容易出现症状，如眼球突出、伴眼球固定、一侧眼睑增厚、眶周出血或斜视等。其他的头颈部 RMS 可位于颈部软组织、颅顶腱膜、口腔、唾液腺、喉、咽部、腮腺及面颊等部位。多数发生于 10 岁以下小孩，胚胎型横纹肌肉瘤多见。

泌尿生殖道：最常见于膀胱和前列腺，占 30%~50%。膀胱肿瘤倾向于向腔内生长，多在膀胱三角区内或附近，以血尿、尿路梗阻并尿中偶有黏液血性成分为主要表现。前列腺肿瘤常出现巨大骨盆内肿物，常早期转移至肺部。肿瘤也可发生于睾丸旁或女性生殖道。多发生在少儿，婴儿期。

四肢和躯干：好发于下肢。肢体局部肿胀是肉瘤的特征，可也出现红肿及触痛表现。肿瘤相对较大，根据相应的原发部位，也可累及临近胸腰段脊柱，但局部淋巴结蔓延少见。多见腺泡型横纹肌肉瘤，恶性程度高，主要发生青壮年，中老年为多形型横纹肌肉瘤。

胸腔内和腹膜后骨盆区域：胸腔内和腹膜后骨盆区域位置深，诊断前可能肿瘤已经很大，常包绕大血管，不能完全切除。

其他部位：会阴-肛周区域，可类似脓肿或息肉；胆道肿瘤少见，可有梗阻性黄疸表现，常有肝内转移、腹膜后转移及肺转移。

2. 横纹肌肉瘤的诊断 应当结合患者的临床表现、体格检查、影像学检查、实验室检查及组织病理学检查等进行综合判断。

（1）血常规、尿常规、血生化、凝血检查

1）血常规检查 患儿可表现为贫血；有骨髓浸润者可出现全血细胞减少。

2）尿常规检查 泌尿生殖道肿瘤可有血尿表现。

3）血生化检查 肝肾功能、LDH、电解质是必查项目。肿瘤负荷大的患者可出现血尿酸及乳酸脱氢酶增高。

4）凝血功能 包括 PT、APTT、TT、FIB、D-二聚体、FDP。有骨髓浸润、高肿瘤负荷、巨大瘤灶合并肿瘤破裂出血者可出现 FIB 下降，D-二聚体升高等。

（2）影像学检查

1）X 线平片检查 原发部位的 X 线检查可以发现肿瘤钙化、骨侵犯等。可以辅助诊断肿瘤肺部转移。

2）CT 扫描 肿瘤原发部位通常行增强 CT 扫描来辅助，诊断瘤灶大小及局部软组织、骨骼侵犯情况，以及用来评估治疗反应。胸部 CT 及腹部 CT 平扫可用来判定有无肺部及肝脏的转移。

3）磁共振扫描 可确定原发瘤灶以及对周围邻近组织器官的侵犯情况。

4）骨扫描 用于评估骨骼转移的情况。

5）PET/CT 检查 有条件的单位可考虑行全身正电子发射计算机断层显像，有助于全面评估瘤灶及转移部位。

（3）有创操作检查

1）活检　条件允许的情况下可行穿刺活检。

2）骨髓穿刺或活检　用于评估有无骨髓浸润。

3）脑脊液检查　病变位于脑膜旁区者，建议行脑脊液检查，包括镜下找瘤细胞，有条件的单位可行流式细胞术检查。

（4）其他检查

1）听力检查。

2）UGTIAI 基因多态性的检测。

3）荧光原位杂交检查（FISH）。

（二）横纹肌肉瘤的病因与发病机制

横纹肌肉瘤（RMS）是一种来源于正常骨骼肌细胞的恶性肿瘤（癌），由各种不同分化程度的横纹肌母细胞级组成的软组织恶性肿瘤，肿瘤发病原因不详，不能排除遗传因素。由于骨骼肌细胞可见于人体各个部位，因此横纹肌肉瘤可发生于人体几乎任何部位。横纹肌肉瘤的分子遗传研究发现，只有腺泡型横纹肌肉瘤在细胞和分子遗传学上存在特征性改变。染色体异常涉及第 13 号与第 1 号或第 2 号相互易位。分子遗传学涉及第 13 号染色体 FKHR 基因（推测为一转录因子）与第 1 号或第 2 号染色体上 PAX7 或 PAX3 基因融合。

大部分患横纹肌肉瘤的患者并无明显的致病因素。即使经过仔细的了解家族史及体格检查，只有大约 1/5 到 1/10 的儿童会存在确定的遗传学致病因素：其中大部分表现为 Li-Fraumeni 综合征，神经纤维瘤病，Bechwith-Wiedemann 综合征和 Costello 综合征。

（三）病理分类与分期

横纹肌肉瘤是由不同分化阶段的横纹肌母细胞组成的恶性肿瘤，属于小圆蓝细胞肿瘤，肿瘤由小细胞组成，有大的、圆的深染的细胞核，镜下可见骨骼肌排列。免疫组化显示存在 desmin、myogenin、myoglobin、actin、vimentin 等骨骼肌标记。WHO 将 RMS 分为以下三种基本病理类型。

（1）胚胎型（ERMS）。

（2）腺泡型（ARMS）。

（3）多形型或间变型（pleomorphic or anaplastic RMS）。

病理改变包括以下内容。

（1）肉眼　肿瘤侵及肌肉，周围界限不明，切面呈鱼肉状，较大的肿瘤可有出血、坏死、黏液区。除胚胎性横纹肌肉瘤呈黏液样、生长在腔内者呈息肉样外，其他型均呈蕈样、分叶或结节状。边界清楚，无真正包膜，切面较松软，灰白或灰红色鱼肉样，可伴出血和坏死。

（2）镜下

①胚胎型：儿童型，此型约占横纹肌肉瘤的 2/3。由早期幼稚发育的横纹肌母细胞及原始间叶细胞组成。细胞呈梭形、星形、卵圆或椭圆形，排列稀疏，有丰富的黏液基质，核分裂较多。可见纵行的肌原纤维或横纹。瘤细胞主要由未分化的梭形和小圆形细胞组成，相当于胚胎发育早期（7~10 周）的横纹肌母细胞。以瘤细胞呈弥漫性分布伴黏液样基质为特征。

②腺泡型：青年人多见。主要由未分化的小圆形、卵圆形的肌母细胞组成，有腺泡状排列倾向，与胚胎期（10~20 周）的横纹肌相似。瘤细胞圆形或卵圆形，胞浆少，少数瘤细胞较大，呈上皮细胞样，胞浆较丰富，红染，核偏位，核仁不显。瘤细胞排列成腺泡状、管状或裂隙状，形态似胚胎性肌管。

③多形型：也称成人型。主要由较大的带状、网球拍状的多形细胞、巨核细胞和多核瘤巨细胞构成，主要是相当于发育后期的横纹肌母细胞，呈高度异型性。细胞核不规则，染色深，核分裂较多，常见带状细胞，嗜酸性大细胞多核瘤巨细胞及核分裂象。

诊断困难者，可行免疫组化检查。肌红蛋白、结蛋白和波形蛋白的阳性率分别为 72.2%，55.5% 和 88%。而肌球蛋白可达 100%。

二、治疗目的与原则

肿瘤的治疗一般基于分期及病理类型进行治疗。目前随着分子生物学的研究进展，越来越多与肿瘤发生发展密切相关的分子标志物也引导着肿瘤的治疗策略。对横纹肌肉瘤而言，治疗的焦点就是获得"局部控制""全身控制"。治疗手段包括手术切除、放疗、药物治疗（传统化疗、靶向治疗、内分泌治疗、免疫治疗等）。本节重点阐述药物治疗的相关内容。

1. 手术治疗 横纹肌肉瘤以手术切除为主，切除范围包括肿瘤所在处的全部肌肉。手术时，需对肿瘤区域的淋巴结进行活组织切片检查，目的是明确分期。

2. 化学治疗 只有 10% 的患者的横纹肌肉瘤能被完全切除，即使对完全切除的患者，因为横纹肌肉瘤极易转移，化疗非常必要。

依据病理亚型、术后病理分期和 TNM 分期，将危险度分为低危组、中危组、高危组，以便分层治疗。

3. 放射治疗 对于横纹肌肉瘤，放疗是一种非常有效的手段，可作为手术治疗的辅助治疗方法，根据年龄和部位选择放射剂量，放射野应包括瘤床及周围 2~5 厘米的正常组织，有效放射剂量不小于 40gy。

三、横纹肌肉瘤药物治疗进展

横纹肌样瘤的最新治疗技术包括靶向治疗、免疫疗法、化疗、基因治疗、生物治疗等方法。

1. 靶向治疗 靶向治疗通过识别肿瘤细胞上的特定蛋白目标，并阻断其功能来发挥作用。例如，针对 EGFR 的厄洛替尼可抑制癌细胞生长。适用于存在相应靶点突变的横纹肌样瘤患者。随着对横纹肌肉瘤发生关键步骤的了解日益加深，出现了新的基于肿瘤生物学的治疗。其中针对干扰生长因子及其受体相互作用关键步骤的靶向治疗，或针对其下游的靶向治疗显示出了一定疗效。在横纹肌肉瘤生长过程中，自分泌 IGF-Ⅱ通路发挥了重要作用，阻断该通路具有潜在的生物学治疗价值。新的特异性针对 IGF-Ⅰ受体的单克隆抗体已显示能抑制横纹肌肉瘤细胞系内 IGF-Ⅰ刺激的细胞增殖。高度特异性的针对 IGF-Ⅰ受体酪氨酸激酶的小分子酪氨酸激酶抑制剂已被合成并显示出对异种种植瘤有抑制作用，无论是单药还是与化疗药物联用时均如此。

细胞内的蛋白可以被主要组织相容性复合物（MHC）Ⅰ类分子递呈并以肽的形式表达至细胞表面，这提示肿瘤特异性基因变异的产物可能成为细胞毒 T 细胞的靶点。同样，特异性的转位融合蛋白也可能成为细胞毒 T 细胞（CTL）的靶点。对滤泡型横纹肌肉瘤来说，其特异性的 t（2；13）（q35；q14）转位产生的 PAX-FKHR 融合基因可能成为 CTL 的治疗靶点。

2. 免疫疗法　免疫疗法通过激活机体自身免疫系统对肿瘤产生攻击，达到杀灭肿瘤的目的。如 PD-1/PD-L1 抑制剂阿替利珠单抗可以增强 T 细胞对肿瘤细胞的识别和杀伤能力。适合用于晚期、复发性或无法切除的横纹肌瘤患者。

3. 基因治疗　基因治疗涉及将健康基因引入肿瘤细胞以纠正异常表达。一种可能的基因治疗策略是使用 CRISPR-Cas9 系统删除致癌驱动基因。对于特定驱动基因扩增引起的横纹肌样瘤，基因治疗可能是有效的。

4. 生物治疗　生物治疗包括使用生物制剂如干扰素 β 来调节机体的免疫反应。例如，干扰素 α 可用于提高机体抗肿瘤免疫力。适用于某些特殊类型的横纹肌样瘤，旨在改善患者的预后情况。

四、临床药物治疗案例分析

★胚胎型横纹肌肉瘤化疗案例分析

病历摘要

患者，女，29 岁。

主诉：发现左小腿肿物 3 个月余，诊断左小腿横纹肌肉瘤 1 天，拟行新辅助化疗。

现病史：患者自诉自 3 个月前，无明显诱因下发现左小腿肿物，如拇指大小，周围无红肿发热，无明显疼痛及瘙痒等其他伴随症状，未予重视及治疗，后该肿物逐渐增大，如鸡蛋大小，于 2018-08-13 至当地医院就诊，查 B 超提示：左胫前浅表区实性稍低回声团，性质待查；左小腿 MRI 平扫提示：左小腿外侧下段异常信号影：考虑血管瘤可能，建议作 MRI 增强检查；左小腿 MRI 增强提示：左小腿前外侧异常信号影，考虑肿瘤性病变可能性大，未除外其他，建议穿刺活检或其他进一步检查；未做特殊处理，此后患者自行外敷中药一周余（具体不详），肿物增长速度加快，现患者为进一步诊治，遂来我院门诊就诊，穿刺病理：（左小腿肿物）符合胚胎性横纹肌肉瘤。镜下肿瘤细胞以小圆细胞（原始间叶细胞）为主，有少量多形性胞浆偏红的细胞，核分裂象可见。免疫组化：CKpan（±），CK19（-），CK7（-），EMA（-），Vimentin（+），FLI-1（部分+），CR（-），Myogenin（+），SMA（-），DES（±），CD34（-），SOX10（-），S-100（少量+），Syn（-），CD56（+），CD99（-），TLE-1（±），Ki-67（+90%）。支持诊断。门诊拟左小腿胚胎型横纹肌肉瘤收治我科。自发病以来精神、饮食，睡眠尚可，大小便正常，体重无明显改变。

既往史：过去健康状况良好，否认患过高血压、心脏病史，无肝炎，结核等传染病史；按时进行预防接种，具体不详；无外伤及手术史，无输血史；否认药物、食物和其他接触物过敏史；其他系统回顾未发现异常。

个人史：出生、成长于原籍，无外地长期居留史；无地方病、传染病流行区长期居住史；文化程度大学；经济条件一般；无特殊生活及饮食习惯；无烟酒嗜好；否认有食用生鱼、生肉等不良饮食习惯；职业为员工；无毒物接触史；无重大精神创伤史；否认冶游史。

月经史：初潮14岁，每次持续4~5天，周期28天，末次月经：2018-09-03；经量一般，无痛经，经期规则；白带正常。

婚育史：未婚未育。

入院诊断： 左小腿胚胎型横纹肌肉瘤（G2T1M0-ⅡA组）。

治疗经过及用药分析

完善全身CT、局部MRI，血常规、肝肾功能、凝血功能、心功能等相关检查，排除化疗禁忌。患者于2018-09-21行第1疗程化疗，具体方案为AI：异环磷酰胺3.5g d1~d4 ivgtt+ 盐酸吡柔比星40mg d1，50mg d2 ivgtt；同时给予水化、护胃、护肝、护肾、护心等治疗，治疗期间所用药物如表19-7所示。

表19-7 治疗期间所用药物

治疗药物	用法用量	起止时间
0.9% 氯化钠注射液	500ml，ivgtt，qd	9.21
注射用环磷酰胺	1.8g，ivgtt，qd	
盐酸苯海拉明注射液	20mg，im，st	9.21-9.22
地塞米松磷酸钠注射液	10mg，iv，st	9.21-9.22
甲磺酸多拉司琼注射液	100mg，ivgtt，st	9.21-9.22
硫酸长春新碱注射液	2mg，iv，st	9.21，9.28，10.5
碳酸氢钠注射液	250ml:12.5g（5%），ivgtt，st	
0.9% 氯化钠注射液	150ml，ivgtt，q48h	9.21，9.23
注射用福沙匹坦双葡甲胺	0.15g，ivgtt，q48h	

治疗药物	用法用量	起止时间
注射用艾司奥美拉唑钠	20mg，ivgtt，qd	9.21-9.23
0.9% 氯化钠注射液	100ml，ivgtt，qd	
5% 葡萄糖氯化钠注射液	1000ml，ivgtt，qd	9.20-9.23
0.9% 氯化钠注射液	100ml，ivgtt，tid（环磷酰胺用药后 0h，4h，8h）	9.21
美司钠注射液	0.8g，ivgtt，tid（环磷酰胺用药后 0h，4h，8h）	
5% 葡萄糖注射液	250ml，ivgtt，冲管	9.21-9.22
5% 葡萄糖注射液	250ml，ivgtt，st	9.21-9.22
多柔比星脂质体注射液	40mg，ivgtt	

辅助检查

（1）肝肾功能（9.25）　谷丙转氨酶 40.09U/L；谷草转氨酶 37.56U/L；TBIL 5.4μmol/L；DBIL 6.1μmol/L；CREA 58.96μmol/L；* 肌酐（CREA）47μmol/L；* 尿酸（UA）132μmol/L。

（2）血常规（9.25）　WBC 4.95×10^9/L；HGB 101g/L；PLT 289×10^9/L。

（3）心肌标志物（9.25）　肌红蛋白 19.0ng/ml；高敏肌钙蛋白 I 0.01ng/ml；肌酸激酶同工酶 0.45ng/ml；B 型钠尿肽＜ 10pg/ml。

用药治疗方案分析

1. 化疗方案选择　依据 CSCO 指南，对于中高危组胚胎型横纹肌肉瘤患者，可采用 VDC［长春新碱 $1.5mg/m^2$，d1，d8，d15；阿霉素（多柔比星）$30mg/m^2$，d1~2；环磷酰胺 $1.2mg/m^2$，d1］/IE（异环磷酰胺 $1.8mg/m^2$，d1~5；依托泊苷 $100mg/m^2$，d1~5）方案一线化疗。

2. 化疗药物输注前预处理　药物多柔比星脂质体注射液是以氢化大豆磷脂胆碱，培化磷脂酰乙酰胺，胆固醇包裹的脂质体药物，易引起输液反应。因此说明书建议在用药前可使用抗组胺药和（或）短效类固醇药预防输液反应。该患者于化疗前预防给予盐酸苯海拉明注射液及盐酸异丙嗪注射液，以及地塞米松磷酸钠注射液，其中苯海拉明为抗组胺制剂，药理作用重叠，且合用可能增加嗜睡、头晕等不良反应，建议使用一种联合地塞米松即可。多柔比星脂质体相较传统多柔比星，大大减少了心脏毒性，患者无高危因素，故不推荐常规预防使用右雷佐生等保护心脏药物；环磷酰胺为氮芥类周期非特异性药物，易引起尿路损伤，如出现膀胱刺激征，出血性膀胱炎等。所以，在使用环磷酰胺前，需要监测尿常规，用药后 0h，4h，8h 给予环磷酰胺药量的 20% 的美司钠进行尿路保护，同时加强补液促进利尿，减少环磷酰胺及其代谢产物对尿路的刺激。该患者化疗当日共计补液量 2050ml，补液量充足。

3. 化疗消化道安全管理　依据 NCCN 指南，VDC 方案为高度致吐风险化疗方案。建议使用神经激肽-1 受体拮抗剂（NK-1RA）+5-HT$_3$ 受体拮抗剂 + 地塞米松 ± 奥氮平或奥氮平。该患者本次预防止吐方案为地塞米松磷酸钠注射液 10mg，iv+ 甲磺酸多拉司琼注射液 100mg，ivgtt+ 注射用福沙匹坦双葡甲胺 ivgtt。止吐级别高，符合指南要求。

4. 骨髓抑制的预防和治疗药物　依据 NCCN 指南，针对本患者，此化疗方案粒缺发生的风险级别评估为中风险不推荐常规行 I 级预防性升白，并对患者进行持续评估，密切关注血常规白细胞、粒细胞数值。若发生粒缺，可考虑 2 级预防。

5. 其他治疗药物　暂无。

用药监护要点

1. VDC 方案　为高度致吐风险化疗药物，用药过程中应注意监测患者的饮食情况，避免进食油腻及刺激性食物，尽量清淡饮食。避免因化疗引起的恶性呕吐影响后续治疗方案的实施。VDC 方案虽然非高度致粒缺方案，但细胞毒类化疗药物骨髓抑制作用存在蓄积性，在后续化疗期间仍需密切监测患者的血常规，若发生骨髓抑制，及时应用药物进行预防。本方案的两种药物均经肝脏代谢且可引起肝脏的损伤，用药期间注意监测肝功能。

2. 环磷酰胺　主要可引起尿路刺激，可造成膀胱刺激征、血尿、出血性膀胱炎等，虽然已经用建议在用药期间注意监测患者的尿常规等指标。患者也可自行观察尿液颜色等的变化，如有异常及时告知医师，医师可提前采取保护措施如在环磷酰胺用药 0h，4h，8h 时给予环磷酰胺药量 20% 的美司钠拮抗。同时为了促进环磷酰胺的排泄，化疗期间会输注总输液量 10% 的碳酸氢钠注射液，碱化尿液。患者用药期间要增加喝水，及时排尿促进药物排泄。

3. 蒽环类药物　均会引起心脏功能的损伤，该患者心肌标志物正常。多柔比星脂质体相较传统多柔比星心脏毒性大大减弱，但仍有累积剂量（550mg/m^2），要注意药物使用剂量的上限，每次化疗均需要复查心电图和心功能全套，避免严重心脏毒性事件发生。

4. 硫酸长春新碱注射液　在注射硫酸长春新碱注射液之前，正确放置静脉针头或导管。硫酸长春新碱注射液必须通过完全进入静脉的注射针头或导管进行给药。给药过程中注意不要发生渗漏或肿胀。硫酸长春新碱注射液静脉滴注期间，泄漏到周围组织可能会引起强烈刺激。如果发生外渗，应立即中止给药，将剩余剂量部分通过另一条静脉滴注。局部注射透明质酸酶和对渗漏周围热敷有助于药物分散，可最大程度地减少不适感和引起蜂窝织炎的可能性。本药物同样会可引起便秘，用药后多饮水，促进排便，若出现便秘可予乳果糖等软化大便。

5. 甲磺酸多拉司琼注射液　为 5-HT$_3$RA 类药物，本类药物在使用过程中可引起便秘，用药后多饮水，促进排便，若出现便秘可予乳果糖等软化大便。

6. 注射用福沙匹坦双葡甲胺　为神经激肽-1 受体拮抗剂（NK-1RA），本品输注时间 20~30 分钟，于第一天化疗开始前 30 分钟完成静脉输注给药。

7. 地塞米松注射液　地塞米松应在第 1 天化疗开始前 30 分钟服用，第 2~4 天每日早晨给药。

第五节　滑膜肉瘤

一、概述

滑膜肉瘤为间叶源性恶性肿瘤，是第四常见的软组织肉瘤，约占全部软组织肉瘤的10%，在肿瘤命名上虽然被称为滑膜肉瘤，但从组织病理学上来说很少直接起源于关节，滑膜肉瘤更倾向于起源自关节附近的肢体远端部分。从流行病学上来说，滑膜肉瘤可发生于任何年龄段，相较于其他软组织肉瘤多发生于老年人，滑膜肉瘤更倾向于侵犯年轻人，发病多见于40岁以下，男性发病率略高于女性。滑膜肉瘤发生于肢体远端相对常见，最初的临床表现多为无痛性包块，且在就诊前多伴有数年的肿块生长病史，临床上所见肢体远端的滑膜肉瘤常小于5cm，但起源于深部组织的滑膜肉瘤，临床表现常不明显，这些特点在临床上容易与良性软组织肿瘤混淆从而导致误诊误治。

（一）病因与发病机制

滑膜肉瘤的发病机制及病因学尚未明确，遗传易感性以及基因突变这两种主要因素可能与该肿瘤的发生有关。滑膜肉瘤起源于间叶组织而非滑膜组织。大部分的滑膜肉瘤患者存在特征性 t（X：18）基因异位，这种异位常见于18号染色体上的SYT基因（也称SS18基因）和X染色体上的SXX基因之间（包括SXX1、SXX2、SXX4基因），形成SYT-SXX融合基因（也称SS18-SXX融合基因），目前被认为是导致滑膜肉瘤发生的主要原因。

（二）病理分类与分期

根据《中国临床肿瘤学会（CSCO）骨与软组织肿瘤诊疗指南2024》，滑膜肉瘤可分为双向型、梭形细胞型、非特指性、差分化型滑膜肉瘤。其中双向型及梭形细胞型在临床上较为多见。在大体病理上，滑膜肉瘤在手足肢端时可表现出低度恶性表现，与周围组织粘连不紧密，且与关节不相通，肿瘤质地柔软，中央多不伴囊性变，可分泌黏液。在肢体近端深层的滑膜肉瘤恶性程度较高，肿瘤表面有假包膜包裹，合并有周围软组织水肿，反应区明显，中央区多合并液性区域等囊性变表现，肿瘤大体切面为质地柔软的白色肉样组织，内可见大量胶冻状黏液。肿瘤镜下标本可见形态均一的梭形细胞紧密排列，边界不清，核重叠，背景几乎没有胶原间质，为梭形细胞型滑膜肉瘤的特征。镜下如见到广泛钙化、骨化特征及血管外皮瘤样结构对滑膜肉瘤诊断具有重要提示作用，尤其是差分化型滑膜肉瘤。接受新辅助治疗后滑膜肉瘤患者的术后病理组织学常表现为肿瘤坏死、肿瘤细胞退变、细胞间质纤维化，可见囊性出血、含铁血黄素沉着及肉芽肿性炎，其中明显的肿瘤细胞退变特征为细胞大、怪异、常为多核，染色质模糊和（或）空泡化。

参照《中国临床肿瘤（CSCO）骨与软组织肿瘤诊疗指南 2024》，滑膜肉瘤属于非特指型软组织肉瘤，分期以美国癌症联合会（AJCC）发布的第八版 TNM 分期（2017 年）为参考，根据原发肿瘤（T）、区域淋巴结（N）和远处转移（M）的情况，由早至晚期共可分为Ⅰ、Ⅱ、Ⅲ、Ⅳ期。Ⅰ期即为滑膜肉瘤的早期，而一旦出现了远处转移（M1）即为Ⅳ期晚期滑膜肉瘤。滑膜肉瘤的分期为疾病的进展程度的判定提供了统一的标准，同时为疾病的诊断及治疗提供了重要参考依据。

（三）诊断

滑膜肉瘤的诊断应当结合患者的体格检查、临床表现、影像学检查、实验室检查及组织病理学检查等进行综合判断。

1. 临床表现　详见第一节概述临床表现。

（1）体格检查

1）视诊：部分患者可见软组织包块突出肢体表面，如肿物较大、生长较迅速，可见肢体远端水肿。如肿瘤生长时间较长进展到中晚期，可合并局部包块表面红肿、破溃渗液。

2）触诊：可触及质韧的软组织包块，无压痛，活动度一般，可推动。

3）量诊：取肿物最突出处测量肢体周径，双侧对比，记录。

（2）影像学检查

1）超声检查：彩色超声在临床上常被用于判断肿物是囊性还是实性，判断肿物的血运情况及检查区域淋巴结有无肿大等，对于局部复发肿瘤有较高的灵敏度和特异度。超声在淋巴结转移检查时有重要的提示作用，针对滑膜肉瘤常合并区域淋巴结转移的特点，入院时对于滑膜肉瘤可行超声区域淋巴结检查。

2）X 线检查：X 线片对于滑膜肉瘤诊断意义不大，但当肿瘤侵犯骨骼时会有相应骨质破坏表现，常出现筛孔状、虫蚀样骨密度减低区域，这些表现常提示肿瘤为高度恶性。如肿瘤对骨形成压迫，X 线上可表现为局限性浅弧形压迹，此为恶性度低、进展缓慢肿瘤，但实际上也同时存在直接对骨的浸润。滑膜肉瘤内可见钙化或骨化，位于肿瘤边缘或中央，病程越长，钙化骨化越明显。钙化呈斑点或斑片状，有时形成不连续骨壳。约一半的病例 X 线上出现钙化，虽无特殊性，但却是重要的诊断依据。

3）CT 检查：主要包括肿物局部的 CT 及胸部 CT 检查。CT 可以显示软组织肿块大小、范围、软组织包块邻近骨有无骨质破坏及破坏的情况，强化后 CT 可显示肿瘤的血运状况、肿瘤与周围血管的关系。肺是滑膜肉瘤最常见的转移部位，肺转移也是影响滑膜肉瘤患者预后的重要因素。因此，术前完善胸部 CT 检查有助于更早发现微小转移病灶。滑膜肉瘤淋巴结转移率大于 20%，明显高于全身其他软组织恶性肿瘤，有条件的地区可加做局部淋巴结的 CT 检查。

4）MRI 检查：MRI 是诊断滑膜肉瘤重要的检查手段，能精确显示肿瘤与邻近肌肉组织、皮下脂肪、关节及周围主要神经、血管束的关系，对术前设计手术计划非常有用。通常滑膜肉瘤在 MRI 检查中 T1 为中等信号，T2 为高信号，增强 MRI 可更好地了解肿瘤血运情况，对脂肪瘤、非典型性脂肪瘤和脂肪肉瘤有重要鉴别诊断意义。此外，MRI 可以很好地显示肿瘤在软组织内侵犯范围、骨髓腔内侵犯范围以及发现体内跳跃病灶。在患者合并 CT 造影剂过敏的情况下可选择 MRI 平扫或增强进行诊断。

5）PET/CT 检查：有条件的地区和单位建议用 PET/CT 对肿瘤进行分期，同时可为新辅助化疗或放疗的疗效评估提供基线数据。PET/CT 不仅可以显示原发肿瘤部位的代谢情况，更重要的是可以评价患者的区域和全身情况。但由于该检查费用昂贵，有很多地区不能普及，因此《中国临床肿瘤学会（CSCO）骨与软组织肿瘤诊疗指南 2024》将其列为Ⅱ级推荐。

2. 实验室检查　常规行血常规、凝血功能、肝肾功能、肿瘤标志物检查。主要为手术或放化疗做准备及与其他恶性肿瘤进行鉴别诊断，滑膜肉瘤目前暂无典型血液学标志物。滑膜肉瘤患者早期的血液学生化检查常无特异性改变，如肿瘤为晚期累及身体其他脏器时，可出现相应生化指标的变化。若发生肿瘤骨转移，血液学检查上可出现碱性磷酸酶升高。

3. 组织病理学检查　病理学诊断是滑膜肉瘤确诊和治疗的依据。规范的滑膜肉瘤病理诊断报告可为患者在治疗方案选择、疗效预测和预后判断上提供可靠的依据。规范的软组织肉瘤病理报告应包含以下内容：标本类型、肿瘤解剖部位、肿瘤深度、镜下肿瘤境界、组织学类型、组织学分级、疾病编码、肿瘤数目、肿瘤大小、核分裂象、坏死评估、脉管和神经侵犯情况、其他病理形态特征、切缘情况、淋巴结、免疫组化、分子检测、新辅助放 / 化疗后组织学评估。目前，通过荧光原位杂交（fluorescence in situ hybridization，FISH）或逆转录 – 聚合酶链反应（reverse transcription polymerase chain reaction，RT–PCR）检测 SS18–SSX 融合基因，依然是确诊滑膜肉瘤的金标准。对于肿物最大径大于 5cm 的患者，建议外科手术前常规行活检明确诊断再行手术治疗，尽量避免非计划再手术。

（四）临床表现

滑膜肉瘤早期为深层组织的无痛性包块，早期难以发现。通常为偶然间发现，发现时直径多已大于 5cm，没有重要结构受压时无临床症状。较小肿瘤和位于手足部肿瘤易于被误诊为良性肿瘤行边缘切除。滑膜肉瘤的症状不具有特异性，隐匿性强，病程从数月至数年。当肿瘤增大压迫神经或血管时，可出现疼痛、麻木和肢体水肿等，有些肿块可短期内迅速增大。伴局部皮肤温度升高、区域淋巴结肿大等表现，往往提示肿瘤级别较高。

二、治疗目的与原则

滑膜肉瘤的治疗目的在于手术完整切除肿瘤，最大限度地保留肢体功能，提高总体生存率，减少肿瘤复发率。

滑膜肉瘤的治疗原则是基于分期及病理类型进行治疗。滑膜肉瘤的治疗主要包括外科治疗、放疗、化疗、靶向治疗。

1. 外科治疗 对于可切除滑膜肉瘤采用以外科为主的综合治疗策略。外科治疗的原则：手术应达到安全的外科边界，手术方式包括保肢和截肢。本节主要讨论滑膜肉瘤的药物治疗。

2. 化疗

（1）术前化疗 术前化疗，又被称为新辅助化疗，主要用于肿瘤巨大、累及重要脏器，以及周围重要血管神经关系密切，预计手术切除无法达到安全的外科边界或切除肿瘤后会造成重大机体功能残障，甚至危及生命的高级别软组织肉瘤患者。术前化疗的优点包括以下6点。

①可以使得肿瘤与周围神经、血管及肌肉的边界变得清晰，有利于降低截肢风险，提高保肢率和保留最大限度的肢体功能。

②提高手术切缘阴性率，降低肿瘤局部复发的风险。

③与术前放疗联合使用，具有增敏的效果。

④有利于杀灭微小转移灶。

⑤部分患者因为术后出现并发症，不能按时行术后辅助化疗，术前化疗可以减少这种情况对总体生存率的影响。

⑥根据术前化疗的病理坏死率可以调整后续化疗方案。对于可切除滑膜肉瘤首选直接手术；对于不可切除滑膜肉瘤，首选术前放疗，其次才是术前化疗。滑膜肉瘤属于对化疗中高度敏感的肿瘤，推荐术前化疗方案为：A、AI、EI、MAID方案。注：A：多柔比星；AI：多柔比星＋异环磷酰胺；EI：表柔比星＋异环磷酰胺；MAID：美司钠＋多柔比星＋异环磷酰胺＋达卡巴嗪。化疗方案的选择需综合评估患者的疾病情况，包括淋巴结转移情况、肿瘤大小、是否有远处转移，还有患者基本情况，如骨髓功能、心脏功能、肝、肾功能等，并结合所使用化疗药物的毒性制订个体化给药方案。在术前化疗中，为争取降期，通常推荐联合化疗方案。滑膜肉瘤的化疗效果与剂量强度密切相关。推荐剂量：多柔比星，单药 $75mg/m^2$，联合化疗时剂量为 $60mg/m^2$，每3周为1个周期；异环磷酰胺单药剂量 $8\sim12g/m^2$，联合化疗时可考虑为 $7.5g/m^2$，每3周为1个周期。

（2）术后化疗 术后化疗目的在于消灭肿瘤亚临床病灶，降低远处转移和复发的风险，提高患者的生存率。对于Ⅰ～Ⅱ期滑膜肉瘤：建议观察，无需化疗；对于Ⅲ期滑膜肉瘤，推荐术后进行化疗，方案为：A、AI、EI。注：A：多柔比星；AI：多柔比星＋异环磷酰胺；EI：表柔比星＋异环磷酰胺；建议术后化疗在伤口愈合后尽早开始，共需完成4~6周期。是否选择联合治疗以及治疗疗程，还需要根据患者的具体情况及意愿，综合制订治疗方案。

（3）姑息性化疗 姑息性化疗是对于转移或复发且不能完整切除肿瘤患者采取的化疗，目的是使肿瘤缩小、稳定，以减轻症状，延长生存期，提高生活质量。多柔比星和异环磷酰胺是滑膜肉瘤的基石化疗用药。对于转移或复发的不可切除滑膜肉瘤的化疗，推荐一线化疗方案为：A、AI。表柔比星和多柔比星脂质体的心脏毒性小于多柔比星，但疗效相当，对于多柔比星的累积剂量较大，或年龄较大、存在基础心脏疾病的患者，可以考虑使用表柔比星和多柔比星脂质体替代多柔比星。

3. 放疗

（1）术前放疗 随着外科、药物和放疗技术的进步，软组织肉瘤的综合治疗不断进步。放疗的目的在于提高肿瘤的局部控制率、延长总生存期，并能更好地保留肢体功能。已有随机对照研究证实，切缘阴性的外科保肢手术联合辅助放疗，具有与截肢手术相同的局部控制率和总体生存率。对于预期无法达到满意手术切缘或者可能造成严重功能损害的 I ~ II 期及所有 III 期滑膜肉瘤，《中国临床肿瘤学会（CSCO）骨与软组织肿瘤诊疗指南 2024 版》将其列为 I 级推荐。术前放疗的优点：使肿瘤范围更清晰，放疗体积更小、血运好、乏氧细胞少、放疗剂量低。近年研究数据体现了术前放疗与术后放疗比较在长期预后中的优势，并且可以降低关节僵硬、纤维化等远期并发症发生率。由于术前放疗发生伤口并发症的风险相对较高，对放疗时机的选择仍存在争议。但专家组更倾向于推荐术前放疗，尤其当放射野较大时，术前放疗更为优选。放疗后距离手术的间隔时间至少为 36 周。对于局部复发病灶，如未接受过放疗并且可手术切除，可考虑行术前放疗。放疗范围：GTV：CT/MRI 图像显示可见的肿瘤。CTV：GTV 向四周扩 1.5cm、纵向方向上下各扩 3~4cm 边界，包括 MRI 图像 T2 序列显示的水肿区，避开关节。如外扩超过肌肉起止点则缩至肌肉起止点；如外扩超过天然解剖屏障（如皮肤、肌群筋膜、骨等），则缩至解剖屏障处。放疗剂量：95%PTV（50~50.4）Gy/（1.82）Gy 为目前推荐的标准剂量。其他非常规分割放疗方式，如大分割放疗的疗效与不良反应是否与常规分割放疗相当，目前仍缺乏高级别的证据支持，推荐在有条件的中心可进行相关的临床研究。摆位原则：患侧病变部位或肢体尽量采取自然体位，以固定良好、重复性好为原则，采用真空垫、发泡胶或其他体位固定装置，减少靶区部位各方向的位移及旋转。同时，应注意保护正常组织器官或患侧肢体，从而利于放射野设置。摆位还应考虑治疗中心应在肿瘤区域皮肤表面清晰可见，不被肢体或定位装置遮挡。术前放疗的疗效评估应在术前放疗结束后 3~6 周进行。评估方式包括查体、CT、MRI 和（或）PET/CT，评估方式应与放疗前一致。术后应评估治疗后病理反应率，包括切缘状态、残留活细胞比例或肿瘤坏死率等。术前放疗后拟进行广泛切除术前，建议再次进行分期检查，以避免诊治期间可能出现的远处转移。

（2）术后放疗 对于 I A 期及 II 期滑膜肉瘤患者，手术后发现切缘不足，优先推荐再次手术治疗。对于 I B 期切缘充分，术前未行放疗及 III 期切缘充分，未行术前放疗的滑膜肉瘤，推荐行术后放疗。对于 I B~ II 期切缘不足，术前未行放疗的滑膜肉瘤，推荐再次手术 + 术后放疗。对于 III 期切缘不足，未行术前放疗，推荐行术前放疗 + 手术。术后辅助放疗与单纯手术比较，虽然无法提高总生存，但是显著改善了高级别软组织肉瘤的局部控制率。术后放疗的优势是可以有明确完整的病理结果和切缘状态，急性手术伤口并发症低。但是由于放疗的靶区范围大，剂量高，晚期并发症发生率较高，包括纤维化、关节硬、水肿和骨折。这些晚期毒性大多是不可逆的。

放疗范围包括以下几点。

（1）GTV（如有肉眼残存）　CT/MRI图像显示的可见肿瘤。

（2）低危CTV　瘤床区域(需参考术前MRI影像资料确认)，在此区域四周扩1.5cm、纵向方向上下各扩4cm边界，包括手术瘢痕及引流口，避开关节。如外扩超过肌肉起止点，则缩至肌肉起止点；如外扩超过天然解剖屏障，如皮肤、肌群筋膜、骨，则缩至解剖屏障处。高危CTV：瘤床区域［+GTV（如有）］，在区域四周扩1.5cm，纵向方向上下各扩1.5~2cm。PTV：结合各单位摆位误差等情况，一般需在CTV基础上四周及上下各外扩0.5~1cm左右，但遇到皮肤等组织需退缩回皮肤内。放疗剂量：95%低危PTV：（50~50.4）Gy/（1.8~2）Gy。95%高危PTV：需同步加量照射，对于R0切除者：总剂量达到60~66Gy；对于R1/R2切除者：总剂量达到670Gy。摆位原则同术前放疗。

（3）姑息性放疗　全身远处转移的软组织肉瘤临床预后差，姑息性放疗目的是减轻痛苦，提高生活质量。放疗范围：GTV：CT/MRI图像显示的可见肿瘤。CTV：范围与术前放疗相同，可根据病变情况及患者一般状态调整靶区。放疗剂量：95%PTV，（50~60）Gy/（2530）F或30Gy/6F。摆位原则同术前。

（4）靶向治疗　抗肿瘤靶向药物作为新的治疗手段，已成功应用于多种类型肿瘤的治疗。靶向药物相对于化疗，具有不良反应小和耐受性好等特点。近年来一些靶向治疗药物对特定组织学类型的晚期软组织肉瘤显示出较好前景，已有多种靶向药物应用于晚期或不可切除软组织肉瘤的治疗。对于晚期或不可切除滑膜肉瘤的靶向治疗：安罗替尼是二线方案中的Ⅰ级推荐。安罗替尼是一种多靶点酪氨酸酶抑制剂，具有抑制肿瘤血管新生及抑制肿瘤生长的双重靶向作用。一项安罗替尼二线治疗晚期软组织肉瘤的Ⅱ期研究显示，安罗替尼有效率为12.6%，12周无进展生存率达68.4%，中位无进展生存期为5.63个月，中位总生存期为12.33个月。在随机对照的ⅡB期研究中，与安慰剂相比，安罗替尼可以显著延长患者无进展生存期降低疾病进展风险（6.27个月 vs. 1.47个月，HR=0.33，$P < 0.0001$）。亚组分析显示，安罗替尼能显著延长滑膜肉瘤（5.73个月 vs. 1.43个月，$P < 0.0001$）。

三、药物治疗进展

滑膜肉瘤为常见的软组织恶性肿瘤，手术、放疗等局部治疗逐渐精细化之外，滑膜肉瘤药物治疗也取得了巨大的发展。许多治疗滑膜肉瘤的靶向、免疫药物在临床中得到广泛的应用，但是部分药物的疗效仍需要更多的临床数据确认。

1. 分子靶向治疗　在肿瘤领域，异常的信号通路和有潜力的治疗靶点正在被不断挖掘，分子靶向药物种类越来越多，并且部分靶向药物在晚期滑膜肉瘤中显示出良好的疗效。Olaratumab单克隆抗体可通过特异性结合PDGFRα，阻断PDGF-AA、PDGF-BB和PDGF-CC的受体结合和活化，干扰PDGF作用通路，抑制肿瘤细胞的扩散和生长，可与化疗药物如多柔比星联用增强疗效；酪氨酸激酶抑制剂（如帕唑帕尼、阿帕替尼、Regorafenib、安罗替尼等）主要特异性抑制VEGFR1、VECFR2、VEGFR3、PDGFRα、

PDGFRβ、c-Kit，其中阿帕替尼可通过高效抑制 VEGFR2 发挥抑制肿瘤生长活性的作用。以上靶向药物经过临床试验均提示可使患者生存率及无进展生存期明显提高。

2. 免疫治疗 近些年来免疫疗法一直是恶性软组织肿瘤治疗的研究热点。NY-ESO-1 在大部分滑膜肉瘤中呈强阳性表达；有文献报道，经过基因工程淋巴细胞治疗 NY-ESO-1 阳性的滑膜肉瘤患者，超过一半的患者出现抗肿瘤反应。临床试验发现对 21 例晚期滑膜肉瘤患者进行 SS18-SSX 衍生多肽疫苗接种，约有半数患者出现细胞毒性 T 细胞增加，但仅有 1 例出现病灶短暂缩小。

CDK4 抑制剂（palbociclib）可通过 Cyclin D1-CDK4/6-Rb 信号轴干扰细胞周期，使细胞周期停滞在 G1 期，有望在治疗晚期滑膜肉瘤患者中发挥抗肿瘤作用，但目前尚无针对滑膜肉瘤患者治疗的相关临床试验。

免疫组化检测 HER2 及 EGFR（HER-1）蛋白在滑膜肉瘤中均有一定比例的表达，但分子检测均未发现 HER2 扩增及 EGFR 突变。HER2 靶向药赫赛汀罕见针对滑膜肉瘤患者治疗的相关临床试验，而 EGFR 靶向药吉非替尼针对滑膜肉瘤患者治疗的临床试验显示患者均未获得客观反应，可能与基因检测未见 HER2 扩增或 EGFR 突变相关。

有文献报道 ER/PR 在少部分滑膜肉瘤中呈弱强～阳性，滑膜肉瘤中 ER/PR 阳性者预后明显好于 ER/PR 阴性者；但尚无针对滑膜肉瘤 ER/PR 阳性者内分泌激素治疗的报道。

有学者报道约 14% 的原发性滑膜肉瘤可检测到 ALK 蛋白表达，17% 的 ALK 免疫阳性肿瘤显示 ALK 重排；50% 以上的原发性滑膜肉瘤显示 MET 蛋白表达，并发现 Yamato-SS 细胞在体外和体内对克唑替尼敏感，提示 ALK/MET 作为该滑膜肉瘤亚型的潜在治疗靶点，但尚未见 ALK/MET 抑制剂（克唑替尼等）针对该滑膜肉瘤亚型治疗的相关临床试验。

细胞程序性死亡受体 1（programmed death-1，PD-1）可以介导淋巴细胞的凋亡，正常人体中主要表达在激活的 T 淋巴细胞和 B 淋巴细胞上，防止免疫细胞过度激活。据报道，肿瘤微环境可以诱导浸润的 T 细胞高表达 PD-1 分子，高达 65% 的肉瘤表达程序性死亡－配体 1（programmed-death-ligand 1，PD-L1），PD-1 与 PD-L1 结合后导致肿瘤微环境中 PD-1 通路持续激活，T 细胞功能受抑，无法杀伤肿瘤细胞，所以肿瘤患者的临床特征及预后与 PD-1/PD-L1 轴相关。PD-1 的抗体可阻断这一通路，部分恢复 T 细胞的功能，继续杀伤肿瘤细胞。在 2015 年 ASCO 年会议上研究者报道了 PD-1 抗体 pembrolizumab（keytruda）相关Ⅱ期临床试验，研究 keytruda 对 40 例高级别或已转移的软组织肉瘤患者的疗效。患者每 3 个星期单用 200mg keytruda，通过影像学检查评估效果。40 例患者中 11 例（29.7%）出现不同程度的肿瘤缩小，其中 6 例达到 PR；12 周 PFS 率为 44%。研究表明，人 IgG4 抗 PD-1 单克隆抗体 nivolumab 能够在转移性肉瘤中发挥抗肿瘤作用。亦有研究表明，在未选择的肉瘤人群中单独使用 nivolumab 的疗效非常有限，而 nivolumab 联合 ipilimumab 对某些肉瘤亚型（例如黏液纤维肉瘤以及血管肉瘤）具有疗效且不良反应可控。目前尚无针对滑膜肉瘤亚型疗效的分析研究。过去 10 年中，晚期 SS 患者在新型靶向药物中的获益十分有限。

3. 代谢疗法　精氨基琥珀酸合成酶 1（arginino succinate synthase 1，ASS1）甲基化和表达缺失是软组织肉瘤患者最常见的缺陷，是滑膜肉瘤多种生物代谢治疗途径的基础。应用聚乙二醇化精氨酸脱亚胺酶类药物进行精氨酸饥饿治疗，能够改变滑膜肉瘤患者代谢，调节谷胱甘肽水平，使其对化疗更加敏感。目前，聚乙二醇化精氨酸脱亚胺酶的临床试验正在进行中，有望成为治疗滑膜肉瘤的有力手段。

四、临床药物治疗案例分析

★ 左大腿滑膜肉瘤案例分析

病历摘要

患者，男，49 岁。身高 170cm，体重 85kg。

主诉： 左大腿滑膜肉瘤新辅助化疗后 25 天。

现病史： 患者自诉于半年余前无明显诱因下发现左大腿肿物，约鹌鹑蛋大小，局部无明显疼痛，不影响日常生活，无畏寒发热，无肢体麻木等不适，当时未就诊，后肿物逐渐增大，出现局部胀痛感，进行性加重，遂于 2023-10-09 至外院就诊，CT 检查考虑左大腿软组织来源恶性肿瘤，双下肢 CTA 提示肿瘤包绕左侧股动脉，行经导管下肢血管栓塞术，因肿瘤血管过细未能栓塞；外院拟行手术切除，但考虑手术切除肿瘤难度大，建议转上级医院治疗，遂至我院就诊，穿刺活检病理提示：（左大腿肿物）结合形态及免疫组化结果，考虑为滑膜肉瘤（单相梭形细胞型）可能性大，镜下全为肿瘤成分，肿瘤呈束状、流水状及弥漫片状排列，可见中等密度卵圆 / 短梭形细胞增生，细胞中度异型，染色质细腻，核分裂象 36 个 /5 平方毫米，无坏死，间质胶原化 / 黏液样，间质血管增生，部分为"鹿角状"开放性血管。免疫组化结果：TLE1（+），S100（-），MDM2（-），CDK4（-），SMA（-），CD34（-），Ki-67（+，40%）。FISH 检测：提示 SS18 基因有断裂易位（阳性），支持滑膜肉瘤诊断。遂于 2023-10-28 行第 1 周期新辅助化疗，具体剂量为：多柔比星 60mg d1~2+ 异环磷酰胺 5g d1~3 门诊拟"下肢软组织恶性肿瘤"收入院。患者自发病来无呕吐，无畏寒、发热，无胸闷、咳嗽、咳痰，睡眠欠佳，精神、食欲尚可，大小便正常，体重无明显减轻。

既往史： 平素健康状况良好；余无特殊。

个人史： 生于银海区，成长经历地山东，居住较长的地区北海市数十年，无疫区、地方病居住史，无饮酒史，无吸烟史。否认食用生鱼、生肉等不良饮食习惯；职业为其他，工作条件良好；文化程度：良好，经济条件：一般；无放射物、毒物接触史。

入院诊断： 左大腿滑膜肉瘤。

（治疗经过及用药分析）————

入院完善各项检查：血常规、凝血常规、肝肾功能、肿瘤标志物相关检测，排除化疗禁忌。患者于 2023-11-23 行 AI 方案第 2 周期新辅助化疗。具体方案为：多柔比星

60mg，d1~2，ivgtt，st+ 异环磷酰胺 5g，d1~4，ivgtt，st。并给予止吐、抗过敏等对症支持治疗。治疗期间所用药物见表 19-8。

表 19-8 药物治疗方案

治疗药物	用法用量	起止时间
注射用烟酰胺	0.4g，ivgtt，qd	11.22-11.26
地塞米松磷酸钠注射液	5mg，iv，st	11.23-11.26
注射用盐酸罗沙替丁醋酸酯	75mg，ivgtt，qd	11.22-11.26
碳酸氢钠注射液	250ml，ivgtt，qd	11.22-11.26
盐酸甲氧氯普胺注射液	10mg，iv，st	11.22-11.26
维生素 C 注射液	0.5g，ivgtt，qd	11.22-11.26
葡萄糖注射液	250ml，ivgtt	
维生素 B$_6$ 注射液	100mg，ivgtt，qd	11.22-11.26
葡萄糖氯化钠注射液	500ml，ivgtt	
甘露醇注射液	125ml，ivgtt，st	11.23-11.26
注射用福沙匹坦双葡甲胺	0.15g，ivgtt，st	11.23-11.26
甲磺酸多拉司琼注射液	100ml，ivgtt，st	11.23-11.26
氯化钠注射液	100ml，ivgtt	
美司钠注射液	1.2g，ivgtt，st	11.23-11.26
氯化钠注射液	100ml，ivgtt	
美司钠注射液	1.2g，ivgtt，st	11.23-11.26
氯化钠注射液	100ml，ivgtt	
美司钠注射液	1.2g，ivgtt，st	11.23-11.26
氯化钠注射液	100ml，ivgtt	
注射用氨磷汀	0.4g，ivgtt，st	11.23-11.26
氯化钠注射液	150ml，ivgtt	
注射用盐酸多柔比星	60mg，ivgtt，st	11.23-11.24
注射用异环磷酰胺	5g，ivgtt，st	11.23-11.26
0.9% 氯化钠注射液	100ml，ivgtt，冲管	11.23-11.26

辅助检查

1. 心脏彩超

（1）静息状态下超声心动图示心脏形态结构及瓣膜活动未见异常。

（2）左室顺应性降低，左室收缩功能测定在正常范围。

2. 肝胆胰脾肾彩色多普勒超声 未见异常。

（1）肝肾功能 AST 25U/L；ALT 61U/L；TBIL 6.5μmol/L；DBIL 2.6μmol/L；CREA 58μmol/L。

（2）血常规　WBC 6.3×10^9/L；HGB 124g/L；PLT 496×10^9/L。

用药治疗方案分析

1. 化疗方案选择　患者诊断左下肢滑膜肉瘤明确，穿刺活检病理：（左大腿肿物）结合形态及免疫组化结果，考虑为滑膜肉瘤（单相梭形细胞型）可能性大，镜下全为肿瘤成分，肿瘤呈束状、流水状及弥漫片状排列，可见中等密度卵圆/短梭形细胞增生，细胞中度异型，染色质细腻，核分裂象 36 个/5 平方毫米，无坏死，间质胶原化/黏液样，间质血管增生，部分为"鹿角状"开放性血管。免疫组化结果：TLE1（+），S100（-），MDM2（-），CDK4（-），SMA（-），CD34（-），Ki-67（+，40%）。FISH 检测：提示 SS18 基因有断裂易位（阳性），支持滑膜肉瘤诊断。患者 CT 提示肿瘤包绕左侧股动脉，手术切除肿瘤难度大，根据《中国临床肿瘤学会（CSCO）骨与软组织肿瘤诊疗指南 2024》，术前化疗，又被称为新辅助化疗，主要用于肿瘤巨大、累及重要脏器，以及周围重要血管神经关系密切，预计手术切除无法达到安全的外科边界或切除肿瘤后会造成重大机体功能残障，甚至危及生命的高级别软组织肉瘤患者。滑膜肉瘤属于对化疗中高度敏感的肿瘤，推荐术前化疗方案为：A、AI、EI、MAID 方案。推荐剂量：多柔比星，单药 75mg/m²，联合化疗时剂量为 60mg/m²，每 3 周为 1 个周期；异环磷酰胺单药剂量 8~12g/m²，联合化疗时可考虑 7.5g/m²，每 3 周为 1 个周期。本例患者使用 AI 方案，化疗方案及化疗药物剂量符合指南推荐。

2. 化疗药物输注前预处理　多柔比星为蒽环类抗肿瘤抗生素，在分子作用水平多柔比星能插入 DNA 的双螺旋链，改变 DNA 的模板性质，抑制 DNA 聚合酶从而抑制 DNA、RNA 的合成。心脏毒性为该类药物的慢性剂量累积限制性毒性，主要表现为致命性充血性心力衰竭、心电图改变各种心律失常等。骨髓抑制为急性剂量累积限制性毒性，表现为中性粒细胞、白细胞、血小板减少、贫血，有时有出血倾向。其他毒副反应包括食欲缺乏、恶心、呕吐、腹泻等胃肠道反应，还有脱发、色素沉着、疲倦、头晕、血尿、皮疹、静脉炎等，罕见肾功能损害。故临床上应用时注意做好心脏的监护，预防心力衰竭的发生。此药外渗可引起组织溃疡坏死，故输注时注意护理操作。异环磷酰胺属于氮芥类化疗药，G1 期及 M 期细胞对氮芥类药物最敏感，大剂量时对各周期的细胞和非增殖细胞均有杀伤作用。毒副反应包括消化道反应、骨髓抑制、脱发等，异环磷酰胺还可以引起出血性膀胱炎，患者出现血尿，临床上在使用此药时应鼓励患者多饮水，达到水化利尿，减少出血性膀胱炎的发生，同时应用尿路保护剂美司钠。美司钠通常在成人中按静脉注射的方式给药，给予的剂量为异环磷酰胺剂量的 20%，在时间点 0 小时、4 小时和 8 小时给药，同时使用碳酸氢钠监护尿液。由于同时使用联合方案进行化疗，在本例患者中使用氨磷汀进行保护。氨磷汀为正常细胞保护剂，主要用于各种癌症的辅助治疗。在对肺癌、卵巢癌、乳腺癌、鼻咽癌、骨肿瘤、消化道肿瘤、血液系统肿瘤等多种癌症患者进行化疗前应用本品，可明显减轻化疗药物所产生的肾脏、骨髓、心脏、耳及神经系统的毒性，而不降低化疗药物的药效。

3. 化疗消化道安全管理　根据 CSCO 指南，AI 方案为高度致吐风险化疗方案。建议使用神经激肽 -1 受体拮抗剂（NK-1RA）+5-HT$_3$ 受体拮抗剂 + 地塞米松 + 奥氮平，本例患者中，神经激肽 -1 受体拮抗剂（NK-1RA）选择使用注射用福沙匹坦双葡甲胺，5-HT$_3$ 受体拮抗剂选择使用甲磺酸多拉司琼注射液。

4. 骨髓抑制的预防和治疗药物　AI 方案非中高度致粒缺风险，不推荐常规行预防性升白，并对患者进行持续评估，密切关注血常规中白细胞、粒细胞数值。若发生粒缺，可考虑升级 2 级预防。

5. 其他治疗药物　该患者既往化疗过程中出现较严重胃肠道反应，本次入院选择使用注射用盐酸罗沙替丁醋酸酯护胃治疗，避免再次发生严重胃肠道反应。患者选用多柔比星化疗，心脏毒性为该类药物的慢性剂量累积限制性毒性，本次化疗过程中使用烟酰胺预防心肌受损。

用药监护要点

1. AI 方案　为高度致吐风险化疗药物，用药过程中应注意监测患者的饮食情况，避免进食油腻及刺激性食物，尽量清淡饮食。避免因化疗引起的恶性呕吐影响后续治疗方案的实施。AI 方案虽然非中高度致粒缺方案，但细胞毒类化疗药物骨髓抑制作用存在蓄积性，在后续化疗期间仍需密切监测患者的血常规，若发生骨髓抑制，及时应用药物进行预防。本方案的两种药物均经肝脏代谢且可引起肝脏的损伤，用药期间注意监测肝功能。

2. 异环磷酰胺　主要可引起尿路刺激，可造成血尿、无菌性膀胱炎等症状，建议在用药期间注意监测患者的尿常规等指标。患者也可自行观察尿液颜色等的变化，若同时伴有尿路疼痛等刺激征，应及时与医护或药师沟通，采取保护措施如用药前输注足量的美司钠，使用甘露醇脱水利尿，使用碳酸氢钠碱化尿液进行保护。同时为了促进异环磷酰胺的排泄，化疗期间会增加液体的输入，嘱患者用药期间要注意多饮水，不要憋尿，及时排尿促进药物排泄。

3. 蒽环类药物　可引起心脏功能的损伤，本次入院查心肌标志物、心电图、心脏彩超正常。后续化疗中需继续监测心肌标志物、心电图，必要时完善心脏彩超。

4. 异环磷酰胺及多柔比星　均可引起脱发，及时告知患者，进行心理预防。此外，两者也均可刺激口腔黏膜引起口腔炎，注意饭后漱口，避免进食刺激性及坚硬的食物损伤口腔黏膜。

★左肘关节滑膜肉瘤术后复发案例分析

病历摘要

患者，女，51 岁。身高 152cm，体重 64.7kg。

主诉：左肘关节肿物术后 1 年余，复发 9 个月余，1 程姑息性化疗联合靶向治疗后 21 天。

现病史：患者自述 1 年余前因"左肘关节肿物"于本地县中医院行手术治疗，术后恢复尚可，术后病理提示：软组织肿瘤，细胞呈束状、交织状或旋涡状排列，部分区域细胞呈梭形，部分区域细胞呈上皮样，局部黏液样变性，核分裂象 0~3 个 / 10HPF，未见免疫组化报告，9 个月余前患者发现左肘部可触及花生米大小硬结，伴刺痛，夜间明显，活动后加重，休息后减轻，期间患者左肘部肿物进行性增大，自行予中药局部理疗，未见明显好转，半月余前患者出现左手手指背侧及左前臂腕部尺侧麻木感，左肘关节屈曲轻度受限，未予特殊处理，于 2023-10-07 至我院就诊，病理会诊提示：左肘关节滑膜肉瘤，为减小肿瘤负荷，于 2023-10-19 行第一周期姑息化疗联合靶向治疗，具体剂量为：多柔比星 55mg d1~2+ 安罗替尼 12mg d1~14。化疗过程顺利。现为行下一周期治疗至我院就诊，门诊以"左肘关节滑膜肉瘤"收入院。患者目前精神尚可，体力正常，食欲正常，睡眠正常，体重无明显变化，排尿正常，大便正常。

既往史：既往有高血压病史，具体不详，余无特殊；

个人史：生于三江侗族自治县，久居三江侗族自治县 51 年，无疫区、地方病居住史，无饮酒史，无吸烟史。否认食用生鱼、生肉等不良饮食习惯；职业为农民，工作条件一般；文化程度：初中，经济条件：尚可；无放射物、毒物接触史。

婚育史：已婚，生育：育有 1 男 1 女，配偶的健康状况：健康。

入院诊断： 1. 左肘关节滑膜肉瘤术后复发。2. 高血压。

治疗经过及用药分析

完善各项检查：血常规、凝血常规、肝肾功能、肿瘤标志物相关检测，排除化疗禁忌。患者于 2023-11-12 行 A 方案第 2 周期化疗。具体方案为：多柔比星 55mg d1~2，ivgtt，st+ 安罗替尼 12mg d1~14 po。并给予止吐、抗过敏等对症支持治疗。治疗期间所用药物见表 19-9。

表 19-9 药物治疗方案

治疗药物	用法用量	起止时间
地塞米松磷酸钠注射液	5mg，iv，st	11.12-11.13
碳酸氢钠注射液	250ml，ivgtt，qd	11.12-11.13
盐酸甲氧氯普胺注射液	10mg，iv，st	11.12-11.13
维生素 C 注射液	0.5g，ivgtt，qd	11.12-11.13
葡萄糖注射液	250ml，ivgtt	
维生素 B_6 注射液	100mg，ivgtt，qd	11.12-11.13
葡萄糖氯化钠注射液	500ml，ivgtt	
注射用福沙匹坦双葡甲胺	0.15g，ivgtt，st	11.12-11.13
甲磺酸多拉司琼注射液	100ml，ivgtt，st	11.12-11.13
氯化钠注射液	100ml，ivgtt	

续表

治疗药物	用法用量	起止时间
注射用氨磷汀	0.4g，ivgtt，st	11.12-11.13
氯化钠注射液	150ml，ivgtt	
注射用盐酸多柔比星	60mg，ivgtt，st	11.12-11.13
盐酸安罗替尼胶囊	12mg，po，st	11.12-11.25
0.9% 氯化钠注射液	100ml，ivgtt，冲管	11.12-11.13

辅助检查

（1）心电图　窦性心律，正常范围心电图。

（2）肝肾功能　AST 39U/L；ALT 30U/L；TBIL 6.5μmol/L；DBIL 2.4μmol/L；CREA 52μmol/L。

（3）血常规　WBC 6.02×10^9/L；HGB 147g/L；PLT 327×10^9/L

用药治疗方案分析

1. 化疗方案选择　患者诊断左肘关节滑膜肉瘤明确，患者为术后肿瘤再次复发，考虑手术难度大，切除边界不清，根据 CSCO 指南，姑息性化疗是对于转移或复发且不能完整切除肿瘤患者采取的化疗，目的是使肿瘤缩小、稳定，以减轻症状，延长生存期，提高生活质量。多柔比星和异环磷酰胺是滑膜肉瘤的基石化疗用药。对于转移或复发的不可切除滑膜肉瘤的化疗，推荐一线化疗方案为：A、AI。推荐剂量：多柔比星，单药 75mg/m²，联合化疗时剂量为 60mg/m²，每 3 周为 1 个周期；异环磷酰胺单药剂量 1.2g/m²，联合化疗时可考虑为 1.5g/m²，每 3 周为 1 个周期。本例患者使用 A 方案，化疗方案及化疗药物剂量符合指南推荐。安罗替尼是一种多靶点酪氨酸酶抑制剂，具有抑制肿瘤血管新生及抑制肿瘤生长的双重靶向作用。多项安罗替尼的临床研究均发现使用安罗替尼能显著提升滑膜肉瘤患者远期生存率，本例患者为术后复发，选择安罗替尼联合 A 方案进行化疗。

2. 化疗药物输注前预处理　多柔比星为蒽环类抗肿瘤抗生素，在分子作用水平多柔比星能插入 DNA 的双螺旋链，改变 DNA 的模板性质，抑制 DNA 聚合酶从而抑制 DNA、RNA 的合成。心脏毒性为该类药物的慢性剂量累积限制性毒性，主要表现为致命性充血性心力衰竭、心电图改变各种心律失常等。骨髓抑制为急性剂量累积限制性毒性，表现为中性粒细胞、白细胞、血小板减少、贫血，有时有出血倾向。其他毒副反应包括食欲缺乏、恶心、呕吐、腹泻等胃肠道反应，还有脱发、色素沉着、疲倦、头晕、血尿、皮疹、静脉炎等，罕见肾功能损害。故临床上应用时注意做好心脏的监护，预防心力衰竭的发生。此药外渗可引起组织溃疡坏死，故输注时注意护理操作。氨磷汀为正常细胞保护剂，主要用于各种癌症的辅助治疗。在对肺癌、卵巢癌、乳腺癌、鼻咽癌、骨肿瘤、消化道肿瘤、血液系统肿瘤等多种癌症患者进行化疗前应用本品，可明显减轻化疗药物所产生的肾脏、骨髓、心脏、耳及神经系统的毒性，而不降低化疗药物的药效。

3. 化疗消化道安全管理 根据 CSCO 指南，AI 方案为高度致吐风险化疗方案。建议使用神经激肽-1 受体拮抗剂（NK-1RA）+5-HT$_3$ 受体拮抗剂 + 地塞米松 + 奥氮平，本例患者中，神经激肽-1 受体拮抗剂（NK-1RA）选择使用注射用福沙匹坦双葡甲胺，5-HT$_3$ 受体拮抗剂选择使用甲磺酸多拉司琼注射液。

4. 骨髓抑制的预防和治疗药物 AI 方案非中高度致粒缺风险，不推荐常规行预防性升白，并对患者进行持续评估，密切关注血常规中白细胞、粒细胞数值。若发生粒缺，可考虑升级 2 级预防。

5. 其他治疗药物 患者既往有高血压病史，入院监测血压未见明显升高，予对症、观察，持续血压监测。

用药监护要点

1. A 方案 为高度致吐风险化疗药物，用药过程中应注意监测患者的饮食情况，避免进食油腻及刺激性食物，尽量清淡饮食。避免因化疗引起的恶性呕吐影响后续治疗方案的实施。AI 方案虽然非中高度致粒缺方案，但细胞毒类化疗药物骨髓抑制作用存在蓄积性，在后续化疗期间仍需密切监测患者的血常规，若发生骨髓抑制，及时应用药物进行预防。本方案的两种药物均经肝脏代谢且可引起肝脏的损伤，用药期间注意监测肝功能。

2. 蒽环类药物 可引起心脏功能的损伤，本次入院查心肌标志物、心电图、心脏彩超正常。后续化疗中需继续监测心肌标志物、心电图，必要时完善心脏彩超。

3. 多柔比星 引起脱发，应及时告知患者，进行心理预防，也可刺激口腔黏膜引起口腔炎，注意饭后漱口，避免进食刺激性及坚硬的食物损伤口腔黏膜。

4. 安罗替尼 用于腺泡状软组织肉瘤、透明细胞肉瘤以及既往至少接受过含蒽环类化疗方案治疗后进展或复发的其他晚期软组织肉瘤患者的治疗。本例患者为术后复发，符合要求。出血是安罗替尼最重要的不良反应，使用过程中应监测凝血功能，本例患者凝血功能未见明显异常。高血压是安罗替尼常见的不良反应之一，本例患者既往合并高血压病史，在用药过程中注意监测血压。

（覃宇周 关键 黄创明 袁振超）

参考文献

[1] Yang Z, Zheng R, Zhang S, et al. Incidence, distribution of histological subtypes and primary sites of soft tissue sarcoma in China [J]. Cancer Biol Med, 2019, 16（3）: 565-574.

[2] Sbaraglia M, Bellan E, Dei Tos AP. The 2020 WHO Classification of Soft Tissue Tumours: news and perspectives [J]. Pathologica, 2021, 113（2）: 70-84.

［3］Gamboa AC, Gronchi A, Cardona K. Soft-tissue sarcoma in adults: An update on the current state of histiotype-specific management in an era of personalized medicine［J］. CA Cancer J Clin, 2020 May, 70（3）: 200-229.

［4］von Mehren M, Kane JM, Agulnik M, et al. Soft Tissue Sarcoma, Version 2.2022, NCCN Clinical Practice Guidelines in Oncology［J］. J Natl Compr Canc Netw, 2022, 20（7）: 815-833.

［5］Aga P, Singh R, Parihar A, et al. Imaging spectrum in soft tissue sarcomas［J］. Indian J Surg Oncol, 2011, 2（4）: 271-279.

［6］Ardakani AHG, Woollard A, Ware H, et al. Soft tissue sarcoma: Recognizing a rare disease［J］. Cleve Clin J Med, 2022, 89（2）: 73-80.

［7］CrombéA, Kind M, Fadli D, et al. Soft-tissue sarcoma in adults: Imaging appearances, pitfalls and diagnostical gorithms［J］. Diagn Interv Imaging, 2023, 104（5）: 207-220.

［8］周宇红，牛晓辉. 软组织肉瘤的精准化诊疗［J］. 中国骨与关节杂志, 2022, 11（5）: 321-326.

［9］曹世聪，王岚松，陈江涛，等. 软组织肉瘤累及重要结构的手术治疗研究进展［J］. 实用手外科杂志, 2023, 37（1）: 101-103, 116.

［10］叶挺，张洁莹，周瑀涵，等. 软组织肉瘤化疗研究进展［J］. 骨科临床与研究杂志, 2021, 6（2）: 120-124.

［11］陈海峰，李少利，孙群安，等. 软组织肉瘤靶向治疗研究进展［J］. 实用肿瘤杂志, 2024, 39（4）: 389-392.

［12］贾昱娴，覃芳卉，赵玉兰，等. 软组织肉瘤免疫治疗进展［J］. 浙江医学, 2023, 45（14）: 156.

［13］实用骨科学［J］. 中国医刊, 2009, 44（6）: 56.

［14］BENABDALLAH N S, DALAL V, SCOTT R W, et al. Aberrant gene activation in synovial sarcoma relies on SSX specificity and increased PRC1.1 stability［J］. Nat Struct Mol Biol, 2023, 30（11）: 1640-1652.

［15］WALLANDER K, ÖFVERHOLM I, BOYE K, et al. Sarcoma care in the era of precision medicine［J］. J Intern Med, 2023, 294（6）: 690-707.

［16］DESAI S, GOYAL D, GAITONDE A, et al. Heavily calcified synovial sarcoma leading to chronic thigh pain and swelling［J］. Skeletal Radiol, 2024, 53（4）: 821-824.

［17］ZAMARUD A, SHAHNOOR S, MARYYUM A, et al. Therapeutic approaches for spinal synovial sarcoma: a comprehensive review of the literature［J］. J Neurosurg Spine, 2024, 40（6）: 782-789.

［18］陈少华，黄种心，林娜，等. 滑膜肉瘤的诊断及预后治疗新进展［J］. 临床与实验病理学杂志, 2020, 36（08）: 947-50

［19］潘伟汉，张世权. 滑膜肉瘤的治疗进展［J］. 中国骨与关节杂志, 2019, 8（6）: 443-448.

［20］陶芳，韩秀鑫，王国文，等. 滑膜肉瘤的治疗研究进展［J］. 肿瘤, 2019, 39（4）: 317-324.

第二十章
儿童肿瘤

第一节 神经母细胞瘤

一、概述

神经母细胞瘤（neuroblastoma，NB）在儿童肿瘤中发病率位列第三，仅次于白血病和脑肿瘤，占儿童恶性肿瘤的 8%~10%，病死率占肿瘤相关死亡儿童的 15%。NB 发病年龄较早，约 90% 的患者 5 岁前确诊，中位诊断年龄约为 17 个月。NB 的生物学特性复杂，容易发生转移，且原发部位常常难以发现，因此早期诊断十分困难。患有 NB 的儿童在临床表现和预后方面差异较大，有些患者肿瘤可能自行消退，一些可能发展为良性的节细胞神经瘤，严重的病例可能因侵袭性疾病而导致死亡。通常，低危和中危风险神经母细胞瘤患者的预后较好，高危患者预后较差，容易复发，其 5 年无事件生存率仅为 50%~60%。总体上，儿童 NB 治疗难度大，需要多学科的联合诊疗，共同为 NB 患者提供规范化的诊治方案。

1.**病因与发病机制** 神经母细胞瘤源自交感神经系统的胚胎神经嵴细胞，目前尚不清楚具体发病原因。在临床中，大多数病例是散发的，家族性病例仅占所有 NB 的 1%~2%。NB 的形成与多种分子和细胞遗传学因素密切相关，包括染色体缺失、节段性染色体畸变（如 1p、1q、3p、11q、14q、17p 等）、癌基因 MYCN 扩增以及 ALK 基因突变，其中染色体 1p 节段性缺失、MYCN 扩增与不良预后有关。儿童肿瘤协作组（Children's Oncology Group，COG）在评估神经母细胞瘤风险时会考量总 DNA 指数的变化及 MYCN 扩增情况。这些复杂的遗传变化帮助我们更好地理解神经母细胞瘤的风险分层，从而为患者提供更合适的治疗策略。

2.**病理分类与分期** 神经母细胞瘤是一种复杂的儿童肿瘤，依据其病理特征分为神经母细胞瘤（雪旺氏基质贫乏型）、节细胞性神经母细胞瘤混杂型（雪旺氏基质丰富型）、神经节细胞瘤（雪旺氏基质为主型）成熟型、节细胞性神经母细胞瘤结节型（包括雪旺氏基质贫乏型和雪旺氏基质丰富型）。预后分级分为预后良好组（FH）、预后不良组（UFH），并根据核分裂核碎裂指数（MKI）进一步分为低、中、高三个层次。

神经母细胞瘤分期采用的是国际委员会临床分期系统，具体分为1、2A、2B、3、4、4S期，其中1期代表局限肿瘤完全切除，无淋巴结转移，4S期表示有远处转移。神经母细胞瘤风险度分期采用INRGSS分期，包括L1、L2、M和MS期。L1期指局限性肿瘤，限于1个体腔内，MS期表示存在远处转移。危险度分层综合考虑患者年龄、疾病分期、INRGSS L1病灶切除程度、无MYCN癌基因扩增、瘤DNA含量的定量测定（DNA指数或倍数性）、瘤组织学表现、节段性染色体畸变等因素，分为极低危、低危、中危和高危。神经母细胞瘤的分期系统对于判断肿瘤的发展阶段，了解病情的严重程度具有重要意义，也为制定治疗计划和选择合适的治疗方案提供了关键依据。

3. 诊断 诊断神经母细胞瘤时需要对患者进行全面的评估，需进行完整的病史采集、体格检查、实验室检查、病理组织学检查、影像学检查、尿液或血清中儿茶酚胺代谢物（VMA和HVA）水平等。

（1）病理组织学检查 对于神经母细胞瘤的确诊具有关键意义，包括肿块切除、切开活检、穿刺活检等病理检查。

（2）肿瘤的生物学标记 当怀疑神经母细胞瘤时，通常检查乳酸脱氢酶（LDH）、铁蛋白、儿茶酚胺代谢物和尿儿茶酚胺。

（3）骨髓检查 进行分期评估时骨髓活检和穿刺是常规检查，一般取双侧髂骨的骨髓样本。推荐的骨髓活检包括：组织形态学和免疫组织化学检测，其中免疫组织化学检测至少需包括突触素、酪氨酸羟化酶、嗜铬粒蛋白A、PHOX2B、CD56、PGP9.5和S-100中的两项。骨髓穿刺或骨髓微量残留病（minimal residual disease，MRD）检测包括骨髓涂片细胞形态学、免疫细胞学神经节苷脂D2（ganglioside D2，GD2）检测或实时定量聚合酶链反应（quantifical real-time poly-merase chain reaction，qRT-PCR）检测酪氨酸羟化酶和PHOX2B。

（4）影像学检查 怀疑腹部占位时，最简单易行的检查方法为B超，可判断肿瘤大小、部位，在超声的基础上，进行原发肿瘤及转移瘤灶的CT或MR平扫或增强检查，确定肿瘤的位置、周围组织受累程度，以及肿瘤转移的情况。同位素骨扫描能够检测有无肿瘤转移至骨骼。[123]I-MIBG扫描评估骨骼有无转移灶。

（5）脏器功能检查 包括血常规、血生化、凝血功能、心电图、心脏彩超、听力检查等，评估患者的脏器状态。

（6）遗传学检查 排除染色体数量和质量是否存在异常，包括1p、3p、4p或11q缺失；1q、2p或17q获得等，N-Myc基因检测，肿瘤组织DNA倍数。

（7）MRD检测 可做GD2的免疫细胞学，应用PCR方法检测外周血和（或）骨髓PHOX2B等标志物以了解肿瘤负荷情况，也可以应用流式细胞仪进行骨髓MRD监测。

4. 临床表现 神经母细胞瘤可发生于交感神经系统的任何部位，其临床表现存在极大差异。该肿瘤多见于腹膜后区域，而在较大的儿童中肾上腺是常见的原发部位。当肿瘤局限于某一区域时往往没有症状，常在体检时偶然发现，然而，当疾病发展至晚期阶段，儿童一般状况会显著恶化，并伴随全身症状，如发热、乏力、消瘦、食欲缺乏、贫血、腹部肿块、肠梗阻、眼球突出、眶周瘀斑、Horner 综合征（病灶同侧上睑下垂、瞳孔缩小和无汗症）、脊髓受压（下肢无力、反射改变、上行性麻痹）、不明原因的尿痛、便秘、可触及的无压痛皮下结节、眼阵挛－肌阵挛综合征、其他原因不能解释的分泌性腹泻、高血压、虹膜异色症等。这些症状的多样性和复杂性使得神经母细胞瘤的临床诊断具有一定的挑战性。

二、治疗目的与原则

神经母细胞瘤的治疗涉及多种手段，主要包括手术治疗、放射治疗、系统化疗、干细胞移植等。初次化疗前需详细询问病史、进行营养状态、体能状态、脏器功能的评估。化疗是目前中高危神经母细胞瘤主要的治疗手段之一，大多数患儿对化疗有较好的反应，中危组的化疗药物主要有阿霉素、卡铂、环磷酰胺、依托泊苷等，而对于高危组患儿，治疗策略更加复杂，以诱导化疗、维持诱导化疗、巩固化疗为主，可以减少复发风险，改善患儿总体预后。

对于低危、极低危组患者常用的治疗方案包括卡铂＋依托泊苷、卡铂＋环磷酰胺＋阿霉素、依托泊苷＋环磷酰胺、卡铂＋依托泊苷＋阿霉素，其 5 年生存率高于 95%，保证治疗效果的同时，尽可能减少化疗药物的毒性，提高患者的生活质量。对于中危组患者多采用中等强度的多药化疗联合手术切除，治疗包括长春新碱＋顺铂＋阿霉素＋环磷酰胺、长春新碱＋顺铂＋依托泊苷＋环磷酰胺，减少中危组患儿化疗的剂量，缩短化疗周期，患者的 5 年无事件生存期（EFS）或总生存期（OS）不受影响，生存结局极好，5 年 OS 约为 90%~95%。维持治疗为 13-顺式维甲酸（13-CRA）口服治疗 6 个月。

高危组治疗包括诱导期（化疗和手术）、巩固期（序贯移植及针对原发肿瘤以及残余转移部位的放射治疗）和巩固期后的维持治疗（免疫治疗和 13-CRA 治疗）。在诱导过程中，常采用强化多药化疗和手术切除来减轻疾病负担。化疗方案包括环磷酰胺＋拓扑替康、顺铂＋依托泊苷、环磷酰胺＋阿霉素＋长春新碱＋美司钠。数据显示拓扑替康联合环磷酰胺作为诱导治疗使用 5 个周期，80% 的患者展现了良好的治疗反应。2个疗程后进行自体外周血干细胞采集，完成治疗后进行 GD2 单抗免疫治疗联合粒细胞－巨噬细胞集落刺激因子应用和 13-CRA 治疗。GD2 抗体是针对高危 NB 的免疫靶向药物，在过去十年中，它在治疗高危 NB 方面取得重大进展，已经成为高危 NB 多模式治疗方案中不可或缺的部分。

复发高危神经母细胞瘤预后普遍较差，长期生存的患者相对较少。目前全球范围内尚无针对复发和（或）难治性 NB 标准有效的治疗方案，联合用药较为多见，如拓扑替康联合环磷酰胺，拓扑替康、环磷酰胺联合长春新碱，拓扑替康联合多柔比星 / 长春新碱，伊立替康联合替莫唑胺，异环磷酰胺、卡铂和依托泊苷联合方案。拓扑替康和伊立替康在复发神经母细胞瘤中显示出较好的治疗效果，研究显示拓扑替康与环磷酰胺联合使用可以增加患者反应率，拓扑替康、阿霉素联合长春新碱方案能够提高患者总缓解率，同时，采用异环磷酰胺联合方案的患者无病生存期延长。除了传统化疗，还有分子靶向治疗和以达妥昔单抗 β 及 Hu3F8 为主的免疫治疗。13-顺式维甲酸能够减少神经母细胞瘤细胞的增殖并诱导其分化，对于经过化疗或干细胞挽救后仍存在微小残留的患者有效，接受 13-顺式维甲酸治疗的患者，其 3 年 EFS 显著改善。

上述化疗方案可能引发的不良反应涉及多个系统，包括心脏毒性、神经病变、肝脏毒性、肾脏毒性、听力损害、中性粒细胞缺乏伴发热等。蒽环类药物可能引起急性心肌损伤和慢性心功能损害，治疗期间需密切监测心功能变化，以便及时发现并处理任何潜在的心脏问题。长春碱类尤其是长春新碱引起的神经毒性以周围神经病变多见，严重程度与剂量相关，根据不良反应症状轻重，考虑长春新碱减量，必要时停用，以免神经毒性进一步加重，造成不可逆的神经损伤。每个化疗周期开始前需要评估肾功能，应用铂类药物前需要精确计算肾小球滤过率，若明显下降，则适当减少铂类药物剂量。此外，铂类药物可引起听力下降、耳鸣等听力损伤，使用铂类药物前应常规进行听力检测。

三、神经母细胞瘤药物治疗进展

在神经母细胞瘤的治疗体系中，化疗仍是治疗的基石，然而对于高危患者，即便接受了多模式、高强度联合治疗，其 5 年生存率仍然较低。随着靶向治疗和免疫治疗的发展，新药物的临床应用为这些高危患者提供了更多治疗选择，有望改善他们的治疗效果与长期生存。

1. 免疫治疗　GD2 单克隆抗体：GD2 为一种双唾液酸神经节苷脂抗原，是在胎儿发育过程中表达的癌胚抗原，胎儿出生后，表达主要局限于中枢神经系统。在神经母细胞瘤中，GD2 在肿瘤细胞表面和肿瘤基质组织中高度表达，GD2 单克隆抗体能够特异性地与神经母细胞瘤细胞膜上 GD2 的末端结合，激活机体的免疫反应，进而清除神经母细胞瘤细胞。

GD2 单克隆抗体已经成为高危 NB 治疗的一部分，目前全球范围内获批上市的 GD2 单克隆抗体有 3 种，分别是达妥昔单抗、达妥昔单抗 β、纳希达单抗。2015 年达妥昔单抗获得美国 FDA 批准，达妥昔单抗联合 13- 顺式维甲酸能够显著改善高危 NB 患儿的 5 年 EFS 和 OS，用于高危神经母细胞瘤的一线治疗。达妥昔单抗 β 是目前使用的另一种抗 GD2 抗体，2017 年获得欧洲药品管理局的批准，2021 年在我国获批上市，与达妥昔单抗相比，采用长期输注，给药时间更长、更慢。对于高危、复发或难治性神经母细胞瘤，达妥昔单抗 β 治疗后 EFS、OS 均有明显临床获益。纳希达单抗是一种新的人源化（IgG1）抗 GD2 单克隆抗体，2021 年纳希达单抗被美国 FDA 加速批准用于 1 岁以上儿童复发 / 难治性高危 NB 患儿的治疗。免疫治疗最显著的不良反应为治疗相关性疼痛，通常在第一个治疗疗程最明显，此外还包括过敏反应、发热、低血压、毛细血管渗漏综合征、胃肠道反应等，大多数为轻中度，可逐渐耐受。

2. 靶向治疗　鸟氨酸脱羧酶抑制剂：鸟氨酸脱羧酶是合成多胺的关键酶，可以调节稳态和促进癌细胞生长，依氟鸟氨酸是一种鸟氨酸脱羧酶抑制剂，2023 年美国 FDA

批准依氟鸟氨酸用于降低成人和儿童高危 NB 患者的复发风险。研究表明依氟鸟氨酸进行维持治疗可明显改善高危 NB 患者的 5 年 EFS 和 OS，为 NB 患儿的长期治疗和保持良好的生活质量提供了新的选择。

四、临床药物治疗案例分析

★L1 期神经母细胞瘤化疗案例分析

病历摘要

患者，男，11 个月，身高 75cm，体重 10kg，体表面积 $0.45m^2$。

主诉：发现腹腔占位 20 天，确诊神经母细胞瘤 5 天。

现病史：患儿 20 天前因"腹泻"就诊，行腹部影像学检查发现腹腔肿物，未予特殊处理，10 余天前（2023-04-11）就诊，腹部增强 CT 示：①腹膜后占位性病变（L3-L5 水平），神经源性肿瘤，首先考虑神经母细胞瘤？节细胞神经瘤？除外手术禁忌后于 2023-04-13 全麻下行"腹膜后肿物切除术"，手术过程顺利，术后予输注红细胞改善贫血，同时予"止血、抗炎"治疗，2023-04-16 术后病理结果回示：（腹膜后）送检组织大部分挤压变形，残留少量肿瘤组织考虑为节细胞神经母细胞瘤。免疫组化结果：NSE 部分（＋），Syn（＋），CgA（＋），S100 部分（＋），CD56（＋），CD99（－），CKpan（－），LCA（－），Myogenin（－），MyoD1（－），Ki67 阳性率约 20%。患儿术后恢复好，出院。院外体温正常，无咳喘，无腹胀及腹泻，现为行系统诊治入院。近 1 周来，患儿神志清，精神反应可，进食及睡眠可，大小便正常。

既往史：病前体健。否认乙肝、艾滋、梅毒、结核等传染病史，否认喘息、异物吸入史及惊厥史，有手术史，2023-04-13 全麻下行腹膜后肿物切除术，手术顺利。否认外伤史，有输血史，末次于 2023-04-14 输注去白细胞悬浮红细胞 1U，过程顺利。否认食物、药物过敏史，预防接种随当地。

个人史：第 1 胎第 1 产，足月剖宫产，出生体重 3.7kg，生后无窒息及青紫，生于甘肃陇南市徽县，生长发育同正常同龄儿，否认毒物接触史，近期无外地久居史。

入院诊断： 节细胞，神经母细胞瘤。

（治疗经过及用药分析）

入院后完善相关辅助检查：血常规、肝肾功能、心肌酶未见异常，心电图提示窦性心律不齐，正常范围心电图。评估无化疗禁忌，患者体表面积 $0.45m^2$，按照方案要求，2023-04-26 给予注射用卡铂 180mg, ivgtt, d1+ 依托泊苷注射液 40mg, ivgtt, d1~d3 化疗。化疗期间辅以水化碱化，止吐、保肝等对症支持治疗。治疗期间所用药物见表 20-1。

表 20-1 药物治疗方案

治疗药物	用法用量	起止时间
5% 葡萄糖注射液	150ml，ivgtt，qd	2023.4.25-4.28
碳酸氢钠注射液	30ml，ivgtt，qd	
5% 葡萄糖注射液	150ml，ivgtt，qd	2023.4.25-4.28
浓氯化钠注射液	3ml，ivgtt，qd	
10% 葡萄糖注射液	50ml，ivgtt，qd	2023.4.26-4.28
盐酸托烷司琼注射液	2mg，ivgtt，qd	
0.9% 氯化钠注射液	50ml，ivgtt，qd	2023.4.26-4.28
注射用谷胱甘肽	0.6g，ivgtt，qd	
0.9% 氯化钠注射液	30ml，ivgtt once	2023.4.26-4.28
西咪替丁注射液	0.1g，ivgtt once	
5% 葡萄糖注射液	100ml，ivgtt once	2023.4.26
注射用卡铂	180mg，ivgtt once	
复方甘露醇注射液	50ml，ivgtt once	2023.4.26
0.9% 氯化钠注射液	160ml，ivgtt，qd	2023.4.26-4.28
依托泊苷注射液	0.04g，ivgtt，qd	

辅助检查

（1）血常规（2023-04-24） 白细胞计数 7.92×10^9/L，血红蛋白浓度 123.00g/L，血小板计数 465.00×10^9/L，中性粒细胞绝对值 1.45×10^9/L，C-反应蛋白 0.31mg/L。

（2）甲胎蛋白（AFP）测定（2023-04-24） 9.60ng/ml。

（3）铁蛋白（Fer）测定（2023-04-24） 27.80ng/ml。

（4）心肌酶三项（2023-04-24） 肌酸激酶同工酶 32.70U/L，肌酸激酶 56.17 U/L。

（5）肝肾功能（2023-04-24） 总胆红素 4.37μmol/L，直接胆红素 1.29μmol/L，间接胆红素 3.08μmol/L，丙氨酸氨基转移酶 22.38U/L，天门冬氨酸氨基转移酶 46.59U/L，肌酐 22.43μmol/L。

（6）神经元特异烯醇化酶（2023-04-24） 47.6ng/ml。

（7）血常规（2023-04-28） 白细胞计数 5.15×10^9/L，血红蛋白浓度 119.00g/L，血小板计数 445.00×10^9/L，中性粒细胞绝对值 1.76×10^9/L，C-反应蛋白 0.83mg/L。

用药治疗方案分析 ······

1. 化疗方案选择 该患儿诊断为节细胞神经母细胞瘤，术中可见肿瘤局限于腹腔，无影像学定义的危险因子，暂无远处转移证据，分期为 L1 期，极低危，根据指南推荐对于低危、极低危组患者推荐的治疗方案包括卡铂 + 依托泊苷、卡铂 + 环磷酰胺 + 阿霉素、依托泊苷 + 环磷酰胺、卡铂 + 依托泊苷 + 阿霉素，在术前或术后进行 2~4 个疗程的化疗。该患儿使用卡铂联合依托泊苷方案，符合指南推荐。指南推荐剂量卡铂200mg/m^2〔年龄≤12月，6.6mg/kg〕，d1~3；依托泊苷150mg/m^2〔年龄≤12月，5mg/kg〕，d1~3。该患儿11个月，体重10kg，体表面积0.45m^2，年龄小于12月按照体重计算应给予卡铂66mg d1~3，依托泊苷50mg d1~3，本案例中卡铂总剂量一天给予，未分成3天，密切关注卡铂相关的恶心呕吐、肾毒性、周围神经毒性等不良反应。

2.化疗消化道安全的管理 化疗相关恶心呕吐（CINV）的高风险因素评估包括患者因素（女性、年轻、晕动症史、既往化疗时恶心呕吐史、孕吐史、不饮酒或少量饮酒、焦虑抑郁）、药物因素（化疗方案剂量强度、剂量密度、输注速度、给药途径）、基础疾病相关因素。患儿年轻、无饮酒史合并CINV风险因素，使用化疗方案中卡铂为高致吐风险药物，依托泊苷为低致吐风险药物，根据指南推荐，止吐预防方案可选择5-HT$_3$受体拮抗剂+地塞米松±NK-1受体拮抗剂方案。其中儿童可用的5-HT$_3$受体拮抗剂包括昂丹司琼/格拉司琼/托烷司琼/帕洛诺司琼。NK-1受体拮抗剂包括阿瑞匹坦、福沙匹坦，阿瑞匹坦已被美国FDA批准用于6个月以上儿童。该患儿仅使用托烷司琼预防止吐，止吐强度不够，建议联用地塞米松。化疗药物可能损伤胃黏膜，若患者出现恶心、呕吐、胃灼热及胃不适等症状可考虑使用抑酸药，该患儿无消化道不适，不建议预防性使用抑酸剂，西咪替丁无适应证使用。

3.其他药物 患儿既往无肝功能不全病史，且入院后肝功能检测指标显示正常，尽管抗肿瘤药物相关肝损伤的风险较高，目前预防性应用保肝药减少药物性肝损伤发生的证据并不充分，因此不建议常规预防性保肝治疗，治疗过程中，注意监测患儿肝功能，及时发现，及时处理。

用药监护要点

1.输注过程中嘱咐患者注意观察有无皮肤发红、灼痛、瘙痒、皮疹、面部肿胀、心慌、胸闷等，若出现过敏反应或静脉炎立即告知护士，以便及时处理。

2.患者可能会出现骨髓抑制，卡铂、依托泊苷均可引发骨髓抑制，发生率高，治疗过程中需对患者进行血液学监测，确保无化疗禁忌。在每次给药前及治疗期间定期监测血常规，骨髓抑制期做好防护，注意保暖，避免去人群密集的地方。

3.卡铂联合依托泊苷为高致吐风险方案，用药期间可能出现恶心、呕吐、食欲减退、腹泻、腹痛、口腔炎等，注意监测，保持口腔卫生。该患儿止吐强度不够，观察是否出现恶心呕吐。

4.卡铂可导致急性肾小管坏死，肾性失镁，患者可能出现肾毒性，多为轻度，注意监测尿量、肌酐，化疗期间多饮水，以保证足够的尿量，减少肾毒性的发生。另外卡铂可能导致电解质紊乱，化疗过程中注意监测，适量补充钾、镁、钙、钠等电解质。

5.卡铂周围神经毒性发生率高，可能出现手脚麻木，感觉异常，听力损伤，多数可耐受，注意监测听力，嘱患者可采取按摩、热敷来缓解，若症状持续不缓解或加重及时告知医务人员。

★Ⅳ期高危神经母细胞瘤化疗案例分析

病历摘要

患者，男，2岁3个月，身高85cm，体重13kg，体表面积0.5m²。

主诉：发现血象异常半月余。

现病史：半月余前患儿因"上呼吸道感染"就诊，完善血常规示：血红蛋白65g/L，平均红细胞体积79.4fL，平均红细胞血红蛋白含量22.8pg，平均红细胞血红蛋白浓度287g/L，予口服"蛋白琥珀酸铁（具体不详）"治疗10余天。2022-07-13就诊，完善血常规示血红蛋白65g/L，平均红细胞体积87.3fL，平均红细胞血红蛋白含量23.6pg，平均红细胞血红蛋白浓度271g/L。患儿血象异常，入院后完善相关辅助检查，中性粒细胞绝对值1.74×10^9/L、白细胞计数4.20×10^9/L、血红蛋白浓度61.00g/L、血小板计数329.00×10^9/L；乳酸脱氢酶638.66U/L；血沉94mm/1H；直接抗人球蛋白试验阴性；甲胎蛋白、癌胚抗原、铜蓝蛋白、EB病毒抗体、ENA抗体谱均未见异常；凝血常规：纤维蛋白原4.02g/L、血浆纤维蛋白（原）降解产物14.76μg/ml、D-二聚体4.85mg/L；神经元特异烯醇化酶334.10ng/ml；抗核抗体IgG（IIFA）阳性（+）；ANA（核型1）胞浆颗粒型；核型1滴度1:100。心电图：窦性心律，PR间期延长；超声心动图：心包少量积液。盆腔平扫＋重建：检查结果：右侧髂骨转移瘤可能，下腹部平扫＋重建：①腹膜后占位性病变，考虑神经母细胞瘤可能性大；②腹膜后多发肿大淋巴结；③腰2椎体改变，考虑转移可能性大。胸部平扫＋重建：①双肺渗出性改变；②食管中上段管腔扩张；③胸骨体、胸4、7、9椎体、双侧肱骨近端、右侧肩胛骨、双侧多发肋骨骨质改变，考虑骨转移可能性大。头颅平扫＋重建：颅骨广泛骨质破坏并软组织肿块、骨膜增生，考虑神经母细胞瘤骨转移可能性大。骨髓细胞学示：骨髓有核细胞增生尚可，退化细胞易见，可见粉红色无定形物质，粒红、巨核系增生受抑，可见一类异常细胞，占72.5%，形态学疑为神经母细胞瘤细胞骨髓转移。外送骨髓活检：骨髓转移性肿瘤伴骨髓纤维化，考虑神经母细胞瘤累及骨髓。外送骨髓形态学：可见89.5%分类不明细胞，不除外神经母细胞瘤侵犯骨髓可能。MLL、SRD基因位点均为缺失阳性，2号染色体多体阳性，N-MYC基因位点扩增阴性。二倍体未见明显异常。尿香草扁桃酸：45.64mg/24h。患儿神志清，精神反应可，无咳喘、气促，无发热，无恶心呕吐，无腹胀腹泻，无鼻衄、咯血，无血便，无尿色异常，无皮疹，无关节疼痛等表现，饮食睡眠可，大小便未见明显异常。

既往史：2个月前跌倒后右侧额部血肿，热敷等处理后有好转，平素体质尚可，否认乙肝、艾滋、梅毒、结核等传染病接触史，否认外伤、输血史，否认食物药物过敏史，预防接种随当地。

个人史：第1胎第1产，足月顺产，出生体重3.6kg，生后无窒息及青紫，生于青岛即墨，生长发育同正常同龄儿，否认毒物接触史，近期无外地久居史。

入院诊断：神经母细胞瘤（Ⅳ期）。

入院后完善相关辅助检查：血常规、肝肾功能、心肌酶未见异常，心电图提示窦性心律，PR 间期延长。评估无化疗禁忌，2022-07-14 按照方案要求，给予 CAV 方案化疗，具体药物为：注射用硫酸长春地辛 1.5mg ivgtt d1+ 注射用盐酸表柔比星 4mg ivgtt d2，5mg ivgtt d3+ 注射用环磷酰胺 0.5g ivgtt d3~d4 化疗，化疗期间辅以水化碱化，保护脏器功能等对症支持治疗。治疗期间所用药物见表 20-2。

表 20-2　药物治疗方案

治疗药物	用法用量	起止时间
5% 葡萄糖注射液	250ml，ivgtt，qd	2022.7.14-7.21
碳酸氢钠注射液	50ml，ivgtt，qd	
5% 葡萄糖注射液	250ml，ivgtt，qd	2022.7.14-7.23
浓氯化钠注射液	5ml，ivgtt，qd	
10% 葡萄糖注射液	100ml，ivgtt，qd	2022.7.14-7.18
盐酸托烷司琼注射液	2.5mg，ivgtt，qd	
0.9% 氯化钠注射液	100ml，ivgtt，qd	2022.7.14-7.28
注射用谷胱甘肽	0.6g，ivgtt，qd	
0.9% 氯化钠注射液	50ml，ivgtt once	2022.7.14
注射用硫酸长春地辛	1.5mg，ivgtt once	
灭菌注射用水	10ml，ivgtt once	2022.7.15
注射用盐酸表柔比星	4mg，ivgtt once	
乳酸钠林格注射液	16ml，ivgtt once	2022.7.15
灭菌注射用水	4ml，ivgtt once	
注射用右雷佐生	40mg，ivgtt once	
灭菌注射用水	10ml，ivgtt once	2022.7.16
注射用盐酸表柔比星	5mg，ivgtt once	
乳酸钠林格注射液	16ml，ivgtt once	2022.7.16
灭菌注射用水	5ml，ivgtt once	
注射用右雷佐生	50mg，ivgtt once	
0.9% 氯化钠注射液	160ml，ivgtt once	2022.7.16
注射用环磷酰胺	0.5g，ivgtt once	2022.7.17
0.9%氯化钠注射液	10ml，iv once（环磷酰胺后 0、3、6、9 小时）	2022.7.16
美司钠注射液	0.2g，iv once（环磷酰胺后 0、3、6、9 小时）	2022.7.17

辅助检查

（1）肝肾功能（2022-07-16）　总胆红素 8.95μmol/L，直接胆红素 2.4μmol/L，间接胆红素 6.55μmol/L，丙氨酸氨基转移酶 12.67U/L，天门冬氨酸氨基转移酶 41.84U/L，肌酐 18.30μmol/L。

（2）凝血常规（2022-07-16）　纤维蛋白原 4.24g/L，血浆纤维蛋白（原）降解产物 26.20μg/ml，D-二聚体 8.35mg/L。

（3）凝血常规（2022-07-18）　血浆纤维蛋白（原）降解产物 21.93μg/ml，D-二聚体 7.38mg/L。

（4）血常规（2022-07-20）　白细胞计数 0.83×10^9/L，血红蛋白浓度 79.00g/L，血小板计数 154.00×10^9/L，中性粒细胞绝对值 0.48×10^9/L，C-反应蛋白 9.77mg/L。

（5）骨髓活检（2022-07-20）　骨髓转移性肿瘤伴骨髓纤维化，考虑神经母细胞瘤累及骨髓。骨髓形态学：可见 89.5% 分类不明细胞，不除外神经母细胞瘤侵犯骨髓可能。MLL、SRD 基因位点均为缺失阳性，2 号染色体多体阳性，N-MYC 基因位点扩增阴性。二倍体未见明显异常。

用药治疗方案分析

1. 化疗方案选择　患儿诊断为神经母细胞瘤，年龄大于 18 个月，且存在骨髓、多处骨骼及肝脏转移，诊断为神经母细胞瘤IV期、高危组。根据指南推荐高危组化疗方案包括环磷酰胺 + 拓扑替康、顺铂 + 依托泊苷、环磷酰胺 + 阿霉素 + 长春新碱 + 美司钠，该患儿使用 CAV 方案（环磷酰胺 + 阿霉素 + 长春新碱 + 美司钠），符合指南推荐。推荐剂量为长春新碱 $1.5mg/m^2$，d1；阿霉素 $25mg/m^2$，d1~2；环磷酰胺 $1.5g/m^2$，d1~2；美司钠 $400mg/m^2$ 于 CTX 0、3、6、9 小时，d1~2。患儿身高 85cm，体重 13kg，体表面积 $0.5m^2$，按照体表面积计算应给予长春新碱 0.75mg，调整为长春地辛为 1.5mg，阿霉素 12.5mg，调整为表柔比星为 5mg（按照 $10mg/m^2$ 计算），环磷酰胺 0.75g，其中环磷酰胺用量偏小，建议足量化疗，以免影响疗效。

2. 预处理药物　表柔比星为蒽环类药物，有潜在的心脏毒性，且患儿心电图显示 PR 间期延长，为保护患儿的心脏联合使用右雷佐生，同时给予心电监护监测心功能。环磷酰胺代谢产物丙烯醛可刺激膀胱，可能引起出血性膀胱炎，使用期间给予大剂量水化碱化促进代谢产物排出，美司钠可与代谢产物发生反应，减少对泌尿道的刺激和损伤，从而保护泌尿道。

3. 化疗消化道安全的管理　根据 CINV 高风险因素评估，患儿年轻、无饮酒史合并 CINV 风险因素，且 CAV 方案为高致吐风险方案，根据指南推荐，止吐预防方案可选择 5-HT$_3$ 受体拮抗剂 + 地塞米松 ± NK-1 受体拮抗剂方案。其中 5-HT$_3$ 受体拮抗剂儿童可用药物包括昂丹司琼 / 格拉司琼 / 托烷司琼 / 帕洛诺司琼。NK-1 受体拮抗剂阿瑞匹坦已被美国 FDA 批准用于 6 个月以上儿童。该患儿仅使用托烷司琼预防止吐，止吐不规范，化疗期间患儿未诉胃肠道不适。

4. 其他药物 患儿既往无肝功能不全病史，入院后患儿肝功能正常，CAV方案肝损伤发生的风险较小，预防性应用肝损伤治疗药物减少药物性肝损伤发生的证据尚不充分，不建议常规预防性保肝治疗，化疗期间密切监测患儿肝脏转氨酶的变化情况。

用药监护要点

1. 表柔比星、长春地辛对血管有刺激性，输注过程中嘱咐患者注意观察输注部位有无疼痛、肿胀等，若出现注射部位发红、灼痛、肿胀、水疱等立即告知护士。长春地辛用药后可能出现手脚感觉异常，防止跌倒，可以通过按摩、热敷缓解。

2. 表柔比星、环磷酰胺均可导致骨髓抑制的发生，治疗期间定期检测血常规，尤其是每次化疗前及化疗后7~14天密切监测患者中性粒细胞计数、血小板计数、血红蛋白值，骨髓抑制期间注意防护，避免去人群密集的场所，防止感染的发生。

3. CAV方案为高致吐风险方案，用药期间患者可能出现恶心、呕吐、食欲下降、腹泻、腹痛、口腔炎等消化道反应，注意监测，化疗期间少食多餐，清淡饮食，使用软毛牙刷刷牙，多漱口，保持口腔卫生。

4. 表柔比星可导致包括急性心肌损伤和慢性心功能损害，使用时可能出现心慌、气短、胸闷、心前区不适，不可逆的充血性心力衰竭，与药物累积剂量相关。环磷酰胺亦可增加心脏毒性，治疗前后行心电图检查，用药期间需持续监测心功能，以便早期发现心脏毒性，减少心力衰竭的危险。

5. 环磷酰通过肾脏排泄，可引起尿路刺激，出血性膀胱炎，少尿、血尿、无菌性膀胱炎等，用药期间需水化碱化、多饮水多排尿，表柔比星使用后1~2天尿液会变红，告知患者不要担心，注意监测尿液颜色和尿常规。

6. 给药后可能出现手足皮肤变深、脱皮，出门注意防晒。使用后会脱发，提前告知患者，停药后会长出新头发，不必过分担心。

★ Ⅲ期中危神经母细胞瘤化疗案例分析

病历摘要

患者，男，11个月，身高72cm，体重7.8kg，体表面积0.37m²。

主诉：确诊神经母细胞瘤1个月，回院化疗。

现病史：患儿1个月前因"发现左侧腹部占位5天"住院治疗，神经元特异烯醇化酶36.36ng/ml；糖类抗原CA-724、甲胎蛋白（AFP）、癌胚抗原（CEA）、糖类抗原CA-125、糖类抗原CA-153、糖类抗原CA-199无异常。盆腔CT：①盆腔左侧腹膜外占位性病变，并经腹股沟管疝入左侧阴囊；②双侧腹股沟区见多个小淋巴结。下腹部CT：①左侧腹膜后至盆腔多发占位性病变（神经母细胞瘤可能性大），并经腹股沟管疝入左侧阴囊，其供血动脉由腹主动脉肠系膜上下动脉间左侧壁发出；②右侧副肾动脉。胸部CT、上腹部CT、头颅CT未见明显异常。心脏超声无异常。2023-05-18在全麻下行腹腔镜下腹膜后肿瘤切除术，手术顺利。2023-05-24术后病理结果：（腹膜后）神经母细胞瘤，分化差型，大小 7cm×3cm×2.2cm。送检（左侧腹股沟）结节内查见肿瘤组织。免疫组化结果：瘤细胞 NSE（+），Syn（+），CgA（+），S100（-），CD56（+），CD99（-），CKpan（-），LCA（-），Myogenin（-），MyoD1（-），Ki67 阳性率约 40%。患儿于 2023-05-26 入院，神经元特异烯醇化酶：24.40ng/ml，盆腔 CT 示：①盆腔腹膜后神经母细胞瘤术后所见；②双侧腹股沟区见较大淋巴结影。下腹部 CT 示：①左侧腹膜后神经母细胞瘤术后所见；②肠系膜根部见较大淋巴结影。骨髓细胞学分析示未见肿瘤细胞。外送病理示：腹膜后神经母细胞瘤，分化差型，MKI＞4%，染色体分析：46、XY，二倍体未见明显异常，MLL 基因缺失阳性，SRD 基因缺失及 N-MYC 基因均为阴性，外送骨髓神经母细胞瘤残留：未见具有明显异常免疫表型的神经母细胞瘤细胞。2023-05-29 给予长春地辛 0.75mg d1+环磷酰胺 0.3g d1+顺铂 20mg d2+表柔比星 3.5mg d4 化疗，化疗期间合并支气管炎，经治疗后痊愈出院。患儿末次于 2023-06-08 因"支气管肺炎"入院，给予头孢哌酮舒巴坦、氟康唑、复方磺胺甲噁唑、帕拉米韦治疗，感染控制，复查血象回升，好转出院。院外患儿体温正常，无明显咳嗽，无喘憋，无吐泻，现为行下一次化疗入院。患儿近 1 周精神反应可，吃奶一般，睡眠可，大小便未见明显异常，体重较前无增减。

既往史：发病前体健。2022 年有"新型冠状病毒感染"史，否认乙肝、艾滋、梅毒、结核等传染病史，否认喘息、异物吸入史及惊厥史，2023-05-18 在全麻下行"腹腔镜下腹膜后肿瘤切除术"，手术顺利。否认外伤史，输血史，血型为 B 型 Rh（D）阳性，末次于 2023-05-18 输注 B 型 Rh（D）阳性去白细胞悬浮红细胞 0.8U，否认食物、药物过敏史，预防接种随当地，自病后未行预防接种疫苗。

个人史：第 3 胎第 3 产，足月剖宫产，出生体重 3.0kg，生后无窒息及青紫，生于原籍，生长发育同正常同龄儿，否认毒物接触史，近期无外地久居史。

入院诊断： 神经母细胞瘤术后化疗。

治疗经过及用药分析

入院后完善相关辅助检查：血常规、凝血常规、心电图未见异常，评估无化疗禁忌，患者体表面积 0.37m²，按照方案要求，2023-06-22 给予注射用硫酸长春地辛 0.8mg，ivgtt，d1+顺铂注射液 20mg，ivgtt，d2+注射用环磷酰胺 0.3g，ivgtt，d1+依托泊苷注射液 40mg，ivgtt，d4 化疗。化疗期间辅以水化碱化，止吐、保肝等对症支持治疗。治疗期间所用药物见表 20-3。

表 20-3 药物治疗方案

治疗药物	用法用量	起止时间
5% 葡萄糖注射液	100ml，ivgtt，qd	2023.6.21-6.25
碳酸氢钠注射液	20ml，ivgtt，qd	

治疗药物	用法用量	起止时间
5% 葡萄糖注射液	100ml，ivgtt，qd	2023.6.21-6.26
浓氯化钠注射液	3ml，ivgtt，qd	
10% 葡萄糖注射液	25ml，ivgtt，qd	2023.6.22-6.26
盐酸托烷司琼注射液	1.5mg，ivgtt，qd	
0.9% 氯化钠注射液	30ml，ivgtt，qd	2023.6.21-6.26
注射用谷胱甘肽	0.55g，ivgtt，qd	
0.9% 氯化钠注射液	30ml，ivgtt，qd	2023.6.21-6.26
西咪替丁注射液	0.075g，ivgtt，qd	
0.9% 氯化钠注射液	25ml，ivgtt once	2023.6.22
注射用硫酸长春地辛	0.8mg，ivgtt once	
0.9% 氯化钠注射液	100ml，ivgtt once	2023.6.22
注射用环磷酰胺	0.3g，ivgtt once	
0.9%氯化钠注射液	10ml，iv once（环磷酰胺后 0、4、8 小时）	2023.6.22
美司钠注射液	0.86g，iv once（环磷酰胺后 0、4、8 小时）	
0.9% 氯化钠注射液	100ml，ivgtt once	2023.6.23
顺铂注射液	20mg，ivgtt once	
复方甘露醇注射液	40ml，ivgtt once	2023.6.23
0.9% 氯化钠注射液	160ml，ivgtt，qd	2023.6.25
依托泊苷注射液	0.04g，ivgtt，qd	

辅助检查

（1）肝肾功能（2023.6.21）　总胆红素 5.99μmol/L，直接胆红素 1.74μmol/L，间接胆红素 4.25μmol/L，丙氨酸氨基转移酶 49.05U/L，天门冬氨酸氨基转移酶 72.09U/L，肌酐 12.31μmol/L。

（2）血常规（2023.6.26）　白细胞计数 1.48×10^9/L，血红蛋白浓度 90.00g/L，血小板计数 135.00×10^9/L，中性粒细胞绝对值 0.68×10^9/L，C- 反应蛋白 0.94mg/L。

（3）肝肾功能（2023.6.26）　总胆红素 8.91μmol/L，直接胆红素 2.54μmol/L，间接胆红素 6.37μmol/L，丙氨酸氨基转移酶 60.83U/L，天门冬氨酸氨基转移酶 102.96U/L，肌酐 13.91μmol/L，乳酸脱氢酶 301.20U/L，肌酸激酶 44.53U/L，肌酸激酶同工酶 29.00U/L。

用药治疗方案分析

1. 化疗方案选择　患儿为腹膜后神经母细胞瘤，分化差型，大小 7cm×3cm×2.2cm，MKI ＞ 4%，MLL 基因缺失阳性，骨髓神经母细胞瘤残留：未见具有明显异常免疫表型的神经母细胞瘤细胞，诊断为Ⅲ期，中危组，根据指南推荐对于中危组患者推荐的治疗包括长春新碱＋顺铂＋阿霉素＋环磷酰胺、长春新碱＋顺铂＋依托泊苷＋环磷酰胺，每21天1疗程，化疗期间需水化、碱化。该患儿使用长春地辛＋环磷酰胺＋顺铂＋依托泊苷方案，符合指南推荐。患儿＜12kg推荐剂量为长春新碱0.05mg/kg，顺铂3mg/kg，依托泊苷5.3mg/kg，环磷酰胺40mg/kg，美司钠240mg/m^{2}于环磷酰胺0、4、8h给予。该患儿身高72cm，体重7.8kg，体表面积0.37m^2，根据体重计算应给予长春新碱0.39mg，调整为长春地辛为0.78mg，环磷酰胺312mg，顺铂23.4mg，依托泊苷41.34mg，剂量符合指南推荐。

2. 预处理药物　环磷酰胺代谢产物丙烯醛可引起刺激膀胱，大剂量静滴时可致出血性膀胱炎，表现为膀胱刺激症状、少尿、血尿及蛋白尿。因此，使用环磷酰胺前注意监测尿常规，予以美司钠保护尿路，使用期间进行水化，保护膀胱等对症治疗。肾毒性为顺铂的剂量限制性毒性，可能肾小球滤过率下降，治疗前后需要充分的水化碱化，甘露醇利尿，促进尿液排出减轻肾毒性的风险。

3. 化疗消化道安全的管理　根据CINV高风险因素评估，患儿年轻、无饮酒史合并CINV风险因素，使用长春地辛＋环磷酰胺＋顺铂＋依托泊苷方案，为高致吐风险方案，根据指南推荐，预防性止吐方案可选择5-HT$_3$受体拮抗剂＋地塞米松±NK-1受体拮抗剂方案。

具体用药包括化疗前给予以下药物。

（1）儿童可用5-HT$_3$受体拮抗剂（任选一种）　昂丹司琼/格拉司琼/托烷司琼/帕洛诺司琼。

（2）地塞米松，口服/静脉滴注。

（3）阿瑞匹坦可用于6个月以上儿童。该患儿仅使用托烷司琼预防止吐，止吐强度不够。根据质子泵抑制剂指导原则，不建议常规化疗前的预防性使用质子泵抑制剂，若出现恶心、呕吐、胃灼热及胃不适等症状可考虑使用，患儿无消化道不适，不建议使用抑酸剂。

4. 其他治疗药物　患儿既往无肝功能异常，此次入院检查肝脏转氨酶稍高，丙氨酸氨基转移酶60.83U/L，天门冬氨酸氨基转移酶102.96U/L，为保证按期化疗，可给予保肝治疗，谷胱甘肽使用合理。

用药监护要点

1. 长春地辛、依托泊苷对血管有刺激性，可导致静脉炎，输注过程中嘱咐患者注意观察输注部分有无疼痛、肿胀等，若出现注射部位发红、灼痛、肿胀、水疱等立即告知护士。

2. 患者可能会出现严重骨髓抑制，环磷酰胺、顺铂、依托泊苷骨髓抑制发生率较高，治疗期间定期检测血常规，尤其是每次化疗前及化疗后7~21天密切监测，骨髓抑制期出现发热及时就医。

3. 患者可能出现恶心、呕吐、食欲下降、腹泻、腹痛、口腔炎等消化道反应，注意监测，保持口腔卫生。顺铂可能导致延迟性呕吐，该患儿止吐强度不够，观察是否出现恶心呕吐，出现突破性呕吐及时处理。

4.顺铂可诱发肾毒性、电解质紊乱。肾毒性为顺铂的剂量限制性毒性，化疗前后2天充分水化，保证尿量，该患儿水化量不足，注意监测尿量、肌酐，以便及时发现肾损伤，需多饮水，多排尿，减少肾毒性的发生。环磷酰胺通过肾脏排泄，可引起尿路刺激，出血性膀胱炎、少尿、血尿、无菌性膀胱炎等，用药期间应水化碱化、利尿，注意监测尿常规。用药期间可适当补充电解质。

5.患者可能发生周围神经毒性，顺铂和长春地辛常引发外周神经症状，如手脚麻木、感觉异常、耳鸣、听力下降等，与累积量有关，多数能耐受。嘱患者注意监测有无手足感觉异常、麻木、震颤、耳鸣、听力异常等，另外可能出现便秘、肠麻痹，观察大便次数是否减少，出现症状及时处理。儿童每次用药前应常规检测听力，若发现听力下降，及时查找原因，及时处理。

6.给药后可能出现手足皮肤变深、脱皮，出门戴帽子，穿长袖长裤，注意防晒。使用后会脱发，提前告知患者，停药后会长出新头发，不必过分担心。

★ 高危神经母细胞瘤化疗案例分析

病历摘要

患者，男，3岁10月，身高100cm，体重15kg，体表面积$0.625m^2$。

主诉：腹痛半月，发现腹部包块伴血象异常半天。

现病史：患儿半月前无明显诱因出现阵发性腹痛，脐周为著，具体性质及持续时间不详，伴口腔内多处溃疡，于当地诊所静滴"青霉素类药物"（具体不详）治疗4天，效果不佳，再次就诊于当地诊所，口服"益生菌、阿莫西林"治疗4天，仍有腹痛，2023-08-29于入院完善血常规+CRP：白细胞计数6.04×10^9/L、血红蛋白浓度67g/L、血小板计数31×10^9/L、中性粒细胞绝对值2.70×10^9/L、C-反应蛋白17.24mg/L。腹部B超提示左侧肾上腺区探及不均质回声团，范围约$88mm \times 67mm \times 55mm$，边界欠清晰，形态欠规则，与左肾上腺关系密切，考虑神经母细胞瘤？乳酸脱氢酶7265.67U/L；肌酸激酶420.20U/L；肌酸激酶同工酶696.10U/L；天门冬氨酸氨基转移酶272.57U/L；凝血常规：凝血酶原活动度65.90%、纤维蛋白原1.72g/L、血浆纤维蛋白（原）降解产物202.14μg/ml、抗凝血酶Ⅲ128.60%、D-二聚体62.68mg/L；神经元特异烯醇化酶＞370.00ng/ml；甲胎蛋白600.00U/ml；贫血筛查：铁蛋白1101.00ng/ml、血清维生素B_{12} 1398.00pg/ml；免疫球蛋白补体：免疫球蛋白E 107.000IU/ml、免疫球蛋白A 1.49g/L、免疫球蛋白M 0.80g/L；血沉30mm/1H。骨髓细胞学分析：骨髓有核细胞增生明显活跃，粒系增生受抑，全片共数3个颗粒型巨核细胞，另可见一类异常细胞，占52%，其胞体大小不一，类圆形或不规则型，可见胞体巨大者，形态学疑似神经母细胞瘤骨转移。心脏超声未见明显异常；心电图示窦性心律。头颅CT平扫：左侧颅骨多发骨质破坏并软组织肿块，考虑转移瘤。胸部CT平扫：①双肺多发斑片状磨玻璃灶，胸膜下为主，双肺透光度稍不均匀；②纵隔内多发结节影，结合其他检查考虑多发淋巴结转移可能性大；③T12 及部分椎体改变，考虑转移可能性大。上腹部 CT 增强：①脾脏增大；②腹膜后多发结节灶。下腹部 CT 增强：①左侧腹膜后占位，以及肠系膜间隙、左肾门区及腹膜后见多发肿大淋巴结，考虑神经母细胞瘤并多发淋巴结转移可能性大；②胸 11，腰 2 椎体变扁，骨质破坏，转移可能性大；③腹腔少量积液。外送骨髓神经母细胞瘤微小残留：CD45dim CD56st 的异常细胞约占有核细胞的 19.15%，表达 CD9、CD81、GD2，考虑为神经母细胞瘤。FISH：SRD 基因位点缺失阳性。NMYC 基因位点扩增阳性（簇状扩增），11 号染色体三体阳性，MLL 基因位点缺失阴性。DNA 倍体：二倍体细胞约占 50.76%，G2+M 期细胞比例约占 16.06%，异倍体细胞约占 49.24%，DI 值为 1.76，异倍体 G0/G1% 约占 100%，SPF 约占 0%，G2+M 约占 0%；染色体：69-81（3n），XXX，+X，add（1）（p13）×2，+2，+2，+7，+12，+15，+18，+20，+21，+22［cp10］；尿香草扁桃酸（VMA）13.1mg/24h。骨髓活检及免疫组化：骨髓转移瘤伴灶性坏死，不除外神经母细胞瘤。完善检查后诊断为神经母细胞瘤。患儿自发病以来，精神反应可，饮食欠佳，尿量少，大便正常，体重无明显增减。

既往史：既往体健。否认乙肝、艾滋、梅毒、结核等传染病史，否认喘息、异物吸入史及惊厥史，否认手术史，否认外伤史，否认输血史，否认食物、药物过敏史，预防接种随当地。

个人史：第 2 胎第 2 产，足月顺产，出生体重 3.15kg，生后无窒息及青紫，生于山东省青岛市，生长发育同正常同龄儿，否认毒物接触史，近期无外地久居史。

入院诊断： 1. 神经母细胞瘤。2. 口腔炎。

治疗经过及用药分析

入院后完善相关辅助检查：血常规、凝血常规、心电图未见异常，评估无化疗禁忌，患者体表面积 0.625m²，按照方案要求，2023-09-05 给予注射用硫酸长春地辛 1.8mg，ivgtt，d1+ 注射用环磷酰胺 0.16g，ivgtt，d2~d6+ 注射用盐酸托泊替康 0.45mg，ivgtt，d2~d6 方案化疗，化疗期间辅以水化碱化，止吐、保肝等治疗。治疗期间所用药物见表 20-4。

表 20-4　药物治疗方案

治疗药物	用法用量	起止时间
5% 葡萄糖注射液	250ml，ivgtt，qd	2023.9.3-9.6
碳酸氢钠注射液	60ml，ivgtt，qd	
5% 葡萄糖注射液	250ml，ivgtt，qd	2023.9.3-9.6
浓氯化钠注射液	5ml，ivgtt，qd	
10% 葡萄糖注射液	50ml，ivgtt，qd	2023.9.6-9.10
盐酸托烷司琼注射液	3mg，ivgtt，qd	

治疗药物	用法用量	起止时间
5% 葡萄糖注射液	100ml，ivgtt，qd	2023.9.6-9.13
多烯磷脂酰胆碱注射液	232.5mg，ivgtt，qd	
0.9% 氯化钠注射液	100ml，ivgtt，qd	2023.9.6-9.18
西咪替丁注射液	0.15g，ivgtt，qd	
低分子量肝素钙注射液	750iu 皮下注射，qd	2023.9.6-9.16
0.9% 氯化钠注射液	50ml，ivgtt once	2023.9.5
注射用硫酸长春地辛	1.8mg，ivgtt once	
0.9% 氯化钠注射液	100ml，ivgtt，qd	2023.9.6-9.10
注射用环磷酰胺	0.16g，ivgtt，qd	
0.9%氯化钠注射液	10ml，iv，tid（环磷酰胺后 0、4、8 小时）	2023.9.6-9.10
美司钠注射液	0.86g，iv，tid（环磷酰胺后 0、4、8 小时）	
5% 葡萄糖注射液	100ml，ivgtt，qd	2023.9.6-9.10
注射用盐酸托泊替康	0.45mg，ivgtt，qd	
别嘌醇片	0.05g，po，tid	2023.9.6-9.13

辅助检查

（1）生化常规（2023.9.2） 总胆红素 10.37μmol/L，直接胆红素 2.57μmol/L，间接胆红素 7.80μmol/L，丙氨酸氨基转移酶 25.85U/L，天门冬氨酸氨基转移酶 272.57U/L，肌酐 22.14μmol/L，肌酸激酶 420.20U/L，肌酸激酶同工酶 696.10U/L，血清不饱和铁结合力 30.99μmol/L。

（2）凝血常规（2023.9.2） 纤维蛋白原 1.72g/L，血浆纤维蛋白（原）降解产物 202.14μg/ml，D-二聚体 62.68mg/L。

（3）凝血常规（2023.9.4） 血浆纤维蛋白（原）降解产物 153.86μg/ml，D-二聚体 45.35mg/L，乳酸脱氢酶 6794.24U/L。

（4）FISH（2023.9.6） MLL 缺失阴性，11 号染色体三体阳性（68%），SRD 缺失阳性（74%），N-MYC 扩增阳性（70.5%），DNA 倍体示二倍体细胞约占 50.76%，异倍体细胞约占 49.24%，DI 值为 1.76，异倍体 G0/G1 约占 100%。

（5）肝肾功能、心肌酶（2023.9.11） 天门冬氨酸氨基转移酶 240.69U/L，丙氨酸氨基转移酶 39.31U/L，乳酸脱氢酶 7809.41U/L，肌酸激酶 304.63U/L，肌酸激酶同工酶 494.10U/L。

（6）凝血常规（2023.9.11） D-二聚体 122.16mg/L，纤维蛋白原 1.22g/L。

（7）肝肾功能（2023.9.16） 总胆红素 11.87μmol/L，直接胆红素 2.44μmol/L，间接胆红素 9.43μmol/L，丙氨酸氨基转移酶 25.96U/L，天门冬氨酸氨基转移酶 258.11U/L，肌酐 22.53μmol/L。

用药治疗方案分析

1. 化疗方案选择 结合患儿病情及辅助检查结果，患儿骨髓穿刺结果显示特征性神经母细胞，伴有血清神经元特异烯醇化酶升高，尿中儿茶酚胺代谢产物升高，且患儿颈部有新发肿物，阵发性腹痛，提示肿瘤进展，依据高危神经母细胞瘤化疗方案，包括环磷酰胺+托泊替康、顺铂+依托泊苷、环磷酰胺+阿霉素+长春新碱+美司钠，该患儿使用长春地辛+环磷酰胺+托泊替康方案化疗，与指南推荐不相符，注意疗效评价。推荐剂量为环磷酰胺400mg/m^2，托泊替康1.2mg/m^2，长春新碱1.5mg/m^2。患儿体重15kg，体表面积0.625m^2，按照体表面积计算应给予环磷酰胺250mg，托泊替康0.75mg，长春新碱0.94mg，调整为长春地辛1.9mg，因患儿肿瘤负荷高，按2/3剂量，剂量符合指南推荐。

2. 预处理药物 环磷酰胺代谢过程中产生的丙烯醛可引起刺激膀胱，大剂量静滴时可致出血性膀胱炎，在使用环磷酰胺前常规行尿常规检查，化疗期间可予以美司钠进行尿路保护，充分水化等措施保护膀胱，及时对症处理。

3. 化疗消化道安全的管理 患者先后使用长春地辛+环磷酰胺+托泊替康方案，为中致吐风险方案，根据指南推荐，止吐预防方案可选择5-HT$_3$受体拮抗剂+地塞米松二联止吐方案。其中5-HT$_3$受体拮抗剂儿童可用药物包括昂丹司琼/格拉司琼/托烷司琼/帕洛诺司琼。该患儿仅使用托烷司琼预防止吐，止吐强度不够，化疗期间可能出现恶心呕吐，注意监测，建议联用地塞米松。根据质子泵抑制剂指导原则，不建议常规化疗前的预防性使用质子泵抑制剂，若出现恶心、呕吐、胃灼热及胃不适等症状可考虑使用，患儿无消化道不适，不建议使用抑酸剂，西咪替丁使用不合理。

4. 其他治疗药物 患者入院检查肝脏氨基转移酶升高，天门冬氨酸氨基转移酶272.57U/L，为保证化疗按期进行，减少肝损伤的程度，给予多烯磷脂酰胆碱保肝治疗。患儿肿瘤负荷高，检查纤维蛋白原1.72g/L，血浆纤维蛋白（原）降解产物202.14μg/ml，D-二聚体62.68mg/L，高凝倾向，给予低分子量肝素钙抗凝预防血栓形成，用药合理。另外对化疗敏感的肿瘤在初始治疗时，大量肿瘤细胞溶解坏死，导致急性肿瘤溶解综合征，该患儿肿瘤负荷高，给予别嘌醇口服预防，直到肿瘤负荷明显下降，使用合理。

用药监护要点

1. 输注过程中嘱咐患者注意观察输注部分有无疼痛、肿胀等，若出现注射部位发红、灼痛、肿胀、水疱等立即告知护士。

2. 环磷酰胺、顺铂、托泊替康骨髓抑制发生率较高，尤其此次治疗为化疗第一疗程托泊替康Ⅳ度骨髓抑制发生率约60%，治疗期间定期检测血常规，尤其是化疗后7~21天密切监测患者中性粒细胞计数、血小板计数、血红蛋白值，嘱患者粒细胞减少期间减少外出，注意保暖，若出现发热、牙龈出血等情况及时就诊。

3. 患者可能出现恶心、呕吐、食欲下降、腹泻、腹痛、口腔炎等消化道反应，注意监测，保持口腔卫生。该患儿止吐强度不够，观察是否出现恶心呕吐。患者入院时肝脏氨基转移酶较高，化疗药物可能会加重肝损伤，治疗期间注意监测肝功能。

4.环磷酰胺通过肾脏排泄，可引起尿路刺激，出血性膀胱炎，少尿、血尿、无菌性膀胱炎等，用药期间应水化碱化、利尿，注意监测尿常规。

5.长春地辛、托泊替康常引发外周神经毒性，可引起末梢神经炎，注意有无手足感觉异常、麻木，震颤，头疼，另外可能出现便秘、肠麻痹，观察大便次数是否减少。

6.给药后可出现脱发，提前告知患者，停药后可以恢复，不必过分担心。

第二节　肾母细胞瘤

一、概述

肾母细胞瘤又称 Wilms 瘤，是儿童最常见的一种肾脏恶性肿瘤，发病年龄较早，大约66%患者在5岁前确诊，高达95%患者于10岁前确诊，男性患者发病高峰出现在1岁，而女性患者发病高峰为1~3岁。在美国，15岁以下儿童肾母细胞瘤发病率约为7.1/100000，亚洲人群中发病率略低。大多数肾母细胞瘤是单侧发病，双侧发病患者仅占5%~10%，大约10%的肾母细胞瘤伴有先天发育畸形。肾母细胞瘤总体预后较好，随着现代医学的不断发展，化疗、手术、放疗等多种治疗手段的综合应用，肾母细胞瘤总体生存率已经达到85%以上。

1.病因与发病机制　肾母细胞瘤病因较为复杂，可能与肾脏异常发育有关，表现为后肾胚芽增生而没有形成正常肾小管和肾小球。大多数肾母细胞瘤为散发性疾病，仅1%~2%的患者有亲属患病史。大约10%的肾母细胞瘤是 WAGR 综合征、Denys-Drash 综合征和 Beckwith-Wiedemann 综合征等多发畸形综合征的一部分，这些综合征和肾母细胞瘤的发病密切相关。另外，约1/3的肾母细胞瘤患者存在 WT1，CTNNB1 及 WTX 基因的异常，TP53、MYNC、11p15.5 位点的突变也被证实与肾母细胞瘤的发病相关。

2.病理分类与分期　肾母细胞瘤的病理分类与分期对于评估疾病严重程度及制定治疗计划至关重要。肾母细胞瘤可能有囊肿、出血或坏死的情况，通常被假包膜包裹。肾母细胞瘤组织学最具特点的为"三相结构"，由原始肾胚芽、上皮和间叶三种成分构成，这三种成分在各肿瘤间所占比例各异，细胞分化程度也有所不同。

目前，国际上通用的临床分期主要参照以北美地区为首的儿童肿瘤协作组（COG）和以欧洲为主的国际儿童肿瘤协会（SIOP），国内的分期系统主要参考 COG。肾母细胞瘤的分期主要依据肿瘤的解剖学范围，包括肿瘤是否延伸到肾脏以外，肿瘤是否溢出或破裂，淋巴结受累，腹膜扩散或血行转移等情况。COG 分期分为 Ⅰ、Ⅱ、Ⅲ、Ⅳ、Ⅴ期，Ⅰ期肿瘤局限于肾内，可完整切除，Ⅴ期为双侧肾母细胞瘤。SIOP 分期也分为 Ⅰ、Ⅱ、Ⅲ、Ⅳ、Ⅴ期。COG 推荐直接手术，术后根据病理类型可分为预后良好型（FH）和预后不良型（UFH），而 SIOP 推荐术前先进行化疗，术后根据病理类型分为低危组、中危组、高危组。分期和危险度分组有助于医生为患者制定精准的治疗方案，提高治疗效果。

3. 诊断　肾母细胞瘤的诊断涉及一系列的检查与评估，包括体检及病史采集、实验室检查、影像学检查等。

（1）实验室检查　评估患儿的重要器官功能状态，包括血常规、尿常规、生化检查，肝肾功能、电解质、乳酸脱氢酶、凝血功能等。

（2）肿瘤标志物　肾母细胞瘤缺乏特异性瘤标，神经元特异性烯醇化酶（NSE）可以用于鉴别肿瘤破裂 / 肾母细胞瘤，甲胎蛋白（AFP）有助于鉴别畸胎瘤型肾母细胞瘤。

（3）腹部影像学检查　影像学对于肾母细胞瘤诊断有重要意义，病理学为确诊的金标准。首选腹部超声，用于初步判断肿瘤位置，大小，与周围组织关系，血管内有无瘤栓等。腹部增强 CT 或 MRI 可进一步确定肾脏肿瘤的起源，对侧肾脏有无病变，腹部脏器有无转移，同样可以确定是否有腔静脉瘤栓。胸部 CT 检查帮助确定是否存在肺内转移；一般 PET-CT 不作为常规检查，仅在高度怀疑多发转移或复发时予以 PET-CT 检查。通常不推荐肾母细胞瘤进行常规穿刺活检，对于一些临床诊断困难的病例，可以行穿刺活检。

（4）其他　间变型肾母细胞瘤需要进行头颅 MRI、全身骨扫描、骨髓细胞学检查，评估肿瘤是否已经扩散到这些部位。

4. 临床表现　大约 90% 的肾母细胞瘤患儿就诊时唯一的症状表现为无症状的腹部肿块，往往是父母为孩子洗澡、穿衣时偶然发现，也有约 40% 患儿伴有腹痛，18% 患儿因肉眼血尿就诊，25% 患儿出现高血压，在 10% 的患儿中可能会出现发热、厌食、体重减轻等症状。肾母细胞瘤恶性程度高，进展迅速，容易早期发生转移，常发生肺和肝脏转移，肺转移患儿可出现呼吸系统症状，肝转移可引起上腹部疼痛，这些症状因转移范围和程度不同存在差异。

二、治疗目的与原则

肾母细胞瘤的治疗策略是多模式的，包括手术、化疗和放疗相结合的综合治疗，手术切除是整体治疗的基础，对于预计手术难以完全切除的病例，可先进行活检确诊，随后进行化疗，再作延迟手术、放化疗。COG 与 SIOP 对单侧 I ~IV 期肾母细胞瘤的治疗策略存在差异，主要体现在对于化疗及手术切除的时机选择有所不同。COG/ 中国儿童肿瘤协作组（CCCG）推荐直接手术切除，SIOP 则建议术前进行 4 周或 6 周化疗，评估治疗效果，术后根据分期及病理分型，对患者进行危险度分组，并据此实施个体化治疗。长春新碱联合放线菌素 D，针对晚期患者再加用阿霉素、依托泊苷、环磷酰胺等，组成治疗肾母细胞瘤大部分化疗方案的主体。

1. COG 化疗方案　根据具体分期和预后类型为患者选择最合适的治疗方案，以期获得最佳治疗效果。尽管在不同的 COG 治疗方案中使用了一些相同的药物，但这些药物具体的使用时间是不同的。对于 I 期预后良好型患者推荐给予 EE4A 方案（放线菌素 D+ 长春新碱，共 19 周）治疗，极低风险的患儿使用 EE4A 方案治疗后生存结局极佳，5 年 EFS 为 97%，5 年 OS 为 99%。然而，低风险局灶间变型和弥漫间变型使用 EE4A

方案治疗 4 年 EFS 仅为 68%，因此需调整为 DD4A 强化治疗。对于Ⅰ期弥漫性间变型，Ⅰ、Ⅱ期局灶性间变型，Ⅱ、Ⅲ、Ⅳ期预后良好型建议给予 DD4A 方案（放线菌素 D+长春新碱+阿霉素，共 25 周）方案治疗，大部分患者采用这种方案结局良好。对于Ⅰ期或Ⅱ期伴随 LOH 1p 和 16q 的患者，DD4A 方案 4 年 EFS 为 87.3%，优于 EE4A 方案（4年 EFS 为 68.8%）。

对于Ⅴ期预后良好型推荐给予 ADV 方案（放线菌素 D+长春新碱+阿霉素，共 6周）方案治疗，第 6 周评估手术，术后获双肾缓解者 DD4A 方案至结束，未能手术或术后未获双肾缓解者转入 M 方案（长春新碱+环磷酰胺+放线菌素 D+依托泊苷+阿霉素，共 25 周）治疗。对于Ⅲ、Ⅳ、Ⅴ期预后良好型 DD4A 方案治疗 6 周评估反应不佳，Ⅲ、Ⅳ期预后良好型无放疗条件者，由 DD4A 第 7 周转入本方案，以上推荐给予 M 方案治疗。对于Ⅲ期局灶间变型推荐给予 I 方案（阿霉素+环磷酰胺+长春新碱+依托泊苷，共 27 周）治疗。对于Ⅱ~Ⅳ期弥漫间变型以及Ⅳ期局灶间变型推荐给予 PE/CDV 方案（卡铂+环磷酰胺+依托泊苷+阿霉素+长春新碱，共 27 周）治疗。

2. SIOP 化疗方案　SIOP 主张术前新辅助治疗，对于Ⅰ~Ⅲ期患儿术前给予 4 周长春新碱+放线菌素 D 化疗。术后化疗方案取决于临床分期及病理类型，Ⅰ期低风险无需化疗，Ⅰ期中等风险给予 4 周期 AV 方案（放线菌素 D+长春新碱），Ⅱ、Ⅲ期低危组给予 AV 方案化疗 27 周。Ⅰ期高风险胚芽型/弥漫间变型、Ⅱ、Ⅲ期中危组给予 AVD 方案（放线菌素 D+长春新碱+阿霉素）化疗 27 周，对于中危组患者方案中去除阿霉素不会显著降低无事件生存期，也不影响 5 年总生存期。Ⅱ、Ⅲ期高危组给予 4 药联合方案，HR-1 方案（依托泊苷+卡铂+环磷酰胺+阿霉素 × 34 周），Ⅳ期给予改良的 AVD 方案或者改良的 HR-1 方案。

3. 双侧肾母细胞瘤治疗　双侧肾母细胞瘤的治疗需充分考虑个体差异，尽量减少对双侧肾功能的损害，降低复发风险。依据个体差异进行术前化疗，所用化疗药物主要为长春新碱、放线菌素 D 和阿霉素三种药物，4~8 周后评估，12 周内完成手术，根据组织学反应行术后化疗。

4. 复发性肾母细胞瘤的治疗　针对复发性肾母细胞瘤的治疗方案仍在不断探索与研究，目前尚无统一的标准方案，治疗需要结合初始治疗情况、原发肿瘤的预后指标以及复发转移的部位进行综合判断。根据初次化疗方案和组织病理类型将复发型肾母细胞瘤分为标准风险（使用 AV 方案治疗后复发）、高风险（应用 3 种或更多药物治疗后复发）、极高风险（间变型或胚芽型，EFS 仅为 10%，术后第一年内复发预后差）三种。对于标准风险复发的患者治疗方案通常包括手术切除、放疗和化疗（交替使用长春新碱/阿霉素/环磷酰胺和依托泊苷/环磷酰胺）。对于高危和极高危复发患者多使用依托泊苷和卡铂与异环磷酰胺或环磷酰胺的联合方案常规剂量的再诱导化疗，同时结合手术、放疗及其他化疗药物，此外，大剂量化疗联合自体造血干细胞移植也是一种可行的策略，可以改善预后，延长患者生存时间。新型的小分子靶向药物或者使用喜树碱（伊立替康或拓扑替康），为患者提供更多的治疗选择与希望。

上述化疗方案的使用会伴随多种潜在的不良反应。蒽环类药物每次使用前应评估心功能，检查心电图，监测有无传导阻滞、Q-T 间期延长，严重心律失常，心功能不全等心脏问题。环磷酰胺大剂量静滴可能导致出血性膀胱炎，使用期间可给予水化、保护膀胱等对症处理。铂类可引起肾小管损伤等肾毒性，急性损害一般用药后 10~15 天出现，多数是可逆的，充分水化促进药物及其代谢产物排泄以减轻肾损害。长春碱类主要引起外周神经病变，出现便秘、麻痹性肠梗阻需警惕，这是严重肠道神经功能障碍的表现，此外，运动神经、感觉神经和脑神经也可能受到破坏，一般来说是可逆的。在治疗过程中要进行有效的监测和管理，以减轻患者的痛苦并降低治疗风险。

三、临床药物治疗案例分析

★ Ⅲ期预后良好型肾母细胞瘤化疗案例分析

病历摘要

患者，男，3 岁 11 个月，体重 18kg，体表面积 0.73m²。

主诉：发现腹部占位半月，确诊肾母细胞瘤 1 周。

现病史：半月前患儿因腹痛就诊，腹部 B 超：右肾区实性占位，2023-02-17 全麻行"肾母细胞瘤切除术"，术中给予输注去白细胞悬浮红细胞 1U×2 次对症治疗，2023-02-23 病理：右侧肾脏肾母细胞瘤，混合型，大小 8cm×7cm×6cm，部分区域伴出血坏死，未查见脉管侵犯；肿瘤未侵及肾被膜、肾盂黏膜及肾窦脂肪；输尿管及肾门处动静脉断端未见肿瘤累及。送检"腹主动脉旁"淋巴结内未查见肿瘤转移（0/9）。送检"肾上腺淋巴结"为脂肪及纤维结缔组织；"肾上腺血肿及淋巴结、肾上腺血肿、肾周淋巴结"为脂肪纤维结缔组织伴出血；"下腔静脉旁淋巴结"为脂肪组织。免疫组化结果：CKpan、Vim、WT1、CD56、CD99、FLi1 均为部分（+），Desmin、Myogenin、MyoD1 散在少量细胞（+）INI-1（+），Syn（-），CgA（-），Ki67 阳性率约 40%，CD31 及 D2-40 示未见脉管内癌栓。术后好转出院，院外一般情况可，现为行进一步化疗收入院。患儿近期饮食睡眠可，大小便可。

既往史：1 岁半发现"发育迟缓"。1.5 月前曾患新型冠状病毒感染，否认乙肝、艾滋、梅毒、结核等传染病史，否认喘息、异物吸入史及惊厥史，否认手术史，否认外伤史，否认输血史，否认食物、药物过敏史，预防接种至发病前。

个人史：第 2 胎第 2 产，足月顺产，出生体重 4.3kg，生后无窒息及青紫，生于莱州，生长发育同正常同龄儿，否认毒物接触史，近期无外地久居史。

入院诊断：肾母细胞瘤。

（治疗经过及用药分析）

入院后完善相关辅助检查：血常规、尿常规、肝肾功能、心肌酶、凝血常规未见异常，心电图提示窦性心律不齐；心脏超声显示小的体-肺侧支形成。评估无化疗禁忌，患者体表面积 0.73m²，按照方案要求，2023-03-03 给予第 1 周期化疗，化疗方案为：注射用放线菌素 D 0.8mg，ivgtt，d1+ 注射用硫酸长春地辛 2mg，ivgtt，d1 化疗，化疗期间辅以水化碱化，保护脏器功能等治疗。治疗期间所用药物见表 20-5。

表 20-5　药物治疗方案

治疗药物	用法用量	起止时间
5% 葡萄糖注射液	250ml，ivgtt once	2023.3.3
碳酸氢钠注射液	80ml，ivgtt once	
5% 葡萄糖注射液	250ml，ivgtt once	2023.3.3
浓氯化钠注射液	6ml，ivgtt once	
5% 葡萄糖注射液	100ml，ivgtt once	2023.3.3
盐酸托烷司琼注射液	3.6mg，ivgtt once	
5% 葡萄糖注射液	100ml，ivgtt once	2023.3.3
多烯磷脂酰胆碱注射液	232.5mg，ivgtt once	
0.9% 氯化钠注射液	100ml，ivgtt once	2023.3.3
西咪替丁注射液	0.18g，ivgtt once	
0.9% 氯化钠注射液	40ml，ivgtt once	2023.3.3
注射用放线菌素 D	0.8mg，ivgtt once	
0.9% 氯化钠注射液	50ml，ivgtt once	2023.3.3
注射用硫酸长春地辛	2mg，ivgtt once	

辅助检查

（1）甲胎蛋白（2023.3.2）　小于 1.7ng/ml。

（2）神经元特异烯醇化酶（2023.3.2）　18.65ng/ml。

（3）血常规（2023.3.8）　白细胞 4.46×10^9/L、血红蛋白 108g/L、血小板 167×10^9/L、中性粒细胞绝对值 1.8×10^9/L。

用药治疗方案分析

1.化疗方案选择　患儿为肾母细胞瘤，肿瘤完全切除，术前有肿瘤破裂，影像学及骨髓细胞学未见远处转移，病理为混合型，预后良好型，Ⅲ期。根据指南推荐：对于Ⅰ期弥漫性间变型，Ⅰ、Ⅱ期局灶性间变型，Ⅱ、Ⅲ、Ⅳ期预后良好型推荐给予 DD4A 方案（放线菌素 D 第 1，7，13，19，25 周 + 长春新碱第 1~10，13，16，19，22，25 周 + 阿霉素第 4，10，16，22 周，共 25 周）治疗。该患儿肾母细胞瘤Ⅲ期，预后良好型，选择 DD4A 方案化疗符合指南推荐。指南推荐剂量：长春新碱 1.5mg/m²，放线菌素 D 45μg/kg，患儿体重 18kg，体表面积 0.73m²，根据体表面积计算应给予长春新碱 1mg，替换成长春地辛为 2mg，放线菌素 D 810μg，剂量符合指南推荐。

2.化疗消化道安全的管理　患者先后使用长春地辛联合放线菌素 D 方案，为中致吐风险方案，根据指南推荐，止吐预防方案可选择 5-HT$_3$ 受体拮抗剂 + 地塞米松二联止吐方案。该患儿仅使用托烷司琼预防止吐，止吐不规范，患儿初次化疗，注意监测有无胃肠道不适。根据质子泵抑制剂指导原则，不建议常规化疗前的预防性使用质子泵抑制剂，若出现恶心、呕吐、胃灼热及胃不适等症状可考虑使用，患儿无消化道不适，不建议使用抑酸剂，西咪替丁使用不合理。

用药监护要点

1. 长春地辛、放线菌素 D 对血管有刺激性，输注过程中嘱咐患者注意观察输注部分有无疼痛、肿胀等，若出现注射部位发红、灼痛、肿胀、水疱等立即告知护士。

2. 患者可能会出现骨髓抑制，骨髓抑制为放线菌素 D 剂量限制性毒性，治疗期间定期检测血常规，尤其是每次化疗前及化疗后 10~21 天密切监测患者中性粒细胞计数、血小板计数。嘱患者若出现发热、牙龈出血、皮肤瘀斑等情况及时就诊。

3. 患者使用方案为中致吐风险方案，用药期间可能出现恶心、呕吐、腹泻、口腔炎等消化道反应，腹泻较为常见，注意监测大便次数，若出现腹泻及时就医。该患儿止吐强度不够，观察是否出现恶心呕吐。

4. 长春地辛可引起末梢神经炎，注意有无手足麻木、感觉异常，腱反射消失或降低，肌肉疼痛，出现不适可按摩或热敷缓解，停药后可恢复。另外可能出现便秘、肠麻痹，观察大便次数是否减少。

5. 放线菌素 D 可引起肝脏氨基转移酶升高，肝炎，注意监测肝功能。给药后可出现脱发，提前告知患儿家长，停药后头发会重新生长，不必过分担心。

★ 复发性肾母细胞瘤化疗案例分析

病历摘要

患者，男，6 岁 1 月，身高 111cm，体重 20kg，体表面积 0.8m^2。

主诉：确诊肾母细胞瘤 2 年 10 个月余，复发 7 月余，术后化疗。

现病史：患儿 2 年 10 个月余前（2019-02-19）因"右侧肾母细胞瘤"于泌尿外科行手术治疗，术后分期为 Ⅲ 期，按序化疗 25 周，并定期复查。7 个月余前患儿阵发性腹痛，复查超声发现肝脏巨大占位，上腹部增强 CT：右侧腹腔内占位性病变，考虑恶性，肾母细胞瘤复发？局部侵犯肝包膜下。2021-05-18 予环磷酰胺、依托泊苷化疗，2021-05-21、05-22 加用卡铂 2 剂化疗。2021-06-12 给予 PE 方案（卡铂 + 依托泊苷）化疗，2021-07-06 给予长春地辛化疗 1 次，无不适。2021-07-19 全麻下行肿瘤穿刺活检术，术后病理示：（腹腔肿瘤活检）送检标本内查见少量幼稚的间叶组织，符合肾母细胞瘤复发。分别于 2021-08-02、08-25 予 IEV 方案（长春地辛、异环磷酰胺、依托泊苷）化疗，2021-09-26 给予 PE 方案（卡铂 + 足叶乙甙）化疗，2021-10-21 给予 PE 方案（卡铂每次 259mg，每天 1 次 ×2 天 + 足叶乙甙每次 74mg，每天 1 次 ×5 天）化疗，过程顺利，好转出院。患儿末次于 2021-11-22 入院，查糖类抗原 CA-125 正常，铁蛋白 929.5ng/ml；凝血常规、肝肾功能、心肌酶、尿液分析无异常。下腹部平扫 + 增强 CT 示：右侧肾母细胞瘤复发可能，较前 CT 片略减小。上腹部平扫 + 增强 CT：腹腔右侧占位性病变，考虑肾母细胞瘤复发可能，较前 CT 片略减小。2021-11-29 行腹膜后恶性肿瘤切除 + 肠粘连松解 + 部分大网膜切除 + 腹腔淋巴结清扫术，手术顺利，术后病理示：（腹膜后肿物）考虑为肾母细胞瘤复发伴化疗后广泛纤维化，内查见少量残留的胚芽结构，局灶出血及囊性变伴周围泡沫细胞及多核巨细胞反应，送检"大网膜"内未查见肿瘤组织；免疫组化结果：Vimentin（+），CKpan（-），NSE（-），Syn（-），CgA（-），GFAP（-），S-100（-），WT1（-），Myogenin（-），MyoD1（-），CD99 局灶少量（+），Ki-67 阳性率 < 5%。出院疗休期间患儿体温正常，无腹胀腹痛等不适，无乏力懒动，现为行化疗入院。患儿近 1 周精神反应好，饮食睡眠好，大小便正常，体重无明显增减。

既往史：2 年 10 个月余前曾于我院行"肾母细胞瘤切除术"，术后按序化疗 25 周。否认乙肝、艾滋、梅毒、结核等传染病史，2021-11-29 行腹膜后恶性肿瘤切除 + 肠粘连松解 + 部分大网膜切除 + 腹腔淋巴结清扫术，否认外伤史，有输血史，末次输血于2021-11-29 输注 A+ 去白细胞悬浮红细胞 1U，过程顺利。否认食物、药物过敏史，病后未接种疫苗。

个人史：第 1 胎第 1 产，足月剖宫产，出生体重不详，生后无窒息及青紫，生于当地，生长发育同正常同龄儿，否认毒物接触史，近期无外地久居史。

治疗经过及用药分析

入院后完善相关辅助检查：肝肾功能、心肌酶、离子测定、葡萄糖、粪便常规、尿液分析、心电图、心脏超声均未见明显异常。评估无化疗禁忌，患者体表面积 0.8m²，按照方案要求，2021-12-25 给予方案"I"化疗，具体药物为：注射用盐酸表柔比星 8mg，ivgtt+ 注射用硫酸长春地辛 2.4mg，ivgtt+ 注射用环磷酰胺 0.33g，ivgtt+ 依托泊苷注射液 0.076g，ivgtt 化疗，化疗期间辅以水化碱化，保护脏器功能等治疗。治疗期间所用药物见表 20-6。

表 20-6 药物治疗方案

治疗药物	用法用量	起止时间
5% 葡萄糖注射液	500ml，ivgtt，qd	2021.12.24-12.25
碳酸氢钠注射液	100ml，ivgtt，qd	2022.1.18-1.24
5% 葡萄糖注射液	500ml，ivgtt，qd	2021.12.24-12.25
浓氯化钠注射液	10ml，ivgtt，qd	2022.1.18-1.24
5% 葡萄糖注射液	100ml，ivgtt once	2021.12.25
盐酸托烷司琼注射液	5mg，ivgtt once	2022.1.19-1.23

续表

治疗药物	用法用量	起止时间
5% 葡萄糖注射液	100ml，ivgtt once	2021.12.25
多烯磷脂酰胆碱注射液	232.5mg，ivgtt once	2022.1.19-1.26
0.9% 氯化钠注射液	100ml，ivgtt once	2021.12.25
西咪替丁注射液	0.2g，ivgtt once	
0.9% 氯化钠注射液	100ml，ivgtt once	2021.12.25
注射用盐酸表柔比星	8mg，ivgtt once	
0.9% 氯化钠注射液	30ml，ivgtt once	2021.12.25
注射用右雷佐生	80mg，ivgtt once	
0.9% 氯化钠注射液	50ml，ivgtt once	2021.12.25
注射用硫酸长春地辛	2.4mg，ivgtt once	2022.1.1
复方磺胺甲噁唑片	0.25g，po bid	2021.12.25-12，28
0.9% 氯化钠注射液	100ml，ivgtt，qd	2022.1.19-1.21
注射用奥美拉唑	15mg，ivgtt，qd	
0.9% 氯化钠注射液	100ml，ivgtt，qd	2022.1.19-1.23
注射用环磷酰胺	0.33g，ivgtt，qd	
0.9% 氯化钠注射液	10ml，iv，tid（环磷酰胺后 0、4、8 小时）	2022.1.19-1.23
美司钠注射液	0.07g，iv，tid（环磷酰胺后 0、4、8 小时）	
0.9% 氯化钠注射液	310ml，ivgtt，qd	2022.1.19-1.23
依托泊苷注射液	0.076g，ivgtt，qd	
人粒细胞刺激因子注射液	100μg，皮下注射一次	2022.1.25

辅助检查

（1）铁蛋白（2021.12.24）597.63ng/ml。

（2）糖类抗原（2021.12.24）CA125 4.50U/ml。

（3）血常规（2021.12.24）白细胞计数 4.06×10^9/L、中性粒细胞绝对值 2.58×10^9/L、血红蛋白浓度 113.00g/L、血小板计数 179.00×10^9/L、C- 反应蛋白 < 0.80mg/L。

（4）血常规（2022.01.18）白细胞计数 3.08×10^9/L、中性粒细胞绝对值 0.79×10^9/L、血红蛋白浓度 93.00g/L、C- 反应蛋白 < 0.80mg/L。

（5）肝功能（2022.01.25）丙氨酸氨基转移酶 51.86U/L、天门冬氨酸氨基转移酶 63.61U/L、肌酸激酶同工酶 12.00U/L。

（6）血常规（2022.01.25）白细胞计数 0.62×10^9/L、中性粒细胞绝对值 0.43×10^9/L、血红蛋白浓度 87.00g/L、血小板计数 138.00×10^9/L、C- 反应蛋白 2.02mg/L。

用药治疗方案分析

1. 化疗方案选择 患者肾母细胞瘤 III 期，化疗 25 周，期间使用环磷酰胺、依托泊苷、卡铂治疗后复发，手术后病理见少量残留的胚芽结构，评估患儿为极高危复发。指南推荐高危和极高危复发组使用常规剂量再诱导化疗，多为依托泊苷和卡铂与异环磷酰胺或环磷酰胺的联合方案，再结合手术、放疗及其他化疗药物。该患儿使用 I 方案（阿霉素第 1，7，13，19，25 周 + 环磷酰胺第 4，7，10，13，16，19，25 周 + 长春新碱第 1~9，11~14，19，25 周 + 依托泊苷第 4，10，16，22 周，共 27 周）治疗，符合指南推荐。推荐剂量：阿霉素 50mg/m² + 环磷酰胺 450mg/m² × 3d + 长春新碱 1.5mg/m² + 依托泊苷 150mg/m² × 3d，患儿身高 111cm，体重 20kg，体表面积 0.8m²，按照体表面积计算应给予阿霉素 40mg + 环磷酰胺 360mg × 3d + 长春新碱 1.2mg + 依托泊苷 120mg × 3d，长春新碱替换成长春地辛为 2.4mg，阿霉素调整为表柔比星（10mg/m²）为 8mg，依托泊苷 76mg × 5d，总量与推荐剂量基本符合，因此，剂量基本符合指南推荐。

2. 预处理药物 表柔比星为蒽环类药物，可引起心肌损伤、心力衰竭等心脏毒性，给予右雷佐生保护心肌，化疗前后行心电图检查，化疗期间密切监测心功能，必要时行心电监护监测生命体征。环磷酰胺代谢产物丙烯醛可引起刺激膀胱，大剂量静滴时可致出血性膀胱炎，表现为膀胱刺激症状、少尿、血尿及蛋白尿。因此，在使用环磷酰胺前注意监测尿常规，予以美司钠进行尿路保护，使用期间充分水化，保护泌尿道。

3. 化疗消化道安全的管理 根据 CINV 高风险因素评估，患儿年轻、无饮酒史、既往化疗时恶心呕吐史合并 CINV 风险因素，患者使用 I 方案，先后使用表柔比星 + 长春地辛方案、环磷酰胺 + 依托泊苷方案，均为中致吐风险方案，根据指南推荐，止吐预防方案可选择 5-HT₃ 受体拮抗剂 + 地塞米松二联止吐方案。其中 5-HT₃ 受体拮抗剂儿童可用药物包括昂丹司琼 / 格拉司琼 / 托烷司琼 / 帕洛诺司琼。该患儿前期多次行化疗，既往有恶心呕吐史，此次化疗患儿仅使用托烷司琼预防止吐，止吐强度不够，建议加用地塞米松，以免出现突破性呕吐。根据质子泵抑制剂指导原则，不建议常规化疗前的预防性使用质子泵抑制剂，若出现恶心、呕吐、胃灼热及胃不适等症状可考虑使用，患儿无消化道不适，不建议使用抑酸剂，西咪替丁使用不合理。

4. 其他药物 患儿既往多次化疗，化疗期间出现肝功能异常，此次入院患儿肝功能正常，为保证化疗顺利进行，可使用多烯磷脂酰胆碱保肝，使用合理。患儿使用复方磺胺甲噁唑片，每周 3 天，预防耶氏肺孢子菌肺炎，根据儿童肾母细胞瘤诊疗规范、NCCN 癌症相关感染的预防和治疗指南，该患儿感染耶氏肺孢子菌肺炎的风险较低，不建议常规预防，因此该患儿使用复方磺胺甲噁唑片不合理。2022-01-25 查血常规出现 IV 度骨髓抑制，于当日也就是本疗程化疗结束后 48 小时使用了升白药，人粒细胞刺激因子使用合理。

用药监护要点

1. 输注过程中嘱咐患者注意观察输注部分有无疼痛、肿胀等，若出现注射部位发红、灼痛、肿胀、水疱等静脉炎表现立即告知护士，及时处理。

2. 表柔比星、环磷酰胺、依托泊苷骨髓抑制发生率较高，可出现全血细胞减少，治疗期间定期监测血常规，尤其是每次化疗前及化疗后 1~2 周密切监测患者血常规。骨髓抑制期间减少外出，注意保暖，做好防护，若出现发热、牙龈出血等情况及时就医。

3. 患者可能出现中重度胃肠道反应，恶心、呕吐、厌食、腹泻、口腔炎等反应，化疗期间少食多餐、饮食清淡，注意监测，多漱口，保持口腔卫生。该患儿既往恶心呕吐史，本次化疗止吐强度不够，若出现恶心呕吐及时处理。

4. 表柔比星有心脏毒性，可导致心肌损伤、心力衰竭，出现一过性心电图改变、Q-T 间期延长、心律失常、出现室上性心动过速等，治疗前后行心电图检查，用药期间需持续监测心功能，关注患者的心率变化及心脏是否有不适，减少心力衰竭的危险。

5. 长春地辛可引发外周神经症状，如手指、神经毒性等，与累积量有关。注意有无手足感觉异常、麻木、震颤，另外可能出现便秘、肠麻痹，观察大便次数是否减少。

6. 环磷酰通过肾脏排泄，可引起尿路刺激，出血性膀胱炎，少尿、血尿等，用药期间应水化碱化、多饮水多排尿，注意监测尿常规。表柔比星用药后 1~2 天会出现尿液变红，告知家长这是正常现象，无需紧张。

7. 给药后可出现手足皮肤变深和脱发，提前告知患儿家长，注意防晒，头发停药 2 月后可以重新长出，不必过分担心。

★ Ⅱ期肾母细胞瘤化疗案例分析

病历摘要

患者，男，3 岁 10 月，身高 103cm，体重 15.4kg，体表面积 0.6m²。

主诉：确诊肾母细胞瘤 1 个月余，回院化疗。

现病史：1 月余前患儿因"间断腹痛伴血尿 2 天，B 超发现腹膜后占位 1 天"入院，行下腹部平扫+重建：右肾巨大占位性病变，下腹部增强+重建：右肾肾母细胞瘤可能性大。于 2022-01-14 全麻下行腹膜后肿瘤切除术，手术顺利，病理：（右侧肾脏）肾母细胞瘤，混合型，大小 9cm×8cm×5cm，未侵及肾脏被膜及肾盂黏膜，未查见确切脉管侵犯；输尿管未见肿瘤累及。免疫组化结果：瘤细胞 CKpan（+），Vimentin（+），WT-1（+），CD56（+），CD99（-），Desmin（-），Myogenin、MyoD1 均为局灶少量（+），INI-1（+），NSE（-），Syn（-），FLi-1 少量（+），Ki-67 阳性率约 60%，CD31 及 D2-40 示未见确切脉管内癌栓。2022-01-22 乳酸脱氢酶 261.21U/L，神经元特异烯醇化酶 24.86ng/ml，甲胎蛋白 2.90ng/ml，铁蛋白 126.90ng/ml。评估无化疗禁忌，2022-01-25 给予放线菌素 D 0.63mg + 长春地辛 1.7mg 化疗，化疗后合并感染及肝功能损害，予抗感染及保肝治疗后好转，2022-02-07 予长春地辛 1.65mg 化疗，2022-02-14

给予长春地辛 1.8mg 化疗，好转出院。现为行化疗入院。患儿院外精神可，饮食可，大小便正常。

既往史： 曾因"开水烫伤右小腿"住院治疗 9 天。2022-01-14 全麻下行腹膜后肿瘤切除术，有输血史，血型 O+，末次输血于 2022-01-14 输注 O+ 去白细胞悬浮红细胞 1U，无输血不良反应。否认乙肝、艾滋、梅毒、结核等传染病史，否认心脏病史，否认糖尿病史，否认外伤史，否认食物、药物过敏史，病后未再接种疫苗。

个人史： 第 2 胎第 2 产，足月剖宫产，出生体重 3.1kg，生后无窒息及青紫，生于山东省济宁市，生长发育同正常同龄儿，否认毒物接触史，近期无外地久居史。

入院诊断： 肾母细胞瘤右侧术后化疗。

治疗经过及用药分析

入院后完善相关辅助检查：血常规、肾功能、心肌酶正常，患儿肝功能异常，给予保肝治疗，监测肝功能。评估无化疗禁忌，患者体表面积 0.6m²，按照方案要求，2022-02-22 给予注射用硫酸长春地辛 1.8mg，ivgtt+ 注射用盐酸表柔比星 6mg，ivgtt 化疗，化疗期间辅以水化碱化，保护脏器功能等治疗。治疗期间所用药物见表 20-7。

表 20-7　药物治疗方案

治疗药物	用法用量	起止时间
5% 葡萄糖注射液	250ml，ivgtt once	2022.2.22
浓氯化钠注射液	6ml，ivgtt once	
5% 葡萄糖注射液	50ml，ivgtt once	2022.2.22
盐酸托烷司琼注射液	3mg，ivgtt once	
5% 葡萄糖注射液	100ml，ivgtt，qd	2022.2.22-2.23
多烯磷脂酰胆碱注射液	232.5mg，ivgtt，qd	
5% 葡萄糖注射液	100ml，ivgtt once	2022.2.22
西咪替丁注射液	0.15g，ivgtt once	
0.9% 氯化钠注射液	50ml，ivgtt once	2022.2.22
注射用硫酸长春地辛	1.8mg，ivgtt once	
灭菌注射用水	10ml，ivgtt once	2022.2.22
注射用盐酸表柔比星	6mg，ivgtt once	
0.9% 氯化钠注射液	30ml，ivgtt once	2022.2.22
注射用右雷佐生	60mg，ivgtt once	

辅助检查

（1）肝功能（2022.2.22）　总胆红素 15.04μmol/L，直接胆红素 11.37μmol/L，直接胆红素 13.67μmol/L，丙氨酸氨基转移酶 195.39U/L，天门冬氨酸氨基转移酶 228.14U/L，肌酐 35.03μmol/L。

（2）血常规（2022.2.22）　白细胞 $9.01 \times 10^9/L$、中性粒细胞绝对值 $3.40 \times 10^9/L$、血红蛋白 105.00g/L、血小板 $562.00 \times 10^9/L$、C-反应蛋白 0.32mg/L。

用药治疗方案分析

1. 化疗方案选择　患者为（右侧肾脏）肾母细胞瘤，混合型，未侵及肾脏被膜及肾盂黏膜，未见确切脉管侵犯，输尿管未见肿瘤累及，未见确切脉管内癌栓，诊断为预后良好型，Ⅱ期。根据指南推荐：对于Ⅰ期弥漫性间变型、Ⅰ、Ⅱ期局灶性间变型，Ⅱ、Ⅲ、Ⅳ期预后良好型推荐给予 DD4A 方案（放线菌素 D 第 1，7，13，19，25 周 + 长春新碱第 1~10，13，16，19，22，25 周 + 阿霉素第 4，10，16，22 周，共 25 周）治疗。此次入院行长春地辛 + 表柔比星方案化疗，该患儿治疗方案符合指南推荐。推荐剂量为长春新碱 $1.5mg/m^2$，阿霉素 $50mg/m^2$，患儿体重 15.4kg，体表面积 $0.6m^2$，按照体表面积计算应给予长春新碱 0.9mg，替换成长春地辛 1.8mg，阿霉素 30mg，阿霉素调整为表柔比星（$10mg/m^2$）为 6mg，剂量符合指南推荐。

2. 预处理药物　表柔比星为蒽环类药物可引起心电图异常、心动过速、心肌损伤、心力衰竭等心脏毒性，右雷佐生在细胞内转变为开环螯合剂，干扰铁离子介导的自由基形成从而保护心肌，化疗前后行心电图检查，化疗期间密切监测心功能，以便早期发现心脏毒性。

3. 化疗消化道安全的管理　根据 CINV 高风险因素评估，患儿年轻、无饮酒史、既往化疗时恶心呕吐史合并 CINV 风险因素，患者使用长春地辛 + 表柔比星方案，表柔比星 $\leq 90mg/m^2$ 为中致吐风险药物，长春地辛为低致吐风险药物，根据指南推荐，止吐预防方案可选择 $5-HT_3$ 受体拮抗剂 + 地塞米松二联止吐方案。该患儿仅使用托烷司琼预防止吐，止吐强度不够，根据患儿既往情况，建议加用地塞米松止吐，以免出现突破性呕吐。化疗期间患儿偶有恶心，食欲欠佳，其余无特殊不适。根据质子泵抑制剂指导原则，不建议常规化疗前的预防性使用质子泵抑制剂，若出现恶心、呕吐、胃灼热及胃不适等症状可考虑使用，患儿无消化道不适，不建议使用抑酸剂。

4. 其他药物　患者既往化疗期间出现药物性肝损害，此次入院后检查肝脏转氨酶升高，丙氨酸氨基转移酶 195.39U/L，天门冬氨酸氨基转移酶 228.14U/L，因此使用多烯磷脂酰胆碱保肝治疗合理。

用药监护要点

1. 表柔比星、长春地辛对血管有刺激性，输注过程中嘱咐患者注意观察输注部分有无疼痛、肿胀、水疱，若出现注射部位发红、灼痛、肿胀、水疱等静脉炎表现立即告知护士。

2. 使用表柔比星 50%~60% 患者会出现骨髓抑制，尤其是白细胞减少，中性粒细胞计数减少，10~14 天降至最低，出院 1 周后复查血常规，若出现发热、咳嗽等不适及时就诊。骨髓抑制期间注意保持个人卫生，减少外出，避免生冷饮食，观察体温变化。

3.化疗期间可能出现恶心、呕吐、腹泻、口腔炎等消化道反应，该患儿止吐强度不够，注意监测是否出现恶心呕吐，若出现胃肠不适及时处理。患者入院时肝脏氨基转移酶较高，表柔比星主要经肝胆清除，可能出现药物清除减慢，全身毒性增加，使用过程中注意监测肝功能。

4.表柔比星可导致心肌损伤、心力衰竭，出现一过性心电图改变，室上性心动过速，治疗前后行心电图检查，用药期间需持续监测心功能，关注患者的心率变化及是否有胸闷等心脏不适，减少心力衰竭的危险。表柔比星用药后1~2天会出现尿液变红，告知这是正常现象，无需紧张。另外，给药后可出现脱发，提前告知患者家长，停药2个月后可以恢复，不必过分担心。

5.长春地辛可引起末梢神经炎，注意有无手足感觉异常、麻木，腱反射消失或降低，另外可能出现便秘、肠麻痹，观察患儿大便次数是否减少。

第三节　骶尾部畸胎瘤

一、概述

骶尾部畸胎瘤（sacrococcygeal teratoma，SCT）是新生儿期最常见的生殖细胞肿瘤，占所有生殖细胞肿瘤的40%，SCT发病率约为1/（27000~40000），女性患者数量是男性的3~4倍。在婴儿期及新生儿期SCT常为良性病变，长期存活率超过90%，然而随着年龄的增长，SCT中恶性成分的发生率也随之升高。大约15%~30%的SCT患儿可能伴有其他先天畸形，如消化道畸形、泌尿生殖道畸形等。骶尾部畸胎瘤是一种需要在新生儿期密切关注的生殖细胞肿瘤，尽管大多数情况下预后良好，但仍需警惕其可能伴随的先天性畸形和并发症，以及它们对新生儿健康的影响。

1.病因与发病机制　多数研究认为畸胎瘤可能源于异常受精，确切的病因尚不清楚，目前有几种理论学说，一是细胞移行、胚胎组织残留学说，认为畸胎瘤来源于全能细胞，这些全能细胞在正常情况下应该在胚胎发育过程中迁移到特定位置，如果这些全能细胞受到某些因素的影响残留在不恰当的位置，可能发育成畸胎瘤、卵黄囊瘤等各种胚芽细胞性肿瘤。另外还有胚胎组织发展控制紊乱学说、孤雌学说等。大多数SCT是散发性的，部分畸胎瘤伴随着基因异常，在婴儿期，性腺和性腺外生殖细胞肿瘤（GCT）常伴有染色体1q和20q增加，以及染色体1p及6q缺失的现象，进入青春期后，恶性GCT与12p等臂染色体异常相关。这些基因层面的发现，为深入探究畸胎瘤的发病机制以及未来可能的诊断、治疗策略提供了重要的线索与研究方向。

2.病理分类与分期　骶尾部畸胎瘤表现为实性、囊性或者混合性成分，通常包含来自3个生殖细胞胚层的细胞。SCT根据组织成熟度分为成熟、未成熟及恶性组织，成熟畸胎瘤就是我们常说的良性畸胎瘤，大部分为囊性或囊实混合性肿块，生长缓慢。未成熟畸胎瘤常含有未完全分化的胚胎组织，含有任何恶性成分的SCT均视为恶性畸胎瘤，出生后诊断的 SCT 中 11%~35% 为恶性。

根据 SCT 与骶尾骨的关系，Altman 分型将 SCT 分为Ⅰ、Ⅱ、Ⅲ、Ⅳ型，Ⅰ型 SCT 约占胎儿 SCT 的 46%，其特点是瘤体主要位于体外，绝大部分突出于骶尾部，Ⅳ型 SCT 临床上少见，其瘤体全部位于骶前盆腔内和腹腔内。术后分期遵循儿童肿瘤协作组（COG）的性腺外生殖细胞肿瘤分期指南，Ⅰ期指完全切除肿瘤、病理学切缘阴性且无淋巴结受累证据。Ⅳ期伴有远处转移。恶性 SCT 的自然病程和预后因分期而异，通过精确的诊断和分期，可以为患者提供更个性化的治疗方案，以期达到最佳的治疗效果。

3. 诊断　骶尾部畸胎瘤分为产前、产后两种情况。产前多数是在妊娠中期通过常规超声发现 SCT，也有少数病例在妊娠早期得到确诊。大多数宫内诊断的 SCT 是 AltmanⅠ型或Ⅱ型。

（1）影像学检查　评估 SCT 的关键手段，包括超声、CT 和 MRI。超声可对骶尾部肿物进行初步检查，有助于肿瘤的早期诊断。CT 和 MRI 能更准确地显示肿瘤在盆腔内和腹腔的范围，以及肿瘤对邻近器官的压迫情况，胎儿 MRI 检查对于囊性 SCT 与腰骶部脊髓脊膜膨出的鉴别诊断具有重要价值。

（2）监测 AFP 和 β-hCG 的血清水平　由于这些肿瘤通常在出生时或婴儿早期出现，AFP 水平升高的解读较难，需要考虑患儿的月龄进行综合评估。

4. 临床表现　新生儿出生后医生或家长会发现骶尾部和臀部的肿块，肿块通常呈结节状，质地较硬，肿瘤表面可能出现红肿、温度升高、甚至破溃，也可能出现一系列消化道症状，如腹胀、便秘、大便呈扁平或长条状等改变，严重时甚至出现消化道梗阻。Ⅳ型肿瘤通常在婴儿晚期和儿童早期才会出现相应的症状，表现为便秘 / 顽固性便秘、腹痛或可触及的包块。对于孩子的异常表现需要及时识别，以便尽早发现和治疗骶尾部畸胎瘤。

二、治疗目的与原则

骶尾部畸胎瘤的治疗需要考虑手术切除和化疗。治疗方案的选择基于肿瘤的分期、恶性成分以及患者的具体情况。多数骶尾部畸胎瘤患儿首选手术切除，手术目标是完全切除肿瘤，以减少复发的可能性，然而切除的范围往往较大，可能会造成严重的近期和远期副作用。病理结果证实恶变后方可考虑化疗，对于Ⅰ期 SCT 患者，随诊观察。对于Ⅱ期 SCT 患者，多采用 PEB 方案（博来霉素 + 顺铂 + 依托泊苷）或 JEB 方案（博来霉素 + 依托泊苷 + 卡铂），两种方案的 5 年无瘤生存率无显著性差异，但 JEB 方案肾毒性及耳毒性较少，年长儿建议首选 PEB 方案。对于Ⅲ期或Ⅳ期 SCT 患者，肿瘤负荷较大的局部晚期或转移性肿瘤患者建议先行新辅助化疗，可以显著改善患者的 5 年 EFS 和 OS。对于复发 SCT 患者，通常采用以铂类为基础的方案行挽救治疗，包括 C-PEB 方案、紫杉醇 + 异环磷酰胺 + 顺铂，长春碱 + 异环磷酰胺 + 铂类，或大剂量化疗后行干细胞解救。

三、临床药物治疗案例分析

★骶尾部恶性混合性生殖细胞瘤化疗案例分析

病历摘要

患者，男，3个月，身高53cm，体重7.0kg，体表面积0.345m²。

主诉：出生后发现骶尾部肿物3月余。

现病史：患儿系G1P1，38+5周，2024-03-10于外院剖宫产出，出生体重3200g，出生过程正常，生后评分10分。3月余前患儿出生后发现骶尾部类圆形肿物，表皮完整，行超声检查，结果显示：骶尾部囊性无回声，骶尾部畸胎瘤？未行特殊处理。2024-06-14患儿于我院门诊就诊，肿物较前无明显增大，无红肿破溃。建议手术处理。2024-06-15骶尾部磁共振检查结果：①骶前-骶尾部皮下软组织异常信号，畸胎瘤？②双侧鞘膜积液？排除手术禁忌，完善术前准备，于2024-06-17全麻下行"骶尾部肿物切除术"，手术顺利，2024-06-21术后病理结果回示：（骶尾部）恶性混合性生殖细胞瘤（畸胎瘤+卵黄囊瘤）。免疫组化：AFP（+），CK（+），S-100（+），ki-67*（1%+），NF（+），Vimentin（+），PIAP（-），CD68（组织细胞+），CD99（-）。患儿精神好，术后恢复可，大小便正常。

既往史：体健。否认新型冠状病毒感染、乙肝、艾滋、梅毒、结核等传染病史，否认喘息、异物吸入史及惊厥史，否认手术史，否认外伤史，否认输血史，否认食物、药物过敏史，预防接种随当地。

个人史：第1胎第1产，38+5周剖宫产，出生体重3200g，生后无窒息及青紫，生于山东省烟台市，生长发育同正常同龄儿，否认毒物接触史，近期无外地久居史。

入院诊断： 骶尾部恶性混合性生殖细胞瘤。

治疗经过及用药分析

入院后完善相关辅助检查：血常规、肝肾功能正常，患儿心脏超声提示左室收缩功能减低，估测射血分数55%。评估无化疗禁忌，患者体表面积0.345m²，按照方案要求，2024-07-03给予博来霉素1.75mg，ivgtt，d1+依托泊苷11.5mg，ivgtt，d1~d5+顺铂2.3mg，ivgtt，d1~d5化疗。化疗期间辅以水化碱化，止吐等治疗对症支持。治疗期间所用药物见表20-8。

表20-8 药物治疗方案

治疗药物	用法用量	起止时间
5%葡萄糖注射液	100ml，ivgtt，qd	2024.07.02-07.07
碳酸氢钠注射液	30ml，ivgtt，qd	
5%葡萄糖注射液	100ml，ivgtt，qd	2024.07.02-07.07
浓氯化钠注射液	2.5ml，ivgtt，qd	

治疗药物	用法用量	起止时间
10% 葡萄糖注射液	20ml，ivgtt，qd	2024.07.03-07.07
盐酸托烷司琼注射液	1.5mg，ivgtt，qd	
0.9% 氯化钠注射液	30ml，ivgtt once	2024.07.03
注射用盐酸博来霉素	1.75mg，ivgtt once	
0.9% 氯化钠注射液	60ml，ivgtt，qd	2024.07.03-07.07
依托泊苷注射液	0.0115g，ivgtt，qd	
0.9% 氯化钠注射液	75ml，ivgtt，qd	2024.07.03-07.07
顺铂注射液	2.3mg，ivgtt，qd	
复方甘露醇注射液	35ml，ivgtt，qd	2024.07.03-07.07

辅助检查

（1）血常规（2024.07.02）　白细胞 9.87×10^9/L；血红蛋白 135g/L；血小板 370×10^9/L。

（2）心电图（2024.07.02）　窦性心律，电轴轻度右偏。

（3）心脏超声（2024.07.02）　左室收缩功能减低，估测射血分数 55%。

（4）血常规（2024.07.07）　白细胞 5.10×10^9/L，血红蛋白 108g/L，血小板 247×10^9/L。

（5）肝肾功能（2024.07.07）　总胆红素 7.43μmol/L，直接胆红素 2.0μmol/L，直接胆红素 5.43μmol/L，丙氨酸氨基转移酶 36.85U/L、天门冬氨酸氨基转移酶 51.78U/L，肌酐 23.17μmol/L。

用药治疗方案分析

1. **化疗方案选择**　患儿为（骶尾部）恶性混合性生殖细胞瘤（畸胎瘤 + 卵黄囊瘤），骶尾部肿物切除术术后，恶性程度高，根据指南推荐辅助化疗是标准治疗，采用基于铂类的多药方案，BEP 方案（博来霉素 + 顺铂 + 依托泊苷）或 BEJ 方案（博来霉素 + 依托泊苷 + 卡铂）。患儿选择 BEP 方案，符合指南推荐。该患儿身高53cm，体重 7.0kg，体表面积 $0.345m^2$，年龄 < 12 个月，博来霉素 0.5U/kg d1，依托泊苷 3.3mg/kg d1~5，顺铂 0.67mg/kg d1~5，按照患儿体重计算，应给予博来霉素 3.5U，依托泊苷 23.1mg，顺铂 4.69mg，实际给予博来霉素 1.75U d1，依托泊苷 11.5mg d1~5，顺铂 2.3mg d1~5，考虑患儿年龄小，体重轻，无法耐受化疗不良反应，给予 1/2 推荐剂量，剂量偏小，及时进行疗效评价，以免影响疗效。

2. **化疗消化道安全管理用药**　该患儿使用 BEP 方案，顺铂为高致吐风险药物，依托泊苷为低致吐风险药物，博来霉素为轻微致吐风险药物，根据指南推荐，止吐预防方案可选择 5-HT$_3$ 受体拮抗剂 + 地塞米松 +NK-1 受体拮抗剂方案。其中 5-HT$_3$ 受体拮抗剂儿童可用药物包括昂丹司琼／格拉司琼／托烷司琼／帕洛诺司琼。NK-1 受体拮抗剂阿瑞匹坦已被美国 FDA 批准用于 6 个月以上儿童。该患儿仅使用托烷司琼预防止吐，止吐强度不够，可能出现延迟性呕吐，注意监测患儿消化道反应。

3. 其他治疗药物 顺铂有肾毒性，使用前 1 天、化疗当天、化疗后 1 天需要充分的水化碱化，水化后给予甘露醇利尿，促进尿液排出减轻肾毒性的风险，使用合理。

用药监护要点

1. 化疗过程中注意给药顺序，按照博来霉素、依托泊苷、顺铂的顺序静脉滴注。

2. 顺铂和依托泊苷骨髓抑制的发生率较高，可出现全血细胞减少，严重的中性粒细胞减少是依托泊苷的剂量限制性毒性。治疗期间定期检测血常规，尤其是每次化疗前及化疗后 10~21 天密切监测患者血常规，注意有无发热、出血等。

3. 患者可能出现恶心、呕吐、厌食、腹泻等消化道反应，注意监测。顺铂可引起延迟性呕吐，若患者出院后出现恶心呕吐，及时处理。

4. 顺铂可诱发肾毒性、周围神经毒性、电解质紊乱。用药期间注意监测尿量、肌酐，以便及时发现肾损伤，多饮水，多排尿减少肾毒性的发生。患者可能出现手脚感觉异常、听力下降等，多数能耐受，需注意监测，出现症状及时处理。

5. 博来霉素输注后 6 小时内可能出现发热、寒战，几小时后消失，若发热，可适当服用退烧药。另外博来霉素可能导致肺纤维化、间质性肺炎，出院后注意监测有无咳嗽、胸痛、呼吸困难等，用药期间需进行肺部检查。

6. 依托泊苷刺激性明显，输注过程中嘱咐患者注意观察输注部分有无疼痛、肿胀等，若出现注射部位发红、灼痛、肿胀、水疱等立即告知护士。此外博来霉素用药后可能出现手指、关节处皮肤肥厚、皮肤色素沉着、指甲变色脱落等，提前告知患儿家长。

★ 骶尾部卵黄囊瘤化疗案例分析

病历摘要

患者，女，1 岁，体重 11.2kg，体表面积 0.485m^2。

主诉：便秘 1 月余，发现骶尾部肿物半月。

现病史：患儿于 1 月余前无诱因出现便秘，1 次大便 /3~4 天，大便干结，便后肛周有污粪，无发热，无恶心呕吐，无腹痛腹胀，自用润肠通便药物后症状有所缓解。半月前发现骶尾部肿物，偏右侧，约"鸡蛋"大小，无疼痛，无破溃于 2021-01-23 来我院就诊，盆腔平扫＋三维重建示：骶尾部占位性病变并骨质破坏。下腹部平扫＋三维重建未见明显异常。体表肿物彩色多普勒超声检查：骶尾部低回声包块。骶尾部偏右侧可触及肿物，约 5cm×5cm×3cm 大小，质韧，边界不清，较固定，无触痛。肛门指诊：截石位进指约 3cm 可触及肿物，大部位于右前壁，外压性，质韧，边界不清，致肠腔变窄，退指无血迹。2021-01-26 CT 提示骶尾部可见较大团块不规则软组织密度影，病变包绕、破坏骶尾骨并向骶管内延伸至骶 2 水平，范围约 44mm×47mm×49mm。完善相关检查，无手术禁忌，于 2021-01-27 在全麻下行骶尾部肿瘤切除术，手术顺利，术后给予抗炎、补液对症治疗。2021-02-02 术后病理示：（骶尾部）卵黄囊瘤。患儿病情平稳，恢复可，准予出院。现为行进一步治疗入院，患儿一般情况可，精神可，饮食睡眠可，大便如前所述，小便略频繁。

既往史：否认患儿"乙肝、艾滋、梅毒"等传染病史，否认高血压、心脏病史，否认糖尿病、脑血管疾病、精神疾病史，否认手术史，否认外伤史，否认输血史，否认食物、药物过敏史，预防接种随当地。

个人史：第 1 胎第 1 产，足月顺产，出生体重 2.85kg，生后无窒息及青紫，生于青岛，生长发育同正常同龄儿，否认毒物接触史，近期无外地久居史。

入院诊断： 骶尾部卵黄囊瘤。

治疗经过及用药分析

入院后完善相关辅助检查：血常规、肝肾功能正常。评估无化疗禁忌，患者体表面积 $0.485m^2$，按照方案要求，2021-02-10 给予 C-PEB 方案，环磷酰胺 0.56g，ivgtt，d1；博来霉素 7mg，ivgtt，d4；依托泊苷 45mg，ivgtt，d2~d6；顺铂 9mg，ivgtt，d3~d7 化疗。化疗期间辅以水化碱化，止吐，防治卡氏肺囊虫感染等治疗。治疗期间所用药物见表 20-9。

表 20-9　药物治疗方案

治疗药物	用法用量	起止时间
5% 葡萄糖注射液	250ml ivgtt qd	2021.02.09~02.16
碳酸氢钠注射液	20ml ivgtt qd	
5% 葡萄糖注射液	250ml ivgtt once	2021.02.10 2021.02.11
浓氯化钠注射液	8ml ivgtt once	
氯化钾注射液	5ml ivgtt once	
5% 葡萄糖注射液	100ml ivgtt qd	2021.02.10~02.16
盐酸托烷司琼注射液	2.2mg ivgtt qd	
0.9% 氯化钠注射液	100ml ivgtt qd	2021.02.10~02.16
西咪替丁注射液	0.1g ivgtt qd	
0.9% 氯化钠注射液	50ml ivgtt qd	2021.02.10~02.16
注射用谷胱甘肽	0.6g ivgtt qd	
0.9% 氯化钠注射液	100ml ivgtt once	2021.02.10
注射用环磷酰胺	0.56g ivgtt once	
0.9% 氯化钠注射液	10ml iv once（环磷酰胺后 0、3、6、9 小时）	2021.02.10
美司钠注射液	0.11g iv once（环磷酰胺后 0、3、6、9 小时）	

治疗药物	用法用量	起止时间
0.9% 氯化钠注射液	50ml ivgtt once	2021.02.14
注射用盐酸博来霉素	7mg ivgtt once	
0.9% 氯化钠注射液	180ml ivgtt qd	2021.02.11~02.15
依托泊苷注射液	0.045g ivgtt qd	
0.9% 氯化钠注射液	100ml ivgtt qd	2021.02.12~02.16
注射用顺铂	9mg ivgtt qd	
复方甘露醇注射液	50ml ivgtt qd	2021.02.12~02.16
复方磺胺甲噁唑片	0.35 片 po bid	2021.02.10~02.13 2021.02.17~02.19

辅助检查

（1）甲胎蛋白（2021.02.03） ＞1000ng/ml。

（2）盆腔 CT（2021.02.03） 骶尾部占位性病变并骨质破坏范围较前（2021.01.23CT）减小，椎管内病变较前未见变化。下腹部 CT 平扫及三维重建未见明显异常。

（3）生化常规（2021.02.09） 总胆红素 4.01μmol/L，直接胆红素 0.56μmol/L，直接胆红素 3.45μmol/L，丙氨酸氨基转移酶 53.84U/L、天门冬氨酸氨基转移酶 65.42U/L，肌酐 27.81μmol/L，肌酸激酶 64.4U/L。

（4）血常规（2021.02.09） 白细胞计数 1.89×10^9/L、血红蛋白浓度 121.00g/L、血小板计数 154.00×10^9/L、中性粒细胞绝对值 1.62×10^9/L、C- 反应蛋白 0.78mg/L。

（5）凝血常规 活化部分·凝血活酶时间 28.6s，纤维蛋白原 2.32g/L。

用药治疗方案分析

1. 化疗方案选择 患儿为骶尾部卵黄囊瘤，肿瘤侵犯周围组织，复发概率较高，手术后行 8 周期化疗，根据指南选择以铂类为基础的多药联合方案。该患儿应用 C-PEB 方案，符合指南推荐。推荐剂量为环磷酰胺 1.2g/m² d1，美司钠 240mg/m²（CTX 0，4，8h）d1，博来霉素 15mg/m² d1，依托泊苷 100mg/m² d1~5，顺铂 20mg/m² d1~5。该患儿 1 岁，体重 11.2kg，体表面积 0.485m²，按照患儿体表面积计算，应给予环磷酰胺 0.582g，博来霉素 7.275mg，依托泊苷 48.5mg，顺铂 9.7mg，实际给予环磷酰胺 0.56g，博来霉素 7mg，依托泊苷 45mg，顺铂 9mg，剂量符合指南要求。

2. 预处理药物 环磷酰胺代谢产物丙烯醛刺激膀胱可导致膀胱刺激症状、少尿、血尿等，使用期间可予以水化，美司钠保护尿路、保护膀胱等对症治疗。顺铂有肾毒性，使用期间需要充分的水化，水化后给予甘露醇利尿，促进尿液排出减轻肾毒性的风险，使用合理。

3. 化疗消化道安全管理用药 该患儿使用 C-PEB 方案为高致吐风险方案，根据指南推荐，止吐预防方案可选择 5-HT₃ 受体拮抗剂 + 地塞米松 +NK-1 受体拮抗剂方案。

其中儿童可用的 5-HT$_3$ 受体拮抗剂包括昂丹司琼 / 格拉司琼 / 托烷司琼 / 帕洛诺司琼。NK-1 受体拮抗剂包括阿瑞匹坦、福沙匹坦，阿瑞匹坦已被美国 FDA 批准用于 6 个月以上儿童。该患儿仅使用托烷司琼预防止吐，止吐强度不够，可能出现延迟性呕吐，注意监测患儿消化道反应。

4. 其他治疗药物　患儿初次化疗，入院检查肝脏氨基转移酶偏高，丙氨酸氨基转移酶 53.84U/L、天门冬氨酸氨基转移酶 65.42U/L，为保证化疗顺利进行，给予谷胱甘肽保肝合理。骶尾部畸胎瘤感染耶氏肺孢子菌肺炎的概率较小，不需要预防治疗，因此复方磺胺甲噁唑片使用不合理。

用药监护要点

1. 化疗过程中注意给药顺序，按照博来霉素、依托泊苷、顺铂、环磷酰胺的顺序静脉滴注。化疗对血管有刺激性，输注过程中嘱咐患者注意观察输注部分有无疼痛、肿胀等，若出现注射部位发红、灼痛、肿胀、水疱等立即告知护士。此外博来霉素用药后可能出现手指、关节处皮肤肥厚、皮肤色素沉着、指甲变色脱落等，提前告知患儿家长。

2. 环磷酰胺、顺铂和依托泊苷骨髓抑制的发生率较高，严重的中性粒细胞减少是依托泊苷的剂量限制性毒性。治疗期间定期检测血常规，尤其是每次化疗前及化疗后 7~21 天密切监测患者血常规。粒细胞减少期间注意做好防护，减少外出，若出现发热、出血及时就诊。

3. 患者化疗后 1~4 小时可能出现恶心、呕吐、食欲下降、腹泻、口腔炎等消化道反应，注意监测，化疗期间少食多餐，清淡饮食。顺铂可引起延迟性呕吐，可持续至治疗后 1 周，若患者出院后出现恶心呕吐，及时处理。

4. 顺铂可诱发肾毒性、周围神经毒性、电解质紊乱。肾毒性为顺铂的剂量限制性毒性，注意监测尿量、肌酐，以便及时发现肾损伤，多饮水，多排尿减少肾毒性的发生。顺铂化疗期间患者若有手脚麻木、感觉异常、耳鸣、听力下降等，多数能耐受，需注意监测，出现症状及时处理。环磷酰胺使用后若出现尿液变红、尿痛、尿量少等及时处理。

5. 博来霉素输注 6 小时内可能出现发热、寒战，几小时后消失，若发热，可适当服用退烧药。另外博来霉素可能导致肺纤维化、间质性肺炎，出院后注意监测有无咳嗽、胸痛、呼吸困难等，用药期间需进行肺部检查。

第四节　儿童横纹肌肉瘤

一、概述

横纹肌肉瘤（rhabdomyosarcoma，RMS）在儿童的颅外实体肿瘤中发病率位列第三，仅次于神经母细胞瘤和肾母细胞瘤，占儿童肿瘤的 6.5% 左右。儿童、青少年及 20 岁以下青年的 RMS 年发病率为 4.58/100 万，RMS 最常见于儿童和青少年，其中约 2/3 的患者小于 6 岁，男性患者是女性的 1.3~1.5 倍。RMS 侵袭性强，临床表现各异，患儿总体生存率较低，需要肿瘤内、外科、放疗等多学科联合的综合治疗和长期随访，以便及时发现肿瘤复发或其他并发症，及时调整治疗方案，延长生存期，提高患儿的生活质量。

1. 病因与发病机制　横纹肌肉瘤主要由处于不同分化阶段的横纹肌母细胞构成，属于小圆蓝细胞肿瘤。目前横纹肌肉瘤的病因尚不明确。宫内辐射暴露、社会经济地位较低、出生后不久接受抗生素治疗，以及孕期使用过消遣性物质可能导致儿童 RMS 的风险增加。大多数横纹肌肉瘤病例是散发出现的，10%~33%RMS 与神经纤维瘤病、Li-Fraumeni 综合征、Beckwith-Wiedemann 综合征、DICER1 综合征和 Costello 综合征等癌症易感综合征有关，此外，成人亲属发生肾上腺皮质癌和早期发生乳腺肉瘤的情况也较为常见。从基因层面来看，大约 80% 的腺泡型 RMS 存在染色体易位 t（2；13）（q35；q14），少部分有 t（1；13）（q36；q14），形成相应的融合基因 PAX3-FKHR 和 PAX7-FKHR，其中 PAX3-FKHR 融合蛋白与预后不良相关。另外 RMS 可能发生 11p15 位点[胰岛素样生长因子 2（IGF-2）基因位点]杂合性缺失、VGLL2 和 NCOA2 重排、MyoD1 和 PIK3CA 突变、RAS 基因突变等基因异常的情况。这些分子改变为 RMS 的诊断、预后评估和治疗提供了重要的生物标志物。

2. 病理分类与分期、危险度分组　横纹肌肉瘤是一种起源于间叶组织的恶性肿瘤，世界卫生组织将 RMS 分为胚胎型、腺泡型、多形型或间变型三种基本病理类型。不同的病理分型对于治疗选择和预后评估具有重要意义。胚胎型 RMS 是最常见的类型，在幼儿中较为常见，好发于头部、颈部和泌尿生殖系统，预后良好。腺泡型多见于青少年，好发于躯干和四肢，预后较差。间变型预后不佳。

为了准确评估横纹肌肉瘤的状况，同时为治疗方案的选择和预后的判断提供依据，横纹肌肉瘤的分期以及危险度分组被广泛用于临床实践。横纹肌肉瘤常用两种分期方法，一是儿科肿瘤研究国际协会治疗前基于影像学制定的临床分期系统（TNM-UICC），术前分期减少了不同手术医院和手术方法之间的差异。二是横纹肌肉瘤研究美国协作组（IRS）的术后—病理临床分组系统，术后分期可能无法完全考虑肿瘤的部位、大小、侵犯程度等一些重要信息，通常两种分期方法相结合。TNM-UICC 根据原发部位、肿瘤浸润、肿瘤最大径、淋巴结、远处转移的情况，分为 1、2、3、4 期。1 期为 RMS 早期，4 期为 RMS 晚期，伴随远处转移。IRS 术后—病理分期根据肿瘤手术切除程度、区域淋巴结、远处转移情况，分为 Ⅰ、Ⅱ、Ⅲ、Ⅳ期，Ⅰ 期仅有局限性病变，为 RMS 早期。依据病理亚型、术后病理分期和 TNM 分期，RMS 患儿分为低危组、中危组、高危组，以便进行分层治疗，精准制定治疗策略。

3. 诊断　横纹肌肉瘤的诊断应结合患者的临床表现、影像学检查及其他特殊检查进行综合判断。

（1）实验室检查　重点检查肝肾功能、乳酸脱氢酶、电解质水平。患儿可能有全血细胞减少，血尿，血尿酸及乳酸脱氢酶增高，或者纤维蛋白原下降，D-二聚体升高等。

（2）影像学检查　包括 X 线检查、CT 扫描、磁共振扫描、骨扫描、PET/CT 检查、

B 超检查、心脏彩色超声等多种方法。X 线检查可以识别肿瘤钙化和骨侵犯等。增强 CT 扫描能够评估瘤灶大小及局部软组织、骨骼侵犯情况，并用于监测治疗反应。胸腹 CT 及平扫有助于判定有无肺部及肝脏的转移。磁共振扫描（MRI）可确定原发瘤灶以及对周围邻近组织器官的侵犯情况，尤其适用于眶周、脑膜旁及脊柱旁区域的肿瘤。正电子发射计算机体层成像（PET/CT）可全面评估瘤灶及转移部位。心脏彩色超声可评估化疗前后心脏功能。

（3）有创操作检查 RMS 诊断主要依据肿物活检、病理结果或免疫组化结果。骨髓穿刺或活检用于评估骨髓浸润的情况。若病变位于脑膜旁区，应做脑脊液检查。

（4）其他检查 包括听力检查、UGTIAI 基因多态性的检测、荧光原位杂交检查（FISH）。听力检查用于治疗前听力评估以及铂类药物听力毒性的监测。UGTIAI 基因多态性检测主要用于评估伊立替康相关的腹泻、严重粒细胞减少的风险。FISH 可用于检测是否有 t（1：13）或 t（2：13）易位。

4. 临床表现 横纹肌肉瘤的临床表现受肿瘤的原发部位、患者年龄以及肿瘤是否扩散的影响，具有多样性和异质性，可发生于身体的任何部位，甚至出现在没有横纹肌组织的部位。最初的症状通常是无意中发现的，常表现为无症状的软组织肿块。RMS 好发的部位为头颈部（占 40%）、泌尿生殖道（占 25%）以及四肢（占 20%）。

头颈部 RMS 可发生于脑膜旁，眼眶及非眼眶、非脑膜旁区域。脑膜旁区 RMS 早期不易察觉，肿块压迫可能会引起鼻、耳或鼻窦阻塞，伴或不伴脓血性分泌物，或者吞咽困难。眼眶 RMS 早期容易出现症状，典型表现如眼球突出、眼球固定、一侧眼睑增厚、眶周出血或斜视等。泌尿生殖道 RMS 可能导致血尿、尿频、便秘、尿路梗阻或巨大盆腔包块。四肢和躯干 RMS 典型表现为疼痛性肿块或肢体肿胀，可能伴有触痛、发红。RMS 通常会发生转移，最常见的转移部位是肺、骨和骨髓，一旦发生转移，病情会更加复杂和严重，治疗难度也会大大增加。

二、治疗目的与原则

横纹肌肉瘤对放化疗较为敏感，但单一治疗效果差，需要多学科联合的综合治疗，包括在可行的情况下进行手术，采用放疗控制局部微小残留病变以及应用化疗减小原发病灶和根除肉眼及镜下转移灶。本节我们重点阐述横纹肌肉瘤药物治疗的相关内容。

所有的 RMS 患儿均需在手术后 1 周内进行化疗，化疗强度根据病理结果和危险度来确定。横纹肌肉瘤以全身化疗为主，超过 80% 的患者对化疗有反应，对横纹肌肉瘤有效的药物包括长春碱类、放线菌素、环磷酰胺、蒽环类、伊立替康等。

对于低危组 RMS 患儿采取长春碱类、放线菌素为主，毒副作用少，强度较弱的化疗方案，常用方案以 VAC 方案（长春新碱 + 放线菌素 D+ 环磷酰胺）或者 VA 方案（长春新碱 + 放线菌素 D）为主，低危 RMS 患者采用 VA 或 VAC 治疗的 5 年 EFS 相似，5 年 OS ＞ 90%。低危患者治疗时需注意减少环磷酰胺的剂量，缩短总治疗时间以减少环磷酰胺的毒性，从而避免长期影响。

中高危 RMS 患者的全身治疗以强化、烷基化、多药化疗为基础，加用环磷酰胺、铂类、依托泊苷组成 4 药或 6 药联合方案，增加化疗强度。对于中危组患儿推荐 VAC 方案或者 VI 方案（长春新碱 + 伊立替康），两种方案可交替进行，VAC 方案联合托泊替康对中危组 RMS 患儿无明显生存获益，不建议使用。伊立替康主要放疗期间使用，可以提高局部治疗效果，但是伊立替康有严重粒细胞减少和腹泻等不良反应，可在化疗前做 UGT1A1 基因检测，以便根据基因类型适当调整伊立替康剂量减少严重不良反应的发生。对于高危组患儿推荐选择 VAC 方案、VI 方案、VDC 方案（长春新碱 + 阿霉素 + 环磷酰胺）、IE 方案（异环磷酰胺 + 依托泊苷）。治疗前 12 周以 VAC 为主，放疗期间联合 VI 方案，后期治疗联合 VDC 和 IE 方案。高危 RMS 患者接受标准治疗的 5 年 EFS 为 60%~70%。无论低危还是中高危组，联合多种药物（如多柔比星、顺铂、依托泊苷、托泊替康）的治疗效果并不优于 VAC 方案，反而增加了毒性。此外治疗儿童转移性、复发性或难治性 RMS，卡铂、伊立替康、托泊替康、长春瑞滨均显示出疗效，对于高危复发的患者可以尝试新的治疗策略。

用药过程中根据化疗药物的急性及亚急性毒性反应，加强支持治疗和对症处理。长春碱类特有的不良反应表现为手足疼痛、下颌痛、腹部疼痛，如果症状不严重可继续使用，也可引起肠麻痹、便秘以及周围神经炎等问题。蒽环类药物可引起心脏损害，使用过程中注意监测心功能，采取预防措施。环磷酰胺可引起成年后不孕不育症和继发性恶性肿瘤等相关并发症，使用时要考虑远期的风险。铂类药物具有耳毒性和肾毒性，化疗前后须检测肾功能和听力，并定期随访，以确保患者的用药安全。

三、临床药物治疗案例分析

★中危组横纹肌肉瘤化疗案例分析

病历摘要

患者，男，8 个月，身高 74cm，体重 8.5kg，体表面积 0.39m^2。

主诉：阴囊肿物 20 余天，确诊横纹肌肉瘤 2 天。

现病史：患儿 20 余天前发现右侧阴囊肿物，不可还纳入腹腔，无疼痛，无发热等不适，未行特殊处理，肿物逐渐增大。10 天前因"发现右侧阴囊肿物 2 周"入院，查体见右侧阴囊可及一肿物，大小约 3.5cm×2cm×2cm，质硬，无触痛，不可还纳腹腔，透光试验（-），右侧睾丸触摸不清，左侧睾丸位于阴囊内，大小、质地可。男性生殖系统彩色多普勒超声检查（儿童）：右侧阴囊内探及中等回声包块，大小约 38mm×21mm，边界尚清，内回声尚均匀，血运丰富，可见粗大血管穿行，宽约 2mm。完善术前检查后，于 2023-02-15 全麻下行"右侧阴囊肿物切除术"，手术顺利，2023-02-21 病理结果回示：（右侧阴囊肿物）横纹肌肉瘤，大部分为梭形细胞横纹肌肉瘤。免疫组化结果：瘤细胞 CKpan（-），Vim（+），Desmin 部分（+），Myogenin 部分（+），MyoD1（+），S100（-），LCA（-），Syn（-），CgA（-），CD99（-），SOX10（-），INI1（+），

Ki67 阳性率约 60%。本次入院为求进一步治疗。自发病来，患儿精神可，饮食睡眠可，大小便正常。

既往史：出生后半个月因"高胆红素血症"住院治疗 6 天，恢复顺利。平素健康，否认乙肝、艾滋、梅毒、结核等传染病史，否认喘息、异物吸入史及惊厥史，2023-02-15 全麻下行"右侧阴囊肿物切除术"，否认外伤史，否认输血史，否认食物、药物过敏史，预防接种随当地。

个人史：第 1 胎第 1 产，足月顺产，出生体重 3.1kg，生后无窒息及青紫，生于青岛，生长发育同正常同龄儿，否认毒物接触史，近期无外地久居史。

入院诊断：横纹肌肉瘤。

治疗经过及用药分析

入院后完善相关辅助检查：血常规、肝肾功能、心肌酶、骨髓细胞学、心脏超声、心电图未见异常。评估无化疗禁忌，患者体表面积 0.39m²，按照方案要求，2023-02-27 给予 VAC 方案化疗，具体方案为：注射用硫酸长春地辛 0.6mg，ivgtt，d1、8、15+注射用放线菌素 D 0.19mg，ivgtt，d1+注射用环磷酰胺 0.255g，ivgtt，d1，患儿年龄 < 12 个月，体重 < 12kg，按方案要求减量。化疗期间辅以水化碱化、止吐、保护脏器功能等对症支持治疗。治疗期间所用药物见表 20-10。

表 20-10 药物治疗方案

治疗药物	用法用量	起止时间
5% 葡萄糖注射液	150ml ivgtt qd	2023.2.25-2.28
碳酸氢钠注射液	30ml ivgtt qd	
5% 葡萄糖注射液	150ml ivgtt qd	2023.2.25-2.28
浓氯化钠注射液	3ml ivgtt qd	
10% 葡萄糖注射液	50ml ivgtt once	2023.2.27
盐酸托烷司琼注射液	1.6mg ivgtt once	
0.9% 氯化钠注射液	50ml ivgtt qd	2023.2.27-2.28
注射用谷胱甘肽	0.4g ivgtt qd	
0.9% 氯化钠注射液	50ml ivgtt once	2023.2.27
注射用硫酸长春地辛	0.6mg ivgtt once	
0.9% 氯化钠注射液	100ml ivgtt once	2023.2.27
注射用环磷酰胺	0.255g ivgtt once	
0.9% 氯化钠注射液	10ml iv once（环磷酰胺后 0、3、6、9 小时）	2023.2.27
美司钠注射液	0.14g iv once（环磷酰胺后 0、3、6、9 小时）	
0.9% 氯化钠注射液	20ml ivgtt once	2023.2.27
注射用放线菌素 D	0.19mg ivgtt once	

辅助检查

（1）肝肾功能、心肌酶、离子测定（2023.2.24）总胆红素 5.99μmol/L，直接胆红素 2.21μmol/L，直接胆红素 3.78μmol/L，丙氨酸氨基转移酶 31.09U/L，天门冬氨酸氨基转移酶 50.88U/L，肌酐 17.85μmol/L，葡萄糖 5.03mmol/L，磷 2.09mmol/L，乳酸脱氢酶 259.22U/L，铁蛋白 17.1ng/ml，肌酸激酶 152.03U/L。

（2）血常规（2023.2.25）白细胞 7.36×10^9/L，血红蛋白 111g/L，血小板 342×10^9/L，中性粒细胞绝对值 1.39×10^9/L。

（3）肝肾功能（2023.2.28）总胆红素 4.58μmol/L，直接胆红素 1.33μmol/L，直接胆红素 3.25μmol/L，丙氨酸氨基转移酶 31.82U/L，天门冬氨酸氨基转移酶 48.82U/L，肌酐 13.37μmol/L。

用药治疗方案分析

1. 化疗方案选择 患儿为（右侧阴囊肿物）横纹肌肉瘤，大小约 3.5cm×2cm×2cm，大部分为梭形细胞横纹肌肉瘤，结合术中肉眼所见、术后病理、辅助检查等，判断该患儿为中危组横纹肌肉瘤。中危组横纹肌肉瘤指南推荐 VAC 方案（长春新碱 + 放线菌素 + 环磷酰胺）或者 VI 方案（长春新碱 + 伊立替康），VAC 方案和 VI 方案可交替进行。该患儿使用 VAC 方案化疗，符合指南推荐。指南推荐剂量为长春新碱 $1.5mg/m^2$，d1，d8，d15+ 放线菌素 D 0.045mg/kg，d1+ 环磷酰胺 $1.2g/m^2$，d1+ 美司钠 $360mg/m^2$ 于环磷酰胺 0、3、6、9h，静脉推注，d1。该患儿体重 8.5kg，体表面积 $0.39m^2$，按照患儿体重、体表面积计算应给予长春新碱 0.59mg，放线菌素 D 0.38mg，环磷酰胺 0.468g，美司钠 140mg，年龄小于 12 个月，化疗剂量减半或 ≤ 12kg 按体重计算，长春新碱换算成长春地辛剂量为 1.17mg，因此剂量符合指南推荐。

2. 预处理药物 环磷酰胺的代谢产物丙烯醛易引起尿路损伤，如出血性膀胱炎，出现少尿、血尿、膀胱刺激症状。因此，在使用环磷酰胺前应注意监测尿常规，补充水分，并予以美司钠，减少环磷酰胺及其代谢产物对尿路的刺激。

3. 化疗消化道安全的管理 患者使用 VAC 方案，其中环磷酰胺（≤ $1.5mg/m^2$）、放线菌素 D 为中致吐风险药物，长春地辛为低致吐风险药物，根据指南推荐，止吐预防方案可选择 5-HT₃ 受体拮抗剂 + 地塞米松二联止吐方案。其中 5-HT₃ 受体拮抗剂儿童可用药物包括昂丹司琼 / 格拉司琼 / 托烷司琼 / 帕洛诺司琼。该患儿仅使用托烷司琼预防止吐，止吐方案不规范。

4. 其他治疗药物 患儿既往无肝功能不全病史，入院后患儿天门冬氨酸氨基转移酶稍高，未达肝功能异常标准，预防性保肝的证据不充分，谷胱甘肽使用不合理。

用药监护要点

1. 患者可能会出现骨髓抑制，表现为全血细胞减少，每次化疗前及化疗后 10~21 天密切监测患者血常规，尤其是中性粒细胞计数、血小板计数。粒细胞减少期间容易发生感染，注意防护，少去人群密集的场所，若出现怕冷、发热、出血等情况及时就诊。

2. 本次化疗为中致吐风险方案，给药数小时可能出现恶心、呕吐、腹泻、腹痛等消化道反应，腹泻较为常见，注意监测。该患儿止吐强度不够，若出现恶心呕吐及时处理。若出现腹泻，多喝水，及时使用止泻剂。

3. 环磷酰胺通过肾脏排泄，可引起尿路刺激，出血性膀胱炎，无菌性膀胱炎等，用药期间应水化碱化、利尿，可给予美司钠保护尿路。注意监测尿液、尿量，若出现尿液变红、少尿及时联系医生。另外环磷酰胺用药后可能导致手足皮肤颜色变深、脱皮，出门注意防晒。

4. 长春地辛可引发外周神经损伤，注意有无手足感觉异常、麻木，震颤，防止跌倒，另外可能出现便秘、肠麻痹，观察大便次数是否减少。

5. 放线菌素 D 可引起肝脏氨基转移酶升高，肝炎，该患儿入院时有轻微的肝脏转氨酶升高，注意监测肝功能，及时发现肝脏损伤。给药后可出现脱发，提前告知患儿家长，停药后头发会重新长出，不必过分担心。

★ 高危组横纹肌肉瘤化疗案例分析（Ⅵ方案）

病历摘要

患者，女，8 岁，身高 127cm，体重 25kg，体表面积 0.975m^2。

主诉：确诊横纹肌肉瘤 1 月余，回院化疗。

现病史：患儿 1 月余前因"发现右足肿物半月"住院，右足 CT 平扫示右足囊状低密度影，大小约 40mm×30mm，2022-11-02 行"足底病变切除术"，病理回示：（右足底肿物）腺泡型横纹肌肉瘤。免疫组化结果：瘤细胞 CKpan（−），Vim（＋），Desmin（＋），Myogenin（＋），MyoD1（＋），LCA（−），Syn（弱＋），CgA（−），CD99（−），INI-1（＋），HMB45（−），MelanA（−），Ki67 阳性率约 50%。2022.11.09 入院后完善相关辅助检查：血常规：白细胞 3.08×10^9/L、红细胞 4.07×10^{12}/L、血红蛋白 120g/L、血小板 191×10^9/L、中性粒细胞绝对值 1.28×10^9/L；尿常规：隐血 1+；肌酸激酶同工酶 37.9U/L；心脏超声未见明显异常；心电图：窦性心律，大致正常心电图。骨、关节 X 线：左右骨及关节未见明显异常。胸部 CT、右胫腓骨 CT 平扫未见明显异常。上腹部 CT 平扫：腹腔及腹膜后多发淋巴结略大。盆腔 CT 平扫：①右侧腹股沟及髂血管走行区多发淋巴结肿大；②盆腔少量积液。右股骨 CT 平扫：右侧盆腔内髂血管走行区及右侧腹股沟区多发肿大淋巴结，余未见异常。右踝关节 CT 平扫：①右侧距骨后缘骨质欠规整，发育所致？②右踝周围脂肪间隙略模糊。右膝关节 MRI 增强：①右侧腘窝多发占位，结合临床病史考虑转移；②右侧股骨远端骨骺小骨岛？③右膝关节腔、髌上囊少量积液。右足 MRI 平扫：①右足底肿物术后，右足底异常混杂信号灶；②右跟骨斑片影，考虑骨髓水肿；③右足周围软组织肿胀。右足 MRI 增强：①右足底肿物术后，右足底异常强化信号，请结合临床；②右跟骨斑片影，骨髓水肿？③右足周围软组织肿胀。2022-11-09 骨髓细胞学分析：骨髓有核细胞增生活跃，未见特殊细胞。除外化疗禁忌证，2022-11-11

给予 VAC（长春地辛 2.85mg d1、d8，放线菌素 D 1.1mg d1，环磷酰胺 1.14g d1 方案）化疗，好转出院。2022-11-30 评估无化疗禁忌，给予长春地辛 2.8mg 化疗，好转出院。院外无发热，无咳喘，无气促等不适，现患者为行下一周期化疗入院。近 2 周无发热，精神可，饮食可，尿便正常。

既往史：病前体健。否认乙肝、艾滋、梅毒、结核等传染病史，否认喘息、异物吸入史及惊厥史，2022-11-2 行"足底病变切除术"，否认外伤史，否认输血史，否认食物、药物过敏史，预防接种至本次生病前。

个人史：第 1 胎第 1 产，足月顺产，出生体重 3.75kg，出生后无窒息及青紫，生于山东省青岛市，否认毒物接触史，近期无外地久居史。

入院诊断： 右足底横纹肌肉瘤（Ⅳ期，高危）化疗。

治疗经过及用药分析

入院后完善相关辅助检查：血常规、生化及粪便常规未见异常。评估无化疗禁忌，患者体表面积 0.975m²，按照方案要求，2022-12-26 给予 VI 方案化疗，具体方案为：注射用硫酸长春地辛 2.8mg，ivgtt，d1、d8、d15+ 盐酸伊立替康注射液 45mg，ivgtt，d1~d5。化疗期间辅以水化碱化，止吐对症支持治疗。治疗期间所用药物见表 20-11。

表 20-11 药物治疗方案

治疗药物	用法用量	起止时间
5% 葡萄糖注射液	500ml ivgtt qd	2022.12.24-12.30
碳酸氢钠注射液	120ml ivgtt qd	
5% 葡萄糖注射液	500ml ivgtt qd	2022.12.24-12.30
浓氯化钠注射液	10ml ivgtt qd	
5% 葡萄糖注射液	100ml ivgtt qd	2022.12.26-2023.1.4
盐酸托烷司琼注射液	5mg ivgtt qd	
0.9% 氯化钠注射液	100ml ivgtt once	2022.12.26
注射用硫酸长春地辛	2.8mg ivgtt once	2023.1.2 2023.1.9
5% 葡萄糖注射液	250ml ivgtt qd	2022.12.26-12.30
盐酸伊立替康注射液	45mg ivgtt qd	
复方磺胺甲噁唑片	0.3g po bid	2022.12.31-2023.1.3

辅助检查

（1）血常规（2022.12.24） 白细胞计数 3.26×10^9/L、血红蛋白浓度 125.00g/L、血小板计数 216.00×10^9/L、中性粒细胞绝对值 1.74×10^9/L。

（2）肝肾功能（2022.12.24） 总胆红素 10.74μmol/L，直接胆红素 4.54μmol/L，直接胆红素 6.20μmol/L，丙氨酸氨基转移酶 19.07U/L，天门冬氨酸氨基转移酶 25.04U/L，

肌酐 30.58μmol/L，肌酸激酶 53.2U/L。

（3）血常规（2022.12.31）　白细胞 2.54×10^9/L、血红蛋白 118g/L、血小板 118×10^9/L、中性粒细胞绝对值 1.24×10^9/L。

（4）肝肾功能（2022.12.31）　总胆红素 17.8μmol/L，直接胆红素 7.75μmol/L，直接胆红素 10.05μmol/L，丙氨酸氨基转移酶 84.58U/L，天门冬氨酸氨基转移酶 53.06U/L，肌酐 39.97μmol/L。

（5）血常规（2023.1.4）　白细胞计数 2.23×10^9/L、血红蛋白浓度 126.00g/L、血小板计数 140.00×10^9/L、中性粒细胞绝对值 0.58×10^9/L、C-反应蛋白 < 0.20mg/L。

用药治疗方案分析

1. 化疗方案选择　患儿为（右足底肿物）腺泡型横纹肌肉瘤，Ⅳ期，高危组，根据指南对于高危组患儿推荐选择 VAC 方案（长春新碱＋放线菌素＋环磷酰胺）、VI 方案（长春新碱＋伊立替康）、VDC 方案（长春新碱＋阿霉素＋环磷酰胺）、IE 方案（异环磷酰胺＋依托泊苷）。通常术前以 VAC 和 VI 交替为主，放疗期间应用 VI 方案可提高局部治疗效果。术后以 VDC 和 IE 交替为主巩固化疗。该患儿使用 VAC、VI 交替治疗，符合指南推荐。此次行 VI 方案，推荐剂量为长春新碱 $1.5mg/m^2$，d1，d8，d15，伊立替康 $50mg/m^2$，d1~5。该患儿体重 25kg，体表面积 $0.975m^2$，按照体表面积计算应给予长春新碱 1.46mg，替换成长春地辛为 2.92mg，伊立替康 48.75mg，剂量符合指南推荐。

2. 化疗消化道安全的管理　患者使用 VI 方案，伊立替康为中致吐风险药物，长春地辛为低致吐风险药物，根据指南推荐，止吐预防方案可选择 $5-HT_3$ 受体拮抗剂＋地塞米松二联止吐方案。该患儿使用托烷司琼预防止吐，止吐方案不符合指南推荐，建议联用地塞米松，以防出现突破性呕吐。

3. 其他治疗药物　患儿有卡氏肺囊虫感染的风险，需要长期使用复方磺胺甲噁唑片预防卡氏肺囊虫感染，每周 3 天，直至化疗结束后 2~3 个月，因此复方磺胺甲噁唑使用合理。

用药监护要点

1. 骨髓抑制为该方案的剂量限制性毒性，可能出现中性粒细胞减少，治疗期间定期检测血常规，尤其是化疗后 7~10 天。若出现发热，怕冷及时就诊。

2. 患者可能出现恶心、呕吐、腹泻等消化道反应，注意监测。伊立替康可导致胃肠道不适，引发早发型和迟发型腹泻，早期使用伊立替康 24 小时内出现腹泻同时伴出汗、流泪、潮红、视力模糊等胆碱能综合征可给予阿托品缓解症状。若用药 24 小时后出现腹泻次数过多，可能导致水、电解质紊乱和感染，不要擅自服用止泻药物，及时联系医生，给予洛哌丁胺治疗。

4. 长春地辛可引起末梢神经炎，注意有无手足感觉异常、麻木，震颤，另外可能出现便秘、肠麻痹，观察大便次数是否减少。

5. 伊立替康主要经肝代谢，化疗后常见肝脏氨基转移酶和胆红素短暂轻微升高，该患儿化疗后丙氨酸氨基转移酶 84.58U/L，略升高，注意监测肝功能。此外伊立替康代谢产物 SN-38 在容易在尿中形成结晶，使用期间多喝水多排尿，减少肾损害的发生。

★ 高危组横纹肌肉瘤化疗案例分析（VDC/IE 方案）

病历摘要

患者，女，6 岁零 7 个月，身高 120cm，体重 20kg，体表面积 0.8m²。

主诉：发现腹部肿物 2 周，确诊横纹肌肉瘤 1 周。

现病史：患儿 2 周前无明显诱因发现腹部膨隆，可触及一肿物，偶有腹痛，无恶心呕吐，无发热，无腹胀腹泻，CT 检查提示：下腹部占位性改变。B 超检查提示：下腹部囊实性肿物。于 2023-06-14 入院后完善检查增强 CT 提示盆腔囊实性占位，糖类抗原 CA125 45.90U/ml，神经元特异烯醇化酶 60.12ng/ml，完善术前准备，于"2023-06-15 在全麻下行盆腔肿瘤切除术 + 大网膜切除术 + 淋巴结切除活检术"，手术顺利，术后给予对症支持治疗。2023-06-21 病理示：（盆腔肿物）间变性横纹肌肉瘤，大小 14cm×11cm×5cm，肿瘤周缘部分平滑肌内查见瘤组织浸润；可见血管侵犯。送检"大网膜"组织呈慢性炎，内见多个肿瘤结节；网膜内淋巴结（0/1）及送检"胃大弯"淋巴结（0/4）未见肿瘤转移。（腹水）涂片内未查见明确肿瘤细胞。免疫组化结果：瘤细胞 CKpan（少量 +），EMA（－），Vim（＋），Desmin（＋），Myogenin（部分 +），MyoD1（＋），Syn（－），CgA（－），S100（－），CD56（＋），INI-1（＋），CD99（＋），CD34（－），HMB45（－），MelanA（弱 +），Ki67 阳性率约 60%。患儿一般情况好，出院。现为行化疗入院。患儿近几日，神志清，精神反应可，饮食睡眠可，留置导尿管，尿量可，大便无异常。体重无明显减轻。

既往史：体健。否认乙肝、艾滋、梅毒、结核等传染病史，否认喘息、异物吸入史及惊厥史，否认手术史，否认外伤史，有输血史，血型为 A 型 RhD 阳性，2023-06-16 输注冰冻血浆 170ml，无输血过敏反应。否认食物、药物过敏史，预防接种随当地。

个人史：第 3 胎第 3 产，足月剖宫产，出生体重不详，生后无窒息及青紫，生于山东潍坊，生长发育同正常同龄儿，否认毒物接触史，近期无外地久居史。

入院诊断：盆腔间变性横纹肌肉瘤。

治疗经过及用药分析

入院后完善相关辅助检查：血常规、尿常规、肝肾功能、心肌酶、凝血常规未见异常。评估无化疗禁忌，患者体表面积 0.8m²，按照方案要求，2023-06-29 给予 VDC 方案化疗，具体方案为：注射用硫酸长春地辛 2.4mg，ivgtt，d1+ 注射用盐酸表柔比星 8mg，ivgtt，d1~d2+ 注射用环磷酰胺 0.9g，ivgtt，d1。2023-07-06 给予注射用硫酸长春地辛 2.4mg，ivgtt。2023-07-21 给予 IE 方案化疗：注射用异环磷酰胺 1.4g，ivgtt，d1~d5+ 依托泊苷注射液 0.08g，ivgtt，d1~d5。化疗期间辅以水化碱化，止吐、保肝、保心等支持治疗。治疗期间所用药物见表 20-12。

表 20-12 药物治疗方案

治疗药物	用法用量	起止时间
5% 葡萄糖注射液	250ml ivgtt qd	2023.6.28-6.30
碳酸氢钠注射液	80ml ivgtt qd	2023.7.20-7.27
5% 葡萄糖注射液	250ml ivgtt qd	2023.6.28-6.30
浓氯化钠注射液	5ml ivgtt qd	2023.7.20-7.29
10% 葡萄糖注射液	100ml ivgtt qd	2023.6.29-6.30
盐酸托烷司琼注射液	5mg ivgtt qd	2023.7.21-7.26
5% 葡萄糖注射液	100ml ivgtt qd	2023.6.29-6.30
多烯磷脂酰胆碱注射液	232.5mg ivgtt qd	2023.7.21-7.29
0.9% 氯化钠注射液	50ml ivgtt once	2023.6.29
注射用硫酸长春地辛	2.4mg ivgtt once	2023.7.6
0.9% 氯化钠注射液	100ml ivgtt once	2023.6.29
注射用环磷酰胺	0.9g ivgtt once	
0.9% 氯化钠注射液	10ml iv once（环磷酰胺后 0、3、6、9 小时）	2023.6.29
美司钠注射液	0.3g iv once（环磷酰胺后 0、3、6、9 小时）	
灭菌注射用水	10ml ivgtt once	2023.6.29
注射用盐酸表柔比星	8mg ivgtt once	
乳酸钠林格注射液	30ml ivgtt once	
注射用右雷佐生	80mg ivgtt once	2023.6.29
灭菌注射用水	8ml ivgtt once	
0.9% 氯化钠注射液	100ml ivgtt qd	2023.7.21-7.25
注射用异环磷酰胺	1.4g ivgtt once	
0.9% 氯化钠注射液	10ml iv qid（异环磷酰胺后 0、3、6、9 小时）	2023.7.21-7.25
美司钠注射液	0.3g iv qid（环磷酰胺后 0、3、6、9 小时）	
0.9% 氯化钠注射液	320ml ivgtt qd	2023.7.21-7.25
依托泊苷注射液	0.08g ivgtt qd	

辅助检查

（1）肝肾功能（2023.6.28） 总胆红素 6.18μmol/L，直接胆红素 2.15μmol/L，直接胆红素 4.03μmol/L，丙氨酸氨基转移酶 13.02U/L，天门冬氨酸氨基转移酶 25.08U/L，肌酐 29.65μmol/L，肌酸激酶 66.19U/L。

（2）凝血常规（2023.6.28） 活化部分凝血活酶时间 33.2s，纤维蛋白原 1.91g/L，D-二聚体 1.10mg/L。

（3）血常规（2023.7.1） 白细胞计数 $4.72 \times 10^9/L$，血红蛋白浓度 124.00g/L，血小板计数 $160.00 \times 10^9/L$，中性粒细胞绝对值 $3.33 \times 10^9/L$，C-反应蛋白 7.69mg/L。

（4）血常规（2023.7.21） 白细胞计数 $4.86 \times 10^9/L$，血红蛋白浓度 107.00g/L，血小板计数 $356.00 \times 10^9/L$，中性粒细胞绝对值 $2.83 \times 10^9/L$，C-反应蛋白 3.07mg/L。

（5）凝血常规（2023.7.21） 活化部分凝血活酶时间 35.50 秒，D-二聚体 0.83mg/L。

（6）肝功能（2023.7.26） 总胆红素 13.66μmol/L，直接胆红素 5.25μmol/L，直接胆红素 8.41μmol/L，丙氨酸氨基转移酶 101.29U/L，天门冬氨酸氨基转移酶 139.48U/L，肌酐 29.29μmol/L。

（7）腹部超声（2023.7.26） 肝胆胰脾双肾未见异常，腹腔少量积液，较深处约 7mm，右侧卵巢内高回声团（18mm×12mm）。

（8）盆腔 MRI（2023.7.27） 腹壁肿胀，见斑片状压脂高信号影。右侧髂血管旁见团片状异常信号，大小约 18mm×17mm×14mm，呈不均匀明显强化。膀胱充盈过度，右侧壁局部欠规整，不均匀增厚，呈轻度强化。盆腔内未见明显的肿大淋巴结影。

用药治疗方案分析

1. 化疗方案选择 结合患儿术中所见肿瘤来源右侧腹膜，累及大网膜及膀胱，远处肺部转移，术后病理类型为间变性横纹肌肉瘤，患儿为横纹肌肉瘤，Ⅳ期（高危组），根据指南推荐对于高危组患儿推荐选择 VAC 方案（长春新碱＋放线菌素＋环磷酰胺）、VI 方案（长春新碱＋伊立替康）、VDC 方案（长春新碱＋阿霉素＋环磷酰胺）、IE 方案（异环磷酰胺＋依托泊苷）。通常术前以 VAC 和 VI 交替为主，放疗期间应用 VI 方案可提高局部治疗效果，术后以 VDC 和 IE 交替为主巩固化疗。该患者术后给予 VDC 和 IE 交替治疗，符合指南推荐。推荐剂量为长春新碱 $1.5mg/m^2$，d1、d8、d15；阿霉素 $30mg/m^2$，d1~2；环磷酰胺 $1.2g/m^2$，d1；异环磷酰胺 $1.8g/m^2$，d1~d5；依托泊苷：$100mg/m^2$，d1~5；美司钠 $360mg/m^2$ 于环磷酰胺／异环磷酰胺 0、3、6、9h，d1。患者体重 20kg，体表面积 $0.8m^2$，根据体表面积计算应给予长春新碱 1.2mg，替换成长春地辛 2.4mg，阿霉素 24mg，替换成表柔比星 8mg，环磷酰胺 0.96g，异环磷酰胺 1.44g，依托泊苷 80mg，剂量符合指南推荐。

2. 预处理药物 表柔比星为蒽环类药物可引起心肌损伤、心力衰竭等心脏毒性，右雷佐生在细胞内转变为开环螯合剂，干扰铁离子介导的自由基形成从而保护心肌，化疗前后行心电图检查，化疗期间密切监测心功能。环磷酰胺、异环磷酰胺代谢产物可引起膀胱刺激，损伤尿路，给予大剂量水化碱化，并同时给予美司钠保护尿路，减少肾毒性的发生。

3. 化疗消化道安全的管理 患者先后使用 VDC、IE 方案，VDC 方案为高致吐风险方案，IE 方案为中致吐风险方案，根据指南推荐，止吐预防方案可选择 5-HT₃ 受体拮抗剂＋地塞米松±NK-1 受体拮抗剂方案。其中儿童可用 5-HT₃ 受体拮抗剂包括昂丹司琼／格拉司琼／托烷司琼／帕洛诺司琼。阿瑞匹坦已被美国 FDA 批准用于 6 个月以上儿童。

该患儿仅使用托烷司琼预防止吐，止吐方案不规范。

4. 其他治疗药物　患儿6.28入院时肝功能正常，既往无药物性肝损伤病史，虽然抗肿瘤药物相关肝损伤的风险较高，然而预防性应用肝损伤治疗药物减少药物性肝损伤发生的证据尚不充分，不建议使用多烯磷脂酰胆碱预防保肝治疗。7.26肝脏转氨酶异常，天门冬氨酸氨基转移酶139.48U/L，丙氨酸氨基转移酶101.29U/L，考虑与化疗药物相关，可以给予保肝治疗。

用药监护要点

1. 输注过程中嘱咐患者注意观察输注部分有无疼痛、肿胀等，若出现注射部位发红、灼痛、肿胀、水疱等静脉炎表现立即告知护士。

2. 表柔比星、环磷酰胺、异环磷酰胺、依托泊苷均可导致骨髓抑制的发生，严重的中性粒细胞减少是依托泊苷的剂量限制性毒性。该患儿全血细胞减少的发生率较高，治疗期间尤其是每次化疗前及化疗后7~14天密切监测患者血常规，做好防护，注意保暖，减少外出，若出现发热、出血等情况，及时就诊。

3. VDC方案为高致吐风险方案，IE方案为中致吐风险方案，用药期间患者可能出现恶心、呕吐、厌食、腹泻、腹痛、口腔炎等消化道反应，化疗期间少食多餐，清淡饮食，注意监测，若出现突破性呕吐及时处理。

4. 表柔比星可导致心肌损伤、一过性心电图改变、心动过速，甚至心力衰竭，环磷酰胺可增加心脏毒性，治疗前后行心电图检查，用药期间需持续监测心功能，减少心力衰竭的危险。

5. 环磷酰胺、异环磷酰胺通过肾脏排泄，可引起尿路刺激，出血性膀胱炎、少尿、血尿、无菌性膀胱炎等，用药期间应水化碱化、多喝水多排尿，可给予美司钠保护尿路。注意监测尿液、尿量，若出现尿液变红、少尿及时联系医生。另外表柔比星使用后会出现尿液变红，告知患者无需担心，属于正常现象。

6. 长春地辛可引起末梢神经炎，注意有无手足感觉异常、麻木，震颤，另外可能出现便秘、肠麻痹，观察大便次数是否减少，一般停药后可以恢复，用药期间关注有无相关症状。

7. 环磷酰胺、表柔比星使用后可能导致手足皮肤颜色变深、脱皮，出门注意防晒，给药后可出现脱发，提前告知患儿家长，停药2个月后头发会重新长出，不必过分担心。

（闫美兴　徐鲁杰　刘畅　刘璐）

参考文献

[1] 中国政府网. 儿童神经母细胞瘤诊疗规范（2019年版）[EB/OL]. (2019-11-15) [2025.05-18].
http://www.nhc.gov.cn

［2］中国抗癌协会小儿肿瘤专业委员会，中华医学会小儿外科学分会肿瘤学组．儿童神经母细胞瘤诊疗专家共识 CCCG-NB-2021 方案［J］．中华小儿外科杂志，2022，43（7）：588-598.

［3］袁晓军．GD2 抗体达妥昔单抗 β 治疗神经母细胞瘤的临床应用专家共识（2021 年版）［J］．临床儿科杂志，2022，40（1）：14-20.

［4］National Comprehensive Cancer Network. NCCN Clinical Practice Guidelines in Neuroblastoma（2024 Version 2）［EB/OL］［2024-03-19］. http://www.nccn.org

［5］中国政府网．儿童肾母细胞瘤诊疗规范（2019 年版）［EB/OL］.（2019-11-15）［2025.05-18］. http://www.nhc.gov.cn.

［6］中国抗癌协会小儿肿瘤专业委员会．儿童肾母细胞瘤诊断治疗建议（CCCG — WT — 2016）［J］.中华儿科杂志，2017，55（2）：90-94.

［7］中华医学会小儿外科学分会泌尿外科学组．儿童肾母细胞瘤诊疗专家共识［J］．中华小儿外科杂志，2020，41（7）：585-590.

［8］中国抗癌协会小儿肿瘤专业委员会，中华医学会小儿外科分会肿瘤学组，中国研究型医院学会儿童肿瘤专业委员会．中国儿童双侧肾母细胞瘤诊疗专家共识［J］．中华小儿外科杂志，2024，45（11）：961-977.

［9］中华人民共和国国家卫生健康委员会．儿童颅外恶性生殖细胞肿瘤诊疗规范（2021 年版）［EB/OL］.（2021-05-15）［2025-05-18］. http://www.nhc.gov.cn.

［10］王珊．儿童颅外生殖细胞肿瘤诊疗专家共识（CCCG-GCTs-2021）［J］．中国小儿血液与肿瘤杂志，2024，29（1）：1-9，40.

［11］Fumino S, Tajiri T, Usui N, et al. Japanese clinical practice guidelines for sacrococcygeal teratoma, 2017 ［J］. Pediatr Int, 2019, 61（7）: 672-678.

［12］中国政府网．儿童及青少年横纹肌肉瘤诊疗规范（2019 版）［EB/OL］.（2019-09-05）［2025-05-18］. http：//www.nhc.gov.c.

［13］中国抗癌协会小儿肿瘤专业委员会，中华医学会儿科学分会血液学组，中华医学会小儿外科学分会肿瘤组．中国儿童及青少年横纹肌肉瘤诊疗建议（CCCG — RMS — 2016）［J］．中华儿科杂志，2017，55（10）：724-728.

［14］National Comprehensive Cancer Network. NCCN Clinical Practice Guidelines in Oncology：Soft Tissue Sarcoma（Version 4.2024）［EB/OL］.（2024-09-03）［2025-05-18］. http：//www.nccn.org.

第二十一章
中枢神经系统转移性肿瘤

第一节　概述

20%~40% 的恶性肿瘤发展过程中会出现脑转移。随着影像技术的不断进步及恶性肿瘤患者生存期延长，脑转移瘤（brain metastases，BM）发生率较之前有所上升。但由于继发恶性肿瘤登记记录不完整，国内外均无 BM 发病率的准确数据报道。有研究报道，美国每年新发 BM 7 万 ~40 万例，为最常见的颅内恶性肿瘤，发生率可能达到脑原发恶性肿瘤的 10 倍以上。

一、临床特征、分期与诊断

1. 临床特征　最常引起成人脑转移瘤的原发性肿瘤是上皮细胞癌，各类癌症的脑转移瘤都较少在生前得到诊断。各癌症发现的脑转移瘤累积发生率相近：肺癌 16%~20%，黑素瘤 7%，肾细胞癌 7%~10%，乳腺癌 5%，结直肠癌 1%~2%。肾细胞癌和结直肠癌的 BM 呈上升趋势。肺鳞状细胞癌、鼻咽癌、前列腺癌、尿路上皮癌和胃癌等也有发生 BM。肺癌脑转移多见于男性，女性多为乳腺癌脑转移。而前列腺癌、食管癌、口咽癌和非黑素瘤性皮肤癌很少转移到脑部。儿童最常见的脑转移瘤来源是肉瘤、神经母细胞瘤和生殖细胞肿瘤。

2. 脑转移瘤的临床分期　由于脑转移属于远处转移（M_1）的一种，而一旦出现了远处转移即为Ⅳ期晚期肿瘤。

3. 脑转移瘤的临床表现　BM 与颅内原发肿瘤的临床表现有一定的相似性，主要与肿瘤累及部位有关。

（1）颅内压增高　BM 的临床表现主要包括颅内压增高及特异的局限性症状和体征，如精神症状、癫痫发作、感觉障碍、运动障碍、失语症、视力下降、视野缺损等。

（2）小脑转移瘤临床表现　有较大差异，如眼球震颤、协调障碍、肌张力减低、行走困难及步态不稳等。

（3）软脑膜转移　既往多以剧烈头痛为主要表现，为全头胀痛或跳痛，部分患者同时伴恶心、呕吐、复视及视物模糊，少数出现失明及颅神经麻痹，眼底可出现视乳头水肿，甚至出血，也有类似脑膜炎表现，如脑膜刺激征、颈强直等，严重者可出现意识障碍，但肢体活动障碍少见。近年来，随着全身药物治疗的不断进展，出现典型脑膜刺激征的患者越来越少，临床表现多为头晕。

4. 脑转移瘤的诊断

（1）影像学检查　脑转移瘤的影像学评价与其他肿瘤有些不同，首诊病灶和脑转移病灶治疗后反应都需要评价。影像学检查在无禁忌证前提下，推荐 MRI 作为确诊或除外 BM 的首选影像检查方法。患者不宜行 MRI 检查时，CT 可以作为 BM 的补充检查手段，但增强 CT 对于检出较小转移瘤或脑膜转移具有一定局限性。PET-CT 及 PET/MRI 受脑组织普遍 ^{18} 氟 - 氟代脱氧葡萄糖（^{18}F-fluoro deoxy glucose，^{18}F-FDG）高摄取影响。目前，对新发 BM 的诊断及鉴别诊断尚待确证，不作为常规推荐，但对明确手术指征，治疗后疗效评价及确定原发灶有一定的价值。

（2）病理诊断

1）肺癌脑转移　肺腺癌是最常见的肺癌脑转移病理类型，其次为小细胞癌，鳞癌少见。原发肿瘤的分子改变可能会影响脑转移风险，有 EGFR 基因突变或 ALK 基因融合的非小细胞肺癌发生脑转移风险较高。肺癌脑转移分子检测推荐 KRAS、EGFR、ROS1、NTRK、ALK、RET、MET、BRAF、TMB 和 PD-L1 等。

2）乳腺癌脑转移　乳腺转移癌形态与原发灶相似，转移瘤与原发瘤存在异时性和异质性，推荐转移瘤检测 ER、PR、HER2 及 Ki-67，可辅助判断来源及制订治疗方案。HER2 过表达型（Her-2+ 型）和三阴型（basal like 型）乳腺癌脑转移比例高于 Luminal A/B 型。三阴性乳腺癌脑转移常发生在病程早期，HER2 阳性靶向治疗患者有 50% 于病程中发生脑转移。16%~22% 的 HER2 阴性乳腺癌患者在脑转移后出现 HER2 扩增和（或）突变。与原发癌比，转移癌 EGFR 拷贝数显著增加，约 21% 发生 PTEN 突变。转移灶与原发肿瘤分子特点发生改变，推荐对转移灶行分子检测，包括 HER2、BRCA1/2、PIK3CA、EGFR、PTEN 和 PD-L1 等。

3）结直肠癌脑转移　结直肠癌主要病理类型是腺癌。结直肠癌脑转移灶有异质性，推荐对转移灶做分子检测，包括 KRAS、NRAS、BRAF、MSI、HER2、NTRK、PI3KCA 和 TMB 等。错配修复蛋白 MLH1、MLH2、MSH6 和 PMS2 检测初筛林奇综合征患者，推荐进行上述检测。

4）肾细胞癌脑转移　肾透明细胞癌脑转移率最高。转移性肾细胞癌进入靶向治疗时代，目前与治疗相关的分子检测推荐 PD-L1。

5）黑色素瘤脑转移　黑色素瘤镜下结构多样，发生转移后可出现免疫表达缺失现象。BRAF V600E 是最常见的突变（占 40%~50%），脑转移存在更高频的 BRAF（48% vs.43%）或 NRAS（23% vs.15%）突变。另外 PI3K、磷酸化蛋白激酶 B（pAKT）和糖原合成酶激酶 3α/β 等表达增高。推荐分子检测包括 BRAF、MEK、KIT、NF1 和 PD-L1 等（表 21-1）。

表 21-1 各病理类型脑转移推荐进行的分子检测

病理类型	推荐基因类型
肺腺癌	EGFR，ROS1，NTRK，ALK，RET，MET，KRAS，BRAF，PD-L1
肺鳞癌	FGFR1，PD-L1，EGFR，ALK，TMB
乳腺癌	HER2，ER/PR，BRCA1/2（BRCAness），PIK3CA，EGFR，PTEN，PD-L1
结直肠癌	KRAS，BRAF，NRAS，PD-L1，MSI，HER2，NTRK，PI3KCA，TMB
黑色素瘤	BRAF，KIT，NF1，NRAS，PD-L1
上消化道肿瘤	HER2，MSI，PD-L1
肾细胞癌尿路上皮癌	PD-L1 PD-L1，FGFR2/3，TMB
子宫内膜癌	MSI，P53，POLE
卵巢癌	ER/PR，BRCA1/2（BRCAness），MSI
黑色素瘤	BRAF，MEK，KIT，NF1，NRAS，PD-L1

（3）脑脊液液体活检 腰椎穿刺检测脑脊液是确诊脑膜转移的金标准，对临床症状、体征和（或）影像学表现高度怀疑脑膜转移的患者推荐行脑脊液活检。脑脊液细胞学检测应包括细胞数、分化情况、蛋白和糖含量鉴定。对实体瘤转移，可考虑循环肿瘤细胞（circulating tumor cell，CTC）鉴定技术；对血液肿瘤脑膜瘤侵犯，流式细胞学检测更有意义。若脑脊液肿瘤细胞系检测结果呈阴性，白细胞数目增高、高蛋白、低糖，也应考虑脑膜转移可能。重复腰穿可能更有帮助。

（4）神经功能评估 BM 患者神经功能评估应贯穿整个诊疗过程，推荐在治疗前、中、后期分别进行相关检测。目前常用的量表有：简易精神状态评价量表（MMSE）、改良版长谷川痴呆量表（HDS-R）、韦氏成人智力量表-修改版（WAIS-R）、霍普金斯语言学习测验（HVLT-R）、蒙特利尔认知评估量表（MoCA）、神经行为认知状态检查（NCSE）等。2017 年由欧美神经肿瘤专家提出的神经评估量表（NANO）通过步态、肌力、共济失调、感觉功能、视野、面部力量、语言、意识状态、日常表现 9 个方面的问卷评估了神经肿瘤患者的神经功能，建议使用。

二、治疗目的与原则

药物选择主要取决于肿瘤组织学类型和分子学特征，与转移瘤所在部位无关。除传统化疗外，可选择烷化剂替莫唑胺和抗血管生成药物贝伐珠单抗。如果可行，应尽量行 BM 穿刺，根据 BM 而不是原发肿瘤的分子遗传学检查，选择肿瘤特异性靶向治疗和免疫治疗。血脑屏障透过率高的药物可能对脑内病灶控制更好。应根据颅内和颅外病变情况、既往治疗情况以及不良反应等，进行治疗决策。

第二节　肺癌脑转移

一、概述

在肺癌患者中，16%~20% 会出现脑转移。携带 EGFR 突变或 ALK 重排的癌症患者发生脑转移的概率更高，这些患者中高达 50%~60% 在其病程中会发生脑转移。部分数据显示，c-ROS 癌基因-1（ROS1）阳性非小细胞肺癌（non-small cell lung cancer，NSCLC）患者的脑转移发生率低于 ALK 重排患者的发生率（约为 1/3）。

1.病因与发病机制　尚不清楚其原因是这些患者生存期更长、因而有更多时间发展为脑转移，还是以前可用的靶向治疗存在选择压力和中枢神经系统渗透性差，或这些突变驱动的癌症具有易于在中枢神经系统中进展和生长的生物学特征，有待进一步研究。

2.临床表现　肺癌脑实质内转移和脑膜转移临床表现有其共性，又各有特点。

（1）脑实质转移　其临床表现主要包括共性的颅内压增高、特异性的局灶性症状和体征。颅内压增高主要表现为头痛、呕吐和视神经乳头水肿。除这 3 个主要症状外，还可出现复视、黑矇、视力减退、头晕、淡漠、意识障碍、二便失禁、脉搏徐缓和血压增高等征象。症状常常呈进行性加重，当转移瘤囊性变或瘤内卒中时可出现急性颅内压增高症状。

（2）脑膜转移　其主要临床表现有以下内容。

1）脑实质受累和脑膜刺激表现　头痛、呕吐、颈项强直、脑膜刺激征、精神状态改变、意识朦胧、认知障碍、癫痫发作和肢体活动障碍等。

2）颅神经受累表现　常见的受累脑神经有视神经、动眼神经、滑车神经、外展神经、面神经、听神经等，表现为视力下降、复视、面部麻木、味觉和听觉异常、吞咽和发音困难等。

3）颅内压增高表现（头痛、呕吐、视神经乳头水肿）和脑积水压迫脑组织引起的进行性脑功能障碍表现（智力障碍、步行障碍、尿失禁）等。

4）如同时伴有脊膜播散则还可出现脊髓和脊神经根刺激表现，这些也有助于脑膜转移的诊断，如神经根性疼痛、节段性感觉缺损、肢体麻木、感觉性共济失调、腱反射减弱或消失、括约肌功能障碍等。

3.肺癌脑转移的诊断

（1）影像学检查　增强 MRI 对微小病灶、水肿和脑膜转移较增强 CT 敏感，在肺癌脑转移的诊断、疗效评价 CT 和治疗后随访中均具有重要作用，应作为首选的影像学检查方法。有头颅 MRI 检查禁忌证的患者应行 CT 检查。PET-CT 能够评价肿瘤和正常组织的代谢差异，有助于肿瘤的定性诊断，同时可寻找原发肿瘤。由于正常脑组织对 ^{18}F-脱氧葡萄糖（简称为 FDG）呈高摄取，故 FDG PET-CT 对脑转移瘤，尤其是小的脑转移灶不敏感，应结合头颅 MRI 或增强 CT 扫描增加检出率。

（2）腰椎穿刺和脑脊液检查　腰椎穿刺可测量脑脊液压力、收集脑脊液并进行脑脊液常规、生化和细胞病理学检查，脑转移尤其是脑膜转移的患者可出现脑脊液压力增高、蛋白含量增高，如细胞学检查发现肿瘤细胞可明确诊断。

（3）血清肿瘤标志物　肺癌相关的血清肿瘤标志物包括癌胚抗原（carcinoembryonic antigen，CEA）、细胞角蛋白片段 19（cytokeratin fragment，CYFRA21-1）、鳞状上皮细胞癌抗原（squamous cell carcinoma antigen，SCC）等，SCLC 具有神经内分泌特征，可有促胃泌素释放肽前体（progastrin-releasing peptide，ProGRP）、神经元特异性烯醇化酶（neuron-specific enolase，NSE）、肌酸激酶 BB（creatine kinase BB，CK-BB）以及嗜铬蛋白 A（chromogranin A，CgA）等异常升高。上述肺癌相关的血清肿瘤标志物可作为监测疗效和病情变化的辅助指标。

（4）分子病理检测　对于腺癌或含腺癌成分的其他类型肺癌，应在进行病理诊断的同时常规进行 EGFR 基因突变、间变性淋巴瘤激酶（anaplastic lymphoma kinase，ALK）融合基因和 ROS1 基因检测。如有必要可进行转染时发生重排（rearranged during transfection，RET）融合基因、鼠类肉瘤病毒癌基因（kisten ratsarcoma riral oncogene homolog，KRAS）、鼠类肉瘤滤过性毒菌致癌同源体 B（v-raf murine sarcoma viral oncogene homolog B，BRAF）基因 V600E 突变、人类表皮生长因子受体 2（human epidermal growth factor receptor-2，HER-2）基因突变、神经营养型受体酪氨酸激酶（neurotrophic receptor kinase，NTRK）融合基因、间质上皮转化（mesenchymal to epithelial transition，MET）基因扩增及 MET 基因 14 号外显子跳跃缺失突变等分子检测。脑脊液标本经细胞病理学诊断后，如发现肿瘤细胞，可以应用脑脊液标本中肿瘤细胞和（或）无细胞脑脊液上清作为基因检测的标本。组织标本行 PD-L1 检测。

二、治疗目的与原则

肺癌脑转移患者的治疗应该在全身治疗的基础上进行针对脑转移的治疗，包括外科手术、全脑放疗、立体定向放疗、内科治疗在内的多学科综合治疗，其目的是治疗转移病灶、改善患者症状和生活质量，最大程度地延长患者的生存时间。

三、肺癌脑转移药物治疗进展

1. 非小细胞肺癌脑转移　对于无症状的 NSCLC 脑转移患者，可先行全身治疗。

（1）EGFR 基因敏感突变阳性，优先推荐第三代和第一代表皮生长因子受体（epidermal growth factor receptor-tyrosine kinase inhibitor，EGFR）酪氨酸激酶抑制剂（tyrosine kinase inhibitor，TKI）治疗，如奥希替尼、阿美替尼、吉非替尼、厄洛替尼、埃克替尼等；间变性淋巴瘤激酶融合基因（anaplastic lymphoma kinase，ALK）阳性的患者优先推荐第二代 ALK-TKI 治疗，如阿来替尼、塞瑞替尼、恩莎替尼等，第一代 ALK-TKI 作为可选方案，如克唑替尼；ROS1 融合基因阳性患者推荐 ROS1TKI 克唑替尼治疗。

（2）EGFR 基因敏感突变阴性、ALK 融合基因阴性、ROS1 融合基因阴性或上述驱动基因表达状况未知可参考相关指南。

（3）有症状脑转移而颅外病灶稳定，应积极进行局部治疗。

1）脑转移瘤数目 ≤ 3 个　可手术切除脑转移瘤；SRT；SRT 联合 WBRT。

2）脑转移瘤数目 > 3 个　可行 WBRT 或 SRT。

2. 小细胞肺癌脑转移

（1）初治无症状　可先行全身化疗后再行 WBRT。

（2）初治有症状　应积极行 WBRT，预期生存时间 > 4 个月的患者，可采用序贯 SRT 或同步加量的调强放疗对脑转移灶进行更高剂量的治疗。

（3）之前接受过全脑预防照射（prophylactic cranial irradiation，PCI）等 WBRT 的复发患者　再次进行 WBRT 时要谨慎评估，或建议对复发病灶进行 SRT 治疗。目前尚无批准的靶向药物或指导治疗的标志物，替莫唑胺在复发性 SCLC 中有一定的疗效，脑转移、O-6- 甲基鸟嘌呤 -DNA- 甲基转移酶（MGMT）基因甲基化阳性患者可能疗效更好。

四、临床药物治疗案例分析

★ 肺腺癌脑转移化疗案例分析

病历摘要

患者，男，66 岁。身高 176cm，体重 65kg，PS 评分 2 分。

主诉：患肺恶性肿瘤 6 年余，头晕干呕 1 周，幻听、意识障碍 3 天，癫痫发作 1 天。

现病史：2015 年 6 月，患者体检发现左上肺占位伴纵隔淋巴结肿大，外院穿刺后组织病理提示肺腺癌，根据基因检测结果（具体不详），开始口服吉非替尼（250mg qd po）靶向治疗。治疗期间无明显不良反应，治疗疗效佳。靶向治疗约 5 年，出现脑转移（2020 年 4 月）。再次基因检测：EGFR 21 外显子 L858R（＋）、20 外显子 T790M（＋）。遂停用吉非替尼，改为奥希替尼（80mg qd po）治疗约 6 个月（2020 年 10 月），出现药物相关性间质性肺炎，予糖皮质激素治疗并停用奥希替尼。激素治疗后间质性肺炎明显好转，考虑肺癌需继续治疗，予 11 月底开始阿美替尼（110mg qd po）治疗 8.5 个月（2021 年 8 月），患者复又出现明显间质性肺炎，遂停用阿美替尼并口服激素治疗。20 余天后，间质性肺炎好转。评估肿瘤病情和药物反应，考虑第三代 EGFR-TKI 再次治疗风险较大，予 VEGFR-TKI 类药物安罗替尼（10mg qd po）治疗。治疗 1 月余，患者出现明显头疼，测血压为 180/120mmHg，考虑安罗替尼导致的不良反应可能性大，安罗替尼减量至 8mg/d 并降压对症处理后血压控制。安罗替尼治疗约 3 个月（2022 年 1 月 10 日），患者突发头痛、头晕，测血压基本正常，未予特别处理，上述症状反复发作。18 日患者出现幻听，伴恶心、干呕；19 日出现意识障碍、认知功能障碍，至当地医院就诊。查胸部 CT 示左肺肿瘤病灶较前明显增大，左侧胸腔积液明显增多。头颅 MRI 提示侧额叶、顶叶异常信号灶。考虑患者症状可能与头颅多发转移病灶相关，予脱水降颅压、镇静、营养支持，止吐等对症治疗，无明显缓解。20日出现癫痫样发作予地西泮、丙戊酸钠对症治疗后好转，意识逐渐转清，头疼恶心有所改善。21日转至我院进一步治疗。综合评估后，考虑患者肿瘤病情进展，颅内多发转移灶并明显精神神经系统症状，需调整抗肿瘤治疗方案。

既往史：有慢性胆囊炎病史多年，无其他基础疾病，无食物药物过敏史。

个人史：生于原籍，无外地久居史，无疫水接触史，无吸烟嗜好，无饮酒嗜好，退休人员，无工业毒物、粉尘、放射性物质接触史，无冶游史。

入院诊断： 1.左肺腺癌［cT2N2M1b，Ⅳ期，EGFR 21 外显子 L858R（＋）、20 外显子 T790M 突变］。2.右锁骨上淋巴结转移。3.脑转移。4.继发性癫痫。

治疗经过及用药分析

完善各项检查：血常规、凝血常规、肝肾功能、肿瘤标志物相关检测。胸部 CT 提示肿瘤进展但无明显间质性肺炎表现；头颅 MRI 示脑内多发转移灶，较前进展；左侧胸水病理提示为转移性低分化腺癌。经评估讨论后，需重启肺癌治疗，且患者无法耐受化疗、头颅放疗，同时基因检测结果不支持免疫治疗。遂于 1 月 22 日启动伏美替尼（80mg qd po）靶向治疗。伏美替尼 80mg/d 治疗约 15 天，患者上述精神神经系统症状稍有缓解，复查血常规、肝肾功能、电解质等无明显异常。2 月 6 日评估后加用贝伐珠单抗抗血管生成治疗，同时调整伏美替尼剂量为 160mg qd po。治疗后，患者意识转清，无幻听幻视，头晕头痛、意识不清、癫痫等症状明显好转，病情相对稳定，出院继续伏美替尼（160mg/d）靶向＋贝伐珠单抗抗血管生成治疗。治疗期间所用药物见表 21-2。

表 21-2　药物治疗方案

治疗药物	用法用量	起止时间
丙戊酸钠缓释片	0.5g，po，bid	1.22~2.5
奥氮平片	5mg，po，	1.22~2.5
甘露醇注射液	100ml，ivgtt，q8h	1.22~2.5
伏美替尼片	80mg，qd，po	1.22~2.5
	160mg，qd，po	2.6 继续治疗 1 月余
贝伐珠单抗注射液	975mg+NS 100ml，ivgtt，once	2.6

辅助检查

（1）血常规　WBC 3.95×10^9/L；HGB 10^8g/L；PLT 427×10^9/L。

（2）肝肾功能　AST 42.09U/L；ALT 29.56U/L；TBIL 8.4μmol/L；DBIL 1.1μmol/L；CREA58.96μmol/L；估算肾小球滤过率 10ml/（min × 1.73m²）。

用药治疗方案分析

1.化疗方案选择　肺癌脑转移患者的治疗应该在全身治疗的基础上进行针对脑转移

的治疗，包括外科手术、全脑放疗、立体定向放疗、内科治疗在内的多学科综合治疗。其中内科治疗又包括化疗、分子靶向治疗、抗血管生成治疗以及免疫治疗，根据患者不同情况选择合适的方案。对于 EGFR 敏感突变的非小细胞肺癌脑转移患者，EGFR-TKI 治疗可获得较好的客观缓解率（objective remission rate，ORR）。其中第三代 EGFR-TKI（如奥希替尼、阿美替尼、伏美替尼等）穿透血脑屏障能力强，不管是编码 EGFR 的基因敏感突变或是出现 T790 耐药基因，均可用于脑转移患者的治疗。同时，三代 EGFR-TKI 还有在疗效上存在一定优势的扩展剂量的研究和推荐，为个体化治疗增加了选择余地。本例患者 PS 2 分，无法耐受化疗和放疗；且基因检测结果 EGFR 21 外显子 L858R（+）、PDL1（−）不支持免疫治疗；使用第一代靶向药物吉非替尼 5 年出现脑转移。综合评估，第三代 EGFR-TKI 单药或联合抗血管生成治疗可能是其较好的选择，该患者剂量是 15mg/kg，符合指南推荐，化疗方案基本合理。

2. 化疗消化道安全管理用药　患者所选方案中伏美替尼为中致吐风险药物，该患者呕吐预防方案可选择 5-HT$_3$RA + 地塞米松方案。该患者未同步止吐药物，建议可根据患者情况酌情添加该类药物。

3. 抗肿瘤药物溶媒　贝伐珠单抗须用生理盐水稀释，溶液的终浓度应该保持在 1.4~16.5mg/ml 之间，该患者贝伐珠单抗采用 0.9% 氯化钠稀释，终浓度 9.75mg/ml，符合说明书要求。

用药监护要点

1. 实验室检查　使用伏美替尼可能会出现肝酶升高，治疗过程中需对患者进行密切的血液学监测和肝功能监测。须在每次给药前及治疗期间定期监测患者 ALT、AST 和 AKP 等。

2. 心电图　使用伏美替尼过程中可能会出现 Q-T 间期延长。如果出现至少 2 次独立的心电图检测发现校正的 Q-T 间期大于 500ms，暂停使用本品最多 3 周，如果 3 周内 Q-Tc 间期小于 481ms 或恢复到基线水平采用 40mg 剂量重新开始；如果 Q-Tc 间期延长，且出现严重心律失常的症状或体征，则永久停用本品。

3. 其他　使用伏美替尼过程中可能会出现间质性肺炎或非感染性肺炎，如出现则永久停用本品。使用伏美替尼过程中可能会出现胃肠道穿孔和瘘，一旦出现，应该永久性停用本品。

4. 贝伐珠单抗不良反应　监测贝伐珠单抗的不良反应包括高血压、蛋白尿、血栓栓塞、出血、白细胞减少、发热性中性粒细胞减少等，临床使用过程中应注意观察并及时对症处理。咯血、胃肠道穿孔、充血性心力衰竭等不良反应虽然少见，但后果较严重，应注意详细询问病史，避免其发生。高血压和蛋白尿为最常见的不良反应，应密切监测，同时对患者进行床边宣教，提醒患者如出现头晕、头痛、小便浑浊且泡沫增多等异常症状，应及时告知医生或药师。治疗间期应按要求定期监测血压、血常规、尿常规及肝肾功能，及时发现可能的低压、蛋白尿、骨髓抑制等药物相关不良反应。

★ 小细胞癌脑转移化疗案例分析

病历摘要

患者，男，68 岁。身高 172cm，体重 68kg。

主诉：行走不稳、右侧肢体活动障碍。

现病史：2018 年 7 月，患者因咳嗽咳痰、胸闷，查胸部 CT：右肺上叶中心型肺癌伴局限性肺不张，右肺门肿块大小 5.3cm×3.5cm，病灶包绕右肺动静脉，与上腔静脉界限不清，右肺上叶多发结节影，较大者发于斜裂处，大小约 2.4cm×1.6cm；纵隔、右肺门淋巴结多发转移，右肺上叶多发结节，怀疑转移；右侧少量胸腔积液。头颅腹部 CT 及骨扫描未见明显异常。2018 年 8 月行颈部淋巴结切除活检病理报告示：转移癌，符合小细胞肺癌。患者于 2018 年 9 月 6 日、9 月 28 日、10 月 24 日 EP 方案化疗 3 周期（依托泊苷注射液 100mg d1~d4+ 顺铂 40mg d1~d3，每 21 天为 1 个疗程）；10 月 24 日行右肺及锁骨上淋巴结放疗（DT:50Gy/2Gy/25f），因咽痛声音嘶哑骨髓抑制两度终止放疗（共放疗 20 次）。2018 年 12 月 4 日、12 月 25 日、2019 年 1 月 16 日 EP 原方案化疗 3 个周期，2019 年 1 月 24 日依托泊苷 + 顺铂 6 个周期化疗结束。2019 年 4 月复查病情稳定，后未规律随访。2019 年 5 月，患者因行走不稳就诊。完善各项检查：血常规、凝血常规、肝肾功能、肿瘤标志物相关检测。查头颅胸上腹 CT：新增左侧枕叶囊性肿物（6.2cm×3.8cm）；脑干左侧环状强化影，右肺门软组织肿块较前略缩小（1.2cm×1.1cm）疗效评价部分进展。遂行头颅病灶放疗（DT：30Gy/3Gy/10f）；同时二线化疗伊立替康 100mg 第 1 天、第 8 天 + 安罗替尼 12mg 第 1~14 天，每 21 天为 1 个疗程，治疗 2、4、6 周期疗效评价疾病稳定。本次患者为继续治疗入院。

既往史：无其他基础疾病，无食物药物过敏史。

个人史：生于原籍，无外地久居史，无疫水接触史，无吸烟嗜好，无饮酒嗜好，退休人员，无工业毒物、粉尘、放射性物质接触史，无冶游史。

家族史：无殊。

入院诊断： 1. 小细胞肺癌。2. 转移癌。

治疗经过及用药分析

2020 年 1 月 17 日开始单药口服安罗替尼 12mg（第 1~14 天），每 21 天为 1 个疗程，定期复查评效 SD，2021 年 3 月 17 日复查肺 CT、头颅 CT 复查评效 SD。治疗期间所用药物见表 21-3。

表 21-3 药物治疗方案

治疗药物	用法用量	起止时间
安罗替尼片	12 mg，po，qd，21 天为 1 疗程	2020.1.17~2020.3.17

辅助检查

（1）血常规　WBC $3.79 \times 10^9/L$；HGB 106g/L；PLT $213 \times 10^9/L$。

（2）肝肾功能　AST 26.09U/L；ALT 30.56U/L；TBIL 8.2μmol/L；DBIL 1.13μmol/L，CREA 58.76μmol/L；估算肾小球滤过率 103ml/（$\min \times 1.73m^2$）。

用药治疗方案分析

1. 化疗方案选择　目前小细胞肺癌二线治疗方案较多，但总体治疗效果较差，尤其对于脑转移患者，因化疗药物不能透过血脑屏障，疗效差。头颅放疗存在局限性。安罗替尼是多靶点抗血管生成抗肿瘤药物。但是，目前安罗替尼在小细胞肺癌患者中应用的研究尚少。本例患者一线标准方案化疗加局部放疗后仍在 7 个月后病情进展，出现脑转移，并且该患者脑转移为囊性脑转移，对脑放疗不敏感。结合患者体能评分状况，二线 6 周期伊立替康 + 安罗替尼治疗后改用单药安罗替尼维持治疗至今，且脑部转移灶在单药安罗替尼治疗中仍在缩小，目前中位 PFS 达 21 个月，治疗不良反应可耐受，患者生活质量明显提高。在 CSCO 中枢神经系统转移性肿瘤治疗指南中指出，临床数据较少，没有特定的推荐方案，主要依据小细胞肺癌二三线系统治疗方案，该患者采用二线方案治疗 6 周期后采用单药维持，符合指南要求。

2. 化疗消化道安全管理　患者所选方案中靶向制剂为低致吐风险药物，无需常规预防低度及轻微致吐风险的口服抗肿瘤药物所致恶心呕吐。如果低度及轻微致吐风险的口服抗肿瘤药物出现爆发性恶心呕吐，应该考虑在下一个周期将止吐方案改为更高级别的预防即升级为中高度致吐风险的预防止吐方案。该患者未预防使用止吐剂，符合指南要求，用药后不良反应小，仅轻微恶心呕吐，可耐受。

用药监护要点

1. 高血压　安罗替尼最常见的不良反应，既往高血压病史患者在充分控制血压后可安全使用安罗替尼。在对出现高血压的患者进行管理时，应避免使用维拉帕米或地尔硫䓬这两种细胞色素 P4503A 酶抑制剂，可以考虑血管紧张素转化酶抑制剂或者血管紧张素 II 受体拮抗剂。

2. 相关不良事件　全身乏力、出血、贫血、消化道反应等是引起安罗替尼减量或停药的常见相关不良事件。安罗替尼禁用于中央型肺癌或其他具有大咯血风险的患者，慎用于有出血风险、有出血迹象或出血病史、存在未愈合创口、有溃疡或骨折、用药前 4 周内出现 ≥ 3 级的出血事件、6 个月内发生过动 / 静脉血栓事件或接受抗凝治疗以及凝血功能异常的患者，以减少咯血的风险概率。

★ 肺腺癌脑转移化疗案例分析

病历摘要

患者，男，68 岁，身高 165cm，体重 47.5kg，PS 1 分。

主诉：右上肺腺癌术后 3 年，末次治疗后 21 天。

现病史：患者三年前体检发现右上肺结节，2021-08-31 于外院行"胸腔镜右上肺切除 + 淋巴结清扫术 + 胸腔粘连分离术"，术后定期复查，病情稳定。2023-01-10 外院查 CEA：9ng/ml，03-14 复查 CEA：15.6ng/ml，03-16 进一步查 PET-CT：右肺癌术后，右侧锁骨区、纵隔内及腹膜后（L_1-L_2 水平）多发大小不一淋巴结，右肺多发实性不规则淋巴结（较大者位于右肺中叶，约 2.1cm×1.0cm，SUV_{max}=10.7），葡萄糖代谢异常增高程度不一，考虑肺癌淋巴结及肺内转移可能。2023-03-24，2023-04-07 行"贝伐珠单抗 + 紫杉醇胶束 + 卡铂"方案第 1 周期上下半程治疗。2023-05-05，2023-05-25 予以"贝伐珠单抗 + 紫杉醇胶束 + 卡铂"方案第 2 周期上下半程治疗。患者 2023 年 12 月无明显诱因下出现右侧肢体麻木，并伴有右侧胸痛，钝痛，不剧可忍，有畏寒无发热，有胸闷气促，休息后胸闷气促可缓解，遂未予重视。2024-05-11 于外院行 3.0t 颅脑磁共振增强："脑内多发强化结节，大者位于右侧顶叶，直径约 12mm，结合病史考虑转移瘤"，院方建议前往上级医院进一步治疗。遂来我院，现患者一般情况可，为求进一步诊治至我院门诊就诊，门诊以"肺恶性肿瘤"收治入院。患者目前精神尚可，体力正常，食欲正常，睡眠正常，体重无明显变化，大便正常，排尿正常。

既往史：无其他基础疾病，无食物药物过敏史。

个人史：生于原籍，无外地久居史，无疫水接触史，酒龄 30 年，每日饮白酒 2 两，已戒酒 3 年；吸烟 30 年，约每日 20 支，戒烟 3 年，退休人员，无工业毒物、粉尘、放射性物质接触史。

家族史：无殊。

入院诊断： 1.恶性肿瘤维持性化学治疗。2.恶性肿瘤免疫治疗。3.颈部淋巴结继发恶性肿瘤脑继发恶性肿瘤。4.肺恶性肿瘤 cTxN3M1 Ⅳ 期，HER2 突变。5.脑继发恶性肿瘤。6.骨继发恶性肿瘤。7.前列腺增生。8.多发性肝囊肿。9.慢性乙型病毒性肝炎，不伴有 δ 因子。10.化疗后骨髓抑制。

治疗经过及用药分析

PET/CT 提示肿瘤多发转移。于 2024-08-02 右侧锁骨上淋巴结超声引导下粗针穿刺术，活检标本病理示：转移性腺癌；免疫组化：A2-1:TTF-1（+）、CK7（+）、NapsinA（+）、Ki67（+30%）、HER-2（2+），支持肺腺癌转移。PD-L1 肿瘤细胞阳性比例（TPS）80%；2024-08-02 行以下化疗方案：卡铂 0.4g d1+ 注射用培美曲塞二钠 0.7g d1 联合信迪利单抗注射液 200mg d1 抗肿瘤治疗。2024-08-26 予以注射用唑来膦酸浓溶液 4mg 静脉滴注一次治疗骨病变。具体治疗方案如表 21-4。

表 21-4 药物治疗方案

治疗药物	用法用量	起止时间
信迪利单抗注射液	200mg+0.9%NaCl 100ml，once ivgtt	2024.8.2

治疗药物	用法用量	起止时间
注射用培美曲塞二钠	0.7g+0.9%NaCl 100ml，once ivgtt	2024.8.2
卡铂注射液	0.4g+5%GS 500 ml，once ivgtt	2024.8.2
地塞米松片	4mg，po，bid	2024.8.1~2024.8.3
帕洛诺司琼注射液	0.25mg，once，iv	2024.8.2
地塞米松注射液	5mg，once，iv	2024.8.2

辅助检查

（1）血常规　血常规五分类（全血）白细胞计数 10.95×10^9/L，中性粒细胞分类 86.5%，单核细胞计数 0.71×10^9/L，中性粒细胞计数 9.47×10^9/L，红细胞计数 3.63×10^{12}/L↓，血红蛋白 108g/L，血小板计数 103×10^9/L↓。

（2）肝肾功能　AST 23.09U/L；ALT 30.06U/L；TBIL 7.2μmol/L；DBIL 1.13μmol/L；CREA 58.76μmol/L；估算肾小球滤过率 106ml/（min×1.73m²）。

用药治疗方案分析

1. 化疗方案选择　目前患者经化疗方案贝伐珠单抗＋紫杉醇胶束＋卡铂治疗约 18 个月后耐药，出现广泛的脑转移和骨转移，属于一个Ⅳ期无驱动基因、非鳞癌 NSCLC 患者。信迪利单抗联合培美曲塞和铂类化疗，用于表皮生长因子受体（EGFR）基因突变阴性和间变性淋巴瘤激酶（ALK）阴性的转移性非鳞状非小细胞肺癌患者的一线治疗，方案符合《中国临床肿瘤学会（CSCO）非小细胞肺癌诊疗指南 2024》，合理。

2. 化疗消化道安全管理用药　患者所选化疗方案中：卡铂曲线下面积 < 4、培美曲塞为中致吐风险，信迪利单抗为轻微致吐化疗药，止吐方案应基于抗肿瘤药物的致吐风险等级、患者个体危险因素及既往化疗时恶心呕吐的控制情况；联合抗肿瘤方案以致吐风险最高的药物评估其致吐风险。中致吐风险药物预防期为抗肿瘤药物使用当天及结束后 2 天，共 3 天；预防药物应在首剂抗肿瘤药物开始前使用，具体时间应根据不同的剂型确定。中度致吐风险抗肿瘤药物所致恶心呕吐的预防：推荐 5-HT₃RA+ 地塞米松方案。该患者止吐方案为地塞米松＋帕洛诺司琼，且地塞米松在抗肿瘤治疗前使用，治疗方案及用法用量符合指南要求。

3. 化疗药物使用前预处理　为了减轻培美曲塞毒性，患者应每日口服叶酸制剂或含叶酸的复合维生素（350~1000μg），在首次培美曲塞给药前 7 天中，至少有 5 天每日必须口服一次叶酸而且在整个治疗过程中直至培美曲塞末次给药后 21 天应继续口服叶酸。在培美曲塞给药前一周，患者还必须接受一次维生素 B₁₂ 肌内注射，此后每 3 周注射一次；激素类药物预服可以降低皮肤反应的发生率和严重程度。

用药监护要点

1. 卡铂　骨髓抑制是本品的剂量限制性毒性。白细胞减少症、中性粒细胞减少症和血小板减少症恶发生事剂量依赖性的。体能状态较差的患者，白细胞减少和血小板减少的发生率也较高。治疗期间应当反复检测外周血细胞计数。如果出现毒性反应，应监测至其恢复；用本品治疗后，外周神经病变的发生率为4%，多数病例限于感觉异常和深腱反射减低。这些副作用在65岁以上患者和以前曾用过顺铂以及长期接受本品治疗的患者发生率和严重程度都有增加；肝功能基线正常的患者，在接受本品治疗后出现肝功能轻、中度改变，这些改变是轻度的，并且有一半的患者是可逆的。严重的肝功能受损都见于接受大剂量治疗的患者。胃肠道不良反应包括恶心呕吐和过敏反应也是本品常见的不良反应，注意监护。

2. 培美曲塞二钠　培美曲塞联合铂类最常见的不良反应为胃肠道不良反应包括恶心呕吐、便秘等，预防止吐方案可以减少此类不良反应的发生。另外比较常见的不良反应为骨髓抑制，包括嗜中性粒细胞减少、贫血、血小板减少，注意定期监测。

3. 信迪利单抗　过敏反应是最主要的类型，其主要表现包括发热、瘙痒、皮肤潮红和皮疹。大多发生在第一周期，随着治疗周期的增加，不良反应发生呈下降趋势。皮疹和肺毒性在所有周期中均有发生，心肌损伤则主要出现在前3个周期，少数病例在第7至9周期发生心肌梗死。肝脏毒性通常发生在前6个周期内。

第三节　乳腺癌脑转移

一、概述

乳腺癌是女性常见的癌症，其脑转移在晚期阶段尤为常见，发生率高达25%。早期乳腺癌患者中，脑转移的比例不到3%，而新诊断的转移性患者中有10%~16%已表现出症状性脑转移。不同乳腺癌亚型的脑转移风险差异显著：约15%的晚期荷尔蒙受体阳性乳腺癌患者、50%的人表皮生长因子受体2（human epidermal growth factor receptor 2，HER2）阳性乳腺癌患者和三分之一的三阴性乳腺癌（triple-negative breast cancer，TNBC）患者会发生脑转移。特别是TNBC的脑转移往往与颅外疾病的进展同步，而HER2阳性乳腺癌的脑转移常在无明显颅外疾病时被发现。肿瘤的生物学特征、患者的年龄和既往治疗历史等因素都影响着脑转移的风险。因此，了解不同亚型乳腺癌的脑转移机制对制定个体化治疗方案具有重要指导意义。

（一）病因与发病机制

乳腺癌脑转移的病因与发病机制涉及多种因素，包括肿瘤生物学特征、免疫微环境以及血脑屏障的通透性等。

1. 肿瘤生物学特征　乳腺癌的分子亚型与脑转移的发生密切相关。研究表明，TNBC和HER2阳性乳腺癌患者发生脑转移的风险较高。TNBC患者由于其高增殖率和侵袭性，常伴随快速的局部和远处转移。此外，HER2阳性乳腺癌通过过表达HER2信号通路，促进肿瘤细胞的增殖和转移，尤其是在缺乏有效系统治疗的情况下。

2. 免疫微环境　肿瘤微环境中的免疫细胞和细胞因子也在脑转移中发挥重要作用。乳腺癌细胞在侵袭性生长过程中可能通过诱导局部免疫抑制环境来逃避免疫监视。例如，肿瘤相关巨噬细胞和调节性 T 细胞在肿瘤微环境中的增加，能够抑制抗肿瘤免疫反应，从而促进肿瘤细胞的存活与转移。此外，研究还发现，细胞因子如白介素-6（interleukin-6，IL-6）和转化生长因子-β（transforming growth factor-β，TGF-β）在调节肿瘤微环境及促进脑转移方面发挥了重要作用。

3. 血 - 脑屏障的通透性　血 - 脑屏障（blood-brain barrier，BBB）是大脑内环境的保护屏障，但在某些肿瘤中，肿瘤细胞可能通过改变血 - 脑屏障的结构和功能实现转移。研究表明，乳腺癌细胞可分泌多种因子，导致血 - 脑屏障的通透性增加，促使肿瘤细胞穿透血 - 脑屏障进入中枢神经系统。这些因子包括基质金属蛋白酶（matrix metalloproteinases，MMPs）和血管内皮生长因子（vascular endothelial growth factor，VEGF）等，能够破坏紧密连接并促进细胞迁移。

4. 基因突变与信号通路　乳腺癌细胞的基因突变和信号通路的激活也是脑转移的重要驱动因素。研究显示，PI3K/Akt 和 Ras/MAPK 等信号通路的激活与肿瘤细胞的增殖、存活和转移能力密切相关。这些通路的异常激活可能导致肿瘤细胞获取更强的迁移能力，从而增加脑转移的风险。

（二）病理分类与分期

乳腺癌脑转移的病理分类与分期基于肿瘤的组织学特点和转移灶的分布位置，同时结合患者的临床症状和全身病灶的情况来确定治疗策略。这些分类与分期在制定治疗方案时非常重要，能够帮助评估疾病的进展和预后。

1. 病理分类

（1）脑实质转移　乳腺癌脑转移的病理学表现主要包括脑实质内的转移性肿瘤。通常表现为肿瘤细胞在大脑皮质或皮质下堆积形成肿瘤灶。根据肿瘤细胞的分化程度，可以进一步分为不同的亚型。

1）腺癌　是乳腺癌最常见的转移类型，表现为腺样结构的乳腺癌细胞群落。

2）小细胞癌　这种类型的转移比较罕见，肿瘤细胞较小，呈现不典型的形态，提示侵袭性强的病理学特点。

3）神经内分泌型　这类乳腺癌具有特殊的神经内分泌标志物，表现为高度恶性的转移肿瘤。

（2）脑膜转移　乳腺癌脑膜转移是指肿瘤细胞浸润脑膜和蛛网膜下腔。其病理表现为肿瘤细胞沿脑膜表面扩散，常累及脑脊液。脑膜转移的患者常表现出脑膜刺激症状，如头痛、呕吐、颈项强直等。乳腺癌脑膜转移的发生率较低，但其预后极差。

（3）软脑膜播散　软脑膜播散是乳腺癌脑膜转移的一种特例，病理表现为肿瘤细胞通过脑脊液传播，形成多发性微小转移灶，累及脊髓、脑神经和其他中枢神经系统部位。

2. 分期

（1）乳腺癌脑转移的分期　　主要基于肿瘤的数量、位置、全身病灶以及患者的神经功能状态。最常用的系统为 RTOG（radiation therapy oncology group）分期：RTOG 的分期系统基于患者的 Karnofsky 评分（KPS）、年龄、肿瘤病灶数量和是否有其他全身转移。RTOG 分期系统将乳腺癌脑转移患者分为三个预后亚组。

1）Ⅰ期　　KPS ≥ 70，年龄 < 65 岁，无全身活动性肿瘤。

2）Ⅱ期　　KPS ≥ 70，年龄 ≥ 65 岁，或伴有其他部位的活动性肿瘤。

3）Ⅲ期　　KPS < 70，不论年龄和全身病灶情况。

（2）脑转移分级指数　　脑转移分级指数（graded prognostic assessment，GPA）是另一种广泛使用的分期系统，基于患者的 KPS、全身转移状态和肿瘤的分子亚型进行分层。乳腺癌脑转移的 GPA 评分考虑 HER2、ER、PR 状态等分子标志物，较为个性化地预测患者的生存期。

1）0~1 分　　预后差，生存期较短。

2）2~3 分　　中等预后。

3）4 分　　预后较好，生存期可能较长。

（3）欧洲神经肿瘤协会-欧洲肿瘤学会指南　　根据欧洲神经肿瘤协会（European Association of Neuro-Oncology，EANO）和欧洲肿瘤研究与治疗协会（European Society for Medical Oncology，ESMO）指南，乳腺癌脑转移的分期强调病灶数量（单发、少量多发、多发广泛）、脑转移的症状表现以及是否伴随颅外疾病。该分期系统有助于为患者提供个性化的治疗方案。

（三）诊断与鉴别诊断

乳腺癌脑转移的诊断需依赖影像学检查（首选磁共振成像），结合基因检测、免疫组化和腰椎穿刺等手段综合评估。对脑转移灶的基因表型重新检测，特别是 HER2 和激素受体状态的变化，对于治疗决策至关重要。鉴别诊断方面需特别注意与原发性脑肿瘤、脑膜炎及放射性坏死的区分，以确保治疗方案的准确性。

1. 诊断手段

（1）影像学检查　　头颅增强磁共振成像（magnetic resonance imaging，MRI）是首选的诊断工具，尤其对于微小病灶、水肿和脑膜转移的敏感性较高。MRI 在检测肿瘤位置和扩散方面有更高的准确性，特别是在大脑、小脑等脑实质部位和脑膜转移的评估中。增强 CT 可以作为 MRI 的替代方案，但其对微小转移灶的敏感性相对较低。正电子发射计算机体层成像（positron emission tomography-computed tomography，PET-CT）虽然在肿瘤的代谢差异分析中有一定应用，但由于其对脑内小转移灶的敏感性不足，通常需与 MRI 或增强 CT 结合使用。

（2）腰椎穿刺活检　　对于有中枢神经症状但影像学检查未发现颅内病变的患者，腰椎穿刺可用于评估脑膜转移，通过检测脑脊液中的异常变化（如压力、生化及细胞学检查），是诊断脑膜转移的关键手段。

2. 分子和病理检测

（1）基因检测 乳腺癌脑转移过程中基因表型可能发生变化，HER2 和 EGFR 基因的扩增在转移灶中增加。约 20% 的 HER2 阴性乳腺癌可能在脑转移时变为 HER2 扩增，因此脑转移灶的基因检测非常重要，尤其在 HER2 状态和激素受体表达上，与原发灶进行对比有助于更精准的治疗选择。

（2）免疫组化染色 对于激素受体（ER/PR）阳性乳腺癌，需进行标准化免疫组化检测。ER、PR 阳性阈值为 ≥ 1%，而 PR 20% 是区分 Luminal A 和 Luminal B 的临界值。此外，Ki-67 增殖指数的检测对于判断肿瘤增殖活性至关重要，通常 Ki-67 高于 30% 视为高增殖，可能提示转移风险较高。

（四）临床表现

乳腺癌脑转移可分为脑实质转移和脑膜转移，两者在临床表现上存在明显差异。

1. 脑实质转移 主要临床表现与颅内压升高和神经功能障碍相关。患者常出现头痛、呕吐和视神经盘水肿等症状。随着颅内压的进一步升高，可能出现血压波动、视物障碍、意识障碍及大便失禁等症状。脑转移瘤的具体位置会影响症状的定位性表现。例如，某些患者可能出现精神症状、癫痫发作、局部肢体的感觉和（或）运动障碍、失语症和视野损害等。

2. 脑膜转移 主要表现为脑膜刺激症状，患者通常会感到头痛、呕吐、颈项强直和认知障碍。意识模糊和癫痫发作也是常见的临床表现。此外，脑膜转移患者可能伴有脑神经损伤的迹象，表现为颅内压增高的相关症状。如果出现脊膜播散，患者可能会出现脊髓和脊神经根的刺激症状，如神经根性疼痛和节段性感觉缺损等。这些症状的出现通常提示病情的进展和预后恶化，因此需要及时进行评估和干预。

二、治疗目的与原则

乳腺癌脑转移的治疗应采取多学科协作模式，目标是全面控制颅内病灶、改善相关神经系统症状、保护认知功能、提高生活质量，并尽可能延长生存时间。治疗策略包括手术、放疗、药物治疗和对症支持治疗。

在治疗原则上，首先需要对患者的全身状况进行全面评估，以确定最佳治疗方案。针对脑转移的手术和（或）放疗通常优先于全身治疗。放疗方法主要包括全脑放疗、立体定向放射外科治疗和分次立体定向放疗。对于局部症状可控的 HER2 阳性患者，在密切进行 MRI 随访的情况下，可以优先考虑使用具有中枢活性的抗 HER2 药物进行治疗。对于脑脊液中检测到癌细胞的患者，可以考虑进行鞘内注射治疗，但需注意可能出现的不良反应。

总的来说，乳腺癌脑转移的治疗应以个体化、综合性为核心，充分考虑患者的具体情况，以实现最佳的治疗效果。

三、药物治疗进展

乳腺癌脑转移的药物治疗近年取得了显著进展，尤其是在抗 HER2 药物的应用上。这些治疗主要包括小分子酪氨酸激酶抑制剂（tyrosine kinase inhibitors，TKI）、大分子单克隆抗体及抗体偶联药物（antibody-drug conjugate，ADC）。

1. 抗体偶联药物（ADC） 研究如 DESTINY-Breast 01、02 和 03 显示，抗体偶联药物德曲妥珠单抗（trastuzumab deruxtecan，T-Dxd）在治疗脑转移患者时，相较于对照组（如 T-DM1 恩美曲妥珠单抗或医生选择方案），显著提高了颅内肿瘤的客观缓解率，并延长了中枢神经系统（central nervous system，CNS）的无进展生存期（progression-free survival，PFS），同时降低了颅内疾病进展的风险。DEBBRAH 研究进一步探索了 T-Dxd 在 HER2 不同表达的晚期乳腺癌中的作用，包括稳定性、活动性和脑膜转移的患者。部分队列结果表明，T-Dxd 对 HER2 阳性乳腺癌脑转移患者均显示出良好的疗效。此外，TUXEDO-1 研究表明，在中位治疗为三线的活动性脑转移患者中，T-Dxd 的颅内缓解率达到 73.3%（11/15），中位 PFS 为 14 个月。

2. 小分子酪氨酸激酶抑制剂

（1）吡咯替尼 PERMEATE 研究结果显示，未经局部放疗的 HER2 阳性乳腺癌脑转移患者中，吡咯替尼联合卡培他滨的颅内客观缓解率（objective response rate，ORR）达 74.6%，且与颅外病灶的效果相当。在局部放疗后再次进展的患者中，吡咯替尼联合卡培他滨的 ORR 也可达到 42.1%。前瞻性研究还提示，吡咯替尼与放疗联合可降低颅内疾病进展风险，CNS 症状缓解率高达 85%。

（2）图卡替尼 HER2 CLIMB 研究则显示，卡培他滨和曲妥珠单抗基础上联合图卡替尼能改善脑转移患者的生存。

其他小分子酪氨酸激酶抑制剂如奈拉替尼也在脑转移病灶中展现了一定的疗效。这些研究结果表明，对于 HER2 阳性乳腺癌脑转移患者，积极结合局部治疗与靶向治疗是关键，以避免病情延误。

3. 对症支持治疗 可显著改善患者的生活质量，并促进放疗和药物治疗的顺利进行。对于有颅内高压的患者，常规使用甘露醇、糖皮质激素（如地塞米松）和利尿药来减轻脑水肿症状。对于放疗后顽固性脑水肿，贝伐珠单抗被推荐使用，通常剂量为 7.5mg/kg，每两周一次，使用四个周期。此外，出现癫痫发作的患者应及时给予抗癫痫药物治疗。

四、临床药物治疗案例分析

★ HER2 阳性乳腺癌多发转移三线治疗案例分析

病历摘要

患者，女，42 岁，身高 165cm，体重 62kg，体表面积 1.68m^2。

主诉：头痛、呕吐，伴随多发脑转移。

现病史：患者于 2014 年确诊左侧乳腺癌并接受根治性手术。术后病理为侵袭性非特异性乳腺癌（Ⅲ级），术后分期 $pT_1N_3M_0$，ⅢC 期。免疫组化示：侵袭性非特异性乳腺癌，左腋窝淋巴结转移（19/23），ER+，PR+，HER2+++，Ki67 35%。术后接受了 6 周期紫杉醇联合洛铂化疗及 1 月他莫昔芬内分泌治疗。2021 年 3 月出现多发骨转移及淋巴结转移，后多发脑转移。患者先后接受卡培他滨 + 吡咯替尼一线治疗及吡咯替尼 + 曲妥珠单抗 + 卡培他滨二线治疗。因病情进展，于 2021 年 12 月入住本院，拟行三线治疗。

既往史：2014 年行乳腺癌根治术，其余无殊。糖尿病 2 年，予药物控制中。

个人史：否认吸烟饮酒史，无特殊用药史和过敏史。

入院诊断：1. 乳腺癌多发转移(脑、骨、淋巴结转移)。2. 恶性肿瘤维持性治疗。3. 糖尿病。

治疗经过及用药分析

完善各项检查：血常规、凝血常规、肝肾功能、电解质及影像学等相关检测，排除化疗禁忌。患者于 2021-12-01 开始治疗，具体方案为：阿帕替尼片 425mg po qd；首次静脉注射曲妥珠单抗 8mg/kg，后续每 3 周 6mg/kg；白蛋白结合型紫杉醇 $260mg/m^2$ iv q3w；化疗前 30 分钟给予地塞米松注射液 10mg 和盐酸雷尼替丁注射液 50mg，以防止过敏反应和胃肠道不适；枸橼酸托瑞米芬片 60mg po qd，用于内分泌治疗；每 4 周给予唑来膦酸注射液 4mg 预防骨相关事件；甲泼尼龙片 40mg po qd，疗程 7 天（2021-12-01 至 2021-12-07）；此外，为改善血糖控制，长期服用利格列汀片 5mg po bid。治疗期间所用药物见表 21-5。

表 21-5 药物治疗方案

治疗药物	用法用量	起止时间
阿帕替尼片	425mg，po，qd	2021.12.01 起
曲妥珠单抗注射液	496mg，iv	2021.12.01
0.9% 氯化钠注射液	100ml	
曲妥珠单抗注射液	372mg，iv，q3w	2021.12.22 起
0.9% 氯化钠注射液	100ml	
白蛋白结合型紫杉醇	435mg，iv，q3w	2021.12.01 起
5% 葡萄糖注射液	250ml	
地塞米松注射液	10mg，iv，st	化疗前 30min
0.9% 氯化钠注射液	10ml	
盐酸雷尼替丁注射液	50mg，iv，st	化疗前 30min
0.9% 氯化钠注射液	10ml	
枸橼酸托瑞米芬片	60mg，po，qd	2021.12.01 起

续表

治疗药物	用法用量	起止时间
唑来膦酸注射液	4mg，iv，q4w	2021.12.01 起
0.9% 氯化钠注射液	100ml	
甲泼尼龙片	40mg，po，qd	2021.12.01~2021.12.07
埃格列汀片	5mg，po，bid	2021.12.01 起

辅助检查

（1）血常规（2021.11.29）　WBC 6.13×10^9/L；HGB 128g/L；PLT 245×10^9/L。

（2）凝血功能（2021.11.29）　PT 12.4s；APTT 30.5s；INR 1.02。

（3）肝功能（2021.11.29）　AST 20U/L；ALT 23U/L；TBIL 12.5μmol/L；DBIL 2.3μmol/L。

（4）肾功能（2021.11.29）　CREA 64μmol/L；BUN 4.2mmol/L；eGFR 92ml/min。

（5）电解质（2021.11.29）　Na 139mmol/L；K 4.2mmol/L；Cl 101mmol/L。

（6）血糖（2021.11.29）　FPG 5.2mmol/L。

（7）肿瘤标志物（2021.11.29）　CEA 2.1ng/ml；CA15-3 18.6U/ml；CA125 12.4U/ml。

（8）脑 MRI（2021.11.30）　脑转移病灶缩小，伴脑水肿明显减轻。

用药治疗方案分析

1. 治疗方案选择　根据 2024 版 NCCN 指南，HER2 阳性乳腺癌多发转移的三线及以上治疗可考虑：图卡替尼 + 卡培他滨、马罗替尼 + 卡培他滨、其他包含 HER2 靶向药物的联合方案。患者既往接受过吡咯替尼方案治疗，存在多发脑转移，需要较强的血 - 脑屏障穿透能力。阿帕替尼分子量小，可穿透血 - 脑屏障。此外，白蛋白结合型紫杉醇较普通紫杉醇具有更好的脑转移疗效。故本例选择阿帕替尼 + 曲妥珠单抗 + 白蛋白结合型紫杉醇的三联方案合理。

2. 阿帕替尼　阿帕替尼是一种高选择性血管内皮生长因子受体 2（VEGFR2）TKI，能够阻断 VEGFR2 的信号传导，抑制肿瘤的血管生成，进而抑制肿瘤生长和转移。阿帕替尼分子量小，能够穿过血脑屏障，因此在治疗脑转移中的潜在效果优于其他抗血管生成药物。阿帕替尼标准起始剂量 850mg qd，考虑患者既往治疗及体能状态，选择 425mg 起始，可根据不良反应及耐受性及时调整。

3. 曲妥珠单抗　曲妥珠单抗是一种抗 HER2 人源化单克隆抗体，靶向 HER2 受体，通过阻断 HER2 介导的信号通路，抑制肿瘤细胞的增殖，促进细胞凋亡。曲妥珠单抗在 HER2 阳性乳腺癌中发挥显著作用，尤其在脑转移的情况下，它能够协同其他药物起效。首次负荷剂量 8mg/kg，维持剂量 6mg/kg q3w，基本符合指南推荐。

4. 白蛋白结合型紫杉醇　白蛋白结合型紫杉醇是一种微管抑制剂，通过促进微管聚合，抑制其解聚，导致细胞周期停滞于有丝分裂期，最终引起肿瘤细胞凋亡。与普通紫杉醇相比，白蛋白结合型紫杉醇具有更好的血脑屏障穿透能力，能够提高治疗脑转移的效果。给予标准剂量 $260mg/m^2$，基本符合指南推荐。

5. 支持治疗用药　在预防方面，地塞米松用于过敏反应预防，雷尼替丁用于预防胃部不适；骨转移治疗则使用唑来膦酸以预防和治疗骨相关事件，同时补充钙剂和维生素 D。对于疼痛管理，根据疼痛评分选择适当药物，必要时考虑使用阿片类药物。脑转移管理方面，甲泼尼龙用于控制脑水肿，短期使用并逐步减量；其他对症支持用药包括埃格列汀以改善神经症状，以及必要时使用甘露醇以降低颅压。

用药监护要点

1. 高血压　阿帕替尼常见的副作用是高血压，应定期监测血压并及时控制高血压以减少心血管事件的风险。

2. 蛋白尿　阿帕替尼可能导致蛋白尿，需定期检查尿液，出现严重蛋白尿时需要调整剂量或暂停用药。

3. 出血风险　阿帕替尼有增加出血风险的可能，特别是对有脑转移的患者，应监测出血症状，如颅内出血或消化道出血。

4. 胃肠道反应　监测患者是否出现腹痛、腹泻、恶心等不良反应，必要时给予对症治疗。

5. 心脏毒性　曲妥珠单抗可能导致心脏毒性，需在治疗前和治疗期间定期监测心功能，尤其是左心室射血分数（left ventricular ejection fractions，LVEF），出现心功能下降时应及时调整治疗方案。

6. 输液反应　曲妥珠单抗可能导致输液反应，如发热、寒战、呼吸困难等，需密切观察患者输液期间的反应，严重时可能需要终止治疗。

7. 外周神经毒性　白蛋白结合型紫杉醇的神经毒性较高，需定期评估患者是否有手脚麻木、刺痛等外周神经损伤症状，必要时减量或暂停治疗。

8. 骨髓抑制　监测患者的血常规，防止严重的白细胞减少、贫血及血小板减少等问题，若发生严重骨髓抑制，需考虑推迟或减量。

9. 过敏反应　尽管白蛋白结合型紫杉醇相比普通紫杉醇过敏反应少，但仍需注意输液期间的过敏反应，如出现皮疹、呼吸困难等应立即处理。

10. 综合监护　对脑转移患者需定期进行 MRI 或 CT 检查，以评估治疗效果及病灶变化，同时密切监控头痛、呕吐等脑压升高症状的缓解情况，以确保治疗的有效性。应严密监测药物之间的相互作用，特别是在阿帕替尼与其他靶向药物联合使用时，注意防止不良反应或疗效降低。加强对患者依从性的监督，提醒其按时服药，尤其是口服药物如阿帕替尼，并及时报告任何不适症状，以便尽早处理。

★ HER2 阳性乳腺癌脑转移靶向治疗案例分析

病历摘要

患者，女，46 岁。身高 162cm，体重 58kg，体表面积 $1.61m^2$。

主诉：头痛和视力模糊 1 周。

现病史：患者 2012 年因左乳浸润性导管癌行左乳四分之一切除术及同侧腋下淋巴结清扫。病理结果显示 $pT_1cpN_3M_0$，G3 级，ER-，PR-，HER2+++，Ki67 60%。术后接受 AC-T+H 方案辅助治疗(阿霉素 + 环磷酰胺 4 周期，序贯多西他赛 + 曲妥珠单抗 4 周期，继续曲妥珠单抗至 1 年)。于 2015 年 7 月通过腹部超声检查发现肝脏多发低回声结节(最大直径 22.3mm × 20.7mm)，经 PET-CT 和增强 CT 检查确认存在多发肝转移及双侧肺和纵隔淋巴结转移。根据肿瘤分期、分子生物学特征及临床情况 (PS 0)，患者于 2015 年 8 月开始接受一线治疗，使用帕妥珠单抗、曲妥珠单抗和多西他赛联合治疗，每 3 周一次标准剂量。经过 3 个疗程后，CT 扫描显示部分应答，肝和肺部肿瘤几乎完全消失并出现囊性变。继续该方案至 6 个疗程，并在 2015 年 12 月的 PET-CT 复查中显示放射学完全应答。之后，继续相同方案至 8 个疗程，随后仅进行双重 HER2 阻断治疗再进行 4 个疗程。然而在 2016 年 4 月，患者出现头昏和头痛，脑 CT 和 MRI 显示出现脑转移和脑膜转移。本次入院，患者为行进一步治疗。

既往史：平素健康状况一般，无冠心病史，无房颤史，无外伤史，无肝炎、肺结核、疟疾等传染病史。无输血史，无接种史，无食物、药物过敏史。

个人史：生于原籍，无外地久居史，无疫水接触史，个体户，无工业毒物、粉尘、放射性物质接触史，无冶游史。否认吸烟、饮酒史。

入院诊断：1. 乳腺癌多发转移 (肝、肺、淋巴结、脑转移)。2. 脑膜转移。

治疗经过及用药分析

完善各项检查：血常规、肝肾功能、肿瘤标志物、影像学检查等，排除治疗禁忌。患者于 2016 年 5 月 1 日接受二线治疗，使用恩美曲妥珠 3.6mg/kg，每 3 周一次，并联合进行全脑放射治疗，总剂量 30Gy，分 10 次进行。经过 3 个周期的恩美曲妥珠单抗治疗后，脑 MRI 显示中央神经系统转移完全消失，神经症状完全缓解。2017 年 4 月，患者在完成 14 个周期的恩美曲妥珠单抗后，脑 MRI 和胸腹部 CT 复查显示中央神经系统完全应答，控制了外周病灶。目前患者已完成 17 个周期的恩美曲妥珠单抗治疗，中央神经系统无进展超过 13 个月，无安全性和神经系统不良反应，未需使用皮质类固醇。治疗期间所用药物见表 21-6。

表 21-6 药物治疗方案

治疗药物	用法用量	起止时间
曲妥珠单抗	464mg (8mg/kg)，ivgtt	2016.05.01 首次
0.9% 氯化钠注射液	250ml	
恩美曲妥珠单抗注射液	200mg，ivgtt，q3w	2016.05.22 起
0.9% 氯化钠注射液	250ml	

治疗药物	用法用量	起止时间
地塞米松注射液	10mg，ivgtt，st	化疗前30分钟
0.9%氯化钠注射液	50ml	
盐酸异丙嗪注射液	25mg，im，st	化疗前30分钟
0.9%氯化钠注射液	500ml，ivgtt	2016.05.01
甲泼尼龙琥珀酸钠注射液	40mg，ivgtt，bid	2016.05.01~2016.05.03
5%葡萄糖注射液	100ml	
甘露醇注射液	125ml，ivgtt，q8h	2016.05.01~2016.05.03
奥氮平片	5mg，po，qn	2016.05.01~2016.05.07

辅助检查

（1）血常规（2016.05.01） WBC 5.2×10^9/L；HGB 118g/L；PLT 245×10^9/L。

（2）肝肾功能（2016.05.01） ALT 32U/L；AST 28U/L；TBIL 15μmol/L；CREA 65μmol/L。

（3）心脏超声（2016.05.01） LVEF 62%，心功能正常。

（4）脑MRI（2016.05.01） 可见多发脑实质转移灶，最大径2.1cm，伴脑膜转移征象腹部超声：发现肝脏多发低回声结节。

（5）PET-CT（2016.04.28） 确认多发肝转移及肺、淋巴结转移。

用药治疗方案分析 ·······

1. 治疗方案选择 根据NCCN指南，HER2阳性乳腺癌脑转移的治疗应结合局部治疗和系统治疗。本例选用恩美曲妥珠单抗联合WBRT的治疗策略符合指南推荐。恩美曲妥珠单抗作为ADC，相比传统曲妥珠单抗具有更强的BBB穿透性，且携带的细胞毒性成分DM1可直接杀伤肿瘤细胞。恩美曲妥珠单抗的标准剂量为3.6mg/kg ivgtt q3w。该患者体重58kg，单次给药剂量为200mg，符合说明书推荐。放疗剂量分割方案（30Gy/10F）也符合脑转移的标准放疗方案。

基于现有的个案报道和小样本研究，恩美曲妥珠单抗联合放射治疗在HER2阳性乳腺癌脑膜转移患者中的作用尚需更多临床试验证据支持。尽管目前的结果显示了其治疗潜力，但针对这一人群的前瞻性研究仍在进行中，以期更好地了解恩美曲妥珠单抗的耐受性及长效疗效。

2. 曲妥珠单抗 传统上认为由于分子量较大，曲妥珠单抗难以穿透BBB，对脑转移疗效有限。然而，在脑转移的背景下，BBB的完整性可能会因肿瘤的生长而受损，放射治疗后可进一步增加BBB的通透性。尽管如此，曲妥珠单抗对脑转移病灶的作用仍不明确，且在本例患者中未能预防CNS转移。

3. 恩美曲妥珠单抗 该药物由曲妥珠单抗与微管抑制剂DM1组成，是目前治疗HER2阳性脑转移的新兴药物。本例患者接受恩美曲妥珠单抗联合WBRT，在3个疗程后显示中枢神经系统转移完全缓解，且未出现严重不良反应。恩美曲妥珠单抗通过DM1的细胞毒性作用，可以延缓脑转移的生长。研究表明，恩美曲妥珠单抗在BBB受损的情况下能够穿透，并在CNS内发挥抗肿瘤作用。因此，恩美曲妥珠单抗与WBRT的协同作用可能有助于控制难治性脑膜转移，并显示出较好的安全性和耐受性。

4. 支持治疗用药 地塞米松和甲泼尼龙用于控制脑水肿，剂量设置合理；甘露醇用于帮助降低颅内压，从而缓解相关症状；奥氮平用于镇静并改善患者睡眠质量。此外，预处理用药选择合理，有助于预防输液过程中可能出现的反应。在放化疗联合治疗时，WBRT与恩美曲妥珠单抗同期进行，这样的安排可能增加药物对BBB的穿透性，从而提高整体治疗效果。

用药监护要点

1. 恩美曲妥珠单抗 该药可能引起血小板减少、肝酶升高及心脏毒性，需密切监测患者的血常规和肝功能，尤其在每次给药前应检测ALT、AST及总胆红素，评估是否适合继续治疗。此外，需定期进行心功能评估，如LVEF监测，警惕心肌损伤的发生，并记录有无胸闷、气短等症状。

2. 地塞米松 可预防输液反应并辅助控制脑水肿，可能引起高血糖、感染风险增高及胃肠不适等不良反应。需监测患者的血糖水平，尤其是糖尿病患者，必要时调节抗糖尿病药物的剂量。同时，注意观察有无胃痛、反酸等胃肠症状，必要时可使用胃黏膜保护剂。

3. 盐酸异丙嗪 用于预防过敏反应。异丙嗪可能导致嗜睡、口干、便秘等抗胆碱能副作用，使用前应告知患者，尤其在首次使用时需警惕过敏史。同时提醒患者避免驾车等需要集中注意力的活动。

4. 甲泼尼龙琥珀酸钠 主要用于控制放疗相关脑水肿。长期使用可能导致免疫抑制、血糖波动及电解质异常。需控制使用时长，避免长期用药，同时密切监测患者的血糖、电解质水平，并注意感染征兆，如发热、咽痛等。

5. 甘露醇 用于降低颅内压。可能引起电解质紊乱及肾功能损害，需密切监测患者的血钠、血钾和肾功能（如肌酐和尿素氮），尤其在使用期间关注有无脱水或水电解质失衡症状，必要时进行补液调整。

6. 奥氮平 用于改善睡眠及焦虑症状。需告知患者可能出现嗜睡、口干等不良反应，监测有无镇静过度及体重增加等，尤其在长期用药时注意生活方式调整和饮食控制，以减少代谢异常的风险。

7. 总体监护建议 T-DM1联合WBRT治疗需密切监测神经系统及心功能变化，定期进行影像学评估（如脑MRI），评估脑转移的控制效果，并加强患者的教育，告知用药相关风险及管理措施，提醒患者有任何不适及时反馈给医护人员。T-DM1相关监测：需定期监测血常规、肝功能和心功能，警惕心脏毒性；同时密切观察神经系统症状的变化和输液反应，以确保治疗的安全性。

★ BRCA1突变乳腺癌脑转移靶向药物治疗分析

病历摘要

患者，女，67岁，身高166cm，体重66kg，体表面积1.74m²。

主诉： 右乳腺癌改良根治术后20个月，头晕伴左上肢麻木1周。

现病史： 患者2016年5月，患者因右乳肿块2周就诊，经乳腺影像学检查及穿刺活检确诊为浸润性导管癌，组织学分级Ⅲ级，腋窝淋巴结转移。术后病理确认pT_1N_2MⅢC期，免疫组化ER-，PR-，HER2-，Ki-67 70%。术后行8个周期的辅助化疗（盐酸表柔比星、环磷酰胺、紫杉醇）。2018年2月，放疗结束后患者头晕、呕吐症状加重，强烈要求放弃放疗，转为化疗（吉西他滨联合顺铂）。2018年5月，因头晕呕吐症状明显加重行开颅手术，术后确诊为脑转移。随即开始奥拉帕利联合卡培他滨治疗。本次入院，患者为行进一步治疗。

既往史： 平素健康状况一般，无高血压、糖尿病等慢性病史。无输血史，无接种史，无食物、药物过敏史。

个人史： 生于原籍，无外地久居史，无疫水接触史，退休人员，无工业毒物、粉尘、放射性物质接触史，无冶游史。否认吸烟、饮酒史。

月经及婚育史： 已绝经。已婚，育有2子，家庭成员健康。

入院诊断： 1.右乳腺癌，pT_1N_2MⅢC期。2.右侧颞叶脑转移，低分化癌。3.BRCA1胚系突变。

治疗经过及用药分析

完善各项检查：血常规、肝肾功能、肿瘤标志物、影像学检查等，排除治疗禁忌，随即开始奥拉帕利联合卡培他滨治疗。2019年1月复查提示脑转移灶完全缓解。治疗期间所用药物见表21-7。

表21-7 药物治疗方案

治疗药物	用法用量	起止时间
葡萄糖氯化钠注射液	500ml，ivgtt，qd	2018.5.15~2018.5.29
维生素B₆注射液	200mg，ivgtt，qd	
奥拉帕利	300mg，po，bid	2018.5.15~2018.5.29
卡培他滨	1740mg，po，bid	2018.5.15~2018.5.29
昂丹司琼	8mg，po，once	化疗期间

辅助检查

（1）血常规（2018.05.13） WBC 6.2×10^9/L；HGB 130g/L；PLT 280×10^9/L。

（2）肝肾功能（2018.05.13） ALT 26U/L；AST 24U/L；TBIL 14μmol/L；CREA 70μmol/L。

（3）基因检测（2018.05.13） BRCA1突变阳性。

（4）脑 MRI（2018.05.13）　可见多发脑实质转移灶，最大径 1.2cm。

用药治疗方案分析

1. 治疗方案选择　NCCN 和 CSCO 指南均推荐，在 BRCA1 突变的乳腺癌脑转移患者中，使用 PARP 抑制剂如奥拉帕利可显著提高患者的生存率，可显著延长无进展生存期，特别是对于无法手术切除的转移灶。本例患者接受了奥拉帕利与卡培他滨的联合治疗，根据临床反应后续可调整为单药奥拉帕利。奥拉帕利的使用提高了患者的脑转移灶的缓解率，符合最新的治疗指南。卡培他滨作为辅助化疗药物，联合使用能够有效控制全身转移。

2. 奥拉帕利　奥拉帕利作为 PARP 抑制剂，对 BRCA1 突变的乳腺癌患者具有显著疗效，能够有效抑制肿瘤细胞的修复机制，延缓肿瘤进展，尤其在脑转移的治疗中表现优异。奥拉帕利的推荐剂量为 300mg，口服每日两次。患者在治疗过程中未出现显著的不良反应，耐受性良好。

3. 卡培他滨　卡培他滨作为一种口服化疗药物，能够通过转化为 5-FU 发挥抗肿瘤作用，常用于乳腺癌及其他实体瘤的治疗。卡培他滨是乳腺癌脑转移患者常用的化疗药物，指南中推荐其作为辅助药物使用，尤其在联合靶向治疗或 PARP 抑制剂时，可以有效增强治疗效果。根据患者的体表面积，卡培他滨的剂量为 1000mg/m^2，每日两次，按 14 天周期使用，用法用量合理。

用药监护要点

1. 奥拉帕利　奥拉帕利主要通过肝脏代谢，因此在使用过程中需定期监测肝功能。常见的不良反应包括恶心、疲劳、贫血等。长期使用可能导致肝功能损伤及骨髓抑制。对于骨髓抑制，应定期监测血常规，尤其是白细胞计数和血小板。若发现显著的骨髓抑制，考虑减量或停药。对于肝毒性，应定期检查肝功能（ALT、AST、胆红素），若出现肝功能异常，考虑减量或停药。

2. 卡培他滨　卡培他滨的主要不良反应为胃肠道反应（如恶心、呕吐、腹泻）、手足综合征和骨髓抑制。使用过程中需要定期监测肝功能及血常规。针对胃肠道反应，可使用止吐药物（如 5-HT$_3$ 受体拮抗剂），并避免刺激性食物。针对手足综合征，应定期检查手足皮肤，保持皮肤滋润。出现手足综合征时，可考虑减量或停药。对于骨髓抑制，应监测血常规，若出现贫血、白细胞减少或血小板减少，应考虑调整剂量。

3. 辅助药物管理　由于化疗药物（如卡培他滨）和奥拉帕利可能引起胃肠道不适，建议在化疗期间联合使用止吐药物（如地塞米松、5-HT$_3$ 受体拮抗剂）以控制恶心、呕吐症状。维生素 B$_6$ 可用于缓解化疗相关的神经毒性，尤其是在卡培他滨治疗期间。

第四节　消化系统肿瘤脑转移

一、概述

约有 25% 的癌症患者在疾病发展过程中会出现脑转移，其中原发灶为消化系统恶性肿瘤的脑部病变占比不到 10%。有研究指出，脑转移多继发于黑色素瘤、肺癌和乳腺癌，消化系统肿瘤的脑转移并不常见。一项汇总了 74 项研究包括 2538 例消化道肿瘤脑转移患者的分析显示，其中绝大多数为结直肠癌患者，约占 79.9%。结直肠癌是第三大原发性癌症，也是全球范围内第四大癌症相关性死亡的原因。据文献报道，结直肠癌脑转移的发生率约为 0.59%。

近年来，消化道肿瘤脑转移的发生率有所增高，考虑可能是随着原发肿瘤的治疗方案不断优化，患者的生存期延长，以及影像学技术作为确诊手段不断发展和优化，使脑转移灶的发现率增高。另外，有学者指出某些治疗原发病灶的化疗药物可能破坏血脑屏障，使脑转移的发生率增高。

1. 病因与发病机制　最常见的脑转移机制是血行播散。转移瘤通常正好位于灰质和白质的交界处，此处血管直径缩小，导致肿瘤细胞团块滞留。脑转移瘤往往也更常出现于动脉循环的终端"分水岭区"。不同的原发肿瘤可能倾向于脑内的不同区域转移。胃肠道的肿瘤更常转移至颅后窝。

2. 临床表现　脑转移性肿瘤包括脑实质转移和软脑膜转移。脑实质转移常见的部位依次是大脑半球、小脑、脑干；软脑膜转移又称癌性脑膜炎，比较少见但预后更差。脑转移在结直肠癌中的发生率较低，约为 0.6%~3.2%，其中直肠癌脑转移的发生率略高于结肠癌（4.4%vs2.9%）。研究表明，结直肠癌原发疾病诊断至脑转移诊断的时间间隔为 20~40 个月。脑转移发生较晚，在确诊前常伴有其他器官（如肝脏、肺脏）的远处转移。

3. 诊断

（1）影像学诊断

1）MRI　对于脑转移诊断、疗效评价、随访均具有重要作用，专家组推荐作为首选影像学检查。MRI 相比 CT 具有更明显的软组织对比度、更清晰的解剖关系，对微小病灶、多发病灶、水肿、软脑膜转移及后颅窝转移的敏感性更强。

2）CT　初诊患者，常选用 CT 进行原发病灶检查，大多数专家推荐同时增加颅脑 CT 平扫进行脑转移的初步筛查。但 CT 检查的假阴性率较高，尤其是微小病灶显示不清。

3）PET-CT　在诊断脑转移瘤方面具有一定的优势，可以同时了解原发肿瘤、脑转移瘤及脑外转移情况，专家组认为 PET-CT 对病情判断和治疗选择具有重要意义。但正常脑组织对 18F- 脱氧葡萄糖呈高摄取状态，故 PET-CT 对脑转移瘤，尤其是微小转移灶不敏感，应当结合 MRI 或增强 CT 明确性质。

（2）专家推荐 对于影像学高度怀疑软脑转移瘤并伴有临床症状的患者，大多数专家推荐可进行腰椎穿刺检测脑脊液压力，同时收集脑脊液送脑脊液常规、生化及细胞学检查。如果脑脊液细胞学检查见癌细胞可明确诊断。目前，对于脑转移的诊断尚无特异性的肿瘤标志物，专家组推荐可将 CEA 和 CA19-9 作为疗效评估和病情进展的监测指标。

二、治疗目的与原则

消化道肿瘤脑转移的治疗与其他实体肿瘤的脑转移类似，以控制原发病灶为主，以脑转移病灶的局部治疗为辅。专家组推荐在多学科指导下进行单独或联合应用手术、放疗、化疗和分子靶向药物治疗。治疗目的是提高患者生存质量、延长生存期、尽量保留神经功能并减少治疗所带来的不良反应及并发症。

三、消化系统肿瘤脑转移药物治疗进展

目前尚无针对结直肠癌脑转移的特异性靶向治疗药物，贝伐单抗联合化疗被认为可以控制脑转移的进展，延长生存时间，可作为结直肠癌脑转移的姑息疗法，且具有一定的安全性。在接受手术及放疗治疗后的结直肠癌脑转移患者，行 XELOX/FOLFIRI 联合贝伐单抗治疗或长期口服 S-1 维持治疗，在一定程度上可以起到控制病情发展的作用。由于血管生成在肿瘤脑转移过程中，可以考虑血管内皮生长因子抑制剂，如贝伐单抗（bevacizumab）联合放疗治疗肿瘤脑转移患者。

替莫唑胺是一种口服抗肿瘤药物，能较容易地透过血脑屏障，目前替莫唑胺治疗结直肠癌脑转移缺少临床实验结果支持，但在某些情况下，也许替莫唑胺可以作为姑息治疗的一种选择。

目前指南认为免疫联合治疗在难治性晚期结直肠癌治疗方面具有优势，尤其是针对既往治疗失败的患者，免疫治疗提供了新的治疗策略和治疗方向。但是缺少脑转移的临床研究，仅能参考肝肺转移的研究结论。目前仅有 MSI-H/dMMR 结直肠癌可以受益于抗 PD-1 免疫治疗，而对于 MSS 型结直肠癌，免疫治疗效果较差。既往多项研究证明，免疫治疗联合化疗、放疗、靶向治疗及针对多个检查点的免疫联合治疗可以提高疗效、增加患者获益。

四、临床药物治疗案例分析

★结肠癌脑转移药物治疗案例分析

病历摘要

患者，男，46岁，身高 170cm，体重 70kg。

主诉：右侧面部及口周麻木 70 余天，耳聋 40 余天。

现病史：70 余天前咽痛后出现右侧面部及口周麻木，伴双手尺侧麻木。60 天前出现双耳鸣，40 余天前出现右耳聋，20 天前出现左耳聋，无鼻塞鼻衄、吞咽及发音障碍，伴头晕、走路不稳，与体位、头位无关，无视物旋转，休息后无改善；伴间断过电样头痛，部位不固定，不伴发热、恶心或呕吐等，约 2~3 次 / 天，持续数十秒。当地医院查头颅 CT（2021-02-24）未见异常，纯音电测听示"突发性耳聋"，接受活血、营养神经等药物治疗后症状无好转，3 月 11 日复查电测听：双耳 97dBnHL 均未引出反应。3 天前头痛程度加重，持续时间延长，查头 MRI+MRA+DWI 示"中脑及延髓亚急性脑梗死，脑桥及双额叶、放射冠脑梗死，脑动脉轻度硬化"，为进一步诊治来院就诊。

入院查体：生命体征平稳，心肺腹未见异常。神清语利，粗测双耳听力丧失，双侧瞳孔正圆、右侧瞳孔直径约 3.5mm、对光反射存在，左侧瞳孔直径约 3.0mm，对光反射灵敏，右眼外展稍受限、双眼其余方向活动自如，眼震（−），双侧额纹对称，双眼睑闭合有力，左侧鼻唇沟较对侧稍浅，示齿口角无明显偏斜，伸舌居中，四肢肌力、肌张力正常，双侧指鼻试验、轮替试验、跟膝胫试验灵活稳准，龙贝格（Romberg）征睁闭眼均欠稳，双侧深浅感觉一致对称，四肢腱反射 ++，双侧病理征（−），颈软，脑膜刺激征（−）。辅助检查：血、尿、便常规，血生化，凝血功能，乙肝五项 + 丙抗及甲状腺功能大致正常，心脏、腹部、颈部血管彩超无明显异常；胸部 CT 平扫示双肺上叶多发微小结节，头颅 CT 平扫基底动脉尖部增宽，左侧内听道开口处可疑软组织密度影，建议进一步检查。纯音听阈、声导抗、脑干听觉诱发电位提示双耳全聋（神经性），喉镜检查无异常。测眼压、眼底成像无异常。初步予开窍醒脑、营养神经、止晕止痛等治疗。进一步完善检查：头颅 MRI 平扫 + 增强示，双侧面神经、听神经、三叉神经、动眼神经、外展神经、视神经及视交叉异常增粗，结节样增厚伴明显均匀强化，以面神经、听神经、三叉神经最明显；脑干及胼胝体前方多发软脑膜不均匀增厚伴明显异常强化；双额叶、左顶叶白质慢性小缺血灶。检测示 C 反应蛋白、抗溶血性链球菌 O、抗双链 DNA 抗体在正常范围，抗中性粒细胞胞浆抗体、抗环瓜氨酸多肽抗体 + 抗角蛋白抗体、类风湿因子、抗狼疮抗凝物、艾滋病 + 梅毒抗体阴性，抗核抗体（ANA）阳性 1：320，ANA 谱示，抗 Ro-52 51；抗 Jo-1 抗体 21。男性肿瘤全项示，CA125 440.7U/ml。神经电图示，双面神经及右三叉神经损害，右胫神经 F 波异常，双下肢体感诱发电位异常。自发病以来一般情况可，近 1 年体重下降约 15kg，易腹泻，无腹痛及便血。

既往史：无冠心病史，无房颤史，无外伤史，无肝炎、肺结核、疟疾等传染病史。无输血史，无接种史，无药物过敏史。

个人史：生于原籍，无外地久居史，无疫水接触史，无吸烟嗜好，无饮酒嗜好，退休人员，无工业毒物、粉尘、放射性物质接触史，无冶游史。

家族史：母亲因结肠癌去世。

入院诊断： 结肠腺癌继发脑膜及脊髓内转移。

治疗经过及用药分析

完善各项检查：血常规、凝血常规、肝肾功能、无明显禁忌给予甘露醇脱水、甲氨蝶呤 10mg+ 地塞米松 5mg 鞘内注射（2 次 / 周，连用 2 周后改为 1 次 / 周，共计 8 次），患者头痛缓解，但病情持续进展，出现四肢麻木无力、尿潴留、吞咽及发声障碍，并给予止吐、抗过敏等对症支持治疗。治疗期间所用药物见表 21-8。

表 21-8　药物治疗方案

治疗药物	用法用量	起止时间
甘露醇注射液	100ml，ivgtt，q8h	3.15~3.18
甲氨蝶呤	10mg+NS 10ml，鞘内注射，2 次 / 周（连用 2 周后改 1 次 / 周）	3.15~3.28
地塞米松	5mg，鞘内注射，2 次 / 周（连用 2 周后改 1 次 / 周）	3.15~3.28
帕洛诺司琼注射液	0.25mg+NS 100ml，ivgtt d1	3.15

用药治疗方案分析

1. 化疗方案选择　糖皮质激素（如地塞米松）可用于降低颅内压和减轻瘤周水肿。该患者采用地塞米松对症治疗，符合指南推荐，该患者用药 2 周后减量，频率改为 1 周 1 次；CSCO 指南指出，在考虑全身控制的情况下，多学科指导下的化疗仍可以适当增加疗效。依据 2023 年 EANO-ESMO 指南，可用于鞘内化疗的药物有甲氨蝶呤、阿糖胞苷、阿糖胞苷脂质体、噻替派，因此该患者在使用地塞米松合用化疗药物甲氨蝶呤鞘内注射符合指南用药推荐。

2. 化疗消化道安全管理用药　患者所选方案中甲氨蝶呤鞘内注射小剂量，属于低致吐风险，该患者呕吐预防可选择方案：选择任意单一止吐药物，地塞米松或甲氧氯普胺或 $5-HT_3RA$ 或丙氯拉嗪。该患者应用帕洛诺司琼单药作为止吐方案合理。

3. 化疗药物输注前预处理药物　甲氨蝶呤注射液应该用适当的无防腐剂溶剂如 0.9% 氯化钠注射液稀释，稀释后浓度为 1mg/ml。取出的脑脊液提及应与正在给予的甲氨蝶呤的体积相当。该患者甲氨蝶呤的终浓度为 1mg/ml，符合说明书要求。

用药监护要点

1. 甲氨蝶呤　不在脑脊液内代谢，通过脉络丛缓慢吸收，释放入体循环，然后经肾脏排泄。持续暴露于全身低浓度甲氨蝶呤可导致严重的骨髓抑制。甲氨蝶呤鞘内化疗引起的常见神经系统毒性为白质脑病，此外，还可引起中风样综合征、无菌性脑膜炎、横贯性脊髓病等不良反应。甲氨蝶呤鞘内化疗所致的急性和亚急性神经毒性均无指南推荐标准疗法。

2. 监护内容　密切监测血常规，以便及时发现血液学不良反应。患者鞘内化疗后至少平卧 1 小时。检测鞘内化疗后可能导致的各类神经系统不良反应，如出现原有症状加重、头痛、语言障碍、意识障碍及双下肢运动障碍等症状。

★胃癌脑转移药物治疗案例分析

病历摘要

患者，男，36 岁，身高 170cm，体重 70kg。

主诉：患者无明显诱因出现间断性头痛伴恶心呕吐，无头晕黑朦、无视物模糊。

现病史：因上腹部不适 3 个月余，于 2015 年 11 月 16 日在我院行胃镜示：高位胃体大弯侧见一深凹陷性溃疡，底覆污苔，表面凹凸不平，病灶周围黏膜及对侧小弯处广泛水肿、粗糙、散在糜烂；同期病理示：（胃体大弯侧）低分化腺癌。胸腹部 CT 示：胃体大弯侧占位，胃体小弯及大弯侧、肝门部多发淋巴结，部分轻度肿大，考虑胃癌。2015 年 11 月 30 日于我院行"根治性全胃切除＋食管－空肠 R-Y 吻合术"，术后病理示：（全胃及部分食管切除标本）胃体后壁溃疡型低黏附性癌，肿块大小 8cm×4.5cm×1cm，癌组织穿透胃壁肌层达浆膜层。神经见癌组织侵犯；多量脉管内见癌栓。标本两端切缘及送检"吻合圈"组织 2 枚未见癌组织残留。查见胃小弯侧淋巴结 22/25 枚、大弯侧淋巴结 3/4 枚及送检"第 11 组"淋巴结 1/1 见癌组织转移。病理分期：III_c（$T_{4a}N_{3c}M_0$），免疫组化：癌细胞 HER-2（3＋），EGFR（－），C-MET（局灶＋＋＋），AFP（－），VEGFR2（－），E-cadhezin（＋），CD133（＋），PD-L1（－），CK（＋），Ki67 最密集处约（60％＋），VIM（－）。2015 年 12 月 22 日起于我科行"多西他赛＋替吉奥"双周方案化疗 6 次，过程顺利，期间复查未见疾病复发进展的证据。2016 年 3 月 29 日患者因咳嗽、咳痰半月，复查 CT 提示左肺上叶实变影，两肺小结节，纵隔及左肺门淋巴结肿大，腹膜后淋巴结肿大，请呼吸科会诊考虑肺部感染，但不能完全排除转移。先予盐酸莫西沙星抗感染、惠菲宁止咳对症治疗，2016 年 4 月 20 日复查胸部 CT 示肺部病灶无明显改变，且纵隔淋巴结较前有所增大，遂行 EBUS（经超声支气管镜）活检，病理示：（纵隔 4R 淋巴结）考虑低分化腺癌，免疫组化：CK（＋），CK20（灶＋），Villin（＋），TTF1（＋），CDX2（－），结合免疫组化染色结果及临床病史确诊为胃癌肺、纵隔淋巴结转移。2016 年 4 月 30 日起行"伊立替康＋奥沙利铂＋曲妥珠单抗"3 周方案治疗 6 周期，其中 2 周期后疗效评价即为 CR，治疗 6 周期后疗效评价仍为 CR，后续行曲妥珠单抗单药维持治疗。

既往史：无冠心病史，无房颤史，无外伤史，无肝炎、肺结核、疟疾等传染病史。无输血史，无接种史，无药物过敏史。

个人史：生于原籍，无外地久居史，无疫水接触史，无吸烟嗜好，无饮酒嗜好，退休人员，无工业毒物、粉尘、放射性物质接触史，无冶游史。

家族史：无殊。

入院诊断：胃癌肺、纵隔淋巴结转移。

治疗经过及用药分析

我院行头颅 CT 示：左侧小脑半球稍高密度灶伴周围双侧小脑半球水肿，后行头颅

MRI 增强扫描示：双侧小脑半球占位，结合病史考虑转移。遂收住入院，入院后积极给予脱水、利尿、降颅压等对症治疗，并行颅脑转移病灶三维适行调强放射治疗，放疗计划：50Gy/25f。放疗期间患者头痛症状无明显缓解，并出现两次癫痫小发作，后患者及家属放弃继续治疗，于出院后 2 天死亡。治疗期间所用药物见表 21-9。

表 21-9 药物治疗方案

治疗药物	用法用量	起止时间
甘露醇注射液	100ml，ivgtt，q8h	11.2~11.23
地塞米松	5mg，鞘内注射，2 次/周（连用 2 周后改 1 次/周）对症治疗	11.2~11.23
帕洛诺司琼注射液	0.25mg+NaCl 100ml，ivgtt d1	11.2

用药治疗方案分析

1. 脑转移方案选择 胃癌脑转移根治药物选择有限。该患者存在脑转移症状首先行对症治疗，该患者采用地塞米松、甘露醇对症治疗，符合指南推荐。用药 2 周后减量，频率改为 1 周 1 次，用法用量合理。

2. 化疗消化道安全管理用药 患者所选方案中甲氨蝶呤鞘内注射小剂量，属于低致吐风险，该患者呕吐预防方案可选择方案：选择任意单一止吐药物，地塞米松或甲氧氯普胺或 5-HT$_3$RA 或丙氯拉嗪（2A 类证据，Ⅱ级推荐）。该患者应用帕洛诺司琼单药作为止吐方案，符合指南要求。

用药监护要点

1. 地塞米松 短期使用注意监测血糖，如有其他如精神亢奋、颜面发红等情况，酌情对症处理，一般在症状控制之后减量。

2. 甘露醇 使用后几小时，可能出现反弹性的颅内压增高，其中血脑屏障损伤患者的发生风险增高，注意监护。

★ 结肠癌脑转移药物治疗案例分析

病历摘要

患者，男，70 岁。身高 165cm，体重 67kg，体质指数 24.6kg/m^2，一般体力状况 ECOG 评分 1 分。

主诉：患者常规复查影像学异常。

现病史：患者无明显诱因下出现右上腹疼痛，间断性发作，休息后缓解，在外院行全腹增强 CT 发现升结肠占位病变，本院进一步肠镜检查发现升结肠近肝曲见菜花环状肿块，占肠腔一周，活体组织病理学检查提示中分化腺癌。入院后肺部平扫 CT 检查发现两肺小结节，右侧胸膜增厚，主动脉和冠状动脉钙化灶。肿瘤标志物 CEA 为 26.4ng/ml，血常规、肝功能等检查未见明显异常。综合患者临床表现及各项检查结果，临床诊断为ⅡA期升结肠癌（$cT_3N_0M_0$）。排除手术禁忌后于2021年4月20日行经腹腔镜右半结肠癌根治术和肠粘连松解术。术后病理学检查结果提示隆起型中-低分化腺癌，肿瘤大小约14cm×8cm×4cm，浸润深度达浆膜下层，有脉管瘤栓及神经侵犯，肠周淋巴结总共27枚，其中1枚见癌转移，免疫组织化学检查结果为MSH2阳性、MSH6阳性、MLH1阴性、PMS2阴性。肿瘤术后分期为ⅢB期（$pT_3N_1M_0$）。患者接受了四个周期的XELOX方案辅助化疗（每三周一次）：第1天，静脉注射奥沙利铂130mg/m^2，第1~14天，每日两次口服卡培他滨1g/m^2。化疗过程顺利进行，无不可耐受的治疗相关不良反应。2022年4月患者出现记忆减退，主要为近事记忆下降，计算力下降，无头晕头痛，无视物模糊，无恶心呕吐等不适。头颅MRI显示左侧颞叶有一个直径为2.8cm×2.5cm的孤立性圆形病变，并在其周围形成T1和T2信号脑水肿带。肿瘤标志物检测CEA为8.2ng/ml，其余检查无殊，未见其他部位复发征象。排除禁忌后于2022年7月11日行幕上深部胼胝体肿瘤切除术，术中见左侧颞叶灰红色肿瘤，血供丰富，边界尚清，术中病灶活体组织病理学检查提示肠癌转移灶，显微镜下全切肿瘤。术后病理学检查结果为左侧颞叶肠型腺癌伴坏死，免疫组织化学检查结果为MSH2阳性，MSH6阴性，MLH1阴性，PMS2阴性。结合病史、形态学及免疫组织化学检查，符合肠癌转移特点。术后复查无肿瘤残余，2022年8月，该患者再次接受了四个周期的奥沙利铂联合卡培他滨（XELOX）方案辅助化疗，治疗结束后密切随访。2022年11月20日患者常规复查头颅MRI显示：左颞叶肿瘤切除术后改变，术区明显强化，邻近左侧额颞部脑膜及颅骨明显强化。幕上脑室扩大，轻度脑积水，考虑肿瘤复发。目前为进一步诊治来院就诊。

入院检查及手术治疗：全身PET-CT检查证实肿瘤复发，同时肿瘤标志物CEA升高至19ng/ml。患者接受了全套基因检测，结果显示BRAF、KRAS和NRAS基因型为野生型，MSI-H并伴有TMB-H，肿瘤突变负荷为77.7muts/Mb。

既往史：患者既往有高血压病史20年，平素口服缬沙坦氢氯噻嗪片每日1片，血压控制尚可。无冠心病史，无房颤史，无外伤史，无肝炎、肺结核、疟疾等传染病史。无输血史，无接种史，无药物过敏史。

个人史：生于原籍，无外地久居史，无疫水接触史，无吸烟嗜好，无饮酒嗜好，退休人员，无工业毒物、粉尘、放射性物质接触史，无冶游史。

家族史：无殊。

入院诊断： 升结肠癌脑转移复发。

治疗经过及用药分析

完善各项检查：血常规、凝血常规、肝肾功能、无明显禁忌给予每3周静脉注射PD-1单克隆抗体（帕博利珠单抗）200mg治疗期间所用药物见表21-10。

表 21-10　药物治疗方案

治疗药物	用法用量	起止时间
帕博利珠单抗注射液	200mg+0.9%NaCl 100ml，ivgtt d1	11.25
帕洛诺司琼注射液	0.25mg+0.9%NaCl 100ml，ivgtt d1	11.25

用药治疗方案分析

1. 抗肿瘤方案选择　该患者系一例罕见的 dMMR/MSI-H/TMB-H 型肠癌合并脑实质病变的病例。dMMR 是指参与 DNA 核苷酸配对错误纠正的四种酶（MLH1、PMS2、MSH2 或 MSH6）中至少有一种缺失，导致癌细胞基因组中积累了成百上千个单核苷酸变异以及小的 DNA 片段的插入或缺失。这种高度突变的基因组可能导致突变相关新抗原的形成，而这些新抗原可以被免疫系统识别为外来抗原。该患者原发病灶及颅内转移病灶免疫组化检测均提示为错配修复缺陷，且原发结肠肿瘤病灶高通量测序结果提示其为 TMB-H（肿瘤突变负荷为 77.7muts/Mb）。免疫治疗目前在脑转移病患中缺少临床数据，但帕博利珠单抗有 TMB-H 的泛实体瘤适应证，用药选择合理。

2. 化疗消化道安全管理用药　患者所选方案中帕博利珠单抗注射液属于低致吐风险，该患者呕吐预防方案可选择方案：选择任意单一止吐药物，地塞米松或甲氧氯普胺或 5-HT$_3$RA 或丙氯拉嗪（2A 类证据，Ⅱ级推荐）。该患者应用帕洛诺司琼单药作为止吐方案，符合指南要求。

3. 药物输注要点　帕博利珠单抗的输注时间至少 30 分钟以上。

用药监护要点

1. 皮肤毒性　为最常见的不良反应，在接受纳武利尤单抗和帕博利珠单抗患者中发生率为 34%~40%，中位发生时间在用药后 4~7 周，其临床表现主要有皮疹、过敏性紫癜、反应性毛细血管增生症等，对于重症的皮肤反应采取停药、激素、对症支持治疗治疗。

2. 心血管毒性　较少见，约占所有 irAEs 的 6.3%，中位时间在首次用药后 3 个月内，但也有迟发起病现象，主要表现为心包炎、心律失常、心肌炎和急性冠状动脉综合征等。严重程度为 3~4 级时，可通过停药激素治疗后好转。免疫性心肌炎虽较为罕见，但死亡率高达 39.7%~50%，临床症状表现形式多样、发作不规律可能被医生忽视，所以在临床治疗过程中应密切监测，早发现早干预。

3. 内分泌系统毒性　ICIs 相关内分泌毒性包括甲状腺功能障碍、垂体炎、原发性肾上腺功能减退和Ⅰ型糖尿病等。其中甲状腺功能障碍发生率较高，单用 PD-1 抑制剂治疗时，其发生率为 5%~10%，通常发生在给药后几周内。垂体炎、自身免疫性糖尿病和原发性肾上腺功能不全属于 ICIs 治疗导致的罕见内分泌毒性反应，如果不及时发现和治疗可能危及生命。由于目前没有系统的垂体功能评估会导致漏诊，因此在临床使用过程中应严密监测，对伴临床症状的患者可予以激素替代治疗。

第五节 黑色素瘤脑转移

一、概述

脑转移是黑素瘤患者常见的并发症，黑色素瘤脑转移的发生率为 8%~46%。黑素瘤约占所有脑转移患者的 10%。据估计，约 1/3 新诊断为转移性黑素瘤的患者也存在脑转移，尸检中约有 2/3 的黑色素瘤患者有脑转移。原发于头颈部或黏膜的黑色素瘤、原发病灶较厚且伴有溃疡、核分裂活跃是脑转移的高危因素，转移部位最多见于大脑（80%），其次是小脑和脑膜（15%），脑干（5%）最少见。

1. 病因与发病机制 最常见的脑转移机制是血行播散。转移瘤通常正好位于灰质和白质的交界处，此处血管直径缩小，导致肿瘤细胞团块滞留。脑转移瘤往往也更常出现于动脉循环的终端"分水岭区"。不同的原发肿瘤可能倾向于脑内的不同区域转移。

2. 临床表现 80% 的黑素瘤脑转移为幕上转移，15% 为幕下或柔脑膜转移，5% 为脑干转移。海马区转移十分罕见（< 0.1%）。常见症状包括头痛、神经功能障碍和（或）癫痫发作。另外，脑转移瘤有很高的自发出血倾向。转移灶更大且有症状的患者体能状态恶化和预后较差的风险更高。

3. 诊断 黑色素瘤的病理诊断遵循《WHO 皮肤肿瘤分类（第 4 版）》和《黑色素瘤病理诊断临床实践指南（2021 版）》规范和标准。脑转移性黑色素瘤的诊断较为困难，特别是无色性黑色素瘤脑转移除了与低分化癌、肉瘤和淋巴瘤等多种肿瘤进行鉴别外，对于首发脑转移的黑色素瘤患者尚需与脑或硬膜原发性黑色素细胞病变（黑色素细胞瘤、黑色素性神经鞘瘤等）相鉴别。常用的黑色素细胞特征性标志物包括 S100、SOX10、Melan-A、HMB45、PNL2、酪氨酸激酶、MITF 等。其中 SOX10 和 S-100 蛋白灵敏度最高，是黑色素瘤的筛选指标，但其特异度相对较差，一般不能单独用作黑色素瘤的确定指标。MelanA、HMB45、PNL2 及酪氨酸激酶等特异度较高，进行鉴别诊断时建议同时选用上述多个标记物，以提高黑色素瘤诊断的准确性。

黑色素细胞增生性病变的良、恶性可通过免疫组化检测和分子检测进一步明确。一般而言，黑色素瘤 Ki-67 指数和 cyclin D1 表达率都较高，HMB45 弥漫阳性，p16 表达缺失。荧光原位杂交法（FISH）检测 CCND1、RREB1、MYB、MYC 和 CDKN2A 作为皮肤黑色素细胞肿瘤良恶性鉴别的一种辅助手段，具有较好的灵敏度和特异度，推荐在良恶性鉴别诊断困难的病例中选择性使用。其中 RREB1 和 CCND1 基因拷贝数增加是较为敏感指标。但鉴于黑色素瘤细胞形态的多样性和组织结构的复杂性，免疫组织和 FISH 检测结果必须紧密结合临床信息和组织学特点加以正确判读。

肿瘤浸润淋巴细胞（tumor infiltrating lymphocytes，TILs）是指在肿瘤细胞之间浸润、破坏肿瘤细胞巢的淋巴细胞，不包括围绕肿瘤周边的淋巴细胞。TILS 只计算淋巴细胞，其余炎性细胞一律不计算在内：淋巴细胞必须分布于肿瘤内部和（或）直接与肿瘤细胞接触，如果仅是位于肿瘤外围的周边或者位于肿瘤内的间质中，都不能计算在内。

二、治疗目的与原则

手术切除仍是脑转移的重要治疗方法，手术适应证：单发的、大体积肿瘤占位引起颅内压明显增高以及梗阻性脑积水、难控性癫痫者均应采取手术切除。对于黑色素瘤脑转移放疗建议首选立体定向放疗，对于无法执行立体定向放疗的有症状脑转移、临床或者病理发现脑膜转移患者推荐全脑放疗，对于体力评分差、过多脑转移灶的患者全脑放疗不一定可以获益。

三、黑色素瘤脑转移药物治疗进展

对于可行局部手术或放疗的患者，可首先进行局部治疗后，尽快给予药物抗肿瘤治疗。对晚期不可切除的脑转移黑色素瘤，需考虑以药物治疗为主的系统性治疗，并以多学科整合诊疗协作为基础，以改善生活质量，延长生存时间。黑色素瘤脑转移的药物治疗主要包括化疗、靶向和免疫治疗三大部分。

（一）化疗药物

1. 达卡巴嗪 自 1972 年以来，达卡巴嗪一直是经美国 FDA 批准用于进展期黑色素瘤（MM）治疗唯一的化疗药物。

2. 替莫唑胺 替莫唑胺是一种达卡巴嗪类似物的小分子口服制剂，在体内亦转换为 MTIC，与达卡巴嗪不同的是，替莫唑胺不需经肝脏代谢。替莫唑胺可穿透血脑屏障，在脑脊液中的浓度是血浆中浓度的 28%~30%。最常见的不良反应为恶心（52%）、呕吐（34%）、疼痛（34%）、便秘（30%）、头痛（22%）及乏力（20%）。大多数不良反应为轻到中度，可控。由于 TMZ 能透过血脑屏障，有多项临床试验评价了 TMZ 治疗脑转移的作用。

3. 铂类 铂类药物对 MM 也具有一定疗效。顺铂单药有效率为 10%~20%，但有效持续时间短，约 3 个月。通常认为剂量低于 80mg/m² 会降低有效率，但剂量 ≥ 150mg/m² 并不能提高有效率。常见毒性包括肾脏毒性，耳毒性，神经毒性，呕吐以及骨髓毒性。卡铂的主要毒性为骨髓抑制，剂量限制性毒性为血小板下降。

4. 紫杉类 紫杉醇是抗微管药物，通过促进微管蛋白聚合抑制解聚，保持微管蛋白稳定，抑制细胞有丝分裂。多个 Ⅰ/Ⅱ 期临床研究探索了紫杉类在治疗晚期 MM 中的作用。紫杉醇单药有效率在 12%~30%。常用剂量包括：175mg/m²，每 3 周重复；90mg/m²，每周给药。常见毒性包括中性粒细胞下降、神经毒性、乏力等。对于初治的转移性 MM 患者，白蛋白紫杉醇明显提高了中位 PFS，但 OS 无显著差异。在白蛋白紫杉醇组中发生率 ≥ 10% 的严重毒性（≥ 3 级）包括神经毒性（25%）和中性粒细胞下降（20%）。白蛋白紫杉醇组神经病变改善的中位时间是 28 天。

5. 亚硝基脲类 具有 β- 氯乙基亚硝基脲的结构，具有广谱的抗瘤活性。该类药物具有较强的亲脂性，易通过血脑屏障进入脑脊液中，因此广泛用于脑瘤和其他中枢神经系统肿瘤的治疗，主要的不良反应为迟发性和累积性的骨髓抑制。其中应用最多的是福莫司汀，它在欧洲被批准用于转移性 MM 的治疗，多个临床研究显示其有效率约为22%。此外，脂溶性福莫司汀还被证实对 25% 的脑转移灶有效。福莫司汀组的中位脑转移控制时间为 22.7 个月，而达卡巴嗪组仅为 7.2 个月。毒性主要包括延迟的骨髓抑制以及胃肠道毒性。

鉴于晚期 MM 化疗有效率较低，生存期改善有限，鼓励患者参加临床研究，一般状况较差的患者可考虑采用最佳支持治疗。

（二）靶向治疗药物

1. BRAF 和 MEK 抑制剂　BRAF 是位于细胞内 MAPK 信号通路的激酶。MEK 是位于 BRAF 信号通路下游的分子。MEK 抑制剂可增加 BRAF 抑制剂的疗效。BRAF 突变转移性 MM 患者一线治疗的选择包括针对 BRAF 的靶向治疗，主要包括 BRAF+MEK 抑制剂联合治疗（达拉非尼 + 曲美替尼或维莫非尼 +cobimetinib 或 encorafenib+binimetinib）。目前国内已上市的药物包括维莫非尼、达拉非尼和曲美替尼，并已纳入医保目录。

（1）BRAF 抑制剂单药治疗　维莫非尼（vemurafenib）和达拉非尼（dabrafenib）是特定的 BRAF V600 突变抑制剂。对初治Ⅲ期不可切除或Ⅳ期 MM 患者，Ⅲ期临床研究（BRIM-3，BREAK-3）结果显示与化疗相比这两个药都可改善缓解率、PFS 和 OS。维莫非尼和达拉非尼单药治疗无症状脑转移患者的非对照研究结果显示，维莫非尼（24%）和达拉非尼（31%~38%）治疗的缓解率低于无脑转移患者，但对这类治疗困难的人群，这个疗效也是值得关注的。

（2）BRAF 抑制剂联合 MEK 抑制剂　尽管最初的缓解率很高，一半接受了 BRAF 靶向单药治疗的患者由于出现耐药在 6 个月内复发。目前正在探索靶向 MAPK 通路以克服 BRAF 抑制剂治疗的耐药性。曲美替尼和考比替尼是口服小分子 MEK1 和 MEK2 抑制剂。虽然 MEK 抑制剂单药治疗晚期转移性 MM 疗效有限，Ⅲ期试验已经证实在不可切除或转移性疾病中，联合 BRAF 和 MEK 抑制剂的疗效优于 BRAF 抑制剂单药治疗。不论与维莫非尼或达拉非尼单药相比，达拉非尼和曲美替尼联合治疗改善了缓解率、缓解持续时间、PFS 和 OS。

2. C-KIT 抑制剂　C-KIT 是一种酪氨酸激酶，C-KIT 突变导致在没有配体的前提下，受体激活，并持续激活下游的 MAPK 和 PI3K 通路。目前针对 KIT 突变的小分子靶向药物主要包括伊马替尼，尼洛替尼，达沙替尼。

（1）伊马替尼　我国的一项国内多中心Ⅱ期临床研究探索了伊马替尼在 KIT 变异晚期 MM 患者中的疗效，这一研究亦是迄今为止规模最大的一项临床研究。该研究共纳入 43 例 KIT 基因突变或扩增的晚期 MM 患者，均接受伊马替尼 400mg qd 治疗，结果显示，中位 PFS 为 3.5 个月，6 个月 PFS 率为 36.6%。另一项Ⅱ期研究来自美国，采用伊马替尼 400mg bid，共 28 名 KIT 突变的患者入组，ORR 为 16%，中位 TTP 12 周，中位 OS 46.3 周。基于上述研究结果，目前针对 KIT 突变的 ORR 患者，可选用伊马替尼治疗，部分患者可获明显缓解，且这一药物不良反应较轻，主要以水肿、皮疹、恶心相对常见，患者耐受性好。

（2）达沙替尼 Woodman 最初在两例 KIT L576P 突变的 MM 患者中观察到达沙替尼的疗效，其中一名患者既往还接受过伊马替尼治疗。达沙替尼的一项 II 期临床研究入组 39 例患者，但未能达到 6 个月 PPFS 率 30% 的目标。另一项 II 期临床研究（NCT00700882；ECOG2607）分为两个阶段，第一阶段的 57 名患者中，有效率仅为 5.9%。第二阶段则因入组太慢终止了，但可评价的 22 例患者中，4 名获得 PR（18.2%）。中位 PFS 2.1 个月，中位 OS 7.5 个月。

（3）尼洛替尼 美国一项 II 期临床研究纳入 KIT 突变患者接受尼洛替尼 400mg bid 的治疗，19 例患者分为两组，一组是既往接受过 KIT 抑制剂的患者，另一组是脑转移患者。结果显示既往 KIT 抑制剂治疗失败的患者中，有效率为 18.2%。而脑转移的患者未见客观疗效。

（三）肿瘤免疫治疗药物

1. 一线治疗 基于国际上已有的 III 期临床研究结果，帕博利珠单抗、纳武利尤单抗或 PD-1 单抗联合伊匹单抗可被考虑用作晚期皮肤 MM 的一线治疗，并且适用于 BRAF 突变型和 BRAF 野生型患者。因纳武利尤单抗在国内未开展 MM 相关的临床研究，未获批 MM 适应证，因此不作为首选推荐。此外，PD-1 单抗与伊匹单抗的联合方案虽然能在一定程度上改善 PFS，但会使严重免疫相关不良反应发生率明显升高。治疗方案的选择需结合药物的可及性和效价比，以及患者的一般情况、既往病史、合并用药、合并症、对不良反应相关监测和治疗的依从性等方面加以整合考虑。不推荐伊匹木单抗单药用于一线治疗。PD-L1 可能对于 PD-1 单抗的疗效具有预测价值，但目前尚不能用于指导临床用药。对于携带有 BRAF V600 突变的患者，由于缺乏 III 期临床研究的相关证据，一二线治疗究竟选择免疫检查点抑制剂序贯 BRAF 靶向治疗还是 BRAF 靶向治疗序贯免疫检查点抑制剂目前尚不清楚。

2. 二线及后续治疗 目前对于一线未使用免疫治疗者，二线治疗推荐帕博利珠单抗或特瑞普利单抗，适用于 BRAF 突变型和 BRAF 野生型患者。其他二线治疗选择包括纳武利尤单抗、纳武利尤单抗 + 伊匹木单抗联合治疗、伊匹木单抗单药或伊匹木单抗联合溶瘤病毒局部注射。对于二线之后的后续治疗，目前不推荐使用与既往治疗相同的药物，但可考虑选用与既往治疗同一类的其他药物。

四、临床药物治疗案例分析

★原发性肺恶性黑色素瘤脑转移治疗案例分析

病历摘要

患者，男性，59 岁，身高 165cm，体重 65kg。

主诉：体检发现左下肺占位 1 周。

现病史：因"体检发现左下肺占位 1 周"就诊于我院。胸部增强 CT 提示左肺下叶占位，左侧胸膜、右肺、右侧腋窝淋巴结转移可能。肿瘤标志物提示神经元特异性烯醇化酶（neuron-specific enolase，NSE）21.69ng/ml。头颅 MRI 提示双侧大脑半球多发占转移瘤伴出血可能。病程中，患者有头痛，偶有短暂意识丧失，余无特殊。查体：全身体表黏膜及皮肤无黑痣或破损结节。右腋窝可及一个 30mm×20mm 圆形包块，无痛，质韧，活动度差。左下肺听诊呼吸音减低，余无异常。

既往史：平素健康状况良好，无高血压、糖尿病、冠心病、房颤病史，无外伤、手术史，无肝炎、肺结核、疟疾、菌痢等传染病史。无输血史，预防接种史随当地，无药物过敏史及药物成瘾史。

个人史：生于原籍，无外地久居史，无疫水接触史，无工业毒物、粉尘、放射性物质接触史，无冶游史。

婚育史：已婚，育有 1 子，家人均体健。

入院诊断：1. 原发性肺恶性黑色素瘤（PMML）。2. 脑转移。3. 左侧胸膜转移。4. 右肺转移。5. 右侧腋窝淋巴结转移。

治疗经过及用药分析

完善各项检查：血常规、凝血常规、肝肾功能、肿瘤标志物相关检测，排除化疗禁忌，排除禁忌后行帕博利珠单抗 200mg d1+ 伊匹木单抗 50mg d1 免疫治疗，头颅放疗控制颅内转移灶。治疗过程顺利，头痛、癫痫症状明显改善，治疗结束后半个月因严重免疫相关不良反应死亡。治疗期间所用药物见表 21-11。

表 21-11　药物治疗方案

治疗药物	用法用量	起止日期
帕博利珠单抗	200mg+NS 100ml，ivgtt d1	2.1
伊匹木单抗	50mg+NS 50ml，ivgtt d1	2.1
帕洛诺司琼注射液	0.25mg+NS 100ml，ivgtt d1	2.1

用药治疗方案分析

1. 抗肿瘤方案选择　针对晚期无 BRAF 基因突变的 PMML，临床上一线治疗常使用免疫检查点抑制剂。多项研究证明，PD-1 抑制剂和伊匹木单抗联用有协同抑制肿瘤生长的作用，还能增加肿瘤特异性免疫反应。然而，不良反应发生率也显著升高，原因主要与其作用机制相关。有研究指出，小剂量伊匹木单抗（50mg）联合常规剂量帕博利珠单抗（200mg）在疗效相当的情况下，可降低不良反应发生率。故本例患者使用常规剂量帕博利珠单抗联合小剂量伊匹木单抗方案治疗。同时，为突破血脑屏障，控制颅内病灶，本例患者行头颅放疗。放疗主要作用于肿瘤细胞 DNA，也可以增强抗原呈递和释放促炎信号来启动抗肿瘤免疫的能力，并且可以促进 T 细胞的激活。既往研究发现，伴脑转移的恶性黑色瘤中，放疗联合免疫治疗的 1 年局部控制率达 94.8%，1 年生存率达 90%，中位总生存期可延长至 7~10 个月，且不增加不良反应。

2. 化疗药物输注前预处理　帕博利珠单抗须通过静脉输注给药，每次持续至少 30 分钟；伊匹木单抗注射液要求终浓度为 1~4mg/ml，该患者终浓度为 1mg/ml，符合要求。

3. 化疗消化道安全管理　依据 NCCN 指南，该化疗方案为低致吐风险化疗方案。建议使用低度致吐风险抗肿瘤药物所致恶心呕吐的预防方案：选择任意单一止吐药物，地塞米松或甲氧氯普胺或 5-HT$_3$RA 或丙氯拉嗪，该患者应用帕洛诺司琼单药作为止吐方案，符合指南要求。

用药监护要点

双免疫治疗后免疫相关不良反应的发生风险高于单种免疫治疗，应注意监测。

1. 免疫性肺炎　常见轻度有咳嗽、气短、呼吸困难等，没有发生感染的情况可给予口服糖皮质激素治疗。中重度主要表现为非特异性的间质性肺炎，多数在 0.5~24.3 个月出现，中位时间表现为 2.6 个月。

2. 免疫疗法的不良反应　大部分是可逆可控的，需要注重患者的个体化管理，尽量做好早期的评估，早预防、早诊治，不要等到身体机能出现情况再治疗，疗效可能大打折扣。即便停用免疫治疗，在停药后的相当长的一段时间仍然要将免疫相关不良反应作为鉴别诊断要点之一。

★ 胃黏膜恶性黑色素瘤伴脑转移案例分析

病历摘要

患者，男性，65 岁。身高 171cm，体重 69kg。

主诉：头痛 1 周，无头晕黑朦、无视物模糊。

现病史：因"发现右肺占位"至当地医院就诊。2016 年 1 月 20 日全麻下行胸腔镜右下肺癌根治术。术后病理示：（右下肺）肺恶性黑色素瘤，大小为 3.0cm×2.5cm×2.2cm。免疫组化示：Melan-A（+）、S100（+）、HMB45（+）、Vimentin（−）和 Ki-67（>20%+），首先考虑转移性可能性大。术后于当地医院接受顺铂联合多西他赛方案化疗 2 个周期，因化疗所致消化道反应无法耐受，未继续化疗，后定期复查。2017 年 6 月患者自检发现左上肢体表新发黑色肿物。2017 年 8 月 9 日查胸腹部增强 CT 示：右肺术后改变，两肺多发转移。进一步查胃镜示：（胃底）恶性肿瘤，首先考虑恶性黑色素瘤。活检病理示：（胃体大弯侧）黏膜内见少量肿瘤细胞伴色素沉着，形态考虑恶性黑色素瘤。免疫组化示：HMB45（+）、Melan-A/MART-1（+）。头颅 MRI 示：右侧额叶、小脑转移瘤。基因检测示：BRAF 基因未见突变，c-Kit 基因 13 外显子突变。综合患者病史和相关辅助检查，诊断考虑胃黏膜恶性黑色素瘤伴脑、肺多发转移，c-Kit 突变。2017 年 8 月 23 日予以伊马替尼（400mg 每日一次）治疗。2017 年 8 月 28 日起行颅脑立体定向放疗。2017年9月25日、10月24日分别行RECIST疗效评估，最佳疗效均为部分缓解(PR)。2018年1月10日于本院复查颅脑增强MRI示：右侧小脑半球、右侧额叶和左侧额颞岛叶多发结节，考虑转移灶，较前片（2017年10月26日）增多进展。疗效评价为疾病进展（PD）。遂于2018年1月15日起行放疗并继续予伊马替尼（400mg每日1次）治疗，放疗结束后加用替莫唑胺（250mg每日1次、d1~d5）。后分别于2018年3月2日、4月4日行2个周期的替莫唑胺联合伊马替尼治疗。2018年5月2日复查胸部CT示：肺转移瘤部分增大。颅脑MRI增强示：颅内病灶部分增大。疗效评价为PD。与患者及家属充分沟通后，2018年5月4日起予替莫唑胺（250mg口服，d1~d5，每4周1次）联合阿帕替尼（425mg口服每日1次）。用药2个周期后于。2018年7月4日复查示：肺内病灶稳定，颅内病灶有所缩小，疗效评估为病情稳定（SD）。遂继续替莫唑胺联合阿帕替尼治疗，期间每隔2~3个月复查评估疗效均为SD。该例患者替莫唑胺联合阿帕替尼治疗持续至2020年4月2日，复查颅脑增强MRI示：颅内多发转移瘤，对比前片（2020年2月7日）部分增大，疗效评估为PD。

既往史：平素健康状况良好，无高血压、糖尿病、冠心病、房颤病史，无外伤、手术史，无肝炎、肺结核、疟疾、菌痢等传染病史。无输血史，预防接种史随当地，无药物过敏史及药物成瘾史。

个人史：生于原籍，无外地久居史，无疫水接触史，无工业毒物、粉尘、放射性物质接触史，无冶游史。

婚育史：已婚，育有1子，家人均体健。

入院诊断： 1.胃黏膜恶性黑色素瘤。2.脑转移。3.肺多发转移。4.c-Kit突变。

治疗经过及用药分析

完善各项检查：血常规、凝血常规、肝肾功能、肿瘤标志物相关检测，排除化疗禁忌，后行特瑞普利单抗（240mg，d1）联合阿帕替尼（425mg口服，每日1次）治疗，头颅放疗控制颅内转移灶。治疗过程顺利，头痛症状明显改善。治疗期间所用药物见表21-12。

表21-12 药物治疗方案

治疗药物	用法用量	起止日期
特瑞普利单抗	240mg+NS 100ml，ivgtt d1	5.2
阿帕替尼	425mg po qd（一个周期）	5.2~5.30
地塞米松注射液	5mg+ NS 100ml，ivgtt d1	5.2

用药治疗方案分析

1.化疗方案选择 甲磺酸阿帕替尼是一种小分子酪氨酸激酶抑制剂，能够高选择性地与血管内皮生长因子受体-2（VEGFR-2）相结合，从而更强地抑制VEGFR-2，具

（4）脑 MRI（2018.05.13）　可见多发脑实质转移灶，最大径 1.2cm。

用药治疗方案分析

1. 治疗方案选择　NCCN 和 CSCO 指南均推荐，在 BRCA1 突变的乳腺癌脑转移患者中，使用 PARP 抑制剂如奥拉帕利可显著提高患者的生存率，可显著延长无进展生存期，特别是对于无法手术切除的转移灶。本例患者接受了奥拉帕利与卡培他滨的联合治疗，根据临床反应后续可调整为单药奥拉帕利。奥拉帕利的使用提高了患者的脑转移灶的缓解率，符合最新的治疗指南。卡培他滨作为辅助化疗药物，联合使用能够有效控制全身转移。

2. 奥拉帕利　奥拉帕利作为 PARP 抑制剂，对 BRCA1 突变的乳腺癌患者具有显著疗效，能够有效抑制肿瘤细胞的修复机制，延缓肿瘤进展，尤其在脑转移的治疗中表现优异。奥拉帕利的推荐剂量为 300mg，口服每日两次。患者在治疗过程中未出现显著的不良反应，耐受性良好。

3. 卡培他滨　卡培他滨作为一种口服化疗药物，能够通过转化为 5-FU 发挥抗肿瘤作用，常用于乳腺癌及其他实体瘤的治疗。卡培他滨是乳腺癌脑转移患者常用的化疗药物，指南中推荐其作为辅助药物使用，尤其在联合靶向治疗或 PARP 抑制剂时，可以有效增强治疗效果。根据患者的体表面积，卡培他滨的剂量为 $1000mg/m^2$，每日两次，按 14 天周期使用，用法用量合理。

用药监护要点

1. 奥拉帕利　奥拉帕利主要通过肝脏代谢，因此在使用过程中需定期监测肝功能。常见的不良反应包括恶心、疲劳、贫血等。长期使用可能导致肝功能损伤及骨髓抑制。对于骨髓抑制，应定期监测血常规，尤其是白细胞计数和血小板。若发现显著的骨髓抑制，考虑减量或停药。对于肝毒性，应定期检查肝功能（ALT、AST、胆红素），若出现肝功能异常，考虑减量或停药。

2. 卡培他滨　卡培他滨的主要不良反应为胃肠道反应（如恶心、呕吐、腹泻）、手足综合征和骨髓抑制。使用过程中需要定期监测肝功能及血常规。针对胃肠道反应，可使用止吐药物（如 5-HT$_3$ 受体拮抗剂），并避免刺激性食物。针对手足综合征，应定期检查手足皮肤，保持皮肤滋润。出现手足综合征时，可考虑减量或停药。对于骨髓抑制，应监测血常规，若出现贫血、白细胞减少或血小板减少，应考虑调整剂量。

3. 辅助药物管理　由于化疗药物（如卡培他滨）和奥拉帕利可能引起胃肠道不适，建议在化疗期间联合使用止吐药物（如地塞米松、5-HT$_3$ 受体拮抗剂）以控制恶心、呕吐症状。维生素 B$_6$ 可用于缓解化疗相关的神经毒性，尤其是在卡培他滨治疗期间。

第四节 消化系统肿瘤脑转移

一、概述

约有 25% 的癌症患者在疾病发展过程中会出现脑转移，其中原发灶为消化系统恶性肿瘤的脑部病变占比不到 10%。有研究指出，脑转移多继发于黑色素瘤、肺癌和乳腺癌，消化系统肿瘤的脑转移并不常见。一项汇总了 74 项研究包括 2538 例消化道肿瘤脑转移患者的分析显示，其中绝大多数为结直肠癌患者，约占 79.9%。结直肠癌是第三大原发性癌症，也是全球范围内第四大癌症相关性死亡的原因。据文献报道，结直肠癌脑转移的发生率约为 0.59%。

近年来，消化道肿瘤脑转移的发生率有所增高，考虑可能是随着原发肿瘤的治疗方案不断优化，患者的生存期延长，以及影像学技术作为确诊手段不断发展和优化，使脑转移灶的发现率增高。另外，有学者指出某些治疗原发病灶的化疗药物可能破坏血脑屏障，使脑转移的发生率增高。

1. 病因与发病机制 最常见的脑转移机制是血行播散。转移瘤通常正好位于灰质和白质的交界处，此处血管直径缩小，导致肿瘤细胞团块滞留。脑转移瘤往往也更常出现于动脉循环的终端"分水岭区"。不同的原发肿瘤可能倾向于脑内的不同区域转移。胃肠道的肿瘤更常转移至颅后窝。

2. 临床表现 脑转移性肿瘤包括脑实质转移和软脑膜转移。脑实质转移常见的部位依次是大脑半球、小脑、脑干；软脑膜转移又称癌性脑膜炎，比较少见但预后更差。脑转移在结直肠癌中的发生率较低，约为 0.6%~3.2%，其中直肠癌脑转移的发生率略高于结肠癌（4.4%vs2.9%）。研究表明，结直肠癌原发疾病诊断至脑转移诊断的时间间隔为 20~40 个月。脑转移发生较晚，在确诊前常伴有其他器官（如肝脏、肺脏）的远处转移。

3. 诊断

（1）影像学诊断

1）MRI 对于脑转移诊断、疗效评价、随访均具有重要作用，专家组推荐作为首选影像学检查。MRI 相比 CT 具有更明显的软组织对比度、更清晰的解剖关系，对微小病灶、多发病灶、水肿、软脑膜转移及后颅窝转移的敏感性更强。

2）CT 初诊患者，常选用 CT 进行原发病灶检查，大多数专家推荐同时增加颅脑 CT 平扫进行脑转移的初步筛查。但 CT 检查的假阴性率较高，尤其是微小病灶显示不清。

3）PET-CT 在诊断脑转移瘤方面具有一定的优势，可以同时了解原发肿瘤、脑转移瘤及脑外转移情况，专家组认为 PET-CT 对病情判断和治疗选择具有重要意义。但正常脑组织对 18F- 脱氧葡萄糖呈高摄取状态，故 PET-CT 对脑转移瘤，尤其是微小转移灶不敏感，应当结合 MRI 或增强 CT 明确性质。

（2）专家推荐 对于影像学高度怀疑软脑转移瘤并伴有临床症状的患者，大多数专家推荐可进行腰椎穿刺检测脑脊液压力，同时收集脑脊液送脑脊液常规、生化及细胞学检查。如果脑脊液细胞学检查见癌细胞可明确诊断。目前，对于脑转移的诊断尚无特异性的肿瘤标志物，专家组推荐可将 CEA 和 CA19-9 作为疗效评估和病情进展的监测指标。

二、治疗目的与原则

消化道肿瘤脑转移的治疗与其他实体肿瘤的脑转移类似，以控制原发病灶为主，以脑转移病灶的局部治疗为辅。专家组推荐在多学科指导下进行单独或联合应用手术、放疗、化疗和分子靶向药物治疗。治疗目的是提高患者生存质量、延长生存期、尽量保留神经功能并减少治疗所带来的不良反应及并发症。

三、消化系统肿瘤脑转移药物治疗进展

目前尚无针对结直肠癌脑转移的特异性靶向治疗药物，贝伐单抗联合化疗被认为可以控制脑转移的进展，延长生存时间，可作为结直肠癌脑转移的姑息疗法，且具有一定的安全性。在接受手术及放疗治疗后的结直肠癌脑转移患者，行 XELOX/FOLFIRI 联合贝伐单抗治疗或长期口服 S-1 维持治疗，在一定程度上可以起到控制病情发展的作用。由于血管生成在肿瘤脑转移过程中，可以考虑血管内皮生长因子抑制剂，如贝伐单抗（bevacizumab）联合放疗治疗肿瘤脑转移患者。

替莫唑胺是一种口服抗肿瘤药物，能较容易地透过血脑屏障，目前替莫唑胺治疗结直肠癌脑转移缺少临床实验结果支持，但在某些情况下，也许替莫唑胺可以作为姑息治疗的一种选择。

目前指南认为免疫联合治疗在难治性晚期结直肠癌治疗方面具有优势，尤其是针对既往治疗失败的患者，免疫治疗提供了新的治疗策略和治疗方向。但是缺少脑转移的临床研究，仅能参考肝肺转移的研究结论。目前仅有 MSI-H/dMMR 结直肠癌可以受益于抗 PD-1 免疫治疗，而对于 MSS 型结直肠癌，免疫治疗效果较差。既往多项研究证明，免疫治疗联合化疗、放疗、靶向治疗及针对多个检查点的免疫联合治疗可以提高疗效、增加患者获益。

四、临床药物治疗案例分析

★结肠癌脑转移药物治疗案例分析

病历摘要

患者，男，46 岁，身高 170cm，体重 70kg。

主诉：右侧面部及口周麻木 70 余天，耳聋 40 余天。

现病史：70余天前咽痛后出现右侧面部及口周麻木，伴双手尺侧麻木。60天前出现双耳鸣，40余天前出现右耳聋，20天前出现左耳聋，无鼻塞鼻衄、吞咽及发音障碍，伴头晕、走路不稳，与体位、头位无关，无视物旋转，休息后无改善；伴间断过电样头痛，部位不固定，不伴发热、恶心或呕吐等，约2~3次/天，持续数十秒。当地医院查头颅CT（2021-02-24）未见异常，纯音电测听示"突发性耳聋"，接受活血、营养神经等药物治疗后症状无好转，3月11日复查电测听：双耳97dBnHL均未引出反应。3天前头痛程度加重，持续时间延长，查头MRI+MRA+DWI示"中脑及延髓亚急性脑梗死，脑桥及双额叶、放射冠脑梗死，脑动脉轻度硬化"，为进一步诊治来院就诊。

入院查体：生命体征平稳，心肺腹未见异常。神清语利，粗测双耳听力丧失，双侧瞳孔正圆，右侧瞳孔直径约3.5mm、对光反射存在，左侧瞳孔直径约3.0mm，对光反射灵敏，右眼外展稍受限、双眼其余方向活动自如，眼震（-），双侧额纹对称，双眼睑闭合有力，左侧鼻唇沟较对侧稍浅，示齿口角无明显偏斜，伸舌居中，四肢肌力、肌张力正常，双侧指鼻试验、轮替试验、跟膝胫试验灵活稳准，龙贝格（Romberg）征睁闭眼均欠稳，双侧深浅感觉一致对称，四肢腱反射++，双侧病理征（-），颈软，脑膜刺激征（-）。辅助检查：血、尿、便常规，血生化，凝血功能，乙肝五项+丙抗及甲状腺功能大致正常，心脏、腹部、颈部血管彩超无明显异常；胸部CT平扫示双肺上叶多发微小结节，头颅CT平扫示基底动脉尖部增宽，左侧内听道开口处可疑软组织密度影，建议进一步检查。纯音听阈、声导抗、脑干听觉诱发电位提示双耳全聋（神经性），喉镜检查无异常。测眼压、眼底成像无异常。初步予开窍醒脑、营养神经、止晕止痛等治疗。进一步完善检查：头颅MRI平扫+增强示，双侧面神经、听神经、三叉神经、动眼神经、外展神经、视神经及视交叉异常增粗，结节样增厚伴明显均匀强化，以面神经、听神经、三叉神经最明显；脑干及胼胝体前方多发软脑膜不均匀增厚伴明显异常强化；双额叶、左顶叶白质慢性小缺血灶。检测示C反应蛋白、抗溶血性链球菌O、抗双链DNA抗体在正常范围，抗中性粒细胞胞浆抗体、抗环瓜氨酸多肽抗体+抗角蛋白抗体、类风湿因子、抗狼疮抗凝物、艾滋病+梅毒抗体阴性，抗核抗体（ANA）阳性1：320，ANA谱示，抗Ro-52 51；抗Jo-1抗体21。男性肿瘤全项示，CA125 440.7U/ml。神经电图示，双面神经及右三叉神经损害，右胫神经F波异常，双下肢体感诱发电位异常。自发病以来一般情况可，近1年体重下降约15kg，易腹泻，无腹痛及便血。

既往史：无冠心病史，无房颤史，无外伤史，无肝炎、肺结核、疟疾等传染病史。无输血史，无接种史，无药物过敏史。

个人史：生于原籍，无外地久居史，无疫水接触史，无吸烟嗜好，无饮酒嗜好，退休人员，无工业毒物、粉尘、放射性物质接触史，无冶游史。

家族史：母亲因结肠癌去世。

入院诊断：结肠腺癌继发脑膜及脊髓内转移。

治疗经过及用药分析

完善各项检查：血常规、凝血常规、肝肾功能、无明显禁忌给予甘露醇脱水、甲氨蝶呤 10mg+ 地塞米松 5mg 鞘内注射（2 次 / 周，连用 2 周后改为 1 次 / 周，共计 8 次），患者头痛缓解，但病情持续进展，出现四肢麻木无力、尿潴留、吞咽及发声障碍，并给予止吐、抗过敏等对症支持治疗。治疗期间所用药物见表 21-8。

表 21-8　药物治疗方案

治疗药物	用法用量	起止时间
甘露醇注射液	100ml，ivgtt，q8h	3.15~3.18
甲氨蝶呤	10mg+NS 10ml，鞘内注射，2 次 / 周（连用 2 周后改 1 次 / 周）	3.15~3.28
地塞米松	5mg，鞘内注射，2 次 / 周（连用 2 周后改 1 次 / 周）	3.15~3.28
帕洛诺司琼注射液	0.25mg+NS 100ml，ivgtt d1	3.15

用药治疗方案分析

1. 化疗方案选择　糖皮质激素（如地塞米松）可用于降低颅内压和减轻瘤周水肿。该患者采用地塞米松对症治疗，符合指南推荐，该患者用药 2 周后减量，频率改为 1 周 1 次；CSCO 指南指出，在考虑全身控制的情况下，多学科指导下的化疗仍可以适当增加疗效。依据 2023 年 EANO-ESMO 指南，可用于鞘内化疗的药物有甲氨蝶呤、阿糖胞苷、阿糖胞苷脂质体、噻替派，因此该患者在使用地塞米松合用化疗药物甲氨蝶呤鞘内注射符合指南用药推荐。

2. 化疗消化道安全管理用药　患者所选方案中甲氨蝶呤鞘内注射小剂量，属于低致吐风险，该患者呕吐预防可选择方案：选择任意单一止吐药物，地塞米松或甲氧氯普胺或 5-HT$_3$RA 或丙氯拉嗪。该患者应用帕洛诺司琼单药作为止吐方案合理。

3. 化疗药物输注前预处理药物　甲氨蝶呤注射液应该用适当的无防腐剂溶剂如 0.9% 氯化钠注射液稀释，稀释后浓度为 1mg/ml。取出的脑脊液提及应与正在给予的甲氨蝶呤的体积相当。该患者甲氨蝶呤的终浓度为 1mg/ml，符合说明书要求。

用药监护要点

1. 甲氨蝶呤　不在脑脊液内代谢，通过脉络丛缓慢吸收，释放入体循环，然后经肾脏排泄。持续暴露于全身低浓度甲氨蝶呤可导致严重的骨髓抑制。甲氨蝶呤鞘内化疗引起的常见神经系统毒性为白质脑病，此外，还可引起中风样综合征、无菌性脑膜炎、横贯性脊髓病等不良反应。甲氨蝶呤鞘内化疗所致的急性和亚急性神经毒性均无指南推荐标准疗法。

2. 监护内容　密切监测血常规，以便及时发现血液学不良反应。患者鞘内化疗后至少平卧 1 小时。检测鞘内化疗后可能导致的各类神经系统不良反应，如出现原有症状加重、头痛、语言障碍、意识障碍及双下肢运动障碍等症状。

★胃癌脑转移药物治疗案例分析

病历摘要

患者，男，36岁，身高170cm，体重70kg。

主诉：患者无明显诱因出现间断性头痛伴恶心呕吐，无头晕黑朦、无视物模糊。

现病史：因上腹部不适3个月余，于2015年11月16日在我院行胃镜示：高位胃体大弯侧见一深凹陷性溃疡，底覆污苔，表面凹凸不平，病灶周围黏膜及对侧小弯处广泛水肿、粗糙、散在糜烂；同期病理示：（胃体大弯侧）低分化腺癌。胸腹部CT示：胃体大弯侧占位，胃体小弯及大弯侧、肝门部多发淋巴结，部分轻度肿大，考虑胃癌。2015年11月30日于我院行"根治性全胃切除＋食管－空肠R-Y吻合术"，术后病理示：（全胃及部分食管切除标本）胃体后壁溃疡型低黏附性癌，肿块大小8cm×4.5cm×1cm，癌组织穿透胃壁肌层达浆膜层。神经见癌组织侵犯；多量脉管内见癌栓。标本两端切缘及送检"吻合圈"组织2枚未见癌组织残留。查见胃小弯侧淋巴结22/25枚、大弯侧淋巴结3/4枚及送检"第11组"淋巴结1/1见癌组织转移。病理分期：Ⅲ$_c$（T$_{4a}$N$_{3c}$M$_0$），免疫组化：癌细胞HER-2（3+），EGFR（－），C-MET（局灶+++），AFP（－），VEGFR2（－），E-cadhezin（＋），CD133（＋），PD-L1（－），CK（＋），Ki67最密集处约（60％＋），VIM（－）。2015年12月22日起于我科行"多西他赛＋替吉奥"双周方案化疗6次，过程顺利，期间复查未见疾病复发进展的证据。2016年3月29日患者因咳嗽、咳痰半月，复查CT提示左肺上叶实变影，两肺小结节，纵隔及左肺门淋巴结肿大，腹膜后淋巴结肿大，请呼吸科会诊考虑肺部感染，但不能完全排除转移。先予盐酸莫西沙星抗感染、惠菲宁止咳对症治疗，2016年4月20日复查胸部CT示肺部病灶无明显改变，且纵隔淋巴结较前有所增大，遂行EBUS（经超声支气管镜）活检，病理示：（纵隔4R淋巴结）考虑低分化腺癌，免疫组化：CK（＋），CK20（灶＋），Villin（＋），TTF1（＋），CDX2（－），结合免疫组化染色结果及临床病史确诊为胃癌肺、纵隔淋巴结转移。2016年4月30日起行"伊立替康＋奥沙利铂＋曲妥珠单抗"3周方案治疗6周期，其中2周期后疗效评价即为CR，治疗6周期后疗效评价仍为CR，后续行曲妥珠单抗单药维持治疗。

既往史：无冠心病史，无房颤史，无外伤史，无肝炎、肺结核、疟疾等传染病史。无输血史，无接种史，无药物过敏史。

个人史：生于原籍，无外地久居史，无疫水接触史，无吸烟嗜好，无饮酒嗜好，退休人员，无工业毒物、粉尘、放射性物质接触史，无治游史。

家族史：无殊。

入院诊断：胃癌肺、纵隔淋巴结转移。

治疗经过及用药分析

我院行头颅CT示：左侧小脑半球稍高密度灶伴周围双侧小脑半球水肿，后行头颅系统肿瘤的治疗，主要的不良反应为迟发性和累积性的骨髓抑制。其中应用最多的是福莫司汀，它在欧洲被批准用于转移性 MM 的治疗，多个临床研究显示其有效率约为 22%。此外，脂溶性福莫司汀还被证实对 25% 的脑转移灶有效。福莫司汀组的中位脑转移控制时间为 22.7 个月，而达卡巴嗪组仅为 7.2 个月。毒性主要包括延迟的骨髓抑制以及胃肠道毒性。

鉴于晚期 MM 化疗有效率较低，生存期改善有限，鼓励患者参加临床研究，一般状况较差的患者可考虑采用最佳支持治疗。

（二）靶向治疗药物

1.BRAF 和 MEK 抑制剂 BRAF 是位于细胞内 MAPK 信号通路的激酶。MEK 是位于 BRAF 信号通路下游的分子。MEK 抑制剂可增加 BRAF 抑制剂的疗效。BRAF 突变转移性 MM 患者一线治疗的选择包括针对 BRAF 的靶向治疗，主要包括 BRAF+MEK 抑制剂联合治疗（达拉非尼 + 曲美替尼或维莫非尼 +cobimetinib 或 encorafenib+binimetinib）。目前国内已上市的药物包括维莫非尼、达拉非尼和曲美替尼，并已纳入医保目录。

（1）BRAF 抑制剂单药治疗 维莫非尼（vemurafenib）和达拉非尼（dabrafenib）是特定的 BRAF V600 突变抑制剂。对初治Ⅲ期不可切除或Ⅳ期 MM 患者，Ⅲ期临床研究（BRIM-3，BREAK-3）结果显示与化疗相比这两个药都可改善缓解率、PFS 和 OS。维莫非尼和达拉非尼单药治疗无症状脑转移患者的非对照研究结果显示，维莫非尼（24%）和达拉非尼（31%~38%）治疗的缓解率低于无脑转移患者，但对这类治疗困难的人群，这个疗效也是值得关注的。

（2）BRAF 抑制剂联合 MEK 抑制剂 尽管最初的缓解率很高，一半接受了 BRAF 靶向单药治疗的患者由于出现耐药在 6 个月内复发。目前正在探索靶向 MAPK 通路以克服 BRAF 抑制剂治疗的耐药性。曲美替尼和考比替尼是口服小分子 MEK1 和 MEK2 抑制剂。虽然 MEK 抑制剂单药治疗晚期转移性 MM 疗效有限，Ⅲ期试验已经证实在不可切除或转移性疾病中，联合 BRAF 和 MEK 抑制剂的疗效优于 BRAF 抑制剂单药治疗。不论与维莫非尼或达拉非尼单药相比，达拉非尼和曲美替尼联合治疗改善了缓解率、缓解持续时间、PFS 和 OS。

2.C-KIT 抑制剂 C-KIT 是一种酪氨酸激酶,C-KIT 突变导致在没有配体的前提下，受体激活，并持续激活下游的 MAPK 和 PI3K 通路。目前针对 KIT 突变的小分子靶向药物主要包括伊马替尼，尼洛替尼，达沙替尼。

（1）伊马替尼 我国的一项国内多中心Ⅱ期临床研究探索了伊马替尼在 KIT 变异晚期 MM 患者中的疗效，这一研究亦是迄今为止规模最大的一项临床研究。该研究共纳入 43 例 KIT 基因突变或扩增的晚期 MM 患者，均接受伊马替尼 400mg qd 治疗，结果显示，中位 PFS 为 3.5 个月，6 个月 PFS 率为 36.6%。另一项Ⅱ期研究来自美国，采用伊马替尼 400mg bid，共 28 名 KIT 突变的患者入组，ORR 为 16%，中位 TTP 12 周，中位 OS 46.3 周。基于上述研究结果，目前针对 KIT 突变的 ORR 患者，可选用伊马替尼接触，如果仅是位于肿瘤外围的周边或者位于肿瘤内的间质中，都不能计算在内。

二、治疗目的与原则

手术切除仍是脑转移的重要治疗方法，手术适应证：单发的、大体积肿瘤占位引起颅内压明显增高以及梗阻性脑积水、难控性癫痫者均应采取手术切除。对于黑色素瘤脑转移放疗建议首选立体定向放疗，对于无法执行立体定向放疗的有症状脑转移、临床或者病理发现脑膜转移患者推荐全脑放疗，对于体力评分差、过多脑转移灶的患者全脑放疗不一定可以获益。

三、黑色素瘤脑转移药物治疗进展

对于可行局部手术或放疗的患者，可首先进行局部治疗后，尽快给予药物抗肿瘤治疗。对晚期不可切除的脑转移黑色素瘤，需考虑以药物治疗为主的系统性治疗，并以多学科整合诊疗协作为基础，以改善生活质量，延长生存时间。黑色素瘤脑转移的药物治疗主要包括化疗、靶向和免疫治疗三大部分。

（一）化疗药物

1. 达卡巴嗪　自 1972 年以来，达卡巴嗪一直是经美国 FDA 批准用于进展期黑色素瘤（MM）治疗唯一的化疗药物。

2. 替莫唑胺　替莫唑胺是一种达卡巴嗪类似物的小分子口服制剂，在体内亦转换为 MTIC，与达卡巴嗪不同的是，替莫唑胺不需经肝脏代谢。替莫唑胺可穿透血脑屏障，在脑脊液中的浓度是血浆中浓度的 28%~30%。最常见的不良反应为恶心（52%）、呕吐（34%）、疼痛（34%）、便秘（30%）、头痛（22%）及乏力（20%）。大多数不良反应为轻到中度，可控制。由于 TMZ 能透过血脑屏障，有多项临床试验评价了 TMZ 治疗脑转移的作用。

3. 铂类　铂类药物对 MM 也具有一定疗效。顺铂单药有效率为 10%~20%，但有效持续时间短，约 3 个月。通常认为剂量低于 $80mg/m^2$ 会降低有效率，但剂量 $\geq 150mg/m^2$ 并不能提高有效率。常见毒性包括肾脏毒性，耳毒性，神经毒性，呕吐以及骨髓毒性。卡铂的主要毒性为骨髓抑制，剂量限制性毒性为血小板下降。

4. 紫杉类　紫杉醇是抗微管药物，通过促进微管蛋白聚合抑制解聚，保持微管蛋白稳定，抑制细胞有丝分裂。多个 I / II 期临床研究探索了紫杉类在治疗晚期 MM 中的作用。紫杉醇单药有效率在 12%~30%。常用剂量包括：$175mg/m^2$，每 3 周重复；$90mg/m^2$，每周给药。常见毒性包括中性粒细胞下降、神经毒性、乏力等。对于初治的转移性 MM 患者，白蛋白紫杉醇明显提高了中位 PFS，但 OS 无显著差异。在白蛋白紫杉醇组中发生率 $\geq 10%$ 的严重毒性（≥ 3 级）包括神经毒性（25%）和中性粒细胞下降（20%）。白蛋白紫杉醇组神经病变改善的中位时间是 28 天。

5. 亚硝基脲类　具有 β- 氯乙基亚硝基脲的结构，具有广谱的抗瘤活性。该类药物具有较强的亲脂性，易通过血脑屏障进入脑脊液中，因此广泛用于脑瘤和其他中枢神经程后显示中枢神经系统转移完全缓解，且未出现严重不良反应。恩美曲妥珠单抗通过DM1 的细胞毒性作用，可以延缓脑转移的生长。研究表明，恩美曲妥珠单抗在 BBB 受损的情况下能够穿透，并在 CNS 内发挥抗肿瘤作用。因此，恩美曲妥珠单抗与 WBRT的协同作用可能有助于控制难治性脑膜转移，并显示出较好的安全性和耐受性。

4. 支持治疗用药 地塞米松和甲泼尼龙用于控制脑水肿，剂量设置合理；甘露醇用于帮助降低颅内压，从而缓解相关症状；奥氮平用于镇静并改善患者睡眠质量。此外，预处理用药选择合理，有助于预防输液过程中可能出现的反应。在放化疗联合治疗时，WBRT 与恩美曲妥珠单抗同期进行，这样的安排可能增加药物对 BBB 的穿透性，从而提高整体治疗效果。

用药监护要点

1. 恩美曲妥珠单抗 该药可能引起血小板减少、肝酶升高及心脏毒性，需密切监测患者的血常规和肝功能，尤其在每次给药前应检测 ALT、AST 及总胆红素，评估是否适合继续治疗。此外，需定期进行心功能评估，如 LVEF 监测，警惕心肌损伤的发生，并记录有无胸闷、气短等症状。

2. 地塞米松 可预防输液反应并辅助控制脑水肿，可能引起高血糖、感染风险增高及胃肠不适等不良反应。需监测患者的血糖水平，尤其是糖尿病患者，必要时调节抗糖尿病药物的剂量。同时，注意观察有无胃痛、反酸等胃肠症状，必要时可使用胃黏膜保护剂。

3. 盐酸异丙嗪 用于预防过敏反应。异丙嗪可能导致嗜睡、口干、便秘等抗胆碱能副作用，使用前应告知患者，尤其在首次使用时需警惕过敏史。同时提醒患者避免驾车等需要集中注意力的活动。

4. 甲泼尼龙琥珀酸钠 主要用于控制放疗相关脑水肿。长期使用可能导致免疫抑制、血糖波动及电解质异常。需控制使用时长，避免长期用药，同时密切监测患者的血糖、电解质水平，并注意感染征兆，如发热、咽痛等。

5. 甘露醇 用于降低颅内压。可能引起电解质紊乱及肾功能损害，需密切监测患者的血钠、血钾和肾功能（如肌酐和尿素氮），尤其在使用期间关注有无脱水或水电解质失衡症状，必要时进行补液调整。

6. 奥氮平 用于改善睡眠及焦虑症状。需告知患者可能出现嗜睡、口干等不良反应，监测有无镇静过度及体重增加等，尤其在长期用药时注意生活方式调整和饮食控制，以减少代谢异常的风险。

7. 总体监护建议 T-DM1 联合 WBRT 治疗需密切监测神经系统及心功能变化，定期进行影像学评估（如脑 MRI），评估脑转移的控制效果，并加强患者的教育，告知用药相关风险及管理措施，提醒患者有任何不适及时反馈给医护人员。T-DM1 相关监测：需定期监测血常规、肝功能和心功能，警惕心脏毒性；同时密切观察神经系统症状的变化和输液反应，以确保治疗的安全性。

★BRCA1 突变乳腺癌脑转移靶向药物治疗分析

病历摘要

患者，女，67岁，身高166cm，体重66kg，体表面积1.74m²。

主诉：右乳腺癌改良根治术后20个月，头晕伴左上肢麻木1周。

现病史：患者2016年5月，患者因右乳肿块2周就诊，经乳腺影像学检查及穿刺活检确诊为浸润性导管癌，组织学分级Ⅲ级，腋窝淋巴结转移。术后病理确认pT$_1$N$_2$MⅢC期，免疫组化ER-，PR-，HER2-，Ki-67 70%。术后行8个周期的辅助化疗（盐酸表柔比星、环磷酰胺、紫杉醇）。2018年2月，放疗结束后患者头晕、呕吐症状加重，强烈要求放弃放疗，转为化疗（吉西他滨联合顺铂）。2018年5月，因头晕呕吐症状明显加重行开颅手术，术后确诊为脑转移。随即开始奥拉帕利联合卡培他滨治疗。本次入院，患者为行进一步治疗。

既往史：平素健康状况一般，无高血压、糖尿病等慢性病史。无输血史，无接种史，无食物、药物过敏史。

个人史：生于原籍，无外地久居史，无疫水接触史，退休人员，无工业毒物、粉尘、放射性物质接触史，无冶游史。否认吸烟、饮酒史。

月经及婚育史：已绝经。已婚，育有2子，家庭成员健康。

入院诊断： 1.右乳腺癌，pT$_1$N$_2$MⅢC期。2.右侧颞叶脑转移，低分化癌。3.BRCA1胚系突变。

治疗经过及用药分析

完善各项检查：血常规、肝肾功能、肿瘤标志物、影像学检查等，排除治疗禁忌，随即开始奥拉帕利联合卡培他滨治疗。2019年1月复查提示脑转移灶完全缓解。治疗期间所用药物见表21-7。

表21-7 药物治疗方案

治疗药物	用法用量	起止时间
葡萄糖氯化钠注射液	500ml，ivgtt，qd	2018.5.15~2018.5.29
维生素B$_6$注射液	200mg，ivgtt，qd	
奥拉帕利	300mg，po，bid	2018.5.15~2018.5.29
卡培他滨	1740mg，po，bid	2018.5.15~2018.5.29
昂丹司琼	8mg，po，once	化疗期间

辅助检查

（1）血常规（2018.05.13） WBC 6.2×10^9/L；HGB 130g/L；PLT 280×10^9/L。

（2）肝肾功能（2018.05.13） ALT 26U/L；AST 24U/L；TBIL 14μmol/L；CREA 70μmol/L。

（3）基因检测（2018.05.13） BRCA1突变阳性。

有强效的抗血管生成作用，在我国已被批准用于进展期胃癌的三线治疗。考虑到免疫治疗单药在晚期黏膜恶性黑色素瘤中的有效率不高，抗血管生成药物能够改善肿瘤的免疫微环境，因此在再次疾病进展后，采用特瑞普利单抗联合阿帕替尼治疗，颅内病灶再次出现缩小，PFS 尚未观察到。该方案符合 CSCO 黑色素瘤脑转移：存在脑转移的播散性（不可切除）Ⅳ期患者，二线方案特瑞普利单抗。

2. 化疗药物输注前预处理　特瑞普利单抗首次静脉输注时间至少 60 分钟，如果第一次输注耐受性良好，则第二次输注的时间可以缩短到 30 分钟。如果患者对 30 分钟的输注也具有良好的耐受性，后续所有输注均可在 30 分钟内完成。不得采用静脉推注或者单次快速静脉注射给药。该患者特瑞普利单抗输注时间大约半小时，符合说明书要求。

3. 化疗消化道安全管理　该方案中的特瑞普利单抗和阿帕替尼均为低致吐化疗药，低致吐风险抗肿瘤药物所致恶心呕吐的预防：选择任意单一止吐药物，地塞米松或甲氧氯普胺或 5-HT$_3$RA 或丙氯拉嗪。低致吐风险药物预防期为抗肿瘤药物使用当天使用 1 次。该患者采用地塞米松 5mg，1 剂作为止吐方案，为低致吐化疗药物的标准止吐方案，符合指南要求。

用药监护要点

1. 特瑞普利单抗相关的肾脏不良反应　免疫检查点抑制剂相关肾脏不良反应主要表现为脓尿和蛋白尿，还可伴有血压升高、水肿、血肌酐或血尿酸升高。特瑞普利单抗对肌酐值的影响与其他 PD-1 抑制剂无差，但是对蛋白尿的影响显著高于其他 PD-1 抑制剂。相关机制可能是免疫系统非特异性激活作用。故需要关注肾功能，定期做肾功能相关监测。

2. 特瑞普利单抗相关的甲状腺功能异常　甲状腺功能异常是 ICIs 最常见的内分泌irAEs 之一，尤其是 PD-1 抑制剂。特瑞普利单抗所致甲亢发生率明显高于其他 PD-1 抑制剂，致甲减发生率与其他 PD-1 抑制剂相比差异无统计学意义。甲状腺功能减退是原发于 PD-1 抑制剂还是继发于甲状腺炎尚不明确。可能是过强的免疫系统攻击正常的甲状腺组织，导致甲状腺滤泡破坏而出现甲状腺炎症状，同时血液中的甲状腺激素先增多后减少，先发生短暂时间的甲亢，随后出现持续性的甲减。故须定期监测甲状腺功能。

3. 特瑞普利单抗相关的骨骼肌毒性　相关骨骼肌毒性机制可能由于 T 细胞可以靶向肿瘤和骨骼肌共有的抗原，相同的 T 细胞受体可能靶向肿瘤抗原和同源的肌肉抗原。值得引起注意的是，甲状腺功能性减退也会引起 CK 增高。故需要定期监测骨骼肌功能。

4. 阿帕替尼相关的血压不良反应　高血压患者使用阿帕替尼，血压监测应从用药前开始，使血压得以良好控制，当患者血压＞ 140/90mmHg 或出现与血压升高相关的症状时（如明显头痛、头晕、视觉障碍等）回院就诊。

5. 阿帕替尼相关的皮肤不良反应　手足皮肤反应是靶向治疗药物多激酶抑制剂治疗后最常见的皮肤毒性反应，＞ 95% 患者发生于治疗开始 45 天内，手足的受力区往往症状更严重，患者在使用4周随访，手指端应力处皮肤微红。提前告知患者可能出现的手足不良反应，出现反应时应用尿素霜涂抹一段时间。

6. 阿帕替尼相关的蛋白尿 蛋白尿一般在阿帕替尼服药后3周左右发生，通常无症状，系可逆性的，可以通过暂停给药或剂量下调而缓解，无严重的肾脏损伤发生，一般不需特殊处理。

★ 鼻腔黏膜恶性黑色素瘤伴脑转移案例分析

病历摘要

患者，男性，45岁。身高175cm，体重70kg。

主诉：头晕、头痛，下肢活动障碍。

现病史：2018年12月因"右侧鼻塞伴涕中带血1个月"就诊于外院。查体：右侧鼻腔见淡红色新生物，表面附有伪膜样物，鼻中隔右侧面黑褐色，左侧鼻腔未见新生物。鼻咽镜检查：右侧鼻腔见一淡红色新生物。活检病理：恶性黑色素瘤。鼻腔CT：右侧鼻腔占位效应明显，鼻中隔向左移位。PET-CT：右侧鼻腔糖代谢增高团块影，最大SUV值83.35，大小约4.2cm×2.5cm，病灶与鼻中隔、右侧眼眶内侧壁分界不清，考虑为恶性肿瘤。2019年1月行右侧鼻腔恶性黑色素瘤根治术。术后病理示恶性黑色素瘤，免疫组化：HMB-45（+）、MelanA（+）、S-100（+）、Ki-67 60%（+）、CK（-）、Vim（+）、CD45（-）。肿瘤细胞PD-L1表达10%。术后行基因检测未见BRAF、NRAS、c-KIT基因突变。术后临床诊断为右侧鼻腔恶性黑色素瘤术后（$pT_{4a}N_0M_0$）ⅢA期。于2019年1月开始给予特瑞普利单抗（3mg/kg，每2周1次）辅助治疗1年，治疗过程顺利，治疗过程中定期复查未见复发和转移。2020年1月行全身骨扫描及局部CT提示多发骨转移，一线给予达卡巴嗪联合重组人血管内皮抑制素（达卡巴嗪1800mg，重组人血管内皮抑制素30mg，每3周1次）治疗6个周期，疗效为疾病稳定。2021年4月患者出现头晕、头痛、下肢活动障碍，行头颅MRI检查示多发脑转移瘤。外院给予伽玛刀治疗，剂量24Gy分3次，无放射性脑损伤。临床症状无缓解，患者状态较差，卧床状态，病情危重。

既往史：平素健康状况良好，无高血压、糖尿病、冠心病、房颤病史，无外伤、手术史，无肝炎、肺结核、疟疾、菌痢等传染病史。无输血史，预防接种史随当地，无药物过敏史及药物成瘾史。

个人史：生于原籍，无外地久居史，无疫水接触史，无工业毒物、粉尘、放射性物质接触史，无冶游史。

婚育史：已婚，育有1女，家人均体健。

入院诊断： 多发脑转移瘤。

治疗经过及用药分析

完善各项检查：血常规、凝血常规、肝肾功能、肿瘤标志物相关检测，排除化疗禁忌，行头颅 MRI 提示多发脑转移瘤。特瑞普利单抗联合仑伐替尼及替莫唑胺治疗（特瑞普利单抗 240mg，两周 1 次静脉注射；仑伐替尼 8mg，每日 1 次口服；替莫唑胺 300mg，第 1~5 天口服，28 天为 1 周期）。治疗过程顺利，头痛症状明显改善，可自行走路活动。治疗期间所用药物见表 21-13。

表 21-13　药物治疗方案

治疗药物	用法用量	起止日期
特瑞普利单抗	240mg+NS 100ml，ivgtt，d1	5.2
仑伐替尼	8mg，po，qd（一个周期）	5.2~5.30
替莫唑胺	300mg，po，qd	5.2~5.6
帕洛诺司琼	0.25mg+NS 100ml，ivgtt，d1	5.2
阿瑞匹坦	125mg，po，d1 80mg，po，d2~3	5.2~5.4
地塞米松片	4mg，po，bid，d1~4	5.2~5.5

用药治疗方案分析

1. 化疗方案选择　二线治疗黏膜黑色素瘤缺乏有效的治疗手段，黏膜黑色素瘤肿瘤突变负荷较低，对免疫治疗的疗效比皮肤黑色素瘤差，免疫单药治疗的疗效欠佳。鉴于抗血管生成药物和免疫药物单药治疗在黏膜黑色素瘤中疗效并不令人满意，有研究开始探索免疫联合治疗的策略。血管内皮生长因子在黏膜黑色素瘤中起着重要的免疫抑制作用，抗血管生成治疗联合免疫治疗在基础研究中显示了良好的协同作用机制。考虑该例患者出现颅内病灶进展，而替莫唑胺是一种达卡巴嗪类似物，在体内转换为达卡巴嗪，可穿透血脑屏障，目前已是晚期黑色素瘤标准化疗药物之一。因此，本患者在仑伐替尼靶向治疗联合特瑞普利单抗免疫治疗的基础上，尝试加用替莫唑胺化疗，该化疗方案的疗效需要在真实世界中进一步探索。

2. 抗肿瘤药物输注前预处理　特瑞普利单抗首次静脉输注时间至少 60 分钟，如果第一次输注耐受性良好，则第二次输注的时间可以缩短到 30 分钟。如果患者对 30 分钟的输注也具有良好的耐受性，后续所有输注均可在 30 分钟内完成。不得采用静脉推注或者单次快速静脉注射给药。该患者特瑞普利单抗输注时间大约半小时，符合说明书要求。

3. 化疗消化道安全管理　该方案中的替莫唑胺口服剂量＞ 75mg/m^2 为高致吐化疗药，高度致吐风险抗肿瘤药所致恶心呕吐的预防：5-HT$_3$RA+NK-1RA+ 地塞米松或 5-HT$_3$RA+NK-1RA+ 奥氮平 + 地塞米松或帕洛诺司琼 + 奥氮平 + 地塞米松。高致吐风险药物预防期为抗肿瘤药物使用当天及结束后 3 天，共 4 天。该患者采用帕洛诺司琼 + 阿瑞匹坦和地塞米松作为止吐方案，为高致吐化疗药物的标准止吐方案，符合指南要求。

用药监护要点

1. 特瑞普利单抗相关的肾脏不良反应 免疫检查点抑制剂 ICIs 相关肾脏不良反应主要表现为脓尿和蛋白尿，还可伴有血压升高、水肿、血肌酐或血尿酸升高。特瑞普利单抗对肌酐值的影响与其他 PD-1 抑制剂无差，但是对蛋白尿的影响显著高于其他 PD-1 抑制剂。相关机制可能是免疫系统非特异性激活作用。故需要关注肾功能，定期做肾功能相关监测。

2. 特瑞普利单抗相关的甲状腺功能异常 甲状腺功能异常是 ICIs 最常见的内分泌 irAEs 之一，尤其是 PD-1 抑制剂。特瑞普利单抗所致甲亢发生率明显高于其他 PD-1 抑制剂，致甲减发生率与其他 PD-1 抑制剂相比差异无统计学意义。甲状腺功能减退是原发于 PD-1 抑制剂还是继发于甲状腺炎尚不明确。可能是过强的免疫系统攻击正常的甲状腺组织，导致甲状腺滤泡破坏而出现甲状腺炎症状，同时血液中的甲状腺激素先增多后减少，先发生短暂时间的甲亢，随后出现持续性的甲减。故须定期监测甲状腺功能。

3. 特瑞普利单抗相关的骨骼肌毒性 相关骨骼肌毒性机制可能由于 T 细胞可以靶向肿瘤和骨骼肌共有的抗原，相同的 T 细胞受体可能靶向肿瘤抗原和同源的肌肉抗原。值得引起注意的是，甲状腺功能性减退也会引起 CK 增高。故需要定期监测骨骼肌功能。

4. 仑伐替尼相关的血压不良反应 高血压患者使用仑伐替尼，血压监测应从用药前开始，使血压得以良好控制，当患者血压 > 140/90mmHg 或出现与血压升高相关的症状时（如明显头痛、头晕、视觉障碍等）回院就诊。

5. 仑伐替尼相关的蛋白尿 蛋白尿通常无症状，系可逆性的，可以通过暂停给药或剂量下调而缓解，无严重的肾脏损伤发生，一般不需特殊处理。

6. 仑伐替尼其他不良反应 乏力和食欲下降，注意监测，必要时及时干预。

7. 替莫唑胺的主要不良反应 为骨髓抑制包括中性粒细胞减少和血小板减少，注意定期监测血常规；其次是恶心、呕吐等症状，可以通过使用推荐的止吐药物得到改善。

（戴海斌　刘璐璐　罗环　姚迪翡）

参考文献

［1］中国临床肿瘤学会指南工作委员会. 中国临床肿瘤学会（CSCO）中枢神经系统转移性诊疗指南［M］. 北京：人民卫生出版社，2024.

［2］National Comprehensive Cancer Network. NCCN Clinical PracticeGuidelinesinNeuro-Oncology（2023 Version 2）［EB/OL］.（2023-3-10）［2023-6-30］. http://www.nccn.org.

［3］中国临床肿瘤学会指南工作委员会. 2024CSCO 乳腺癌诊疗指南［M］. 北京：人民卫生出版社，2024.

［4］中国抗癌协会神经肿瘤专业委员会. 中国肿瘤整合诊疗指南—脑转移瘤［J］. 癌症，2023，42（6）：304-318.

第一节　概述

肿瘤急症是指恶性肿瘤患者在疾病进程中或抗肿瘤治疗过程中出现的需要紧急干预的临床症候群或严重并发症。临床上最常见的肿瘤急症主要包括上腔静脉综合征（superior vena cava syndrome，SVCS）、恶性脊髓压迫综合征（malignant spinal cord compression，MSCC）、颅内压增高症（increased intracranial pressure，ICP）、高钙血症（hypercalcemia）、抗利尿激素分泌异常综合征（syndrome of inappropriate antidiuretic hormone secretion，SIADH）、急性肿瘤溶解综合征（tumor lysis syndrome，TLS）以及抗肿瘤药物相关的过敏反应等。这些急症如未得到及时识别和处理，可能导致患者器官功能不可逆损害，甚至危及生命。因此，肿瘤科医师需要深入掌握各类肿瘤急症的临床特征、诊断要点和规范化治疗策略，以确保患者获得及时、有效的救治。

肿瘤急症病因可分为肿瘤相关性和治疗相关性两大类。肿瘤相关性急症包括副肿瘤综合征引起的代谢紊乱，以及由于恶性肿瘤的压迫、浸润、占位等导致的结构性并发症。此外，恶性肿瘤的首发表现也可能以急症形式出现。治疗相关性急症主要与以下治疗方式相关：全身性细胞毒性化疗、放射治疗、分子靶向治疗（包括小分子靶向药物、单克隆抗体类药物）以及免疫治疗等。疼痛和姑息治疗贯穿疾病全程，既涉及肿瘤本身引起的症状，也包括治疗相关不良反应的处理。在疾病终末期，还需要及时评估治疗目标，合理调整治疗策略，做好生命终末期的医疗决策和护理。

本章将系统阐述肿瘤急症的临床特点及其处理原则，并围绕临床案例展开分析。

第二节　上腔静脉综合征

一、概述

上腔静脉综合征是常见的肿瘤急症之一，主要由恶性肿瘤引起上腔静脉血流受阻所致。在临床实践中，其发病机制主要包括肿瘤对血管的直接压迫、肿瘤细胞侵犯血管壁以及血管内血栓形成等。血栓可能源于肿瘤本身，也可能是良性炎症反应所致。

尽管多数患者起病缓慢，症状相对较轻，但部分患者可出现神经系统受损、血流动力学紊乱以及呼吸功能障碍等严重并发症。因此，早期识别和及时干预显得尤为重要。目前，临床治疗手段包括内科支持治疗、系统性化疗、放射治疗、手术治疗以及血管内支架植入等。随着医学技术的进步，分子靶向治疗等新型治疗手段也逐渐应用于临床实践。

然而，由于缺乏大规模临床研究数据的支持，目前尚无统一的治疗指南。现有的治疗建议多基于单中心经验或特定肿瘤类型的研究结果。因此，临床医师需要根据患者具体情况，综合考虑原发病灶、症状严重程度、全身状况等因素，制定个体化治疗方案。这不仅有助于改善患者症状，也可能延长生存期，提高生活质量。

本章将重点讨论恶性肿瘤相关的上腔静脉综合征的诊治策略，并结合最新研究进展，为临床实践提供参考。

1.病因与发病机制　上腔静脉综合征是由上腔静脉血流部分或完全阻塞所致的一组临床综合征。其病理生理机制主要包括血管外压迫、肿瘤侵袭血管壁或血管内血栓形成，导致上半身静脉压力升高，引起头面部及上肢充血性改变。

近年来，随着心脏起搏器植入和长期血管内导管使用的增加，良性病因所致的上腔静脉综合征发病率有所上升。然而，恶性肿瘤仍是最主要的病因，约占全部病例的三分之二。

在恶性肿瘤相关的上腔静脉综合征中，超过半数患者以此为首发表现。肺癌是最常见的病因，约占恶性病例的四分之三。其中非小细胞肺癌占50%，小细胞肺癌占25%。值得注意的是，虽然非小细胞肺癌患者中出现上腔静脉综合征的绝对数量较多（因其在肺癌中占比较大），但小细胞肺癌患者发生该并发症的风险相对更高。

其他常见病因包括非霍奇金淋巴瘤和非肺源性转移性肿瘤，各占约10%。霍奇金淋巴瘤、食管癌、甲状腺癌、生殖细胞肿瘤及白血病等少见病因共占约5%。

2.诊断　上腔静脉综合征的诊断主要基于临床表现、体格检查和影像学检查。临床症状可分为血流动力学改变、呼吸系统症状和神经系统表现三大类。虽然多数患者症状较轻，但少数患者可能出现危及生命的并发症，如血流动力学紊乱导致的休克、喉头水肿引起的缺氧性呼吸衰竭，以及脑水肿致昏迷等。

静脉造影检查传统上被视为上腔静脉综合征的金标准检查方法，在评估血管阻塞的位置、范围和程度方面较计算机断层扫描（CT）具有一定优势。然而，静脉造影难以提供病因的相关信息，目前主要应用于需要进行血管内支架置入或手术治疗的患者。

增强 CT 已成为目前首选的影像学检查方法。通过延迟期静脉造影扫描，不仅可以明确诊断，还能提供病因信息，显示侧支血管的形成情况。此外，增强 CT 能够准确定位阻塞部位，并可清晰显示血管内血栓的存在。对于因肾功能不全或其他原因不能耐受碘造影剂的患者，磁共振成像检查是一种理想的替代方案。

对于怀疑由恶性肿瘤所致的上腔静脉综合征患者，获取病理组织学诊断至关重要。在进行组织活检时，应选择创伤最小、并发症风险最低的部位进行取材。

3. 临床表现 上腔静脉综合征是一组由上腔静脉血流受阻所致的临床症候群，其临床表现主要取决于血管阻塞的程度、发生速度以及侧支循环的代偿情况。患者的症状通常可分为血流动力学改变、呼吸系统症状和神经系统表现三大类。

血流动力学改变最为常见且显著。面部水肿是最典型的表现，发生率高达 60%~100%，常呈对称性，并随体位变化而改变，俯卧位时加重。其次为上肢水肿（14%~75%）和颈静脉怒张（27%~86%）。约半数患者可见胸壁浅静脉怒张，这是机体建立侧支循环的代偿性改变。部分患者可出现面部皮肤发红、发紫，甚至出现面部脂肪过度沉积的表现。

呼吸系统症状也较为常见。约半数患者会出现呼吸困难（23%~74%）和咳嗽（38%~70%）。呼吸困难往往与体位相关，平卧位时加重。少数患者可出现声音嘶哑（15%~20%）或喘鸣（< 5%）。在病情严重时，可因喉头水肿导致危及生命的呼吸衰竭。

神经系统症状主要与颅内静脉压升高有关。较常见的表现包括昏厥（8%~13%）、头痛（6%~11%）和头晕（2%~10%）。较为严重的神经系统并发症如意识混乱（0~5%）和昏迷（0~3%）虽然罕见，但预后较差。

病情的严重程度主要取决于上腔静脉狭窄的程度和发病速度。当血管阻塞缓慢发生时，机体可通过建立侧支循环来部分代偿静脉回流障碍，因此症状相对较轻。而快速进展的病例由于未及建立充分的侧支循环，往往表现更为严重。目前临床上主要采用 Kishi 评分系统和美国国立癌症研究所的不良事件常用术语标准对疾病严重程度进行评估。

尽管多数患者症状相对较轻，但仍需警惕少数可能出现的危及生命的并发症，如血流动力学紊乱导致的休克、严重的呼吸功能不全和颅内压增高等。这些并发症虽然罕见，但一旦发生，需要及时识别和紧急处理。

二、治疗目的与原则

上腔静脉综合征的治疗策略应当个体化，根据患者的具体病情、原发疾病特征和治疗目标来制定。主要治疗方式包括支持治疗、全身治疗、放射治疗、手术治疗和血管内支架置入术。

目前关于恶性上腔静脉综合征的治疗缺乏高级别循证医学证据。2013 年美国胸科医师学会发布的肺癌相关指南（1C 级证据）建议：在条件允许的情况下，治疗前应获取组织学诊断以指导后续治疗。对于小细胞肺癌患者优先考虑化疗，非小细胞肺癌患者优先考虑血管内支架置入术，必要时联合放疗。对于症状难治或复发患者，建议行血管内支架置入术。

2016 年 Alberta 卫生服务局临床实践指南推荐：对化疗敏感性肿瘤患者首选化疗，其他患者考虑放疗。该指南指出，血管内支架置入术能够快速缓解症状，特别适用于难治性或复发性上腔静脉综合征的非小细胞肺癌患者，但其最佳实施时机尚未明确。关于糖皮质激素的应用，虽然缺乏直接证据支持，但在放疗相关水肿的症状控制中可能有益，但其最佳剂量和用药时程仍无共识。此外，美国国家综合癌症网络建议对晚期非小细胞肺癌患者和预期生存期为数周至数月的症状性患者，可考虑放疗和（或）支架置入术。

1. 支持治疗措施 支持治疗的循证医学证据较为有限。抬高床头是最常用的基础措施之一，通过降低头部和上胸部静水压来缓解症状。虽然缺乏正式的临床研究数据支持，但因其无明显不良反应且易于实施，临床上被广泛采用。

祥利尿剂的应用理论基础是降低阻塞远端的静脉压，但其临床获益尚未得到证实，且存在肾损害、低血压和脱水等潜在风险。糖皮质激素在放疗或化疗联合应用中已有研究，但单独使用的效果数据有限。

2. 常规治疗 常规治疗主要包括化疗、放疗、放化疗。

在没有严重症状和血流动力学稳定的情况下，上腔静脉综合征的一线治疗通常以恶性肿瘤本身的治疗为指导。这包括初始支持性医疗护理和紧急活检以获得组织诊断，从而指导确定性治疗。化疗、放疗和放化疗在恶性上腔静脉综合征中的作用已经得到充分证实。值得注意的是，关于这个主题的大多数系统评价和主要研究都是较早期发表的，此后仅有少数观察性研究重新评估。

获得组织诊断后，放射治疗通常用于上腔静脉综合征，因为引起该综合征的大多数肿瘤对放射治疗有反应。如果有效，结果可在几天到 1 个月内显现。对于化学敏感性肿瘤如小细胞肺癌、非霍奇金淋巴瘤和生殖细胞肿瘤，单独化疗也可在开始后 1 至 2 周内产生快速而强烈的反应。在某些恶性肿瘤中，放疗通常与化疗同时或序贯联合使用。

常规治疗上腔静脉综合征的优点是可同时治疗潜在恶性肿瘤和阻塞症状。然而，这需要时间进行诊断、计划，然后等待治疗反应，可能需要数周时间。此外，治疗反应因潜在恶性肿瘤而异。对于那些接受过多线治疗的患者，可能已经用尽了大多数治疗方案，现在只能使用三线和四线药物，而这些药物可能疗效有限。

3. 外科手术 与良性病因的上腔静脉综合征不同，恶性上腔静脉综合征较少采用手术治疗，主要是因为这类患者通常病情严重，不适合进行大范围手术干预。

然而，在特定情况下仍可考虑手术治疗。例如，侵袭性胸腺瘤和胸腺癌通常对化疗和放疗反应不佳。这些肿瘤往往会导致上腔静脉的解剖结构遭到严重破坏。在这种情况下，虽然存在支持手术干预的证据，但主要局限于病例报告和小型病例系列研究。值得注意的是，近十年来未见新的研究评估上腔静脉综合征手术治疗的效果。

建议在考虑开展手术治疗前，应综合评估患者的整体情况，权衡手术获益与风险，并制定个体化的治疗方案。

4. 血管内支架植入术　血管内支架置入术是通过经皮置入血管内支架以缓解阻塞。从历史上看，支架置入术主要用于治疗严重或难治性症状，但近年来在某些情况下已被用作一线治疗。由于系统评价和随机对照试验较少，目前大多数数据来自病例系列和观察性研究。最新的系统评价显示，对上腔静脉综合征患者进行血管内支架置入的技术成功率高（98.8%），主要并发症和复发率较低（分别为3.7%、10.8%）。然而，由于该评价未对良性和恶性病例进行分别描述或分析，在恶性上腔静脉综合征中应用时需谨慎解释这些结果。

近年来的一项重要随机研究评估了恶性上腔静脉综合征使用裸金属支架的效果。研究纳入标准包括：药物治疗难以控制的症状、体能状态为0到3、器官功能充足、预期寿命至少为1个月。初期研究显示技术和临床成功率均为100%。支架相关严重不良事件的发生率为14.3%，包括肺血栓栓塞、低血压和腰痛。在后续的随机对照研究中，作者比较了接受血管内支架治疗和常规治疗的患者症状评分。结果显示，与对照组相比，支架组相关症状显著减少，但两组之间的生存率没有差异。

这些研究结果表明，血管内支架植入术在恶性上腔静脉综合征患者中是一种安全、有效和可行的治疗选择。

三、上腔静脉综合征药物治疗进展

目前，许多新型全身疗法，包括免疫疗法和靶向疗法，以及新的放射治疗技术已成为多种转移性癌症（包括肺癌）的一线治疗方法。对于具有可操作驱动突变的非小细胞肺癌，靶向药物治疗可以产生快速反应。然而，对于新诊断的肿瘤，基因分析可能需要时间，应与症状严重程度进行权衡。相比之下，免疫疗法通常具有较延迟的反应时间，因此在此情况下可能作用有限。然而，目前尚缺乏这些较新疗法在上腔静脉综合征中的研究数据。此外，关于血管内支架术后随访护理的数据也很有限，包括抗凝或抗血小板治疗。

第三节　脊髓压迫综合征

一、概述

脊髓压迫综合征（metastatic spinal cord compression，MSCC）是一种严重的肿瘤急症，发生率随着肿瘤患者生存期的延长而逐渐增加。研究表明，5%~10%的恶性肿瘤患者在病程中会发生此并发症，其中40%的骨转移患者可能出现脊髓压迫。如不及时诊断和治疗，可导致永久性神经功能损害，严重影响患者生活质量和预后。

1. 病因与发病机制　脊髓压迫综合征最常见的原发肿瘤为肺癌、乳腺癌和前列腺癌，这三种肿瘤约占所有病例的 65%。其中肺癌约占 24%，乳腺癌占 21%，前列腺癌占 20%。其他常见原发肿瘤包括肾癌、骨髓瘤、淋巴瘤、消化道肿瘤和黑色素瘤。值得注意的是，10%~20% 的病例在首次就诊时无法明确原发灶。

发病机制主要包括以下几个方面：首先是肿瘤组织直接压迫脊髓，这种压迫可能来自于椎体转移后向椎管内生长的肿瘤组织，也可能是硬膜外间隙的原发或转移性肿瘤。其次是骨质破坏导致的间接压迫，转移瘤侵犯椎体后可引起病理性骨折，继而压迫脊髓。第三是血管机制，肿瘤压迫硬膜外静脉丛可导致局部水肿和缺血性改变。此外，肿瘤相关的炎症反应和细胞因子释放也会加重局部水肿和神经损害。

在病理生理学上，脊髓压迫最初会引起可逆的血管源性水肿，随后发展为脊髓灰质和白质的缺血性改变。如果压迫持续存在，最终会导致不可逆的脊髓梗死。这种进展性损害解释了为什么早期诊断和及时治疗对预后至关重要。

2. 病理分类与分期　从解剖分布来看，脊髓压迫综合征最常发生在胸椎段，约占 70% 的病例。这与胸椎椎体数目多、活动度相对较小有关。其次是腰椎段，约占 20%。颈椎段发生率最低，约占 10%。值得注意的是，约 30% 的患者可能同时存在多节段受累。

根据压迫方式可分为三种类型：第一种是椎体转移后向后生长压迫型，这是最常见的类型；第二种是椎管内肿瘤直接压迫型，多见于淋巴瘤等血液系统恶性肿瘤；第三种是椎间孔转移瘤压迫型，可同时累及脊髓和神经根。

从病理进展来看，可分为早期、中期和晚期。早期主要表现为局部疼痛和轻度神经功能损害；中期出现明显的神经功能缺损；晚期则表现为完全性截瘫等严重并发症。

3. 诊断　脊髓压迫综合征的诊断主要基于临床表现、影像学检查和实验室检查。磁共振成像（MRI）是首选的诊断方法，具有极高的敏感性（93%）和特异性（98%）。由于约 30% 的患者存在多节段受累，因此首次检查时应进行全脊柱扫描。MRI 不仅能清晰显示肿瘤与脊髓的关系，还能评估椎体受累程度、硬膜外间隙受侵情况以及脊髓信号改变。标准扫描序列应包括矢状位 T1 加权像、T2 加权像和短时反转恢复序列（STIR），必要时辅以病变节段的横断面扫描。

对于无法进行 MRI 检查的患者（如安装心脏起搏器者），计算机断层扫描（CT）联合脊髓造影是重要的替代检查方法。CT 扫描能够清晰显示骨质破坏情况，对评估脊柱稳定性具有重要价值。脊髓造影虽然是有创检查，但在显示硬膜外占位性病变方面仍具有重要价值。

实验室检查主要包括肿瘤标志物检测、血常规、凝血功能等。对于原发灶不明的患者，还需进行胸腹部 CT、全身骨扫描或 PET-CT 等检查以明确原发病灶。

4. 临床表现　疼痛是脊髓压迫综合征最常见和最早出现的症状，约 94% 的患者以疼痛为首发表现。疼痛可分为三种类型：局部疼痛、机械性疼痛和神经根性疼痛。局部疼痛多呈持续性钝痛，常因炎症和骨膜牵拉所致；机械性疼痛与体位和活动相关，提示椎体不稳定；神经根性疼痛呈放射性，多为刺痛或电击样疼痛，常因神经根受压或浸润所致。研究显示，疼痛症状平均早于神经功能障碍约 7 周。

神经功能损害是另一类重要表现。运动功能障碍最为常见，约 74% 的患者出现不同程度的肢体无力。感觉异常次之，约 53% 的患者出现感觉减退或异常。自主神经功能障碍（如膀胱直肠功能障碍）约见于 52% 的患者。共济失调相对少见，仅 4% 的患者出现。值得注意的是，一旦出现神经功能损害，病情进展可能较快。研究显示，22%的患者在 48 小时内可发展为截瘫，65% 的患者在 7~10 天内出现严重的神经功能障碍。

预后评估对于治疗方案的选择具有重要意义。Rades 评分系统综合考虑了组织学类型、内脏转移情况、骨转移数量、治疗前运动功能状态、从原发肿瘤诊断到脊髓压迫的时间间隔等因素。根据评分可将患者分为预后良好（36~45 分）、中等（31~35 分）和不良（20~30 分）三组，6 个月生存率分别为 79%、55% 和 14%。

治疗前的运动功能状态是另一个重要的预后因素。能够行走的患者中位生存期约为 5 个月，而丧失行走能力的患者中位生存期仅为 2 个月。此外，肿瘤类型也与预后密切相关，乳腺癌、前列腺癌、精原细胞瘤、骨髓瘤和淋巴瘤等预后相对较好，中位生存期可达 9.5 个月；而其他类型肿瘤预后较差，中位生存期约为 3 个月。

二、治疗目的与原则

脊髓压迫综合征的治疗目标主要包括缓解疼痛、预防或改善神经功能损害、维持脊柱稳定性以及提高生活质量。治疗方案的选择需要综合考虑患者的一般状况、原发肿瘤类型、预期生存期、神经功能损害程度以及脊柱稳定性等因素。

治疗的基本原则是及时、规范、个体化。一旦怀疑或确诊脊髓压迫，应立即开始糖皮质激素治疗，同时尽快完成相关检查并制定治疗方案。目前的治疗手段主要包括糖皮质激素、放疗和手术治疗。对于特定患者，还可考虑立体定向消融放射治疗（SABR）等新技术的应用。

手术适应证的选择需要特别谨慎。根据目前循证医学证据，以下患者可能从手术中获益。

（1）单节段受累且全身状况良好。

（2）存在脊柱不稳定。

（3）放疗不敏感的肿瘤类型。

（4）需要手术获取病理诊断。手术方式的选择应基于病变部位、压迫程度和脊柱稳定性等因素。

放疗是大多数患者的首选治疗方法。对于预后较差的患者，可选择短程放疗（如单次 8Gy 或 5 次 20Gy）；对于预后较好的患者，则建议采用长程放疗（如 10 次 30Gy 或 20 次 40Gy）以获得更持久的局部控制。放疗剂量和分割方式的选择应考虑患者的预期生存期、神经功能状态和肿瘤放射敏感性。

三、脊髓压迫综合征药物治疗进展

糖皮质激素是脊髓压迫综合征治疗的基石。地塞米松是最常用的药物，推荐起始剂量为每日 16mg，分 3~4 次给药。对于神经功能障碍明显的患者，可考虑给予更大剂量。研究显示，糖皮质激素联合放疗可使 81% 的患者保持行走能力，而单纯放疗组仅为 63%。

然而，高剂量糖皮质激素可能带来严重的不良反应，如消化道出血、血糖升高、感染等。因此，建议同时使用质子泵抑制剂进行预防性保护。对于糖尿病患者，需要密切监测血糖水平并调整降糖方案。

近年来，靶向治疗和免疫治疗在脊髓压迫综合征的治疗中显示出一定前景。对于某些特定类型的肿瘤，如表皮生长因子受体（EGFR）突变的非小细胞肺癌，EGFR-TKI 可能在控制原发病灶和转移灶方面发挥重要作用。免疫检查点抑制剂也可能通过增强机体抗肿瘤免疫反应而发挥治疗作用。

双膦酸盐类药物和地舒单抗在预防和治疗骨转移相关并发症方面具有重要价值。对于乳腺癌和前列腺癌等骨转移高发的肿瘤，这类药物可减少骨相关事件的发生，改善患者预后。

对于疼痛的处理，应遵循 WHO 三阶梯止痛原则，根据疼痛性质和程度选择适当的镇痛药物。对于神经病理性疼痛，可考虑加用加巴喷丁或普瑞巴林等辅助用药。

随着分子靶向治疗和免疫治疗的发展，脊髓压迫综合征的治疗策略正在向个体化、精准化方向发展。未来的研究重点包括优化治疗方案的选择标准、探索新的治疗靶点以及开发更有效的联合治疗策略。

第四节　临床药物治疗案例分析

★ 局限期小细胞肺癌上腔静脉综合征案例分析

病历摘要

患者，男，67 岁。身高 177cm，体重 75kg，1.91m²。

主诉：胸闷气喘 10 日余，伴面部肿胀不适。

现病史：患者 10 日前无诱因出现胸闷气喘不适，伴面部肿胀不适，无胸痛、咯血不适，就诊于外院，2024-08-30 胸部 CT 示：前上纵隔占位侵犯上腔静脉及左右头臂静脉，MT 可能大，建议穿刺活检，右肺上叶结节，转移可能大，纵隔内淋巴结肿大伴部分融合可能，转移不除外；2024-09-03 行 EUBS-TBN，病理示：（4R 组淋巴结）神经内分泌肿瘤，结合形态及免疫表型符合小细胞癌，免疫组化：CK7（灶 +），TTF-1（+），LCA（-），P40（-），CD56+，CgA 部分 +，SYn 部分 +，Ki67+90%，AE1/AE3 灶 +，TdT-，CD3-，CD20-。2024-09-05 外院查 PET/CT 示：右肺上叶后段沿支气管走见数个软组织密度结节影，部分呈分叶状并局部与邻近肋胸膜分界不清，FDG 代谢增高，结合病史，考虑肺原发 MT；上中纵隔、右肺门及右侧锁骨上多个淋巴结，部分病灶相互融合成块并包绕累及上腔静脉、左右头臂静脉及头臂干，局部凸向右肺上叶，FDG 代谢明显增高，考虑淋巴结 M。2024-09-05 外院脑 MRI 未见恶性证据。进一步就诊我院，于 2024-09-07~2024-09-28 行 C1-C2 程 EC 方案治疗，具体：依托泊苷 191mg，ivgtt，d1~3 + 卡铂 522mg，ivgtt，d1，q3w，化疗结束后 48 小时初级预防升白。2024-09-09~2024-10-18 我院行放疗，剂量：60Gy/30Fx。C2 后疗效评价为 PR。治疗期间患者出现 Ⅰ 度谷丙转氨酶升高，Ⅱ 度白细胞减少，Ⅲ 度血小板减少，对症治疗后恢复。现患者颜面部肿胀、胸闷气急及双侧颈静脉怒张均较前明显好转，为求进一步诊治收入院，目前饮食睡眠可，精神一般，大小便正常，体重无明显变化。

既往史：平素健康状况良好，无高血压、糖尿病、冠心病、房颤病史，无外伤、手术史，无肝炎、肺结核、疟疾、菌痢等传染病史。无输血史，预防接种史随当地，无药物过敏史及药物成瘾史。

个人史：生于原籍，无外地久居史，无疫水接触史，有吸烟史 40 年，1 包 / 日，已戒烟 2 年，无饮酒嗜好，从事职员工作，无工业毒物、粉尘、放射性物质接触史，无冶游史。

婚育史：已婚，育有 1 子，家人均体健。

家族史：其哥哥因"肺癌"去世。

体格检查：ECOG1 分，双侧颈部未及明显肿大淋巴结，双侧颈静脉怒张较前好转，胸壁皮肤浅静脉显露。心率齐，未及病理性杂音，双肺呼吸音清，未闻及干湿性啰音。腹软，双下肢无浮肿。

辅助检查

（1）肝肾功能（10.24）　AST 16.2U/L；ALT 14.3U/L；TBIL 5.0μmol/L；DBIL 2.5μmol/L；CREA 64μmol/L；估算肾小球滤过率 104ml/（min·1.91m^2）。

（2）血常规（10.24）　WBC 6.7×10^9/L；HGB 113g/L；PLT 236×10^9/L。

（3）心肌标志物（10.24）　肌红蛋白 24.1ng/ml；高敏肌钙蛋白Ⅰ 0.005ng/ml；肌酸激酶同工酶 0.952ng/ml；B 型钠尿肽 3.62pmol/L。

（4）凝血功能（10.24）　D-二聚体 0.30μg/ml，FDP ＜ 3.66μg/ml，APTT 33.0s

（5）肿瘤标志物（09.27）　癌胚抗原 5.87ng/ml ↑；鳞癌相关抗原 1.55ng/ml；CYFRA21-1 1.32ng/ml；胃泌素释放肽前体 72.70pg/ml ↑。

（6）心电图（10.24）　正常窦性心律，完全性右束支阻滞，心率 80 次 / 分。

（7）腹部超声（09.25）　左肾囊肿，两侧颈部，两侧锁骨上、脾脏、胰腺、右侧肾脏、两侧肾上腺未见明显占位，两侧肾血管未见异常，肝内钙化灶。

（8）胸部增强 CT（09.10）　右肺上叶数枚结节，大者约 2.1cm，MT 可能；纵隔及右肺门淋巴结肿大，上腔静脉受侵。右锁骨上稍大淋巴结。两肺肺气肿伴多发肺大泡；两肺轻度间质性改变。

（9）胸部增强CT（10.13）　右肺上叶结节较前减少、缩小,MT可能，大者约1.5cm；纵隔肿大淋巴结较前缩小，上腔静脉受侵；右肺门稍大淋巴结较前缩小。右锁骨上小淋巴结较前缩小。两肺肺气肿伴多发肺大泡，两肺轻度间质性改变，较前相仿。

入院诊断： 1.右肺小细胞肺癌，纵隔、右锁骨上淋巴结转移（局限期，cT4N2M0，ⅢB期）。2.上静脉综合征。3.肺气肿。

治疗经过及用药分析

完善各项检查：血常规、凝血常规、肝肾功能、肿瘤标志物相关检测，排除化疗禁忌。患者于2024-10-25行EC方案第3周期化疗。具体方案为：依托泊苷191mg，ivgtt，d1~3+ 卡铂522mg，ivgtt，d1。并给予止吐、抗过敏等对症支持治疗。治疗期间所用药物见表22-1。

表 22-1　药物治疗方案

治疗药物	用法用量	起止时间
奈妥匹坦帕洛诺司琼胶囊	1粒，po，st	10.25
盐酸异丙嗪注射液	25mg，im，qd	10.25-10.27
地塞米松磷酸钠注射液	10mg，iv，qd	10.25-10.27
注射用奥美拉唑钠	40mg，ivgtt，qd	10.25-10.27
0.9%氯化钠注射液	100ml，ivgtt，qd	
葡萄糖氯化钠注射液	500ml，ivgtt，qd	10.25-10.27
氯化钾注射液	1.5g，ivgtt，qd	
依托泊苷注射液	91mg，ivgtt，qd	10.25-10.27
0.9%氯化钠注射液	500ml，ivgtt	
依托泊苷注射液	100mg，ivgtt，qd	10.25-10.27
0.9%氯化钠注射液	500ml，ivgtt，qd	
0.9氯化钠注射液	500ml，ivgtt，qd	10.25-10.27
氯化钾注射液	1.5g，ivgtt，qd	
碳酸氢钠注射液	250ml，ivgtt，qd	10.25-10.27
呋塞米注射液	20mg，iv，qd	10.25-10.27
卡铂针	522mg，ivgtt，st	10.25
0.9%氯化钠注射液	500ml，ivgtt，st	
0.9%氯化钠注射液	100ml，ivgtt，st	10.25
聚乙二醇化重组人粒细胞刺激因子注射液	6mg，ih，st	10.29

用药治疗方案分析

1. 局限期 SCLC 全身治疗方案的选择　目前 SCLC 的分期可采用美国退伍军人肺癌协会（Veterans Administration Lung Study Group，VALG）提出的局限期（limited disease，LD）和广泛期（extensive disease，ED）分期方法。依据 NCCN 指南 SCLC 专家组继续使用 VA 和 TNM 系统对 SCLC 进行分期。在将 TNM 分类应用于 VA 系统时，局限期 SCLC 定义为Ⅰ至Ⅲ期（任何 T、任何 N、M0），可通过根治性 RT 安全治疗，排除因为多个肺结节太广泛或肿瘤/淋巴结体积太大，无法包含在可耐受的放疗计划中的 T3-4。所有 SCLC 患者，即使那些影像学为局限期的患者，也需要全身治疗作为主要或辅助治疗。分期为胸部 RT 提供了治疗指南，RT 主要适用于局限期患者。大多数局限期疾病患者是不适合手术或 SABR 的。这些患者推荐的主要治疗包括化疗联合同步胸部 RT。局限期 SCLC 的初始治疗推荐进行 4 个周期的全身治疗 + 同步 RT，优选方案为顺铂/依托泊苷（EP，顺铂 75mg/m² d1+ 依托泊苷 100mg/m² d1，2，3），其他推荐方案卡铂/依托泊苷（EC，卡铂 AUC5~6 d1+ 依托泊苷 100mg/m² d1，2，3）。在临床实践中，卡铂经常取代顺铂，以降低呕吐、神经病变和肾病变的风险。对 SCLC 患者进行的小样本的随机试验表明，顺铂和卡铂方案的疗效相似。该患者为Ⅲ期局限期 SCLC，身高 177cm，体重 75kg，计算 ABS 为 1.91m²，根据指南推荐计划行 4 个周期的全身治疗 + 同步放疗。计算的 EC 化疗方案具体剂量为：依托泊苷 191mg d1~3+ 卡铂 522mg（AUC5）d1。

2. 化疗药物输注前预处理　依托泊苷为细胞周期特异性药物，常见不良反应为白细胞减少、胃肠道反应较轻、脱发、神经系统毒性等，有时出现皮肤、红斑、瘙痒等过敏反应。卡铂为细胞周期非特异性药物，剂量限制性毒性为骨髓抑制，其血小板减少较粒细胞减少更为严重，肾毒性并非剂量限制性，不需要水化、利尿等预防措施，其他不良反应有肝毒性、耳毒性、过敏反应等。该患者于化疗前预防给予盐酸异丙嗪注射液及地塞米松磷酸钠注射液预防输液/过敏反应，化疗当日总补液量 2950ml，补液量充足，考虑年龄较大且合并上腔静脉综合征，另予呋塞米利尿，避免加重心脏负担及肾毒性，减轻阻塞所致的上部水肿。

3. 化疗消化道安全管理　依据 NCCN 指南，EC 方案为高度致吐风险化疗方案。建议使用神经激肽-1（NK-1）受体拮抗剂 +5-HT₃ 受体拮抗剂 + 地塞米松 ± 奥氮平或奥氮平 + 帕洛诺司琼 + 地塞米松。该患者本次预防止吐方案为奈妥匹坦帕洛诺司琼胶囊（NK-1 受体拮抗剂 +5-HT₃ 受体拮抗剂）1 粒，po+ 地塞米松磷酸钠注射液 10mg，iv。止吐级别较高。另予以奥美拉唑注射液预防化疗药所致消化道黏膜损伤。

4. 放射治疗　NCCN 指南指出，放疗在所有分期的小细胞肺癌中均有潜在的作用，可作为根治性治疗或姑息性治疗的一部分，应在所有患者确定治疗决策的早期就加入考虑。局限期 SCLC 放疗的同时进行全身治疗是标准的治疗方案，优于序贯化放疗，即在全身治疗 1~2 个周期应尽早开始放疗，较短的 SER（从任何治疗开始至放疗结束的时间）与生存期的延长显著相关。大多数局限期疾病患者是不适合手术或立体定向放射治疗

（SABR）的。分期为胸部放疗提供了治疗指南，放疗主要适用于局限期 SCLC 患者。加用胸部放疗改善了局限期 SCLC 患者的生存期。既往荟萃分析显示，与单纯化疗相比，局限期 SCLC 的胸部放疗可使局部病灶缩小 25%~30%，2 年总生存率相应改善 5%~7%，使用常规放化疗对局限期 SCLC 患者实现长期局部控制仍然是一个挑战。这些患者推荐的主要治疗包括化疗联合同步胸部 RT。该患者第 1 个周期化疗完成后即开始同步胸部放疗，放疗剂量为 60Gy/30Fx。

5.骨髓抑制的预防和治疗药物 患者严重骨髓抑制发生的风险级别评估应综合考虑患者的病情、自身因素及化疗方案。NCCN 指南指出，局限期 SCLC 在同步全身治疗 + RT 期间不建议使用粒细胞集落刺激因子（G-CSF）或粒细胞 - 巨噬细胞集落刺激因子（GM-CSF）。但该患者年龄 > 65 岁且接受全量化疗，营养状况不佳，血红蛋白 113g/L，EC 方案粒细胞减少性发热（FN）发生风险为 10%~20%，因此化疗结束后给予了聚乙二醇化重组人粒细胞刺激因子注射液初级预防性升白治疗。卡铂的骨髓抑制作用以血小板减少较粒细胞减少更为严重，患者 EC 化疗 +RT 期间出现了Ⅲ度血小板减少，予暂停放疗，予重组人血小板生成素对症治疗后恢复。密切监测血常规白细胞、粒细胞、血小板数值，及时对症处理。

6.上腔静脉综合征的治疗 该患者临床表现为呼吸困难、颜面部浮肿、双侧颈静脉怒张，影像学检查示肿瘤病灶累及上腔静脉、左右头臂静脉及头臂干，符合肿瘤性因素所致上腔静脉综合征。上腔静脉综合征的治疗包括减轻上腔静脉梗阻引起不适症状的减症治疗和病因治疗。病因治疗见上述用药方案分析。该患者的减症治疗包括：采取半坐位或坐位，吸氧以减少心输出量和降低静脉压，限制入液量，避免液体经上肢静脉输入，化疗后使用利尿剂以减轻局部炎症和水肿。化疗前预防用药地塞米松也可以暂时减轻水肿及其相关症状。患者局限期 SCLC 经全身治疗 +RT 治疗后，疗效评价 PR，上腔静脉受侵程度显著减小，患者胸闷气急、颜面部水肿情况也得到了有效的改善。

用药监护要点

1. 依托泊苷 / 卡铂为高度致吐风险化疗药物和中危致粒缺方案，与胸部放疗联合，引起食管炎、肺毒性和血液学毒性的风险增加。用药过程中应注意监测患者的饮食情况、呼吸系统症状及血液系统毒性监测。清淡饮食，少食多餐，避免油腻或刺激性食物，避免出现严重的消化道反应；细胞毒类化疗药物骨髓抑制作用存在蓄积性，在后续化疗期间仍需密切监测患者的血常规，若发生骨髓抑制，及时应用药物进行处理；同时该化疗方案可引起肝脏、肾脏损伤，用药期间注意监测肝肾功能及尿量，及时对症治疗，用药期间嘱患者适量饮水，不要憋尿，及时排尿促进药物排泄；避免出现严重的消化道反应、骨髓抑制、肝肾毒性、肺毒性等影响后续治疗方案的实施。化疗药或胸部放疗可刺激消化道黏膜引起口腔炎、食管炎等，注意饭后漱口，避免进食刺激性及坚硬的食物损伤口腔、食管黏膜。化疗可引起脱发，及时告知患者，进行心理预防。

2. 奈妥匹坦帕洛诺司琼胶囊为 NK-1 受体拮抗剂和 5-HT$_3$ 受体拮抗剂，本类药物在使用过程中可引起便秘，化疗药物也可引起便秘，必要时乳果糖口服溶液、开塞露等通便治疗。

3. 聚乙二醇化重组人粒细胞刺激因子注射液可能会引起骨骼肌肉酸痛、消化道反应、发热、乏力、头晕等不良反应，发生率较低且多为轻度。该药物应在化疗药物给药结束后 48 小时内使用，请勿在使用细胞毒性化疗药物前 14 天到化疗后 24 小时内注射。

4. 小细胞肺癌脑转移发生率高，对于局限期的小细胞肺癌，治疗原则是同期放化疗，若放化疗后达到 CR 或者 PR，还需进行预防性全脑照射（prophylactic cranial irradiation，PCI），可显著降低局限期小细胞肺癌脑转移发生率。该患者目前疗效为 PR，后续需要 PCI，但会大大增加脑部损伤的风险，可能导致记忆力下降、智力下降，甚至性格的改变。

5. 患者局限期小细胞肺癌合并上腔静脉综合征，关注有无上腔静脉血栓形成，评估患者是否高凝状态，必要时给予抗凝治疗，预防血栓形成或进一步进展。

★ 广泛期小细胞肺癌上腔静脉综合征案例分析

病历摘要

患者，男，57 岁。身高 165cm，体重 65kg，体表面积 1.73m^2。

主诉：咳嗽 5 月，加重 3 月伴胸闷气促。

现病史：2024.02 患者受凉后出现咳嗽，无咳痰，无胸闷、气喘，无发热，无低热、盗汗，未在意，未行诊治。2024.04 出现咳嗽加重，伴咳痰，痰呈白色粘稠状，可自行可出，痰中带少量血丝，无胸闷、气促，无咯血，无低热盗汗，仍未诊治。2024.05 患者出现胸闷气促，当地医院查 CT 示：①纵隔型肺癌（cT4N3Mx）浸润左主支气管、纵隔、左肺门及左锁骨上多发转移。②胰尾部低密度灶。2024-05-27 外院左颈部淋巴结穿刺病理：增生的纤维组织内查见小细胞癌浸润转移。免疫组化：CgA（+）Syn（+）CD56（+）P40（-）Ki67（+，约 90%）。医院病理会诊：左颈部淋巴结小细胞癌转移。2024-06-04 外院 PET/CT：①左侧肺门稍低密度肿块，考虑左肺中心型肺 MT，病灶侵及胸主动脉、食管可能；②左颈深中下部、左锁骨下、环状软骨右后方、纵隔多发肿大淋巴结，考虑 M；③胰尾部低密度灶，考虑胰尾 MT（第二原发可能）；④左肺下叶斑片状密度影，考虑阻塞性炎症可能，部分肺内 M 不除外；⑤主动脉及左右冠状脉钙化斑块。2024.06 外院头颅 MR：颅内多发转移瘤，双侧额顶叶及侧脑室缺血灶。进一步就诊我院，2024-06-07 胸部 CT 示：左肺门 MT（最大横截面约 93mm×77mm），左主支气管局部阻塞伴远端炎症可能，食管中段、胸主动脉及左肺动、静脉受侵可能，左侧颈根部、锁骨区、纵隔、左肺门多发肿大淋巴结，考虑转移；左侧胸壁肌间隙及左侧腋下多发强化小淋巴结。排除禁忌后于 2024-06-08~2024-07-20 行 C1-3 程 EC 方案化疗联合 PD-1 单抗免疫治疗，具体为"依托泊苷 0.17g ivgtt d1~3；卡铂 600mg（AUC 5）ivgtt d1；斯鲁利单抗 300mg ivgtt d1；q3w"。化疗后予以初级预防升白，治疗期间未见明显骨髓抑制。2 周期后疗效评价：PR。现为行进一步治疗收治入院，目前诉咳嗽、咳痰、胸闷较前好转，无痰中带血，无咯血，无发热，无头晕、头痛，无恶心呕吐不适。起病以来，患者精神状态可，饮食、睡眠可，大小便通畅，近5个月体重下降5kg。

既往史：平素健康状况良好，无高血压、糖尿病、冠心病、房颤病史，无外伤、手术史，无肝炎、肺结核、疟疾、菌痢等传染病史。无输血史，预防接种史随当地，无药物过敏史及药物成瘾史。

个人史：生于原籍，无外地久居史，无疫水接触史，有吸烟史30年，1包/日，已戒烟10年，有饮酒史40年，白酒2两/天，已戒酒1年，从事职员工作，无工业毒物、粉尘、放射性物质接触史，无冶游史。

辅助检查

（1）尿常规、粪常规及隐血（08.10）阴性。

（2）血常规（08.09）WBC 7.2×10^9/L；HGB 122g/L；PLT 323×10^9/L。

（3）肝肾功能（08.09）AST 36.4U/L；ALT 20.3U/L；TBIL 5.0μmol/L；DBIL 3.2μmol/L；CREA 83μmol/L；估算肾小球滤过率77.8ml/（min·1.91m²）。

（4）凝血功能（08.09）D-二聚体0.88μg/ml↑，FDP 4.056μg/ml，APTT 33.7s。

（5）肿瘤标志物（08.09）癌胚抗原2.09ng/ml；鳞癌相关抗原1.71ng/ml；CYFRA21-1 0.89ng/ml；胃泌素释放肽前体20.70pg/ml；神经元特异烯醇化酶16.30ng/ml。

（6）肿瘤标志物（07.22）癌胚抗原2.54ng/ml；鳞癌相关抗原2.20ng/ml；CYFRA21-1 1.41ng/ml；胃泌素释放肽前体26.10pg/ml；神经元特异烯醇化酶13.50ng/ml。

（7）肿瘤标志物（06.07）癌胚抗原2.52ng/ml；鳞癌相关抗原0.96ng/ml；CYFRA21-1 2.72ng/ml；胃泌素释放肽前体1312.00pg/ml↑；神经元特异烯醇化酶166.00ng/ml↑。

（8）甲状腺功能（08.09）促甲状腺激素0.0448mIU/L↑，游离三碘甲状腺素FT3 5.47pmol/L，游离甲状腺素FT4 13.56pmol/L。

（9）甲状腺功能（06.07）促甲状腺激素0.9380mIU/L，游离三碘甲状腺素FT3 4.80pmol/L，游离甲状腺素FT4 11.37pmol/L。

（10）心肌标志物（07.19）肌红蛋白26.00ng/ml；超敏肌钙蛋白T 0.009ng/ml；肌酸激酶同工酶1.24ng/ml；B型钠尿肽3.39pmol/L。

（11）心肌标志物（06.07）肌红蛋白＜21ng/ml；超敏肌钙蛋白T 0.008ng/ml；肌酸激酶同工酶1.45ng/ml；B型钠尿肽4.53pmol/L。

（12）心电图（08.09）正常心电图，心率89次/分。

（13）心电图（08.09）窦性心律T波改变（T波在Ⅰ、aVL导联低平，浅倒），心率86次/分。

（14）腹部超声（07.19）肝脏、脾脏、胰腺、两侧肾脏、两侧肾上腺未见明显占位。

（15）胸部增强CT（09.05）左肺癌治疗后，左肺门稍密实同前。左侧颈根部、锁骨区、纵隔、左肺门小淋巴结较前相仿，左侧胸壁肌间隙及左侧腋下多发小淋巴结影同前。

（16）胸部增强 CT（07.23）　左肺门 MT 较前明显退缩（目前呈小斑片状软组织影，范围不易测量），左主支气管局部阻塞伴远端炎症较前不明显，食管中段、胸主动脉及左肺动、静脉受侵较前好转；左侧颈根部、锁骨区、纵隔、左肺门多发肿大淋巴结较前缩小；左侧胸壁肌间隙及左侧腋下多发小淋巴结，较前缩小。

（17）胸部增强 CT（06.11）　左肺门 MT（最大横截面约 93mm×77mm），左主支气管局部阻塞伴远端炎症可能，食管中段、胸主动脉及左肺动、静脉受侵可能。左侧颈根部、锁骨区、纵隔、左肺门多发肿大淋巴结，考虑转移；左侧胸壁肌间隙及左侧腋下多发强化小淋巴结，建议密切随访。

（18）脑增强 MRI（09.05）　双侧额顶叶多发腔隙性梗塞灶。

入院诊断： 1.左肺小细胞癌侵及降主动脉、左肺动脉、食管、脑、胰体尾部、左颈部、左锁骨下及纵隔淋巴结转移（广泛期，cT4N3M1 Ⅳ期），阻塞性肺炎。2.上腔静脉综合征。

治疗经过及用药分析

完善各项检查：血常规、凝血常规、肝肾功能、肿瘤标志物相关检测，排除化疗禁忌。患者于 2024-08-10 行 EC 方案第 4 周期化疗。具体方案为：依托泊苷 0.17g，ivgtt，d1~3+ 卡铂 526mg，ivgtt，d1+ 斯鲁利单抗 300mg，d1。并给予止吐、抗过敏等对症支持治疗。治疗期间所用药物见表 22-2。

表 22-2　药物治疗方案

治疗药物	用法用量	起止时间
奈妥匹坦帕洛诺司琼胶囊	1 粒，po，st	08.10
盐酸异丙嗪注射液	25mg，im，qd	08.10-08.12
地塞米松磷酸钠注射液	10mg，iv，qd	08.10-08.12
注射用奥美拉唑钠	40mg，ivgtt，qd	08.10-08.12
0.9% 氯化钠注射液	100ml，ivgtt，qd	
斯鲁利单抗	300mg，ivgtt，st	08.10
0.9% 氯化钠注射液	100ml，ivgtt，st	
0.9% 氯化钠注射液	100ml，ivgtt，st	08.10
葡萄糖氯化钠注射液	500ml，ivgtt，qd	08.10-08.12
氯化钾注射液	1.5g，ivgtt，qd	
依托泊苷注射液	70mg，ivgtt，qd	08.10-08.12
0.9% 氯化钠注射液	500ml，ivgtt，qd	
依托泊苷注射液	100mg，ivgtt，qd	08.10-08.12
0.9% 氯化钠注射液	500ml，ivgtt，qd	

治疗药物	用法用量	起止时间
0.9 氯化钠注射液	500ml，ivgtt，qd	08.10-08.12
氯化钾注射液	1.5g，ivgtt，qd	
碳酸氢钠注射液	250ml，ivgtt，qd	08.10-08.12
呋塞米针	20mg，iv，qd	08.10-08.12
卡铂针	526mg，ivgtt，st	08.10
0.9% 氯化钠注射液	500ml，ivgtt，st	
0.9% 氯化钠注射液	100ml，ivgtt，st	08.10
聚乙二醇化重组人粒细胞刺激因子注射液	6mg，ih，st	08.14

用药治疗方案分析

1. 广泛期 SCLC 全身治疗方案的选择 小细胞肺癌按照美国退伍军人临床分期分为局限期和广泛期，对于局限期的小细胞肺癌，治疗原则是同期放化疗，若放化疗后达到 CR 或者 PR，还需进行全脑预防性照射。而对于广泛期小细胞肺癌，治疗原则以化疗为主，放疗可以缓解局部症状，针对发生骨转移的骨痛，脊髓压迫等，或者脑转移等引起的相关症状。根据 NCCN 指南，广泛期 SCLC 的初始治疗推荐治疗 4 个周期，但根据 4 个周期后患者的疗效和耐受性，一些患者可能会接受 6 个周期的治疗。多年来，铂类药物联合依托泊苷被推荐用于广泛期 SCLC 患者，由于卡铂与顺铂疗效相当且毒性特征更可耐受，卡铂应用优于顺铂。目前广泛期 SCLC 的首选方案为免疫检查点抑制剂联合 EP/EC 方案治疗。该患者为Ⅳ期广泛期 SCLC 合并无症状的脑转移，身高 165cm，体重 65kg，体表面积 1.73m^2，根据指南推荐计划行 4~6 个周期 EC 化疗联合 PD-1 单抗免疫治疗，具体剂量为依托泊苷 0.17g，ivgtt，d1~3+ 卡铂 526mg（AUC 5），ivgtt，d1+ 斯鲁利单抗 300mg，d1。

2. 免疫治疗和化疗药物输注前预处理 免疫治疗出现输液反应或过敏反应比较少见，输注前一般无需特殊用药。依托泊苷常见不良反应为白细胞减少、胃肠道反应、脱发、神经系统毒性等，皮肤、红斑、瘙痒等过敏反应相对少见。卡铂常见不良反应有骨髓抑制、肾毒性肝毒性、耳毒性、过敏反应等。该患者于化疗前预防给予盐酸异丙嗪注射液及地塞米松磷酸钠注射液预防输液 / 过敏反应，化疗当日总补液量 3150ml，补液量充足，另予利尿治疗减轻肾毒性、水肿、心脏负荷。

3. 消化道安全管理 斯鲁利单抗治疗发生率 ≥ 10% 的不良反应有氨基转移酶升高、蛋白尿、贫血、血小板下降、低蛋白血症等，其他乏力、食欲减退、腹痛、腹泻等消化道反应发生率相当较低。EC 方案为高度致吐风险化疗方案。建议使用神经激肽-1（NK-1）受体拮抗剂 +5-HT$_3$ 受体拮抗剂 + 地塞米松 ± 奥氮平或奥氮平 + 帕洛诺司琼 + 地塞米松。该患者本次预防止吐方案为奈妥匹坦帕洛诺司琼胶囊（NK-1 受体拮抗剂

+5-HT$_3$受体拮抗剂）+ 地塞米松磷酸钠注射液，止吐级别较高。另予以奥美拉唑注射液减轻胃肠道反应、减轻胃肠道黏膜刺激以及抑制胃酸分泌等。

4. 放射治疗　针对广泛期 SCLC 的放疗，NCCN 指南指出，化疗后近期疗效达到完全缓解或部分缓解的广泛期小细胞肺癌患者，巩固性胸部放疗是有益的，尤其对于胸部残留和胸外转移体积较小的肿瘤。研究表明巩固性胸部放疗具有很好的耐受性，可减少胸部症状的复发，提高部分患者的长期生存率。关于预防性脑照射，对初始治疗反应良好的局限期小细胞肺癌患者，PCI 能够减少脑转移和提高总生存，对全身治疗起效的广泛期小细胞肺癌患者，PCI 能减少脑转移的发生。而对于脑转移患者一般需要接受全脑放疗（WBRT），脑转移数量较少的患者可以考虑行立体定向放射治疗 / 立体定向放射外科治疗（SRT/SRS）。针对合并脑转移的广泛期 SCLC，无症状患者可在开始脑放疗前给予全身治疗，而有症状的患者应该在全身治疗前进行脑部放疗，除非需要立即进行全身治疗。该患者属无症状的广泛期 SCLC，初始治疗给予了全身药物治疗，目前已全身治疗 3 周期，疗效评价为 PR，等全身治疗 4~6 周期后可进一步行脑放疗。

5. 骨髓抑制的预防和治疗药物　患者严重骨髓抑制发生的风险级别评估应综合考虑患者的病情、自身因素及化疗方案。NCCN 指南指出，当给予 SCLC 患者含铂 / 依托泊苷 ± 免疫检查点抑制剂的方案或含托泊替康的方案时，可预防性选择应用曲拉西利或 G-CSF，以降低化疗诱导的骨髓抑制的发生率。该患者中老年男性，接受全量化疗，贫血，给予 EC 方案化疗联合 PD-1 单抗免疫治疗，化疗结束后给予了聚乙二醇化重组人粒细胞刺激因子注射液初级预防性升白治疗，已完成 3 周期治疗，未见明显骨髓抑制，确保了化疗按时、足量进行。此外，卡铂剂量限制性毒性为骨髓抑制，其血小板减少较粒细胞减少更为严重，免疫治疗也有引起白细胞和血小板下降的不良反应，与化疗联合应用可能加重骨髓抑制的发生，因此免疫治疗联合化疗期间需要密切监测白细胞、血小板变化情况，及时升白细胞、升血小板药物治疗，避免感染、出血相关风险。

6. 上腔静脉综合征的治疗　上腔静脉综合征（superior venacava syndrome，SVCS）是各种原因引起的完全或不完全性上腔静脉及其主要属支回流受阻所致的一组临床症候群。该患者影像学检查示左肺门肿块累及胸主动脉及左肺动、静脉，临床表现为咳嗽、呼吸困难，符合肿瘤性因素所致上腔静脉综合征。病因治疗是上腔静脉综合征的重要治疗手段，该患者广泛期 SCLC，经全身药物治疗后左肺门肿块明显退缩，上腔静脉综合征及阻塞性肺炎相关症状胸闷、咳嗽得到明显缓解。其他减症治疗包括：采取半坐位或坐位，吸氧，限制入液量，避免液体经上肢静脉输入，使用利尿剂和地塞米松以减轻局部炎症、水肿及其相关症状。

用药监护要点

1.斯鲁利单抗免疫治疗可能引起一些不良反应，这些不良反应的严重程度因个体而异。常见的不良反应包括疲劳、恶心、呕吐、腹泻、皮疹等。在个别情况下，可能出现严重的免疫相关不良反应，如免疫性甲状腺炎、免疫性肝炎、免疫性肺炎、免疫性心肌炎、脑炎、胰腺炎等。该患者合并脑转移、胰腺转移、阻塞性肺炎，因此，在用药期间，患者需要密切关注自身状况及实验室检查结果，如甲状腺功能、淀粉酶、心肌酶、炎症指标等，并定期复诊以监测治疗效果和鉴别不良反应。

2. 患者使用依托泊苷 / 卡铂方案化疗可能出现恶心、呕吐、骨髓抑制和肝肾功能异常，每次用药前及用药后应注意监测患者的饮食情况、呼吸系统症状、血常规、肝肾功能。卡铂的骨髓抑制和肾毒性存在蓄积性，在后续化疗期间仍需密切监测患者的血常规、肾功能及尿量、肌酐清除率等。

3. 奈妥匹坦帕洛诺司琼胶囊止吐药物在使用过程中可引起便秘，全身药物治疗免疫治疗联合化疗药物也可引消化道反应，如纳差、便秘、腹泻、腹痛等不适，关注患者消化道反应，注意排便情况，嘱多进食膳食纤维预防便秘。

4. 聚乙二醇化重组人粒细胞刺激因子注射液应在化疗药物给药结束后 48 小时内使用，而且勿在使用细胞毒性化疗药物前 14 天到化疗后 24 小时内注射，主要不良反应包括：骨骼肌肉酸痛、便秘、恶心、呕吐、发热、乏力、头晕等。

★ 小涎腺恶性肿瘤脊髓压迫症案例分析

病历摘要

患者，男，49 岁。身高 159cm，体重 56kg，1.58m²。

主诉：涎腺肌上皮癌术后放疗后近 3 年，腰椎转移术后 2 月。

现病史：2021-08-02 患者于外院在内镜下行手术治疗 + 左侧功能性颈淋巴结清扫术，术后病理：左侧鼻中隔后端、左蝶窦黏膜、右蝶窦黏膜、左下鼻甲、右鼻中隔后端、左筛窦黏膜见肿瘤浸润。左颈淋巴结共 11/38 见肿瘤转移。2021-09-11 我院病理会诊示：（左侧颞下腋翼腭窝周围、左侧上颌窦肿物）形态结合前次手术病理，考虑恶性混合瘤（肌上皮成分为主）。（左侧鼻中隔后段、左蝶窦黏膜、右蝶窦黏膜、左下鼻甲、右鼻中隔后端、左筛窦黏膜）见肿瘤浸润。（左侧鼻泪管）黏膜组织慢性炎。（左上颌窦前壁骨质）碎骨组织，未见肿瘤。左颈淋巴结（11/38）见癌转移，分组参见原单位报告。（左鼻腔）形态结合原单位酶标及分子检测结果，考虑涎腺源性恶性混合瘤（肌上皮成分为主）。2021-09-22~2021-11-15 在外院行术后放疗，具体不详。其后患者定期复查。2024.03 出现左侧小腿麻木，外院 MRI 提示腰骶管内多发占位。2024-05-11 外院 PET/CT：鼻腔鼻窦恶性肿瘤术后，残腔后壁偏右片状软组织增厚伴钙化，FDG 代谢增高，部分胸腰骶椎管内异常密度灶伴 FDG 代谢增高。进一步外院行手术治疗，腰骶椎管内肿瘤部分切除，病理报告提示转移癌，2024-06-05 我院病理：（腰椎管内肿瘤）转移性癌，结合病史及免疫组化结果，符合涎腺恶性肿瘤（肌上皮癌）转移。免疫组化结果（HI24-22936）:AE1/AE3（+），P40（+），Calponin（+/-），CK7（-），Ki-67（+50%），TTF-1（-），PAX8（-），NKX3.1（-）。患者出现截瘫症状、小便失禁，进一步就诊我院，于 2024-06-24 日起行 C1 程 PD-1 单抗 +MAID 治疗，具体方案为：卡瑞利珠单抗 200mg d1+ 美斯钠针 0.8g tid d1~5+ 多柔比星脂质体 60mg d1+ 异环磷酰胺 3.34g d1~5+ 达卡巴嗪 417mg d1~5，q3w。C1 程后出现Ⅳ度粒缺伴发热，外院予升白、抗感染治后 4 天恢复。患者诉目前未再出现小便失禁，现为行第 2 程治疗收治入院。近来，精神食欲尚可，二便无特殊，近 3 月体重下降 3.5kg。

既往史：高血压病史 5 年，近期硝苯地平口服，血压控制可；否认糖尿病、冠心病、房颤病史。2021 年外院行痔疮切除术，具体不详。否认外伤史，无肝炎、肺结核、疟疾、菌痢等传染病史。无输血史，预防接种史随当地，无药物过敏史及药物成瘾史。

个人史：生于原籍，无外地久居史，无疫水接触，有吸烟史 30 年，1 包 / 日，偶有饮酒。从事职员工作，无工业毒物、粉尘、放射性物质接触史，无冶游史。

婚育史：已婚，育有 1 子，家人均体健。

家族史：否认肿瘤相关家族史。

辅助检查

（1）肝肾功能（07.23）　AST 25.8U/L；ALT 20.0U/L；TBIL 2.3μmol/L；DBIL 1.8μmol/L；CREA 70μmol/L；估算肾小球滤过率 89.9ml/（min·1.91m^2）。

（2）血常规（07.23）　WBC 10.0×10^9/L ↑；HGB 121g/L ↓；PLT 620×10^9/L ↑。

（3）心肌标志物（06.20）　肌红蛋白 38.9ng/ml；高敏肌钙蛋白Ⅰ 0.010ng/ml；肌酸激酶同工酶 1.650ng/ml；B 型钠尿肽 1.45pmol/L。

（4）凝血功能（06.17）　D- 二聚体 0.31μg/ml，FDP < 3.66μg/ml，APTT 42.0s。

（5）甲状腺功能（06.17）　FT3 4.5pmol/L；FT4 12.80pmol/L；TSH 0.3725mIU/L。

（6）心电图（07.23）　属正常范围内，心率 96 次 / 分。

（7）椎体 MRI（06.20）　蛛网膜增厚强化，腰椎水平椎管内多发强化结节，M 可能。

（8）副鼻窦 MRI（06.21）　鼻腔鼻窦术后改变，术区信号异常，请结合临床及外院前片比较。左侧颈部淋巴结清扫术后改变。

（9）胸部 CT（06.24）　两肺未见明显活动性病变。

入院诊断： 1. 涎腺肌上皮癌术后，胸腰骶椎管内转移部分切除术后；脊髓压迫症。2. 高血压。

治疗经过及用药分析

完善各项检查：血常规、凝血常规、肝肾功能、肿瘤标志物相关检测，排除化疗禁忌。患者于 2024-07-26 行 PD-1 单抗联合 MAID 化疗方案第 2 周期治疗，具体方案为：卡瑞利珠单抗 200mg d1+ 美斯钠针 0.8g tid d1~4+ 多柔比星脂质体 60mg d1+ 异环磷酰胺 3.34g d1~4+ 达卡巴嗪 417mg d1~4，q3w，并给予止吐、抗过敏等对症支持治疗。治疗期间所用药物见表 22-3。

表 22-3　药物治疗方案

治疗药物	用法用量	起止时间
盐酸帕洛诺司琼注射液	0.25mg，ivgtt，qod	07.26，07.28
0.9% 氯化钠注射液	100ml，ivgtt，qod	
阿瑞匹坦	125mg，d1，80mg d2~3，po	07.26-07.28
盐酸异丙嗪注射液	25mg，im，qd	07.26-07.29
地塞米松磷酸钠注射液	10mg，iv，qd	07.26-07.29
注射用奥美拉唑钠	40mg，ivgtt，qd	07.26-07.29
0.9% 氯化钠注射液	100ml，ivgtt，qd	
卡瑞利珠单抗	200mg，ivgtt，qd	07.26
0.9% 氯化钠注射液	100ml，ivgtt，qd	
0.9% 氯化钠注射液	100ml，ivgtt，qd	07.26
盐酸多柔比星脂质体注射液	60mg，ivgtt，qd	07.26
5% 葡萄糖注射液	250ml，ivgtt，qd	
5% 葡萄糖注射液	100ml，ivgtt，qd	07.26
美斯钠针	0.8g，iv，tid	07.26-07.29
0.9% 氯化钠注射液	10ml，iv，tid	
异环磷酰胺针	2.0g，ivgtt，qd	07.26-07.29
0.9% 氯化钠注射液	500ml，ivgtt	
异环磷酰胺针	1.34g，ivgtt，qd	07.26-07.29
0.9% 氯化钠注射液	500ml，ivgtt，qd	
0.9 氯化钠注射液	500ml，ivgtt，qd	07.26-07.29
氯化钾注射液	1.5g，ivgtt，qd	
碳酸氢钠注射液	250ml，ivgtt，qd	07.26-07.29
氮烯咪胺针（DTIC 达卡巴嗪）	417mg，ivgtt，qd	07.26-07.29
5% 葡萄糖注射液	500ml，ivgtt，qd	
5% 葡萄糖注射液	100ml，ivgtt，qd	07.26-07.29
呋塞米针	20mg，iv，qd	07.26-07.29
聚乙二醇化重组人粒细胞刺激因子注射液	6mg，ih，st	07.30

用药治疗方案分析

1. **涎腺恶性肿瘤全身治疗方案的选择**　根据指南推荐，复发转移性唾液腺癌具有很大的异质性，如果患者无症状且疾病稳定，每 3~6 个月的定期随访是合理的选择，因为没有证据表明提前药物干预有助于改善总生存。对于有症状或疾病快速进展的患者，可考虑开始系统性治疗。既往文献报道，涎腺肌上皮癌术后化疗方案采用吡柔比星＋异

环磷酰胺 + 氮烯咪胺、顺铂 + 博来霉素 + 氟尿嘧啶、环磷酰胺 + 阿霉素 + 顺铂等方案。该患者为晚期涎腺肌上皮癌胸腰骶椎管内转移，病情进展快，肿瘤负荷较大合并脊髓压迫，预后较差，需要全身治疗控制病情，1 程化疗后患者未再出现小便失禁，截瘫症状改善，计划行第二周期 MAID 化疗联合 PD-1 单抗全身治疗，患者身高 159cm，体重 56kg，1.58m²，计算的 MAID 化疗方案具体剂量为：美斯钠针 0.8g tid d1~4+ 多柔比星脂质体 60mg d1+ 异环磷酰胺 3.34g d1~4+ 达卡巴嗪 417mg d1~4。

2. 化疗药物输注前预处理 盐酸多柔比星脂质体系将盐酸多柔比星包封于表面结合有甲氧基聚乙二醇的脂质体中，从而延长其在血液循环中的时间，但易引起输液反应。为减小滴注反应，给药前预防给予盐酸异丙嗪注射液及地塞米松磷酸钠注射液，起始给药速率应不大于 1mg/min，前 15 分钟缓慢滴注，如果患者耐受且无反应，接下来 15 分钟滴速可以加倍。异环磷酰胺是一种烷化剂，输液反应发生率低，但其易引起尿路损伤，如出血性膀胱炎、血尿，应在本药物应用前确保无泌尿道梗阻，并给予充分的水分，同时应用美斯钠针作为泌尿系统保护剂，每次剂量相当于 20% 的异环磷酰胺量，于注射异环磷酰胺的 0、4h、8h 注射。达卡巴嗪也是烷化剂，属于细胞周期非特异性药物，输液反应发生率低，偶有注射部位局部血管刺激反应。该患者于化疗前预防给予盐酸异丙嗪注射液及地塞米松磷酸钠注射液预防输液 / 过敏反应，补液量充足，另予呋塞米利尿、碳酸氢钠碱化尿液，避免加重心脏负担及肾毒性。

3. 化疗消化道安全管理 依据 NCCN 指南，MAID 方案为高度致吐风险化疗方案。建议使用神经激肽 -1（NK-1）受体拮抗剂 +5-HT₃ 受体拮抗剂 + 地塞米松 ± 奥氮平或奥氮平 + 帕洛诺司琼 + 地塞米松。该患者本次预防止吐方案为阿瑞匹坦 + 盐酸帕洛诺司琼注射液 + 地塞米松磷酸钠注射液，止吐级别较高，另予以奥美拉唑注射液预防化疗药所致消化道黏膜损伤。

4. 骨髓抑制的预防和治疗药物 根据 NCCN 指南，患者严重骨髓抑制发生的风险级别评估应综合考虑患者的病情、自身因素及化疗方案。该患者应用 MAID 化疗方案为高度致粒细胞减少性发热（FN）风险，因此化疗结束 24 小时后给予初级预防性升白治疗。化疗后密切监测血常规白细胞、粒细胞、血小板数值，及时对症处理。

5. 脊髓压迫症的治疗 脊髓压迫症是指一组具有占位效应的椎管内病变，脊髓受压后的变化与受压迫的部位、外界压迫的性质及发生的速度有关。一旦外界压迫超过脊髓的代偿能力，脊髓受压症状可进行性加重，最终可造成脊髓水肿、变性、坏死等病理变化，从而导致脊髓功能的丧失，出现受压平面以下的肢体运动、感觉、反射及括约肌功能障碍。该患者初始临床表现为小腿麻木，后出现无法行走、小便失禁，外院 MRI 提示腰骶管内多发占位，PET/CT 提示部分胸腰骶椎管内异常密度灶伴 FDG 代谢增高。进一步外院行腰骶椎管内肿瘤部分切除，病理报告提示腰椎管内肿瘤转移性癌。患者临床表现符合脊髓压迫，椎管内肿瘤转移为其脊髓压迫发生的原因。手术是脊髓压迫症唯一切实有效的治疗措施，同时应积极防治并发症，早期康复和加强护理。脊髓压迫症的治疗包括：病因治疗、药物治疗、康复治疗。该患者因肿瘤范围广泛，手术难度大，外院予腰骶椎管内肿瘤部分切除，缓解急性症状。我院行一周期免疫治疗联合 MAID 化疗后，小便失禁症状改善，可独立行走，提示肿瘤控制有效，脊髓压迫缓解。注意保持消化道通畅，必要时使用胃肠动力药预防结肠或肛门功能障碍，促进排便。同时注重患者的康复治疗，包括心理康复、脊髓功能的康复，如加强疾病宣教，必要时加用抗焦虑抑郁药物，加强功能训练，改善肌肉萎缩，注重肢体功能的康复训练。

用药监护要点

1. MAID 化疗为高度致吐风险化疗药物和高危致粒缺方案，用药过程中应注意监测患者的饮食情况、呼吸系统症状、泌尿系统症状、心血管系统及血液系统毒性监测。清淡饮食，少食多餐，避免油腻或刺激性食物，避免出现严重的消化道反应；密切监测患者的血常规、肝肾功能及尿量，用药期间嘱患者适量多饮水，不要憋尿，及时排尿促进药物排泄。蒽环类药物可引起心脏功能的损伤，患者用药前心肌酶正常，注意监测患者心脏相关症状，心电图、心肌酶、心超等，避免出现严重的心肌毒性。蒽环类、异环磷酰胺也会刺激口腔黏膜引起口腔炎，避免进食刺激性及坚硬的食物损伤口腔黏膜，保持口腔清洁，注意饭后漱口。

2. 患者第一程化疗后出现 IV 度粒缺伴发热，一周内恢复，考虑患者化疗后脊髓压迫症状好转，未再出现小便失禁，可独立行走，为保证药物疗效，本次化疗未减量使用。但仍需在治疗过程中监测患者的血常规水平，若粒细胞减少、血小板下降等，及时给予升白药物、升血小板药物治疗。

3. 卡瑞利珠单抗免疫治疗可能引起一些不良反应，常见的不良反应包括反应性毛细血管增生症、转氨酶升高、甲状腺功能减退、乏力、贫血、血胆红素升高、蛋白尿、发热、白细胞减少症等。与 MAID 化疗联用可能加重肝肾毒性、骨髓抑制毒性。因此在用药期间，患者需要密切关注自身状况及实验室检查结果，如血常规、肝肾功能电解质、甲状腺功能等。

4. 盐酸帕洛诺司琼注射液为 5-HT_3 受体拮抗剂，阿瑞匹坦为 NK-1 受体拮抗剂，本类药物在使用过程中可引起便秘，与化疗药物同时应用可能进一步加重便秘的发生，嘱患者适当增加膳食纤维的摄入、多饮水，必要时乳果糖口服溶液、开塞露等通便治疗。

5. 聚乙二醇化重组人粒细胞刺激因子注射液可能会引起有骨骼肌肉酸痛、消化道反应、发热、乏力、头晕等不良反应，发生率较低且多为轻度。该药物应在化疗药物给药结束后 48 小时内使用，请勿在使用细胞毒性化疗药物前 14 天到化疗后 24 小时内注射。

6. 患者晚期恶性肿瘤，合并脊髓压迫症状，注意评估患者是否为高凝状态，关注下肢静脉血栓形成，预防血栓形成或进一步进展，必要时给予抗凝治疗。

（罗志国　郭艳靓　吴方恬）

参考文献

［1］Gould Rothberg BE, Quest TE, Yeung SCJ, et al. Oncologic emergencies and urgencies: A comprehensive review［J］. CA Cancer J Clin, 2022, 72（6）: 570-593.

［2］Thandra K, Salah Z, Chawla S. Oncologic emergencies for the intensivist—the old, the new, and the deadly［J］. J Intensive Care Med, 2020, 35（1）: 3-13.

［3］Wright K, Digby GC, Gyawali B, et al. Malignant superior vena cava syndrome: A scoping review［J］. J Thorac Oncol, 2023, 18（10）: 1268-1276.

［4］Shah RP, Bolaji O, Duhan S, et al. Superior vena cava syndrome: An umbrella review［J］. Cureus, 2023, 15（7）: e42227.

［5］Azizi AH, Shafi I, Shah N, et al. Superior Vena Cava Syndrome［J］. JACC: Cardiovascular Interventions, 2020, 13（24）: 2896-2910.

［6］Guideline number NG234, N. I. C. E. "Spinal metastases and metastatic spinal cord compression." Health economics 6（2023）: 09.

［7］Akanda ZZ, McKay MJ. Narrative review—diagnosing and managing malignant epidural spinal cord compression: an evidence-based approach［J］. Ann Transl Med, 2023, 11（11）: 386.

［8］Gould Rothberg BE, Quest TE, Yeung SCJ, et al. Oncologic emergencies and urgencies: A comprehensive review［J］. CA Cancer J Clin, 2022, 72（6）: 570-593.

［9］Thandra K, Salah Z, Chawla S. Oncologic emergencies for the intensivist—the old, the new, and the deadly［J］. J Intensive Care Med, 2020, 35（1）: 3-13.

［10］Wright K, Digby GC, Gyawali B, et al. Malignant superior vena cava syndrome: A scoping review［J］. J Thorac Oncol, 2023, 18（10）: 1268-1276.

［11］Shah RP, Bolaji O, Duhan S, et al. Superior vena cava syndrome: An umbrella review［J］. Cureus, 2023, 15（7）: e42227.

［12］Azizi AH, Shafi I, Shah N, et al. Superior Vena Cava Syndrome［J］. JACC: Cardiovascular Interventions, 2020, 13（24）: 2896-2910.

［13］Guideline number NG234, N. I. C. E. "Spinal metastases and metastatic spinal cord compression." Health economics 6（2023）: 09.

［14］Akanda ZZ, McKay MJ. Narrative review—diagnosing and managing malignant epidural spinal cord compression: an evidence-based approach［J］. Ann Transl Med, 2023, 11（11）: 386.

附 录

附录 1　给药途径缩写对照表

给药途径	缩写
口服	po
肌内注射	im
静脉注射	iv
静脉滴注	ivgtt
皮下注射	ih

附录 2　给药频次缩写对照表

给药频次	缩写
每日一次	qd
每日二次	bid
每日三次	tid
每日四次	qid
隔日一次	qod
每周一次	qw
每周两次	biw
每周三次	tiw
隔周一次	qow
四小时一次	q4h
六小时一次	q6h
八小时一次	q8h
十二小时一次	q12h
立即	st
必要时	prn

案例索引

第五章　中枢神经系统原发性肿瘤

第六章　头颈部肿瘤

第七章　胸部肿瘤

第八章　乳腺癌

第九章　胃肠道肿瘤

第十七章 皮肤肿瘤

第十八章 骨肿瘤

第十九章 软组织肿瘤

第二十章 儿童肿瘤